U0224393

外科重症医学

Surgical Intensive Care Medicine

第 3 版

主　编　John M. O'Donnell
　　　　Flávio E. Nácul
主　审　安友仲
主　译　刘亚林　常志刚
副主译　段　军　康红军　胡才宝　刘志勇　冯　喆

人民卫生出版社

外科重症医学
刘亚林等译
中文版权归人民卫生出版社所有

图书在版编目(CIP)数据

外科重症医学/(美)约翰·M.奥唐纳
(John M. O'Donnell)主编;刘亚林,常志刚主译.—
北京:人民卫生出版社,2020
ISBN 978-7-117-30110-7

Ⅰ.①外… Ⅱ.①约…②刘…③常… Ⅲ.①外科-
险症-诊疗 Ⅳ.①R605.97

中国版本图书馆 CIP 数据核字(2020)第 115894 号

| 人卫智网 | www.ipmph.com | 医学教育、学术、考试、健康，购书智慧智能综合服务平台 |
| 人卫官网 | www.pmph.com | 人卫官方资讯发布平台 |

版权所有,侵权必究!

图字:01-2018-0682

外科重症医学

主　　译:刘亚林　常志刚
出版发行:人民卫生出版社(中继线 010-59780011)
地　　址:北京市朝阳区潘家园南里 19 号
邮　　编:100021
E – mail:pmph @ pmph.com
购书热线:010-59787592　010-59787584　010-65264830
印　　刷:北京汇林印务有限公司
经　　销:新华书店
开　　本:889×1194　1/16　印张:47
字　　数:1456 千字
版　　次:2020 年 10 月第 1 版　2022 年 7 月第 1 版第 2 次印刷
标准书号:ISBN 978-7-117-30110-7
定　　价:285.00 元
打击盗版举报电话:010-59787491　E-mail:WQ @ pmph.com
质量问题联系电话:010-59787234　E-mail:zhiliang @ pmph.com

译者名单（按姓氏拼音排序）

包 杰　北京医院
蔡 莹　中日友好医院
常志刚　北京医院
陈 欢　北京医院
陈德生　中日友好医院
陈文慧　中日友好医院
丛鲁红　中日友好医院
刁永鹏　北京医院
窦 琳　天津市第一中心医院
段 军　中日友好医院
范 震　宁波市第一医院
冯 喆　北京医院
韩媛媛　北京医院
胡才宝　浙江医院
蒋正英　重庆大学附属肿瘤医院
康红军　中国人民解放军总医院
李 晨　中日友好医院
李 涛　中日友好医院
李喜元　航空总医院
梁英健　中国医科大学附属第一医院
林 园　中国医科大学附属第一医院
刘 博　北京市普仁医院
刘 兮　中南大学湘雅三医院
刘亚林　北京医院
刘志勇　中南大学湘雅医院
刘作良　中南大学湘雅三医院
鲁成然　北京医院
马军宇　中日友好医院
邵 欣　北京医院
申艳玲　中日友好医院
宋京海　北京医院
谭昌明　中南大学湘雅二医院

王 慧　中日友好医院
王虎林　中国人民解放军联勤保障部队
　　　　第九二五医院
王怀斌　北京医院
王坚刚　北京安贞医院
王书鹏　中日友好医院
文 力　北京医院
吴海燕　浙江医院
吴筱箐　中日友好医院
吴依娜　中日友好医院
肖诗柔　北京医院
辛 萌　北京安贞医院
许小毛　北京医院
阎小雨　北京医院
杨 宁　北京医院
应娇茜　中日友好医院
袁 睿　中国人民解放军总医院
翟姗姗　中日友好医院
张 祎　中日友好医院
张根生　浙江大学医学院附属第二医院
张军伟　华北理工大学附属医院
章向成　南京医科大学附属淮安第一医院
赵 妍　中国人民解放军总医院
赵文献　北京市普仁医院
郑永科　杭州市第一人民医院
钟 鹏　北京医院
钟雪锋　北京医院

主译助理
呼翠翠　北京医院
楚 歆　北京医院
刘大东　江苏大学附属医院

原著序

　　非常荣幸能向大家呈现第 3 版《外科重症医学》！此书前两个版本在学术界获得广泛好评，对此我们深表感谢！大家认为此书的出版对丰富重症医学著作有重要贡献。

　　新版基本架构保持不变，仍为 11 部分包含 63 个精选的章节，但章节内容已基本重写，纳入了许多重要进展和过去几年中出现的争议。章节讨论内容包括定义、病理生理、临床病程、并发症和预后，但重点在于患者管理。

　　非常幸运的是，本书的编写吸引了很多著名专家参与，其中许多为重症医学领域国内外公认的研究者、讲者、临床专家。第 3 版的一个重要特点是作者的地域多样化，大多数作者来自美国，也有来自澳大利亚、比利时、巴西、加拿大、丹麦、法国、德国、意大利、荷兰、挪威、葡萄牙、瑞典和英国的作者参与，并做出了重要贡献。本书适用于医学生、住院医师、研究人员、执业医生，以及所有从事外科重症的专业人员。

　　非常荣幸此书能由斯普林格集团出版，我们也对该书的每位作者及他们的家人表示深深的谢意！相信本书能给读者带来丰富的知识和享受，也希望读者和他们的患者都能从中有所获益。

John M. O'Donnell, MD
Burlington, MA, USA

Flávio E. Nácul, MD, PhD
Rio de Janeiro, RJ, Brazil

中文版前言

近半个世纪以来,重症医学的发展日新月异。在治疗理念、技术操作、规范化诊治及科学研究等领域不断推陈出新。以美国为例,随着社会人口老龄化的进展、临床医学的不断进步,大多数医院 ICU 床位数在相应增加,凸显重症医学在当代医学中的重要地位。同时调查研究普遍认为,由专门的重症医师管理的 ICU 有更高的抢救成功率和更低的死亡率。这使得美国目前对 ICU 重症医师的需求持续增加。

当前我国重症医学的培训与认证体系也在不断发展,但各方面的争论较多,重症医学亚专业发展与专科重症之间的关系"剪不断理还乱",此情况与美国早期 ICU 的发展状况类似。早期的美国医学界为了谁来负责管理 ICU 一直存在争论,最终由于多种原因,当前内科(呼吸)、外科、麻醉科、儿科医生均可接受危重症医学培训,获得双重认证从事 ICU 专业,而这种培训与认证体系又与欧洲显著不同。

但无论怎样,从国内外情况看,重症医学亚专业的发展,以及专科重症的发展,在现阶段相当长的时间内一定是并存的。

外科重症医学科(外科 ICU)在国内诸多大医院,已成为一级科室,主要服务于外科专业。由于外科患者在危重状态下,其病因、病理生理、诊疗过程及思维方式等方面具有相应的疾病特色,与其他专科重症显著不同,因此特别需要一本专科性强的著作给外科重症医师参考使用。而外科重症医学专业方面的书籍目前在国内极其匮乏,也未见相应的译著。

《外科重症医学》作为重症专业的经典著作,当前已是第 3 版。本版仍为 11 部分包含 63 个章节,纳入了诸多最新进展。此书详细描写了各种外科重症相关的定义、病理生理、诊疗方法及患者管理。该书作者多为国际上重症医学领域著名的专家学者,本书中文译著的出版,将填补此方面的空白。相信必将成为重症医学医护人员书架上不可或缺的工具书。

本书 60 余位译校者均来自各大学附属医院及教学医院,绝大多数为奋战在临床一线的中青年重症医师。重症医学工作繁忙紧张,但他们却欣然接受邀请,挤出业余时间,完成译校工作,在此表示由衷的感谢!

本译著得到人民卫生出版社及其各位编辑老师的大力支持,特致以铭谢!本书每一章节均由翻译者、校对者、副主译/主译至少 3 位作者参与完成,希望能尽力做到信、达、雅。尽管如此,本书不足之处恳请读者批评指正。如有可能,建议同道们阅读原著,必有另一番天地。

该书适用于重症医学专业医师、麻醉学专业医师、急诊医学专业医师、外科学专业医师及其他外科重症相关专业医护人员。

刘亚林 常志刚
2020 年元月于北京

致谢

首先感谢斯普林格出版集团对第 3 版《外科重症医学》的出版给予的机会和必要的支持！衷心铭记 Barbara Murphy、Melissa Ramondetta 和 Paula Callaghan 对前两版书的出版给予的帮助！Lorraine Coffey 女士对本书提供了很多的帮助、建议和支持，对此我们已无法用言语表达感激之情！没有她无私的帮助，此书不可能顺利完成。最后尤其需要感谢很多同事，他们给我们提供了很多建议，并帮助改进了本书的诸多内容和格式。

John M. O'Donnell，MD

Flávio E. Nácul，MD，PhD

谨以此书献给我的太太 Rocky，女儿 Jacquelyn，她们给了我写书的目标。献给我亲爱的父母 Kay 和 Frank "Shorty" O'Donnell，对我从未失去信心；献给我的导师、学生、住院医师们，他们日复一日从未失去耐心，献给 Lahey 医院及医学中心外科 ICU 的护士们。

John M. O'Donnell, MD

献给我的父母 Lilian 和 Jacob，他们向我展现了无限潜能；献给我的爱人 Alessandra，给了我无条件的爱；献给我的孩子 Mariana 和 Rafael，他们丰富了我的人生，并使一切富有意义。献给我的哥哥 Luis 和我的叔叔 Sabino，他们向我展示了医学实践须由仁意、知识、道德、常识来指引，并怀有崇敬之心。

Flávio E. Nácul, MD, PhD

编者名录

Susana Afonso, MD Neurointensive Care Unit, Hospital de São José, Centro Hospitalar de Lisboa Central, E.P.E., Lisbon, Portugal

Zarina S. Ali, MD Department of Neurosurgery, Hospital of the University of Pennsylvania, Philadelphia, PA, USA

Rae M. Allain, MD Department of Anesthesiology, Critical Care, and Pain Medicine, St. Elizabeth's Medical Center, Tufts University School of Medicine, Boston, MA, USA

Shaan Alli, MD Department of Anesthesiology, Tufts Medical Center, Boston, MA, USA

Rashid Alobaidi, MD Department of Pediatrics and Critical Care Medicine, Faculty of Medicine and Dentistry, University of Alberta, Edmonton, Alberta, Canada

Sana Ata, MD Department of Anesthesiology and Interventional Pain Management, Lahey Hospital and Medical Center, Burlington, MA, USA

Hollmann D. Aya, MD, EDIC. Adult Intensive Care Directorate, St George's University Hospital, NHS Foundation Trust and University of London, London, UK

Ruben J. Azocar, MD, FCCM Department of Anesthesiology, Tufts Medical Center, Boston, MA, USA

Daniel de Backer, MD, PhD. Department of Intensive Care, CHIREC Hospitals, Univerisité Libre de Bruxelles (ULB)35 rue Wayez1420, Braine L'Alleud, Belgium

Sean M. Bagshaw, MD, MSc Department of Critical Care Medicine, Faculty of Medicine and Dentistry, University of Alberta, Edmonton, AB, Canada

Marie R. Baldisseri, MD, MPH, FCCM University of Pittsburgh Medical Center, Pittsburgh, PA, USA

Michael C. Banks, MD Department of Anesthesiology & Critical Care Medicine, Johns Hopkins University School of Medicine, Baltimore, MD, USA

Shawn E. Banks, MD Department of Anesthesiology, University of Miami Miller School of Medicine, Miami, FL, USA

Nicholas R. Banner, MD, FRCP Harefield Hospital, Royal Brompton and Harefield Hospital NHS Foundation, Middlesex, UK

Philip S. Barie, MD, MBA, Master CCM, FIDSA, FACS New York-Presbyterian Hospital/Weill Cornell Medical Center, New York, NY, USA

Aida Suarez Barrientos, MD Royal Brompton and Harefield Hospital NHS Foundation, Harefield Hospital, Middlesex, UK

Sean M. Berenholtz, MD MHS FCCM Department of Anesthesiology and Critical Care Medicine, Johns Hopkins University School of Medicine, Armstrong Institute for Patient Safety and Quality, Baltimore, MD, USA

Greet Van den Berghe, MD, PhD. Clinical Division and Laboratory of Intensive Care Medicine, Department of Cellular and Molecular Medicine, University Hospital KU Leuven, Leuven, Belgium

Sangeeta M. Bhorade, MD Section of Pulmonary and Critical Care Medicine, Division of Medicine, Northwestern Memorial Hospital, Chicago, IL, USA

Luca M. Bigatello, MD Department of Anesthesiology, Critical Care, and Pain Medicine, St. Elizabeth's Medical Center, Tufts University School of Medicine, Boston, MA, USA

Thomas P. Bleck, MD, MCCM, FNSC Rush Medical College, Chicago, IL, USA

Victor A. van Bochove, MSc Department of Anesthesiology, Erasmus University Medical Center, Rotterdam, The Netherlands

Carl J. Borromeo, MD Department of Anesthesiology, Lahey Hospital and Medical Center, Burlington, MA, USA

Bernd W. Böttiger, MD Department of Anesthesiology and Intensive Care Medicine, University Hospital of Cologne, Köln, Germany

Jean Carlet, MD Department of Medical-Surgical Intensive Care Medicine, Groupe Hospitalier Paris Saint Joseph, Paris, France

Eugene H. Chung, MD, MSc Division of Cardiology, Cardiac Electrophysiology, Department of Medicine, University of North Carolina at Chapel Hill, Chapel Hill, NC, USA

Leanne Clifford, BM, MSc Department of Anesthesiology, Mayo Clinic, Rochester, MN, USA

Jeremy Cohen, MBBS, MD(Int.Med), FRCA, FFARCSI Burns, Trauma and Critical Care Research Centre, University of Queensland, St Lucia, QLD, Australia
Royal Brisbane Hospital, Brisbane, QLD, Australia

Elifçe O. Cosar, MD Department of Anesthesiology, UMass Memorial Medical Center, Worcester, MA, USA

Donald E. Craven, MD, FACP, FIDSA, FRCP(C) Infectious Diseases Research & Prevention, Lahey Health Medical Center & Hospital, Burlington, MA, USA
Tufts University School of Medicine, Boston, MA, USA
Visiting Scientist, Harvard T. H. Chen School of Public Health, Boston, MA, USA

Kathleen A. Craven, RN, BS, MPH Preventionist and Public Health Consultant, Wellesley, MA, USA

Peter E. Croft, BA, MD Department of Emergency Medicine, Massachusetts General Hospital, Boston, MA, USA

Daniela M. Darrah, MD Division of Critical Care Medicine, Department of Anesthesiology, Columbia University Medical Center, New York, NY, USA

R. Phillip Dellinger, MD Department of Medicine, Cooper Medical School of Rowan University, Cooper University Hospital, Camden, NJ, USA

Theodore R. Delmonico, MD Department of General Surgery, Lahey Hospital and Medical Center, Burlington, MA, USA

Peter K. Dempsey, MD Department of Neurosurgery, Lahey Hospital & Medical Center, Burlington, MA, USA

Katia Donadello, MD Department of Intensive Care, Azienda Ospedaliera Universitaria Integrata (AOUI) di Verona, Verona, Italy

Dipartimento ad Attività Integrata (DAI) di Emergenza e Terapie Intensive, U.O.C. Anestesia e Rianimazione B, Verona, Italy

Todd Dorman, MD Department of Anesthesiology and Critical Care Medicine, Surgery and the School of Nursing, Johns Hopkins University School of Medicine, Baltimore, MD, USA

Robert A. Duncan, MD, MPH Tufts University School of Medicine, Boston, MA, USA

Center for Infectious Diseases & Prevention, Lahey Hospital & Medical Center, Burlington, MA, USA

Paul W.G. Elbers, MD, PhD Department of Intensive Care Medicine, VU University Medical Center, Amsterdam, The Netherlands

Monique Espinosa, MD Department of Anesthesiology, University of Miami Miller School of Medicine, Miami, FL, USA

Hans Flaatten, MD, PhD General Intensive Care Unit, Haukeland University Hospital, Bergen, Norway

Rainer Gatz, MD Department of Anesthesia and Intensive Care, Herlev Hospital, Herlev, Denmark

Joshua M. Glazer, MD Department of Emergency Medicine, University of Michigan, Ann Arbor, MI, USA

Joshua C. Grimm, MD Division of Cardiac Surgery, Department of Surgery, The Johns Hopkins Hospital, Baltimore, MD, USA

Kyle J. Gunnerson, MD Department of Emergency Medicine, Division of Emergency Critical Care, University of Michigan Health System, Ann Arbor, MI, USA

Dimitri Gusmao-Flores, MD Hospital Universitário Prof. Edgar Santos, Universidade Federal da Bahia, Salvador, Bahia, Brazil

Kaye Hale, MD Department of Anesthesiology and Critical Care Medicine, Memorial Sloan-Kettering Cancer Center, New York, NY, USA

Naomi E. Hammond, BN, MN (Crit. Care), MPH Malcolm Fisher Department of Intensive Care, Royal North Shore Hospital, St. Leonards, NSW, Australia

Stephen O. Heard, MD Department of Anesthesiology, UMass Memorial Medical Center, Worcester, MA, USA

Christine Holzmueller, BLA Department of Anesthesiology and Critical Care Medicine, Armstrong Institute for Patient Safety and Quality, Johns Hopkins University School of Medicine, Baltimore, MD, USA

Jana Hudcova, MD Department of Surgical Critical Care, Lahey Hospital and Medical Center, Burlington, MA, USA

Steven W. Hwang, MD Department of Neurosurgery, Tufts Medical Center, Boston, MA, USA

Larry M. Jones, MD Department of Surgery, The Ohio State University Wexner Medical Center, Columbus, OH, USA

Georgios Karagiannis, MD Royal Brompton and Harefield Hospital NHS Foundation, Harefield Hospital, Middlesex, UK

Andrew W. Kirkpatrick, MD, MHSc Department of Surgery and the Regional Trauma Program, University of Calgary and the Foothills Medical Centre, Calgary, Alberta, Canada

Daryl J. Kor, MD Department of Anesthesiology, Mayo Clinic, Rochester, MN, USA

Andreas H. Kramer, MD, MSc, FRCPC Department of Critical Care Medicine & Clinical Neurosciences, University of Calgary, Foothills Medical Center, Calgary, AB, Canada

Catherine Kuza, MD Department of Anesthesiology, UMass Memorial Medical Center, Worcester, MA, USA

Younghoon Kwon, MD Division of Cardiology, Department of Medicine, University of Minnesota, Minneapolis, MN, USA

Asad Latif, MD, MPH Department of Anesthesiology and Critical Care Medicine, Johns Hopkins University School of Medicine, Armstrong Institute for Patient Safety and Quality, Baltimore, MD, USA

Marcel Levi, MD, PhD Department of Medicine, Academic Medical Center, Amsterdam, The Netherlands

Thomas F. Lindsay, MDCM, MSc, FRCS, FACS Division of Vascular Surgery, Department of Surgery, University of Toronto, Toronto, ON, Canada

R. Fraser Elliot Chair in Vascular Surgery, Peter Munk Cardiac Centre, Toronto General Hospital, University Health Network, Toronto, ON, Canada

Alawi Lüetz, MD Department of Anesthesiology and Intensive Care Medicine, Charité-Universitaetsmedizin Berlin, Berlin, Germany

Neil MacIntyre, MD Duke University Medical Center, Durham, NC, USA

Sohail K. Mahboobi, MD Department of Anesthesiology, Lahey Hospital and Medical Center, Burlington, MA, USA

Tufts University School of Medicine, Boston, MA, USA

Bruno Maia, MD Neurointensive Care Unit, Hospital de São José, Centro Hospitalar de Lisboa Central, E.P.E., Lisbon, Portugal

Manu L.N.G. Malbrain, MD, PhD Department of Intensive Care, Ziekenhuis Netwerk Antwerpen, Antwerpen, Belgium

Sara A. Mansfield, MD Department of General Surgery, The Ohio State University, Columbus, OH, USA

Peter W. Marcello, MD Department of Colon and Rectal Surgery, Lahey Hospital & Medical Center, Burlington, MA, USA

Paul E. Marik, MD, FCCM Department of Medicine, Eastern Virginia Medical School, Norfolk, VA, USA

Michael B. Maron, PhD Department of Integrative Medical Sciences, Northeast Ohio Medical University, Rootstown, OH, USA

David T. Martin, MD, FRCP, FACP, FACC, FHRS Lahey Hospital and Medical Center, Tufts University School of Medicine, Burlington, MA, USA

Robina Matyal, MD Department of Anesthesia, Critical Care, and Pain Medicine, Beth Israel Deaconess Medical Center, Boston, MA, USA

Mario Montealegre-Gallegos, MD Department of Anesthesia, Critical Care and Pain Medicine, Beth Israel Deaconess Medical Center, Boston, MA, USA

Rui P. Moreno, MD, PhD Neurointensive Care Unit, Hospital de São José, Centro Hospitalar de Lisboa Central, E.P.E., Lisbon, Portugal

John A. Myburgh, AO, MBBCh, PhD, FCICM Department of Intensive Care Medicine, St George Hospital, Sydney, New South Wales, Australia

Flávio E. Nácul, MD, PhD Critical Care Medicine, University Hospital, Federal University of Rio de Janeiro; Surgical Critical Care Medicine, Pró-Cardíaco Hospital, Rio de Janeiro, RJ, Brazil

Viviane G. Nasr, MD Department of Anesthesiology and Critical Care, Boston Children's Hospital, Boston, MA, USA

Vicki E. Noble, MD Department of Emergency Medicine, Massachusetts General Hospital, Boston, MA, USA

John M. O'Donnell, MD Division of Surgery, Department of Surgical Critical Care, Lahey Hospital and Medical Center, Burlington, MA, USA

Steven M. Opal, MD Division of Infectious Diseases, The Memorial Hospital of Rhode Island-Brown University, Pawtucket, RI, USA

Rafael A. Ortega, MD Department of Anesthesiology, Boston Medical Center, Boston, MA, USA

Elrasheed S. Osman, MBBS, FRCSI Division of Vascular Surgery, Department of Surgery, Toronto General Hospital, Toronto, ON, Canada

Anam Pal, MD Division of Cardiac Surgery, Department of Surgery, Beth Israel Deaconess Medical Center, Harvard Medical School, Boston, MA, USA

Stephen M. Pastores, MD Department of Anesthesiology and Critical Care Medicine, Memorial Sloan-Kettering Cancer Center, New York, NY, USA

Kunal P. Patel, MD Department of Critical Care Medicine, Memorial Sloan Kettering Medical Center, New York, NY, USA

François Philippart, MD, PhD Department of Medical-Surgical Intensive Care Medicine, Groupe Hospitalier Paris Saint Joseph, Paris, France

Frank M. Phillips, BSc, MBBS, MRCP Department of Gastroenterology, Royal Derby Hospital, Derby, UK

Fredric M. Pieracci, MD, MPH University of Colorado School of Medicine, Denver, CO, USA

Martijn Poeze, MD, PhD Department of Surgery and Intensive Care Medicine, Maastricht University Medical Center, Maastricht, The Netherlands

Alfons Pomp, MD Weill Cornell Medical Center, New York Presbyterian Hospital, New York, NY, USA

Erik Popp, MD Department of Anesthesiology, University of Heidelberg, Heidelberg, Germany

Virginia Radcliff, MD Duke University Medical Center, Durham, NC, USA

Jason Pierce Rahal, MD Department of Neurosurgery, Lahey Hospital and Medical Center, Burlington, MA, USA

Tony M. Rahman, MA, DIC, PhD, FFICM, FRCP, FRACP Department of Gastroenterology & Hepatology, The Prince Charles Hospital, Brisbane, QLD, Australia

Sundara K. Rengasamy, MD Department of Anesthesiology, Boston University Medical Center, Boston, MA, USA

Andrew Rhodes, MD, FRCA, FRCP, FFICM Adult Critical Care, St George's University Hospital, NHS Foundation Trust and University of London, London, UK

Emanuel P. Rivers, MD, MPH Department of Emergency Medicine and Surgical Critical Care, Henry Ford Hospital, Wayne State University, Detroit, Michigan, USA

Derek J. Roberts, BSc(Pharm), MD, PhD(Cand) Departments of Surgery and Community Health Sciences (Division of Epidemiology), Intensive Care Unit Administration, Foothills Medical Centre, University of Calgary, Calgary, Alberta, Canada

Gerardo Rodriguez, MD Department of Anesthesiology, Boston Medical Center, Boston, MA, USA

Michael S. Rosenblatt, MD, MPH, MBA Department of General Surgery, Lahey Hospital and Medical Center, Burlington, MA, USA

Manoj Saxena, MBBChir, BSc Department of Intensive Care Medicine, St. George Hospital, Kogarah, NSW, Australia

Andreas Schneider, MD Department of Anesthesiology and Intensive Care Medicine, University Hospital of Cologne, Köln, Germany

Reuben D. Shin, MD Department of General Surgery, Lahey Hospital and Medical Center, Burlington, MA, USA

Robert N. Sladen, MBChB, MRCP(UK), FRCP[C] Department of Anesthesiology, Columbia University Medical Center, New York, NY, USA

Julia Sobol, MD, MPH Department of Anesthesiology, Columbia University Medical Center, New York, NY, USA

Claudia Spies, MD Department of Anesthesiology and Intensive Care Medicine, Charité Campus Mitte and Charité Virchow Klinikum, Charité-Universitätsmedizin, Berlin, Germany

Glynne D. Stanley, MBChB, FRCA Plexus Anesthesia Services Management, Westwood, MA, USA

Genevra L. Stone, MD Graduate of Tufts University School of Medicine Class of 2014, Boston, MA, USA

Alexis Tabah, MD Burns Trauma and Critical Care Research Centre, The University of Queensland, St Lucia, QLD, Australia
Royal Brisbane and Women's Hospital, Brisbane, QLD, Australia

Steven Thiessen, MD Clinical Division and Laboratory of Intensive Care Medicine, Department of Cellular and Molecular Medicine, University Hospital KU Leuven, Leuven, Belgium

Dan R. Thompson, MD, MA, MCCM Department of Surgery, Albany Medical College, Albany, NY, USA

Sam Thomson, MD, MBBS, MRCP Department of Gastroenterology & Hepatology, Western Sussex Hospitals NHS Foundation Trust, Worthing Hospital, West Sussex, UK

Pieter Roel Tuinman, MD, PhD Department of Intensive Care Medicine, VU University Medical Center, The Netherlands

Ilse Vanhorebeek, MEng, PhD Clinical Division and Laboratory of Intensive Care Medicine, Department of Cellular and Molecular Medicine, University Hospital KU Leuven, Leuven, Belgium

Albert J. Varon, MD, MHPE, FCCM Department of Anesthesiology, University of Miami Miller School of Medicine, Miami, FL, USA

Patricia Mello, MD Hospital Getulio Vargas, Universidade Federal do Piauí, Teresina, Brazil

Bala Venkatesh, MBBS, MD(Int.Med), FRCA, FFARCSI Wesley Hospital, Auchenflower, QLD, Australia

Princess Alexandra Hospital, Harlow, UK

University of Quensland, Brisbane, QLD, Australia

University of Sydney, Sydney, Australia

José Mauro Vieira Jr. , MD, PhD Critical Care Medicine, Hospital Sírio Libanês, São Paulo, SP, Brazil

Wickii T. Vigneswaran, MD Department of Surgery, University of Chicago Medicine, Chicago, IL, USA

Andrew G. Villanueva, MD Department of Pulmonary and Critical Care Medicine, Lahey Hospital and Medical Center, Burlington, MA, USA

Jan J. De Waele, MD, PhD Department of Critical Care Medicine, Ghent University Hospital, Ghent, Belgium

Katja E. Wartenberg, MD, PhD Neurointensive Care Unit, Department of Neurology, Martin-Luther-University, Halle, Germany

Bjoern Weiss, MD Department of Anesthesiology and Intensive Care Medicine, Charité Campus Mitte and Charité Virchow Klinikum, Charité-Universitätsmedizin, Berlin, Germany

Jan Wernerman, MD, PhD Department of Anesthesia and Intensive Care Medicine, Karolinska University Hospital Huddinge, Stockholm, Sweden

Glenn J.R. Whitman, MD Division of Cardiac Surgery, Department of Surgery, Johns Hopkins Hospital, Baltimore, MD, USA

Robert G. Whitmore, MD Department of Neurosurgery, Lahey Hospital and Health System, Tufts University School of Medicine, Burlington, MA, USA

Bradford Winters, MD, PhD Department of Anesthesiology and Critical Care Medicine, Johns Hopkins University School of Medicine, Armstrong Institute for Patient Safety and Quality, Baltimore, MD, USA

Hannah Wunsch, MD, MSc Department of Critical Care Medicine, Sunnybrook Health Sciences Centre and Department of Anesthesia, University of Toronto, Toronto, ON, Canada

目录

第一部分　复苏与总论

第二部分　神 经 重 症

第三部分　心 脏 重 症

第四部分　呼 吸 重 症

第十一部分　其　　他

第一部分　复苏与总论

第一章　氧　疗

Andrew G. Villanueva，Sohail K. Mahboobi，Sana Ata

氧气是 ICU 最常用的药物。在外科 ICU，重症医生在治疗危重症患者的过程中，不断的面临着关于充足氧疗方面多种多样且具有挑战性的问题。一个基本目标是保证充分的细胞呼吸，从而保持充足的组织氧合以及正常的器官功能。我们常常认为在氧饱和度正常的情况下给予补氧，可以提高组织氧输送。而高氧血症在灌注减低的情况下会诱导组织损伤。由于其安全的界限范围很窄，使得危重症医师有必要理解氧疗的方方面面。成功的细胞氧合取决于以下因素：充足的肺泡通气、有效的气体交换、氧输送至组织的能力以及完好的组织呼吸（线粒体细胞色素氧化酶系统）。接下来的章节将逐一阐述上述因素以及危重症医师应如何处置。本章主要关于肺泡通气以及如何通过氧疗改善那些低氧血症但不需要机械通气患者的动脉氧饱和度。

氧疗的适应证

最常见且最重要的氧疗的适应证是预防和纠正低氧血症，以避免或治疗组织缺氧。氧疗的其他适应证包括可疑的低氧血症、急性心肌梗死、严重创伤以及术后麻醉恢复。低氧血症的早期表现包括心动过速、呼吸困难、血压增高、烦躁不安、定向障碍、头痛、判断失常和混乱。有些患者可能表现为欣快或低氧血症的典型症状。严重低氧血症可能出现缓慢而不规律的呼吸、心动过缓、低血压、抽搐和昏迷。

低氧血症的病理生理学

低氧血症和缺氧不是同义词。低氧血症定义为动脉血氧的相对缺乏，通过动脉氧分压（PaO_2）测得。缺氧定义为细胞水平的氧分压不足。目前临床上无法直接测量缺氧，间接的诊断需要根据器官功能、氧输送和混合静脉氧分压的评估。患者有可能缺氧而不伴有低氧血症，但持续严重低氧血症的患者必然会发生缺氧。因此对于明显低氧血症的患者，有必要给予氧疗。

PaO_2 取决于吸入氧分压、肺泡通气和肺内通气血流比（V/Q）。低氧血症的五大主要机制是①周围环境吸入氧浓度（FiO_2）的下降；②肺泡低通气；③跨肺泡-毛细血管膜的弥散受限；④分流；⑤V/Q 失调[1]。通常环境 FiO_2 并非病因，除非海拔过高。单纯的肺泡低通气通常与药物过量相关，如过度使用阿片类或苯二氮䓬类等抑制呼吸驱动力的药物，或中枢神经系统的灾难性事件，如头部创伤、中风、蛛网膜下腔出血，硬膜下血肿或脑水肿。因肺泡氧分压（P_AO_2）下降导致的低氧血症，可以通过肺泡气体公式计算：

$$P_AO_2 = FiO_2(PB - 47) - PaCO_2/R$$

其中 FiO_2 是吸入氧浓度（用小数表示），（PB - 47）是大气压减去水汽压，$PaCO_2$ 是动脉二氧化碳分压，R 是呼吸商（通常 0.8）。临床上，低通气会导致 PaO_2 下降和 $PaCO_2$ 增高。低通气的情况下，肺泡-动脉氧分压差[$(A-a)O_2$]和动脉肺泡氧分压比（PaO_2/P_AO_2）是正常的[分别是 2.5+(0.21×年龄)mmHg 和 0.77~0.82]。跨肺泡-毛细血管膜弥散受限、分流、V/Q 失衡会导致$(A-a)O_2$ 和 PaO_2/P_AO_2 异常。

肺水肿以及肺泡上皮和毛细血管内膜间的间质组织纤维化，是导致跨肺泡-毛细血管膜弥散受限的原因。这一氧交换受限会因血流通过肺毛细血管时间的下降而加剧，如运动锻炼中。继发的弥散缺陷的动脉低氧血症并不常见，但可通过氧疗提高 P_AO_2。

真性分流见于右心血液未经氧合流入左心，即血液未与肺泡进行交换（V/Q 为 0）。分流可以发生在心内(如房间隔缺损、卵圆孔未闭)或肺内。肺内分流的原因包括肺泡塌陷,见于急性呼吸窘迫综合征(acute respiratory distress syndrome,ARDS),呼吸道分泌物潴留导致的完全肺叶塌陷,肺动静脉畸形和肺毛细血管扩张,可见于肝脏疾病(因此称为肝肺综合征)[2]。当存在显著分流时氧疗的获益受限,因为,无论 FiO_2 多少,如果血液未与功能性肺单位接触,则未发生氧交换。因此,真性分流的病理情况难以被氧疗纠正。但是因肺叶或肺泡塌陷导致的分流可通过氧疗改善。肺叶塌陷常常可通过恰当的支气管廓清或梗阻的清除而逆转。因肺泡表面上皮破坏导致的肺泡结构不稳定而引起的肺泡塌陷,如 ARDS,可通过使用呼气末正压(positive end-expiratory pressure,PEEP)改善,但是这需要机械通气。

关于 V/Q 失衡原因的详尽解释见第七章,但是这一机制被认为是导致低氧血症的最常见原因[3,4]。V/Q 失衡可由一系列异常所致,如气道痉挛、慢性阻塞性肺疾病(COPD)、气道分泌物、轻度肺水肿、肺间质疾病、静脉血栓栓塞症、胸腔积液、肺挫伤、吸入胃内容物和肺炎等。因 V/Q 失衡导致的低氧血症的特点是可被氧疗改善。与分流相反,提高 FiO_2 可显著增加 PaO_2。

氧疗目标

因组织不能储藏氧,需要持续的氧供以维持适当的组织功能。功能正常的心血管系统是组织氧供的保障。氧供必须与组织代谢需求相匹配;否则可能出现器官功能受损。氧供是输送至组织的氧的总和,由以下公式表示:

$$DO_2 = CaO_2 \times CO$$

DO_2 表示氧输送,单位是 ml/m,CaO_2 是动脉氧含量,CO 是心排量。动脉氧含量可通过以下公式计算:

$$CaO_2 = SaO_2 \times Hg \times 1.39 + PaO_2 \times 0.003$$

SaO_2 是动脉氧饱和度,Hg 是血红蛋白,1.39 是血红蛋白的携氧容量,PaO_2 是动脉氧分压,0.003 是可溶于血浆的氧的系数。健康人 DO_2 大于氧消耗,但是危重症患者的组织氧摄取能力下降。氧疗的目标是使 $PaO_2 \geq 60mmHg$ 或 $SaO_2 \geq 90\%$ 以纠正低氧血症[5]。因为血红蛋白功能的特点(图1.1),进一步提高氧疗目标仅能额外获得很少的益处。针对 COPD 和慢性二氧化碳潴留的患者应采用不同的标准。在这些患者中,低

氧血症的定义值是 PaO_2:50~55mmHg,对应的 SaO_2 是 88%~90%[6]。设定这些目标值的前提是假定血红蛋白的功能正常。当血红蛋白不能有效携氧时,例如高铁血红蛋白血症或一氧化碳中毒的情况下,即便 PaO_2 超出正常,也可能合并可利用血红蛋白的降低,进而导致氧含量下降[7-9]。

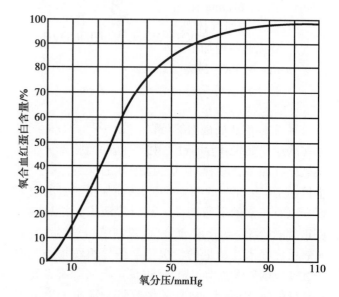

图 1.1　正常人氧和血红蛋白解离曲线。O_2 和血红蛋白可逆的化学反应定义为氧合血红蛋白平衡曲线,曲线反映氧合血红蛋白的百分比和 PaO_2 的关系。基于曲线的 S 状形态特点,随着 O_2 分子依次与血红蛋白结合,O_2 与血红蛋白的亲和力进行性增加。这在生理学方便的好处是,在曲线的平台部分,尽管 PaO_2 波动于60~100mmHg,但动脉氧含量可维持高点且几乎不变,在中间陡峭部分,外周毛细血管 PaO_2 的条件下 O_2 大量释放

输氧系统

输氧系统可分为低流量(或可变的效果)和高流量(或固定的效果)。低流量系统供给少量100%氧气作为补充,FiO_2 由患者的呼吸模式和分钟通气量决定。大部分的吸气容积来源于室内空气。另一方面,高流量系统的设计是提供预混的氧气,其容积可满足患者的全部通气需求。高流量系统的一个优势是无论通气模式如何变化,FiO_2 的水平可保持不变[10]。这两种输氧系统均会在本章节讨论,还将讨论氦氧混合系统,以及使用面罩正压通气装置代替气管插管给氧—即所谓的无创通气(noninvasive ventilation,NIV)。

低流量系统

低流量系统使用简便、为医护人员所熟悉、花费

低、患者可耐受性好,是最常用的供氧装置。

鼻导管

鼻导管是最常用的低流量输氧系统,包括一个双腔鼻导管,以 0.5~6L/min 流速提供 100% 氧气,输出 FiO_2 范围 0.24~0.40。患者一般会由于鼻部不适而不能耐受超过 6L/min 流速的鼻导管输氧。如氧流速超过 4L/min,应对气体进行湿化以避免鼻黏膜干燥。原则上,氧流速每增加 1L/min,FiO_2 增加 0.03~0.04,流速 6L/min 时 FiO_2 最高达 0.40(表 1.1)。但在临床实践中,由于患者呼吸模式的个体差异性,实施这一经验法则的信心不足。为了有效,患者的鼻道必须是一个允许充满的解剖储氧腔。然而,患者并非必须经鼻吸气,因为即使经口呼吸,氧气可经解剖储氧腔吸入。

表 1.1　低流量输氧装置中氧流量与 FiO_2

低流量系统	氧流量/L	FiO_2
鼻导管	1	0.24
	2	0.28
	3	0.32
	4	0.36
	5	0.40
	6	0.44
普通面罩	5~6	0.40
	6~7	0.50
	7~8	0.60
部分重复吸入面罩	6	0.60
	7	0.70
	8	0.80
	9	0.80+
	10	0.80+
非重复吸入面罩	10	0.80+
	15	0.90+

低流量系统中的预计 FiO_2 假定通气模式平稳正常[11]

鼻导管的优势在于舒适和方便。患者在使用中可以进食、说话、咳嗽。除了高流速对鼻黏膜有刺激性,以及偶有对导管化学物质的反应,鼻导管的耐受性较好。其生理学方面的缺点在于 FiO_2 随患者呼吸模式变化,并且不能精确计算 FiO_2。大多数轻度低氧血症的患者可快速达到临床缓解,不需要精确知晓 FiO_2。

简易面罩

简易面罩是低流量输氧系统,在流速 ≥5L/min 下可提供 35%~50% 的氧气。面罩贴近患者面部有 100~200ml 储氧腔,可提高潮气量中氧气的比例。面罩两侧有开放孔洞,允许空气混入和呼出气体排出。由于面罩覆盖口鼻,其内容积可能增加通气死腔;需要 ≥5L/min 的流速使面罩排空[12]。流速超过 8L/min 并不能提高 FiO_2 大于 0.6(表 1.1)。使用该装置的缺点是 FiO_2 可变,并且在进食和饮水时需要移除。

部分重复吸入面罩

部分重复吸入面罩和非重复吸入面罩具有一个容积 600~1 000ml 的储氧袋(图 1.2),可以在低流速下提供浓度超过 50% 的氧气[6]。部分重复吸入面罩,患者呼出气体的前三分之一充盈储氧袋(图 1.3)。由于该部分气体来源于解剖死腔,仅含有少量二氧化碳。下一次呼吸时,患者吸入了呼出气和新鲜气体的混合物。如果新鲜气体流速 ≥8L/min,并且储氧袋在整个呼吸循环保持充盈,二氧化碳可以充分排出并获得最高可能的 FiO_2(表 1.1)。这种重复吸入系

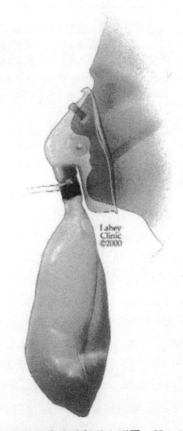

图 1.2　带储氧袋的重复吸入面罩。经 Lahey Hospital & Medical Center 批准

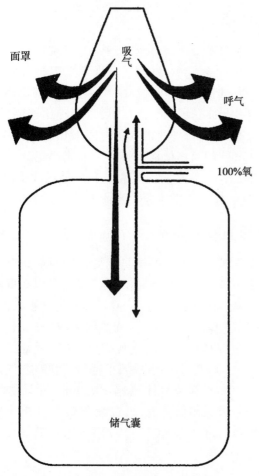

图 1.3　部分重复吸入面罩。该面罩的储氧袋存储了呼出气体中的第一部分(死腔气体),其剩余空间充入了 100% 氧。来自 Shapiro BA,Kacmarek RM,Cane RD, et al.Clinical application of respiratory care.4th edition.St. Louis:Mosby Year Book 1991[13]Copyright Elsevier

统可以保存部分氧气,在应用便携氧设备转运患者时可能有用[11]。

非重复吸入面罩

非重复吸入面罩与部分重复吸入面罩类似,只是具有三个额外的单向阀(图 1.4)。其中两阀位于面罩的相对两侧,允许气体呼出并阻止空气吸入。另一单向阀位于面罩和储氧袋之间,阻止呼出气体进入储氧袋。与部分重复吸入面罩一样,储氧袋需要在整个呼吸循环保持充盈,以保障二氧化碳被充分清除并获得最高可能的 FiO_2[11]。由于储氧袋由 100% 氧气持续充盈,并且呼出气不能进入,潮气量应当包含接近 100% 的氧气(表 1.1)。为避免面罩周围空气稀释输送的 FiO_2,面罩应与面部紧密贴合,同时避免过分的压力。如果面罩固定恰当,储氧袋会随患者的呼吸部分放气和充气。

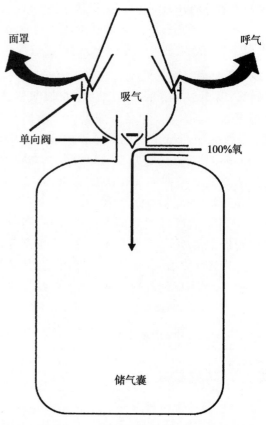

图 1.4　非重复吸入面罩。具有单项阀门的非重复吸入面罩可防止呼出气体返回储氧袋。该装置提供的潮气量接近 100% 纯氧。来自 Shapiro BA,Kacmarek RM,Cane RD,et al.Clinical application of respiratory care.4th edition. St.Louis:Mosby Year Book 1991[13] Copyright Elsevier

高 FiO_2 面罩的缺点包括,如使用超过 24~48 小时,可能增加吸收性肺不张和氧中毒的风险。因此,该类面罩仅推荐用于短期治疗。严重低氧血症的重症患者常常需要呼吸机辅助,因为极少出现单纯性低氧性呼吸衰竭,多合并或继发通气性呼吸衰竭。

气管切开领

气管切开领主要用于人工气道的湿化。可以经该装置输氧,但是与其他低流量装置一样,其 FiO_2 不可预计且可变,依赖于患者的通气模式。

高流量系统

与低流量系统相反,高流量系统设计用于提供大量的预混气体。由于患者的吸入气体均由装置供给,其流速必须超过患者的分钟通气量并满足患者的吸气峰值。高流量系统的优点包括提供相对精确的吸入氧浓度,控制吸入气体的湿度和温度,并且随着通气模式的变化维持固定的吸入氧浓度。

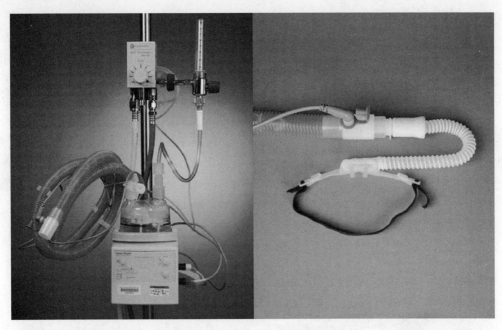

图 1.5　Fisher 和 Paykel 的鼻导管高流量装置。经 Lahey Hospital & Medical Center 批准

经鼻导管高流量吸氧

　　如前述,鼻导管常被归类于低流量给氧装置。经鼻导管高流量氧疗的概念在前不久才刚刚出现。它包含一个患者端(鼻塞),一个提供 FiO_2 的气体输送装置和一个湿化器(图 1.5)。添加了加温加湿系统以避免高流速导致的上气道黏膜干燥,使患者更舒适、易耐受。湿化也降低了上呼吸道对吸入气体的功耗。可使用的氧流速范围在 $15\sim60L/min$[14]。鼻塞设计以最小化空气混入。鼻咽腔和口腔作为自然储氧腔。输入气的高流速降低了鼻咽死腔,从而改善肺泡通气[15,16]。鼻咽腔气体流速通常大于吸气峰流速,因此降低了抵抗性,改善了呼吸功和顺应性。高流速导致了 CPAP 效应,这不仅减少肺不张,还能改善肺通气血流比。这一 CPAP 效应取决于是否漏气,也就是鼻塞相对鼻子的尺寸是否合适。近期资料支持持续低氧血症患者,在使用其他低流量系统装置后可使用该技术。由于可根据患者反应,在比较宽的范围内滴定氧流速,它可作为急诊等病房的初始治疗。这一输氧系统特别适用于移除面罩会导致低氧血症的情况下,如说话、进食、饮水、咳嗽以及清理分泌物时。

气体吸入(文丘里)面罩

　　气体吸入面罩(图 1.6),通常称"文丘里面罩",依据伯努利原理吸入并以恒定的压力-喷射混合气体[17]。氧气通过一个小孔喷出,由于黏滞剪切力形成一个相对于周围气体的低气压梯度(图 1.7)。氧

气的比例可通过调整喷射孔的大小来控制。孔径越小氧气流的压力梯度差越大,导致吸入的空气更多,使得吸入氧的比例越低。随着 FiO_2 的需要增加,吸入

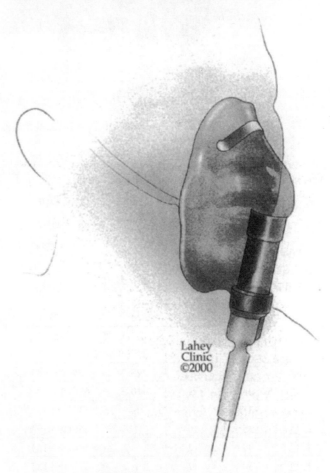

图 1.6　文丘里面罩。经 Lahey Hospital & Medical Center 批准

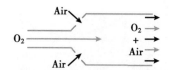

图 1.7 伯努利原理。氧气经小开口喷出,形成一个低压区域吸入周围空气。可通过增加或降低喷射孔径大小来控制氧气比例。孔径越小产生的氧气流速越快,形成低压吸入空气越多,导致吸入气体比例越低。

的空气/氧气比例下降且总气体流速降低。因此,随着 FiO_2 的增高,患者的通气需求有可能超过装置的供应能力[11]。

文丘里面罩有多种颜色。特定的颜色表示特定的氧浓度和所需的气体流速。另一种文丘里面罩上有一个调节装置。为改变面罩的输出氧浓度,需要改变流速并调节该装置以达到预计氧浓度。该调节装置会改变孔径大小,从而改变吸入空气的多少以获得调整的氧浓度(图 1.8)。

阻塞或撞击面罩呼气端可能导致压力变化,改变气体流速。氧气喷射端同样可能阻塞,特别是有水珠时。因此文丘里面罩不应合用雾化装置;如需要湿化,可使用蒸汽型湿化器[11]。

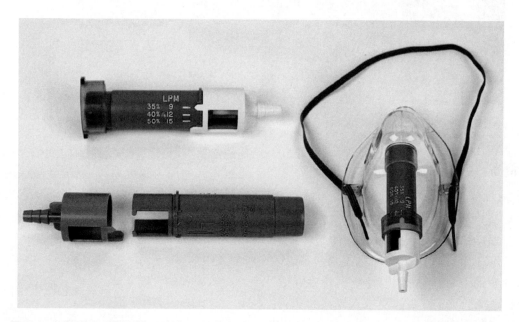

图 1.8 可调节文丘里面罩,配件如左图,装配完整如右图。经 Lahey Hospital & Medical Center 批准

使用文丘里面罩的主要指征是存在二氧化碳血症的 COPD 患者,需要精确控制 FiO_2 在 0.24 到 0.4 (表 1.2)[18]。对于 $PaCO_2$ 大于 45mmHg 的 COPD 患者,一般建议 FiO_2 初始设置在 0.24~0.28,后逐步增高使氧饱和度保持在 88%~90%。给予 COPD 患者高的 FiO_2,可导致 PaO_2 增高,会引起 $PaCO_2$ 的进一步增高并加剧呼吸性酸中毒(参见"氧疗的并发症"部分)。

气溶胶喷雾吸入面罩

FiO_2 超过 0.4 的高流量系统最好包括高容量的喷雾器和大口径导管。气溶胶喷雾吸入面罩,联合空气吸入喷雾器或空气/氧气混合器,可以按预计的 FiO_2 持续供氧,而不受患者呼吸模式的影响。一个空气吸入喷雾器可提供的 FiO_2 在 0.35~1.0,产生气溶胶喷雾,且流速达 14~16L/min。空气/氧气混合器可提供持续 FiO_2,范围在 0.21~1.0,流速最高可达 100L/min。这些装置一般与湿化器合用[11]。

氦-氧治疗

有些情况下,氧气与除氮气外的其他气体混合可能有益处。比如氦气和氧气,可混合为一种治疗性气体,称作"heliox"。Heliox 降低了输送气体的密度,因此降低了呼吸功,并且在出现气道阻塞时改善了通

表 1.2 现有文丘里面罩的吸入空气比例及总气体流量[18]

	O_2 浓度	O_2 流量/L	每升 O_2 吸入的空气量	总气体流量/L·min⁻¹
蓝色	24	4	25.3	105(DF=4)
黄色	28	6	10.3	68(DF=6)
白色	31	8	6.9	63(DF=8)
绿色	35	10	4.6	56(DF=10)
粉色	40	12	3.2	50(DF=12)
橙色	50	12	1.7	33(DF=12)

DF. 标定氧浓度下的最高氧输送流量,单位 L/min,由制造商推荐。总之,应使用最高氧输送流量以提供最高总气体流量

气[19-21]。当存在中央气道的阻塞性病变或气道痉挛引起的外周气道狭窄时，会导致气流受阻，气道内气体涡流超过了正常情况下的平流。涡流比平流需要更高的驱动压，与吸入气体的密度成反比。临床上，通常建议以 64∶40 或 70∶30 比例混合氦气和氧气，通过一个固定良好的非重复吸入面罩输送。有临床报道，重症哮喘患者使用 heliox，能够改善通气，避免了机械通气，奇脉减少，并提高呼气峰流速[22,23]。由于 heliox 的益处当氦氧比例低于 60∶40 时就消失了，它不能应用于需要高 FiO_2 治疗的低氧血症患者。

无创通气

所有上述的氧输送设备适用于有自主呼吸且不需要通气辅助的患者。需要气管插管机械通气治疗的低氧血症或高碳酸血症性呼吸衰竭的患者在其他章节阐述。机械通气给氧，也可以通过一个绑在患者面部的面罩实现，而不需要气管插管。面罩既可以是紧密固定在鼻周的鼻罩，也可以是覆盖口鼻的完整面罩。这一氧输送方式的成功与否主要取决于患者对于紧密固定面罩的可接受和可耐受性(图 1.9)。

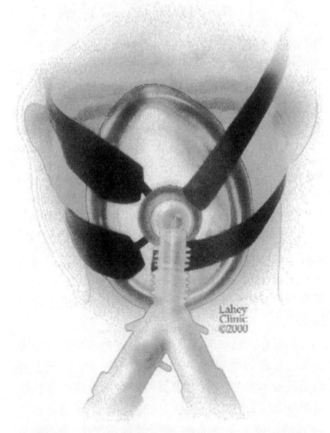

图 1.9　无创呼吸机使用的全脸面罩，经 Lahey Hospital & Medical Center 批准

持续气道正压

通过便携加压器或连接高压气源的流速发生器，可在整个呼吸周期提供持续正压。氧气可通过一个与低流速系统连接的面罩供给，或通过呼吸机调节 FiO_2。CPAP 的主要用途，特别是在使用鼻罩时，治疗阻塞性睡眠呼吸暂停。但是，它在重症患者中也有一定作用，它可通过打开塌陷肺泡而改善氧合，并通过增加功能残气量而降低呼吸功，因而使患者达到压力容积曲线顺应性更好的部分[24-26]。面罩 CPAP 也是治疗心源性肺水肿的有效方法，由于胸腔内正压同时降低了心脏前、后负荷，有资料显示能够降低气管插管率[27-29]。CPAP 一般设置在 $5\sim15cmH_2O$，取决于其改善氧合的效果以及患者的舒适度。面罩 CPAP 仅能用于有自主呼吸的患者，而禁用于低通气患者。对于该类患者可选择 NIV。事实上，近期有研究对比面罩 CPAP 和 NIV 在治疗心源性肺水肿的作用，显示两者均能降低插管率[30]，NIV 可能能够更快的改善气体交换[31,32]。因此，NIV 可能更适用于初始应用面罩 CPAP 后有持续呼吸困难或高碳酸血症的患者。

无创机械通气

NIV 是指在不建立人工气道(气管插管或气管切开)的情况下，提供机械辅助或控制通气。其优势与通过人工气道机械通气相似，而没有呼吸机相关肺炎等与气管插管相关的风险。与面罩 CPAP 一样，可经连接低流量装置的鼻导管或面罩给氧，也可以经呼吸机调节 FiO_2。一些早期 NIV 用于急性呼吸衰竭的研究使用的是容量控制通气，但是大部分临床试验采用压力控制通气，使用压力支持或双水平(bi-level)正压通气模式[33]。Bi-level 正压通气模式包括吸气压力支持和呼气压力支持。"BiPAP"特指 Respironics 公司制造的一种双水平正压支持呼吸机，在有些试验中使用。BiPAP 一词常常与 bi-level 正压通气错误混用，后者可以经大部分传统呼吸机设置。

过去 20 年来的前瞻性随机对照试验证实了该项技术在治疗多种急性呼吸衰竭的有效性。有强证据支持其用于治疗 COPD 急性发作[34-36]、急性心源性肺水肿[31]、免疫抑制患者以及 COPD 患者的脱机辅助[37-39]。近期关于 NIV 治疗 COPD 急性发作的综述，总结了其在降低气管插管率、死亡率、住院时间上的益处[40,41]，并建议将 NIV 作为该类患者的标准治疗[42]。NIV 除了会导致面罩捆绑固定相关的局部压力损伤外很少有其他并发症[43]。在固定面罩前垫好前额和鼻梁可降低相关问题的发生率。有时会出现轻度胃胀气,但在常规设置吸气压力支持(10～25cmH₂O)下并不明显,不需要常规放置鼻胃管。可能出现眼刺激、鼻窦疼痛或充血,需要降低吸气压或使用面罩而非鼻罩。

床旁氧合监测

如上所述,氧疗的目的是纠正低氧血症,使得$PaO_2 \geq 60mmHg$ 或动脉氧饱和度 $\geq 90\%$[5]。最常用的测量氧合的方法是动脉血气分析和脉搏血氧饱和度监测。

动脉血气分析

动脉血气分析可间断而直接的测量动脉血 pH、PaO_2、$PaCO_2$ 和 SaO_2,但不能持续监测氧合。测量 pH 和 $PaCO_2$ 有助于确定患者的酸碱状态和肺泡通气是否充分,因为 $PaCO_2$ 与肺泡通气呈负相关。与脉搏血氧饱和度监测相比,动脉血气分析更加敏感,能够测量低氧血症的微弱变化。已知患者的 FiO_2、PaO_2 和 $PaCO_2$,可依据肺泡气体公式计算肺泡-动脉氧分压差(见低氧血症病理生理部分)。$(A-a)O_2$ 正常值随年龄变化,在吸入空气氧时在 7 到 14mmHg;当弥散受损、右向左分流、V/Q 失衡时该差值增大。下列公式可用于估测 $(A-a)O_2$[44]:

$$(A-a)O_2 = 2.5 + 0.21 \times 年龄$$

当患者吸入空气时,测量 $(A-a)O_2$ 更有意义,因为它随着吸入氧浓度的增加而增加[45]。另一个测量动脉氧合的指标是 PaO_2/P_AO_2,也可以通过动脉血气分析的测量数据计算[46,47]。PaO_2/P_AO_2 正常值的下限是 $0.77\sim0.82$[46]。

脉搏血氧饱和度监测

目前,脉搏血氧饱和度监测常规用于低氧血症患者治疗的监测。它无创、便宜,且操作简便,仅需要在手指、脚趾或耳垂放置探头。脉搏血氧饱和度监测的便捷性能够改善患者的监测并且减少了采集血样用于血气分析的次数。但是,在对重症患者进行脉搏血氧饱和度监测之初,还应通过血气分析直接测量 PaO_2 和 SaO_2。通过 CO-脉氧饱和度监测仪测量 SaO_2,该技术可定量测量动脉血中的 4 种血红蛋白类型:氧合血红蛋白、去氧血红蛋白、碳氧血红蛋白和高铁血红蛋白。脉氧饱和度监测仪仅可监测两种血红蛋白类型:氧合血红蛋白和去氧血红蛋白[49-51]。脉氧饱和度监测仪需要将有搏动的动脉血管床置于发光二极管(LED)和探测器之间。LED 发射红光(波长 660nm)和红外光(波长 900～940nm)。随着搏动的血管床扩张和松弛,导致红光和红外光传输距离变化,进而影响被探测到的光量。一个体积描记波形结果。发光二级管由微处理器控制,每秒开关数百次,同时探测器记录红光和红外光的吸收量。搏动的组成分值(反映搏动的动脉血的吸收量)除以基线组成分值(反映非搏动的动脉血、静脉、毛细血管和组织的吸收量),由该比值得出的信号与血氧饱和度相关[49-51]。

脉氧饱和度监测仪在血氧饱和度 70%～100% 的范围内,显示出 3%～4% 的精确度[52]。搏动消失,如低血压、低体温或血管收缩时,会导致信号丢失。由于脉氧饱和度监测取决于灌注,它在呼吸停止早期可用,但在心跳骤停过程中并不可靠。脉氧饱和度监测仪在肤色浅的患者中使用更精确。对于肤色浅的患者,推荐较低的 SaO_2 目标值 90%～92%。对于肤色深的患者,目标应定为 95%[53]。

脉氧饱和度监测仪不能探测一氧化碳,因此对于暴露于烟雾或主动吸烟的患者,脉氧饱和度监测仪会高估氧饱和度结果。在高铁血红蛋白血症的情况下,如接触化学物或药物(氨苯砜、苯佐卡因、硝酸盐和磺胺类药物等),导致血红蛋白中的二价铁氧化为三价铁,脉氧饱和度监测仪同样不准确[52]。氧合血红蛋白吸收波长 940nm 的光多于吸收波长 660nm 的光,去氧血红蛋白与之相反,而高铁血红蛋白吸收对两种光的吸收量一样。这就可以解释为何高铁血红蛋白存在会错误计算氧饱和度。当两种波长的光吸收一致时,脉氧饱和度监测仪记录的氧饱和度是 85%。因此,高铁血红蛋白水平的增加会导致脉氧饱和度监测仪读数倾向 85%。如果高铁血红蛋白血症患者的真实氧饱和度高于 85%,脉氧饱和度监测仪则低估了该值,如果真实情况低于 85%,脉氧饱和度监测仪则高估了该值[52]。

尽管存在这些问题,脉氧饱和度监测仪在 ICU 低氧血症患者的治疗监测中是非常有用的。应当记住的是该技术不能测量动脉 pH 或 $PaCO_2$,并且在 SaO_2 高于 90% 的范围段,PaO_2 的显著变化可能仅引起 SaO_2 的轻度变化。因此,在急性病患者中,脉氧饱和度监测并不能排除动脉血气分析的必要性。

氧疗的撤离

疾病的进程一旦开始,且评估患者的呼吸频率、心率、血压、氧饱和度和血气结果有所改善,就应当考虑氧疗的撤离。可通过在一段时间内降低氧浓度,同时重新评估上述指标,而逐渐实现氧疗的撤离。如果监测指标没有恶化,可进一步降低吸入氧浓度,重复该过程直到不再需要吸氧。

氧疗的并发症

尽管大部分情况下,氧疗治疗低氧血症患者的益处远大于风险,仍存在一些潜在问题值得重症医师注意。

慢性呼吸性酸中毒的急性加重

COPD 患者急性呼吸衰竭的特点是 $PaCO_2$ 的增加和严重低氧血症。这些患者氧疗时,$PaCO_2$ 水平通常会增加[54,55]。氧诱导高碳酸血症的可能机制包括去除低氧刺激会导致分钟通气量下降[56,57],去除了低氧所致的血管收缩会导致 V/Q 失衡的增加[58-60]以及氧对血红蛋白-二氧化碳解离曲线的影响[59],即所谓的 Haldane 效应。关于何种机制更为重要仍存在争议[61,62],但目前认为氧疗不会导致这些患者"停止呼吸"[63]。如果严重低氧血症的患者在氧疗开始之初则出现呼吸性酸中毒的加重,治疗选择包括降低 FiO_2 以达到一个更低但可接受范围内的 SaO_2、使用无创正压呼吸机以改善氧合且同时保证满意的分钟通气量、气管插管辅助通气。

吸收性肺不张

肺泡氧浓度过高会导致肺泡塌陷,形成吸收性肺不张。环境中的氮,是一种惰性气体,存留在肺泡中保持肺泡开放。当 FiO_2 较高时,氮气被"洗出",肺泡中主要充盈着氧气。在 V/Q 比值下降的肺组织区域,氧气吸收入血的速度超过通气填充的速度。受累肺泡进行性缩小直到到达危急容积,表面张力导致肺泡塌陷。当自主呼吸患者吸入氧浓度超过 0.7 的时候,最常出现这一问题。

氧中毒

尽管氧疗存在诸多益处,限制其随意使用的主要因素是,它的有效和中毒剂量之间的范围较窄。高水平的 FiO_2 可能对组织有害,取决于暴露的剂量和时程。氧中毒的机制与氧自由基的产生显著增多有关,比如超氧化物阴离子、羟基自由基、过氧化氢和单价的氧。这些氧自由基通过灭活巯基酶、干扰 DNA 合成、破坏细胞膜的完整性。从而影响细胞功能。高氧血症时,正常的氧自由基清除机制超出负荷,导致中毒[64,65]。导致氧中毒的具体 FiO_2 值存有争议,取决于物种、基础肺损伤程度、环境大气压以及暴露时程。受氧中毒影响最显著的两个系统是肺和中枢神经系统。肺是最先受氧自由基损伤的器官。初始是潜伏期,没有临床症状,与吸入氧浓度呈反比。开始的症状可能有吸气疼痛、胸骨后不适、分泌物黏稠和持续性咳嗽。长期暴露于高浓度氧会导致弥漫性肺泡损伤,症状和体征类似于 ARDS。中枢神经系统中毒见于长期高压氧治疗,在外科重症监护病房罕见[66,67]。症状包括恶心、头晕、头痛、定向障碍、视物模糊和最终的强直阵挛性发作。高 PCO_2 会引起中枢神经系统中毒阈值下降。总之,如可能最好避免 FiO_2 大于 0.6 超过 24 小时。但是,相对于潜在的氧中毒可能,应优先考虑纠正严重低氧血症。

(冯喆 译,张军伟 校)

参考文献

1. Levitzky MG. Pulmonary physiology. 7th ed. New York: McGraw-Hill; 2007.
2. Kennedy TC, Knudson RJ. Exercise-aggravated hypoxemia and orthodeoxia in cirrhosis. Chest. 1977;72:305–9.
3. West JB. Pulmonary pathophysiology—the essentials. 7th ed. Baltimore: Lippincott Williams & Wilkins; 2007.
4. West JB, Respiratory physiology—the essentials. 8th ed. Baltimore: Lippincott Williams & Wilkins; 2008.
5. AARC (American Association for Respiratory Care) Clinical Practice Guideline. Oxygen therapy in the acute care hospital. Respir Care. 1991;36:1410–3.
6. Scanlan CL, Heuer A. Medical gas therapy. In: Scanlan CL, Wilkins RL, Stoller JK, editors. Egan's fundamentals of respiratory care. 7th ed. St. Louis: Mosby; 1999. p. 737–70.
7. Wright RO, Lewander WJ, Woolf AD. Methemoglobinemia: etiology, pharmacology, and clinical management. Ann Emerg Med. 1999;34:646–56.
8. Turnbull TL, Hart RG, Strange GR, et al. Emergency department screening for unsuspected carbon monoxide exposure. Ann Emerg Med. 1988;17:478–83.
9. Barret L, Danel V, Faure J. Carbon monoxide poisoning, a diagnosis frequently overlooked. J Toxicol Clin Toxicol. 1985;23:309–13.
10. Dekich SE, Olsen GN. Techniques for administering oxygen effectively in the ICU. J Crit Illn. 1989;4:95–103.
11. Peruzzi WT, Shapiro BA. Respiratory care. In: Murray MJ, Coursin DB, Pearl RG, Prough DS, editors. Critical care medicine: perioperative management. Philadelphia: Lippincott-Raven; 1997.
12. Goldstein RS, Young J, Rebuck AS. Effect of breathing pattern on oxygen concentration received from standard face masks. Lancet. 1982;2:1188–90.

13. Shapiro BA, Kacmarek RM, Cane RD, et al. Clinical application of respiratory care. 4th ed. St. Louis: Mosby Year Book; 1991.

14. Jeffrey J. High flow oxygen administration by nasal cannula for adult and perinatal patients. Resp Care. 2013;58(1):98–120.

15. Roca O, Riera J, Torres F, et al. High flow oxygen therapy in acute respiratory failure. Resp Care. 2010;55(4):408–13.

16. Parke RL, McGuinness SP, et al. A preliminary randomized controlled trial to assess effectiveness of nasal high flow oxygen in intensive care patients. Resp Care. 2011;56(3):265–70.

17. Scacci R. Air entrainment masks: jet mixing is how they work; the Bernoulli and Venturi principles are how they don't. Respir Care. 1979;24:928–31.

18. Irwin RS, French CL, Mike RW. Respiratory adjunct therapy. In: Rippe JM, Irwin RS, Alpert JS, Fink MP, editors. Intensive care medicine. 2nd ed. Boston: Little, Brown; 1991.

19. Kass JE, Castriotta RJ. Heliox therapy in acute severe asthma. Chest. 1995;107:757–60.

20. Shiue ST, Gluck EH. The use of helium-oxygen mixtures in support of patients with status asthmaticus and respiratory acidosis. J Asthma. 1989;26:177–80.

21. Christopherson SK, Hlastala MP. Pulmonary gas exchange during altered density gas breathing. J Appl Physiol. 1982;52:221–5.

22. Manthous CA, Hall JB, Caputo MA, et al. Heliox improves pulsus paradoxus and peak expiratory flow in nonintubated patients with severe asthma. Am J Respir Crit Care Med. 1995;151:310–4.

23. Manthous CA, Morgan S, Pohlman A, Hall JB. Heliox in the treatment of airflow obstruction: a critical review of the literature. Respir Care. 1997;42:1032–42.

24. Katz JA. PEEP and CPAP in perioperative respiratory care. Respir Care. 1984;29:614–29.

25. Branson RD, Hurst JM, DeHaven Jr CB. Mask CPAP: state of the art. Respir Care. 1985;30:846–57.

26. Putensen C, Hormann C, Baum M, Lingnau W. Comparison of mask and nasal continuous positive airway pressure after extubation and mechanical ventilation. Crit Care Med. 1993;21:357–62.

27. Bersten AD, Holt AW, Vedig AE, Skowronski GA, Baggoley CJ. Treatment of severe cardiogenic pulmonary edema with continuous positive airway pressure delivered by face mask. N Engl J Med. 1991;325:1825–30.

28. Lin M, Yang YF, Chiang HT, Chang MS, Chiang BN, Cheitlin MD. Reappraisal of continuous positive airway pressure therapy in acute cardiogenic pulmonary edema. Short-term results and long-term follow-up. Chest. 1995;107:1379–86.

29. Kramer N, Meyer TJ, Meharg J, Cece RD, Hill NS. Randomized, prospective trial of noninvasive positive pressure ventilation in acute respiratory failure. Am J Respir Crit Care Med. 1995;151: 1799–806.

30. Masip J, Roque M, Sanchez B, Fernandez R, Subirana M, Exposito JA. Noninvasive ventilation in acute cardiogenic pulmonary edema. JAMA. 2005;294:3124–30.

31. Mehta S, Jay GD, Woolard RH, Hipona RA, et al. Randomized prospective trial of bilevel versus continuous positive airway pressure in acute pulmonary edema. Crit Care Med. 1997;25:620–8.

32. Crane SD, Elliott MW, Gilligan P, Richards K, Gray AJ. Randomised controlled comparison of continuous positive airways pressure, bilevel non-invasive ventilation, and standard treatment in emergency department patients with acute cardiogenic pulmonary oedema. Emerg Med J. 2004;21:155–61.

33. Abou-Shala N, Meduri U. Noninvasive mechanical ventilation in patients with acute respiratory failure. Crit Care Med. 1996; 24:705–15.

34. Bott J, Carroll MP, Conway JH, et al. Randomized controlled trial of nasal ventilation in acute ventilatory failure due to chronic obstructive airways disease. Lancet. 1993;341:1555–7.

35. Brochard L, Mancebo J, Wysocki M, et al. Noninvasive ventilation for acute exacerbations of chronic obstructive pulmonary disease. N Engl J Med. 1995;333:817–22.

36. Wysocki M, Tric L, Wolff MA, Millet H, Herman B. Noninvasive pressure support ventilation in patients with acute respiratory failure. A randomized comparison with conventional therapy. Chest. 1995;107:761–8.

37. Antonelli M, Conti G, Rocco M, et al. A comparison of noninvasive positive-pressure ventilation and conventional mechanical ventilation in patients with acute respiratory failure. N Engl Med. 1998;339:429–35.

38. Nava S, Ambrosino N, Clini E, et al. Noninvasive mechanical ventilation in the weaning of patients with respiratory failure due to chronic obstructive pulmonary disease. A randomized, controlled trial. Ann Intern Med. 1998;128:721–8.

39. Girault C, Daudenthun I, Chevron V, Tamion F, Leroy J, Bonmarchand G. Noninvasive ventilation as a systematic extubation and weaning technique in acute-on-chronic respiratory failure: a prospective, randomized controlled study. Am J Respir Crit Care Med. 1999;160:86–92.

40. Lightowler J. Non-invasive positive pressure ventilation for the treatment of respiratory failure due to exacerbations of chronic obstructive pulmonary disease (Cochrane review). BMJ. 2003; 326:185–9.

41. Keenan SP, Sinuff T, Cook DJ, Hill N. Which patients with acute exacerbation of chronic obstructive pulmonary disease benefit from noninvasive positive pressure ventilation? A systematic review of the literature. Ann Intern Med. 2003;138:861–70.

42. Elliott MW. Non-invasive ventilation in acute exacerbations of chronic obstructive pulmonary disease: a new gold standard? Intensive Care Med. 2002;28:1691–4.

43. Hill NS. Complications of noninvasive positive pressure ventilation. Respir Care. 1997;42:432–42.

44. Mellemgaard K. The alveolar-arterial oxygen difference: its size and components in normal man. Acta Physiol Scand. 1966;67: 10–20.

45. Kanber GJ, King FW, Eshchar YR, Sharp JT. The alveolar-arterial oxygen gradient in young and elderly men during air and oxygen breathing. Am Rev Respir Dis. 1968;97:376–81.

46. Gilbert R, Keighley JF. The arterial-alveolar oxygen tension ratio. An index of gas exchange applicable to varying inspired oxygen concentrations. Am Rev Respir Dis. 1974;109:142–5.

47. Peris LV, Boix JH, Salom JV, Valentin V, Garcia D, Amau A. Clinical use of the arterial/alveolar oxygen tension ratio. Crit Care Med. 1983;11:888–91.

48. Severinghaus JW, Astrup PB. History of blood gas analysis. VI Oximetry. J Clin Monit. 1986;2:270–88.

49. Severinghaus JW, Kelleher JF. Recent developments in pulse oximetry. Anesthesiology. 1992;76:1018–38.

50. Tremper KK, Barker SJ. Pulse oximetry. Anesthesiology. 1989;70:98–108.

51. Kelleher JF. Pulse oximetry. J Clin Monit. 1989;5:37–62.

52. LeGrand TS, Peters JI. Pulse oximetry: advantages and pitfalls. J Respir Dis. 1999;20:195–206.

53. Ralston AC, Webb RK, Runciman WB. Potential errors in pulse oximetry. I. Pulse oximeter evaluation. Anaesthesia. 1991;46: 202–6.

54. Campbell EJ. The J. Burns Amberson Lecture. The management of acute respiratory failure in chronic bronchitis and emphysema. Am Rev Respir Dis. 1967;96:626–39.

55. Mithoefer JC, Karetzky MS, Mead GD. Oxygen therapy in respiratory failure. N Engl J Med. 1967;277:947–9.

56. Bradley CA, Fleetham JA, Anthonisen NR. Ventilatory control in patients with hypoxemia due to obstructive lung disease. Am Rev Respir Dis. 1979;120:21–30.

57. Fleetham JA, Bradley CA, Kryger MH, Anthonisen NR. The effect of low flow oxygen therapy on the chemical control of ventilation in patients with hypoxemic COPD. Am Rev Respir Dis. 1980; 122:833–40.

58. Campbell EJ. Respiratory failure. Definition, mechanisms and recent developments. Bull Eur Physiopathol Respir. 1979;15: 1–13.

59. Lenfant C. Arterial-alveolar difference in PCO_2 during air and oxygen breathing. J Appl Physiol. 1966;21:1356–62.

60. West JB. Causes of carbon dioxide retention in lung disease. N Engl J Med. 1971;284:1232–6.

61. Aubier M, Murciano D, Milic-Emili J, et al. Effects of the administration of O_2 on ventilation and blood gases in patients with chronic obstructive pulmonary disease during acute respiratory failure. Am Rev Respir Dis. 1980;122:747–54.

62. Robinson TD, Freiberg DB, Regnis JA, Young IH. The role of hypoventilation and ventilation-perfusion redistribution in oxygen-induced hypercapnia during acute exacerbations of chronic obstructive pulmonary disease. Am J Respir Crit Care Med. 2000;161:1524–9.

63. Schwartzstein RM, Parker MJ. Respiratory physiology: a clinical approach. Philadelphia: Lippincott Williams & Wilkins; 2006.

64. Deneke SM, Fanburg BL. Normobaric oxygen toxicity of the lung. N Engl J Med. 1980;303:76–86.

65. Klein J. Normobaric pulmonary oxygen toxicity. Anesth Analg. 1990;70:195–207.

66. Bitterman N. CNS oxygen toxicity. Undersea Hyperbar Med. 2004;31:63–72.

67. Bitterman H. Bench to bedside review: oxygen as a drug. Crit Care. 2009;13:205.

第二章　ICU 的气道管理

Catherine Kuza, Elifçe O. Cosar, Stephen O. Heard

前言

ICU 患者因为急性呼衰或气道保护经常需要气管插管。尽管临床医生已经尽力避免插管，但是有很多情况，在干预措施失败时必须插管。气管插管相关的并发症发生率较高，严重并发症包括低氧血症、误入食管、低血压、误吸、心跳骤停和死亡[1]，而轻到中度并发症包括插管困难、心律失常和牙齿损伤。ICU 病人的插管非常具有挑战性，尝试插管的次数增加会增加发生并发症的风险[2]。因此，只能由具备插管技术的临床医师进行插管。但是，很多情况下，没有足够的时间等待气道专家，需要床旁医师完成插管。本章概述了气道的解剖与评估、建立气道的方法、插管和拔管技巧。

获得院内气道管理授权非常重要。通常，操作者需要经过授权，并通过医院科主任和认证委员会的批准。住院医师和专科医师通过培训考核后具备完成该技术的能力。对于有些在毕业后的培训中尚未掌握气道管理技术的操作者，有必要参加继续教育课程，进行模拟训练，并由 ICU 和手术室有资质人员负责考核。

解剖

本章的内容不是详细介绍气道解剖，但是，气道管理人员有必要了解气道解剖的基本知识。口鼻是气道的开口，分别通向口咽和鼻咽。口鼻的功能是过滤、湿化吸入气体。软腭将口鼻咽腔分开。会厌分隔口咽和下咽部。下咽部起始于会厌，终止于环状软骨远端（大约 1cm）。下咽部通过一系列韧带和肌肉与环状软骨相连[3]，并包含一个梨形凹陷，是异物经常存留的地方[4]。

喉位于咽下和气管上，包含一些由韧带和肌肉支持的软骨组织（环状软骨、甲状软骨、会厌、杓状软骨、小角软骨和楔状骨）（图 2.1a,b）。其主要功能是发声[4]。喉部肌肉除环甲肌外由喉返神经支配，环甲肌由喉上神经的外侧支支配。会厌下和声带以上的感觉由喉上神经

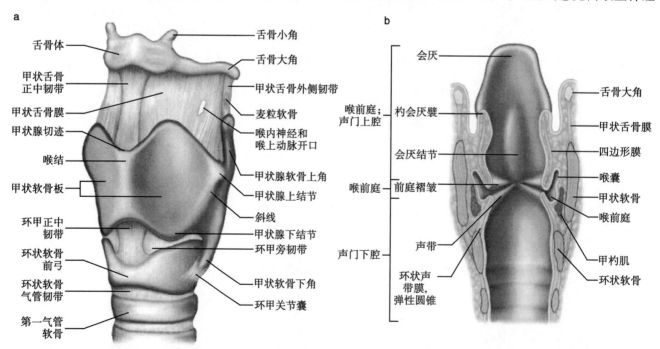

图 2.1　（a）喉前侧面,（b）喉冠状面（后）。图片出自 Standring S（主编）,Gray's Anatomy,40th Edition.Copyright Elsevier[59]

内侧支传导。声带以下由喉返神经支配。舌咽神经支配舌后三分之一、会厌谷、会厌前表面(舌分支),咽壁(咽分支)和扁桃体(扁桃体分支)的感觉。

气管起始于环状软骨(C_6),到隆突分成左右主支气管(位于 T_4~T_5 的胸骨角)。气管长 9~15cm,大约有 20 个不完整的透明软骨环以避免气道塌陷,气管软骨后方膜部与食管相邻[4]。右主支气管短而宽,相对左侧更为平直,在分出右上叶后延续为中间支气管。它有上(距隆突 1.5~2cm)、中、下有三个分支。左主支气管以 45°由隆突分出,分两支到上下支。从隆突到左侧上下支分叉处 4.5~5cm[5]。

插管指征

插管指征包括呼吸衰竭、气道保护、肺清洁和气道梗阻(表 2.1)。

表 2.1　气管插管指征

急性气道梗阻	虚弱的患者
创伤	大量分泌物
下颌	丧失保护性反射
喉(直接或间接损伤)	颅脑损伤
吸入	药物过量
烟雾	心血管意外
有害化学剂	呼吸衰竭
异物	低氧血症
感染	急性呼吸窘迫综合征
急性会咽炎	低通气
喉炎	肺不张
咽后壁脓肿	分泌物
血肿	肺水肿
肿瘤	肺炎
先天畸形	肺挫伤
喉蹼	高碳酸血症
声门上融合	低通气
喉水肿	神经肌肉衰竭
喉痉挛(过敏反应)	药物过量
吸引通道	

经 Wolters Kluwer Health 批准使用:Walz JM,Kaur S,Heard SO.Airway management and endotracheal intubation.In:IrwinRS,Rippe JM,Lisbon A,Heard SO,editors.Irwin and Rippe's Procedures,Techniques and Minimally Invasive Monitoring in Intensive Care Medicine[10].

气道评估

即使在最紧急的情况下,快速气道评估也有助于降低并发症的发生,或提醒临床医生有困难气道的可能。气道检查是评估患者气道的重要部分,能提供可能影响患者通气及插管的信息。应注意检查面部可能影响通气和插管的符合特定综合征的异常特征(pierre robin、treacher collins、apert's、klippel-feil)。医生应常规检查张口和下颌活动,正常张口在 40~60mm,如果张口<30mm,则难以通过喉镜观察喉部。当患者有突出牙齿时,可能影响观察气道的视野,同时可能在使用喉镜时受损。应用 Mallampati 分类可用于评估张口时口腔内的可视结构。其常规姿势是让患者取正中坐位,张大口,尽量伸舌而不发音。校正的 Mallampati 分类见图 2.2。Mallampati 分类Ⅲ和Ⅳ级会导致困难插管。

插管者应检查颈部和颈椎的稳定性。当患者有类风湿关节炎、唐氏综合征和强直性脊柱炎等病史时,可能存在颈部解剖异常,需引起重视。颈椎活动度下降的患者更可能是困难气道。颈围>40cm 也预示插管困难[6]。大部分评估困难插管的检查敏感性较低(<50%),但特异性较好(>85%)[7]。此外,大部分检查需要患者配合,在 ICU 常常不能实现。近期,研究者提出了一个多模型评分系统(MACOCHA)来预测困难插管(图 2.3a)[8]。评分因素包括 Mallampati 分类Ⅲ或Ⅳ级,存在阻塞性睡眠呼吸暂停,颈椎活动度下降,张口受限,患者潜在病情(如昏迷或严重低氧血症)以及非麻醉专业操作者。最高 12 分。随着 MACOCIIA 评分的增加,插管的困难程度递增(图 2.3b)。尽管该评分系统在将来可能有用,但是系统中的部分项目仍然需要患者配合。

气道装置

用于气管插管的设备和用品见于表 2.2。理想情况下应当存放在一个包或推车中(图 2.4a-c)。推车应上锁并定期检查车内物品,特别是电池电量,以确保喉镜能正常使用。

应配备纯氧氧源和简易呼吸器(face mask bag valvedevice,FMBND)或 BiPAP 呼吸机。另外,有必要具备有咽部吸引装置的吸引器设备。在不具备吸引装备的医院区域,可使用手持吸引设备。应保障光线充足,撤除床头挡板,调整合适的床高。床头抬高至少 30°可降低胃内容物反流,但操作者可能需要脚凳。

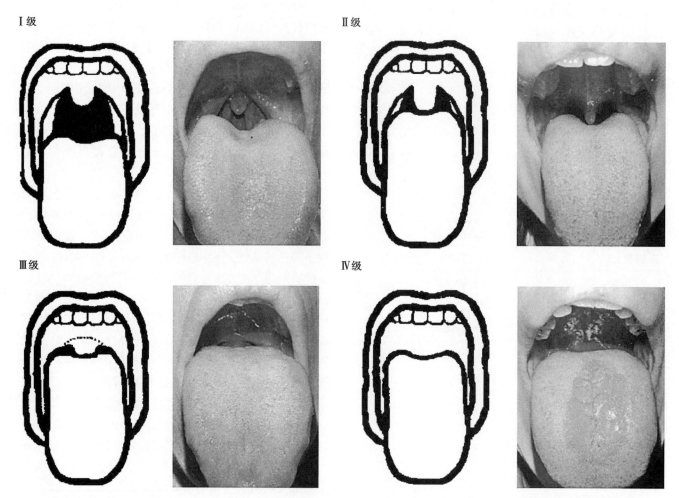

图 2.2　改良 Mallampati 分级。Ⅰ级：可看到软腭、悬雍垂、咽喉和咽柱。Ⅱ级：可看到软腭、悬雍垂和咽喉。Ⅲ级：可看到软腭、悬雍垂基底部。Ⅳ级：仅看到硬腭。经 BioMed Central 批准，Huang H-H，Lee M-S，Shih Y-L，Chu H-C，Huang T-Y，Hsieh T-Y.Modifi ed Mallampati classifi cation as a clinical predictor of peroral esophagogastroduodenoscopy tolerance.BMC Gastroenterology 2011；11：12[60]

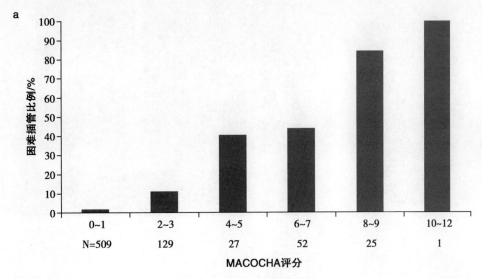

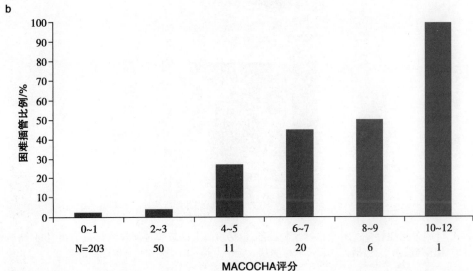

图 2.3　原始队列(a)和确认队列(b)中困难插管的比例。评分系统(总分 12) : Mallampati Ⅲ 或 Ⅳ级(5 分),阻塞性睡眠呼吸暂停(2 分),颈椎活动度下降(1 分),张口受限<3cm(1 分),昏迷 (1 分),严重低氧血症(1 分),非麻醉专业人员插管(1 分),经美国胸科医师协会批准印刷。 Copyright © American Thoracic Society.De Jong A,Molinari N,Terzi N,et al.Early identification of patients at risk for difficult intubation in the intensive care unit : development and validation of the MA-COCHA score in a multicenter cohort study.Am J Respir Crit Care Med.2013;187(8):832-839[8]

表2.2　插管需设备

纯氧氧源	口咽通气道	套囊充气用注射器
简易呼吸器	鼻咽通气道	头垫
吸引设备	喉镜手柄和镜片(弯、直、多种尺寸)	血管收缩药和局麻药
吸痰管	气管导管(多种尺寸)	胶布等固定气管导管的装备
大口径咽部吸引器	弹性橡胶探条	安息香酊
管芯	喉罩(多种尺寸)	CO_2 监测仪
Magill 钳	压舌板	

　经 Wolters Kluwer Health 批准使用 : Walz JM,Kaur S,Heard SO.Airway management and endotracheal intubation.In : Irwin RS,Rippe JM,Lisbon A, Heard SO,editors.Irwin and Rippe's Procedures,Techniques and Minimally Invasive Monitoring in Intensive Care Medicine[10]

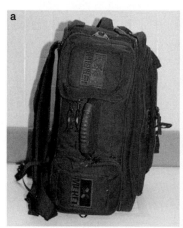
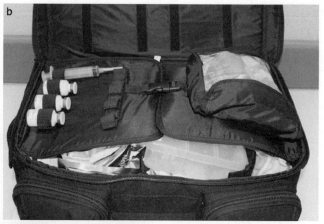
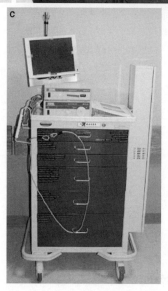

图2.4　(a)便携插管包;(b)全部物品和设备,包括声门上气道装置和包内储藏药物,物品每日清点;(c)困难气道推车,包括支气管镜和监测仪。推车上锁;车内物品和设备定期清点

喉镜

硬质喉镜由两部分组成:带电池的手柄和带有灯泡或光纤的镜片,镜片与手柄相连可照明。两种最常用的镜片是 MacIntosh(弯)和 Miller(直)。镜片的选择依据个人喜好;一些资料显示使用直镜片更省力,但需要颈部有一定伸展性[9]。

近几年可视喉镜得以广泛应用。该设备具备一个小的摄像头,位于接硬塑料喉镜片的尖端,可获得声门的间接影像,优于直接喉镜。

喉罩(LMA)

喉罩是声门上气道装置,可在通气困难或插管时使用。它由边缘可充气的柔软罩囊连接一个中空的塑料导管构成(图2.5a)。喉罩有几种特殊类型。一种是具有较高的密封压,并有一个引流孔能引流食管反流液和/或通过该引流孔插入胃管(图2.5b)。这种

喉罩降低了胃内容物误吸的风险,同时允许在较高的吸气正压下通气。另一种声门上装置是一个气管插管型喉罩(图2.5c),可允许经其盲插或纤支镜辅助放置气管插管。如放置得当,喉罩气囊的上缘是舌基底部,下缘是食管上括约肌,两侧是梨状窝,插入插管喉罩后,经或不经纤维支气管镜引导,通过插管喉罩插入气管导管。延长管用于辅助拔除插管喉罩而保留气管导管。延长管连接于气管导管。

气管导管(ETT)

气管导管(endotracheal tubes,ETT)由聚氯乙烯制成。导管内径用毫米(mm)或 French 单位[3×内直径(mm)]衡量。前者印在插管上,后者标注在插管近端连接处。插管长度(cm)印在远端起始处[10]。插管有一个高容低压套囊,充气后起密封作用实现正压通气。正常气管毛细血管压力为 32mmHg。如果套囊压>32mmHg,会出现缺血损伤。与缺血有关的并发症包

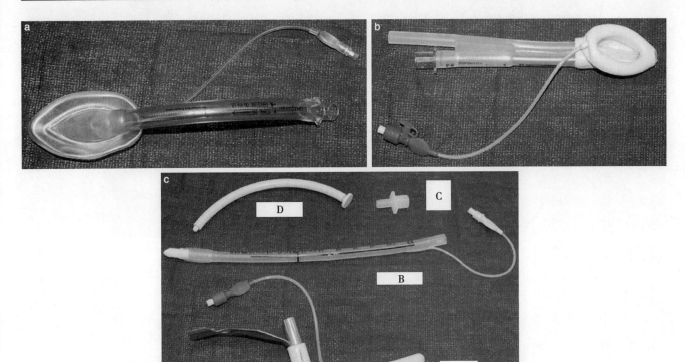

图 2.5　(a)喉罩;(b)带胃管引流的喉罩;(c)插管喉罩:A:插管喉罩,B:专用气管导管,C:气管导管转换接头,D:延长管

括气管-无名动脉瘘、气管食管瘘、气管软化或气管狭窄[10]。需要记住的重点是当套囊充气过多,高容低压套囊可转换成高压套囊,进而增加黏膜缺血的风险。按年龄推荐的插管尺寸以及型号见表 2.3。

表 2.3　根据年龄计算的气管导管直径

年龄	内直径/ mm	法国单位	口唇到气管中部 远端的距离/cm[a]
早产儿	2.5	10~12	10
足月儿	3.0	12~14	11
1~6 个月	3.5	16	11
6~12 个月	4.0	18	12
2 岁	4.5	20	13
4 岁	5.0	22	14
6 岁	5.5	24	15~16
8 岁	6.5	26	16~17
10 岁	7.0	28	17~18
12 岁	7.5	30	18~20
≥14 岁	8.0~9.0	32~36	20~24

a. 经鼻导管增加 2~3cm

该表来自 Miller RD(ed):Anesthesia.4th ed.New York,Churchill Livingstone,1994,page 1413[57].CopyrightElsevier 1994

插管用药

心肺复苏中的紧急插管,一般是不需要麻醉药的。在 ICU 中,患者通常意识水平下降,往往也很少用药。如患者清醒或面罩通气或喉镜检查时对刺激有反应,可能需要镇静或全身麻醉。对未充分镇静或麻醉的患者进行喉镜检查,可能导致心动过速和高血压,有冠状动脉疾病或颅高压的患者可能难以耐受。在用药前应考虑禁食情况、合并症以及误吸风险。表 2.4 列出了插管常用药物。

咪达唑仑,是一种短效苯二氮䓬类药物,起镇静和遗忘作用。常用剂量为 0.5~2mg 静脉推注。可导致呼吸抑制、低血压、气道保护性反射消失。

阿片类药物也可用于患者镇静并减弱与喉镜检查相关的高血压反应。芬太尼是常用的合成阿片制剂。其作用是吗啡的 100 倍且持续时间更短。常用剂量是 25~100mg 静脉推注。

其他常用麻醉药包括丙泊酚、依托咪酯和氯胺酮。在选择制剂时应考虑患者的血流动力学状态。丙泊酚可降低全身血管阻力、导致心肌抑制,对于充血性心衰、低血容量或低血压的患者,不是一个首选药物。在使用丙泊酚前,可应用去氧肾上腺素(40~

表2.4　ICU气道管理的常用药物特征

药物	类别	原始MOA	IV剂量/(mg/kg)	起效时间(s)	CV作用	对通气频率的影响	CNS作用		
							ICP	CBF	CMRO$_2$
丙泊酚	催眠药	GABA极化	1.0~2.5	<60	心肌抑制 ↓↓↓MAP	↓↓↓	↓↓↓	↓↓↓	↓↓↓
依托咪酯	催眠药	GABA极化	0.2~0.3	20~50	0/↓MAP	0/↓	↓↓↓	↓↓↓	↓↓↓
氯胺酮	分离麻醉药	NMDA拮抗药	0.5~2.0	30~60	↑↑HR ↑↑MAP	0/↓	↑↑↑	↑↑↑	↑
右美托咪定	催眠药	α$_2$激动药	首次1.0mcg/kg,然后0.2~0.7mcg/kg/h	10~15分钟	↓↓↓↓↓HR ↓MAP	0/↓	a	a	a
咪达唑仑	苯二氮䓬类	GABA极化	0.02~0.2	30~60	0/↑HR ↓MAP	↓↓↓	↓↓	↓↓	↓↓
芬太尼	阿片类	阿片受体激动剂	1~2mg/kg	60~100	↓HR 0/↓MAP	↓↓↓↓↓ —	0/↑	0/↓	0/↓
琥珀酰胆碱	去极化NMB	AChR激动药	1~2	45~60	↓HR	↓↓↓	0/↑	↑	?
罗库溴铵	非去极化NMB	AChR竞争剂	0.6~1.0	60~90	0/↑HR 0/↓MAP	↓↓↓	0	a	a

AChR. 乙酰胆碱受体;CBF. 脑血流;CMRO$_2$. 脑氧代谢率;CNS. 中枢神经系统;CV. 心血管;GABA. γ-氨基丁酸受体;HR. 心率,;ICP. 颅内压;MAP. 平均动脉压;MOA 作用机制;NMB. 神经肌肉受体;NMDA. N-甲基天冬氨酸受体;0. 不影响;↑. 增加;↓. 降低

a 证据有限

120mg 静脉推注)提高患者血压。丙泊酚常用剂量为1~2.5mg/kg。如同时使用咪达唑仑和芬太尼,可减量使用。依托咪酯和氯胺酮对血流动力学的影响更小,用于插管的依托咪酯剂量为0.2~0.3mg/kg 静脉推注,尽管它对心血管系统的影响很小,其在 ICU 的使用尚存在争议。对于重症患者,单次剂量即可通过抑制 11-β-羟化酶而导致肾上腺功能不全,最长达 72 小时[11]。但并非所有研究提出其使用与死亡率增加相关[12-14]。短期使用氢化可的松可能是不必要的[14]。氯胺酮有维持血流动力学稳定的优势,并有支气管扩张和镇痛效果。有研究发现,与依托咪酯相比,氯胺酮用于重症患者的插管更安全有效[15]。其使用缺点有产生幻觉和增加分泌物。一些数据指出氯胺酮能增加颅脑创伤患者的颅内压,但是同期的综述反对这一观点[16],静推剂量为 0.5~2mg/kg。

　　神经肌肉阻滞剂(neuromuscular blockers,NMBs,表2.4)在 ICU 的使用存在争议[17]。NMBs 可辅助插管,但当患者入院时未能机械通气或插管时,将增加并发症的风险。通常非肌松状态下可成功插管,操作者可在吸气相声带开放时喉镜下暴露较好的视野,得到充分的插管时间。但是一项 ICU 中的观察性研究显示,肌松可改善喉镜视野级别,且减少插管次数和并发症[18]。但是,由主治医来判断哪些患者可使用肌松剂,会增加主观偏倚的风险。NMBs 的使用应仅限于经过较好的气道管理培训并熟悉药物药理作用的操作者。去极化肌松剂琥珀酰胆碱(1.0~1.5mg/kg 静脉注射)是理想的药物,因其快速起效(30 秒)和作用时程短(<10 分钟)。但是,一部分特殊患者,由于肌膜上未成熟乙酰胆碱受体的表达,可发生高钾血症导致心跳骤停[19]。使用前应检查患者近期的血钾浓度及其合并症。急性烧伤和脊髓损伤(<6 个月)患者应避免使用琥珀酰胆碱。中风、脓毒症、长期制动、肾衰竭和其他神经肌肉疾病的患者应谨慎使用。对于非肾衰竭重症患者,琥珀酰胆碱可安全使用长达 16 个住院日[20]。此后,高钾血症风险会显著增加。如不能使用琥珀酰胆碱,也可考虑应用非去极化制剂。罗库溴铵(0.6~1.0mg/kg 静脉注射)是快速起效(1~2 分钟)的中效非去极化肌松剂。其作用时间比琥珀酰胆碱长,为 30~60 分钟。因其经肝代谢经肾清除,在肝肾衰竭患者作用时间会延长。另一种非去极化制剂

顺式阿曲库铵,不通过肝代谢和肾排泄。但其起效时间比罗库溴铵长。

如非紧急插管,可选择使用局麻药进行气道表面麻醉。如考虑经鼻插管,可经鼻道给予利多卡因凝胶(1%～4%)和去氧肾上腺素(0.25%),进行鼻腔黏膜表麻并减少鼻出血风险。还可以经口雾化或喷洒利多卡因(4%～10%)。另外,一种利多卡因和丙胺卡因的共晶混合物(EMLA[®]),可通过口咽通气道给药,达到快速、有效的局麻,而不会导致高铁血红蛋白血症[21]。可通过涂抹局麻药浸润舌腭弓或在同一区域注射局麻药以阻滞舌咽神经[22]。这可以麻痹会厌谷、会厌前部、扁桃体、咽壁以及舌后三分之一。是否麻醉声带以下区域存在争议,由于可能影响气道反流增加误吸风险。可通过环甲膜(cricothyroid membrane,CTM)向气道内注射利多卡因(4%,4ml)。但是,对于重症患者(特别是女性),可能很难识别 CTM[23]。利多卡因(4%,6ml)雾化吸入,可以较好的麻醉口咽和气管。另外,可在双侧舌骨的大角支之下注射2ml 1%的利多卡因以阻滞喉上神经,其可以麻醉舌基底部、会厌后部、杓状会厌襞和杓状软骨。

插管前气道准备

插管前应尝试给患者预通气,同时准备用具和设备。简易呼吸器(face mask bag valve device,FMBVD)能提供正压通气,可用于患者通气。有些情况下,颏舌肌松弛导致舌后缀贴近咽后壁,引起气道梗阻。可采用仰头抬颏(图2.6)或托颌法(图2.7)来使气道通

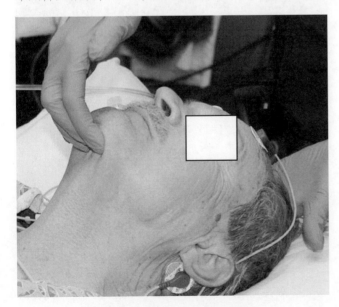

图 2.6　仰头抬颏法开放气道

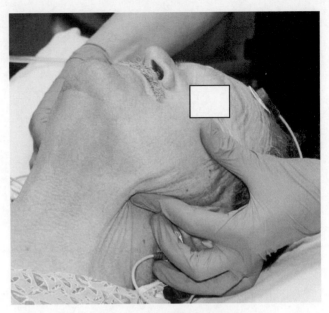

图 2.7　推下颌法开放气道

畅。前者将一只手置于患者前额并于寰枕关节拉伸头部,同时用另一只手的手指抬起下颌骨下方。该方法不应用于已知或可疑颈椎损伤的患者。托颏法通过提起下颌角完成。其他导致气道梗阻的原因包括喉痉挛和异物。使用 FMBVD 正压通气可缓解喉痉挛。

如上述技术未能缓解梗阻,应考虑插入一个鼻咽(图2.8a)或口咽(图2.8b)通气道。口咽通气道是一个半圆形硬橡胶或塑料装置,可将舌向前推开建立气道。Guedel 通气道的通道在中间,而 Berman 通气道的通道在两侧。插入该通气道时,使凹型部分朝向硬腭。当通气道进入口咽超过舌的后部时,旋转180°。使用压舌片可能有助于通气道的插入。如通气道放置不当,舌头可能被推向咽后部而加剧梗阻。另外,这种通气道会诱发窒息和呕吐,仅用于意识不清的患者。

鼻咽通气道是软橡胶或塑料管道,通常 15cm 长。插入时,先涂抹凝胶,经鼻插入咽后部。在鼻黏膜应用血管收缩药(如 0.25% 苯肾上腺素)可降低鼻出血的风险。广泛颌面创伤或颅底骨折的患者,禁用鼻咽通气道,防止经骨折的筛板插入颅内。该通气道同样禁用于抗凝血患者和扁桃体肿大的儿童。

理论上,在直接喉镜和气管插管前,使用 FMBVD 给予 100% 充氧,能够使氧气充满肺的功能残气腔,避免插管过程中的缺氧。对于肥胖患者可通过抬高床头增加功能残气量,进而改善氧合。但是,对于急性肺损伤患者的研究显示,预先充氧不能有效地提高动脉氧张力和避免缺氧[24,25]。预先充氧插管用于气道保

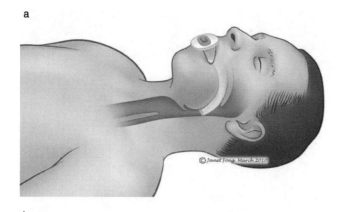

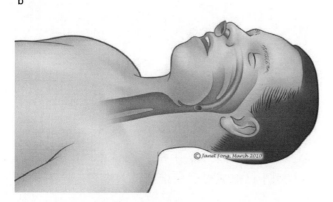

图2.8　放置恰当的口咽通气道(a)和鼻咽通气道(b)经 Janet Fong 授权使用

护的患者是有意义的[24]。通过 BiPAP 呼吸机做无创正压通气似乎优于 FMBVD,并可预防插管相关缺氧[26]。使用 FMBVD 时,面罩应覆盖患者口鼻。操作

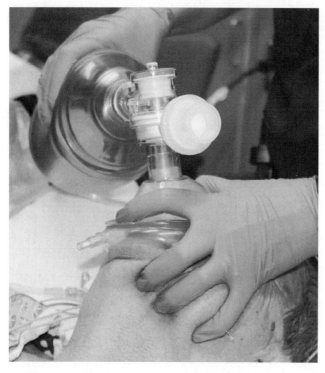

图2.9　使用简易呼吸器通气的正确方法

者应将左手拇指放在面罩上端,示指放在面罩下端。其余三指放在下颌骨左侧,托起下颌保持气道。用右手挤压和释放气囊(图2.9)。可通过二氧化碳波形或胸壁的起伏评估通气是否充分。应避免充气压过高,以降低胃扩张风险。如难以达到充分通气,可尝试双人通气。一人用双手固定面罩,另一人为患者通气。应避免过度通气,降低脑出血和颅内压增高的风险。

传统教学要求患者颈部后弯,头于寰枕关节牵拉("嗅物"位),便于插管。但是,研究显示与单纯头后仰相比,"嗅物"位无明显益处。肥胖患者欲改善插管条件,可在患者背、肩、头部下方放置层叠的毯子,使外耳道齐胸骨切迹水平(图2.10)[27]。

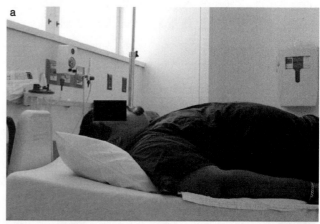

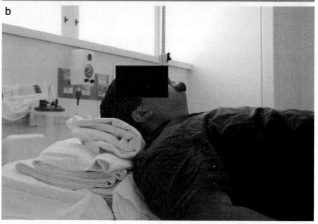

图2.10　斜坡位(a)外耳道远低于胸骨上切迹;(b)毯子垫于上背部、肩和头下。外耳道与胸骨上切迹持平。斜坡体位可使改善简易呼吸器通气和喉镜暴露的视野

气管插管

经口气管插管:直接喉镜

操作者应戴好手套和带挡板的面屏。左手持喉镜,用右手的中指和拇指使患者张口。张口也可以通过将

右手手掌置于患者前额牵拉头部,通常开口宽度足够以插入喉镜片。喉镜片经口右侧插入并移至中线,舌头推至左侧。一旦喉镜片位于会厌谷(MacIntosh 喉镜片)或会厌下(Miller 喉镜片)(图 2.11),操作者应确认患者唇部没有在牙齿和镜片之间。随后以水平 45°上提镜片暴露声带。不要水平旋转镜片以免损伤牙齿。看到声带

后气管插管经口右侧插入,送入声带之间。看到插管的套囊部分通过声带,停止向前送管。撤出喉镜并给套囊充气。将 FMBVD 与插管连接,开始正压通气。如果不能完全看到声带,可盲插入插管导丝或弹性探条(图 2.12)至会厌下并插入气管中。顺着探条("强行")将气管导管推送至气管内,然后拔出导丝。

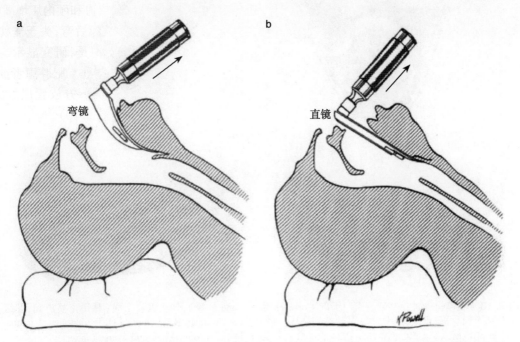

图 2.11　两种类型的喉镜片:弯镜[MacIntosh(a)]和直镜[Miller(b)]。MacIntosh 镜顶端插入会厌谷,手柄平 45°上提镜片暴露声带。Miller 镜顶端插入会厌后,手柄平 45°上提镜片暴露声带。经 Wolters Kluwer Health 批准使用:Walz JM,Kaur S,Heard SO.Airwaymanagement and endotracheal intubation.In:Irwin RS,Rippe JM,Lisbon A,Heard SO,editors.Irwin and Rippe's Procedures,Techniquesand Minimally Invasive Monitoring in Intensive Care Medicine[10]

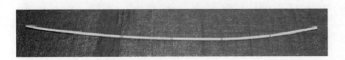

图 2.12　先将橡胶弹性探条插入气管。顺着探条将气管导管推送入气管

　　为判断插管位置是否合适可使用呼末 CO_2 监测仪(确认插管位置)和听诊(确认插管深度)。近期数据显示,46% 的 ICU 气管插管常规使用呼末二氧化碳监测[28]。最终可通过胸片确认。插管用胶带或专用设备固定,并记录插管深度。放置牙垫避免因患者咬管和出现负压性肺水肿。在心肺复苏时,可能没有呼末 CO_2 监测仪,因此,可使用球囊确认插管位置。将球囊与插管近端连接,如挤压后球囊保持塌陷,则插管位于食管内。如球囊再扩张,插管位于气管内。如仍有疑虑,应考虑使用纤维支气管镜。

　　通常使用 Cormack 和 Lehane 分级描述喉镜检查

时观察到的声门情况(图 2.13)[29]。如难以看到声门,可使用双手触诊。操作者朝一定方向按压甲状软骨直到显露声门。此时助手朝同一方向施加相似的力。助手使用 BURP 手法(向后、上、右侧按压甲状软骨)也可改善分级。如上所述,如仍难以看到声带,可使用弹性橡胶探条或插管引导丝。直接喉镜插管的在线演示视频如下:(http://www.nejm.org/doi/full/10.1056/NEJMvcm063574,accessed June 7,2014)

　　如患者胃部胀满(如妊娠、急腹症、肠梗阻),则胃内容物误吸,进而导致吸入性肺炎的风险增加。对这类患者应考虑快速程序性插管。静脉给予麻醉和肌松药,进行环状软骨加压(见下文)。肌松充分后,使用直接喉镜插管。直到导管套囊充气后,才停止环状软骨按压。Sellick 手法[30]或环状软骨加压,可能预防误吸。助手用拇指和示指向环状软骨施压可压迫咽喉部。该手法是有争议性的,一些研究显示其作用有限,因为不能可靠的压迫食管[31]。另一方面,有些人

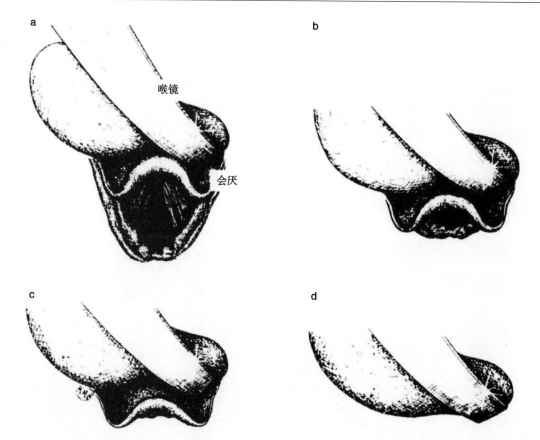

图 2.13 喉镜检查时观察到的声门情况 Cormack 和 Lehane 分级。分 4 级。Ⅰ级:看到完整声门;Ⅱ级只看到声门后部;Ⅲ仅看到会厌;Ⅳ看不到会厌。图片来源 Cormack RS,Lehane J.Difficult tracheal intubation in obstetrics. Anaesthesia. Nov 1984;39(11):1105-1111[29].经 John Wiley and Sons 批准使用

指出食管起始于环状软骨下 1cm。咽喉部通过一系列肌肉和韧带附着于环状软骨。当压迫环状软骨时,可有效压迫喉咽部[3,32,33]。另外,近期资料显示,环状软骨加压 30 牛顿时,在 95% 的情况下可阻止胃管进入胃部,可作为压迫环状软骨有效的证据[34]。适当的环状软骨加压不应增加喉镜检查的难度,并且大部分资料显示出其益处。另一项减少反流风险的技术是将病人置于反 Trendelenburg 位。

记录患者在插管过程中的情况是很重要的,包括体位,如何通气及难易程度,使用药物,喉镜和镜片的使用,异常状况(气道分泌物、创伤、水肿,丰富的软组织等),声带可视分级,导管型号,插管深度,插管次数以及如何固定。

经口气管插管:可视喉镜

准备过程与直接喉镜插管类似。将专用管芯(通常较硬)或标准管芯预先插入气管导管中。左手持可视喉镜(图 2.14a,b)插入口中,进入会厌谷。轻微调整喉镜位置即可获得喉部最佳影像(图 2.14c)。将气管导管插入口中,直到出现在监视屏中(图 2.14d)。可能需要改变导管方向才能使得在监视屏中可见,并

插入喉部。如感到阻力,不要再进,退出调整导管角度后再次插入。该过程可能会出现舌、腭咽弓、磨牙后三角的黏膜损伤。使用可视喉镜尽管改善了声门的视野,但仍可能发生插管困难。至今为止,该设备在 ICU 中使用的资料尚欠缺。但是,近期一项 meta 分析建议,与标准直接喉镜相比,可视喉镜降低了困难插管的风险,增加了首次插管的成功率。两种方法之间在并发症方面没有差异[35](视频教学如下,由弗罗里达大学麻醉科提供:http://vam.anest.ufl.edu/airway-device/videolibrary/index.html,accessed May 15,2014)。

经鼻气管插管

经鼻气管插管对于患者可能更舒适,但是因其院内鼻窦炎的风险并不常用。应使用局麻药和血管收缩药做鼻道准备。使用增大尺寸的鼻通气道(涂润滑剂)扩张鼻孔,进一步降低鼻出血风险。可于使用前将气管导管浸入温水中软化。经最通畅的鼻孔插入导管达鼻咽。如在接合处遇到阻力,回撤 1~2cm,调整头颈位置,成功推送导管至口咽。此时,随着导管深入注意听呼吸音,以判断导管是否插入下咽和喉部。导管的推送应与吸气动作相一致。

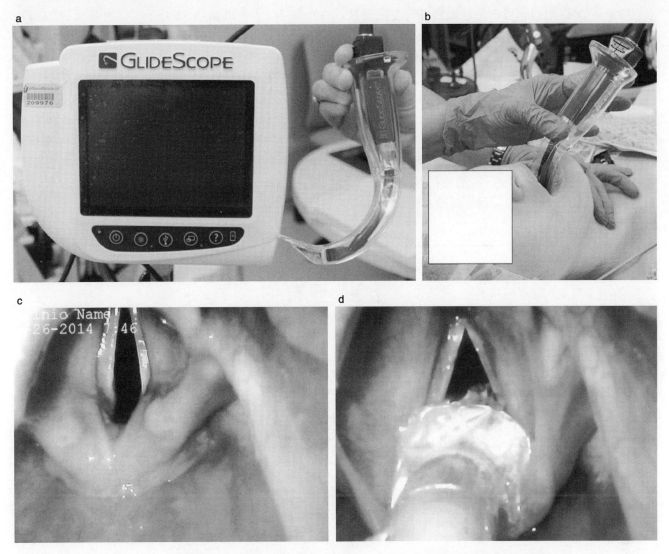

图 2. 14 （a）带镜片和监视屏的可视喉镜；（b）插入；（c）显露声门；（d）气管导管经喉插入

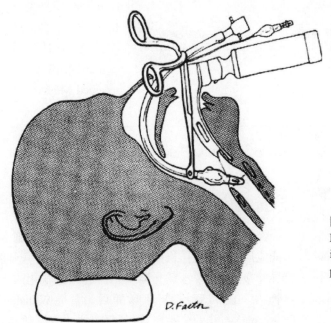

图 2. 15 使用 Magill 钳经鼻气管插管。经 Wolters Kluwer Health 批准使用：Barash PG，Cullen BF，Stoelting RK.Clinical Anesthesia，3rd ed.Philadelphia，JB Lippincott，1997[61]

如果不能实施盲插,可于镇静或麻醉后使用直接喉镜。当喉镜操作者使用 Magill 钳(图 2.15)持管引导时,助手推送导管进入喉。需警惕避免损伤导管套囊。

困难插管

困难气道包含两个元素:通气和插管。如患者能够通过 FMBVD 或 NIPPV 通气,插管的紧迫性下降。如患者具有以下 2 个特征,可预计面罩通气困难:①年

龄>55 岁;②体重指数>26kg/m²;③有胡须;④缺齿;⑤打鼾史。但是,如果通气不充分或不能通气(特别是在使用肌松药后患者呼吸暂停),并且操作者插管困难,情况则十分危急。所有机构都应具备该类情况下的指导流程(表 2.5)[36]。流程或专业技术人员的缺失将难以保障气道安全[37]。另外,一项全美医院(300 家 ICU)的调查发现,70% 的 ICU 配备困难气道抢救车,但是仅有 40% 的操作者接受过相关设备的使用培训[38]。Hagerg 整理完成了针对困难气道处理所需的设备及物品的总体纲要[39]。

表 2.5 改良的困难气道流程

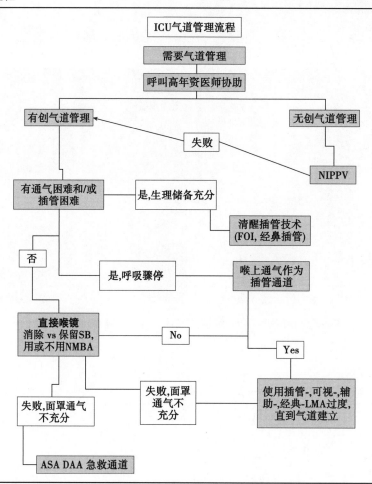

ASA. 美国麻醉医师协会;DAA. 困难气道流程;FOI. 纤维支气管镜插管;LMA. 喉罩;NIPPV. 无创正压通气;NMBA. 神经肌肉阻滞剂;SB. 自主呼吸;经 American Collegeof Chest Physicians 批准使用 Walz JM,Zayaruzny M,Heard SO.Airway management in critical illness.Chest.Feb2007;131(2):608-620[36]

如在给予患者麻醉前考虑困难气道,应采取清醒插管。在充分局麻后(如上述),可经直接喉镜(带或不带管芯或橡胶探条),可视喉镜,支气管镜辅助插管,使用光棒或手术开放气道。对于已知或可疑颈椎损伤的患者,在使用直接喉镜时,助手需保障头颈轴向稳定。应考虑使用可弯曲的支气管镜、喉罩或可视喉镜,可减少颈椎活动[40]。

经可弯曲纤支镜插管

经纤支镜插管可在患者清醒或麻醉下实施。如可能应给予止涎剂(格隆铵 0.2mg,静脉注射)。将气管导管接头拔掉,将纤支镜预先插进加温软化的气管导管内。在局麻或全身麻醉后,插入 Williams 或 Ovassapian 气道(图 2.16)。经气道插入支气管镜,由

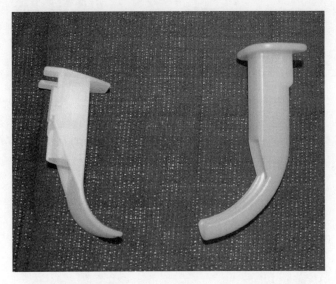

图 2.16 Ovassapian（左）和 Williams（右）气道。支气管镜经中间通道插入

声门进入气管。确认隆突，将气管导管沿纤支镜送至隆突上 3~4cm。如在喉部通过困难，前推下颌或牵拉

舌头可能有帮助。如气管导管和纤支镜之间的缝隙过大，导管会被喉部后联合处挡住而难以进入。将导管旋转 90°可能解决该问题。另外，可先将一个插管套管（Aintree，Cook Critical Care，Bloomington，IN）套在纤支镜外面，之后再套上气管导管，以减少纤支镜和导管之间的缝隙。如果在支气管镜插管的过程中，需要给患者供氧，可通过鼻导管或经鼻罩 BiPAP 给予高流量氧疗，以降低低氧血症风险[41,42]。

喉罩

当不能通气和插管时，喉罩可能是救命的，能使危险局面得到扭转（图 2.17）。插喉罩前，应在喉罩接触上腭的部分涂抹润滑剂。插入喉罩时，用两个手指以剪刀式将口打开，用压舌板将舌体向前推，沿上颚插入喉罩直到不能深入。通常示指末端随喉罩尖端插入，以避免喉罩尖端打折，而使喉部的密封性减低。随后将罩囊充气。使用插管型喉罩（图 2.5c）时，其专

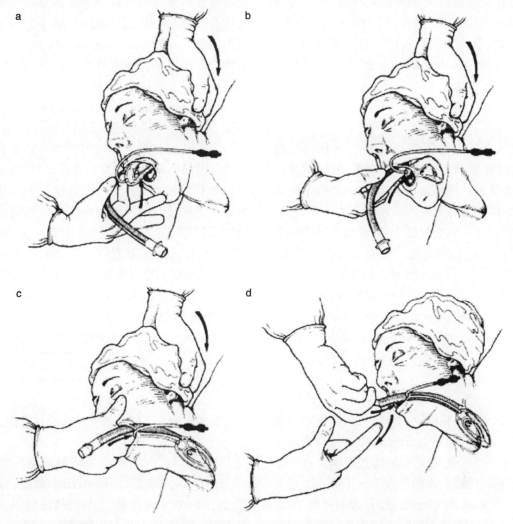

图 2.17 喉罩插入技术。经 Wolters Kluwer Health 批准使用：Civetta JM，Taylor RW，KirbyRR.Critical Care，3rd edition.Philadelphia，PA，Lippincott-Raven Publishers，1997[62]

用导管可经喉罩盲插入气管。但是,导管可能撞击喉入口后壁而受阻。使用纤支镜引导或插管套管可避免这一问题。有时严重的气道水肿会妨碍纤支镜和气管导管通过。在插管喉罩上安装一个旋转接头,并使用 FMBVD 正压通气,可"撑开"水肿组织并扩张喉入口。经喉罩插管的在线演示视频见下(http://www.youtube.com/watch? v = 96e46PyARaU, accessed June 7,2014)。

逆行插管

实施逆行插管需定位环甲膜。但如前所述,该操作对于女性患者可能有困难,环甲膜的误识别高达50%[23]。使用超声可辅助定位环甲膜。注射器连接一个 18G 套管针,经环甲膜刺入皮肤,回抽同时套管针稍向头侧倾斜缓慢插入环甲膜,当有空气吸出表示导管进入气管,拔除注射器和套管针针芯,经套管插入硬膜外导管或长导丝,使用 Magill 钳经口夹住导丝,颈部导丝处放止血钳以免意外拉入气管,气管导管(或者先放置探针后插入气管导管)沿导丝插入气管,一旦导管进入气管拔除导丝。在线演示视频见下(https://www.youtube.com/watch? v = JYMwy1-MwMU, accessed June 25,2014)。

光棒

光棒是一个尖端有灯的可调控引导探条。将光棒涂抹大量润滑剂后插入气管导管,尖端达导管斜面,不超出导管。调整角度为 120°—类似于时钟11:15 位置。调暗室内光线。操作者用优势手持管,站在患者头侧。另一只手提起下颌,将气管导管插入口中。如导管尖端达声门,颈部会有光透出。此时,导管脱离光棒继续向前送入气管。如导管进入食管,没有光线透出。更详细的介绍和视频见如下网址(http://www.wakehealth.edu/School/Anesthesiology/Tutorials/Lightwand-Intubation-Tutorial.htm, accessed June 7,2014)。

光引导喉镜

近期,一种传统直接喉镜的方法可能在困难气道的情况下有所帮助[43]。将一个发光的二极管手电筒放在甲状软骨下方。使用无光源的直接喉镜进行暴露。在咽部的暗背景下,声门呈现为一个亮点。该方法可以减少 Cormack 和 Lehane Ⅲ、Ⅳ级的例数、缩短插管时间,但仍需要更多的资料来证实该技术在困难气道中的价值。

插管后管理

固定导管

插管后不要放松警惕。固定导管是非常重要的。意外脱管与死亡率增加有关[44]。导管进入主支气管导致缺氧。通常使用黏性胶带固定插管,将其缠绕导管贴在患者面颊。液性敷贴的黏性更好。使用更长的、脐带类型的胶带,或将Ⅳ管包绕插管,环绕颈部,可以更好的固定。需要注意环绕颈部的胶带不能过紧,以免影响头部的血供。导管固定后,记录插管深度。应放置牙垫防止患者咬管。

套囊管理

对于气管插管和机械通气的患者,监测气管导管的套囊是气道管理的重要组成部分之一。套囊压力应在 18~22mmHg(25~30cmH$_2$O),对于大部分患者,能够保证机械通气的同时黏膜出血风险最低。为了维持恰当的套囊压,应间隔 6~12 小时进行一次套囊压力监测(cuff pressure measurements, CPMs)。最佳实践指南建议应在插管后即刻、交接班、转科后测量套囊压。监测套囊压力的最佳方法:先用最小漏气技术(minimal leak technique, MLT)给套囊充气,随后使用压力计直接测量。使用无液气压计实施 CPM,可提供一个客观的套囊压力监测值[45]。套囊容积的下降会增加误吸的风险。如发现套囊漏气,应给套囊充气直到听不到漏气的声音。套囊容积下降的原因包括有漏孔、引导管有裂缝、套囊在声带间移位。最常见的"泄漏"原因是套囊在声带间移位。应进行直接或可视喉镜检查,如发现套囊位于声带间,应重新定位插管。仅仅增加充气会导致脱管。如果指示套囊的充气活瓣损坏,三通阀也许能拯救该导管。如指示套囊的充气管裂开,则切断后插入一根钝尖针头外接单向阀,通常可以解决问题。如气管导管套囊损坏需更换插管。

并发症

表 2.6 列举了气管插管相关的并发症。

插管过程中的并发症

ICU 中气管插管的并发症发生率高。重症患者气管插管的死亡率约为 3% ,其并发症的发生率是手术室的 40 倍[37]。手术室外气管插管并发症的总发生率约23%[10,46]。并发症包括心跳骤停、血流动力学紊乱、严重

表 2.6　气管插管并发症

插管中并发症
脊髓损伤
心肺复苏的过度延迟
误吸
牙齿或牙科材料的损伤
角膜擦伤
穿孔或撕裂
咽
喉
气管
杓状软骨脱位
气管导管进入颅穹窿
鼻衄
心血管问题
室性早搏
室性心动过速
心动过缓
低血压
高血压
低氧血症
导管放置后并发症
导管的阻塞或打结
导管移位
导管插入支气管
上呼吸道组织的机械损伤
机械通气相关并发症
拔管后并发症
即刻并发症
喉痉挛
误吸
中到长期并发症
咽痛
唇、口、咽、声带溃疡
舌麻木（舌下神经受压）
喉炎
声带麻痹（单侧或双侧）
喉头水肿
喉肉芽肿
声带粘连
气管狭窄

经授权使用 Wolters Kluwer Health：Walz JM，Kaur S，Heard SO.Airway management and endotracheal intubation.In：Irwin RS，Rippe JM，Lisbon A，Heard SO，editors.Irwin and Rippe's Procedures，Techniques and Minimally Invasive Monitoring in Intensive Care Medicine[10]

低氧血症、死亡、误吸、困难插管以及误插入食管[36,47,48]。急性呼衰和休克、肥胖、操作者技术水平、缺乏处理困难插管的设备以及操作者缺乏使用困难气道设备的技术培训，均与困难插管和并发症的发生相关[47]。ICU 中插管并发症的发生远低于普通病房内的插管[49]。上级医师在场似乎可降低并发症的发生率[47]。由于 ICU 插管面临的临床情况多种多样，因此难以建立一个插管的标准流程。但是，资料显示，ICU 的参培人员在经过以模拟为基础气道技术培训后，每次插管使用核查清单，接受操作评价，可能提高气道管理中患者的安全性[50]。另外，按照 ICU 插管流程，随着外科气道的及时建立，并发症的发生率可下降 12%[28]。插管流程应包括气道检查、预氧合以及困难气道的处理预案（表 2.7）。

表 2.7　插管治疗管理

插管前
1. 两位操作者到场
2. 如果不存在心肺水肿，补液（等渗盐水 500ml 或淀粉溶液 250ml）
3. 准备长期镇静
4. 为避免急性呼吸衰竭，使用 NIPPV 预氧合 3 分钟（FiO_2 100%，压力支持通气 5～15cmH_2O，目标潮气量 6～8ml/kg，PEEP 5cmH_2O）
插管中
5. 快速顺序诱导：如果没有过敏、高钾血症、严重酸中毒、急或慢性神经肌肉疾病、烧伤超过 48 小时、髓质创伤，可以使用依托咪酯 0.2～0.3mg/kg 或氯胺酮 1.5～3mg/kg 联合琥珀酰胆碱 1～1.5mg/kg
6. Sellick 手法
插管后
7. 立即通过呼气末 CO_2 监测确认导管位置
8. 如果舒张压持续<35mmHg 使用去甲肾上腺素
9. 开始长期镇静
10. 启动"保护性通气策略"：潮气量 6～8ml/kg（理想体重），PEEP<5cmH_2O，呼吸频率 10～20/min，FiO_2 100%，平台压<30cmH_2O

NIPPV. 无创正压通气；PEEP. 呼气末正压；FiO_2. 吸入氧浓度
经授权使用 Springer Science+Business Media：Anintervention to decrease complications related to endotracheal intubationin the intensive care unit：a prospective，multiple-center study.Intensive Care Med，36（2）：248-55，Jaber S，Jung B，Corne P，SebbaneM，Muller L，Chanques G，et al.[28]

插管后并发症

插管后，气管上皮和声带很快会出现微观及宏观上的改变。插管的阻塞或打结会干扰通气和氧合。使用牙垫可降低患者咬管的风险。吸引通常能有效减少梗阻;但是,导管内浓稠的分泌物难以被吸出,导致管径变小。这种情况下,可能需要更换导管,或使用一个专门的尖端带球囊的导管(CAM rescue cath, omneotech,tavernier,FL)清除分泌物。非计划拔管、支气管内插管将会是致命的。合理的使用镇静/催眠和镇痛药物、充分固定导管,以及定期确认合适的插管深度,可降低上述情况的发生。插管时间长,突然的咯血可能是气管无名动脉瘘的预兆,应进一步检查。尽管反流和误吸可能导致气管导管中出现胃内容物,临床医生应警惕气管食管瘘的可能。

拔管后并发症

拔管后最常出现咽痛。使用直径更小的插管可能缓解咽痛,但可能阻碍机械通气的撤离。可能出现包括声带在内的多种软组织溃疡。插管的压迫可能引起舌下神经损伤,导致舌麻痹,通常是可逆的。罕见并发症还有单侧或双侧声带麻痹。与插管相关的一定程度的喉头水肿,对于成人,水肿通常没有影响。但是对于儿童,由于气道较窄,即使直径轻度的减小也会导致气流大幅度的下降。对于高危成人患者,拔管前使用皮质激素与降低拔管后发生呼吸困难的风险有关[51]。对于新生儿和儿童,激素的有效性欠明确[52]。套囊过度充气的潜在损伤包括气管破裂、坏死、狭窄、气管食管瘘与神经麻痹的反复出现。患者机械通气数周到数月即可发生气管狭窄,可能没有症状,直到管腔减少达50%～75%。严重病例可能需要实施气管扩张、支架、甚至外科手术。

拔管

常规拔管

当需要插管的原发疾病得以缓解,满足了脱机拔管标准,患者通过了自主呼吸试验,则应当考虑拔管。一旦满足下列标准应进行脱机试验:无或最小限度的镇静,血流动力学稳定,无或最小量的血管收缩药,疾病缓解,吸入氧浓度<0.5而SpO_2能满足需要,能够自主呼吸[53]。随后进行自主呼吸试验来判断患者能否耐受拔管和无辅助的呼吸。试验应持续30～120分钟。在试验过程中,评估呼吸频率、血压、气体交换和患者的舒适度[53]。计划拔管的失败率10%～15%。拔管失败的患者死亡率增加、住院时间延长、住院花费增高[42]。不幸的是,没有单一试验能够预测患者可否耐受拔管。参考指标包括:①分钟通气量;②最大吸气负力;③呼吸频率;④潮气量;⑤快浅指数[呼吸频率/潮气量(L)](见第二十六章)。初步资料显示,自主呼吸试验过程中呼吸频率的变异度,结合临床表现和快浅指数能够准确预测拔管结果[54]。

准备拔管时,纯氧吸入,抬高床头45°,患者应清醒可服从指令,拔管前行口咽腔吸引,套囊放气,拔除导管。

困难拔管

如预计困难拔管,应集中必要的治疗设备。有些专家推荐采取"漏气试验"来预测拔管后呼吸困难。对于该试验的使用仍存在争议,对于创伤、延迟拔管、或之前有意外拔管的患者可能有用。套囊应充分放气。漏气<130ml或12%的潮气量,预测拔管后呼吸困难的敏感性85%,特异性95%[55]。如高度怀疑气道水肿,可经气道交换导管(图2.18,cookcritical care, bloomington,IN)拔除气管导管。用胶带固定导管并经其供氧[56]。如需再次插管,该导管可作为气管插管支架使用。

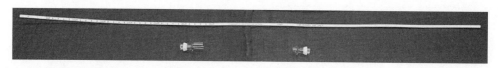

图2.18 气道更换导管。操作者可以通过转换接头给氧或连接简易呼吸器。导管上印有刻度以判断插入深度

总结

重症患者的气道管理是具有挑战性的。这类患者的生理储备有限、存在合并症、有经面罩通气困难和困难插管的风险,资源有限以及ICU辅助人员的经验不足,都是成功插管的挑战。应快速评估患者,判断困难通气和困难插管的危险因素。应具备有经验的操作者和可供选择的气道工具。如果预计插管困难,应考虑使用清醒状态下的纤维支气管镜插管。由于ICU插管的并发症发生率高,应制定方案以增加ICU气道管理的安全性。

(冯喆 译　杨宁 校)

参考文献

1. Simpson GD, Ross MJ, McKeown DW, Ray DC. Tracheal intubation in the critically ill: a multi-centre national study of practice and complications. Br J Anaesth. 2012;108:792–9.

2. Mort TC. Emergency tracheal intubation: complications associated with repeated laryngoscopic attempts. Anesth Analg. 2004;99:607–13.

3. Rice MJ, Mancuso A, Morey TE, Gravenstein N, Deitte L. The anatomy of the cricoid pressure unit. Surg Radiol Anat. 2010;32:419.

4. Chung KW, Chung HM. Gross anatomy. 7th ed. Philadelphia: Walter Kluwer/Lippincott Williams & Wilkins; 2011.

5. Morgan GE, Mikhail MS, Murray MJ. Clinical anesthesiology. 4th ed. New York: Lange Medical Books/McGraw-Hill Medical; 2006.

6. Finucane BT, Tsui BC, Santora AH. Principles of airway management. New York: Springer Science+Business Media, LLC; 2011.

7. Shiga T, Wajima Z, Inoue T, Sakamoto A. Predicting difficult intubation in apparently normal patients: a meta-analysis of bedside screening test performance. Anesthesiology. 2005;103:429–37.

8. De Jong A, Molinari N, Terzi N, Mongardon N, Arnal JM, Guitton C, et al. Early identification of patients at risk for difficult intubation in the intensive care unit: development and validation of the MACOCHA score in a multicenter cohort study. Am J Respir Crit Care Med. 2013;187:832–9.

9. Hastings RH, Hon ED, Nghiem C, Wahrenbrock EA. Force and torque vary between laryngoscopists and laryngoscope blades. Anesth Analg. 1996;82:462–8.

10. Walz JM, Kaur S, Heard SO. Airway management and endotracheal intubation. In: Irwin RS, Rippe JM, Lisbon A, Heard SO, editors. Irwin and Rippe's procedures, techniques and minimally invasive monitoring in intensive care medicine. Philadelphia: Wolters Kluwer/Lippincot Williams and Wilkins; 2012. p. 1–16.

11. Vinclair M, Broux C, Faure P, Brun J, Genty C, Jacquot C, et al. Duration of adrenal inhibition following a single dose of etomidate in critically ill patients. Intensive Care Med. 2008;34:714–9.

12. Chan CM, Mitchell AL, Shorr AF. Etomidate is associated with mortality and adrenal insufficiency in sepsis: a meta-analysis. Crit Care Med. 2012;40:2945–53.

13. McPhee LC, Badawi O, Fraser GL, Lerwick PA, Riker RR, Zuckerman IH, et al. Single-dose etomidate is not associated with increased mortality in ICU patients with sepsis: analysis of a large electronic ICU database. Crit Care Med. 2013;41:774–83.

14. Payen JF, Dupuis C, Trouve-Buisson T, Vinclair M, Broux C, Bouzat P, et al. Corticosteroid after etomidate in critically ill patients: a randomized controlled trial. Crit Care Med. 2012;40:29–35.

15. Jabre P, Combes X, Lapostolle F, Dhaouadi M, Ricard-Hibon A, Vivien B, et al. Etomidate versus ketamine for rapid sequence intubation in acutely ill patients: a multicentre randomised controlled trial. Lancet. 2009;374:293–300.

16. Schmidt A, Oye I, Akeson J. Racemic, S(+)- and R(−)-ketamine do not increase elevated intracranial pressure. Acta Anaesthesiol Scand. 2008;52:1124–30.

17. Plumb JO, Miller RM. Not using neuromuscular blocking agents in emergent intubation should be a rarity. Crit Care Med. 2012;40:3112–3.

18. Wilcox SR, Bittner EA, Elmer J, Seigel TA, Nguyen NT, Dhillon A, et al. Neuromuscular blocking agent administration for emergent tracheal intubation is associated with decreased prevalence of procedure-related complications. Crit Care Med. 2012;40:1808–13.

19. Martyn JA, Richtsfeld M. Succinylcholine-induced hyperkalemia in acquired pathologic states: etiologic factors and molecular mechanisms. Anesthesiology. 2006;104:158–69.

20. Blanie A, Ract C, Leblanc PE, Cheisson G, Huet O, Laplace C, et al. The limits of succinylcholine for critically ill patients. Anesth Analg. 2012;115:873–9.

21. Larijani GE, Cypel D, Gratz I, Mroz L, Mandel R, Afshar M, et al. The efficacy and safety of EMLA cream for awake fiberoptic endotracheal intubation. Anesth Analg. 2000;91:1024–6.

22. Sutherland L, Misita D. Regional and topical anesthesia for endotracheal intubation. 2007 (cited May 21, 2014). In: NYSORA textbook of regional anesthesia and acute pain management (Internet). New York: McGraw-Hill (cited May 21, 2014). Available from: http://www.accessanesthesiology.com/content/3500549.

23. Aslani A, Ng SC, Hurley M, McCarthy KF, McNicholas M, McCaul CL. Accuracy of identification of the cricothyroid membrane in female subjects using palpation: an observational study. Anesth Analg. 2012;114:987–92.

24. Mort TC. Preoxygenation in critically ill patients requiring emergency tracheal intubation. Crit Care Med. 2005;33:2672–5.

25. Mort TC, Waberski BH, Clive J. Extending the preoxygenation period from 4 to 8 min in critically ill patients undergoing emergency intubation. Crit Care Med. 2009;37:68–71.

26. Baillard C, Fosse JP, Sebbane M, Chanques G, Vincent F, Courouble P, et al. Noninvasive ventilation improves preoxygenation before intubation of hypoxic patients. Am J Respir Crit Care Med. 2006;174:171–7.

27. Collins JS, Lemmens HJ, Brodsky JB, Brock-Utne JG, Levitan RM. Laryngoscopy and morbid obesity: a comparison of the "sniff" and "ramped" positions. Obes Surg. 2004;14:1171–5.

28. Jaber S, Jung B, Corne P, Sebbane M, Muller L, Chanques G, et al. An intervention to decrease complications related to endotracheal intubation in the intensive care unit: a prospective, multiple-center study. Intensive Care Med. 2010;36:248–55.

29. Cormack RS, Lehane J. Difficult tracheal intubation in obstetrics. Anaesthesia. 1984;39:1105–11.

30. Sellick BA. Cricoid pressure to control regurgitation of stomach contents during induction of anesthesia. Lancet. 1961;2:404.

31. Smith KJ, Dobranowski J, Yip G, Dauphin A, Choi PT. Cricoid pressure displaces the esophagus: an observational study using magnetic resonance imaging. Anesthesiology. 2003;99:60–4.

32. Rice MJ, Mancuso AA, Gibbs C, Morey TE, Gravenstein N, Deitte LA. Cricoid pressure results in compression of the postcricoid hypopharynx: the esophageal position is irrelevant. Anesth Analg. 2009;109:1546–52.

33. Rice MJ, Mancuso AA, Morey TE, Gravenstein N, Deitte L. The anatomical correction of cricoid pressure. Minerva Anestesiol. 2010;76:304.

34. Zeidan AM, Salem MR, Mazoit JX, Abdullah MA, Ghattas T, Crystal GJ. The effectiveness of cricoid pressure for occluding the esophageal entrance in anesthetized and paralyzed patients: an experimental and observational glidescope study. Anesth Analg. 2014;118:580–6.

35. De Jong A, Molinari N, Conseil M, Coisel Y, Pouzeratte Y, Belafia F, et al. Video laryngoscopy versus direct laryngoscopy for orotracheal intubation in the intensive care unit: a systematic review and meta-analysis. Intensive Care Med. 2014;40:629–39.

36. Walz JM, Zayaruzny M, Heard SO. Airway management in critical illness. Chest. 2007;131:608–20.

37. Niven AS, Doerschug KC. Techniques for the difficult airway. Curr Opin Crit Care. 2013;19:9–15.

38. Porhomayon J, El-Solh AA, Nader ND. National survey to assess the content and availability of difficult-airway carts in critical-care units in the United States. J Anesth. 2010;24:811–4.

39. Hagberg CA. Current concepts in the management of the difficult airway. Anesthesiol News. 2014;11:1–28.

40. Gercek E, Wahlen BM, Rommens PM. In vivo ultrasound real-time motion of the cervical spine during intubation under manual in-line stabilization: a comparison of intubation methods. Eur J Anaesthesiol. 2008;25:29–36.

41. Miguel-Montanes R, Hajage D, Messika J, Bertrand F, Gaudry S, Rafat C, Labbé V, Dufour N, Jean-Baptiste S, Bedet A, Dreyfuss D, Ricard JD. Use of high-flow nasal cannula oxygen therapy to prevent desaturation during tracheal intubation of intensive care patients with mild-to-moderate hypoxemia. Crit Care Med. 2015;43:574–83.

42. Barjaktarevic I, Berlin D. Bronchoscopic intubation during continuous nasal positive pressure ventilation in the treatment of hypoxemic respiratory failure. J Intensive Care Med. 2015;30:161–6.

43. Yang T, Hou J, Li J, Zhang X, Zhu X, Ni W, et al. Retrograde light-guided laryngoscopy for tracheal intubation: clinical practice and comparison with conventional direct laryngoscopy. Anesthesiology. 2013;118:1059–64.

44. Epstein SK, Ciubotaru RL, Wong JB. Effect of failed extubation on the outcome of mechanical ventilation. Chest. 1997;112:186–92.

45. Rose L, Redl L. Survey of cuff management practices in intensive care units in Australia and New Zealand. Am J Crit Care. 2008;17:428–35.

46. Kollef MH, Legare EJ, Damiano M. Endotracheal tube misplacement: incidence, risk factors, and impact of a quality improvement program. South Med J. 1994;87:248–54.

47. Jaber S, Amraoui J, Lefrant JY, Arich C, Cohendy R, Landreau L, et al. Clinical practice and risk factors for immediate complications of endotracheal intubation in the intensive care unit: a prospective, multiple-center study. Crit Care Med. 2006;34:2355–61.

48. Schwartz DE, Matthay MA, Cohen NH. Death and other complications of emergency airway management in critically ill adults. A prospective investigation of 297 tracheal intubations. Anesthesiology. 1995;82:367–76.

49. Martin LD, Mhyre JM, Shanks AM, Tremper KK, Kheterpal S. 3,423 emergency tracheal intubations at a university hospital: airway outcomes and complications. Anesthesiology. 2011;114:42–8.

50. Mayo PH, Hegde A, Eisen LA, Kory P, Doelken P. A program to improve the quality of emergency endotracheal intubation. J Intensive Care Med. 2011;26:50–6.

51. Khemani RG, Randolph A, Markovitz B. Corticosteroids for the prevention and treatment of post-extubation stridor in neonates, children and adults. Cochrane Database Syst Rev. 2009;8(3): CD001000.

52. Khemani RG, Randolph A, Markovitz B. Steroids for post extubation stridor: pediatric evidence is still inconclusive. Intensive Care Med. 2010;36:1276–7.

53. MacIntyre N. Discontinuing mechanical ventilatory support. Chest. 2007;132:1049–56.

54. Seely AJ, Bravi A, Herry C, Green G, Longtin A, Ramsay T, et al. Do heart and respiratory rate variability improve prediction of extubation outcomes in critically ill patients? Crit Care. 2014; 18:R65.

55. Jaber S, Chanques G, Matecki S, Ramonatxo M, Vergne C, Souche B, et al. Post-extubation stridor in intensive care unit patients. Risk factors evaluation and importance of the cuff-leak test. Intensive Care Med. 2003;29:69–74.

56. Faris K, Zayaruzny M, Spanakis S. Extubation of the difficult airway. J Intensive Care Med. 2011;26:261–6.

57. Miller RD, editor. Anesthesia. 4th ed. New York: Churchill Livingstone; 1994. p. 1413.

58. Roberts PR, Todd SR, editors. Comprehensive critical care: adult. Mount Prospect, IL: Society of Critical Care Medicine; 2012. p. 283.

59. Standring S (Editor-in-Chief). Gray's anatomy. 40th ed. Madrid: Churchill Livingstone/Elsevier; 2008

60. Huang H-H, Lee M-S, Shih Y-L, Chu H-C, Huang T-Y, Hsieh T-Y. Modified Mallampati classification as a clinical predictor of peroral esophagogastroduodenoscopy tolerance. BMC Gastroenterol. 2011;11:1.

61. Barash PG, Cullen BF, Stoelting RK. Clinical anesthesia. 3rd ed. Philadelphia: JB Lippincott; 1997. p. 585.

62. Civetta JM, Taylor RW, Kirby RR. Critical care. 3rd ed. Philadelphia, PA: Lippincott-Raven; 1997. p. 765.

第三章　血管通路的建立

Monique Espinosa, Shawn E. Banks, Albert J. Varon

对于危重患者而言,建立血管通路是必要的,血管通路可以用来输注液体和药物,精确监测血流动力学参数,也能采集血标本。本章介绍血管通路建立的准备、指征、禁忌证、临床应用及操作技术。同时,也将介绍动脉、中心静脉及肺动脉导管置管的位置及并发症。

准备

血管置管操作前,患者和操作者的准备工作是十分重要的[1]。如果可能的话,建议在进行有创操作前征得患者或代理人的知情同意。血管置管也不例外。应当说明置管的必要性及潜在的并发症。此外包括置管部位的准备。操作者的经验是影响穿刺部位选择的主要因素。由于易于穿刺且感染风险小,因此大多数血管置管都是经皮操作的。外科切开直视下置管用于困难的操作,但往往是不需要的。大多数中心静脉和动脉导管都应用导丝通过穿刺针后引导置入(seldinger 技术)[2]。有研究指出,多普勒超声和超声引导下的血管置管可以提高操作的成功率和安全性,推荐常规应用[3,4]。只要条件允许,都应当在选择颈内静脉和股静脉置管时应用实时超声监测。如果患者取合适的体位,可能会提高血管置管的成功率,减少并发症。置管前,操作者需按照其他无菌手术操作规范来进行无菌准备。应常规备好包括置管所需器械在内的所有无菌物品。在本章介绍的所有血管置管前,操作者均应遵循严格的手卫生规范。洗手液可以是含酒精的无水溶液或者抗菌皂液或水[5]。穿刺部位使用含大于0.5% 葡萄糖酸洗必泰的抗菌溶液消毒。多中心随机对照研究(RCTs)表明,氯己定预防留置中心静脉导管患者的血行感染优于聚维酮碘[6]。在穿刺前,消毒液需待干,穿刺部位应当覆盖无菌单以确保足够大的操作范围。为避免患者不适,局部麻醉、镇痛及镇静是必要的。

动脉置管

指征

当需要连续监测血压或频繁采集动脉血标本时,

需进行动脉置管。休克、高血压危象、高危手术、高级呼吸支持,特别是使用了血管活性药物或强心药时,需要精确和连续的血压监测。在这些情况下,留置动脉导管可能是唯一的方法来准确地测量血压,也能用来测定血气分析。而不准确的袖带或示波装置测量可能高估或低估血压[7,8];而且间接法测得的血压与直接测量的相关性很差[9,10]。

禁忌证

动脉置管是相对安全和便宜的操作,没有绝对禁忌证。相对禁忌证包括出血和接受抗凝血治疗(抗凝可能增加出血和形成血肿的风险),严重的动脉阻塞性疾病伴远端组织缺血,侧支循环不良,存在人工血管,皮肤感染。

临床应用

动脉置管可以连续监测收缩压、舒张压和平均动脉压。动脉置管可获得动脉压力波形,通过分析波形可定量评估心血管系统的状态[11]。此外,机械通气的患者可通过观察收缩压变异(SPV),从而作为"动态"参数来评估患者的容量状态和预测容量反应性。对于重症患者而言,这一动态参数较传统的静态指标[如中心静脉压(CVP)]能更准确地预测容量反应性[12]。

操作及置管部位

桡动脉、尺动脉、腋动脉、肱动脉、足背动脉、颞浅动脉都可用来建立动脉通路,进行连续监测。虽然置管部位的选择取决于操作的便捷性和临床医生的经验,但也应考虑不同部位的优点和缺点。

桡动脉

由于手有双侧血供且血管位置表浅,所以桡动脉是动脉置管最常用的部位。置管和确保导管在位的技术很简单,且并发症的发生率很低[13,14]。

15%~20% 的患者存在侧支循环不良。改良的Allen 试验[15]是在桡动脉置管前评估侧支血管是否充分最常用的方法。患者举手、握拳,握紧手挤走手部血流。检查者同时阻断桡动脉和尺动脉,患者放下手、松拳,使手处于放松状态(避免过伸),然后松开尺动脉。手部毛细血管丛血流通常在 6 秒内恢复正常。虽然 Allen 试验常常用来预测患者发生缺血的风险,但其并不可靠,阴性结果不能除外不会发生缺血。Allen 试验阳性的患者可通过超声明确侧支血管血流的情况[16]。

首先应尝试做非优势手的置管。桡动脉可在计划进针点的近端触及,这一点通常在腕关节皮肤皱褶的近端2cm 处。将小号导管从穿刺点沿动脉走行与皮肤呈 30°~45° 置入(图 3.1)。置管方法包括穿刺法、直接穿入法和改良 Seldinger 法。直接穿入法是指穿刺针突破动脉前壁,见到回血后,边撤出穿刺针边将导管送入血管腔。置管后将导管与压力监测系统连接。

腋动脉

腋动脉置管建议用于需长期监测动脉血压的患者,因为腋动脉管腔大,患者上肢可随意活动,且腋动脉更接近大循环[17]。在休克患者外周血管收缩的情况下,腋动脉搏动和压力仍可维持。由于腋动脉有丰富的侧支循环,因此血栓形成也不会导致远端肢体血流减少。腋动脉置管的缺点在于不易穿刺、不可见,且腋动脉位于神经血管鞘内,可能增加因血肿形成造成神经损伤的风险。与其他部位相比,腋动脉穿刺点的长期护理和消毒也是有困难的。

腋动脉可在上臂外展和外旋时触及。置管选择改良的 Seldinger 法。腋动脉在搏动最强点汇入。当见到回血后,将导丝穿过穿刺针,然后撤出穿刺针,导管沿导丝置入。

股动脉

股动脉的最大优点是位置表浅、管腔大,因此容易定位和置管,特别是在远端血管搏动消失时。其最大的缺点是限制患者的活动,容易被造口或腹部伤口引流物污染,也可能有潜在的出血进入腹腔或下肢。应确认股动脉的位置,选择腹股沟韧带下方 2cm 处作为穿刺

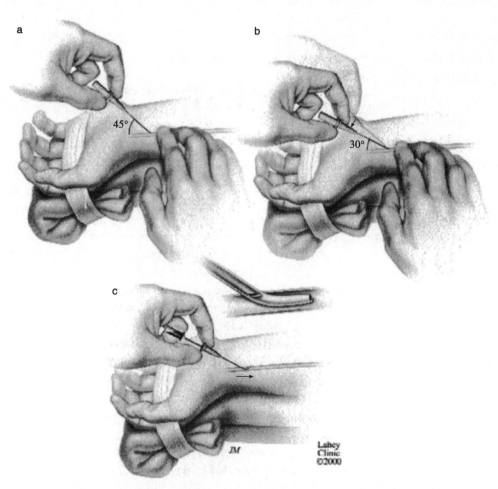

图 3.1　直接法置入桡动脉导管(省略了无菌单以便于显示解剖标志)

点。以 45°穿刺皮肤和动脉,应用改良 Seldinger 法置入较长的 20 号导管。

足背动脉

有超过 12% 的人足背动脉缺如。置管前应通过胫后动脉评估足部的侧支循环。具体方法是阻断足背动脉,按压大脚趾甲数秒使其变白,松开,观察皮肤颜色的变化。也可应用多普勒超声技术。足背动脉最大的缺点是足背动脉较细,同时会高估收缩压(比桡动脉高 5~20mmHg)[18]。穿刺置管技术与桡动脉置管类似。

颞浅动脉

颞浅动脉置管广泛应用于需连续监测血压的婴幼儿和某些成人[19]。由于颞浅动脉较细且走行曲折,因此需要切开暴露后置管。而且文献报道婴幼儿颞浅动脉置管后,有极少但令人担忧的因大脑血管栓塞而导致的神经系统并发症。

肱动脉

相对于桡动脉而言,选择肱动脉进行置管较少。与桡动脉和腋动脉相比,其最大的缺点是这一部位没有侧支循环。文献中关于肱动脉置管的安全性是有分歧的。Tegtmeyer 和同事指出终末动脉如肱动脉置管是禁忌的[20]。其他研究表明,肱动脉置管并发症发生率很低,是安全的[21,22]。尽管肱动脉置管并发症可能很低,但后果是很严重的。接受抗凝血的患者局部形成血肿会造成正中神经压迫而导致的神经病变和 Volkmann 挛缩。也有发生前臂和手的筋膜间室综合征的报道[23]。应用肱动脉进行连续监测的另外一个缺点就是局部的维护。肱动脉穿过肘部,患者的活动可导致导管弯折和移位。

并发症

各种动脉穿刺的主要并发症包括出血、缺血、远端栓塞、脓毒症、神经病变、动静脉瘘、假性动脉瘤形成[24]。将血管活性药物或其他药物输入动脉可导致剧烈的疼痛、远端缺血和组织坏死。少见并发症包括血栓形成、皮肤缺血、局部炎症、感染、血肿形成。增加感染风险的因素包括置管超过 4 天,切开置管而不是经皮置管,局部存在炎症反应。虽然经动脉置管导致的导管相关血行感染发生率很低,但定植和导管相关感染的风险与中心静脉置管是相似的[25]。

中心静脉置管

指征

留置中心静脉导管的指征包括建立通路进行液体复苏、肠外营养、血管活性药物输注,也用来监测 CVP。中心静脉导管可用来进行血液透析、放置起搏器或静脉滤器、进行诊断性操作(如心导管检查)。

禁忌证

中心静脉置管无绝对禁忌证。出血是置管的相对禁忌,因为可能会增加出血并发症的风险。血栓形成、局部感染或炎症反应、外伤或既往手术导致局部畸形是置管部位的禁忌。

临床应用

中心静脉导管最初用来液体复苏。此外,通过监测 CVP 和观察压力波形可以获得有用的信息。低血容量的患者 CVP 通常会降低。容量过负荷、右心衰竭或右心梗死、三尖瓣反流和心包填塞的患者 CVP 会升高。对危重患者而言,尽管 CVP 能反映血管内容量状态和右室功能的关系,但不能用来可靠的评估左室功能。最近的一个 meta 分析证实了 CVP 不是容量反应性的可靠指标,没有证据支持 CVP 能指导液体复苏[26]。

操作及置管部位

中心静脉置管最常用的部位包括锁骨下静脉、颈内静脉、颈外静脉和股静脉。患者取 Trendelenburg 体位,至少要进行经皮血氧饱和度检测和连续 ECG 监测。穿刺的深度和角度取决于使用的操作方法。为了找到静脉,需要使注射器保持负压。如果在穿刺点未找到静脉,穿刺针或导管应撤到皮下或完全撤出。撤出穿刺针的过程中往往能回抽到静脉血,因为穿刺针穿刺时的压力会使静脉塌陷而导致穿刺过程完全无法识别。当静脉成功定位后,可将导管或导丝穿过穿刺针。穿刺针或导管应保持封闭状态,以防空气进入血管系统。如果导丝置入时有阻力,应将导丝和穿刺针一同撤出。对大多数患者而言,导丝应置入长度的上限为 18cm[27]。在血管扩张器和导管置入前,应先确认导丝在静脉中的位置。可以通过超声、经食管超声心动图(TEE)、透视或连续 ECG[28]监测显示窄复合波移位来观察导丝位置。导管应在导丝引导下无阻力的置入,且导丝远端应保持固定。撤出导丝后,应通过压力监测[29]、观察压力波形及血气分析来确认导管在静脉中的位置。置管后应尽快 X 线检查确认导管尖端的位置。对于在手术室留置的导管,只要可以在使用导管前用其他方法确认导管位置就可以在手术后再进行 X 线检查。

锁骨下静脉

锁骨下静脉是置管成功率很高的穿刺部位。在明显容量不足的情况下,锁骨下静脉置管是最简单的。一项前瞻性随机对照研究显示,与股静脉置管相比,锁骨下静脉置管可使各种并发症发生的绝对风险降低 33%[30]。尚不清楚多普勒引导技术增加还是降低锁骨下静脉置管并发症的发生率[31-33]。基于目前 CDC 的推荐,建议选择锁骨下静脉,其可能降低导管相关的血行感染[34]。

锁骨下静脉穿刺可以选择锁骨上或锁骨下路径[35]。锁骨下路径的穿刺角度应与冠状面平行(图3.2)。穿刺点选择锁骨中线外侧的三分之一交点处、锁骨中部或锁骨中内三分之一交点处。锁骨下静脉穿刺时患者的肩部应处于正中位且轻微耸肩[36]。这种体位的穿刺成功率为 70%~99%,患者容易保持,可用于需建立人工气道的患者。锁骨下静脉穿刺的缺点在于止血困难,发生气胸的风险高,心肺复苏时会受到胸外按压的影响。

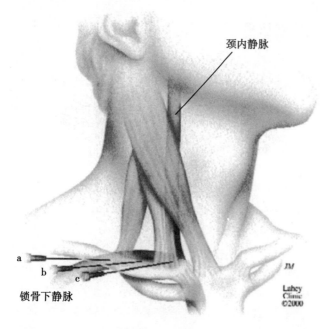

图3.2 锁骨下静脉穿刺锁骨下路径的三种方法。(a)锁骨中外三分之一交点处;(b)锁骨中部;(c)锁骨中内三分之一交点处

颈内静脉

颈内静脉的穿刺成功率与锁骨下静脉类似。穿刺可选择三个部位(图3.3):①胸锁乳突肌(SCM)的前方;②SCM 胸骨头和锁骨头的中间;③SCM 的后方。颈总动脉位于颈内静脉的后内侧。穿刺角度为 45°或更小。颈内静脉置管最大的优点是发生气胸的风险小,出血时局部容易压迫止血。此外,右颈内静脉直接与上腔静脉相连,便于置入导管和起搏器。但是容量不足或休克的患者颈内静脉置管较为困难。固定和维护导管也较困难。

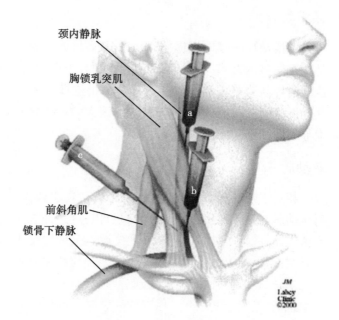

图3.3 颈内静脉穿刺的三种方法。(a)胸锁乳突肌的前方;(b)胸锁乳突肌胸骨头和锁骨头的中间;(c)胸锁乳突肌的后方

颈外静脉

颈外静脉置管发生并发症的风险较低,但穿刺失败的可能性大。有文献报道,调节肩部的位置可便于导丝通过[37]。颈外静脉可在跨过 SCM 处看到,进针角度为 15°~20°。对于有凝血功能异常的患者来说,表浅的颈外静脉是中心静脉置管理想的选择,因为出血易于发现,通过局部加压也易于止血。颈外静脉置管也可避免气胸的发生。与其他部位相比,颈外静脉置管穿过颈部不易固定和维护,因此不适合作为长期留置中心静脉导管的方法。

股静脉

虽然研究显示股静脉置管与其他中心静脉置管

部位相比,发生机械性并发症的风险没有明显升高[38],但考虑到感染和血栓形成的风险,仍然限制了股静脉置管在危重患者中的使用[30,34,39]。股静脉位于股动脉内侧,腹股沟韧带下方 2cm 处。穿刺针指向头侧以 45°进针。穿刺针针尖不应穿过腹股沟韧带,从而可最大限度地减少发生腹膜后血肿的风险。

超声引导技术

多普勒和超声技术指导中心静脉置管最早在 20 世纪 70 年代提出[40]。很多机构都有 B 超(二维)设备,而且也能实施床旁超声引导下的操作[41,42]。目前最常用的技术有两种,一种是探头实时引导穿刺针的位置,另一种是用超声扫查患者的解剖结构,在皮肤上标记最佳的穿刺进针部位。一项前瞻性、随机对照研究比较了应用超声实时引导定位、超声扫查定位和传统的体表标志定位三种方法进行中心静脉置管,结果表明应用超声的两种置管穿刺次数明显减少,成功置管所需的时间明显缩短[43]。超声扫查法置管的首次穿刺成功率是体表标志法置管的两倍,甚至比超声实时引导下置管的成功率还高。基于现有的文献研究,美国医疗保健研究与质量局推荐超声实时引导应用于中心静脉置管来促进患者的康复[44]。

超声引导技术最大的价值是应用于颈内静脉置管。有证据表明,超声实时引导下的颈内静脉置管首次穿刺成功率较高,穿刺时间较短,总体成功率高,动脉损伤风险小。尽管超声引导锁骨下静脉和股静脉穿刺的证据不多,但也有一些证据支持这些部位的穿刺应用超声优于体表定位。目前的操作指南推荐:如果可能,颈内静脉和股静脉置管时都应该应用实时的超声引导技术[28]。

超声引导中心静脉置管需要一名助手。患者取 Trendelenburg 体位,操作者位于患者头侧。患者的头偏向右侧或左侧,从而更好地暴露穿刺部位。准备消毒前,应进行颈部初步的超声检查。穿刺时,血管超声探头上涂抹 3~5ml 耦合剂,然后套上无菌塑料套,无菌套外涂抹无菌耦合剂。沿着 SCM 前缘横向扫查颈部。颈总动脉和颈内静脉位于皮下 1~3cm 处。颈总动脉在颈内静脉的内侧,动脉在颈部向下走行过程中绕到静脉的后方。按压超声探头时,颈内静脉容易被压扁,动脉不易压缩。如果超声机有彩色多普勒模式,就可以用来分析不同血管内血流的模式,从而区分动脉和静脉。然后将探头对准静脉正中。测量皮肤到血管的距离,用来引导穿刺针的路径,从而避免穿刺过深完全穿透静脉。穿刺针从超声探头中心处以 45°进针。在横向扫查时,针尖往往看不到,所以操作者必须留意被压迫的组织,因为这会提示针尖所在的位置(图 3.4)。当穿刺针指向静脉时,也可以通过轻微的转动穿刺针来进一步证实针尖的位置。能轻松地回抽到静脉血提示穿刺成功。接下来的步骤与前面提到的非超声引导置管相同。置入导丝后,操作者可以通过将超声探头旋转 90°显示血管长轴,进一步确定导丝位置。在超声图像上,可以看到与探头方向平行的导丝(图 3.5)。

并发症

静脉置管的并发症包括导管异位、心律失常、栓塞以及血管、心脏、胸膜、纵隔及神经的损伤。气胸是锁骨下静脉置管道最多的早期并发症,颈内静脉置管最主要的早期并发症是动脉损伤。长期留置导管所致的远期并发症包括感染和血栓形成。表面涂层

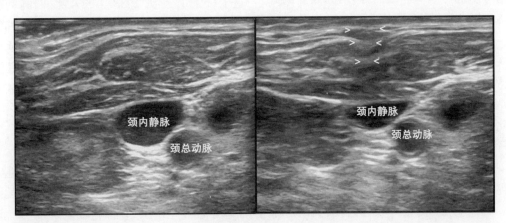

图 3.4 左图显示颈内静脉(IJ)和颈总动脉的横切面。右图显示压迫的组织提示穿刺针在颈内静脉上方

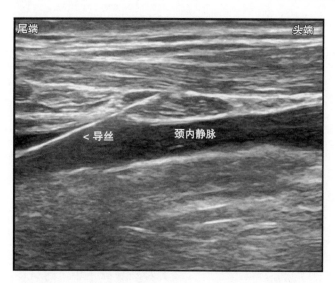

尾端　　　　　　　　　　　　　　头端

< 导丝　　　颈内静脉

图 3.5　超声图像显示颈内静脉(IJ)的长轴,并确定导丝在静脉内

的中心静脉导管可减少导管相关感染的发生。一项 Meta 分析显示,与传统导管相比,使用涂抹洗必泰-磺胺嘧啶银的中心静脉导管后,导管定植菌和导管相关血行感染的发生率显著降低[45]。也有报道指出,有米诺环素和利福平涂层的导管也能降低导管相关定植和血行感染的发生[46,47]。

肺动脉导管

指征

虽然一直有关于肺动脉导管是否能降低发病率和死亡率的争论,但是肺动脉导管仍然用来获得一些参数指导治疗决策。20 世纪 90 年代中期,一项研究显示使用肺动脉导管会增加死亡率[48],使得一些医生提议不再使用肺动脉导管[49]。然而,肺动脉导管的临床应用仍在继续,针对预后的更大规模的 RCT 研究也正在进行。

一项纳入 433 名充血性心力衰竭患者的多中心的 RCT,分别使用肺动脉导管评估与仅临床评估来制定治疗策略,结果显示两者总体死亡率和住院时间无显著差异[50]。此研究也包括一个同期发表的 Meta 分析,这项 Meta 分析纳入了从 1985 年至 2005 年的所有高质量的 CRT 研究,包括 13 个临床试验的 5 051 名内科和外科患者,病种涵盖脓毒症、急性呼吸窘迫综合征、心衰加重期。其他的研究也没有证据显示肺动脉导管对死亡率和住院时间的影响[51]。表 3.1 总结了文献中推荐的留置肺动脉导管的适应证。

表 3.1　留置肺动脉导管的适应证

外科
高危手术的围术期管理
术后合并心血管并发症
多发伤
严重的烧伤
液体复苏后的休克状态
液体复苏后的少尿
心脏
心肌梗死合并泵功能衰竭
保守治疗无效的充血性心力衰竭
肺动脉高压(药物治疗早期的诊断与监测)
肺
鉴别非心源性(呼吸窘迫综合征)和心源性肺水肿
评估呼吸支持条件较高时对心血管系统的影响

禁忌证

留置肺动脉导管没有绝对禁忌证,但有些注意事项与留置中心静脉导管是相同的。

临床应用

肺动脉导管可提供很多生理数据来指导危重患者的治疗。这些参数包括 CVP、肺动脉舒张压、收缩压和平均动脉压,肺动脉阻塞后的嵌顿压、弹丸式注射或连续热稀释法得到的心输出量,间断采集样本得到的混合静脉血气,连续监测的混合静脉血氧饱和度。此外还可以获得很多衍生参数[52]。

肺动脉导管的使用已经越来越少。一项研究报道了从 2001 年到 2008 年的八年间,肺动脉导管减少了近 50%[53]。肺动脉导管已经被 TEE 和创伤更小的血流动力学监测设备所取代。但肺动脉导管仍然适用于某些患者或某些特殊手术。在决定使用肺动脉导管时,操作者必须考虑是否适合患者或所实施的手术,以及操作环境是否合适。

操作技术

传统的肺动脉导管包括一个远端腔、一个近端腔、一个用于膨胀导管尖端气囊的腔以及一个利用热稀释法测定心输出量的热敏电阻接头。肺动脉导管置入中心静脉的方法与中心静脉置管相同。穿刺引导装置的使用使得操作更为便捷。只要穿刺引导鞘确定在位,肺动脉导管就可以沿着鞘管置入,直到管头到达胸腔内的静脉(通过压力波形上的呼吸变异可以证实)。然后向气囊内注射 1.5ml 空气使气囊膨胀,在有压力波形和 ECG 的监测下,继续送入导管。导管经右心房进入右心室,此时压力波形上显示收缩压突然升高。导管继续向前通过肺动脉瓣进入肺动脉,此时舒张压会突然升高。继续缓慢置入导管,直到获得肺动脉阻塞或被"楔入"形成的波形[54](图3.6)。松开气囊,确认肺动脉压力波形,固定导管,X线胸片确认。

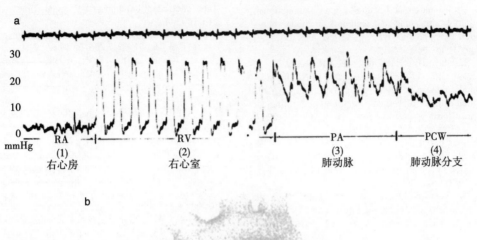

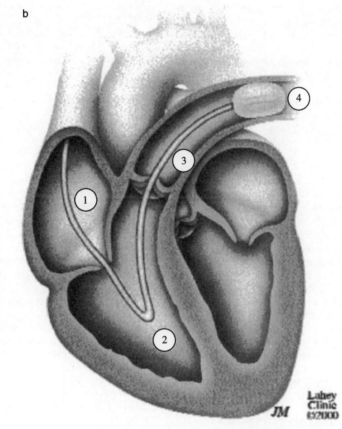

图 3-6　肺动脉导管置入过程中相应部位的压力波形

并发症

肺动脉导管置入过程中最常见的并发症为心律失常。导管置入时,可能在右心室发生卷曲、盘旋或打结。当压力波形显示在右心室且未进入肺动脉时,导管置入深度不超过 10cm 可避免上述情况的发生。导管易位也有报道,如置入胸膜腔、心包腔、腹膜腔、主动脉、椎动脉、肾静脉、下腔静脉。导管置入后的并发症包括感染[55]、血栓形成、肺梗死、肺动脉破裂、出血、假性动脉瘤形成[56]、血小板减少、心瓣膜损伤、导管折断、气囊破裂。最后,置管并发症也包括由于置管时间过长导致治疗延迟,获得的错误数据或错误解读数据导致不当治疗[57]。

（李晨　译,陈德生　校）

参考文献

1. Venus B, Mallory D. Vascular cannulation: preparation of the patient for vascular cannulation. Probl Crit Care. 1988;2:211–6.
2. Seldinger SL. Catheter replacement of the needle in percutaneous arteriography. Acta Radiol. 1953;39:368–76.
3. Airapetian N, Maizel J, Langelle F, Modeliar SS, Karakitsos D, Dupont H, et al. Ultrasound-guided central venous cannulation is superior to quick-look ultrasound and landmark methods among inexperienced operators: a prospective randomized study. Intensive Care Med. 2013;39:1938–44.
4. Wigmore TJ, Smythe JF, Hacking MB, Raobaikady R, MacCallum NS, et al. Effect of the implementation of NICE guidelines for ultrasound guidance on the complication rates associated with central venous catheter placement in patients presenting for routine surgery in a tertiary referral centre. Br J Anaesth. 2007; 99:662–5.
5. Marschall J, Mermel LA, Classen D, Arias KM, Podgorny K, Anderson DJ, et al. Strategies to prevent central line-associated bloodstream infection in acute care hospitals. Infect Control Hosp Epidemiol. 2008;29(S1):S22–30.
6. Chaiyakunapruk N, Veenstra DL, Lipsky BA, Saint S, et al. Chlorhexidine compared with povidone-iodine solution for vascular catheter-site care a meta-analysis. Ann Intern Med. 2002; 136:792–801.
7. Bruner JM, Krenis LJ, Kunsman JM, Sherman AP. Comparison of direct and indirect methods of measuring arterial blood pressure: III. Med Instrum. 1981;15:182–8.
8. Bedford RF, Shah NK. Blood pressure monitoring: invasive and noninvasive. In: Blitt CD, Hines RL, editors. Monitoring in anesthesia and critical care medicine. 3rd ed. New York: Churchill Livingstone; 1995.
9. Lehman LW, Saeed M, Talmor D, Mark R, Malhotra A. Methods of blood pressure measurement in the ICU. Crit Care Med. 2013;41:34–40.
10. Bur A, Hirschl MM, Herkner H, Oschatz E, Kofler J, Woisetschläger C, et al. Accuracy of oscillometric blood pressure measurement according to the relation between cuff size and upper-arm circumference in critically ill patients. Crit Care Med. 2000;28:371–6.
11. McNeer R, Varon AJ. Monitoring the trauma patient. In: Varon AJ, Smith CE, editors. Essentials of trauma anesthesia. Cambridge: Cambridge University Press; 2012. p. 116–29.
12. Marik PE, Cavallazzi R, Vasu T, Hirani A. Dynamic changes in arterial waveform derived variables and fluid responsiveness in mechanically ventilated patients: a systematic review of the literature. Crit Care Med. 2009;37:2642–7.
13. Franklin C. The technique of radial artery cannulation. Tips for maximizing results while minimizing the risk of complications. J Crit Illn. 1995;10:424–32.
14. Weiss BM, Gattiker RI. Complications during and following radial artery cannulation: a prospective study. Intensive Care Med. 1986;12:424–8.
15. Ejrup B, Fischer B, Wright IS. Clinical evaluation of blood flow to the hand. Circulation. 1966;33:778–80.
16. Wilson SR, Grunstein I, Hirvela ER, Price DD. Ultrasound-guided radial artery catheterization and the modified Allen's test. J Emerg Med. 2010;38:354–8.
17. Bryan-Brown CW, Kwun KB, Lumb PD, Pia RLG, Azer S. The axillary artery catheter. Heart Lung. 1983;12:492–7.
18. Franklin CM. The technique of dorsalis pedis cannulation. An over-looked option when the radial artery cannot be used. J Crit Illn. 1995;10:493–8.
19. McKay R, Johansson B, de Leval MR, Stark J. Superficial temporal artery cannulation in infants. Thorac Cardiovasc Surg. 1981;29: 174–7.
20. Tegtmeyer K, Brady G, Lai S, Hodo R, Braner D. Placement of an arterial line. New Engl J Med. 2006;354, e13.
21. Handlogten KS, Wilson GA, Clifford L, Nuttall GA, Kor DJ. Brachial artery catheterization: an assessment of use patterns and associated complications. Anesth Analg. 2014;118(2): 288–95.
22. Scheer BV, Perel A, Pfeiffer UJ. Clinical review: complications and risk factors of peripheral arterial catheters used for haemodynamic monitoring in anaesthesia intensive care medicine. Crit Care. 2002;6(3):199–204.
23. Horlocker TT, Bishop AT. Compartment syndrome of the forearm and hand after brachial artery cannulation. Anesth Analg. 1995; 81:1092–4.
24. Venus B, Mallory D. Vascular cannulation: arterial cannulation. Probl Crit Care. 1988;2:286–95.
25. Lucet JC, Bouadma L, Zahar JR, Schwebel C, Geffroy A, Pease S, et al. Infectious risk associated with arterial catheters compared with central venous catheters. Crit Care Med. 2010;38: 1030–5.
26. Marik PE, Cavallazzi R. Does the central venous pressure predict fluid responsiveness? An updated meta-analysis and a plea for some common sense. Crit Care Med. 2013;41:1774–81.
27. Andrews RT, Bova DA, Venbrux AC. How much guidewire is too much? Direct measurement of the distance from subclavian and internal jugular vein access sites to the superior vena cava-atrial junction during central venous catheter placement. Crit Care Med. 2000;28:138–42.
28. Rupp SM, Apfelbaum JL, Blitt C, Caplan RA, Connis RT, Domino KB, et al. Practice guidelines for central venous access: a report by the American society of anesthesiologists task force on central venous access. Anesthesiology. 2012;116:539–73.
29. Ezaru CS, Mangione MP, Oravitz TM, Ibinson JW, Bjerke RJ. Eliminating arterial injury during central venous catheterization using manometry. Anesth Analg. 2009;109:130–4.
30. Merrer J, De Jonghe B, Golliot F, Lefrant JY, Raffy B, Barre E, et al. Complications of femoral and subclavian venous catheterization in critically ill patients. JAMA. 2001;286:700–7.
31. Mansfield PF, Hohn DC, Fornage BD, Gregurich MA, Ota DM. Complications and failures of subclavian-vein catheterization. N Engl J Med. 1994;331:1735–8.
32. Bold RJ, Winchester DJ, Madary AR, Gregurich MA, Mansfield PF. Prospective, randomized trial of Doppler-assisted subclavian vein catheterization. Arch Surg. 1998;133:1089–93.
33. Lefrant JY, Cuvillon P, Bénézet JF, Dauzat M, Peray P, Saïssi G, et al. Pulsed Doppler ultrasonography guidance for catheterization of the subclavian vein: a randomized study. Anesthesiology. 1998;88:1195–201.
34. O'Grady NP, Alexander M, Burns LA, Dellinger EP, Garland J, Heard SO, et al. Guidelines for the prevention of intravascular catheter-related infections. Clin Infect Dis. 2011;52:e162–93.
35. Venus B, Mallory D. Vascular cannulation: clavicular approaches for central vein cannulation. Probl Crit Care. 1988;2:242–65.
36. Tan BK, Hong SW, Huang MH, Lee ST. Anatomic basis of safe percutaneous subclavian venous catheterization. J Trauma. 2000;48:82–6.
37. Sparks CJ, McSkimming I, George L. Shoulder manipulation to facilitate central vein catheterization from the external jugular vein. Anaesth Intensive Care. 1991;19(4):567–8.
38. Durbec O, Viviand X, Potie F, Vialet R, Albanese J, Martin C. A prospective evaluation of the use of femoral venous catheters in critically ill adults. Crit Care Med. 1997;25:1986–9.
39. Smyrnios NA, Irwin RS. The jury on femoral vein catheterization is still out. Crit Care Med. 1997;25:1943–6.
40. Ullman JI, Stoelting RK. Internal jugular vein location with the ultrasound Doppler blood flow detector. Anesth Analg. 1978;57:118.
41. Moore CL, Copel JA. Point-of-care ultrasonography. N Engl J Med. 2011;364:749–57.
42. Troianos CA, Hartman GS, Glas KE, Skubas NJ, Eberhardt RT, Walker JD, et al. Guidelines for performing ultrasound guided vascular cannulation: recommendations of the American society of echocardiography and the society of cardiovascular anesthesiologists. Anesth Analg. 2012;114:46–72.

43. Milling Jr TJ, Rose J, Briggs WM, Birkhahn R, Gaeta TJ, Bove JJ, et al. Randomized, controlled clinical trial of point-of-care limited ultrasonography assistance of central venous cannulation: the third sonography outcomes assessment program (SOAP-3) Trial. Crit Care Med. 2005;33(8):1764–9.

44. Shojania KG, Duncan BW, McDonald KM, Wachter RM, Markowitz AJ. Making health care safer: a critical analysis of patient safety practices. Evid Rep Technol Assess (Summ). 2001; 43:1–668.

45. Veenstra DL, Saint S, Saha S, Lumley T, Sullivan SD, et al. Efficacy of antiseptic-impregnated central venous catheters in preventing catheter-related bloodstream infection. JAMA. 1999;28:261–7.

46. Raad I, Darouiche R, Dupuis J, Abi-Said D, Gabrielli A, Hachem R, et al. Central venous catheters coated with minocycline and rifampin for the prevention of catheter-related colonization and bloodstream infections. Ann Int Med. 1997;127(4):267–74.

47. Darouiche RO, Raad II, Heard SO, Thornby JI, Wenker OC, Gabrielli A, et al. A comparison of two antimicrobial-impregnated central venous catheters. N Engl J Med. 1999;340:1–8.

48. Connors Jr AF, Speroff T, Dawson NV, Thomas C, Harrell Jr FE, Wagner D, et al. The effectiveness of right heart catheterization in the initial care of critically ill patients. JAMA. 1996;276:889–97.

49. Dalen JE, Bone RC. Is it time to pull the pulmonary artery catheter? JAMA. 1996;276:916–8.

50. Binanay C, Califf RM, Hasselblad V, O'Connor CM, Shah MR, Sopko G, et al. Evaluation study of congestive heart failure and pulmonary artery catheterization effectiveness: the ESCAPE trial. JAMA. 2005;294:1625–33.

51. Shah MR, Hasselblad V, Stevenson LW, Binanay C, O'Connor CM, Sopko G, et al. Impact of the pulmonary artery catheter in critically ill patients: meta-analysis of randomized clinical trials. JAMA. 2005;294:1664–70.

52. Eidelman LA, Sprung CL. Direct measurements and derived calculations using the pulmonary artery catheter. In: Sprung CL, editor. The pulmonary artery catheter: methodology and clinical applications. 2nd ed. Closter, NJ: Critical Care Research Associates; 1993.

53. Gershengorn HB, Wunsch H. Understanding changes in established practice: pulmonary artery catheter use in critically ill patients. Crit Care Med. 2013;41:2667–76.

54. Varon AJ, Kirton OC, Civetta JM. Physiologic monitoring of the surgical patient. In: Schwartz SI, editor. Principles of surgery. 7th ed. New York: McGraw-Hill; 1999. p. 485–509.

55. Mermel LA, Maki DG. Infectious complications of Swan-Ganz pulmonary artery catheters. Am J Respir Crit Care Med. 1994;149:1020–36.

56. Kirton OC, Varon AJ, Henry RP, Civetta JM. Flow-directed, pulmonary artery catheter-induced pseudoaneurysm: urgent diagnosis and endovascular obliteration. Crit Care Med. 1992;20:1178–80.

57. Tuman KJ, Carroll GC, Ivankovich AD. Pitfalls in interpretation of pulmonary artery catheter data. J Cardiothor Anesth. 1989;3:625–41.

第四章 液体复苏

Naomi E. Hammond, Manoj K. Saxena, John A. Myburgh

前言

液体复苏是治疗重症患者最常用的干预措施。液体复苏的主要目的是纠正症状性的低血容量以恢复重要器官的灌注。理想的复苏液体能够近似地替代丢失液。

非血制品的液体复苏常用于几乎所有外科大手术的患者、创伤和烧伤后收入急诊室的患者,以及大部分 ICU 患者。液体的种类和容量有很大差异,并且有充分证据显示特定复苏液体的种类和容量会直接影响患者的预后。血制品的使用见第三十七章。

复苏液体简史

静脉输液的首次记录见于 19 世纪 30 年代欧洲霍乱大流行期间[1,2]。20 世纪 30 年代,Alexis Hartmann 使用碱化盐溶液治疗儿童胃肠炎[3],该液体是基于 Sidney Ringer 开发的实验用溶液。1941 年,随着血制品成分的发展[4],人血白蛋白用于二战中美国士兵的复苏。

战后,因蛋白价格昂贵且不易获取,出现了半合成血浆替代物,如以羟乙基淀粉、明胶和右旋糖酐为基础的胶体[5-7]。

复苏液体的病理生理

体内总水量和体液成分的生理学概念是选择常用复苏液体的基础。

人体约 60% 由水组成,分为细胞内液和细胞外液。细胞外液占总体液的 40%,包括血浆、组织间液、跨细胞液(或跨血管液)[8](图 4.1)。

液体在组织间隙和血浆成分之间的流动(跨血管

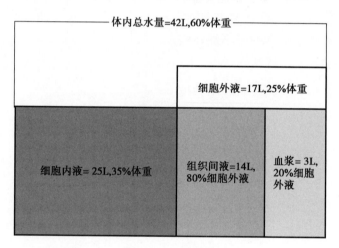

图 4.1 体液构成

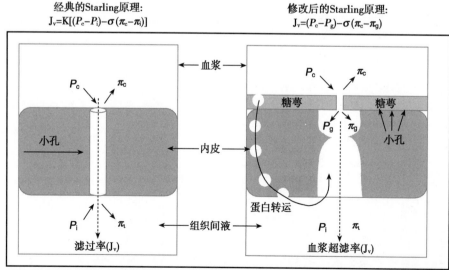

经典的Starling原理:
$$J_v = K[(P_c - P_i) - \sigma(\pi_c - \pi_i)]$$

修改后的Starling原理:
$$J_v = (P_c - P_g) - \sigma(\pi_c - \pi_g)$$

图 4.2 经典的及修改后的 Starling 模型

J_v 血流通过毛细血管管壁,K 滤过系数,P_c 毛细血管静水压,P_i 血管外组织间的静水压,π_c 毛细血管渗透压,π_i 组织间渗透压,σ 毛细血管壁通透性,π_g 胶体渗透压,P_g 紧贴糖萼下层的内皮细胞间的组织间液静水压。

交换),由 Starling 公式定义(图 4.2):

$$Jv = K\,[(Pc - Pi) - \sigma\,(\pi c - \pi i)]$$

其中 Jv 是跨毛细血管膜的液体净流量,K 是滤过分数,Pc 是毛细血管静水压,Pi 是间质液静水压,σ 是反射系数(毛细血管壁通透性),πc 是毛细血管渗透压,πi 是间质液渗透压[9]。

原始的 Starling 模型在内皮细胞糖萼层发现之后做了更改,糖萼层是联结于血管内皮细胞管腔面的糖蛋白和蛋白聚糖网格。糖萼层将血浆和糖萼层下无蛋白的液体间隙分隔开来[10-12]。血浆蛋白,如白蛋白,通过相对少的大孔逸出到间质液,并且绝大部分滤过的液体会通过淋巴液返回到循环中,而不是通过毛细血管静脉端重吸收[11](图 4.2)。

内皮细胞糖萼层的结构和功能在数量上和质量上的丢失,见于急性炎症状态,如脓毒症、创伤和手术时,也正是液体复苏最常见的情况[11]。因此,基于传统生理模型的复苏液体的预计效应在生理和病理情况下是有区别的。

液体类型

理想的复苏液体,能够保留在血管内,通过提高血浆胶体渗透压持续扩张血管内容量,生理构成上与细胞外液的张力相近,生物相容性好,不会引起过敏或代谢副作用,无需代谢或排泄,不在组织中蓄积,对所有患者安全有效[12]。但是这种液体是不存在的。

复苏液体根据特定的理化特性分为胶体和晶体。胶体是以晶体液为载体的分子混悬液,不易通过渗透屏障。

晶体是离子溶液,能半透过血管膜,分布于细胞外液间。

胶体溶液

生理情况下,胶体构成的渗透压效应限制液体跨血管流动,因而等容增加血管内容量。

表 4.1 显示了常用胶体制剂的类型和构成。

表 4.1 常用胶体液的种类和成分(每升)

溶液	渗透压/ (mOsmol/L)	pH	Na⁺/ (mmol/L)	K⁺/ (mmol/L)	Cl⁻/ (mmol/L)	Ca²⁺/ (mmol/L)	其他	扩容时程 (h)
4%~5% 白蛋白和 0.9% 盐水	250	7.0	140	–	128	–		4~6
6% 羟乙基淀粉(130/0.4)和 0.9% 盐水	308	4.0~5.5	154	–	154	–	–	1~4
琥珀酰明胶	274	7.4	154	–	120	–		2~3
聚明胶肽	301	7.3	145	5.1	145	6.25		2~3

白蛋白

人血白蛋白是天然的血浆蛋白,是血浆胶体渗透压的主要决定因素。等渗浓度为 4~5g/100ml 的人白蛋白是胶体溶液的代表。人血白蛋白从全血分离,静脉注射半衰期 4~6 小时。通过热疗和超滤减少了血源性致病菌传播的风险。该制品的晶体液载体通常是 0.9% 盐水或无盐的浓缩溶液(20~25g/100ml)。

1998 年,Cochrane 组织的一篇系统综述报道,与对照液体相比,白蛋白的输注与总体死亡率的显著增加有关[13]。该综述提出有必要进行一项高质量的随机对照试验以确定白蛋白,相对于 0.9% 生理盐水,作为复苏液体的有效性和安全性。生理盐水对照白蛋白的评估研究(SAFE),纳入了近 7 000 例 ICU 患者,

结果显示白蛋白和盐水组的 28 天病死率没有差异[14]。但是,对于严重颅脑创伤的患者,白蛋白组死亡率增加,与颅内压的增加有关[15,16]。使用白蛋白作液体复苏,并且维持血浆蛋白>30g/L,与严重脓毒症患者死亡率的降低有关[17,18]。这些试验首次揭示复苏液体的种类可能直接影响患者的预后,白蛋白与盐水相比,除了引起中心静脉压的轻度增高,对平均动脉压和心率等复苏终点的影响没有区别[14]。复苏液体的总量大致相同,提示在病理情况下,内皮细胞糖萼层受损,胶体并没有表现出显著节省晶体的效果,在使用中两者可能是等效的。基于这些试验结果的推荐意见是,反对应用胶体对大多数患者进行复苏[19]。白蛋白禁用于严重颅脑损伤的患者,但是可能对严重脓毒症患者有益。另一项有里程碑意义的试验,在治疗发热合并

代偿性休克的儿童(扩容作为支持治疗)中,快速推注白蛋白或盐水与不推注液体对比,显示早期快速推注任一液体均与死亡率增加有关,挑战了另一个液体复苏的既有经验[20-22]。

半合成胶体

羟乙基淀粉

羟乙基淀粉(hydroxyethyl starches,HES)是全球范围内最常用的胶体[23]。由天然存在的土豆和玉米淀粉制成,依据分子量和分子取代级分类[5,7]。HES静脉输注的半衰期是1~4小时。制备HES用晶体液包括0.9%盐水和缓冲盐溶液。大分子量(>130kD)、高张(>10%)的HES制剂,由于增加了HES在皮肤网状内皮组织、肾脏和肝脏的组织蓄积,与副作用有关[24,25]。小分子量(<130kD)、等张(6%)的HES广泛用于外科手术、创伤和严重脓毒症患者。最近两个高质量随机对照试验关于6% HES用于综合ICU患者(晶体对比羟乙基淀粉试验)和严重脓毒症患者(斯堪的纳维亚淀粉治疗严重脓毒症/脓毒症休克的研究),显示出HES与90天死亡率以及肾替代治疗的增加有关[26,27]。尽管HES的副作用可能作用于所有患者,是一般性的、剂量依赖性的,但是这些作用主要见于脓毒症患者。其他明显的副作用包括引起瘙痒、肝功能变化和增加血制品的使用[26-28]。HES在达到复苏终点的效果或显著节省晶体液方面,没有表现出任何益处。

鉴于一致发现的危害性,且缺乏临床益处、增加花费,不推荐HES用于重症患者的液体复苏[19,29]。事实上,一些医疗监管部门,包括食品与药品管理局,已经限制了HES用于复苏的指征[30-33]。

明胶

明胶溶液由牛和马水解胶原蛋白制成。常用制剂包括琥珀酰明胶和尿素连接明胶多聚物盐水。他们与血浆渗透压相等,静脉输注半衰期2~3小时。明胶制剂与过敏反应有关,并且使用该制剂可能增加急性肾损伤风险[34,35]。支持明胶用于液体复苏的证据有限[29],并不推荐作为安全有效的半合成胶体。

右旋糖酐

右旋糖酐是蔗糖与细菌发酵生产的多糖,随后水解分成大小不同的分子。临床常用的右旋糖酐包括右旋糖酐40(40kD)和右旋糖酐70(70kD)与糖或盐水的混合物。右旋糖酐血管内半衰期约6小时,但输注后可在循环中存留数周。右旋糖酐用于治疗血栓栓塞症,但是可能与急性肾损伤的发生有关。没有有效的高质量证据支持右旋糖酐用于液体复苏[29],已在全球范围内停止使用。

晶体液

晶体液含钠、氯等决定溶液张力的电解质。所有晶体能在与血管外液均衡分布前,输注1~2小时,短暂提高血管内容积。晶体液的大量输注可能出现临床上明显的组织间质水肿,特别是在内皮糖萼层受损的情况下。过多输注还可能导致稀释性凝血病。

表4.2展示了一些常用晶体液的类型和组分。

表4.2　常用晶体液的种类和成分(每升)

溶液	渗透压/(mOsmol/L)	pH	Na+/(mmol/L)	K+/(mmol/L)	Cl−/(mmol/L)	Ca2+/(mmol/L)	HCO3−/(mmol/L)	其他/(mmol/L)	扩容时程(h)
0.9%盐水	308	5.0	154	−	154	−	−	−	1~2
复方乳酸钠溶液[a](通称)	280.6	5.0~7.0	131	5.4	111	2	−	额外阴离子包括:乳酸:29 醋酸:24 苹果酸盐:5 镁:2	1~2
缓冲盐溶液(通称)	294		140	5.0	98			额外阴离子包括:镁:3.0 醋酸:24 苹果酸盐:5 葡萄糖酸盐:23	1~2

[a] 乳酸林格液有许多不同生产商,配方略有差异。

0.9%("生理")盐水

氯化钠(0.9%或"生理"盐水)是全球范围内最常用的复苏液[23]。盐水含浓度相同的(154mmol/L)钠和氯,与细胞外液等张。

由于0.9%盐水中的钠浓度高于血浆,如大量输注可能导致高氯性酸中毒[36,37]。这一综合征的临床相关性尚不清楚[38],但是可能与免疫功能不全[39,40],肾功能不全包括肾小球滤过率下降[41]和尿量减少[42]有关。

盐水推荐用于创伤、颅脑损伤、糖尿病酮症酸中毒以及上消化道胃肠液大量丢失导致的碱中毒患者。

缓冲("平衡")盐溶液

缓冲盐溶液常称为"平衡"液,所含离子浓度与生理水平相近。张力取决于钠离子浓度,作为碳酸氢根(因其在塑料容器中不稳定)的替代,所含额外的阴离子如乳酸、葡萄糖酸钙和醋酸以保持电化学中性。因此,目前使用的所有溶液均非"平衡"或"生理"的。

复方乳酸钠(乳酸林格液)是相对低张的碱性溶液,而新出的溶液如 PlasmaLyte®,含醋酸,高剂量可能有心脏毒性。缓冲盐溶液越来越被推荐用于烧伤[43]、创伤[44]和手术患者[45]的液体复苏。一些观察性研究显示,与0.9%盐水等高氯复苏液体相比,缓冲盐溶液的使用与大手术术后并发症的下降[46]、急性肾损伤发生的减少[46]、肾替代治疗、输血的需求降低以及脓毒症患者院内死亡率的下降[47]有关。缓冲盐溶液可能与高乳酸血症、代谢性碱中毒和低渗的发生有关。没有高质量的临床试验证实缓冲盐溶液的安全性和有效性。

液体复苏的一般原则

对于单个重症患者,在整个病程中对输注液体的需求以及反应性都是有差异的。没有一个单独的生理或生化指标能够可靠的衡量液体缺失量或评估液体复苏的反应性。衡量液体缺失量或评估液体复苏的反应性需要仔细整合现病史、了解疾病预期进程以及根据综合的生理生化指标的水平和趋势做出临床评估。

对于多数患者,初始液体负荷试验是主要的治疗措施,通常推荐给予20~30ml/kg。当高度怀疑患者为症状性低血容量,特别是在复苏的初始阶段(0~36小时),应当考虑该措施。这种情况下,还应考虑早期应用血管收缩药。

在危重症患者初始复苏的后期(36~96小时),低血容量的发生率随之减低。在这期间,通常给予较小剂量的液体复苏(5~15ml/kg),作为评估可疑低血容量诊断的一部分,此类低血容量往往开始于单独的生理异常,如少尿。此时需谨慎输液,警惕输注不必要、无效的晶体和胶体可能增加液体蓄积。增加液体蓄积的结果是临床显著的间质水肿,所致副作用与结局不良相关[48]。

实用的、有证据支持的液体复苏推荐意见

1. 出血患者,需积极控制出血,并推荐尽快输血和血制品。

2. 对大部分患者,推荐使用晶体液作为一线复苏液体。

- 对大部分急症患者,推荐使用等渗、缓冲盐溶液作初始液体复苏。
- 术中液体复苏,推荐使用缓冲盐溶液[45],特别是结肠手术[49]。
- 对烧伤患者,推荐使用缓冲盐溶液作初始液体复苏[43]。
- 对低血容量和碱中毒患者,考虑使用0.9%盐水作液体复苏。

3. 胶体和晶体比,并未显示出显著的临床益处,并且与毒性和花费增加有关[12,24,27]。

- 羟乙基淀粉禁用于脓毒症或脓毒症休克合并有急性肾损伤风险的患者[26,27]。
- 未证实术中使用羟乙基淀粉替代晶体的安全性,不作推荐。
- 未证实其他明胶和右旋糖酐的安全性,不作推荐[29]。

4. 对于严重脓毒症或脓毒症休克患者,如易获得,应考虑在复苏早期(0~5天)联合使用白蛋白作液体复苏。

5. 对于颅脑损伤患者,可选择0.9%盐水或等渗晶体液作液体复苏。

- 禁用白蛋白[15,16]。
- 未证实胶体液在颅脑损伤的安全性。

6. 液体正平衡与不良结局有关[50,51]。在选择复苏液体剂量时,需考虑患者累积液体平衡和理想体重。

总结

使用复苏液体时应如用药一样谨慎,需考虑特定的适应证和禁忌证、潜在毒性以及相应增加的直接和

间接花费。

（冯喆 译，张军伟 校）

参考文献

1. Foex B. How the cholera epidemic of 1831 resulted in a new technique for fluid resuscitation. Emerg Med J. 2003;20:316–8.

2. MacGillivray N. Dr. Thomas Latta: the father of intravenous infusion therapy. J Infect Prev. 2009;10:S3–6.

3. Lee J. Sydney Ringer (1834–1910) and Alexis Hartmann (1898–1964). Anaesthesia. 1981;36:1115–21.

4. American National Red Cross. History of blood transfusion 2014 (cited 2014 4th April). Available from: http://www.redcrossblood.org/learn-about-blood/history-blood-transfusion

5. Haase N, Perner A. Hydroxyethyl starch for resuscitation. Curr Opin Crit Care. 2013;19:321–5.

6. FDA. [cited 2014 17th April]. Available from: www.fda.gov/downloads/biologicsbloodvaccines/newsevents/workshopsmeetingsconferences/ucm325456.ppt

7. Westphal M, James M, Kozek-Langenecker S, Stocker R, Guidet B, Van Aken H. Hydroxyethyl starches: different products-different effects. Anesthesiology. 2009;111:187–202.

8. Edelman I, Leibman J. Anatomy of body water and electrolytes. Am J Med. 1959;27:256–77.

9. Starling E. On the absorption of fluids from the connective tissue spaces. J Physiol. 1896;19:312–26.

10. Levick J, Michel C. Microvascular fluid exchange and the revised Starling principle. Cardiovasc Res. 2010;87:198–210.

11. Woodcock TM, Woodcock TE. Revised Starling equation and the glycocalyx model of transvascular fluid exchange: an improved paradigm for prescribing intravenous fluid therapy. Br J Anaesth. 2012;108:384–94.

12. Myburgh JA, Mythen MG. Resuscitation fluids. N Engl J Med. 2013;369:1243–51.

13. Cochrane Injuries Group Albumin Reviewers. Human albumin administration in critically ill patients: systematic review of randomised controlled trials. BMJ. 1998;317:235–40.

14. SAFE Study Investigators. A comparison of albumin and saline for fluid resuscitation in the intensive care unit. N Engl J Med. 2004;350:2247–56.

15. Cooper DJ, Myburgh J, Heritier S, Finfer S, Bellomo R, Billot L, et al. Albumin resuscitation for traumatic brain injury: is intracranial hypertension the cause of increased mortality? J Neurotrauma. 2013;30:512–8.

16. SAFE Study Investigators. Saline or albumin for fluid resuscitation in patients with traumatic brain injury. N Engl J Med. 2007;357:874–84.

17. The SAFE Study Investigators. Impact of albumin compared to saline on organ function and mortality of patients with severe sepsis. Intensive Care Med. 2011;37:86–96.

18. Caironi P, Tognoni G, Masson S, Fumagalli R, Pesenti A, Romero M, et al. Albumin replacement in patients with severe sepsis or septic shock. N Engl J Med. 2014;10:1412–21.

19. Myburgh J, McIntyre L. New insights into fluid resuscitation. Intensive Care Med. 2013;39:998–1001.

20. Maitland K, Kiguli S, Opoka RO, Engoru C, Olupot-Olupot P, Akech SO, et al. Mortality after fluid bolus in African children with severe infection. N Engl J Med. 2011;364:2483–95.

21. Maitland K, George EC, Evans JA, Kiguli S, Olupot-Olupot P, Akech SO, et al. Exploring mechanisms of excess mortality with early fluid resuscitation: insights from the FEAST trial. BMC Med. 2013;11:68.

22. Myburgh J, Finfer S. Causes of death after fluid bolus resuscitation: new insights from FEAST. BMC Med. 2013;11:67.

23. Finfer S, Liu B, Taylor C, Bellomo R, Billot L, Cook D, et al. Resuscitation fluid use in critically ill adults: an international cross-sectional study in 391 intensive care units. Crit Care. 2010;14:R185.

24. Brunkhorst FM, Engel C, Bloos F, Meier-Hellmann A, Ragaller M, Weiler N, et al. Intensive insulin therapy and pentastarch resuscitation in severe sepsis. N Engl J Med. 2008;358:125–39.

25. Schortgen F, Lacherade JC, Bruneel F, Cattaneo I, Hemery F, Lemaire F, et al. Effects of hydroxyethylstarch and gelatin on renal function in severe sepsis: a multicentre randomised study. Lancet. 2001;357:911–6.

26. Myburgh J, Finfer S, Bellomo R, Billot L, Cass A, Gattas D, et al. Hydroxyethyl starch or saline for fluid resuscitation in intensive care. N Engl J Med. 2012;367:1901–11.

27. Perner A, Haase N, Guttormsen AB, Tenhunen J, Klemenzson G, Åneman A, et al. Hydroxyethyl starch 130/0.42 versus Ringer's acetate in severe sepsis. N Engl J Med. 2012;367:124–34.

28. Haase N, Wetterslev J, Winkel P, Perner A. Bleeding and risk of death with hydroxyethyl starch in severe sepsis: post hoc analyses of a randomized clinical trial. Intensive Care Med. 2013;39:2126–34.

29. Perel P, Roberts I, Ker K. Colloids versus crystalloids for fluid resuscitation in critically ill patients. Cochrane Database Syst Rev. 2013;2, CD000567.

30. FDA. Hydroxyethyl starch solutions: FDA safety communication – boxed warning on increased mortality and severe renal injury and risk of bleeding 2013. Available from: http://www.fda.gov/Safety/MedWatch/SafetyInformation/SafetyAlertsforHumanMedicalProducts/ucm358349.htm

31. MHRA. Press release: MHRA suspends use of hydroxyethyl starch (HES) drips 2013. Available from: http://www.mhra.gov.uk/NewsCentre/Pressreleases/CON287028

32. TGA. Monitoring communication: hydroxyethyl starch (Voluven and Volulyte) and increased risk of mortality 2013. Available from: http://www.tga.gov.au/safety/ews-medicine-hydroxyethyl-starch-130709.htm

33. Bellomo R, Bion J, Finfer S, Myburgh J, Perner A, Reinhart K. Open letter to the executive director of the European medicines agency concerning the licensing of hydroxyethyl starch solutions for fluid resuscitation. Br J Anaesth. 2014;112:595–600.

34. Bayer O, Reinhart K, Sakr Y, Kabisch B, Kohl M, Riedemann NC, et al. Renal effects of synthetic colloids and crystalloids in patients with severe sepsis: a prospective sequential comparison. Crit Care Med. 2011;39:1335–42.

35. Schabinski F, Oishi J, Tuche F, Luy A, Sakr Y, Bredle D, et al. Effects of a predominantly hydroxyethyl starch (HES)-based and a predominantly non HES-based fluid therapy on renal function in surgical ICU patients. Intensive Care Med. 2009;35:1539–47.

36. Yunos NM, Kim IB, Bellomo R, Bailey M, Ho L, Story D, et al. The biochemical effects of restricting chloride-rich fluids in intensive care. Crit Care Med. 2011;39:2419–24.

37. Morgan T, Venkatesh B, Hall J. Crystalloid strong ion difference determines metabolic acid–base change during acute normovolaemic haemodilution. Intensive Care Med. 2004;30:1432–7.

38. Handy J, Soni N. Physiological effects of hyperchloraemia and acidosis. Br J Anaesth. 2008;101:141–50.

39. Kellum J, Song M, Li J. Science review: extracellular acidosis and the immune response: clinical and physiologic implications. Crit Care. 2004;8:331–6.

40. Kellum J, Song M, Almasri E. Hyperchloremic acidosis increases circulating inflammatory molecules in experimental sepsis. Chest. 2006;130:962–7.

41. Reid F, Lobo D, Williams R, Rowlands B, Allison S. (Ab)normal saline and physiological Hartmann's solution: a randomized double-blind crossover study. Clin Sci. 2003;104:17–24.

42. Wilkes N, Woolf R, Mutch M, Mallett S, Peachey T, Stephens R, et al. The effects of balanced versus saline-based hetastarch and crystalloid solutions on acid–base and electrolyte status and gastric mucosal perfusion in elderly surgical patients. Anesth Analg. 2001;93:811–6.

43. Arlati S, Storti E, Pradella V, Bucci L, Vitolo A, Pulici M. Decreased fluid volume to reduce organ damage: a new approach to burn shock resuscitation? A preliminary study. Resuscitation. 2007;72:

371–8.

44. Advanced Trauma Life Support (ATLS) for doctors Chicago. American College of Surgeons Committee on Trauma 2012. Available from: http://www.facs.org/trauma/atls/index.html

45. Powell-Tuck J, Gosling P, Lobo D, Allison S, Carlson G, Gore M, et al. British consensus guidelines on intravenous fluid therapy for adult surgical patients (GIFTASUP); 2011. Available from: http://www.bapen.org.uk/pdfs/bapen_pubs/giftasup.pdf

46. Shaw A, Bagshaw S, Goldstein S, et al. Major complications, mortality, and resource utilization after open abdominal surgery: 0.9 % saline compared to Plasma-Lyte. Ann Surg. 2012;255:821–9.

47. Raghunathan K, Shaw A, Nathanson B, Stürmer T, Brookhart A, Stefan M, et al. Association between the choice of IV crystalloid and in-hospital mortality among critically ill adults with sepsis. Crit Care Med. 2014;42:1585–91.

48. The National Heart Lung, and Blood Institute Acute Respiratory Distress Syndrome (ARDS) Clinical Trial Network. Comparison of two fluid-management strategies in acute lung injury. N Engl J Med. 2006;354:2564–75.

49. Gustafsson U, Scott M, Schwenk W, Demartines N, Roulin D, Francis N, et al. Guidelines for perioperative care in elective colonic surgery: enhanced recovery after surgery (ERAS®)) Society recommendations. World J Surg. 2013;37:259–84.

50. Cordemans C, De Laet I, Van Regenmortel N, Schoonheydt K, Dits H, Huber W, et al. Fluid management in critically ill patients: the role of extravascular lung water, abdominal hypertension, capillary leak, and fluid balance. Ann Intensive Care. 2012;2 Suppl 1:S1.

51. Boyd JH, Forbes J, Nakada TA, Walley KR, Russell JA. Fluid resuscitation in septic shock: a positive fluid balance and elevated central venous pressure are associated with increased mortality. Crit Care Med. 2011;39:259–65.

第五章　血管加压药和正性肌力药

Flávio E. Nácul

血管加压药和正性肌力药已成为危重病人治疗的基石。血管加压药通过收缩小动脉来提升血压,而正性肌力药则是通过增加心肌收缩力来改善心输出量。临床上使用的大多数血管加压药和正性肌力药是通过与心脏和血管上的肾上腺素能受体相互作用来发挥其心血管作用的。

主要的肾上腺素能受体概述

主要的肾上腺素能受体有 α_1、α_2、β_1 和 β_2 受体。在心血管系统中,α_1 肾上腺素受体激活后诱导血管收缩,而 α_2 肾上腺素能受体激活后减少突触终板上的去甲肾上腺素释放,导致血压下降。与之相反,β_1 受体激活后,通过其正性变时、正性传导和正性变力作用增加心输出量,而 β_2 受体激活则导致血管舒张。

血管加压药

血管加压药一般用于经充分液体复苏仍存在持续低血压的病人。一般而言,血管加压药需维持平均动脉压(MAP)大于 65mmHg 以维持组织灌注。然而,动脉粥样硬化性疾病和长期高血压患者可能需要更高水平的 MAP。常用的血管加压药包括肾上腺素、去甲肾上腺素、多巴胺、去氧肾上腺素和血管升压素。肾上腺素、去甲肾上腺素和多巴胺是由酪氨酸(来源于苯丙氨酸的芳香族氨基酸)所合成的内源性儿茶酚胺(图 5.1)。

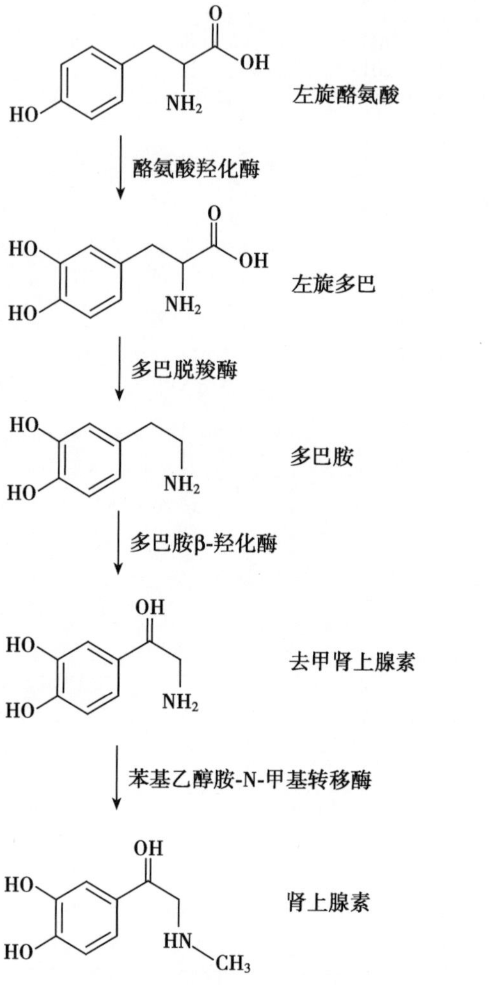

肾上腺素

肾上腺素在肾上腺髓质的嗜铬细胞中合成、存储和释放,是一种强效的 α 和 β 肾上腺素能药物,通过增加心输出量和外周血管张力来增加动脉压。肾上腺素能增加肺血管阻力和右心室后负荷。除了具有心血管作用外,肾上腺素还具有强效的支气管扩张和代谢作用。肾上腺素能够升高血糖和血乳酸水平,并能导致低血钾。β 激动后导致肝糖原分解,胰腺释放

图 5.1　3 种内源性儿茶酚胺(肾上腺素、去甲肾上腺素和多巴胺)的形成过程和对应的酶。在肾上腺髓质中,多巴胺是去甲肾上腺素的前体,而去甲肾上腺素又是肾上腺素的前体。儿茶酚胺的化学结构中包含 1 个邻苯二酚基团(1 个苯环和两个相邻的羟基)和 1 个含胺基的侧链。

胰高血糖素,而 α 激动则抑制胰岛素的释放。乳酸水平的增加可能反映肾上腺素在骨骼肌中诱导的糖原分解的增强,而血钾的下降主要是由于 β_2 受体的活化,刺激钾吸收进入细胞内。肾上腺素由于其脂溶性差所以中枢神经系统作用较少。由于肝脏单胺氧化酶(MAO)和儿茶酚氧位甲基转移酶(COMT)能迅速代谢肾上腺素,口服给药是无效的[1,2],所以外源性肾

上腺素必须静脉或皮下注射,循环休克的常用剂量为
$0.01\sim2\mu g/(kg\cdot min)$。

去甲肾上腺素

去甲肾上腺素是一种强效的 α 肾上腺素能受体
激动剂,同时具有微弱的 β 肾上腺素能效应。其临床
净效应是收缩压、舒张压和脉压均增加,而对心输出
量的影响很小。去甲肾上腺素的正性变时效应很小,
对肺血管的作用和肾上腺素相似,但不会产生支气管
扩张作用。根据一些临床报道显示,去甲肾上腺素对
肾小球滤过率没有影响[3]。与肾上腺素相比,去甲肾
上腺素较少引起高血糖,而且由于其对 β 受体的作用
微弱,并不增加血乳酸浓度。与肾上腺素相同,由于
肝脏 MAO 和 COMT 对其快速灭活,因此口服给药也
是无效的。去甲肾上腺素是拯救脓毒症运动推荐的
脓毒性休克低血压管理的首选血管加压药[4],标准剂
量为 $0.01\sim2\mu g/(kg\cdot min)$,超过 $0.5\sim1\mu g/(kg\cdot min)$ 则称为高剂量。

多巴胺

多巴胺是由多种受体介导的具有心血管作用的
去甲肾上腺素和肾上腺素的直接生理前体。在低剂
量时 $<5\mu g/(kg\cdot min)$ 时,多巴胺激活位于肾脏、肠系
膜、大脑和冠状血管的 D1 受体,导致血管扩张。在中
等剂量 $5\sim10\mu g/(kg\cdot min)$ 时,多巴胺主要激动 β_1 肾
上腺素能受体,导致心输出量和心率增加。在大剂量
时 $10\sim20\mu g/(kg\cdot min)$,$\alpha$ 肾上腺素受体效应占优势,
导致血管阻力和血压增加。多巴胺的神经体液效应
包括抑制催乳素和生长激素的分泌,促进糖皮质激素
合成[5]。有一些证据表明,催乳素分泌受抑制后,位于
T 细胞上的催乳素受体受刺激减少,从而产生免疫抑
制。生长激素分泌长时间抑制后,可能导致伤口愈合
延迟、肠黏膜萎缩和肌无力,而皮质醇增多从而导致
免疫抑制、愈合受损、类固醇糖尿病和肌病[6]。

去氧肾上腺素

去氧肾上腺素主要是一种直接作用的合成拟交
感药物,对 α_1 肾上腺素受体具有高度亲和性,在较大
的剂量下,能刺激 β 肾上腺素能受体。去氧肾上腺素
增加体循环血压以及全身和肺血管阻力,并可降低心
率和心输出量。心输出量的减少可能与压力感受器
介导的心动过缓有关。冠状动脉血流量增加,而肾
脏、内脏和皮肤的血流量则减少。由于在常规剂量下
不存在 β 激动剂活性,在心动过速限制使用其他药物

的临床情况下,去氧肾上腺素成为低血压时升压的有
利选择。

血管升压素

8-精氨酸加压素(vasopressin,AVP)也被称为抗利
尿激素(antidiuretic hormone,ADH),是一种在下丘脑
合成的九肽,在高渗性、低血压和血容量不足等情况
时释放。已经确定了三种亚型的加压素受体 V1、V2
和 V3。V1 受体主要存在于全身、内脏、肾脏和冠状动
脉的血管平滑肌上,主要作用是诱导血管收缩[7]。在
肺循环则相反,血管舒张是通过一氧化氮释放产生
的[8]。由于血管升压素可能会降低肺血管阻力,同时
增加全身血管阻力,因此使用血管升压素可能对右心
衰竭患者有利[9]。V2 受体主要位于肾脏远端小管和
集合小管,其介导的储水作用对于血浆容量和渗透压
的调节是必不可少的。V2 受体激活也释放内皮血管
性血友病(vW)因子。V3 受体主要存在于垂体,被认
为与促肾上腺皮质激素(adrenocorticotropic hormone,
ACTH)释放有关。低剂量的血管升压素(0.03~
0.04U/min)可以用来补充休克状态下可能发生的加
压素相对不足。

特利加压素和去氨加压素(1-去氨基-8-D-精氨酸
加压素,DDAVP)是加压素的合成类似物。特利加压
素是一种前体药物,在内皮蛋白酶的作用下转化为加
压素,因此其作用时间更长。特利加压素对血管 V1
受体具有较大的选择性,而对肾小管 V2 受体的选择
性较低。有研究调查了特利加压素在血管舒张性休
克状态中的作用,但仍缺乏相关的有力证据。因为特
利加压素能降低门静脉压力,所以可考虑用于治疗急
性静脉曲张出血和肝肾综合征的患者。相反,去氨加
压素是血管升压素 V2 受体的选择性激动剂,具有 10
倍于加压素的抗利尿作用,但没有血管收缩作用[7]。
V2 受体介导的治疗应基于 V2 受体引起的储水作用
和凝血因子释放的原理。因此,在中枢性尿崩、血友
病 A 和血管性血友病的治疗中,DDAVP 是抗利尿药
的替代疗法。

静脉应用血管加压药的时机

众所周知,当单独使用液体不能维持血压时,容
量复苏随后给予血管活性药是初始休克治疗的主要
方式,然而静脉内血管活性药物开始的最佳时间尚未
明确。Sennoun 及其同事[10]比较了内毒素休克大鼠容
量复苏后,早期或延迟使用去甲肾上腺素的效果,结
果显示:早期使用去甲肾上腺素肠系膜区域血流分布

更多,乳酸水平更低,液体复苏量也更少。Bai 和他的同事[11]报道了一项纳入 213 名去甲肾上腺素治疗的脓毒症患者的回顾性研究,并分析了预后与血管加压药启动时间之间的关系。结果发现,早期即开始使用去甲肾上腺素的患者,MAP 值较高,乳酸水平较低,死亡率也更低。这项研究也印证了血管加压药在休克复苏早期实现目标 MAP 中的重要性。早期开始使用血管加压药物治疗与更好预后相关,其潜在原因与改善组织灌注和减少液体用量有关[12,13]。

血管加压药的选择

液体复苏后低血压患者血管加压药的选择仍然是一个有争议的领域。有一些关于血管加压药效能的研究报道。Martin 和同事[14]对高动力性脓毒症患者进行的一项小规模随机研究发现,接受去甲肾上腺素的患者中有 93% 的 MAP 达标,而接受多巴胺 10~25μg/(kg·min)的患者中只有 31% 达标。另外,当其他儿茶酚胺类药物未能维持 MAP 时,去甲肾上腺素仍然有效。几项已发表的研究比较了各种血管加压药和死亡率之间的关系。Martin 等[15]认为,与其他儿茶酚胺[高剂量多巴胺和/或肾上腺素]治疗的患者相比,使用去甲肾上腺素治疗的感染性休克患者的死亡率最低。De Backer 和同事[16]发表了一项多中心随机试验,比较了多巴胺和去甲肾上腺素作为一线血管加压药用来恢复和维持休克患者的血压。尽管两组休克患者之间死亡率没有显著差异,但使用多巴胺与不良事件高发生率相关。亚组分析显示,多巴胺与去甲肾上腺素相比,心源性休克患者的心律失常发生率和死亡率增加,而脓毒性或低血容量性休克患者则无此现象。心源性休克患者死亡率增加的确切原因无法确定,但可能与多巴胺增加心率可能导致缺血事件的发生有关。此外,一项比较去甲肾上腺素和多巴胺治疗危重成人脓毒症患者的随机临床试验的系统回顾显示,在住院时间和 28 天死亡率方面,去甲肾上腺素组要优于多巴胺组[17]。多巴胺和去甲肾上腺素治疗脓毒性休克的荟萃分析显示,与去甲肾上腺素相比,多巴胺与更高的死亡率和更高的心律失常事件发生率相关[18]。

Annane 及其同事[19]比较了去甲肾上腺素加多巴酚丁胺(根据需要应用)和单用肾上腺素在脓毒性休克中的有效性和安全性,证实在脓毒性休克的治疗中,单独使用肾上腺素和两种药物组合使用,其疗效和安全性没有差异。几乎在同一时间,Myburgh 和同事[20]进行了一项多中心的随机试验,比较了去甲肾上

腺素和肾上腺素在感染性休克患者治疗中的情况。两组在实现 MAP 目标,28 天或 90 天死亡率方面没有区别。然而,肾上腺素治疗组患者在 24 小时内出现了更多的心动过速、更多的高乳酸血症和更高的胰岛素需求。

加压素和脓毒性休克试验(the vasopressin and septic shock trial,VASST)是一项大型的随机对照双盲试验,比较了低剂量加压素与去甲肾上腺素在治疗已确立的成人感染性休克中的作用。在整个研究人群中,治疗组之间的死亡率没有显著差异。然而,在较轻的休克组(定义为基线时 5~15μg/min 的去甲肾上腺素)中,加压素组 28 天的死亡率显著低于去甲肾上腺素组。在更严重的休克阶段(基线时 ≥15μg/min 的去甲肾上腺素),加压素和去甲肾上腺素组的死亡率没有差异[21]。此外,VASST 的析因分析表明,加压素可降低进展为肾衰竭的风险和存在 RIFLE 标准肾损伤风险患者需要体外肾脏替代治疗的可能[22]。同一项研究的另一项析因分析显示,在感染性休克并使用皮质醇治疗的患者中,血管升压素与去甲肾上腺素相比,死亡率显著下降。相反,在没有接受皮质醇治疗的患者中,与去甲肾上腺素相比,加压素与死亡率增加有关。在接受加压素输注的患者中,与未接受皮质醇的患者相比,皮质醇在 6 小时显著增加了血浆加压素水平 33%[23]。实际上,与 V3 受体结合后,加压素可增加促肾上腺皮质激素对促肾上腺皮质激素释放激素的反应性,即使在应激状态下皮质醇水平升高时也能增加 ACTH[24]。Gordon 等[25]最近研究了 VASST 感染性休克患者血管升压素与去甲肾上腺素不同的心肺效应,结果显示,两组患者的主要血流动力学差异是加压素治疗组患者心率显著较低,而心脏指数没有差异。

不良反应

血管加压药和正性肌力药可产生严重的副作用,因此应以最短时间和最低剂量来达到治疗目标。过度的 α_1 激活可引起血管收缩,导致组织缺血[26]。多项动物实验和人体试验表明,血管加压药物能减少内脏微循环灌注,并可能通过肠道菌群易位而导致脏器功能障碍。多巴酚丁胺作为血管活性药物,对内脏微循环可能存在保护作用,这与全身血流动力学改变无关,可能与 β 肾上腺素能作用导致血流重新分布至黏膜有关[27-31]。

另外,α 激动剂抑制胰岛素释放,而 β 激动剂刺激胰高血糖素的产生,肝糖原分解和糖异生,导致血糖

浓度升高[32]。血管加压药对炎症和凝血的复杂作用不在本章讲述范围内。

正性肌力药

正性肌力药包括多巴酚丁胺、磷酸二酯酶（phosphodiesterase，PDE）抑制剂和左西孟旦，用于增加低心输出量患者的心肌收缩力，尤其是那些组织灌注受损的患者。正性肌力药物更常用于心力衰竭、心源性休克和脓毒症相关的心肌抑制。

多巴酚丁胺

多巴酚丁胺是一种合成的儿茶酚胺，与 β_1 和 β_2 受体有较强的亲和力，其与 β_1 和 β_2 受体分别结合的比例为 $3:1$。多巴酚丁胺主要用来增加心力衰竭、心源性休克和脓毒症患者的心输出量，但也可能会轻微地降低全身血管阻力和血压。多巴酚丁胺会导致剂量相关的心率增加，甚至诱发室性心律失常。给药剂量通常以 $2\mu g/(kg \cdot min)$ 的输注速率起始，并可上调至 $20\mu g/(kg \cdot min)$ 以达到所需的血流动力学或临床效果。由于肾上腺素能受体的下调，可能会出现耐药性[33]。需要注意的是，使用 β_1 受体阻滞药治疗的患者对多巴酚丁胺的反应性降低。

磷酸二酯酶抑制剂

选择性 PDE Ⅲ 抑制剂是一种异构的非儿茶酚胺类化合物，能减少心肌细胞和平滑肌细胞内 cAMP 的代谢，从而提高了 cAMP 的水平（图 5.2）。cAMP 通过与其他细胞内信使的耦合，导致变力性、变时性和变松效应增加，同时引起全身血管和肺血管舒张。PDE Ⅲ 抑制剂不同于多巴酚丁胺，多巴酚丁胺是刺激 cAMP 产生从而增加其细胞内浓度。PDE Ⅲ 抑制剂在急性右心衰竭的治疗中具有重要作用。心脏手术后的研究显示，其能降低肺动脉压力和肺血管阻力，增加右室每搏功指数，并且明显改善右心室射血[34]。米力农是最常用的 PDE Ⅲ 抑制剂，由于较少导致血小板

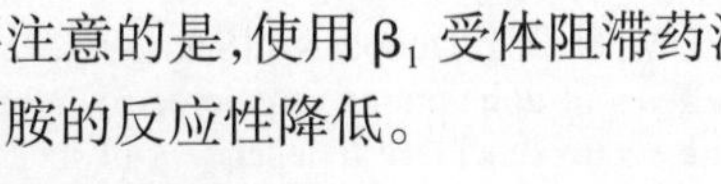

图 5.2　腺苷酸环化酶催化 ATP 转化为环 AMP（cAMP），而酶磷酸二酯酶（PDE）催化 cAMP 转化成 AMP。环 AMP 是第二信使，在调节过多的代谢和细胞过程中发挥重要作用。当腺苷酸环化酶被激活或 PDE 被抑制时，细胞内 cAMP 水平增加

减少症，已经取代了氨力农。心力衰竭患者的常用剂量为 $0.375 \sim 1.0\mu g/(kg \cdot min)$，静脉持续滴注。肾功能不全患者降低输注速度是必要的，因为肾功能损害的存在显著延长了消除半衰期。因为 PDE Ⅲ 抑制剂独立于肾上腺素能受体起作用，所以这些药物适合与 β 受体阻滞药同时给药[35]。

左西孟旦

左西孟旦是一种钙增敏剂，可用于急性失代偿性充血性心力衰竭患者。该药物的主要作用机制是增加肌钙蛋白 C 对 Ca^{2+} 的亲和力，稳定肌钙蛋白 C 构象。这种独特的作用机制导致心肌收缩加强而不增加氧需、增加细胞内 cAMP 或细胞内钙浓度。左西孟旦及其活性代谢产物 OR-1896 对外周动脉和所有静脉都具有血管舒张特性[36]。由于 OR-1896 具有与母体分子类似的作用，且半衰期较长，所以左西孟旦通常间隔 24 小时给药。心力衰竭患者的常用剂量为静脉给予 $6 \sim 12\mu g/kg$ 负荷剂量，持续 10 分钟，然后以 $0.05 \sim 0.2\mu g/(kg \cdot min)$ 连续输注。同 PDE Ⅲ 抑制剂一样，左西孟旦独立于肾上腺素能受体起作用，因此适合与 β 阻滞药同时给药。

正性肌力药的选择

在心力衰竭和心源性休克中，没有数据支持使用哪一种正性肌力药物更具优越性，而使用 β 受体阻滞药的患者应选择 PDE Ⅲ 抑制剂或左西孟旦[35]。对于继发于脓毒症的心肌抑制，拯救脓毒症推荐使用多巴酚丁胺[4]。

不良反应

过度的 β_1 激活可导致心动过速和心律失常，同时增加心肌氧耗量，导致心肌缺血，而 β_2 激活可降低血压。PDE 抑制剂和左西孟旦也可能产生低血压，尤其是低血容量或全身血管阻力降低的患者[26]。

结论

当低血压患者液体复苏不能恢复足够的动脉压和器官灌注时，应开始使用血管加压药治疗。对于低心脏指数或低混合静脉血氧饱和度的患者，以及在液体复苏后具有足够的 MAP 的患者可以使用正性肌力药物。由于血管加压药和正性肌力药可能存在严重的副作用，使用时应该密切监测，个体化使用，使用的临床医生应对基本的休克病理生理学和所用药物的

药理学有所了解[37]。

（吴筱箐 译，王书鹏 校）

参考文献

1. Westfall TC, Westfall DP. Adrenergic agonists and antagonists. In: Brunton LL, Chabner BA, Knollmann BC, editors. Goodman & Gilman's: the pharmacological basis of therapeutics. 12th ed. New York: McGraw-Hill; 2011. p. 277–333.

2. Bangash MN, Kong ML, Pearse RM. Use of inotropes and vasopressor agents in critically ill patients. Br J Pharmacol. 2012;165:2015–33.

3. Albanese J, Leone M, Garnier F, Bourgoin A, Antonini F, Martin C. Renal effects of norepinephrine in septic and nonseptic patients. Chest. 2004;126:534–9.

4. Dellinger RP, Levy MM, Rhodes A, Annane D, Gerlach H, Opal SM, et al. Surviving sepsis campaign: international guidelines for management of severe sepsis and septic shock, 2012. Intensive Care Med. 2013;39:165–228.

5. Debaveye YA, Van den Berghe GH. Is there still a place for dopamine in the modern intensive care unit? Anesth Analg. 2004;98:461–8.

6. Van den Berghe G, de Zegher F. Anterior pituitary function during critical illness and dopamine treatment. Crit Care Med. 1996; 24:1580–90.

7. Sharman A, Low J. Vasopressin and its role in critical care. Contin Educ Anaesth Crit Care Pain. 2008;8:134–7.

8. Currigan DA, Hughes RJ, Wright CE, Angus JA, Soeding PF. Vasoconstrictor responses to vasopressor agents in human pulmonary and radial arteries: an in vitro study. Anesthesiology. 2014;121:930–6.

9. Tayama E, Ueda T, Shojima T, Akasu K, Oda T, Fukunaga S. Arginine vasopressin is an ideal drug after cardiac surgery for the management of low systemic vascular resistant hypotension concomitant with pulmonary hypertension. Interact Cardiovasc Thorac Surg. 2007;6:715–9.

10. Sennoun N, Montemont C, Gibot S, Lacolley P, Levy B. Comparative effects of early versus delayed use of norepinephrine in resuscitated endotoxic shock. Crit Care Med. 2007;35: 1736–40.

11. Bai X, Yu W, Ji W, Lin Z, Tan S, Duan K, et al. Early versus delayed administration of norepinephrine in patients with septic shock. Crit Care. 2014;18:532.

12. Lin SM, Huang CD, Lin HC, Liu CY, Wang CH, Kuo HP. A modified goal-directed protocol improves clinical outcomes in intensive care unit patients with septic shock: a randomized controlled trial. Shock. 2006;26:551–7.

13. Rachoin JS, Dellinger RP. Timing of norepinephrine in septic patients: NOT too little too late. Crit Care. 2014;18:691.

14. Martin C, Papazian L, Perrin G, Saux P, Gouin F. Norepinephrine or dopamine for the treatment of hyperdynamic septic shock? Chest. 1993;103:1826–31.

15. Martin C, Viviand X, Leone M, Thirion X. Effect of norepinephrine on the outcome of septic shock. Crit Care Med. 2000;28:2758–65.

16. De Backer D, Biston P, Devriendt J, Madl C, Chochrad D, Aldecoa C, et al. Comparison of dopamine and norepinephrine in the treatment of shock. N Engl J Med. 2010;362:779–89.

17. Vasu TS, Cavallazzi R, Hirani A, Kaplan G, Leiby B, Marik PE. Norepinephrine or dopamine for septic shock: systematic review of randomized clinical trials. J Intensive Care Med. 2012;27:172–8.

18. De Backer D, Aldecoa C, Njimi H, Vincent JL. Dopamine versus norepinephrine in the treatment of septic shock: a meta-analysis. Crit Care Med. 2012;40:725–30.

19. Annane D, Vignon P, Renault A, Bollaert PE, Charpentier C, Martin C, et al. Norepinephrine plus dobutamine versus epinephrine alone for management of septic shock: a randomised trial. Lancet. 2007;370:676–84.

20. Myburgh JA, Higgins A, Jovanovska A, Lipman J, Ramakrishnan N, Santamaria J. A comparison of epinephrine and norepinephrine in critically ill patients. Intensive Care Med. 2008;34:2226–34.

21. Russell JA, Walley KR, Singer J, Gordon AC, Hébert PC, Cooper DJ, et al. Vasopressin versus norepinephrine infusion in patients with septic shock. N Engl J Med. 2008;358:877–87.

22. Gordon AC, Russell JA, Walley KR, Singer J, Ayers D, Storms MM, et al. The effects of vasopressin on acute kidney injury in septic shock. Intensive Care Med. 2010;36:83–91.

23. Russell JA, Walley KR, Gordon AC, Cooper DJ, Hébert PC, Singer J, et al. Interaction of vasopressin infusion, corticosteroid treatment, and mortality of septic shock. Crit Care Med. 2009;37: 811–8.

24. Russell JA. Bench-to-bedside review: vasopressin in the management of septic shock. Crit Care. 2011;15:226.

25. Gordon AC, Wang N, Walley KR, Ashby D, Russell JA. The cardiopulmonary effects of vasopressin compared with norepinephrine in septic shock. Chest. 2012;142:593–605.

26. Jentzer JC, Coons JC, Link CB, Schmidhofer M. Pharmacotherapy update on the use of vasopressors and inotropes in the intensive care unit. J Cardiovasc Pharmacol Ther. 2015;20:249–60; Epub ahead of print.

27. Gutierrez G, Clark C, Brown SD, Price K, Ortiz L, Nelson C. Effect of dobutamine on oxygen consumption and gastric mucosal pH in septic patients. Am J Respir Crit Care Med. 1994;150:324–9.

28. Duranteau J, Sitbon P, Teboul JL, Vicaut E, Anguel N, Richard C, et al. Effects of epinephrine, norepinephrine, or the combination of norepinephrine and dobutamine on gastric mucosa in septic shock. Crit Care Med. 1999;27:893–900.

29. De Backer D, Creteur J, Dubois MJ, Sakr Y, Koch M, Verdant C, et al. The effects of dobutamine on microcirculatory alterations in patients with septic shock are independent of its systemic effects. Crit Care Med. 2006;34:403–8.

30. Nacul FE, Guia IL, Lessa MA, Tibiriçá E. The effects of vasoactive drugs on intestinal functional capillary density in endotoxemic rats: intravital video-microscopy analysis. Anesth Analg. 2010;110: 547–54.

31. Hernandez G, Bruhn A, Luengo C, Regueira T, Kattan E, Fuentealba A, et al. Effects of dobutamine on systemic, regional and microcirculatory perfusion parameters in septic shock: a randomized, placebo-controlled, double-blind, crossover study. Intensive Care Med. 2013;39:1435–43.

32. Barth E, Albuszies G, Baumgart K, Matejovic M, Wachter U, Vogt J, et al. Glucose metabolism and catecholamines. Crit Care Med. 2007;35:S508–18.

33. Unverferth DA, Blanford M, Kates RE, Leier CV. Tolerance to dobutamine after a 72 hour continuous infusion. Am J Med. 1980;69:262–6.

34. Feneck R. Phosphodiesterase inhibitors and the cardiovascular system. Contin Educ Anaesth Crit Care Pain. 2007;7(6):203–7.

35. Arrigo M, Mebazaa A. Understanding the differences among inotropes. Intensive Care Med. 2015;41:912–5; Epub ahead of print.

36. Pathak A, Lebrin M, Vaccaro A, Senard JM, Despas F. Pharmacology of levosimendan: inotropic, vasodilatory and cardioprotective effects. J Clin Pharm Ther. 2013;38:341–9.

37. Kellum JA, Pinsky MR. Use of vasopressor agents in critically ill patients. Curr Opin Crit Care. 2002;8:236–41.

第六章 休 克

Joshua M. Glazer, Emanuel P. Rivers, Kyle J. Gunnerson

介绍

危重病知识的不断进步与发展,对人们理解和定义休克产生了深远的影响。公元1世纪罗马学者 Aulus Cornelius Celsus 观察到,"大量失血时,脉搏变弱,皮肤极度苍白,身体被恶臭的汗水覆盖,四肢寒冷,死亡迅速降临"。1737年,法国外科医生 Le Dran 首先引入"choc"这一术语来形容严重的损伤或刺激;而后,英国医生 Clarke 发展了这一概念,用"休克(shock)"来形容机体受到严重创伤后发生的迅速恶化的生理状态。随着人们对血压测量能力的掌握,这一历史性的医学进步改变了"休克"的含义,指出其为与出血相关的动脉低血压。随后,在二十世纪前叶,伟大的生理学家如 Keith,Cannon,Blalock 和 Cournard 提出失血性休克的关键特征是组织低灌注,而非孤立的动脉血压偏低的理念。当前,休克一般被认为是由系统灌注紊乱(全身组织灌注不足)引发的综合征,导致广泛的细胞缺氧和重要器官功能障碍。此外,由此造成的线粒体功能紊乱会影响细胞产能,故休克的广义定义为多器官细胞内三磷酸腺苷(adenosine triphosphate, ATP)产生不足造成的急性生理紊乱。

氧供的决定因素

除了特定病例(如脓毒症导致的休克)之外,其他所有形式的休克都表现为组织氧供(delivery of oxygen, DO_2)减少,从而导致进入细胞的氧不足而不能满足其代谢需要。此时,氧耗(oxygen utilization, VO_2)由可供的氧而非细胞代谢所需的氧决定。这种情况称为"氧供依赖性氧耗"(图6.1)。全身 DO_2(即单位时间内动脉血输送到组织的氧量)由四个因素决定,即:血液中血红蛋白的浓度、血红蛋白氧饱和度、动脉血中溶解的氧(PaO_2)(次要贡献),以及心输出量(图6.2),由以下公式表示:

1. $DO_2 = CO \times CaO_2$
2. $CaO_2 = (SaO_2 \times Hb \times 1.34) + 0.003 (PaO_2)$
   其中:

$DO_2 =$ 氧供(ml O_2/min)

$CO =$ 心输出量(ml 血液/min)

$CaO_2 =$ 动脉氧含量(ml O_2/ml 血液)

$SaO_2 =$ 动脉血红蛋白饱和度(%)

$Hb =$ 动脉血红蛋白浓度(g/dl)

$1.34 = 1$ 克血红蛋白的携氧能力(ml)

$0.003 =$ 单位换算系数(ml O_2/dl 血浆/mm Hg PaO_2)

$PaO_2 =$ 血液中 O_2 分压(mmHg)

无返流时,心输出量由左室每搏输出量(left ventricular stroke volume, LVSV)乘以心率决定。LVSV 由心室前负荷、后负荷和心室收缩力决定。

"前负荷"严格意义上是用于体外研究的参数,衡量一束心肌组织在收缩之前的拉伸程度。心脏舒张末期容积(end-diastolic volume, EDV)与前负荷相关。临床医生常用舒张末期压力(end-diastolic pressure,

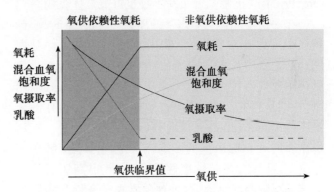

图6.1 休克时氧供与耗氧的关系。当 DO_2 降低到小于氧供临界值(DO_{2crit})时,耗氧(VO_2)与组织氧供(DO_2)呈线性关系。在氧供依赖区,氧摄取率最大,无氧代谢增加伴随着乳酸盐增加和 SVO_2 减少。DO_{2crit} 左侧区域为氧债开始出现并积聚。$DO_2 = CaO_2 \times CO$[正常范围: $460 \sim 650$ml/(min·m²)];$VO_2 = CO \times (CaO_2 - CVO_2)$[正常范围:$96 \sim 170$ml/(min·m²);$CaO_2$(动脉氧含量)= $(Hb \times 1.39 \times SaO_2) + (0.003 \times PaO_2)$;$CVO_2 = (Hb \times 1.39 \times SVO_2) + (0.003 \times PVO_2)$。CO. 心输出量;$PaO_2$. 动脉血氧分压;Hb. 血红蛋白;$SVO_2$ 正常范围:70%(± 5%)(此图摘自:Neumar R, Ward KR. Adult resuscitation. In: Rosen's emergency medicine: concepts and clinical practice. Philadelphia. p.64-82[133] Copyright Elsevier, 2002. Reprinted with permission from Elsevier)

51

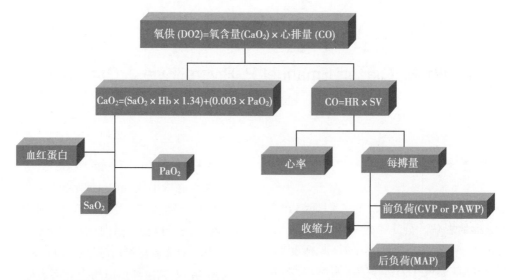

图 6.2　氧供（DO_2）的决定因素。虽然未包括在上述公式中，除了心率之外，心律也是需要考虑的实际问题，特别是对于舒张功能不全的患者。前负荷还可以用"容量反应性"来评估，此类功能性参数（每搏变异率、下腔静脉直径变异率）较静态压力指标可能更有临床意义

EDP）替代 EDV。然而，EDP 不仅由容积确定，也与心室舒张顺应性有关。各种药物和病理状态都可能导致心室顺应性发生改变。例如，当心室缺血或肥大时，其舒张期顺应性就会降低。此压力-容积关系十分重要，如即使中心静脉压（central venous pressure，CVP）或肺动脉楔压（pulmonary artery occlusion pressure，PAOP）"正常"，前负荷不足也可能是休克病因。

在评估不同休克状态下的压力-容积关系时，心肺相互作用也非常重要[1]。胸内压增大会降低静脉回流。这是张力性气胸患者发生休克的主要机制。接受正压通气治疗的患者胸内压上升也会降低心输出量，特别是当并存低血容量，或应用了较高的呼气末正压（positive end-expiratory pressure，PEEP）时。正压机械通气对心输出量的影响在一定程度上由肺顺应性决定。因此，当肺顺应性较差时，气道高压可能不会传导至胸腔和纵隔，这种现象常见于急性呼吸窘迫综合征（acute respiratory distress syndrome，ARDS）。即使没有外源性 PEEP，由于气道阻力增高或呼气时间缩短（或两者共同作用），肺内仍会有气体陷闭，故正压通气仍然会产生 PEEP。这种现象也被称为内源性 PEEP、自主 PEEP 或气体陷闭。内源性 PEEP 可进一步阻碍静脉回流，从而降低心输出量[2]。

与"前负荷"类似，"后负荷"这一概念也是从对孤立肌束进行的体外实验中借鉴而来。后负荷指抵抗收缩的阻力。在体内，与其对应的是动脉系统的输入阻抗。由于血管的输入阻抗难以测量，临床常用系统血管阻力（systemic vascular resistance，SVR）替代后负荷，其计算公式为（MAP－CVP）/心输出量。SVR 主要由毛细血管前括约肌的血管紧张度决定。

心肌收缩力是指心肌纤维在恒定的前、后负荷下缩短的能力。许多因素会损伤心肌收缩性，包括缺血或缺血/再灌注损伤、梗死引起的心室肌减少，以及某些促炎因子和各种药物等影响。

休克的持续过程

休克的各个阶段

休克的进展可以非常迅速，也可能很隐蔽。休克可以分为三个界限不清的阶段。第一阶段被称为早期、可逆或代偿性休克。此阶段特点为机体发生代偿性反应以减少组织损伤。这一阶段，如能早期识别休克病因并及时治疗，很有可能完全恢复，并可将并发症降至最低。休克的第二阶段，由细胞和微血管损伤开始出现。在此阶段，休克仍可被治愈，但恢复时间延长并可伴发器官功能衰竭。第三阶段为晚期、不可逆转或失代偿性休克。到达这一阶段后，细胞和组织的损伤将是广泛且几乎不可逆的。无论如何治疗，死亡不可避免。上述这些阶段的生理基础是建立在"氧债"的理论之上。

氧债

氧债的概念，对于了解氧供、氧需以及供需不匹配（休克）之间的关系十分关键。当 VO_2 直接依赖于 DO_2 时，就产生了氧债。氧债由 VO_2 的下降幅度及其低于基线的时长确定（图 6.3）。这一关系最早于 20

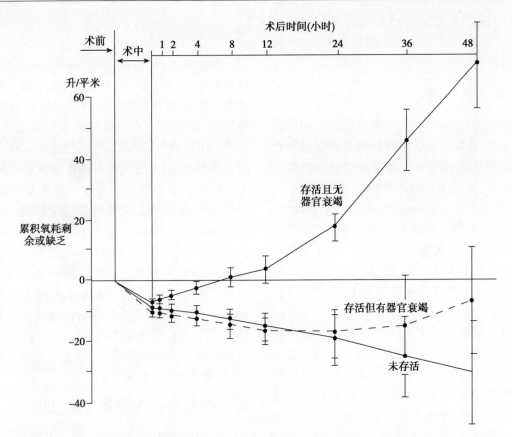

图 6.3　氧债。术后连续计算患者的 VO_2 净累积:存活且无器官衰竭(实线)、存活但有器官衰竭(虚线)和未存活(实线)。更持久和更严重的氧债与器官衰竭和死亡增加有关(摘自 Shoemaker WC,Appel PL,Kram HB.Tissue oxygen debt as a determinant of lethal and nonlethal postoperative organ failure.Crit Care Med.1988;16:1117-20[9].Wolters Kluwer Health 授权使用)

世纪 60 年代初提出,当时人们发现,死亡、存活但伴有器官功能衰竭和存活且无器官功能衰竭这三种预后直接与氧债水平相关[3,4]。如将氧债视为缺血程度,则可以解释上述关系。严重且长时间的缺血会导致更多的器官系统受累,最终产生不可逆转的损伤。然而,需要注意的是,由于不会呈现快速致命伤害和明显的疾病特征,因此,氧债的累积量是无法预测的。在创伤和失血的动物模型和临床研究中,致命氧债的产生(直接测量或利用乳酸和碱缺失测定)无法通过各种参数进行预测,这些参数包括:累积出血量、时间、外周或中心血流动力学参数(如血压、红细胞比积、有效止血前或初始复苏后的心输出量)等[5-9]。这些研究还表明,当致命氧债积累后,仅仅通过恢复血容量并将外周/中心血流动力学参数(血压、心脏充盈压和心输出量)恢复至正常范围内,并不能改善预后。同时,即使止血成功,也无法统一预测或预防氧债累积。事实上,这些研究结果表明,如果复苏不充分,氧债在复苏期间仍会继续并积累。在人口普遍老龄化、患有慢性复杂疾病及使用多种药物的情况下,将难以通过生命体征来准确判断损伤的严重程度以及治疗

的充分性。因此,在复苏策略中,必须充分结合代表组织氧利用的终点指标,而不能将关注点局限于孤立的全身血流动力学参数的正常值上。

休克的代偿反应

自主神经系统

延髓的血管运动中枢调节着来自体内各种受体的传入脉冲(压力感受器、牵张感受器、化学感受器和渗透压感受器)。针对低血压、血容量不足、酸中毒和缺氧等现象,神经系统将出现一系列代偿反应。

压力感受器反射(由位于颈动脉窦、内脏血管和主动脉弓的牵张感受器激活)对动脉血压的任何轻微下降都是非常敏感的。容量不足也会激活位于右心房的牵张感受器。激活此类受体将促进交感神经系统的兴奋,从而产生代偿反应。交感神经系统通过以下方式介导代偿反应:①血液从骨骼肌床及内脏回流重新分配[10,11];②心肌收缩增强、心率上升[11];③静脉血管床收缩增加静脉回流,尤其是从内脏血管床的回

流[10,11]；④激活肾素-血管紧张素系统和抗利尿激素轴[12]；⑤释放肾上腺皮质和肾上腺髓质激素，包括皮质醇和肾上腺素[13]。

肾素-血管紧张素系统

当肾脏感受到血流减少时，肾单位的球旁细胞会释放肾素。此外，远端肾小管钠转运减少和交感神经激活也会刺激肾素的释放[14]。肾素水解由肝脏产生的血管紧张素原，产生无活性的十肽血管紧张素Ⅰ。血管紧张素转换酶（Angiotensin converting enzyme, ACE）将循环中的血管紧张素Ⅰ转化为血管紧张素Ⅱ（angiotensin Ⅱ, AⅡ）。依赖 ACE 产生的 AⅡ主要在肺部产生。ACE 还可使血管扩张剂缓激肽失活。另外，AⅡ也可以在其发挥作用的局部产生，作为旁分泌介质发挥作用[15]。

休克时，AⅡ刺激醛固酮从肾上腺皮质释放，从而促进肾脏水钠潴留。AⅡ还可以通过增加小动脉血管运动张力来恢复全身动脉血压，这一效应主要发生在肠系膜床。此外，AⅡ还可以刺激肾上腺髓质分泌肾上腺素，从而增加心肌收缩力并促进垂体后叶精氨酸加压素的释放[14]。

精氨酸加压素

精氨酸加压素（arginine vasopressin, AVP）是由垂体后叶分泌的九肽，也称为抗利尿激素。低血容量或高渗透压可激活位于心房和颈动脉体的牵张及压力感受器，以及位于下丘脑的渗透压感受器，进而释放 AVP。作为抗利尿因子，精氨酸加压素提高肾集合管对水的通透性，从而促进肾髓质中渗透梯度驱动的水分重吸收。精氨酸加压素还可以调节胃肠道和子宫平滑肌活动、血小板聚集、肝脏糖分解和促肾上腺皮质激素（adrenocorticotropic hormone, ACTH）及醛固酮的分泌[16,17]。在正常生理条件下，精氨酸加压素也是血管收缩剂，但效果不强。尽管 1~7pg/ml 的血浆精氨酸加压素浓度足以增加肾脏对游离水的重吸收，但要促进小动脉血管收缩，需要其循环水平达到 10~200pg/ml[18]。虽然 AVP 在正常的即时动脉血管运动张力的调节中起次要作用，但在低血容量或脓毒症引起的严重低血压期间，该激素的血浆浓度会显著增加[18]。

跨毛细血管再充盈和多糖包被

如图 6.4 所示，Starling 方程采用系列参数，描述

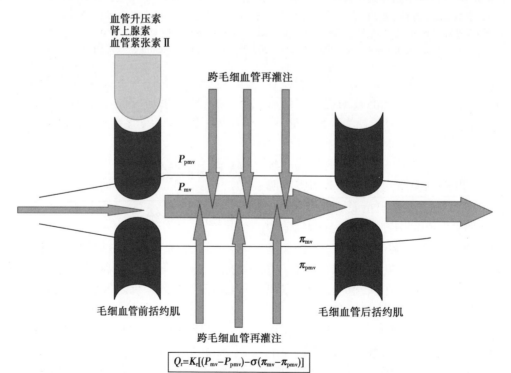

$$Q_f = K_f[(P_{mv} - P_{pmv}) - \sigma(\pi_{mv} - \pi_{pmv})]$$

图 6.4　跨毛细血管再灌注。影响液体穿过毛细血管壁进出血管内腔隙的参数。在休克的代偿反应中，毛细血管前括约肌收缩强于后括约肌，导致 P_{mv} 下降，促进了液体净流入血管内腔隙。Q_f＝跨毛细管壁流量（体积/单位时间），K_f＝滤过系数，P_{mv}＝微血管压力（如毛细血管静水压），P_{pmv}＝微血管外（组织间隙）静水压。σ＝渗透反射系数，π_{mv}＝毛细血管胶体渗透压，π_{pmv}＝微血管外（组织间隙）胶体渗透压（图摘自 Fink M, Gunnerson KJ. Shock and sepsis. In: Sellke F, del Nido P, Swanson S, editors. Sabiston and Spencer surgery of the chest. Philadelphia. Copyright Elsevier, 2005[134]. Reprinted with permission from Elsevier）

了液体进出血管内室腔的过程。跨毛细管壁的液体净流动的速度和方向,由微血管和组织间隙之间的静水压梯度决定。在休克的代偿性反应中,前毛细血管收缩,降低了微血管压力,从而促进了液体从组织间隙进入血管腔的净流动[19]。最新系列研究发现,上述所预测的血流变化与体内实际观察结果仍存在差异[20]。

血管内皮多糖包被位于管腔侧的内皮表面,由蛋白聚糖和糖蛋白组成。该包被可作为宿主容纳特定的血浆蛋白(如白蛋白)、可溶性血浆蛋白聚糖和透明质酸,共同形成血液和组织之间的分界(图6.5)。我们对内皮多糖包被的认识尚处于起步阶段,但可以确定,它在血液和内皮细胞之间生物化学和生物力学的信号稳态和传递中发挥作用[21,22]。

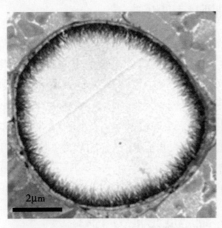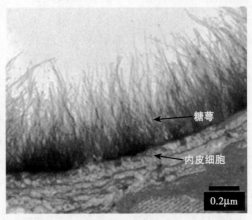

图6.5　内皮多糖包被。位于内皮细胞管腔侧的带负电荷的凝胶网状结构,可阻止流体和电解质从血管腔内流向组织间隙(摘自 van den Berg BM,Vink H,Spaan J.The endothelial glycocalyx protects against myocardial edema.Circ Res. 2003;92(6):592-4[135].经美国心脏协会许可重印)

休克的失代偿机制

如休克状态继续进展,未进行及时的复苏,将更加难以纠正,并继发多器官功能障碍综合征(multiple organ dysfunction syndrome,MODS)。机体维持稳态需要严密调控外周血管系统,而在严重的休克状态下,这种调控功能丧失,导致血流分布异常,组织氧摄取显著下降[9,23]。最终所有器官功能衰竭,死亡无法避免。

此阶段发生的细胞分子病理生理机制的全面分析,不在本章讨论范围内;然而,这是当前基础医学研究中最受关注的问题之一。我们将根据当前的认识,总结出一般结论。我们鼓励读者对这一主题的原始文献进行阅读,这些基础研究将提示未来可能的治疗靶标。

本节(甚至本章)最重要观点:即使采取了积极的复苏干预,使生命体征恢复正常,下述的失代偿调节机制仍会持续;因此,即使纠正了休克的宏观血流动力学异常,仍会继发多器官功能障碍综合征 MODS[24,25]。

血管运动失调

动物模型中,失血性休克进入不可逆阶段的信号

为:尽管交感神经系统持续兴奋,且缩血管类似物、AⅡ和AVP循环水平很高,毛细血管前括约肌依然扩张[26]。在严重失血性休克继发的循环衰竭中,血管扩张与体内乳酸盐的增加同时发生(如高乳酸血症并未延迟出现),提示能量衰竭即刻加速了终末期张力的失调[27]。

同样,在脓毒性休克中,血管舒张异常和血管麻痹(如对升压药反应性降低),也预示疾病进展至晚期。当前对这种现象的病理生理机制认识仍不充分,但平滑肌功能的改变可能在很大程度上受内皮细胞影响[28]。

微血管改变与内皮

微循环是心血管系统的重要组成部分,是氧气输送到组织的最后通路。此阶段的灌注依赖于以下因素:①血液黏滞度;②红细胞和白细胞的变形及流动;③动脉血氧饱和度;④氧耗;⑤血管分流;⑥血管舒张/扩张;⑦血管收缩;⑧小动脉和毛细血管淤滞;⑨气体和营养物质的弥散常数;⑩细胞与最近血管之间的距离[29]。

内皮细胞层曾被认为是一个被动屏障;而现在则认识到是一个具有多种功能的感知与调控界面。事实上,内皮细胞层通过调节血管运动张力、凝血、细胞

运输以及平衡局部促炎和抗炎介质,在各种生理和病理反应中起着关键作用[30]。如上所述,对内皮多糖包被的功能认识刚刚开始,并可能为将来的治疗方案提供非常重要的靶标。目前已经证实,在失代偿性休克患者的毛细血管床中,内皮细胞首先发生水肿,随后出现坏死[31]。灌注损伤由于中性粒细胞聚集和腔内微血栓形成而进一步恶化[32-34]。

直到最近,探索微血管的方法仅有活体显微成像这一技术(最早由 Wagner 和 Cohenheim 在 19 世纪发明),该技术设备体积庞大,不适用于患者床旁。随着 20 世纪 90 年代正交偏振光谱成像(OPSI)引入,研究人员现在可以对人体黏膜表面的微循环进行床旁评估(图 6.6 和图 6.7)[35]。随着该技术的不断进步,未来几年内,无疑将会成为休克复苏的重要辅助工具[36]。

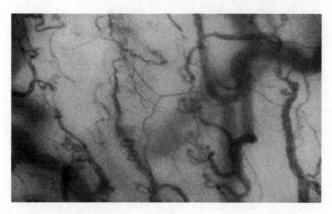

图 6.6 健康志愿者舌下区域的正交偏振光谱成像。注意密集的小静脉(大血管)和毛细血管(小裂孔样血管)网络

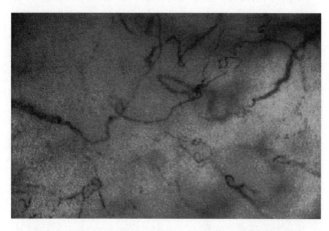

图 6.7 休克患者舌下区域的正交偏振光谱成像。注意与图 6.6 相比,毛细管密度显著降低,血流不均匀,以及血流瘀滞

白细胞趋化

如上所述,休克时内皮细胞发生活化,导致细胞表面黏附分子如选择素(selectins)、细胞间黏附分子(intracellular adhesion molecules,ICAM)等的表达进行性增加。这些黏附分子促进循环中的多形核中性粒细胞(polymorphonuclear neutrophils,PMC)的滚动、黏附以及渗出。活化 PMN 在肺、肝和其他器官中的趋化运动,在出血、复苏和脓毒症导致的炎症反应放大和器官功能障碍的发展中起着重要的作用[37,38]。

细胞病理性缺氧

创伤性和脓毒性休克中,生命器官(如肝脏)和非生命器官(如肌肉)细胞中 ATP 的产生均迅速下降。这一现象已在患者体内通过核磁共振和近红外光谱证实观察到[39,40]。由于 ATP 的生产是细胞代谢的需求,所以不存在过量 ATP 的储存或"储备库"。一旦 ATP 耗尽,即使有充足的底物(如葡萄糖和氧)或经过充分的复苏,ATP 的产生仍受到抑制,可持续长达 48 小时[41,42]。

红细胞变形能力下降

毛细血管的平均直径为 4.5μm,而正常人的红细胞直径为 7μm。因此,通过微循环的血流依赖于红细胞的变形能力,使这些细胞能通过改变形状挤过小血管进行供氧。在失血性休克时,采用活体显微镜研究,可发现小动脉、小静脉和毛细血管内都有皱缩红细胞。而当休克进入失代偿期,几乎所有的红细胞都表现为皱缩的球体[43]。红细胞变形能力的损伤导致微血管血流下降及局部组织缺血,并可能导致多器官功能衰竭[44,45]。这种现象的产生机制尚不清楚,可能涉及前列腺素或一氧化氮合成的改变[45,46]。其主要靶点最可能是细胞膜骨架蛋白和脂质双分子层。

细胞去极化

脓毒性和失血性休克状态均与细胞的跨膜电化学电位降低有关。细胞去极化与细胞内某些离子浓度的失调有关,并可能导致休克时的细胞和器官功能障碍。这可以由细胞内钠、氯离子浓度增加伴随细胞内钾离子浓度减少等现象证实[47]。尽管有氧呼吸产生 ATP 减少确实很关键,但当前对休克中细胞去极化的分子基础研究较少[48]。另一个导致休克中跨膜电化学电位梯度下降的原因可能是循环中去极化因子的释放[49,50]。

线粒体功能障碍

线粒体可持续监测细胞内钙离子、质子、活性氧、氧化还原态、pH 和一氧化氮,以调节电子传递功能[51]。线粒体功能障碍表现之一为休克时细胞无法利用获得的氧。在这种情况下,动脉氧含量虽然正常,但病情仍持续恶化出现多器官功能障碍。这种氧利用障碍而非氧供异常即前述的细胞病理性缺氧[52]。

此外,细胞在应激状态下,线粒体功能障碍会导致多种病理改变:①内皮病变;②DNA 和蛋白质氧化损伤;③促炎反应和白细胞浸润;④细胞凋亡;⑤Toll 样受体下调[53]。直到最近,对线粒体功能障碍在脓毒症或休克中作用的认识主要还仅来自于动物实验甚至细胞研究。而近期的临床资料已经证明,获得性线粒体功能障碍是影响脓毒性休克患者预后的重要决定因素[54,55]。

休克导致线粒体功能障碍有多种可能的机制。一氧化氮可以与氧竞争性结合细胞色素氧化酶(线粒体电子传递链中的末端酶)。因此,iNOS(一氧化氮合成酶)诱导产生过量的一氧化氮可能会抑制线粒体呼吸。然而,在人体中抑制一氧化氮合成酶的研究并未发现能降低死亡率,在脓毒性休克中甚至发现会增加死亡率[56,57]。

有关分子标志物的说明

没有任何一个标志物可以单独作为休克的预后参数,应考虑并研究各种标志物产生的时间顺序、上升持续时间以及它们之间的相互作用[58,59]。整合复杂的系统理论、先进的监测技术以及日益增长的运算能力,可能有助于我们尽快了解休克状态下某些分子瞬时升高的意义。读者在阅读原始文献时,应注意不能"只见树木不见森林"。

休克的分类

Blalock 提出将休克分为四大类:①神经源性;②心源性;③低血容量性;④血管源性[60]。本章将采用更简单的分类法(表 6.1)。休克的病理生理、诊断和治疗方法基于血流动力学前负荷、后负荷、心肌收缩性以及代表微循环和组织灌注的代谢终点(图 6.8)。

低血容量性休克

低血容量性休克的主要病理生理改变为血容量丢失。出血是造成低血容量性休克最常见的原因,但血流动力学改变明显的低血容量也可由非血液成分的丢失和/或补充不足造成。发现出血部位即可直接诊断失血性休克。失血性休克的常见原因包括创伤、胃肠道出血、外科手术中或手术后出血、主动脉或其他动脉瘤破裂以及围产期大出血(如胎盘早剥或产后子宫出血)。可见的出血通常容易诊断,而内出血诊断则相对困难。这种情况可借助病史和特殊检查如腹部 CT、血管造影和腹部超声等来诊断。但如果患者病情不稳定,不应该使用比较耗时的方法(如 CT)。

非出血性低血容量性休克可由大量的尿液或胃肠液体丢失导致的严重脱水引起。这种液体丢失常见于糖尿病酮症酸中毒或霍乱等疾病。严重烧伤或中暑患者大量的不显性失水或出汗可导致休克。非出

表 6.1　不同类型休克的比较

	MAP	CVP	ScvO₂	乳酸	CI	SVR	说明
低血容量性休克	↓	↓	↓	↑	↓	↑	出血、脱水、肝硬化、胰腺炎、烧伤
心源性休克	↓	↑	↓	↑	↓	↑	心肌梗死、失代偿性心力衰竭、心律失常、瓣膜病变、肌病
梗阻性休克	↓	↑	↓	↑	↓	↑	心脏压塞、张力性气胸、大面积肺栓塞
分布性休克	↓	↓	↑	↑	↓	↓	过敏反应、神经源性休克、肾上腺功能不全
脓毒性							
1 期	↓或正常	↓	↓	↑	↓	↑	早期脓毒症、低血容量
2 期	↓	正常	↑	↑	↑或正常	↓或正常	代偿性
3 期	正常	↑	↓	↑	↓正常	正常	心肌抑制
4 期	↓	正常	↑	↑	↓	↓	组织氧利用受损或细胞病理性缺氧

MAP. 平均动脉压;CVP. 中心静脉压;ScvO₂. 中心静脉血氧饱和度;CI. 心指数;SVR. 系统血管阻力

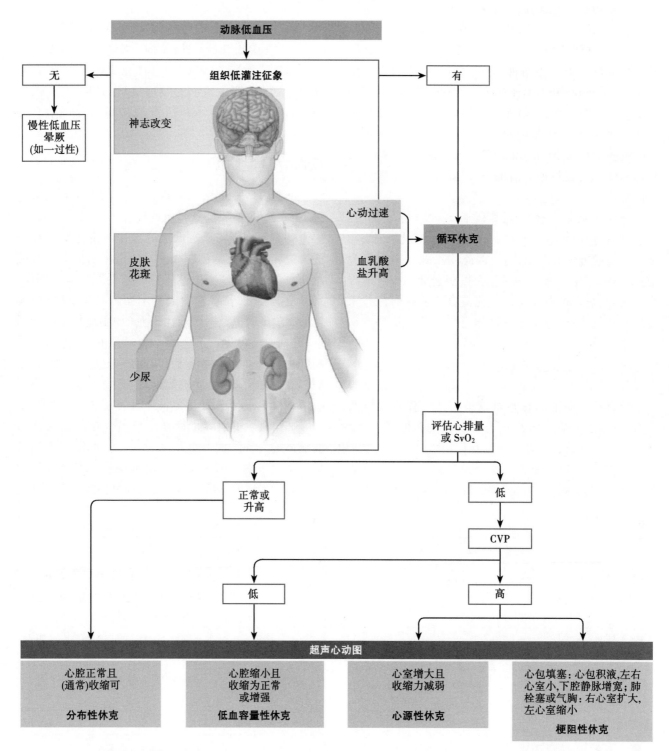

图6.8 休克初始评估流程。休克患者中,动脉低血压常见,但并不一定必须。所谓的休克窗口(精神状态、皮肤、尿量)可有所帮助,但侵入性监测方法包括 CVP(中心静脉压)和 SvO₂(混合静脉血氧饱和度)也经常需要。在休克病因不明时应注意床旁超声的应用

血性低血容量性休克的另一种形式为血管外间隙中大量液体集聚,比如由外科手术、肠梗阻、肝功能衰竭(严重腹水)、全身炎症反应、急性胰腺炎或热损伤所致。这种现象通常被称为"第三间隙效应"。

心源性休克

心源性休克是由急性心衰引起的一种低灌注状态。其定义仍依赖于经典的血流动力学参数:低血压(收缩压<90mmHg)或平均动脉压低于基线水平30mmHg;心指数显著降低,无支持下<1.8L/(min·m²)或支持下<2.0L/(min·m²);充盈压正常或偏高。常见的病因包括急性心肌缺血或心肌梗死、毒素或药物造成的心肌收缩力受损、心脏瓣膜病、心律失常、心肌挫伤和心肌炎。急性冠脉综合征并发心源性休克的发生率似在下降,ST段抬高型心肌梗死(ST segment elevation myocardial infarction,STEMI)的发生率为5%~8%,非STEMI的发生率约为2%。随着急性心肌梗死(acute myocardial infarction,AMI)经皮冠脉介入治疗的增加,该类休克的死亡率下降[61,62]。此外,急性心肌梗死、心内膜炎、胸部钝器伤或置入的机械瓣急性衰竭引起的乳头肌断裂可导致急性二尖瓣关闭不全,进而引发心源性休克。急性主动脉瓣关闭不全通常是心内膜炎的并发症,但也可能与急性主动脉夹层或机械瓣衰竭有关。急性心肌梗死数天后发生急性室间隔缺损通常会导致心源性休克。

继发于右心室(right ventricular,RV)梗死的心源性休克其临床表现与其他形式的心源性休克不同,特征为右心房压力升高,肺动脉阻塞压(PAOP)正常或偏低。其死亡率与左心室(left ventricular,LV)功能障碍伴休克相似,且血管重建后的预后也相似[63]。完全孤立的右心室梗死并不常见,约占AMI合并心源性休克所有病例的5%。右心室功能衰竭导致右室心输出量减少,或降低心室相互依赖性,或二者同时发生,导致左心室充盈受限。

梗阻性休克

心外梗阻性休克是由于病变导致血液前向流动过程受阻引起。在某些情况下,舒张充盈受损为主要表现。此类休克病因包括心脏压塞、张力性气胸、纵隔肿物阻塞大静脉以及缩窄性心包炎。另一些情况下,主要表现为右室或左室后负荷急剧增加导致心室射血障碍。这种情况的典型病例为大面积肺栓塞[64]。

必须慎重处理心脏术后疑似心脏压塞的患者。在其他大多数心脏压塞中,液体均匀分布于心包和心外膜之间,而心脏手术患者中,液体(血液)通常是局限的。血液可能在右心房后侧聚集,并缓慢压迫右侧心腔。这种压塞通过经胸超声一般不易发现,常通过经食管超声或再手术得以诊断,具体手段取决于病情稳定性[65]。心脏术后压塞尽管少见(1%~2%),却可能危及生命。如果出现心输出量不明原因下降,伴有充盈压升高,则应高度怀疑心脏压塞[66]。

分布性休克、内分泌性休克和解离性休克

该类休克包括由于过敏、脊髓损伤、脓毒症和肾上腺皮质功能不全等引起的休克。解离性休克(dissociative shock)包括各种通过细胞生物化学机制而抑制有效氧利用的疾病,如氰化物中毒和细胞病理性组织缺氧。过敏性休克通常由昆虫叮咬、食物抗原和药物引发,可通过IgE依赖性和非IgE依赖途径介导[67]。除低血压外,过敏反应的其他常见特征包括血管性水肿和荨麻疹引起的气道梗阻。与普遍的观点相反,过敏性休克的病理机制不仅限于血管扩张反应。过敏性休克时,心脏输出量通常显著下降,且计算的血管阻力会增加[68]。这种情况的主要病理生理机制在于微血管通透性增加导致的功能性血容量不足合并心肌收缩力下降。神经源性休克的特点是低血压伴或不伴矛盾性心动过缓。与脊髓急性损伤破坏交感神经传出,造成迷走张力不受拮抗有关[69]。"神经源性休克"不应与"脊髓休克"相混淆;后者用于描述脊髓损伤平面以下脊髓反射活动的暂时丧失。85%以上的脊髓损伤由钝性损伤造成[69,70]。脓毒症是同时具备感染和全身炎症反应的临床综合征[71]。感染定义为致病或潜在致病微生物侵入正常无菌组织、体液或体腔的病理过程。脓毒症包含低血容量、血管扩张、心源性和分离性休克的一种或多种表现。脓毒症的发病机制、诊断和治疗将在第二十八章中讨论。

休克的诊断

当临床医生面对出血部位明显的严重低血压患者时,可直接做出失血性休克的诊断。然而,对其他类型休克的诊断则具有一定挑战性。尤其是当病因不清时,如病因隐匿的脓毒症;或由于代偿机制完整而导致血压"正常"时。尽管这些隐匿性休克的诊断存在其固有的困难,尽早发现此类患者却至关重要。

病史与体格检查

早期诊断应首先获得详尽的问题导向的病史,并

进行全面的体格检查。获得准确的当前用药情况非常重要,因为许多药物(如 β-肾上腺素能拮抗药或利尿药)可改变对休克的生理反应。体格检查可发现明显的感染源或出血灶。在没有低血压的情况下,其他体检结果如心动过速、呼吸急促、出汗、精神状态改变、毛细血管充盈不足或皮肤花斑等,可提示低灌注状态。然而,即使不存在这些迹象,临床医生也不能仅根据临床表现排除隐匿性休克,特别是对具有如创伤、胃肠道出血或感染的患者群体。因此,需要其他辅助诊断方法来帮助识别组织低灌注。其中许多方法(如血乳酸测量)也可用于评估复苏的充分性[72]。

床旁超声

第 57 章将对重症监护场所超声的应用进行更详细的描述,但在本章讨论休克时,仍然需要特别提及超声。床旁超声仅需少量的培训,即可对下列疾病进行快速的床边诊断:心包压塞,张力性气胸,全心收缩功能障碍或明显的左/右心室扩大[73]。超声还有助于治疗(中心静脉置管、心包穿刺、经静脉起搏器置入),并可用于追踪治疗反应[测量下腔静脉(IVC)以预测容量反应性][74]。有趣的是,早期复苏后有限的超声心动图指导的治疗与生存改善、液体减少和正性肌力药使用增加有关[75]。对于未确定休克类型的患者,特别是病情不稳定者,床旁快速超声检查是不可或缺的工具。

休克的治疗

休克的治疗从初始评估和调查开始。按照"休克的 ABCDE 法则"进行复苏:包括开放气道(airway A),辅助和控制呼吸(breath,B),改善循环(circulation,C),确保充分的氧供(delivery,D)和实现复苏终点(Endpoint,E)。

如果无法确定患者气道是否通畅以及通气是否足够,则应行气管插管并开始机械通气。休克期间呼吸肌会显著耗氧,加剧乳酸产生。机械通气和镇静可以减少呼吸做功而提高休克的生存率。机械通气也可预防休克或脓毒症期间对呼吸肌的损伤[76]。

为获得循环/血流动力学稳定,首先要通过大口径外周静脉导管进行输液。过去曾要求采用特伦德伦伯格卧位以维持低血压患者的灌注,目前认为与仰卧位相比并不能改善心肺功能。此外,还可能损害肺部气体交换,易出现误吸[77]。如果需紧急行补液试验,不应该使用特伦德伦伯格卧位,而应选择"被动抬腿",即将患者取仰卧位并抬高腿至心脏水平以上,监测血流动力学变化[78,79](图 6.9)。中心静脉导管有助于评估容量状态(前负荷)及监测中心静脉血氧饱和度(central venous oxygen saturation,ScvO₂)。它还是长期使用血管活性药的首选途径,也有助于经静脉安装起搏器。如上所述,床边超声对于休克的初始诊断和后续循环复苏的指导是不可或缺的。

液体复苏首选等渗晶体液,液体量和速度根据对血流动力学异常的评估确定。除了心源性休克并肺水肿患者,大多数休克患者都存在绝对或相对性液体不足。一般需快速、定量(如 500ml 或 1 000ml)补液,并在每次补液后重新评估患者状况。中度低血容量患者最初通常需要 20ml/kg 的等渗晶体液。严重低血容量患者可能需要更多的液体。关于胶体的地位仍然存在争议。最近的多中心"盐水与白蛋白液体评估"(saline versus albumin fluid evaluation,SAFE)研究发现,在纳入的需要液体复苏的近 7 000 名 ICU 受试者中,接受 4% 白蛋白或生理盐水未发现明显的死亡率差异[80]。对该研究和其他研究的数据进一步分析表明,严重脓毒症患者使用白蛋白作为初始复苏液体可能会降低死亡率,但这一观察仍缺乏证据支持[81]。

当患者对液体复苏反应不足或补液存在禁忌时,应使用血管活性药。除加压素外,血管活性药主要作用于 α- 和 β-肾上腺素能受体[82]。当血管空间被"填

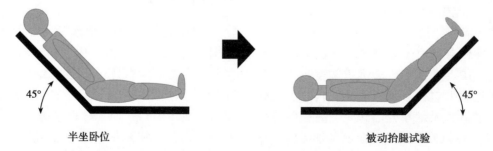

图 6.9 被动抬腿试验。通过增加静脉回流增加前负荷来模拟补液试验。该试验过程中测量到心输出量增加表明患者可能对液体有反应性。进行体位变化操作的简单方法是利用床的自动运动功能将患者从坐卧位转移到被动抬腿位置

满"时,作用效果最好,当血管空间耗尽时,效果最差。然而,在休克治疗早期,液体复苏完成之前,就可能需要使用血管活性药。这种临时使用目的是为了防止长期系统低血压导致的潜在致命结局,对于老年患者合并较重的冠脉和脑血管疾病尤为重要。将平均动脉压迅速恢复至 65mmHg 或收缩压至 90mmHg 可避免血液下降导致的冠脉和脑血管并发症。此外,越来越多的证据表明,过度的液体复苏策略可能造成显著的细胞、代谢和全身反应[83,84]。

分布性休克:具体干预措施

过敏性休克

对严重过敏及过敏性休克的治疗首先应尽可能去除致敏源。下一步(一般同时进行)即保护气道。应肌内注射肾上腺素并进行补液以维持血压和心输出量。此外还应给氧。抗组胺药、皮质类固醇、胰高血糖素、沙丁胺醇和氨茶碱均为二线药物,主要作为预防措施降低复发风险[85]。应注意发生双相反应的可能,即临床显著改善后数小时内可能再发严重症状。

神经源性休克

处理神经源性休克时,应在创伤标准管理的基础上,根据需要输注晶体或胶体容量扩张剂,或使用血管活性药。脊髓损伤后的第一周,将目标平均动脉压(mean arterial pressure,MAP)设定为 85~90mmHg 较为合理,可减少因灌注不足导致继发性脊髓损伤的风险[86]。急性脊髓损伤患者中,甲泼尼龙的价值仍有争议,在神经源性休克中的特殊价值也缺乏数据支持[87,88]。

脓毒性休克

对于脓毒性休克的患者,早期适当的广谱抗生素可提高存活率,且应用抗生素之前的低血压持续时间与死亡率增高紧密相关[89]。另一个治疗重点是积极控制感染源。此外,快速的"目标导向"复苏策略以解决全身组织缺氧也显著改善生存率[90]。

虽然既往曾提倡极大剂量的皮质类固醇来治疗脓毒性休克,但几项大型多中心随机临床试验的结果已促使临床医生放弃了这种治疗方法[91-93]。后续两项小型的单中心随机试验发现,持续应用生理"应激剂量"的氢化可的松,可改善脓毒性休克患者的血流动力学状态并缓解休克[94,95]。Annane 及其同事进一步证实并拓展了这些发现,他们发现应用氢化可的松和

盐皮质激素治疗伴有肾上腺功能不全的依赖血管活性药的脓毒性休克患者,可以使其死亡率绝对值降低 10%[96]。但最近的 CORTICUS 研究显示,随机分组后,接受应激剂量类固醇组相对于接受安慰剂组,死亡率并没有显著改善[97]。目前的指南反映了这一类固醇替代在脓毒性休克治疗中的争议。实际上,《拯救脓毒症运动指南》似乎有足够的证据继续推荐应激剂量的氢化可的松,来治疗低血压且对充分的液体复苏和血管活性药无反应的患者。但已不再推荐促肾上腺皮质激素刺激实验诊断肾上腺功能不全[98]。

低血容量性休克:具体干预措施

非出血性低血容量性休克

根据直觉,非出血性低血容量性休克的治疗目标是补充丢失的液体并恢复灌注,这也是正确的。本书第四章讨论了液体选择、输液速度和输液终点的相关证据。严格监测出入量,并尽量减少隐匿性丢失都是恰当复苏的必要条件。同时,还须注意过度液体复苏的早期并发症(如贫血、血小板减少症、凝血病、电解质紊乱和酸碱失衡等)以及后期并发症(如腹腔间室综合征、ARDS、肺炎、MODS、血行感染、死亡等)[99-101]。

失血性休克

过去十年间,我们在创伤和失血继发的休克治疗方法取得了显著的进步。发病早期的出血控制对治疗至关重要。相对较新的手段是所谓的低血压复苏,设定目标平均动脉压较低(~50mmHg,而非 80mmHg)。这一策略可减轻失血、酸血症、血小板减少症、血液稀释和凝血病,同时可以增加内脏灌注、组织氧合以及患者存活[102-104]。作为这种方法的补充,可以采取大量输血,将红细胞、新鲜冰冻血浆和血小板以 1:1:1 的比例输注,从而减少凝血病并改善存活[105,106]。最后,减少初始控制病情的手术时间,即损伤控制性手术,可以进一步减轻低体温、酸中毒和凝血病对生存的影响[107]。

心源性休克:具体干预措施

如上所述,缺血性损伤是急性心源性休克最常见的病因。两项大型随机研究显示,心源性休克并发急性心肌梗死患者,行早期血管重建者,其 1 年生存率绝对值提高 13%[63,108]。不做手术而采用经皮介入治疗乳头肌断裂通常效果欠佳,急性二尖瓣关闭不全伴发

休克具有非常高的死亡率[109]。

右心室(RV)功能障碍伴有休克的传统方法,围绕着取得足够的充盈压以维持心输出量和左心室(LV)前负荷[110]。然而,这些患者中,RV 舒张末期压力大于20mmHg 者并不罕见。RV 压力升高可使室间隔向 LV偏移,最终影响 LV 充盈。这种形态改变也会损害 LV收缩功能[111]。因此,RV 功能障碍伴休克,常规积极复苏可能起反作用。

梗阻性休克:具体干预措施

心脏压塞

根据病因(内科与手术/创伤)和发病时间(急性与亚急性),对心包压塞采取不同的治疗方式,包括:心包穿刺、心包开窗和开胸手术。治疗方式和干预时间须考虑临床表现、超声心动图结果,以及对个体患者的风险和获益评估。超声引导的心包穿刺术,可简单、安全和有效地引流心包积液并逆转血流动力学不稳定,是心脏压塞初始治疗的最佳方法[112]。如上所述,处理心脏术后疑似心包填塞的患者时,应特别注意,对临床怀疑隐匿性心包压塞需要对再次手术保持高度警惕。

张力性气胸

在经典教学中,如怀疑张力性气胸,应在锁骨中线第 2 肋间处紧急穿刺减压。然而,标准的穿刺针不足以穿透该处胸壁[113]。此外,即使穿刺针能达到胸膜,也可能因为穿刺针扭结、阻塞或受压,导致气胸引流不充分[114]。通过钝性剥离胸膜和手指减压(所谓的手指开胸术)可缓解血流动力学改变显著的血/气胸,是胸腔减压的第一步,其次为胸腔引流和胸导管置入[115]。

大面积肺栓塞

当肺栓塞(pulmonary embolism,PE)引起持续性低血压时,即为大面积肺栓塞,应使用纤溶药物。无低血压但有器官功能障碍(BNP 升高、肌钙蛋白升高、RV 扩张)的 PE 定义为次大面积肺栓塞。当前的指南推荐肝素单药治疗次大面积肺栓塞。然而,一些专家认为应采取更积极的治疗,以降低发生肺动脉高压的风险,从而改善长期功能结局,如运动耐力。如果溶栓治疗失败或因禁忌无法进行,可选择导管和外科取栓作为替代治疗[116,117]。

确保足够的氧供

一旦通过优化前负荷和后负荷使血压稳定,便可进一步评估并调整 DO_2。动脉氧饱和度应恢复至生理水平(93% ~ 95%),血红蛋白浓度应维持在 10g/dl以上。如可评估心输出量,应增加输液和强心药,直至混合静脉血氧饱和度(SvO_2)或 $ScvO_2$ 以及乳酸恢复正常,并且碱缺失也得到纠正。

为恢复组织中氧的供需平衡,控制 VO_2 较为重要。休克的代偿反应、生理压力、疼痛和焦虑可导致肾上腺素能处于亢进状态。大量低温液体注入后,寒战不罕见;疼痛也可增加心肌需氧。总体而言,这些生理反应会大大增加全身氧耗。避免疼痛、躁动、发热、寒战和癫痫发作可显著降低 VO_2。

全身组织氧摄取指标(如 SvO_2 或 $ScvO_2$ 和乳酸)可通过估计组织氧需是否能被满足,从而粗略评估复苏的充分性。这些指标可通过从相应解剖位置(如肺动脉或上腔静脉)频繁、连续采样进行测量。通过光纤技术连续测量 SvO_2 或 SvO_2 可避免频繁进行静脉切开[118]。尽管 SvO_2 和 $ScvO_2$ 并不等同,但在休克中,它们对全身组织灌注不足的反应趋势是一致的,概念可以互换[119]。乳酸浓度的变化可以为患者对治疗的反应提供早期、客观、无创的评估;然而,由于乳酸的代谢动力学复杂,乳酸清除率应被用作组织灌注充分的补充指标,而非替代指标[120,121]。其他各种技术处于不同的发展阶段,它们具有在复苏和恢复期间更精确的评估组织灌注的潜力。这些技术包括(不完全统计)近红外光谱[122],拉曼(Raman)光谱[123],正交偏振光谱成像 OPSI[124]和侧流暗场成像[125]等。

获得复苏终点

"血流测量相对较难,而血压容易测量,这致使我们对循环的理解是致命的。这也是血压计获得如此大影响的原因,事实上大多数器官不需要血压,而需要血流。"[126]传统的复苏终点包括使血压、心率和尿量恢复正常。临床观察显示,即使生命体征和尿量恢复正常,全身组织缺氧仍可能在休克复苏后的患者中持续存在[127,128]。这并非是说在复苏中不需要使用生命体征这些指标(保持平均动脉血压 65mmHg 以上对死亡率有明确影响)(图 6.10),而是提醒我们孤立地解读生命体征会造成误解[129]。

由于传统的复苏终点低估了尚存的组织低灌注和氧债,人们对其他的生理终点进行了研究[130],但没有一个治疗终点是普遍有效的,只有少数进行了前瞻

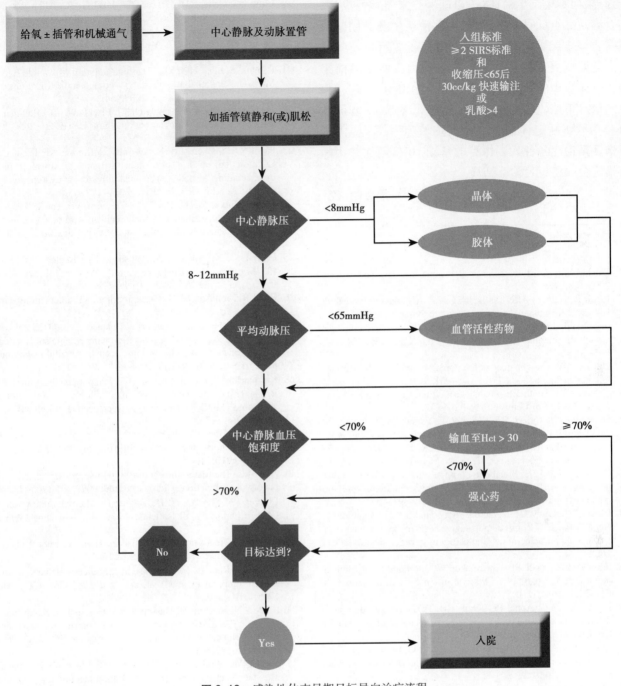

图 6.10　感染性休克早期目标导向治疗流程

性试验,且结果不一。复苏的目标是通过客观的血流动力学和生理指标来指导治疗,以最大限度地提高存活率和减少并发症。在复苏过程中,采用尿量 ≥ 0.5ml/(kg·h)、中心静脉压(CVP)8 ~ 12mmHg、MAP 65 ~ 90mmHg 和 ScvO$_2$ ≥70% 的"目标导向治疗",可降低脓毒性休克患者的死亡率[90](图 6.10)。这种以恢复足够的氧供和解决全身组织缺氧的策略,随后被应用于术中和术后患者的复苏,结果显示可减少术后并发症并降低住院时间[131,132]。

几项研究试图探讨上述目标导向治疗中的某个

特定终点的效果,但这些大型多中心试验未能证明哪一种方案更优越。这些试验都有其局限性,在相互比较时应考虑到这些局限性,尤其需要注意的是,从最初的目标导向治疗[90]发表开始,复苏策略已得到迅速发展并被普遍接受。

事实上积极、程序化、目标导向的治疗方法已被证明对休克是有效的。即使对于生命体征相对正常的患者,休克的早期发现是至关重要的。诊疗小组必须根据休克的病因和患者的合并症,制定一份合理、积极的管理计划并实施。复苏过程中应补充监测多个终点,而不仅是生命体征,以确保终末器官的灌注。结合客观终点反复评估患者,可促使医生及其团队根据需要调整复苏策略。新技术的创新应用将使复苏终点的监测更加精确、稳定,也必能为我们提供尚未引入临床应用的一些复苏终点。早期识别、合理且积极的治疗策略、使用经过证实的生理终点、反复评估患者并不断制定计划及结合新技术等——这些内容将永远是治疗各种病因休克的基础,并且经优秀医师实施定会改善患者治疗结局。

(应娇茜 译,常志刚 校)

参考文献

1. Pinsky MR. Cardiovascular issues in respiratory care. Chest. 2005;128:592S–7.
2. Beyar R, Halperin HR, Tsitlik JE, Guerci AD, Kass D, Weisfeldt ML, et al. Circulatory assistance by intrathoracic pressure variations: optimization and mechanisms studied by a mathematical model in relation to experimental data. Circ Res. 1989;64:703–20.
3. Crowell JW. Oxygen debt as the common parameter in irreversible hemorrhagic shock. Fed Proc. 1961;20:116.
4. Crowell JW, Smith EE. Oxygen deficit and irreversible hemorrhagic shock. Am J Physiol. 1964;206:313.
5. Dunham CM, Siegel JH, Weireter L, Fabian M, Goodarzi S, Guadalupi P, et al. Oxygen debt and metabolic acidemia as quantitative predictors of mortality and the severity of the ischemic insult in hemorrhagic shock. Crit Care Med. 1991;19:231–43.
6. Rixen D, Siegel JH. Metabolic correlates of oxygen debt predict posttrauma early acute respiratory distress syndrome and the related cytokine response. J Trauma. 2000;49:392–403.
7. Rixen D, Raum M, Holzgraefe B, Sauerland S, Nagelschmidt M, Neugebauer EA. A pig hemorrhagic shock model: oxygen debt and metabolic acidemia as indicators of severity. Shock. 2001;16:239–44.
8. Shippy CR, Appel PL, Shoemaker WC. Reliability of clinical monitoring to assess blood volume in critically ill patients. Crit Care Med. 1984;12:107–12.
9. Shoemaker WC, Appel PL, Kram HB. Tissue oxygen debt as a determinant of lethal and nonlethal postoperative organ failure. Crit Care Med. 1988;16:1117–20.
10. Reilly PM, Wilkins KB, Fuh KC, Haglund U, Bulkley GB. The mesenteric hemodynamic response to circulatory shock: an overview. Shock. 2001;15:329–43.
11. Chien S. Role of the sympathetic nervous system in hemorrhage. Physiol Rev. 1967;47:214–88.
12. Cumming AD, Driedger AA, McDonald JW, Lindsay RM, Solez K, Linton AL. Vasoactive hormones in the renal response to systemic sepsis. Am J Kidney Dis. 1988;11:23–32.
13. Marik PE, Zaloga GP. Adrenal insufficiency in the critically ill: a new look at an old problem. Chest. 2002;122:1784–96.
14. Givertz MM. Manipulation of the renin-angiotensin system. Circulation. 2001;104:E14–8.
15. Jan Danser AH. Local renin-angiotensin systems: the unanswered questions. Int J Biochem Cell Biol. 2003;35:759–68.
16. Zingg H, Bourque C, Bichet D. Vasopressin and oxytocin: molecular, cellular and clinical advances. New York: Plenum; 1998.
17. Normon AW, Litwack G. Hormones. 2nd ed. San Diego: Academic; 1997.
18. Landry DW, Oliver JA. The pathogenesis of vasodilatory shock. N Engl J Med. 2001;345:588–95.
19. Gann DS, Carlson DE, Byrnes GJ, Pirkle Jr JC, Allen-Rowlands CF. Role of solute in the early restitution of blood volume after hemorrhage. Surgery. 1983;94:439–46.
20. Levick JR, Michel CC. Microvascular fluid exchange and the revised Starling principle. Cardiovasc Res. 2010;87:198–210.
21. Reitsma S, Slaaf DW, Vink H, van Zandvoort MA, oude Egbrink MG. The endothelial glycocalyx: composition, functions, and visualization. Pflugers Arch. 2007;454:345–59.
22. Fels J, Jeggle P, Liashkovich I, Peters W, Oberleithner H. Nanomechanics of vascular endothelium. Cell Tissue Res. 2014;355:727–37.
23. Parrillo JE, Parker MM, Natanson C, Suffredini AF, Danner RL, Cunnion RE, et al. Septic shock in humans. Advances in the understanding of pathogenesis, cardiovascular dysfunction, and therapy. Ann Int Med. 1990;113:227–42.
24. Sakr Y, Dubois MJ, De Backer D, Creteur J, Vincent JL. Persistent microcirculatory alterations are associated with organ failure and death in patients with septic shock. Crit Care Med. 2004;32:1825–31.
25. Garrison RN, Spain DA, Wilson MA, Keelen PA, Harris PD. Microvascular changes explain the "two-hit" theory of multiple organ failure. Ann Surg. 1998;227:851–60.
26. Bond RF, Johnson III G. Vascular adrenergic interactions during hemorrhagic shock. Fed Proc. 1985;44:281–9.
27. Gomez H, Mesquida J, Hermus L, Polanco P, Kim HK, Zenker S, et al. Physiologic responses to severe hemorrhagic shock and the genesis of cardiovascular collapse: can irreversibility be anticipated? J Surg Res. 2012;178:358–69.
28. Kirkpatrick CJ, Bittinger F, Klein CL, Hauptmann S, Klosterhalfen B. The role of the microcirculation in multiple organ dysfunction syndrome (MODS): a review and perspective. Virchows Arch. 1996;427:461–76.
29. Elbers PW, Ince C. Mechanisms of critical illness—classifying microcirculatory flow abnormalities in distributive shock. Crit Care. 2006;10:221.
30. Aird WC. The role of the endothelium in severe sepsis and multiple organ dysfunction syndrome. Blood. 2003;101:3765–77.
31. Chierego M, Verdant C, De Backer D. Microcirculatory alterations in critically ill patients. Minerva Anestesiol. 2006;72:199–205.
32. Saldeen T. Trends in microvascular research. The microembolism syndrome. Microvasc Res. 1976;11:227–59.
33. Schlag G, Redl H. Morphology of the microvascular system in shock: lung, liver, and skeletal muscles. Crit Care Med. 1985;13:1045–9.
34. Riede UN, Joachim H, Hassenstein J, Costabel U, Sandritter W, Augustin P, et al. The pulmonary air-blood barrier of human shock lungs (a clinical, ultrastructural and morphometric study). Pathol Res Pract. 1978;162:41–72.
35. Groner W, Winkelman JW, Harris AG, Ince C, Bouma GJ, Messmer K, et al. Orthogonal polarization spectral imaging: a new method for study of the microcirculation. Nat Med. 1999;5:1209–12.
36. De Backer D, Hollenberg S, Boerma C, Goedhart P, Buchele G, Ospina-Tascon G, et al. How to evaluate the microcirculation: report of a round table conference. Crit Care. 2007;11:R101.
37. Harlan JM, Winn RK. Leukocyte-endothelial interactions: clinical trials of anti-adhesion therapy. Crit Care Med. 2002;30:S214–9.
38. Parent C, Eichacker PQ. Neutrophil and endothelial cell interactions in sepsis. The role of adhesion molecules. Infect Dis Clin North Am. 1999;13:427–47.
39. Rhee P, Langdale L, Mock C, Gentilello LM. Near-infrared spectroscopy: continuous measurement of cytochrome oxidation during hemorrhagic shock. Crit Care Med. 1997;25:166–70.
40. Taylor JH, Beilman GJ, Conroy MJ, Mulier KE, Myers D, Gruessner A, et al. Tissue energetics as measured by nuclear magnetic resonance spectroscopy during hemorrhagic shock. Shock. 2004;21:58–64.

41. Chaudry IH. Use of ATP following shock and ischemia. Ann N Y Acad Sci. 1990;603:130–40.

42. Van III WC, Dhar A, Morrison DC, Longorio MA, Maxfield DM. Cellular energetics in hemorrhagic shock: restoring adenosine triphosphate to the cells. J Trauma. 2003;54:S169–76.

43. Poraicu D, Sandor S, Menessy I. Decrease of red blood cell filterability seen in intensive care. II. Red blood cell crenelation "in vivo" as morphological evidence of increased red blood cell viscosity in low flow states. Resuscitation. 1983;10:305–16.

44. Astiz ME, DeGent GE, Lin RY, Rackow EC. Microvascular function and rheologic changes in hyperdynamic sepsis. Crit Care Med. 1995;23:265–71.

45. Kirschenbaum LA, Astiz ME, Rackow EC, Saha DC, Lin R. Microvascular response in patients with cardiogenic shock. Crit Care Med. 2000;28:1290–4.

46. Korbut R, Gryglewski RJ. The effect of prostacyclin and nitric oxide on deformability of red blood cells in septic shock in rats. J Physiol Pharmacol. 1996;47:591–9.

47. Shires III GT, Peitzman AB, Illner H, Shires GT. Changes in red blood cell transmembrane potential, electrolytes, and energy content in septic shock. J Trauma. 1983;23:769–74.

48. Chaudry IH, Clemens MG, Baue AE. Alterations in cell function with ischemia and shock and their correction. Arch Surg. 1981;116:1309–17.

49. Eastridge BJ, Darlington DN, Evans JA, Gann DS. A circulating shock protein depolarizes cells in hemorrhage and sepsis. Ann Surg. 1994;219:298–305.

50. Borchelt BD, Wright PA, Evans JA, Gann DS. Cell swelling and depolarization in hemorrhagic shock. J Trauma. 1995;39:187–92.

51. Mayer B, Oberbauer R. Mitochondrial regulation of apoptosis. News Physiol Sci. 2003;18:89–94.

52. Fink MP. Cytopathic hypoxia. Mitochondrial dysfunction as mechanism contributing to organ dysfunction in sepsis. Crit Care Clin. 2001;17:219–37.

53. Hubbard WJ, Bland KI, Chaudry IH. The role of the mitochondrion in trauma and shock. Shock. 2004;22:395–402.

54. Boulos M, Astiz ME, Barua RS, Osman M. Impaired mitochondrial function induced by serum from septic shock patients is attenuated by inhibition of nitric oxide synthase and poly(ADP-ribose) synthase. Crit Care Med. 2003;31:353–8.

55. Brealey D, Brand M, Hargreaves I, Heales S, Land J, Smolenski R, et al. Association between mitochondrial dysfunction and severity and outcome of septic shock. Lancet. 2002;360:219–23.

56. Alexander JH, Reynolds HR, Stebbins AL, Dzavik V, Harrington RA, Van de Werf F, et al. Effect of tilarginine acetate in patients with acute myocardial infarction and cardiogenic shock: the TRIUMPH randomized controlled trial. JAMA. 2007;297(15):1657–66.

57. Lopez A, Lorente JA, Steingrub J, Bakker J, McLuckie A, Willatts S, et al. Multiple-center, randomized, placebo-controlled, double-blind study of the nitric oxide synthase inhibitor 546C88: effect on survival in patients with septic shock. Crit Care Med. 2004;32:21–30.

58. de Boer JP, Wolbink GJ, Thijs LG, Baars JW, Wagstaff J, Hack CE. Interplay of complement and cytokines in the pathogenesis of septic shock. Immunopharmacology. 1992;24:135–48.

59. Offner F, Philippe J, Vogelaers D, Colardyn F, Baele G, Baudrihaye M, et al. Serum tumor necrosis factor levels in patients with infectious disease and septic shock. J Lab Clin Med. 1990;116:100–5.

60. Blalock A. Shock: further studies with particular reference to the effects of hemorrhage. Arch Surg. 1937;29:837.

61. Babaev A, Frederick PD, Pasta DJ, Every N, Sichrovsky T, Hochman JS. Trends in management and outcomes of patients with acute myocardial infarction complicated by cardiogenic shock. JAMA. 2005;294(4):448–54.

62. Fox KA, Anderson Jr FA, Dabbous OH, Steg PG, Lopez-Sendon J, Van de WF, et al. Intervention in acute coronary syndromes: do patients undergo intervention on the basis of their risk characteristics? The Global Registry of Acute Coronary Events (GRACE). Heart. 2007;93:177–82.

63. Hochman JS, Sleeper LA, Webb JG, Sanborn TA, White HD, Talley JD, et al. Early revascularization in acute myocardial infarction complicated by cardiogenic shock. SHOCK Investigators. Should We Emergently Revascularize Occluded Coronaries for Cardiogenic Shock. N Engl J Med. 1999;341:625–34.

64. Wood KE. Major pulmonary embolism: review of a pathophysiologic approach to the golden hour of hemodynamically significant pulmonary embolism. Chest. 2002;121:877–905.

65. Ionescu A, Wilde P, Karsch KR. Localized pericardial tamponade: difficult echocardiographic diagnosis of a rare complication after cardiac surgery. J Am Soc Echocardiogr. 2001;14:1220–3.

66. Fowler NO. Cardiac tamponade. A clinical or an echocardiographic diagnosis? Circulation. 1993;87:1738–41.

67. Brown AF. Therapeutic controversies in the management of acute anaphylaxis. J Accid Emerg Med. 1998;15:89–95.

68. Mink S, Becker A, Sharma S, Unruh H, Duke K, Kepron W. Role of autacoids in cardiovascular collapse in anaphylactic shock in anaesthetized dogs. Cardiovasc Res. 1999;43:173–82.

69. Zipnick RI, Scalea TM, Trooskin SZ, Sclafani SJ, Emad B, Shah A, et al. Hemodynamic responses to penetrating spinal cord injuries. J Trauma. 1993;35:578–82.

70. Savitsky E, Votey S. Emergency department approach to acute thoracolumbar spine injury. J Emerg Med. 1997;15:49–60.

71. Levy MM, Fink MP, Marshall JC, Abraham E, Angus D, Cook D, Cohen J, et al. 2001 SCCM/ESICM/ACCP/ATS/SIS International Sepsis Definitions Conference. Crit Care Med. 2003;31:1250–6.

72. Jones AE. Lactate clearance for assessing response to resuscitation in severe sepsis. Acad Emerg Med. 2013;20:844–7.

73. Labovitz AJ, Noble VE, Bierig M, Goldstein SA, Jones R, Kort S, et al. Focused cardiac ultrasound in the emergent setting: a consensus statement of the American Society of Echocardiography and American College of Emergency Physicians. J Am Soc Echocardiogr. 2010;23:1225–30.

74. Schmidt GA, Koenig S, Mayo PH. Shock: ultrasound to guide diagnosis and therapy. Chest. 2012;142:1042–8.

75. Kanji HD, McCallum J, Sirounis D, MacRedmond R, Moss R, Boyd JH. Limited echocardiography-guided therapy in subacute shock is associated with change in management and improved outcomes. J Crit Care. 2014;29:700–5.

76. Ebihara S, Hussain SN, Danialou G, Cho WK, Gofffried SB, Petrof BJ. Mechanical ventilation protects against diaphragm injury in sepsis: interaction of oxidative and mechanical stresses. Am J Respir Crit Care Med. 2002;165:221–8.

77. Bridges N, Jarquin-Valdivia AA. Use of the Trendelenburg position as the resuscitation position: to T or not to T? Am J Crit Care. 2005;14:364–8.

78. Boulain T, Achard JM, Teboul JL, Richard C, Perrotin D, Ginies G. Changes in BP induced by passive leg raising predict response to fluid loading in critically ill patients. Chest. 2002;121:1245–52.

79. Cavallaro F, Sandroni C, Marano C, La Torre G, Mannocci A, De Waure C, et al. Diagnostic accuracy of passive leg raising for prediction of fluid responsiveness in adults: systematic review and meta-analysis of clinical studies. Intensive Care Med. 2010;36:1475–83.

80. Finfer S, Norton R, Bellomo R, Boyce N, French J, Myburgh J. The SAFE study: saline vs. albumin for fluid resuscitation in the critically ill. Vox Sang. 2004;87 Suppl 2:123–31.

81. Finfer S, McEvoy S, Bellomo R, McArthur C, Myburgh J, Norton R. Impact of albumin compared to saline on organ function and mortality of patients with severe sepsis. Intensive Care Med. 2011;37:86–96.

82. Kellum JA, Pinsky MR. Use of vasopressor agents in critically ill patients. Curr Opin Crit Care. 2002;8:236–41.

83. Maitland K, Kiguli S, Opoka RO, Engoru C, Olupot-Olupot P, Akech SO, et al. Mortality after fluid bolus in African children with severe infection. N Engl J Med. 2011;364:2483–95.

84. Arlati S, Storti E, Pradella V, Bucci L, Vitolo A, Pulici

M. Decreased fluid volume to reduce organ damage: a new approach to burn shock resuscitation? A preliminary study. Resuscitation. 2007;72:371–8.

85. Gavalas M, Sadana A, Metcalf S. Guidelines for the management of anaphylaxis in the emergency department. J Accid Emerg Med. 1998;15:96–8.

86. Hurlbert RJ. Strategies of medical intervention in the management of acute spinal cord injury. Spine. 2006;31:S16–21.

87. Hurlbert RJ. The role of steroids in acute spinal cord injury: an evidence-based analysis. Spine. 2001;26:S39–46.

88. Bracken MB, Shepard MJ, Holford TR, Leo-Summers L, Aldrich EF, Fazl M, et al. Administration of methylprednisolone for 24 or 48 hours or tirilazad mesylate for 48 hours in the treatment of acute spinal cord injury. Results of the Third National Acute Spinal Cord Injury Randomized Controlled Trial. National Acute Spinal Cord Injury Study. JAMA. 1997;277:1597–604.

89. Kumar A, Roberts D, Wood KE, Light B, Parrillo JE, Sharma S, et al. Duration of hypotension before initiation of effective antimicrobial therapy is the critical determinant of survival in human septic shock. Crit Care Med. 2006;34:1589–96.

90. Rivers E, Nguyen B, Havstad S, Ressler J, Muzzin A, Knoblich B, et al. Early goal-directed therapy in the treatment of severe sepsis and septic shock. N Engl J Med. 2001;345:1368–77.

91. The Veterans Administration Systemic Sepsis Cooperative Study Group. Effect of high-dose glucocorticoid therapy on mortality in patients with clinical signs of systemic sepsis. N Engl J Med. 1987;317:659–65.

92. Sprung CL, Caralis PV, Marcial EH, Pierce M, Gelbard MA, Long WM, et al. The effects of high-dose corticosteroids in patients with septic shock. A prospective, controlled study. N Engl J Med. 1984;311:1137–43.

93. Bone RC, Fisher Jr CJ, Clemmer TP, Slotman GJ, Metz CA, Balk RA. A controlled clinical trial of high-dose methylprednisolone in the treatment of severe sepsis and septic shock. N Engl J Med. 1987;317:653–8.

94. Bollaert PE, Charpentier C, Levy B, Debouverie M, Audibert G, Larcan A. Reversal of late septic shock with supraphysiologic doses of hydrocortisone. Crit Care Med. 1998;26:645–50.

95. Briegel J, Forst H, Haller M, Schelling G, Kilger E, Kuprat G, et al. Stress doses of hydrocortisone reverse hyperdynamic septic shock: a prospective, randomized, double-blind, single-center study. Crit Care Med. 1999;27:723–32.

96. Annane D, Sebille V, Charpentier C, Bollaert P-E, Francois B, Korach JM, et al. Effect of treatment with low doses of hydrocortisone and fludrocortisone on mortality in patients with septic shock. JAMA. 2002;288:862–71.

97. Sprung CL, Annane D, Keh D, Moreno R, Singer M, Freivogel K, et al. Hydrocortisone therapy for patients with septic shock. N Engl J Med. 2008;358:111–24.

98. Dellinger RP. Update on surviving sepsis guideline. In: 41st critical care congress. 2012.

99. Daugherty EL, Hongyan L, Taichman D, Hansen-Flaschen J, Fuchs BD. Abdominal compartment syndrome is common in medical intensive care unit patients receiving large-volume resuscitation. J Intensive Care Med. 2007;22:294–9.

100. Cotton BA, Guy JS, Morris Jr JA, Abumrad NN. The cellular, metabolic, and systemic consequences of aggressive fluid resuscitation strategies. Shock. 2006;26:115–21.

101. Klein MB, Hayden D, Elson C, Nathens AB, Gamelli RL, Gibran NS, et al. The association between fluid administration and outcome following major burn: a multicenter study. Ann Surg. 2007;245:622–8.

102. Varela JE, Cohn SM, Diaz I, Giannotti GD, Proctor KG. Splanchnic perfusion during delayed, hypotensive, or aggressive fluid resuscitation from uncontrolled hemorrhage. Shock. 2003;20:476–80.

103. Lu YQ, Cai XJ, Gu LH, Wang Q, Huang WD, Bao DG. Experimental study of controlled fluid resuscitation in the treatment of severe and uncontrolled hemorrhagic shock. J Trauma. 2007;63:798–804.

104. Pepe PE, Dutton RP, Fowler RL. Preoperative resuscitation of the trauma patient. Curr Opin Anaesthesiol. 2008;21:216–21.

105. Holcomb JB, Jenkins D, Rhee P, Johannigman J, Mahoney P, Mehta S, et al. Damage control resuscitation: directly addressing the early coagulopathy of trauma. J Trauma. 2007;62:307–10.

106. Dente CJ, Shaz BH, Nicholas JM, Harris RS, Wyrzykowski AD, Patel S, et al. Improvements in early mortality and coagulopathy are sustained better in patients with blunt trauma after institution of a massive transfusion protocol in a civilian level I trauma center. J Trauma. 2009;66:1616–24.

107. Kushimoto S, Miyauchi M, Yokota H, Kawai M. Damage control surgery and open abdominal management: recent advances and our approach. J Nippon Med Sch. 2009;76:280–90.

108. Urban P, Stauffer JC, Bleed D, Khatchatrian N, Amann W, Bertel O, et al. A randomized evaluation of early revascularization to treat shock complicating acute myocardial infarction. The (Swiss) Multicenter Trial of Angioplasty for Shock-(S)MASH. Eur Heart J. 1999;20:1030–8.

109. Wei JY, Hutchins GM, Bulkley BH. Papillary muscle rupture in fatal acute myocardial infarction: a potentially treatable form of cardiogenic shock. Ann Intern Med. 1979;90:149–52.

110. Jacobs AK, Leopold JA, Bates E, Mendes LA, Sleeper LA, White H, et al. Cardiogenic shock caused by right ventricular infarction: a report from the SHOCK registry. J Am Coll Cardiol. 2003;41:1273–9.

111. Brookes C, Ravn H, White P, Moeldrup U, Oldershaw P, Redington A. Acute right ventricular dilatation in response to ischemia significantly impairs left ventricular systolic performance. Circulation. 1999;100:761–7.

112. Tsang TS, Barnes ME, Hayes SN, Freeman WK, Dearani JA, Butler SL, et al. Clinical and echocardiographic characteristics of significant pericardial effusions following cardiothoracic surgery and outcomes of echo-guided pericardiocentesis for management: Mayo Clinic experience, 1979-1998. Chest. 1999;116:322–31.

113. Inaba K, Ives C, McClure K, Branco BC, Eckstein M, Shatz D, et al. Radiologic evaluation of alternative sites for needle decompression of tension pneumothorax. Arch Surg. 2012;147:813–8.

114. Martin M, Satterly S, Inaba K, Blair K. Does needle thoracostomy provide adequate and effective decompression of tension pneumothorax? J Trauma Acute Care Surg. 2012;73:1412–7.

115. Fitzgerald M, Mackenzie CF, Marasco S, Hoyle R, Kossmann T. Pleural decompression and drainage during trauma reception and resuscitation. Injury. 2008;39:9–20.

116. Jaff MR, McMurtry MS, Archer SL, Cushman M, Goldenberg N, Goldhaber SZ, et al. Management of massive and submassive pulmonary embolism, iliofemoral deep vein thrombosis, and chronic thromboembolic pulmonary hypertension: a scientific statement from the American Heart Association. Circulation. 2011;123:1788–830.

117. McLintock C, Brighton T, Chunilal S, Dekker G, McDonnell N, McRae S, et al. Recommendations for the diagnosis and treatment of deep venous thrombosis and pulmonary embolism in pregnancy and the postpartum period. Aust N Z J Obstet Gynaecol. 2012;52:14–22.

118. Rivers EP, Ander DS, Powell D. Central venous oxygen saturation monitoring in the critically ill patient. Curr Opin Crit Care. 2001;7:204–11.

119. Reinhart K, Kuhn HJ, Hartog C, Bredle DL. Continuous central venous and pulmonary artery oxygen saturation monitoring in the critically ill. Intensive Care Med. 2004;30:1572–8.

120. Jansen TC, van Bommel J, Schoonderbeek FJ, Sleeswijk Visser SJ, van der Klooster JM, Lima AP, et al. Early lactate-guided therapy in intensive care unit patients: a multicenter, open-label, randomized controlled trial. Am J Respir Crit Care Med. 2010;182:752–61.

121. Bakker J, Nijsten MW, Jansen TC. Clinical use of lactate monitoring in critically ill patients. Ann Intensive Care. 2013;3:12.

122. Cohn SM. Near-infrared spectroscopy: potential clinical benefits

in surgery. J Am Coll Surg. 2007;205:322–32.

123. Ward KR, Torres FI, Barbee RW, Torres L, Tiba MH, Reynolds PS, et al. Resonance Raman spectroscopy: a new technology for tissue oxygenation monitoring. Crit Care Med. 2006;34:792–9.

124. Verdant C, De Backer D. How monitoring of the microcirculation may help us at the bedside. Curr Opin Crit Care. 2005; 11:240–4.

125. Goedhart P, Khalilzada M, Bezemer R, Merza J, Ince C. Sidestream Dark Field (SDF) imaging: a novel stroboscopic LED ring-based imaging modality for clinical assessment of the microcirculation. Opt Express. 2007;15:15101–14.

126. Jarisch A. Kreislauffragen. Deutsche Medizinische Wochenschrift. 1928;29:1211–3.

127. Cortez A, Zito J, Lucas CE, Gerrick SJ. Mechanism of inappropriate polyuria in septic patients. Arch Surg. 1977;112:471–6.

128. Rady MY, Smithline HA, Blake H, Nowak R, Rivers E. A comparison of the shock index and conventional vital signs to identify acute, critical illness in the emergency department. Ann Emerg Med. 1994;24:685–90.

129. Lehman LW, Saeed M, Talmor D, Mark R, Malhotra A. Methods of blood pressure measurement in the ICU. Crit Care Med. 2013;41:34–40.

130. Pinsky MR. Targets for resuscitation from shock. Minerva Anestesiol. 2003;69:237–44.

131. Donati A, Loggi S, Preiser JC, Orsetti G, Munch C, Gabbanelli V, et al. Goal-directed intraoperative therapy reduces morbidity and length of hospital stay in high-risk surgical patients. Chest. 2007;132:1817–24.

132. Pearse R, Dawson D, Fawcett J, Rhodes A, Grounds RM, Bennett ED. Early goal-directed therapy after major surgery reduces complications and duration of hospital stay. A randomised, controlled trial. Crit Care. 2005;9:R687–93.

133. Neumar R, Ward KR. Adult resuscitation. In: Marx J, Hockberger R, Walls R, editors. Rosen's emergency medicine: concepts and clinical practice. St. Louis: Mosby; 2002. p. 64–82.

134. Fink M, Gunnerson KJ. Shock and sepsis. In: Sellke F, del Nido P, Swanson S, editors. Sabiston and Spencer surgery of the chest. Philadelphia: Elsevier Saunders; 2005. p. 793–815.

135. van den Berg BM, Vink H, Spaan J. The endothelial glycocalyx protects against myocardial edema. Circ Res. 2003;92(6):592–4.

第七章　氧　输　送

Michael B. Maron

引言

　　氧从大气输送到细胞是通过多个步骤完成的，其中包括呼吸和循环系统功能的相互协调[1,2]。具体的步骤包括肺泡通气、从空气到血液的弥散、与血红蛋白的结合、通过左室收缩输送到组织、在组织微循环与血红蛋白解离、最终从血液弥散到线粒体（图7.1左）。该氧输送体系的一个重要特点是固有的生理储备功能（图7.1右），即随着代谢需求的增加（例如锻炼的时候），氧输送也随之增加。然而，氧输送这种序贯的、相互关联的步骤，会因疾病引起氧输送过程中的任何一个步骤出现问题，最终导致组织缺氧。幸运的是，很多生理储备功能可发挥作用，从而避免或减少组织缺氧。

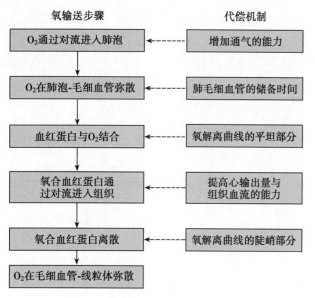

图7.1　氧输送体系与生理代偿机制

氧输送和氧瀑布概论

　　肺泡通气使得新鲜的空气通过对流的方式从大气进入肺泡，与肺泡毛细血管的混合静脉血进行气体交换。被动或主动机制确保了肺单位的通气与血流匹配。这一过程非常重要，因为通气与血流的匹配，

也就是通气血流比（V/Q），决定了末梢血中气体的含量。

　　只要肺泡中的气体与静脉血接触，O_2与CO_2会随着压力梯度的降低弥散进入和离开血液。由肺泡上皮细胞和毛细血管内皮细胞组成的气血屏障非常薄（约$0.3\mu m$），一般认为大部分的气体交换是在上皮细胞和内皮细胞融合成的基板进行的，这个基板的形成保证了弥散路径最短[3]。血液中的氧以两种形式存在，分别是与血红蛋白（Hb）结合氧和物理溶解的氧，氧合血红蛋白是游离血氧的约70倍。与Hb结合的氧含量[$C_aO_{2(结合)}$]取决于Hb含量、1gHb可结合的O_2的容量以及动脉血氧饱和度（S_aO_2）：

$$C_aO_{2(结合)} = (S_aO_2)(Hb)(1.39) \qquad (7.1)$$

　　对于血红蛋白是15g/dl的正常情况下，每dl的血可结合20.9ml O_2。物理溶解的O_2平均只有0.3ml/dl，根据Henry定律，物理溶解的O_2等于O_2溶解系数（0.003ml/dl血/mmHg）与动脉PO_2（P_aO_2）的乘积：

$$C_aO_{2(溶解)} = (0.003)(P_aO_2) \qquad (7.2)$$

　　动脉氧含量（C_aO_2）等于Hb结合的O_2与物理溶解的O_2之和（然而相比之下，后者可以忽略不计）：

$$C_aO_2 = (S_aO_2)(Hb)(1.39) + (0.003)(P_aO_2) \qquad (7.3)$$

　　进入血液后，O_2通过左室收缩产生的泵功能被输送到组织。组织灌注取决于动脉压（心输出量和总血管阻力共同决定）和组织的血管阻力。组织的血管阻力受到局部状态和自主神经系统调节影响。在组织内，由于线粒体消耗了O_2，PO_2下降，从而使得O_2从Hb解离，可以用氧解离曲线来分析，在PO_2下降一定的情况下，一些影响因素[如CO_2、pH、体温、2,3-二磷酸甘油酸（2,3 DPG）]可以增加或减少氧的解离。氧输送的最后一步是O_2通过弥散的方式从微循环进入线粒体。在肌肉组织，肌红蛋白的存在使得这一过程更容易[2]。

　　氧代谢瀑布（图7.2）反映的是O_2从大气进入线

粒体的转移中，PO_2 逐步下降的过程。氧代谢瀑布非常重要，因为氧输送的最后一步是通过弥散从微循环进入线粒体，这一过程需要在微循环和线粒体间完成。足够的 PO_2 梯度来保证 O_2 的输送。下面将要讨论的很多生理储备机制可基本上保证至关重要的驱动压。

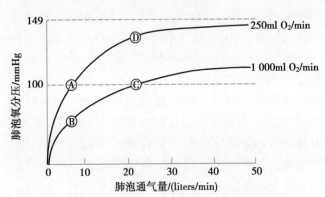

图 7.3　氧耗（VO_2）为 250（静息代谢率）和 1 000（增加的代谢率）ml O_2/min 时肺泡氧分压（P_AO_2）与肺泡通气量（V_A）的关系。静息状态下，V_A 在 5~7L/min 时，足够将 P_AO_2 维持在 100mmHg（A）。氧耗增加时，同样的通气量也会导致 P_AO_2 下降（B），可以认为是低通气状态。然而，通气量通常都会增加来使 P_AO_2 维持在 100mmHg（C）。应当注意到，这时的通气量在降低氧耗时（D）会增加 P_AO_2，可以认为是高通气状态[47]

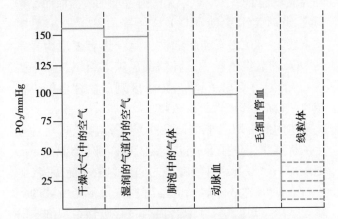

图 7.2　氧输送瀑布。氧输送瀑布展示了氧气从大气输送到线粒体的过程中 PO_2 的逐步下降。虚线表示在组织内和不同组织中线粒体 PO_2 可能的值

大气中的 O_2 含量比例为 0.209 3。在海平面干燥的情况下（大气压 = 760mmHg、水蒸气压力 PH_2O = 0mmHg），大气中的 PO_2 为（0.209 3）×（760）= 159mmHg。然而，干燥的空气被吸入后，与湿润、温暖（37℃）的气道上皮细胞接触。从上皮细胞蒸发出的水蒸气会使吸入的空气湿化，在 37℃ 条件下，PH_2O 会增加到 47mmHg。这部分增加的水蒸气会稀释空气中的 O_2（N_2 和 CO_2 也会被稀释），从而导致 PO_2 的下降。在气道中，吸入的空气 PO_2 会下降到（0.209 3）×（760 - 47）= 149mmHg，绝对值下降 10mmHg。

肺泡 PO_2（P_AO_2）正常平均值约 100mmHg，比湿化的吸入空气低 50mmHg。P_AO_2 取决于 O_2 摄入量（肺泡通气）与 O_2 从肺泡间隙移除量（弥散进入肺毛细血管并随血流带走）的相对比值。因此，P_AO_2 的正常均值 100mmHg 反映了通气与血流的相对匹配，当氧消耗（VO_2）增加时肺泡通气量（V_A）也随之增加，从而保证 P_AO_2 不变。图 7.3 说明了这种关系变化，曲线分别代表在 VO_2 是 250ml O_2/min（静息状态）和 1 000ml O_2/min 时 P_AO_2 与 V_A 的关系。值得注意的是，静息状态下满足正常 P_AO_2 需要的 V_A，对于 VO_2 为 1 000ml O_2/min 的状态是低通气的，最终会导致低氧血症。对于后者而言，通常会通过增加 V_A 来防止 P_AO_2 的下降。

在正常情况下，O_2 有足够的时间弥散到肺毛细血管，成为血液中必要的组成部分（即肺泡中的 PO_2 = 肺毛细血管中的 PO_2）。但由于存在少量的动静脉混合，所以 P_aO_2 会稍偏低。动静脉混合可能是大量的混合静脉血与氧合后的肺毛细血管中的血混合，从而导致 P_aO_2 降低。动静脉混合的形成包括以下两个方面：①心最小静脉[4]与支气管静脉[5]的血分别回流到左心室和肺静脉；②健康区域的肺 V/Q 比通常偏低。动静脉混合导致肺泡-动脉 PO_2 差的形成（A-aDO_2），年轻人的正常值为 5~15mmHg，年龄的增长和肺部疾病都会使得这个值增加。

O_2 从血液中摄取和在组织中利用最终导致 P_aO_2 平均下降至 40mmHg（混合静脉），下降约 60mmHg。氧输送的最后一步是 O_2 弥散到组织，这一过程是在微循环和线粒体 PO_2 差的驱动下完成的。最近的研究发现，组织中线粒体 PO_2 的差异是很大的，这一数值可以从很低到接近毛细血管的 PO_2[6-8]。此外，有报道指出肝脏线粒体中的平均 PO_2 很高，这表明较小的微循环-线粒体 PO_2 差就能在肝脏完成氧输送[6]。高强度运动时骨骼肌线粒体 PO_2 最低，这表明运动时需要较大的微循环-线粒体 PO_2 弥散梯度来保证足够的氧输送[9]。

在海平面，O_2 从大气输送到线粒体的过程中，PO_2 的下降可达到 145mmHg。图 7.2 显示了 PO_2 下降最多的两个部分：①湿化后的吸入空气进入肺泡；②从动脉血到静脉血。如果一个人生活在海拔 10 000 英尺或 3 048 米的地方（大气压 = 523mmHg），大气中

的 PO_2 仅为 100mmHg。在同样保证足够氧输送的情况下，高海拔时吸入空气中的 PO_2（P_IO_2）下降比在海平面要少。然而，通过一些代偿机制（高通气、增加心输出量、氧解离曲线右移）能降低 PO_2 下降的程度，从而使氧输送保持恒定。高通气能提高 P_AO_2，降低大气-肺泡的氧分压差。心输出量增加和氧解离曲线右移能降低动静氧分压差，从而使微循环-线粒体氧分压差保持在正常水平。这种在高海拔时减少 PO_2 降低来保证足够氧输送的代偿机制，在病理状态下同样适用，后面会进一步讨论。

氧输送

氧输送（DO_2）是指每分钟输送到微循环中 O_2 的含量，定义为心输出量（Q）与 C_aO_2 的乘积：

$$DO_2 = (Q)(C_aO_2) \qquad (7.4)$$

但是值得注意的是，这个公式并没有包括 O_2 在组织微循环中分布的变量，也没有包括 O_2 从微循环弥散到线粒体对整个过程的影响[10]。事实上，这使得一些专家建议将"氧输送"称之为离开左室的 O_2 含量更合适[11]，其他一些专家将其称为"整体氧输送"。不管怎样，近年来的观点认为氧输送的最后一步是在组织中进行氧的传递（即公式 7.4 中变量后面的步骤），此外在重症患者中，线粒体功能也会受损（见下文）。注意到这一点的话，公式 7.4 还是有实用性的，但应考虑到该公式是仅指 O_2 从心脏输送到微循环的起始部分。正常人静息状态下，Q 为 5 000ml 血/min，C_aO_2 为 20ml O_2/dl，所以 DO_2 为 1 000ml O_2/min。假设正常人静息状态下的 VO_2 为 250ml O_2/min，也就是说动脉中的 O_2 经过组织仅消耗了 25%（即氧摄取率为 25%），混合静脉血氧饱和度约为 75%。剩下的与血红蛋白结合的 O_2 可作为重要的代偿机制，氧需增加的时候，将额外的 O_2 解离出来。

将公式 7.3 代入公式 7.4 后可以得到：

$$DO_2 = (Q)[(S_aO_2)(Hb)(1.39)+(0.003)(P_aO_2)] \qquad (7.5)$$

从公式 7.5 可以看出，有三个重要的变量决定了 DO_2：S_aO_2、血红蛋白含量和心输出量。其中一个或多个变量的下降，都会使 DO_2 下降。因此，像 COPD、贫血、心衰等疾病表面看来不相关的疾病，都影响了氧输送的不同阶段。1920 年，Barcroft[12] 认识到呼吸衰竭、血红蛋白降低、心衰都能引起组织缺氧，所以创造了一组名词，"缺氧、贫血和持续缺氧（更准确地说是

低氧）"来分别表示氧供不足发生在呼吸、O_2 的结合、循环的不同氧输送过程。

DO_2 与 VO_2 的关系分为两个部分。在临界氧输送水平以上，DO_2 下降的时候，可以通过提高氧摄取率保证 VO_2 保持恒定不变。在临界氧输送以下，VO_2 是呈氧供依赖的。如果 DO_2 下降到阈值之下（定义为临界氧输送 DO_{2crit}），VO_2 无法通过增加氧摄取而保持恒定，此时 VO_2 会随着 DO_2 的下降而下降（生理性氧供依赖）。ARDS[14] 和脓毒性休克[15] 患者表现为异常高 DO_2 的氧供依赖。这种情况反映了组织从血中摄取 O_2 的能力受损所致[13]，为了区别于生理性氧供依赖，将其称为病理性氧供依赖。

组织氧摄取可能的障碍可能是动脉低氧血症发生的机制[16]。包括①氧供和氧需不匹配（类似于 V/Q 不匹配）；②红细胞和线粒体之间的弥散功能障碍（肺泡-毛细血管弥散障碍）；③器官血流量下降所致的氧输送下降（低通气）；④氧合血通过呼吸性组织细胞时发生分流（右向左分流）。这些可能的机制目前还不像呼吸系统性缺氧认识的那么清楚，但是现在已经不断的认识到其中一些或全部的机制在危重病中影响了氧输送水平。例如，脓毒症时出现微循环障碍，从而导致组织灌注不均一性的增加，表现为不同区域的组织缺氧和左向右分流[17-19]。此外，脓毒症时线粒体功能可能受损（细胞性缺氧），问题是这是否是启动因素，或继发于微循环障碍，还是两者都存在。两者共同参与的情况最近被命名为微循环和线粒体功能障碍综合征（MMDS），这或许能解释增加全身 DO_2 并不都能改善组织缺氧[17]。换言之，如果 O_2 不能到达组织需要的地方或线粒体不能利用氧，增加微循环"入口"的 DO_2 也无济于事。这样的观点推动了组织微循环和细胞功能监测技术的发展，也有助于探索这类疾病更新的治疗方法[17-24]。

生理储备机制

图 7.1 包括了所有的生理储备机制，这些储备机制可以增加从大气中到线粒体的 O_2 流量，从而满足代谢增加所需的氧，也可在病理状态下保证组织氧输送。对于氧输送瀑布而言，生理储备机制可维持 P_aO_2 和/或 C_aO_2 以及微循环-线粒体 PO_2 差。通气代偿、弥散代偿和氧解离曲线平台的部分主要和前者有关（从而间接影响后者），心输出量和局部组织血流流量的增加以及氧解离曲线陡峭的部分（及其影响因素）主要和后者有关。

对于氧输送过程中氧交换的两步，增加泵输出（即 V_A 和 Q）可使氧输送随着氧需的增加而增加。增加 V_A 主要维持 P_AO_2，从而可以维持理想的驱动压使 O_2 弥散入血。VO_2 增加时，如果 V_A 不能增加会导致 P_AO_2 和 P_aO_2 的下降（低通气，图7.3）。幸好通常都有充分的储备增加 V_A 来调节可能增加的 VO_2。但是，一些增加呼吸做功的疾病中（如肺纤维化），这种储备是有限的。增加 Q（以及增加局部血流）可以通过两方面增加氧输送。首先，Q 的增加可以直接增加 DO_2（公式7.4）。和 V_A 一样，一些疾病（如充血性心力衰竭）可能会限制 Q 的增加。其次，Q 的增加会降低动静脉氧含量差，导致混合静脉 PO_2（P_vO_2）的升高。P_vO_2 代表 O_2 从微循环弥散到线粒体所需压力差的上游压力。因此，P_vO_2 增加可能会增加微循环-线粒体氧分压差。这可以通过 Fick 公式来解释，在一定的 VO_2 下，Q 与动静脉氧含量差呈反比：

$$VO_2 = (Q)(C_aO_2 - C_vO_2) \qquad (7.6)$$

C_vO_2 指混合静脉血氧含量。

Fick 公式也能反映在氧输送有限的情况下，为了维持组织氧合需要所具备的一些潜在的代偿能力。例如，当贫血导致 C_aO_2 下降时，根据公式可以得知，通过增加 Q 或从动脉血中提高氧摄取可保持 VO_2 不变（即降低 C_vO_2）。贫血的患者会出现上述两种代偿[25]。其他代偿还包括发展为红细胞增多症（如肺部疾病导致 P_aO_2 下降）或氧摄取增加的情况（如组织血流量下降）。然而值得注意的是，组织氧摄取率的提高可能会降低微循环-线粒体的氧分压差。

肺毛细血管 PO_2 与 P_AO_2 在血液通过毛细血管的前三分之一时间内达到平衡[26]（最近的研究发现，在毛细血管前动脉内也可能发生氧交换[27]）。因此，在剩余的时间内，从肺泡到血液不再有 O_2 弥散。毛细血管传输时间的这一部分是非常重要的生理储备机制，当肺血流增加（如运动）或由于疾病（如间质性肺病）导致弥散屏障增加时，也能保证有足够的时间使肺泡与血液的气体达到平衡。

最后，氧解离曲线也对维持正常氧输送有重要的作用。曲线平坦的部分（图7.4）提示 P_AO_2 和/或 P_aO_2 在一定程度范围内下降时，S_aO_2 可保持在较高的水平。这一特点可确保在 P_aO_2 低至 60mmHg 时，氧饱和度仍在 90% 左右。曲线陡峭的部分提示 PO_2 稍有下降，就能从血液中摄取到一定量的 O_2。在静息状态下，从血液中解离 $5ml$ O_2/dl，血中的 PO_2 会下降到 60mmHg。但在曲线的陡峭部分，血液中解离 $5ml$ $O_2/$dl，PO_2 仅下降约 13mmHg。这一特点确保了微循环-线粒体的氧分压差。氧解离曲线右移对维持这一重要驱动压起到重要的作用。

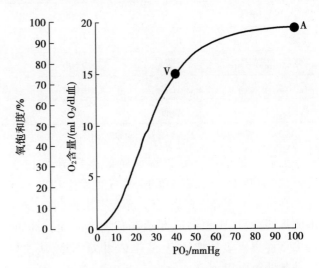

图7.4　氧合血红蛋白解离曲线。曲线平坦的部分表示动脉氧分压最低至 60mmHg，都能确保较高的氧饱和度。曲线陡峭的部分表示血氧分压轻微下降，组织就能从血中摄取大量的氧，这可以维持微循环-线粒体的氧分压差，这是氧输送最后一步的驱动压。A. 动脉；V. 混合静脉

动脉低氧血症的机制

动脉低氧血症的产生有五个机制，其中两个关键的特征是有诊断价值的（表7.1）。弥散功能障碍、V/Q 降低、右向左分流时，肺泡-动脉氧分压差（A-aDO₂）升高，但 P_IO_2 下降或低通气导致的低氧血症时，A-aDO₂ 正常。这种差异是由于后两种原因引起的低氧血症时，肺的气体交换功能没有受损。P_IO_2 下降时，P_AO_2 随之下降，有效气体交换不变，P_aO_2 会随着 P_AO_2 的下降而下降。从表7.1中还可看出，右向左分流时，在同等条件下氧疗不能增加 P_aO_2，因为有引起低氧血症的其他原因存在。引起这种对 O_2 反应不同的原因将会在下面的章节中介绍。评估 A-aDO₂ 和对纯氧的反应性能用来鉴别患者动脉低氧血症的原因。在高海拔或吸入低氧的空气时，健康人也会发生动脉低氧血症。在这两种情况下，P_IO_2 都会降低，但是原因不同。高海拔时，吸入 O_2 的比例仍然是 0.209 3，但是由于大气压的下降 P_IO_2 也随之下降；而吸入低氧空气时，大气压不变，O_2 的比例降低。而剩下的其他四个低氧血症的原因（低通气、弥散功能障碍、V/Q 失衡和右向左分流）都是由于心肺功能异常或疾病导致的。

表 7.1　动脉低氧血症的原因和诊断特征

低氧血症的原因	A-aDO₂	P_aO_2 对吸纯氧的反应/mmHg
吸入 PO₂ 降低	正常	>600
低通气	正常	>600
弥散功能障碍	增加	>600
通气/血流失衡	增加	>600
右向左分流	增加	<600

A-aDO₂. 肺泡-动脉氧分压差;P_aO_2. 动脉氧分压

低通气是指 V_A 不足以满足代谢需要,导致 P_AO_2 降低,肺泡 PCO_2(P_ACO_2)降低,血气也发生相应的变化。在分析是否存在低通气时,不仅要考虑到 V_A 绝对值的重要性,也应想到 V_A 是否与代谢率匹配。例如,许多重症患者氧耗增加[28],使得 V_A 相对不足,从而导致动脉低氧血症。

低通气时 P_ACO_2 和 P_aCO_2 都会降低。可以通过通气公式来反映 V_A 与 P_ACO_2 之间的关系:

$$VCO_2 = (V_A)(P_ACO_2) \quad (7.7)$$

公式表明,在二氧化碳产量(VCO_2)一定的情况下,P_ACO_2 与 V_A 成反比。如果 V_A 下降一半,P_ACO_2 会增加一倍。公式 7.7 也说明了治疗低通气的根本方法时增加 V_A。

弥散功能障碍是指 O_2 没有充足的时间在肺泡和肺毛细血管间达到平衡。发生弥散功能障碍可能的原因包括弥散速度的下降(如弥散路径的延长)或者肺毛细血管血流过快导致 O_2 弥散时间过短。如前所述,健康人 O_2 弥散时间是足够多的。因此,弥散功能障碍并不是动脉低氧血症最常见的原因。然而有两种情况需要除外。虽然发生动脉低氧血症是应先考虑其他的原因,但如果是肺间质纤维化[29]或肝肺综合征[30]的患者发生低氧血症,多半是与弥散功能障碍有关的。

动脉低氧血症最常见的原因是 V/Q 失衡(即肺通气单位在一定灌注量时的低通气状态)。肺的低 V/Q 区会导致终末毛细血管血中的 PO_2 下降,PCO_2 升高,与动脉血混合,从而导致动脉低氧血症。事实上,随着肺通气单位的 V/Q 进行性下降,肺通气单位中的血会越来越像混合静脉血。在肺高 V/Q 区的情况刚好相反。随着 V/Q 进行性升高,该区的肺通气单位中血中的气体越来越接近吸入的空气。在一些如 COPD 的疾病中,肺内会同时存在高 V/Q 区和低 V/Q 区[31]。

右向左分流是指混合静脉血未与肺泡进行气体交换,直接与肺通气单位的氧合血混合,从而导致 P_aO_2 的下降。右向左分流实际上是 V/Q 降低的极端情况,但在临床中区分分流和 V/Q 降低是很有意义的,因为两者通过 O_2 来改善动脉低氧血症的情况是有很大不同的(见下节)。

可通过分流公式来评估分流程度:

$$\frac{Q_s}{Q_t} = \frac{C_{c'}O_2 - C_aO_2}{C_{c'}O_2 - C_{\bar{v}}O_2} \quad (7.8)$$

Q_s 是指通过分流处的血流量(即未与肺泡进行气体交换的血流),Q_t 指全部的肺血流量,Q_s/Q_t 代表全部肺血流通过分流处的比例,$C_{c'}O_2$ 代表终末毛细血管的氧含量。这一公式是基于物质守恒定律,假设动脉血氧含量是分流血中氧含量(等于混合静脉氧含量)和终末毛细血管中氧含量(由肺泡气体中的 PO_2 决定)的和。C_cO_2 可以通过肺泡气体公式得到(公式 7.9),因此分流的计算需要知道 C_aO_2、C_vO_2 和 P_ACO_2(用来计算 C_cO_2),在吸入纯氧的条件下,就可以测得分流量,因为吸入纯氧可以排除 V/Q 降低对分流计算的影响。

右向左分流的量可因疾病而增加,可以是解剖分流或生理性分流。解剖分流的原因可能有肺动静脉吻合[32,33]或者在一定压力下出现房间隔缺损[34]。对于后者而言,正常情况下,血从左房流入右房,不会影响动脉氧合。随着肺动脉高压的进展(如肺栓塞),分流的方向发生改变,最终导致动脉低氧血症[34]。生理性分流是指血流直接通过无通气的肺泡,如大叶性肺炎、支气管肺炎、肺泡塌陷或急性肺损伤[1]。值得注意的是,低氧时肺血管收缩可能会通过减少缺氧肺泡处的血流而降低分流量[35]。

动脉低氧血症的氧替代作用

氧疗治疗动脉低氧血症的原理是基于肺泡气体方程的:

$$P_AO_2 = P_IO_2 \cdot P_ACO_2/R + F \quad (7.9)$$

这个公式表明,如果 P_ACO_2 和 R(呼吸)恒定,F(较小的矫正因子)忽略不计,那么增加 P_IO_2 时,P_AO_2 会同等量的增加。在海平面吸纯氧时可获得的最大 P_AO_2 等于大气压减去 PCO₂ 与 PH₂O 之和(760-40-47=673mmHg)。这样看来,氧疗能纠正由于低通气所导致的 P_AO_2 降低和动脉低氧血症,可以作为初始治疗方案。然而值得注意的是,O_2 替代疗法不能纠正低通气所导致的高碳酸血症;这需要增加 V_A 来得到纠正。关于弥散,O_2 从肺泡到毛细血管的弥散率取决于肺泡-毛细血管氧分压差的大小。氧疗能增加这一驱动压,从而增加弥散率,补偿弥散功能障碍导致的低氧。

吸入纯氧对肺通气单位 V/Q 下降所导致的动脉低氧血症也往往是有效的。这是因为只要肺通气单位中有通气,持续给氧就能最终使得肺泡中的氮气被吸出,被 O_2 所替代,O_2 可超过 600mmHg。然而对于这个一般性结论需有两点注意。首先,V/Q 降低的肺泡需要更多的时间进行通气,由于要从其他脏器持续洗出氮气然后运送到肺,因此效率会大大下降[36]。第二,由于吸收性肺不张(见下文)导致 V/Q 极低的肺泡最终发生右向左分流,会加重低氧血症。机体对低氧浓度氧疗的反应更为复杂,取决于肺内 V/Q 的分布和吸入的氧分压。一般来说,低 V/Q 的区域会使得 O_2 的作用减弱,只有吸入的氧分压非常高时才能显著增加 P_aO_2[36]。

动脉低氧血症的原因中,右向左分流是唯一不能通过吸入纯氧来显著增加 P_aO_2 的。正因为如此,在临床上可以通过吸纯氧的试验来将右向左分流所致的低氧和其他原因导致的低氧区别开来。当然,在分流率高达 30% 时,仍然可以通过吸氧来增加 P_aO_2[36]。在这种情况下,吸纯氧能使得 P_aO_2 增加到约 100mmHg。然而,随着分流率的增加,氧疗的作用逐步下降,当分流率达到 50% 时,氧疗对于改善动脉氧合就没有作用了[36]。

右向左分流时,氧疗对改善 P_aO_2 效果不佳的原因是基于 O_2 只能到达通气的肺泡。V/Q 正常时,经过肺通气单位的血流在吸入空气时达到完全的饱和状态。通过吸氧进一步增加 P_aO_2 仅能通过物理溶解额外增加一些血氧含量。当动脉中混合了分流的血时(其氧含量等于混合静脉血氧含量),通气肺泡所产生的少量物理溶解的氧不足以补偿低氧。图 7.5 详细说明了在分流率为 50% 时的情况。

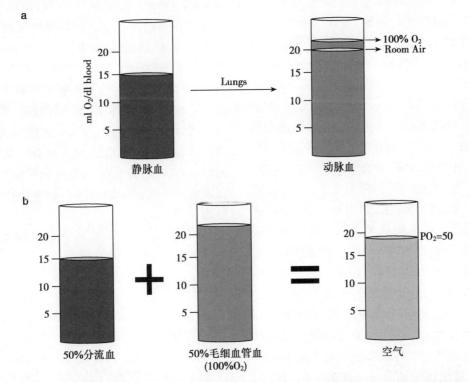

图 7.5 分流率为 50% 时吸纯氧的作用。(a)无分流且吸入空气时,血通过肺后,混合静脉血氧含量从 15 增加到 20ml O_2/dl。吸纯氧时,P_aO_2 可升高到 673mmHg,但动脉血氧含量(C_aO_2)仅仅增加了 1.8ml O_2/dl。(b)当分流率为 50% 时,一半的静脉血未与肺泡进行气体交换就回到动脉,也就是未被氧合。当这部分血与吸纯氧后的肺血流混合后,C_aO_2 变成分流血与未分流血的平均氧含量。由于有很多的分流,即使通过吸入纯氧增加了少量的额外氧合量,但仍不足以补充由于分流导致的血氧含量的下降

吸收性肺不张

一些患者(如气道可能发生痰堵)氧疗不但不能改善动脉氧合,反而可能加重缺氧。这可能与吸收性肺不张有关,在全麻术中常常发生的不张也可能与此有关[37-39]。吸收性肺不张可发生于吸空气或纯氧[40,41],但在吸纯氧时发生速度更快,原因如下所述。由于气道梗阻(或者 V/Q 非常低),肺泡内剩余的气体被吸收,肺泡塌陷,从而导致了右向左的分流和动脉低氧血症。

吸收性肺不张是由两个很相关的机制导致的[40-42]。首先,气道的梗阻使得梗阻远端出现封闭的气道。连续血流通过无通气的气道使得剩余的气体被吸收,从而导致肺泡塌陷。被封闭的气体由于在肺泡和静脉间存在总的气压差而被吸收。封闭气道内气体的压力为大气压,而静脉总的气压通常低于大气压(在海平面吸空气时为 705mmHg),吸纯氧时可降低至 147mmHg。因此吸纯氧时肺泡和毛细血管总的压力差会显著升高。静脉总的气压低于大气压的理论基础是在体循环毛细血管,各种气体产生的总的压力,CO_2 解离曲线斜率远大于 O_2 解离曲线。因此,组织进行气体交换时,毛细血管的 PO_2 下降远远多于 PCO_2 的升高。当吸空气时,组织氧消耗使得 P_aO_2 下降 60mmHg(从 100 下降到 40mmHg),而 PCO_2 增加仅 5mmHg(从 40 升高到 45mmHg)。因此静脉血中总的气压为 760 - 60+5 =705mmHg。当吸入纯氧时会放大这种效应。尽管 P_aO_2 理论上会增加到 673mmHg,但血氧含量的增加却很少,因为在大气 PO_2 下,血氧含量已经饱和。在这种情况下,组织 O_2-CO_2 交换主要与 PO_2 的更大程度的下降有关,PCO_2 的增加与吸空气时相同。PO_2 大幅度的降低导致了静脉总的气压下降到 147mmHg。在气道与外界相通(以及 V/Q 在正常范围内)的情况下,静脉总的气压都不是以上任何一个值,当发生气道梗阻(或疾病导致 V/Q 下降到一定的临界值,如下所述)就会变成这些值了。值得注意的是,这种机制使得气体被吸收有一个重要的作用就是当发生上述情况时消除了气体的空间(例如,静脉空气栓塞、限制性气胸)[41]。除了肺泡-静脉总的气压差梯度对气体吸收率有重要的决定性外,O_2 与氮气的相对溶解性的不同也起到了重要的作用[41]。氮气的溶解性小于 O_2,较 O_2 而言需要更长的时间被吸收。吸空气时肺泡气体中的氮气可视为"固定物",使得阻塞的肺泡较长时间保持膨胀。

吸收性的肺不张也可由低 V/Q 的肺泡通气与吸收不平衡所致。当 V/Q 降低到一定的临界值时,通气的速度低于气体被吸收的速度,从而导致肺泡塌陷。在气道完全梗阻时,氧疗会通过增加肺泡-静脉总的气压差使得气体吸收率增加。

体位对动脉氧合的作用

直立位时,重力作用导致 V_A 和肺血流在肺内呈现从上至下逐渐增加的垂直分布。肺内 V/Q 也呈垂直分布,但与 V_A 和肺血流的情况相反,V/Q 在肺内从上至下逐渐下降。因此,尽管肺底有较多的通气与血流,但最佳氧合的终末毛细血管血位于肺尖的肺通气单位。这种情况的形成是由于血流与肺重量关系的斜率大于 V_A 与肺重量关系的斜率。所以,肺尖的 V_A 超过了血流,导致 V/Q>1。在肺底,血流多于 V_A,因此 V/Q<1。这种 V/Q 垂直分布的差异(加上支气管和心最小静脉分流)有利于静脉混合和 A-aDO_2 的形成。

有些患者体位变化时动脉氧合可能会变化。终末期肺病患者健侧肺在下时可以改善氧合,患侧肺在下时氧合会恶化[43]。这一现象的出现是由于健侧肺在下能通过增加通气与重力引起的血流增加相匹配,而患肺无法做到。此外,下肺存在动静脉畸形的患者,从平卧位坐立时会出现仰卧呼吸或体位性低氧血症[44]。这是因为坐位时重力导致分流血管内血流量增加所致。最后,1976 年,Piehl 和 Brown[45] 报道了俯卧位能显著改善 ARDS 患者氧合。其改善氧合的机制很复杂,其改善 P_aO_2 可能是由于使原来背部塌陷的肺再通气而恢复正常,从而使得俯卧位时的 V/Q 分布更均一[46]。

(李晨 译,王慧 校)

参考文献

1. Lumb AB, editor. Nunn's applied respiratory physiology. 7th ed. Philadelphia, PA: Elsevier; 2010.

2. Boveris DL, Boveris A. Oxygen delivery to the tissues and mitochondrial respiration. Front Biosci. 2007;12:1014–23.

3. Weibel ER, Bachofen H. Structural design of the alveolar epithelium and fluid exchange. In: Fishman AP, Renkin EM, editors. Pulmonary edema. Baltimore, MD: Williams and Wilkins; 1979. p. 1–20.

4. Ravin MG, Epstein RM, Malm JR. Contribution of thebesian veins to the physiologic shunt in anesthetized man. J Appl Physiol. 1965;20:1148–52.

5. Aviado DM, Daly DB, Lee CY, Schmidt CF. The contribution of the bronchial circulation to the venous admixture in pulmonary venous blood. J Physiol. 1961;155:602–22.

6. Mik EG, Johannes T, Zuurbier CJ, Heinen A, Houben-Weerts JHPM, Balestra GM, et al. In vivo mitochondrial oxygen tension measured by a delayed fluorescence lifetime technique. Biophys

J. 2008;95:3977–90.

7. Mik EG, Ince C, Eerbeek O, Heinen A, Stap J, Hooibrink B, et al. Mitochondrial oxygen tension in the heart. J Mol Cell Cardiol. 2009;46:943–51.

8. Harms FA, Bodmer SI, Raat NJ, Stolker RJ, Mik EG. Validation of the protoporphyrin IX-triplet state lifetime technique for mitochondrial oxygen measurements. Opt Lett. 2012;37:2625–7.

9. Wagner PD. Muscle intracellular oxygenation during exercise: optimization for oxygen transport, metabolism, and adaptive change. Eur J Appl Physiol. 2012;112:1–8.

10. Wagner PD. Determinants of maximal oxygen transport and utilization. Annu Rev Physiol. 1996;58:21–50.

11. Bihari DJ. Prevention of multiple organ failure in the critically ill. In: Vincent JL, editor. Intensive care medicine: annual update, vol. 3. Heidelberg: Springer; 1987. p. 26–39.

12. Barcroft J. Physiological effects of insufficient oxygen supply. Nature. 1920;106:125–9.

13. Samsel RW, Schumacker PT. Oxygen delivery to tissues. Eur Respir J. 1991;4:1258–87.

14. Danek SJ, Lynch JP, Weg JG, Dantzker DR. The dependence of oxygen uptake on oxygen delivery in the adult respiratory distress syndrome. Am Rev Respir Dis. 1980;122:387–95.

15. Gilbert EM, Haupt MT, Mandanas RY, Huaringa AJ, Carlson RW. The effect of fluid loading on oxygen delivery and consumption in patients with sepsis. Am Rev Respir Dis. 1986;134:873–8.

16. Wagner PD. The biology of oxygen. Eur Respir J. 2008;31:887–90.

17. Nichols D, Nielsen ND. Oxygen delivery and consumption: a macrocirculatory perspective. Crit Care Clin. 2010;26:239–53.

18. Donati A, Tibboel D, Ince C. Towards integrative physiological monitoring of the critically ill: from cardiovascular to microcirculatory and cellular function monitoring at the bedside. Crit Care. 2013;17:S5.

19. Edul VSK, Dubin A, Ince C. The microcirculation as a therapeutic target in the treatment of sepsis and shock. Semin Respir Crit Care Med. 2011;32:558–68.

20. Fink MP. Cytopathic hypoxia. Is oxygen use impaired in sepsis as a result of an acquired intrinsic derangement in cellular respiration? Crit Care Clin. 2002;18:165–75.

21. Protti A, Singer M. Bench-to-bedside review: potential strategies to protect or reverse mitochondrial dysfunction in sepsis-induced organ failure. Crit Care. 2006;10:228.

22. Dare AJ, Phillips ARJ, Hickey AJR, Mittal A, Loveday B, Thompson N, et al. A systematic review of experimental treatments for mitochondrial dysfunction in sepsis and multiple organ dysfunction. Free Radic Biol Med. 2009;47:1517–25.

23. Ince C, Sinaasappel M. Microcirculatory oxygenation and shunting in sepsis and shock. Crit Care Med. 1999;27:1369–77.

24. Hollenberg SM. Think locally: evaluation of the microcirculation in sepsis. Intensive Care Med. 2010;36:1807–9.

25. Blumgart HL, Altschule MD. Clinical significance of cardiac and respiratory adjustments in chronic anemia. Blood. 1948;3:329–48.

26. Wagner PD. Diffusion and chemical reaction in pulmonary gas exchange. Physiol Rev. 1977;57:257–312.

27. Tabuchi A, Styp-Rekowska B, Slutsky AS, Wagner PD, Pries AR, Kuebler WM. Precapillary oxygenation contributes relevantly to gas exchange in the intact lung. Am J Respir Crit Care Med. 2013;188:474–81.

28. Damask MC, Schwarz Y, Weissman C. Energy measurements and requirements in critically ill patients. Crit Care Clin. 1987;3:71–96.

29. Agustí AGN, Roca J, Gea J, Wagner PD, Xaubet A, Rodriguez-Roisin R. Mechanisms of gas-exchange impairment in idiopathic pulmonary fibrosis. Am Rev Respir Dis. 1991;143:219–25.

30. Rodríguez-Roisin R, Krowka MJ. Current concepts: hepatopulmonary syndrome—a liver-induced lung vascular disorder. N Eng J Med. 2008;358:2378–87.

31. Wagner PD, Dantzker DR, Dueck R, Clausen JL, West JB. Ventilation-perfusion inequality in chronic obstructive pulmonary disease. J Clin Invest. 1977;59:203–16.

32. Terry PB, White Jr RI, Barth KH, Kaufman SL, Mitchell SE. Pulmonary arteriovenous malformations. Physiologic observations and results of therapeutic balloon embolization. N Eng J Med. 1983;308:1197–200.

33. Gossage JR, Kanj G. Pulmonary arteriovenous malformations. Am J Respir Crit Care Med. 1998;158:643–61.

34. Myers JD, Mark EJ. Case 43-1980—Severe acute respiratory failure in a 27-year old woman. N Eng J Med. 1980;303:1049–56.

35. Sylvester JT, Shimoda LA, Aaronson PI, Ward JPT. Hypoxic pulmonary vasoconstriction. Physiol Rev. 2012;92:367–520.

36. West JB. Pulmonary pathophysiology. The essentials. 6th ed. Philadelphia, PA: Lippincott Williams & Williams; 2003.

37. Magnusson L, Spahn DR. New concepts of atelectasis during general anaesthesia. Br J Anaesth. 2003;91:61–72.

38. Duggan M, Kavanaugh BP. Pulmonary atelectasis. A pathogenic perioperative entity. Anesthesiology. 2005;102:838–54.

39. Hedenstierna G, Edmark L. Mechanisms of atelectasis in the perioperative period. Best Pract Res Clin Anaesthesiol. 2010;24:157–69.

40. Dale WA, Rahn H. Rate of gas absorption during atelectasis. Am J Physiol. 1952;170:606–15.

41. Piiper J. Physiological equilibria of gas cavities in the body. In: Fenn WO, Rahn H, editors. Handbook of physiology. Section 3: Respiration, vol. 11. Washington, DC: American Physiological Society; 1965. p. 1205–18.

42. Dantzker DR, Wagner PD, West JB. Instability of lung units with low V_A/Q ratios during O_2 breathing. J Appl Physiol. 1975;38:886–95.

43. Remolina C, Kahn AU, Santiago TV, Edelman NH. Positional hypoxemia in unilateral disease. N Eng J Med. 1981;304:523 5.

44. Robin ED, Laman D, Horn BR, Theodore J. Platypnea related to orthodeoxia caused by true vascular lung shunts. N Eng J Med. 1976;294:941–3.

45. Piehl MA, Brown RS. Use of extreme position changes in acute respiratory failure. Crit Care Med. 1976;4:13–4.

46. Gattinoni L, Taccone P, Carlesso E, Marini JJ. Prone position in acute respiratory distress syndrome. Rationale, indications, and limits. Am J Respir Crit Care Med. 2013;11:1286–93.

47. Hall JE. Guyton and Hall textbook of medical physiology. 12th ed. Philadelphia, PA: Elsevier; 2011.

第八章　组织氧合评估

Daniel de Backer，Katia Donadello

介绍

维持机体血流动力学稳定的主要目的是为了恢复组织氧合。组织灌注不足、血氧含量下降（贫血或低氧血症）以及氧解离异常等都会导致组织氧合改变。无论何种原因造成的组织氧合障碍，尤其是长时间氧合下降，它最终均会造成器官功能障碍。因此早期发现或有效避免组织低氧很重要。组织氧合监测对于休克[1]或围术期患者往往尤为关键。

从简单的监测静脉血氧饱和度到电极测量组织氧分压评估机体氧化还原状态，目前已有多种技术用于床旁评估患者的组织氧合情况。我们需要根据患者可能出现的组织氧合改变类型来选择监测设备或监测手段，如患者的疾病状态（脓毒症、创伤等）和治疗方案（围术期、重症患者监测）等。本章我们将主要介绍目前用于床旁组织氧合监测的主要技术手段以及它们的适应证和禁忌证。

发生组织氧合障碍的机制

在了解不同监测技术的特点和局限之前，我们首先要知道机体发生组织氧合障碍的主要机制及其特点。全身血流状态（心输出量）、不同脏器间或同一脏器不同结构间的局部血流分布（如肾皮质和髓质）、微血管灌注（如脏器中毛细血管的血流分布）、血氧含量和氧解离能力等都可以影响机体的组织氧合。细胞器水平的氧利用障碍则是另一种造成细胞缺氧的机制，即使在机体氧供充足时也可出现。尽管大多数技术对全身灌注减少和血氧浓度降低引起的组织氧合障碍监测敏感性高，但微循环灌注改变更为复杂，而后者也主要影响监测手段的选择以及不同监测手段探知这些改变的灵敏度。

生理和病理状态下微循环的特点

微循环结构在不同脏器间差异很小，最常见的是

"树枝状"结构（由微动脉分出周径逐级减小的血管直至形成毛细血管，再逐级汇成静脉系统）。而肾脏、肠黏膜和肝脏则有各自特殊的微循环形式（这些内容本章不会详述），尽管这些特异性微循环结构是为器官特殊的交换功能服务，但我们仍要引起重视，因为它们可以促进血液分流以及造成部分组织区域对缺氧尤为敏感。微动脉需要协调好不同毛细血管群的血流分配，毛细血管则是发生氧气和营养交换的主要部位。在生理状态下，脏器内密集分布的毛细血管网中大部分都被充分灌注，相距数微米的区域间血流灌注差异很小。

在失血应激下，为了使得氧输送和氧消耗相匹配，正常的微循环会进一步减小区域间血供差异[2]。

发生脓毒症时，部分毛细血管缺乏灌注或仅有部分灌注使得开放的毛细血管密度减小[3]（图 8.1）。毛细血管灌注是一个动态变化的过程，表现为先前缺乏灌注的毛细血管在数分钟甚至数秒钟内可以得到充分灌注，反之亦然。毛细血管的这种灌注特点导致组织内各区域灌注各异[4-6]。该情形下监测组织氧合就十分重要。组织内将会出现一部分缺氧区，而另一部分灌注良好区接受了超过自身代谢需求的氧气供应，最终静脉血氧饱和度反而会高于预期值（图 8.2）。区域灌注异质性也是很重要的一方面，相隔仅数微米的

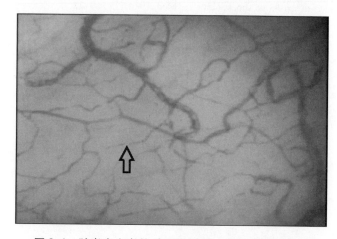

图 8.1　脓毒症患者的舌下微循环。SDF 成像技术可以观察脓毒性休克患者的舌下微循环,图中毛细血管网密度减小并且许多毛细血管血流停止（箭头所示）

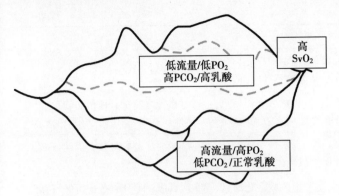

图8.2　微循环障碍的区域异质性影响组织氧合示意图。微循环显像可直接观察缺乏灌注的毛细血管；由于部分区域超灌注使得 PO_2/SO_2 值高，因此组织 PO_2 测定（Clark 电极）和氧饱和度监测（NIRS）无法准确反映组织缺氧情况；而微量透析技术和组织 PCO_2 测定受区域内的最高（最差）值影响，组织不均匀灌注可以从测定结果中体现

区域之间血流灌注也可以呈现出巨大差异。脓毒症动物模型的微循环对失血应激的反应完全紊乱，区域灌注异质性更大，从而导致局部血供与氧需求不匹配[2]。

我们在脓毒症患者中也观察到了相同现象。与正常对照组相比，严重脓毒症患者的舌下微循环血管密度显著减小、接受灌注的小血管比例明显减少，而缺乏灌注以及间断灌注的小血管比例明显增多，从而导致区域灌注异质性增大。很多研究团队都证实了这一结果[7,8]。在脓毒症病程的早期即可观察到病人微循环改变[8]，而普通的感染患者则不会出现这种变化[9]。微循环改变程度与乳酸值水平相关，这提示它会造成组织缺氧区域进展[9-13]。脓毒症死亡患者的微循环改变较存活患者更为严重[12]。在 252 名严重脓毒症患者中，我们观察到随着微循环逐渐恶化病人的存活率进行性下降了 25%。微循环灌注改变是脓毒症患者结局的重要预测因素，同时在多因素分析中它也

是患者预后的独立影响因子。一些研究还发现了微循环改变与器官功能之间的联系[13,14]。如果微循环灌注在容量复苏的 3 小时内得到改善器官功能也随之改善，而微循环灌注无法改善甚至继续恶化时器官功能也将恶化[13,14]。此外，脓毒症存活患者与死亡患者在微循环改变的时间进程上也有差异，表现为存活患者在复苏治疗开始后微循环灌注会逐渐得到改善，而死亡患者无明显改变[15]。

需引起重视的是，接受高危手术[16-18]、严重创伤[19]和心脏骤停复苏[20]后的患者中也发现了相似的微循环灌注改变。

组织氧合测定的影响

当微循环灌注保持生理条件下的均一性时，样本血容量大小对测定结果影响不大，因此很多监测手段都能正常使用。然而，当微灌注出现不均一改变时，组织各处的氧分压也会出现差异，最终形成组织缺氧区。这种情况下许多测定方法由于要求样本血容量太大而导致其使用受限，它不仅无法提示组织区域已发生差异灌注，而且往往会提供给我们相关测量变量的假阴性结果。

微循环检测技术

微循环灌注水平可被直接检测，也可由组织氧合指标来间接评估[21]（表 8.1）。值得重视的是，微循环整体情况往往通过局部的微循环灌注来评价，这种"局部代表整体"评价的正确性取决于微循环障碍发生机制（如脓毒症往往为弥散改变，手术操作则更多表现为局灶改变）、脏器微循环结构和局部影响因素（如皮肤和末梢血管收缩受到温度、血管收缩药物和间隔室综合征的压力的影响）。

表8.1　人体组织氧合监测技术

技术	主要特点	评价
乳酸值	机体组织缺氧的标志	+简便易行，所有 ICU 机构都能监测 −除缺氧外，还受其他因素干扰
$SvO_2/ScvO_2$	反映氧消耗和氧输送的平衡	+简便易行，所有 ICU 机构都能监测 −对分布性休克不敏感（微循环异质性）
激光多普勒	评估器官局部灌注	+连续监测，提供数字化信息 −对分布性休克不敏感（微循环异质性），非所有 ICU 都能做
显微成像	微循环灌注可视化	+可评估微循环异质性 −仅部分器官能观察

续表

技术	主要特点	评价
PO_2 电极	直接测量 PO_2	+连续监测,提供数字化信息 -对分布性休克不敏感(微循环异质性)
NIRS	测量某片组织的 SO_2	+连续监测,提供数字化信息,可通过血管阻断试验评估血管反应性 -对分布性休克不敏感(微循环异质性)
组织 PCO_2	反映血流与代谢平衡	+连续监测,提供数字化信息,存在区域灌注差异时数据仍然可靠 -反映血流与代谢平衡
微量透析	监测组织低氧血症	+连续监测,提供数字化信息,存在区域灌注差异时数据仍然可靠 -无法监测低灌注或组织低氧血症的原因

临床评估

微循环灌注受损也能通过体格检查发现[22,23]。然而,由于皮肤受温度和血管活性药物的影响很大,所以皮肤毛细血管灌注低与更多中心床开放的关系不大[22]。

乳酸

乳酸是机体组织缺氧的标志。当供氧减少时,丙酮酸无法进入线粒体而是转化成乳酸。发生循环衰竭尤其是休克的病人,其乳酸/丙酮酸比值会升高[24]。由于机体内的丙酮酸难以测量,临床工作中通常只测量血中乳酸水平。然而,机体在非缺氧状态下也能产生乳酸。当糖酵解加速尤其在 Na^+/K^+-ATP 酶影响下[25],乳酸同时也是机体有氧活动时的产物。这种情况常常发生在肾上腺能激活或炎性介质释放时,导致机体在非缺氧条件下炎症反应活跃的组织产生大量乳酸,例如发生 ARDS 的肺[26]。因此,尽管乳酸值常用来评估组织氧需求和氧消耗的平衡,但我们仍应该清楚缺氧以外的其他因素也会干扰结果。

微血管改变与乳酸值水平升高有关[9],可是由升高的乳酸值发现微循环改变其敏感性和特异性都很低[10-13]。有趣的是,经过治疗后乳酸值变化通常与微循环灌注改善成比例[10]。尽管并未直接监测微循环,一项随机临床试验发现治疗目标使 8 小时内每 2 小时乳酸值下降 20% 能显著改善患者预后,对于休克早期进入研究的病人亚组改善预后作用更明显[27]。

混合静脉和中心静脉氧饱和度

混合静脉和中心静脉氧饱和度(SvO_2 和 $ScvO_2$)反映机体氧供和氧耗之间的平衡关系。两者对于发现全身组织灌注减少非常敏感。因此在患者围术期监测该两项指标很重要[28]。然而,当 SvO_2 和 $ScvO_2$ 显示正常时却不能排除微循环损害导致的组织氧合障碍。当组织灌注不均时,一些过度灌注的区域将导致 SvO_2 或 $ScvO_2$ 整体上升。与该观点一致,轻微升高的 $ScvO_2$ 与脓毒症患者的不良预后相关[29]。因此, $ScvO_2$ 或 SvO_2 下降时提示组织氧合受损,临床往往会采取提高氧输送的治疗方案; $ScvO_2$ 或 SvO_2 正常或升高时也应当引起重视,然而在这种情况下医生往往忽视了患者同样也可能出现氧利用障碍。除 SvO_2 和 $ScvO_2$ 外,同时监测其他指标也能提示机体氧合改变,如升高的乳酸值和静-动脉 PCO_2 改变。

直接检测方法/评估

多普勒技术

许多激光多普勒技术常被用来评估组织血流情况,因其能探测体积约 $0.5mm^3$ 大小组织内的血液流动。激光多普勒检测的是多根血管内血流的整合结果,因此无法发现是否发现的微循环灌注不均现象。扫描激光多普勒、共聚焦激光扫描显微镜以及激光斑点成像都是近期由激光技术发展而来的,可用来同时评估组织灌注和灌注异质性的检测技术[30-32];然而,由于这些检测设备的体积太大,目前在人体上仅用作皮肤灌注的评估。随着科技进一步发展,如果有可能,希望这些设备未来能安装在内镜镜头上,得以评估重症病人相关器官的组织血流。

短暂缺血后微血管系统回纳微动脉和毛细血管内血液的能力称为微血管储备,激光多普勒技术也能评估这一现象[33]。

视频显微镜方法

显微成像技术在人体的应用要求,检测器官足够薄,能被光线穿透(如手指),或者器官能在反射光线下变得半透明。甲襞微循环镜的原理为透照技术,但由于重症病人的外周血管收缩,它在重症病人上的应用有限。另一种视频显微技术则是利用来自深层组织的反射光成像,并且能通过若干种方法滤过去除浅层组织的放射光线。正交极化光谱成像(OPS),旁流暗视野成像(SDF)和入射暗视野成像(IDF)是三种可以方便用于重症病人床旁检测的成像技术。这些技术主要用来研究重症患者的舌下微循环情况[3,7,12,16,17,34-38],而皮下微血管由于易受到温度和缩血管药物影响趋向于收缩,不能准确反映中心器官的灌注情况,因此很少用来成像。除此之外,这些视频显微成像还能反映微循环改变严重程度和不良预后的关联性[3,12,13,15,39]以及干预治疗的有效性[10,11,37]。

因为图片质量会受分泌和运动伪影影响,所以舌下区域的观察仅适用于镇静或配合操作的患者。仪器要测量血管(毛细血管)密度和灌注差异性(灌注血管百分比,平均血流指数,异质指数)[40]。微血管流量指数(MFI)是对微循环灌注量和灌注差异度进行大体评估的复合非线性分数。经验丰富的研究者通过半定量分析很容易计算出该数值,且具有很高的可信度[3,36,41]。然而实际血流量却无法从该指数中获得信息。计算机辅助的微循环评估可以帮助我们测量血管密度[42]和微血管流量,但它要求较大的人工干预。测量选定区域内微血管流量准确性低,而对所有可视微血管血流量的测量可能准确性更高,但是目前至少在临床实践上该测量方法仍然不可行。曾有团队对严重脓毒症患者实施过这种定量评估方法[43]。

组织 PO_2 和 SO_2 测量

对组织氧合情况的评价能反映组织内氧输送(DO_2)和氧消耗(VO_2)之间是否平衡。流量、血红蛋白浓度、动脉 PO_2 和 VO_2 都可影响组织灌注,而组织 PO_2/SO_2 被认为是对组织灌注的间接评价。

组织 PO_2 可由 Clark 电极直接测得。电极能测量体积为 $0.5mm^3$ 组织内的 PO_2,受检验样本内高值 PO_2 的影响较大。因此,Clark 电极适于评价 PO_2 均匀降低情况下(如低血流、贫血、低氧血症)的组织 PO_2 改变,而对组织内 PO_2 变化不均的病理情况并不适宜,如脓毒症或缺血后再灌注。所以这种测量技术在围手术中心的应用价值可能比 ICU 病房更高。

近红外光谱技术(NIRS)利用近红外光线测量组织氧饱和度(StO_2)。StO_2 通常代表样本组织内所有血管内血氧饱和度的平均值。NIRS 的局限性在于 StO_2 值受局部静脉血红蛋白氧饱和度影响很大,而难

以发现灌注不均现象。生理条件下,血红蛋白氧饱和度对 StO_2 的影响占到 70%,不同疾病状态下这一比值将会发生改变。发生失血性休克的病人,由于静脉强烈收缩,受检组织样本内的静脉血流急剧减少,所以 StO_2 只有在失血性休克晚期才会下降。相反地,对于心源性休克和梗阻性休克的病人,由于静脉淤血 StO_2 迅速下降,与 SvO_2 值非常接近。皮下脂肪组织厚度和水肿程度都可影响测量值,因此通常用手掌大鱼际部位作为 NIRS 测量。

有趣的是,NIRS 技术可以在前臂短暂缺血期间或缺血后测量微血管反应性[39,44]。该试验在数分钟内就能为我们提供宝贵的量化信息,并且可重复进行。然而,这种血管反应性检测无法评估局部的或是微血管的灌注情况,而是提供检测区间内的实际微血管储备信息。文献报道脓毒症病人相比对照组,其微血管反应性发生了巨大改变[39,44]。这些变化与患者的器官功能[45,46]、ICU 住院时间[46]和死亡率[39,44]相关。

间接检测方法/评估

组织 PCO_2

组织 PCO_2(P_tCO_2)能反映 CO_2 生成(即组织代谢)和灌注的平衡情况,因此被用来间接评估组织灌注[47]。由于 P_tCO_2 受 P_aCO_2 影响,临床上一般监测 PCO_2 间隙值(组织-动脉 CO_2 梯度,正常 <7mmHg)。PCO_2 间隙值很高提示组织低氧[48],而中度升高的 PCO_2 间隙值则提示血流淤塞或组织低氧。组织或者呼末 CO_2 都可以用作评估,但指标截断值仍未确定。

很多技术可用来检测组织 PCO_2,如内嵌电极、接触式探头和张力测定。因为检测值反应受检样本中的最差(高)值,即使组织仅表现为差异灌注,PCO_2 测量也能发现灌注受损或低氧的区域。过去主要在胃内或舌下测量组织 PCO_2,但是现在仅有耳垂 PCO_2 测量技术仍在使用。研究发现脓毒症病人的耳垂 PCO_2 会改变且与病人结局相关[49]。

微量透析

微量透析可用来测量组织乳酸和丙酮酸水平以检测组织低氧血症。检测探头可插入肌肉内或皮下组织。尽管检测的样本体积非常大,但检测主要受组织内的最差值影响,所以在微循环差异灌注情况下微量透析结果仍然可信。重要的是,虽然微量透析无法评估组织氧合和灌注情况,但是测量值能反映氧需求

和氧消耗的平衡关系,而组织低氧血症仅在代偿机制耗竭时发生。微量透析的主要局限在于达到平衡花费的时间长,通常要间隔数小时才能获得一次检测数据。

有文献报道脓毒症患者的皮下组织的乳酸/丙酮酸比值会改变,此研究还评估了治疗干预手段对测量值的影响[50]。急诊腹腔镜手术时微量透析导管还可置于腹膜腔内,术后乳酸/丙酮酸比值改变与围术期并发症相关[51]。

结论

人体组织氧合情况可由不同的检测技术评估。我们应该了解:当组织灌注均一性降低(如低血容量早期和心源性休克等)时,所有检测技术都适用;当组织灌注存在差异(如分布性休克)时,仅有部分技术可用。在外科领域,大部分检测手段都有价值;而在围术期和严重疾病状态下,使用微循环的可视化监测、组织 CO_2 和微量透析技术更合理。

(刘兮 译,刘作良 校)

参考文献

1. Vincent JL, De Backer D. Circulatory shock. N Engl J Med. 2013;369:1726–34.
2. Humer MF, Phang PT, Friesen BP, Allards MF, Goddard CM, Walley KR. Heterogeneity of gut capillary transit times and impaired gut oxygen extraction in endotoxemic pigs. J Appl Physiol. 1996;81:895–904.
3. De Backer D, Creteur J, Preiser JC, Dubois MJ, Vincent JL. Microvascular blood flow is altered in patients with sepsis. Am J Respir Crit Care Med. 2002;166:98–104.
4. Verdant CL, De Backer D, Bruhn A, Clausi C, Su F, Wang Z, et al. Evaluation of sublingual and gut mucosal microcirculation in sepsis: a quantitative analysis. Crit Care Med. 2009;37:2875–81.
5. Farquhar I, Martin CM, Lam C, Potter R, Ellis CG, Sibbald WJ. Decreased capillary density in vivo in bowel mucosa of rats with normotensive sepsis. J Surg Res. 1996;61:190–6.
6. Secor D, Li F, Ellis CG, Sharpe MD, Gross PL, Wilson JX, et al. Impaired microvascular perfusion in sepsis requires activated coagulation and P-selectin-mediated platelet adhesion in capillaries. Intensive Care Med. 2010;36:1928–34.
7. Trzeciak S, Dellinger RP, Parrillo JE, Guglielmi M, Bajaj J, Abate NL, et al. Early microcirculatory perfusion derangements in patients with severe sepsis and septic shock: relationship to hemodynamics, oxygen transport, and survival. Ann Emerg Med. 2007;49:88–98.
8. Spanos A, Jhanji S, Vivian-Smith A, Harris T, Pearse RM. Early microvascular changes in sepsis and severe sepsis. Shock. 2010;33:387–91.
9. Filbin MR, Hou PC, Massey M, Barche A, Kao E, Bracey A, et al. The microcirculation is preserved in emergency department low-acuity sepsis patients without hypotension. Acad Emerg Med. 2014;21:154–62.
10. De Backer D, Creteur J, Dubois MJ, Sakr Y, Koch M, Verdant C,
et al. The effects of dobutamine on microcirculatory alterations in patients with septic shock are independent of its systemic effects. Crit Care Med. 2006;34:403–8.
11. Ospina-Tascon G, Neves AP, Occhipinti G, Donadello K, Buchele G, Simion D, et al. Effects of fluids on microvascular perfusion in patients with severe sepsis. Intensive Care Med. 2010;36:949–55.
12. De Backer D, Donadello K, Sakr Y, Ospina-Tascon GA, Salgado DR, Scolletta S, et al. Microcirculatory alterations in patients with severe sepsis: impact of time of assessment and relationship with outcome. Crit Care Med. 2013;41:791–9.
13. Hernandez G, Boerma EC, Dubin A, Bruhn A, Koopmans M, Edul VK, et al. Severe abnormalities in microvascular perfused vessel density are associated to organ dysfunctions and mortality and can be predicted by hyperlactatemia and norepinephrine requirements in septic shock patients. J Crit Care. 2013;28:538.e9–14.
14. Trzeciak S, McCoy JV, Phillip DR, Arnold RC, Rizzuto M, Abate NL, et al. Early increases in microcirculatory perfusion during protocol-directed resuscitation are associated with reduced multi-organ failure at 24 h in patients with sepsis. Intensive Care Med. 2008;34:2210–7.
15. Sakr Y, Dubois MJ, De Backer D, Creteur J, Vincent JL. Persistant microvasculatory alterations are associated with organ failure and death in patients with septic shock. Crit Care Med. 2004;32:1825–31.
16. De Backer D, Dubois MJ, Schmartz D, Koch M, Ducart A, Barvais L, et al. Microcirculatory alterations in cardiac surgery: effects of cardiopulmonary bypass and anesthesia. Ann Thorac Surg. 2009;88:1396–403.
17. Jhanji S, Lee C, Watson D, Hinds C, Pearse RM. Microvascular flow and tissue oxygenation after major abdominal surgery: association with post-operative complications. Intensive Care Med. 2009;35:671–7.
18. Aird WC. The role of the endothelium in severe sepsis and multiple organ dysfunction syndrome. Blood. 2003;101:3765–77.
19. Tachon G, Harrois A, Tanaka S, Kato H, Huet O, Pottecher J, et al. Microcirculatory alterations in traumatic hemorrhagic shock. Crit Care Med. 2014;42:1433–41.
20. Donadello K, Favory R, Salgado-Ribeiro D, Vincent JL, Gottin L, Scolletta S, et al. Sublingual and muscular microcirculatory alterations after cardiac arrest: a pilot study. Resuscitation. 2011;82:690–5.
21. De Backer D, Ospina-Tascon G, Salgado D, Favory R, Creteur J, Vincent JL. Monitoring the microcirculation in the critically ill patient: current methods and future approaches. Intensive Care Med. 2010;36:1813–25.
22. Boerma EC, Kuiper MA, Kingma WP, Egbers PH, Gerritsen RT, Ince C. Disparity between skin perfusion and sublingual microcirculatory alterations in severe sepsis and septic shock: a prospective observational study. Intensive Care Med. 2008;34:1294–8.
23. Ait-Oufella H, Bourcier S, Alves M, Galbois A, Baudel JL, Margetis D, et al. Alteration of skin perfusion in mottling area during septic shock. Ann Intensive Care. 2013;3:31.
24. Rimachi R, Bruzzi dC, Orellano-Jimenez C, Cotton F, Vincent J, De Backer D. Lactate/pyruvate ratio as a marker of tissue hypoxia in circulatory and septic shock. Anaesth Intensive Care. 2012;40:427–32.
25. Levy B, Gibot S, Franck P, Cravoisy A, Bollaert PE. Relation between muscle Na+K+ ATPase activity and raised lactate concentrations in septic shock: a prospective study. Lancet. 2005;365:871–5.
26. De Backer D, Creteur J, Zhang H, Norrenberg M, Vincent JL. Lactate production by the lungs in acute lung injury. Am J Respir Crit Care Med. 1997;156:1099–104.
27. Jansen TC, van Bommel J, Schoonderbeek J, Sleeswijk Visser SJ, van der Klooster JM, Lima AP, et al. Early lactate-guided therapy in ICU patients: a multicenter, open-label, randomized, controlled trial. Am J Respir Crit Care Med. 2010;182:752–61.
28. Pearse R, Dawson D, Fawcett J, Rhodes A, Grounds M, Bennett D. Changes in central venous saturation following major surgery and association with outcome. Crit Care. 2005;9:R694–9.

29. Pope JV, Jones AE, Gaieski DF, Arnold RC, Trzeciak S, Shapiro NI. Multicenter study of central venous oxygen saturation (ScvO2) as a predictor of mortality in patients with sepsis. Ann Emerg Med. 2010;55:40–6.

30. Boyle NH, Roberts PC, Ng B, Berkenstadt H, McLuckie A, Beale RJ, et al. Scanning laser Doppler is a useful technique to assess foot cutaneous perfusion during femoral artery cannulation. Crit Care. 1999;3:95–100.

31. Altintas MA, Altintas AA, Guggenheim M, Aust MC, Niederbichler AD, Knobloch K, et al. Insight in microcirculation and histomorphology during burn shock treatment using in vivo confocal-laser-scanning microscopy. J Crit Care. 2010;25:1–7.

32. Bezemer R, Legrand M, Klijn E, Heger M, Post IC, van Gulik TM, et al. Real-time assessment of renal cortical microvascular perfusion heterogeneities using near-infrared laser speckle imaging. Opt Express. 2010;18:15054–61.

33. Favory R, Poissy J, Alves I, Guerry MJ, Lemyze M, Parmentier-Decrucq E, et al. Activated protein C improves macrovascular and microvascular reactivity in human severe sepsis and septic shock. Shock. 2013;40:512–8.

34. De Backer D, Creteur J, Dubois MJ, Sakr Y, Vincent JL. Microvascular alterations in patients with acute severe heart failure and cardiogenic shock. Am Heart J. 2004;147:91–9.

35. Spronk PE, Ince C, Gardien MJ, Mathura KR, Oudemans-van Straaten HM, Zandstra DF. Nitroglycerin in septic shock after intravascular volume resuscitation. Lancet. 2002;360:1395–6.

36. Boerma EC, Koopmans M, Konijn A, Kaiferova K, Bakker AJ, Van Roon EN, et al. Effects of nitroglycerin on sublingual microcirculatory blood flow in patients with severe sepsis/septic shock after a strict resuscitation protocol: a double-blind randomized placebo controlled trial. Crit Care Med. 2010;38:93–100.

37. Jhanji S, Vivian-Smith A, Lucena-Amaro S, Watson D, Hinds CJ, Pearse RM. Haemodynamic optimisation improves tissue microvascular flow and oxygenation after major surgery: a randomised controlled trial. Crit Care. 2010;14:R151.

38. Maybauer DM, Talke PO, Westphal M, Maybauer MO, Traber LD, Enkhbaatar P, et al. Positive end-expiratory pressure ventilation increases extravascular lung water due to a decrease in lung lymph flow. Anaesth Intensive Care. 2006;34:329–33.

39. Shapiro NI, Arnold R, Sherwin R, O'Connor J, Najarro G, Singh S, et al. The association of near-infrared spectroscopy-derived tissue oxygenation measurements with sepsis syndromes, organ dysfunction and mortality in emergency department patients with sepsis. Crit Care. 2011;15:R223.

40. De Backer D, Hollenberg S, Boerma C, Goedhart P, Buchele G, Ospina-Tascon G, et al. How to evaluate the microcirculation: report of a round table conference. Crit Care. 2007; 11:R101.

41. Buchele GL, Silva E, Ospina-Tascon G, Vincent JL, De Backer D. Effects of hydrocortisone on microcirculatory alterations in patients with septic shock. Crit Care Med. 2009;37:1341–7.

42. Bezemer R, Dobbe JG, Bartels SA, Christiaan BE, Elbers PW, Heger M, et al. Rapid automatic assessment of microvascular density in sidestream dark field images. Med Biol Eng Comput. 2011;49:1269–78.

43. Edul VS, Enrico C, Laviolle B, Vazquez AR, Ince C, Dubin A. Quantitative assessment of the microcirculation in healthy volunteers and in patients with septic shock. Crit Care Med. 2012;40:1443–8.

44. Creteur J, Carollo T, Soldati G, Buchele G, De Backer D, Vincent JL. The prognostic value of muscle StO2 in septic patients. Intensive Care Med. 2007;33:1549–56.

45. Doerschug KC, Delsing AS, Schmidt GA, Haynes WG. Impairments in microvascular reactivity are related to organ failure in human sepsis. Am J Physiol Heart Circ Physiol. 2007;293:H1065–71.

46. Mesquida J, Espinal C, Gruartmoner G, Masip J, Sabatier C, Baigorri F, et al. Prognostic implications of tissue oxygen saturation in human septic shock. Intensive Care Med. 2012;38(4): 592–7.

47. Creteur J, De Backer D, Sakr Y, Koch M, Vincent JL. Sublingual capnometry tracks microcirculatory changes in septic patients. Intensive Care Med. 2006;32:516–23.

48. Schlichtig R, Bowles SA. Distinguishing between aerobic and anaerobic appearance of dissolved CO2 in intestine during low flow. J Appl Physiol. 1994;76:2443–51.

49. Vallee F, Mateo J, Dubreuil G, Poussant T, Tachon G, Ouanounou I, et al. Cutaneous ear lobe PCO2 at 37°C to evaluate micro perfusion in septic patients. Chest. 2010;138:1062–70.

50. Kopterides P, Theodorakopoulou M, Nikitas N, Ilias I, Vassiliadi DA, Orfanos SE, et al. Red blood cell transfusion affects microdialysis-assessed interstitial lactate/pyruvate ratio in critically ill patients with late sepsis. Intensive Care Med. 2012;38: 1843–50.

51. Verdant CL, Chierego M, De Moor V, Chamlou R, Creteur J, de Dieu MJ, et al. Prediction of postoperative complications after urgent laparotomy by intraperitoneal microdialysis: a pilot study. Ann Surg. 2006;244:994–1002.

第九章　血流动力学监测

Flávio E. Nácul, John M. O'Donnell

在过去的 30 年里,随着对生理学的深入了解、技术的进步以及先进监测系统的发展,重症医学发生了很大变化。目前,血流动力学监测包括血压(blood pressure, BP)、中心静脉压(central venous pressure, CVP)、肺动脉漂浮导管、超声心动图、脉搏轮廓分析、经食管超声、微循环和功能性血流动力学监测,在评估和管理危重患者方面发挥着重要的作用。

血压

动脉血压是临床实践中最常用的测量参数之一。尽管无创血压监测(noninvasive monitoring of blood pressure, NIBP)被公认是绝大多数危重患者的标准监测手段,但有创动脉压更精确,并且方便常规采血和心输出量监测。平均动脉血压(mean arterial pressure, MAP)的监测是危重患者血流动力学管理的基础,但是它的最优目标值一直未知。长期的低血压(MAP<60mmHg)与死亡率增加有关[1],但是,使用血管活性药物将 MAP 提升超过 65mmHg,也不能明显地改善全身氧代谢、微循环血流量、尿量、内脏灌注或者死亡率[2-5]。因此,在以往血压正常的患者中,目标平均动脉压 65mmHg 依然是大多数危重患者的标准[2-5]。

中心静脉压

中心静脉压是来自右心房或上腔静脉的压力,代表右心充盈压。尽管 CVP 常常用来评估患者的血容量是否充分和评价右心前负荷,但有充分的证据表明,CVP 并不能很好的预测容量状态。中心静脉压取决于心脏功能和血液回流入心脏的交互作用。任何改变胸内压的因素,包括患者体位、机械通气、镇静和血管活性胺,均可影响中心静脉压。除了其正常值缺乏精确性以外,对 CVP 的解读也是复杂的。低 CVP 可能意味着低血容量,而高的 CVP 可以出现在高容量和正常心脏功能的人身上,也可以是正常容量和心脏功能下降的人。在大多数临床情况下,CVP 的趋势或者随治疗方案的改变比单一的测量更可靠[6-10]。

肺动脉导管

自 1970 年以来,使用球囊,流量指示的热稀释法肺动脉导管(pulmonary artery catheter, PAC)或 Swan-Ganz 导管是应用于危重患者中有创监测的一种支柱手段[11]。该技术在重症监护病房中广泛应用,通过对心输出量的测量,以及从床旁获得的血流动力学参数改善了患者的预后。

标准的 7-Fr 规格的 PAC 长 110cm,由不透射线的软质塑料制成,靠近顶端有一个 1.5cc 的充气球囊,距导管末端 4cm 有热敏电阻。近端有四个端口:近端,远端(两个均用于压力测量),一个用于球囊充气,另一个是热敏电阻的外接口。有些导管为了输注晶体、胶体、血液制品和各种药物而增加了静脉输液港(venous infusion port, VIP)。肺动脉导管置管术是通过现有的中心静脉鞘管置入 PAC。由血流导向的导管随着充气的球囊前进,通过对特征波形的识别,确定导管在心脏各腔的位置(图 9.1)。

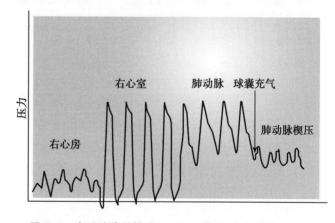

图 9.1 当肺动脉导管进入 PAOP 位置时,压力追踪记录其相应位置

血流动力学参数

肺动脉楔压

气囊的暂时膨胀导致肺动脉分支的阻塞,并产生特征性的肺动脉楔压(pulmonary artery occlusion pressure,PAOP)。传统意义上,它被认为可间接估测左心房压、左室舒张压以及左室舒张末期容积。为了使测出的 PAOP 有效,导管尖端必须位于肺的Ⅲ区(即:一个高血流量依赖区)。位于Ⅰ区或Ⅱ区(高通气,低灌注)的导管可能显示明显的随呼吸变化,特别是在接受高水平呼气末正压(positive end-expiratory pressure,PEEP)的机械通气患者中。在这些区域测量的压力可能反映肺泡压力而不是左心室压力。对 PAOP 曲线的仔细评估可以显示导管是否正确定位于Ⅲ区。仰卧位时床旁侧位胸部 X 线片显示导管尖端的位置不在左心房水平以下(即Ⅰ区或Ⅱ区),就需要重新定位。因为 PACs 是流动的,大多数情况下它们会漂浮到Ⅲ区[12-15]。

　　肺动脉导管置入术最应该被引起关注的是如何解读 PAOP[16]。左心室腔内压力与容量的曲线关系可能随着心室顺应性的变化而改变[17,18]。一些包括患者体位、平均气道压力、急慢性肺部疾病还有肺静脉压的心肺变量,均可以影响压力-容量关系[19,20]。心室顺应性可以被胸内压、心肌缺血、心肌水肿、心肌肥厚、正性肌力药以及影响后负荷的血管活性胺而影响[19]。当顺应性下降时,增加很少的液体就可以造成压力的明显增加。相反地,当顺应性增加(即扩张型心肌病,降低心肌后负荷),相同容量的液体可能仅导致压力的小幅增长[20,21]。由于许多医师不能准确解释压力波形,使 PAOP 作为前负荷指标的有效性变得更加复杂[22,23]。虚假的数据加上基础知识不足,造成了错误的假设和糟糕的治疗决策。因此,尽管 PAC 提供了对心脏指数和氧输送合理准确的评估(见后),但对反映 PAOP 的波形或者数据应该谨慎解释和应用。

肺动脉高压

　　肺动脉高压在危重患者中很常见,定义为超过平均肺动脉压 20mmHg。病因包括心力衰竭,缺氧,慢性肺动脉高压,肺顺应性及胸廓顺应性差,肺血栓栓塞症,急性呼吸窘迫综合征,慢性阻塞性肺疾病以及间质性肺疾病。肺动脉舒张压(pulmonary artery diastolic pressures,PAD)与 PAOP 之间的压力梯度显著增高(正常差异是≤5mmHg),表明肺部疾病是导致肺动脉高压的原因。相反地,当 PAD 与 PAOP 同时增高而正常的压力梯度保持不变时,肺动脉高压是左心室舒张期末压力升高的结果(即心力衰竭)[24]。

心输出量

　　PAC 通过热稀释法测量心输出量,需要将溶液注入导管的近端或右心房端口。液体温度的变化通过距肺动脉导管尖端 4cm 处的热敏电阻测量。心输出量是由一个方程计算而来,这个方程考虑了注射液的温度和比重以及包含注射液在内的血液的温度和比重[25-27]。心脏指数(cardiac index,CI)是指患者单位体表面积(body surface area,BSA)的心输出量。

　　CI 低于 2.2L/(min·m²) 通常会影响组织氧合。然而,如果出现代偿性心动过速,尽管是低收缩指数,也可能是足够的。假如 CI 异常低,则应评估 CVP 和 PAOP 以确定原因。在低 CI 的情况下,低 CVP 及 PAOP 提示低血容量。低 CI、高 CVP 及 PAOP 提示左心室衰竭。

衍生的血流动力学参数

　　PAC 是通过测量肺循环、右心和上腔静脉的压力来全面了解循环状态(表 9.1)。可以从获取的直接测量数据中计算得出衍生的参数,以进一步评估心脏的功能。这些参数包括外周血管阻力(systemic vascular resistance,SVR),肺血管阻力(pulmonary vascular resistance,PVR)和左心室每搏功(left ventricle stroke work,LVSW)。SVR 测量左心室后负荷,PVR 估计右心室后负荷,LVSW 是另一种测量心室功能的方法。

表 9.1　由 PAC 测量和计算的血流动力学数据

血流动力学变量	正常值
CVP	2～6mmHg
MAP =（SBP+2DBP）/3	60～100mmHg
RAP	2～6mmHg
PASP	15～30mmHg
PADP	6～15mmHg
Mean PAP	9～17mmHg
PAOP	6～12mmHg
CI = CO/BSA	2.5～4L/（min·m²）
SVI = CI/HR	35～60ml/（beat·m²）
SVRi = 80×（MAP－RAP）/CI	2 000～2 400dyne s/（cm⁵·m²）
PVRi = 80×（mean PAP－PAOP）/CI	250～280dyne s/（cm⁵·m²）
LVSWi = SVI×（MAP－PAOP）－0.013 6	50～62gm-m/（m²·beat）

CVP. 中心静脉压;MAP. 平均动脉压;RAP. 右心房压;PASP. 肺动脉收缩压;PADP. 肺动脉舒张压;PAP. 肺动脉压;PAOP. 肺动脉楔压;CI. 心脏指数;BSA. 体表面积;SVI. 每搏量指数;SVRi. 外周血管阻力指数;PVRi. 肺血管阻力指数;LVSWi. 左心室每搏功指数;SBP. 收缩压;DBP. 舒张压。

这些参数的变化受心输出量、平均动脉压以及肺动脉压变化的影响。因此,在接受低或者高的 SVR(或者其他得出的参数)之前,应该确保正确的测量。SVR 降低说明后负荷低,通常与分布性休克或者患者接受血管扩张药有关,如硝普钠、硝酸甘油以及钙通道阻滞药。另一方面,SVR 升高通常见于低血容量性休克、心源性休克以及梗阻性休克。

氧合参数

此外,还可以测量和计算氧合参数。从 PAC 远端管腔收集的血液样本,可以测量混合静脉血氧饱和度(venous blood saturation, SvO_2),计算静脉血氧含量(calculate venous oxygen content, CvO_2)。从动脉采集的血液样本,可以测量动脉血氧饱和度(arterial blood saturation, SaO_2),计算动脉血氧含量(calculate arterial oxygen content, CaO_2)。利用这些参数,可以计算氧输送(oxygen delivery, DO_2)、氧消耗(oxygen consumption, VO_2)以及氧摄取率(oxygen extraction ratio, O_2ER)。

氧合参数计算

CaO_2 定义为血红蛋白携氧量加上溶解在动脉血中的氧量,而 CvO_2 是指血红蛋白携氧量加上在静脉血中氧的溶解量。DO_2 是指每分钟向组织提供的氧量,通常是组织需氧量的三到四倍,由心输出量和 CaO_2 决定。VO_2 是指组织消耗的氧量,与 CaO_2 和 CvO_2 不同的是,由心输出量和动静脉氧差计算得出。最后,O_2ER 是指组织摄氧量的百分比,代表了 DO_2 和 VO_2 的关系(表 9.2)。

表 9.2　氧合变量的测量和计算

氧合变量	正常值
$DO_2i = (CI \times CaO_2 \times 10)$	$500 \sim 600ml/(min \cdot m^2)$
$VO_2i = [CI \times C(a-v)O_2 \times 10]$	$120 \sim 160ml/(min \cdot m^2)$
$CaO_2 = 1.39 \times Hb \times SaO_2$	20ml/min
$CvO_2 = 1.39Hb \times SvO_2$	15ml/min
$O_2ER = VO_2/DO_2$	$20\% \sim 30\%$
SvO_2	$65\% \sim 80\%$
$ScVO_2$	$70\% \sim 85\%$

　　DO_2i. 氧输送指数;CI. 心脏指数;CaO_2. 动脉血氧含量;VO_2i. 氧消耗指数;Hb. 血红蛋白浓度;SaO_2. 动脉血氧饱和度;CvO_2. 静脉血氧含量;O_2ER. 氧摄取率;SvO_2. 混合静脉血氧饱和度;$ScVO_2$. 中心静脉血氧饱和度。

除了高输出状态外,所有休克的共同特点是 DO_2 的降低导致氧在细胞内的输送不足。低 DO_2 可能是由心输出量、血红蛋白浓度以及动脉氧合血红蛋白饱和度的改变而引起的。随着 DO_2 降低,VO_2 可以通过代偿性增加 O_2ER 来维持。此时,VO_2 和 DO_2 保持各自独立。当 DO_2 进一步下降,达到一个临界点(DO_2 crit)和 O_2ER 再也不能弥补 DO_2 的降低。此时,DO_2 变得依赖于 VO_2。当 VO_2 依赖 DO_2,即处于一种与高乳酸血症和 SVO_2 显著减少相关的氧债状态(图 9.2)。DO_2 和 VO_2 的正常关系呈双相性。正常情况下,当 DO_2 降低,VO_2 保持不变,只依赖于组织调节氧摄取的能力。在 DO_2 临界值以下,进一步增加氧摄取是有限的,VO_2 的程度取决于 DO_2 的大小。

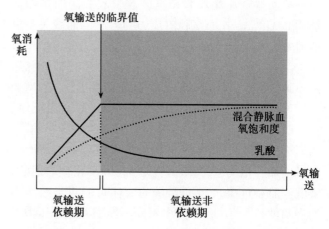

图 9.2　DO_2 和 VO_2 的正常关系是双相的。正常情况下,随着 DO_2 减少,VO_2 保持不变,仅取决于组织调节氧摄取程度的能力。低于 DO_2 一临界值时,氧摄取增加受限,VO_2 取决于 DO_2 的大小。病理性氧供依赖性提示氧摄取改变,导致组织 VO_2 依赖于 DO_2。

低 SVO_2 的出现几乎总是表明在 DO_2 和 VO_2 之间的正常平衡关系中存在不利的干扰,通过评估 DO_2 成分(即心输出量、血红蛋白、SaO_2)的不足或者通过尝试降低过度氧需求(如呼吸功、兴奋、发热、疼痛)来解决[27]。

并发症

PAC 使用可能会引起并发症,例如置入部位出血、气胸、肺大血管损伤、暂时性心律失常、瓣膜结构受损、肺动脉破裂以及感染[28]。其中大多数可以通过熟悉置管技术、导管维护和患者病史把并发症降低到最小。对于老年人,低体温,抗凝或有肺动脉高压病史的患者,在插入 PACs 时应格外小心。大多数人认为这些共存的状态是肺动脉破裂的危险因素,因此,应该十分谨慎地进行导管置入[29]。

所有患者在导管置入期间进行心电监护,特别要关注那些患有完全左束支传导阻滞、Wolff-Parkinson-White 综合征和 Ebstein 畸形的患者。

争议

近年来，PAC 已经成为具有争议的手段，许多学者主张废除。1996 年 Connors 等[30]发表了一项关于 5 735 名危重患者的观察性研究报道后，人们对这一问题的关注度有所增加。这项研究表明 PAC 的使用与增加死亡率和增加资源占用有关。2003 年，Sandham 等[31]发现对于老年、需要入住重症监护病房的高风险外科患者，通过 PAC 指导标准治疗没有任何益处。在过去的十年中，研究人员研究了各种患者群体，以阐明 PAC 的安全性和有效性。Rhodes 等[32]将 201 名患有休克、少尿、需用血管活性药物或者急性呼吸衰竭的患者随机分组，一组接受 PAC 治疗，一组不接受 PAC 治疗。结果证明组间的整体死亡率无差异。在第一个 24 小时内，放置 PAC 的患者输注液体量明显增加，同时肾衰竭和血小板减少症的发病率也显著增加。在 2005 年，Harvey 等[33]对 1 041 患者进行了研究，发现没有明确的证据表明使用 PAC 治疗危重患者的益处或危害。2006 年，Harvey 等[34]发表了一项关于在危重患者中 PAC 使用的 Meta 分析，他们选取了 12 项研究，8 例高危手术的患者和 8 名一般重症监护的患者。发现 PAC 并不影响死亡率和 ICU 或住院时间。在美国进行的四项研究是基于患者住院费用来衡量成本的，发现在 PAC 组中平均费用较高。

在仔细观察这些研究时，可以发现其实它们的可比性较差。患者人群有很大的差别，当患者进行监测时血流动力学不稳定的时间也不同，而且干预几乎从未被控制。在这种情况下得出 PAC 是好或坏的结论是不明智的。

过去的十年里，PAC 在紧急救治中的应用已经显著减少。决定不使用 PAC 的原因通常包括：①增加患者的风险；②通过中心静脉导管、超声心动图或者其他微创技术能够测量相似的变量；③增加成本；④因其不准确测量而误用 PAC 衍生变量；⑤在临床中错误的解读和应用 PAC 衍生数据；⑥PAC 在患者整体治疗中缺乏有效的证据[35-37]。

一些临床医生认为，PAC 研究中没有改善结局的原因与研究者缺乏心肺病理生理学知识、对 PAC 及其衍生血流动力学变量不熟悉、基于这些变量的决策树的误解、以及不恰当的患者选择有关。Iberti 等[38]和 Gnaegi 等[39]让危重病医师作答多项选择题，以评估他们对 PAC 的认识和理解以及对其数据的解释。他们发现一些基本问题的错误答案的比例高的令人不安，而医师的知识也有很大的差异。为此，已经开发了许多程序以提高临床医师对肺动脉置管术和血流动力学监测的综合知识。两个这样的学习指导和自我评估的程序可以在互联网上找到，网址是 http://www.thoracic.org 和 http://www.pacep.org。

超声心动图

超声心动图作为一种无创诊断和检测工具，在危重病患者的管理中作用显著。它通常用于评估心输出量、肺动脉压、左心房压、跨瓣压以及潜在的心肌缺血。

它还可以用于感染性心内膜炎、肺栓塞、胸主动脉夹层、心包填塞、心内血栓以及心内分流[40]的诊断。心脏超声越来越多的用于评估危重患者的容量状态和液体反应性，通过测量收缩期末和舒张期末左心室的大小，确定腔静脉的宽度以及随呼吸的变异度[41-45]。

经胸超声心动图（transthoracic echocardiography，TTE）和经食管超声心动图（transesophageal echocardiography，TEE）都可以提供各种心脏结构和功能异常的实时床边信息。尽管 TTE 是微创，但在一些患者中，声窗欠佳会导致低像素的图像。这通常是由于肥胖、肺部疾病、胸导管、引流管、伤口敷料以及患者体位造成的。经食管超声心动图仍然是疑似主动脉夹层、主动脉损伤、感染性心内膜炎患者的诊断方法，也是评价心脏或主动脉作为动脉栓子来源的方法（见五十六章）。

脉搏轮廓分析

对 PAC 用法的关注激发了对微创血流动力学监测的研究。动脉脉搏轮廓分析作为心输出量的连续测量，已被引入到作为 PAC 替代方法的关键实践中。它是基于动脉压力波形预测血管血流的原理[46]。这项科技包含多种技术，可以从动脉追踪的轮廓中获取心输出量和每搏输出量。从动脉压力监测心输出量可以获取很多好处，包括这种技术是微创的，数据是连续的，为临床医师提供实时信息，可以进行适当地追踪和有针对性的干预措施[47]。商用系统包括 PiC-CO（Pulsion Medical Systems，Munich，Germany），LiD-COplus（LiDCO，London，United Kingdom），LiDCORapid（LiDCO，London，United Kingdom），FloTrac/Vigileo（Edwards Lifesciences，Irvine，CA，USA），Volume View/EV1000（Edwards Lifesciences，Irvine，CA，USA）。PiC-CO，LiDCOplus 和 Volume View /EV1000 需要校准，而 FloTrac/Vigileo 和 LiDCORapid 对压力波形分析不需要任何校准[48]。

使用 PiCCO-plus 系统,通过股动脉、肱动脉或者带热敏电阻的动脉导管记录主动脉压力波形。心输出量是通过跨肺热稀释法校准后,在压力波跟踪的心动周期的收缩部分区域中计算得出的[49]。LiDCOplus 采用锂作为稀释技术的指示剂来测量心输出量。该系统以动脉脉搏分析为基础,每 8 小时用一个小的非药物剂量的锂,通过中心或者外周静脉注射校准。根据与动脉相连的锂敏感电极所形成的稀释曲线,由注射锂的剂量和曲线下面积得出心输出量[50]。Volume View /EV1000 装置也采用跨肺热稀释法校正脉搏轮廓分析估算出心输出量。FloTrac/Vigileo 基于脉搏轮廓分析技术,因其无须校准,仅需一个动脉管路,而受到广泛关注。FloTrac 传感器提供了 Vigileo 监测器计算每搏输出量所需的动脉压力信号[51]。在使用适当的血氧饱和度导管时,Vigileo 监测器也可以测量 SVO_2 和 $ScVO_2$。LiDCOrapid 不需要任何校准的 LiDCOplus 的进化。

经食管多普勒超声

经食管多普勒超声监测已经作为 PAC 的替代方案,用于 ICU 危重患者的无创监测。这项技术是用放置在食管内的软质探头顶端的多普勒传感器测量降主动脉的血流速度。该探头可以经口缓慢进入,直到顶端接近胸中部水平,旋转使换能器面对主动脉,获得一个特征性的主动脉速度信号[52]。降主动脉和食管接近,可以获取一种很好的多普勒信号窗口,但精确的测量要求多普勒波束与血流之间有良好的吻合。由于食管多普勒持续测量主动脉血流,并提供实时的,按心动周期估计的心输出量,该方法特别适用于监测容量负荷试验或血管活性胺的即刻治疗效果。这种方法的主要不便是一旦探头移开正确的主动脉窗位都需要重新定位[53]。

微循环监测

现已有充分的证据表明危重患者中微血管的血流变化很常见,这种改变可能具有重要的病理生理意义。几名研究人员报告表明,脓毒症时微循环发生了明显的改变[54]。常见的变化包括血管密度的降低,以及未灌注或间歇灌注的毛细血管的比例增加。这种变化在死亡患者中比幸存者更严重[55],这些微血管异常的存在与多器官衰竭的发展以及死亡有关[56,57]。

正交偏振光谱成像(Orthogonal polarization spec-

tral,OPS)、侧流暗场(side-stream dark field,SDF)和入射暗场(incident dark field,IDF)是使微循环直观显示的成像技术。随着技术的进步,微循环监测在临床实践中更容易应用,但微循环的监测大多局限于易接触的表面,如舌下黏膜[58,59]。

组织氧合监测

组织输送和氧利用依赖于心输出量,血红蛋白浓度,动脉血氧饱和度和细胞功能。在许多患者中,充分的组织氧合可以根据常用的复苏终点是否正常来判断,包括动脉压、心率、中心静脉压、尿量以及精神状态。然而,在其他患者中,尽管这些标准指标的值是正常值(隐匿性休克),组织缺氧也可以存在。低静脉氧饱和度和高乳酸血症可能有助于确定那些处于休克,但动脉压、中心静脉压和尿量正常的患者,他们需要更积极的监测和复苏[60,61]。

静脉血氧饱和度

静脉血氧含量既可以在肺动脉(SVO_2)水平测量,也可以在上腔静脉或右心房($ScVO_2$)的水平测量。SVO_2 是反映全身的静脉氧合,而 $ScVO_2$ 显示了大脑和上肢的静脉氧合。尽管对 $ScVO_2$ 能否完全替代 SVO_2 有相当大的争议,大部分研究分析了 SVO_2 和 $ScVO_2$ 在危重患者中的关系已经证明,这两个参数的变化通常以一种平行的方式发生,而且 $ScVO_2$ 比 SVO_2 平均高 5%。低 SVO_2 或低 $ScVO_2$ 的发现可以确定全身组织缺氧,而正常或高水平的 SVO_2 或 $ScVO_2$ 不排除组织缺氧,这是因为细胞氧利用率(细胞缺氧)扮演了一个重要的角色(特别是脓毒症晚期)。在这种情况下,SVO_2 低于 65% 或 $ScVO_2$ 低于 70% 反映组织氧合受到威胁。随着水平降低,组织缺氧的可能性增大。另一方面,SVO_2 高于 75% 或 $ScVO_2$ 高于 80%,表明有足够的氧输送,但是组织的氧利用不充分,见于高动力型休克(如:脓毒症,缺血再灌注,肝衰竭)。在危重症患者中,SVO_2 和 $ScVO_2$ 被证明是组织氧合指标和细胞氧利用障碍的较好指标[62-64]。图 9.3 显示了使用 SVO_2 对危重患者进行复苏的建议。

乳酸

乳酸水平是反应代谢紊乱的一个有用指标,很容易在床旁进行测定。血乳酸升高和高乳酸血症的持续存在与休克的严重程度和死亡率密切相关。危重病中引起高乳酸血症的原因包括由灌注不足引起的

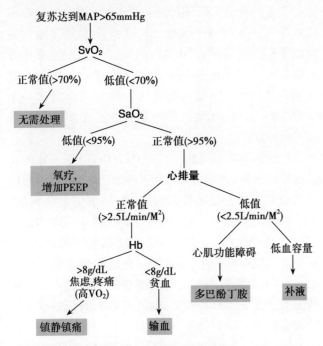

图9.3 建议采用 PAC 衍生数据进行复苏。O_2ER. 氧摄取率;PAC. 肺动脉导管;PAOP. 肺动脉楔压;PEEP. 呼气末正压;SaO_2. 动脉血氧饱和度;SvO_2. 混合静脉血氧饱和度;VO_2. 氧消耗(修改来自 Vincent J.L.A reappraisal for use of pulmonary artery catheters. Crit Care. 2006;10(Suppl 3):S.1 with permission of BioMed Central)

无氧糖酵解;继发于细胞因子刺激的 Na^+-K^+-ATP 酶的有氧糖酵解增加;或是大剂量的儿茶酚胺应用;以及肝衰竭[65-68]。

近红外光谱

近红外光谱(Near-infrared spectroscopy,NIRS)测量组织氧饱和度(tissue oxygenation saturation,StO_2),并作为一种无创技术监测区域循环。近红外光谱技术是基于测量近红外光谱中光的衰减(波长 700~1 000nm)来测定组织中的氧和脱氧血红蛋白。评估监测组织中氧和脱氧血红蛋白的比率,提供持续 StO_2[69,70]。尽管 StO_2 在一些器官中进行了评估,但骨骼肌 StO_2 已经成为一种潜在的早期探测隐匿性低灌注的指标。在危重病中使用几个肌肉位置进行评估。由于来自 NIRS 信号的 StO_2 测量可能因组织水肿和脂肪组织的厚度等局部因素而改变。一些学者提议将大鱼际作为一个可靠的测量位点来减少变异[71]。

液体反应性

在危重患者中,扩容仍然是复苏的基础。然而,复苏不足和容量超负荷都会增加发病率和死亡率。

考虑到液体管理的主要目标是增加前负荷和每搏输出量,只对容量不足导致器官灌注不足的患者应进行补液。液体反应性被定义为:在患者接受了 500ml 的等张晶体溶液治疗 10~15 分钟后,每搏输出量增加 10%~15%。如果患者有"液体反应性",那么他/她位于 Frank-Starling 曲线的上升支,并且可能从补充的液体中受益。另一方面,如果每搏输出量不随着补液而增加,那么患者位于 Frank-Starling 曲线的平坦部分,并且补充的液体不仅不会有益,反而可能使患者的血流动力学状况恶化(图9.4)。

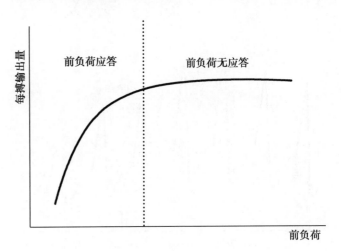

图9.4 Frank-Starling 曲线:Y 轴是每搏输出量,X 轴是前负荷。假如患者处于 Frank-Starling 曲线的上升支(前负荷应答),他/她可能获益于补充的液体。另一方面,假如患者处于 Frank-Starling 曲线的平坦部分(前负荷非应答),他/她不会获益于补充的液体

动脉波形得出的动态变量,例如收缩压变异率(systolic pressure variation,SPV)、脉压变异率(pulse pressure variation,PPV)源于动脉波形分析,从脉搏轮廓中获得的每搏输出量变异率(stroke volume variation,SVV),均可用于预测机械通气患者的液体反应性。正压机械通气会导致收缩期压力、脉压以及每搏输出量发生周期性变化。这些波动的大小与患者依赖于前负荷的程度成比例。这些变化越大,在液体输注后心脏输出量增加越多[72]。由于这个原因,SPV、PPV 和 SVV 已经被用于预测机械通气患者对容量管理的反应,并且在不同的临床条件下反复证实疗效优于静态参数(CVP、POAP)[73]。

收缩压变化是在一次机械通气中收缩压的最大与最小的差值。与其他两个参数相比,它具有明显的实际优势,它可以很容易地从动脉波形中估算出来。脉压的变化反映了呼吸引起的脉压变化,计算在一次机械通气中最大值和最小值的差值除以它们的平均

值,SVV 是在一个机械通气中由 SV 的最大值和最小值的差值再除以 SV 的平均值(图 9.5)。能够预测液体反应性的阈值在 10%～15%。

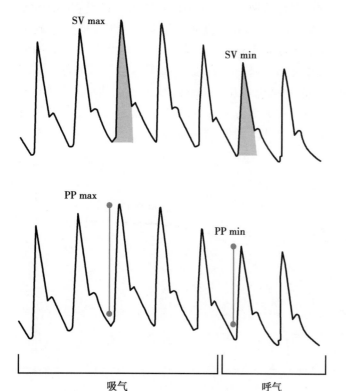

图 9.5　每搏输出量变异率(SVV)和脉压变异率(PPV)

然而,必须强调 SPV,PPV 和 SVV 的使用有很大的局限性。它们只适用于完全镇静、机械通气(潮气量≥8ml/kg)并且是窦性心律的患者。为了克服这些局限性,引入了被动抬腿试验(passive leg raising, PLR)。被动抬腿是一种可逆动作,通过下肢静脉血液回流到胸腔来模拟快速的容量扩张。PLR 操作是被动地抬高双腿至 45°在床上持续至少 1 分钟,同时连续测量心输出量。PLR 的动作相当于给一个 70kg 的患者短时输注 300ml 的等渗液体。这个动作本质上是血液从下肢回流至胸腔,造成胸腔内血容量增加以及前负荷增加。如果有液体反应性,PLR 将增加至少10% 的心输出量[74,75]。

其他功能性血流动力学参数是脉搏血氧饱和度波形的振幅,可以计算出描记信号振幅在最大值和最小值之间的差值,以及用超声心动图观察下腔静脉直径随呼吸的变异。

结论

血流动力学监测和组织氧合评估被认为是治疗

危重患者的重要工具,需要经过相关培训的医生使用这些技术并准确地解读数据。这些技术只有在具备检测异常的能力时应用才有价值。从床旁监测获得的信息应在其他相关调查和临床发现的背景下加以解释。血流动力学变量和临床表现相结合增加了评估的准确性。血流动力学的趋势通常比在一个时间点解释孤立变量更有用。

尽管这些技术得到了广泛的应用,但显示临床获益的数据有限,因此它们的使用应该考虑到潜在的危害和成本。不管使用什么设备,生理学仍是一致的。血流动力学监测总是测量或计算流量、压力和阻力。"监测"是对患者生理进行反复或连续的观察或测量。除了安装监控设备外,尽可能多地观察也是非常重要的。否则,数据就不充足。需要更多的研究来确定最佳的治疗方案和患者群体,他们可以从我们现在掌握的大量监测工具中获益。

(林园 译,梁英健 校)

参考文献

1. Varpula M, Tallgren M, Saukkonen K, Voipio-Pulkki LM, Pettilä V. Hemodynamic variables related to outcome in septic shock. Intensive Care Med. 2005;31:1066–71.
2. LeDoux D, Astiz ME, Carpati CM, Rackow EC. Effects of perfusion pressure on tissue perfusion in septic shock. Crit Care Med. 2000;28:2729–32.
3. Dubin A, Pozo MO, Casabella CA, Pálizas Jr F, Murias G, Moseinco MC, et al. Increasing arterial blood pressure with norepinephrine does not improve microcirculatory blood flow: a prospective study. Crit Care. 2009;13:R92.
4. Asfar P, Meziani F, Hamel JF, Grelon F, Megarbane B, Anguel N, et al. High versus low blood-pressure target in patients with septic shock. N Engl J Med. 2014;370:1583–93.
5. Hollemberg SM. Hemodynamic monitoring. Chest. 2013;143: 1480–8.
6. Magder S. How to use central venous pressure measurements. Curr Opin Crit Care. 2005;11:264–70.
7. Magder S. Central venous pressure: a useful but not so simple measurement. Crit Care Med. 2006;34:2224–7.
8. Magder S, Bafaqeeh F. The clinical role of central venous pressure measurements. J Intensive Care Med. 2007;22:44–51.
9. Magder S. Bench-to-bedside review: an approach to hemodynamic monitoring—Guyton at the bedside. Crit Care. 2012;16:236.
10. Bose EL, Hravnak M, Pinsky MR. The interface between monitoring and physiology at the bedside. Crit Care Clin. 2015;31:1–24.
11. Swan HJ, Ganz W, Forrester J, Marcus H, Diamond G, Honette D. Catheterization of the heart in man with use of a flow-directed balloon-tipped catheter. N Engl J Med. 1970;283:447–51.
12. Forrester JS, Diamond G, Chatterjee K, Swan HJ. Medical therapy of acute myocardial infarction by application of hemodynamic subsets (first of two parts). N Engl J Med. 1976;295:1356–62.
13. Forrester JS, Diamond G, Chatterjee K, Swan HJ. Medical therapy of acute myocardial infarction by application of hemodynamic subsets (second of two parts). N Engl J Med. 1976;295:1404–13.
14. Pinsky MR. Hemodynamic monitoring in the intensive care unit. Clin Chest Med. 2003;4:549–60.
15. Rhodes A, Pinsky MR. Haemodynamic monitoring using the pul-

monary artery catheter. In: Kuhlen R, Moreno R, Ranieri M, Rhodes A, editors. 25 Years of progress and innovation in intensive care medicine. Berlin: Medizinisch Wissenschaftliche Verlagsgesellschaft; 2008. p. 57–62.

16. O'Quin R, Marini JJ. Pulmonary artery occlusion pressure: clinical physiology, measurement and interpretation. Am Rev Respir Dis. 1983;128:319–26.

17. Calvin JE, Driedger AA, Sibbald WJ. Does the pulmonary wedge pressure predict left ventricular preload in critically ill patients? Crit Care Med. 1981;9:437–43.

18. Kumar A, Anel R, Bunnell E, et al. Pulmonary artery occlusion pressure and central venous pressure fail to predict ventricular filling volume, cardiac performance, or the response to volume infusion in normal subjects. Crit Care Med. 2004;32:691–9.

19. Raper R, Sibbald WJ. Misled by the wedge? The Swan Ganz catheter and left ventricular preload. Chest. 1986;89:427–34.

20. Rizni K, de Boisblanc BP, Truwit JD, et al. Effect of airway pressure display on interobserver agreement in the assessment of vascular pressures in patients with acute lung injury and acute respiratory distress syndrome. Crit Care Med. 2005;33:98–103.

21. Krahmer RL, Fang HK, Vitello J, et al. Pulmonary capillary wedge pressure estimates of left ventricular preload are inaccurate in endotoxin shock: contribution of Starling resistor forces to septic pulmonary hypertension. Shock. 1994;2:344–50.

22. Morris AH, Chapman RH, Gardner RM. Frequency of wedge pressure errors in the ICU. Crit Care Med. 1985;13:705–8.

23. Leibowitz AB. More reliable determination of central venous and pulmonary artery occlusion pressures: does it matter? Crit Care Med. 2005;33:243–5.

24. Jardin F, Farcot JC, Boisante L, Curien N, Margairaz A, Bourdarias JP. Influence of positive end-expiratory pressure on left ventricular performance. N Engl J Med. 1981;304:387–92.

25. Polanco PM, Pinsky MR. Practical issues of hemodynamic monitoring at the bedside. Surg Clin North Am. 2006;86:1431–56.

26. McGee WT, Mailloux P, Jodka P, Thomas J. The pulmonary artery catheter in critical care. Semin Dial. 2006;19:480–91.

27. Carrico CJ, Horovitz JH. Monitoring the critically ill surgical patient. Adv Surg. 1977;11:101–27.

28. Bussières JS. Iatrogenic pulmonary artery rupture. Curr Opin Anaesthesiol. 2007;20:48–52.

29. Matthay MA, Chatterjee K. Bedside catheterization of the pulmonary artery: risks compared with benefits. Ann Intern Med. 1988;109:826–34.

30. Connors Jr AF, Speroff T, Dawson NV, et al. The effectiveness of right heart catheterization in the initial care of critically ill patients. SUPPORT Investigators. JAMA. 1996;276:889–97.

31. Sandham JD, Hull RD, Brant RF, et al. A randomized, controlled trial of the use of pulmonary-artery catheters in high-risk surgical patients. N Engl J Med. 2003;348:5–14.

32. Rhodes A, Cusack RJ, Newman PJ, Grounds RM, Bennett E. A randomised, controlled trial of the pulmonary artery catheter in critically ill patients. Intensive Care Med. 2002;28:256–64.

33. Harvey S, Harrison DA, Singer M. Assessment of the clinical effectiveness of pulmonary artery catheters in management of patients in intensive care (PAC-Man): a randomised trial controlled. Lancet. 2005;366(9484):472–7.

34. Harvey S, Stevens K, Harrison D, et al. An evaluation of the clinical and cost-effectiveness of pulmonary artery catheters in patient management in intensive care: a systematic review and a randomised controlled trial. Health Technol Assess. 2006;10:1–133.

35. Pinsky MR, Vincent JL. Let us use the pulmonary artery catheter correctly and only when we need it. Crit Care Med. 2005;33(5):1119–22.

36. Shoemaker WC, Wo CC, Chien LC. Evaluation of invasive and noninvasive hemodynamic monitoring in trauma patients. J Trauma. 2006;61(4):844–53.

37. Harvey SE, Welch CA, Harrison DA, Rowan KM, Singer M. Post hoc insights from PAC-Man—the U.K. pulmonary artery catheter trial. Crit Care Med. 2008;36:1714–21.

38. Iberti TJ, Fischer EP, Leibowitz AB, et al. A multicenter study of physicians' knowledge of the pulmonary artery catheter. Pulmonary Artery Catheter Study Group. JAMA. 1990;264:2928–32.

39. Gnaegi A, Feihl F, Perret C. Intensive care physicians' insufficient knowledge of right-heart catheterization at the bedside: time to act? Crit Care Med. 1997;25:213–20.

40. Hoole SP, Falter F. Evaluation of hypoxemic patients with transesophageal echocardiography. Crit Care Med. 2007;35:S408–13.

41. Poth JM, Beck DR, Bartels K. Ultrasonography for haemodynamic monitoring. Best Pract Res Clin Anaesthesiol. 2014;28:337–51.

42. Subramaniam B, Talmor D. Echocardiography for management of hypotension in the intensive care unit. Crit Care Med. 2007;35:S401–7.

43. Gunst M, Ghaemmaghami V, Sperry J. Accuracy of cardiac function and volume status estimates using the bedside echocardiographic assessment in trauma/critical care. J Trauma. 2008;65:509–16.

44. Vignon P, AitHssain A, Francois B, et al. Echocardiography assessment of pulmonary artery occlusion pressure in ventilated patients: a transesophageal study. Crit Care. 2008;12:R18.

45. Salem R, Vallee F, Rusca M, Mebazaa A. Hemodynamic monitoring by echocardiography in the ICU: the role of the new echo techniques. Curr Opin Crit Care. 2008;14:561–8.

46. Hofer CK, Ganter MT, Zollinger A. What technique should I use to measure cardiac output? Curr Opin Crit Care. 2007;13:308–17.

47. Morgan P, Al-Subaie N, Rhodes A. Minimally invasive cardiac output monitoring. Curr Opin Crit Care. 2008;14(3):322–6.

48. Monnet X, Teboul JL. Minimally invasive monitoring. Crit Care Clin. 2015;31:25–42.

49. Marx G, Schuerholz T. Minimally invasive cardiac output monitoring. Toy or tool? In: Vincent JL, editor. Yearbook of intensive care and emergency medicine. Berlin: Springer; 2008. p. 607–18.

50. Jonas MM, Tanser SJ. Lithium dilution measurement of cardiac output and arterial pulse waveform analysis: an indicator dilution calibrated beat-by-beat system for continuous estimation of cardiac output. Curr Opin Crit Care. 2002;8:257–61.

51. Opdam HI, Wan L, Bellomo R. A pilot assessment of the FloTrac cardiac output monitoring system. Intensive Care Med. 2007;33:344–9.

52. Cholley BP, Singer M. Esophageal Doppler: noninvasive cardiac output monitor. Echocardiography. 2003;20:763–9.

53. Monnet X, Teboul JL. Hemodynamic management guided by esophageal Doppler. In: Vincent JL, editor. Yearbook of intensive care and emergency medicine. Berlin: Springer; 2006. p. 153–61.

54. den Uil CA, Klijn E, Lagrand WK, et al. The microcirculation in health and critical disease. Prog Cardiovasc Dis. 2008;51:161–70.

55. Trzeciak S, McCoy JV, Phillip Dellinger R, et al. Early increases in microcirculatory perfusion during protocol-directed resuscitation are associated with reduced multi-organ failure at 24 h in patients with sepsis. Intensive Care Med. 2008;34:2210–7.

56. De Backer D, Creteur J, Preiser JC, Dubois MJ, Vincent JL. Microvascular blood flow is altered in patients with sepsis. Am J Respir Crit Care Med. 2002;166:98–104.

57. Verdant C, De Backer D. How monitoring of the microcirculation may help us at the bedside? Curr Opin Crit Care. 2005;11:240–4.

58. De Backer D, Durand A. Monitoring the microcirculation in critically ill patients. Best Pract Res Clin Anaesthesiol. 2014;28:441–51.

59. Saugel B, Trepte CJ, Heckel K, Wagner JY, Reuter DA. Hemodynamic management of septic shock: is it time for 'individual goal-directed hemodynamic therapy' and for specifically targeting the microcirculation? Shock. 2015;43(6):522–9 [Epub ahead of print].

60. Vallet B, Tavernier B, Lund N. Assessment of tissue oxygenation in the critically-ill. Eur J Anaesthesiol. 2000;17:221–9.

61. Huang YC. Monitoring oxygen delivery in the critically ill. Chest. 2005;128(5 Suppl 2):554S–60.

62. Rivers EP, Ander DS, Powell D. Central venous oxygen saturation

monitoring in the critically ill patient. Curr Opin Crit Care. 2001;7:204–11.

63. Reinhart K, Kuhn HJ, Hartog C, Bredle DL. Continuous central venous and pulmonary artery oxygen saturation monitoring in the critically ill. Intensive Care Med. 2004;30:1572–8.

64. Marx G, Reinhart K. Venous oximetry. Curr Opin Crit Care. 2006;12:263–8.

65. Bakker J, Coffernils M, Leon M, Gris P, Vincent JL. Blood lactate levels are superior to oxygen-derived variables in predicting outcome in human septic shock. Chest. 1991;99:956–62.

66. Mizock BA, Falk JL. Lactic acidosis in critical illness. Crit Care Med. 1992;20:80–93.

67. McNelis J, Marini CP, Jurkiewicz A, et al. Prolonged lactate clearance is associated with increased mortality in the surgical intensive care unit. Am J Surg. 2001;182:481–5.

68. Bundgaard H, Kjeldsen K, Suarez Krabbe K, van Hall G, Simonsen L, Qvist J, et al. Endotoxemia stimulates skeletal muscle Na+-K+-ATPase and raises blood lactate under aerobic conditions in humans. Am J Physiol Heart Circ Physiol. 2003;284:H1028–34.

69. Poeze M. Tissue-oxygenation assessment using near-infrared spectroscopy during severe sepsis: confounding effects of tissue edema on StO2 values. Intensive Care Med. 2006;32:788–9.

70. Creteur J. Muscle StO2 in critically ill patients. Curr Opin Crit Care. 2008;14(3):361–6.

71. Lipcsey M, Woinarski NC, Bellomo R. Near infrared spectroscopy (NIRS) of the thenar eminence in anesthesia and intensive care. Ann Intensive Care. 2012;2:11.

72. Pinsky MR. Heart lung interactions during mechanical ventilation. Curr Opin Crit Care. 2012;18:256–60.

73. Hofer CK, Cannesson M. Monitoring fluid responsiveness. Acta Anaesthesiol Taiwan. 2011;49:59–65.

74. Pinsky MR. Functional hemodynamic monitoring. Crit Care Clin. 2015;31:89–111.

75. Guerin L, Monnet X, Teboul JL. Monitoring volume and fluid responsiveness: from static to dynamic indicators. Best Pract Res Clin Anaesthesiol. 2013;27:177–85.

第十章　酸-碱

Paul W. G. Elbers，Victor A. van Bochove，
Pieter Roel Tuinman，Rainer Gatz

重症患者发生酸碱失衡现象很常见,酸碱度可以提供给我们关于患者生理、预后和诊断的重要信息。酸度由体内氢离子浓度($[H^+]$)决定,通常以它的负导数表示,如 pH(表 10.1)。正常的 H^+ 浓度对于保证蛋白质功能十分重要,由此可以影响到酶活性、细胞和器官系统。因此,机体酸度受到严密调节。

表 10.1　氢离子浓度和 pH 的转化关系

$[H^+]$(nanoEq/L)	pH
10	8.00
20	7.70
40	7.40
60	7.22
100	6.70

Stewart 方法

美国习惯以检测 HCO_3^- 浓度来判读是否发生酸碱失衡,而欧洲国家则倾向于检测碱剩余的方法。最近,Stewart 发明的一种计量方法已应用于重症医学中。尽管所有方法都可以进行算法转换,但 Stewart 的物理化学方法可以帮助我们更好地理解和计算复杂的酸碱失衡现象。因为重症病人的酸碱失衡非常常见,这一章节我们会着重介绍 Stewart 方法。表 10.2 列出了与该计算方法相关的生理情况下酸碱指标数值。

表 10.2　重要的酸碱相关参数及其正常值

pH	7.35~7.45
$[H^+]$	35~45nanoEq/L
PCO_2	38~42mmHg
SID	38~42mEq/L
SIG	8~16mEq/L
AG	6.70
$[HCO_3^-]$	22~26mEq/L

SID 强离子差;SIG 强离子间隙;AG 阴离子间隙。

Stewart 方法的基本原则之一是$[H^+]$必须同时满足表 10.3 中的所有化学平衡方程式。

表 10.3　Stewart 平衡方程

水解离平衡式	$[H^+] \times [OH^-] = K'_W$
弱酸解离平衡式	$K_A \times [HA] = [H^+] \times [A^-]$
物质"A"的质量守恒公式	$A_{TOT} = [A^-] + [HA]$
碳酸电离公式	$[PCO_2] \times K_C = [H^+] \times [HCO_3^-]$
碳酸氢根电离公式	$[K_3] \times [HCO_3^-] = [H^+] \times [CO_3^{2-}]$
电子守恒公式	$SID + [H^+] - [HCO_3^-] - [A^-] - [CO_3^{2-}] - [OH^-] = 0$

以上所有化学平衡式都必须同时满足。K 代表常数。离子浓度单位为 mEq/L,HA 和 A_{TOT} 浓度单位为 mM,PCO_2 单位为 kPa 或 mmHg。SID 为强离子差。详述见章节内容。

$[H^+]$可由以下公式计算:

$$[H^+]^4 + [H^+]^3 \times ([K_A] + [SID]) + [H^+]^2 \times$$
$$(([K^A] \times ([SID] - [A_{TOT}] - (K_C \times PCO_2 + K'_W)))) +$$
$$[H^+] \times (K_A \times (K_C \times PCO_2 + K'_W) + K_3 \times K_C \times PCO_2) -$$
$$K_A \times K_3 \times K_C \times PCO_2 = 0$$

上公式初看起来非常复杂,实际上将公式简化后$[H^+]$仅取决于三个独立变量,分别为:

1. PCO_2血二氧化碳分压
2. SID 强离子差
3. A_{TOT}非挥发性弱酸浓度

这说明所有的酸碱紊乱和纠正都可以通过改变以上一个或几个变量来实现。此外,这三个变量还能决定其他因变量如$[HCO_3^-]$和阴离子间隙。也就是说,$[H^+]$可以表达成关于 PCO_2、SID 和 A_{TOT}的函数:

$$[H^+] = f(SID, A_{TOT}, PCO_2)$$

我们可以理解成这三个变量是$[H^+]$上升或下降的驱动力。$[H^+]$由它们三者的相对强度所决定。表 10.4 列出了基于 Stewart 方法的酸碱失衡类型。

表 10.4　基于 Stewart 方法的酸碱失衡类型

	酸中毒	碱中毒
呼吸性	高 PCO_2	低 PCO_2
非呼吸性(代谢性)	低 SID	高 SID
	高 A_{TOT}	低 A_{TOT}

PCO_2

从 Stewart 等式可知当 PCO_2 升高时,$[H^+]$ 也会随之上升。由高 PCO_2 引起的酸中毒和低 PCO_2 引起的碱中毒病因见表 10.5。其中包括呼吸功能对酸碱失衡的调节,呼吸运动通过影响 PCO_2 浓度代偿 $[H^+]$ 的改变。

表 10.5　由 PCO_2 改变引起呼吸性碱中毒和酸中毒的病因

低 PCO_2 性碱中毒	高 PCO_2 性酸中毒
代偿性	代偿性
代偿低 SID 和高 A_{TOT} 性酸中毒	代偿高 SID 和低 A_{TOT} 性碱中毒
中枢性	中枢性
疼痛、恐惧、压力、自发性、心因性	药物(阿片类镇痛药、镇静药)
妊娠(孕酮)	颅脑外伤、脑卒中、肿瘤、感染
脓毒症早期(细胞因子)	肥胖低通气
肝衰竭(毒素)	神经肌肉疾病
药物(兴奋药、水杨酸类中毒)	颈髓损伤<C4
颅脑外伤、卒中	吉兰-巴雷综合征
肺部疾病	重症肌无力
低氧血症	神经肌肉阻滞药物
肺栓塞	中毒(有机磷)
肺炎	肺或胸壁疾病
哮喘	COPD 急性期
肺水肿(所有类型)	胸外伤
医源性	气胸
机械通气过度	膈肌瘫痪
	肺水肿
	ARDS
	限制性肺病
	气道梗阻
	医源性
	机械通气不足

SID. 强离子差;详见文中所述。

生理条件下,机体内由细胞代谢产生的 CO_2 通过肺泡通气量来平衡。呼吸中枢调节肺泡通气水平。正常 PCO_2 一般在 35mmHg 到 45mmHg 之间。CO_2 生成过多,肺泡通气增加,PCO_2 降低;反之,PCO_2 升高。

无法维持合适肺泡通气量的重症病人往往易发生高 PCO_2 性酸中毒。具体病因包括气道梗阻、呼吸中枢抑制、神经肌肉疾病和肺脏疾病如慢性阻塞性肺病(COPD)。对于哮喘持续状态或急性呼吸窘迫症患者,临床上因为治疗需要对他们进行的低通气干预(允许性高碳酸血症)也会导致 PCO_2 增高性酸中毒。患者一般可以很好地耐受保护性肺通气策略,对血流动力学影响也较小。CO_2 生成和肺泡通气不匹配也可见于脓毒症患者体内 CO_2 生成过多时。需要注意的是,由于解剖无效腔尤其是生理无效腔的存在,实际肺泡通气量与潮气量乘以呼吸频率计算得来的理论肺泡通气量大相径庭。

与 CO_2 生成不匹配的过度肺泡通气则会导致低 PCO_2 性碱中毒。肺泡通气量由许多因素调节,包括肺泡间质和大血管上的化学感受器、自主调节、肺泡上的化学感受器和牵张感受器。其中任一因素或几个因素改变都可以发生过度通气。

SID

即使强离子大部分与血浆蛋白以非共价键结合,它们仍然呈完全解离状态,以离子形式存在。重要的强离子包括 Na^+、K^+、Ca^{2+}、Mg^{2+}、Cl^-、乳酸根和酮酸根等。相反地,弱离子则能同时以解离或非解离形式存在,如 HCO_3^-、白蛋白和无机酸(Pi)。

强离子差(SID)为强阳离子浓度和与强阴离子浓度和之间的差值。在血浆中,SID 正常值约 40mEq/L,其主要取决于 $[Na^+]$ 和 $[Cl^-]$。

从 Stewart 等式可知如果 SID 降低,则 $[H^+]$ 升高,反之亦然。表 10.6 列出了低 SID 酸中毒和高 SID 碱中毒的可能原因,其中包括肾功能对酸碱失衡的调节,它通过影响 SID 值代偿 $[H^+]$ 的改变。

A_{TOT}

弱酸是指在溶液中仅能部分解离的酸。我们把血浆中所有弱酸的质量总和用 A_{TOT} 表示,血浆蛋白占了其中很大部分比重。从酸碱角度来看,A_{TOT} 大部分为白蛋白和磷酸盐(较白蛋白贡献小)的质量。

从 Stewart 等式可知,如果 A_{TOT} 升高,$[H^+]$ 则升高。这提示任何原因引起的低蛋白血症都会导致碱中毒。相似的,见于肾衰竭的高磷血症则会导致酸中毒。

表 10.6　由 SID 改变引起代谢性碱中毒和酸中毒的病因

低 SID 性酸中毒	高 SID 性碱中毒
代偿性	代偿性
代偿低 PCO_2 或低 A_{TOT} 碱中毒	代偿高 PCO_2 或高 A_{TOT} 酸中毒
SIG/AGc 升高	尿[Cl^-] <10mM（血容量低）
乳酸酸中毒	使用利尿剂
A 型（氧输送不足）	呕吐、胃引流
B 型（细胞代谢障碍）	绒毛状腺瘤
酮症酸中毒	腹泻丢失大量 Cl^-
糖尿病	呼酸后 CO_2 纠正过快
酒精	尿[Cl^-] >20mM（血容量高）
饥饿	钾丢失严重
急性肾衰竭	持续使用利尿剂
渗透压间隙升高	使用糖皮质激素
水杨酸盐	ACTH 分泌过多
乙二醇	原发性皮质增多症
甲醇	肾素分泌性肿瘤
SIG/AGc 正常	原发性醛固酮增多症
输注低 SID 溶液（生理盐水，5% 糖水，注射用水）	Cushing 综合征
水潴留	Batter 综合征
尿 SID 正值	Liddle 综合征
肾小管性酸中毒	过量甘草摄入
碳酸酐酶抑制剂	其他
醛固酮减少	使用强阳离子药物（如小苏打、枸橼酸、醋酸、乳酸）
急或慢性肾脏病	水分丢失
尿 SID 负值	Milk-alkali 综合征
严重腹泻	滥用泻药
胰腺或胆汁引流	外源性碱
小肠瘘	
输尿管肠吻合术	

　　SID：强离子差；SIG：强离子间隙；AGc：校正的阴离子间隙。详见文中所述。

　　机体可以通过改变 SID 和 PCO_2 来调节酸碱平衡，但目前没有证据表明酸碱失衡能通过调控白蛋白或磷酸盐浓度来纠正。因此，A_{TOT} 可以看作是[H^+]的调定点，它通过协调 PCO_2 和 SID 两者的代偿强度来控制机体的[H^+]。因为低蛋白血症和磷代谢异常在重症病人中很常见，了解这一概念对维持患者酸碱平衡极为重要。

强离子间隙

　　因为血浆本身不带电，根据电中性原则，SID 由血浆中的其他负离子进行平衡。这些负离子大部分来源于 CO_2（HCO_3^- 形式）和弱酸（主要为阴离子形式的白蛋白和磷酸盐，用[A^-]表示）。我们可以由弱酸所带的负电荷总和计算 SID，也称有效 SID 或 SID_E：

$$SID_E = [HCO_3^-] + [A^-]$$

　　在这里[A^-]主要包括[$Albumin^-$]和[Pi^-]。我们可以通过如下公式得到白蛋白和磷酸盐解离的阴离子浓度，正常 pH 范围内，该换算公式具有很高的准确度：

$$[Albumin^-] = 0.25 \times [Albumin(g/L)]$$
$$[Pi^-] = 1.5 \times [Pi^-(mmol/L)]$$

　　我们也可以直接由各强离子浓度计算 SID 值，称为"表观 SID"或 SID_A：

$$SID_A = [Na^+] + [K^+] + 2 \times ([Mg^{2+}] + [Ca^{2+}]) - [Cl^-]$$

　　在实际应用时，上述公式可简化为 $SID_A = [Na^+] + [K^+] - [Cl^-]$。强离子间隙（SIG）此时可由表观 SID 和有效 SID 的差值计算：

$$SIG = SID_A - SID_E$$

　　SIG 正常值为 0~2mEq/L。但是 SIG 正常值具有地域差异性，需要进行验证。因为在不同地区生活的人，其体内的强离子浓度正常值会有不同。

　　SIG 见图 10.1 所示。SIG 升高主要由乳酸或其他不可测阴离子引起。

　　重症患者最常见的高 SIG 酸中毒为乳酸酸中毒。根据乳酸升高的原因（生成过多或清除能力下降）乳酸酸中毒可以分为两种类型：A 型为低氧性乳酸酸中毒，B 型为非低氧性乳酸酸中毒。A 型乳酸酸中毒主要是由于组织低氧情况下（如出血性休克），细胞无氧酵解增强，导致乳酸生成过多；B 型乳酸酸中毒则是在氧输送正常时，继发于使用一些药物后（如肾上腺素、双胍类、硝普钠、叠氮胸苷）。代谢性疾病（葡萄糖 6-磷酸酶缺陷）和严重肝衰竭导致的乳酸清除能力下降。在脓毒症患者中，引起乳酸酸中毒的病因可以来自多方面，包括组织糖酵解增强、丙酮酸脱氢酶（将丙酮酸转化为乙酰辅酶 A 的一种酶）活性下降或是线粒体水平的氧利用障碍等。

　　糖尿病酮症酸中毒则是另一种常见的高 SIG 酸中毒。病情严重者 SIG 可达 10~20mEq/L。引起 AG 升高性酸中毒的其他病因需要通过适当的实验室检查来明确诊断。

　　为了进一步区分 SIG 的成因，我们需要计算渗透压间隙。渗透压间隙是指血浆渗透压实测值（Osm_M）和血浆渗透压计算值的差异。渗透压间隙宽（>10~

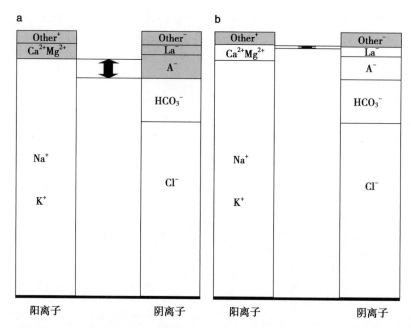

图 10.1　AG(a)和 SIG(b)图示(未按比例)。修改自 Mizock BA. Lactic acidosis. In:Kellum JA, Elbers PW, editor. Stewart's textbook of acid-base. 2nd ed. Amsterdam:AcidBase. org;2009(copyright:Paul Elbers)

15mOsm/L)反映血浆中出现了不可测非离子化合物。渗透压间隙数学表达式见下:

$$\text{Osmol gap} = \text{Osm}_M - \left\{ \begin{array}{l} 2 \times [\text{Na}^+(\text{mmol/L})] \\ + [\text{Urea}(\text{mmol/L})] \\ + [\text{Glucose}(\text{mmol/L})] \end{array} \right\}$$

尿素和葡萄糖的浓度单位为 mg/dl 时,将各自的数值分别除以 18 和 2.8 可以换算成 mmol/L 浓度单位。最常见引起渗透压间隙升高的物质为酒精、甘露醇和酮体。酒精中毒也可引起 SIG 升高,因为它在体内会代谢成有机酸如羟基乙酸。因此,通常情况下,病人如果出现高 SIG 代谢性酸中毒合并渗透压间隙增高,在排除乳酸酸中毒、酮症酸中毒以及甘露醇使用史后,应当高度怀疑酒精中毒可能。需要注意,乙二醇中毒时会干扰乳酸值的测量,导致假性乳酸升高。

SID 低而 SIG 不高说明测量的强离子浓度发生了改变。这种情况有时也被称作高氯性酸中毒。然而,该叫法并不严谨。因为它也能在氯离子浓度正常时出现,比如在强阳离子浓度(如 Na$^+$)比[Cl$^-$]下降更多时。

如果发现[Na$^+$]异常,我们首先评估是否出现了水潴留及其原因。水分过多导致强阴阳离子浓度相等地被稀释,SID 值也会直接下降,但仍为正值。第二步,我们追踪最近是否有液体输注,后面的内容将会解释它能直接影响 SID。如果未发现明显原因,测量尿 SID 将帮助我们区分肠源性酸中毒和肾源性酸中毒。尿 SID 指尿液中测得的强阳离子浓度与强阴离子浓度差:

$$\text{Urine SID} = [\text{Na}^+]_u + [\text{K}^+]_u - [\text{Cl}^-]_u$$

如果病人出现低 SID 酸中毒 SIG 不高而尿 SID 为正值,提示酸碱失衡可能来自肾脏的调节功能障碍(如肾小管性酸中毒)。相反地,尿 SID 为负值则提示代酸原因来自肠道(如腹泻)。如病人有肾功能不全或使用利尿药,尿液测量值需要进行调整。

最后,血钾浓度也将帮助我们区分低 SID 酸中毒的原因。低钾血症(<3.5mmol/L)与输尿管分流、腹泻、近端结肠造口术、回肠造口术、近端肾小管酸中毒(RTA)、Ⅰ 型远端 RTA 和肠外营养有关。高钾血症(>4.5mmol/L)可见于低醛固酮状态、使用氯化铵类药物和Ⅳ型远端 RTA。

SID 增高说明血液碱化。过量使用袢利尿药后血容量下降是常见原因。其他病因可以按低血容量相关和高血容量相关进行分组(尽管其中可能出现重叠),详见表 10.6。如果肾脏代偿能力尚可,测量[Cl$^-$]$_u$ 也能帮我们判断容量情况。排除呼吸性碱中毒后,[Cl$^-$]$_u$ 比 [Na$^+$]$_u$ 能更准确反映血容量。

液体治疗

当输注溶液的 SID 与血浆 SID 不同时,输液能直接影响 SID。比如,0.9% NaCl 溶液中包含有 154mM Na$^+$ 和 154mM Cl$^-$;因此它的 SID 值为 0。当在 SID 为

40mM 的血浆中补充 0.9% NaCl 溶液，SID 值会直接下降。因此，过分输注低 SID 值溶液将导致酸中毒。因为溶液 SID 值可以决定它对血液酸碱度的影响，所以我们不需再过多关注它的 pH。平衡溶液中通常包含许多强阴离子，如醋酸和乳酸。在平衡溶液刚输进血液时它的 SID 也为 0mM，但是，其中的阴离子在体内会迅速被代谢，从而有效地升高了平衡溶液的 SID 值。表 10.7 列出了常见输注液体的成分和 SID 值。最后，我们应当记住在临床实践中，肾脏对强离子的调控和对 A_{TOT} 的稀释作用将会部分抵消输液对血浆 SID 值的影响。

表 10.7　常见静脉输注液体的成分组成

	Na^+	K^+/Ca^{2+}	Cl^-	HCO_3^-	$Lactate^-$	SID
NS	154		154	0	0	0
Lactated Ringer's[a]	131	5/2	111	0	29	29
D_5W	0	0	0	0	0	0
½NS	77	0	77	0	0	0
Gelatin 4%	154	0	120	0	0	34
$NaHCO_3$ 1.4%	167	0	0	167	0	167
$NaHCO_3$ 8.4%	1 000	0	0	1 000	0	1 000

[a] 乳酸林格液由于制造商不同，其配方可能有轻微差异

经典缓冲溶液中含有碳酸氢钠和氨丁三醇。尽管研究未能证实确切的有效性，但是输注这些溶液作为严重酸中毒的姑息治疗也被认为合理。碳酸氢钠可以直接升高血浆 SID，碱化血液。然而，HCO_3^- 与 H^+ 结合生成碳酸，后者又会分解为水和 CO_2。因此，使用碳酸氢盐溶液的潜在并发症可能会超过它带来的益处（见表 10.8）。氨丁三醇（THAM）是一种弱碱，它可以升高动脉 pH 而不生成 CO_2。但 THAM 也有潜在副作用，包括引起低血糖和高血钾。

表 10.8　使用碳酸氢盐溶液的潜在并发症

容量过负荷
脑脊液的相反改变/细胞内酸中毒
呼吸性酸中毒
氧输送障碍（组织低氧）
低钾血症
低钙血症
高钠血症
高血浆渗透压
过量导致碱中毒

Stewart 方法的床旁应用

Stewart 方法需要进行大量计算，在患者床旁使用可能不方便。然而，现代临床医学计算软件的广泛应用解决了这一难题。www.acidbase.org 网页上的临床应用模块为我们提供了有关所有酸碱问题的全面描述和深入分析。

但是，为了进行快速临床评价，我们建议使用如下简化方法。它仅仅关注[Na^+]、[Cl^-]和 SID_E 就能得到简化的 SIG：

1. 发现问题并通过 pH 判断其严重程度。记住酸中毒和碱中毒指的是影响体内[H^+]或 pH 的过程。正常 pH 并不能排除酸-碱问题。

2. 评价以下三个变量影响[H^+]的相对强度：
   （a）评价 PCO_2
   高 PCO_2 说明血液酸化，低 PCO_2 说明血液碱化。
   （b）评价 A_{TOT} 以及负离子电量：$A^- = 0.25 \times$[Albumin（g/L）] + $1.5 \times$[Pi（mmol/L）]
   高 A_{TOT} 说明血液酸化，低 A_{TOT} 说明血液碱化。
   （c）评价 SID，可以通过计算 $SID_E = HCO_3^- + A^-$
   高 SID 说明血液碱化，低 PCO_2 说明血液酸化。

3. 通过计算简化的 SIG=[Na^+]−[Cl^-]− SID_E 来评价不可测离子的作用。如果有必要，可以使用渗透压间隙、尿 SID 和/或尿氯离子来进一步区分造成酸碱失衡的病因。

酸碱紊乱的临床表现

酸碱紊乱的临床表现很大程度上取决于它的原发病因，尽管异常 pH 本身也会损害心肺功能和免疫系统。

碱中毒会阻碍氧输送至组织，继发于碱中毒的低钙血症导致神经肌肉兴奋性增高（癫痫、心律失常、感觉异常、手足痉挛）。呼吸性碱中毒时，CO_2 快速下降诱发脑血管收缩，引起晕厥和癫痫发作。心血管改变包括心率增快、心律失常和心绞痛。

酸中毒的典型征象与呼吸系统相关。比如，深快的 Kussmaul 呼吸常见于机体代偿代谢性酸中毒。糖尿病酮症酸中毒病人可出现非常经典的深大呼吸现象，因为酮症酸中毒常常发生在呼吸代偿功能很强的年轻人群。与酸中毒相关的其他临床表现有心律失

常、胰岛素抵抗、高钾血症和凝血功能障碍。严重酸中毒,可以引起循环衰竭。呼吸性酸中毒时,PCO_2 异常升高会导致扑翼样震颤、肌阵挛和癫痫发作。检查还可发现视盘水肿,结膜和面部浅表血管扩张充血。

酸碱紊乱的管理

我们首先需要针对造成酸碱失衡的原发疾病进行治疗。这提示在极端的酸碱失衡时,其他治疗手段如影响 SID 的液体输注和影响 PCO_2 的呼吸机参数只是用来争取时间。

呼吸机参数对机体酸碱状态影响巨大,它需要根据病人的 pH 而不单单是 PCO_2 随时进行调整。治疗呼吸性酸中毒需要有创或无创机械通气支持。呼吸治疗时需要避免 CO_2 下降过快导致的代谢性碱中毒。这种情况常见于病人慢性呼吸性酸中毒发生代偿后,对其使用呼吸支持将 PCO_2 降到正常或接近正常值。

在极端酸中毒,尤其当导致酸中毒的部分原因为低 SID 值(可从钠氯离子浓度差低来判别)时,输注高 SID 值的溶液如碳酸氢钠可能有用,但是使用该缓冲液时需要注意前面提到的潜在并发症。针对代谢性碱中毒尤其是 $[Cl^-]_u$ 低时的治疗液体包括低 SID 溶液如生理盐水甚至 HCl。至于其他造成代谢性碱中毒的原因,需要考虑是否使用了乙酰唑胺类药物(利尿药),尤其是当利尿治疗有必要时。

乙酰唑胺是一种碳酸酐酶抑制剂,可以促进尿排泄,增加肾脏分泌钠/氯比值。然而,正确使用利尿药非常重要,因为它会导致碱血症,与之而来的低钾血症将会由于尿钾排泄增多进一步加重。难治性或严重性碱血症(pH>7.6)可通过向中心静脉输注等张HCl 溶液,维持 8~24 小时进行治疗。钾离子浓度异常需要即时纠正。

基于碳酸氢盐的方法

评估酸碱失衡的经典方法仍受欢迎,该方法原理基于 Henderson-Hasselbalch 等式,它是 Henderson 等式的对数形式:

$$[H^+]=24\times PCO_2/[HCO_3^-]$$

该等式实际上是 Stewart 等式集的一种(表 10.3)。$[H^+]$ 和 $[HCO_3^-]$ 的这种固定关系引人注目,因为它将酸碱失衡的原因集中于 PCO_2 和 $[HCO_3^-]$ 的改变。然而需要注意的是,$[HCO_3^-]$ 本身是一个依赖变量。因此,PCO_2 和 $[HCO_3^-]$ 互相依赖将会导致循环论证。

表 10.9 列出了使用 Henderson-Hasselbalch 等式可以区分的四种主要酸碱失衡形式。呼吸性酸碱障碍与 CO_2(气体)过多或缺少有关。非呼吸性或代谢性酸碱障碍则与 $[HCO_3^-]$ 改变相关。

表 10.9　基于 Henderson-Hasselbalch 方法的酸碱失衡类型

情形	pH	PCO_2	HCO_3^-
代谢性酸中毒	↓	↓	↓
代谢性碱中毒	↑	↑	↑
呼吸性酸中毒	↓	↑	↑
呼吸性碱中毒	↑	↓	↓

呼吸性和代谢性酸碱失衡将触发预期的代偿机制使 pH 恢复正常。见表 10.10 的酸碱紊乱类型和相应代偿机制。

表 10.10　基于 Henderson-Hasselbalch 方法的预期代偿机制

酸碱紊乱类型	原发改变	代偿机制
代谢性酸中毒	↓$[HCO_3^-]$	肺泡通气增加,降低 PCO_2
代谢性碱中毒	↑$[HCO_3^-]$	肺泡通气减少,升高 PCO_2
呼吸性酸中毒	↑PCO_2	肾重吸收增加,升高$[HCO_3^-]$
呼吸性碱中毒	↓PCO_2	肾重吸收减少,降低$[HCO_3^-]$

呼吸性代偿可迅速出现,代谢性代偿则通常需要数小时至数天时间。然而,也有快速代谢性代偿的情形,发生在碳酸氢盐浓度上升或下降时,弱酸主要是白蛋白的溶解度改变影响 pH。尽管如此,急性和慢性代谢性代偿还是能辨别的。适当健康的个体置于单纯某一种酸碱紊乱情形下会发生预期的代偿反应。这些代偿反应可用经验性公式推导,即大家所熟知的 Winters' 公式集(表 10.11)。

表 10.11　基于 Henderson-Hasselbalch 方法的预期代偿

酸碱紊乱类型	预期代偿
代谢性酸中毒	↓PCO_2 =1.2×↓HCO_3^- 或 $PaCO_2$ =1.5×$[HCO_3^-]$ + 8 ±2
代谢性碱中毒	↑PCO_2 = 0.6×↑HCO_3^-
急性呼吸性酸中毒	↑HCO_3^- =0.1×↑PCO_2
慢性呼吸性酸中毒	↑HCO_3^- =0.35×↑PCO_2
急性呼吸性碱中毒	↓HCO_3^- =0.2×↓PCO_2
慢性呼吸性碱中毒	↓HCO_3^- =0.5×↓PCO_2

在 PCO_2 正常值 40mmHg 或正常值 24mEq/L 基础上发生的正向和负向改变分别代表上升和下降。

如果实际代偿反应与预期不同,则机体同时存在多种酸碱失衡类型。例如,发生酸中毒的病人,测得 $[HCO_3^-]$ 为 12mEq/L,预期 PCO_2 为 $(1.5×12)+8=26$mmHg±2。如果实际 PCO_2 超过 28mmHg,则提示同时合并有呼吸性酸中毒(如酮症酸中毒和重症肺炎)。相反地,如果实际 PCO_2 低于 24mmHg,则提示同时合并有呼吸性碱中毒(如脓毒性休克和不适当的机械通气)。

基于 Henderson-Hasselbalch 方法的呼吸性酸中毒和前面讨论的 Stewart 方法相同。然而,非呼吸性酸碱失衡则有不同,它由阴离子间隙和 Δ 间隙决定。

阴离子间隙和校正阴离子间隙

阴离子间隙(AG)指血浆中的决定性阳离子浓度和测得阴离子浓度之间的差异(图 10.1)。AG 可由以下公式估计:

$$AG = [Na^+] - ([Cl^-] + [HCO_3^-])$$

AG 正常值为 12±4mEq/L。但是 AG 正常值具有地域差异性,需要进行验证。因为 AG 值取决于公式中的各离子浓度。而在不同地区生活的人,上述离子浓度正常值会有不同。

不可测离子包括蛋白质、磷酸盐、硫酸盐和有机酸。重症病人体内这些物质浓度会有显著改变,特别是白蛋白和磷酸盐。因此需要将上述 AG 值进行白蛋白和磷酸盐校正。下面公式给出了 AG 校正值的估计:

$$AG_C = AG + 0.25 × (40 - Albumin(g/L))$$
$$+ 1.5 × (1 - Pi(mM))$$

尽管 AG 和 SIG 的概念有显著的理论差异,但是它们都由血浆电中性原则衍生而来。所以,造成高 SIG 酸中毒的可能原因和 AG 升高的原因相同,条件是后者已经过白蛋白和磷酸盐的校正。这些病因见表 10.6 所示。

Δ 间隙

对于单纯的高 AG 酸中毒,AG 值每升高 1mEq/L 会相应引起 $[HCO_3^-]$ 下降 1mEq/L。如两者的变化关系发生偏差则提示混合型酸碱失衡的存在。两者的差值称为 Δ 间隙(Δgap),可用以下公式表示:

$$Δgap = AG_C 与其正常值的偏移$$
$$- [HCO_3^-] 与其正常值的偏移$$

假设 AG 正常值(校正后)为 12mEq/L,$[HCO_3^-]$ 正常值为 24mEq/L,则公式变化为:

$$Δgap = (AG_C - 12) - (24 - [HCO_3^-])$$

对于单纯的高 AG 代谢性酸中毒,Δgap 值为 0;然而,由于测量差异和病人生理情况改变,Δgap 值可在 0±6mmHg 范围内浮动。如果 Δgap 值显著升高,如超过 6mmHg,则可能同时存在代谢性碱中毒,因为 AG 的升高大于 $[HCO_3^-]$ 的降低。相反地,若 Δgap 值显著下降,如小于 -6mmHg,则可能同时存在正常 AG 代谢性酸中毒,因为 AG 的升高小于 $[HCO_3^-]$ 的降低。

尿阴离子间隙和尿中的强离子差相同。如前所述,结合渗透压间隙和血钾浓度我们能辨别造成代谢性酸中毒的原因。代谢性碱中毒与 Stewart 方法中讨论的相似。

基于碳酸氢盐方法的床旁应用

Henderson-Hasselbalch 方法的床旁应用可按如下步骤进行:

1. 通过 pH 来判断机体整体酸碱状态,表现为酸血症还是碱血症?
2. 判断原发改变为代谢性($[HCO_3^-]$ 偏离正常)还是呼吸性(PCO_2 偏离正常)。
3. 如果为呼吸障碍,判断是慢性还是急性。
4. 判断预期代偿是否充分。
5. 计算 AG_C。
6. 如果为高 AG_C 代谢性酸中毒,计算 Δgap。
7. 如果为正常 AG_C 代谢性酸中毒,计算 UAG。

实例分析

对下面几个病例,我们分别用 Stewart 方法和 Henderson-Hasselbalch 方法进行床旁酸碱紊乱评估。

病例 8-A

24 岁男性,因为在聚会中摔倒致脑外伤被送入急诊室。入院生命体征:血压 110/68mmHg,心率 80 次/分;呼吸 8 次/分;体温 97°F(36.1℃)。病人反应迟钝,对疼痛刺激仅有微弱的回避。小瞳孔。

实验室检查:Na^+ 142mEq/L,K^+ 4.0mEq/L,Cl^- 104mEq/L,白蛋白 40g/L;血气:pH 7.24,PCO_2 60mmHg,PO_2 64mmHg,$[HCO_3^-]$ 27mEq/L。

患者存在何种类型的酸碱失衡和最可能病因?

Henderson-Hasselbalch 方法的床旁应用

1. 酸碱失衡类型？pH 7.24 为酸血症。

2. 原发改变？呼吸性，因为 PCO_2 上升而 $[HCO_3^-]$ 并未发生代谢性酸中毒的预期改变。

3. 呼吸改变为急性或慢性？急性，可从预期的 $[HCO_3^-]$ 改变来判断。在急性呼吸性酸中毒，PCO_2 上升 20mmHg 对应 $[HCO_3^-]$ 上升约 2mEq/L。

4. 判断预期代偿是否充分。对于急性呼吸性酸中毒，预期 $[HCO_3^-]$ 应为 26mmHg。

5. 判断　$AG_C = [Na^+]-[Cl^-]-[HCO_3^-]+0.25\times(40-Albumin)+1.5\times(1-Pi)=142-104-27-0-0$（假设）$=11mEq/L$，在正常范围内。需要注意，在此病例中因为白蛋白和磷酸盐浓度正常，AG_C 等同于 AG。

Stewart 方法的床旁应用

1. 根据 pH 判断问题及其严重性。pH 7.24 为中度酸血症。

2. 评估 PCO_2：60mmHg 为致血液酸化因素。

3. 评估 SID：$SID_E = [HCO_3^-]+[A^-]=[HCO_3^-]+0.25\times[Albumin]+1.5\times[Pi]=27+0.25\times40+4.5\times1$（假设）$=38.5mEq/L$，与正常值相差 1.5mEq/L。轻度致血液酸化因素。

4. 评估 A_{TOT}：白蛋白浓度正常，磷酸盐浓度正常。对酸碱无显著影响。

5. $SIG = [Na^+]-[Cl^-]-SID_E=142-104-38.5=-0.5mEq/L$。对酸碱无显著影响。

答案：酸碱失衡类型为急性呼吸性酸中毒，最可能的病因为急性麻醉或酒精中毒或脑外伤引起的呼吸中枢抑制。

病例 8-B

68 岁女性，慢性肾衰竭，因"发热、右下肢剧痛、腹泻 2 天"入院。实验室检查：电解质（Na^+ 135mEq/L，K^+ 3.4mEq/L，Cl^- 106mEq/L），白蛋白 35g/L。动脉血气：pH 7.44，PCO_2 12mmHg，PO_2 74mmHg，$[HCO_3^-]$ 8mEq/L。

患者存在何种类型的酸碱失衡和最可能病因？

Henderson-Hasselbalch 方法的床旁应用

1. 酸碱失衡类型？pH 处于正常偏碱性，因此原发碱中毒可能性大。

2. 原发改变？呼吸性。因为 PCO_2 下降而 $[HCO_3^-]$ 并不像在代谢性碱中毒中有所升高。

3. 呼吸性碱中毒为急性还是慢性？对于急性呼吸性碱中毒，$PaCO_2$ 下降 28mmHg 应对应 $[HCO_3^-]$ 下降约 2.8mEq/L，预期 $[HCO_3^-]$ 则约为 21mEq/L。对于慢性呼吸性碱中毒，$PaCO_2$ 下降 28mmHg 应对应 $[HCO_3^-]$ 下降约 9.8mEq/L。

4. 代谢性代偿是否充分？预期 $[HCO_3^-]$ 约为 14mEq/L。病人的实际 $[HCO_3^-]$ 小于急性或慢性碱中毒的预期 $[HCO_3^-]$。因此同时合并有代谢性酸中毒。

5. 计算校正阴离子间隙。$AG_C = [Na^+]-[Cl^-]-[HCO_3^-]+0.25\times(40-Albumin)+1.5\times(1-Pi)=135-106-8+1.25+0$（假设）$=22.25mEq/L$（估计值）。$AG_C$ 升高，因此合并 AG 代谢性酸中毒。

6. 计算 Δ 间隙。$\Delta gap = (AG_C-12)-(24-[HCO_3^-])=(22.25-12)-(24-8)=-5.75mEq/L$。接近正常 Δgap 低值，提示并存正常 AG 酸中毒。

Stewart 方法的床旁应用

1. 根据 pH 判断问题及其严重性。pH 处于正常偏碱性。

2. 评估 PCO_2：12mmHg 为致血液碱化因素。

3. 评估 SID：$SID_E = [HCO_3^-]+[A^-]=[HCO_3^-]+0.25\times[Albumin]+1.5\times[Pi]=8+0.25\times35+1.5\times1=18.25mEq/L$（估计值）。与 SID_E 正常值 40mEq/L 相差 21.75mEq/L。致血液酸化因素。

4. 评估 A_{TOT}：白蛋白浓度轻度降低，磷酸盐正常（假设）。白蛋白低为轻度致血液碱化因素。

5. $SIG = [Na^+]-[Cl^-]-SID_E=135-106-18.25=10.75mEq/L$。因此，SIG 可以解释 SID_E 偏离正常的一半原因，剩下的一半原因是相对性高氯血症。

答案：混合型酸碱失衡，同时合并①≤原发呼吸性碱中毒；②AG/SIG 代谢性酸中毒；③高氯血症（正常 AG）或低 SID 代谢性酸中毒。呼吸性碱中毒和 AG 酸中毒很可能是由于腹腔来源感染引起的脓毒症。正常 AG 或低 SID 酸中毒则与腹泻有关。疼痛和焦虑导致呼吸性碱中毒，而肾功能不全则导致高 SIG 代谢性酸中毒。

病例 8-C

56 岁女性，摔倒后送入急诊室。病人很可能发生了股骨骨折，表现为嗜睡，生命体征：血压 140/70mmHg，心率 90 次/min，呼吸 21 次/min。

实验室检查：Na^+ 130mEq/L，K^+ 3.5mEq/L，Ca^{2+}

4. 0mEq/L，Mg^{2+} 1. 6mEq/L，Cl^- 90mEq/L，Pi 0.9mEq/L，白蛋白 20g/L，pH 7.50，PCO_2 30mmHg，$[HCO_3^-]$ 23.5mEq/L。

患者存在何种类型的酸碱失衡和最可能病因？

Henderson-Hasselbalch 方法的床旁应用

1. 酸碱失衡类型？pH 偏碱，因此存在原发性碱中毒。

2. 原发改变？呼吸性。因为 PCO_2 下降而$[HCO_3^-]$ 并不像在代谢性碱中毒中有所升高。

3. 呼吸性碱中毒为急性还是慢性？对于急性呼吸性碱中毒，$PaCO_2$ 下降 10mmHg 应对应$[HCO_3^-]$下降约 2mEq/L，预期$[HCO_3^-]$则约为 22mEq/L。对于慢性呼吸性碱中毒，$PaCO_2$ 下降 10mmHg 应对应$[HCO_3^-]$ 下降约 5mEq/L，预期 $[HCO_3^-]$ 则约为 19mEq/L。

4. 代谢性代偿是否充分？病人的实际$[HCO_3^-]$轻度高于急性呼吸性碱中毒的预期 $[HCO_3^-]$，但是 $[HCO_3^-]$的升高幅度认为仍在预期的正常范围内。

5. 计算校正阴离子间隙。$AG_C = [Na^+] - [Cl^-] - [HCO_3^-] + 0.25 \times (40 - Albumin) + 1.5 \times (1 - Pi) = 130 - 90 - 23.5 + 5 + 0.15 = 21.65mEq/L$。$AG_C$ 升高，因此合并 AG 代谢性酸中毒。

6. 计算 Δ 间隙。$\Delta gap = (AG_C - 12) - (24 - [HCO_3^-]) = (21.35 - 12) - (24 - 23.5) = 8.85mEq/L$，提示并存代谢性碱中毒。

Stewart 方法的床旁应用

1. 根据 pH 判断问题及其严重性。pH 7.50 为碱血症。

2. 评估 PCO_2：30mmHg 为致血液碱化因素。

3. 评估 SID：$SID_E = [HCO_3^-] + [A^-] = [HCO_3^-] + 0.25 \times [Albumin] + 1.5 \times [Pi] = 23.5 + 0.25 \times 20 + 1.5 \times 0.9 = 29.85mEq/L$。与 SID_E 正常值 40mEq/L 相差 10.15mEq/L。致血液酸化因素。

4. 评估 A_{TOT}：白蛋白浓度严重降低。为强致血液碱化因素。

5. $SIG = [Na^+] - [Cl^-] - [HCO_3^-] - SID_E[A^-] = 130 - 90 - 29.85 = 10.15mEq/L$。因此，高 SIG 可以完全解释低 SID_E 值。

答案：代谢性酸中毒几乎和低蛋白血症引起的代谢性碱中毒保持平衡，所以$[HCO_3^-]$可维持在正常范围内；AG_C 和 SIG 值高。前两种代谢性酸碱失衡很容易被人们忽视，认为仅存在呼吸性碱中毒而无代谢性酸碱异常。对于该病例，AG_C 和 SIG 值高是由酮症酸中毒导致，尽管病人表现为碱血症。

（刘兮 译，刘作良 校）

进一步阅读

1. Adrogue HJ, Madias NE. Management of life-threatening acid–base disorders. First of two parts. N Engl J Med. 1998;338:26–34.
2. Adrogue HJ, Madias NE. Management of life-threatening acid–base disorders. Second of two parts. N Engl J Med. 1998;338:107–11.
3. Fencl V, Jabor A, Kazda A, Figge J. Diagnosis of metabolic acid–base disturbances in critically ill patients. Am J Respir Crit Care Med. 2000;162:2246–51.
4. Figge J, Jabor A, Kazda A, Fencl V. Anion gap and hypoalbuminemia. Crit Care Med. 1998;26:1807–10.
5. Gunnerson KJ, Kellum JA. Acid–base and electrolyte analysis in the critically ill patients: are we ready for the new millennium? Curr Opin Crit Care. 2003;9:468–73.
6. Kellum JA, Elbers PW, editors. Stewart's textbook of acid-base. Amsterdam: AcidBase.org; 2009.
7. Kellum JA. Clinical review: reunification of acid-base physiology. Crit Care. 2005;9:500–7.
8. Levraut J, Grimaud D. Treatment of metabolic acidosis. Curr Opin Crit Care. 2003;9:260–5.
9. Rose BD, Post TW, editors. Clinical physiology of acid–base and electrolyte disorders. New York: McGraw-Hill; 2001.
10. Story DA, Bellomo R. The acid–base physiology of crystalloid solutions. Curr Opin Crit Care. 1999;5:436–9.
11. Story DA, Morimatsu H, Bellomo R. Strong ions, weak acids and base excess: a simplified Fencl-Stewart approach to clinical acid-base disorders. Br J Anaesth. 2004;92:54–60.
12. Stewart PA. Modern quantitative acid–base chemistry. Can J Physiol Pharmacol. 1983;1:1444–61.
13. Worthley LI. Strong ion difference: a new paradigm or new clothes for the acid–base emperor. Crit Care Resusc. 1999;1:214.
14. Wrenn K. The delta (delta) gap: an approach to mixed acid–base disorders. Ann Emerg Med. 1990;19:1310–3.

第十一章 镇痛镇静

Shaan Alli, Ruben J. Azocar

随着危重患者的治疗不断取得新的进展和病死率的改善,使临床医生将更多的注意力集中在患者的转归上。ICU 后综合征(post-intensive care syndrome, PICS)是描述重症患者出现的包括 ICU 获得性肌无力和认知障碍(包括记忆、注意力、解决问题能力以及组织能力障碍)的一种临床综合征[1]。除了焦虑和抑郁外,这些病人还可能产生诸如失眠、噩梦和侵入性记忆等心理健康问题。在这方面,对于 ICU 幸存人群中创伤后应激障碍(posttraumatic stress disorder, PTSD)的发展有详细的文献报道。有证据表明,在危重病患者中 PTSD 并不罕见[2,3]。虽然在这些患者中,PTSD 似乎更多是对错觉的回忆而不是实际的事件,但是这些患者常会出现焦虑和惊恐发作[4]。在最近的一项研究中,作者报道重症监护的患者出现抑郁、焦虑以及 PTSD 症状和体征的相关心理疾病的发病率高达 55%[5]。有趣的是,在这项研究中,心理疾病发展最大的危险因素是镇静的时间。另一项研究表明,这些症状持续时间长达 9 个月,高达 33% 患者出现 PSTD 症状[6]。躯体疾病的延迟恢复可能是发生焦虑和抑郁的重要因素[7]。

在急性期,不充分的镇静镇痛会导致交感神经兴奋性增加,机械通气不同步以及气管导管、静脉通路和引流管路的意外拔除。相反,过度镇痛镇静用药可能会导致无机械通气天数的减少,机械通气时间延长,住 ICU 时间延长,还会增加其他并发症的发生,如静脉血液瘀滞、皮肤溃疡、神经肌肉无力以及呼吸机相关性肺炎。

为危重症患者提供适当的镇痛镇静是富有同情心的综合性治疗的重要组成部分。显然,不适当的镇静,无论是过度或不足都会导致急性或长期问题的出现,如 PICS 的发展。

在涉及我们对镇痛镇静管理中,关于危重疾病的谵妄提出了新的观点。通常,ICU 的治疗重点是对表现为肾脏、心脏、肝脏或者肺脏衰竭的多器官功能障碍综合征的治疗。不管镇静过度或不足,大脑的功能常常被视为在镇静治疗中的并发症。然而,文献支持的观点是,谵妄是一种独立的综合征,是评定未来不良事件的有效指标,也可能是一个评定大脑功能的有效临床标志物[8,9]。

应制定目标明确的镇痛和镇静方案,不仅给患者提供所需要的舒适,也可以预防过度用药导致的多种不良反应,包括谵妄的发生。目标导向的方法始于正确的评估、适当频率的再评估以及合理的使用药物和医疗设备。最小化的镇静也有利于在 ICU 中进行早期活动。新出现的数据清楚地表明,ICU 的早期活动有利于缩短 ICU 的住院时间、实施最小化的镇静以及降低谵妄的发生[10]。制动可能有损于肌肉功能,引起电生理功能障碍,降低蛋白质的合成,并导致肌肉质量下降以及微血管功能障碍[11,12]。用于镇静的药物也会产生一定的作用[11]。对于含有 γ-氨基丁酸(GABA)的药物(丙泊酚和苯二氮䓬类)导致氯离子通道开放而降低神经肌肉兴奋性。苯巴比妥类药物和氯胺酮通过在脊髓与 N-甲基-d 天门冬氨酸(NMDA)受体相互作用抑制神经递质传导的兴奋性,从而降低运动张力。

正如在 ICU 医疗的其他方面所学到的经验一样,同时采取多种干预措施(集束化)可能有利于危重症患者。Balas 等报道,使用集束化管理措施包括:唤醒、呼吸协调、谵妄的监测/管理、早期锻炼/活动,几乎能使患者在 ICU 住院期间谵妄发生的概率减少一半,以及增加至少一次下床活动的概率[13]。在创伤 ICU 也有相似的数据产生,通过严格的使用镇静和谵妄评估量表联合系统化、程序化的降阶梯镇静方法,可使谵妄的发生率下降、机械通气的时间和入住 ICU 的时间以及住院时间缩短[14]。

在本章中,将会针对重症患者的镇痛镇静,包括谵妄的评估和管理进行讨论。认识到疼痛、躁动及谵妄之间密切的关系或者如 Reade 所描述的“ICU 三联征”(“ICU triad”)至关重要[15]。三联征的管理错综复杂,也为 ICU 工作者提出了很大的挑战。我们的讨论将会以最新的美国重症医学会(SCCM)发布的 ICU 成人患者疼痛、躁动和谵妄治疗临床实践指南为基础[16]。

镇痛

疼痛是危重症患者普遍存在的问题,也是痛苦和焦虑导致躁动的主要原因。在 ICU 中,疼痛并不局限于外伤或手术。无论在内科还是外科的重症监护病房,尽管提升了疼痛的监测和治疗水平,疼痛的发生率仍然大于 50%[17]。疼痛的来源通常包括导致入院的受伤部位、背部和肢体的疼痛。

除此之外,如各种导管、导尿管、气管插管的置入或存在也会引发疼痛。在一些常规操作中,如吸痰和翻身,患者也会经历疼痛。事实上,在评估患者 ICU 经历的早期研究中,有一项研究发现动脉血气标本的取样、气管内吸痰、疼痛、噪声和家庭问题以中度到重度的程度成为困扰患者的问题[18]。Puntillo 等报道,操作程序的疼痛通常被描述为锋利的、刺状的、尖利的、剧烈的和可怕的,只有不到 20% 患者在经历这些操作前使用了阿片类的药物[19]。此外,对于有慢性疼痛综合征的患者进入 ICU 期间,通常会因为体位或制动使原有基础的疼痛加重。

另外,危重症患者疼痛的生理改变会对他们在 ICU 的病程发展产生不利的影响。镇痛不足通常会导致交感神经兴奋性增加,引起心动过速、高血压和全身血管阻力增加。这些改变可能会导致心肌的耗氧量增加,如果氧运输不能随之增加就会引起心肌缺血。疼痛不被处理时患者也会经历肠蠕动减弱与促炎介质水平的增加。对于存在颅脑疾病的患者,疼痛还有可能会引起颅内压增高并使其结果恶化。在镇痛不足的情况下术后肺部的并发症也更有可能发生。由于"夹板固定"或术后疼痛导致呼吸深度受限会引起患者潮气量和功能残气量的减少。与咳嗽受抑制相比较,术后肺部的并发症,如肺不张、呼吸系统感染和低氧血症更有可能发生。疼痛导致的活动受限会使发生深静脉血栓和肺栓塞的风险增加。未减轻的疼痛会使患者生理和心理上都经历病痛的影响。据报道在 ICU 有 63% 的患者认为他们经历了中度到重度的疼痛[20]。Schelling 等研究表明 ARDS 的存活者中有 40% 回忆在 ICU 期间经历过疼痛,与对照组相比,这些患者经历慢性疼痛问题的频率更高[21]。

因此,为危重症患者提供有效适当的镇痛治疗是至关重要的。最初的步骤对疼痛进行系统和一致的评估,然后给予适当的疼痛控制和进一步的评估,以确保达到和维持有效的治疗性镇痛。

疼痛的评估

反应疼痛最可靠的指标是患者自我表述。因此,视觉模拟量表(visual analog scale,VAS)被广泛应用于 ICU 清醒且有反应的患者疼痛的评估。VAS 是一种测量工具,试图测量一种被认为在连续的值范围内的不能轻易或直接测量的特征或程度。在用于疼痛的 VAS 中,这种特征是强度。在一条 10cm 的水平线上,病人感觉到疼痛的程度在一个连续的范围内,从一端无痛到另一端的极度疼痛。这个量表的使用需要能够理解 VAS 线的抽象概念,然后将其与零标记的距离联系起来。此外,有报道显示一些患者人群对 VAS 的理解上有困难,例如老年人[22,23]。

数字评定量表(the numeric rating scale,NRS)是给患者一个 0 分~10 分的范围。患者选择与自己疼痛程度最相符的分数,评分范围从 0 分无疼痛到 10 分疼痛难忍。数字评定量表的使用更容易理解(例如 7 分高于 3 分等),因此可能比距离标记提供更好的相关性。一项关于视觉模拟量表、语言描述量表、数字评定量表与一个视觉扩大和分层的数字评定量表(NRS-V)的对比研究表明,NRS-V 在危重患者人群反应的成功率最高。

然而,这些评估量表只适用于能够表达疼痛症状的患者。大部分的危重患者由于损伤和/或镇静药物无法沟通。对于这些患者疼痛的评估依然非常重要。有研究表明这些评估常规并且频繁的进行,能够减少机械通气的时间、ICU 的住院时间以及减少阿片类药物的消耗[16,24,25]。

危重病医学会(SCCM)推荐对于不能表达疼痛经历的成人危重症患者使用行为疼痛量表(behavioral pain scale,BPS)或重症监护疼痛观察工具(critical-care pain observation tool,CPOT)。BPS 是一个 3~12 分的评定量表,由 3 个方面组成,包括:面部表情、上肢运动及患者对机械通气的依从性。CPOT 是一个 0~8 分的评定量表,除了面部表情、肢体活动、机械通气的依从性,还包括肌张力的评估[16]。

镇痛药物

在 ICU 对于非神经性疼痛的治疗主要选用阿片类的药物,如芬太尼、氢吗啡酮、吗啡、美沙酮和瑞芬太尼。药物的选择要基于几个因素,包括镇痛的需要、药物的药效动力学和药代动力学、给药途径、耐受性和成本。

有大量的研究支持在非 ICU 环境中使用"阿片类药物"或给予"非阿片类止痛药"。然而,在 ICU 使用辅助药物疗法的数据仍然很少。在外科 ICU 静脉给予对乙酰氨基酚已被证明能降低术后患者的拔管时间,减少阿片类药物的消耗,改善疼痛控制效果。静脉注射对乙酰氨基酚还可以减少阿片类药物对术后恶心、呕吐以及镇静相关的副作用[26]。SCCM 指南还提到使用神经调节剂如加巴喷丁和卡马西平来治疗神经性疼痛[16]。应尽可能考虑神经轴和/或区域镇痛技术。例如,胸段硬膜外镇痛推荐用于腹部大手术和肋骨骨折。

阿片类药物

阿片类药物是危重患者疼痛治疗的一线用药。事实上,SCCM 指南推荐 ICU 机械通气的患者做到"镇痛第一"的原则[16]。这些药物通过刺激脊髓和中枢神经系统以及可能包括外周神经系统的阿片受体发挥作用。现已鉴定出多个受体亚型,其中一些受体比其他受体更具镇痛作用。Mu-1 受体与脊髓镇痛相关。Kappa 受体也与镇痛作用有关。阿片类药物被归类为天然的阿片生物碱,如吗啡和可待因;半合成衍生物,如羟考酮、氢吗啡酮和海洛因;合成的阿片类药物,如芬太尼、瑞芬太尼、哌替啶和美沙酮[27]。个体的阿片类药物效力各不相同。然而,当滴定达到效果时,它们同样有效。

阿片类药物的副作用多种多样,也是治疗中的限制因素。这类药物最令人担忧的剂量限制的副作用是呼吸抑制。在这方面,大量的阿片类药物可安全地用于机械通气的危重病人。然而,另一些发生在中枢神经系统(过度镇静)和消化系统(肠梗阻)的副作用可以影响对病人的管理。重要的是要教育医务人员,以及病人及其家属,有效的使用镇痛药,以消除这些药物管理不当导致的任何恐惧或误解[16]。

阿片类药物应滴定使用到预期的镇痛效果。长期以来一直认为在 ICU 最有效的给药途径是持续静脉输注,由于反复的快速推注阿片类的药物容易导致镇静过度和镇静不足的高峰和低谷。

最近,Strøm 等对机械通气成人患者进行随机分组,接受无镇静或镇静(丙泊酚 48 小时,此后咪达唑仑)实施每日中断,直到病人清醒。两组患者均按需给予静脉注射吗啡镇痛。研究者发现,无镇静组无机械通气天数显著增多。减少镇静也与更短的 ICU 入住时间和住院时间相关。尽管无镇静组比镇静组出现焦虑谵妄和氟哌啶醇的使用更频繁,在意外拔管、大脑 CT 或核磁共振成像或呼吸机相关性肺炎方面没有差异。必须谨慎解释这样的结果,因为这项研究有许多的局限性。这项研究是由一个不经常对于机械通气患者使用镇静的机构进行的,许多患者被排除在

外,因为他们有深度镇静的医疗适应证,以及护士与患者的比例要求 1∶1。然而,这项研究提出了关于常规实践的有趣问题[28]。

吗啡

吗啡是 ICU 中使用最广泛的药物[29]。它具有镇痛和抗焦虑的作用,对于需要持续镇痛镇静的患者无论是静脉注射给药还是持续输注给药都方便管理。通常采用 5~10mg 负荷剂量,随后 2~5mg/h 输注,滴定控制疼痛和焦虑。不同个体对吗啡的反应存在着很大差异。吗啡引起低血压,可能是药物引起的心动过缓或者是组胺释放的后果[29]。吗啡诱导的心动过缓是延髓的迷走神经核刺激导致的。作为吗啡诱导组胺释放的结果,在剂量低至 0.1~0.2mg/kg 时可观察到全身血管扩张。这在血容量不足的病人中更为明显。对延髓呼吸中枢的抑制作用是很难预测的。最初,当潮气量开始下降时呼吸速率减慢更为明显,但随着吗啡剂量的增加,总的分钟通气量明显下降。

吗啡由肝脏代谢,其代谢物通常随尿液中排出。其主要代谢产物吗啡-6-葡糖苷酸(M6G)的消除半衰期为 1.5~4.0 小时,但对于肾功能受损的患者,药物效果可以持续超过 24 小时[29]。因此,没有代谢物的芬太尼和氢吗啡酮,是肾功能损害患者更好的选择。

芬太尼

芬太尼是一种具有高脂溶性的合成阿片类药物,可以快速渗透作用于中枢神经系统,平衡血脑之间的药物水平。芬太尼比吗啡起效快,作用短,效力是吗啡的 75~200 倍。由于起效快,SCCM 指南推荐将芬太尼使用于急性疾病的患者[16]。然而,由于其脂溶性,它可以在脂肪组织中蓄积,在重复给药或延长输注后,会导致组织内的药物蓄积和清除时间延长。当在 ICU 中持续输注时,它的优势不如吗啡。由于其药代动力学的特点,芬太尼可能更适用于需要频繁进行神经系统检查的患者。芬太尼药效显著,更适用于短期以及导致痛苦的 ICU 操作时,特别是与苯二氮䓬类药物联合使用时效果更好[29]。与吗啡相比,芬太尼对血管扩张导致血流动力学的改变不明显;因此,对血流动力学不稳定的患者是更好的选择。

氢吗啡酮

氢吗啡酮是吗啡的衍生物,但是有八倍的作用效力和略短的作用持续时间。此外,它没有任何活性代谢物,也不会引起组胺释放。建议用于血流动力学不

稳定和/或有显著急性疾病的患者[16]。

瑞芬太尼

瑞芬太尼是芬太尼的 4-苯胺基哌啶衍生物，是一种由血浆酯酶代谢的特异的 μ 型阿片受体拮抗剂。这种特殊的代谢特性为这种药物提供了一种特性，使其成为 ICU 的理想用药：独立于器官的代谢，无蓄积作用和作用的快速消除[30]。使用瑞芬太尼与吗啡相比，瑞芬太尼组镇静评分改善，药物滴定减少，机械通气时间缩短，拔管时间加快。作者指出，轻松滴定使用、快速起效和消除是瑞芬太尼帮助达到最终目标最有利的特点[31]。

哌替啶

哌替啶是一种合成的阿片类镇痛药，胃肠道给药的药效强度是吗啡的八分之一。哌替啶在肝脏中代谢成去甲哌替啶，是一个活性代谢产物。哌替啶的消除半衰期为 3~4 小时。去甲哌替啶的消除半衰期为 15~30 小时。通常，去甲哌替啶的毒性水平可以导致患者精神状态的改变和癫痫发作。哌替啶应慎用于肝肾功能下降的患者以及需要重复剂量给药的患者。因此，它在 ICU 中没有被广泛应用[29]。

非阿片类镇痛药

非甾体抗炎药（Nonsteroidal anti-inflammatory drugs，NSAIDs）通过减少阿片类药物的需要在术后疼痛管理中发挥作用，从而减少术后阿片类药物相关的并发症，如术后肠梗阻和呼吸抑制等[32]。非甾体抗炎药通过阻断环氧合酶和减少全身的前列腺素来发挥作用。因此，持续的炎症、疼痛和发热有减少。由于保护胃、支持血小板功能和促进凝血的前列腺素减少，非甾体抗炎药可诱发胃溃疡而导致出血。酮咯酸是一种非常有效的非甾体抗炎药，在中度疼痛时可以作为辅助用药与阿片类联合使用。它可以经胃肠道给药，因此常用于 ICU。然而，酮咯酸比其他非甾体抗炎药都更容易引起胃溃疡，因此，使用时间不能超过 5 天[32]。

对乙酰氨基酚是 ICU 中另一种可以缓解轻度疼痛或不适的药物。虽然对乙酰氨基酚确切的作用机制还不清楚，但是越来越多的证据表明，对乙酰氨基酚通过中枢抑制环氧合酶以及随后的前列腺素生成、一氧化氮形成也许还有 5-羟色胺的抑制作用，达到缓解疼痛的作用[33]。一线研究表明，对乙酰氨基酚与阿片类药物联合使用比单独使用大剂量阿片类药物能

产生更好的镇痛效果[34]。对乙酰氨基酚可以通过口服给药，以液态的形式进行管饲给药，以及静脉给药。对于 ICU 的患者，建议静脉注射对乙酰氨基酚来减少机械通气时间和阿片类药物的用量，以及减少术后 ICU 患者恶心呕吐的发生和较高的镇静评分[26]。

硬膜外止痛

硬膜外腔局部麻醉药和阿片类药物的使用并不是一种少见的术后镇痛方法。腹部术后的患者使用硬膜外镇痛已被证明能够有助于早期功能康复（行走、咳嗽、深呼吸以及肠内营养）。一些随机的实验研究对于术后可能需要重症监护的患者使用全身麻醉联合静脉应用阿片类药物与硬膜外麻醉联合术后硬膜外镇痛进行对比，结果表明使用硬膜外麻醉/镇痛时效果更好。例如，对外周血管手术的患者，使用硬膜外麻醉与提高移植物存活有关[35]。对于接受较大腹部手术的癌症患者，硬膜外麻醉与非硬膜外麻醉相比可以降低心动过速、心肌缺血和心肌梗死的发生，缩短气管拔管的时间，降低住 ICU 时间和总的住院时间，并能降低住院总花费[36]。硬膜外镇痛用于结肠部分切除术和/或耻骨后前列腺癌根治切除术可以减少胃肠道功能的恢复时间，降低住院花费[37]。对于开胸术后的患者，使用硬膜外镇痛可改善肺功能，更好的控制疼痛[38,39]。

在接近手术节段位置放置硬膜外导管以及持续输注布比卡因和吗啡（低剂量）可以使痛觉神经纤维进入脊髓的部位镇痛药的浓度最大化，允许每种药物使用最低剂量，并尽量减少治疗的副作用和并发症。除此之外，硬膜外局部麻醉在消化系统中可能有两个好处：减少了胃肠外阿片类药物的需求（最大限度减小阿片类药物的肠道副作用）以及减少对肠道的直接刺激作用[40]。在钝性胸外伤患者中，多发肋骨骨折或连枷胸有发生肺挫伤的危险，已经表明通过硬膜外导管控制疼痛可以允许侵入性肺灌洗、咳嗽、自主深吸气努力，从而减少气管插管和机械通气，改善预后[41]。这是 EAST 实践管理指南对钝性胸部创伤患者推荐的镇痛方法[42]。

尽管硬膜外镇痛有许多益处，但它并非没有并发症。因此，决定放置硬膜外导管必须考虑到硬膜外镇痛的潜在好处和固有风险。一些并发症包括，但不限于，意外穿破硬脑膜、静脉内注射、低血压、高位脊膜硬膜外阻滞、脓肿和血肿形成。硬膜外穿刺针或导管有脑脊液出现表示硬脑膜被穿破。如果出现这种情况，可以在不同的间隙再次尝试硬膜外麻醉。由于使

用大号的穿刺针导致硬膜外穿刺后头痛的风险增加。血管内注射导致神经和/或心脏的并发症可以通过硬膜外导管的预注射和使用 3～4ml 肾上腺素局部麻醉剂量来预防。基础心率增加表明硬膜外导管位于血管内。有时,导管在硬膜外腔初始置管的数小时后迁移到血管内。因此,在重新开始硬膜外输注之前,要保证一个试验剂量的给药。低血压取决于交感神经阻断的水平和患者的血容量水平。在神经阻滞前补液以及小心滴定调整给药预防低血压,这在大部分情况下需要进一步的干预。无意中的硬膜外鞘内注射局部麻醉药会导致高位脊髓阻滞从而引发呼吸暂停或心血管衰竭。在注射初始的局部麻醉药或增加注射剂量前给予实验剂量,以及再次注射前回抽导管能帮助探查鞘内导管放置的位置,并能降低高位或全脊髓阻滞的风险。

不幸的是,对危重患者使用硬膜外麻醉有局限性。硬膜外镇痛通常避免应用于脓毒症、在穿刺针放置位置有局部感染的患者,以及为了预防硬膜外脓肿和血肿形成需要抗凝治疗的患者。发生这些并发症的患者通常表现为神经根疼痛,如果没有及时诊断和治疗可能进一步发展为截瘫。

镇静

镇静药在 ICU 治疗中扮演的角色并不十分清晰和明确,并可能带有主观色彩。理想情况下,危重病患者应该适应他们的环境,无论清醒或是困倦,对指令应是有意识的。不幸的是,达到所期望的状态并不那么容易。事实上,这通常是具有挑战性的,并且取决于很多因素,如呼吸机依赖的程度、侵入性操作的需要、患者之前的药物滥用和环境的刺激。在实施镇静之前,应采用非药物治疗手段,如频繁的重新定位、足够的镇痛和促进睡眠的治疗。镇静药通常作为抗焦虑、治疗躁动、治疗药物戒断和促进睡眠的辅助手段。一般来说,每一个病人都应该有一个轻度镇静的目标,提供适当的治疗策略,并经常进行重新评估。一些研究表明,与较深镇静相比,维持较浅镇静程度的患者机械通气时间缩短,ICU 停留时间缩短[43]。此外,Kress 等里程碑式的研究表明,每日镇静中断可以缩短机械通气的天数和 ICU 停留的时间,以及较少的诊断性测试来评估精神状态的改变[44]。为了用一致的方式实现这些目标,建议使用标准的评估量表。不同的镇静评定量表在成人患者中应用的有效性和可靠性不同。这些评估工具包括了 Ramsay 评分(ramsay scale)、镇静-躁动评分(sedation-agitation scale, SAS)以及 Richmond 镇静-躁动评分(richmond agitation-sedation scale,RASS)。

1974 年首次提出 Ramsay 评分。有意思的是,它并不是为了评估 ICU 的躁动,而是为了研究一种具有镇静作用的药物[45]而设计的。它测量三个水平的清醒状态和三个水平的睡眠状态。虽然应用广泛,但由于缺乏明确的辨别指标和特定的描述来区分不同的镇静水平而受到指责。镇静-躁动评分(SAS,表 11.1)由 Riker 等创建,已证明应用于危重的成年患者中是可靠且有效的[46]。此量表通过描述患者 7 项不同的行为对其意识和躁动程度进行评分。

表 11.1　Riker 镇静-躁动评分(sedation-agitation scale,SAS)[16,46]

定义	描述	评分
拉拽气管内插管,试图拔除各种导管,翻越床栏,攻击医护人员,在床上辗转挣扎	危险躁动	7
需要保护性约束并反复语言提示劝阻,咬气管插管	非常躁动	6
焦虑或身体躁动,经言语提示劝阻可安静	躁动	5
安静,容易唤醒,服从指令	安静合作	4
嗜睡,语言刺激或轻摇可唤醒并能服从简单指令,但又迅即入睡	镇静	3
对躯体刺激有反应,不能交流及服从指令,有自主运动	非常镇静	2
对恶性刺激无或仅有轻微反应,不能交流及服从指令	不能唤醒	1

最近,弗吉尼亚州里士满的弗吉尼亚州立大学的一个跨学科的团队开发了如表 11.2 所示的 Richmond 镇静-躁动评分(RASS)[47]。RASS 的独特之处在于它使用言语刺激后目光接触的时间作为控制镇静的主要手段。RASS 在成人内外科 ICU 患者的广泛应用中表现出良好的可靠性,与视觉模拟评分和选择性镇静量表比较具有良好的有效性。在各专业医务人员中此量表已显示出高度可靠性。RASS 在镇静的关键水

平上有一组扩展的得分(10 分),取决于患者对言语和身体刺激的反应,这将有助于临床医生的给药剂量。此外,Ely 等验证了此量表可用于监测 ICU 持续镇静状态

的改变,防范意识和谵妄水平的改变,并证实与镇静和镇痛药物的给药剂量相关[48]。SCCM 指南推荐使用 RASS 或 SAS 来评估 ICU 患者的镇静水平[16]。

表 11.2 Richmond 镇静-躁动评分(RASS)[47]

描述	定义	评分
明显的攻击或暴力行为,对医务人员构成直接威胁	攻击行为	+4
扯动或拔除各种引流管或导管,或表现出对医务人员攻击的行为	非常躁动不安	+3
频繁出现无目的动作,或人机不同步	躁动不安	+2
焦虑或担忧,但动作不强烈或无攻击性	烦躁不安	+1
清醒且平静		0
不完全清醒,但对声音刺激能够维持(大于 10 秒)清醒,并有视觉接触	嗜睡	-1
对声音刺激能够有较短时间的清醒(小于 10 秒),且有视觉接触	轻度镇静	-2
对声音刺激有运动反应(非视觉接触)	中度镇静	-3
对声音刺激无反应,但对身体刺激有运动反应	深度镇静	-4
对语言或身体刺激无任何反应	不能唤醒	-5

评估步骤

1. 观察患者:患者是否清醒且平静(0 分)? 患者是否存在烦躁或躁动(应用上述标准得分+1~+4 分)?

2. 若患者没有清醒,大声呼唤患者姓名,并指示患者睁开双眼注视说话者。必要时重复一次,可以提示患者继续注视说话者
   患者睁眼并有视觉接触,维持大于 10 秒(-1 分)
   患者睁眼并有视觉接触,但不能维持 10 秒(-2 分)
   患者对声音有反应,但是没有视觉接触(-3 分)

3. 若患者对声音无反应,进行身体刺激,如摇动其肩部,若仍无反应可压迫并摩擦胸骨
   患者对身体刺激有任何反应(-4 分)
   患者对声音或身体刺激物没有任何反应(-5 分)

一些研究探讨了通过改良脑电图监测,如脑电双频指数(bispectral index,BIS®)来评估 ICU 的镇静,得到了不同的结果[49-54]。虽然镇静水平监测的想法是具有吸引力的,但是证据不支持他们在患者的临床评估时作为第一线的工具使用。唯一例外的情况是当病人昏迷或接受神经肌肉阻滞。此外,SCCM 指南推荐使用脑电图(EEG)监测对已知或可疑癫痫发作的患者,或对颅内压增高的成人 ICU 患者滴定电抑制药物治疗以达到突发抑制[16]。

另一个考虑的要点是在 ICU 环境中提供镇静的方法。通常情况下,机械通气的危重患者都会持续静脉输注镇静药物来治疗焦虑和躁动。这提供了一个更恒定的镇静水平,并增加患者的舒适度[55,56]。然而,持续输注镇静药有一定的缺点。持续输入会导致药物的蓄积以及伴随着神经状态改善的延迟,增加呼吸机的需求时间,延长 ICU 住院时间,增加发生呼吸机相关性肺炎的可能性。此外,长期镇静会不利于精神

状态的充分评估,尤其对于有神经损伤的患者。这也限制了临床医生进行体格检查。在一项纳入了 128 例接受机械通气并给予持续镇静的 ICU 患者的随机对照试验中,Kress 等发现每日中断镇静能降低机械通气的时间和 ICU 的住院时间[44]。另外,这项研究结果还表明减少了苯二氮䓬类的使用,以及改善了临床医生执行日常神经系统检查的时机。这减少用于评估精神状态不明原因改变的诊断研究的需求。最近的研究已经验证了 Kress 里程碑式的研究结果,集束化管理的背景下,中断镇静或实施程序化降阶梯治疗配合早期活动和机械通气中断可改善患者预后[13,14]。

镇静药

SCCM 指南对于危重症患者镇静药的使用提出一种计算方法作为一般准则[16]。重要的是要意识到明确的评估方法和镇静目标是这一准则的重要部分。此外,纠正潜在的原因、改变环境、疼痛控制都应在实

施计算的初始步骤考虑。一旦采取这些步骤,如前所讨论的那样,我们就可以开始涉及镇静给药。我们将讨论苯二氮䓬类、丙泊酚和 α 受体激动剂的使用。氟哌啶醇和非典型抗精神病药将在谵妄的部分进行讨论。

苯二氮䓬类

这类药物包括镇静药和催眠药,可以阻止新信息的采集和编码以及潜在的不愉快的经历(顺行性遗忘),但不引起逆行性遗忘[16]。其作用机制是增强 GABA 受体系统在中枢神经系统中的抑制作用。虽然它们缺乏镇痛特性,但它们通过调节预期疼痛反应而产生阿片类镇痛作用。它们没有明显的血流动力学影响,除非在大剂量给药时,尤其是对于低血容量的患者。咪达唑仑由于起效快、半衰期短而被推荐用于急性焦虑躁动的情况。不推荐长期输注咪达唑仑,由于它会蓄积在外周组织并一旦停止输注后消除时间延长。由于其脂溶性低,缺乏活性代谢物,所以在预期较长时间的镇静作用下使用劳拉西泮。虽然这种药物的使用很普遍,但最近的数据表明它可能是谵妄发生的一个危险因素[57]。除此之外,如果需要大剂量的劳拉西泮达到预期的镇静水平,可能会有发生丙二醇继发的高渗性阴离子间隙酸中毒的潜在风险[58]。此外,SCCM 的一篇综述发现持续使用苯二氮䓬类可增加 ICU 停留和机械通气的时间,虽然只有中等程度不确定的临床意义[16]。

丙泊酚

丙泊酚是一种静脉注射的全身麻醉药。然而,在低剂量使用时表现出镇静和催眠的作用[16]。与苯二氮䓬类相比,相等镇静剂量的丙泊酚应用于志愿者时会产生类似程度的健忘症。丙泊酚起效快,一旦停药镇静持续时间短。这是在危重患者人群中使用的主要优势。丙泊酚最常见的副作用包括低血压、心动过缓和外周静脉注射引起的疼痛。低血压的发生与使用剂量相关,经常在药物推注后发生或发生于血容量低的患者。

丙泊酚可作为磷脂载体的乳化剂,可从脂肪中提供 1.1 千卡/ml 的热量,应算作热量来源。据报道,在 ICU 使用丙泊酚后出现高甘油三酯血症和胰腺炎,建议对血清甘油三酯进行常规监测[59]。

最近,有文献报道了丙泊酚输注综合征(propofol infusion syndrome,PIS)。Kam 等综述描述了这一现象[60]。PIS 的特点是心血管系统衰竭伴随急性难治性心动过缓导致心跳停止,存在以下一种或多种表现:代谢性酸中毒、横纹肌溶解症、高脂血症、肝脏肿大或脂肪肝。使用剂量大于 70mcg/(kg·min)与持续用药大于 48 小时之间似乎有一定的关联[60,61]。当同时使用儿茶酚胺对存在颅脑损伤患者的风险可能增加[61,62]。提示该综合征可能是由丙泊酚介导的线粒体呼吸链的直接抑制或线粒体脂肪酸代谢受损所致。此外,由于存在潜在的药物不相容和污染的风险,连续给药时丙泊酚需要一个专用的静脉通路。磷丙泊酚钠(aquavan®,MGI pharma,minneapolis,MN)是一种水溶性的丙泊酚前体药物,水解后释放丙泊酚可能解决丙泊酚组织相关的脂肪含量问题,但临床试验仍在进行中[63]。

α 受体激动剂

最近,中枢 α 受体激动剂在 ICU 中的镇静作用日益增加,并可能在未来发挥更大的作用。可乐定已被用于增强其他镇静药和阿片类药物的疗效,并用于治疗 ICU 中的药物戒断症状[64,65]。由于贴剂需要 48 小时达到治疗的血药浓度,建议第一个 48 小时进行肠内给药。更具选择性的 α-2 受体激动剂—右美托咪定,已被批准作为镇静药使用,可用于短期应用机械通气的患者。患者在未被打扰时处于镇静状态,但是轻微刺激就能唤醒。右美托咪定减少同时使用镇痛和镇静药物的需求,产生的抗焦虑作用与苯二氮䓬类相差无几,并且没有伴随的呼吸抑制。在副作用方面,心动过缓和低血压经常发生,与药物的静脉推注有关,特别是在低血容量和交感神经高度紧张的情况下。有文献报道右美托咪定使用超过 24 小时,用于药物戒断和谵妄[66,67]。尽管有这些报道,右美托咪定在 ICU 临床实践中的角色还是局限的,因为在使用右美托咪定与苯二氮䓬类对比时没有足够的证据证明在死亡率和某些发病率上有明显的优势,如住 ICU 时间、住院时间、拔管时间、转出 ICU 后的长期并发症以及谵妄方面[68]。比较使用丙泊酚和右美托咪定,两组机械通气的时间、住 ICU 时间、住院时间基本相同。然而,与使用丙泊酚组相比,使用右美托咪定组更具有互动性[69]。此外,成本和 24 小时的时间限制可能是这种药物在 ICU 更广泛应用的障碍。SEDCOM 研究显示使用右美托咪定治疗组比咪达唑仑组谵妄发生率更低,机械通气依赖时间短[70]。类似的研究比较使用右美托咪定与劳拉西泮,在机械通气时间和住 ICU 时间方面没有差异,但是右美托咪定组能显著减少谵妄的发展天数[71]。

谵妄

虽然目标导向的镇痛镇静治疗能给很多 ICU 患者提供所需的舒适和缓解,但它只是导致危重患者谵妄发展的众多环境和治疗相关因素的一种。谵妄曾经被认为是一种常见的、可被接受的 ICU 并发症,而现在认为在有些情况下是可以预防的[72,73]。谵妄一开始被认为是众多隐蔽结局中的一种预后指标,以及可能用于识别在急性发病中大脑受损的情况[8,9]。有文献记载了 ICU 幸存者认知衰退的持续情况,通常持续到出院后数月至数年[74]。此外,最近的一项研究表明,每日监测谵妄作为"唤醒、呼吸协调、谵妄监测/管理、早期活动"(ABCDE)集束化预防策略中的一项,能减少机械通气的时间,并能使谵妄的发病率降低50%[13]。尽管有这方面的证据和 SCCM 指南推荐,但是在许多情况下,通常不会每天对谵妄进行评估。

临床医生要面临的众多困难之一是这种综合征在医学术语上有许多同义词。谵妄的常用术语包括:ICU 精神障碍、脓毒性脑病、ICU 脑病、急性脑功能障碍和意识紊乱。使用适当的术语可能有助于加强日常病人护理中谵妄的监测和识别。

谵妄存在三个基本类型:活动过多型、活动过少型、混合型。不幸的是,往往只有当病人表现出过度活跃的行为时谵妄才会被诊断出来,一般表现为拉扯管线、试图自己拔管或抓住工作人员。这引出一个问题,因为只有大约 5% 的 ICU 患者表现为纯粹的活动过多型谵妄。活动过少型和混合型谵妄占更多比重[75]。这种谵妄是以攻击性行为为表现的观点,结合医护人员认为 ICU 谵妄是预期中的观念,综合构成了该综合征适当的识别和治疗。

通常,谵妄的定义为精神状态的急性发作或改变,注意力不集中,思维紊乱和意识障碍,一般情况下是由医疗环境导致的。由于很多 ICU 的患者都有气管插管、镇静以及不能正常的发音表达,因此谵妄的评估是一个问题。SCCM 指南推荐两种谵妄评估工具:ICU 患者意识模糊评估量表(confusion assessment method for the ICU,CAM-ICU)和重症监护谵妄筛查量表(intensive care delirium screening checklist,ICD-SC[16,76,77]。这两种工具都包含了 DSM Ⅳ 定义谵妄的特点,并且相对简单,便于日常临床使用。CAM-ICU 在文献中被最频繁的报道,并结合镇静评估(包含 RASS)和谵妄评估,在临床实践的使用中能同时完成两项基本评估,使临床工作更有时效性。谵妄、镇静和疼痛的量表的整合并进行客观的评估有助于达到适度的镇痛镇静水平,帮助预防谵妄的发生,为临床医生之间提供了一个共同的方法来沟通镇静、镇痛和谵妄目标。

对 ICU 谵妄的病理生理和病因学存在很多种假设。据估计,ICU 的患者平均同时拥有谵妄的十个危险因素。老年患者和既往有认知障碍或精神疾病病史的患者发生谵妄的风险更大。其他常见的危险因素包括:精神药物、药物或酒精的使用、外科手术、疾病的严重程度、功能状态、使用导尿管、约束、视觉/听觉缺陷、睡眠剥夺和未经治疗的疼痛。此外,紧急医疗的情况下,如持续低氧或高碳酸血症,心肌缺血以及中风可能表现为谵妄,需要适当的识别和管理。

精神类用药,特别是苯二氮䓬类,被证实是谵妄的危险因素之一。研究人员发现,累计量大于 20mg 的劳拉西泮给药是发展为谵妄的独立危险因素[57]。很明显,在 ICU 的标准惯例中常规使用精神药物会增加谵妄的患病率。通过量表和客观评价达到预先制定的目标需要进一步的加强评估和滴定调整镇静/镇痛治疗。另外,使用丙泊酚或者右美托咪定的苯二氮䓬类药物实施镇静,可防止谵妄的发生[71]。然而,依然需要更大规模的研究来证实这些发现。

谵妄的发生预示着严重的后果。谵妄本身是机械通气的危重患者死亡率的独立危险因素[9]。即使控制了疾病的严重程度、之前存在的合并症、昏迷和精神类药物的使用之后,谵妄也与死亡率增加三倍有关。这与住院病人早期的研究是一致的[78]。此外,谵妄的发展与更长时间的 ICU 停留/住院时间和费用增加有关[79]。事实上,谵妄的发病率与 30% 的住院费用增加是独立相关的。当对谵妄的严重程度进行调整时,谵妄的严重程度与住院费用之间存在关联;也就是说,谵妄越严重,相关的护理费用就越大。然而,需要注意的是,这些数据大多来自内科 ICU 的患者。虽然越来越多的证据表明谵妄是一种常见的术后并发症,预后不佳,但是也有证据表明,外科重症患者谵妄的存在与较长的机械通气天数相关[8]。谵妄是否是外科 ICU 患者死亡的独立危险因素仍有待研究。

由于 ICU 谵妄的发展可能与 ICU 根深蒂固的治疗有关,所以谨慎地制定一个多学科合作的方法来预防和治疗谵妄是明智的。首要的是,开发和实施提供给所有临床医生。应用的一个大规模关于镇静、镇痛和谵妄的评估工具,这一点有压力。然而,很明显,这是完全可以做到的,范德堡大学和许多其他院校机构的经验都证明了这一点[80]。有证据表明谵妄可以通过协同努力影响患者护理的多个方面来预防。耶鲁谵妄预防试验将重点集中于一般内科住院病人的六个因素：①定向活动；②早期活动；③非药物的方法减少使用精神类药物；④预防睡眠剥夺；⑤对于视听障碍的患者使用眼镜和助听器；⑥降噪。此外，一项老年髋部骨折术后患者的研究重点为：①脑供氧；②液体和电解质的补充；③镇痛；④肠道和膀胱功能；⑤营养；⑥活动；⑦预防术后并发症；⑧环境刺激；⑨谵妄症状的治疗；⑩减少精神药物的使用[81]。这两个项目都有效地减少了病房患者谵妄的发生发展。不幸的是，迄今为止在 ICU 文献中没有证据表明减少谵妄发生的预防措施是有效。然而，这不应成为机构与协会开发减低谵妄发病率正式计划的阻碍。

一旦确诊，就很容易跳转到药理学手段来治疗谵妄，为了达到这个目的错误地使用苯二氮䓬类药物。然而，由于药物的使用常常是谵妄发展的一大原因，因此通过识别致谵妄药物和限制和/或去除它们的使用来开始治疗似乎是合乎逻辑的。虽然精神药物，如阿片类和苯二氮䓬类药物，在 ICU 中普遍使用，如果使用的目标是达到临床终点，谵妄可以避免似乎是合理的。同样，治疗任何潜在的疾病状态（即脓毒症、出血、低血糖）是首选。此外，可以将简单的干预措施应用到标准的实践中，例如尽量减少噪声、频繁重新定向、规范睡眠模式、去除不必要的导管、活动和从 ICU 环境转移。

当采取药物治疗谵妄时，应强调并没有任何证据能证实这一项推荐意见。使用标准的治疗方案可能并不适用于每一个患者，因为每一位患者谵妄的发生可能有不同且复杂的病因。此外，由于迄今还没有发表的文献，没有明确的剂量或监测建议可以提供。可取的做法是，在最短的持续时间内使用最低必需剂量，达到预定的治疗目标。静脉注射氟哌啶醇可以用来实现对患者谵妄的控制。氟哌啶醇的最佳剂量和方案尚未得到很好的定义。氟哌啶醇半衰期长（18~54 小时），并且在急性谵妄患者中使用负荷剂量方案能够实现快速响应。负荷剂量方案被描述为，从 2mg 开始，当持续躁动时每 15~20 分钟重复剂量（双倍之前剂量）给药[81]。一旦达到了预期的效果，氟哌啶醇一般通过间歇静脉注射给药。许多临床医生担心氟哌啶醇的副作用（神经阻滞剂恶性综合征、Q-T 间期延长、肌张力异常等）。虽然这些在 ICU 中可能是罕见的。有趣的是，在修订后的 SCCM 指南中，委员会不建议使用氟哌啶醇，由于目前的证据无法达到纳入现行指南中包含的标准[7]。一些临床医生倾向于使用"非典型"抗精神病药物（奥氮平、喹硫平、利培酮和齐

拉西酮）来避免这些副作用。此外，"非典型"抗精神病药物可能比氟哌啶醇对神经递质有更广泛的影响，也影响 5-羟色胺、乙酰胆碱、去甲肾上腺素，从而产生潜在更大的认知效应。还有一个明显的优势是可以通过肠道给药。但是，由于这些药物可能有多种药物的相互作用，使用时应谨慎。目前，没有证据表明氟哌啶醇能降低 ICU 患者谵妄的持续时间。然而，有有限的数据表明喹硫平能减少谵妄的持续时间[82]。显然，在得出结论之前，还需要进一步调查研究。

了解谵妄的不良生存和出院后的影响，在职的 ICU 医护人员都专注于谵妄的预防、评估和治疗。鉴于最近的研究文献涉及 ICU 领域，并借鉴了以前的非 ICU 研究，希望 ICU 的谵妄管理能够得到改善。然而，为了取得积极成果，需要采取多学科方法。

结论

在重症专科医生领导团队为危重患者提供护理和治疗的过程中，镇痛镇静仍然是一个严峻的挑战。更好的评估工具决定治疗的起始，选择的药物，以及随后调整到适当的水平，帮助我们减轻患者的疼痛，保持舒适，进而从危重疾病中恢复。当我们获得更多的知识并能更好的理解谵妄以及其发生的原因，我们将能更好地利用药物和非药物治疗来管理谵妄。

（韩媛媛　译，章向成　校）

参考文献

1. Society of Critical Care Medicine. Post-intensive care syndrome. 2013 [Internet] available from: http://www.myicucare.org/Adult-Support/Pages/Post-intensive-Care-Syndrome.aspx. Accessed 25 Mar 2014.
2. Samuelson KA, Lundberg D, Fridlund B. Stressful memories and psychological distress in adult mechanically ventilated intensive care patients—a 2-month follow-up study. Acta Anaesthesiol Scand. 2007;51:671–8.
3. Jones C, Bäckman C, Capuzzo M, Flaatten H, Rylander C, Griffiths RD. Precipitants of posttraumatic stress disorder following intensive care: a hypothesis generating study of diversity in care. Intensive Care Med. 2007;33:978–85.
4. Jones C, Griffiths RD, Humphris G, Skirrow PM. Memory, delusions, and the development of acute posttraumatic stress disorder-related symptoms after intensive care. Crit Care Med. 2001;29:573–80.
5. Wade DM, Howell DC, Weinman JA, Hardy RJ, Mythen MG, Brewin CR, et al. Investigating risk factors for psychological morbidity three months after intensive care: a prospective cohort study. Crit Care. 2012;16:R192.
6. Khitab A, Reid J, Bennett V, Adams GC, Balbuena L. Late onset and persistence of post-traumatic stress disorder symptoms in survivors of critical care. Can Respir J. 2013;20:429–33.
7. Sukantarat K, Greer S, Brett S, Williamson R. Physical and psychological sequelae of critical illness. Br J Health Psychol. 2007;12(Pt 1):65–74.

8. Lat I, McMillian W, Azocar R, In H, Agarwal S, Burke P, et al. The incidence of delirium is associated with longer ICU stay and fewer ventilator free days in surgical ICU patients. Crit Care Med. 2006;34:S483.

9. Ely EW, Shintani A, Truman B, Speroff T, Gordon SM, Harrell Jr FE, et al. Delirium as a predictor of mortality in mechanically ventilated patients in the intensive care unit. JAMA. 2004;291:1753–62.

10. Engel HJ, Needham DM, Morris PE, Gropper MA. ICU early mobilization: from recommendation to implementation at three medical centers. Crit Care Med. 2013;41(9 Suppl 1):S69–80.

11. Puthucheary Z, Rawal J, Ratnayake G, Harridge S, Montgomery H, Hart N. Neuromuscular blockade and skeletal muscle weakness in critically ill patients time to rethink the evidence? Am J Respir Crit Care Med. 2012;185:911–7.

12. Lipshutz AK, Gropper MA. Acquired neuromuscular weakness and early mobilization in the intensive care unit. Anesthesiology. 2013;118:202–15.

13. Balas MC, Vasilevskis EE, Olsen KM, Schmid KK, Shostrom V, Cohen MZ, et al. Effectiveness and safety of the awakening and breathing coordination, delirium monitoring/management, and early exercise/mobility bundle. Crit Care Med. 2014;42:1024–36.

14. Dale CR, Kannas DA, Fan VS, Daniel SL, Deem S, Yanez 3rd ND, et al. Improved analgesia, sedation and delirium protocol associated with decreased duration of delirium and mechanical ventilation. Ann Am Thorac Soc. 2014;11:367–74.

15. Reade MC, Finfer S. Sedation and delirium in the intensive care unit. N Engl J Med. 2014;370:444–54.

16. Barr J, Fraser GL, Puntillo K, Ely EW, Gélinas C, Dasta JF, et al. Clinical practice guidelines for the management of pain, agitation, and delirium in adult patients in the intensive care unit. Crit Care Med. 2013;41:263–306.

17. Chanques G, Sebbane M, Barbotte E, Viel E, Eledjam JJ, Jaber S. A prospective study of pain at rest: incidence and characteristics of an unrecognized symptom in surgical and trauma versus medical intensive care unit patients. Anesthesiology. 2007;107:858–60.

18. Turner JS, Briggs SJ, Springhorn HE, Potgieter PD. Patients' recollection of intensive care unit experiences. Crit Care Med. 1990;18:966–8.

19. Puntillo KA, White C, Morris AB, Perdue ST, Stanik-Hutt J, Thompson CL, et al. Patients' perceptions and responses to procedural pain: results from Thunder Project II. Am J Crit Care. 2001;10:238–51.

20. Puntillo KA. Pain experiences of intensive care unit patients. Heart Lung. 1990;19:526–33.

21. Schelling G, Stoll C, Haller M, Briegel J, Manert W, Hummel T, et al. Health-related quality of life and posttraumatic stress disorder in survivors of the acute respiratory distress syndrome. Crit Care Med. 1998;26:651–9.

22. Ahlers SJ, van der Veen AM, van Dijk M, Tibboel D, Knibbe CA. The use of the Behavioral Pain Scale to assess pain in conscious sedated patients. Anesth Analg. 2010;110:127–33.

23. Gélinas C, Johnston C. Pain assessment in the critically ill ventilated adult: validation of the Critical-Care Pain Observation Tool and physiologic indicators. Clin J Pain. 2007;23:497–505.

24. Payen JF, Bosson JL, Chanques G, Mantz J, Labarere J, DOLOREA Investigators. Pain assessment is associated with decreased duration of mechanical ventilation in the intensive care unit: a post hoc analysis of the DOLOREA study. Anesthesiology. 2009;111:1308–16.

25. Chanques G, Viel E, Constantin JM, Jung B, de Lattre S, Carr J, et al. The measurement of pain in intensive care unit: comparison of 5 self-report intensity scales. Pain. 2010;151:711–21.

26. Memis D, Inal MT, Kavalci G, Sezer A, Sut N. Intravenous paracetamol reduced the use of opioids, extubation time, and opioid-related adverse effects after major surgery in intensive care unit. J Crit Care. 2010;25:458–62.

27. Liu LL, Gropper MA. Postoperative analgesia and sedation in the adult intensive care unit. A guide to drug selection. Drugs. 2003;63:755–67.

28. Strøm T, Martinussen T, Toft P. A protocol of no sedation for critically ill patients receiving mechanical ventilation: a randomised trial. Lancet. 2010;375:475–80.

29. Murdoch S, Cohen A. Intensive care sedation: a review of current British practice. Intensive Care Med. 2000;26:922–8.

30. Battershill AJ, Keating GM. Remifentanil: a review of its analgesic and sedative use in the intensive care unit. Drugs. 2006;66:365–85.

31. Dahaba AA, Grabner T, Rehak PH, List WF, Metzler H. Remifentanil versus morphine analgesia and sedation for mechanically ventilated critically ill patients: a randomized double blind study. Anesthesiology. 2004;101:640–6.

32. Martin J, Franck M, Fischer M, Spies C. Sedation and analgesia in German intensive care units: how is it done in reality? Results of a patient-based survey of analgesia and sedation. Intensive Care Med. 2006;32:1137–42.

33. Pickering G, Loriot MA, Libert F, Eschalier A, Beaune P, Dubray C. Analgesic effect of acetaminophen in humans: first evidence of a central serotonergic mechanism. Clin Pharmacol Ther. 2006;79:371–8.

34. Peduto VA, Ballabio M, Stefanini S. Efficacy of propacetamol in the treatment of postoperative pain. Morphine sparing effect in orthopedic surgery. Italian Collaborative Group on Propacetamol. Acta Anaesthesiol Scand. 1998;42:293–8.

35. Tuman KJ, McCarthy RJ, March RJ, DeLaria GA, Patel RV, Ivankovich AD. Effects of epidural anesthesia and analgesia on coagulation and outcome after major vascular surgery. Anesth Analg. 1991;73:696–704.

36. Ryan P, Schweitzer SA, Woods RJ. Effect of epidural and general anaesthesia compared with general anaesthesia alone in large bowel anastomoses. A prospective study. Eur J Surg. 1992;158:45–9.

37. Stevens RA, Mikat-Stevens M, Flanigan R, Waters WB, Furry P, Sheikh T, et al. Does the choice of anesthetic technique affect the recovery of bowel function after radical prostatectomy? Urology. 1998;52:213–8.

38. Bauer C, Hentz JG, Ducrocq X, Meyer N, Oswald-Mammosser M, Steib A, et al. Lung function after lobectomy: a randomized, double-blinded trial comparing thoracic epidural ropivacaine/sufentanil and intravenous morphine for patient-controlled analgesia. Anesth Analg. 2007;105:238–44.

39. Flisberg P, Törnebrandt K, Walther B, Lundberg J. Pain relief after esophagectomy: thoracic epidural analgesia is better than parenteral opioids. J Cardiothorac Vasc Anesth. 2001;15:282–7.

40. Grass JA. The role of epidural anesthesia and analgesia in postoperative outcome. Anesthesiol Clin North America. 2000;18:407–28.

41. Schweinger JW. The pathophysiology, diagnosis and management for flail chest injury and pulmonary contusion: a review. Review course lectures. Anesth Analg. 2001;92:S86–93.

42. Simon BJ, Cushman J, Barraco R, Lane V, Luchette FA, Miglietta M, et al. Pain management guidelines for blunt thoracic trauma. Trauma. 2005;59:1256–67.

43. Hall RI, MacLaren C, Smith MS, McIntyre AJ, Allen CT, Murphy JT, et al. Light versus heavy sedation after cardiac surgery: myocardial ischemia and the stress response. Maritime Heart Centre and Dalhousie University. Anesth Analg. 1997;85:971–8.

44. Kress JP, Pohlman AS, O'Connor MF, Hall JB. Daily interruption of sedative infusions in critically ill patients undergoing mechanical ventilation. N Engl J Med. 2000;342:1471–7.

45. Ramsay MA, Savege TM, Simpson BR, Goodwin R. Controlled sedation with alphaxalone-alphadolone. Br Med J. 1974;2:656–9.

46. Riker RR, Picard JT, Fraser GL. Prospective evaluation of the Sedation-Agitation Scale for adult critically ill patients. Crit Care Med. 1999;27:1325–9.

47. Sessler CN, Gosnell MS, Grap MJ, Brophy GM, O'Neal PV, Keane KA, et al. The Richmond Agitation-Sedation Scale: validity and reliability in adult intensive care unit patients. Am J Respir Crit Care Med. 2002;166:1338–44.

48. Ely EW, Truman B, Shintani A, Thomason JW, Wheeler AP, Gordon S, et al. Monitoring sedation status over time in ICU patients: reliability and validity of the Richmond Agitation-Sedation Scale (RASS). JAMA. 2003;289:2983–91.

49. Riker RR, Fraser GL, Simmons LE, Wilkins ML. Validating the Sedation-Agitation Scale with the Bispectral Index and Visual Analog Scale in adult ICU patients after cardiac surgery. Intensive Care Med. 2001;27:853–8.

50. De Deyne C, Struys M, Decruyenaere J, Creupelandt J, Hoste E, Colardyn F. Use of continuous bispectral EEG monitoring to assess depth of sedation in ICU patients. Intensive Care Med. 1998;24:1294–8.

51. Nasraway Jr SASA, Wu EC, Kelleher RM, Yasuda CM, Donnelly AM. How reliable is the Bispectral Index in critically ill patients? A prospective, comparative, single blinded observer study. Crit Care Med. 2002;30:1483–7.

52. Weatherburn C, Endacott R, Tynan P, Bailey M. The impact of bispectral index monitoring on sedation administration in mechanically ventilated patients. Anaesth Intensive Care. 2007;35:204–8.

53. Ely EW, Truman B, Manzi DJ, Sigl JC, Shintani A, Bernard GR. Consciousness monitoring in ventilated patients: bispectral EEG monitors arousal not delirium. Intensive Care Med. 2004;30:1537–43.

54. Deogaonkar A, Gupta R, DeGeorgia M, Sabharwal V, Gopakumaran B, Schubert A. Bispectral Index monitoring correlates with sedation scales in brain-injured patients. Crit Care Med. 2004;32:2403–6.

55. Jacobs JR, Reves JG, Glass PS. A rationale and technique for continuous infusions in anesthesia. Int Anesthesiol Clin. 1991;29:23–38.

56. Kress JP, Hall JB. Sedation in the mechanically ventilated patient. Crit Care Med. 2006;34:2541–6.

57. Pandharipande P, Shintani A, Peterson J, Pun BT, Wilkinson GR, Dittus RS. Lorazepam is an independent risk factor for transitioning to delirium in intensive care unit patients. Anesthesiology. 2006;104:21–6.

58. Wilson KC, Reardon C, Theodore AC, Farber HW. Propylene glycol toxicity: a severe iatrogenic illness in ICU patients receiving IV benzodiazepines: a case series and prospective, observational pilot study. Chest. 2005;128:1674–81.

59. Devlin JW, Lau AK, Tanios MA. Propofol-associated hypertriglyceridemia and pancreatitis in the intensive care unit: an analysis of frequency and risk factors. Pharmacotherapy. 2005;25:348–52.

60. Kam PC, Cardone D. Propofol infusion syndrome. Anaesthesia. 2007;62:690–701.

61. Corbett SM, Moore J, Rebuck JA, Rogers FB, Greene CM. Survival of propofol infusion syndrome in a head-injured patient. Crit Care Med. 2006;34:2479–83.

62. Vasile B, Rasulo F, Candiani A, Latronico N. The pathophysiology of propofol infusion syndrome. A simple name for a complex syndrome. Intensive Care Med. 2003;29:1417–25.

63. Lang BC, Yang J, Wang Y, Luo Y, Kang Y, Liu J, Zhang WS. An improved design of water-soluble propofol prodrugs characterized by rapid onset of action. Anesth Analg. 2014;118:745–54.

64. Wong C, Burry L, Molino-Carmona S, Leo M, Tessler J, Hynes P, et al. Analgesic and sedative pharmacology in the intensive care unit. Dynamics. 2004;15:23–6.

65. Ip Yam PC, Forbes A, Kox WJ. Clonidine in the treatment of alcohol withdrawal in the intensive care unit. Br J Anaesth. 1992;68:106–8.

66. Maccioli GA. Dexmedetomidine to facilitate drug withdrawal. Anesthesiology. 2003;98:575–7.

67. Jakob SM, Ruokonen E, Grounds RM, Sarapohja T, Garratt C, Pocock SJ, et al. Dexmedetomidine vs midazolam or propofol for sedation during prolonged mechanical ventilation. JAMA. 2012;307:1151–60.

68. Patil N, Weinhouse GL. Randomized controlled trial of dexmedetomidine to treat intensive care unit delirium. Crit Care Med. 2006;34:A1.

69. Szumita PM, Baroletti SA, Anger KE, Wechsler ME. Sedation and analgesia in the intensive care unit: evaluating the role of dexmedetomidine. Am J Health Syst Pharm. 2007;64:37–44.

70. Riker RR, Shehabi Y, Bokesch PM, Ceraso D, Wisemandle W, Koura F, et al. Dexmedetomidine vs midazolam for sedation of critically ill patients: a randomized trial. JAMA. 2009;301:489–99.

71. Pandharipande PP, Pun BT, Herr DL, Maze M, Girard TD, Miller RR, et al. Effect of sedation with dexmedetomidine vs lorazepam on acute brain dysfunction in mechanically ventilated patients: the MENDS randomized controlled trial. JAMA. 2007;298:2644–53.

72. Inouye SK, Bogardus Jr ST, Charpentier PA, Leo-Summers L, Acampora D, Holford TR, et al. A multicomponent intervention to prevent delirium in hospitalized older patients. N Engl J Med. 1999;340:669–76.

73. Marcantonio ER, Flacker JM, Wright RJ, Resnick NM. Reducing delirium after hip fracture: a randomized trial. J Am Geriatr Soc. 2001;49:516–22.

74. Hopkins RO, Weaver LK, Pope D, Orme JF, Bigler ED, Larson-Lohr V. Neuropsychological sequelae and impaired health status in survivors of acute respiratory distress syndrome. Am J Respir Crit Care Med. 1999;160:50–6.

75. Pandharipande P, Cotton BA, Shintani A, Thompson J, Costabile S, Truman Pun B, et al. Motoric subtypes of delirium in mechanically ventilated surgical and trauma intensive care patients. Intensive Care Med. 2007;33:1726–31.

76. Ely EW, Inouye SK, Bernard GR, Gordon S, Francis J, May L, et al. Delirium in mechanically ventilated patients: validity and reliability of the confusion assessment method for the intensive care unit (CAM-ICU). JAMA. 2001;286:2703–10.

77. Bergeron N, Dubois MJ, Dumont M, Dial S, Skrobik Y. Intensive care delirium screening checklist: evaluation of a new screening tool. Intensive Care Med. 2001;27:859–64.

78. Inouye SK, Rushing JT, Foreman MD, Palmer RM, Pompei P. Does delirium contributes to poor hospital outcomes? A three site epidemiological study. J Gen Intern Med. 1998;13:234–42.

79. Milbrandt EB, Deppen S, Harrison PL, Shintani AK, Speroff T, Stiles RA, et al. Costs associated with delirium. Crit Care Med. 2004;32:955–62.

80. Pun BT, Gordon SM, Peterson JF, Shintani AK, Jackson JC, Foss J, et al. Large scale implementation of sedation and delirium monitoring in the intensive care unit: a report from two medical centers. Crit Care Med. 2005;33:1199–205.

81. Tesar GE, Murray GB, Cassem NH. Use of high-dose intravenous haloperidol in the treatment of agitated cardiac patients. J Clin Psychopharmacol. 1985;5:344–7.

82. Devlin JW, Roberts RJ, Fong JJ, Skrobik Y, Riker RR, Hill NS. Efficacy and safety of quetiapine in critically ill patients with delirium: a prospective, multicenter, randomized, double-blind, placebo-controlled pilot study. Crit Care Med. 2010;38:419–27.

第十二章　神经肌肉阻滞剂

Gerardo Rodríguez, Ruben J. Azocar, Rafael A. Ortega

在麻醉学和重症医学所用的药物中,神经肌肉阻滞剂(neuromuscular blocking agents, NMBA)可能具有最神奇的历史。几个世纪以来,南美印第安人一直用箭毒来捕猎,直到 1850 年,由 Claude Bernard 阐明了箭毒实际上是在外周阻滞运动神经到肌肉的传导[1]。这些历史事实让我们意识到这类药物的不恰当使用是致命的,也使我们意识到当肌肉麻痹时,意识功能是完整的。

镇静和镇痛的实施并不能完全避免患者知晓的发生。考虑到即使在全麻过程中也有可能发生知晓,因此,在重症病房(intensive care unit, ICU)中,接受镇静患者经历未被觉察的清醒状态也并不奇怪[2]。而处在肌肉麻痹和疼痛状态下可造成严重创伤。这种经历会导致一系列严重的心理问题,表现为焦虑、睡眠障碍、做噩梦、甚至出现幻觉。这种心理状态现在一般称为创伤后应激障碍。当患者被药物麻痹之后,一定要为他们实施精准的镇静和镇痛。当医务工作者怀疑患者有意识的时候,用触摸的方式与患者交流,讲一些鼓励的话语,可缓解患者内心的紧张情绪[3]。

在 ICU 中,NMBA 实际上是一把双刃剑。在危重情况下 NMBA 可用来救命,如:气道管理、呼吸衰竭时;但它们也会引起严重并发症,如:静脉血栓、褥疮以及肌肉萎缩等。最严重的情况是用药后患者呼吸抑制,需要气管插管。所以,使用 NMBA 时,医生必须具备丰富的气道管理经验,同时备好复苏设备。

尽管 NMBA 存在明确的风险,自 1942 年箭毒作为一种肌松剂引用到全麻,其地位逐渐得到稳固,甚至成为术中管理和危重病人管理最有用的工具之一。在过去的两个世纪中,NMBA 的种类以及对监测技术的理解都有明显的增加。本章节的目的是对 ICU 中使用 NMBA 患者的药理学、适应证、考虑因素加以概述。

适应证

呼吸衰竭同时伴随肺及胸壁顺应性下降、通气压过高是使用肌松药最主要的适应证[4]。最新的多中心研究表明,对急性肺损伤和急性呼吸窘迫综合征(adult respiratory distress syndrome, ARDS)患者早期使用肌松药治疗可明显降低 90 天死亡率[5]。在使用阻滞药物之前,应该最优化使用催眠药和阿片类药物以预防知晓和疼痛。此外,临床中有些情况下肌松剂的选择并非是要优化患者的通气能力,如:为防止颤抖而选择使用肌松药。

在 ICU 中有很多情况适合使用 NMBA[6,7]。如下列表是重症患者使用 NMBA 的适应证:

- 气道管理
- 胸壁和/或肺的顺应性下降
- 机械通气时人机不同步
- 机械通气时气道压过高
- 肌肉僵硬,如僵直性痉挛[8]
- 颅内高压[9,10]
- 中枢神经源性过度通气
- 对镇静催眠药和阿片类药物耐受的严重躁动
- 有利于有创操作(气管切开等)

神经肌肉传导生理学

横纹肌是由起源于脊髓前脚的有髓神经纤维所支配[11,12]。当运动神经接近骨骼肌纤维时,开始脱髓鞘,形成分支,我们称其分支为神经末梢。在神经末梢和运动神经纤维之间没有直接接触,二者之间存在的缝隙我们称其为突触间隙,而 NMBA 就是在此发挥其麻痹作用。尽管心肌和平滑肌的收缩机制和横纹肌不同,但 NMBA 可间接影响其作用。例如:箭毒引起组胺释放导致支气管痉挛,泮库溴铵阻滞毒蕈碱受体导致心动过缓。

乙酰胆碱在运动神经末梢合成,储存在神经纤维末端。乙酰胆碱可以在神经冲动到达时自发地释放,钙离子是神经肌肉运动过程中重要的参与者。钙离子的缺乏可以严重抑制乙酰胆碱的释放。乙酰胆碱释放后,弥散通过神经肌肉连接间隙,结合运动终板上的烟碱受体。进而引起受体上离子渗透性的改变,钠、钙离子内流,钾离子外流,导致细胞膜静息电位向正向方向增加（从-90mv 到-45mv 或者增加到 74mv）。这种跨膜电位的改变成为终板电位。当达到阈电位，动作电位开始在肌肉纤维表面传播，激活兴奋收缩偶联机制，进而引起收缩。当乙酰胆碱被胆碱酯酶水解和降解之后，终板膜开始复极化（图12.1）。

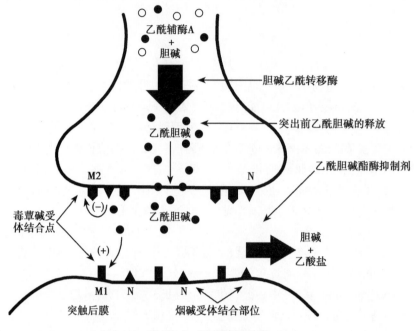

图 12.1 运动神经末梢

药理学

NMBA 可根据阻滞类型、化合物组成及作用时间分类（表 12.1）。在 ICU 中，是根据对各种神经肌肉阻滞剂属性特点以及成本效益的分析来决定选择哪一种维持麻痹[13]。

表 12.1 神经肌肉阻滞剂的作用机制和作用时间

神经肌肉阻滞剂	化合物	超短效	短效	中效	长效
去极化	双季铵类	琥珀胆碱	—	—	—
非去极化	苄基异喹啉类		美维库铵[a]	阿曲库铵	筒箭毒碱
				顺势阿曲库铵	杜什库铵
					甲筒箭毒
	氨基甾类		瑞库溴铵[a]	罗库溴铵	泮库溴铵
				维库溴铵	哌库溴铵

[a] 已退出美国市场

去极化肌松药

在所有的 NMBA 中，琥珀胆碱是最特殊的。在临床应用中，琥珀胆碱是唯一的去极化肌松药。在现有的 NMBA 中，琥珀胆碱起效最快，作用时间最短。其化学结构与苄基异喹啉和甾核基无关，而是与乙酰胆碱在结构和功能上相似。

琥珀胆碱结合烟碱受体，模拟乙酰胆碱的作用引起接头后膜去极化。与乙酰胆碱相比，琥珀胆碱被胆碱酯酶水解的更慢，这妨碍了乙酰胆碱与接头后膜的正常接触，从而使接头后膜产生无应答，进而延长了去极化时间。琥珀胆碱的很多作用来源于其与生理神经递质的相似性。它有很多副作用，包括高钾血症、尤其表现在运动神经元去神经支配疾病（危重病性多发性神经病等）中心律异常、肌震颤[14]（表 12.2）。琥珀胆碱主要适用于危重患者的快速气道管理。尽管琥珀胆碱属于超短效神经肌肉阻滞剂,但临床医生不能依赖其短暂的作用时间来作为面罩通气和气管插管失败的保护性措施。

表 12.2　琥珀胆碱的潜在副作用

系统	影响
心血管系统	心动过缓[a]
中枢神经系统	颅内压增高
消化系统	增加胃内压
骨骼肌系统	肌震颤
	延续性麻痹[b]
代谢系统	高钾血症,诱发恶性高热
视觉系统	增加眼内压

[a] 尤其是在重复给药后增加心动过缓的风险
[b] 拟胆碱酯酶缺乏,剂量过大或者重复给药易导致延续性麻痹的发生

曾经有一种药理作用尚不明确的肌松药,其起效时间和作用时间跟琥珀胆碱一样,叫瑞库溴铵,是一种非去极化神经肌肉阻滞剂,在 1999 年被投入到临床使用[15]。其药理作用挑战了琥珀胆碱作为起效最快作用时间最短的神经肌肉阻滞剂的权威。瑞库溴铵很快普及开来甚至在很多适应证中代替琥珀胆碱。不幸的是,瑞库溴铵随后被发现可诱发严重的支气管痉挛[16],导致若干患者因此死亡。迫使制造商主动撤离该市场。因此,寻找一种跟琥珀胆碱相似药理作用的肌松药仍在进行中。

非去极化肌松药

阿曲库铵

阿曲库铵的降解是通过霍夫曼消除和非特异性血浆胆碱酯酶水解进行。霍夫曼消除过程依赖于温度和 pH。低温和酸中毒都会减缓这一进程。由于其生物降解完全不依赖肾功能,因此该药可用于肾衰竭的患者。阿曲库铵可引起组胺释放,可能导致低血压。长期应用阿曲库铵可导致劳丹素(阿曲库铵的分解产物)堆积,而我们已知劳丹素可引起动物癫痫的发生。尽管劳丹素对中枢神经系统潜在的影响值得考虑,并且其中毒浓度即使在重症患者中也不易获得,但阿曲库铵已在 ICU 中得到使用[17]。

顺式阿曲库铵

顺式阿曲库铵是阿曲库铵许多异构体中的一个。比阿曲库铵作用更强,不会引起组胺释放,因此不会导致明显的血流动力学波动。顺式阿曲库铵的生物分解也是通过霍夫曼消除和酯酶水解进行的,但其分解产生少量的劳丹素。由于顺式阿曲库铵的血流动力学稳定,所以在 ICU 中十分有用。与甾体衍生物相比,从停药到神经肌肉阻滞恢复时间更短。该药的作用时间不受肝肾功能的影响[18]。有研究比较在危重患者中使用阿曲库铵和顺式阿曲库铵,二者都能获得合适的阻滞效果,但在获得相同的肌松程度下,顺式阿曲库铵用药量更少[19,20]。

筒箭毒碱

筒箭毒碱是临床应用中最早的典型去极化 NMBA。除了用于预防琥珀胆碱相关的肌颤,现已很少使用。可用 NMBA 来预防肌颤,但却不能预防琥珀胆碱相关的高钾血症。右旋-筒箭毒碱可引起组胺释放,导致低血压,尤其是在快速静脉注射之后易发生。

杜什库铵

多库氯铵是由三个立体异构体组成,是一种长效神经肌肉阻滞剂,其代谢产物无活性。多库氯铵是目前临床应用中最强效的神经肌肉阻滞剂。对自主神经系统、心血管系统以及组胺释放等方面无副作用[21,22]。杜什库铵已在危重患者中应用。可是,由于杜什库铵可能会延迟对神经肌肉恢复时间,所以肾功能不全患者使用时应谨慎[23]。在 ICU 中很少使用杜什库铵。处于成本效益的考虑,可应用于某些经过严格筛选的合适患者中应用。

甲筒箭毒

甲筒箭毒是筒箭毒碱的类似物,但其组胺释放的量很少,血流动力学更稳定。禁用于对碘化物敏感的患者。现如今,甲筒箭毒已很少在手术室及 ICU 中使用了。

米库氯铵

米库氯铵,中短效苄基异喹啉类神经肌肉阻滞剂,自 2006 年起已停止生产。它是仅有的另外一种由血浆胆碱酯酶水解的神经肌肉阻滞剂。血浆胆碱酯酶异常的患者使用,其阻滞强度及时间都会增加[24]。快速注射会引起短暂而明显的组胺释放引起的低血压。米库氯铵的停止应用使得短效的 NMBA 无替代者。

泮库溴铵

泮库溴铵是最早的氨基甾类 NMBA。如果没有

抗迷走神经禁忌证以及明显的肝肾疾病,ICU 中大部分患者都适合使用[25]。尽管泮库溴铵的抗迷走神经的作用会引起心动过速,但是,如果患者没有心脏疾病,使用中很少有临床症状的发生。肝肾功能不全的患者使用时应该格外注意,这是由其代谢和排泄的机制所决定的。

哌库溴铵

长效神经肌肉阻滞剂—哌库溴铵,已退出美国和加拿大市场。尽管其效能和化学结构与泮库溴铵相似,但在心血管方面并没有明显影响。在 ICU 中常用哌库溴铵来维持麻痹状态[26]。

瑞库溴铵

瑞库溴铵,一种氨基甾类非去极化神经肌肉阻滞剂,已退出美国市场。如前文中提到的,由于其起效快、作用时间短的特点,在许多场合大有取代琥珀胆碱的趋势。到 2001 年,有若干严重支气管痉挛的病例报道,自此,制造商主动撤出市场。瑞库溴铵的起效时间为 1 分钟,作用时间小于 20 分钟。尽管它的起效时间与琥珀胆碱极为相似,但其作用时间却更长。所以,要想获得跟琥珀胆碱相似的作用时间,需要用抗胆碱酯酶剂来终止其作用[27]。尽管瑞库溴铵有其独特的特点,但琥珀胆碱仍然是唯一的真正的超短效神经肌肉阻滞剂。

罗库溴铵

罗库溴铵,一种快速起效的神经肌肉阻滞剂。在瑞库溴铵应用之前,在快顺序诱导麻醉中,瑞库溴铵可能是最合适的选择。在 ICU 中,罗库溴铵常用于持续泵注[28,29]。尽管用药总量相同,但在泵注组的患者中,通气控制及相对恢复时间效果更好[29]。

维库溴铵

维库溴铵,一种氨基甾类神经肌肉阻滞剂,对血流动力学无明显影响,已在 ICU 中广泛应用。无抗迷走神经的特点,因此对心脏病患者是更好的选择[25]。在肝脏中代谢,其代谢产物主要经胆汁排泄。它有活性的代谢产物—3 位羟基维库溴铵经肾脏排泄,所以肾衰竭患者使用时有蓄积的可能[30]。

肌松监测

从 1967 年泮库溴铵在临床实践中应用开始,很快

便用于危重患者的机械通气中[31]。随后,各种神经肌肉阻滞剂相继被引进到临床中。最初,神经肌肉阻滞剂的效果在临床中监测[32]。然而,逐渐有报道指出神经肌肉阻滞之后出现延续性麻痹和肌无力的现象[33,34]。有人推测这些并发症是由 NMBA 的延长使用和 NMBA 或及其有活性的代谢产物蓄积所致。除此之外,还发现对神经、肌肉及神经肌肉接头的直接损伤[35]。食品药品管理局和制药商主张在使用药物麻痹患者时使用外周神经刺激器。尽管有这样的报道和建议,但在 1992 年的调查中显示,在 ICU 中只有34% 的麻醉医生使用外周神经刺激器来评估神经肌肉阻滞效果[36]。也有其他的作者报道过类似的发现[37]。

为努力完善在危重患者中使用 NMBA 的实践参数,美国大学危重病监护医学和重症医学协会联合推出维持神经肌肉阻滞状态的实践指南[25]。该指南指出:为防止药物及其代谢产物的蓄积,临床监测中连接外周神经刺激器是十分必要的。

同样需要强调一下延续性肌无力在住院费用中的影响。这主要体现在机械通气及住院时间上的增加。该延长的护理费用可能产生很大的经济负担[38]。

最近的研究比较了临床与外周神经刺激监测。研究者指出,使用外周神经刺激监测组的用药剂量更少。此外,神经肌肉功能恢复率也有明显提高[39,40]。不幸的是,由于技术问题,在危重患者中使用外周神经刺激器不能有效的反映呼吸肌的麻痹程度。

神经刺激器

外周神经刺激器产生足够强的电流以改变神经细胞膜的静息电位,使其从基线改变到阈电位水平,进而产生动作电位。因此,外周神经刺激器能为临床医生提供神经肌肉阻滞程度的评估。可是,临床中肌肉收缩的测量通常是主观上的。使用压力传感器会产生反应强度大小的图形。不同模式的刺激伴随相对应的含义都能在神经刺激器上反应。

加速度仪,一种监测神经肌肉功能的工具,正在慢慢普及,并已在手术室和 ICU 中得到应用[41]。

加速度仪是把压电传感器固定在拇指上,在肌肉受到刺激之后,会检测到拇指运动的加速度。加速度值会显示在监护仪上,这样就能对神经肌肉功能产生定量的分析[42]。

单次颤搐刺激

单次颤搐检测是频率为 0.1Hz,持续时间为 0.2

毫秒的单次超强刺激。使用神经肌肉阻滞剂前测定基础值作为对照,比较用药后肌颤搐被阻滞的程度。

强直刺激

用高频电流(超过 15~20Hz)可产生强直刺激。单次收缩融合的发生引起持续收缩。在非去极化神经肌肉阻滞剂所引起的部分阻滞条件下,用频率为50Hz 的电流持续刺激 5 秒,收缩开始减退。如果不出现阻滞减退,可认为阻滞作用已消失足以使膈肌及喉部肌群恢复肌张力。但是,强直刺激是痛苦的,并且会引起强直后易化(强直刺激后给予单刺激反应更强烈)。

四个成串刺激

给予频率为 2Hz(间隔 0.5 秒)的四个超强刺激(图 12.2)。在部分箭毒化状态下,可看到或感觉到第二、第三、第四颤搐的减退。从第四个到第一个反应的依次消失分别相当于 75%、80%、90%、100% 的受体被阻滞。四个成串刺激比值的定义是指第四个颤搐与第一个颤搐振幅和强度的比。比值为 0.75 相当于单刺激恢复到基础值,对强直刺激能持续反应 5 秒,或者能持续抬头 5 秒。由于四个成串刺激对患者更舒适,不需要控制高度,不用诱导刺激频率的改变,因此,推荐在 ICU 使用。

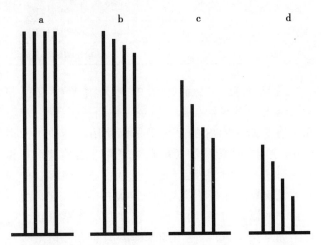

图 12.2　一串四个频率为 2Hz 的超强刺激(四个刺激间隔 0.5 秒)

双重爆发刺激

由于箭毒化的残留作用,使得用四个成串刺激比值很难评估阻滞的减退。建议用频率为 50Hz 的电流强直刺激两次,持续 60 毫秒,间隔 750 毫秒,这样很小的麻痹减退也能被检测到。对双重爆发刺激无触觉减退则可排除临床中有效的阻滞状态。

强直后计数

在神经肌肉阻滞程度比较深,肌颤搐不能诱发出的情况下,给予 50Hz 的强直刺激,持续 5 秒,紧接着 3 秒之后给予频率为 1Hz 的单次刺激以评估麻痹的程度。在四个成串刺激应用之前,随着阻滞程度的减退,强直后计数反应是很明显的。在强直后肌颤搐的次数、阻滞的程度以及自发性恢复前所需时间这三者之间存在相关性。四个成串刺激的恢复对应的是强直后计数 8~12 次肌颤搐。

电极位置

电极通常放置在尺神经和/或面神经处。放在尺神经处是用来评估拇外展肌的反应,放在面神经处是用来评估眼轮匝肌的反应。但是,我们评估这些肌肉时必须仔细认真,因为这些肌肉反应不一定能准确反映膈肌及辅助呼吸肌的阻滞程度。事实上,这可以用不同的肌肉对神经肌肉阻滞的敏感性不同来解释。不同的肌肉反应不同,这主要跟肌纤维(快颤搐 vs 慢颤搐)的类型、血流及受体-肌肉比有关[43-45]。眼轮匝肌的肌肉阻滞恢复时间与膈肌相差不大,而监测拇外展肌时,可能出现膈肌肌力已恢复而拇外展肌却无肌颤搐的情况。因此,可认为眼轮匝肌的监测更能准确反映呼吸肌麻痹的深度(图 12.3)。可是,直接刺激很容易诱发眼轮匝肌的颤搐,这可能对分析产生干扰。

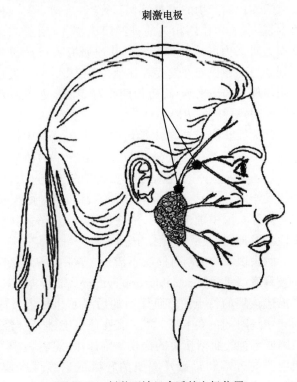

图 12.3　刺激面神经合适的电极位置

错误分析

神经刺激结果分析的困难在于神经组的差异、设备相关性误差及其他原因[46]。设备相关性误差通常跟电池电量不足、电流输出不够以及电线破损有关。重症患者身体通常有水肿、出汗以及皮肤油腻，这会影响导线的位置和电流的传导。最后，其他的一般错误有：电极片放在错误的解剖位置上、电极垫分离、没有用触觉评估而选择视觉评估、给予的复极化时间不足等。在使用神经肌肉阻滞剂时，为使患者得到最优质的护理以及使并发症最小化，建议在临床监测时使用神经刺激器[7]。

神经肌肉阻滞的并发症

在 ICU 中，神经肌肉阻滞的并发症可分为短期（呼吸机断开、意外脱管等）、中期（水肿、血液坠积、褥疮、静脉血栓等）和长期（延续性麻痹、肌萎缩等）。除此之外，还可能存在患者在麻痹状态下仍有意识的情况，由此而导致的严重并发症。在 ICU 中，许多对神经肌肉阻滞药使用的争议围绕在长期并发症上。

很多病例报道指出，在 ICU 中使用神经肌肉阻滞剂改变了肌肉功能，进而导致延续性神经肌肉阻滞。为了能更好地解释这一现象，Watling 和 Dasta 回顾分析了从 1980 年到 1993[47]年的相关文献，提出两种不同的机制。第一种机制是：药代动力学相关的药物或其有活性代谢产物的蓄积，引起延续性麻痹。第二种机制是：药效学作用相关的神经肌肉损伤，引起临床表现为肌无力的运动神经病。其他研究者以此机制来划分短期和长期并发症。在他们看来，短期并发症可用药理学知识来解释，而长期并发症似乎是药物毒性的原因，更复杂，更难处理[48]。

延续性麻痹与药物或其代谢产物在血浆中持续存在有关。有人认为其机制与肝肾清除率的改变有关[49]。还有一些原因，包括：疏忽导致的剂量过大，药物相互作用[50,51]（表 12.3），电解质紊乱（高镁血症、低磷血症等），酸中毒，低体温，潜在的肌肉功能失调（危重性多发神经病、重症肌无力等）[52]。

肌病现象的机制目前尚不清楚。常用术语"急性四肢瘫痪型肌病"（acute quadriplegic myopathy，AQM）来描述该病的特点[53]。肌无力的后果是机械通气时间和住院时间的延长[33,47,54]。该病还可能涉及神经、肌肉或者神经肌肉接头的损伤。临床中，患者表现为肌肉群的近端和远端及膈肌的轻瘫或迟缓性麻痹。感觉功能及脑神经支配的肌肉群通常不受累。深部

腱反射也减退。血浆肌酐激酶水平可能增加到 100 倍，但电生理学研究发现肌病发展过程中没有神经肌肉传递功能的失调和广泛的神经病变[55-57]。另有研究者声称发现了坏死性肌病的诊断学的证据[58,59]。并且有组织病理学和电泳显像证据来证实其退行性病变，其中包括：肌纤维萎缩并伴随纤维蛋白含量的整体下降，部分或全部球状蛋白缺失，1 型肌纤维包含在内的肌球蛋白相关蛋白的坏死和再生[55,59,60]。

表 12.3　与神经肌肉阻滞剂相互作用的药物

药物	对肌肉阻滞的影响
抗生素（氨基糖苷类，万古霉素，克林霉素，四环素，杆菌肽）	增强作用
抗惊厥药（苯妥英，卡马西平）	抑制作用
抗心律不齐药（利多卡因，钙通道阻滞剂，奎尼丁，普鲁卡因胺）	增强作用
抗高血压药（曲美芬，硝酸甘油只对泮库溴铵有效）	增强作用
丹曲林	增强作用
呋塞米（剂量相关）	
● <10ug/kg	增强作用
● 1~4mg/kg	抑制作用
氯胺酮	增强作用
局麻药	增强作用
硫酸镁	增强作用
类固醇	增强作用

最新证据对重症患者中肌无力产生仅仅与 NMBA 相关的说法提出了质疑。一项最新研究发现，在患有严重 ARDS 的患者中早期使用神经肌肉阻滞剂 48 小时并搭配低潮气量通气，可降低死亡率和机械通气时间。同时，并没有发现明显的神经肌肉功能失调的情况[5]。有三项实验研究 NMBA 对 ARDS 患者死亡率的影响，在其随后的系统回归和荟萃分析中可得出如下结论：短期使用顺苯磺酸阿曲库铵可减少住院死亡率和气压伤，并不增加重症 ARDS 青年患者的 ICU 获得性肌无力的风险[61]。但是，在这三个实验中短期的麻痹（高达 48 小时）以及苄基异喹啉类药物的使用会对此结论产生影响。

发展成重症肌病的患者，其甾体类的 NMBA 用量和高剂量的皮质类固醇似乎存在一定相关性[60]。这种关系最初在哮喘持续状态并接受两种药物治疗的患者中报道出来[62-64]。有人推测：与 NMBA 相比，皮质类固醇的作用效果更明显，这是因为皮质类固醇可

以增强分解代谢,抑制合成代谢,还可能加重固定作用[65]。还有一些人认为,失神经支配可增加肌肉中糖皮质激素的受体,可引起对甾体类药物[66]的异常反应,这意指一种协同作用。然而,在 ICU 中发生的 AQMs 已经被证实与甾体类或麻痹性药物无关[67]。因为先前已有使用苄基异喹啉类药物的类似报道,所以其他的损伤机制似乎包含在内[15,67,68]。而且,在脓毒血症、缺血以及长期卧床时产生的全身炎症反应介质被认为是导致此多因子疾病的促进因素[59,60,69]。

应该注意到长期卧床的危害,这不仅与神经肌肉阻滞有关,也与过多镇静药的使用有关。过度持续镇静药的使用所造成的长期卧床是有害的。卧床可导致电解质紊乱,蛋白质合成减少,肌肉质量缺失以及微循环功能障碍[70]。有 GABA 能作用的药物[65],如丙泊酚和苯二氮䓬类药物,可引起氯通道的开放,随后导致肌肉兴奋性的降低。巴比妥类药物和氯胺酮通过结合脊髓中 NMDA 受体以降低运动张力,从而导致兴奋性神经递质反应减弱。

最后,似乎可认为 NMBA 的使用确实是 ICU 相关性肌无力的关键因素。可是,单独使用 NMBA 产生的影响程度,以及与其他影响因素一起作用和重症疾病自身的影响程度都不清楚。除此之外,肌松药的作用时间,神经肌肉阻滞的深度以及早期运动对 ICU 相关性肌无力的影响到目前为止仍不清楚[5,61,71]。

神经肌肉阻滞剂的拮抗

在应用 NMBA 后,为了恢复神经肌肉的功能,有两个选择。第一个方法是等着肌肉自己恢复。第二个方法是用胆碱酯酶抑制剂结合抗胆碱能药物拮抗非去极化神经肌肉阻滞抑制剂。

除了琥珀胆碱之外,NMBA 在神经肌肉接头处与乙酰胆碱竞争性的发挥作用。乙酰胆碱酯酶可以灭活乙酰胆碱,而乙酰胆碱酯酶抑制剂通过抑制乙酰胆碱酯酶的活性使更多的乙酰胆碱在神经肌肉接头处发挥作用。这可导致肌松状态的转变使肌肉功能重新恢复。用胆碱酯酶抑制剂用来拮抗麻痹性药物时,我们期望作用于烟碱受体。然而,增加的乙酰胆碱同样可以作用于毒蕈碱样受体进而产生副作用,如心动过缓、支气管痉挛。临床实践中,只使用作用可逆的胆碱酯酶抑制剂。

应用最广的胆碱酯酶抑制剂是新斯的明和依酚氯铵[72]。尽管新斯的明的药效弱于依酚氯铵,但是由于其形成共价键,新斯的明的作用时间长于依酚氯铵。依酚氯铵只是通过静电吸引和氢键结合胆碱酯酶。药物的选择和肌张力完全恢复的时间取决于所使用的肌松药和肌松程度。原则上,如果外周神经刺激器没有检测到肌肉功能的恢复,比如四个成串刺激没有颤搐或者对强直刺激没有反应,不能使用肌松拮抗药。胆碱酯酶抑制剂的过量使用可能会产生神经肌肉阻滞增强的反常作用。

可应用抗胆碱能药物来减弱胆碱酯酶抑制剂产生的毒蕈碱作用。针对这一目的,阿托品和格隆溴铵是最常用的药物。阿托品比格隆溴铵起效快,因此,阿托品经常和依酚氯铵配合使用,而起效慢的格隆溴铵常常搭配新斯的明使用(表 12.4)。

表 12.4　神经肌肉阻滞拮抗剂:胆碱酯酶抑制剂,理想配伍的抗胆碱能药物及其剂量

抗胆碱酯酶药	推荐剂量	理想配伍的抗胆碱能药	每毫克抗胆碱酯酶药所对应的推荐剂量
新斯的明	0.04~0.08mg/kg	格隆溴铵	0.2mg
依酚氯铵	0.5~1mg/kg	阿托品	0.014mg

舒更葡糖

舒更葡糖是一种当前正在研究的新型神经肌肉阻滞拮抗剂。在不久的将来作为拮抗剂使用。其作用的药理学本质是消除明确的神经肌肉阻滞的效用。然而,人们比较担心其过敏反应的问题,所以到目前为止在美国仍没有被允许使用。舒更葡糖是一种经过修饰的 γ-环糊精,具有特异性选择肌松剂结合的特性,与甾类肌松药结合形成一个紧密的水溶性复合物[73]。但它并不能与苄基喹啉类肌松药结合。舒更葡糖以高亲和性与罗库溴铵 1∶1 结合。同样也能跟维库溴铵和泮库溴铵结合,但是亲和力小一些。舒更葡糖和罗库溴铵快速结合并能很快的拮抗深度的神经肌肉阻滞,形成高水溶性复合物经肾脏有效地排泄[74]。舒更葡糖以及其形成的复合物都没有明显的副作用。舒更葡糖对深度的神经肌肉阻滞的快速拮抗可能会改变琥珀胆碱作用途径。在临床实验中,允许使用的最大剂量的罗库溴铵以达到快速起效的目的,使用舒更葡糖可迅速终止其作用。

Calabadion 1

Calabadion 1 是一种目前正在研究的实验性拮抗药。它可以结合甾体类和苄基异喹啉类的神经肌肉阻滞药,并在动物实验中显示其可有效逆转顺式阿曲库铵和罗库溴铵的作用。然而,这种新药的潜能需要进一步的研究来证实[75]。

结论

在 ICU 中神经肌肉阻滞剂的应用仍存在争议。其潜在的风险和益处应该被仔细权衡。下面给出建议可以帮助我们在重症疾病中合理使用神经肌肉阻滞剂。

1. 在使用 NMBA 治疗之前,确保最合理的镇静与镇痛。

2. 在风险-利益率倾向于肌肉松弛的情况下,限制 NMBA 应用于临床。

3. 在选择使用 NMBA 之前,考虑药物的具体药理作用,药物之间的相互作用以及病人的特殊临床症状。

4. 为了使延续性麻痹的风险,死亡率增加的概率以及住院费用最小化,确保合适的肌松监测。

（包杰 译,杨宁、赵妍 校）

参考文献

1. Viby-Mogensen J. Neuromuscular transmission and neuromuscular disease. In: Healy TEJ, Cohen PJ, editors. Wylie and Churchill-Davidson's a practice of anaesthesia. 6th ed. London: Arnold; 1995. p. 128–46.
2. Aitkenhead AR. Awareness during anaesthesia: when is an anaesthetic not an anaesthetic? Can J Anaesth. 1996;43:206–11.
3. Johnson KL, Cheung RB, Johnson SB, Roberts M, Niblett J, Manson D. Therapeutic paralysis of critically ill trauma patients: perceptions of patients and their family members. Am J Crit Care. 1999;8:490–8.
4. Sapirstein A, Hurford WE. Neuromuscular blocking agents in the management of respiratory failure. Indications and treatment guidelines. Crit Care Clin. 1994;10:831–43.
5. Papazian L, Forel JM, Gacouin A, Penot-Ragon C, Perrin G, Loundou A, et al. Neuromuscular blockers in early acute respiratory distress syndrome. N Engl J Med. 2010;363:1107–16.
6. Sharpe MD. The use of muscle relaxants in the intensive care unit. Can J Anaesth. 1992;39:949–62.
7. Davidson JE. Neuromuscular blockade: indications, peripheral nerve stimulation, and other concurrent interventions. New Horiz. 1994;2:75–84.
8. Anandaciva S, Koay CW. Tetanus and rocuronium in the intensive care unit. Anaesthesia. 1996;51:505–6.
9. Ohlinger MJ, Rhoney DH. Neuromuscular blocking agents in the neurosurgical intensive care unit. Surg Neurol. 1998;49:217–21.
10. Prielipp RC, Coursin DB. Sedative and neuromuscular blocking drug use in critically ill patients with head injuries. New Horiz. 1995;3:456–68.
11. Excitation of skeletal muscle: A. Neuromuscular transmisssion and B. Excitation-contraction coupling. In: Guyton AC, Hall JE, editors. Textbook of medical physiology. 10th ed. Philadelphia: Saunders; 2000. p. 80–94.
12. Reeves ST, Turcasso NM. Nondepolarizing neuromuscular blocking drugs in the intensive care unit: a clinical review. South Med J. 1997;90:769–74.
13. Armstrong DK, Crisp CB. Pharmacoeconomic issues of sedation, analgesia, and neuromuscular blockade in critical care. New Horiz. 1994;2:85–93.
14. Hughes M, Grant IS, Biccard B, Nimmo G. Suxamethonium and critical illness polyneuropathy. Anaesth Intensive Care. 1999;27:636–8.
15. Wright PM, Brown R, Lau M, Fisher DM. A pharmacodynamic explanation for the rapid onset/offset of rapacuronium bromide. Anesthesiology. 1999;90:16–23.
16. Levy JH, Pitts M, Thanopoulos A, Szlam F, Bastian R, Kim J. The effects of rapacuronium on histamine release and hemodynamics in adult patients undergoing general anesthesia. Anesth Analg. 1999;89:290–5.
17. Grigore AM, Brusco L, Kuroda M, Koorn R. Laudanosine and atracurium concentrations in a patient receiving long-term atracurium infusion. Crit Care Med. 1998;26:180–3.
18. Kisor DF, Schmith VD. Clinical pharmacokinetics of cisatracurium besilate. Clin Pharmacokinet. 1999;36:27–40.
19. Newman PJ, Quinn AC, Grounds RM, Hunter JM, Boyd AH, Eastwood NB, et al. A comparison of cisatracurium (51W89) and atracurium by infusion in critically ill patients. Crit Care Med. 1997;25:1139–42.
20. Pearson AJ, Harper NJ, Pollard BJ. The infusion requirements and recovery characteristics of cisatracurium or atracurium in intensive care patients. Intensive Care Med. 1996;22:694–8.
21. Sladen RN. Neuromuscular blocking agents in the intensive care unit: a two-edged sword. Crit Care Med. 1995;23:423–8.
22. Prielipp RC, Robinson JC, Wilson JA, MacGregor DA, Scuderi PE. Dose response, recovery, and cost of doxacurium as a continuous infusion in neurosurgical intensive care unit patients. Crit Care Med. 1997;25:1236–41.
23. Cook DR, Freeman JA, Lai AA, Robertson KA, Kang Y, Stiller RL, et al. Pharmacokinetics and pharmacodynamics of doxacurium in normal patients and in those with hepatic or renal failure. Anesth Analg. 1991;72:145–50.
24. Ostergaard D, Jensen FS, Jensen E, Skovgaard LT, Viby-Mogensen J. Mivacurium-induced neuromuscular blockade in patients with atypical plasma cholinesterase. Acta Anaesthesiol Scand. 1993;37:314–8.
25. Murray MJ, Cowen J, DeBlock H, Erstad B, Gray AW, Tescher AN, et al. Clinical practice guidelines for sustained neuromuscular blockade in the adult critically ill patient. Crit Care Med. 2002;30:142–56.
26. Khuenl-Brady KS, Reitstätter B, Schlager A, Schreithofer D, Luger T, Seyr M, et al. Long-term administration of pancuronium and pipecuronium in the intensive care unit. Anesth Analg. 1994;78:1082–6.
27. Purdy R, Bevan DR, Donati F, Lichtor JL. Early reversal of rapacuronium with neostigmine. Anesthesiology. 1999;91:51–7.
28. Sparr HJ, Wierda JM, Proost JH, Keller C, Khuenl-Brady KS. Pharmacodynamics and pharmacokinetics of rocuronium in intensive care patients. Br J Anaesth. 1997;78:267–73.
29. Khuenl-Brady KS, Sparr H, Pühringer F, Agoston S. Rocuronium bromide in the ICU: dose finding and pharmacokinetics. Eur J Anaesthesiol Suppl. 1995;11:79–80.
30. Prielipp RC, Coursin DB, Scuderi PE, Bowton DL, Ford SR, Cardenas VJ, et al. Comparison of the infusion requirements and recovery profiles of vecuronium and cisatracurium 51W89 in intensive care unit patients. Anesth Analg. 1995;81:3–12.
31. Light RW, Bengfort JL, George RB. The adult respiratory distress syndrome and pancuronium bromide. Anesth Analg. 1975;54: 219–23.

32. Murray MJ. Monitoring of peripheral nerve stimulation versus standard clinical assessment for dosing of neuromuscular blocking agents. Crit Care Med. 1997;25:561–2.

33. Segredo V, Matthay MA, Sharma ML, Gruenke LD, Caldwell JE, Miller RD. Prolonged neuromuscular blockade after long-term administration of vecuronium in two critically ill patients. Anesthesiology. 1990;72:566–70.

34. Meyer KC, Prielipp RC, Grossman JE, Coursin DB. Prolonged weakness after infusion of atracurium in two intensive care unit patients. Anesth Analg. 1994;78:772–4.

35. Prielipp RC, Coursin DB, Wood KE, Murray MJ. Complications associated with sedative and neuromuscular blocking drugs in critically ill patients. Crit Care Clin. 1995;11:983–1003.

36. Klessig HT, Geiger HJ, Murray MJ, Coursin DB. A national survey on the practice patterns of anesthesiologist intensivists in the use of muscle relaxants. Crit Care Med. 1992;20:1341–5.

37. Kleinpell R, Bedrosian C, McCormick L, Kremer M, Bujalski L, Bronsted R. Use of peripheral nerve stimulators to monitor patients with neuromuscular blockade in the ICU. Am J Crit Care. 1996;5:449–54.

38. Rudis MI, Guslits BJ, Peterson EL, Hathaway SJ, Angus E, Beis S, et al. Economic impact of prolonged motor weakness complicating neuromuscular blockade in the intensive care unit. Crit Care Med. 1996;24:1749–56.

39. Frankel H, Jeng J, Tilly E, St Andre A, Champion H. The impact of implementation of neuromuscular blockade monitoring standards in a surgical intensive care unit. Am Surg. 1996;62:503–6.

40. Rudis MI, Sikora CA, Angus E, Peterson E, Popovich J, Hyzy R, et al. A prospective, randomized, controlled evaluation of peripheral nerve stimulation versus standard clinical dosing of neuromuscular blocking agents in critically ill patients. Crit Care Med. 1997;25:575–83.

41. Murphy GS, Brull SJ. Residual neuromuscular block: lessons unlearned. Part I: definitions, incidence, and adverse physiologic effects of residual neuromuscular block. Anesth Analg. 2010;111:120–8.

42. Murphy GS, Szokol JW, Avram MJ, Greenberg SB, Marymont JH, Vender JS, et al. Intraoperative acceleromyography monitoring reduces symptoms of muscle weakness and improves quality of recovery in the early postoperative period. Anesthesiology. 2011;115:946–54.

43. Donati F, Antzaka C, Bevan DR. Potency of pancuronium at the diaphragm and the adductor pollicis muscle in humans. Anesthesiology. 1986;65:1–5.

44. Donati F, Meistelman C, Plaud B. Vecuronium neuromuscular blockade at the diaphragm, the orbicularis oculi, and adductor pollicis muscles. Anesthesiology. 1990;73:870–5.

45. de Rossi L, Fritz H, Kröber L, Klein U. Cisatracurium in the orbicularis oculi muscle. Comparison of the neuromuscular action of cisatracurium and atracurium in the orbicularis oculi muscle and the adductor pollicis muscle. Anaesthesist. 1999;48:602–6.

46. Rudis MI, Guslits BG, Zarowitz BJ. Technical and interpretive problems of peripheral nerve stimulation in monitoring neuromuscular blockade in the intensive care unit. Ann Pharmacother. 1996;30:165–72.

47. Watling SM, Dasta JF. Prolonged paralysis in intensive care unit patients after the use of neuromuscular blocking agents: a review of the literature. Crit Care Med. 1994;22:884–93.

48. Hoyt JW. Persistent paralysis in critically ill patients after the use of neuromuscular blocking agents. New Horiz. 1994;2:48–55.

49. Prielipp RC, Jackson MJ, Coursin DB. Comparison of the neuromuscular recovery after paralysis with atracurium versus vecuronium in an ICU patient with renal insufficiency. Anesth Analg. 1994;78:775–8.

50. Sokoll MD, Gergis SD. Antibiotics and neuromuscular function. Anesthesiology. 1981;55:148–59.

51. Fuchs-Buder T, Suter PM. Recovery properties of cisatracurium and vecuronium in intensive care unit patients. Anesth Analg. 1996;82:892–3.

52. Lewis KS, Rothenberg DM. Neuromuscular blockade in the intensive care unit. Am J Health Syst Pharm. 1999;56:72–5.

53. Hirano M, Ott BR, Raps EC, Minetti C, Lennihan L, Libbey NP, et al. Acute quadriplegic myopathy: a complication of treatment with steroids, nondepolarizing blocking agents, or both. Neurology. 1992;42:2082–7.

54. Hund E. Myopathy in critically ill patients. Crit Care Med. 1999;27:2544–7.

55. Fischer JR, Baer RK. Acute myopathy associated with combined use of corticosteroids and neuromuscular blocking agents. Ann Pharmacother. 1996;30:1437–45.

56. David WS, Roehr CL, Leatherman JW. EMG findings in acute myopathy with status asthmaticus, steroids and paralytics. Clinical and electrophysiologic correlation. Electromyogr Clin Neurophysiol. 1998;38:371–6.

57. Lacomis D, Giuliani MJ, Van Cott A, Kramer DJ. Acute myopathy of intensive care: clinical, electromyographic, and pathological aspects. Ann Neurol. 1996;40:645–54.

58. Zochodne DW, Ramsay DA, Saly V, Shelley S, Moffatt S. Acute necrotizing myopathy of intensive care: electrophysiological studies. Muscle Nerve. 1994;17:285–92.

59. Helliwell TR, Coakley JH, Wagenmakers AJ, Griffiths RD, Campbell IT, Green CJ, et al. Necrotizing myopathy in critically-ill patients. J Pathol. 1991;164:307–14.

60. Larsson L, Li X, Edström L, Eriksson LI, Zackrisson H, Argentini C, et al. Acute quadriplegia and loss of muscle myosin in patients treated with nondepolarizing neuromuscular blocking agents and corticosteroids: mechanisms at the cellular and molecular levels. Crit Care Med. 2000;28:34–45.

61. Alhazzani W, Alshahrani M, Jaeschke R, Forel JM, Papazian L, Sevransky J, et al. Neuromuscular blocking agents in acute respiratory distress syndrome: a systematic review and meta-analysis of randomized controlled trials. Crit Care. 2013;17:R43.

62. Griffin D, Fairman N, Coursin D, Rawsthorne L, Grossman JE. Acute myopathy during treatment of status asthmaticus with corticosteroids and steroidal muscle relaxants. Chest. 1992;102:510–4.

63. Lacomis D, Smith TW, Chad DA. Acute myopathy and neuropathy in status asthmaticus: case report and literature review. Muscle Nerve. 1993;16:84–90.

64. Behbehani NA, Al-Mane F, D'yachkova Y, Paré P, FitzGerald JM. Myopathy following mechanical ventilation for acute severe asthma: the role of muscle relaxants and corticosteroids. Chest. 1999;115:1627–31.

65. Puthucheary Z, Rawal J, Ratnayake G, Harridge S, Montgomery H, Hart N. Neuromuscular blockade and skeletal muscle weakness in critically ill patients: time to rethink the evidence? Am J Respir Crit Care Med. 2012;185:911–7.

66. Rouleau G, Karpati G, Carpenter S, Soza M, Prescott S, Holland P. Glucocorticoid excess induces preferential depletion of myosin in denervated skeletal muscle fibers. Muscle Nerve. 1987;10:428–38.

67. Höke A, Rewcastle NB, Zochodne DW. Acute quadriplegic myopathy unrelated to steroids or paralyzing agents: quantitative EMG studies. Can J Neurol Sci. 1999;26:325–9.

68. Tousignant CP, Bevan DR, Eisen AA, Fenwick JC, Tweedale MG. Acute quadriparesis in an asthmatic treated with atracurium. Can J Anaesth. 1995;42:224–7.

69. Miró O, Salmerón JM, Masanés F, Alonso JR, Graus F, Mas A, et al. Acute quadriplegic myopathy with myosin-deficient muscle fibres after liver transplantation: defining the clinical picture and delimiting the risk factors. Transplantation. 1999;67:1144–51.

70. Lipshutz AK, Gropper MA. Acquired neuromuscular weakness and early mobilization in the intensive care unit. Anesthesiology. 2013;118:202–15.

71. Pawlik AJ. Early mobilization in the management of critical illness. Crit Care Nurs Clin North Am. 2012;24:481–90.

72. Anticholinesterase drugs and cholinergic agonists. In: Stoelting RK, editor. Pharmacology and physiology in anesthetic practice.

3rd ed. Philadelphia: Lippincott-Raven; 1999. p. 224–37.

73. de Boer HD, van Egmond J, van de Pol F, Bom A, Booij LH. Chemical encapsulation of rocuronium by synthetic cyclodextrin derivatives: reversal of neuromuscular block in anaesthetized Rhesus monkeys. Br J Anaesth. 2006;96:201–6.

74. Groudine SB, Soto R, Lien C, Drover D, Roberts K. A randomized, dose-finding, phase II study of the selective relaxant binding drug, Sugammadex, capable of safely reversing profound rocuronium-induced neuromuscular block. Anesth Analg. 2007;104:555–62.

75. Hoffmann U, Grosse-Sundrup M, Eikermann-Haerter K, Zaremba S, Ayata C, Zhang B, et al. Calabadion: a new agent to reverse the effects of benzylisoquinoline and steroidal neuromuscular-blocking agents. Anesthesiology. 2013;119:317–25.

第十三章 高危手术患者的最优化方案

Hollmann D. Aya, Andrew Rhodes

引言

危重病患者的急性病理生理反应为氧输送和氧消耗的增加。正常的氧输送和氧消耗已无法满足这些患者的需求,而必须要达到更高的血流动力学状态。这是制定最优化方案的基础,然后根据血流动力学监测方法和预定的目标制定一系列针对心血管系统的治疗干预措施。该策略可改善高危重大手术患者的组织氧供,预防术后并发症的发生,降低死亡率[1-12]。

根据英国、威尔士和北爱尔兰 NCEPOD 机构调查,每年有超过 280 万患者接受外科手术,而围手术期30 天内死亡人数达 2 万人。手术人群的死亡风险小于 1%;但重大手术后的死亡风险高达 15%~50%。不过这些研究人群大多为生理储备有限,需要急诊手术的病人[13]。近期在欧洲 28 个国家进行的一项大型前瞻性国际流行病学研究显示[14],已住院的非心脏手术患者围术期死亡率为 4%,高于既往研究结果[15-17]。高危手术人群仅占所有手术患者的 10%~15%,但其中死亡患者占所有死亡人群的 80%[18],其中死亡率最高(39%)者主要为手术后在普通病房经过初始治疗后转入 ICU 的患者[18]。这些资料强调了术后治疗的重要性。Pearse 等[14]报道了一项大型的国际流行病学研究,结果显示非心脏手术患者中仅 8% 在住院期间进入过监护病房,而死亡患者中有 73% 的患者术后未进入过监护病房。只有 5% 的患者术后选择回监护病房治疗,而非计划入监护室的患者死亡率显著升高。这些数据表明医生常常会低估患者的围术期风险,不能合理安排患者的医疗资源分配,而合理的医疗资源分配大多可使患者获益。因此,最重要的是能够识别高危患者。通过合理的临床干预降低患者发病率和死亡率。

识别高危患者

目前有许多评分系统能够帮助识别高危患者。美国麻醉医师学会(ASA)身体状况分级系统(表13.1)广泛用于术前麻醉评估,但其主观性强,在确定手术相关风险方面缺乏准确性。Goldman 心脏风险指数分级(表 13.2)是一项关于术后心脏并发症进展相关危险因素的风险评估[19]。计算死亡率和发病率的生理学和手术严重性评分(POSSUM)是一项有效的评分系统,用于评估手术患者的预期总发病率和死亡率,可准确识别高危患者[20]。

表 13.1　美国麻醉医师学会(ASA)身体状况分级系统

身体状况	评分
正常健康人	I
轻度系统疾病患者	II
重度系统疾病患者	III
持续威胁生命的重度系统疾病患者	IV
不实行手术治疗无法存活的患者	V
宣布脑死亡且器官已被捐献的患者	VI

表 13.2　Goldman 心脏风险指数[19]

危险因素	分值	
第三心音(S3)	11	
颈静脉压升高		
过去 6 个月内心肌梗死史	10	
ECG:房性早搏或其他心律失常	7	
ECG 显示每分钟大于 5 次室性早搏		
年龄大于 70 岁	5	
急诊入院	4	
胸腔、腹腔或主动脉手术	3	
一般状况较差,卧床不起		
总评分	预期死亡风险/%	预期重度心血管并发症风险/%
分值大于 25	56	22
分值小于 26	4	17
分值小于 6	0.2	0.7

对拟行重大手术的老年患者进行心肺功能运动
试验提示,患者术后的死亡率与无氧阈值相关[21]。无
氧阈值是指有氧代谢不能为机体提供充足的能量底
物三磷酸腺苷时,需要无氧代谢替代的临界点[22]。不
断增加患者的运动水平,同时监测患者的吸入氧浓度
和呼出二氧化碳的浓度来测量患者的无氧阈值。该
方法是识别高危患者最精确的方法之一。

正常、超常或适当的治疗目标

对于健康人群,血流量的变化与外周组织的代谢
需求相匹配,这在不同个体和不同时间的差异较大。
因此,对于一个人群来说,很难说心输出量或氧输送
的某个数值是否是“正常”的。无论数值正常或超常,
真正重要的是血流量的供氧是否能够充分满足机体
代谢的需求。

中心静脉血氧饱和度($ScvO_2$)可作为全身氧输送
和氧需之间平衡的指标[23],而围术期 $ScvO_2$ 降低与高
危手术患者的并发症风险增加相关[24]。氧摄取率
(O_2ER)也已被认为是治疗目标之一[25],其临界值为
27%,与既往的数值一致[24,26]。另外两项研究报道
应用中心静脉血氧饱和度($ScvO_2$)作为治疗目标的临
界值为70%[27,28],而这两项研究入选的均为心脏手术
病人。氧摄取指数也可作为治疗目标,能够帮助我们
评估氧需和氧输送之间的平衡,适用人群范围更广。
事实上,根据这些参数使围术期患者达到最佳状态可
使术后并发症的发生率下降[8]。

然而,这些参数需要通过有创操作来获得,如肺
动脉导管(PAC)或中心静脉导管(CVC),限制了其
在临床上的应用。而且,测量 $ScvO_2$ 需要采集血标
本,限制了目标导向治疗(GDT)方案中的快速决策。
此外,应用 $ScvO_2$ 替代 SvO_2 有重要的临床意义,尤
其是下肢手术的患者。仅从上肢采血可能会忽略代
谢需求的增加。最后,$ScvO_2$ 只能提供全身总的氧需
评估,而局部灌注的异常不能够被及时识别和充分
纠正。

最优化方案

Shoemaker 和他的同事在手术成功的高危患者中
发现某些血流动力学参数非常重要[29]。这些参数(表
13.3)可以作为治疗目标,在一些干预性研究中发现,
以这些参数作为治疗目标能够减少患者的器官功能
障碍和死亡率[30-32]。

表 13.3 Shoemarker 等的血流动力学目标

参数	目标
心脏指数(CI)	>4.5L/($min \cdot m^2$)
肺动脉嵌顿压	<18mmHg
氧输送指数(DO_2I)	>600ml/($min \cdot m^2$)
氧消耗指数(VO_2I)	>170ml/($min \cdot m^2$)

随后,Sandham 等进行了一项大型的临床研究,入
选了 1990 年到 1999 年之间 19 家加拿大医院的 1 994
名患者[33]。干预组指导治疗的目标为肺动脉嵌顿压
(PAOP)≥18mmHg,平均动脉压(MAP)≥70mmHg,心
率<120 次/分,心输出量 3.5~4.5L/min,血细胞比容≥
27% 和氧输送指数(DO_2I)550 ~ 600ml/($min \cdot m^2$)。
对照组采用“标准”治疗,未留置 PAC。两组之间的发
病率、生存期和 1 年死亡率无明显差异。但是,干预组
大约三分之一的患者并未达到预期的治疗目标,PAOP
值事实上没有到达预期目标值。然而,虽然这些目标
令人失望,但关于正确的治疗目标的讨论逐渐被重视。

一些血流动力学参数容易测量,床旁即可显示,
因此在临床应用较广泛,但它们作为特异性的治疗目
标仍不明确。例如动脉血压:很明显,异常的平均动
脉压(MAP)有害,但最近关于脓毒性休克的临床研究
发现,MAP 达到 65~70mmHg 和达到 80~85mmHg,作
为治疗目标的死亡率并无差异[34]。

围术期最优化方案的最终目标是为重要脏器和
组织提供充足的氧供,预防低灌注和低氧。在充分镇
痛,维持正常体温,快速处理术后寒战,维持足够的血
红蛋白和氧供的情况下,心输出量即为氧输送最重要
的决定因素。因此,围术期的最优化方案依赖于最佳
的心输出量,而心输出量取决于前负荷、心肌收缩力
和后负荷。这三个参数已成为最优化方案的主要
目标。

静脉内液体治疗和输血

根据 Frank-Starling 定律,心肌收缩力与心肌纤维
的初长度成正比[35]。所以静脉内液体治疗的目的是
通过达到最大前负荷增加患者的心输出量。

心输出量最大化的策略首先是由 Mythen 和 Webb
提出的[36],已广泛用于 GDT 方案中。通过持续的容量
负荷试验,Frank-Starling 曲线达到平台部分时,心脏收
缩力达到最佳状态(图 13.1)。容量负荷试验阳性定
义为心输出量增加 10% ~ 15%。该方法的一个优点是

对测量的准确性要求不高,而重点在于观察相对变化,因此不需要经过机器的校正等。另外,容量负荷试验也可用于其他情况,如自主呼吸通气或心房颤动状态。

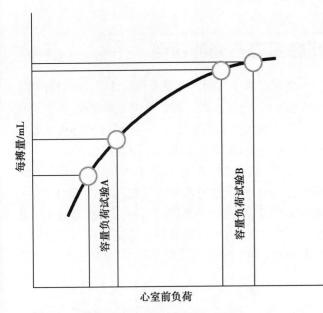

图 13.1　容量负荷试验对每搏量的影响。A 状态时,容量负荷试验导致每搏量明显增加,如 y 轴所示。表明存在液体反应性,应继续予容量负荷直至达到 B 状态

临床上必须要区分容量负荷试验和液体复苏。容量负荷试验主要判别患者是否有容量反应性。有容量反应性的患者可以继续给予补液治疗,而液体过负荷的风险较小[37]。为了能够对变化做出正确的解释,需要基线水平的稳定。

然而,容量负荷试验仍有一定的不确定性。首先,对于如何界定充分标准的负荷试验,液体数量和输注速度目前意见仍不统一。其次,容量负荷试验后的血流动力学效应能持续多久或什么时候应该开始再评估等均不确定。

容量负荷试验的效应还可通过观察循环中的静脉系统来理解。全身血量大约 70% 储存在静脉系统内,因此与其他心血管系统相比,静脉系统的顺应性更好。一般情况下,静脉回流入心脏的血流量与心脏射血的血流量相当,也就是说静脉回流量(VR)等于心输出量。Guyton[38]等发现 VR 与静脉回流压力梯度(dVR)成正比,与静脉回流阻力(RVR)成反比。静脉回流的压力梯度是指右房压(RAP)和循环系统平均充盈压(Pmsf)的差值。

Pmsf 是循环内无血流时的心血管系统的平均压力,与张力性容量(Vs)和血管壁的平均顺应性相关。

Vs 是血管内的部分容量,由于其牵张血管壁而产生压力,另一部分容量(非张力性容量)仅充盈血管,而不产生压力。该部分容量是一个大的储血池,随着组织代谢需求的增加可被募集而增加 VR。实际上这是调节心输出量的重要机制:组织对血液的需求量可通过局部的信号机制和交感活性来精确控制。因此,代谢需求增加时,产生血管扩张信号,各器官的血流量增加,静脉回流增加。

围术期代谢需求增加,我们给予液体治疗使前负荷达到最佳状态时。首先张力性容量增加,Pmsf 和 dVR 增加,最终 VR 增加。近期的一项研究观察了术后 101 例行容量负荷试验患者的 Pmsf 值的变化[39],也证实了这一原理。液体负荷试验时应该应用尽量少的容量,避免容量过负荷,但液体量仍要保证能够增加 Vs 和 Pmsf。当然,这些指标的变化并不绝对准确[40]。Vs 代表了总血管内容量的 30%[40],但实际上与 Pmsf 一样,很难测量。

正压通气时通过心肺交互作用获得的动态参数,如脉搏压变异度(PPV)或每搏量变异度(SVV),目前也应用于许多心血管系统监测中[41]。胸内压的增加导致 RAP 增加,VR 减少。这些参数已用于围术期最优化方案中[27,42]。脓毒症患者,潮气量 8mL/kg 时的收缩压或脉搏压变异度超过 13% 提示有容量反应性的敏感性和特异性均很高[43]。但是,这些参数只适用于患者完全控制通气和无心律失常时。而且,不同的机器计算的心输出量数值不同,因此根据不同的机器,这些参数预测有容量反应性的阈值不同,在不同临床条件下显示出不同程度的稳定性[44]。

最后,要记住容量有反应性并不意味着需要更多的液体。正常人也有容量反应性,但不需要液体复苏。重症患者可能有容量反应性,但并不一定都存在低血容量。然而,在围术期最优化方案中,液体治疗并不只用于纠正低血容量。在特殊应激情况下,应满足患者的代谢需求。

心输出量监测

肺动脉导管

关于围术期最优化方案的第一项研究是应用肺动脉导管(PAC)作为监测 CO 的手段[30-32]。此后发表了许多研究。最近一项纳入 29 个随机临床研究(RCT)的荟萃分析[8],评估了高危手术人群中 GDT 的有效性,显示应用 PAC 患者的死亡率明显下降(OR

0. 35,95% CI 0. 19~0. 65,P =0. 001)。

然而,也有许多研究表明,应用 PAC 指导血流动力学治疗后并未显示出有利的结果[45,46]。还有一些研究显示,数据资料被错误解读[47]。另外,PAC 置入过程烦琐耗时,且各种并发症较多[48,49]。关于 PAC 的有效性和安全性的争论已经进行了很长时间[50]。因此,无创血流动力学监测技术的发展是必须的。

经食管多普勒超声

经食管多普勒超声(TED)可将探头置入食管内合适的位置,通过声波来测量降主动脉的血流速度。从而计算每搏输出量和心输出量[51]。Abbas 和 Hill 等[52]在一项荟萃分析中表明,腹部大手术患者应用 TED 指导围术期最优化方案与并发症的减少和 ICU 住院时间的缩短相关[8]。这一点也由随后的一项高危手术患者荟萃分析所证实。国家健康和护理研究所(UK)推荐高危手术人群常规应用经食管多普勒超声监测技术[53]。然而,手术操作过程中的信号缺乏稳定性或手术过程中探头不固定,以及清醒患者不耐受等均限制了它在连续监测中的应用。

动脉波形分析

通过氯化锂稀释法(LiDCOplus,LiDCO Ltd,剑桥,UK)进行脉搏压波形分析同样也用于流量的测量[54-56],且不需要中心静脉导管。LiDCO™ rapid 通过脉搏压分析曲线图获得心输出量,而不需要任何稀释技术。一项关于高危手术人群的 RCT 研究中应用 LiDCO™ plus 监测技术,GDT 组的死亡率明显减少,且住院时间缩短[57]。

PiCCO(PULSION 医疗系统,慕尼黑,德国)通过热稀释法来计算血流动力学指标。经中心静脉导管注射生理盐水,得到温度-时间曲线,再通过 Stewart-Hamilton 方程[58]计算心输出量。通过该技术可获得反映心脏前负荷的全心舒张末容积指数(GEDVI)以及血管外肺水指数(EVLWI),用来评估肺水肿。该技术需要中心静脉导管和特异性的带热敏电阻的动脉导管,通常置于股动脉。已经证实心脏手术的 GDT 方案中应用这些参数可使儿茶酚胺类药物用量减少,机械通气时间和 ICU 滞留时间减少[59]。

Vigileo 监测(FloTrac/Vigileo,爱德华生命技术公司,欧文,CA,USA)应用特异性的动脉压传感器分析外周动脉压力波形,结合患者的人口学信息进行运算,将动脉压力数据转换成每搏输出量,同时估算出心输出量。一项关于术中 GDT 的研究[60],入选了行

腹部手术的高危患者,结果发现与对照组相比,GDT 组并发症减少(20% vs. 50%,P =0. 003),ICU 停留时间缩短。同样,在整形手术中,Vigileo 监测指导的术中 GDT 降低了出现术后并发症患者的比例(75% vs. 100%,P =0. 047)[61]。

正性肌力药物的应用

当患者的前负荷达到最大化时,DO_2I 的目标仍未达到,$ScvO_2$ 提示患者存在氧供需不平衡时,需要考虑应用正性肌力药物(图 13. 2)。一项荟萃分析提示应用正性肌力药物联合液体治疗明显降低死亡率(OR 0. 47,95% CI 0. 29~0. 76),优于单用液体治疗方案。同样,Pearse 等[62]发现术后优先使用正性肌力药物并未增加心肌损伤发生的风险,而另一项荟萃分析[11]也显示,高危手术患者应用液体联合正性肌力药物治疗并未增加心脏并发症的风险。

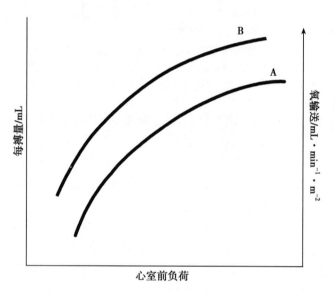

图 13. 2 Frank-Starling 曲线上正性肌力药物效应。曲线上移和左移,导致左室前负荷不变的情况下,每搏量明显增加。曲线 A 是应用正性肌力药物之前,曲线 B 反映了正性肌力药物引起的前负荷—每搏量关系变化

多巴酚丁胺或多培沙明等正性肌力药物使心肌细胞内钙增加,心肌氧耗增加[63],从而导致其最主要的两个不良反应,心律失常和心肌缺血。而且,45 岁以上中老年人中超过 30% 的人群会出现无症状性舒张功能不全[64,65],65 岁以上的左室射血分数正常的老年人,外科手术后 60% 的患者存在独立的左室充盈压的异常[66]。年龄、性别和射血分数校正后,即使无明显充血性心衰临床表现的患者,左室舒张功能不全(LVDD)也是全因死亡率独立的预测因素[65]。正性肌

力药物在这类人群中必须谨慎使用。

　　左西孟旦可以在围术期最优化方案中应用。左西孟旦是哒嗪酮-二腈衍生物,能增加肌钙蛋白 C 与钙离子的亲和力。在不损伤心室舒张功能的同时发挥正性肌力作用。左西孟旦会使心率增快,增加房颤的发生率。但目前尚无其与心室颤动或 QT 间期延长相关的报道。

　　但是很遗憾,目前几乎没有关于左西孟旦在非心脏手术中应用的研究报道。Katsaragakis 等[67]发现心衰患者在进行非心脏手术前应用左西孟旦治疗是安全有效的。Lahtinen 等[68]证实左西孟旦能够降低心脏手术患者术后心衰的发生率,但也会出现低血压,需要增加血管活性药物的用量,不过对死亡率或发病率无影响。Harrison 等近期报道了一篇荟萃分析[69],纳入了 14 项随机临床研究,结果发现心脏手术患者使用左西孟旦能够降低死亡率,减少其他不良事件的发生。并且发现这些优势尤其在射血分数(EF)减少的患者中更明显。

　　图 13.3 是上述讨论的各种因素相互影响构成的最优化方案的流程。

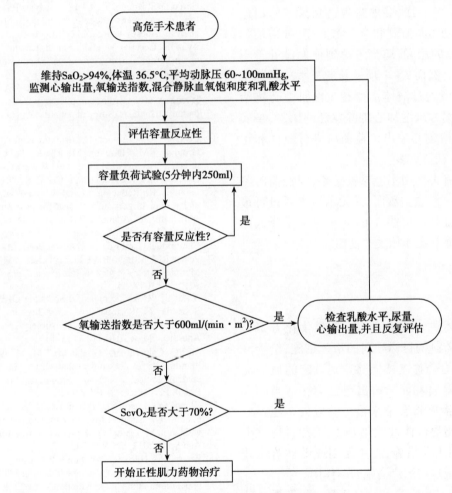

图 13.3　最佳化方案流程。可通过各种流量监测方法评估每搏量变化。UO. 尿量;CO. 心输出量

开始最优化方案的时机

　　为了最大程度地发挥围术期最优化方案的优势,应在器官功能障碍出现之前开始最优化方案[1,70]。因此实施最优化方案需要在术前将患者送入可靠的护理单元。在那里可完成心脏监测,开始目标导向的液体治疗和正性肌力药物治疗[24,26]。最优化方案也可在术中开始实施。许多研究采用经食管超声指导治疗,使每搏量达到最佳,明显降低了术后并发症的发生率,缩短了住院时间。然而死亡率无明显变化[36,71-74]。这可能与入选人群为低至中危患者相关,且这些研究中的氧输送并未严格达标。只有氧输送指数>600ml/(min·m²)的患者死亡率才会降低。对于那些心脏储备能力降低的患者,该目标很难达到,因为采取每搏

量最优化方案时无法应用正性肌力药物。

最近,一项纳入了 26 个 RCT 研究的荟萃分析显示,术前开始 GDT 能够减少术后感染的风险[6]。同样,早期开始实施血流动力学最优化方案能够降低大手术后急性肾损伤和胃肠并发症的风险[4,3]。

另外,必须强调氧供需失衡这一概念,避免过度治疗。液体正平衡增加血管手术[75]、经胸手术和其他干预措施术后并发症发生的风险[76]。同样,应用儿茶酚胺类药物也会出现各种并发症,如指端缺血和快速心律失常。其他不常见的副反应[77]包括刺激细菌生长[78]、免疫抑制[79]、胰岛素抵抗和与心肌缺血相关的脂肪酸氧化增加[80]。因此要那些为达到预定的治疗目标而应用血流动力学监测联合药物治疗(液体治疗和正性肌力药物)的患者,应当考虑到他们已处于不确定的危险之中。然而,在一项最新的荟萃分析[11]中发现高危手术患者通过液体治疗和正性肌力药物治疗实施最优化方案并未增加心脏并发症的风险,事实上这些患者接受微创心输出量监测后进行液体和正性肌力药物治疗,获益更多。

这些可能的有害作用不应该被忽略,我们需时刻谨记适当治疗这一概念。然而,尚无术后患者进行最优化脱机流程的证据。可能在 6~8 小时逐步降低治疗目标可降低心血管操作相关并发症的发生。

结论

接受重大手术的高危患者围术期最优化方案是依赖于心输出量监测的目标导向的治疗措施,给予液体治疗和正性肌力药物支持能够达到既定的血流动力学目标。若在器官功能障碍出现之前在适当的人群中应用该治疗措施将会带来很大的益处。建议应用容量负荷试验指导液体最优化方案,治疗目标宜个体化,评估每一项干预措施,应用无创或微创监测技术,最后,不要忘记这些治疗措施的副作用。

(王慧 译,李晨 校)

参考文献

1. Kern JW, Shoemaker WC. Meta-analysis of hemodynamic optimization in high-risk patients. Crit Care Med. 2002;30:1686–92.
2. Poeze M, Greve JW, Ramsay G. Meta-analysis of hemodynamic optimization: relationship to methodological quality. Crit Care. 2005;9:R771–9.
3. Giglio MT, Marucci M, Testini M, Brienza N. Goal-directed haemodynamic therapy and gastrointestinal complications in major surgery: a meta-analysis of randomized controlled trials. Br J Anaesth. 2009;103:637–46.
4. Brienza N, Giglio MT, Marucci M, Fiore T. Does perioperative hemodynamic optimization protect renal function in surgical patients? A meta-analytic study. Crit Care Med. 2009;37:2079–90.
5. Rahbari NN, Zimmermann JB, Schmidt T, Koch M, Weigand MA, Weitz J. Meta-analysis of standard, restrictive and supplemental fluid administration in colorectal surgery. Br J Surg. 2009;96:331–41.
6. Dalfino L, Giglio MT, Puntillo F, Marucci M, Brienza N. Haemodynamic goal-directed therapy and postoperative infections: earlier is better. A systematic review and meta-analysis. Crit Care. 2011;15:R154.
7. Gurgel ST, do Nascimento Jr P. Maintaining tissue perfusion in high-risk surgical patients: a systematic review of randomized clinical trials. Anesth Analg. 2011;112:1384–91.
8. Hamilton MA, Cecconi M, Rhodes A. A systematic review and meta-analysis on the use of preemptive hemodynamic intervention to improve postoperative outcomes in moderate and high-risk surgical patients. Anesth Analg. 2011;112:1392–402.
9. Corcoran T, Rhodes JE, Clarke S, Myles PS, Ho KM. Perioperative fluid management strategies in major surgery: a stratified meta-analysis. Anesth Analg. 2012;114:640–51.
10. Aya HD, Cecconi M, Hamilton M, Rhodes A. Goal-directed therapy in cardiac surgery: a systematic review and meta-analysis. Br J Anaesth. 2013;110:510–7.
11. Arulkumaran N, Corredor C, Hamilton MA, Ball J, Grounds RM, Rhodes A, et al. Cardiac complications associated with goal-directed therapy in high-risk surgical patients: a meta-analysis. Br J Anaesth. 2014;112:648–59.
12. Cecconi M, Corredor C, Arulkumaran N, Abuella G, Ball J, Grounds RM, Hamilton M, Rhodes A. Clinical review: goal-directed therapy-what is the evidence in surgical patients? The effect on different risk groups. Crit Care. 2013;17:209.
13. Grounds R. Reducing mortality and complications in patients undergoing surgery at high risk for post operative complications and death. In: Adams AP, Cashman JN, Grounds RM, editors. Recent advances in anaesthesia and intensive care, vol. 22. 22nd ed. Cambridge: Cambridge University Press; 2003. p. 117–33.
14. Pearse RM, Moreno RP, Bauer P, Pelosi P, Metnitz P, Spies C, et al. Mortality after surgery in Europe: a 7 day cohort study. Lancet. 2012;380:1059–65.
15. Noordzij PG, Poldermans D, Schouten O, Bax JJ, Schreiner FA, Boersma E. Postoperative mortality in The Netherlands: a population-based analysis of surgery-specific risk in adults. Anesthesiology. 2010;112:1105–15.
16. Yu PC, Calderaro D, Gualandro DM, Marques AC, Pastana AF, Prandini JC, et al. Non-cardiac surgery in developing countries: epidemiological aspects and economical opportunities-the case of Brazil. PLoS One. 2010;5:e10607.
17. Glance LG, Lustik SJ, Hannan EL, Osler TM, Mukamel DB, Qian F, et al. The Surgical Mortality Probability Model: derivation and validation of a simple risk prediction rule for noncardiac surgery. Ann Surg. 2012;255:696–702.
18. Pearse RM, Harrison DA, James P, Watson D, Hinds C, Rhodes A, et al. Identification and characterisation of the high-risk surgical population in the United Kingdom. Crit Care. 2006;10:R81.
19. Goldman L, Caldera DL, Nussbaum SR, Southwick FS, Krogstad D, Murray B, et al. Multifactorial index of cardiac risk in noncardiac surgical procedures. N Engl J Med. 1977;297:845–50.
20. Copeland GP, Jones D, Walters M. POSSUM: a scoring system for surgical audit. Br J Surg. 1991;78:355–60.
21. Older P, Smith R, Courtney P, Hone R. Preoperative evaluation of cardiac failure and ischemia in elderly patients by cardiopulmonary exercise testing. Chest. 1993;104:701–4.
22. Older P, Hall A. Clinical review: how to identify high-risk surgical patients. Crit Care. 2004;8:369–72.
23. Alhashemi JA, Cecconi M, Hofer CK. Cardiac output monitoring: an integrative perspective. Crit Care. 2011;15(2):214.
24. Collaborative Study Group on Perioperative ScvO2 Monitoring. Multicentre study on peri- and postoperative central venous oxygen saturation in high-risk surgical patients. Crit Care. 2006;10:R158.

25. Donati A, Loggi S, Preiser JC, Orsetti G, Munch C, Gabbanelli V, et al. Goal-directed intraoperative therapy reduces morbidity and length of hospital stay in high-risk surgical patients. Chest. 2007;132:1817–24.

26. Pearse R, Dawson D, Fawcett J, Rhodes A, Grounds RM, Bennett ED. Changes in central venous saturation after major surgery, and association with outcome. Crit Care. 2005;9:R694–9.

27. Kapoor PM, Kakani M, Chowdhury U, Choudhury M, Lakshmy, Kiran U. Early goal-directed therapy in moderate to high-risk cardiac surgery patients. Ann Card Anaesth. 2008;11:27–34.

28. Polonen P, Ruokonen E, Hippelainen M, Poyhonen M, Takala J. A prospective, randomized study of goal-oriented hemodynamic therapy in cardiac surgical patients. Anesth Analg. 2000;90:1052–9.

29. Shoemaker WC. Cardiorespiratory patterns of surviving and non-surviving postoperative patients. Surg Gynecol Obstet. 1972;134:810–4.

30. Shoemaker WC, Appel PL, Kram HB, Waxman K, Lee TS. Prospective trial of supranormal values of survivors as therapeutic goals in high-risk surgical patients. Chest. 1988;94:1176–86.

31. Boyd O, Grounds RM, Bennett ED. A randomized clinical trial of the effect of deliberate perioperative increase of oxygen delivery on mortality in high-risk surgical patients. JAMA. 1993;270:2699–707.

32. Wilson J, Woods I, Fawcett J, Whall R, Dibb W, Morris C, et al. Reducing the risk of major elective surgery: randomised controlled trial of preoperative optimisation of oxygen delivery. BMJ. 1999;318:1099–103.

33. Sandham JD, Hull RD, Brant RF, Knox L, Pineo GF, Doig CJ, et al. A randomized, controlled trial of the use of pulmonary-artery catheters in high-risk surgical patients. N Engl J Med. 2003;348:5–14.

34. Asfar P, Meziani F, Hamel JF, Grelon F, Megarbane B, Anguel N, et al. High versus low blood-pressure target in patients with septic shock. N Engl J Med. 2014;370:1583–93.

35. Starling EH, Visscher MB. The regulation of the energy output of the heart. J Physiol. 1927;62:243–61.

36. Mythen MG, Webb AR. Perioperative plasma volume expansion reduces the incidence of gut mucosal hypoperfusion during cardiac surgery. Arch Surg. 1995;130:423–9.

37. Cecconi M, Parsons AK, Rhodes A. What is a fluid challenge? Curr Opin Crit Care. 2011;17:290–5.

38. Guyton AC, Lindsey AW, Kaufmann BN. Effect of mean circulatory filling pressure and other peripheral circulatory factors on cardiac output. Am J Physiol. 1955;180:463–8.

39. Cecconi M, Aya HD, Geisen M, Ebm C, Fletcher N, Grounds RM, et al. Changes in the mean systemic filling pressure during a fluid challenge in postsurgical intensive care patients. Intensive Care Med. 2013;39:1299–305.

40. Magder S, De Varennes B. Clinical death and the measurement of stressed vascular volume. Crit Care Med. 1998;26:1061–4.

41. Pinsky MR. Determinants of pulmonary arterial flow variation during respiration. J Appl Physiol Respir Environ Exerc Physiol. 1984;56:1237–45.

42. Lopes MR, Oliveira MA, Pereira VO, Lemos IP, Auler Jr JO, Michard F. Goal-directed fluid management based on pulse pressure variation monitoring during high-risk surgery: a pilot randomized controlled trial. Crit Care. 2007;11:R100.

43. Michard F, Boussat S, Chemla D, Anguel N, Mercat A, Lecarpentier Y, et al. Relation between respiratory changes in arterial pulse pressure and fluid responsiveness in septic patients with acute circulatory failure. Am J Respir Crit Care Med. 2000;162:134–8.

44. Pinsky MR, Payen D. Functional hemodynamic monitoring. Crit Care. 2005;9:566–72.

45. Gattinoni L, Brazzi L, Pelosi P, Latini R, Tognoni G, Pesenti A, et al. A trial of goal-oriented hemodynamic therapy in critically ill patients. SvO2 Collaborative Group. N Engl J Med. 1995;333:1025–32.

46. Tuchschmidt J, Fried J, Astiz M, Rackow E. Elevation of cardiac output and oxygen delivery improves outcome in septic shock. Chest. 1992;102:216–20.

47. Marik PE. Obituary: pulmonary artery catheter 1970 to 2013. Ann Intensive Care. 2013;3:38.

48. Connors Jr AF, Speroff T, Dawson NV, Thomas C, Harrell Jr FE, Wagner D, et al. The effectiveness of right heart catheterization in the initial care of critically ill patients. SUPPORT Investigators. JAMA. 1996;276:889–97.

49. Zion MM, Balkin J, Rosenmann D, Goldbourt U, Reicher-Reiss H, Kaplinsky E, et al. Use of pulmonary artery catheters in patients with acute myocardial infarction. Analysis of experience in 5,841 patients in the SPRINT Registry. SPRINT Study Group. Chest. 1990;98:1331–5.

50. Williams G, Grounds M, Rhodes A. Pulmonary artery catheter. Curr Opin Crit Care. 2002;8:251–6.

51. Singer M, Bennett ED. Noninvasive optimization of left ventricular filling using esophageal Doppler. Crit Care Med. 1991;19:1132–7.

52. Abbas SM, Hill AG. Systematic review of the literature for the use of oesophageal Doppler monitor for fluid replacement in major abdominal surgery. Anaesthesia. 2008;63:44–51.

53. (NICE) NIfHaCE. CardioQ-ODM (oesophageal Doppler monitor) (MTG3). http://guidance.nice.org.uk/MTG3 (2011). Accessed January 2014.

54. Linton RA, Band DM, Haire KM. A new method of measuring cardiac output in man using lithium dilution. Br J Anaesth. 1993;71:262–6.

55. Cecconi M, Fawcett J, Grounds RM, Rhodes A. A prospective study to evaluate the accuracy of pulse power analysis to monitor cardiac output in critically ill patients. BMC Anesthesiol. 2008;8:3.

56. Cecconi M, Dawson D, Grounds RM, Rhodes A. Lithium dilution cardiac output measurement in the critically ill patient: determination of precision of the technique. Intensive Care Med. 2009;35:498–504.

57. Pearse R, Dawson D, Fawcett J, Rhodes A, Grounds RM, Bennett ED. Early goal-directed therapy after major surgery reduces complications and duration of hospital stay. A randomised, controlled trial. Crit Care. 2005;9:R687–93.

58. Stewart GN. Researches on the circulation time and on the influences which affect it. J Physiol. 1897;22:159–83.

59. Goepfert MS, Reuter DA, Akyol D, Lamm P, Kilger E, Goetz AE. Goal-directed fluid management reduces vasopressor and catecholamine use in cardiac surgery patients. Intensive Care Med. 2007;33:96–103.

60. Mayer J, Boldt J, Mengistu AM, Rohm KD, Suttner S. Goal-directed intraoperative therapy based on autocalibrated arterial pressure waveform analysis reduces hospital stay in high-risk surgical patients: a randomized, controlled trial. Crit Care. 2010;14:R18.

61. Cecconi M, Fasano N, Langiano N, Divella M, Costa MG, Rhodes A, et al. Goal-directed haemodynamic therapy during elective total hip arthroplasty under regional anaesthesia. Crit Care. 2011;15:R132.

62. Pearse RM, Dawson D, Fawcett J, Rhodes A, Grounds RM, Bennett D. The incidence of myocardial injury following post-operative Goal Directed Therapy. BMC Cardiovasc Disord. 2007;7:10.

63. Katz AM. Potential deleterious effects of inotropic agents in the therapy of chronic heart failure. Circulation. 1986;73:III184–90.

64. Abhayaratna WP, Marwick TH, Smith WT, Becker NG. Characteristics of left ventricular diastolic dysfunction in the community: an echocardiographic survey. Heart. 2006;92:1259–64.

65. Redfield MM, Jacobsen SJ, Burnett Jr JC, Mahoney DW, Bailey KR, Rodeheffer RJ. Burden of systolic and diastolic ventricular dysfunction in the community: appreciating the scope of the heart failure epidemic. JAMA. 2003;289:194–202.

66. Phillip B, Pastor D, Bellows W, Leung JM. The prevalence of preoperative diastolic filling abnormalities in geriatric surgical patients. Anesth Analg. 2003;97:1214–21.

67. Katsaragakis S, Kapralou A, Drimousis P, Markogiannakis H, Larentzakis A, Kofinas G, et al. Prophylactic preoperative levosimendan administration in heart failure patients undergoing elective non-cardiac surgery: a preliminary report. Hellenic J Cardiol. 2009;50:185–92.

68. Lahtinen P, Pitkanen O, Polonen P, Turpeinen A, Kiviniemi V, Uusaro A. Levosimendan reduces heart failure after cardiac surgery: a prospective, randomized, placebo-controlled trial. Crit Care Med. 2011;39:2263–70.

69. Harrison RW, Hasselblad V, Mehta RH, Levin R, Harrington RA, Alexander JH. Effect of levosimendan on survival and adverse events after cardiac surgery: a meta-analysis. J Cardiothorac Vasc Anesth. 2013;27:1224–32.

70. Boyd O, Hayes M. The oxygen trail: the goal. Br Med Bull. 1999;55:125–39.

71. Sinclair S, James S, Singer M. Intraoperative intravascular volume optimisation and length of hospital stay after repair of proximal femoral fracture: randomised controlled trial. BMJ. 1997;315:909–12.

72. Gan TJ, Soppitt A, Maroof M, el-Moalem H, Robertson KM, Moretti E, et al. Goal-directed intraoperative fluid administration reduces length of hospital stay after major surgery. Anesthesiology. 2002;97:820–6.

73. Wakeling HG, McFall MR, Jenkins CS, Woods WG, Miles WF, Barclay GR, et al. Intraoperative oesophageal Doppler guided fluid management shortens postoperative hospital stay after major bowel surgery. Br J Anaesth. 2005;95:634–42.

74. Noblett SE, Snowden CP, Shenton BK, Horgan AF. Randomized clinical trial assessing the effect of Doppler-optimized fluid management on outcome after elective colorectal resection. Br J Surg. 2006;93:1069–76.

75. McArdle GT, Price G, Lewis A, Hood JM, McKinley A, Blair PH, et al. Positive fluid balance is associated with complications after elective open infrarenal abdominal aortic aneurysm repair. Eur J Vasc Endovasc Surg. 2007;34:522–7.

76. Evans RG, Naidu B. Does a conservative fluid management strategy in the perioperative management of lung resection patients reduce the risk of acute lung injury? Interact Cardiovasc Thorac Surg. 2012;15:498–504.

77. Singer M. Catecholamine treatment for shock—equally good or bad? Lancet. 2007;370:636–7.

78. Lyte M, Freestone PP, Neal CP, Olson BA, Haigh RD, Bayston R, et al. Stimulation of Staphylococcus epidermidis growth and biofilm formation by catecholamine inotropes. Lancet. 2003;361:130–5.

79. Oberbeck R. Catecholamines: physiological immunomodulators during health and illness. Curr Med Chem. 2006;13:1979–89.

80. Mjos OD, Kjekshus JK, Lekven J. Importance of free fatty acids as a determinant of myocardial oxygen consumption and myocardial ischemic injury during norepinephrine infusion in dogs. J Clin Invest. 1974;53:1290–9.

第十四章　心肺复苏术

Andreas Schneider, Erik Popp, Bernd W. Böttiger

简介

心肺复苏(cardiopulmonary resuscitation, CPR)是每一位重症医学科医生需要掌握的基本技能。据估计,美国每年有 20 万人发生心脏骤停[1,2]。其中一半发生在重症监护室(intensive care units, ICU)[3]。在医院,40%~50% 的患者能自主恢复循环(restoration of spontaneous circulation, ROSC),但其中只有 15%~20% 的患者能够存活[3,4]。

这些数据表明,心脏骤停仍然是医学界的一大主要挑战。心脏骤停的管理包括两个同等重要的步骤:心肺复苏术和心脏骤停后治疗,只有两个阶段都采取最佳治疗才能得到良好的效果。

现在人们对心脏骤停最佳治疗方案的认识正在进一步加深。国际心肺复苏委员会会议(International Liaison Committee on Resuscitation, ILCOR)每 5 年举行一次,报道并评估一系列最新的医疗进展,其中一些好的治疗方案被推荐[5],从而发表及更新 CPR 的治疗指南,其中最新的指南是在 2015 年发布的[6,7]。以下对 CPR 的介绍基于已发布的指南,其中主要对象为成年患者的 CPR。

心脏骤停的病理生理学

有多种病因可以导致心脏骤停(表 14.1)[8,9]。到目前为止在医院外心脏骤停的病人中,急性心肌梗死是主要的病因[10-12]。然而,住院病人发生的心脏骤停往往更复杂,其多伴严重的基础疾病,在发生心脏骤停之前,常合并呼吸功能衰竭或血流动力学不稳定等情况[3,13]。

不管病因如何,最终的结果都是心脏机械活动的停止。但不同的是,在心脏骤停早期心脏电活动可被检测到,这种电活动的心电图图形对于治疗和判断预后极为重要(见下文)。

心脏骤停会导致动脉血压立即迅速下降,持续下降的血压会减少相应器官血流灌注[14-16]。数分钟之

表 14.1　心脏骤停的诱因

心脏病	心肌梗死
	心肌病
	心脏瓣膜病
	先天性心脏病
	原发性电生理异常
非心脏病	肺栓塞
	出血
	肺病
	中风
	代谢或电解质紊乱
	外伤
	中毒

源自[8,9]。

内,动脉和中央静脉压力可达到平衡,此时体内的血流几乎完全中止。因此,心脏骤停的病理生理学可以被描述为全身缺血。后遗症通常是由于外部氧气供应中断。然而,尽管缺氧是一个关键因素,缺血比单纯缺氧更严重[17,18]。缺血还会切断其他物质如葡萄糖的供应,从而使乳酸和氢离子等代谢产物无法清除。缺血和缺氧是不同的两种生理和病理生理反应。

心脏骤停表明全身缺血,但不是所有的身体组织都受到一致的影响,反应最明显的是对缺氧高度敏感的大脑。临床上,循环骤停只发生 5~6 秒,病人便会失去意识[19]。分子水平来讲,脑组织氧张力持续下降,在 2 分钟后为 0[20,21]。同时,神经元的腺苷三磷酸(adenosine triphosphate, ATP)能量消耗殆尽,而腺苷酸、乳酸和氢离子等代谢物逐渐增加[22-24]。细胞膜离子泵的功能障碍导致细胞内稳态的严重破坏[25,26]。其中一个特别的后果是钙超载,它是由于钙排出泵的失效、电压门控的钙离子通道的开启和谷氨酸、天冬氨酸激活的配体通道等多因素引起[26-29],钙超载是产生细胞毒性的关键因素[30,31]。

如果缺血持续时间过长,最终会导致大脑的全部神经元坏死[32]。然而,CPR 和 ROSC 的再灌注可迅速恢复神经元的能量供应[21,23]。因此,再灌注在一定程度上阻止了神经退化,但它并不一定会使其完全恢

复。在再灌注过程中，氧供的恢复会导致自由基的形成，这会加重脑细胞损伤[33-35]。再灌注期的主要特点是 ATP 能量的恢复会促使细胞对损害呈现过激反应。这与极早期基因的表达相关，其涉及细胞存活和死亡级联反应[36-40]。这些反应可能导致神经元细胞的延迟死亡，这通常发生在所谓的更易受损的大脑区域如海马体的 CA-1 区、丘脑网状核区域以及皮层的特殊区域[36-39,41]。这些病变的临床表现主要包括记忆力、注意力的受损以及运动能力的受损，可在多达 50% 的幸存病人身上发现[42-44]。

除了大脑，心脏器官本身也因循环的停滞受到极大的影响。在 ROSC 之后，可以观察到心功能的显著降低[45-48]，心脏收缩功能和舒张功能均受影响，导致血流动力学极其不稳定。这种心肌顿抑的病理生理机制较为复杂，与大脑一样，心肌对缺血尤为敏感[49]。此外，如果是因心肌梗死等心脏病原因引起的循环停止，该病本身就可造成心脏的损伤[45,48,50]。最后，诸如电除颤[51-53]和肾上腺素[54]也会损害心脏。心肌负性肌力药物能有效改善此类心肌顿抑，多于 72 小时内自行缓解[58,59]。

心脏骤停进一步激活炎症[55-57]和凝血系统[58,59]。这些因素在再灌注过程中会对器官功能产生不利影响，从而导致多个器官衰竭。

心脏骤停的临床表现与诊断

临床评估

心脏骤停以无意识、无呼吸及无脉搏三联征为其表现。意识的有无需通过与其交谈和接触评估，如果病人没有反应，应该立马将其放在平面上并呈仰卧位，同时为了避免软腭或会厌下垂引起气道阻塞[60-63]，头部应充分向后伸展以及下巴应尽量抬起[60,62-64]。评估病人有无自主呼吸时，救治人员需俯身在病人面前，观察胸廓起伏的同时，聆听有无呼吸声及感受呼出的气体。值得注意的是，一半以上的心脏骤停患者有濒死样喘息，需与正常呼吸加以鉴别[65]。评估病人有无脉搏活动，最好同时检测颈动脉及股动脉。

即使对受过训练的急救和重症监护医生来说，检查呼吸和脉搏也很困难[66,67]。因为心脏骤停后的 CPR 启动每延迟 1 秒钟都可能使病人的病情恶化，所以要求每一次呼吸和脉搏检查时间不能超过 10 秒。如果病人无呼吸和脉搏，或者有任何疑问，CPR 应该立即启动。

技术评估

在重症监护室，心脏骤停事件的发现是不同于其他地方的。因为大部分 ICU 患者有持续监控，心脏骤停事件多被监测设备所发现，如典型的室颤伴随动脉压的持续下降这种情况。心电监护在心肺复苏术中具有重要的意义，如果病人在事件发生前无心电监护，那么必须在心脏除颤器到达后立即进行心电监护。

在心脏骤停（图 14.1）中，有四种基本的心律失常。室性纤颤（VF）和室性心动过速（VT）应立即电除颤（"可除颤心律"），而心脏停搏或无脉搏电活动（PEA）则不需要电除颤（"不可除颤心律"）。在院病人的心脏骤停事件中，只有 30% 的患者为可除颤心律。与不可除颤心律相比，可除颤心律不仅有更好的预后，而且两者的治疗亦有极大的区别。

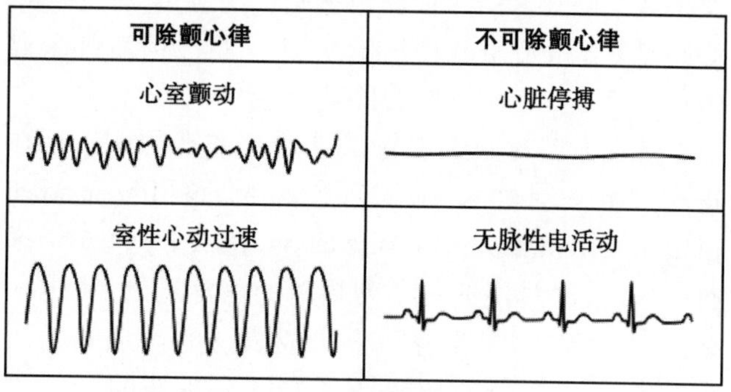

可除颤心律	不可除颤心律
心室颤动	心脏停搏
室性心动过速	无脉性电活动

图 14.1　心脏骤停时的心电图

心肺复苏术

人工心肺复苏术

胸外按压

心肺复苏术的主要目的是恢复心脏和大脑等重要器官的灌注。"胸外按压"的概念于 1959 年由考恩医生提出[68]。它通过增加胸内压和直接压缩心脏来增加前向血流[69-71]。标准心肺复苏术中动脉血压的平均血压可以达到 30～50mmHg[21,69,72,73]。因此，心肺复苏术能够提供部分冠状动脉和脑血管的血流灌注，尽管血流量较少，但极为重要[16,21,72,73]。

关于理想胸外按压技术的数据只有很少和模糊的数据[73,74]。2015 年的 CPR 指南建议其频率为 100～

120/min(表 14.2)[6,7],最重要的一点是尽量减少胸外按压的中断[75,76]。

表 14.2　心肺复苏中的胸外按压

按压位置	胸部中心
按压频率	100~120/min
按压深度	5~6cm(2~2in.)
按压放松频率	1:1

源自[6,7]。

通气

1958 年 Safar 发明了经典的人工呼吸[77]。然而,在医院的心肺复苏术中,这种形式的通气不是最主要的手段,因为面罩是常备的。面罩通气不仅有助于避免口对口人工呼吸的心理障碍[78,79],而且还便于与氧气管道连接。使用储氧面罩和高氧流量(大约 12L/min),吸气氧浓度可以达到近 100%[80,81]。然而,有效的面罩通气需要大量的练习[82-84]。面罩通气的一个常见并发症是胃胀,它会诱发反流和误吸[83,85]。

在面罩通气(人工呼吸也一样),胸外按压必须中断。由于胸外按压的中断有可能影响心肺复苏的效果[75,76],必须考虑使用高级呼吸道支持辅助通气。对于经验丰富的抢救人员而言,气管插管是保护气道的最佳方式[6,7]。然而,当经验较少的医护者操作紧急插管时,就会有较大的错放率[86,87]。此外,插管的时间也是至关重要的。理论上,喉镜检查应该在不间断的胸部按压下进行,只需在插入气管时暂停胸外按压。根据最新指南,气管插管时胸外按压的暂停时间不应超过 10 秒[6,7]。除了气管插管之外,还有喉罩、喉管插管等简单而安全的替代方案[82,83,85,88]。

在心肺复苏术中理想的通气参数的数据很少。需要指出的是过度通气会影响最终预后[89-91]。因此,2015 年 CPR 指南建议,潮气量不超过 500~600ml(表 14.3)[6,7]。

表 14.3　CPR 中的通气

潮气量	500~600ml 明显的胸廓起伏
通气频率	按压通气比率30:2 呼吸机支持8~10/min
吸气时间	1 秒
吸入氧浓度	100%

源自[6,7]。

按压与通气频率

如上所述,所有胸外按压的中断可能会妨碍复苏的成功[75,76]。与此同时,也应避免过度通气。由于没有关于不同的按压-通气比的临床资料,大部分建议是基于动物实验数据[92,93]和数学考虑[94]。该指南建议使用面罩通气或人工呼吸[6,7]时的按压/通气率为 30:2。在气管内插管等高级呼吸道支持后,通气频率应为 8~10 次/min,胸外按压需持续进行[6,7]。

电除颤

心脏骤停期间电流的应用可以追溯到 200 多年前[95]。然而,我们目前的由电容器放电来终止心室颤动和其他心律失常的概念,是 Lown 在 1960 年提出的[96,97],其与胸外按压和口对口通气联合,故最基础的心肺复苏术得以发展。

放电能够在短时间内完全终止心脏内所有的电活动[98-100]。当心室颤动没有复发时,窦房结有机会恢复控制。有了这个概念,就可以清楚地发现,电除颤只适用于阻止异常的心律失常,如心室颤动和室性心动过速。因此,电复律是针对特定病因的一种治疗方式。它并不适合于心脏停搏或无脉搏电活动。心脏停搏的表现是电活动的缺失,无脉搏电活动是无机械收缩的电活动。

电除颤的成功率很大程度上取决于时间,生存率减少 10%~15%/min[101,102]。在使用自动体外除颤器(automated external defibrillators,AEDs)的两项随机临床试验中,强调了快速启动除颤的重要性。在医疗急救服务到达之前,外行人应用公共场所的 AED 进行基本的心肺复苏术[103,104],这会增加医院外的心脏骤停幸存者人数。而且,这种改善随着急救医疗服务时间的缩短而减少。这些试验的结果已经得到了两项大规模的以人口为基础的观察研究的证实[105,106]。

在动物实验中,电击可以产生心肌损伤[51-53]。可是这类损伤是否在临床中亦存在仍存疑[107,108]。皮肤烧伤是唯一被临床证实的电除颤的副作用[109,110]。

目前有两种不同类型的除颤器可用,用单相或双相波形进行电除颤[116]。双相除颤器的除颤成功率较高,换而言之即需要更少的能量成功除颤[111-115]。对除颤电生理过程的研究亦支持双相除颤的优越性。然而,没有研究显示单相或双相除颤存活率的差异性。

目前指南没有特别推荐波形(表 14.4)[6,7]。360J 的单相放电和 150~200J 的双相放电都是合理的。

表 14.4 心肺复苏中的电除颤

电极位置	前胸： 一个在右胸,第二肋间隙 另一个在左乳房外侧
电极位置	自粘型电极板 电极板与导电组合 凝胶或衬垫;必须牢牢压紧
能量等级	360J 单向波形 150～200J 双向波形

药物

肾上腺素

肾上腺素可能是心肺复苏最重要的药物。因为它可通过激活 α 肾上腺素受体,引起外周血管收缩使血压升高,从而改善心肌和脑灌注[72,117-119]。目前,2010 年 CPR 指南缺乏肾上腺素与安慰剂对照的随机临床试验,因此,建议基于动物实验数据,证明肾上腺素(或其他升压药)对于成功复苏的重要性[120-122]。

最近,两个随机临床试验提供了额外的数据。在其中一项试验中,院外心脏停搏的病人随机接受肾上腺素或安慰剂[123]。在另一项试验中,在院外心脏停搏的病人中,将标准 CPR 与未静脉用药的 CPR 进行比较[124]。两项研究都清楚地表明,当给予肾上腺素时,ROSC 和入院率有所提高。两项试验中,出院生存率也有所改善,但没有达到统计学意义。幸存者神经系统预后的数据是不一致的。

关于肾上腺素潜在的有害影响一直存在争议。由于其激活 β-肾上腺素受体后心肌耗氧量增加,且不一定能与冠脉血流量的增加平衡[125,126]。肾上腺素甚至被怀疑可引起心肌损伤[54,121]。然而,与其他升压药如血管升压素[127]或去甲肾上腺素[128]相比,肾上腺素并不劣于前两者。因此,肾上腺素是 CPR 的标准升压药(表 14.5)[6,7]。应该每隔 3～5 分钟给1mg 的剂量。较高剂量的肾上腺素与改善(或受损)的预后无关[129]。

胺碘酮

胺碘酮是一种抗心律失常药物,可有效终止室上性和室性快速性心律失常[130,131]。两项随机临床试验研究了胺碘酮在治疗院外心脏骤停患者的难治性心室颤动中的应用[132,133]。第一项研究将 300mg

表 14.5 CPR 药物

药物	用药指征	剂量
肾上腺素	所有心脏骤停	每 3～5 分钟 1mg
胺碘酮	难治性 VF/VT	300mg
利多卡因	难治性 VF/VT,当胺碘酮不可用时	100mg
镁	尖端扭转型室性心动过速 低镁血症	8mmol(2g 硫酸镁)
阿托品	症状性心动过缓	0.5～1mg
碳酸氢钠	严重代谢性酸中毒 高钾血症 三环抗抑郁药过量	50～100mmol
溶栓	血栓栓塞、肺栓塞	取决于溶栓剂

改编自[6,7]。
VF. 室性颤动;VT. 室性心动过速。

胺碘酮与安慰剂进行比较,而第二项研究将胺碘酮 5mg/kg 与利多卡因 1.5mg/kg 比较。在两项研究中,接受胺碘酮治疗的患者比对照组患者有更高的入院率。然而,两项研究都无法证明两组出院后的生存差异。两项回顾性分析评估了院内心脏骤停患者应用胺碘酮与利多卡因的区别[134,135]。这两项研究都很容易发生混杂(例如,静脉注射胺碘酮迟于利多卡因)。因此,胺碘酮被认为是复苏期间的标准抗心律失常药物(表 14.5)[6,7]。

镁

在 CPR 中使用镁是有争议的。已有研究表明,镁可以帮助控制心室颤动[136,137]。然而,随机临床试验未能显示应用镁的益处,不论是普通 CPR[138,139]还是难治性室颤的 CPR[140,141]。

然而,镁能够终止尖端扭转型室性心动过速,一种 QT 间期延长相关的室性心动过速[142,143]。这个观点是由尖端扭转型室速的电生理机制的实验数据支持[144]。因此,镁被认为是尖端扭转型室性心动过速患者的一线治疗(表 14.5)[6,7]。

阿托品

最初基于迷走神经张力的增高会诱发心脏停搏这样一个假设,阿托品被应用于心脏停搏的治疗[145,146]。然而,关于阿托品对心脏骤停的治疗的相关临床试验较为少见;现有的研究多基于少数患者,没有一个是随机的[147-149],而且这些研究结果是矛盾的。

故目前的 CPR 指南不再建议在心搏停搏和无脉搏电活动期间常规应用阿托品(表 14.5)[6,7]。然而,它仍然是症状性心动过缓的一线治疗用药。

碳酸氢钠

心脏骤停期间,二氧化碳和乳酸均聚集在外周组织中,因此在 CPR 期间会出现全身性酸中毒[150,151]。虽然缓释剂如碳酸氢钠的应用似乎是合乎逻辑的,但是这种治疗的疗效是高度可疑的。在院外心脏骤停患者的大型随机临床试验中,患者在 CPR 期间接受了组合缓冲剂(碳酸氢钠-氨甲泊酚-磷酸盐混合物)或盐水,两组之间的复苏成功率无差异[152]。此外,有人认为碳酸氢盐甚至可能加重 CPR 期间的细胞内酸中毒[153]。与 H+ 的反应导致二氧化碳的形成,当二氧化碳不能通过有效灌注消除时,其可以容易地扩散到细胞中。结论是,在 CPR 期间不要随意使用碳酸氢钠(表 14.5)[6,7]。酸碱平衡中最重要的问题可能是有效的循环和通气。

溶栓剂

在 CPR 期间使用溶栓剂有两个理由。首先即使院内心脏骤停患者中急性心肌梗死的比例不如院外心脏骤停患者的高[3,13],急性心肌梗死和肺栓塞仍是心脏骤停的重要原因[10-12]。在急性心肌梗死和肺栓塞的患者(无心脏骤停)中,溶栓是标准疗法之一[154,155]。第二,凝血系统的紊乱[58,59]亦可造成心脏骤停后微循环的障碍[156,157]。

几项小型研究表明,CPR 期间的溶栓可能是有益的,特别是在肺动脉栓塞患者和心肌梗死患者中[158-162]。然而,在 CPR 期间,两项大型随机临床试验并未显示出普遍使用溶栓治疗的益处[158,163]。目前的指南建议在怀疑肺动脉栓塞时 CPR 期间可以考虑溶栓(表 14.5)[6,7]。

CPR 方案

基本心脏生命支持

确认心脏骤停后,必须立即开始 CPR。建议使用胸部按压开始 CPR,而不是初始通气呼吸[6,7]。虽然外周组织的氧含量在心脏骤停期间被快速消耗[20,21],但动脉血氧仍然很高[164,165]。因此,初始通气只会延迟胸部按压而没有任何好处。

CPR 启动后,必须要求人员和设备的帮助。必须尽快建立 ECG,例如通过除颤器。心脏骤停的进一步治疗在可除颤和不可除颤心律之间有所不同(图 14.2)[6,7]。由于大多数重症监护病房的患者都连接到监护仪,所以即使在 CPR 开始之前也可以进行心律分析。

另外,必须建立高级气道装置和静脉通路。如果不能建立静脉管路,骨内进入就是一种简单,安全和有效的替代方法[166,167]。然而,气管插管和静脉通路的建设均不能打断基本的心肺复苏。胸部压迫的短暂中断也可能与不良后果有关[75,76]。

高级心脏生命支持:可除颤心律

在可除颤的心律(VF,VT)中,电除颤是对因治疗[98-100]。在建立诊断后,应尽快应用电除颤。当除颤器充电时,必须持续胸部按压。

当在监护仪上观察到心脏骤停时,当没有除颤器可立即获得时,单一的胸前锤击可能会成功复律[168-170]。

CPR 指南建议每次除颤只放电一次[6,7]。之后,应立即恢复 CPR,而不必检查心律。一方面是因为鲜有除颤后立即恢复脉搏的情况[171],另一方面是因为持续的胸外按压并不会对已复律的患者造成任何伤害[172]。

高级心脏生命支持的方案意味着每 2 分钟进行一次心律检查。当有潜在的灌注节律时,应触摸脉搏,随后测量血压。当 VF 或 VT 仍然存在时,应该再次放电,然后立即继续 CPR。当出现心搏停止或 PEA 时,应根据不可除颤心律的方案治疗,随后立即恢复 CPR。

第二次或第三次放电[7]后,应给予 1mg 肾上腺素。在持续的 CPR 期间,每 3~5 分钟应重复相同的剂量。一个剂量 40 加压素可以替代第一或第二剂量的肾上腺素[6]。第三次放电后,应给予 300mg 胺碘酮[6,7]。在难治性 VF 或 VT 期间可以再给予 150mg 的剂量。

高级心脏生命支持:不可除颤心律

当心律检查显示心搏停止或 PEA 时,必须立即恢复 CPR。除颤不是治疗选择。不同于可除颤心律,应立即给予 1mg 肾上腺素[6,7]。再次,需每 2 分钟分析一次心律(见上文)。不论心律如何,每 3~5 分钟应重复予以肾上腺素。

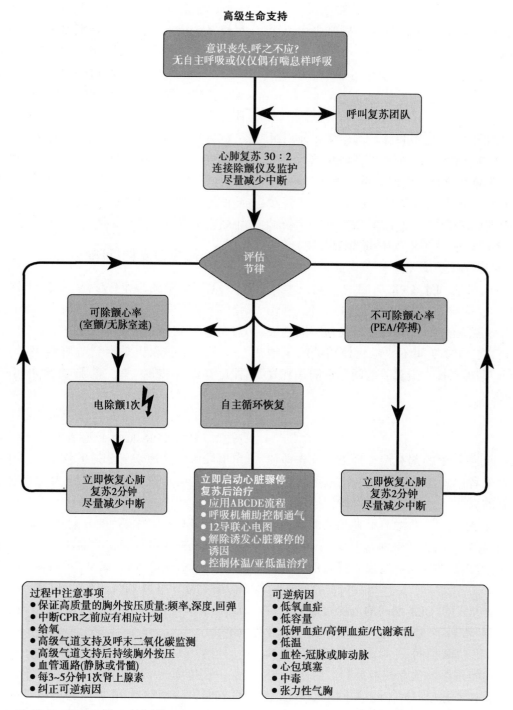

图 14.2　高级心脏生命支持流程。Reprinted from European Resuscitation Council. European Resuscitation Council guidelines for resuscitation 2010. Resuscitation. 2010;81:1219-451[7] with permission from Elsevier

心脏骤停复苏后治疗

先决条件

　　每一位自主循环恢复的患者都应在 ICU 进一步治疗,心脏骤停复苏后生理稳态的失调会严重损害病人预后[173-176]。所以,每位病人都必须有持续心电和血

氧饱和度监测。血流动力学应通过动脉通路监测,而且最好可以同时监测心输出量。另外,置入尿管亦是必须的。每一位昏迷的病人都需要气管插管及呼吸机辅助通气治疗。CPR 期间用面罩通气的患者亦需要留置鼻胃管。12 导联心电图、超声心动图及其胸部 X 线都是最基本的辅助检查,当然某些特殊情况需完成更多的检查,如怀疑急性心肌梗死的患者需完善冠

状动脉造影检查。

目标导向治疗

正常血压

心脏骤停的患者多有心功能受损、心律失常及外周血管扩张等,所以大部分患者血流动力学不稳定[45,48,50]。另外,大部分患者脑血流自动调节功能缺失或受损[176]。脑血流自动调节功能是指在健康者血压下降时,其脑血流灌注仍能通过调节维持稳定。但是心脏骤停的患者脑血流灌注迅速下降。

流行病学研究发现低血压持续时间与较差预后相关[174]。动物实验发现血压的升高有助于改善预后[177]。但是,由于缺乏客观的临床证据,所以暂时仍不能设定一个理想血压的标准值。但应该尽量避免出现平均动脉压低于 65mmHg[6]。除此之外,建议临床医生应重视其他间接的指标,如尿量、乳酸等[7]。有人建议心脏骤停的患者可能类似于脓毒症患者,同样能从补液、血管活性药物中获益[178]。

正常的血糖

与卒中患者类似[179],心脏骤停后的高血糖亦会升高死亡率和损坏神经系统的恢复[174,175]。有研究证实,严格控制血糖在 4.4~6.1mmol/L 水平可以改善重症患者预后[180]。但是,近期有研究表面,轻度高血糖(<150mg/dl)并不会造成较差的预后[181,182]。因为当应用胰岛素严格控制血糖时,低血糖发作有时未能被及时发现,而低血糖是明确会影响预后的因素。所以,指南建议将血糖控制在 180mg/dl 以下而且需避免低血糖[6,7]。

正常血碳酸值

很显然,心脏骤停后需要充分通气,但应避免过度通气。过度通气引起的低碳酸血症会引起脑血管收缩[173]。大脑血流连续减少可能进一步引起脑缺血。指南建议通气参数的调节应维持正常碳酸值[6,7]。最近出现了有关高碳酸血症可能的优点的一些讨论[183,184]。但临床数据相互矛盾且病理生理机制尚不清楚。

正常血氧

在 CPR 期间,应用 100% 纯氧辅助通气[6,7]。但是高氧会导致氧债而且可能有害[185-187]。有研究发现,与正常氧浓度或低氧相比,CPR 后高氧会提高住院死亡率[188]。指南建议,心脏骤停患者自主循环恢复且可监测血气分析或指尖血氧饱和度时,应尽快降低吸入氧浓度[6,7],目标动脉血氧饱和度为 94%~98%。

目标温度管理

20 世纪 90 年代的两项临床研究报道了心脏骤停后低体温保护的益处[189,190],这两项研究将初始心率为室颤的昏迷患者体温控制在 32~24℃范围 12 个小时或 24 个小时,与常规体温相比,低体温不仅提高生存率而且可以改善神经系统的恢复。所以自 2003 年以来,对于室颤诱发的院外心脏骤停患者,都建议采取低体温保护[6,7]。另外,指南亦建议对于不可除颤节律以及院内的心脏骤停患者,亦可采取低体温保护治疗。

近期,大型临床研究发现了与上述不一致的结果[191]。高热在心脏骤停后的患者中较为常见且是死亡的独立因素之一,该项研究的目的是严格控制高热[174,192]。939 例心脏骤停后的患者被随机分为 33℃或 36℃的温度持续 28 小时,两组患者的生存率或神经系统的预后无差异。值得注意的是,73% 的患者接受了非医疗人员的心肺复苏,导致晕倒和 CPR 启动之间的平均 1 分钟延迟时间。

基于 12~24 小时的 32~34℃低温治疗的有效性和安全性,所以该指南仍建议心脏骤停后的患者采取低温治疗[193]。但是,建议下次 CPR 指南可以重新评估低温治疗。如果病人因任何原因不能采取低温治疗,其仍应进行不超过 36℃的目标温度管理。

因此,大部分患者需采取降温措施,降温措施有很多种,其中最常见的是体表降温[189-191]或特殊导管介导的血管内降温[191,194,195]。目前暂无针对不同降温措施的优劣的研究,但是值得注意的是,自动反馈控制系统可以提供更加稳定的温度[195]。低温注射可以诱导低体温但是不能维持低体温[196,197]。但是,近期临床研究发现,心脏骤停后前几小时内注入大量的低温液体可能会诱发二次骤停或肺水肿[198]。

如果患者没有足够的止痛镇静,低温治疗是不可行的。这是抑制血管收缩和寒战等生理反射的必要条件[199]。由于接受低温治疗的患者通常机械通气,寒战可完全被神经肌肉阻滞剂抑制。然而,不推荐常规使用神经肌肉阻滞剂,因为癫痫发作可能被掩盖而未被治疗。

治疗性低温似乎可以容忍,随机对照试验和随后的荟萃分析均未增加严重并发症的发生率[189-191,200],仅有少量出血和脓毒症发病率上升的趋势但无统计学差异。

预测

预测心脏骤停后的结果很复杂。尽管必须考虑心脏停搏前因素(年龄,性别,健康状况)和心脏骤停持续时间以及初始节律,预后主要基于患者心脏骤停后评估。然而,目前正在讨论不同检测评估方法的可靠性,特别是在接受低温治疗的患者中。必须始终记住自我实现的预言的风险,当预测结果导致不再抢救及护理。

现在有一些共识,预测不应该基于一个单一的参数,而是一个多模式的方法。此外,还有一致意见认为,在复温72小时之前确定不良结局特别困难。

自从2010年发布指南以来,一些荟萃分析提供了新的信息[201-204]。在心肺复苏术后72小时后,瞳孔对光反应以及双侧正中神经体感诱发电位(N20皮质反应)的缺乏预示不良结果并且这两项检查具有高度特异性。在72小时没有角膜反射,在72小时存在运动对疼痛的反应或没有运动反应,并且在任何时间存在爆发抑制脑电图模式也暗示不良的结果,但是具有较低的敏感性。神经元特异性烯醇化酶或星形胶质细胞蛋白S-100的血清水平这两项指标没有明确的临界值来确定不良结果。但是,当该检查指标血清水平较低时,应该继续最大强度的治疗。CT或MRI的应用需要进一步的研究。

(丛鲁红 译,翟姗姗 校)

参考文献

1. National Center for Health Statistics. Health, United States, 2012: with special feature on emergency care. Hyattsville; 2013.
2. Peberdy MA, Kaye W, Ornato JP, Larkin GL, Nadkarni V, Mancini ME, et al. Cardiopulmonary resuscitation of adults in the hospital: a report of 14720 cardiac arrests from the National Registry of Cardiopulmonary Resuscitation. Resuscitation. 2003;58:297–308.
3. Nadkarni VM, Larkin GL, Peberdy MA, Carey SM, Kaye W, Mancini ME, et al. First documented rhythm and clinical outcome from in-hospital cardiac arrest among children and adults. JAMA. 2006;295:50–7.
4. Gwinnutt CL, Columb M, Harris R. Outcome after cardiac arrest in adults in UK hospitals: effect of the 1997 guidelines. Resuscitation. 2000;47:125–35.
5. International Liaison Committee on Resuscitation. 2010 International consensus on cardiopulmonary resuscitation and emergency cardiovascular care science with treatment recommendations. Resuscitation. 2010;81:e1–330.
6. American Heart Association. 2010 American Heart Association for cardiopulmonary resuscitation and emergency cardiovascular care. Circulation. 2010;122:S640–946.
7. European Resuscitation Council. European Resuscitation Council guidelines for resuscitation 2010. Resuscitation. 2010;81:1219–451.
8. Pell JP, Sirel JM, Marsden AK, Ford I, Walker NL, Cobbe SM. Presentation, management, and outcome of out of hospital cardiopulmonary arrest: comparison by underlying aetiology. Heart. 2003;89:839–42.
9. Zipes DP, Wellens HJJ. Sudden cardiac death. Circulation. 1998;98:2334–51.
10. Müllner M, Hirschl MM, Herkner H, Sterz F, Leitha T, Exner M, et al. Creatine kinase-MB fraction and cardiac troponin T to diagnose acute myocardial infarction after cardiopulmonary resuscitation. J Am Coll Cardiol. 1996;28:1220–5.
11. Spaulding CM, Joly LM, Rosenberg A, Monchi M, Weber SN, Dhainaut JF, et al. Immediate coronary angiography in survivors of out-of-hospital cardiac arrest. N Engl J Med. 1997;336:1629–33.
12. Vanbrabant P, Dhondt E, Billen P, Sabbe M. Aetiology of unsuccessful prehospital witnessed cardiac arrest of unclear origin. Eur J Emerg Med. 2006;13:144–7.
13. Kause J, Smith G, Prytherch D, Parr M, Flabouris A, Hillman K. A comparison of antecedents to cardiac arrests, deaths and emergency intensive care admissions in Australia and New Zealand, and the United Kingdom—the ACADEMIA study. Resuscitation. 2004;62:275–82.
14. Berg RA, Sorrell VL, Kern KB, Hilwig RW, Altbach MI, Hayes MM, et al. Magnetic resonance imaging during untreated ventricular fibrillation reveals prompt right ventricular overdistention without left ventricular volume loss. Circulation. 2005;111:1136–40.
15. Schipke JD, Heusch G, Sanii AP, Gams E, Winter J. Static filling pressure in patients during induced ventricular fibrillation. Am J Physiol Heart Circ Physiol. 2003;285:H2510–5.
16. Steen S, Liao Q, Pierre L, Paskevicius A, Sjöberg T. The critical importance of minimal delay between chest compressions and subsequent defibrillation: a haemodynamic explanation. Resuscitation. 2003;58:249–58.
17. Miyamoto O, Auer RN. Hypoxia, hyperoxia, ischemia, and brain necrosis. Neurology. 2000;54:362–71.
18. Simon RP. Hypoxia versus ischemia. Neurology. 1999;52:7–8.
19. Rossen R, Kabat H, Anderson JP. Acute arrest of cerebral circulation in man. Arch Neurol Psychiatry. 1943;50(5):510–28.
20. Cavus E, Bein B, Dörges V, Stadlbauer KH, Wenzel V, Steinfath M, et al. Brain tissue oxygen pressure and cerebral metabolism in an animal model of cardiac arrest and cardiopulmonary resuscitation. Resuscitation. 2006;71:97–106.
21. Imberti R, Bellinzona G, Riccardi F, Pagani M, Langer M. Cerebral perfusion pressure and cerebral tissue oxygen tension in a patient during cardiopulmonary resuscitation. Intensive Care Med. 2003;29:1016–9.
22. Corbett RJT, Laptook AR. 31P NMR relaxation does not affect the quantitation of changes in phosphocreatine, inorganic phosphate, and ATP measured in vivo during complete ischemia in swine brain. J Neurochem. 1993;61:144–9.
23. LaManna JC, Griffith JK, Cordisco BR, Bell HE, Lin CW, Pundik S, et al. Rapid recovery of rat brain intracellular pH after cardiac arrest and resuscitation. Brain Res. 1995;687:175–81.
24. Winn HR, Rubio R, Berne RM. Brain adenosine production in the rat during 60 seconds of ischemia. Circ Res. 1979;45:486–92.
25. Hossmann KA, Sakaki S, Zimmerman V. Cation activities in reversible ischemia of the cat brain. Stroke. 1977;8:77–81.
26. Tanaka E, Yamamoto S, Kudo Y, Mihara S, Higashi H. Mechanisms underlying the rapid depolarization produced by deprivation of oxygen and glucose in rat hippocampal CA1 neurons in vitro. J Neurophysiol. 1997;78:891–902.
27. Benveniste H, Drejer J, Schousboe A, Diemer NH. Elevation of the extracellular concentrations of glutamate and aspartate in rat hippocampus during transient cerebral ischemia monitored by intracerebral microdialysis. J Neurochem. 1984;43:1369–74.
28. Bickler PE, Hansen BM. Causes of calcium accumulation in rat cortical brain slices during hypoxia and ischemia: role of ion channels and membrane damage. Brain Res. 1994;665:269–76.
29. Silver IA, Erecinska M. Intracellular and extracellular changes of [Ca^{2+}] in hypoxia and ischemia in rat brain in vivo. J Gen Physiol. 1990;95:837–66.

30. Kristián T, Siesjö BK. Calcium in ischemic cell death. Stroke. 1998;29:705–18.

31. DeGracia DJ, O'Neil BJ, Neumar RW, Grossman LI, et al. Brain ischemia and reperfusion: molecular mechanisms of neuronal injury. J Neurol Sci. 2000;179:1–33.

32. Kalimo H, Garcia JH, Kamijyo Y, Tanaka J, Trump BF. The ultrastructure of "brain death". II. Electron microscopy of feline cortex after complete ischemia. Virchows Arch B Cell Pathol. 1977;25:207–20.

33. Sakamoto A, Ohnishi ST, Ohnishi T, Ogawa R. Relationship between free radical production and lipid peroxidation during ischemia-reperfusion injury in the rat brain. Brain Res. 1991;554:186–92.

34. Tanaka K, Shirai T, Nagata E, Dembo T, Fukuuchi Y. Immunohistochemical detection of nitrotyrosine in postischemic cerebral cortex in gerbil. Neurosci Lett. 1997;235:85–8.

35. Watson BD, Busto R, Goldberg WJ, Santiso M, Yoshida S, Ginsberg MD. Lipid peroxidation in vivo induced by reversible global ischemia in rat brain. J Neurochem. 1984;42:268–74.

36. Böttiger BW, Schmitz B, Wiessner C, Vogel P, Hossmann KA. Neuronal stress response and neuronal cell damage after cardiocirculatory arrest in rats. J Cereb Blood Flow Metab. 1998;18:1077–87.

37. Chen J, Nagayama T, Jin K, Stetler RA, Zhu RL, Graham SH, et al. Induction of caspase-3-like protease may mediate delayed neuronal death in the hippocampus after transient cerebral ischemia. J Neurosci. 1998;18:4914–28.

38. Lindvall O, Ernfors P, Bengzon J, Kokaia Z, Smith ML, Siesjö BK, et al. Differential regulation of mRNAs for nerve growth factor, brain-derived neurotrophic factor, and neurotrophin 3 in the adult rat brain following cerebral ischemia and hypoglycemic coma. Proc Natl Acad Sci U S A. 1992;89:648–52.

39. McGahan L, Hakim AM, Robertson GS. Hippocampal Myc and p53 expression following transient global ischemia. Brain Res Mol Brain Res. 1998;56:133–45.

40. Padosch SA, Popp E, Vogel P, Böttiger BW. Altered protein expression levels of Fas/CD95 and Fas ligand in differentially vulnerable brain areas in rats after global cerebral ischemia. Neurosci Lett. 2003;338:247–51.

41. Teschendorf P, Padosch SA, Spöhr F, Albertsmeier M, Schneider A, Vogel P, et al. Time course of caspase activation in selectively vulnerable brain areas following global cerebral ischemia due to cardiac arrest in rats. Neurosci Lett. 2008;448:194–9.

42. Lim C, Alexander MP, LaFleche G, Schnyer DM, Verfaellie M. The neurological and cognitive sequelae of cardiac arrest. Neurology. 2004;63:1774–8.

43. Roine RO, Kajaste S, Kaste M. Neuropsychological sequelae of cardiac arrest. JAMA. 1993;269:237–42.

44. Van Alem AP, de Vos R, Schmand B, Koster RW. Cognitive impairment in survivors of out-of-hospital cardiac arrest. Am Heart J. 2004;148:416–21.

45. Chang WT, Ma MHM, Chien KL, Huang CH, Tsai MS, Shih FY, et al. Postresuscitation myocardial dysfunction: correlated factors and prognostic implications. Intensive Care Med. 2007;33:88–95.

46. Kern KB, Hilwig RW, Rhee KH, Berg RA. Myocardial dysfunction after resuscitation from cardiac arrest: an example of global myocardial stunning. J Am Coll Cardiol. 1996;28:232–40.

47. Knapp J, Bergmann G, Bruckner T, Russ N, Böttiger BW, Popp E. Pre- and postconditioning effect of sevoflurane on myocardial dysfunction after cardiopulmonary resuscitation in rats. Resuscitation. 2013;84:1450–5.

48. Müllner M, Domanovits H, Sterz F, Herkner H, Gamper G, Kürkciyan I, et al. Measurement of myocardial contractility following successful resuscitation: quantitated left ventricular systolic function utilising non-invasive wall stress analysis. Resuscitation. 1998;39:51–9.

49. Palmer BS, Hadziahmetovic M, Veci T, Angelos MG. Global ischemic duration and reperfusion function in the isolated perfused rat heart. Resuscitation. 2004;62:97–106.

50. Laurent I, Monchi M, Chiche JD, Joly LM, Spaulding C, Bourgeois B, et al. Reversible myocardial dysfunction in survivors of out-of-hospital cardiac arrest. J Am Coll Cardiol. 2002;40:2110–6.

51. Gazmuri RJ, Deshmukh S, Shah PR. Myocardial effects of repeated electrical defibrillations in the isolated fibrillating rat heart. Crit Care Med. 2000;28:2690–6.

52. Wilson CM, Allen JD, Bridges JB, Adgey AAJ. Death and damage caused by multiple direct current shocks: studies in an animal model. Eur Heart J. 1988;9:1257–65.

53. Yamaguchi H, Weil MH, Tang W, Kamohara T, Jin X, Bisera J. Myocardial dysfunction after electrical defibrillation. Resuscitation. 2002;54:289–96.

54. Tang W, Weil MH, Sun S, Noc M, Yang L, Gazmuri RJ. Epinephrine increases the severity of postresuscitation myocardial dysfunction. Circulation. 1995;92:3089–93.

55. Adrie C, Adib-Conquy M, Laurent I, Monchi M, Vinsonneau C, Fitting C, et al. Successful cardiopulmonary resuscitation after cardiac arrest as a "sepsis-like" syndrome. Circulation. 2002;106:562–8.

56. Böttiger BW, Motsch J, Braun V, Martin E, Kirschfink M. Marked activation of complement and leukocytes and an increase in the concentrations of soluble endothelial adhesion molecules during cardiopulmonary resuscitation and early reperfusion after cardiac arrest in humans. Crit Care Med. 2002;30:2473–80.

57. Mussack T, Biberthaler P, Gippner-Steppert C, Kanz KG, Wiedemann E, Mutschler W, et al. Early cellular brain damage and systemic inflammatory response after cardiopulmonary resuscitation or isolated severe head trauma: a comparative pilot study on common pathomechanisms. Resuscitation. 2001;49:193–9.

58. Adrie C, Monchi M, Laurent I, Um S, Yan SB, Thuong M, et al. Coagulopathy after successful cardiopulmonary resuscitation following cardiac arrest: implication of the protein C anticoagulant pathway. J Am Coll Cardiol. 2005;46:21–8.

59. Böttiger BW, Motsch J, Böhrer H, Böker T, Aulmann M, Nawroth PP, et al. Activation of blood coagulation after cardiac arrest is not balanced adequately by activation of endogenous fibrinolysis. Circulation. 1995;92:2572–8.

60. Boidin MP. Airway patency in the unconscious patient. Br J Anaesth. 1985;57:306–10.

61. Nandi PR, Charlesworth CH, Taylor SJ, Nunn JF, Doré CJ. Effect of general anaesthesia on the pharynx. Br J Anaesth. 1991;66:157–62.

62. Ruben HM, Elam JO, Ruben AM, Greene DG. Investigation of upper airway problems in resuscitation. 1. Studies of pharyngeal x-rays and performance by laymen. Anesthesiology. 1961;22:271–9.

63. Safar P, Escarraga LA, Chang F. Upper airway obstruction in the unconscious patient. J Appl Physiol. 1959;14:760–4.

64. Guildner CW. Resuscitation—opening the airway. A comparative study of techniques for opening an airway obstructed by the tongue. JACEP. 1976;5:588–90.

65. Clark JJ, Larsen MP, Culley LL, Graves JR, Eisenberg MS. Incidence of agonal respirations in sudden cardiac arrest. Ann Emerg Med. 1992;21:1464–7.

66. Ochoa FJ, Ramalle-Gómara E, Carpintero JM, García A, Saralegui I. Competence of health professionals to check the carotid pulse. Resuscitation. 1998;37:173–5.

67. Ruppert M, Reith MW, Widmann JH, Lackner CK, Kerkmann R, Schweiberer L, et al. Checking for breathing: evaluation of the diagnostic capability of emergency medical services personnel, physicians, medical students, and medical laypersons. Ann Emerg Med. 1999;34:720–9.

68. Kouwenhoven WB, Jude JR, Knickerbocker GG. Closed-chest cardiac massage. JAMA. 1960;173:1064–7.

69. Paradis NA, Martin GB, Goetting MG, Rosenberg JM, Rivers EP, Appleton TJ, et al. Simultaneous aortic, jugular bulb, and right atrial pressures during cardiopulmonary resuscitation in humans. Insights into mechanisms. Circulation. 1989;80:361–8.

70. Redberg RF, Tucker KJ, Cohen TJ, Dutton JP, Callaham ML, Schiller NB. Physiology of blood flow during cardiopulmonary resuscitation. A transesophageal echocardiographic study. Circulation. 1993;88:534–42.

71. Werner JA, Greene HL, Janko CL, Cobb LA. Visualization of cardiac valve motion in man during external chest compression using two-dimensional echocardiography. Implications regarding the mechanism of blood flow. Circulation. 1981;63:1417–21.

72. Rivers EP, Lozon J, Enriquez E, Havstad SV, Martin GB, Lewandowski CA, et al. Simultaneous radial, femoral, and aortic arterial pressures during human cardiopulmonary resuscitation. Crit Care Med. 1993;21:878–83.

73. Swenson RD, Weaver WD, Niskanen RA, Martin J, Dahlberg S. Hemodynamics in humans during conventional and experimental methods of cardiopulmonary resuscitation. Circulation. 1988;78:630–9.

74. Ornato JP, Gonzalez ER, Garnett AR, Levine RL, McClung BK. Effect of cardiopulmonary resuscitation compression rate on end-tidal carbon dioxide concentration and arterial pressure in man. Crit Care Med. 1988;16:241–5.

75. Eftestøl T, Sunde K, Steen PA. Effects of interrupting precordial compressions on the calculated probability of defibrillation success during out-of-hospital cardiac arrest. Circulation. 2002;105:2270–3.

76. Kern KB, Hilwig RW, Berg RA, Sanders AB, Ewy GA. Importance of continuous chest compressions during cardiopulmonary resuscitation: improved outcome during a simulated single lay-rescuer scenario. Circulation. 2002;105:645–9.

77. Safar P, Escarraga LA, Elam JO. A comparison of the mouth-to-mouth and mouth-to-airway methods of artificial respiration with the chest-pressure arm-lift methods. N Engl J Med. 1958;258:671–7.

78. Brenner BE, Van DC, Cheng D, Lazar EJ. Determinants of reluctance to perform CPR among residents and applicants: the impact of experience on helping behavior. Resuscitation. 1997;35:203–11.

79. Ornato JP, Hallagan LF, McMahan SB, Peeples EH, Rostafinski AG. Attitudes of BCLS instructors about mouth-to-mouth resuscitation during the AIDS epidemic. Ann Emerg Med. 1990;19:151–6.

80. Campbell TP, Stewart RD, Kaplan RM, DeMichiei RV, Morton R. Oxygen enrichment of bag-valve-mask units during positive-pressure ventilation: a comparison of various techniques. Ann Emerg Med. 1988;17:232–5.

81. Quintana S, Martínez Pérez J, Alvarez M, Vila JS, Jara F, Nava JM. Maximum FIO_2 in minimum time depending on the kind of resuscitation bag and oxygen flow. Intensive Care Med. 2004;30:155–8.

82. Alexander R, Hodgson P, Lomax D, Bullen C. A comparison of the laryngeal mask airway and Guedel airway, bag and facemask for manual ventilation following formal training. Anaesthesia. 1993;48:231–4.

83. Dörges V, Sauer C, Ocker H, Wenzel V, Schmucker P. Airway management during cardiopulmonary resuscitation—a comparative study of bag-valve-mask, laryngeal mask airway and combitube in a bench model. Resuscitation. 1999;41:63–9.

84. Redfern D, Rassam S, Stacey MR, Mecklenburgh JS. Comparison of face masks in the bag-mask ventilation of a manikin. Eur J Anaesthesiol. 2006;23:169–72.

85. Stone BJ, Chantler PJ, Baskett PJF. The incidence of regurgitation during cardiopulmonary resuscitation: a comparison between the bag valve mask and laryngeal mask airway. Resuscitation. 1998;38:3–6.

86. Katz SH, Falk JL. Misplaced endotracheal tubes by paramedics in an urban emergency medical services system. Ann Emerg Med. 2001;37:32–7.

87. Timmermann A, Eich C, Russo SG, Natge U, Bräuer A, Rosenblatt WH, et al. Prehospital airway management: a prospective evaluation of anaesthesia trained emergency physicians. Resuscitation. 2006;70:179–85.

88. Heuer JF, Barwing J, Eich C, Quintel M, Crozier TA, Roessler M. Initial ventilation through laryngeal tube instead of face mask in out-of-hospital cardiopulmonary arrest is effective and safe. Eur J Emerg Med. 2010;17:10–5.

89. Aufderheide TP, Lurie KG. Death by hyperventilation: a common and life-threatening problem during cardiopulmonary resuscitation. Crit Care Med. 2004;32:S345–51.

90. Langhelle A, Sunde K, Wik L, Steen PA. Arterial blood-gases with 500- versus 1000-ml tidal volumes during out-of-hospital CPR. Resuscitation. 2000;45:27–33.

91. Wenzel V, Keller C, Idris AH, Dörges V, Lindner KH, Brimacombe JR. Effects of smaller tidal volumes during basic life support ventilation in patients with respiratory arrest: good ventilation, less risk? Resuscitation. 1999;43:25–9.

92. Dorph E, Wik L, Strømme TA, Eriksen M, Steen PA. Quality of CPR with three different ventilation:compression ratios. Resuscitation. 2003;58:193–201.

93. Sanders AB, Kern KB, Berg RA, Hilwig RW, Heidenrich J, Ewy GA. Survival and neurologic outcome after cardiopulmonary resuscitation with four different chest compression-ventilation ratios. Ann Emerg Med. 2002;40:553–62.

94. Babbs CF, Kern KB. Optimum compression to ventilation ratios in CPR under realistic, practical conditions: a physiological and mathematical analysis. Resuscitation. 2002;54:147–57.

95. Abildgaard PC. Tentamina electrica in animalibus instituta. Societatis Medicae Havniensis Collectanea. 1775;2:157–61. As cited in: Driscol TE, Ratnoff OD, Nygaard OF. The remarkable Dr. Abildgaard and countershock. The bicentennial of his electrical experiments on animals. Ann Intern Med. 1975;83:878–82.

96. Lown B, Amarasingham R, Neuman J. New method for terminating cardiac arrhythmias. Use of synchronized capacitor discharge. JAMA. 1962;182:548–55.

97. Lown B, Neuman J, Amarasingham R, Berkovits BV. Comparison of alternating current with direct electroshock across the closed chest. Am J Cardiol. 1962;10:223–33.

98. Chattipakorn N, Banville I, Gray RA, Ideker RE. Mechanism of ventricular defibrillation for near-defibrillation threshold shocks: a whole-heart optical mapping study in swine. Circulation. 2001;104:1313–9.

99. Chen PS, Shibata N, Dixon EG, Wolf PD, Danieley ND, Sweeney MB, et al. Activation during ventricular defibrillation in open-chest dogs. Evidence of complete cessation and regeneration of ventricular fibrillation after unsuccessful shocks. J Clin Invest. 1986;77:810–23.

100. Zhou X, Daubert JP, Wolf PD, Smith WM, Ideker RE. Epicardial mapping of ventricular defibrillation with monophasic and biphasic shocks in dogs. Circ Res. 1993;72:145–60.

101. Valenzuela TD, Roe DJ, Cretin S, Spaite DW, Larsen MP. Estimating effectiveness of cardiac arrest interventions: a logistic regression survival model. Circulation. 1997;96:3308–13.

102. Waalewijn RA, de Vos R, Tijssen JGP, Koster RW. Survival models for out-of-hospital cardiopulmonary resuscitation from the perspectives of the bystander, the first responder, and the paramedic. Resuscitation. 2001;51:113–22.

103. Public Access Defibrillation Trial Investigators. Public-access defibrillation and survival after out-of-hospital cardiac arrest. N Engl J Med. 2004;351:637–46.

104. Van Alem AP, Vrenken RH, de Vos R, Tijssen JGP, Koster RW. Use of automated external defibrillator by first responders in out of hospital cardiac arrest: prospective controlled trial. BMJ. 2003;327:1312.

105. Kitamura T, Iwami T, Kawamura T, Nagao K, Tanaka H, Hiraide A. Nationwide public-access defibrillation in Japan. N Engl J Med. 2010;362:994–1004.

106. Weisfeldt ML, Sitlani CM, Ornato JP, Rea T, Aufderheide TP, Davis D, et al. Survival after application of automatic external defibrillators before arrival of the emergency medical system: evaluation in the resuscitation outcomes consortium population of 21 million. J Am Coll Cardiol. 2010;55:1713–20.

107. Grubb NR, Cuthbert D, Cawood P, Flapan AD, Fox KAA. Effect of DC shock on serum levels of total creatine kinase, MB-creatine kinase mass and troponin T. Resuscitation. 1998;36:193–9.

108. Skulec R, Belohlavek J, Kovarnik T, Kolar J, Gandalovicova J, Dytrych V, et al. Serum cardiac markers response to biphasic and monophasic electrical cardioversion for supraventricular tachyarrhythmia—a randomised study. Resuscitation. 2006;70:423–31.

109. Ambler JJS, Deakin CD. A randomised controlled trial of the effect of biphasic or monophasic waveform on the incidence and severity of cutaneous burns following external direct current cardioversion. Resuscitation. 2006;71:293–300.

110. Pagan-Carlo LA, Stone MS, Kerber RE. Nature and determinants of skin "burns" after transthoracic cardioversion. Am J Cardiol. 1997;79:689–91.

111. Kudenchuk PJ, Cobb LA, Copass MK, Olsufka M, Maynard C, Nichol G. Transthoracic incremental monophasic versus biphasic defibrillation by emergency responders (TIMBER): a randomized comparison of monophasic with biphasic waveform ascending energy defibrillation for the resuscitation of out-of-hospital cardiac arrest due to ventricular fibrillation. Circulation. 2006;114:2010–8.

112. Martens PR, Russell JK, Wolcke B, Paschen H, Kuisma M, Gliner BE, et al. Optimal Response to Cardiac Arrest study: defibrillation waveform effects. Resuscitation. 2001;49:233–43.

113. Morrison LJ, Dorian P, Long J, Vermeulen M, Schwartz B, Sawadsky B, et al. Out-of-hospital cardiac arrest rectilinear biphasic to monophasic damped sine defibrillation waveforms with advanced life support intervention trial (ORBIT). Resuscitation. 2005;66:149–57.

114. Schneider T, Martens PR, Paschen H, Kuisma M, Wolcke B, Gliner BE, et al. Multicenter, randomized, controlled trial of 150-J biphasic shocks compared with 200- to 360-J monophasic shocks in the resuscitation of out-of-hospital cardiac arrest victims. Circulation. 2000;102:1780–7.

115. Van Alem AP, Chapman FW, Lank P, Hart AAM, Koster RW. A prospective, randomised and blinded comparison of first shock success of monophasic and biphasic waveforms in out-of-hospital cardiac arrest. Resuscitation. 2003;58:17–24.

116. Faddy SC, Powell J, Craig JC. Biphasic and monophasic shocks for transthoracic defibrillation: a meta analysis of randomised controlled trials. Resuscitation. 2003;58:9–16.

117. Kern KB, Hilwig R, Ewy GA. Retrograde coronary blood flow during cardiopulmonary resuscitation in swine: intracoronary Doppler evaluation. Am Heart J. 1994;128:490–9.

118. Michael JR, Guerci AD, Koehler RC, Shi AY, Tsitlik J, Chandra N, et al. Mechanisms by which epinephrine augments cerebral and myocardial perfusion during cardiopulmonary resuscitation in dogs. Circulation. 1984;69:822–35.

119. Otto CW, Yakaitis RW, Blitt CD. Mechanism of action of epinephrine in resuscitation from asphyxial arrest. Crit Care Med. 1981;9:321–4.

120. Lindner KH, Ahnefeld FW. Comparison of epinephrine and norepinephrine in the treatment of asphyxial or fibrillatory cardiac arrest in a porcine model. Crit Care Med. 1989;17:437–41.

121. Neumar RW, Bircher NG, Sim KM, Xiao F, Zadach KS, Radovsky A, et al. Epinephrine and sodium bicarbonate during CPR following asphyxial cardiac arrest in rats. Resuscitation. 1995;29:249–63.

122. Popp E, Vogel P, Teschendorf P, Böttiger BW. Vasopressors are essential during cardiopulmonary resuscitation in rats: is vasopressin superior to adrenaline? Resuscitation. 2007;72:137–44.

123. Jacobs IG, Finn JC, Jelinek GA, Oxer HF, Thompson PL. Effect of adrenaline on survival in out-of-hospital cardiac arrest: a randomised double-blind placebo-controlled trial. Resuscitation. 2011;82:1138–43.

124. Olasveengen TM, Sunde K, Brunborg C, Thowsen J, Steen PA, Wik L. Intravenous drug administration during out-of-hospital cardiac arrest: a randomized trial. JAMA. 2009;302:2222–9.

125. Ditchey RV, Lindenfeld J. Failure of epinephrine to improve the balance between myocardial oxygen supply and demand during closed-chest resuscitation in dogs. Circulation. 1988;78:382–9.

126. Lindner KH, Ahnefeld FW, Schuermann W, Bowdler IM. Epinephrine and norepinephrine in cardiopulmonary resuscitation. Effects on myocardial oxygen delivery and consumption. Chest. 1990;97:1458–62.

127. Aung K, Htay T. Vasopressin for cardiac arrest: a systematic review and meta-analysis. Arch Intern Med. 2005;165:17–24.

128. Callaham M, Madsen CD, Barton CW, Saunders CE, Pointer J. A randomized clinical trial of high-dose epinephrine and norepinephrine vs standard-dose epinephrine in prehospital cardiac arrest. JAMA. 1992;268:2667–72.

129. Vandycke C, Martens P. High dose versus standard dose epinephrine in cardiac arrest—a meta-analysis. Resuscitation. 2000;45:161–6.

130. Clemo HF, Wood MA, Gilligan DM, Ellenbogen KA. Intravenous amiodarone for acute heart rate control in the critically ill patient with atrial tachyarrhythmias. Am J Cardiol. 1998;81:594–8.

131. Levine JH, Massumi A, Scheinman MM, Winkle RA, Platia EV, Chilson DA, et al. Intravenous amiodarone for recurrent sustained hypotensive ventricular tachyarrhythmias. J Am Coll Cardiol. 1996;27:67–75.

132. Dorian P, Cass D, Schwartz B, Cooper R, Gelaznikas R, Barr A. Amiodarone as compared with lidocaine for shock-resistant ventricular fibrillation. N Engl J Med. 2002;346:884–90.

133. Kudenchuk PJ, Cobb LA, Copass MK, Cummins RO, Doherty AM, Fahrenbruch CE, et al. Amiodarone for resuscitation after out-of-hospital cardiac arrest due to ventricular fibrillation. N Engl J Med. 1999;341:871–8.

134. Pollak PT, Wee V, Al-Hazmi A, Martin J, Zarnke KB. The use of amiodarone for in-hospital cardiac arrest at two tertiary care centres. Can J Cardiol. 2006;22:199–202.

135. Rea RS, Kane-Gill SL, Rudis MI, Seybert AL, Oyen LJ, Ou NN, et al. Comparing intravenous amiodarone or lidocaine, or both, outcomes for inpatients with pulseless ventricular arrhythmias. Crit Care Med. 2006;34:1617–23.

136. Baraka A, Ayoub C, Kawkabani N. Magnesium therapy for refractory ventricular fibrillation. J Cardiothorac Vasc Anesth. 2000;14:196–9.

137. Tobey RC, Birnbaum GA, Allegra JR, Horowitz MS, Plosay III JJ. Successful resuscitation and neurologic recovery from refractory ventricular fibrillation after magnesium sulfate administration. Ann Emerg Med. 1992;21:92–6.

138. Fatovich DM, Prentice DA, Dobb GJ. Magnesium in cardiac arrest (the magic trial). Resuscitation. 1997;35:237–41.

139. Thel MC, Armstrong AL, McNulty SE, Califf RM, O'Connor CM. Randomised trial of magnesium in in-hospital cardiac arrest. Lancet. 1997;350:1272–6.

140. Allegra J, Lavery R, Cody R, Birnbaum G, Brennan J, Hartman A, et al. Magnesium sulfate in the treatment of refractory ventricular fibrillation in the prehospital setting. Resuscitation. 2001;49:245–9.

141. Hassan TB, Jagger C, Barnett DB. A randomised trial to investigate the efficacy of magnesium sulphate for refractory ventricular fibrillation. Emerg Med J. 2002;19:57–62.

142. Perticone F, Adinolfi L, Bonaduce D. Efficacy of magnesium sulfate in the treatment of torsade de pointes. Am Heart J. 1986;112:847–9.

143. Tzivoni D, Banai S, Schuger C, Benhorin J, Keren A, Gottlieb S, et al. Treatment of torsade de pointes with magnesium sulfate. Circulation. 1988;77:392–7.

144. Bailie DS, Inoue H, Kaseda S, Ben-David J, Zipes DP. Magnesium suppression of early afterdepolarizations and ventricular tachyarrhythmias induced by cesium in dogs. Circulation. 1988;77:1395–402.

145. Brown DC, Lewis AJ, Criley JM. Asystole and its treatment: the possible role of the parasympathetic nervous system in cardiac arrest. JACEP. 1979;8:448–52.

146. Gupta K, Lichstein E, Chadda KD. Transient atrioventricular standstill. Etiology and management. JAMA. 1975;234:1038–42.

147. Coon GA, Clinton JE, Ruiz E. Use of atropine for brady-asystolic

prehospital cardiac arrest. Ann Emerg Med. 1981;10:462–7.

148. Ornato JP, Gonzales ER, Morkunas AR, Coyne MR, Beck CL. Treatment of presumed asystole during pre-hospital cardiac arrest: superiority of electrical countershock. Am J Emerg Med. 1985;3:395–9.

149. Stueven HA, Tonsfeldt DJ, Thompson BM, Whitcomb J, Kastenson E, Aprahamian C. Atropine in asystole: human studies. Ann Emerg Med. 1984;13:815–7.

150. Adrogué HJ, Rashad MN, Gorin AB, Yacoub J, Madias NE. Assessing acid-base status in circulatory failure. Differences between arterial and central venous blood. N Engl J Med. 1989;320:1312–6.

151. Weil MH, Rackow EC, Trevino R, Grundler W, Falk JL, Griffel MI. Difference in acid-base state between venous and arterial blood during cardiopulmonary resuscitation. N Engl J Med. 1986;315:153–6.

152. Dybvik T, Strand T, Steen PA. Buffer therapy during out-of-hospital cardiopulmonary resuscitation. Resuscitation. 1995;29:89–95.

153. Ritter JM, Doktor HS, Benjamin N. Paradoxical effect of bicarbonate on cytoplasmic pH. Lancet. 1990;335:1243–6.

154. Morrison LJ, Verbeek PR, McDonald AC, Sawadsky BV, Cook DJ. Mortality and prehospital thrombolysis for acute myocardial infarction: a meta-analysis. JAMA. 2000;283:2686–92.

155. Wan S, Quinlan DJ, Agnelli G, Eikelboom JW. Thrombolysis compared with heparin for the initial treatment of pulmonary embolism: a meta-analysis of the randomized controlled trials. Circulation. 2004;110:744–9.

156. Fischer M, Böttiger BW, Popov-Cenic S, Hossmann KA. Thrombolysis using plasminogen activator and heparin reduces cerebral no-reflow after resuscitation from cardiac arrest: an experimental study in the cat. Intensive Care Med. 1996;22:1214–23.

157. Lin SR. The effect of dextran and streptokinase on cerebral function and blood flow after cardiac arrest. An experimental study on the dog. Neuroradiology. 1978;16:340–2.

158. Böttiger BW, Arntz HR, Chamberlain DA, Bluhmki E, Belmans A, Danays T, et al. Thrombolysis during resuscitation for out-of-hospital cardiac arrest. N Engl J Med. 2008;359:2651–62.

159. Gramann J, Lange-Braun P, Bodemann T, Hochrein H. Der Einsatz von Thrombolytika in der Reanimation als Ultima ratio zur Überwindung des akuten Herztodes. Intensiv- und Notfallbehandlung. 1991;16:135–7.

160. Janata K, Holzer M, Kürkciyan I, Losert H, Riedmüller E, Pikula B, et al. Major bleeding complications in cardiopulmonary resuscitation: the place of thrombolytic therapy in cardiac arrest due to massive pulmonary embolism. Resuscitation. 2003;57:49–55.

161. Kürkciyan I, Meron G, Sterz F, Janata K, Domanovits H, Holzer M, et al. Pulmonary embolism as a cause of cardiac arrest: presentation and outcome. Arch Intern Med. 2000;160:1529–35.

162. Ruiz-Bailén M, Aguayo-de-Hoyos E, Serrano-Córcoles MC, Díaz-Castellanos MÁ, Fierro-Rosón LJ, Ramos-Cuadra JÁ, et al. Thrombolysis with recombinant tissue plasminogen activator during cardiopulmonary resuscitation in fulminant pulmonary embolism. A case series. Resuscitation. 2001;51:97–101.

163. Abu-Laban RB, Christenson JM, Innes GD, van Beek CA, Wanger KP, McKnight RD, et al. Tissue plasminogen activator in cardiac arrest with pulseless electrical activity. N Engl J Med. 2002;346:1522–8.

164. Herweling A, Karmrodt J, Stepniak A, Fein A, Baumgardner JE, Eberle B, et al. A novel technique to follow fast PaO_2 variations during experimental CPR. Resuscitation. 2005;65:71–8.

165. Tucker KJ, Idris AH, Wenzel V, Orban DJ. Changes in arterial and mixed venous blood gases during untreated ventricular fibrillation and cardiopulmonary resuscitation. Resuscitation. 1994;28:137–41.

166. Glaeser PW, Hellmich TR, Szewczuga D, Losek JD, Smith DS. Five-year experience in prehospital intraosseous infusions in children and adults. Ann Emerg Med. 1993;22:1119–24.

167. Orlowski JP, Porembka DT, Gallagher JM, Lockrem JD, VanLente F. Comparison study of intraosseous, central intravenous, and peripheral intravenous infusions of emergency drugs. Am J Dis Child. 1990;144:112–7.

168. Befeler B. Mechanical stimulation of the heart: its therapeutic value in tachyarrhythmias. Chest. 1978;73:832–8.

169. Caldwell G, Millar G, Quinn E, Vincent R, Chamberlain DA. Simple mechanical methods for cardioversion: defence of the precordial thump and cough version. Br Med J. 1985;291:627–30.

170. Morgera T, Baldi N, Chersevani D, Medugno G, Camerini F. Chest thump and ventricular tachycardia. Pacing Clin Electrophysiol. 1979;2:69–75.

171. Rea TD, Shah S, Kudenchuk PJ, Copass MK, Cobb LA. Automated external defibrillators: to what extent does the algorithm delay CPR? Ann Emerg Med. 2005;46:132–41.

172. Hess EP, White RD. Ventricular fibrillation is not provoked by chest compression during post-shock organized rhythms in out-of-hospital cardiac arrest. Resuscitation. 2005;66:7–11.

173. Buunk G, van der Hoeven JG, Meinders AE. Cerebrovascular reactivity in comatose patients resuscitated from a cardiac arrest. Stroke. 1997;28:1569–73.

174. Langhelle A, Tyvold SS, Lexow K, Hapnes SA, Sunde K, Steen PA. In-hospital factors associated with improved outcome after out-of-hospital cardiac arrest. A comparison between four regions in Norway. Resuscitation. 2003;56:247–63.

175. Müllner M, Sterz F, Binder M, Schreiber W, Deimel A, Laggner AN. Blood glucose concentration after cardiopulmonary resuscitation influences functional neurological recovery in human cardiac arrest survivors. J Cereb Blood Flow Metab. 1997;17:430–6.

176. Sundgreen C, Larsen FS, Herzog TM, Knudsen GM, Boesgaard S, Aldershvile J. Autoregulation of cerebral blood flow in patients resuscitated from cardiac arrest. Stroke. 2001;32:128–32.

177. Sterz F, Leonov Y, Safar P, Radovsky A, Tisherman SA, Oku K. Hypertension with or without hemodilution after cardiac arrest in dogs. Stroke. 1990;21:1178–84.

178. Gaieski DF, Band RA, Abella BS, Neumar RW, Fuchs BD, Kolansky DM, et al. Early goal-directed hemodynamic optimization combined with therapeutic hypothermia in comatose survivors of out-of-hospital cardiac arrest. Resuscitation. 2009;80:418–24.

179. Capes SE, Hunt D, Malmberg K, Pathak P, Gerstein HC. Stress hyperglycemia and prognosis of stroke in nondiabetic and diabetic patients: a systematic overview. Stroke. 2001;32:2426–32.

180. Van den Berghe G, Wouters P, Weekers F, Verwaest C, Bruyninckx F, Schetz M, et al. Intensive insulin therapy in critically ill patients. N Engl J Med. 2001;345:1359–67.

181. Losert H, Sterz F, Roine RO, Holzer M, Martens P, Cerchiari E, et al. Strict normoglycaemic blood glucose levels in the therapeutic management of patients within 12h after cardiac arrest might not be necessary. Resuscitation. 2008;76:214–20.

182. Oksanen T, Skrifvars MB, Varpula T, Kuitunen A, Pettilä V, Nurmi J, et al. Strict versus moderate glucose control after resuscitation from ventricular fibrillation. Intensive Care Med. 2007;33:2093–100.

183. Roberts BW, Kilgannon JH, Chansky ME, Mittal N, Wooden J, Trzeciak S. Association between postresuscitation partial pressure of arterial carbon dioxide and neurological outcome in patients with post-cardiac arrest syndrome. Circulation. 2013;127:2107–13.

184. Schneider AG, Eastwood GM, Bellomo R, Bailey M, Lipcsey M, Pilcher D, et al. Arterial carbon dioxide tension and outcome in patients admitted to the intensive care unit after cardiac arrest. Resuscitation. 2013;84:927–34.

185. Balan IS, Fiskum G, Hazelton J, Cotto-Cumba C, Rosenthal RE. Oximetry-guided reoxygenation improves neurological outcome after experimental cardiac arrest. Stroke. 2006;37:3008–13.

186. Richards EM, Fiskum G, Rosenthal RE, Hopkins I, McKenna MC. Hyperoxic reperfusion after global ischemia decreases hippocampal energy metabolism. Stroke. 2007;38:1578–84.

187. Vereczki V, Martin E, Rosenthal RE, Hof PR, Hoffman GE, Fiskum G. Normoxic resuscitation after cardiac arrest protects against hippocampal oxidative stress, metabolic dysfunction, and neuronal death. J Cereb Blood Flow Metab. 2006;26:821–35.

188. Kilgannon JH, Jones AE, Shapiro NI, Angelos MG, Milcarek B, Hunter K, et al. Association between arterial hyperoxia following resuscitation from cardiac arrest and in-hospital mortality. JAMA. 2010;303:2165–71.

189. Bernard SA, Gray TW, Buist MD, Jones BM, Silvester W, Gutteridge G, et al. Treatment of comatose survivors of out-of-hospital cardiac arrest with induced hypothermia. N Engl J Med. 2002;346:557–63.

190. Hypothermia after Cardiac Arrest Study Group. Mild therapeutic hypothermia to improve the neurologic outcome after cardiac arrest. N Engl J Med. 2002;346:549–56.

191. Nielsen N, Wetterslev J, Cronberg T, Erlinge D, Gasche Y, Hassager C, et al. Targeted temperature management at 33°C versus 36°C after cardiac arrest. N Engl J Med. 2013;369:2197–206.

192. Bro-Jeppesen J, Hassager C, Wanscher M, Søholm H, Thomsen JH, Lippert FK, et al. Post-hypothermia fever is associated with increased mortality after out-of-hospital cardiac arrest. Resuscitation. 2013;84:1734–40.

193. International Liaison Committee on Resuscitation [Internet]. Targeted temperature management following cardiac arrest. An update. 17 Dec 2013 [cited 8 Mar 2014]. Available from: http://www.ilcor.org/data/TTM-ILCOR-update-Dec-2013.pdf.

194. Holzer M, Müllner M, Sterz F, Robak O, Kliegel A, Losert H, et al. Efficacy and safety of endovascular cooling after cardiac arrest: cohort study and Bayesian approach. Stroke. 2006;37:1792–7.

195. Steinberg GK, Ogilvy CS, Shuer LM, Connolly Jr ES, Solomon RA, Lam A, et al. Comparison of endovascular and surface cooling during unruptured cerebral aneurysm repair. Neurosurgery. 2004;55:307–14.

196. Bernard S, Buist M, Monteiro O, Smith K. Induced hypothermia using large volume, ice-cold intravenous fluid in comatose survivors of out-of-hospital cardiac arrest: a preliminary report. Resuscitation. 2003;56:9–13.

197. Virkkunen I, Yli-Hankala A, Silfvast T. Induction of therapeutic hypothermia after cardiac arrest in prehospital patients using ice-cold Ringer's solution: a pilot study. Resuscitation. 2004;62:299–302.

198. Kim F, Nichol G, Maynard C, Hallstrom A, Kudenchuk PJ, Rea T, et al. Effect of prehospital induction of mild hypothermia on survival and neurological status among adults with cardiac arrest: a randomized clinical trial. JAMA. 2014;311:45–52.

199. Sessler DI. Mild perioperative hypothermia. N Engl J Med. 1997;336:1730–7.

200. Arrich J, Holzer M, Havel C, Müllner M, Herkner H. Hypothermia for neuroprotection in adults after cardiopulmonary resuscitation. Cochrane Database Syst Rev. 2012;9:CD004128.

201. Blondin NA, Greer DM. Neurologic prognosis in cardiac arrest patients treated with therapeutic hypothermia. Neurologist. 2011;17:241–8.

202. Kamps MJA, Horn J, Oddo M, Fugate JE, Storm C, Cronberg T, et al. Prognostication of neurologic outcome in cardiac arrest patients after mild therapeutic hypothermia: a meta-analysis of the current literature. Intensive Care Med. 2013;39:1671–82.

203. Sandroni C, Cavallaro F, Callaway CW, D'Arrigo S, Sanna T, Kuiper MA, et al. Predictors of poor neurological outcome in adult comatose survivors of cardiac arrest: a systematic review and meta-analysis. Part 2: Patients treated with therapeutic hypothermia. Resuscitation. 2013;84:1324–38.

204. Sandroni C, Cavallaro F, Callaway CW, Sanna T, D'Arrigo S, Kuiper M, et al. Predictors of poor neurological outcome in adult comatose survivors of cardiac arrest: a systematic review and meta-analysis. Part 1: Patients not treated with therapeutic hypothermia. Resuscitation. 2013;84:1310–23.

第二部分　神经重症

第十五章　闭合性颅脑损伤的管理

Jason Pierce Rahal, Steven W. Hwang, Peter K. Dempsey

前言

闭合性颅脑损伤(CHI)是世界范围内的一个毁灭性问题,严重影响年轻人;美国每年有 50 000 多人死亡与此有关[1]。据估计,每年有 150 万美国人遭受闭合性颅脑损伤,其中 230 000 人住院并存活下来[2]。在这些病人中,估计 80 000~90 000 人患有长期残疾[2]。在年龄小于 40 岁的人群中,机动车事故是他们死亡的主要原因[3]。而神经功能缺损的程度及发病率往往在撞击瞬间就决定了,及时的治疗常常可以防止进一步的继发性损害,改善预后。有效的重症监护管理可明显降低发病率和死亡率[4]。本章将重点介绍重型颅脑损伤患者的内科和手术治疗,重点强调重症监护团队的作用。

病理生理学

颅脑外伤患者的成功治疗需要了解大脑及其周围结构的解剖学和生理学。颅骨和其内容物可以比作为一个"封闭的盒子"。颅骨已经进化以保护其有价值的内容物,因此非常坚硬并且不灵活。颅内包含三种元素:脑组织、水[脑脊液形态(CSF)]和血液。虽然大脑基底部有几个孔,但位于颅颈交界处的枕骨大孔,是唯一的足够大的通道,允许脑脊液或脑组织运动。虽然颅骨在保护大脑方面起到了重要作用,但在治疗创伤病人时,它又常常成为障碍。脑组织、脑脊液和血液占据了整个颅内体积,额外的占位性物质的增加将导致颅内压升高或使颅内容物移位。颅内出血和脑组织含水量增加(水肿)都会引起颅内体积增加。最初,这一体积的增加是由脑脊液的颅外移动而得到代偿的,但是随着体积的进一步

增加,ICP 就会急剧上升(图 15.1)。如果 ICP 升至足够高,这种压力最终会超过脑血压,减少大脑血流,最终导致脑死亡。这是由蒙特-凯利学说解释的,认为血液、脑脊液和脑组织的总体积在颅骨内是恒定的,一个组分的体积增加必然导致另一个组分的体积减少[5]。因此,闭合性颅脑损伤可以分解为两种解剖结构的过程:局灶性损伤导致占位效应和局限性神经功能障碍和弥漫性损伤导致全脑功能障碍和脑水肿。这些过程可以在原发性损伤期间发生,也可以由如下所述的继发于复杂的病理生理学过程。对于闭合性颅脑损伤的治疗包涵调整颅内容物或体积来减少或消除颅内压升高的各项技术。这些技术将在本章详细讨论,但本质上,它们都涉及清除额外的占据空间的内容,移除三个要素中的一个(脑组织、脑脊液或血液),或通过颅骨切除术和硬膜成形术打开这个"盒子"。

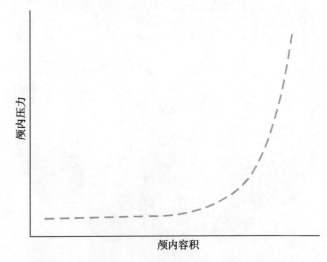

图 15.1　颅内压-容积曲线。在代偿机制内,随着内容物质的膨胀增加,ICP 只略微上升。当内容物进一步膨胀导致 ICP 急剧上升,这一点就在曲线的拐角处

原发性损伤

对于创伤性脑损伤（TBI）来说，最初的撞击所造成的损害通常是不可逆转的。与其他器官系统截然不同的是，中枢神经系统的再生能力有限。创伤性组织损伤的最终结果是被称为神经胶质增生的瘢痕形成过程，并且没有恢复功能神经连接。钝性撞击颅骨可导致颅骨骨折；脑膜血管、硬脑膜窦或脑桥静脉撕裂，可导致轴外出血[硬膜下血肿（SDH）和硬膜外血肿]；或脑和软脑膜血管挫伤，引起脑出血和蛛网膜下腔出血。脑损伤可在撞击点（直接伤）或是在脑部在颅骨撞击部位的反弹（对冲伤）。在高速机动车事故或其他高速旋转的事故中，脑实质内的剪力可以破坏神经元的精细轴突投射，导致全脑性损伤，称为弥漫性轴索损伤（DAI）。急性或延迟发生的轴内轴外出血扩大都会对邻近脑组织产生占位效应。如果足够大的话，这些肿块会导致大脑在颅内的移位和大脑中心压力的变化。脑组织从一个脑室到另一个脑室的移动称为"脑疝"，根据解剖学位置，脑疝可能表现出症状（图 15.2）。内侧颞叶疝（钩）在天幕缘进入动眼神经区是脑疝的典型形式，导致副交感神经输入瞳孔受损，出现瞳孔扩大。当大脑在分隔半球的膜（大脑镰）下滑动时，会出现其他形式的疝（大脑镰下疝）。这可能进一步导致大脑供血动脉受压，缺血，最终导致脑

死亡。原发性损伤后遗症的治疗取决于对扩大的肿块的快速识别和诊断，通过纠正凝血、控制血压、根据指标清除以限制肿块的膨胀。

继发性损伤

在原发性损伤后，受损或功能失调的脑组织可通过级联放大反应导致继发性损伤，出现脑血流失调、脑水肿，最终出现脑缺血。供应大脑的动脉与非中枢神经系统的血管有区别，脑血管对周围环境的局部变化作出反应，这一过程被称为"脑血流自动调节"。脑血管能够基于局部现象改变血流量，如血液中二氧化碳分压（PCO_2）、血液黏稠度、代谢变化和血管平滑肌的肌源性改变。脑动脉内二氧化碳的水平直接影响血管直径：高碳酸血症导致血管舒张，而低碳酸血症导致血管收缩。这种反应的确切机制尚不清楚，但它似乎更多地与 pH 而不是 PCO_2 的局部变化有关[6,7]。局部代谢对控制局部脑血流量也有一定作用。血糖水平、氧分压（PO_2）和乳酸的改变也会影响血管直径。此外，血压对局部血管扩张有影响，在肌源性自动调节理论中有描述。脑血管扩张是低血压反应，使大脑能够在很大的血压范围内保持血流恒定（图 15.3）。参与自动调节的第四个机制是血液黏度。较低的血液黏度导致脑血流量增加，随后增加了红细胞向大脑的输送[8]。这种自动调节功能可以让大脑维持在一个精确的环境中优化脑功能。可以人为的利用这一特性，通过改变 PCO_2 和改变大脑血流量，从而减少颅内的血液量和降低 ICP。下面将详细解释。

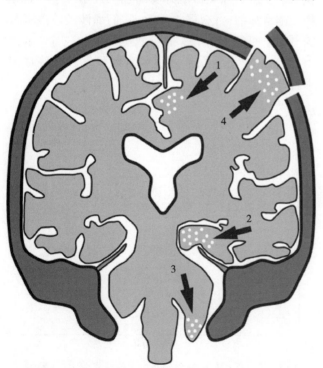

图 15.2   脑疝的类型：（1）大脑镰下疝，（2）钩回疝，（3）小脑扁桃体疝，（4）外疝

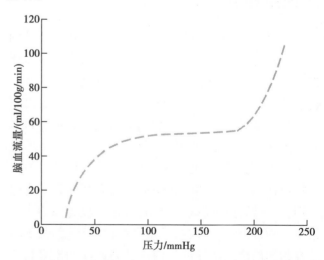

图 15.3   脑血流量自动调节只发生一定的压力范围之内。如果动脉压降低到自动调节下限值，则器官灌注受损

受伤的脑组织通常会失去调节脑血流量的能力。在细胞水平上，初期损伤可能导致轴突、神经元和支持细胞的结构损伤，导致由于无氧糖酵解的乳酸积累。然后，三磷酸腺苷（ATP）的储备，由于加速的糖酵解而被耗尽，从而导致离子膜泵功能的衰竭。其次，细胞膜去极化以及过量的兴奋性氨基酸（谷氨酸和天冬氨酸）沿着激活的离子通道（N-甲基-D-天冬氨酸、α-氨基-3-羟基-5-甲基-4-异唑烷丙酸酯，及电压依赖性 Ca^{2+} 和 Na^+ 离子通道）被释放。最后，Ca^{2+} 和 Na^+ 离子的释放激活过氧化物酶、蛋白酶和磷脂酶，引发级联反应导致细胞死亡。这些细胞变化会导致局部的或全脑性的灌注不足、过度灌注、二氧化碳反应性、血管痉挛、代谢功能紊乱、兴奋性中毒、氧化应激及对脑组织有不良影响的炎症，并最终导致缺血和脑水肿[9]。目前大多数治疗方案都是针对这些级联内的元素，并尝试中断其进展或减少脑水肿的继发性影响（局部占位效应或全脑性的颅内压增高）。

诊断

临床

体格检查是神经功能最可靠的指标。完整的神经系统检查包括对精神状态、颅神经、运动系统和感觉系统的评估。创伤性颅脑损伤患者的神经系统检查可能是一个动态过程，它会在一段时期内演变。一些基础的变化通常是神经系统衰退的标志，可能在影像改变之前就存在了，且需要干预。举个硬膜外血肿的例子。病人可能会经历短暂的意识丧失，但在最初的检查中看起来很正常。但是随着时间的推移，随着血肿体积的增大，病人的功能出现下降。只有随着时间的变化连续地神经系统检查才显示出变化，并能及时给予治疗。因此，由 ICU 团队反复进行的神经系统检查对于早期识别神经系统衰退体征是非常重要的。

格拉斯哥昏迷评分（GCS）是在入院时快速评估脑损伤严重程度的一种方法[10]。它有三个组成部分：语言反应、睁眼反应以及肢体运动。分数的计算见表 15.1。GCS 的价值在于，它很容易由检查者获得，并且客观地反映病人的神经系统状态动态的变化，并在检查者之间进行交流。神经系统检查还需要确定是否有局灶性缺损。运动强度或感觉功能的不对称将有助于病灶的定位。双上肢或双下肢无力通常意味着脊髓损伤，而单侧无力与颅内损伤是相关的。

表 15.1　格拉斯哥昏迷评分

	行为	评分
睁眼反应	自然睁眼	4
	呼唤会睁眼	3
	刺痛会睁眼	2
	刺激无反应	1
肢体运动	可依指令动作	6
	施以刺激时，可定位出疼痛位置	5
	对疼痛刺激有反应，肢体会回缩	4
	对疼痛刺激有反应，肢体会弯曲	3
	对疼痛刺激有反应，肢体会伸直	2
	无任何反应	1
语言反应[a]	说话有条理	5
	言语错乱	4
	可说出单字	3
	可发出声音	2
	无任何反应	1

[a] 插管患者为"T"，评分为 1 分。

放射影像

诊断 CHI 患者的主要依靠是计算机断层扫描（CT）。医院普遍配备 CT 扫描仪，许多较大的医学中心在急诊室和 ICU 都有 CT 扫描仪。由于病情不稳定的患者在 ICU 外转运时被认为是高风险的，所以在一些中心，可以提供便携式 CT 扫描仪。头部受伤病人进行频繁 CT 扫描已成为医疗标准，无论何时发生重大的神经系统变化，都应进行检查。在没有神经系统变化的情况下，大多数中心都在 24 小时内进行一次 CT 检查随访，数据显示大约三分之一的患者有颅内出血无症状的进展情况[11]。进行性出血的早期发现与较好的预后有关[12]。在成年的闭合性颅脑损伤患者中，入院至 ICU 期间频繁的 CT 扫描的平均累积辐射剂量很低，并且已经证明对增加癌症的风险几乎可以忽略不计[13]。

CT 扫描的相关影像学检查主要与占位性肿块或弥漫性脑肿胀和 ICP 增高有关。弥漫性实质肿胀发展的 CT 表现是令人担心的。在这个状态下，脑组织周围正常充满脑脊液的空间被肿胀的组织所替代。脑干周围脑脊液池的消失和正常大脑半球上沟的丢失是其 CT 的特征性表现。

颅骨和颅底骨折很容易在 CT 上鉴别。颅骨非凹陷性骨折很少治疗。认识颅底骨折是很重要的,因为它们与严重的并发症有关。首先,颅前窝或颅中窝颅底骨折可能与脑脊液漏有关。脑脊液漏通常自行消退,但应监测,因为持续泄漏可能导致脑膜炎。脑脊液鼻漏或耳漏应行颅底薄层 CT 并请神经外科、耳鼻咽喉科协助诊治。其次,颅底骨折,如果骨折线穿越血管孔如岩骨部的颈动脉管,可出现血管损伤。CT 血管造影可以进一步鉴别可疑的损伤。

磁共振成像(MRI)在神经系统疾病的诊断中已广泛应用,但在 CHI 的急性治疗中发挥的作用有限。CT 和 CT 血管造影对颅内出血、颅骨骨折和血管损伤的诊断速度更快,费用更低。核磁共振成像(MRI)中的弥散张量成像(DTI)对检测轻度创伤颅脑损伤(TBI)中的弥漫性损伤高度敏感,但其临床应用相对较低。在由高速受伤而导致的 TBI 患者中,持续不良的神经学检查可能是由于脑弥漫性轴索损伤(diffuse axonal injury,DAI)所致。脑弥漫性轴索损伤与微出血相关,通常在脑灰质和脑白质的交界处或在脑白质束的深部,实质组织中含铁血黄素沉积,该沉积通常太小而无法通过 CT 检测到。含铁血黄素产生的磁敏感伪影可通过高场 MRI 检测到,并对检测脑弥漫性轴索损伤高度敏感[14]。脑弥漫性轴索损伤存在于高达四分之三的中度和重度 TBI 患者中,与不良的神经功能有关,并且当出现于脑干时,预示着预后不良[15]。其他研究已将较差的预后与脑胼胝体中脑弥漫性轴索损伤病变、微出血的数量和扩散受限病变的存在关联起来[16]。最后,MRI 可以是向家属提供预后信息的一种有用工具,但对 DAI 的治疗仍然是有限的。在这种情况下,那就是当持续不良的神经功能状态根据临床表现(临床症状)或 CT 图像无法解释时,我们保留使用核磁共振成像的权利。

原发性损伤的外科治疗

在血肿或挫伤有明显的占位效应的情况下,开颅手术可以减轻占位和肿胀。硬膜外血肿的患者明确受益。在这种情况下,底层的大脑往往受伤不严重,开颅手术清除不断增大的血肿通常是有益的。另一方面,急性 SDH 的发生往往是严重的底层脑损伤的标志,一般会有 20%~60% 的死亡率,尽管最近的数据表明在三级医疗创伤中心死亡率可能低至14%[17]。急性 SDH 需要与慢性 SDH 区别开来。后者良性的过程一般发生在一定程度脑萎缩的老年人群中。通常,轻微的头部损伤或跌倒会导致大脑颅

内运动,这可能会撕裂大脑皮质上的静脉。硬膜下腔静脉缓慢出血聚积通常是无症状的。随着时间的推移,血凝块开始重吸收,血凝块内红细胞渗透压改变,血管通透性增加。这导致液体进入硬膜下腔。最终,液体汇聚的增加会导致大脑皮质的压力随之增加,出现头痛、无力或定向障碍的症状。慢性 SDH 的手术治疗可以通过在颅骨上钻一个或两个孔来完成。由于血凝块是液化的,所以很容易排出,通常是机油的颜色。相反,急性 SDH 需要开颅手术来清除血凝块。

手术是治疗不能控制的脑实质挫伤、颅内压增高或脑疝的手段。脑实质挫伤常常是见于在第一个 24 小时内,应密切随访。本组没有明确的手术适应证。与轴外病变(例如硬膜下血肿和硬膜外血肿)不同,脑实质病变清除术需要切割至脑实质。因此,挫伤部位通常是决定是否进行手术的决定性因素。挫伤位于功能区,如语言或运动区,往往采取非手术治疗,是因为这部位的手术将给患者带来实质性缺陷。另一方面,颞叶或颅后窝挫伤如果不及时发现血凝块并清除,可引起致命的脑干压迫。

闭合性颅脑损伤病人的监护

对于 TBI 患者,在没有手术切除肿块的情况下,主要是药物治疗。在最初的损伤后,这些病人面临的主要问题是颅内压增高的发展。大脑和其他组织一样,损伤的反应是水肿和肿胀。由于颅腔是封闭的,颅内的压力会增加。最初,脑脊液通过枕骨大孔离开颅腔,进入椎管。如果压力继续增加,最终流向大脑的血液会减少。脑灌注压(CPP)是平均动脉压(MAP)减去 ICP。正常的 CPP 介于 70mmHg 至 90mmHg。低于 70mmHg 的 CPP 可能导致脑缺血和中风。如果 ICP 达到或超过 MAP,则流向大脑的血流停止。因此,TBI 的治疗重点是降低 ICP,控制 MAP 以维持 CPP。

为了恰当地降低 ICP,需要精确测量 ICP。这通常是通过放置 ICP 监测器来实现。ICP 监测器的放置没有标准适应证,但一般来说,GCS 小于 8 或 9 应当放置 ICP 监测器。GCS 高于这个水平,病人的神经学检查可以作为神经系统状态的可靠指标。低于 8 或 9 的水平,神经系统检查变得不可靠,因此,监测是有益的。同样,由于气道管理或其他原因需要镇静的病人,也不会有可靠的神经系统检查,监测将很受益。此外,头部外伤患者因其他问题需要手术治疗,如腹

部创伤或骨外伤，在全身麻醉下也可能需要进行监测。目前的指南建议在复苏后，GCS 评分低于 8 和头颅 CT 扫描异常的患者需要监测[18]。进一步建议如果 CT 扫描正常的患者符合以下两个或两个以上的标准，也要进行颅内监测：低血压（收缩压<90mmHg），年龄大于 40 岁，或运动检查体位。虽然单一的随机试验未能在死亡率和结果方面显示有明确的效益，但是大量前瞻性队列研究显示出益处，并且高度遵从本指南的中心有更好的结果[19-22]。

监测工具

颅内监测器提供颅内压的定量读数，计算出 CPP（CPP=MAP－ICP），从而间接监测脑灌注压。目前广泛使用的两类 ICP 测量工具：脑室内导管和螺栓式传感器。脑室内导管，或脑室外引流术（EVD），由神经外科医生在床边放置，通常通过右额叶。ICP 是通过导管引流的脑脊液引流柱测量的，从耳屏水平手动或压力传感器测量。EVDs 除了监测 ICP 还有引流脑脊液的优势。螺栓型传感器是在硬膜外、硬膜下、实质内的隔室通过空心螺栓，为了确保安全用麻花钻头行颅骨钻孔，而放置光纤传感器测量 ICP。这些监测仪与 EVD 相比具有微创的优势，但不能引流脑脊液；它们只能在放置时校准，精确度随时间会下降。这些监视器通常在床边放置，在冠状缝上做一个小切口，头骨上做一个小麻花钻孔。然后，将监视器引线引导到头皮下的压力监视装置。这些监测通常可以放置好几天，甚至几周，才需要更换。

已经设计出替代工具来帮助推断脑灌注。理想情况下，完美的工具应该是低风险（无创），并能提供连续可靠的数据。目前，还没有设计出满足所有这些目标的设备。无创设备显然具有控制风险（如出血、感染）的优势，可无限期使用，但他们有固有的局限性。射线成像技术已被用于测量大脑灌注，且可提供整个大脑数据[例如，正电子发射断层扫描（PET）、单光子发射计算机断层扫描（SPECT）、CT 灌注成像、MR 光谱]，但只提供单一的信息瞬间，还需要将病人运送到这些设备中去；因此，他们在 TBI 日常治疗管理中的作用是有限的。

其他无创装置包括经颅持续脑电图（cEEG）、多普勒超声（TCD）和近红外光谱（NIRS）。ICU 中使用 cEEG 可以监测到早期非痉挛性发作，这是对受伤大脑的继发伤害，并增加 ICP。最新的 cEEG 研究数据显示，15% 至 20% 的严重 TBI 患者出现癫痫发作。约 50% 的癫痫发作为非痉挛性发作，尽管他们预防使用

了达到血药浓度的苯妥英钠。TCDS 使用超声原理接受颅内动脉超声来测量血流速。根据测量的数据来计算推断血管痉挛的严重程度、自动调节的反应、血流速，甚至 CPP。TCDS 局限性包括技术员的结果，数据的不连续性和解剖的局限性[23]。NIRS 是将多个探头放在病人的额头，使用红细胞吸收光来计算氧合血红蛋白浓度、脱氧血红蛋白浓度和细胞色素 aa3 浓度。这些值可以用来推断脑缺氧和 CPP 减少的程度，但不提供特定的值，只反映全脑的变化。NIRS 不能提供半脑的任何信息，仅反映全脑的灌注[24]。

更多的有创措施包括先前描述的脑室引流管，脑实质内螺栓传感器、硬膜下监测、硬膜外监测和颈静脉血氧饱和度。这些设备提供了一个连续数据，可以用来治疗即时变化，但它们与操作的风险有关。硬膜下和硬膜外监视器使用光纤技术，只需放置在适当的深度。从理论上讲，他们的并发症可能会少，但他们的有效性和可靠性还不是很明确。

颈内静脉血氧饱和度监测需要将一个光纤导管置入颈内静脉（一般为右侧），颈静脉穿行于颈静脉球。这项技术取样于大脑流出的静脉（$SjvO_2$），可以计算大脑的氧耗（动静脉差，$a-v DO_2$）。正常 $SjvO_2$ 是 60%～70%，通常，低于 50% 和 55% 水平不利于神经系统的预后，尽管有一项研究提出 TBI 更低的阈值 45%[25]。这种类型的监测提供了全脑氧消耗的测量，但是不能反映各区域间的差异。

新技术包括激光微透析、多普勒、热扩散流量计和脑组织氧合监测。微透析技术涉及将微导管置入受测的实质组织。导管通过半透膜以恒定的速率灌注生理液体，可以收集和分析细胞外代谢产物。胞外乳酸升高、葡萄糖降低、乳酸/丙酮酸比值升高和脑缺氧及缺血有关。这种装置已被用于监测癫痫手术、创伤、蛛网膜下腔出血和缺血性疾病的神经递质和代谢产物，但这些患者的治疗还没有标准化[23,26,27]。激光多普勒血流仪需要放置一个光纤激光导管到软组织或者软组织边缘，用光电探测器记录的激光的波长变化测量红细胞的运动。这可以测量局部的血流量，不可以直接测量脑血流。热扩散流量计采用放置在大脑，或内部实质的热敏电阻测量温度扩散来推断脑血流量[28]。脑组织氧合监测也是一项越来越受欢迎的新技术。它需要一个微传感器置入实质内，用极谱电极测量脑氧分压和二氧化碳分压、pH 和温度。这些值的正常范围已经确立，而且结果和缺血的早期相关性也被报道，但是在广泛使用之前需要更多的权威经验。这些最新的监测工具已广泛用于实验室模型和

选择性的患者,但尚未得到广泛的测试;因此,他们的有效性和可靠性有待证实。

颅内高压的治疗

颅内压(ICP)增高的治疗通常需要减少颅内三个

正常存在的元素之一。以上述生理学为中心的多种治疗方法可用于降低 ICP。我们的治疗方法在于一个阶梯的过程,以基于对 ICP 进行持续评估的基础上,维持 CPP 大于 70mmHg 为目标,增加更多的侵入性或高风险的治疗(图 15.4)。

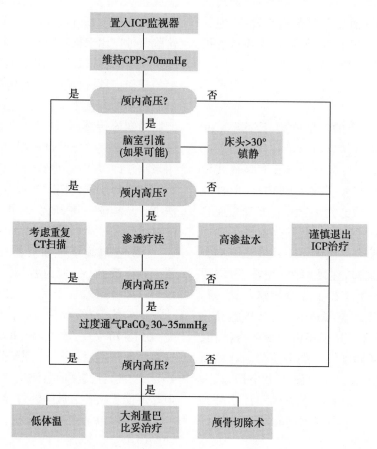

图 15.4　颅内压增高的治疗方法。PaCO$_2$:动脉二氧化碳分压

增加静脉流出量

如果这些成分中的一种—血液,可以安全地去除,那么 ICP 就会降低。头部抬高,促进静脉回流到心脏。脑静脉循环中没有瓣膜,因此,将头高于心脏会导致颅内血容量减少。这种降低 ICP 的方法的批评者指出,大脑高于心脏,头部的 MAP 也会减少,因此无法达到改善 CPP 的需要。尽管如此,头部升高仍然是 ICP 管理的支柱。

脑脊液引流

CSF 引流是一个高效、安全治疗 ICP 升高的方法。随着压力的增加,脑脊液通过颅底的枕骨大孔流出大脑。当这个方法引流不充分时,可以采用有创的方法。将导管置入脑室系统,不仅允许脑脊液引流,还

提供了一种方便的测量 ICP 的方法。往往在尽可能低剂量的镇静下床旁放置脑室外引流系统(EVDs)。在额骨的前冠状区做一个小切口。应用可靠的外部标志物,导管可以相当准确地放置在脑室内。然后通过调节引流管的水平来控制脑脊液引流。抬高引流管将减慢引流,降低引流管会增加引流。导管可以放置几天甚至几周。感染的风险随着导管留置时间的延长而增加。近年来,抗生素涂层的导管已被证明可以降低 EVD 的感染率。

渗透性利尿药

脑组织水肿是 ICP 增高的主要原因。减少水肿的方法通常包括使用渗透性利尿药将细胞外液拉入血管内,从而减少颅内容积。这种情况下经常使用的是甘露醇。甘露醇通过几种机制发挥作用。首先,甘露

醇能引起血流动力学的改变,增加心输出量,从而改善 CPP 和脑氧合。脑氧合的改善导致脑血管收缩和随后的脑血容量和 ICP 降低。其次,尽管严重脱水可导致高渗透压和肾衰竭,但是渗透性利尿治疗的轻度脱水是可取的,可以改善脑水肿。最后,甘露醇还可减少 CSF 的产生。为了应对 ICP 增高的高峰甘露醇可以快速注射。压力的降低通常是剧烈的,在给药几分钟内即可发生。在持续 ICP 升高的情况下,甘露醇可以每 6 小时给予 25g,血清渗透压检查必须紧随其后,如果血清渗透压高于 320mOsm/L,甘露醇必须停止;否则,会增加肾损伤和急性肾小管坏死的风险。

另一种方法,使用不同浓度的高渗盐水(3%~23.4%)作为渗透剂来控制升高的 ICP。多项研究已经证实使用高渗性盐水控制 ICP 的疗效和安全性[29-31]。高渗盐水也被用来作为扩容剂,与低血压无关,因此,它对于血流动力学不稳定的患者控制 ICP 可能更有价值。高渗盐水可连续或间歇的方式给药,但通常在 ICP 升高时快速注射。由于高渗盐水有导致血栓性静脉炎的倾向,所以需要一个中心静脉导管来输注,血清钠水平应维持在 150mmol/L 左右。当血清钠升高到 155~160mmol/L 时,应考虑采取替代措施来控制 ICP。甘露醇与高渗盐水的随机对比试验表明,高渗盐水给予快速静注时可更有效地降低 ICP[29]。目前的数据更倾向于用高渗盐水而不是甘露醇来降低 ICP 和改善死亡率[32](表 15.2)。

表 15.2 TBI 患者给药溶液的钠含量和渗透压

溶液	钠浓度(mmol/kg)	渗透压(mOsm/kg)
乳酸林格液	130	275
0.9% 盐水	154	308
20% 甘露醇	–	1 098
3% 盐水	513	1 026
7.5% 盐水	1 283	2 566
23.4% 盐水	4 004	8 008

TBI:创伤性脑损伤。

PCO_2 的变化

过度换气可降低血液中的 PCO_2。在生理学部分提到,脑血管对 PCO_2 和 pH 的变化非常敏感。PCO_2 降低导致脑动脉血管代偿性收缩,从而降低血流量和降低 ICP。当然,这会产生不利的影响,因为血流量的减少可能导致易受损组织的缺血。因此,过度通气($PaCO_2$ 35~40mmHg)通常只限于 ICP 高峰的治疗。

随着时间的推移,慢性过度通气的作用会减弱,因为其他的自体调节机制,如肾脏系统,将会纠正代谢失衡。

镇静

静脉镇静常用于颅脑损伤患者的治疗。镇静保证机械通气顺利实施,控制 PCO_2,降低脑代谢率($CMRO_2$),从而降低 ICP;它也能引起低血压,导致脑部易受损伤的区域脑缺血。与呼吸机对抗的病人会增加胸腔内压力,这会减少静脉回心血量,并引起 ICP 升高。因为静脉注射(IV)镇静药物可以降低血压,诱发血容量不足引起的低血压副作用,所以在使用镇静药前要纠正低血容量。静脉注射镇静药物还可引起的其他不良后果是病人镇静时神经系统检查的体征丧失。长期使用静脉注射镇静药和神经系统体征的丧失常常需要放置 ICP 监测器。在脑损伤患者中首选作用时间短的药物,因为他们可以迅速撤药以重新评估神经系统功能。苯二氮䓬类咪达唑仑和苯酚衍生物异丙酚因为相似的功效在脑损伤患者中广泛应用[33]。这两种药物均能降低脑血流量,$CMRO_2$ 和 ICP。α-2 受体激动剂右旋美托咪啶是一种新的镇静药,不会引起呼吸抑制,可安全用于 TBI 患者[34,35]。右旋美托咪啶半衰期短,有利于神经功能监测,并可用在拔管患者。右旋美托咪啶与丙泊酚相比有良好的效果[36]。

药物治疗

过去,巴比妥类药物是治疗 ICP 升高的主要方法,然而,巴比妥类药物的危险因素限制了其应用。巴比妥类药物有多种作用机制。巴比妥类主要机制是降低 $CMRO_2$,从而降低脑血流量和颅内血容量。戊巴比妥是最常用的药物,它要有一个负荷剂量,然后是维持剂量,持续数天甚至数周。连续脑电图监测是为了确定"突发抑制"的状态,相当于最大限度地减少脑代谢。巴比妥类药物使用的不利之处在于心脏毒性,常为长期使用后出现。低血压往往是限制因素,降低了巴比妥类药物的疗效。

体温

低温已被证明能有效改善重型颅脑损伤后的转归[37]。降低核心温度至 33~35℃ 可减缓代谢过程,降低脑组织的氧合需求。这在脑缺血区域尤为重要。这将导致 ICP 的减少。细胞外谷氨酸和自由基生成的减少也发挥了神经保护作用。核心温度降至太低可能会对循环系统产生不利影响,并且削弱免疫反应,导致感染风险增加。如果这种受伤脑组织能够保存下来，那么整体的预后就会得到改善。

去骨瓣减压术

回到颅骨是一个"封闭的盒子"的概念，一个潜在的治疗 ICP 升高的方法是"打开"这个盒子。这是通过单侧或双侧去骨瓣减压术来完成的。肿胀半球上的头骨被去除，硬脑膜被广泛打开。头皮重新缝合，使肿胀的大脑在不增加 ICP 或引起脑疝的情况下扩张。去骨瓣减压术（DECRA）试验将 155 例难治的 TBI 患者随机分配到双侧去骨瓣减压术组或标准治疗组[38]。开颅术组患者的 ICP 测量值较低，ICU 停留时间较短，但格拉斯哥结果扩展量表评估结果显示，该组预后不良者数量较多。DECRA 试验结果与以前几项关于这个主题的相关研究的结果相反，并在其他限制条件下，因手术干预阈值较低等局限性而招致批评，该手术仍备受争议[39]。在我们的实际工作中，去骨瓣减压术选择用于那些受伤后神经功能相对保存，但尽管用了最大限度的药物治疗，由于随后的脑水肿又出现功能下降的患者。

神经保护剂

中止有害的神经生理级联反应导致继发性损伤的几种治疗方法是可用的，研究显示成败参半。高压氧已被试着用于增加脑氧合，希望增加脑灌注。虽然间歇性高压氧治疗的患者生存率增加，ICP 降低，但患者的功能预后没有明显改善[40,41]。获益不明确以及费用和可行性等因素限制了这种治疗方法的进一步应用。

抗癫痫药物，通常苯妥英钠，已经被评估用于避免创伤患者继发性损伤引起的癫痫。Meta 分析证实，预防性苯妥英钠使用能降低 GCS 评分在 8 或更低的患者围受伤期（大约 1 周）癫痫发作的风险，但对延迟性癫痫发作没有任何保护作用。因此，抗癫痫药物通常给予严重颅脑损伤患者 1 周应用[42]。

虽然许多药物在实验室测试中显示出了成功的结果，但迄今为止，没有 3 期临床试验在死亡率或临床结局方面支持使用任何神经保护剂[43]。未经证实益处的药物包括：尼莫地平、聚乙二醇-超氧化物歧化酶（PEG-SOD）、地塞比诺、黄体酮、镁、塞福太、门冬氨酸（NMDA）拮抗剂[44-49]，大多数药物的靶向是生理学级联反应的中间步骤，试图通过限制谷氨酸、钙和钠的释放，避免进一步的细胞损伤。其他实验药物包括促红细胞生成素、雌激素、米诺环素和环孢菌素[47]。虽然很多药物目前正在临床试验中，至今没有一个显示出确切的临床益处。对于 TBI，类固醇也进行了彻底的研究，有较高的死亡率；因此，禁忌用于治疗颅脑损伤[50,51]。

纠正凝血功能障碍

抗凝血药的广泛使用增加了治疗颅脑外伤患者的挑战。新的化合物，其中有些是不易逆转的或根本不可逆的，可使创伤后颅内出血患者的治疗复杂化。接受抗凝血药或抗血小板药物的患者往往年龄较大，损伤严重程度评分较高，ICU 和住院时间较长，神经功能表现较差，有较高的需要神经外科干预的可能性[52]。凝血功能障碍的患者，颅内出血很容易进展，并导致神经功能进一步下降。

凝血酶激活血小板和凝血因子介导的止血。抗凝血药通过直接抑制凝血酶干预凝血级联反应或通过干扰凝血级联反应的其他部位，影响血栓形成。多年来，华法林一直是抗凝治疗的中流砥柱。华法林抑制在内源性和外源性凝血途径中维生素 K 依赖的凝血因子。拮抗华法林可通过口服或静脉注射维生素 K 来完成的，但需要持续数天给药至抗凝血药作用损耗殆尽。新鲜冰冻血浆、凝血酶原复合物（PCC）或重组因子Ⅶa（rFⅦa）可以用于预期手术的快速逆转。

新的药物（达比加群、利伐沙班和阿哌沙班）有快速起效的好处和更可预测的剂量-反应的益处，但更难以逆转。对于这些药物没有已知的解毒剂。血液透析有助于去除达比加群，如果遇到危及生命的出血可使用 PCC 或 rFⅦa。肝素通过不同的途径发挥作用，并因起效快，服用方便而受到重视。肝素化合物通常可以通过在手术前 4 小时停止使用或使用鱼精蛋白硫酸盐迅速逆转。低分子量肝素（LMWH）有更长的半衰期，因此应在任何手术之前停止 12 小时。他们也可以用鱼精蛋白硫酸盐拮抗[53]。

抗血小板药物通过酶或血小板表面受体来抑制凝血作用。阿司匹林仍然是最广泛使用的药物，通过抑制血栓素发挥作用。其他药物如氯吡格雷和噻氯匹定通过影响血小板膜受体发挥作用。这些药物虽然也有报道使用去氨加压素（DDAVP）来逆转，但最好还是用血小板输注来拮抗[54]。

治疗 CHI 的全身反应

CHI 的病人伴有一些系统性并发症的风险。脑损伤与下丘脑-垂体-肾上腺素轴的破坏有关,导致随之而来的炎症和分解代谢状态的相关病理学改变。在 TBI 患者中,肾上腺功能不全、呼吸衰竭、感染和心功能不全发生率较高。治疗和预防脑损伤引起的全身反应并发症是至关重要的。对于 CHI 患者,我们特别关注的是全身系统过程。

钠失调

钠紊乱导致低钠血症(血钠<135mEq/L),在 CHI 是常见的。低钠血症的风险包括癫痫发作阈值降低和脑水肿加重。此外,钠失调引起的容量状态可导致低血压。在脑损伤中,抗利尿激素分泌失调综合征(SIADH)和脑耗盐(CSW)综合征均存在。CSW 被认为是脑钠肽(BNP)增加引起的,与脑损伤有关,识别 CSW 是很重要的,因为相对于 SIADH,它可以导致低血容量状态和低血压[55]。纠正 SIADH 低钠血症是限制液体和水的摄入,而 CSW 是用等渗或高渗液体复苏治疗。应注意纠正低钠血症不能太快,否则可导致渗透性脱髓鞘综合征(以前称为脑桥中央髓鞘溶解症)。传统的指导方案是每小时增加 0.5mEq/L 血清钠,我们用这个作为一般治疗指南。在即将发生的脑疝或急性血钠下降的情况下,以 5~6mEq/L 快速纠正是安全的[56]。

预防应激性溃疡

皮质醇升高发生在 CHI 的急性期,并引起胃酸和胃蛋白酶分泌增加,导致胃十二指肠溃疡和上消化道出血的高发病率[57]。这种反应在受伤最初的 3~5 天达到峰值,而且严重 TBI 患者更明显[58]。使用抗酸药、组胺受体 2 型拮抗药、质子泵抑制药或早期肠内喂养可预防应激性溃疡。随机研究没有显示出现有预防方法的显著差异。在脑损伤患者中,组胺拮抗药的中枢神经系统效应可能加重脑病,我们建议使用替代治疗[59]。

营养注意事项

TBI 的长期康复需要充足的营养平衡。一些研究表明,适当的营养与改善长期预后有关[60]。早期营养可下调 TBI 相关的全身炎症和分解代谢反应,包括降低皮质醇和甲状腺激素水平[61]。伤后 3 天内与伤后 7 天开始肠内或肠外喂养比较,3 个月的格拉斯哥结果量表显著改善,并且肠内营养有显著的益处[62]。

静脉血栓栓塞症

血栓栓塞预防在治疗 CHI 患者中起着关键作用。TBI 可导致深静脉血栓形成增加三倍概率[63]。许多中心提倡在伤后或手术后,立即使用普通肝素或是低分子肝素。稳定的头部 CT 检查 24 小时后,应用普通肝素或低分子肝素对预防深静脉血栓和肺栓塞似乎是安全有效的[64]。

结论

CHI 仍然是一个严峻的问题,不仅影响到患者,而且影响到整个家庭和社会。治疗和长期护理的费用惊人。因此,治疗上任何有意义的改进都将产生深远和积极的影响。虽然病人的命运往往是在撞击的时刻就决定的,但是,对颅脑外伤病人受伤后的几天至几周的护理和治疗,是最大限度地发挥康复潜能的关键。

（赵文献 译,章向成 校）

参考文献

1. Thurman D, Guerrero J. Trends in hospitalization associated with traumatic brain injury. JAMA. 1999;282:954–7.
2. Thurman DJ, Alverson C, Dunn KA, Guerrero J, Sniezek JE. Traumatic brain injury in the United States: a public health perspective. J Head Trauma Rehabil. 1999;14:602–15.
3. Weninger P, Hertz H. Factors influencing the injury pattern and injury severity after high speed motor vehicle accident—a retrospective study. Resuscitation. 2007;75:35–41.
4. Gerber LM, Chiu Y-L, Carney N, Härtl R, Ghajar J. Marked reduction in mortality in patients with severe traumatic brain injury. J Neurosurg. 2013;119:1583–90.
5. Adams R, Victor M, editors. Disturbances of cerebrospinal fluid circulation, including hydrocephalus and meningeal reactions, Principles of neurology. 3rd ed. New York: McGraw Hill; 1985. p. 461–73.
6. Kontos HA, Raper AJ, Patterson JL. Analysis of vasoactivity of local pH, pCO_2 and bicarbonate on pial vessels. Stroke. 1977;8: 358–60.
7. Hlatky R, Furuya Y, Valadka AB, Gonzalez J, Chacko A, Mizutani Y, et al. Dynamic autoregulatory response after severe head injury. J Neurosurg. 2002;97:1054–61.
8. Muizelaar JP, Wei EP, Kontos HA, Becker DP. Cerebral blood flow is regulated by changes in blood pressure and in blood viscosity alike. Stroke. 1986;17:44–8.
9. Werner C, Engelhard K. Pathophysiology of traumatic brain injury. Br J Anaesth. 2007;99:4–9.
10. Teasdale G, Jennett B. Assessment of coma and impaired consciousness. A practical scale. Lancet. 1974;2:81–4.
11. Thorson CM, Van Haren RM, Otero CA, Guarch GA, Curia E, Barrera JM, et al. Repeat head computed tomography after minimal brain injury identifies the need for craniotomy in the absence of neurologic change. J Trauma Acute Care Surg. 2013;74:967–75.
12. Ding J, Yuan F, Guo Y, Chen S-W, Gao WW, Wang G, et al. A prospective clinical study of routine repeat computed tomography (CT)

after traumatic brain injury (TBI). Brain Inj. 2012;26:1211–6.

13. Salibi PN, Agarwal V, Panczykowski DM, Puccio AM, Sheetz MA, Okonkwo DO. Lifetime attributable risk of cancer from CT among patients surviving severe traumatic brain injury. Am J Roentgenol. 2014;202:397–400.

14. Luccichenti G, Giugni E, Péran P, Cherubini A, Barba C, Bivona U, et al. 3 Tesla is twice as sensitive as 1.5 Tesla magnetic resonance imaging in the assessment of diffuse axonal injury in traumatic brain injury patients. Funct Neurol. 2010;25:109–14.

15. Skandsen T, Kvistad KA, Solheim O, Strand IH, Folvik M, Vik A. Prevalence and impact of diffuse axonal injury in patients with moderate and severe head injury: a cohort study of early magnetic resonance imaging findings and 1-year outcome. J Neurosurg. 2010;113:556–63.

16. Stevens RD, Hannawi Y, Puybasset L. MRI for coma emergence and recovery. Curr Opin Crit Care. 2014;20:168–73.

17. Ryan CG, Thompson RE, Temkin NR, Crane PK, Ellenbogen RG, Elmore JG. Acute traumatic subdural hematoma: current mortality and functional outcomes in adult patients at a level I trauma center. J Trauma Acute Care Surg. 2012;73:1348–54.

18. Bratton SL, Chestnut RM, Ghajar J, McConnell Hammond FF, Harris OA, Härtl R, et al. VI. Indications for intracranial pressure monitoring. J Neurotrauma. 2007;24:S37–44.

19. Farahvar A, Gerber LM, Chiu Y-L, Carney N, Härtl R, Ghajar J. Increased mortality in patients with severe traumatic brain injury treated without intracranial pressure monitoring. J Neurosurg. 2012;117:729–34.

20. Chesnut RM, Temkin N, Carney N, Dikmen S, Rondina C, Videtta W, et al. A trial of intracranial-pressure monitoring in traumatic brain injury. N Engl J Med. 2012;367:2471–81.

21. Talving P, Karamanos E, Teixeira PG, Skiada D, Lam L, Belzberg H, et al. Intracranial pressure monitoring in severe head injury: compliance with brain trauma foundation guidelines and effect on outcomes: a prospective study. J Neurosurg. 2013;119:1248–54.

22. Sagher O. Treatment guidelines from the brain trauma foundation. J Neurosurg. 2013;119:1246 (discussion 1246–1247).

23. Bhatia A, Gupta AK. Neuromonitoring in the intensive care unit. I. Intracranial pressure and cerebral blood flow monitoring. Intensive Care Med. 2007;33:1263–71.

24. Bhatia A, Gupta AK. Neuromonitoring in the intensive care unit. II. Cerebral oxygenation monitoring and microdialysis. Intensive Care Med. 2007;33:1322–8.

25. Chan MT, Ng SC, Lam JM, Poon WS, Gin T. Re-defining the ischemic threshold for jugular venous oxygen saturation-a microdialysis study in patients with severe head injury. Acta Neurochir Suppl. 2005;95:63–6.

26. Chan TV, Ng SC, Lam JM, Poon WS, Gin T. Monitoring of autoregulation using intracerebral microdialysis in patients with severe head injury. Acta Neurochir Suppl. 2005;95:113–6.

27. Salci K, Nilsson P, Howells T, Ronne-Engström E, Piper I, Contant Jr CF, et al. Intracerebral microdialysis and intracranial compliance monitoring of patients with traumatic brain injury. J Clin Monit Comput. 2006;20:25–31.

28. Aarabi B, Hesdorffer DC, Ahn ES, Aresco C, Scalea TM, Eisenberg HM. Outcome following decompressive craniectomy for malignant swelling due to severe head injury. J Neurosurg. 2006;104:469–79.

29. Battison C, Andrews PJD, Graham C, Petty T. Randomized, controlled trial on the effect of a 20 % mannitol solution and a 7.5 % saline/6 % dextran solution on increased intracranial pressure after brain injury. Crit Care Med. 2005;33:196–202.

30. Munar F, Ferrer AM, de Nadal M, Poca MA, Pedraza S, Sahuquillo J, et al. Cerebral hemodynamic effects of 7.2 % hypertonic saline in patients with head injury and raised intracranial pressure. J Neurotrauma. 2000;17:41–51.

31. Lazaridis C, Neyens R, Bodle J, DeSantis SM. High-osmolarity Saline in neurocritical care. Crit Care Med. 2013;41:1353–60.

32. Wakai A, McCabe A, Roberts I, Schierhout G. Mannitol for acute traumatic brain injury. The Cochrane Database Syst Rev. 2013;8, CD001049.

33. Gu J-W, Yang T, Kuang Y-Q, Huang H-D, Kong B, Shu H-F, et al. Comparison of the safety and efficacy of propofol with midazolam for sedation of patients with severe traumatic brain injury: a metaanalysis. J Crit Care. 2014;29:287–90.

34. Flower O, Hellings S. Sedation in traumatic brain injury. Emerg Med Int. 2012;2012:637171.

35. Wang X, Ji J, Fen L, Wang A. Effects of dexmedetomidine on cerebral blood flow in critically ill patients with or without traumatic brain injury: a prospective controlled trial. Brain Inj. 2013;27:1617–22.

36. James ML, Olson DM, Graffagnino C. A pilot study of cerebral and haemodynamic physiological changes during sedation with dexmedetomidine or propofol in patients with acute brain injury. Anaesth Intensive Care. 2012;40:949–57.

37. Tokutomi T, Morimoto K, Miyagi T, Yamaguchi S, Ishikawa K, Shigemori M. Optimal temperature for the management of severe traumatic brain injury: effect of hypothermia on intracranial pressure, systemic and intracranial hemodynamics, and metabolism. Neurosurgery. 2007;61:256–65 (Discussion 265–266).

38. Cooper DJ, Rosenfeld JV, Murray L, Arabi YM, Davies AR, D'Urso P, et al. Decompressive craniectomy in diffuse traumatic brain injury. N Engl J Med. 2011;364:1493–502.

39. Sahuquillo J, Martínez-Ricarte F, Poca M-A. Decompressive craniectomy in traumatic brain injury after the DECRA trial. Where do we stand? Curr Opin Crit Care. 2013;19:101–6.

40. Bennett MH, Trytko B, Jonker B. Hyperbaric oxygen therapy for the adjunctive treatment of traumatic brain injury. Cochrane Database Syst Rev. 2012;12, CD004609.

41. Rockswold GL, Ford SE, Anderson DC, Bergman TA, Sherman RE. Results of a prospective randomized trial for treatment of severely brain-injured patients with hyperbaric oxygen. J Neurosurg. 1992;76:929–34.

42. Chang BS, Lowenstein DH. Quality Standards Subcommittee of the American academy of N. practice parameter: antiepileptic drug prophylaxis in severe traumatic brain injury: report of the quality standards subcommittee of the American academy of neurology. Neurology. 2003;60:10–6.

43. McConeghy KW, Hatton J, Hughes L, Cook AM. A review of neuroprotection pharmacology and therapies in patients with acute traumatic brain injury. CNS Drugs. 2012;26:613–36.

44. Bailey I, Bell A, Gray J, Gullan R, Heiskanan O, Marks PV, et al. A trial of the effect of nimodipine on outcome after head injury. Acta Neurochir. 1991;110:97–105.

45. Muizelaar JP, Marmarou A, Young HF, Choi SC, Wolf A, Schneider RL, et al. Improving the outcome of severe head injury with the oxygen radical scavenger polyethylene glycol-conjugated superoxide dismutase: a phase II trial. J Neurosurg. 1993;78:375–82.

46. Moppett IK. Traumatic brain injury: assessment, resuscitation and early management. Br J Anaesth. 2007;99:18–31.

47. Willis C, Lybrand S, Bellamy N. Excitatory amino acid inhibitors for traumatic brain injury. Cochrane Database Syst Rev. 2004;1, CD003986.

48. Maas AI, Murray G, Henney H, Kassem N, Legrand V, Mangelus M, et al. Efficacy and safety of dexanabinol in severe traumatic brain injury: results of a phase III randomised, placebo-controlled, clinical trial. Lancet Neurol. 2006;5:38–45.

49. Wright DW, Kellermann AL, Hertzberg VS, Clark PL, Frankel M, Goldstein FC, et al. ProTECT: a randomized clinical trial of progesterone for acute traumatic brain injury. Ann Emerg Med. 2007;49:391–402.

50. Roberts I, Yates D, Sandercock P, Farrell B, Wasserberg J, Lomas G, et al. Effect of intravenous corticosteroids on death within 14 days in 10008 adults with clinically significant head injury (MRC CRASH trial): randomised placebo-controlled trial. Lancet. 2004;364:1321–8.

51. Edwards P, Arango M, Balica L, Cottingham R, El-Sayed H, Farrell B, et al. Final results of MRC CRASH, a randomised placebo-controlled trial of intravenous corticosteroid in adults with head injury-outcomes at 6 months. Lancet. 2005;365:1957–9.

52. Joseph B, Sadoun M, Aziz H, Tang A, Wynne JL, Pandit V, et al. Repeat head computed tomography in anticoagulated traumatic brain injury patients: still warranted. Am Surg. 2014;80:43–7.

53. Alquwaizani M, Buckley L, Adams C, Fanikos J. Anticoagulants: a review of the pharmacology, dosing, and complications. Curr Emerg Hosp Med Rep. 2013;1:83–97.

54. Ozgonenel B, Rajpurkar M, Lusher JM. How do you treat bleeding disorders with desmopressin? Postgrad Med J. 2007;83:159–63.

55. Vespa PM. Hormonal dysfunction in neurocritical patients. Curr Opin Crit Care. 2013;19:107–12.

56. Verbalis JG, Goldsmith SR, Greenberg A, Korzelius C, Schrier RW, Sterns RH, et al. Diagnosis, evaluation, and treatment of hyponatremia: expert panel recommendations. Am J Med. 2013;126:S1–42.

57. Gudeman SK, Wheeler CB, Miller JD, Halloran LG, Becker DP. Gastric secretory and mucosal injury response to severe head trauma. Neurosurgery. 1983;12:175–9.

58. Idjadi F, Robbins R, Stahl WM, Essiet G. Prospective study of gastric secretion in stressed patients with intracranial injury. J Trauma. 1971;11:681–8.

59. Schirmer CM, Kornbluth J, Heilman CB, Bhardwaj A. Gastrointestinal prophylaxis in neurocritical care. Neurocrit Care. 2011;16:184–93.

60. Wang X, Dong Y, Han X, Qi X-Q, Huang CG, Hou LJ. Nutritional support for patients sustaining traumatic brain injury: a systematic review and meta-analysis of prospective studies. PLoS One. 2013;8, e58838.

61. Chourdakis M, Kraus MM, Tzellos T, Sardeli C, Peftoulidou M, Vassilakos D, et al. Effect of early compared with delayed enteral nutrition on endocrine function in patients with traumatic brain injury: an open-labeled randomized trial. J Parenter Enter Nutr. 2012;36:108–16.

62. Dhandapani S, Agarwal M, Subbiah V, Mahapatra A, Dhandapani M, Chutani A, et al. The prognostic significance of the timing of total enteral feeding in traumatic brain injury. Surg Neurol Int. 2012;3:31.

63. Reiff DA, Haricharan RN, Bullington NM, Griffin RL, McGwin G, Rue LW. Traumatic brain injury is associated with the development of deep vein thrombosis independent of pharmacological prophylaxis. J Trauma. 2009;66:1436–40.

64. Farooqui A, Hiser B, Barnes SL, Litofsky NS. Safety and efficacy of early thromboembolism chemoprophylaxis after intracranial hemorrhage from traumatic brain injury. J Neurosurg. 2013;119:1576–82.

第十六章 脊 髓 损 伤

Zarina S. Ali, Robert G. Whitmore

前言

国家脊髓损伤数据库估计脊髓损伤(SCI)的年发病率(不包括那些在受伤时死亡的人),在美国每年大约有 12 000 例新发病例[1]。目前,美国大约有 273 000 人患有脊髓损伤[1]。这种损伤最常见于男性,据报道占 SCI 的 80.7%。SCI 的年平均医疗保健和生活费用因受伤的严重程度而不同,但估计在受伤的第一年总共高达 1 044 197 美元,随后每一年费用为 181 328 美元[1]。这一估计不包括任何间接费用,如工资损失、附带福利和生产力。虽然考虑以前主要是青少年和年轻人口中的一个问题,但随着人口老龄化,受伤的平均年龄最近增加到 42.6 岁。车祸占大多数病例(36.5%),其次是跌倒(28.5%)和暴力伤害(14.3%)(图 16.1)[1]。

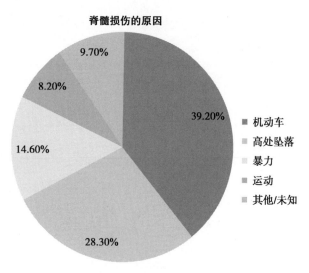

脊髓损伤的原因

- 机动车 39.20%
- 高处坠落 28.30%
- 暴力 14.60%
- 运动 8.20%
- 其他/未知 9.70%

图 16.1 脊髓损伤的原因[1]

SCI 的临床结果表现多样,可能是多种损伤机制造成的。一些损伤涉及脊髓组织的广泛的机械变形,导致完全脊髓损伤。在这种情况下,内科、外科或药物干预都不太可能显著改善神经系统的预后。在其他情况下,脊髓损伤更为有限,导致多变的临床功能缺损的不完全脊髓损伤。颈部脊髓损伤通常结果是四肢瘫痪,而胸椎、腰椎、骶骨病变导致截瘫。

其中,不完全的四肢瘫是最常见的(40.6%),其次为不完全性截瘫(18.7%)、完全性截瘫(18%)和全瘫(11.6%)。预后有限,只有不到 1% 的患者在出院时表现出完全的神经功能恢复。

病理生理学

为了了解脊髓损伤的临床范围,了解该病的病理生理学是十分必要的。原发性和继发性的损伤均与 SCI 有关[2]。原发性脊髓损伤是指对脊髓造成的直接的物理损伤,导致轴突断裂、对细胞的直接机械损伤和血管破裂[3]。继发性损伤包括局部离子浓度的改变、局部和全身血压的调节丧失、脊髓血流量的减少、血-脊髓屏障破坏、血清蛋白渗透到脊髓、炎症反应的发展(包括趋化因子和细胞因子的改变)、细胞凋亡、兴奋性中毒、神经递质积累、自由基/脂质过氧化的产生和活化的金属蛋白酶失衡,导致脊髓组织脱髓鞘、缺血、坏死和凋亡[4-11]。这些继发过程的治疗是当前内科或外科的治疗基础。

急性脊髓损伤的临床评估

对脊髓损伤患者的临床评估从详细的病史开始,通常来自医务人员和家庭成员。这些信息常常有助于对损伤机制的理解。过度屈曲、旋转屈曲、伸展过度、垂直压迫,无论是单独的还是结合的发生,都是导致脊髓损伤的最常见的几种损伤机制。不常见的是枪伤或刀刺伤的贯通伤也可能造成直接的脊髓断裂或脊髓挫伤。

下颈椎损伤分类(SLIC)和严重程度量表是目前推荐的评估损伤后下颈椎颈髓稳定性的标准分类系统[12-14]。根据三个参数,形态学、椎间盘韧带复合体(DLC)状态和神经学检查给出加权评分(表 16.1)。SLIC 评分 1~3 分为非手术干预的范畴,评分为 5 分及以上的需要手术固定,4 分为可选择非手术治疗或手术治疗。

表 16.1　下颈椎损伤的分类和严重程度量表

下颈椎损伤的分类	得分
形态学表现	
无畸形	0
压缩型	1
爆裂型	2
牵张型（小关节突对顶，过伸）	3
旋转/移位（小关节突骨折脱位、不稳定泪滴骨折，严重屈曲压缩损伤）	4
椎间盘韧带复合体（DLC）	
完整	0
不确定（棘突间隙增宽，仅 MRI 异常信号）	1
确定断裂（椎间隙前侧增宽、关节突对顶或脱位）	2
神经系统评估	
未受损伤	0
神经根损伤	1
完全性脊髓损伤	2
不完全性脊髓损伤	3
神经损伤部位持续性脊髓压迫	+1

同样，胸腰椎损伤的分类（TLIC）及严重度评分对胸腰段脊髓损伤进行分类（表 16.2）[15]。分类系统分为三大类，脊柱损伤形态、后方韧带复合体的完整性和病人的神经功能状况。总分≤3 分的患者为非手术，≥5 分患者手术。总评分为 4 分的患者可以选择手术或非手术治疗。

表 16.2　胸腰椎损伤的分类和严重程度量表

胸腰椎损伤的分类和严重程度量表	得分
形态学	
压缩骨折	1
爆裂骨折	2
平移及旋转	3
牵张型	4
神经系统受累	
无损伤	0
神经根损伤	2
脊髓或圆锥不完全性损伤	3
脊髓或圆锥完全性损伤	2
马尾神经损伤	3
后方韧带复合体	
无损伤	0
不确定	2
确定断裂	3

虽然 SLIC 和 TLIC 评分提供了一个系统的方法来分类 SCI 的严重程度，主观标准没有在评分系统中表现出来。因此，在选择手术或非手术治疗之前，外科医生必须考虑到个体因素，如内科合并症、其他创伤性损伤的存在、脊柱后凸畸形和其他先前存在的骨性疾病，如强直性脊柱炎[15,16]。

急性脊髓损伤的功能结果是可变的，最初的体格检查是指导适当的治疗和合理预测损伤的关键因素。在急性脊髓损伤中使用了多种神经系统评估系统，包括 Frankel 分级、改良 Frankel 分级、Lucas 和 Ducker 创伤运动指数、Sunnybrook、Botsford 和 Yale 的分级、NAS-CIS 量表和美国脊髓损伤协会（ASIA）分类标准[17-31]。脊髓评估的一致性和准确性是重要的，特别是注意感觉和运动功能的细微变化。图 16.2 显示了从一个详细的运动和感觉检查得出的 ASIA 评分。最近，一些研究者进一步研究 ASIA 评分标准的可靠性和有效性，并在最近 2013 年由 AANS/CNS 公布的关于急性脊髓损伤的最新指南中，2000 年 ASIA 标准在急性脊髓损伤的成年患者的神经功能评估方面，是最一致的、可靠的、有效和灵敏的评分系统，并具有高度的科学依据[17,19,32]。

ASIA 量表是由运动和感觉评估得出的。运动评估包括用一个数字评分系统来记录强度，从上肢和下肢的完全瘫痪（0）到正常活动（5），尤其是肘关节屈曲试验、伸腕、伸肘、手指屈曲、手指外展、屈髋、伸膝、踝关节背屈、趾长伸、踝关节跖屈。肛门收缩也需被评估，这一点很重要，如果存在的话，这可能是不完全 SCI 的唯一标志。运动分数总和最多是 100 分。同样，感觉评估涉及 28 个神经根的针刺和轻触觉评分，根据反应的缺失、受损或正常情况，分别为 0、1 或 2 等级，感觉评估最多可达到 224 分。这一评估在 ASIA 损害量表（AIS）中进行了总结，将损伤分为完全性损伤（A）、感觉不完全性损伤（B）、运动不完全性损伤[有超过一半的关键肌功能受损，评分小于 3 分（C）]、运动不完全性损伤[至少有一半的关键肌功能损伤，评分大于或等于 3 分（D）]和正常（E）。这一信息为临床医师提供了有关病人目前伤残情况的有用信息，并可以推荐适当的治疗和康复[33,34]。

功能结果量表用于测量康复过程中的表现和残疾。已经应用了几个量表来描述 SCI 患者的功能技巧情况[34-49]。其中，功能独立性评定量表（FIM）是用来评估日常生活活动的能力（表 16.3）[50,51]。这个量表监测了由 13 个运动任务和 5 个认知任务组成的 18 个项目，这些被认为是日常生活的基本活动。每项任务都是按 7 分制的顺序评分的，从完全需要帮助（或完全依赖）到独立完成。评分范围从 18（最低）到 126（最高），并表示功能水平。2002 年发表的对功能结果量表的全面综述，建议将 FIM 选择作为 SCI 患者功能结果的评估工具[52]。

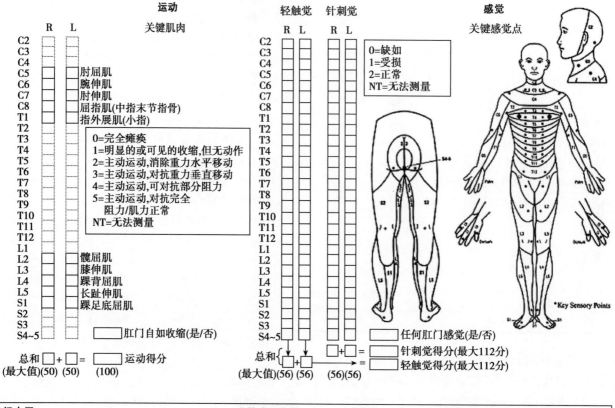

图 16.2 美国脊髓损伤协会制定的 SCI 标准的神经分类工作表用于早期对神经系统功能进行分类和监测(获 Maney 出版社许可转载自 kirshblum 等[31])

表 16.3 功能独立性评定量表

功能独立性评定(FIM)量表	功能独立性评定(FIM)量表
自理能力	地点转移:厕所
进食	地点转移:盆浴,淋浴
洗漱	运动:步行,轮椅
沐浴	运动:楼梯
穿上衣	认知功能
穿裤子	理解
上厕所	表达
膀胱管理	社会交往
直肠管理	解决问题
地点转移:床、椅、轮椅	记忆

SCI 后疼痛是导致生活质量差的一个重要因素,其发生在 25% ~80% 的 SCI 患者中[53-61]。大多数功能评估模型没有考虑疼痛症状,包括伤害性疼痛和神经性疼痛。在 SCI 人群中已经使用了几种疼痛强度测定仪。最近,Jensen 等报道了国际脊髓损伤基本疼痛数据集(ISCIPPD)在 184 例 SCI 患者中的应用,并得出结论:该评估为评估 SCI 患者疼痛及其影响提供了最有用和有效的自我监测方法[62]。因此,AANS/CNS 指南支持 ISCIBPDS 在任何疼痛分类工具中具有最高的可靠性和有效性,并根据 I 级医学证据被推荐[63]。

影像学诊断

影像学在 SCI 中的应用随着诊断成像方式的改进而发展。由于常规的影像学研究费用昂贵,受试者暴露于辐射,需要严格的标准来指导临床医生。例如,无症状清醒的、警觉的、无醉酒、无颈部疼痛或压痛、没有影响临床评估的明显相关损伤的患者,不需要进行影像学评估。相反,有颈部疼痛、压痛或神经功能缺损症状的患者或不能可靠评估的外伤患者,需要在颈椎固定移除前完善颈椎影像学检查。首选的影像学检查是三视图颈椎 X 线片,包括正位、侧位和矢状位,必要时补充 CT 扫描[64]。

最近,东部创伤外科协会(EAST)提出的数据支持使用 CT 优于普通 X 线摄片来评估颈椎损伤患者[65]。各种数据证明,X 线诊断颈椎损伤的敏感性为 53%,而 CT 的灵敏度为 98%[66]。成本效益分析也支持 CT 的使用,尽管短期费用较高,但由于其灵敏度高、评估所需时间短和减少了进一步检查的需要,可抵消其不足[67]。现在,Ⅰ 级医学证据支持在这一人群中颈椎的高质量 CT 成像比普通平片更准确,如果可以的话应该是首选的诊断成像方法[66]。

在正常颈椎 X 光检查的颈部疼痛、压痛的清醒患者中,颈椎固定装置的去除标准包括正常和充分的屈曲/伸展的动态射线成像或在损伤后 48 小时内进行的 MRI 检查正常[64]。然而,目前的文献倾向于 MRI 在这些患者的动态影像学上的应用,但在这些患者的评估中使用 MRI 不是常规的,而且可能并非在所有情况下都有指征或可行[66]。

对于反应迟钝的患者,颈椎固定装置的移除需要遵循类似的标准,包括透视导向下正常的动态弯曲/伸展的检查,损伤后 48 小时内正常 MRI 检查或依据治疗医生的判断。在 2002 年的 AANS/CNS 出版物中总结关于急性创伤后的颈椎放射学评估的循证指南[64]。

脊髓损伤的紧急处理

脊髓损伤的早期治疗始于高级创伤生命支持措施,同时保持神经功能和限制进一步的神经损害。尽管损伤程度严重,但患者的治疗及时,被视为患有不完全的 SCI,具有神经康复的潜力。采用这种方法是为了最大限度地改善临床上 5% 初始完全性 SCI 有显著神经功能恢复患者的良好预后。院前急救的改善可以提高 SCI 患者到达急诊室时的神经功能状态[68-70]。此外,值得注意的是,有许多研究表明,在一个专门的 SCI 中心,SCI 患者的发病率和死亡率有所降低[71-73]。

评估及治疗 SCI 患者的第一个时间点是第一现场。适当的初始处理从颈椎固定开始,以防止损伤椎骨的进一步的病理性活动[74]。约 20% 的脊髓损伤涉及多个不连续的水平,使整个脊柱稳定成为优先事项[74-82]。此外,3%～25% 的脊髓损伤是在最初的损伤之后发生的,可能是在转运期间也可能是在治疗的早期[74,78-81,83]。美国外科医师学会推荐使用硬背板、硬颈项圈、横向支撑装置以及胶带或皮带,以确保把病人、颈圈和横向支撑装置固定在背板上。虽然 Ⅰ 级或 Ⅱ 级医学证据不支持在创伤后进行颈椎固定,但在 AANS 和 CNS 上关于脊椎及周围神经病变的章节,建议根据解剖学和机械力学特性,以及多年的累积创伤和治疗的临床经验常规使用该方法[84]。

脊髓损伤,特别是上颈髓的损伤,可能与呼吸功能不全和肺功能障碍有关。整个颈部固定是需要保持呼吸道开放和足够的通气。在呼吸困难需要插管时,轴位手动牵引有利于气管导管放置而不会明显影响脊柱。持续低氧会加重急性损伤后的脊髓缺血,应注意避免[85-90]。

同样,在多发伤患者,需要立即关注危及生命的损伤的处理,如大出血。特别重要的是,因为它可能会由于低血容量导致严重全身性低血压。多项研究表明低血压是创伤后的负性预测因子[91-94],可能是由于脊髓灌注减少而引起的继发性损伤恶化[85,95-99]。有证据表明,在受伤后的最初 7～10 天内,可能出现阵发性短暂的心肺功能不稳定[94]。在专科 ICU 监测 SCI 患者可早期发现低氧血症和低血压的细微变化,得以快速治疗[94]。这可能会降低心肺系统的发病率和死亡率。具体而言,在 ICU 血管内容积扩张和血压增加与急性 SCI 患者 ASIA 评分改善有关[86]。AANS/CNS 关于急性 SCI 管理指南报道,Ⅲ 级证据表明急性 SCI 后持续 7 天维持平均动脉压在 85～90mmHg 是安全的,并可改善脊髓血流灌注,最终改善神经功能结果[100]。

脊柱解剖结构的恢复

脊髓损伤存在多种机制。在外伤性颈椎骨折导致颈椎牵张损伤的情况下,脊髓狭窄有时是可逆的。脱位的切开复位或闭合复位,有助于恢复脊柱正常的解剖排列。早期闭合复位可以改善神经功能。这一过程最初是由 Walton 在 1893 年提出[101]。简单地说,这个过程涉及环绕头部使用牵引环(tongs 或 halo),用重物牵引颈椎,从大约 10 到 15 磅开始。为避免过度牵拉,应予一系列的侧位片检查,同时连续评估患者神经检查的任何变化。根据病人的身高和体重,可以 5～10 磅的增加牵引重量。Gardner-Wells 钳因其而操作简便而最为常用。值得注意的是,用于完成正常脊柱排列的牵引力量只有在颈椎中才可能实现。胸腰椎牵拉损伤常需要切开复位、减压和内固定术。

　　许多研究者主张使用急性闭合牵引技术，以实现早期的脊柱排列正常化。然而，这一过程并非没有风险。颈椎间盘突出症的发生率较高，这些损伤可能导致颈椎闭合复位后神经系统状况的恶化。这也促使了某些研究人员推荐使用预复位 MRI。然而，在具有潜在不稳定颈椎损伤的患者中进行这项研究也不是无风险的，并且可能会延迟畸形复位和进一步治疗。目前的 AANS/CNS 指南认为，通过牵引进行颈椎损伤的闭合复位对清醒患者是安全有效的，能够发挥大约80% 的调整效果。根据迄今为止的文献，他们报道了一个闭合复位的永久性的神经系统并发症发生率大约为 1%，具有较高的短暂性神经损伤的风险（2% ~4%）[102]。目前的指南还表明，预复位 MRI 尚未证明可确实地提高闭合牵引的安全性或有效性，事实上，它可能延缓脊髓损伤的脊髓重建和脊髓减压。颈椎闭合复位的理想时机尚不清楚，但多数研究者赞成早期复位以最大化神经恢复的潜能[74,103-105]。对于试图闭合复位失败的颈椎损伤患者，在切开复位前进行MRI 检查是必要的，因为它可以指导手术入路。

脊髓损伤的外科治疗

　　目前，关于创伤后脊柱减压和稳定化的最佳时机

尚无明确的标准。脊髓的紧急减压表现为进行性神经功能缺损，包括脊髓和神经根损伤（图 16.3 和图16.4）。此外，脊髓硬膜外血肿或脓肿患者也应紧急减压。最近，一项多中心、国际性的、前瞻性队列研究（急性脊髓损伤手术时机的研究）在 16 ~ 80 岁颈髓损伤的患者中进行，共纳入 313 名患者[106]。其中，182 名患者接受了"早期"手术（平均伤后 14.2 小时），其余131 名患者进行了"晚期"手术（平均伤后 48.3 小时）。伤后 6 个月随访的 222 例患者中，接受早期手术的患者中 19.8% 显示 AIS ≥2 级改善，相比后期减压组只有 8.8%。这些数据支持急性 SCI 需早期手术干预。

临床前研究

　　前期的 SCI 研究一直致力于发展与原发性和继发性损伤相关变化的治疗方法。具体来说，已经研究了多种治疗方法来改变神经炎症[107-110]，减少自由基损伤[111-113]，减少对神经元的兴奋毒性损伤[114,115]，改善血流[116,117]，和对抗局部离子变化的影响[117-121]。此外，还对各种继发性损伤抑制剂进行了测试，目的是在急性SCI 后提供保护。具体来说，雌激素已被证明可改善体内和体外模型的结果，可能是由于它的血管内皮生长因子（VEGF）和水通道蛋白的上调衰减[122-124]。N-乙酰-5-甲氧基色胺已被证明在 SCI 中有一定的保护作用，这可能是由于抗氧化和抗炎症的作用[125,126]。

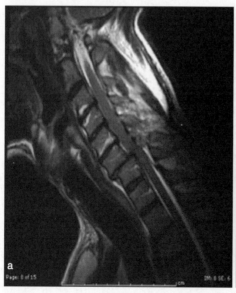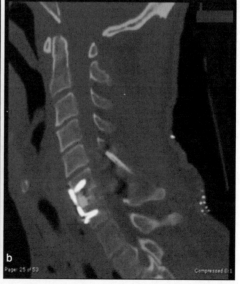

图 16.3　（a）T$_2$ 加权 MRI 显示急性创伤 C$_{6-7}$ 椎间盘突出的双侧跳跃征象，脊柱后凸畸形仅表现为部分 C$_7$ 无力；（b）CT 扫描前椎间盘切除术，C$_{6-7}$ 融合和后椎板切除术融合，术后 3 个月颈椎融合重建，症状完全恢复

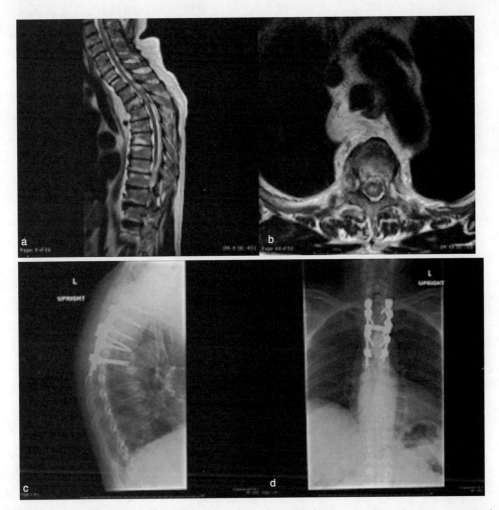

图 16.4 T$_2$ 加权 MRI 矢状位（a）和轴位（b）视图，显示急性创伤性 T$_4$ 爆裂性骨折，以 ASIA B. 为标准的脊柱后凸畸形；继 T$_2$～T$_6$ 减压和关节融合术（c,d），患者在术后 2 个月独立行走，几乎恢复了完全的运动功能

大量的前期研究也致力于确定脊髓通路功能恢复和再生的靶点。众所周知，中枢神经系统神经元固有的再生能力有限。在脊髓损伤的抑制环境中，轴突再生有明显的障碍。多种抑制因子，如 Nogo、髓磷脂相关糖蛋白（MAG）、少突胶质细胞髓鞘糖蛋白（OMgp），提供分子治疗的靶点，使轴突能够克服这些分子的影响。研究人员还发现了与轴突损伤和再生有关的多种分子信号，如 L1、c-fos、c-jun 和生长相关蛋白（GAP43）[127]。然而，这些基因的上调不足以促进脊髓再生。对用干细胞移植、嗅鞘胶质细胞、施万细胞、骨髓和外周血干细胞替代脊髓损伤组织进行了研究[128-130]。

鉴于脊髓损伤病理生理的多因素性，不难理解，对于 SCI 修复的多层面方法将最有可能预防继发性损伤和/或延缓其进展。对 SCI 的基本神经机制及其临床后遗症的认识和理解，是开展这些治疗模式并将其转化为临床领域所必需的[131,132]。

脊髓损伤临床研究

对所有与 SCI 相关的临床研究的全面回顾超出了本章的范围。2013 年由美国神经外科医师协会（AANS）的脊椎和周围神经的联合部分与神经外科医师协会（CNS）共同制定了"急性颈椎和脊髓损伤治疗指南"，包括对急性 SCI 药物治疗的详细总结[133]。其中一些治疗包括甲泼尼龙琥珀酸钠（MPSS）、甲磺酸替拉扎特、GM-1 神经节苷脂、促甲状腺激素释放激素（TRH）、加环利定、纳洛酮、尼莫地平等。

甲泼尼龙琥珀酸钠（MPSS）

20 世纪 90 年代发表的三项主要临床试验评估了大剂量 MPSS 在急性脊髓损伤中的应用。第一个试验中,美国急性脊髓损伤研究(NASCIS Ⅰ),比较了静脉注射负荷剂量为 100mg 或 1 000mg 的 MPSS,然后在接下来的 10 天里每隔 6 个小时给予 25mg 或 250mg,对急性 SCI 运动或感觉缺陷低于损伤程度的患者治疗的效果[20,21]。两种给药剂量在受伤后 6 周、6 个月和 1 年,改善神经功能缺损方面疗效无显著差异[20]。由于伦理问题,没有纳入安慰剂组。值得注意的是,在接受大剂量 MPSS 的患者中,伤口感染是比较常见的,而且治疗的前两周死亡率更高(6 vs. 2%)。在这项研究之后的动物实验数据表明,MPSS 起神经保护作用的剂量上远高于 NASCIS Ⅰ 中使用的剂量[134]。

这促使 NASCIS Ⅱ 研究,即在第一个小时内以 30mg/kg 输入 MPSS,在随后的 23 小时内注入 5.4mg/(kg·h),与 487 例安慰剂和纳洛酮的治疗相比较[135,136]。这项试验未能证明所有患者神经系统结果的差异。但是,当根据患者接受负荷剂量的时间小于或大于伤后 8 小时进行分层,并根据 SCI 的严重程度进行调整(完全与不完全),与受伤 8 小时后接受 MPSS 治疗组和安慰剂和纳洛酮治疗组相比,那些在第一个 8 小时内接受 MPSS 治疗的患者在 6 周和 6 个月的运动和感觉功能得到了明显改善。这种运动功能的改善在随后 1 年的随访中仍持续存在[137]。NAS-CIS Ⅱ 研究确定存在着一些局限性,这项研究的结果未被普遍接受[138,139]。MPSS 的有益作用只有在事后分析后才得到确认,在此分析中,超过一半的研究对象在强制执行 8 小时治疗窗口时被淘汰了。此外,虽然两组间并发症发生率的差异没有统计学意义,但是 MPSS 治疗患者和对照组相比,消化道出血发生率高出 1.5 倍,伤口感染发生率高 2 倍,肺栓塞发生率高 3 倍。然而,这些对比并没有正确地使用以避免第二类错误。因此,NASICS Ⅱ 的有益结果在 AANS/CNS 指南中降级为 Ⅲ 类医学证据[133]。

第三个 NASICS 前瞻性研究共纳入 499 例脊髓损伤 8 小时内接受 MPSS 负荷剂量(30mg/kg)的患者,然后以双盲的方式随机分为三种治疗方法:①MPSS 静脉滴注 5.4mg/h,持续 24 小时(n=166);②MPSS 输注 5.4mg/h,持续 48 小时(n=166);③甲磺酸替拉扎特 2.5mg/kg,48 小时内每 6 小时一次(n=167)。甲磺酸替拉扎特由于抗氧化性能比 MPSS 高而被纳入在内。同样,这项试验未能证明所有患者神经系统结果之间的差异。事后分析表明,与 24 小时组相比,接受 48 小时 MPSS 治疗的患者的运动功能至少暂时有所改善,前提是药物在伤后 3~8 小时内给予。在一年的随访中这种改善逐渐消失了。与 NASCIS Ⅱ 类似,随

着类固醇使用量的增加,并发症的发生率呈比例上升。虽然这些差异在统计学上没有显著的意义,但是没有正确地使用对比以避免第 Ⅱ 类错误。对 NASCIS 数据报告大量的局限性的批判和解释,已经出现在给编辑[140-145]和文章的信中[139,146-152]。因此,NASCIS Ⅲ 有益的结果在 AANS/CNS 指南中也被降级为 Ⅲ 类医学证据[133]。

根据 NASCIS Ⅱ 和 Ⅲ 的数据,一项前瞻性的、随机的、多中心的国际安慰剂对照试验研究 MPSS 对颅脑损伤的影响,在严重颅脑损伤后皮质类固醇随机化(Corticosteroid Randomization After Significant Head injury,CRASH)研究中进行[153]。患者根据 NASCIS Ⅲ 的剂量接受了 48 小时 MPSS 注射,或注入 48 小时的安慰剂生理盐水。1994 年 5 月,由于数据监测和伦理委员会的中期结果分析,试验被提前终止。总共纳入 10 008 名患者,每个治疗组中超过 5 000 名患者。与对照组相比,在损伤前 2 周内 MPSS 组表现出高于 3% 的死亡率(分别 17.9% 和 21.1%)。六个月的随访数据再次表明,MPSS 组与安慰剂组比较仍然有较高的死亡风险(25.7% vs. 22.3%)[154]。

目前,没有 Ⅰ 级或 Ⅱ 级医学证据支持在 SCI 中可以应用 MPSS[21,135,155-157]。有大量的 Ⅲ 级医学证据支持 MPSS 在 SCI 的神经保护作用,但这些数据有明显的局限性,包括缺乏足够的样本量和从较大研究群体中获得的回顾性的数据分析。这些回顾性分析都没有显示有临床意义的功能性神经功能改善[133]。此外,对 MPSS 最引人注目的并发症是由 CRASH 的研究中得来的 Ⅰ 类证据,表明大剂量 MPSS 导致较高的死亡率,独立于损伤严重程度[154]。AANS/CNS 的现行指南建议,没有一致的或令人信服的医学证据证明 MPSS 对急性 SCI 的治疗是合理的,考虑到使用时出现的各种并发症,包括感染、呼吸困难、胃肠道出血和死亡,MPSS 不应常规用于急性 SCI 患者的治疗中[133]。

GM-1 神经节苷脂

另一种化合物,GM-1 神经节苷脂(Sygen)在中枢神经系统组织的细胞膜中被发现,被认为有神经保护作用。1991 年,一项 37 例患者的初步研究调查其在急性 SCI 中的使用,所有患者接受 MPSS(250mg 静脉推注,随后每 6 小时给予 125mg,持续 72 小时),每日给予神经节苷脂 100mg,共 18~32 天,首剂在损伤 72 小时内给药[158]。一年随访中,GM-1 神经节苷脂治疗的患者比安慰剂治疗的患者运动神经功能表现出显著改善。GM-1 神经节苷脂治疗无不良反应。随后的一项多中心研

究纳入了 797 名损伤在 72 小时内的患者，在伤后 8 小时内接受 NASCIS Ⅱ 的 MPSS 剂量，再随机接受 GM-1 神经节苷脂（每日 100mg 或 200mg）或安慰剂共 6 天。美国脊髓损伤协会（ASIA）C 级和 D 级的患者在损伤后 4 周和 8 周给予 GM-1 神经节苷脂治疗，与安慰剂组相比，在改良的 benzel 等级统计学上显著改善，但是这种影响在研究随访的 1 年时间里消失了[159]。随后没有进一步的研究来支持或反驳这些结果。目前，GM-1 神经节苷脂不推荐用于急性 SCI 患者的常规治疗[133]。

在治疗急性 SCI 中，已经研究了一系列其他药物，包括 21-氨基类固醇、各种阿片类药物拮抗剂、促甲状腺激素释放激素、谷氨酸受体拮抗剂、钙钠钾通道阻滞剂、促红细胞生成素、环孢菌素 A 和米诺环素等等。目前，这些药物都没有得到美国食品药品管理局（FDA）的批准用于 SCI。

结论

SCI 涉及原发性和继发性损伤机制。心肺状态的优化和脑脊髓轴的固定是急症治疗的关键。请脊柱外科医生进行会诊是必要的，以确定是否可以保守或手术治疗。甲强龙不建议常规临床使用。正在进行的前期工作可能为 SCI 患者提供额外的治疗。

（刘博、赵文献 译，章向成 校）

参考文献

1. Spinal Cord Injury Facts and Figures at a Glance. National Spinal Cord Injury Statistical Center February 2013. http://www.nscisc.uab.edu. Accessed 20 Nov 2013.
2. Tator CH. Biology of neurological recovery and functional restoration after spinal cord injury. Neurosurgery. 1998;42:696–707.
3. Varma AK, Das A, Wallace 4th G, Barry J, Vertegel AA, Ray SK, et al. Spinal cord injury: a review of current therapy, future treatments, and basic science frontiers. Neurochem Res. 2013;38:895–905.
4. Dumont RJ, Okonkwo DO, Verma S, Hurlbert RJ, Boulos PT, Ellegala DB, et al. Acute spinal cord injury, part I: pathophysiologic mechanisms. Clin Neuropharmacol. 2001;24:254–64.
5. Ar A. Surgery of experimental lesion of spinal cord equivalent to crush injury of fracture dislocation of spinal column. A preliminary report. JAMA. 1911;57:878–80.
6. Hung TK, Albin MS, Brown TD, Bunegin L, Albin R, Jannetta PJ. Biomechanical responses to open experimental spinal cord injury. Surg Neurol. 1975;4:271–6.
7. Wallace MC, Tator CH, Lewis AJ. Chronic regenerative changes in the spinal cord after cord compression injury in rats. Surg Neurol. 1987;27:209–19.
8. Young W. The post-injury responses in trauma and ischemia: secondary injury or protective mechanisms? Cent Nerv Syst Trauma. 1987;4:27–51.
9. Young W. Secondary CNS injury. J Neurotrauma. 1988;5:219–21.
10. Tator CH, Fehlings MG. Review of the secondary injury theory of acute spinal cord trauma with emphasis on vascular mechanisms. J Neurosurg. 1991;75:15–26.
11. Tator CH. Experimental and clinical studies of the pathophysiology and management of acute spinal cord injury. J Spinal Cord Med. 1996;19:206–14.
12. Patel AA, Dailey A, Brodke DS, Daubs M, Anderson PA, Hurlbert RJ, et al. Subaxial cervical spine trauma classification: the subaxial injury classification system and case examples. Neurosurg Focus. 2008;25:E8.
13. Patel AA, Hurlbert RJ, Bono CM, Bessey JT, Yang N, Vaccaro AR. Classification and surgical decision making in acute subaxial cervical spine trauma. Spine (Phila Pa 1976). 2010;35:S228–34.
14. Vaccaro AR, Hulbert RJ, Patel AA, Fisher C, Dvorak M, Lehman Jr RA, et al. The subaxial cervical spine injury classification system: a novel approach to recognize the importance of morphology, neurology, and integrity of the disco-ligamentous complex. Spine (Phila Pa 1976). 2007;32:2365–74.
15. Vaccaro AR, Zeiller SC, Hulbert RJ, Anderson PA, Harris M, Hedlund R, et al. The thoracolumbar injury severity score: a proposed treatment algorithm. J Spinal Disord Tech. 2005;18:209–15.
16. Vaccaro AR, Kim DH, Brodke DS, et al. Diagnosis and management of thoracolumbar spine fractures. Instr Course Lect. 2004;53:359–73.
17. Savic G, Bergstrom EM, Frankel HL, Jamous MA, Jones PW. Inter-rater reliability of motor and sensory examinations performed according to American Spinal Injury Association standards. Spinal Cord. 2007;45:444–51.
18. Marino RJ, Graves DE. Metric properties of the ASIA motor score: subscales improve correlation with functional activities. Arch Phys Med Rehabil. 2004;85:1804–10.
19. Kirshblum SC, Memmo P, Kim N, Campagnolo D, Millis S. Comparison of the revised 2000 American Spinal Injury Association classification standards with the 1996 guidelines. Am J Phys Med Rehabil. 2002;81:502–5.
20. Bracken MB, Shepard MJ, Hellenbrand KG, Collins WF, Leo LS, Freeman DF, et al. Methylprednisolone and neurological function 1 year after spinal cord injury. Results of the National Acute Spinal Cord Injury Study. J Neurosurg. 1985;63:704–13.
21. Bracken MB, Collins WF, Freeman DF, Shepard MJ, Wagner FW, Silten RM, et al. Efficacy of methylprednisolone in acute spinal cord injury. JAMA. 1984;251:45–52.
22. Bracken MB, Webb Jr SB, Wagner FC. Classification of the severity of acute spinal cord injury: implications for management. Paraplegia. 1978;15:319–26.
23. Benzel EC, Larson SJ. Functional recovery after decompressive spine operation for cervical spine fractures. Neurosurgery. 1987;20:742–6.
24. Botsford DJ, Esses SI. A new scale for the clinical assessment of spinal cord function. Orthopedics. 1992;15:1309–13.
25. Chehrazi B, Wagner Jr FC, Collins Jr WF, Freeman Jr DH. A scale for evaluation of spinal cord injury. J Neurosurg. 1981;54:310–5.
26. Cheshire DJ. A classification of the functional end-results of injury to the cervical spinal cord. Paraplegia. 1970;8:70–3.
27. Frankel HL, Hancock DO, Hyslop G, et al. The value of postural reduction in the initial management of closed injuries of the spine with paraplegia and tetraplegia. I. Paraplegia. 1969;7:179–92.
28. Lucas JT, Ducker TB. Motor classification of spinal cord injuries with mobility, morbidity and recovery indices. Am Surg. 1979;45:151–8.
29. Maynard FM, Reynolds GG, Fountain S, Wilmot C, Hamilton R. Neurological prognosis after traumatic quadriplegia. Three-year experience of California Regional Spinal Cord Injury Care System. J Neurosurg. 1979;50:611–6.
30. Graves DE, Frankiewicz RG, Donovan WH. Construct validity and dimensional structure of the ASIA motor scale. J Spinal Cord Med. 2006;29:39–45.

31. Kirshblum SC, Burns SP, Biering-Sorensen F, et al. International standards for neurological classification of spinal cord injury. J Spinal Cord Med. 2011;34(6):535–46.

32. Furlan JC, Noonan V, Singh A, Fehlings MG. Assessment of impairment in patients with acute traumatic spinal cord injury: a systematic review of the literature. J Neurotrauma. 2011;28: 1445–77.

33. Spiess MR, Muller RM, Rupp R, Schuld C, van Hedel HJ. Conversion in ASIA impairment scale during the first year after traumatic spinal cord injury. J Neurotrauma. 2009;26:2027–36.

34. Maynard Jr FM, Bracken MB, Creasey G, Ditunno Jr JF, Donovan WH, Ducker TB, et al. International standards for neurological and functional classification of spinal cord injury. American Spinal Injury Association. Spinal Cord. 1997;35:266–74.

35. Catz A, Itzkovich M, Agranov E, Ring H, Tamir A. SCIM-spinal cord independence measure: a new disability scale for patients with spinal cord lesions. Spinal Cord. 1997;35:850–6.

36. Ditunno Jr JF. American spinal injury standards for neurological and functional classification of spinal cord injury: past, present and future. 1992 Heiner Sell Lecture of the American Spinal Injury Association. J Am Paraplegia Soc. 1994;17:7–11.

37. Gresham GE, Labi ML, Dittmar SS, Hicks JT, Joyce SZ, Stehlik MA. The quadriplegia index of function (QIF): sensitivity and reliability demonstrated in a study of thirty quadriplegic patients. Paraplegia. 1986;24(1):38–44.

38. Klose KJ, Green BA, Smith RS, Adkins RH, MacDonald AM. University of Miami Neuro-Spinal Index (UMNI): a quantitative method for determining spinal cord function. Paraplegia. 1980;18:331–6.

39. Mahoney FI, Barthel DW. Functional evaluation: the Barthel Index. Md State Med J. 1965;14:61–5.

40. Shah S, Vanclay F, Cooper B. Improving the sensitivity of the Barthel Index for stroke rehabilitation. J Clin Epidemiol. 1989;42:703–9.

41. Ditunno Jr JF, Barbeau H, Dobkin BH, Elashoff R, Harkema S, Marino RJ, et al. Validity of the walking scale for spinal cord injury and other domains of function in a multicenter clinical trial. Neurorehabil Neural Repair. 2007;21:539–50.

42. Ditunno Jr JF, Ditunno PL, Graziani V, Scivoletto G, Bernardi M, Castellano V, et al. Walking index for spinal cord injury (WISCI): an international multicenter validity and reliability study. Spinal Cord. 2000;38:234–43.

43. Ditunno Jr JF. Functional assessment measures in CNS trauma. J Neurotrauma. 1992;9:S301–5.

44. Dodds TA, Martin DP, Stolov WC, Deyo RA. A validation of the functional independence measurement and its performance among rehabilitation inpatients. Arch Phys Med Rehabil. 1993;74: 531–6.

45. Field-Fote EC, Fluet GG, Schafer SD, Schneider EM, Smith R, Downey PA, et al. The spinal cord injury functional ambulation inventory (SCI-FAI). J Rehabil Med. 2001;33:177–81.

46. Marino RJ, Huang M, Knight P, Herbison GJ, Ditunno Jr JF, Segal M. Assessing selfcare status in quadriplegia: comparison of the quadriplegia index of function (QIF) and the functional independence measure (FIM). Paraplegia. 1993;31:225–33.

47. Ota T, Akaboshi K, Nagata M, Sonoda S, Domen K, Seki M, et al. Functional assessment of patients with spinal cord injury: measured by the motor score and the functional independence measure. Spinal Cord. 1996;34:531–5.

48. Stineman MG, Marino RJ, Deutsch A, Granger CV, Maislin G. A functional strategy for classifying patients after traumatic spinal cord injury. Spinal Cord. 1999;37:717–25.

49. Ackerman P, Morrison SA, McDowell S, Vazquez L. Using the spinal cord independence measure III to measure functional recovery in a post-acute spinal cord injury program. Spinal Cord. 2010;48:380–7.

50. Anderson K, Aito S, Atkins M, Biering-Sørensen F, Charlifue S, Curt A, et al. Functional recovery measures for spinal cord injury: an evidence-based review for clinical practice and research. J Spinal Cord Med. 2008;31:133–44.

51. Glass CA, Tesio L, Itzkovich M, Soni BM, Silva P, Mecci M, et al. Spinal cord independence measure, version III: applicability to the UK spinal cord injured population. J Rehabil Med. 2009;41: 723–8.

52. Hadley MN, Walters BC, Grabb PA, Oyesiku NM, Przybylski GJ, Resnick DK, et al. Guidelines for the management of acute cervical spine and spinal cord injuries. Clin Neurosurg. 2002;49: 407–98.

53. Bryce TN, Budh CN, Cardenas DD, Dijkers M, Felix ER, Finnerup NB, et al. Pain after spinal cord injury: an evidence-based review for clinical practice and research. Report of the National Institute on Disability and Rehabilitation Research Spinal Cord Injury Measures meeting. J Spinal Cord Med. 2007;30:421–40.

54. Burchiel KJ, Hsu FP. Pain and spasticity after spinal cord injury: mechanisms and treatment. Spine (Phila Pa 1976). 2001;26: S146–60.

55. Cruz-Almeida Y, Martinez-Arizala A, Widerstrom-Noga EG. Chronicity of pain associated with spinal cord injury: a longitudinal analysis. J Rehabil Res Dev. 2005;42:585–94.

56. Defrin R, Ohry A, Blumen N, Urca G. Acute pain threshold in subjects with chronic pain following spinal cord injury. Pain. 1999;83:275–82.

57. Defrin R, Ohry A, Blumen N, Urca G. Characterization of chronic pain and somatosensory function in spinal cord injury subjects. Pain. 2001;89:253–63.

58. Felix ER, Cruz-Almeida Y, Widerstrom-Noga EG. Chronic pain after spinal cord injury: what characteristics make some pains more disturbing than others? J Rehabil Res Dev. 2007;44: 703–15.

59. Kennedy P, Frankel H, Gardner B, Nuseibeh I. Factors associated with acute and chronic pain following traumatic spinal cord injuries. Spinal Cord. 1997;35:814–7.

60. Widerstrom-Noga EG, Felipe-Cuervo E, Yezierski RP. Chronic pain after spinal injury: interference with sleep and daily activities. Arch Phys Med Rehabil. 2001;82:1571–7.

61. Cardenas DD, Felix ER. Pain after spinal cord injury: a review of classification, treatment approaches, and treatment assessment. PM R. 2009;1:1077–90.

62. Jensen MP, Widerstrom-Noga E, Richards JS, Finnerup NB, Biering-Sorensen F, Cardenas DD. Reliability and validity of the International Spinal Cord Injury Basic Pain Data Set items as self-report measures. Spinal Cord. 2010;48:230–8.

63. Hadley MN, Walters BC, Aarabi B, et al. Clinical assessment following acute cervical spinal cord injury. Neurosurgery. 2013;72 Suppl 2:40–53.

64. Radiographic assessment of the cervical spine in asymptomatic trauma patients. Neurosurgery. 2002;50:S30–5.

65. Como JJ, Diaz JJ, Dunham CM, Chiu WC, Duane TM, Capella JM, et al. Practice management guidelines for identification of cervical spine injuries following trauma: update from the eastern association for the surgery of trauma practice management guidelines committee. J Trauma. 2009;67:651–9.

66. Ryken TC, Hadley MN, Walters BC, Aarabi B, Dhall SS, Gelb DE, et al. Radiographic assessment. Neurosurgery. 2013;72 Suppl 2:54–72.

67. Blackmore CC. Evidence-based imaging evaluation of the cervical spine in trauma. Neuroimaging Clin N Am. 2003;13:283–91.

68. Gunby I. New focus on spinal cord injury. JAMA. 1981;245: 1201–6.

69. Green BA, Eismont FJ, O'Heir JT. Spinal cord injury-a systems approach: prevention, emergency medical services, and emergency room management. Crit Care Clin. 1987;3:471–93.

70. Waters RL, Meyer Jr PR, Adkins RH, Felton D. Emergency, acute, and surgical management of spine trauma. Arch Phys Med Rehabil. 1999;80:1383–90.

71. Tator CH, Rowed DW, Schwartz ML, Gertzbein SD, Bharatwal N,

Barkin M, et al. Management of acute spinal cord injuries. Can J Surg. 1984;27:289–93.

72. Tator CH, Duncan EG, Edmonds VE, Lapczak LI, Andrews DF. Changes in epidemiology of acute spinal cord injury from 1947 to 1981. Surg Neurol. 1993;40:207–15.

73. Theodore N, Aarabi B, Dhall SS, Gelb DE, Hurlbert RJ, Rozzelle CJ, et al. Transportation of patients with acute traumatic cervical spine injuries. Neurosurgery. 2013;72 Suppl 2:35–9.

74. Brunette DD, Rockswold GL. Neurologic recovery following rapid spinal realignment for complete cervical spinal cord injury. J Trauma. 1987;27:445–7.

75. Fenstermaker RA. Acute neurologic management of the patient with spinal cord injury. Urol Clin North Am. 1993;20:413–21.

76. Frohna WJ. Emergency department evaluation and treatment of the neck and cervical spine injuries. Emerg Med Clin North Am. 1999;17:739–91.

77. McGuire Jr RA. Protection of the unstable spine during transport and early hospitalization. J Miss State Med Assoc. 1991;32:305–8.

78. Burney RE, Waggoner R, Maynard FM. Stabilization of spinal injury for early transfer. J Trauma. 1989;29:1497–9.

79. Geisler WO, Wynne-Jones M, Jousse AT. Early management of the patient with trauma to the spinal cord. Med Serv J Can. 1966;22:512–23.

80. Hachen HJ. Emergency transportation in the event of acute spinal cord lesion. Paraplegia. 1974;12:33–7.

81. Prasad VS, Schwartz A, Bhutani R, Sharkey PW, Schwartz ML. Characteristics of injuries to the cervical spine and spinal cord in polytrauma patient population: experience from a regional trauma unit. Spinal Cord. 1999;37:560–8.

82. Bohlman HH. Acute fractures and dislocations of the cervical spine. An analysis of three hundred hospitalized patients and review of the literature. J Bone Joint Surg Am. 1979;61:1119–42.

83. Totten VY, Sugarman DB. Respiratory effects of spinal immobilization. Prehosp Emerg Care. 1999;3:347–52.

84. Theodore N, Hadley MN, Aarabi B, et al. Prehospital cervical spinal immobilization after trauma. Neurosurgery. 2013;72 Suppl 2:22–34.

85. Reines HD, Harris RC. Pulmonary complications of acute spinal cord injuries. Neurosurgery. 1987;21:193–6.

86. Vale FL, Burns J, Jackson AB, Hadley MN. Combined medical and surgical treatment after acute spinal cord injury: results of a prospective pilot study to assess the merits of aggressive medical resuscitation and blood pressure management. J Neurosurg. 1997;87:239–46.

87. Ledsome JR, Sharp JM. Pulmonary function in acute cervical cord injury. Am Rev Respir Dis. 1981;124:41–4.

88. Lu K, Lee TC, Liang CL, Chen HJ. Delayed apnea in patients with mid- to lower cervical spinal cord injury. Spine (Phila Pa 1976). 2000;25:1332–8.

89. Mansel JK, Norman JR. Respiratory complications and management of spinal cord injuries. Chest. 1990;97:1446–52.

90. McMichan JC, Michel L, Westbrook PR. Pulmonary dysfunction following traumatic quadriplegia. Recognition, prevention, and treatment. JAMA. 1980;243:528–31.

91. Bose B, Northrup BE, Osterholm JL, Cotler JM, DiTunno JF. Reanalysis of central cervical cord injury management. Neurosurgery. 1984;15:367–72.

92. Gschaedler R, Dollfus P, Mole JP, Mole L, Loeb JP. Reflections on the intensive care of acute cervical spinal cord injuries in a general traumatology centre. Paraplegia. 1979;17:58–61.

93. Hachen HJ. Idealized care of the acutely injured spinal cord in Switzerland. J Trauma. 1977;17:9316.

94. Levi L, Wolf A, Belzberg H. Hemodynamic parameters in patients with acute cervical cord trauma: description, intervention, and prediction of outcome. Neurosurgery. 1993;33:1007–16.

95. Piepmeier JM, Lehmann KB, Lane JG. Cardiovascular instability following acute cervical spinal cord trauma. Cent Nerv Syst Trauma. 1985;2:153–60.

96. Amar AP, Levy ML. Pathogenesis and pharmacological strategies for mitigating secondary damage in acute spinal cord injury. Neurosurgery. 1999;44:1027–39.

97. Dolan EJ, Tator CH. The effect of blood transfusion, dopamine, and gamma hydroxybutyrate on posttraumatic ischemia of the spinal cord. J Neurosurg. 1982;56:350–8.

98. Sandler AN, Tator CH. Effect of acute spinal cord compression injury on regional spinal cord blood flow in primates. J Neurosurg. 1976;45:660–76.

99. McMahon D, Tutt M, Cook AM. Pharmacological management of hemodynamic complications following spinal cord injury. Orthopedics. 2009;32:331.

100. Ryken TC, Hurlbert RJ, Hadley MN, Aarabi B, Dhall SS, Gelb DE, et al. The acute cardiopulmonary management of patients with cervical spinal cord injuries. Neurosurgery. 2013;72 Suppl 2:84–92.

101. Walton G. A new method of reducing dislocation of cervical vertebrae. J Nerv Ment Dis. 1893;20:609.

102. Gelb DE, Hadley MN, Aarabi B, Dhall SS, Hurlbert RJ, Rozzelle CJ, et al. Initial closed reduction of cervical spinal fracture-dislocation injuries. Neurosurgery. 2013;72 Suppl 2:73–83.

103. Harrington JF, Likavec MJ, Smith AS. Disc herniation in cervical fracture subluxation. Neurosurgery. 1991;29:374–9.

104. Cowan Jr JA, McGillicuddy JE. Images in clinical medicine. Reversal of traumatic quadriplegia after closed reduction. N Engl J Med. 2008;359:2154.

105. Lee AS, MacLean JC, Newton DA. Rapid traction for reduction of cervical spine dislocations. J Bone Joint Surg (Br). 1994;76:352–6.

106. Fehlings MG, Vaccaro A, Wilson JR, Singh A, W Cadotte D, Harrop JS, et al. Early versus delayed decompression for traumatic cervical spinal cord injury: results of the surgical timing in Acute Spinal Cord Injury Study (STASCIS). PLoS One. 2012;7:e32037.

107. Bracken MB. Steroids for acute spinal cord injury. Cochrane Database Syst Rev. 2012;1:CD001046.

108. Das A, Smith JA, Gibson C, Varma AK, Ray SK, Banik NL. Estrogen receptor agonists and estrogen attenuate TNF-alpha-induced apoptosis in VSC4.1 motoneurons. J Endocrinol. 2011;208:171–82.

109. Sribnick EA, Wingrave JM, Matzelle DD, Wilford GG, Ray SK, Banik NL. Estrogen attenuated markers of inflammation and decreased lesion volume in acute spinal cord injury in rats. J Neurosci Res. 2005;82:283–93.

110. Wingrave JM, Schaecher KE, Sribnick EA, Wilford GG, Ray SK, Hazen-Martin DJ, et al. Early induction of secondary injury factors causing activation of calpain and mitochondria-mediated neuronal apoptosis following spinal cord injury in rats. J Neurosci Res. 2003;73:95–104.

111. Bains M, Hall ED. Antioxidant therapies in traumatic brain and spinal cord injury. Biochim Biophys Acta. 1822;2012:675–84.

112. Robert AA, Zamzami M, Sam AE, Al Jadid M, Al Mubarak S. The efficacy of antioxidants in functional recovery of spinal cord injured rats: an experimental study. Neurol Sci. 2012;33:785–91.

113. Samantaray S, Sribnick EA, Das A, Knaryan VH, Matzelle DD, Yallapragada AV, et al. Melatonin attenuates calpain upregulation, axonal damage and neuronal death in spinal cord injury in rats. J Pineal Res. 2008;44:348–57.

114. Mazzone GL, Nistri A. Delayed neuroprotection by riluzole against excitotoxic damage evoked by kainate on rat organotypic spinal cord cultures. Neuroscience. 2011;190:318–27.

115. Rong W, Wang J, Liu X, Jiang L, Wei F, Zhou H, et al. 17beta-estradiol attenuates neural cell apoptosis through inhibition of JNK phosphorylation in SCI rats and excitotoxicity induced by glutamate in vitro. Int J Neurosci. 2012;122:381–7.

116. Lutton C, Young YW, Williams R, Meedeniya AC, Mackay-Sim A, Goss B. Combined VEGF and PDGF treatment reduces sec-

ondary degeneration after spinal cord injury. J Neurotrauma. 2012;29:957–70.

117. Ritz MF, Graumann U, Gutierrez B, Hausmann O. Traumatic spinal cord injury alters angiogenic factors and TGF-beta1 that may affect vascular recovery. Curr Neurovasc Res. 2010;7:301–10.

118. Ray SK, Matzelle DD, Sribnick EA, Guyton MK, Wingrave JM, Banik NL. Calpain inhibitor prevented apoptosis and maintained transcription of proteolipid protein and myelin basic protein genes in rat spinal cord injury. J Chem Neuroanat. 2003;26:119–24.

119. Ray SK, Samantaray S, Smith JA, Matzelle DD, Das A, Banik NL. Inhibition of cysteine proteases in acute and chronic spinal cord injury. Neurotherapeutics. 2011;8:180–6.

120. Sribnick EA, Matzelle DD, Banik NL, Ray SK. Direct evidence for calpain involvement in apoptotic death of neurons in spinal cord injury in rats and neuroprotection with calpain inhibitor. Neurochem Res. 2007;32:2210–6.

121. Guha A, Tator CH, Piper I. Effect of a calcium channel blocker on posttraumatic spinal cord blood flow. J Neurosurg. 1987;66:423–30.

122. Lee JY, Choi SY, Oh TH, Yune TY. 17beta-Estradiol inhibits apoptotic cell death of oligodendrocytes by inhibiting RhoA-JNK3 activation after spinal cord injury. Endocrinology. 2012;153:3815–27.

123. Samantaray S, Smith JA, Das A, Matzelle DD, Varma AK, Ray SK, et al. Low dose estrogen prevents neuronal degeneration and microglial reactivity in an acute model of spinal cord injury: effect of dosing, route of administration, and therapy delay. Neurochem Res. 2011;36:1809–16.

124. Wang YF, Fan ZK, Cao Y, Yu DS, Zhang YQ, Wang YS. 2-Methoxyestradiol inhibits the up-regulation of AQP4 and AQP1 expression after spinal cord injury. Brain Res. 2011;1370:220–6.

125. Bonnefont-Rousselot D, Collin F, Jore D, Gardes-Albert M. Reaction mechanism of melatonin oxidation by reactive oxygen species in vitro. J Pineal Res. 2011;50:328–35.

126. Wu UI, Mai FD, Sheu JN, Chen LY, Liu YT, Huang HC, et al. Melatonin inhibits microglial activation, reduces pro-inflammatory cytokine levels, and rescues hippocampal neurons of adult rats with acute Klebsiella pneumoniae meningitis. J Pineal Res. 2011;50:159–70.

127. Karimi-Abdolrezaee S, Billakanti R. Reactive astrogliosis after spinal cord injury-beneficial and detrimental effects. Mol Neurobiol. 2012;46:251–64.

128. Quertainmont R, Cantinieaux D, Botman O, Sid S, Schoenen J, Franzen R. Mesenchymal stem cell graft improves recovery after spinal cord injury in adult rats through neurotrophic and pro-angiogenic actions. PLoS One. 2012;7:e39500.

129. Donnelly EM, Lamanna J, Boulis NM. Stem cell therapy for the spinal cord. Stem Cell Res Ther. 2012;3:24.

130. Wang H, Fang H, Dai J, Liu G, Xu ZJ. Induced pluripotent stem cells for spinal cord injury therapy: current status and perspective. Neurol Sci. 2013;34:11–7.

131. Curt A, Schwab ME, Dietz V. Providing the clinical basis for new interventional therapies: refined diagnosis and assessment of recovery after spinal cord injury. Spinal Cord. 2004;42:1–6.

132. Baptiste DC, Fehlings MG. Update on the treatment of spinal cord injury. Prog Brain Res. 2007;161:217–33.

133. Hurlbert RJ, Hadley MN, Walters BC, Aarabi B, Dhall SS, Gelb DE, et al. Pharmacological therapy for acute spinal cord injury. Neurosurgery. 2013;72 Suppl 2:93–105.

134. Hall ED. Lipid antioxidants in acute central nervous system injury. Ann Emerg Med. 1993;22:1022–7.

135. Bracken MB, Shepard MJ, Collins Jr WF, Holford TR, Baskin DS, Eisenberg HM, et al. A randomized, controlled trial of methylprednisolone or naloxone in the treatment of acute spinal-cord injury. Results of the Second National Acute Spinal Cord Injury Study. N Engl J Med. 1990;322:1405–11.

136. Bracken MB. Treatment of acute spinal cord injury with methyl-prednisolone: results of a multicenter, randomized clinical trial. J Neurotrauma. 1991;8:S47–50.

137. Bracken MB, Shepard MJ, Collins Jr WF, Holford TR, Baskin DS, Eisenberg HM, et al. Methylprednisolone or naloxone treatment after acute spinal cord injury: 1-year follow-up data. Results of the second National Acute Spinal Cord Injury Study. J Neurosurg. 1992;76:23–31.

138. Fehlings MG. Summary statement: the use of methylprednisolone in acute spinal cord injury. Spine (Phila Pa 1976). 2001;26:S55.

139. Hurlbert RJ. The role of steroids in acute spinal cord injury: an evidence-based analysis. Spine (Phila Pa 1976). 2001;26:S39–46.

140. Taylor TK, Ryan MD. Methylprednisolone in the management of acute spinal cord injuries. Med J Aust. 1990;153:307–8.

141. Rosner MJ. National acute spinal cord injury study of methylprednisolone or naloxone. Neurosurgery. 1991;28:628–9.

142. Rosner MJ. Methylprednisolone for spinal cord injury. J Neurosurg. 1992;77:324–5. author reply 325–7.

143. Shapiro SA. Methylprednisolone for spinal cord injury. J Neurosurg. 1992;77:324. author reply 325–7.

144. Rosner MJ. Treatment of spinal cord injury. J Neurosurg. 1994;80:954–5.

145. Ducker TB. Medical treatment in spinal cord injuries. J Spinal Disord. 1996;9:381.

146. Hanigan WC, Anderson RJ. Commentary on NASCIS-2. J Spinal Disord. 1992;5:125–31.

147. Ducker TB, Zeidman SM. Spinal cord injury. Role of steroid therapy. Spine (Phila Pa 1976). 1994;19:2281–7.

148. Nesathurai S. Steroids and spinal cord injury: revisiting the NASCIS 2 and NASCIS 3 trials. J Trauma. 1998;45:1088–93.

149. Coleman WP, Benzel D, Cahill DW, Ducker T, Geisler F, Green B, et al. A critical appraisal of the reporting of the National Acute Spinal Cord Injury Studies (II and III) of methylprednisolone in acute spinal cord injury. J Spinal Disord. 2000;13:185–99.

150. Hurlbert RJ. Methylprednisolone for acute spinal cord injury: an inappropriate standard of care. J Neurosurg. 2000;93(1 Suppl):1–7.

151. Short DJ, El Masry WS, Jones PW. High dose methylprednisolone in the management of acute spinal cord injury - a systematic review from a clinical perspective. Spinal Cord. 2000;38:273–86.

152. Sayer FT, Kronvall E, Nilsson OG. Methylprednisolone treatment in acute spinal cord injury: the myth challenged through a structured analysis of published literature. Spine J. 2006;6:335–43.

153. Tsao YT, Chen WL, Tsai WC. Steroids for acute spinal cord injury: revealing silent pathology. Lancet. 2009;374:500.

154. Edwards P, Arango M, Balica L, Cottingham R, El-Sayed H, Farrell B, et al. Final results of MRC CRASH, a randomised placebo-controlled trial of intravenous corticosteroid in adults with head injury-outcomes at 6 months. Lancet. 2005;365:1957–9.

155. Bracken MB, Shepard MJ, Holford TR, Leo-Summers L, Aldrich EF, Fazl M, et al. Administration of methylprednisolone for 24 or 48 hours or tirilazad mesylate for 48 hours in the treatment of acute spinal cord injury. Results of the Third National Acute Spinal Cord Injury Randomized Controlled Trial. National Acute Spinal Cord Injury Study. JAMA. 1997;277:1597–604.

156. Pointillart V, Petitjean ME, Wiart L, Vital JM, Lassié P, Thicoipé M, et al. Pharmacological therapy of spinal cord injury during the acute phase. Spinal Cord. 2000;38:71–6.

157. Ito Y, Sugimoto Y, Tomioka M, Kai N, Tanaka M. Does high dose methylprednisolone sodium succinate really improve neurological status in patient with acute cervical cord injury?: a prospective study about neurological recovery and early complications. Spine (Phila Pa 1976). 2009;34:2121–4.

158. Geisler FH, Dorsey FC, Coleman WP. Recovery of motor function after spinal-cord injury--a randomized, placebo-controlled trial with GM-1 ganglioside. N Engl J Med. 1991;324:1829–38.

159. Geisler FH, Coleman WP, Grieco G, Poonian D. The Sygen multicenter acute spinal cord injury study. Spine (Phila Pa 1976). 2001;26:S87–98.

第十七章 恶性缺血性脑梗死

Katja E. Wartenberg

前言:流行病学和结果

大脑中动脉(middle cerebral artery,MCA)或颈内动脉(internal carotid artery,ICA)闭塞是构成严重的大面积脑梗死发病率和死亡率的主要原因之一。神经系统的恶化是由于大约10%的半球中风和5%的缺血性中风导致的占位性脑水肿的结果,被称为"恶性MCA梗死"[1-3]。严重的脑水肿在症状出现的1~5天内发生。大脑半球肿胀导致脑组织移位并继发脑干变形,机械位移致大脑半球功能障碍,血管压迫,颞叶沟回和小脑幕切迹疝[4]。ICU保守治疗的死亡率在41%~79%[1-3,5,6]。然而,去骨瓣减压术的新方案使死亡率和严重残疾率明显下降[7-10]。

大面积脑梗死患者一般比普通卒中患者年轻10岁(56±9.4岁)[1]。每年的发病率在10/100 000~20/100 000[1]。颈内动脉远端的血栓形成或大脑中动脉主干近端没有足够的侧支循环导致大面积脑梗死的发生(图17.1和图17.2)。取决于是否存在足够的侧支循环,主要是软脑膜动脉,或者解剖变异,脑梗死可能包括前部和/或后部区域[11,12]。

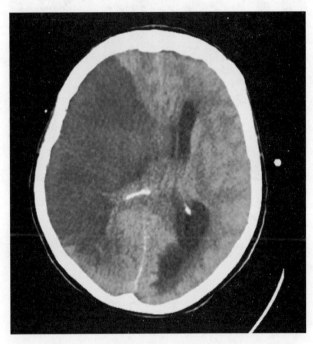

图17.2 CT显示右侧大脑中动脉区域超过50%以上的低密度影包括基底节区沟回消失以及灰白质无法区分,右侧脑室受压和最小中线移位

小脑梗死有17%~54%合并占位性水肿(图17.3)[13]。致命性的神经功能的恶化多由于第四脑室堵塞,脑干压迫,向上通过小脑幕切迹的小脑蚓部形成疝,或者向下通过枕骨大孔的扁桃体形成疝[13-15]。死亡率在28%~50%。56例患者中的52%在卒中后能行走,大约有40%在功能上是独立的,大约30%只有轻微的症状。意识水平是预测结果最有力的因素[13,15-17]。

大多数患者有血管疾病的危险因素如高血压、糖尿病、高胆固醇血症、吸烟、短暂性脑缺血发作或缺血性卒中史、充血性心力衰竭、冠心病。与其他卒中人群相比,MCA和ICA区域卒中患者心房纤颤更为常

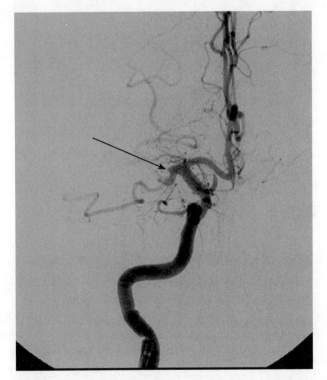

图17.1 右侧颈内动脉注射的脑血管造影显示右侧大脑中动脉M1段闭塞

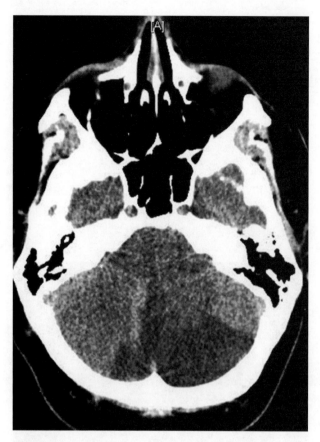

图 17.3　CT 显示小脑后下动脉区域的低密度影,包括对侧小脑蚓部的内侧部分和第四脑室受压

见[1-3,18]。颈动脉夹层是年轻患者大面积脑梗死的重要原因(12%)[18]。

临床表现

大面积脑梗死的患者多出现轻偏瘫,偏瘫,偏身感觉缺失,梗死部位对侧偏盲,未受影响大脑半球的局部和固定凝视麻痹以及意识水平的下降。非优势半球梗死多与视力、运动和感觉缺失有关。语言障碍如流利,不流利,大多数失语症是位于优势半球梗死的典型症状[1,18]。神经功能下降大多开始于 48 小时内[1,3],36% 在 24 小时内,68% 在 48 小时内[3]。脑水肿的临床症状包括恶心和呕吐,意识水平下降直到昏迷,梗死灶同侧瞳孔增大,梗死侧偏瘫,单侧或双侧肢体呈屈曲或伸展状态,呼吸模式改变,呼吸衰竭,心动过缓,高血压(Cushing 反应)[1,3,5]。初始症状是嗜睡,然后双侧瞳孔不对称,周期性呼吸,以及与梗死部位同侧的趾伸肌反应[19]。大多数患者在脑死亡后的 5 天内死亡[1,3,5]。心律失常和心搏骤停、脓毒症、反复发作的卒中和肺炎是这类患者常见的死亡原因[1-3]。大面积脑梗死的颅内压(ICP)通常不会升高,脑组织低灌

注不是早期神经功能恶化和脑死亡的原因[1,4,20]。

小脑梗死患者有头晕、眩晕、呕吐症状,并可能表现出鞍区神经的体征,如:构音障碍,共济失调,四肢、躯干共济失调,旋转性眼球震颤,听力损失(小脑前下动脉区域梗死),或打嗝(小脑后下动脉区域梗死)。计算机断层扫描(CT)有 25% 是正常的[21,22]。

临床恶化最可靠的症状是意识丧失,这可能是脑干受压或者是梗阻性脑积水所致(图 17.4)。由于脑干压迫,患者可能发生新的局部症状,例如偏瘫、角膜反射消失、瞳孔不等大、眼肌麻痹、呼吸异常和心律失常[13-15,21,22]。

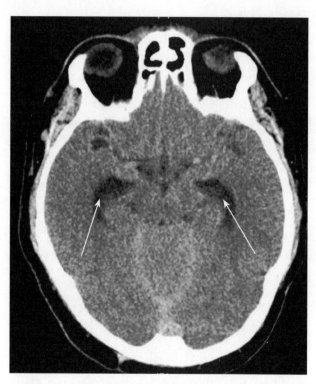

图 17.4　CT 显示梗阻性脑积水,侧脑室颞角扩张(箭头所示)和基底池消失

占位性大面积脑梗死和小脑梗死的预测

占位性脑半球梗死

随着越来越多的去骨瓣减压术作为一种积极的治疗方案,识别 MCA 或 ICA 梗死的恶性过程是非常重要的。表 17.1 总结了脑肿胀和预后不良的几个临床和放射学预测因素。Hofmeijer 等的 Meta 分析包括了 23 项研究,发现超过 50% 的 MCA 区域受累(图 17.2)和超过 66% 的灌注不足(CT)是脑肿胀最可靠的预测因子。其他具有中等效应的相关预测因子有

早期占位效应,其他血管区域的参与,高体温,颈内动脉闭塞和机械通气[52]。2/3 以上的 MCA 区域的缺血性梗死,同时包括基底神经节区域受累或者头 CT 显示脑水肿形成的证据,被选作两项去骨瓣减压术的随机试验纳入标准[7,8]。通过磁共振弥散加权成像(diffusion-weighted imaging,DWI),在症状发作[26]的 14 小时内中风体积大于 145ml 以及 6 小时内大于 85ml[36] 认为是恶性病程的重要预测因子。

表 17.1 中脑或颈内动脉的恶性梗死病程的临床和放射学预测

预测因子	例数	比值比或敏感性/特异性	研究
人口统计学和临床预测因子			
年轻组	192	OR 0.4,95% CI 0.3~0.6,$P<0.0001$	Jaramillo et al.,Neurology 2006[12]
女性	192	OR 8.2,95% CI 2.7~25.2,$P=0.0003$	Jaramillo et al.,Neurology 2006[12]
	24	72% 比 20%	Maramattom et al.,Neurology 2004[23]
无缺血性脑梗死病史	192	OR 0.2,95% CI 0.05~0.7,$P=0.01$	Jaramillo et al.,Neurology 2006[12]
12 小时收缩压≥180mmHg	135	OR 4.2,95% CI 1.4~12.9,$P=0.01$	Krieger et al.,Stroke 1999[24]
高血压病史	201	OR 3.0,95% CI 1.2~7.6,$P=0.02$	Kasner et al.,Stroke 2001[2]
充血性心力衰竭史	201	OR 2.1,95% CI 1.5~3.0,$P=0.001$	Kasner et al.,Stroke 2001[2]
冠心病史	62	OR 8.5,95% CI 1.4~50.8,$P=0.02$	Wang et al.,Eur J Neurol 2006[25]
高白细胞计数	201	OR 1.08/1000 白细胞/ml,95% CI 1.01~1.14,$P=0.02$	Kasner et al.,Stroke 2001[2]
入院 NIHSS>20 的严重临床缺陷	28	敏感性 100%,特异性 78%	Oppenheim et al.,Stroke 2000[26]
NIHSS≥19	37	敏感性 96%,特异性 72%	Thomalla et al.,Stroke 2003[27]
6 小时内 DWI 体积≥78ml 且 24 小时后 NIHSS≥22	135	敏感性 79%	Kruetzelmann et al.,Int J Stroke 2014[28]
48 小时内 NIHSS≥20	135	OR 6.6;% CI 2.3~19.3	Barber et al.,Cerebrovasc Dis 2003[29]
格拉斯哥昏迷量表总评分	62	OR 0.6,95% CI 0.4~0.9,$P=0.006$	Wang et al.,Eur J Neurol 2006[25]
24 小时内恶心、呕吐	135	OR 5.1,95% CI 1.7~15.3,$P=0.003$	Krieger et al.,Stroke 1999[24]
蛋白 S-100 在 12 小时>0.35mg/L	51	敏感性 75%,特异性 80%	Foerch et al.,Stroke 2004[30]
在 24 小时>1.03mg/L		敏感性 94%,特异性 83%	
纤维连接蛋白≥16.6mcg/ml	40	敏感性 90%,特异性 100%	Serena et al.,Stroke 2005[31]
基质金属蛋白酶 9≥140ng/ml		敏感性 64%,特异性 88%	
放射预测因素—CT			
初始 CT,MCA 区域低密度>50%	135	OR 6.1,95% CI 2.3~16.6,$P=0.0004$	Krieger et al.,Stroke 1999[24]
	201	OR 6.3,95% CI 3.5~11.6,$P=0.001$	Kasner et al.,Stroke 2001[2]
	36	OR 14.0,95% CI 1.04~189.4,$P=0.047$	Manno et al.,Mayo Clin Proc 2003[32]
脑卒中发作 48 小时内,松果体水平位移>4 毫米	127	敏感性 46%,特异性 89%	Pullicino et al.,Neurology 1997[33]
前间隔位移≥5mm	135	OR 10.9;95% CI 3.2~37.6	Barber et al.,Cerebrovasc Dis 2003[29]
豆状核衰减,岛带或者大脑半球脑沟消失	100		Moulin et al.,Neurology 1996[34]

续表

预测因子	例数	比值比或敏感性/特异性	研究
颈内动脉 T 闭塞	74	OR 5.3,CI 1.7~16.2,P =0.01	Kucinski et al.,AJNR 1998[35]
	37	敏感性 64%,特异性 85%	Thomalla et al.,Stroke 2003[27]
ICA 和 MCA 同闭塞	140	OR 5.4,95% CI 1.6~18.7,P =0.008	Thomalla et al.,Ann Neurol 2010[36]
累及额外血管区域（ACA,PCA,脉络膜前）	201	OR 3.3,95% CI 1.2~9.4,P =0.02	Kasner et al.,Stroke 2001[2]
	24	72% 比 0	Maramattom et al.,Neurology 2004[23]
	135	OR 4.9;95% CI 1.6~15.0	Barber et al.,Cerebrovasc Dis 2003[29]
MCA 高密度征	62	敏感性 71%,特异性 84%	Haring et al.,Stroke 1999[37]
	36	OR 21.6,95% CI 3.5~130.0,P <0.001	Manno et al.,Mayo Clin Proc 2003[32]
发病 18 小时内减少皮质激素对比	62	敏感性 87%,特异性 97%	Haring et al.,Stroke 1999[37]
梗死灶体积>220ml	61	敏感性 100%	Park et al.,Acta Neurochir 2012[38]
24±4 小时内随访 CT 中线移位 3.7mm		特异性 98%	
卒中发作 6 小时内 MCA 区域 CT 显示灌注不足>50%	31		Lee et al.,Arch Neurol 2004[39]
卒中发作 6 小时内 MCA 区域 CT 显示灌注不足>66%	27	敏感性 91%,特异性 94%	Ryoo et al.,J Comput Assist Tomogr 2004[40]
脑血流图中梗死核心>27.9%。	106	敏感性 85%,特异性 78%	Dittrich et al.,J Neurol 2006[41]
脑血容量图>22.8%		敏感性 85%,特异性 74%	
灌注 CT 上脑半球峰值映射时间>39.9%（脑卒中发作中位 2 小时）		敏感性 95%,特异性 72%	
症状发作后 6 小时内灌注 CT 上的梗死面积增加	122		Bektas et al.,Stroke 2010[42]
症状发作后 6 小时内灌注 CT 脑血容量与脑脊液体积比值>0.92	52	敏感性 96%,特异性 96%	Minnerup et al.,Stroke 2011[43]
单光子发射 CT 血流缺陷	26		Limburg et al.,Stroke 1990[44]
脑卒中发作后 6 小时内氙增强 CT	20	脑疝相关平均 CBF 8.6ml/100gm/min	Firlik et al.,J Neurosurg 1998[45]
脑卒中发作 6 小时整个 MCA 区域99mTc-ECD SPECT 缺失	108	敏感性 82%,特异性 99%	Berrouschot et al.,Stroke 1998[46]
99mTc-DTPA SPECT	25	与脑疝显著相关	Lampl et al.,Brain Res 2006[47]
脑卒中发作 36 小时内 DTPA 破坏指数			
放射性预测因子-磁共振成像			
脑卒中发作 14 小时内 DWI 容积>145ml	28	敏感性 100%,特异性 94%	Oppenheim et al.,Stroke 2000[26]
双尾率<0.16,症状发作 14 小时内初始 DWI 容积>160ml	61	敏感性 97%,特异性 76%	Park et al.,Acta Neurochir 2012[38]
症状发作 6 小时内 ADC<80%病变面积>82ml	37	敏感性 87%,特异性 91%	Thomalla et al.,Stroke 2003[27]

续表

预测因子	例数	比值比或敏感性/特异性	研究
症状发作 6 小时内 DWI 容积>82ml	140	敏感性 52%,特异性 98%	Thomalla et al. , Ann Neurol 2010[36]
TTP 病变容积>162ml	37	敏感性 83%,特异性 75%	Thomalla et al. , Stroke 2003[27]
其他放射性预测因子			
卒中发作后 24 小时内 PET 脑梗死核心区的平均血流<25.5%	34	敏感性 99%,特异性 86%	Dohmen et al. , Stroke 2003[48]
综合检测			
pbtO$_2$<10.5mmHg	34	敏感性 94%,特异性 100%	Dohmen et al. , Stroke 2003[48]
CPP<56mmHg	34	敏感性 95%,特异性 100%	Dohmen et al. , Stroke 2003[48]
谷氨酸、乳酸-丙酮酸比率和甘油的增加(微透析)	10		Schneweiss et al. , Stroke 2001[49]
	34		Dohmen et al. , Stroke 2003[48]
卒中后 24 小时和 72 小时受损的脑灌注压-氧反应指数和脑灌注压和组织氧压的相关系数	15		Dohmen et al. , Stroke 2007[50]

BP. 血压;NIHSS. 美国国立卫生研究院卒中量表;MCA. 大脑中动脉;ACA. 大脑前动脉;PCA. 大脑后动脉;CT. 计算机断层扫描;99mTc-ECD SPECT. 99m 锝双半胱乙酯单光子发射 CT;99mTc-DTPA SPECT. 99m 锝二亚乙基三胺五乙酸单光子发射计算机断层扫描;DWI. 弥散加权成像;ADC. 表观扩散系数;TTP. 磁共振成像灌注图上的时间;PET. 正电子发射断层扫描;pbtO$_2$ 局部脑组织氧分压;CPP. 脑灌注压。从[51]修改。

近年来,多模态监测包括脑组织氧合、微透析的脑代谢物、连续和皮层脑电图(electroencephalography, EEG)揭示了恶性脑水肿的发展[48-50,53,54]。在梗死周围细胞外谷氨酸、甘油和乳酸浓度的增加以及乳酸/丙酮酸比值的增大被认为是脑水肿和继发性神经元缺血的代谢过程,这些神经化学物质的改变先于 ICP 增加[49,54]。梗死周围显示自动调节功能受损,脑组织氧合下降和低脑灌注压(cerebral perfusion pressure, CPP)[48,50]。Bosche 等发现恶性脑水肿患者梗死部位附近的非递质氨基酸含量显著降低[53]。去骨瓣减压术后从连续脑电图监测得到的脑电活动峰值的存在(5~7Hz)与出院时意识状态和功能改善有关[55]。在去骨瓣减压过程中所有的病人电极正确放置在临近梗死区域上的皮层脑电图上可发现皮层传播抑制和梗死周围去极化。脑电图恢复时间延长是由皮层传播抑制引起的,这表明在梗死组织周围代谢或血流动力学状态逐渐恶化[56]。

占位性小脑梗死

已有文献描述小脑梗死后脑肿胀的临床和影像学预测因素,但很少有前瞻性研究。发现以下高危因素:

临床

- 意识恶化(34%)
- 新发的脑干症状(74%)

放射学(CT 扫描)

- 第四脑室消失
- 阻塞性脑积水
- 脑干消失
- 基底池受压
- 中位小脑梗死[13-15,22]。

根据美国心脏协会(AHA)和美国卒中协会(ASA)指南,有占位性病变危险的患者应当监测意识水平。此外,应该关注脑半球梗死患者的瞳孔大小及小脑卒中患者的脑干症状。有高危因素的患者需要通过包括血管状态的临床数据来确定[57]。

急性缺血性脑梗死的管理

在狭窄的手术时间窗 3~4.5 小时内,低灌注或者闭塞的 MCA 或者 ICA 的成功再通,可以挽救生命和减少梗死面积,从而防止进展至恶性脑水肿[58-62]。首次卒中发作的 3 小时内,应用重组组织型纤溶酶原激活剂(rtPA)进行治疗是唯一被批准的急性卒中治疗方案[58,61,63]。全身溶栓治疗的禁忌证和围术期血压管理在表 17.2 和表 17.3 列出。手术时间窗延长至 4.5 小时被证明是安全和有效的[60,62]。然而,静脉溶栓治疗不太可能使脑大动脉闭塞恢复灌注,如恶性 MCA 梗死[65]。在卒中症状 6 小时内经动脉给予重组人尿激酶原的 PROACT 试验研究是安全和可行的。血管再通率为 66%，脑出血的风险为 10%[66,67]。包含五个试验的 395 名患者的 Meta 分析显示动脉溶栓术中部分或全部血管再通率为 46.8%，预后良好率为 14.8%，优秀率为 13%。再通率和结果之间的差异可以用卒中症状发作至溶栓的延长时间来解释[68]。与此同时，一些机械再通装置已经可用：脑缺血后机械血栓清除设备（Merci；Concentric Medical，Inc.，Mountainview，Cal-

ifornia，USA），即在主动吸力的作用下，一种螺旋状的装置将血栓拉入颅外导管；Penumbra 卒中系统（Penumbra，Inc.，Alameda，California，USA）用于闭塞区导管近端吸引后抽吸血块；Solitaire FR（Covidien，Maple Grove，MN，USA）和 Trevo（Concentric Medical，Inc.，Mountainview，CA，USA）设备，是可移动的支架和血块消除设备相结合[65]。这些设备对长期预后的影响，都没有在随机试验中评估过。

表 17.2　全身溶栓禁忌证

绝对禁忌证	● 血小板计数<100 000/mm³
颅内肿瘤、动静脉畸形或动脉瘤	血糖<50mg/dl（2.7mmol/L）
3 个月前有严重头部外伤或中风	发病开始检查 CT 显示多脑叶梗死（低密度>1/3 大脑半球）
蛛网膜下腔出血的症状和体征	相对禁忌证
3 个月前有心肌梗死	要考虑风险比值比和医师的经验
活动性出血	癫痫发作时伴有残余神经损害
近期有颅内或椎管内手术（在过去 3 个月内）	只有轻微和迅速改善的中风症状（自行解决）
7 天内有不可压缩部位的动脉穿刺	怀孕
既往颅内出血史	术前 14 天内严重手术或严重创伤
尝试和不成功治疗后血压>185/110mmHg	近期有胃肠道或泌尿系统出血（在前 21 天内）
急性出血原因包括	近期有急性心肌梗死（在前 3 个月内）
● 抗凝血药使用 INR>1.7 或凝血酶原时间>15 秒	静脉注射 rtPA 3~4.5 小时内相对禁忌
● 过去的 48 小时内使用新的口服抗凝血药并用高灵敏度实验室试验检测（aPTT、INR、血小板计数、蝰蛇毒凝血时间、凝血酶时间、凝血因子 Ⅹa 试验）	年龄>80 岁
	重症脑卒中（NIHSS>25）
● 肝素在最后 48 小时，aPTT 升高大于正常值上限	目前口服抗凝血药的摄入量与 INR 无关
	糖尿病和缺血性卒中病史

数据来源[62,64]。

BP. 血压；CT. 计算机断层扫描；INR. 国际标准化比值；IV. 静脉注射；NIHSS. 美国国立卫生研究院卒中量表；aPTT. 活化部分凝血活酶时间；rtPA. 重组组织型纤维蛋白酶原激活剂。

表 17.3　rtPA 治疗前后血压管理

时间	血压	治疗
拟行 tPA 或其他急性血运重建	SBP>185mmHg 或 DBP>110mmHg	拉贝洛尔静脉注射 10~20mg 超过 1~2 分钟，可重复一次，或者静脉滴注尼卡地平，5mg/h，间隔 5~15 分钟滴注 2.5mg/h 后（最大 15mg/h）；当 BP 达到预期，调整以维持 BP，肼屈嗪、依那普利、乌拉地尔可考虑；如果 BP 不下降仍维持 >185/110mmHg，不要应用 rtPA
给予 tPA 或干预措施的过程中和结束后	目标 SBP</=180mmHg 目标 DBP</=105mmHg	2 小时每 15 分钟监测，接着 6 小时每 30 分钟监测，接着每小时监测
	如果 SBP>180~230mmHg 或者 DBP>105~120mmHg	拉贝洛尔 2~8mg/min 静脉滴注后静脉注射 10mg 或者尼卡地平 IV 5mg/h，每 5~15 分钟滴定 2.5mg/h 达到预期效果
	如果 BP 不能控制	考虑静脉注射硝普钠（增加颅内压）

BP. 血压；DBP. 舒张压；IV. 静脉注射，；SBP. 收缩压；rtPA. 重组组织型纤维蛋白酶原激活剂。

- SYNTHESIS 试验显示,在急性卒后4.5小时内,与全身溶栓相比,血管内治疗(动脉溶栓、机械性血块破坏、或单独或联合治疗)3个月的预后没有任何益处[69]。
- 与急性缺血性卒中3小时内单独静脉应用rtPA相比,IMS Ⅲ期临床试验还未能证明静脉rtPA和血管内联合治疗在3个月后达到功能独立上占优势[70]。
- MR RESCUE研究没有发现症状发作后8小时内,在多模态神经影像学检测到的半暗带区域,机械性血块收缩可改善患者的预后[71]。

颅内或颅外颈动脉和椎动脉的急诊血管成形术和/或支架置入术的有效性尚未建立。SAMMPRIS研究表明由于围术期卒中和死亡的高风险,相比颅内血管成形术和支架置入术,积极的内科治疗(抗血小板、控制危险因素,90天改变生活方式)占有优势[72]。

AHA和ASA急性缺血性卒中管理指南推荐如下:

- 即使打算动脉介入治疗,符合全身溶栓的患者应接受静脉注射(Ⅳ)rtPA(Ⅰ类,A级)。
- 有全身溶栓治疗禁忌的患者动脉内溶栓或机械取栓治疗是合理的(Ⅱa类,C级)[62,66]。
- 发病6小时内的大脑中动脉或颈内动脉闭塞患者,在有经验的卒中治疗中心可能从动脉内溶栓获益(Ⅰ类,B级)。介入治疗应结合全身溶栓治疗(如果病人符合),且不延误任何时间,以最大限度地提高治疗效果[62]。
- 如果考虑机械取栓,那么象Solitaire FR或者Trevo装置的支架回收更优于促进血管再通的Merci装置的线圈回收(Ⅰ类,A级)。Penumbra系统的效果还不清楚。其他设备只能在临床试验中使用。所有介入装置对患者预后的影响尚未确定[62,73,74]。
- 如果患者有颈动脉粥样硬化或夹层(ⅡB类,C级),可考虑血管成形术或者颅外动脉支架置入术[62]。
- 如果患者有全身溶栓和/或血管内治疗的禁忌证,在症状发作后24~48小时内早期使用抗血小板药物可改善远期功能结局[62,64]。

重症监护管理

占位性脑卒中的患者最好在神经重症监护病房治疗。大多数患者意识水平下降或者延髓功能障碍需要气管插管,机械通气和镇静治疗[75]。

ICP的监测并没有被证明比神经学检查和重复CT扫描更有益处。19例ICP监测的患者中有12例,尽管在透明隔水平中线移位大于5mm,CT显示脑沟消失、小脑幕切迹疝,或者通过临床检查瞳孔不等大,ICP监测并没有随之上升[20]。

脑水肿的治疗包括床头抬高(30°),甘露醇或高渗盐水的渗透疗法,镇静和低温疗法。这些治疗都没有在随机对照试验中进行研究[8]。68例包括8例缺血性脑卒中的患者中有75%应用23.4%的高渗盐水导致快速反弹形成小脑幕切迹疝[76]。9例松果体或透明隔移位超过2mm的恶性大脑中动脉卒中的患者,正常血压时利用正电子发射断层扫描发现,等渗20%甘露醇和23.4%的高渗盐水相比较对脑血流量(CBF)影响都较小。当血压升高时,这些药物导致非梗死半球的CBF增加。两种疗法给药后脑血容量无变化[77]。与30例有占位性梗死的颅内高压危象患者应用甘露醇ICP下降17%相比,高渗盐羟乙基淀粉溶液给药后15分钟内,有16名患者ICP下降34%[78]。最近一项包括5个试验的112例患者的Meta分析显示,与甘露醇相比,高渗盐水对ICP控制有更大的益处(OR 1.16,95% CI,1.00~1.33),ICP平均差值2mmHg[79]。总的来说,神经重症专家偏向用高渗盐水治疗颅内高压(55%高渗盐水比甘露醇45%),以减少脑水肿反弹次数、延长治疗时间,扩容以及减少全身副作用[80]。

用于控制颅内高压的低温治疗(目标温度33~35℃)可用冰袋、静脉冷盐水溶液、冰毯、表面和血管内冷却装置来控制脑水肿。低温疗法可以作为外科手术的辅助治疗,或者作为不符合外科治疗病人的替代治疗。在大面积脑卒中有一些安全性试验,但没有有效性的研究,尽管在动物模型中有可靠的证据显示,缺血性脑卒中后用不同程度和持续时间的低温治疗可以缩小梗死面积[81]。在一项安全性试验中,25名大面积MCA区域梗死的患者在卒中发作间隔14±7小时后进行亚低温(33℃)治疗。低温维持48~72小时,此时ICP已经下降,但9例患者被动复温(17h~24小时)后ICP连续上涨,继之脑疝、死亡(死亡率为44%)[82]。2~4小时的控制再升温0.1~0.2℃与ICP的逐渐升高、CPP的减少、大脑细胞和代谢补偿机制的改善有关[83]。在一项大型前瞻性试验中,50名大面积脑梗死的患者,72小时维持亚低温(32~33℃)治疗,颅内压明显降低。与控制复温较长时间(>16小时)相比,16小时内被动复温ICP明显上升。该研究亚低温治疗最常见的副作用是心律失常(窦性心动过缓,PR和QT间期延长)、低血压、肺炎、低血钾、血小板减少和凝血功能障碍。死亡率为 38%。在降温和复温中，所有患者均接受咪唑唑仑和异丙酚镇静、吗啡和芬太尼镇痛，维库溴铵和阿曲库铵神经肌肉阻滞[84]。另一项研究显示，36 例占位性大脑中动脉区域梗死的患者，非优势半球梗死的患者给予去骨瓣减压术治疗（17 例），优势半球梗死的患者（19 例）予持续亚低温治疗（33℃）。亚低温组死亡率为 47%（去骨瓣减压术组 12%）：其中一例患者死于脓毒症，三例患者复温后反弹颅内高压。亚低温的应用导致了长时间的应用高剂量的升压药治疗低血压[85]。病例分析报告了 12 例患者在卒中后 24 小时应用亚低温治疗（32℃至 33℃），直至 CT 表现出脑水肿的证据，然后在 2~5 天内缓慢复温。5 例患者在复温前和复温后死于脑疝[86]。25 例去骨瓣减压术患者中有 12 例采用亚低温治疗（35℃）48 小时，去骨瓣减压术组和低温组死亡率无明显差异，但在 6 个月后国立卫生研究院卒中量表（NIHSS）和巴塞尔指数显示采用去骨瓣减压术后低温治疗的功能恢复良好[87]。总之，使用低温控制大面积脑梗死的脑水肿是安全可行的，其疗效还需在随机临床试验中进行评估。占位性脑卒中的减压手术加低温治疗（DEPTH-SOS）的研究，这是一项针对去骨瓣减压术后的亚低温治疗的随机试验，目前正在进行中[88]。

AHA/ASA 的重症监护管理建议包括以下内容：

- 对意识水平下降或易导致气道痉挛的延髓功能障碍或者急性呼吸衰竭的急性卒中患者进行机械通气。（AHA/ASA Ⅱ类，C 级）[57]。拔管失败或者在插管后 7~14 天不能拔管的患者可以考虑气管切开。

- 建议大面积脑卒中患者转移到重症监护病房或卒中病房进行密切监测（Ⅰ类，C 级），并应考虑到一个更高级的医疗中心，以便全面的治疗和及时的外科干预（ⅡA 类，C 级）[57]。

- 脑水肿和颅内压增高或移位应积极治疗。不推荐常规 ICP 监测（Ⅲ类，C 级）[57]。

- 重复 CT 扫描是随访伴有脑肿胀的脑梗死和小脑卒中患者的首选方法。在症状发作后第 2 天行连续 CT 扫描，以确定有症状性肿胀风险的患者（Ⅰ类，C 级）[57]。

- 建议在卒中后的前几天内对神经系统的恶化进行密切的临床监测，特别是大面积脑梗死后觉醒水平和患侧瞳孔的散大，以及小脑梗死患者的觉醒水平和脑干体征（Ⅰ类，C 级）[57]。

- 有限的证据表明，对脑水肿的积极治疗可以改善预后；然而，渗透性治疗可能是合理的，尤其是作为去

骨瓣减压治疗的辅助治疗。过度通气仅应当在很短的时间内或者脑疝形成时应用。在缺血性脑卒中后脑肿胀情况下，巴比妥类药物和糖皮质激素由于数据不足不推荐使用（Ⅲ类，C 级）[57]。甘露醇和高渗盐水可用于治疗颅内高压和颅内组织移位。选择渗透剂时应考虑容量状况和肾衰竭。镇痛镇静可以使疼痛、兴奋和焦虑减少到最低程度。不推荐每日唤醒，尤其是如果电生理监测可以用于指导治疗。

- 抗惊厥药。大面积脑梗死和小脑卒中不推荐应用预防性抗惊厥药（Ⅲ类，C 级）[57,62]。然而，癫痫发作（大面积脑梗死后发病率为 2%~33%）可能加重脑水肿，增加颅内压，导致神经功能恶化。连续脑电图监测（CEEG）可能对持续木僵或者昏迷的患者有帮助，可以监测和治疗非惊厥性癫痫发作或癫痫持续状态。癫痫发作的患者应当应用抗惊厥药。苯妥英钠、苯妥英或左乙拉西坦可用于抗癫痫治疗。

- 发热。卒中后持续发热影响死亡率和预后。即使很小的温度升高也会加重神经元损伤并增加死亡率。对发热患者应治疗发热源，并应给予解热药物以降低体温（Ⅰ类、C 级）。不推荐预防性使用抗生素（第三类，B 级）[62]。同时，没有足够的证据推荐诱导低温治疗急性脑卒中和脑肿胀（ⅡB 级，C 级）[57]。诱导低温可能被认为是 ICP 管理中的一部分。

- 营养与血糖控制。不能经口进食的患者应当接受鼻饲、鼻十二指肠喂养，或经皮内镜下胃造口（PEG）喂养（Ⅰ类，B 级）。在脑卒中 2~3 周内，鼻饲管是首选的，而非 PEG（A、B 级）。不需要营养补充剂（Ⅲ类，B 级）[62]。由于高血糖可能导致脑损伤后的结果恶化，应避免使用葡萄糖或右旋糖溶液。没有严格的血糖控制方案，但是可以使用连续胰岛素泵入的胰岛素方案（ⅡB 级，C 级）[57]。血糖控制在 140~180mg/dl，并严密监测低血糖（Ⅱ类，C 级）[57,62]。

- 深静脉血栓预防。在制动患者中推荐皮下注射抗凝血药（低分子肝素）（Ⅰ类，A 级）。间歇加压装置用于不能接受皮下注射抗凝血药的患者（Ⅱa 级，B 级）（见第十八章）。静脉注射肝素或联合抗血小板治疗不推荐用于缺血性卒中和脑水肿的患者[57]。血流动力学稳定的患者应尝试早期活动。避免穿紧身袜。

手术治疗

通过去除梗死部位额叶、颞叶、顶叶或小脑半球的骨瓣，可以减轻脑组织的水平和垂直组织移位，减轻因大面积脑水肿引起的脑室和脑血管压迫。这使得水肿的大脑可以进行颅外扩张，提高 CPP，保留 CBF，并可防止进一步的缺血。一次恰当的颅骨切除术，需要覆盖大面积的区域，理论上超过梗死边缘的各个方向。

占位性脑半球梗死

从恰当的头皮切开开始，骨瓣包括额、颞和顶骨。限制因素是它的前-后直径，因为从颅中窝到矢状窦的垂直直径不能超过 9～10cm。前后方的目标值是 14cm，颞骨需要切除到颅中窝。前-后直径从 12cm 增加到 14cm，导致潜在体积增加 76%。小直径的去骨瓣减压术导致压缩和扭曲的桥静脉或类似脑疝的大脑有剪切变形和额外的缺血性病变（图 17.5）[89]。一个最大限度的扩大表面覆盖的颅骨切除术的新方法包含 5 个锁眼：颧额缝的颞上线交叉下方，颧弓根上 1cm，同侧瞳孔上方 4cm，中线外侧 1.5cm，枕骨侧 4cm，上方 6cm[90]。颞骨切除至颅底后，打开和调整硬脑膜，切口放置双凸硬膜补片（硬脑膜成形）防止脑脊液漏。当梗死和半暗带之间的界限很难区别时切除梗死灶是不可取的。骨瓣可保存于腹部皮下组织或冷却的无菌等渗溶液中。一旦肿胀消退，在切除骨瓣后 6～12 周甚至长达 6 个月后的再植入术是可能的。动脉溶栓后行去骨瓣减压术是安全的[91]。潜在的围术期并发症包括颅内、伤口和骨瓣感染（5%～13%），硬膜下和硬膜外血肿，对侧硬膜下积液和增加新梗死风险的低血压[89,92,93]。临床上应用去骨瓣减压术后，较常注意到的晚期并发症，如颅骨缺损综合征（26%），脑外积液、脑积水、慢性疼痛、硬膜下血肿和自体骨瓣植入后的皮瓣坏死（4%～24%）[89,93-98]。颅骨缺损综合征（图 17.6）表现为直立性头痛、局灶征或癫痫发作。推测原因是大气与颅内穹窿之间的压力梯度。这些患者的颅骨切除术面积更小，病变面积更大，导致萎缩的区域增多，骨皮瓣或颅骨修补术的复位延迟，以及更大的卒中面积。这些患者一般年龄较大。死亡可能是由于"反常疝"。治疗包括仰卧位，硬膜外血肿清除，并尽快行颅骨成形术[95,98]。

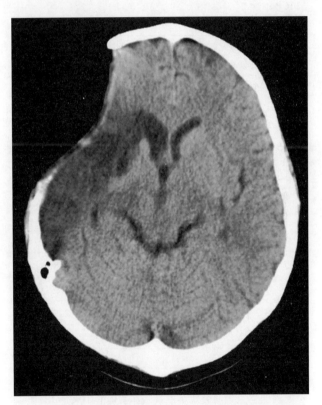

图 17.6　CT 显示右侧大脑中动脉供血区梗死减压术 3 个月后颅骨缺损综合征

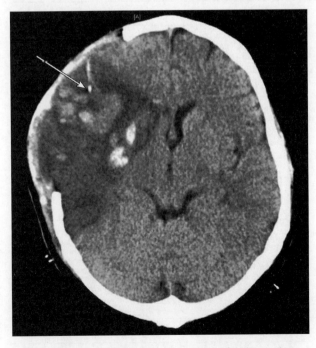

图 17.5　CT 显示整个右中大脑动脉区域的梗死，出血转化和实质的 ICP 监测（箭头），经去骨瓣减压术后，扩张脑梗死水肿超过颅骨

多个病例、临床试验和 Meta 分析表明，去骨瓣减压术的手术时机和年龄是决定结果的关键因素：早期手术治疗对降低病死率的影响较大，年轻患者（<50,52,60 岁）往往结果较好[99-104]。虽然许多医生都不愿意为优势半球梗死的患者行去骨瓣减压术，但 Meta 分析发现，对比左与右大脑的功能结果无差异[100]。六个随机对照试

验对比了去骨瓣减压术,五个完成试验的结果和随后的汇总分析如下(表 17.4 至表 17.9)[7-10,105]。Philippine HeMMI 试验(去骨瓣减压术治疗恶性大脑中动脉梗死)结果尚不清楚。

表 17.4　HeADDFIRST 试验(去骨瓣减压术和硬脑膜切开术治疗因梗死引起的肿胀试验)结果(改编自[105])

N=26	外科治疗	内科治疗
21 天死亡率	20%	40%
90 天死亡率	36%	40%
180 天死亡率	35.5%	40%
1 年存活	38.5%	40%

试验标准

- 年龄 18~75 岁
- 完全 MCA/ICA 梗死(MCA 区域>50%,CT 上体积>90ml)
- ICU 明确方案的管理包括血糖和发热控制,没有预防性 ICP 治疗
- CT 扫描随访
- CT 室间隔移位时间>7.5mm,松果体移位>4mm
- 随机化 4 小时内手术与内科治疗
- 从外科到内科治疗的一次交叉

MCA. 大脑中动脉;ICM. 颈内动脉;CT. 计算机断层扫描;ICP. 颅内压。

表 17.5　DESTINY 试验结果(减压手术对恶性大脑中动脉梗死的治疗试验)(改编自[8])

N=32	外科治疗(n=17)	内科治疗(n=15)
1 年死亡率	18%	53%
		P=0.03
180 天 mRS 2~3	47%	27%
		NS
1 年 mRS 2~3	48%	27%
		NS

试验标准

- 年龄 18~60 岁
- 美国国立卫生研究院卒中量表非明确的中风是 18,明确中风 20
- CT 标准:涉及 MCA 区域 2/3 和至少部分基底节区域
- 12~36 小时内随机手术试验和内科管理
- 序贯设计:假设组别间 40% 死亡率差异-当短期死亡率明显差异时停止研究(P=0.019)
- 在内科治疗上美国国立卫生研究院卒中量表评分更高的主要的梗死区域
- 80% 的患者只在两个中心登记

mRS. 改良 Rankin 表;CT. 计算机断层扫描;MCA. 大脑中动脉。

表 17.6　DECIMAL 试验结果(恶性大脑中动脉梗死去骨瓣减压术试验)(改编自[10])

N=38	外科治疗	内科治疗
30 天死亡率	25%	78%
		P<0.0001
6 个月 mRS 2~3	25%	5.60%
		P=0.01
12 个月 mRS 2~3	50%	22.2%
		P=0.0024

试验标准

- 年龄<55 岁
- 美国国立卫生研究院卒中量表评分>16 并且有意识水平改变
- 弥散加权成像体积>145ml
- 症状发作 30 小时内随机手术试验和内科管理
- 平均减压手术时间为 20 小时
- 由于 30 天巨大差异的死亡率,登记的 38 例患者停止试验
- 年轻组患者预后较好
- 梗死体积>200ml 是死亡率的最大预测因子

mRS. 改良 Rankin 表。

表 17.7　HAMLET 试验结果(伴有危及生命水肿的大脑中动脉梗死的去骨瓣减压术试验)(改编自[7])

N=64	外科治疗	内科治疗
14 天死亡率	16%	56%
		P<0.0001
12 个月 mRS 4~6	75%	75%
12 个月 mRS 5~6	41%	59%

试验标准

- 年龄 18~60 岁
- 美国国立卫生研究院卒中量表评分≥16(右侧)≥21(左侧)
- CT:MCA 区域>2/3 和占位性水肿的证据
- 接下来的 3 小时内进行症状发作 96 小时内随机减压手术或者 ICU 治疗
- 组间功能结果无差异包括 Barthel 指数、抑郁量表、生活质量
- 由于功能结果差异不大,研究很早就终止
- 48 小时内进行大骨瓣减压术的患者预后较好

mRS. 改良 Rankin 表;CT. 计算机断层扫描;MCA. 大脑中动脉;ICU. 重症监护室。

表 17.8　DESTINY,DECIMAL 和 HAMLET 统计分析结果(改编自[9])

N=93	外科治疗	内科治疗
12 个月存活率	78%	29%
		P<0.000 1
12 个月 mRS 0~4	75%	24%
		P<0.000 1
12 个月 mRS 0~3	43%	23%
		P=0.001 4

48 小时内外科和内科治疗的随机对照试验的 meta 分析

进入标准

● 年龄<55 岁

● NIHSS>15,CT 显示 MCA 区域占/3 或者 MRI 上 DWI 体积>145ml

● 症状发作 48 小时内治疗

结果

● <50 岁亚组受益趋势

● 存活率 NNT=2 和 mRS≤4

● 存活率 NNT=4 和 mRS≤3

　mRS. 改良 Rankin 表。

表 17.9　DESTINY Ⅱ试验结果(改编自[106])

N=112	外科治疗	内科治疗
1 年死亡率	43%	74%
180 天 mRS 0~4	38%	18%
		P=0.004
1 年 mRS 0~4	38%	16%
		P=0.004

试验标准

● 年龄>60 岁

● 美国国立卫生研究院卒中量表评分 14 分不明确的卒中,伴有意识水平降低的明确的卒中 19 分

● CT 标准:涉及 MCA 区域 2/3 和基底神经节

● 48 小时内外科和内科治疗的随机对照试验(随机化后 6 小时)

● 序贯设计:手术成功率 31%(mRS 0~4)和内科治疗 8.6%

　mRS. 改良 Rankin 表;CT. 计算机断层扫描;MCA. 大脑中动脉。

在 DESTINY,DECIMAL 和 HAMLET 的汇总分析(表 17.8)最初包括 93 例,年龄在 18~60 岁的患者,这些患者均符合国立卫生研究院卒中量表(NIH-SS)>15,CT 显示 MCA 梗死区域>2/3 或者 DWI 显示 MCA 梗死体积>145ml,在症状出现 48 小时内随机分为去骨瓣减压手术组或内科治疗组。存活的患者中,1 年内需要治疗的重度残疾[不能行走或不能满足身体的需求,改良 Rankin 表(mRS≤4)]者 2 例,需要治疗的中度残疾(需辅助行走,mRS≤3)者 4 例。年龄大于 50 岁、失语症、24 小时内随机接受治疗的患者无差异[9]。这一项分析在包含有 109 例患者的 HAMLET 试验后重复进行。去骨瓣减压术导致死亡的绝对风险降低了 50%,而对 mRS≤4 的风险降低了 42%,mRS≤3 风险降低了 16%。对死亡和重度残疾(MRS≤4),需要治疗的人数保持在 2 例,达到中度残疾(MRS≤3),需要治疗的人数增加到 6 例[92]。基于这些试验,对症状出现 48 小时内年龄超过 60 岁和意识恶化的患者硬脑膜扩张去骨瓣减压术是首选治疗方案(Ⅰ类,B 级,AHA/ASA 指南)。意识水平的恶化是外科手术的指征(ⅡA 类,A 级)[57]。

HAMLET 试验分析了哪个年龄层的患者可以通过去骨瓣减压术获益,51 到 60 岁的患者通过手术减压比 50 岁及 50 岁以下的患者获益更多。在一项随机试验研究中,DESTINY Ⅱ(表 17.9)超过 60 岁占位性脑梗死的患者行手术减压,改善了中度和重度残疾的长期存活率(改良 Rankin 量表 4 和 5),但是并没有改善轻微症状和无残疾的生存率(mRS 0~3)[106]。因此,去骨瓣减压术可以提高所有年龄组占位性脑梗死的患者的生存率。然而,根据临床试验的标准,2 227 例缺血性脑卒中的患者中,只有 0.3%的患者符合在规定的时间窗内行去骨瓣减压术的资格。

与此同时,出现更多的问题:

1. 减压越早,效果越好?

在两个实验中,如果在症状出现 24 小时内行手术治疗,死亡率的改善比 24 小时后行手术效果更好(16% 比 34%,37% 比 80%)[99,102]。脑卒中发病后 6 小时内行手术治疗,死亡率可降低到 9%[99]。在 HAMLET 研究中,如果在 48 小时后实施去骨瓣减压术,死亡率和重度残疾无明显好转。如果手术在症状发生后少于 24 小时或多于 24 小时进行,汇总分析没有显示出任何差异[9]。病人在症状出现后过早的选择去骨瓣减压术可能导致不必要的外科治疗,但如果在脑疝形成后选择减压术则肯定为时已晚。

2. 去骨瓣减压术后生活质量怎么样?

较大的随机试验尚未解决的一个重要问题是:哪些功能结果对个体患者是可以接受的? 他们认为的生活质量是什么? mRS 主要讨论运动技能。抑郁、神经心理和认知障碍以及失语症可能比无法行走更影响患者的生活。在最近的随访研究和决策分析中,中度残疾和优势半球卒中后行去骨瓣减压术的患者,倾向于报告满意的生活质量[107,108]。经回顾性分析,在 1 年的时间内,去骨瓣减压术的疗效取决于功能结果;严重残疾的患者(mRS 为 5)不愿接受手术,并报告生活质量低下[109]。在一项对 20 名患者进行去骨瓣减压术后的神经心理结果的研究中,超过 2/3 的人在每一个认知领域都出现了异常[110]。在 DESTINY-S(治疗大脑中动脉恶性梗死的减压手术)研究中,1 860 名国际神经学家、神经外科医生和神经重症监护人员接受了一项调查,在大面积脑梗死后可以接受的结局。79.3% 的医生认为 mRS 为 3(保持步行能力)是一个可接受的功能水平;几乎所有人都认为 mRS 为 1 或 2(轻度症状,残疾,但独立)是一个好结果[111]。关于恶性 MCA 梗死的前瞻性注册研究,DESTINY-R,将继续调查这个问题。

因此,当讨论占位性脑卒中的个体患者选择去骨瓣减压术的风险和益处时,患者和家属对生活质量的概念和现有的愿望都应该考虑在内。

占位性小脑梗死

枕骨下颅骨切除术,小脑切除术和/或脑室外引流(external ventricular drainage,EVD)的手术指征为意识状态的恶化或由于小脑梗死脑水肿进展而出现的新脑干症状。没有相关的前瞻性、随机或对照的调查研究。然而,手术减压(图 17.7)应该在脑疝前神经系统恶化的第一个迹象出现时实施。在 50 例小脑卒中患者中,选择手术步骤的适应证如下:

- 第四脑室的完全消失→去骨瓣减压术和脑室外引流
- 第四脑室开放,没有完全消失,格拉斯哥昏迷评分(glasgow coma score,GCS)正常→脑水肿的内科治疗
- 第四脑室开放,没有完全消失,GCS 评分下降:
  - 有脑积水→脑室外引流
  - 无脑积水→去骨瓣减压术[17]

根据 ASA/AHA 指南,小脑梗死和梗阻性脑积水患者应当进行脑室引流或者接受去骨瓣减压术(I 类,C 级)。尽管已使用最强的药物治疗,脑梗死和神经功能恶化的患者应进行硬脑膜扩张的枕骨切除术。

结论与展望

大面积脑梗死和小脑梗死后的占位性水肿是难以通过保守治疗得以控制的。去骨瓣减压术对大面积脑肿胀和小脑卒中的患者是一种救命方案。但如果在脑肿胀导致继发性脑损伤前实施,这个救命的治疗就会使大脑卒中的患者遗留中到重度的残疾,小脑卒中的患者遗留轻到中度残疾。需要进一步调查去骨瓣减压术患者术后的生活质量和神经心理缺陷。对于恶性过程的预测和手术时机的选择还需要更多的研究。选择正确的减压手术患者对于限制风险和提供最大的利益至关重要。唯一有效的预测恶性过程的进展似乎是梗死的大小,对于大面积半球梗死表现于卒中发作 14 小时内,CT 显示 MCA 区域>50%,DWI 容积>145ml(卒中 6 小时内 ADC 或 DWI 显示容积>82ml),对于小脑梗死表现为意识水平的恶化。对插入到梗死相邻部位的探针进行多模态监测的进一步研究,可改善脑水肿患者的选择。低体温是一种很有前途的控制脑水肿的新的治疗方案,具有神经保护作用,但需要进一步研究。

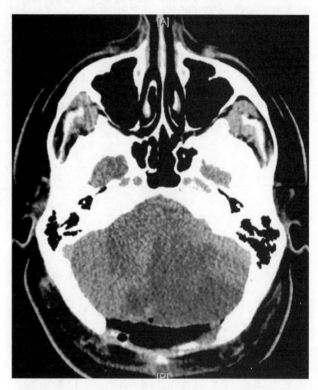

图 17.7 CT 显示梗死的整个左后下小脑动脉的区域,包括小脑蚓部和对侧小脑扁桃体的中间,压迫第四脑室,经枕下减压治疗

（章向成 译，梁英健 校）

参考文献

1. Hacke W, Schwab S, Horn M, Spranger M, De Georgia M, von Kummer R. 'Malignant' middle cerebral artery territory infarction: clinical course and prognostic signs. Arch Neurol. 1996;53: 309–15.
2. Kasner SE, Demchuk AM, Berrouschot J, Schmutzhard E, Harms L, Verro P, et al. Predictors of fatal brain edema in massive hemispheric ischemic stroke. Stroke. 2001;32:2117–23.
3. Qureshi AI, Suarez JI, Yahia AM, Mohammad Y, Uzun G, Suri MF, et al. Timing of neurologic deterioration in massive middle cerebral artery infarction: a multicenter review. Crit Care Med. 2003;31:272–7.
4. Frank JI. Large hemispheric infarction, deterioration, and intracranial pressure. Neurology. 1995;45:1286–90.
5. Berrouschot J, Sterker M, Bettin S, Koster J, Schneider D. Mortality of space-occupying ('malignant') middle cerebral artery infarction under conservative intensive care. Intensive Care Med. 1998;24:620–3.
6. Rahme R, Curry R, Kleindorfer D, Khoury JC, Ringer AJ, Kissela BM, et al. How often are patients with ischemic stroke eligible for decompressive hemicraniectomy? Stroke. 2012;43:550–2.
7. Hofmeijer J, Kappelle LJ, Algra A, Amelink GJ, van Gijn J, van der Worp HB. Surgical decompression for space-occupying cerebral infarction (the hemicraniectomy after middle cerebral artery infarction with life-threatening edema trial [HAMLET]): a multicentre, open, randomised trial. Lancet Neurol. 2009;8:326–33.
8. Juttler E, Schwab S, Schmiedek P, Unterberg A, Hennerici M, Woitzik J, et al. Decompressive surgery for the treatment of malignant infarction of the middle cerebral artery (DESTINY): a randomized, controlled trial. Stroke. 2007;38:2518–25.
9. Vahedi K, Hofmeijer J, Juettler E, Vicaut E, George B, Algra A, et al. Early decompressive surgery in malignant infarction of the middle cerebral artery: a pooled analysis of three randomised controlled trials. Lancet Neurol. 2007;6:215–22.
10. Vahedi K, Vicaut E, Mateo J, Kurtz A, Orabi M, Guichard JP, et al. Sequential-design, multicenter, randomized, controlled trial of early decompressive craniectomy in malignant middle cerebral artery infarction (DECIMAL Trial). Stroke. 2007;38:2506–17.
11. Brozici M, van der Zwan A, Hillen B. Anatomy and functionality of leptomeningeal anastomoses: a review. Stroke. 2003;34: 2750–62.
12. Jaramillo A, Gongora-Rivera F, Labreuche J, Hauw JJ, Amarenco P. Predictors for malignant middle cerebral artery infarctions: a postmortem analysis. Neurology. 2006;28(66):815–20.
13. Juttler E, Schweickert S, Ringleb PA, Huttner HB, Kohrmann M, Aschoff A. Long-term outcome after surgical treatment for space-occupying cerebellar infarction: experience in 56 patients. Stroke. 2009;40:3060–6.
14. Kudo H, Kawaguchi T, Minami H, Kuwamura K, Miyata M, Kohmura E. Controversy of surgical treatment for severe cerebellar infarction. J Stroke Cerebrovasc Dis. 2007;16:259–62.
15. Pfefferkorn T, Eppinger U, Linn J, Birnbaum T, Herzog J, Straube A, et al. Long-term outcome after suboccipital decompressive craniectomy for malignant cerebellar infarction. Stroke. 2009;40:3045–50.
16. Jauss M, Krieger D, Hornig C, Schramm J, Busse O. Surgical and medical management of patients with massive cerebellar infarctions: results of the German-Austrian Cerebellar Infarction Study. J Neurol. 1999;246:257–64.
17. Kirollos RW, Tyagi AK, Ross SA, van Hille PT, Marks PV. Management of spontaneous cerebellar hematomas: a prospective treatment protocol. Neurosurgery. 2001;49:1378–86.
18. Heinsius T, Bogousslavsky J, Van Melle G. Large infarcts in the middle cerebral artery territory. Etiology and outcome patterns. Neurology. 1998;50:341–50.
19. Ropper AH, Shafran B. Brain edema after stroke. Clinical syndrome and intracranial pressure. Arch Neurol. 1984;41:26–9.
20. Poca MA, Benejam B, Sahuquillo J, Riveiro M, Frascheri L, Merino MA, et al. Monitoring intracranial pressure in patients with malignant middle cerebral artery infarction: is it useful? J Neurosurg. 2010;112:648–57.
21. Edlow JA, Newman-Toker DE, Savitz SI. Diagnosis and initial management of cerebellar infarction. Lancet Neurol. 2008;7: 951–64.
22. Koh MG, Phan TG, Atkinson JL, Wijdicks EF. Neuroimaging in deteriorating patients with cerebellar infarcts and mass effect. Stroke. 2000;31:2062–7.
23. Maramattom BV, Bahn MM, Wijdicks EF. Which patient fares worse after early deterioration due to swelling from hemispheric stroke? Neurology. 2004;63:2142–5.
24. Krieger DW, Demchuk AM, Kasner SE, Jauss M, Hantson L. Early clinical and radiological predictors of fatal brain swelling in ischemic stroke. Stroke. 1999;30:287–92.
25. Wang KW, Chang WN, Ho JT, Chang HW, Lui CC, Cheng MH, et al. Factors predictive of fatality in massive middle cerebral artery territory infarction and clinical experience of decompressive hemicraniectomy. Eur J Neurol. 2006;13:765–71.
26. Oppenheim C, Samson Y, Manai R, Lalam T, Vandamme X, Crozier S, et al. Prediction of malignant middle cerebral artery infarction by diffusion-weighted imaging. Stroke. 2000;31: 2175–81.
27. Thomalla GJ, Kucinski T, Schoder V, Fiehler J, Knab R, Zeumer H, et al. Prediction of malignant middle cerebral artery infarction by early perfusion- and diffusion-weighted magnetic resonance imaging. Stroke. 2003;34:1892–9.
28. Kruetzelmann A, Hartmann F, Beck C, Juettler E, Singer OC, Kohrmann M, et al. Combining magnetic resonance imaging within six-hours of symptom onset with clinical follow-up at 24 h improves prediction of 'malignant' middle cerebral artery infarction. Int J Stroke. 2014;9:210–4.
29. Barber PA, Demchuk AM, Zhang J, Kasner SE, Hill MD, Berrouschot J, et al. Computed tomographic parameters predicting fatal outcome in large middle cerebral artery infarction. Cerebrovasc Dis. 2003;16:230–5.
30. Foerch C, Otto B, Singer OC, Neumann-Haefelin T, Yan B, Berkefeld J, et al. Serum S100B predicts a malignant course of infarction in patients with acute middle cerebral artery occlusion. Stroke. 2004;35:2160–4.
31. Serena J, Blanco M, Castellanos M, Silva Y, Vivancos J, Moro MA, et al. The prediction of malignant cerebral infarction by molecular brain barrier disruption markers. Stroke. 2005;36: 1921–6.
32. Manno EM, Nichols DA, Fulgham JR, Wijdicks EF. Computed tomographic determinants of neurologic deterioration in patients with large middle cerebral artery infarctions. Mayo Clin Proc. 2003;78:156–60.
33. Pullicino PM, Alexandrov AV, Shelton JA, Alexandrova NA, Smurawska LT, Norris JW. Mass effect and death from severe acute stroke. Neurology. 1997;49:1090–5.
34. Moulin T, Cattin F, Crepin-Leblond T, Tatu L, Chavot D, Piotin M, et al. Early CT signs in acute middle cerebral artery infarction: predictive value for subsequent infarct locations and outcome. Neurology. 1996;47:366–75.
35. Kucinski T, Koch C, Grzyska U, Freitag HJ, Kromer H, Zeumer H. The predictive value of early CT and angiography for fatal hemispheric swelling in acute stroke. AJNR Am J Neuroradiol. 1998;19:839–46.
36. Thomalla G, Hartmann F, Juettler E, Singer OC, Lehnhardt FG, Kohrmann M, et al. Prediction of malignant middle cerebral artery infarction by magnetic resonance imaging within 6 hours of symptom onset: a prospective multicenter observational study. Ann Neurol. 2010;68:435–45.
37. Haring HP, Dilitz E, Pallua A, Hessenberger G, Kampfl A, Pfausler B, et al. Attenuated corticomedullary contrast: an early cerebral computed tomography sign indicating malignant middle

cerebral artery infarction. A case-control study. Stroke. 1999;30:1076–82.

38. Park J, Goh DH, Sung JK, Hwang YH, Kang DH, Kim Y. Timely assessment of infarct volume and brain atrophy in acute hemispheric infarction for early surgical decompression: strict cutoff criteria with high specificity. Acta Neurochir (Wien). 2012;154: 79–85.

39. Lee SJ, Lee KH, Na DG, Byun HS, Kim YB, Shon YM, et al. Multiphasic helical computed tomography predicts subsequent development of severe brain edema in acute ischemic stroke. Arch Neurol. 2004;61:505–9.

40. Ryoo JW, Na DG, Kim SS, Lee KH, Lee SJ, Chung CS, et al. Malignant middle cerebral artery infarction in hyperacute ischemic stroke: evaluation with multiphasic perfusion computed tomography maps. J Comput Assist Tomogr. 2004;28:55–62.

41. Dittrich R, Kloska SP, Fischer T, Nam E, Ritter MA, Seidensticker P, et al. Accuracy of perfusion-CT in predicting malignant middle cerebral artery brain infarction. J Neurol. 2008;255:896–902.

42. Bektas H, Wu TC, Kasam M, Harun N, Sitton CW, Grotta JC, et al. Increased blood-brain barrier permeability on perfusion CT might predict malignant middle cerebral artery infarction. Stroke. 2010;41:2539–44.

43. Minnerup J, Wersching H, Ringelstein EB, Heindel W, Niederstadt T, Schilling M, et al. Prediction of malignant middle cerebral artery infarction using computed tomography-based intracranial volume reserve measurements. Stroke. 2011;42:3403–9.

44. Limburg M, van Royen EA, Hijdra A, de Bruine JF, Verbeeten Jr BW. Single-photon emission computed tomography and early death in acute ischemic stroke. Stroke. 1990;21:1150–5.

45. Firlik AD, Yonas H, Kaufmann AM, Wechsler LR, Jungreis CA, Fukui MB, et al. Relationship between cerebral blood flow and the development of swelling and life-threatening herniation in acute ischemic stroke. J Neurosurg. 1998;89:243–9.

46. Berrouschot J, Barthel H, von Kummer R, Knapp WH, Hesse S, Schneider D. 99m technetium-ethyl-cysteinate-dimer single-photon emission CT can predict fatal ischemic brain edema. Stroke. 1998;29:2556–62.

47. Lampl Y, Sadeh M, Lorberboym M. Prospective evaluation of malignant middle cerebral artery infarction with blood-brain barrier imaging using Tc-99m DTPA SPECT. Brain Res. 2006;1113: 194–9.

48. Dohmen C, Bosche B, Graf R, Staub F, Kracht L, Sobesky J, et al. Prediction of malignant course in MCA infarction by PET and microdialysis. Stroke. 2003;34:2152–8.

49. Schneweis S, Grond M, Staub F, Brinker G, Neveling M, Dohmen C, et al. Predictive value of neurochemical monitoring in large middle cerebral artery infarction. Stroke. 2001;32:1863–7.

50. Dohmen C, Bosche B, Graf R, Reithmeier T, Ernestus RI, Brinker G, et al. Identification and clinical impact of impaired cerebrovascular autoregulation in patients with malignant middle cerebral artery infarction. Stroke. 2007;38:56–61.

51. Wartenberg KE. Malignant middle cerebral artery infarction. Curr Opin Crit Care. 2012;18:152–63.

52. Hofmeijer J, Algra A, Kappelle LJ, van der Worp HB. Predictors of life-threatening brain edema in middle cerebral artery infarction. Cerebrovasc Dis. 2008;25:176–84.

53. Bosche B, Dohmen C, Graf R, Neveling M, Staub F, Kracht L, et al. Extracellular concentrations of non-transmitter amino acids in peri-infarct tissue of patients predict malignant middle cerebral artery infarction. Stroke. 2003;34:2908–13.

54. Heiss WD, Dohmen C, Sobesky J, Kracht L, Bosche B, Staub F, et al. Identification of malignant brain edema after hemispheric stroke by PET-imaging and microdialysis. Acta Neurochir. 2003;86:237–40.

55. Diedler J, Sykora M, Juttler E, Veltkamp R, Steiner T, Rupp A. EEG power spectrum to predict prognosis after hemicraniectomy for space-occupying middle cerebral artery infarction. Cerebrovasc Dis. 2010;29:162–9.

56. Dohmen C, Sakowitz OW, Fabricius M, Bosche B, Reithmeier T, Ernestus RI, et al. Spreading depolarizations occur in human ischemic stroke with high incidence. Ann Neurol. 2008;63:720–8.

57. Wijdicks EF, Sheth KN, Carter BS, Greer DM, Kasner SE, Kimberly WT, et al. Recommendations for the management of cerebral and cerebellar infarction with swelling: a statement for healthcare professionals from the American Heart Association/American Stroke Association. Stroke. 2014;45:1222–38.

58. Tissue plasminogen activator for acute ischemic stroke. The National Institute of Neurological Disorders and Stroke rt-PA Stroke Study Group. E Engl J Med. 1995;333:1581–7.

59. Ringleb PA, Bousser MG, Ford G, Bath P, Brainin M, Caso V, et al. Guidelines for management of ischaemic stroke and transient ischaemic attack 2008. Cerebrovasc Dis. 2008;25: 457–507.

60. Hacke W, Kaste M, Bluhmki E, Brozman M, Davalos A, Guidetti D, et al. Thrombolysis with alteplase 3 to 4.5 hours after acute ischemic stroke. N Engl J Med. 2008;359:1317–29.

61. Adams Jr HP, del Zoppo G, Alberts MJ, Bhatt DL, Brass L, Furlan A, et al. Guidelines for the early management of adults with ischemic stroke: a guideline from the American Heart Association/American Stroke Association Stroke Council, Clinical Cardiology Council, Cardiovascular Radiology and Intervention Council, and the Atherosclerotic Peripheral Vascular Disease and Quality of Care Outcomes in Research Interdisciplinary Working Groups: the American Academy of Neurology affirms the value of this guideline as an educational tool for neurologists. Circulation. 2007;115:478–534.

62. Jauch EC, Saver JL, Adams Jr HP, Bruno A, Connors JJ, Demaerschalk BM, et al. Guidelines for the early management of patients with acute ischemic stroke: a guideline for healthcare professionals from the American Heart Association/American Stroke Association. Stroke. 2013;44:870–947.

63. Wechsler LR. Intravenous thrombolytic therapy for acute ischemic stroke. N Engl J Med. 2011;364:2138–46.

64. The International Stroke Trial (IST): a randomised trial of aspirin, subcutaneous heparin, both, or neither among 19435 patients with acute ischaemic stroke. International Stroke Trial Collaborative Group. Lancet. 1997;349:1569–81.

65. Meyers PM, Schumacher HC, Connolly Jr ES, Heyer EJ, Gray WA, Higashida RT. Current status of endovascular stroke treatment. Circulation. 2011;123:2591–601.

66. del Zoppo GJ, Higashida RT, Furlan AJ, Pessin MS, Rowley HA, Gent M. PROACT: a phase II randomized trial of recombinant pro-urokinase by direct arterial delivery in acute middle cerebral artery stroke. PROACT Investigators. Prolyse in Acute Cerebral Thromboembolism. Stroke. 1998;29:4–11.

67. Furlan A, Higashida R, Wechsler L, Gent M, Rowley H, Kase C, et al. Intra-arterial prourokinase for acute ischemic stroke. The PROACT II study: a randomized controlled trial. Prolyse in Acute Cerebral Thromboembolism. JAMA. 1999;282:2003–11.

68. Lee M, Hong KS, Saver JL. Efficacy of intra-arterial fibrinolysis for acute ischemic stroke: meta-analysis of randomized controlled trials. Stroke. 2010;41:932–7.

69. Ciccone A, Valvassori L. Endovascular treatment for acute ischemic stroke. N Engl J Med. 2013;368:2433–4.

70. Broderick JP, Palesch YY, Demchuk AM, Yeatts SD, Khatri P, Hill MD, et al. Endovascular therapy after intravenous t-PA versus t-PA alone for stroke. N Engl J Med. 2013;368:893–903.

71. Kidwell CS, Jahan R, Gornbein J, Alger JR, Nenov V, Ajani Z, et al. A trial of imaging selection and endovascular treatment for ischemic stroke. N Engl J Med. 2013;368:914–23.

72. Chimowitz MI, Lynn MJ, Derdeyn CP, Turan TN, Fiorella D, Lane BF, et al. Stenting versus aggressive medical therapy for intracranial arterial stenosis. N Engl J Med. 2011;365:993–1003.

73. Smith WS, Sung G, Saver J, Budzik R, Duckwiler G, Liebeskind DS, et al. Mechanical thrombectomy for acute ischemic stroke: final results of the Multi MERCI trial. Stroke. 2008;39:1205–12.

74. Smith WS, Sung G, Starkman S, Saver JL, Kidwell CS, Gobin YP,

et al. Safety and efficacy of mechanical embolectomy in acute ischemic stroke: results of the MERCI trial. Stroke. 2005;36: 1432–8.

75. Berrouschot J, Rossler A, Koster J, Schneider D. Mechanical ventilation in patients with hemispheric ischemic stroke. Crit Care Med. 2000;28:2956–61.

76. Koenig MA, Bryan M, Lewin 3rd JL, Mirski MA, Geocadin RG, Stevens RD. Reversal of transtentorial herniation with hypertonic saline. Neurology. 2008;70:1023–9.

77. Diringer MN, Scalfani MT, Zazulia AR, Videen TO, Dhar R. Cerebral hemodynamic and metabolic effects of equi-osmolar doses mannitol and 23.4% saline in patients with edema following large ischemic stroke. Neurocrit Care. 2011;14:11–7.

78. Schwarz S, Schwab S, Bertram M, Aschoff A, Hacke W. Effects of hypertonic saline hydroxyethyl starch solution and mannitol in patients with increased intracranial pressure after stroke. Stroke. 1998;29:1550–5.

79. Kamel H, Navi BB, Nakagawa K, Hemphill 3rd JC, Ko NU. Hypertonic saline versus mannitol for the treatment of elevated intracranial pressure: a meta-analysis of randomized clinical trials. Crit Care Med. 2011;39:554–9.

80. Hays AN, Lazaridis C, Neyens R, Nicholas J, Gay S, Chalela JA. Osmotherapy: use among neurointensivists. Neurocrit Care. 2011;14:222–8.

81. van der Worp HB, Sena ES, Donnan GA, Howells DW, Macleod MR. Hypothermia in animal models of acute ischaemic stroke: a systematic review and meta-analysis. Brain. 2007;130:3063–74.

82. Schwab S, Schwarz S, Spranger M, Keller E, Bertram M, Hacke W. Moderate hypothermia in the treatment of patients with severe middle cerebral artery infarction. Stroke. 1998;29:2461–6.

83. Steiner T, Friede T, Aschoff A, Schellinger PD, Schwab S, Hacke W. Effect and feasibility of controlled rewarming after moderate hypothermia in stroke patients with malignant infarction of the middle cerebral artery. Stroke. 2001;32:2833–5.

84. Schwab S, Georgiadis D, Berrouschot J, Schellinger PD, Graffagnino C, Mayer SA. Feasibility and safety of moderate hypothermia after massive hemispheric infarction. Stroke. 2001;32:2033–5.

85. Georgiadis D, Schwarz S, Aschoff A, Schwab S. Hemicraniectomy and moderate hypothermia in patients with severe ischemic stroke. Stroke. 2002;33:1584–8.

86. Milhaud D, Thouvenot E, Heroum C, Escuret E. Prolonged moderate hypothermia in massive hemispheric infarction: clinical experience. J Neurosurg Anesthesiol. 2005;17:49–53.

87. Els T, Oehm E, Voigt S, Klisch J, Hetzel A, Kassubek J. Safety and therapeutical benefit of hemicraniectomy combined with mild hypothermia in comparison with hemicraniectomy alone in patients with malignant ischemic stroke. Cerebrovasc Dis. 2006;21:79–85.

88. Neugebauer H, Kollmar R, Niesen WD, Bosel J, Schneider H, Hobohm C, et al. DEcompressive surgery Plus hypoTHermia for Space-Occupying Stroke (DEPTH-SOS): a protocol of a multi-center randomized controlled clinical trial and a literature review. Int J Stroke. 2013;8:383–7.

89. Johnson RD, Maartens NF, Teddy PJ. Technical aspects of decompressive craniectomy for malignant middle cerebral artery infarction. J Clin Neurosci. 2011;18:1023–7.

90. Chung J, Bang OY, Lim YC, Park SK, Shin YS. Newly suggested surgical method of decompressive craniectomy for patients with middle cerebral artery infarction. Neurologist. 2011;17:11–5.

91. Fischer U, Taussky P, Gralla J, Arnold M, Brekenfeld C, Reinert M, et al. Decompressive craniectomy after intra-arterial thrombolysis: safety and outcome. J Neurol Neurosurg Psychiatry. 2011;82:885–7.

92. Staykov D, Gupta R. Hemicraniectomy in malignant middle cerebral artery infarction. Stroke. 2011;42:513–6.

93. Sundseth J, Sundseth A, Berg-Johnsen J, Sorteberg W, Lindegaard KF. Cranioplasty with autologous cryopreserved bone after decompressive craniectomy. Complications and risk factors for developing surgical site infection. Acta Neurochir (Wien).
2014;156:805–11.

94. Ewald C, Duenisch P, Walter J, Gotz T, Witte OW, Kalff R, et al. Bone flap necrosis after decompressive hemicraniectomy for malignant middle cerebral artery infarction. Neurocrit Care. 2014;20:91–7.

95. Akins PT, Guppy KH. Sinking skin flaps, paradoxical herniation, and external brain tamponade: a review of decompressive craniectomy management. Neurocrit Care. 2008;9:269–76.

96. Waziri A, Fusco D, Mayer SA, McKhann 2nd GM, Connolly Jr ES. Postoperative hydrocephalus in patients undergoing decompressive hemicraniectomy for ischemic or hemorrhagic stroke. Neurosurgery. 2007;61:489–93.

97. Rahme R, Weil AG, Sabbagh M, Moumdjian R, Bouthillier A, Bojanowski MW. Decompressive craniectomy is not an independent risk factor for communicating hydrocephalus in patients with increased intracranial pressure. Neurosurgery. 2010;67: 675–8.

98. Sarov M, Guichard JP, Chibarro S, Guettard E, Godin O, Yelnik A, et al. Sinking skin flap syndrome and paradoxical herniation after hemicraniectomy for malignant hemispheric infarction. Stroke. 2010;41:560–2.

99. Cho DY, Chen TC, Lee HC. Ultra-early decompressive craniectomy for malignant middle cerebral artery infarction. Surg Neurol. 2003;60:227–32.

100. Gupta R, Connolly ES, Mayer S, Elkind MS. Hemicraniectomy for massive middle cerebral artery territory infarction: a systematic review. Stroke. 2004;35:539–43.

101. Mori K, Aoki A, Yamamoto T, Horinaka N, Maeda M. Aggressive decompressive surgery in patients with massive hemispheric embolic cerebral infarction associated with severe brain swelling. Acta Neurochir (Wien). 2001;143:483–91.

102. Schwab S, Steiner T, Aschoff A, Schwarz S, Steiner HH, Jansen O, et al. Early hemicraniectomy in patients with complete middle cerebral artery infarction. Stroke. 1998;29:1888–93.

103. Walz B, Zimmermann C, Bottger S, Haberl RL. Prognosis of patients after hemicraniectomy in malignant middle cerebral artery infarction. J Neurol. 2002;249:1183–90.

104. Uhl E, Kreth FW, Elias B, Goldammer A, Hempelmann RG, Liefner M, et al. Outcome and prognostic factors of hemicraniectomy for space occupying cerebral infarction. J Neurol Neurosurg Psychiatry. 2004;75:270–4.

105. Frank JI CD, Thisted R, Kordeck C, Schumm P, Maratea J. HeADDFIRST Trialists Hemicraniectomy and durotomy upon deterioration from infarction related swelling trial (HeADDFIRST): first public presentation of the primary study findings. Abstract and Scientific Session, 55th Annual Meeting of the American Academy of Neurology, March 19–April 5, 2003.

106. Juttler E, Unterberg A, Woitzik J, Bosel J, Amiri H, Sakowitz OW, et al. Hemicraniectomy in older patients with extensive middle-cerebral-artery stroke. N Engl J Med. 2014;370:1091–100.

107. Kelly AG, Holloway RG. Health state preferences and decision-making after malignant middle cerebral artery infarctions. Neurology. 2010;75:682–7.

108. Weil AG, Rahme R, Moumdjian R, Bouthillier A, Bojanowski MW. Quality of life following hemicraniectomy for malignant MCA territory infarction. Can J Neurol Sci. 2011;38:434–8.

109. Kiphuth IC, Kohrmann M, Lichy C, Schwab S, Huttner HB. Hemicraniectomy for malignant middle cerebral artery infarction: retrospective consent to decompressive surgery depends on functional long-term outcome. Neurocrit Care. 2010;13:380–4.

110. Schmidt H, Heinemann T, Elster J, Djukic M, Harscher S, Neubieser K, et al. Cognition after malignant media infarction and decompressive hemicraniectomy--a retrospective observational study. BMC Neurol. 2011;11:77.

111. Neugebauer H, Creutzfeldt CJ, Hemphill 3rd JC, Heuschmann PU, Juttler E. DESTINY-S: attitudes of physicians toward disability and treatment in malignant MCA infarction. Neurocrit Care. 2014;21:27–34.

第十八章 出血性卒中

Katja E. Wartenberg

前言:流行病学和定义

颅内出血一词包括出血进入硬膜外、硬膜下、蛛网膜下腔、脑实质和脑室。硬膜外及硬膜下出血多数由外伤所致,在第十五章讨论。脑出血及蛛网膜下腔出血主要是由自发性的血管破裂所致,故两者统称出血性脑卒中。

脑出血(intracerebral hemorrhage,ICH)是指一种急性的、自发性的、非创伤性的血液破入脑实质,并且有可能扩展到脑室及蛛网膜下腔的疾病。全球的发病率是 10~20/10 万[1]。对于 45 岁以上人群,年龄每增加 10 岁,发病率则增加一倍[2]。在美国,脑出血占卒中患者的 10% ~ 15%,而在亚洲占到 20% ~ 30%[3,4]。尽管神经重症的监护和治疗上有一定进展,但是脑出血相对于缺血性脑卒中及蛛网膜下腔出血而言,仍然是脑卒中疾病中可治性最差的,并且有着高致残率及高死亡率风险。虽然在过去的 10 年里,脑出血的发病率在下降,但是远期死亡率仍然没有改变[5]。

蛛网膜下腔出血(subarachnoid hemorrhage,SAH)是指位于蛛网膜与大脑皮层之间的蛛网膜下腔内的出血。SAH 发病率 2~22.5/10 万。据日本及芬兰的报道,动脉瘤性蛛网膜下腔出血发病率最高,16~22.5/10 万每年。动脉瘤性蛛网膜下腔出血(aneurysmal SAH,aSAH)在 55 ~ 60 岁的人群中发病率最高[6,7]。

脑出血

危险因素

流行病学调查明确的几种 ICH 危险因素:

- 高血压病(hypertension,HTN)是最常见的独立危险因素,占所有病例的 60% ~70%。慢性高血压病引起变性、碎裂、纤维蛋白样坏死、脂质透明变形以

及颅内小穿支动脉的 Charcot-Bouchard 微小动脉瘤形成,这些因素易导致血管破裂。小血管疾病引起的脑出血的最常见部位为基底节区、丘脑、桥脑、小脑以及半球深部脑白质区[8]。

- 淀粉样血管病占脑出血病因的 15%。β 淀粉样蛋白沉积在大脑中小型血管和软脑膜上导致血管脆性增加。常见的出血部位位于脑叶,且大多数发生于 70 岁以上人群。一年以内的复发率为 10.5%。载脂蛋白 E 的 e2 和 e4 等位基因的存在使脑出血的风险增加三倍。如果在 MRI 的梯度回波序列上有较多数量的基线性慢性出血,就会增加复发性出血的可能性[9-11]。
- 高龄[12]
- 低水平的血清胆固醇[13]
- 大量饮酒[14]
- 凝血病与抗凝[15]
- 基因突变,比如凝血因子XIII编码基因

抗血小板药物对脑出血的作用影响尚不清楚[16-19]。

临床表现

当患者迅速出现局灶性神经缺损症状(偏瘫、偏身感觉障碍、言语或语言障碍、吞咽功能改变、偏盲、同侧偏盲),并有颅内压(intracranial pressure,ICP)增高的临床表现,如意识状态的逐渐衰退、头痛、恶心和呕吐时应该考虑 ICH 的诊断。其临床表现是多变的,并且单纯从临床表现很难与脑梗死相鉴别[4]。

诊断

计算机断层扫描(computed tomography,CT)仍然是首选的诊断成像技术(图 18.1)。急性脑出血在 CT 上是高密度的(40~60CT 值),严重贫血的患者除外。应该注意出血的部位及血肿大小以及有无脑室内出血及脑积水。出血的模式及形态或许可以提示脑出血的潜在机制(图 18.2),比如:

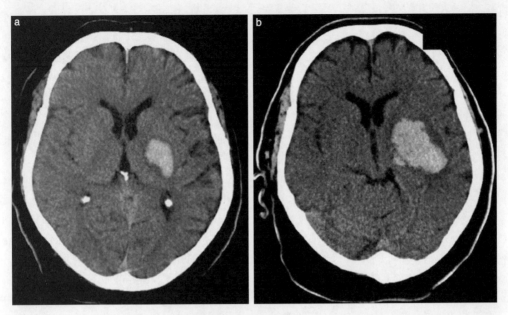

图 18.1　一位 55 岁男性慢性高血压病患者早期血肿增大。左(a):第一次 CT 显示中度大小的左侧苍白球出血,这时患者出现右侧肢体偏瘫。右(b):患者右侧肢体瘫痪恶化、出现完全性失语,并因呼吸衰竭气管插管后复查 CT,血肿体积扩大两倍

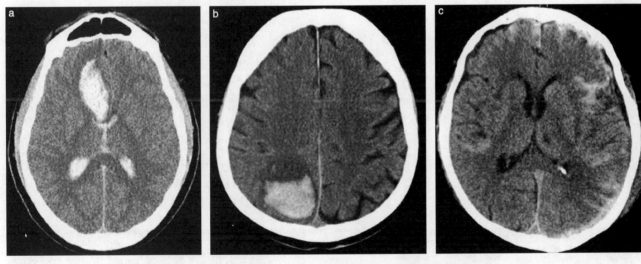

图 18.2　CT 提示继发性脑出血的常见原因。左(a):定位于右侧额叶出血,所有脑沟回消失提示出血来自于前交通动脉瘤破裂。中(b):出血位置与重力有关,高度提示凝血功能障碍出血可能。患者使用维生素 K 拮抗剂。右(c):外伤性右侧额叶挫裂伤,是与左侧顶叶颅外软组织肿胀出血有关的对冲伤。此外整个左半球出现脑挫裂伤、硬膜下及蛛网膜下腔出血

- 蛛网膜下腔出血提示可能存在动脉瘤破裂。
- 多发性额叶及颞叶下出血提示脑外伤(脑挫伤)。
- 血肿内密度不均提示可能存在凝血功能异常。
- 脑叶出血表明可能存在淀粉样血管病、动静脉畸形、静脉窦血栓形成[16,20]。

　　脑出血的量可以用 A* B* C/2 的公式计算,是指血肿三个方向上最大的直径的乘积除以 2。

- A 是指 CT 上显示的血肿最大的直径。
- B 是相应 CT 层面上垂直于 A 的直径。
- C 是指显示有血肿的 CT 层数乘以每层的厚度[21,22]。

　　磁共振成像(magnetic resonance imaging, MRI)可能有助于在梯度回声序列(T_2)中寻找小出血灶,以阐明肿瘤、转移、缺血性梗死和淀粉样血管病等潜在病因。MRI 检测脑出血的敏感性较 CT 相仿[23]。在出血急性期推荐行 CT 血管造影评估有无动静脉畸形、动脉瘤或其他血管畸形[16,20,24]。

病理生理及血肿扩大

　　脑出血是一个动态且复杂的过程,包括几个阶段,如最初症状出现后几小时内血肿扩大,以及血肿形成导致继发性损伤的炎症过程。在最开始的 24 小

时内,颅内出血出现实质性增长(图 18.1)。一项前瞻性研究显示,103 名患者中,至少有 38% 的患者在症状出现后的 24 小时内 ICH 体积扩大超过 33%。随访 CT 扫描发现 26% 的患者在发病后的 1 小时内出现血肿扩大,12% 的患者在 1~20 小时发生。与之伴随的是,三分之一的患者在发病最初的 1 小时内出现神经功能减退,另外 25% 的患者在接下来的 20 小时内出现神经功能减退[25]。CT 血管造影(CT angiography,CTA)、增强 MRI 以及脑血管造影同样证明了活动性出血上述改变[26-29],超早期的 ICH 手术试验也显示了致命的术后出血与不良预后之间的关系[30,31]。尽管所有的评估脑出血早期血肿扩大的研究证明了发病 6 小时内发生率最高,但在 6~48 小时血肿增长的情况下,神经系统的恶化进一步加剧[32-35]。相对于最初的出血量每增加 1ml,死亡率就增加 1%。24 小时内出血量每增加 10%,改良的 Rankin 量表就有 16% 的可能性增加一分,并且增加 18% 的可能性。从能够自理恶化成协助自理,或者从协助自理恶化成不良预后[35]。

多项多元分析发现了脑出血后血肿增长和早期神经功能恶化的可能因素:
- 从发病时间到第一次做 CT 之间的时间较短[36-42]。
- 第一次 CT 即提示血肿较大,>25mm³[36]。
- 血肿形态不规则或异常来源的病变[37-43]。
- 平均动脉压(mean arterial blood pressure,MAP)>120mmHg[28],或者收缩压(systolic blood pressure,SBP)>200mmHg[36]。
- GCS 评分≤8 分[28],或者出现意识障碍[37],有较高的 NIHSS 评分[40]。
- 脑梗死病史[36]。

- 脑室内出血[44]。
- 肝功能受损者[36]。
- 空腹血糖≥141mg/dl、血红蛋白 A$_{1c}$≥5.1%[36]、高血糖[39,41,44,45]。
- 低胆固醇血症[39]。
- 饮酒史(46.3g/d)[37]。
- 血纤维蛋白原降低(<87mg/dl)[37]或血浆纤维蛋白原水平升高>523mg/dl[44,46]。
- 入院 D-二聚体水平升高[44]。
- 体温>37.5℃[46]。
- 中性粒细胞计数增加了 1 000 单位[46]。
- 脑室内出血(intraventricular hemorrhage,IVH)[46]。
- 入院时细胞纤维连接蛋白水平>6ug/ml、入院白介素-6 水平>24pg/ml[47]。
- 口服抗凝药[38,40,42,48]、发病 2 小时后 INR 升高[49]、治疗前 INR>2 或者凝血酶原复合物(prothrombin-complex concentrate,PCC)给药后超过 24 小时[50]。
- 出血前使用抗血栓形成的药物[39,40]。
- 基础体重[39]。
- 血肌酐水平较高[39]。
- MRI 上显示白质高信号[51]。

最常见的危险因素是发病到第一次做 CT 之间时间较短、血压升高、高血糖、意识障碍和抗凝。存在争议的数据是最初的出血量、纤维蛋白原水平和出血前是否进行抗血小板治疗。出血的部位对于血肿是否扩大没有影响。

随着 CT 血管造影作为一种诊断手段在急诊中的应用,造影剂外渗在 CTA 的动脉期和延时的造影成像中更常见。这种外渗被称作"斑点征"(图 18.3)。

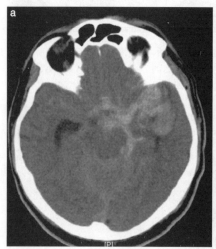 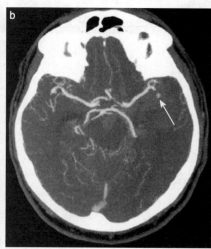 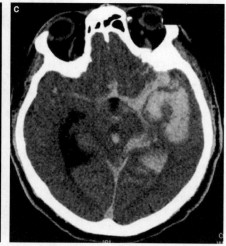

图 18.3   CT 血管造影呈现"斑点征"。左(a):一个口服抗凝药的 81 岁男性患者,突然出现意识障碍,其入院时 CT 显示左侧颅内出血。中(b):CT 血管造影未显示导致出血的动脉瘤或血管畸形,但在血肿内可见"斑点征"(箭头)。右(c):12 小时后复查 CT 提示血肿扩大到侧脑室及蛛网膜下腔

斑点征定义为血肿内微小的增强灶,伴或不伴有 CTA 动脉期明显的增强外渗,在发病最初的 24 小时内,18%~57% 的患者可以显影[52-59]。

包括以下标准:
- 脑出血内的增强灶≥一个中心。
- 衰减大于等于 120Hounsfield 单位。
- 正常或不正常血管到血肿之间的连接不连续。
- 任何大小或形状[60]。

或者

- 条状或点状形态。
- 位于血肿实质的边缘且不与外周血管相连。
- 最大层面直径>1.5mm。
- 与背景血肿相比,密度(Hounsfield 单位)至少是其两倍。
- 单一或多病灶[61]。

可能的病理生理机制:
- 穿支动脉有囊状或不对称的梭形畸形[52,61]。
- 淀粉样的微小动脉瘤[52,61]。
- 血管迂曲[52,61]。
- Charcot-Bouchard 动脉瘤[52,61]。
- 细长的动脉瘤局灶性破裂[52,61]。
- 纤维蛋白球或者假性动脉瘤,其周围有红细胞包围的纤维蛋白,邻近小动脉缺损[29,53,61]。
- 血肿扩张后血管破裂,随后是血管壁缺血导致血管通透性增加[29,53,61]。
- 来自所述动脉瘤的原发性出血可能导致血肿扩张或引起多米诺骨牌效应,持续的出血会导致不断的血管破裂[52,61]。
- 血肿内塌陷静脉的增强影[55]。

此外,在最初的 CTA 之后,可以在增强延时扫描中见到进一步的外渗或扩大的密度增强(概率 15%~59%)[52,53]。

目前尚不清楚潜在的机制是这一过程继续进展,导致在最初的 CTA 上发现斑点征,还是由于机械破坏、缺血、周围脉管系统发炎、或由于供应血肿的血管出现早期但缓慢的实质渗漏导致的继发性出血。

尽管 CTA 上的斑点征及延迟增强显影有力的预示了血肿增大的可能,但是仍然没有提示血肿增大可能及临床预后差的金标准。虽然很多前瞻性研究利用 CTA 评估血肿进一步扩大的可能性,但是参数的高度可变性影响了诊断的准确性[62]。CTA 的斑点征应该和预测脑出血转归的其他指标及抗凝治疗一起用于临床预测[20]。

脑出血后持续和/或继发出血的可能机制包括:
- 血管内静水压增高。
- 局部组织压力和剪切力增加导致机械损伤。
- 脑血管血流减慢。
- 血浆蛋白诱导导致继发炎症反应、缺血和液体外渗。
- 血肿内凝血酶、纤维蛋白降解产物、纤维蛋白溶酶复合物诱发炎症应答、金属蛋白酶激活、血脑屏障通透性改变和周围脑组织凝血功能障碍[63-72]。

预后

脑出血的平均死亡率在 18%~50%[73-76]。脑出血的早期死亡率较脑梗死高,但存活的患者同样有恢复功能独立的可能性。

30 天和 1 年死亡率的独立的预测因子包括:
- 出血量大。
- 意识障碍。
- 高龄。
- 脑室内出血。
- 幕下出血。
- 对应的脑水肿体积[77-81]。

Broderick 等认为脑出血量是脑出血后 30 天死亡率唯一最有效的预测值[21]。ICH 评分是一个包含长期临床转归的独立预测值的临床评分系统,它用于评估入院时的 30 天死亡率(表 18.1)[80]。但是,预测一个

表 18.1　脑出血评分

组成	评分
格拉斯哥昏迷评分	
3~4	2
5~12	1
13~15	0
出血量(ml)	
≥30	1
<30	0
脑室内出血	
是	1
否	0
年龄(岁)	
≥80	1
<80	0
幕下起源	
是	1
否	0
总分	30 天死亡率(%)
5+	100
4	97
3	72
2	26
1	13
0	0

改编自 Hemphill 等[80]。

非常糟糕的预后应该谨慎,因为研究表明,医生往往低估了更好预后的可能性。几项研究表明,24 小时内开的"放弃复苏"医嘱是导致死亡的最重要的决定性因素[82-85]。因此,治疗不应该在最初的 48 小时内停止[20]。患者入住神经重症监护病房可以减少脑出血的死亡率,病人可以接受标准化治疗和早期康复,并有相关的专家进行诊治[86]。

脑出血的紧急治疗

脑出血的治疗从气道、呼吸和循环的管理开始,紧接着进行意识状态的评估。最初的实验室检查应该包括:

- 全血细胞计数(complete blood count,CBC)。
- 代谢方面的综合检测。
- 凝血指标,包括凝血酶时间、蛇静脉酶凝结时间、血栓弹力图和凝血因子Ⅹa(条件允许下)。
- 肌钙蛋白Ⅰ。
- 尿毒理检测。
- 心电图。
- 胸部 X 线。

气道

伴有意识障碍的神经功能减退的患者,其气道反射下降,因此难以维持气道通畅。这会导致吸气困难、低氧血症、高碳酸血症以致颅内血管扩张,从而增加 ICP。这种情况下需气管插管和机械通气。

- 为了快速顺利的插管,可以使用芬太尼、咪达唑仑、局麻药利多卡因、丙泊酚和肌肉松弛药,比如罗库溴铵、维库溴铵或者顺阿曲库铵,这些药物不会导致颅内压升高。
- 初始设置的呼吸频率和潮气量应该维持二氧化碳分压在 35mmHg(4.7kPa)。
- 不推荐早期过度换气使得二氧化碳分压小于 25mmHg(3.33kPa),它会导致脑血管过度的收缩以致脑缺血。

血压

脑出血急性期最佳的目标血压水平仍存在争议。
- ICH 管理指南要求控制 MAP 小于 150mmHg,SBP 小于 200mmHg。
- 如果 MAP 大于 130mmHg 或者 SBP 大于 180mmHg,因为颅内高压,需进一步降压。

- 如果放置了 ICP 检测器或者使 MAP<110mmHg 和/或 SBP<160mmHg,控制目标脑灌注压(CPP＝MAP－ICP)在 60～80mmHg。脑灌注压计算为 MAP－ICP[20]。

这些推荐是基于非随机的实验研究和两项安全性研究(INTERACT 和 ATACH):INTERACT 研究表明在发病后的 6 小时内应用降压药控制收缩压下降至 140mmHg 以下是安全可行的。在控制组中,血肿扩大的患者比例下降了 22%[87]。在 ATACH 研究中,80 名 SBP≥170mmHg 的患者在发病的 6 小时内,予尼卡地平使血压下降至不同的目标值(110～140mmHg,140～170mmHg,170～200mmHg)。最积极的治疗组有更大的治疗失败率、神经系统恶化和死亡率[34,88]。与标准组(SBP≤180mmHg)相比,INTERACT2 的三期实验证明了积极降压组(SBP≤140mmHg)在二次转移分析和关于患者身体健康的生活质量评估中均有更好的转归,但是没有达到主要结果的假设(强化治疗组中 3 个月显著降低中等、重度残疾和死亡率)[89]。AT-ACH2 的三期实验正在进行中。

在慢性高血压患者中,脑血流自动调节适应更高的血压。脑灌注脑组织供氧在正常可以接受的血压下可能降低。欧洲 ICH 指南建议对于血压大于 180/105mmHg 的这类患者,使其血压控制在 SBP 小于 160mmHg 或者 MAP 小于 120mmHg[16]。

大多数患者需要放置动脉导管来治疗高血压。

在急诊科可以每 10 分钟静脉注射一次拉贝洛尔或乌拉地尔治疗高血压。在 ICU 条件下可以连续输注拉贝洛尔、乌拉地尔、艾司洛尔、氯维地平或者尼卡地平(表 18.2)。

ICP 升高的治疗

颅内压的控制对于急性昏睡、昏迷或有脑干脑疝临床症状的患者是至关重要的。在神经外科干预之前,以下措施可以有效的快速降低 ICP:
- 床头抬高 30°。
- 应用 1.0～1.5g/kg 的 20% 甘露醇。
- 注射高渗盐溶液(20%～23.4%),剂量 0.5～2.0ml/kg,作为甘露醇的有效替代物,尤其在低血压患者中,但需要中心静脉通路。在 ICH 狗模型中,对于即将发生小脑幕切迹疝 23.4% 盐水较 10% 盐水或甘露醇效果更好[90]。在一项调查研究中,高渗盐水是控制 ICP 的首选药物,对 5 项研究的 Meta 分析表明,高渗盐水比甘露醇更有效的治疗颅内压升高[91]。

表 18.2 急性脑出血时静脉降压药物的应用

药物	作用机制	剂量	不良反应
拉贝洛尔	α1、β1、β2 受体拮抗剂	每 10 分钟 20~80mg 负荷量,最大 300mg;0.5~2.0mg/min 输注	心动过缓、充血性心力衰竭、支气管痉挛
艾司洛尔	β1 受体拮抗剂	负荷量 0.5mg/kg;50~300ug/(kg·min)	心动过缓、充血性心力衰竭、支气管痉挛
乌拉地尔	α1 受体拮抗剂	负荷量 12.5~50mg,5~40mg/h 输注	恶心、头晕、心律失常
氯维地平	L 型钙离子通道拮抗剂(二氢吡啶类)	1~2mg/h 输注,最大 32mg/h	低血压、反射性心动过速、恶心、呕吐
尼卡地平	L 型钙离子通道拮抗剂(二氢吡啶类)	5~15mg/h 输注	严重的主动脉瓣狭窄、心肌缺血
依拉普利	ACE 抑制剂	负荷量 0.625mg;每 6 小时 1.25~5mg	高肾素状态下血压急剧下降
非诺多泮	多巴胺 1 受体激动剂	0.1~0.3ug/(kg·min)	心动过速、头痛、恶心、面色潮红、青光眼、门脉高压
肼苯哒嗪	直接平滑肌松弛剂	负荷量 10~40mg	反射性心动过速、颅内压增高、面色潮红、腹泻
硝普钠[a]	硝基血管扩张药(动脉和静脉)	0.25~10ug/(kg·min)	颅内压升高、心肌缺血、硫氰酸盐和氰化物中毒

[a] 不推荐硝普钠应用于急性脑出血的降压治疗,因为其会导致颅内压增高[16]。

确切的降低颅内压的神经外科手术包括开颅血肿清除术、针对脑积水的脑室造口引流术或去骨瓣减压术。放置颅内压监测器对于指导治疗可能是有效的,尤其对于昏迷的患者(GCS 评分≤8 分)。过度通气控制二氧化碳分压在 25~35mmHg(3.33~4.7kPa)可能是控制颅内压的最后一个选择,并且目前已经不再作为控制颅压的常规治疗手段[20]。

纠正凝血病

紧急情况下应迅速止血,以立即阻止血肿扩张。考虑到血肿扩大的危险因素和目前的证据,治疗的选择仅限于纠正凝血病和血压控制。

- 与普通人相比,华法林抗凝治疗的自发性 ICH 的风险增加 5~10 倍。
- 华法林增加了出血风险,使 ICH 患者死亡的风险增加 2 倍。
- 随着老年人房颤发病率的增加,抗凝治疗相关的 ICH 患者在增加。
- 在抗凝治疗的 ICH 患者中,未充分纠正国际标准化比值(international normalized ratio,INR)至小于 1.4 增加了患者神经功能损害和死亡的风险[48,92-94]。

即使在得到凝血功能检测结果之前,服用华法林患者出现脑出血时,也应立即输注新鲜冷冻血浆(fresh-frozen plasma,FFP)或凝血酶原复合物(prothrombin-complex concentrate,PCC)和维生素 K(表 18.3)。

表 18.3 凝血功能障碍导致的脑出血的紧急处理

项目	药物	剂量	备注	证据级别[a]
华法林	新鲜冰冻血浆(FFP)或	10~15ml/kg	通常每次给予 4~6U(200ml),存在容量负荷过多风险	低
目标:INR<1.4	凝血酶原复合物浓缩物(凝血因子Ⅱ、Ⅶ、Ⅸ、Ⅹ,蛋白 C、S)和	10~50U/kg	较 FFP 作用效果快,但存在 DIC、血栓形成、感染、过敏风险	低
	维生素 K 静脉注射	10mg	需要 24 小时才能达到标准化 INR	低

续表

项目	药物	剂量	备注	证据级别[a]
华法林和急诊外科手术	以上考虑			
	重组因子Ⅶa	20~80ug/kg	禁用于急性血栓栓塞性疾病,增加脑梗死和心肌梗死风险	极低
肝素或低分子肝素 目标 PTT25~35s	鱼精蛋白	每100U肝素1~1.5/0.5~0.75/0.25~0.375mg(<30min/30~120min/2h)如果在最后8小时内给予,1mg/每100抗Xa单位	缓慢地:至少每分钟20mg,最大50mg 可能导致面色潮红、心动过缓或者低血压 亭扎肝素疗效优于达替肝素或依诺肝素 达那肝素或磺达肝素仅有微弱作用	极低
直接的凝血酶抑制剂(阿加曲班、水蛭素、达比加群)或Xa因子抑制剂(阿哌沙班、利伐沙班、依度沙班)	凝血酶原复合物浓缩物	30~60U/kg	有 DIC、血栓形成、感染、过敏风险	极低
	如果Xa因子抑制剂在2小时内摄入,使用50g木炭			
	达比加群过量或肾功能不全采取血液透析			
血小板功能不良或血小板减少症	输血小板	6个U或1个采血单位	取决于程度,4~8U;在症状发生的12小时内	低
如果计划行外科手术或血小板功能不良,使目标血小板>100 000/ul	去氨加压素(DDAVP)	0.3μg/kg	必要时单次剂量	低
溶栓并发症	冷沉淀	6~8U	通常 4~6U	极低

[a] 根据 GRADE 标准:低级别证据=作者对效果评估不是很确定,真实值可能会有很大差异;极低级别证据=作者对效果评估很不确定,很可能真实值与它有很大的不同。

DIC. 弥散性血管内凝血;INR. 国际标准化比率;LMWH. 低分子肝素;PTT. 凝血酶原时间。

- 予 FFP 或者维生素 K 使得 INR 在数小时内正常化。
- 维生素 K 需通过静脉使用。
- 存在潜在的心、肾损害可能的患者,输注 FFP 可能增加容量负荷和加剧充血性心力衰竭。
- PCC 是维生素 K 依赖型凝血因子Ⅱ、Ⅶ、Ⅸ和Ⅹ的浓缩液,它可能更容易获得并且容积较小。它能更快速地使 INR 正常,但存在诱发血管内凝血的风险[95]。
- 停用口服抗凝血药。
- 新型抗凝血药,包括凝血酶抑制剂(阿加曲班、水蛭素、达比加群)或者凝血因子Ⅹa抑制剂(阿哌沙班、利伐沙班、依度沙班),相较华法林更加安全。但是,没有可以完全拮抗其抗凝作用的药物。可以尝试使用 PCC[96]。
- 硫酸鱼精蛋白可以纠正肝素或者低分子肝素在

ICH 中的作用[97]。
- 去氨加压素(DDAVP)和输注血小板仅用于血小板计数低或者血小板功能障碍的患者的止血[97]。

对于存在很强的抗凝治疗指征的,比如房颤、有心梗病史或者心脏人工瓣膜的患者,大多数情况下可在脑出血后 10~14 天重新开始抗凝治疗。深部脑组织出血患者在抗凝治疗后再次发生脑出血的比例(0.04/年)较脑叶出血患者(0.3/年)低。在脑出血后停用华法林的 30 天内,有高栓塞风险患者的缺血性脑卒中发生率小于 5%[98]。

重症监护

患者体位

床头应该抬高 30°以降低颅内压、降低非插管患者误吸风险并且减少机械性通气患者呼吸机相关性肺炎风险。

ICP 管理

大量的脑出血常伴随颅内压增高,占位效应导致脑组织移位,脑室内出血导致梗阻性脑积水。为了有效地管理这些问题,所有昏迷患者(GCS≤8 分)应该放置 ICP 监测器或者脑室外引流(external ventricular drain,EVD)。其他有用的监测工具有微透析导管(葡萄糖和乳酸/丙酮酸比值)、脑组织氧分压导管以及邻近 ICH 凝块的脑血流量探针。他们可能有助于设定一个合适的脑灌注压。在脑积水或 IVH 和即将发生的脑疝患者中,放置 EVD 可以挽救生命。应维持颅内压小于 20mmHg 并且脑灌注压在 50~70mmHg。

治疗颅内高压的方法包括:

- 手术减压。
- 镇静,以达到安静状态。
- 如果 CPP<60mmHg,予升压药或强心药注射,如果 CPP>110mmHg,予降压处理,以此来优化血压。
- 予 0.25~1.5g/kg 的甘露醇或 0.5~2.0ml/kg 的 23.4% 的高渗盐水进行渗透治疗[根据需要每 1~6 小时重复一次,目标血钠水平 150~155meq/l(高渗盐水),血浆渗透压 310~320mosmol/l(高渗盐水和甘露醇)]。当高渗盐水的治疗中断时,突然的血钠、血液渗透压下降可能会导致脑水肿加重和颅内压升高,应当注意监测并避免此种情况发生。24 小时内血钠浓度下降不应该超过 6~8mmol/L。在肾衰竭和充血性心力衰竭患者中,不应用高渗盐水治疗。对于肾衰竭使用甘露醇治疗的患者,治疗效果应该用渗透浓度间隙,而不是渗透浓度来滴定。
- 大剂量戊巴比妥/硫喷妥钠治疗:5~20mg/kg 负荷量,1~4mg/(kg·h)维持。
- 低体温治疗使得机体核心体温下降至 33~35℃。

糖皮质激素比如地塞米松,因为其是无效的,所以在 ICH 的治疗中不推荐,并且它还会导致并发高血糖、免疫抑制、损害伤口愈合和蛋白分解代谢等问题。

液体复苏

在需要机械通气或者 ICP 管理的患者中,应放置中心静脉导管以便大量补液。ICH 患者标准的静脉补液由等张液体组成,比如 0.9% 的生理盐水。由于血管内和脑实质之间的渗透压梯度,0.45% 盐水或 5% 葡萄糖在水中的游离水会加重脑水肿和增加 ICP。

一般来讲,应该通过体格检查、液体平衡、体重和液体反应性来评估并管理患者的容量状态,例如,机械通气患者可以通过分析动脉波形得出脉压变化,通过脉搏轮廓分析得出搏出量变化来评估液体反应性,而没有气管插管有自主呼吸的患者通过被动抬腿实验评估。

抗癫痫药

ICH 患者 2 周内癫痫的发生率为 2.7%~17%,而且接近一半的患者在发病最初的 24 小时内发生。1%~2% 的患者呈现癫痫持续状态,5%~20% 的脑出血存活者发展成慢性癫痫。脑叶出血独立地预测了早期的癫痫发作[99]。通过连续脑电图(continuous electroencephalographic,cEEG)监测,发现 28%~31% 的 ICH 患者存在非痉挛性癫痫发作。它们可能是因为神经功能缺损和增加的中线移位造成的,这可能使预后恶化[100,101]。只有临床发作和存在癫痫电波的患者才需要治疗。不推荐常规预防性抗癫痫治疗。接受抗癫痫药物治疗的脑出血患者,尤其是苯妥英钠,有较高的致残率和死亡率。

治疗方案包括:静脉注射劳拉西泮(0.05~0.1mg/kg),其后予磷苯妥英或者苯妥英钠(15~20mg/kg)、左乙拉西坦(500~2 000mg)、拉科酰胺(200mg)、丙戊酸钠(45mg/kg)或者苯巴比妥(15~20mg/kg)静脉负荷量。

连续脑电图监测在昏睡或昏迷的 ICH 患者,或者与脑出血体积不相称地意识状态改变的患者中是有益的。条件允许,cEEG 应该至少记录 48 小时[20]。

发热

发热常常发生在颅内出血后,尤其是 IVH(脑室内出血)。ICH 后持续的发热对死亡率和预后有负面影响,甚至在实验模型中,较小的体温升高也会加重神经元损伤和死亡[46]。体温对 ICH 预后的影响尚没有系统的研究。然而,对于体温持续高于 38.3℃(101.0°F)的所有患者应用对乙酰氨基酚和冰毯降温认为是合理的。不管是体表降温系统还是血管内热交换导管降温系统,对于控制体温在正常范围都较有效,但是它们对于 ICH 预后的影响需要进一步的研究。

营养支持

肠内营养支持应该在发病 24 小时内开始,以减少营养不良的风险。小口径的鼻十二指肠管更利于降低误吸的风险。

因为高血糖可能会加重脑损伤后的结果,应避免含有葡萄糖或者右旋糖的溶液。对于持续性高血糖的患者应该予持续的胰岛素注射治疗。控制血糖在正常范围,避免低血糖发作。条件允许,可以使用脑内的微透析导管每小时监测脑内葡萄糖和乳酸/丙酮酸比值来指导高血糖的治疗[20]。

预防深静脉血栓

ICH 患者往往长时间固定不动,这使得他们有较高的深静脉血栓形成和肺栓塞的风险。在神经外科病人中,气动压缩治疗可以减少血栓栓塞的发生,并且可以在入院时就开始应用[102]。

可以在 ICH48 小时后皮下注射低剂量的肝素或低分子肝素,并且不会增加颅内出血[103]。

脑出血的手术治疗

紧急行血肿清除术是否有益长期以来存在很大争议。在 ICH 患者,发病前的状态、意识水平、偏瘫、血肿的位置和并发症传统上影响了进行手术的决定。两大里程碑式的随机实验,STICH I 和 II 实验,比较深部和脑叶出血患者紧急行血肿清除术治疗和保守治疗的结果,发现对 6 个月的预后和死亡率没有影响。

- 在 STICH I 实验中,对于皮层下血肿扩大小于 1cm 的脑出血患者,96 小时内行开颅手术有较好的预后。基于此研究,在发病 48 小时内,STICH II 研究随机将出血部位靠近皮层表面的 ICH 患者分为手术治疗组和药物治疗组。然而,手术治疗组和非手术治疗组 6 个月的神经功能结局和死亡率没有明显差异[104,105]。
- 另一方面,手术治疗过早可能增加再出血风险[30]。
在非对照的单中心和较小的多中心报告和一个很有临床前景的实验研究中发现,在微创的脑立体定位手术中,联合或者不联合重组组织纤溶酶原激活剂(rtPA)、链激酶或尿激酶进行血凝块溶栓治疗呈现出了有希望的治疗结果[106]。脑立体定位治疗和溶栓治疗目前在 MISTIE III 期实验中开展[107]。

脑室内溶栓

从 CT 上看,通过脑室导管插入单侧或者双侧的侧脑室,注射 rtPA(0.1~3mg,每 8~12 小时)或尿激酶(25 000 单位,每 12 小时),可以加速脑室内血肿清除。一个随机、双盲、对照的研究,对 12 名 IVH 患者进行脑室内注射尿激酶,证明血肿清除半衰期下降了 44%。不幸的是,这个治疗具有相当大的颅内出血风险[108]。一个试点和两个随机对照的安全研究通过脑

室引流系统(EVD)向脑室内出血患者注射相对安全的较低剂量 rtPA(3mg 每 12 小时导致再出血),证明了该治疗可以增加脑室内血肿清除、减少每个患者 EVDs 的放置数量以及 NICU 住院天数[109-111]。CLEAR III(血肿溶解:评估脑室内血肿加速溶解的 III 期)实验是一个随机、对照、双盲的疗效研究,它采取每 8 小时使用 1mg rtPA,该实验已经完成,但是结果尚不清楚。

小脑出血的手术治疗

在小脑出血(10%~15%)最初的 2 周内,因为肿胀、梗阻性脑积水、脑干受压,引起突然和急剧的神经系统损害。当 CT 上显示第四脑室消失或不对称、环池消失或闭塞以及早期脑积水,应该进行密切的神经监测和外科手术干预。这些患者可突然恶化为昏迷或者死亡,这可能是他们不能进行 ICH 外科手术治疗的原因。

- 如果这些患者存在脑干受压或者第六脑室梗阻导致的脑积水引起的神经损害证据,外科手术应该尽早进行[20]。
- 不推荐预防性放置 EVD。大多数直径大于 3cm 的小脑出血患者获益于外科枕骨下颅骨减压切除术。
- 具有脑干脑疝形成晚期表现(比如,瞳孔固定)的昏迷患者,经手术治疗后可以好转。

蛛网膜下腔出血

病因和危险因素

自发性 SAH 病因多种多样。SAH 可能是由于:
- 颅内动脉瘤破裂(75%~80%)。
- 静脉出血("血管造影阴性的 SAH" = 中脑周围/脑桥前 SAH,7%~10%)。
- 颅内动静脉畸形(AVMs;4%~5%)——内质化动脉瘤或者动脉化静脉通路常常是出血来源。
- 静脉瘤/静脉畸形——通常表现为婴儿在生命最初几周内的心力衰竭。
- 血管炎。
- 脑内颈动脉或椎动脉夹层。
- 外伤性动脉瘤——血管壁损伤部位假性动脉瘤。
- 细菌性动脉瘤——感染导致的动脉瘤(通常是细菌性的),常位于大脑中动脉(MCA)远端和椎基底动脉系统。
- 硬脑膜动静脉(AV)瘘——血流逆行至皮层血管时出血风险最高。
- 破裂的动脉漏斗(罕见)。

- 凝血功能障碍（罕见）。
- 脑内静脉血栓形成。
- 脊柱动静脉畸形。
- 使用可卡因。
- 镰状细胞病。
- 垂体卒中。
- 肿瘤。

SAH 危险因素包括：

- 年龄≥50 岁（常见 40~60 岁）。
- 女性[112,113]，取决于激素水平[114]。
- 非洲-美国人种[1]。
- 高血压病。
- 吸烟史：男性的相对危险是 3.0，女性为 4.7。
- 中等量或大量饮酒史。
- 可卡因或其他拟交感神经药物应用。
- 既往单个动脉瘤的 SAH 病史、SAH 家族史或者脑动脉瘤病史。
- 多发动脉瘤。
- 动静脉畸形。
- 主动脉缩窄。
- Moyamoya 病
- 脑垂体肿瘤。
- Osler-Weber-Rendu 综合征。
- 细菌性心内膜炎。
- 与颅内动脉瘤相关的结缔组织病，比如常染色体显性遗传多囊肾病、Ehlers-Danlos 综合征（Ⅳ型）、马方综合征、弹性纤维假黄瘤和肌营养不良症[1,112-128]。

临床表现

SAH 患者表现出剧烈广泛的头痛，伴有颈项强直、背部疼痛、畏光、恶心和呕吐、意识丧失和癫痫。大约有 80% 的患者描述为"一生中最剧烈的头痛"。超过 20% 的人有"先兆头痛"，表现为在 SAH 之前 14 天到 8 周有持续数分钟到小时的头痛，伴有恶心、呕吐。这些症状起源于动脉瘤微小的渗血[129,130]。在初级保健的环境中，研究表明 25% 即将发生 aSAH 的患者会有急性剧烈的阵发性头痛。

视网膜前和眼底的出血——大的、边缘光滑、在视网膜表面，发生在超过 25% 的患者中[131]。超过 20% 的患者表现为癫痫，常在 SAH 后的 24 小时内发生[132]。动眼神经麻痹通常伴随有后交通动脉瘤。外展神经麻痹可能伴有大脑后动脉瘤。

诊断

约 12% 的 SAH 病例被误诊。初始误诊的原因包括 73% 的患者没有获得影像学依据和/或 23% 的患者没有实施或错误的解释了腰穿结果。这常常导致治疗被延误，直至发生再次出血或神经功能损害，这导致了致残率和死亡率增加[113,133]。

患者入院时的临床表现常用格拉斯评分（glasgow coma scale, GCS）[134]、Hunt 和 Hess 评分[135]（表 18.4）或者 WFNS 评分评估[137]（表 18.5）。关于各评分表内和评分表之间是否一致的报道比较少且变化很大。然而，推荐在患者入院时评估 Hunt 和 Hess 评分或者 WFNS 评分，因为这是长期预后最有效的指标[140]。

表 18.4 改良 Hunt-Hess SAH 分级量表和死亡率

级别	症状和体征	医院死亡率 1968/%	医院死亡率 1991—2009/%
0	未破裂动脉瘤		
1	无症状或轻微的 HA 或轻微的颈强直	11	5.8
2	颅神经麻痹、中度到重度的 HA、颈强直	26	7.2
3	嗜睡、意识混乱、轻度局灶性神经功能缺损	37	15.9
4	昏迷、中度到重度的偏瘫、早期去大脑强直	71	30.5
5	深昏迷、去大脑强直、濒死状态	100	64.8

数据来源于 Hunt 和 Hess 在 1968 年报道的 275 名患者[135]，以及 Naval 等在 2013 年报道的 1 134 名患者[136]

表 18.5 世界神经外科医师联合会（WFNS）SAH 分级量表及其与 1 个月预后的相关性（格拉斯哥成果量表（GOS））1981

级别	GCS 评分	失语、轻偏瘫或偏瘫	一月后不良预后的患者比例（GOS1~3），294 名患者
0-未破裂动脉瘤	–	–	
1	15		20
2	13~14	–	53
3	13~14	+	70
4	7~12	+/–	85
5	3~6	+/–	93

来源于 Drake[138]和 Teasdale[139]等

平扫 CT 仍然是唯一诊断 SAH 最重要的检查（图 18.4）。在发病最初的 24 小时，CT 检测 SAH 敏感度高达 92%~95%[142-146]。随着时间的推移，在第 5、6 天时,头颅 CT 检测 SAH 的敏感性降至 57%～85% ,一周后降至 50%[144,147]。利用新一代的 CT 平扫技术,在发病最初的 6 小时内,敏感性可高达 100% ,而超过 6 小时,敏感性为 87%[148]。

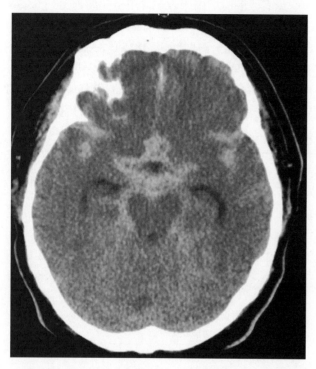

图 18. 4　CT 显示蛛网膜下腔出血表现为在所有基底部和脑池,两侧大脑半球间和半球间裂隙的厚血凝块。经过剑桥大学出版社的许可,由 Torbey 修改[141]

Fisher 分级表是基于 CT 上出血量和分布的放射学量表,与迟发型脑缺血(delayed cerebral ischemia, DCI)的发生有关(图 18.5)[149]。对于原有的 Fisher 分级表进行修订,尤其关注脑池和脑室内出血,通过脑血流量和 DCI 风险之间的线性关系,更准确地预测了症状性血管痉挛(图 18.6)[150,151]。

核磁共振成像(magnetic resonance tomography, MRI)具有质子密度加权成像、液体衰减反转恢复、扩散加权成像和梯度回波序列,也可用作 SAH 的初步诊断或在初始血管造影为阴性时检测完全血栓性动脉瘤[152]。但是急性期 MRI 的应用受到患者需要紧急复苏、重症监护管理以及伪影的限制[140]。

如果蛛网膜下腔出血 CT 扫描阴性,但高度怀疑 SAH,应该予腰穿检查。可以通过脑脊液离心后的黄变(淡黄色外观)诊断 SAH,它将 SAH 和外伤性脑出血区分开来。黄变脑脊液可能在动脉瘤破裂后 12 小时出现。12 小时内,红细胞计数升高,从管 1 到管 4 不会减少。红细胞和黄变脑脊液在大约 2 周内消失,

除非有再出血。分光光度法是测定脑脊液中 SAH 的另一种方法,其敏感度高达 100% ,但特异度仅有 29%～92%[153,154]。

二维或三维选择性导管脑血管造影仍然是诊断颅内动脉瘤并且显示其解剖结构的金标准(图 18.7a)[140]。随着 CT 血管造影(CT angiography,CTA)和磁共振血管造影(magnetic resonance angiography, MRA)普及和成像质量的提高,在过去的几十年里,进行紧急导管造影的需求已经减少。三维时间飞逝效应 MRA(TOF)敏感性范围为 55%～93% ,对动脉瘤直径≥5mm 在 85%～100% 。MRA 对动脉瘤颈与其起源动脉的关系评估是有限的[155-159]。CTA 更容易获得并且较 MRA 快。该成像方法对于所有动脉瘤的敏感性为 77%～100% ,对于≥5mm 的动脉瘤敏感性为 95%～100% (图 18.7b)。血管扭曲以及缺乏经验限制了其应用[160-164]。CTA 还可以获得动脉瘤壁钙化、管腔内血栓形成、其与骨性标志和脑实质内出血的关系等信息。破裂的动脉瘤的处理方式可完全基于 CTA 得到的信息[165-168]。新技术包括较低辐射剂量的双能量 CTA 和多层面 CTA 结合匹配的骨窗消除技术在诊断颅内动脉瘤方面非常精确[169,170]。当这些影像学检查对动脉瘤显影阴性时,必须进行四血管造影(双侧颈内动脉和椎动脉)。此外,脑血管造影可以评估经过栓塞或者外科手术夹闭后动脉瘤是否充分修复。血管痉挛、局部血栓形成或者技术不完善都会导致假阴性血管造影。因此,血管造影阴性的患者应该在一到两周后接受随访。在这些病例中 1%～2% 会显示动脉瘤[171]。

病理生理

动脉瘤最常发生在 Willis 环或其主要分支上,尤其是交叉处。它们出现在动脉弹性层和中膜有缺陷的地方,并且随着年龄增大而增大。典型的动脉瘤壁仅由动脉的内膜和外膜组成,薄如纸片。许多动脉瘤,尤其是破裂的动脉瘤是不规则的、分叶的,并且较大的动脉瘤可能局部或完全被栓子填充,有时候是钙化的。破裂的部位常常是动脉瘤的顶部。在国际蛛网膜下腔动脉瘤研究中(I international subarachnoid aneurysm trial, ISAT),15%～33.5% 的患者有多发的动脉瘤(16% 的患者有两个动脉瘤,3%～4% 的患者有 3 个动脉瘤,1%～2% 的有 4 个动脉瘤)[172]。这些许多是"镜像"动脉瘤,它们在同一血管的对侧。为了明确是哪个动脉瘤破裂,可以参考以下特征:

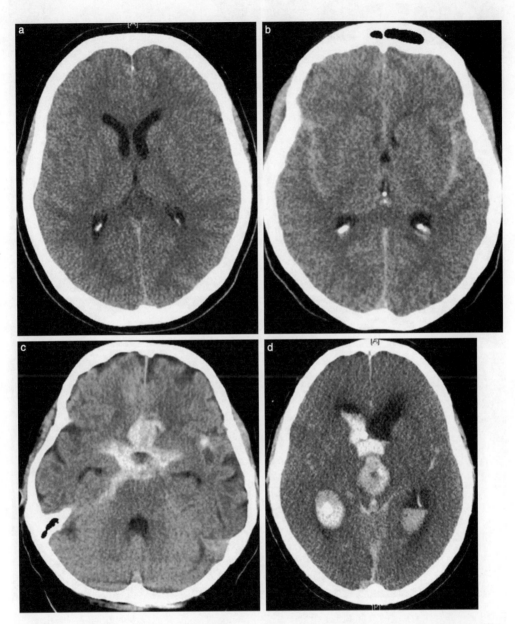

图 18.5　非对比 CT 上的 Fisher 级别表[149]：（a）级别Ⅰ：没有蛛网膜下腔出血，发生症状性血管痉挛风险为 21%。（b）级别Ⅱ：散在的蛛网膜下腔出血，出血厚度<1mm，发生症状性血管痉挛风险为 25%。（c）级别Ⅲ：弥漫的或局灶性的蛛网膜下腔出血，出血厚度>1mm，发生症状性血管痉挛风险为 37%。（d）级别Ⅳ：没有或弥漫性，薄的蛛网膜下腔出血伴有脑室出血，发生症状性血管痉挛风险为 31%。经过剑桥大学出版社的许可，由 Torbey 修改[141]

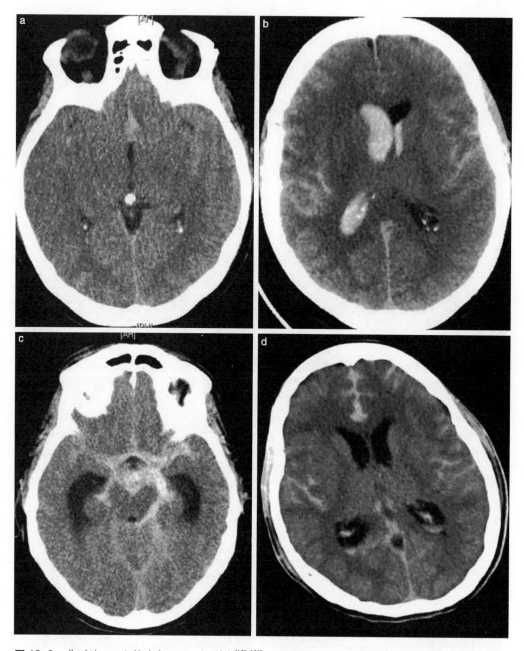

图 18.6　非对比 CT 上的改良 Fisher 级别表[150,151]: (a) 级别Ⅰ:没有或极少的蛛网膜下腔出血、不伴脑室内出血,发生症状性血管痉挛风险为 24%。(b) 级别Ⅱ:极少的蛛网膜下腔出血伴脑室内出血,发生症状性血管痉挛风险为 33%。(c) 级别Ⅲ:弥漫的或局灶性的较厚的蛛网膜下腔出血,不伴有脑室内出血,发生症状性血管痉挛风险为 33%。(d) 级别Ⅳ:弥漫的或局灶性的较厚的蛛网膜下腔出血,伴有脑室内出血,发生症状性血管痉挛风险为 40%。经过剑桥大学出版社的许可,由 Torbey 修改[141]

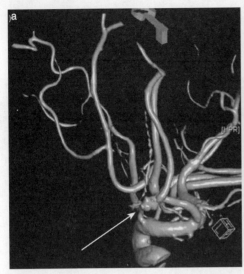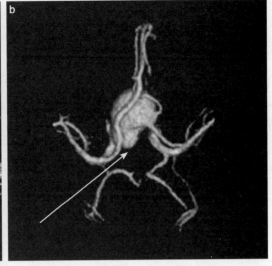

图 18.7 选择性左侧颈内动脉注射脑血管造影（a）和 CT 血管造影（b）显影出前交通动脉瘤（箭头）。经过剑桥大学出版社的许可,由 Torbey 修改[141]

- CT 上出血的分布。
- 血管造影上血管痉挛的部位。
- 动脉瘤形态不规则。
- 动脉瘤大小。

85%~90% 的颅内动脉瘤位于前循环（图 18.8）。后循环动脉瘤常位于椎动脉或椎下小脑动脉交界处的基底动脉尖。大脑动脉末端的囊状动脉瘤是比较罕见的。

先天性的动脉瘤是自发性脑出血最常见的原因。7%~10% 的病例中,在脑血管造影中未发现动脉瘤。这些病例称为"动脉瘤阴性的 SAH"。大多数情况下,为中脑周围或桥脑前的非动脉瘤性 SAH,这种常有较好的功能预后。

预后

出血的严重程度,决定于入院时的 Hunt-Hess 评分和 WFNA 评分,其为评估长期预后的唯一最有效的预测指标。此评分与死亡率密切相关（表 18.4 和表 18.5）。

神经重症监护的发展包括先进的持续神经功能评估、将重点转移到立即实现病理生理状态的实时正常化、更好的识别和管理 SAH 后的并发症,这些都明显提高了医疗水平和临床疗效。死亡率从 50% 下降至 25%~35%[173-175]。女性死亡率较男性高[176-178]。在三分之二存活的患者中,约 50% 的患者永久残疾,主要因为神经认知功能受损（20%）。焦虑和抑郁发生率高达 80%。许多患者不能再胜任工作或提前退休,并且影响了他们的人际交往[179,180]。高龄、临床症状差、再出血、动脉瘤大、脑水肿、迟发型脑缺血以及内

科并发症,这些都影响 SAH 的预后。在这些影响因素中,到达医院时的临床状况似乎是导致不良预后的单一的最重要的危险因素[181-184]。

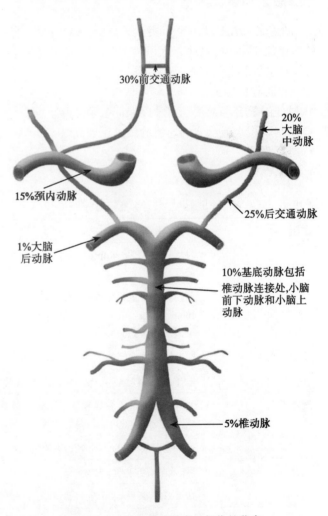

图 18.8 脑动脉瘤最常见部位的分布

评分差的患者(Hunt-Hess 或世界神经外科医师联合会(WFNS)分级Ⅳ和Ⅴ级)占所有 SAH 患者的 18%~24%,对神经重症医生是一巨大的挑战。他们长期功能预后差,死亡率高[184-186]。然而,对严重的 SAH 患者进行早期积极治疗,对长期的预后有预想不到的改善[174,187-190]。对 26 个评分差的 SAH 患者一年后进行神经认知评估,其中一半的患者,主要是年轻的和受过高等教育的人,他们在 SAH 之前都从事全职工作,他们 SAH 后有轻微的认知障碍,能够正常生活[186]。

还应该指出的是,在每年治疗少于 18 个 SAH 患者的中心中,通常死亡率要高得多,而且良好的长期功能预后要少得多。理想的情况下,确诊为 SAH 的患者应该在一个大容量(每年>35 例病例)的中心接受适当的专业治疗,该中心应该配有神经重症监护病房、神经危重症医生、血管神经外科医生和介入神经放射科医生[140,168,191-194]。

动脉瘤的治疗和 SAH 的管理

一般急诊和重症监护

在急性 SAH 时,ICP 可突然升高至 MAP 水平,导致脑血流中断,其表现为意识丧失[195],以及影像学上出现脑水肿和急性的脑缺血损害(图 18.9)[181,196-198]。

初期监护应关注:

- 最佳的氧合和血流动力学以保证脑灌注和供氧。
- 控制脑积水或脑水肿导致的颅内压增高。
- 血压管理。
- 控制癫痫。

- 抗纤维蛋白溶解药物的应用,以预防动脉瘤再出血。

SAH 的复苏目标见表 18-6。

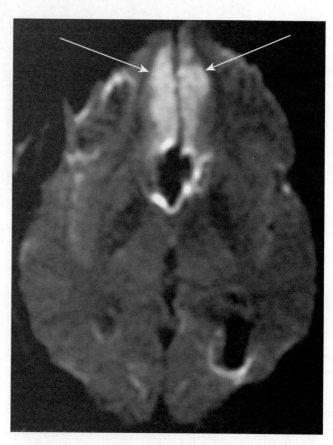

图 18.9　一名 Hunt-Hess 分级中 Ⅴ级的蛛网膜下腔出血患者入院时的磁共振弥散加权成像,显示急性缺血性损伤分布于双侧大脑前动脉区域。经过剑桥大学出版社的许可,由 Torbey 修改[141]

表 18.6　蛛网膜下腔出血急性管理和复苏目标

血压	有创血压监测
	目标:收缩压<140mmHg,舒张压<110mmHg,平均动脉压<110mmHg,CPP>60mmHg 直到动脉瘤修复
	药物:IV,拉贝洛尔 5~150mg/h,IV,尼卡地平 5~15mg/h,IV,氯维地平 1~32mg/h,IV,艾司洛尔 50~100mcg/(kg·min),IV,美托洛尔 1~5mg/h,IV,肼屈嗪 1.5~7.5mg/h,IV,氯压定 0.03~0.12mg/h,IV,乌拉地尔 5~40mg/h
预防再出血	通过栓塞或夹闭的方法修复动脉瘤
	选择:6-氨基己酸 4g,IV,继之用 1g/h 最多 72 小时,至血管造影前 4 小时
液体平衡	通过心输出量监测器测量每搏输出量的变化(最准确,仅在机械通气的患者中),颈内或锁骨下中心静脉压(CVP 不太可靠),尿量和临床表现
	仅用等渗液体:0.9% NaCl 液体,剂量 1.0~1.5ml/(kg·h)
氧合	目标:血氧饱和度>95%
	如果 GCS 评分<8 采取气管插管、机械通气

续表

体温控制	目标:体温≤37℃
	方法:IV 或 PO 对乙酰氨基酚 500~1 000mg;如果效果不佳,可以使用冰袋、冰被、表面或血管内温度控制系统,并控制寒战
血糖控制	目标:81~126mg/dl(4.5~7.0mmol/L)
	方法:持续胰岛素泵入
	注意:避免低血糖
	选择:如果使用微量透析,可以调节脑内血糖水平
营养支持	在入院的 48 小时内开始肠内营养,目标 25~30kcal/(kg·day)
预防 DVT	气压设备
	动脉瘤修复后 24 小时内每 8 小时肝素 5 000U SC 或每天依诺肝素 30~40mg SC;颅内手术前后 24 小时内不给药
预防误吸	床头抬高 30°
胃黏膜保护	泮托拉唑每天 20~40mg IV 或 PO
实验室检查	入院时:电解质、CBC、血凝、D-二聚体、肌钙蛋白 I、肌酸激酶、血型、尿常规、毒理学筛选
	每日:CBC、电解质、肌酐、血气分析
其他检查	心电图
	胸片
	选择:经胸超声心动图
低钠血症	等渗液体:0.9% NaCl 液体,剂量 1.0~1.5ml/(kg·d)
	限制水摄入
	选择:2%~20% 高渗盐水、NaCl 片、氟氢化可的松或氢化可的松用于液体负平衡
预防癫痫	初次发作癫痫后予抗癫痫治疗,有局灶性颅内血肿或局灶性脑水肿的患者,动脉瘤夹闭前使用左乙拉西坦 500~2 000mg 每日分两次静脉推注
	无癫痫发作证据时,最长治疗时间为 3~7 天
	Hunt-Hess 评级 IV 和 V 级的患者实施脑电监测
脑室引流	所有 Hunt-Hess 评级 IV 和 V 级、意识状态不佳、脑积水的患者应紧急放置 EVD
	尽快提高 EVD 水平或根据 EVD 出量进行夹紧
	不要预防性使用抗生素
	每隔一日采集 CSF 检测细胞计数及分类、葡萄糖水平、乳酸、蛋白,如果 CSF 细胞计数升高应行脑脊液培养
血糖	注意:CSF 采集时增加了感染风险,注意无菌操作
神经源性心肌抑制伴肺水肿	血流动力学检测(PiCCO,Pulsion Medical Systems,Munich,Germany;波形分析,Edwards Lifesciences,Irvine,California,USA;肺动脉导管)
	目标 MAP:70~90mmHg
	强心:米力农 0.25~0.75mcg/(kg·min)或多巴酚丁胺 3~15mcg/(kg·min)
	血管升压素:去甲肾上腺素 0.03~0.6mg/(kg·min)(首选),去氧肾上腺素 2~10mg/(kg·min)
	利尿
	增加 FiO_2 和 PEEP
	经胸超声心动图

续表

DCI 预防和诊断	尼莫地平 60mg/4h,PO,直到 SAH 第 21 天
	选择:每天辛伐他汀 40~80mg,PO 或普伐他汀 40mg,PO,直到 SAH 第 14 天
	避免低镁血症
	每日行经颅多普勒超声,包括检测痉挛指数(见表 18.7)
	选择:对于高危病人(Hunt-Hess 评级Ⅳ、Ⅴ级;改良 Fisher 评级Ⅲ、Ⅳ)在 SAH 第 4~12 天(平均第 9 天)行 CT 血管造影、CT 灌注成像或 MR 灌注成像
DCI 治疗	可用 Trendelenburg 体位(头低位),注意:增加了呼吸机相关性肺炎风险
	输注 500~1 000ml 的 0.9%盐水或 5%白蛋白,时间超过 15 分钟
	使用血管升压药物(去甲肾上腺素、去氧肾上腺素)治疗,使收缩压达到 160~220mmHg(比目前高 20mmHg),直到缺血消失
	对于有充血性心力衰竭或心肌梗死的患者,可使用米力农或多巴酚丁胺
	难治性血管痉挛
	造影血管成形术和/或动脉内罂粟碱,尼莫地平,维拉帕米或尼卡地平
	血流动力学监测:使用多巴酚丁胺或米力农,目标是心脏指数 ≥ 4.0L/(min·m²),肺动脉舒张压 >14mmHg

经过剑桥大学出版社的许可,由 Torbey 修改[141]。

CPP. 脑灌注压;CVP. 中心静脉压;DVT. 深静脉血栓;CBC. 全血细胞计数;EEG. 脑电图;EVD. 脑室外引流;CSF. 脑脊液;MAP. 平均动脉压;FiO₂. 吸氧浓度;PEEP. 呼吸末正压;NaCl. 氯化钠;SAH. 蛛网膜下腔出血;CT. 计算机断层扫描;MR. 磁共振;DCI. 迟发性脑缺血。

复发性出血

在发病后的 72 小时内 9%~17%的患者发生再出血,其中 40%~87%发生在最初的 6 小时内。第一个 24 小时内再出血风险约 4%,接下来的 13 天,每天出血风险约 1.5%。长期来看,每年的再出血风险为 3%,相关死亡率为 2%。对于 SAH 评分高、意识丧失、动脉瘤较大、有前兆出血、发病 3~6 小时内的血管造影、治疗延迟以及动脉瘤修复术不完全的患者,其再出血的风险高[188,200-202]。

关于在脑血管造影或者动脉瘤手术前,推荐予降压和氨甲环酸或氨基己酸抗纤维蛋白溶解治疗,证据尚不足。推荐持续静脉使用降压药降低收缩压至 140~160mmHg[140,168]。MAP 维持在 110mmHg 是可以接受的。但是,应该小心调节 MAP 和 CPP,以维持脑血流[140,168]。在动脉瘤手术前,可予不超过 72 小时的短程的抗纤溶治疗。应该在动脉瘤手术前 2 小时停止该治疗。有血栓栓塞发生是禁忌证,患者应该密切监测有无深静脉血栓形成[140,168,202]。没有任何一个对照研究推荐使用类固醇治疗。

颅内压增高的治疗

蛛网膜下腔出血可因脑积水、颅内出血的空间占位效应、全脑或局灶性脑组织水肿而导致颅内高压。

SAH 后 20%~30%发生脑积水,由于蛛网膜颗粒及软脑膜表面对脑脊液重吸收的减少,或血液导致第三、第四脑室梗阻[203-205]。选择的治疗手段是置入脑室引流(extraventricular drain,EVD)[140],它可以改善临床表现,比如改善意识状态[206]。引流瓶应该放置在较高的水平(15~20cmH₂O),以防止未保护的动脉瘤内的剪切力。感染风险增加达 15%。如果 36~48 小时没有好转,ICP 较低,那么很可能是由于急性出血引起的原发性脑损伤造成的神经系统不良状态。ICP 控制 48 小时后,可以间断夹闭或通过 ICP 监测提高 EVD 水平来终止 EVD。如果基底池开放,连续腰椎穿刺[207]或留置腰椎引流管[208],是延长 EVD 留置时间或者需要重复放置 EVD 的替代措施。18%~26%的 SAH 患者存在顽固性的脑积水,需要脑室腹腔分流术[204,209]。

颅内占位性出血可以通过开颅手术解压治疗。对于存在危及生命的脑水肿,无论是否存在脑出血、梗死或再出血,应立即行去骨瓣减压术,以防止脑疝形成[210]。

除了抬高床头、镇静、控制体温、应用等渗液、维持脑灌注压(CPP)>60mmHg 以及维持动脉血二氧化碳分压在 35mmHg 之外,高渗盐水可能是 ICP 危象的首选治疗方法。给予高渗生理盐水(23.5%)控制 ICP,可以增加脑缺血部位脑血流量和脑组织氧供、降低 ICP[211,212]。

多模式监测包括 ICP、MAP、CPP、脑组织氧分压（pbtO$_2$）以及通过微透析测量乳酸、丙酮酸、葡萄糖、甘油、谷氨酸等，通过反应性指标确定最佳的脑灌注压阈值。压力反应指数计算为 ICP 和 MAP 之间的相关系数，以反映大脑自动调节状态。如果自动调节受到干扰，MAP 变化将通过非反应性脉管系统被动的传至 ICP。最佳的 CPP 定义为在 CPP（通常为 50~90mmHg）范围内观察到的最低压力反应指数下的 CPP[213]。

容量状态

应该密切监测血容量，血容量不足可导致脑缺血和梗死[214-217]。对液体状态的评估不应仅仅基于患者的临床检查和中心静脉压，还应该包括每小时尿量、液体平衡，以及液体反应性的评估，比如脉压、每搏输出量变化和被动抬腿实验。不推荐常规放置肺动脉漂浮导管[168]。SAH 患者静脉输液管理的目标是正常容量状态[140,168]。预防性的高容量状态是有害的[218-221]。可予每小时 1~1.5ml/kg 0.9% 的生理盐水。每 2 小时可补充 250ml 晶体（0.9% 生理盐水）或胶体（5% 白蛋白）。首选晶体液[168]。对于患有难治性颅高压或有症状的颅内血肿的患者，高渗盐水是一种替代生理盐水的治疗方法。应避免使用低渗溶液[140]。

惊厥的治疗

据报道，SAH 发病时惊厥的发生率为 1%~7%。大约 5% 的患者在住院期间发生惊厥，7% 的患者在出院后第一年内发展为癫痫[172,222]。惊厥发生最重要的诱因是病变的病灶，比如蛛网膜下大的血凝块、脑内或硬膜下血肿和脑梗死。在 SAH 发病时惊厥发作不预示着癫痫风险的增加[222]。常规应用苯妥英或磷苯妥英可能会使 SAH 后神经功能和认知结果恶化[223,224]，因此不再推荐[140,168]。如果需要应用其他抗癫痫药物预防惊厥，以预防再出血，给药时间应仅 3~7天[168]。

昏迷的病人可能出现非痉挛性癫痫发作或癫痫持续状态（8%~19%）[225-227]。因此对于昏睡或昏迷的评分差的 SAH 病人，推荐使用 cEEG。这些患者中，非痉挛性癫痫发作的治疗效果尚不清楚。

动脉瘤修复

预防动脉瘤再出血的治疗方法包括夹闭、栓塞或置入分流器[228]。

术中或术后的血管造影证实，48~72 小时采用安全的微创手术的方法夹闭动脉瘤，超过 90% 的患者可以完全闭塞动脉瘤，同时达到较低的致残率和死亡率（5%~15%），巨大的动脉瘤不可采用该方法[125,142,229,230]。对于较大的动脉瘤或基底动脉瘤，夹闭手术造成的并发症发生率最高[231-233]。大脑中动脉瘤更适合夹闭手术[234,235]。

随着 Guglielmi 可分离线圈（软质血栓形成可分离铂线圈、GDC、目标治疗、Fremont、CA）在 1991 年用于动脉瘤的血管内治疗[236,237]，线圈栓塞成为开颅手术和动脉瘤夹闭术的重要替代方法。对于窄颈动脉瘤行栓塞术成功率 80%~90%。并发症升高至 9%，包括穿孔和脑缺血[238]。国际蛛网膜下腔出血动脉瘤研究（ISAT）随机纳入 2 134 名分级较好的患者，其中大部分为前循环中<10mm 的小动脉瘤，进行动脉瘤夹闭或栓塞术。治疗一年后，栓塞治疗后的死亡和残疾率为 23.5%，而夹闭治疗的死亡和残疾率为 30.9%（应用栓塞治疗死亡和残疾率的绝对风险下降了 7.4%），可能是因为相较夹闭而言，栓塞术明显降低了术中再出血等并发症的发生率。术后一年，栓塞术患者的癫痫发生率降低（14% vs 24%）。血管内治疗主要的担心在于几年后再出血率增加，因为线圈受压以及动脉瘤在残余颈部再生（栓塞术 1 年后再出血率为 7%，而夹闭再出血率 2%）[172,239]。采取外科夹闭手术还是血管内栓塞术治疗的决定应由神经科、外科和介入脑血管科专家小组讨论，并根据临床和放射性特征等因素决定，比如：

- 患者的临床状态。
- 解剖位置对手术方式的影响。
- 通路血管的解剖（扭曲、动脉粥样硬化）。
- 动脉瘤颈部相对于动脉瘤顶和起源血管的宽度（宽颈的动脉瘤很难采用线圈完全消除，栓子可能脱离移位，成为栓子的来源）。
- 脑出血导致的占位效应[140,232]。

最先进的技术包括能够让线圈保持在动脉瘤腔内的球囊再塑技术、液体聚合物线圈和栓塞剂，这些技术使得宽颈动脉瘤的治疗变为可行。血管内分流器治疗通过大的支架置入引导血流远离破裂的宽颈动脉瘤[228]。

神经介入科医生或神经外科医生以及该机构的技能水平，可能对两种治疗方法的决定有很大的影响。不管采用何种方式，动脉瘤应该尽早处理，避免再出血。应采用 CTA、MRA 或血管造影检查进行随访，确定动脉瘤的状况[140]。

迟发性脑缺血

迟发性脑缺血(delayed cerebral ischemia,DCI)是指新发的持续超过 1 小时的局部神经功能损害或意识障碍加重,或者在 CT 或 MRI 上有新发的梗死灶。潜在的病理生理机制考虑为血管痉挛,应该排除其他原因[240,241]。这个定义较症状性血管痉挛(由于血管性痉挛导致的局部神经功能损害或意识障碍加重)更有意义,尤其在有严重的 SAH 的患者中,神经功能恶化常不易识别。50%~70% 的血管造影中可以显示动脉狭窄,并且在 SAH 后导致 19%~46% 的迟发性缺血(血管造影血管痉挛,图 18.10)。DCI 的发生风险在 SAH 后的第 3 天开始增加,在 5~14 天时风险最高,并第 21 天结束。在入院时 CT 上可见出血量大的蛛网膜下腔出血和严重的脑室内出血中有较高的血管痉挛风险(图 18.5 和图 18.6)[149-151,242,243]。预防和控制 DCI 方法列于表 18.6 中。

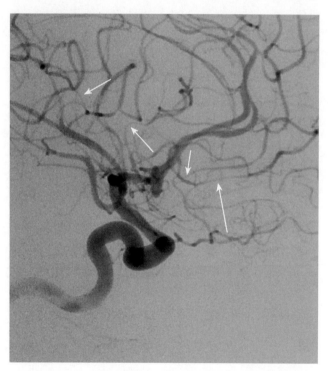

图 18.10　脑血管造影显示的是大脑前和大脑中动脉分支血管痉挛(见箭头)。经过剑桥大学出版社的许可,由 Torbey 修改[141]

迟发性脑缺血的监护

在神经重症监护病房中进行神经系统常规检查(每小时评估一次 GCS 评分,每 6 小时评估一次美国国立卫生研究院卒中量表(NIHSS)[244]),每天行经颅多普勒超声(transcranial Doppler ultrasonography,

TCD)的观察是简单易行的[140,168]。对于评分较好的 SAH 患者,出现意识状态恶化或局部症状,如失语、偏瘫,提醒临床医生应该尽早采取措施[140,168]。

TCD 是一种非侵袭性的诊断脑内大血管痉挛的手段,它具有较高的特异性,但敏感性变异度大,这取决于操作者和其他的一些因素[245,246]。大脑中动脉(middle cerebral artery,MCA)的平均流速(Vm)大于 120cm/s 应考虑存在血管痉挛,流速大于 200cm/s 可诊断血管痉挛,但平均流速的动态变化,比如增加两倍对于诊断血管痉挛更敏感[245,247]。Lindegaard 指数(大脑中动脉 Vm 与同侧颅外颈内动脉 Vm 的关系,见表 18.7)超过 6 时同样提示血管痉挛的存在[199,247,248]。

表 18.7　Lindegaard 比值[199]

平均 MCA 速率/cm/s	MCA/ICA 比值	解释
<120	<3	正常
120~200	3~6	轻度血管痉挛
>200	>6	重度血管痉挛

高度怀疑 DCI 时应该予影像学检查,比如 CT 和 CTA 和/或 CT 灌注成像(CT perfusion,CTP)、MRI 和 MRA 和/或 MR 灌注成像(MR perfusion,MRP),或者采取金标准:脑血管造影[140,168]。CTA 的阴性预测值高达 95%~100%,与血管造影有良好的相关性,但在诊断血管痉挛中常容易高估了动脉狭窄程度[249,250]。CTP 给出关于脑灌注状态与平均通过时间(mean transit time,MTT)和脑血流量(cerebral blood flow,CBF)的额外信息。两者都与脑血管造影有良好的相关性;MTT>6.4 秒更敏感,CBF 对血管痉挛更具特异性[251,252]。以下几种情况应重复影像学检查:如果临床医生对 DCI 引起的临床状态的改变不确定、如果考虑行血管内介入以及如果计划进行的治疗风险很高超过了其益处[168]。

评分较差的昏睡或昏迷的患者需要通过不同的监控技术明确是否有 DCI。通过多种模式的监控提供直接的实时的临床信息对这些患者是有益处的,包括局部脑组织氧分压(pbtO₂ 通过 Clark 电极行极谱法分析)、代谢(微透析导管测得的大脑乳酸、丙酮酸、葡萄糖、甘油和谷氨酸)、脑灌注压、热扩散微探针监测脑血流以及 cEEG 或者脑皮层电极监测抑制的脑活动。定量的 cEEG 分析表明,通过降低 α 波变异性或 α/δ 比例论来检测 DCI 具有较好的敏感性和特异性[253,254]。皮层 EEG 上的扩散去极化簇与 DCI 有关[255]。目前 DISCHARGE-1 三期研究正在开展此项研究。PbtO₂ 检测到脑内的氧合减少有利于早期判断 DCI[256]。甘油三酯、谷氨酸和乳酸/丙酮酸比值的增加作为脑缺血的标志，与正电子发射断层扫描和 DCI 中的脑血流减少有关[257-259]。鉴于他们检测的范围有限以及检测的位置与血凝块和其他病变之间的关系，故谨慎应用这些指标。因此，在评分较差的患者中，使用 CTA 和 CTP 筛查灌注不足和动脉狭窄是合理的[168]。

延迟性脑缺血的预防

除了高度警惕 DCI 症状外，可以采用药物干预预防 DCI。尼莫地平是一种二氢吡啶类钙通道拮抗药，可以通过神经保护作用而不是其对于血管的影响改善 SAH 后的神经功能预后。从第一天开始口服尼莫地平（60mg 每 4 小时）直到 21 天[140,168,260]。

镁是一种生理性的钙拮抗剂，它阻断电压力门控钙离子通道从而减少谷氨酸盐和钙离子进入细胞内。其在 SAH 中的血管舒张作用和安全性经过反复验证。IMASH 研究纳入 327 个患者，把他们随机分为镁治疗组或安慰剂组，在症状发生的 48h 小时开始，持续 10~14 天。主要观察结果是：根据扩大的格拉斯哥预后量表（glasgow outcome scale，GOS）判断 6 个月内是否为良好预后。两组患者并没有差异[261]。只有一个纳入107 人的研究表明，在镁剂治疗组（64mmol/L 治疗 14天），DCI 下降了 29%，但是在 6 个月时并没有改善长期预后和降低死亡率[262]。这些被一个纳入 875 人的 Meta 分析证实[263]。因此，不推荐额外的使用镁剂治疗。然而，低镁血症需要治疗[168]。

在一个小型的随机对照研究中，评估了他汀类药物的安全性、神经保护作用和潜在降低 SAH 后 DCI 的可能。一项荟萃分析证明，其降低了 DCI 发生率，并且不增加患者的死亡率。然而，其结果变异较大[264]。一个多中心实验研究涵盖了在 803 位 SAH中，使用辛伐他汀（每日 40mg，使用 21 天）和安慰剂对比对 DCI 的影响，证明其对 SAH 后短期或长期的预后均没有明显的改善[265]。因为在 SAH 患者中使用他汀类药物是安全的，在 SAH 前已经使用他汀类治疗的患者应该继续使用，而在出现 SAH 的患者中可以考虑开始使用他汀类药物[168]。

在开颅手术时行血肿清除术和鞘内注射 rtPA 或尿激酶促进纤维蛋白溶解，以及为了促进血块溶解而晃动颅脑等方法目前还在研究中[266,267]。另一个减少DCI 发生的途径是，通过脑室外引流系统使用尼莫地平微粒缓释剂（NEWTON 实验）。内皮素受体阻滞剂，如克拉生坦对减少 DCI 发生没有作用[268]。

DCI 的治疗

DCI 的治疗包括血流动力学管理和血管内治疗。

血流动力学的提高包括晶体或胶体溶液扩容、升压和提高心输出量以改善痉挛和没有调节能力的脑动脉的血流。这种治疗方法常被称为"3H 治疗"：高血容量、高血压、血液稀释，被认为是 DCI 的标准治疗。然而，仅有少量的数据证明了其有效性[269-274]。这些小的研究大多报道，高血容量和/或应用血管活性药物比如多巴胺或去甲肾上腺素是安全的，对脑血流和DCI 有不同的影响。在 DCI 时只要有严密的监护，即使在本身有心脏疾病的患者，高剂量的苯肾上腺素也是可以使用的，其全身的副作用在可接受范围内[275]。在存在心功能障碍的情况下，可以多巴酚丁胺或米力农增加心输出量的替代药物[276-278]。然而，多巴酚丁胺可能会降低 MAP，导致需要增加血管活性药物的剂量[168]。不推荐血液稀释治疗，因为它会导致脑内氧输送降低[279]。如果怀疑 DCI，应使用生理盐水扩容，并使用血管活性药物逐步升高血压，通过连续的神经功能评估，设定合适的 MAP 目标值。如果尼莫地平导致低血压应减量或停用[140,168]。如果 DCI 是难治性高血压和高血容量的诱因，或者是由诸如充血性心力衰竭、心肌缺血、肺水肿等并发症引起的，那么脑血管内球囊扩张成形术和/或动脉内应用罂粟碱、尼卡地平或异博定可能会逆转神经功能的损害。当动脉内使用血管舒张药，应该密切监测颅内压和动脉血压。血管内治疗的时机应考虑血流动力学增加的水平和耐受性、血管痉挛的证据以及血管内手术的有效性和医院的经验。研究报告称，如果在症状出现后 2 小时内进行动脉球囊血管成形术，70% 的患者临床症状得到持续改善，如果在 2 小时后进行，40% 的患者获得持续的临床改善。然而最近的一项研究表明，对在 MRI 上提示扩散/灌注不匹配的血管痉挛患者行血管内介入治疗 DCI 后6 个月，其临床预后更差[140,168,280-283]。

并发症

低钠血症

SAH 患者中低钠血症发生率为 20%~40%。低镁血症（40%）、低钾血症（25%）、高钠血症（20%）在SAH 患者中也常见[184,284-286]。低钠血症常是由于抗利尿激素（SIADH）的异常分泌、水潴留，或因为心脑钠肽增加造成的肾排泄钠增加导致的，称为脑耗盐综合征[184,287]。血管内容量减少和钠丢失可能增加了 DCI 和梗死的风险[214,215]。在 124 名 WFNS 评分Ⅳ和Ⅴ级的患者中,高达 63% 的患者存在低钠血症(血钠 <135mmol/L),并且 55% 的患者是由于脑耗盐综合征导致的。迟发的低钠血症(4~9 天时)患者有更高的脑梗死发生率。然而,低钠血症与 3 个月时不良预后(GOS 1~3)无关[288]。

氟氢化可的松和氢化可的松可用于预防 SAH 患者的低钠血症[289-293]。早期应用皮质类固醇,可以预防尿钠排泄和低钠血症。然而,激素的应用会导致高血糖和低钾血症。

应该使用较大剂量的等张晶体液和限制水的摄入,以抵消潜在的血容量不足以及避免不适当的水潴留。高张盐水(3%)可以用于纠正低钠血症[168,294]。

考尼伐坦是精氨酸加压素受体拮抗剂(V_{1A}/V_2),它可以用于治疗高血容量的低钠血症[295]。其在神经重症监护患者低钠血症中的应用已有初步报道,证明其结果很有前景[296]。使用考尼伐坦时应谨慎,避免血容量减少[168]。

发热

发热(≥38.3℃)是 SAH 患者常见的并发症(41%~72%)[184,297-302]。它与症状性血管痉挛的风险增加[299]、NICU 和总住院时间的增加[303],长期预后不良(mRS 4~6),日常生活依赖和认知损害有关[184,299,300]。SAH 患者监测体温的时间间隔应尽可能短。每一个 SAH 患者体温控制的目标是在正常范围(表 18.5)。在对 40 例 SAH 患者进行体表或血管内降温的病例对照研究中,降温组降低了日常热负荷,并且在 12 个月的预后较好(21% 的患者 mRS 4~6),而采用传统降温治疗的 80 名 SAH 患者,其预后较差(46% 的患者 mRS 4~6,P = 0.03)[302]。每出现一次新的发热,都应该对感染进行筛查和治疗。发烧控制可以用退热药物作为一线治疗,其次是静脉输注冷液体、体表降温或者血管内装置,同时治疗寒战[140,168]。

高血糖

几项研究表明,与 DCI 相关的持续高血糖与 SAH 后的短期和远期预后不良(GOS 1~3,mRS 4~6)有关[184,258,304-308]。根据定义和诊断标准的不同,高血糖在 SAH 患者中发生率为 30%~100%[184,305,306,309]。

一个纳入 55 个 SAH 患者的小样本的实验表明,对于血糖大于 126mg/dl(7mmol/L)的患者每 2 小时评估一次血糖的条件下,持续应用胰岛素控制是可行且安全的[310]。第一个关于强化胰岛素治疗在 SAH 患者中应用的随机实验中,其纳入 78 名 SAH 患者,证明了强化血糖控制组(目标血糖为 80~120mg/dl = 4.4~6.7mmol/L)较标准血糖控制组(目标血糖为 80~220mg/dl = 4.4~12.2mmol/L)感染的发生率从 42% 下降至 27%。两组之间 6 个月时的死亡率和血管痉挛的发生率无明显差异[311]。回顾性研究表明,良好的血糖控制能显著降低 3~6 个月不良预后的可能性[312]。低血糖(<60mg/dl 或 <3.3mmol/L 是出院时死亡率增加的强有力的独立预测因子[313]。此外,强化血糖控制导致的低血糖与 DCI 和脑梗死的风险增加有关[314]。这可以被看作是脑内葡萄糖减少,乳酸/丙酮酸比例和甘油三酯增加,作为微透析时细胞应激的标志[307,315-317]。在评分差的 SAH 患者中,血糖或脑内糖含量低的临床征象不明显。因此,当采取强化血糖控制方案时应该尽量避免低血糖。当采用微透析时,血糖水平可以根据脑内血糖水平进行滴定[140,168]。

贫血

需要输血治疗的贫血与迟发型脑梗死风险增加、死亡率增加,SAH 后 3 个月神经功能预后差[184,318]、脑内组织氧合低(pbtO$_2$ ≤ 15mmHg)以及代谢紊乱(乳酸/丙酮酸≥40)有关[319]。在一项安全性研究中,44 名 SAH 患者根据血红蛋白治疗目标被随机分为 10g/dl(6.2mmol/L)或 11.5g/dl(7.1mmol/L)两组。通过输红细胞达到较高目标值是安全可行的[320]。尚不能确定 SAH 后的贫血是否反映了疾病的严重程度,或直接影响了预后? 亦无法明确是否输血治疗贫血激活了炎症反应导致了不良预后[318,321,322]。为了减少贫血的发生频率,应该减少抽血的次数。推荐维持血红蛋白水平在 8~10g/dl(5.0~6.2mmol/L)之间[168]。SAH 后最佳的血红蛋白水平仍需要进一步明确[140]。

神经源性心肌顿抑和肺水肿

蛛网膜下腔出血可能由于儿茶酚胺激增并发心功能不全和肺水肿,导致神经源性"顿抑心肌"或"神经源性应激性心肌病"和神经源性肺水肿。心功能不全伴有短暂性的心电图异常、肌钙蛋白检测增高、超声心动图示可逆性室壁运动异常、低血压、心输出量降低。神经源性肺水肿是由于肺血管通透性增加导致的,它可以独立发生也可以与神经源性心脏损害并存。低血压、心输出量减少和氧合下降可能在ICP增加和DCI时影响脑灌注压[323-325]。约35%的SAH患者发现肌钙蛋白Ⅰ升高[326,327]，35%患者出现心律失常[184]。一项Meta分析显示，心电图、超声心动图和肌钙蛋白测量的异常与DCI、不良预后和SAH的死亡率有关（出院到其后的6个月随访）[328]。因此，推荐连续评估心肌酶谱和心电图。有心功能不全和肺水肿证据的患者应该进行超声心动图和心输出量监测。心衰的标准治疗中应该特别关注脑灌注状态。在肺水肿中，肺保护性通气和容量的管理是治疗靶点[168]。

中脑周围/脑桥前的SAH

定义为脑桥前或中脑周围的非动脉瘤性蛛网膜下腔出血，用于血液在脑前池的解剖定位。蛛网膜下出血严格的定义为包括大脑脚间、小脑脚间和四叠体周围在内的中脑周围池，并没有扩展到侧裂和纵裂间隙（图18.11）。50%~75%的动脉瘤阴性的SAH是中脑周围SAH。病因可能是中脑周围小静脉或毛细血管破裂所致。有中脑周围出血的患者生命常不受影响，且没有再出血的风险[329]。

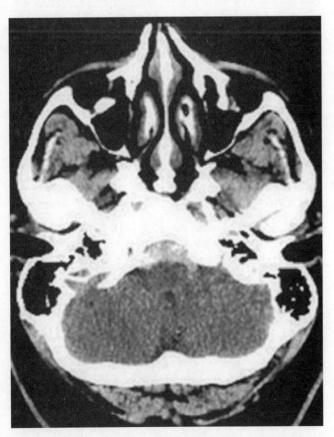

图18.11　CT显示的是脑桥前/脑膜下的蛛网膜下腔出血。经过剑桥大学出版社的许可，由Torbey修改[141]

未来展望

对于SAH和ICH患者的主要推荐治疗是基于该领域的专家共识[16,20,140,168]。还有很多尚未解决的问题，比如抗纤维蛋白溶解治疗对SAH和ICH的疗效、SAH动脉瘤修复前预防再出血和ICH血肿扩大的最佳血压、强化降糖治疗的效果和目标范围、维持体温正常对SAH和ICH预后的影响、ICH、SAH后和DCI最佳血红蛋白指标以及神经源性心肌抑制最佳的治疗方案。神经外科在脑出血治疗中的作用需要重新评估。预防抗凝患者血肿增大是一个值得研究的领域，尤其是在应用新型口服抗凝血药预防房颤患者的缺血性梗死后。

新的血管内治疗技术，比如主动脉内球囊反搏已经引入DCI的治疗。目前预防DCI和神经保护试验包括，脑池内应用溶栓治疗减少血栓，早期放置腰大池引流，鞘内注射硫酸镁，术中置入或脑室内使用尼卡地平或尼卡地平缓释剂以及静脉应用人白蛋白。

在评分较差的SAH患者中，对DCI的神经成像和干预的最佳监测技术和触发因素，传导去极化在DCI中的作用以及多相监测检测到的生理紊乱的潜在治疗靶点都需要进一步确定。

（章向成　译，梁英健　校）

参考文献

1. Broderick JP, Brott T, Tomsick T, Huster G, Miller R. The risk of subarachnoid and intracerebral hemorrhages in blacks as compared with whites. N Engl J Med. 1992;326:733–6.
2. Sacco RL, Wolf PA, Bharucha NE, Meeks SL, Kannel WB, Charette LJ, et al. Subarachnoid and intracerebral hemorrhage: natural history, prognosis, and precursive factors in the Framingham Study. Neurology. 1984;34:847–54.
3. Broderick J, Brott T, Tomsick T, Leach A. Lobar hemorrhage in the elderly. The undiminishing importance of hypertension. Stroke. 1993;24:49–51.
4. Qureshi AI, Tuhrim S, Broderick JP, Batjer HH, Hondo H, Hanley DF. Spontaneous intracerebral hemorrhage. N Engl J Med. 2001;344:1450–60.
5. Zahuranec DB, Lisabeth LD, Sanchez BN, Smith MA, Brown DL, Garcia NM, et al. Intracerebral hemorrhage mortality is not changing despite declining incidence. Neurology. 2014;82:2180–6.
6. Sandvei MS, Mathiesen EB, Vatten LJ, Muller TB, Lindekleiv H, Ingebrigtsen T, et al. Incidence and mortality of aneurysmal subarachnoid hemorrhage in two Norwegian cohorts, 1984–2007. Neurology. 2011;77:1833–9.
7. Ingall T, Asplund K, Mahonen M, Bonita R. A multinational comparison of subarachnoid hemorrhage epidemiology in the WHO MONICA stroke study. Stroke. 2000;31:1054–61.
8. Brott T, Thalinger K, Hertzberg V. Hypertension as a risk factor for spontaneous intracerebral hemorrhage. Stroke. 1986;17:1078–83.
9. Alberts MJ, Davis JP, Graffagnino C, McClenny C, Delong D, Granger C, et al. Endoglin gene polymorphism as a risk factor for

sporadic intracerebral hemorrhage. Ann Neurol. 1997;41:683–6.

10. Catto AJ, Kohler HP, Bannan S, Stickland M, Carter A, Grant PJ. Factor XIII Val 34 Leu: a novel association with primary intracerebral hemorrhage. Stroke. 1998;29:813–6.

11. O'Donnell HC, Rosand J, Knudsen KA, Furie KL, Segal AZ, Chiu RI, et al. Apolipoprotein E genotype and the risk of recurrent lobar intracerebral hemorrhage. N Engl J Med. 2000;342:240–5.

12. Bonita R. Epidemiology of stroke. Lancet. 1992;339:342–4.

13. Segal AZ, Chiu RI, Eggleston-Sexton PM, Beiser A, Greenberg SM. Low cholesterol as a risk factor for primary intracerebral hemorrhage: a case-control study. Neuroepidemiology. 1999;18: 185–93.

14. Gorelick PB. Alcohol and stroke. Stroke. 1987;18:268–71.

15. Rosand J, Hylek EM, O'Donnell HC, Greenberg SM. Warfarin-associated hemorrhage and cerebral amyloid angiopathy: a genetic and pathologic study. Neurology. 2000;55:947–51.

16. Steiner T, Kaste M, Forsting M, Mendelow D, Kwiecinski H, Szikora I, et al. Recommendations for the management of intracranial haemorrhage - part I: spontaneous intracerebral haemorrhage. The European Stroke Initiative Writing Committee and the Writing Committee for the EUSI Executive Committee. Cerebrovasc Dis. 2006;22:294–316.

17. Woo D, Deka R, Falcone GJ, Flaherty ML, Haverbusch M, Martini SR, et al. Apolipoprotein E, statins, and risk of intracerebral hemorrhage. Stroke. 2013;44:3013–7.

18. Romero JR, Preis SR, Beiser A, DeCarli C, Viswanathan A, Martinez-Ramirez S, et al. Risk factors, stroke prevention treatments, and prevalence of cerebral microbleeds in the Framingham Heart Study. Stroke. 2014;45:1492–4.

19. Iso H, Jacobs Jr DR, Wentworth D, Neaton JD, Cohen JD. Serum cholesterol levels and six-year mortality from stroke in 350,977 men screened for the multiple risk factor intervention trial. N Engl J Med. 1989;320:904–10.

20. Morgenstern LB, Hemphill 3rd JC, Anderson C, Becker K, Broderick JP, Connolly Jr ES, et al. Guidelines for the management of spontaneous intracerebral hemorrhage: a guideline for healthcare professionals from the American Heart Association/ American Stroke Association. Stroke. 2010;41:2108–29.

21. Broderick JP, Brott TG, Duldner JE, Tomsick T, Huster G. Volume of intracerebral hemorrhage. A powerful and easy-to-use predictor of 30-day mortality. Stroke. 1993;24:987–93.

22. Kothari RU, Brott T, Broderick JP, Barsan WG, Sauerbeck LR, Zuccarello M, et al. The ABCs of measuring intracerebral hemorrhage volumes. Stroke. 1996;27:1304–5.

23. Kidwell CS, Chalela JA, Saver JL, Starkman S, Hill MD, Demchuk AM, et al. Comparison of MRI and CT for detection of acute intracerebral hemorrhage. JAMA. 2004;292:1823–30.

24. Zhu XL, Chan MS, Poon WS. Spontaneous intracranial hemorrhage: which patients need diagnostic cerebral angiography? A prospective study of 206 cases and review of the literature. Stroke. 1997;28:1406–9.

25. Brott T, Broderick J, Kothari R, Barsan W, Tomsick T, Sauerbeck L, et al. Early hemorrhage growth in patients with intracerebral hemorrhage. Stroke. 1997;28:1–5.

26. Huckman MS, Weinberg PE, Kim KS, Davis DO. Angiographic and clinico-pathologic correlates in basal ganglionic hemorrhage. Radiology. 1970;95:79–92.

27. Yamaguchi K, Uemura K, Takahashi H, Kowada M, Kutsuzawa T. Intracerebral leakage of contrast medium in apoplexy. Br J Radiol. 1971;44:689–91.

28. Becker KJ, Baxter AB, Bybee HM, Tirschwell DL, Abouelsaad T, Cohen WA. Extravasation of radiographic contrast is an independent predictor of death in primary intracerebral hemorrhage. Stroke. 1999;30:2025–32.

29. Murai Y, Ikeda Y, Teramoto A, Tsuji Y. Magnetic resonance imaging-documented extravasation as an indicator of acute hypertensive intracerebral hemorrhage. J Neurosurg. 1998;88:650–5.

30. Morgenstern LB, Demchuk AM, Kim DH, Frankowski RF, Grotta JC. Rebleeding leads to poor outcome in ultra-early craniotomy for intracerebral hemorrhage. Neurology. 2001;56:1294–9.

31. Kaneko M, Tanaka K, Shimada T, Sato K, Uemura K. Long-term evaluation of ultra-early operation for hypertensive intracerebral hemorrhage in 100 cases. J Neurosurg. 1983;58:838–42.

32. Fujitsu K, Muramoto M, Ikeda Y, Inada Y, Kim I, Kuwabara T. Indications for surgical treatment of putaminal hemorrhage. Comparative study based on serial CT and time-course analysis. J Neurosurg. 1990;73:518–25.

33. Kazui S, Naritomi H, Yamamoto H, Sawada T, Yamaguchi T. Enlargement of spontaneous intracerebral hemorrhage. Incidence and time course. Stroke. 1996;27:1783–7.

34. Qureshi AI, Palesch YY, Martin R, Novitzke J, Cruz-Flores S, Ehtisham A, et al. Effect of systolic blood pressure reduction on hematoma expansion, perihematomal edema, and 3-month outcome among patients with intracerebral hemorrhage: results from the antihypertensive treatment of acute cerebral hemorrhage study. Arch Neurol. 2010;67:570–6.

35. Davis SM, Broderick J, Hennerici M, Brun NC, Diringer MN, Mayer SA, et al. Hematoma growth is a determinant of mortality and poor outcome after intracerebral hemorrhage. Neurology. 2006;66:1175–81.

36. Kazui S, Minematsu K, Yamamoto H, Sawada T, Yamaguchi T. Predisposing factors to enlargement of spontaneous intracerebral hematoma. Stroke. 1997;28:2370–5.

37. Fujii Y, Takeuchi S, Sasaki O, Minakawa T, Tanaka R. Multivariate analysis of predictors of hematoma enlargement in spontaneous intracerebral hemorrhage. Stroke. 1998;29:1160–6.

38. Cucchiara B, Messe S, Sansing L, Kasner S, Lyden P. Hematoma growth in oral anticoagulant related intracerebral hemorrhage. Stroke. 2008;39:2993–6.

39. Broderick JP, Diringer MN, Hill MD, Brun NC, Mayer SA, Steiner T, et al. Determinants of intracerebral hemorrhage growth: an exploratory analysis. Stroke. 2007;38:1072–5.

40. Toyoda K, Yasaka M, Nagata K, Nagao T, Gotoh J, Sakamoto T, et al. Antithrombotic therapy influences location, enlargement, and mortality from intracerebral hemorrhage. The Bleeding with Antithrombotic Therapy (BAT) Retrospective Study. Cerebrovasc Dis. 2009;27:151–9.

41. Delgado Almandoz JE, Yoo AJ, Stone MJ, Schaefer PW, Goldstein JN, Rosand J, et al. Systematic characterization of the computed tomography angiography spot sign in primary intracerebral hemorrhage identifies patients at highest risk for hematoma expansion: the spot sign score. Stroke. 2009;40:2994–3000.

42. Radmanesh F, Falcone GJ, Anderson CD, Battey TW, Ayres AM, Vashkevich A, et al. Risk factors for computed tomography angiography spot sign in deep and lobar intracerebral hemorrhage are shared. Stroke. 2014;45:1833–5.

43. Barras CD, Tress BM, Christensen S, MacGregor L, Collins M, Desmond PM, et al. Density and shape as CT predictors of intracerebral hemorrhage growth. Stroke. 2009;40:1325–31.

44. Specogna AV, Turin TC, Patten SB, Hill MD. Factors associated with early deterioration after spontaneous intracerebral hemorrhage: a systematic review and meta-analysis. PLoS One. 2014;9:e96743.

45. Broderick JMS, Brun NC, Begtrup K, Diringer MN, Davis S, Skolnik BE, et al. Determinants of hemorrhage growth in a randomized trial of recombinant activated factor VII. J Neurol Sci. 2005;238 Suppl 1:S69.

46. Leira R, Davalos A, Silva Y, Gil-Peralta A, Tejada J, Garcia M, et al. Early neurologic deterioration in intracerebral hemorrhage: predictors and associated factors. Neurology. 2004;63:461–7.

47. Silva Y, Puigdemont M, Castellanos M, Serena J, Suner RM, Garcia MM, et al. Semi-intensive monitoring in acute stroke and long-term outcome. Cerebrovasc Dis. 2005;19:23–30.

48. Flibotte JJ, Hagan N, O'Donnell J, Greenberg SM, Rosand J. Warfarin, hematoma expansion, and outcome of intracerebral hemorrhage. Neurology. 2004;63:1059–64.

49. Huttner HB, Schellinger PD, Hartmann M, Kohrmann M, Juettler E, Wikner J, et al. Hematoma growth and outcome in treated neu-

rocritical care patients with intracerebral hemorrhage related to oral anticoagulant therapy: comparison of acute treatment strategies using vitamin K, fresh frozen plasma, and prothrombin complex concentrates. Stroke. 2006;37:1465–70.

50. Yasaka M, Minematsu K, Naritomi H, Sakata T, Yamaguchi T. Predisposing factors for enlargement of intracerebral hemorrhage in patients treated with warfarin. Thromb Haemost. 2003;89:278–83.

51. Lou M, Al-Hazzani A, Goddeau Jr RP, Novak V, Selim M. Relationship between white-matter hyperintensities and hematoma volume and growth in patients with intracerebral hemorrhage. Stroke. 2010;41:34–40.

52. Wada R, Aviv RI, Fox AJ, Sahlas DJ, Gladstone DJ, Tomlinson G, et al. CT angiography "spot sign" predicts hematoma expansion in acute intracerebral hemorrhage. Stroke. 2007;38:1257–62.

53. Hallevi H, Abraham AT, Barreto AD, Grotta JC, Savitz SI. The spot sign in intracerebral hemorrhage: the importance of looking for contrast extravasation. Cerebrovasc Dis. 2010;29:217–20.

54. Kim J, Smith A, Hemphill 3rd JC, Smith WS, Lu Y, Dillon WP, et al. Contrast extravasation on CT predicts mortality in primary intracerebral hemorrhage. AJNR Am J Neuroradiol. 2008;29:520–5.

55. Goldstein JN, Fazen LE, Snider R, Schwab K, Greenberg SM, Smith EE, et al. Contrast extravasation on CT angiography predicts hematoma expansion in intracerebral hemorrhage. Neurology. 2007;68:889–94.

56. Li N, Wang Y, Wang W, Ma L, Xue J, Weissenborn K, et al. Contrast extravasation on computed tomography angiography predicts clinical outcome in primary intracerebral hemorrhage: a prospective study of 139 cases. Stroke. 2011;42:3441–6.

57. Park SY, Kong MH, Kim JH, Kang DS, Song KY, Huh SK. Role of 'spot sign' on CT angiography to predict hematoma expansion in spontaneous intracerebral hemorrhage. J Korean Neurosurg Soc. 2010;48:399–405.

58. Rodriguez-Luna D, Rubiera M, Ribo M, Coscojuela P, Pineiro S, Pagola J, et al. Ultraearly hematoma growth predicts poor outcome after acute intracerebral hemorrhage. Neurology. 2011;77:1599–604.

59. Demchuk AM, Dowlatshahi D, Rodriguez-Luna D, Molina CA, Blas YS, Dzialowski I, et al. Prediction of haematoma growth and outcome in patients with intracerebral haemorrhage using the CT-angiography spot sign (PREDICT): a prospective observational study. Lancet Neurol. 2012;11:307 14.

60. Delgado Almandoz JE, Yoo AJ, Stone MJ, Schaefer PW, Oleinik A, Brouwers HB, et al. The spot sign score in primary intracerebral hemorrhage identifies patients at highest risk of in-hospital mortality and poor outcome among survivors. Stroke. 2010;41:54–60.

61. Thompson AL, Kosior JC, Gladstone DJ, Hopyan JJ, Symons SP, Romero F, et al. Defining the CT angiography 'spot sign' in primary intracerebral hemorrhage. Can J Neurol Sci. 2009;36:456–61.

62. Del Giudice A, D'Amico D, Sobesky J, Wellwood I. Accuracy of the spot sign on computed tomography angiography as a predictor of haematoma enlargement after acute spontaneous intracerebral haemorrhage: a systematic review. Cerebrovasc Dis. 2014;37:268–76.

63. Yang GY, Betz AL, Chenevert TL, Brunberg JA, Hoff JT. Experimental intracerebral hemorrhage: relationship between brain edema, blood flow, and blood-brain barrier permeability in rats. J Neurosurg. 1994;81:93–102.

64. Wagner KR, Xi G, Hua Y, Kleinholz M, de Courten-Myers GM, Myers RE, et al. Lobar intracerebral hemorrhage model in pigs: rapid edema development in perihematomal white matter. Stroke. 1996;27:490–7.

65. Silva Y, Leira R, Tejada J, Lainez JM, Castillo J, Davalos A. Molecular signatures of vascular injury are associated with early growth of intracerebral hemorrhage. Stroke. 2005;36:86–91.

66. Lee KR, Colon GP, Betz AL, Keep RF, Kim S, Hoff JT. Edema from intracerebral hemorrhage: the role of thrombin. J Neurosurg. 1996;84:91–6.

67. Gong C, Hoff JT, Keep RF. Acute inflammatory reaction following experimental intracerebral hemorrhage in rat. Brain Res. 2000;871:57–65.

68. Xi G, Wagner KR, Keep RF, Hua Y, de Courten-Myers GM, Broderick JP, et al. Role of blood clot formation on early edema development after experimental intracerebral hemorrhage. Stroke. 1998;29:2580–6.

69. Jenkins A, Mendelow AD, Graham DI, Nath FP, Teasdale GM. Experimental intracerebral haematoma: the role of blood constituents in early ischaemia. Br J Neurosurg. 1990;4:45–51.

70. Rosenberg GA, Navratil M. Metalloproteinase inhibition blocks edema in intracerebral hemorrhage in the rat. Neurology. 1997;48:921–6.

71. Nath FP, Kelly PT, Jenkins A, Mendelow AD, Graham DI, Teasdale GM. Effects of experimental intracerebral hemorrhage on blood flow, capillary permeability, and histochemistry. J Neurosurg. 1987;66:555–62.

72. Olson JD. Mechanisms of hemostasis. Effect on intracerebral hemorrhage. Stroke. 1993;24:109–14.

73. Dennis MS. Outcome after brain haemorrhage. Cerebrovasc Dis. 2003;16:9–13.

74. Naidech AM, Bernstein RA, Bassin SL, Garg RK, Liebling S, Bendok BR, et al. How patients die after intracerebral hemorrhage. Neurocrit Care. 2009;11:45–9.

75. Mayer SA, Brun NC, Begtrup K, Broderick J, Davis S, Diringer MN, et al. Efficacy and safety of recombinant activated factor VII for acute intracerebral hemorrhage. N Engl J Med. 2008;358:2127–37.

76. Broderick JP, Brott T, Tomsick T, Miller R, Huster G. Intracerebral hemorrhage more than twice as common as subarachnoid hemorrhage. J Neurosurg. 1993;78:188–91.

77. Gebel Jr JM, Jauch EC, Brott TG, Khoury J, Sauerbeck L, Salisbury S, et al. Relative edema volume is a predictor of outcome in patients with hyperacute spontaneous intracerebral hemorrhage. Stroke. 2002;33:2636–41.

78. Juvela S. Risk factors for impaired outcome after spontaneous intracerebral hemorrhage. Arch Neurol. 1995;52:1193–200.

79. Qureshi AI, Safdar K, Weil J, Barch C, Bliwise DL, Colohan AR, et al. Predictors of early deterioration and mortality in black Americans with spontaneous intracerebral hemorrhage. Stroke. 1995;26:1764–7.

80. Hemphill 3rd JC, Bonovich DC, Besmertis L, Manley GT, Johnston SC. The ICH score: a simple, reliable grading scale for intracerebral hemorrhage. Stroke. 2001;32:891–7.

81. Koivunen RJ, Satopaa J, Haapaniemi E, Strbian D, Meretoja A, Mustanoja S, et al. Predictors of early mortality in young adults after intracerebral hemorrhage. Stroke. 2014;45:2454–6.

82. Brizzi M, Abul-Kasim K, Jalakas M, Selariu E, Pessah-Rasmussen H, Zia E. Early do-not-resuscitate orders in intracerebral haemorrhage; frequency and predictive value for death and functional outcome. A retrospective cohort study. Scand J Trauma Resusc Emerg Med. 2012;20:36.

83. Hemphill 3rd JC, Newman J, Zhao S, Johnston SC. Hospital usage of early do-not-resuscitate orders and outcome after intracerebral hemorrhage. Stroke. 2004;35:1130–4.

84. Silvennoinen K, Meretoja A, Strbian D, Putaala J, Kaste M, Tatlisumak T. Do-not-resuscitate (DNR) orders in patients with intracerebral hemorrhage. Int J Stroke. 2014;9:53–8.

85. Zahuranec DB, Morgenstern LB, Sanchez BN, Resnicow K, White DB, Hemphill 3rd JC. Do-not-resuscitate orders and predictive models after intracerebral hemorrhage. Neurology. 2010;75:626–33.

86. Diringer MN, Edwards DF. Admission to a neurologic/neurosurgical intensive care unit is associated with reduced mortality rate after intracerebral hemorrhage. Crit Care Med. 2001;29:635–40.

87. Anderson CS, Huang Y, Wang JG, Arima H, Neal B, Peng B, et al.

Intensive blood pressure reduction in acute cerebral haemorrhage trial (INTERACT): a randomised pilot trial. Lancet Neurol. 2008;7:391–9.

88. Qureshi AI, Tariq N, Divani AA, Novitzke J, Hussein HH, Palesch YY, et al. Antihypertensive treatment of acute cerebral hemorrhage. Crit Care Med. 2010;38:637–48.

89. Anderson CS, Heeley E, Huang Y, Wang J, Stapf C, Delcourt C, et al. Rapid blood-pressure lowering in patients with acute intracerebral hemorrhage. N Engl J Med. 2013;368:2355–65.

90. Qureshi AI, Wilson DA, Traystman RJ. Treatment of elevated intracranial pressure in experimental intracerebral hemorrhage: comparison between mannitol and hypertonic saline. Neurosurgery. 1999;44:1055–63.

91. Kamel H, Navi BB, Nakagawa K, Hemphill 3rd JC, Ko NU. Hypertonic saline versus mannitol for the treatment of elevated intracranial pressure: a meta-analysis of randomized clinical trials. Crit Care Med. 2011;39:554–9.

92. Lauer A, Pfeilschifter W, Schaffer CB, Lo EH, Foerch C. Intracerebral haemorrhage associated with antithrombotic treatment: translational insights from experimental studies. Lancet Neurol. 2013;12:394–405.

93. Silva IR, Provencio JJ. Intracerebral hemorrhage in patients receiving oral anticoagulation therapy. J Intensive Care Med. 2015;30(2):63–78.

94. Suarez-Pinilla M, Fernandez-Rodriguez A, Benavente-Fernandez L, Calleja-Puerta S. Vitamin K antagonist-associated intracerebral hemorrhage: lessons from a devastating disease in the dawn of the new oral anticoagulants. J Stroke Cerebrovasc Dis. 2014;23:732–42.

95. Schulman S. Clinical practice. Care of patients receiving long-term anticoagulant therapy. N Engl J Med. 2003;349:675–83.

96. Steiner T, Bohm M, Dichgans M, Diener HC, Ell C, Endres M, et al. Recommendations for the emergency management of complications associated with the new direct oral anticoagulants (DOACs), apixaban, dabigatran and rivaroxaban. Clin Res Cardiol. 2013;102:399–412.

97. Schulman S. Pharmacologic tools to reduce bleeding in surgery. Hematology Am Soc Hematol Educ Program. 2012;2012:517–21.

98. Eckman MH, Rosand J, Knudsen KA, Singer DE, Greenberg SM. Can patients be anticoagulated after intracerebral hemorrhage? A decision analysis. Stroke. 2003;34:1710–6.

99. Rossi C, De Herdt V, Dequatre-Ponchelle N, Henon H, Leys D, Cordonnier C. Incidence and predictors of late seizures in intracerebral hemorrhages. Stroke. 2013;44:1723–5.

100. Claassen J, Jette N, Chum F, Green R, Schmidt M, Choi H, et al. Electrographic seizures and periodic discharges after intracerebral hemorrhage. Neurology. 2007;69:1356–65.

101. Vespa PM, O'Phelan K, Shah M, Mirabelli J, Starkman S, Kidwell C, et al. Acute seizures after intracerebral hemorrhage: a factor in progressive midline shift and outcome. Neurology. 2003;60:1441–6.

102. Steiner T, Al-Shahi Salman R, Beer R, Christensen H, Cordonnier C, Csiba L, et al. European Stroke Organisation (ESO) guidelines for the management of spontaneous intracerebral hemorrhage. Int J Stroke. 2014;9:840–55.

103. Boeer A, Voth E, Henze T, Prange HW. Early heparin therapy in patients with spontaneous intracerebral haemorrhage. J Neurol Neurosurg Psychiatry. 1991;54:466–7.

104. Mendelow AD, Gregson BA, Fernandes HM, Murray GD, Teasdale GM, Hope DT, et al. Early surgery versus initial conservative treatment in patients with spontaneous supratentorial intracerebral haematomas in the International Surgical Trial in Intracerebral Haemorrhage (STICH): a randomised trial. Lancet. 2005;365:387–97.

105. Mendelow AD, Gregson BA, Rowan EN, Murray GD, Gholkar A, Mitchell PM, et al. Early surgery versus initial conservative treatment in patients with spontaneous supratentorial lobar intracerebral haematomas (STICH II): a randomised trial. Lancet. 2013;382:397–408.

106. Mould WA, Carhuapoma JR, Muschelli J, Lane K, Morgan TC,

McBee NA, et al. Minimally invasive surgery plus recombinant tissue-type plasminogen activator for intracerebral hemorrhage evacuation decreases perihematomal edema. Stroke. 2013;44:627–34.

107. Barnes B, Hanley DF, Carhuapoma JR. Minimally invasive surgery for intracerebral haemorrhage. Curr Opin Crit Care. 2014;20:148–52.

108. Naff NJ, Hanley DF, Keyl PM, Tuhrim S, Kraut M, Bederson J, et al. Intraventricular thrombolysis speeds blood clot resolution: results of a pilot, prospective, randomized, double-blind, controlled trial. Neurosurgery. 2004;54:577–83.

109. Mayfrank L, Lippitz B, Groth M, Bertalanffy H, Gilsbach JM. Effect of recombinant tissue plasminogen activator on clot lysis and ventricular dilatation in the treatment of severe intraventricular haemorrhage. Acta Neurochir (Wien). 1993;122:32–8.

110. Morgan T, Zuccarello M, Narayan R, Keyl P, Lane K, Hanley D. Preliminary findings of the minimally-invasive surgery plus rtPA for intracerebral hemorrhage evacuation (MISTIE) clinical trial. Acta Neurochir Suppl. 2008;105:147–51.

111. Naff N, Williams MA, Keyl PM, Tuhrim S, Bullock MR, Mayer SA, et al. Low-dose recombinant tissue-type plasminogen activator enhances clot resolution in brain hemorrhage: the intraventricular hemorrhage thrombolysis trial. Stroke. 2011;42:3009–16.

112. Rinkel GJ, Djibuti M, Algra A, van Gijn J. Prevalence and risk of rupture of intracranial aneurysms: a systematic review. Stroke. 1998;29:251–6.

113. van Gijn J, Rinkel GJ. Subarachnoid haemorrhage: diagnosis, causes and management. Brain. 2001;124:249–78.

114. Okamoto K, Horisawa R, Kawamura T, Asai A, Ogino M, Takagi T, et al. Menstrual and reproductive factors for subarachnoid hemorrhage risk in women: a case-control study in nagoya, Japan. Stroke. 2001;32:2841–4.

115. Qureshi AI, Suri MF, Yahia AM, Suarez JI, Guterman LR, Hopkins LN, et al. Risk factors for subarachnoid hemorrhage. Neurosurgery. 2001;49:607–12. discussion 12–3.

116. Kubota M, Yamaura A, Ono J. Prevalence of risk factors for aneurysmal subarachnoid haemorrhage: results of a Japanese multicentre case control study for stroke. Br J Neurosurg. 2001;15:474–8.

117. Taylor CL, Yuan Z, Selman WR, Ratcheson RA, Rimm AA. Cerebral arterial aneurysm formation and rupture in 20,767 elderly patients: hypertension and other risk factors. J Neurosurg. 1995;83:812–9.

118. Teunissen LL, Rinkel GJ, Algra A, van Gijn J. Risk factors for subarachnoid hemorrhage: a systematic review. Stroke. 1996;27:544–9.

119. van der Schaaf IC, Ruigrok YM, Rinkel GJ, Algra A, van Gijn J. Study design and outcome measures in studies on aneurysmal subarachnoid hemorrhage. Stroke. 2002;33:2043–6.

120. Juvela S, Hillbom M, Numminen H, Koskinen P. Cigarette smoking and alcohol consumption as risk factors for aneurysmal subarachnoid hemorrhage. Stroke. 1993;24:639–46.

121. Knekt P, Reunanen A, Aho K, Heliovaara M, Rissanen A, Aromaa A, et al. Risk factors for subarachnoid hemorrhage in a longitudinal population study. J Clin Epidemiol. 1991;44:933–9.

122. Kernan WN, Viscoli CM, Brass LM, Broderick JP, Brott T, Feldmann E, et al. Phenylpropanolamine and the risk of hemorrhagic stroke. N Engl J Med. 2000;343:1826–32.

123. Nanda A, Vannemreddy PS, Polin RS, Willis BK. Intracranial aneurysms and cocaine abuse: analysis of prognostic indicators. Neurosurgery. 2000;46:1063–7.

124. Oyesiku NM, Colohan AR, Barrow DL, Reisner A. Cocaine-induced aneurysmal rupture: an emergent negative factor in the natural history of intracranial aneurysms? Neurosurgery. 1993;32:518–25.

125. David CA, Vishteh AG, Spetzler RF, Lemole M, Lawton MT, Partovi S. Late angiographic follow-up review of surgically treated aneurysms. J Neurosurg. 1999;91:396–401.

126. Kissela BM, Sauerbeck L, Woo D, Khoury J, Carrozzella J, Pancioli A, et al. Subarachnoid hemorrhage: a preventable disease

with a heritable component. Stroke. 2002;33:1321–6.

127. Schievink WI. Genetics of intracranial aneurysms. Neurosurgery. 1997;40:651–62.

128. Schievink WI. Intracranial aneurysms. N Engl J Med. 1997;336: 28–40.

129. Bassi P, Bandera R, Loiero M, Tognoni G, Mangoni A. Warning signs in subarachnoid hemorrhage: a cooperative study. Acta Neurol Scand. 1991;84:277–81.

130. Juvela S. Minor leak before rupture of an intracranial aneurysm and subarachnoid hemorrhage of unknown etiology. Neurosurgery. 1992;30:7–11.

131. Fountas KN, Kapsalaki EZ, Lee GP, Machinis TG, Grigorian AA, Robinson JS, et al. Terson hemorrhage in patients suffering aneurysmal subarachnoid hemorrhage: predisposing factors and prognostic significance. J Neurosurg. 2008;109:439–44.

132. Sundaram MB, Chow F. Seizures associated with spontaneous subarachnoid hemorrhage. Can J Neurol Sci. 1986;13:229–31.

133. Kowalski RG, Claassen J, Kreiter KT, Bates JE, Ostapkovich ND, Connolly ES, et al. Initial misdiagnosis and outcome after subarachnoid hemorrhage. JAMA. 2004;291:866–9.

134. Teasdale G, Jennett B. Assessment of coma and impaired consciousness. A practical scale. Lancet. 1974;2:81–4.

135. Hunt WE, Hess RM. Surgical risk as related to time of intervention in the repair of intracranial aneurysms. J Neurosurg. 1968;28:14–20.

136. Naval NS, Chang T, Caserta F, Kowalski RG, Carhuapoma JR, Tamargo RJ. Improved aneurysmal subarachnoid hemorrhage outcomes: a comparison of 2 decades at an academic center. J Crit Care. 2013;28:182–8.

137. Report of World Federation of Neurological Surgeons Committee on a Universal Subarachnoid Hemorrhage Grading Scale. J Neurosurg. 1988;68:985–6.

138. Drake CG. Progress in cerebrovascular disease: management of cerebral aneurysm. Stroke. 1981;12:273–83.

139. Teasdale GM, Drake CG, Hunt W, et al. A universal subarachnoid hemorrhage scale: report of a committee of the world federation of neurosurgical societies. J Neurol Neurosurg Psychiatry. 1988;51:1457.

140. Connolly Jr ES, Rabinstein AA, Carhuapoma JR, Derdeyn CP, Dion J, Higashida RT, et al. Guidelines for the management of aneurysmal subarachnoid hemorrhage: a guideline for healthcare professionals from the American Heart Association/american Stroke Association. Stroke. 2012;43:1711–37.

141. Torbey M., editor. Neurocritical care. 2nd ed. Cambridge: Cambridge University Press (forthcoming April 2016)

142. Kassell NF, Torner JC, Haley Jr EC, Jane JA, Adams HP, Kongable GL. The international cooperative study on the timing of aneurysm surgery. Part 1: overall management results. J Neurosurg. 1990;73:18–36.

143. Morgenstern LB, Luna-Gonzales H, Huber Jr JC, Wong SS, Uthman MO, Gurian JH, et al. Worst headache and subarachnoid hemorrhage: prospective, modern computed tomography and spinal fluid analysis. Ann Emerg Med. 1998;32:297–304.

144. Sames TA, Storrow AB, Finkelstein JA, Magoon MR. Sensitivity of new-generation computed tomography in subarachnoid hemorrhage. Acad Emerg Med. 1996;3:16–20.

145. Sidman R, Connolly E, Lemke T. Subarachnoid hemorrhage diagnosis: lumbar puncture is still needed when the computed tomography scan is normal. Acad Emerg Med. 1996;3:827–31.

146. van der Wee N, Rinkel GJ, Hasan D, van Gijn J. Detection of subarachnoid haemorrhage on early CT: is lumbar puncture still needed after a negative scan? J Neurol Neurosurg Psychiatry. 1995;58:357–9.

147. van Gijn J, van Dongen KJ. The time course of aneurysmal haemorrhage on computed tomograms. Neuroradiology. 1982;23:153–6.

148. Perry JJ, Stiell IG, Sivilotti ML, Bullard MJ, Emond M, Symington C, et al. Sensitivity of computed tomography performed within six hours of onset of headache for diagnosis of subarachnoid haemorrhage: prospective cohort study. BMJ. 2011;343:4277.

149. Fisher CM, Kistler JP, Davis JM. Relation of cerebral vasospasm to subarachnoid hemorrhage visualized by computerized tomographic scanning. Neurosurgery. 1980;6:1–9.

150. Frontera JA, Claassen J, Schmidt JM, Wartenberg KE, Temes R, Connolly Jr ES, et al. Prediction of symptomatic vasospasm after subarachnoid hemorrhage: the modified fisher scale. Neurosurgery. 2006;59:21–7.

151. Claassen J, Bernardini GL, Kreiter K, Bates J, Du YE, Copeland D, et al. Effect of cisternal and ventricular blood on risk of delayed cerebral ischemia after subarachnoid hemorrhage: the Fisher scale revisited. Stroke. 2001;32:2012–20.

152. Mitchell P, Wilkinson ID, Hoggard N, Paley MN, Jellinek DA, Powell T, et al. Detection of subarachnoid haemorrhage with magnetic resonance imaging. J Neurol Neurosurg Psychiatry. 2001;70: 205–11.

153. Chao CY, Florkowski CM, Fink JN, Southby SJ, George PM. Prospective validation of cerebrospinal fluid bilirubin in suspected subarachnoid haemorrhage. Ann Clin Biochem. 2007;44: 140–4.

154. Perry JJ, Sivilotti ML, Stiell IG, Wells GA, Raymond J, Mortensen M, et al. Should spectrophotometry be used to identify xanthochromia in the cerebrospinal fluid of alert patients suspected of having subarachnoid hemorrhage? Stroke. 2006;37:2467–72.

155. Anzalone N, Triulzi F, Scotti G. Acute subarachnoid haemorrhage: 3D time-of-flight MR angiography versus intra-arterial digital angiography. Neuroradiology. 1995;37:257–61.

156. Horikoshi T, Fukamachi A, Nishi H, Fukasawa I. Detection of intracranial aneurysms by three-dimensional time-of-flight magnetic resonance angiography. Neuroradiology. 1994;36: 203–7.

157. Huston 3rd J, Nichols DA, Luetmer PH, Goodwin JT, Meyer FB, Wiebers DO, et al. Blinded prospective evaluation of sensitivity of MR angiography to known intracranial aneurysms: importance of aneurysm size. AJNR Am J Neuroradiol. 1994;15:1607–14.

158. Bosmans H, Wilms G, Marchal G, Demaerel P, Baert AL. Characterisation of intracranial aneurysms with MR angiography. Neuroradiology. 1995;37:262–6.

159. Schuierer G, Huk WJ, Laub G. Magnetic resonance angiography of intracranial aneurysms: comparison with intra-arterial digital subtraction angiography. Neuroradiology. 1992;35:50–4.

160. Alberico RA, Ozsvath R, Casey S, Patel M. Helical CT angiography for the detection of intracranial aneurysms. AJNR Am J Neuroradiol. 1996;17:1002–3.

161. Alberico RA, Patel M, Casey S, Jacobs B, Maguire W, Decker R. Evaluation of the circle of Willis with three-dimensional CT angiography in patients with suspected intracranial aneurysms. AJNR Am J Neuroradiol. 1995;16:1571–8. discussion 9–80.

162. Hope JK, Wilson JL, Thomson FJ. Three-dimensional CT angiography in the detection and characterization of intracranial berry aneurysms. AJNR Am J Neuroradiol. 1996;17:439–45.

163. Ogawa T, Okudera T, Noguchi K, Sasaki N, Inugami A, Uemura K, et al. Cerebral aneurysms: evaluation with three-dimensional CT angiography. AJNR Am J Neuroradiol. 1996;17:447–54.

164. Wilms G, Guffens M, Gryspeerdt S, Bosmans H, Maaly M, Boulanger T, et al. Spiral CT of intracranial aneurysms: correlation with digital subtraction and magnetic resonance angiography. Neuroradiology. 1996;38:20–5.

165. Velthuis BK, Van Leeuwen MS, Witkamp TD, Ramos LM, Berkelbach van Der Sprenkel JW, Rinkel GJ. Computerized tomography angiography in patients with subarachnoid hemorrhage: from aneurysm detection to treatment without conventional angiography. J Neurosurg. 1999;91:761–7.

166. Velthuis BK, van Leeuwen MS, Witkamp TD, Ramos LM, Berkelbach van der Sprenkel JW, Rinkel GJ. Surgical anatomy of the cerebral arteries in patients with subarachnoid hemorrhage: comparison of computerized tomography angiography and digital subtraction angiography. J Neurosurg. 2001;95:206–12.

167. Agid R, Lee SK, Willinsky RA, Farb RI, terBrugge KG. Acute subarachnoid hemorrhage: using 64-slice multidetector CT angi-

ography to "triage" patients' treatment. Neuroradiology. 2006;48:
787–94.

168. Diringer MN, Bleck TP, Claude Hemphill 3rd J, Menon D, Shutter
L, Vespa P, et al. Critical care management of patients following
aneurysmal subarachnoid hemorrhage: recommendations from
the Neurocritical Care Society's Multidisciplinary Consensus
Conference. Neurocrit Care. 2011;15:211–40.

169. Romijn M, Gratama van Andel HA, van Walderveen MA,
Sprengers ME, van Rijn JC, van Rooij WJ, et al. Diagnostic accu-
racy of CT angiography with matched mask bone elimination for
detection of intracranial aneurysms: comparison with digital
subtraction angiography and 3D rotational angiography. AJNR
Am J Neuroradiol. 2008;29:134–9.

170. Zhang LJ, Wu SY, Niu JB, Zhang ZL, Wang HZ, Zhao YE, et al.
Dual-energy CT angiography in the evaluation of intracranial
aneurysms: image quality, radiation dose, and comparison with
3D rotational digital subtraction angiography. AJR Am J
Roentgenol. 2010;194:23–30.

171. Forster DM, Steiner L, Hakanson S, Bergvall U. The value of
repeat pan-angiography in cases of unexplained subarachnoid
hemorrhage. J Neurosurg. 1978;48:712–6.

172. Molyneux AJ, Kerr RS, Yu LM, Clarke M, Sneade M, Yarnold JA,
et al. International subarachnoid aneurysm trial (ISAT) of neuro-
surgical clipping versus endovascular coiling in 2143 patients
with ruptured intracranial aneurysms: a randomised comparison
of effects on survival, dependency, seizures, rebleeding, sub-
groups, and aneurysm occlusion. Lancet. 2005;366:809–17.

173. Feigin VL, Lawes CM, Bennett DA, Barker-Collo SL, Parag
V. Worldwide stroke incidence and early case fatality reported in
56 population-based studies: a systematic review. Lancet Neurol.
2009;8:355–69.

174. Taylor CJ, Robertson F, Brealey D, O'Shea F, Stephen T, Brew S,
et al. Outcome in poor grade subarachnoid hemorrhage patients
treated with acute endovascular coiling of aneurysms and aggres-
sive intensive care. Neurocrit Care. 2011;14:341–7.

175. Lichtman JH, Jones SB, Leifheit-Limson EC, Wang Y, Goldstein
LB. 30-Day mortality and readmission after hemorrhagic stroke
among medicare beneficiaries in joint commission primary stroke
center-certified and noncertified hospitals. Stroke.
2011;42:3387–91.

176. Ingall TJ, Whisnant JP, Wiebers DO, O'Fallon WM. Has there
been a decline in subarachnoid hemorrhage mortality? Stroke.
1989;20:718–24.

177. Johnston SC, Selvin S, Gress DR. The burden, trends, and demo-
graphics of mortality from subarachnoid hemorrhage. Neurology.
1998;50:1413–8.

178. Truelsen T, Bonita R, Duncan J, Anderson NE, Mee E. Changes in
subarachnoid hemorrhage mortality, incidence, and case fatality in
New Zealand between 1981–1983 and 1991–1993. Stroke.
1998;29:2298–303.

179. Mayer SA, Kreiter KT, Copeland D, Bernardini GL, Bates JE,
Peery S, et al. Global and domain-specific cognitive impairment
and outcome after subarachnoid hemorrhage. Neurology.
2002;59:1750–8.

180. Springer MV, Schmidt JM, Wartenberg KE, Frontera JA, Badjatia
N, Mayer SA. Predictors of global cognitive impairment 1 year
after subarachnoid hemorrhage. Neurosurgery. 2009;65:1043–50.

181. Claassen J, Carhuapoma JR, Kreiter KT, Du EY, Connolly ES,
Mayer SA. Global cerebral edema after subarachnoid hemor-
rhage: frequency, predictors, and impact on outcome. Stroke.
2002;33:1225–32.

182. Claassen J, Vu A, Kreiter KT, Kowalski RG, Du EY, Ostapkovich
N, et al. Effect of acute physiologic derangements on outcome
after subarachnoid hemorrhage. Crit Care Med. 2004;32:832–8.

183. Frontera JA, Fernandez A, Schmidt JM, Claassen J, Wartenberg KE,
Badjatia N, et al. Impact of nosocomial infectious complications
after subarachnoid hemorrhage. Neurosurgery. 2008;62:80–7.

184. Wartenberg KE, Schmidt JM, Claassen J, Temes RE, Frontera JA,
Ostapkovich N, et al. Impact of medical complications on out-

come after subarachnoid hemorrhage. Crit Care Med.
2006;34:617–23.

185. Huang AP, Arora S, Wintermark M, Ko N, Tu YK, Lawton
MT. Perfusion computed tomographic imaging and surgical selec-
tion with patients after poor-grade aneurysmal subarachnoid hem-
orrhage. Neurosurgery. 2010;67:964–74.

186. Haug T, Sorteberg A, Finset A, Lindegaard KF, Lundar T,
Sorteberg W. Cognitive functioning and health-related quality of
life 1 year after aneurysmal subarachnoid hemorrhage in preop-
erative comatose patients (Hunt and Hess Grade V patients).
Neurosurgery. 2010;66:475–84.

187. Bailes JE, Spetzler RF, Hadley MN, Baldwin HZ. Management
morbidity and mortality of poor-grade aneurysm patients.
J Neurosurg. 1990;72:559–66.

188. Laidlaw JD, Siu KH. Ultra-early surgery for aneurysmal sub-
arachnoid hemorrhage: outcomes for a consecutive series of 391
patients not selected by grade or age. J Neurosurg. 2002;97:
250–8.

189. Le Roux PD, Elliott JP, Newell DW, Grady MS, Winn
HR. Predicting outcome in poor-grade patients with subarachnoid
hemorrhage: a retrospective review of 159 aggressively managed
cases. J Neurosurg. 1996;85:39–49.

190. Shirao S, Yoneda H, Kunitsugu I, Ishihara H, Koizumi H, Suehiro
E, et al. Preoperative prediction of outcome in 283 poor-grade
patients with subarachnoid hemorrhage: a project of the Chugoku-
Shikoku Division of the Japan Neurosurgical Society. Cerebrovasc
Dis. 2010;30:105–13.

191. Berman MF, Solomon RA, Mayer SA, Johnston SC, Yung
PP. Impact of hospital-related factors on outcome after treatment
of cerebral aneurysms. Stroke. 2003;34:2200–7.

192. Cross 3rd DT, Tirschwell DL, Clark MA, Tuden D, Derdeyn CP,
Moran CJ, et al. Mortality rates after subarachnoid hemorrhage:
variations according to hospital case volume in 18 states.
J Neurosurg. 2003;99:810–7.

193. Cowan Jr JA, Dimick JB, Wainess RM, Upchurch Jr GR,
Thompson BG. Outcomes after cerebral aneurysm clip occlusion
in the United States: the need for evidence-based hospital referral.
J Neurosurg. 2003;99:947–52.

194. Nuno M, Patil CG, Lyden P, Drazin D. The effect of transfer and
hospital volume in subarachnoid hemorrhage patients. Neurocrit
Care. 2012;17:312–23.

195. Nornes H. The role of intracranial pressure in the arrest of hemor-
rhage in patients with ruptured intracranial aneurysm. J Neurosurg.
1973;39:226–34.

196. Hadeishi H, Suzuki A, Yasui N, Hatazawa J, Shimosegawa
E. Diffusion-weighted magnetic resonance imaging in patients
with subarachnoid hemorrhage. Neurosurgery. 2002;50:
741–7.

197. Wartenberg KE, Sheth SJ, Michael Schmidt J, Frontera JA, Rincon
F, Ostapkovich N, et al. Acute ischemic injury on diffusion-
weighted magnetic resonance imaging after poor grade subarach-
noid hemorrhage. Neurocrit Care. 2011;14:407–15.

198. Sato K, Shimizu H, Fujimura M, Inoue T, Matsumoto Y, Tominaga
T. Acute-stage diffusion-weighted magnetic resonance imaging
for predicting outcome of poor-grade aneurysmal subarachnoid
hemorrhage. J Cereb Blood Flow Metab. 2010;30:1110–20.

199. Lindegaard KF, Nornes H, Bakke SJ, Sorteberg W, Nakstad
P. Cerebral vasospasm after subarachnoid haemorrhage investi-
gated by means of transcranial Doppler ultrasound. Acta Neurochir
Suppl (Wien). 1988;42:81–4.

200. Fujii Y, Takeuchi S, Sasaki O, Minakawa T, Koike T, Tanaka
R. Ultra-early rebleeding in spontaneous subarachnoid hemor-
rhage. J Neurosurg. 1996;84:35–42.

201. Hillman J, Fridriksson S, Nilsson O, Yu Z, Saveland H, Jakobsson
KE. Immediate administration of tranexamic acid and reduced
incidence of early rebleeding after aneurysmal subarachnoid hem-
orrhage: a prospective randomized study. J Neurosurg. 2002;97:
771–8.

202. Starke RM, Connolly Jr ES. Rebleeding after aneurysmal sub-

arachnoid hemorrhage. Neurocrit Care. 2011;15:241–6.

203. Mehta V, Holness RO, Connolly K, Walling S, Hall R. Acute hydrocephalus following aneurysmal subarachnoid hemorrhage. Can J Neurol Sci. 1996;23:40–5.

204. Sheehan JP, Polin RS, Sheehan JM, Baskaya MK, Kassell NF. Factors associated with hydrocephalus after aneurysmal subarachnoid hemorrhage. Neurosurgery. 1999;45:1120–7.

205. Suarez-Rivera O. Acute hydrocephalus after subarachnoid hemorrhage. Surg Neurol. 1998;49:563–5.

206. Hasan D, Vermeulen M, Wijdicks EF, Hijdra A, van Gijn J. Management problems in acute hydrocephalus after subarachnoid hemorrhage. Stroke. 1989;20:747–53.

207. Hasan D, Lindsay KW, Vermeulen M. Treatment of acute hydrocephalus after subarachnoid hemorrhage with serial lumbar puncture. Stroke. 1991;22:190–4.

208. Murad A, Ghostine S, Colohan AR. Role of controlled lumbar CSF drainage for ICP control in aneurysmal SAH. Acta Neurochir Suppl. 2011;110:183–7.

209. Gruber A, Reinprecht A, Bavinzski G, Czech T, Richling B. Chronic shunt-dependent hydrocephalus after early surgical and early endovascular treatment of ruptured intracranial aneurysms. Neurosurgery. 1999;44:503–9.

210. Guresir E, Schuss P, Vatter H, Raabe A, Seifert V, Beck J. Decompressive craniectomy in subarachnoid hemorrhage. Neurosurg Focus. 2009;26:E4.

211. Al-Rawi PG, Zygun D, Tseng MY, Hutchinson PJ, Matta BF, Kirkpatrick PJ. Cerebral blood flow augmentation in patients with severe subarachnoid haemorrhage. Acta Neurochir Suppl. 2005;95:123–7.

212. Tseng MY, Al-Rawi PG, Pickard JD, Rasulo FA, Kirkpatrick PJ. Effect of hypertonic saline on cerebral blood flow in poor-grade patients with subarachnoid hemorrhage. Stroke. 2003;34:1389–96.

213. Bijlenga P, Czosnyka M, Budohoski KP, Soehle M, Pickard JD, Kirkpatrick PJ, et al. "Optimal cerebral perfusion pressure" in poor grade patients after subarachnoid hemorrhage. Neurocrit Care. 2010;13:17–23.

214. Hasan D, Wijdicks EF, Vermeulen M. Hyponatremia is associated with cerebral ischemia in patients with aneurysmal subarachnoid hemorrhage. Ann Neurol. 1990;27:106–8.

215. Wijdicks EF, Vermeulen M, Hijdra A, van Gijn J. Hyponatremia and cerebral infarction in patients with ruptured intracranial aneurysms: is fluid restriction harmful? Ann Neurol. 1985;17:137–40.

216. Hasan D, Vermeulen M, Wijdicks EF, Hijdra A, van Gijn J. Effect of fluid intake and antihypertensive treatment on cerebral ischemia after subarachnoid hemorrhage. Stroke. 1989;20:1511–5.

217. Solomon RA, Post KD, McMurtry 3rd JG. Depression of circulating blood volume in patients after subarachnoid hemorrhage: implications for the management of symptomatic vasospasm. Neurosurgery. 1984;15:354–61.

218. Egge A, Waterloo K, Sjoholm H, Solberg T, Ingebrigtsen T, Romner B. Prophylactic hyperdynamic postoperative fluid therapy after aneurysmal subarachnoid hemorrhage: a clinical, prospective, randomized, controlled study. Neurosurgery. 2001;49:593–605.

219. Lennihan L, Mayer SA, Fink ME, Beckford A, Paik MC, Zhang H, et al. Effect of hypervolemic therapy on cerebral blood flow after subarachnoid hemorrhage: a randomized controlled trial. Stroke. 2000;31:383–91.

220. Muench E, Horn P, Bauhuf C, Roth H, Philipps M, Hermann P, et al. Effects of hypervolemia and hypertension on regional cerebral blood flow, intracranial pressure, and brain tissue oxygenation after subarachnoid hemorrhage. Crit Care Med. 2007;35:1844–51.

221. Mutoh T, Ishikawa T, Suzuki A, Yasui N. Continuous cardiac output and near-infrared spectroscopy monitoring to assist in management of symptomatic cerebral vasospasm after subarachnoid hemorrhage. Neurocrit Care. 2010;13:331–8.

222. Claassen J, Peery S, Kreiter KT, Hirsch LJ, Du EY, Connolly ES, et al. Predictors and clinical impact of epilepsy after subarachnoid hemorrhage. Neurology. 2003;60:208–14.

223. Naidech AM, Kreiter KT, Janjua N, Ostapkovich N, Parra A, Commichau C, et al. Phenytoin exposure is associated with functional and cognitive disability after subarachnoid hemorrhage. Stroke. 2005;36:583–7.

224. Rosengart AJ, Huo JD, Tolentino J, Novakovic RL, Frank JI, Goldenberg FD, et al. Outcome in patients with subarachnoid hemorrhage treated with antiepileptic drugs. J Neurosurg. 2007;107:253–60.

225. Claassen J, Mayer SA, Hirsch LJ. Continuous EEG monitoring in patients with subarachnoid hemorrhage. J Clin Neurophysiol. 2005;22:92–8.

226. Dennis LJ, Claassen J, Hirsch LJ, Emerson RG, Connolly ES, Mayer SA. Nonconvulsive status epilepticus after subarachnoid hemorrhage. Neurosurgery. 2002;51:1136–43.

227. Little AS, Kerrigan JF, McDougall CG, Zabramski JM, Albuquerque FC, Nakaji P, et al. Nonconvulsive status epilepticus in patients suffering spontaneous subarachnoid hemorrhage. J Neurosurg. 2007;106:805–11.

228. Attali J, Benaissa A, Soize S, Kadziolka K, Portefaix C, Pierot L. Follow-up of intracranial aneurysms treated by flow diverter: comparison of three-dimensional time-of-flight MR angiography (3D-TOF-MRA) and contrast-enhanced MR angiography (CE-MRA) sequences with digital subtraction angiography as the gold standard. J Neurointerv Surg. 2014. doi:10.1136/neurintsurg-2014-011449.

229. Kassell NF, Torner JC. Aneurysmal rebleeding: a preliminary report from the Cooperative Aneurysm Study. Neurosurgery. 1983;13:479–81.

230. Raaymakers TW, Rinkel GJ, Ramos LM. Initial and follow-up screening for aneurysms in families with familial subarachnoid hemorrhage. Neurology. 1998;51:1125–30.

231. Gruber DP, Zimmerman GA, Tomsick TA, van Loveren HR, Link MJ, Tew Jr JM. A comparison between endovascular and surgical management of basilar artery apex aneurysms. J Neurosurg. 1999;90:868–74.

232. Johnston SC, Higashida RT, Barrow DL, Caplan LR, Dion JE, Hademenos G, et al. Recommendations for the endovascular treatment of intracranial aneurysms: a statement for healthcare professionals from the Committee on Cerebrovascular Imaging of the American Heart Association Council on Cardiovascular Radiology. Stroke. 2002;33:2536–44.

233. Johnston SC, Wilson CB, Halbach VV, Higashida RT, Dowd CF, McDermott MW, et al. Endovascular and surgical treatment of unruptured cerebral aneurysms: comparison of risks. Ann Neurol. 2000;48:11–9.

234. Regli L, Dehdashti AR, Uske A, de Tribolet N. Endovascular coiling compared with surgical clipping for the treatment of unruptured middle cerebral artery aneurysms: an update. Acta Neurochir Suppl. 2002;82:41–6.

235. Regli L, Uske A, de Tribolet N. Endovascular coil placement compared with surgical clipping for the treatment of unruptured middle cerebral artery aneurysms: a consecutive series. J Neurosurg. 1999;90:1025–30.

236. Guglielmi G, Vinuela F, Dion J, Duckwiler G. Electrothrombosis of saccular aneurysms via endovascular approach. Part 2: preliminary clinical experience. J Neurosurg. 1991;75:8–14.

237. Guglielmi G, Vinuela F, Sepetka I, Macellari V. Electrothrombosis of saccular aneurysms via endovascular approach. Part 1: electrochemical basis, technique, and experimental results. J Neurosurg. 1991;75:1–7.

238. Brilstra EH, Rinkel GJ. Treatment of ruptured intracranial aneurysms by embolization with controlled detachable coils. Neurologist. 2002;8:35–40.

239. Molyneux A, Kerr R, Stratton I, Sandercock P, Clarke M, Shrimpton J, et al. International Subarachnoid Aneurysm Trial (ISAT) of neurosurgical clipping versus endovascular coiling in 2143 patients with ruptured intracranial aneurysms: a randomised trial. Lancet. 2002;360:1267–74.

240. Frontera JA, Fernandez A, Schmidt JM, Claassen J, Wartenberg

KE, Badjatia N, et al. Defining vasospasm after subarachnoid hemorrhage: what is the most clinically relevant definition? Stroke. 2009;40:1963–8.

241. Vergouwen MD, Vermeulen M, van Gijn J, Rinkel GJ, Wijdicks EF, Muizelaar JP, et al. Definition of delayed cerebral ischemia after aneurysmal subarachnoid hemorrhage as an outcome event in clinical trials and observational studies: proposal of a multidisciplinary research group. Stroke. 2010;41:2391–5.

242. Fisher CM, Roberson GH, Ojemann RG. Cerebral vasospasm with ruptured saccular aneurysm--the clinical manifestations. Neurosurgery. 1977;1:245–8.

243. Heros RC, Zervas NT, Varsos V. Cerebral vasospasm after subarachnoid hemorrhage: an update. Ann Neurol. 1983;14:599–608.

244. Brott T, Adams Jr HP, Olinger CP, Marler JR, Barsan WG, Biller J, et al. Measurements of acute cerebral infarction: a clinical examination scale. Stroke. 1989;20:864–70.

245. Carrera E, Schmidt JM, Oddo M, Fernandez L, Claassen J, Seder D, et al. Transcranial Doppler for predicting delayed cerebral ischemia after subarachnoid hemorrhage. Neurosurgery. 2009;65:316–23.

246. Lysakowski C, Walder B, Costanza MC, Tramer MR. Transcranial Doppler versus angiography in patients with vasospasm due to a ruptured cerebral aneurysm: a systematic review. Stroke. 2001;32:2292–8.

247. Sloan MA, Alexandrov AV, Tegeler CH, Spencer MP, Caplan LR, Feldmann E, et al. Assessment: transcranial Doppler ultrasonography: report of the Therapeutics And Technology Assessment Subcommittee of the American Academy of Neurology. Neurology. 2004;62:1468–81.

248. Lindegaard KF, Bakke SJ, Sorteberg W, Nakstad P, Nornes H. A non-invasive Doppler ultrasound method for the evaluation of patients with subarachnoid hemorrhage. Acta Radiol Suppl. 1986;369:96–8.

249. Chaudhary SR, Ko N, Dillon WP, Yu MB, Liu S, Criqui GI, et al. Prospective evaluation of multidetector-row CT angiography for the diagnosis of vasospasm following subarachnoid hemorrhage: a comparison with digital subtraction angiography. Cerebrovasc Dis. 2008;25:144–50.

250. Yoon DY, Choi CS, Kim KH, Cho BM. Multidetector-row CT angiography of cerebral vasospasm after aneurysmal subarachnoid hemorrhage: comparison of volume-rendered images and digital subtraction angiography. AJNR Am J Neuroradiol. 2006;27:370–7.

251. Wintermark M, Dillon WP, Smith WS, Lau BC, Chaudhary S, Liu S, et al. Visual grading system for vasospasm based on perfusion CT imaging: comparisons with conventional angiography and quantitative perfusion CT. Cerebrovasc Dis. 2008;26:163–70.

252. Wintermark M, Ko NU, Smith WS, Liu S, Higashida RT, Dillon WP. Vasospasm after subarachnoid hemorrhage: utility of perfusion CT and CT angiography on diagnosis and management. AJNR Am J Neuroradiol. 2006;27:26–34.

253. Claassen J, Hirsch LJ, Kreiter KT, Du EY, Connolly ES, Emerson RG, et al. Quantitative continuous EEG for detecting delayed cerebral ischemia in patients with poor-grade subarachnoid hemorrhage. Clin Neurophysiol. 2004;115:2699–710.

254. Vespa PM, Nuwer MR, Juhasz C, Alexander M, Nenov V, Martin N, et al. Early detection of vasospasm after acute subarachnoid hemorrhage using continuous EEG ICU monitoring. Electroencephalogr Clin Neurophysiol. 1997;103:607–15.

255. Dreier JP, Woitzik J, Fabricius M, Bhatia R, Major S, Drenckhahn C, et al. Delayed ischaemic neurological deficits after subarachnoid haemorrhage are associated with clusters of spreading depolarizations. Brain. 2006;129:3224–37.

256. Vath A, Kunze E, Roosen K, Meixensberger J. Therapeutic aspects of brain tissue pO2 monitoring after subarachnoid hemorrhage. Acta Neurochir Suppl. 2002;81:307–9.

257. Nilsson OG, Saveland H, Boris-Moller F, Brandt L, Wieloch T. Increased levels of glutamate in patients with subarachnoid haemorrhage as measured by intracerebral microdialysis. Acta Neurochir Suppl. 1996;67:45–7.

258. Sarrafzadeh A, Haux D, Kuchler I, Lanksch WR, Unterberg AW. Poor-grade aneurysmal subarachnoid hemorrhage: relationship of cerebral metabolism to outcome. J Neurosurg. 2004;100:400–6.

259. Saveland H, Nilsson OG, Boris-Moller F, Wieloch T, Brandt L. Intracerebral microdialysis of glutamate and aspartate in two vascular territories after aneurysmal subarachnoid hemorrhage. Neurosurgery. 1996;38:12–20.

260. Allen GS, Ahn HS, Preziosi TJ, Battye R, Boone SC, Chou SN, et al. Cerebral arterial spasm--a controlled trial of nimodipine in patients with subarachnoid hemorrhage. N Engl J Med. 1983;308:619–24.

261. Wong GK, Poon WS, Chan MT, Boet R, Gin T, Ng SC, et al. Intravenous magnesium sulphate for aneurysmal subarachnoid hemorrhage (IMASH): a randomized, double-blinded, placebo-controlled, multicenter phase III trial. Stroke. 2010;41:921–6.

262. Westermaier T, Stetter C, Vince GH, Pham M, Tejon JP, Eriskat J, et al. Prophylactic intravenous magnesium sulfate for treatment of aneurysmal subarachnoid hemorrhage: a randomized, placebo-controlled, clinical study. Crit Care Med. 2010;38:1284–90.

263. Suarez JI. Magnesium sulfate administration in subarachnoid hemorrhage. Neurocrit Care. 2011;15:302–7.

264. Tseng MY. Summary of evidence on immediate statins therapy following aneurysmal subarachnoid hemorrhage. Neurocrit Care. 2011;15:298–301.

265. Kirkpatrick PJ, Turner CL, Smith C, Hutchinson PJ, Murray GD, Collaborators S. Simvastatin in aneurysmal subarachnoid haemorrhage (STASH): a multicentre randomised phase 3 trial. Lancet Neurol. 2014;13:666–75.

266. Zabramski JM, Spetzler RF, Lee KS, Papadopoulos SM, Bovill E, Zimmerman RS, et al. Phase I trial of tissue plasminogen activator for the prevention of vasospasm in patients with aneurysmal subarachnoid hemorrhage. J Neurosurg. 1991;75:189–96.

267. Kawamoto S, Tsutsumi K, Yoshikawa G, Shinozaki MH, Yako K, Nagata K, et al. Effectiveness of the head-shaking method combined with cisternal irrigation with urokinase in preventing cerebral vasospasm after subarachnoid hemorrhage. J Neurosurg. 2004;100:236–43.

268. Macdonald RL, Higashida RT, Keller E, Mayer SA, Molyneux A, Raabe A, et al. Clazosentan, an endothelin receptor antagonist, in patients with aneurysmal subarachnoid haemorrhage undergoing surgical clipping: a randomised, double-blind, placebo-controlled phase 3 trial (CONSCIOUS-2). Lancet Neurol. 2011;10:618–25.

269. Mori K, Arai H, Nakajima K, Tajima A, Maeda M. Hemorheological and hemodynamic analysis of hypervolemic hemodilution therapy for cerebral vasospasm after aneurysmal subarachnoid hemorrhage. Stroke. 1995;26:1620–6.

270. Kassell NF, Peerless SJ, Durward QJ, Beck DW, Drake CG, Adams HP. Treatment of ischemic deficits from vasospasm with intravascular volume expansion and induced arterial hypertension. Neurosurgery. 1982;11:337–43.

271. Brown FD, Hanlon K, Mullan S. Treatment of aneurysmal hemiplegia with dopamine and mannitol. J Neurosurg. 1978;49:525–9.

272. Kosnik EJ, Hunt WE. Postoperative hypertension in the management of patients with intracranial arterial aneurysms. J Neurosurg. 1976;45:148–54.

273. Otsubo H, Takemae T, Inoue T, Kobayashi S, Sugita K. Normovolaemic induced hypertension therapy for cerebral vasospasm after subarachnoid haemorrhage. Acta Neurochir (Wien). 1990;103:18–26.

274. Muizelaar JP, Becker DP. Induced hypertension for the treatment of cerebral ischemia after subarachnoid hemorrhage. Direct effect on cerebral blood flow. Surg Neurol. 1986;25:317–25.

275. Miller JA, Dacey Jr RG, Diringer MN. Safety of hypertensive hypervolemic therapy with phenylephrine in the treatment of delayed ischemic deficits after subarachnoid hemorrhage. Stroke. 1995;26:2260–6.

276. Arakawa Y, Kikuta K, Hojo M, Goto Y, Ishii A, Yamagata S. Milrinone for the treatment of cerebral vasospasm after subarachnoid hemorrhage: report of seven cases. Neurosurgery.

2001;48:723–30.

277. Fraticelli AT, Cholley BP, Losser MR, Saint Maurice JP, Payen D. Milrinone for the treatment of cerebral vasospasm after aneurysmal subarachnoid hemorrhage. Stroke. 2008;39:893–8.

278. Levy ML, Rabb CH, Zelman V, Giannotta SL. Cardiac performance enhancement from dobutamine in patients refractory to hypervolemic therapy for cerebral vasospasm. J Neurosurg. 1993;79:494–9.

279. Ekelund A, Reinstrup P, Ryding E, Andersson AM, Molund T, Kristiansson KA, et al. Effects of iso- and hypervolemic hemodilution on regional cerebral blood flow and oxygen delivery for patients with vasospasm after aneurysmal subarachnoid hemorrhage. Acta Neurochir (Wien). 2002;144:703–13.

280. Bejjani GK, Bank WO, Olan WJ, Sekhar LN. The efficacy and safety of angioplasty for cerebral vasospasm after subarachnoid hemorrhage. Neurosurgery. 1998;42:979–87.

281. Hoh BL, Ogilvy CS. Endovascular treatment of cerebral vasospasm: transluminal balloon angioplasty, intra-arterial papaverine, and intra-arterial nicardipine. Neurosurg Clin N Am. 2005;16:501–16.

282. Rosenwasser RH, Armonda RA, Thomas JE, Benitez RP, Gannon PM, Harrop J. Therapeutic modalities for the management of cerebral vasospasm: timing of endovascular options. Neurosurgery. 1999;44:975–80.

283. Feng L, Fitzsimmons BF, Young WL, Berman MF, Lin E, Aagaard BD, et al. Intraarterially administered verapamil as adjunct therapy for cerebral vasospasm: safety and 2-year experience. AJNR Am J Neuroradiol. 2002;23:1284–90.

284. McGirt MJ, Blessing R, Nimjee SM, Friedman AH, Alexander MJ, Laskowitz DT, et al. Correlation of serum brain natriuretic peptide with hyponatremia and delayed ischemic neurological deficits after subarachnoid hemorrhage. Neurosurgery. 2004;54:1369–74.

285. Qureshi AI, Suri MF, Sung GY, Straw RN, Yahia AM, Saad M, et al. Prognostic significance of hypernatremia and hyponatremia among patients with aneurysmal subarachnoid hemorrhage. Neurosurgery. 2002;50:749–56.

286. Fisher LA, Ko N, Miss J, Tung PP, Kopelnik A, Banki NM, et al. Hypernatremia predicts adverse cardiovascular and neurological outcomes after SAH. Neurocrit Care. 2006;5:180–5.

287. Audibert G, Steinmann G, de Talance N, Laurens MH, Dao P, Baumann A, et al. Endocrine response after severe subarachnoid hemorrhage related to sodium and blood volume regulation. Anesth Analg. 2009;108:1922–8.

288. Zheng B, Qiu Y, Jin H, Wang L, Chen X, Shi C, et al. A predictive value of hyponatremia for poor outcome and cerebral infarction in high-grade aneurysmal subarachnoid haemorrhage patients. J Neurol Neurosurg Psychiatry. 2011;82:213–7.

289. Hasan D, Lindsay KW, Wijdicks EF, Murray GD, Brouwers PJ, Bakker WH, et al. Effect of fludrocortisone acetate in patients with subarachnoid hemorrhage. Stroke. 1989;20:1156–61.

290. Katayama Y, Haraoka J, Hirabayashi H, Kawamata T, Kawamoto K, Kitahara T, et al. A randomized controlled trial of hydrocortisone against hyponatremia in patients with aneurysmal subarachnoid hemorrhage. Stroke. 2007;38:2373–5.

291. Mori T, Katayama Y, Kawamata T, Hirayama T. Improved efficiency of hypervolemic therapy with inhibition of natriuresis by fludrocortisone in patients with aneurysmal subarachnoid hemorrhage. J Neurosurg. 1999;91:947–52.

292. Moro N, Katayama Y, Kojima J, Mori T, Kawamata T. Prophylactic management of excessive natriuresis with hydrocortisone for efficient hypervolemic therapy after subarachnoid hemorrhage. Stroke. 2003;34:2807–11.

293. Woo MH, Kale-Pradhan PB. Fludrocortisone in the treatment of subarachnoid hemorrhage-induced hyponatremia. Ann Pharmacother. 1997;31:637–9.

294. Suarez JI, Qureshi AI, Parekh PD, Razumovsky A, Tamargo RJ, Bhardwaj A, et al. Administration of hypertonic (3%) sodium chloride/acetate in hyponatremic patients with symptomatic vasospasm following subarachnoid hemorrhage. J Neurosurg Anesthesiol. 1999;11:178–84.

295. Zeltser D, Rosansky S, van Rensburg H, Verbalis JG, Smith N. Assessment of the efficacy and safety of intravenous conivaptan in euvolemic and hypervolemic hyponatremia. Am J Nephrol. 2007;27:447–57.

296. Wright WL, Asbury WH, Gilmore JL, Samuels OB. Conivaptan for hyponatremia in the neurocritical care unit. Neurocrit Care. 2009;11:6–13.

297. Dorhout Mees SM, Luitse MJ, van den Bergh WM, Rinkel GJ. Fever after aneurysmal subarachnoid hemorrhage: relation with extent of hydrocephalus and amount of extravasated blood. Stroke. 2008;39:2141–3.

298. Fernandez A, Schmidt JM, Claassen J, Pavlicova M, Huddleston D, Kreiter KT, et al. Fever after subarachnoid hemorrhage: risk factors and impact on outcome. Neurology. 2007;68:1013–9.

299. Naidech AM, Bendok BR, Bernstein RA, Alberts MJ, Batjer HH, Watts CM, et al. Fever burden and functional recovery after subarachnoid hemorrhage. Neurosurgery. 2008;63:212–8.

300. Todd MM, Hindman BJ, Clarke WR, Torner JC, Weeks JB, Bayman EO, et al. Perioperative fever and outcome in surgical patients with aneurysmal subarachnoid hemorrhage. Neurosurgery. 2009;64:897–908.

301. Kilpatrick MM, Lowry DW, Firlik AD, Yonas H, Marion DW. Hyperthermia in the neurosurgical intensive care unit. Neurosurgery. 2000;47:850–6.

302. Badjatia N, Fernandez L, Schmidt JM, Lee K, Claassen J, Connolly ES, et al. Impact of induced normothermia on outcome after subarachnoid hemorrhage: a case-control study. Neurosurgery. 2010;66:696–701.

303. Naidech AM, Bendok BR, Tamul P, Bassin SL, Watts CM, Batjer HH, et al. Medical complications drive length of stay after brain hemorrhage: a cohort study. Neurocrit Care. 2009;10:11–9.

304. Kruyt ND, Biessels GJ, de Haan RJ, Vermeulen M, Rinkel GJ, Coert B, et al. Hyperglycemia and clinical outcome in aneurysmal subarachnoid hemorrhage. A meta-analysis. Stroke. 2009;40:424–30.

305. Lanzino G, Kassell NF, Germanson T, Truskowski L, Alves W. Plasma glucose levels and outcome after aneurysmal subarachnoid hemorrhage. J Neurosurg. 1993;79:885–91.

306. Alberti O, Becker R, Benes L, Wallenfang T, Bertalanffy H. Initial hyperglycemia as an indicator of severity of the ictus in poor-grade patients with spontaneous subarachnoid hemorrhage. Clin Neurol Neurosurg. 2000;102:78–83.

307. Schlenk F, Vajkoczy P, Sarrafzadeh A. Inpatient hyperglycemia following aneurysmal subarachnoid hemorrhage: relation to cerebral metabolism and outcome. Neurocrit Care. 2009;11:56–63.

308. Frontera JA, Fernandez A, Claassen J, Schmidt M, Schumacher HC, Wartenberg K, et al. Hyperglycemia after SAH: predictors, associated complications, and impact on outcome. Stroke. 2006;37:199–203.

309. Lanzino G. Plasma glucose levels and outcome after aneurysmal subarachnoid hemorrhage. J Neurosurg. 2005;102:974–6.

310. Bell DA, Strong AJ. Glucose/insulin infusions in the treatment of subarachnoid haemorrhage: a feasibility study. Br J Neurosurg. 2005;19:21–4.

311. Bilotta F, Spinelli A, Giovannini F, Doronzio A, Delfini R, Rosa G. The effect of intensive insulin therapy on infection rate, vasospasm, neurologic outcome, and mortality in neurointensive care unit after intracranial aneurysm clipping in patients with acute subarachnoid hemorrhage: a randomized prospective pilot trial. J Neurosurg Anesthesiol. 2007;19:156–60.

312. Latorre JG, Chou SH, Nogueira RG, Singhal AB, Carter BS, Ogilvy CS, et al. Effective glycemic control with aggressive hyperglycemia management is associated with improved outcome in aneurysmal subarachnoid hemorrhage. Stroke. 2009;40:1644–52.

313. Thiele RH, Pouratian N, Zuo Z, Scalzo DC, Dobbs HA, Dumont AS, et al. Strict glucose control does not affect mortality after aneurysmal subarachnoid hemorrhage. Anesthesiology. 2009;

110:603–10.

314. Naidech AM, Levasseur K, Liebling S, Garg RK, Shapiro M, Ault ML, et al. Moderate Hypoglycemia is associated with vasospasm, cerebral infarction, and 3-month disability after subarachnoid hemorrhage. Neurocrit Care. 2010;12:181–7.

315. Schlenk F, Graetz D, Nagel A, Schmidt M, Sarrafzadeh AS. Insulin-related decrease in cerebral glucose despite normoglycemia in aneurysmal subarachnoid hemorrhage. Crit Care. 2008;12:9.

316. Schlenk F, Sarrafzadeh AS. Is continuous insulin treatment safe in aneurysmal subarachnoid hemorrhage? Vasc Health Risk Manag. 2008;4:885–91.

317. Oddo M, Schmidt JM, Carrera E, Badjatia N, Connolly ES, Presciutti M, et al. Impact of tight glycemic control on cerebral glucose metabolism after severe brain injury: a microdialysis study. Crit Care Med. 2008;36:3233–8.

318. Kramer AH, Gurka MJ, Nathan B, Dumont AS, Kassell NF, Bleck TP. Complications associated with anemia and blood transfusion in patients with aneurysmal subarachnoid hemorrhage. Crit Care Med. 2008;36:2070–5.

319. Kurtz P, Schmidt JM, Claassen J, Carrera E, Fernandez L, Helbok R, et al. Anemia is associated with metabolic distress and brain tissue hypoxia after subarachnoid hemorrhage. Neurocrit Care. 2010;13:10–6.

320. Naidech AM, Shaibani A, Garg RK, Duran IM, Liebling SM, Bassin SL, et al. Prospective, randomized trial of higher goal hemoglobin after subarachnoid hemorrhage. Neurocrit Care. 2010;13:313–20.

321. Broessner G, Lackner P, Hoefer C, Beer R, Helbok R, Grabmer C, et al. Influence of red blood cell transfusion on mortality and long-term functional outcome in 292 patients with spontaneous subarachnoid hemorrhage. Crit Care Med. 2009;37:1886–92.

322. Wartenberg KE, Fernandez A, Frontera JA, Claassen J, Ostapkovich ND, Palestrant D, et al. Impact of red blood cell transfusion on outcome after subarachnoid hemorrhage. Crit Care Med. 2007;34:A124.

323. Mayer SA, Fink ME, Homma S, Sherman D, LiMandri G, Lennihan L, et al. Cardiac injury associated with neurogenic pulmonary edema following subarachnoid hemorrhage. Neurology. 1994;44:815–20.

324. Banki NM, Kopelnik A, Dae MW, Miss J, Tung P, Lawton MT, et al. Acute neurocardiogenic injury after subarachnoid hemorrhage. Circulation. 2005;112:3314–9.

325. Lee VH, Oh JK, Mulvagh SL, Wijdicks EF. Mechanisms in neurogenic stress cardiomyopathy after aneurysmal subarachnoid hemorrhage. Neurocrit Care. 2006;5:243–9.

326. Deibert E, Barzilai B, Braverman AC, Edwards DF, Aiyagari V, Dacey R, et al. Clinical significance of elevated troponin I levels in patients with nontraumatic subarachnoid hemorrhage. J Neurosurg. 2003;98:741–6.

327. Hravnak M, Frangiskakis JM, Crago EA, Chang Y, Tanabe M, Gorcsan 3rd J, et al. Elevated cardiac troponin I and relationship to persistence of electrocardiographic and echocardiographic abnormalities after aneurysmal subarachnoid hemorrhage. Stroke. 2009;40:3478–84.

328. van der Bilt IA, Hasan D, Vandertop WP, Wilde AA, Algra A, Visser FC, et al. Impact of cardiac complications on outcome after aneurysmal subarachnoid hemorrhage: a meta-analysis. Neurology. 2009;72:635–42.

329. Greebe P, Rinkel GJ. Life expectancy after perimesencephalic subarachnoid hemorrhage. Stroke. 2007;38:1222–4.

第十九章 癫痫持续状态

Andreas H. Kramer, Thomas P. Bleck

定义和分类

癫痫持续状态（status epilepticus，SE）定义为癫痫活动至少持续5分钟或反复发作的癫痫活动中间没有恢复意识[1-3]。这个时间框架的基本理论（这比传统的30分钟定义要简短的多）在一定程度上是基于一种观察，即单个临床或脑电图表现癫痫发作持续超过1或2分钟是不正常的[4]。癫痫发作的持续时间增加与神经损伤的风险增加有关，同时，降低了对常规治疗的反应性并增加了严重的全身并发症的可能性[5-9]。

癫痫发作在历史上是根据国际抗癫痫联盟的术语来归类的。癫痫发作可能是局灶性的（起源于局限于一个大脑半球网络）或全面性的（起源于大脑双侧分布的网络）（表19.1）。在局灶性（也称为"部分性"癫痫）发作中，意识可以保留（"单纯部分性"）或受损（"复杂部分性"）。局灶性癫痫通常蔓延成为"继发全

面性"。痉挛发作可能涉及各种动作，通常可以被描述为强直（肌强直），阵挛（肌肉的收缩与放松交替），或它们的组合（阵挛性强直）。肌阵挛性癫痫发作，包括短暂的抽搐涉及单个或群体的肌肉[10]。

随着脑电图（electroencephalography，EEG）越来越多地应用于危重患者，发现很大一部分癫痫发作都是非痉挛性癫痫发作（图19.1）。长时间痉挛性SE发作的自然历史似乎是最终变得非痉挛[11]。然而，脑损伤的患者往往会出现脑电图可记录到的癫痫发作，但是并未出现可见的抽搐发作。同时，眼偏斜或眼睑抽搐，通常归类于非痉挛性[12]。

难治性癫痫持续状态定义为尽管有常规一线药物治疗，包括苯二氮䓬类药物和抗癫痫药（antiepilepticdrug，AED），但是癫痫仍持续发作[3,13,14]。"超级难治"或"恶性"的术语被用于描述在至少24小时静脉注射镇静药治疗的情况下，SE仍然存在或复发的情形[15,16]。

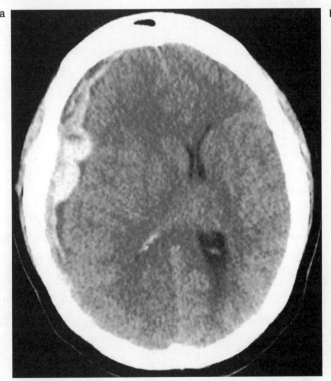
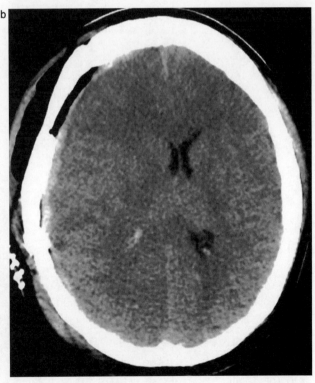

图19.1 （a-b）一名33岁的重型颅脑损伤伴右侧硬脑膜下血肿（a）需要行紧急开颅减压术（b）的女性的CT扫描和连续的脑电图描记结果。手术后，她出现了轻微的面部抽搐，劳拉西泮效果不理想。尽管没有持续可见的抽搐，但是脑电图检查发现她经常出现右侧颞部的异常放电

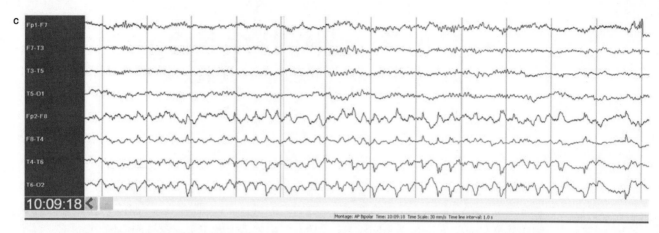

图 19.1(续)　最新的脑电图结果(c)是在癫痫发作过程中的持续 12 秒的记录,最终通过异丙酚和咪达唑仑(咪唑安定)以及苯妥英和左乙拉西坦的联合应用控制了癫痫发作

表 19.1　癫痫持续状态的简单分类方案

癫痫状态分类	描述
全面性痉挛性发作	有节奏的四肢抽搐(通常是阵挛性强直,最终这些抽搐会消失)
原发全面性	起源于大脑双侧分布式网络(无偏侧化)
继发全面性	起源于一个大脑半球网络的局限病灶但传导
单纯部分性	也称为持续性部分性癫痫,不扩散到大脑其他区域或损害意识,比本章所述的更为保守
非惊厥性发作(脑电图记录到的)	昏迷患者脑电图记录到的癫痫活动,没有或者仅有细微的临床表现
复杂部分性	一种非惊厥性的癫痫发作,病人可能是清醒的,但是出现了意识变化

流行病学

以人群为基础的研究发现,SE 在北美和欧洲的发病率为每年 10 例/100 000 人～20 例/100 000 人,尽管在某些地区这个发病率可能更高[17-20]。美国国家医院出院后调查的最新数据显示,SE 的发病率随着时间的推移而增加,在老年人中发病率尤其高[21]。院内死亡率为 10%～20%,但个别患者的预后受基础诊断的严重影响。SE 分为难治性和超难治性两类,分别占 20%～40% 和 10%～20%[13,22,23]。难治性 SE 通常死亡率更高、住院时间更长、功能预后更差。

通过持续脑电图监测研究发现在昏迷的神经危重症患者中有 10%～20% 存在非痉挛性癫痫,这些患者通常会伴有中枢神经系统感染、缺氧性脑损伤、颅内出血[24-28],但是缺血性脑卒中、创伤性脑损伤(traumatic brain injury,TBI)、蛛网膜下腔出血(subarachnoid hemorrhage,SAH)的发病率则略低[28-30]。在内科或者外科 ICU 的非神经系统疾病患者中,非痉挛性癫痫发作也占相当大的比例,但是这个说法可能会被选择偏倚夸大,因为没有研究涉及真正连续的、基于人群的系列研究[31,32]。

病因学

癫痫持续状态的最佳管理不仅需要适当的药物治疗,而且在某些情况下还需要治疗潜在的病因(表 19.2)。大约有三分之一的患者有癫痫病史[20,33,34]。癫痫发作的一个常见的诱发因素是较低的 AED 的水平,这可能是由用药不规范,药物之间相互作用,或急性全身性疾病引起。在许多情况下,一个特定的诱因是难以明确的,癫痫持续状态可能是由于潜在的癫痫综合征的进展[35]。很多因素会导致慢性癫痫的发展,包括既往脑部手术史、头部外伤以及中风。

在急诊科就诊的癫痫持续状态病人中,约有 20% 的人有酗酒现象[20,33,34]。酗酒者的癫痫发作风险与每日饮酒量密切相关[36]。许多但不是全部的癫痫发作是由酒精戒断引起的,往往是在减少或停止饮酒后 6～48 小时[37]。如果不治疗,多达 60% 的患者可能会反复发作,但适当使用苯二氮䓬类药物可以明显降低这一比例[38,39]。

表 19.2 癫痫持续状态的病因

病因	详述	所占比例/%	治疗
慢性癫痫	低 AED 水平可能是由于依从性差、急性全身性疾病或药物间相互作用所致	30	去除诱因以及调整 AED 剂量
酗酒	许多但不是全部的癫痫发作,是由酒精戒断引起	15~20	苯二氮䓬类药物是有效的治疗方法
滥用药物	拟交感神经药物(可卡因,安非他明)	5~10	苯二氮䓬类药物
用药过量	三环类抗抑郁药物		尽量减少药物使用
	抗胆碱能类药物		
	抗组胺药物		
	水杨酸盐类药物		识别和去除病因药物
药物的副作用	阿片类(哌替啶)		
	抗生素(亚胺培南,β-内酰胺,氟喹诺酮类)		
	化疗药物		
	巴氯芬		
	茶碱类药物		
中风/脑血管疾病	缺血性脑卒中	10~20	在某些情况下,误将一些动作当作癫痫发作
	颅内出血		
	蛛网膜下腔出血		
	脑静脉血栓形成		
	PRES		
	动静脉血管畸形		
感染/炎症	细菌性脑膜炎	5	应紧急给予抗菌药物治疗
	病毒性脑膜脑炎		皮质类固醇在某些情况下可能是合适的
	脑脓肿		
	硬脑膜下积脓		早期考虑到自身免疫性/副肿瘤性脑炎
	自身免疫性/副肿瘤性脑炎		
代谢紊乱	低钠血症	10	用 3% 的盐水,12 小时内钠浓度升高 ≤0.5mEq/(L·h)
	低血糖症		
	低镁血症		
	低钙血症		低血糖应立即纠正
	急性肝功能衰竭		
	尿毒症		
脑肿瘤	风险因肿瘤类型而异	<5	如果没有血管源性水肿,皮质类固醇可能是有效的
创伤	尤其是脑挫伤、硬膜下血肿	<5	
缺氧脑损伤	可表现为肌阵挛或非惊厥性发作	5~10	预后极差,但并非普遍无望
其他	脱髓鞘病变	<5	
	手术创伤		

根据 DeLorenzo 等[20]、Arnoff 和 Simon[33]、Lowenstein 和 Allredge[34]等的联合数据所得出的统计学相对发生率。

AED. 抗癫痫药物;PRES. 后部可逆性白质脑病综合征。

最常见的引起癫痫发作的处方药物是选择性5-羟色胺释放抑制剂（导致5-羟色胺综合征）、三环类抗抑郁药、抗组胺药[40]。癫痫发作通常与药物滥用有关，包括可卡因和安非他明的各种类似物，如甲基苯丙胺。虽然癫痫发作通常是自限性的，但是癫痫持续状态的发生可能会导致死亡（表19.2）[41-43]。ICU常用的许多药物有诱发癫痫发作的可能，特别是由于肾或肝功能受损导致药物代谢清除延迟；这在各种抗生素使用中需要特别关注，尤其是氟喹诺酮类抗生素，碳青霉烯类抗生素以及头孢菌素类抗生素[44-46]。

中风是癫痫持续状态最常见的原因之一，尤其是更大、更致残的大脑皮层（而不是大脑深部）的损伤[47-49]。早期出现痉挛性癫痫发作在缺血性脑卒中患者中占2%~6%，在颅内出血患者中占3%~19%，在蛛网膜下腔出血患者中占3%~16%[49-51]。然而，一些被称为癫痫发作的动作实际上是伸肌屈肌痉挛[52]。在脑卒中发作后不久发生的癫痫发作是导致昏迷患者发生非惊厥性癫痫发作的主要危险因素，在这样的情况下，临床医生应该常规进行脑电图检查[24]。在缺乏有记录的癫痫发作情况下，苯妥英钠的一级预防是不推荐的，主要是因为它与恶化的神经认知功能恢复有关[52-55]。目前尚不清楚这种担忧是否会随着抗癫痫替代药物的使用而减少。

早期外伤后癫痫发作的定义是在外伤性脑损伤后7天内发生。中重度外伤性颅脑损伤患者中的发病率为10%~15%。危险因素包括穿透性创伤，深度昏迷、硬膜下血肿、脑挫伤、颅骨骨折以及高龄[56-59]。苯妥英钠的一级预防是有效减少早期的癫痫发作，但不影响后期的癫痫发展，使得它的使用一般不应持续一个星期[58,59]。使用连续脑电图监测的研究发现非痉挛性癫痫持续状态在此类患者中占6%~14%[29,60]。

15%~25%的细菌性脑膜炎患者会出现癫痫发作，预示着更高的死亡率和更严重的残疾[61,62]。癫痫在肺炎链球菌感染导致的大脑局灶性损伤的昏迷患者中尤为常见[61]。脑炎患者癫痫的发生率为40%~50%，但取决于特定的病原体或病因[63,64]。许多脑炎病例过去被认为是特发性的现在被称为自身免疫性。抗NMDA受体脑炎可能比任何病毒性脑炎更为常见，包括单纯疱疹病毒[65]。癫痫发作发生在约三分之二的抗NMDA受体脑炎患者中[66]。一些健康人群新发的特发性难治性癫痫持续状态（new-onset refractory status epilepticus，NORSE）可能归因于一些尚未明确的病毒或者是抗体导致的感染和自身免疫性脑炎。一些自身免疫性脑炎是由能够产生抗体的肿瘤所导致的。

代谢紊乱是内科和外科ICU中癫痫急性发作相对常见的原因[67,68]。低钠血症是其中最常见的，尽管在血清钠浓度低于125mEq/L的情况下，癫痫发作仍不常见[68]。高渗盐水用于快速提高低钠血症诱导的癫痫持续状态患者的血钠水平，但浓度升高不应过快，在第一个12~24小时内每小时升高不应超过0.5mEq/L[69]。低血糖、低血钙、低血镁是癫痫发作以及癫痫持续状态的其他可能的原因。肾衰竭可能诱发癫痫发作，也可能干扰潜在的致癫痫药物的清除[70]。对于急性肝衰竭的患者非痉挛性癫痫发作可能是导致昏迷和脑水肿加重的因素[71]。

大约有一半的脑肿瘤患者在某一时刻会发生癫痫；他们可能是临床表现或在临床过程中出现。癫痫发作在原发性脑肿瘤比转移瘤更常见，虽然某些类型的癌症（如恶性黑色素瘤）比其他类型肿瘤（如乳腺癌）癫痫发生率更高。生长缓慢的神经胶质瘤（例如，少突胶质细胞瘤、低级别星形细胞瘤）与高级别神经胶质瘤的癫痫发病率是一样的[72,73]。目前不建议在无癫痫发作的患者中进行长期预防，但建议在术后一周或者更短时间内进行预防性用药[73,74]。

病理生理学

癫痫持续状态最初的内在防御机制之一是大脑增加抑制性神经递质 γ-氨基丁酸（GABA）的突触前释放[75]。随着癫痫发作的持续，$GABA_A$ 受体在突触后神经元内部转运[6,76]。这可能部分解释了为什么癫痫的发作会随着时间的推移而自我维持，而对主要作用于GABA受体的药物进行常规治疗变得更加困难[6]。与 $GABA_A$ 受体相反的是，兴奋性NMDA受体在突触后膜随时间推移逐渐增加[77]。谷氨酸盐激活NMDA受体引起细胞内钙离子增加，进而导致神经元损伤并进一步促进癫痫发作。合并使用GABA受体激动剂与NMDA受体抑制剂的联合治疗，被认为是治疗难治性癫痫持续状态的一种很有前途的方法。然而，从散在性癫痫发作到癫痫持续状态的演变还涉及其他通路。在一些动物模型研究中发现各种抑制肽的减少（如生长抑素）和致痫肽上调（如P物质），这些都可能成为未来药物治疗的目标[78,79]。

长时间的癫痫发作会导致全身以及神经系统的并发症。全身的影响主要是由于交感神经系统的激活，重复的肌肉收缩，抑郁状态和抗癫痫药物的不良影响。在大脑内，癫痫发作引起的代谢需求增加引起局部的血管扩张和充血。血液向癫痫病灶部位分流可能导致周围组织的缺血[80,81]。在动物模型中癫痫发作 5 分钟后血脑屏障就出现破坏[82]。已经受伤的大脑出现癫痫时,一些平时的保护机制,如脑血流量自动调节,可能受到损害,使大脑更容易受到缺血损伤[83,84]。采用多通道神经监测的研究表明非痉挛性癫痫往往产生短暂的颅内压增加(intracranial pressure,ICP)和脑组织氧分压、颈静脉血氧饱和度的下降[84]。

可能有乳酸和谷氨酸的局部堆积[85-87]。神经细胞损伤的标志物,如神经元特异性烯醇化酶,可以在血浆中检测到[88]。癫痫发作后进行 MRI 扫描可以显示出细胞毒性或血管源性水肿的证据,这些证据并不总是随着时间的推移而恢复正常(图 19.2)[89]。非痉挛性癫痫的存在是导致颅内占位和中线移位恶化的因素。癫痫持续状态的幸存者出现海马硬化和萎缩,以及具有较高的后续发作风险[90-92]。

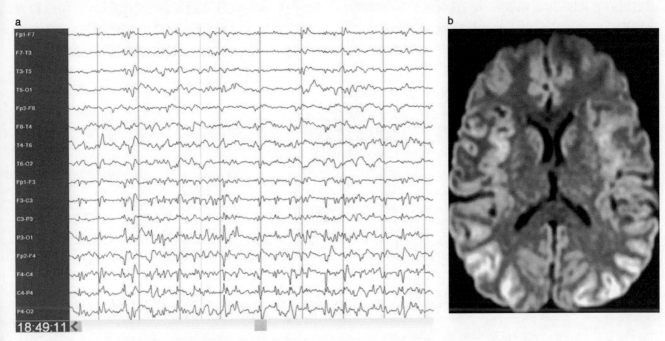

图 19.2 (a,b)一例甲基苯丙胺滥用导致的全身性癫痫持续发作的 19 岁患者的脑电图记录和 MRI 扫描。入院后,出现超难治性癫痫持续状态,在试图停止深度镇静治疗时反复发生非惊厥性癫痫发作。核磁共振显示病灶扩散至大脑皮质,尽管没有出现过心脏骤停,但从未清醒过来

临床症状

在癫痫发作的时候正常的气道保护性反射受损,患者很容易将口腔和胃内容物吸入肺内。镇静药物用于治疗癫痫发作会出现呼吸抑制,导致低氧血症和高碳酸血症[93,94]。呼吸性酸中毒可能产生危及生命的血 pH 降低,尤其是合并因肌肉反复收缩导致体内乳酸堆积的情况[95]。由于吸入性肺炎或神经源性肺水肿,患者可能逐渐发展为双侧肺浸润以及低氧性呼吸衰竭[96]。

交感神经刺激最初可导致心动过速和高血压。然而,为了治疗难治性癫痫持续状态增加镇静药物的剂量会引起低血压,这在需要气管插管进行正压通气的情况下,低血压的情况会进一步加重。有报道出现神经源性心肌顿抑和应激性心肌病(Takotsubo),同时伴有心电图改变和心脏收缩功能下降的病例[97-99]。由

于自身调节功能受损,低血压可能不耐受,并可能导致继发性缺血性损伤[83]。

高热是癫痫的常见症状,可能会导致继发性脑损伤[100]。横纹肌溶解可导致急性肾小管坏死[101]。癫痫持续状态持续时间越长,病人就越有可能发生院内并发症及麻醉药物的不良反应,如院内获得性肺炎,肠梗阻或深静脉血栓形成[102]。

难治性全面性痉挛发作且不能用药物停止的自然病史,最终发展为"电-机械分离",即用持续脑电图监测才能发现的微小癫痫持续状态。在明显的惊厥消退后,常规使用持续性脑电图监测的研究表明,多达 40%~50% 的患者仍有非痉挛性的癫痫脑电活动。对于近期刚发生过癫痫发作并出现意识障碍的患者来说,急诊脑电图的监测至关重要[103]。

昏迷、脑损伤患者在没有任何先前出现的癫痫发作的情况下,可能会出现非痉挛性癫痫持续状态。非

痉挛性癫痫发作只能通过脑电图的监测才能排除[104]。非痉挛性癫痫持续状态也应考虑在其他原因不明昏迷的鉴别诊断中[12]。

诊断

　　癫痫持续状态治疗的首要任务是保证生理稳定性和实现快速控制癫痫的发作。临床医生也必须考虑到可能的病因,因为癫痫发作可能无法停止直到致病因素得以纠正。可纠正的代谢紊乱,如低血糖、低钠血症,可以相对容易地纠正。如果有癫痫病史,

AED 水平有待确定。抗癫痫药物是否过量需要仔细追问病史来确定,必要时进行药物筛选,以便制定适当的解毒剂或者药物清除的策略。如果怀疑脑膜炎或脑炎,抗菌治疗必须在进行腰椎穿刺之前尽快使用。最初用 CT 进行的大脑成像对于排除器质性病变是很重要的,但不应干扰对患者的适当的监护和癫痫的紧急治疗。

　　常规进行 20~30 分钟的脑电图检查,对排除非痉挛性的癫痫持续状态的敏感性有限[25]。因为癫痫发作反反复复,特别是镇静药逐渐代谢消失时,推荐持续监测 24~48 小时[3]。连续脑电图监测是劳动密集型

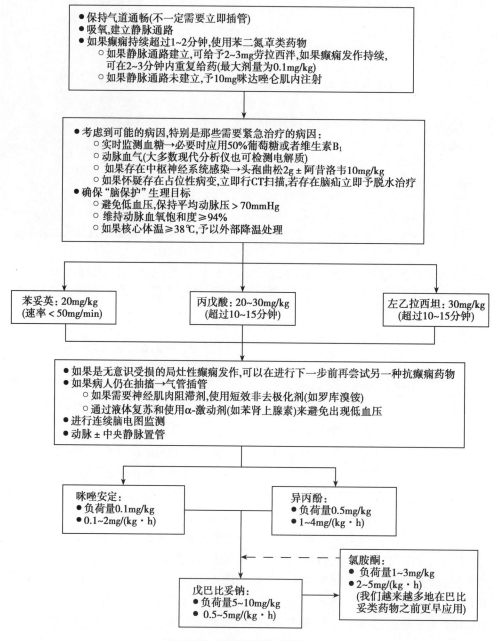

图 19.3　癫痫持续状态的治疗

的,需要重症监护医生、床旁护士、脑电图技术人员和研究者的密切协作[105]。理想的情况下,诊断测试和需要移除电极的程序应该在当天早些时候进行,这样就可以重新应用电极,而技术人员在白天也可以使用。小型的监测装置,需要较少的电极来放置和维护,已成功应用在一些 ICU 中,但其癫痫的检测灵敏度仅为 70%[106,107]。

靠脑电图来识别癫痫发作并不容易,因为在某些 ICU 中一个明显的障碍是神经电生理学家不可能每日超过一次或两次进行评估追踪[108]。对脑电图没有经验的临床医生要注意在没有证实是癫痫发作时要避免过度治疗[109]。目前使用的自动检测癫痫发作的软件在临床上敏感性和特异性不够[110]。专业技术人员可以使用定量脑电图显示器来指导经验不足的 ICU 医生。许多癫痫发作是特征性的、反复发作的,可以通过短暂的脑电图片段波形起伏识别(图 19.3)[111-113]。员工教育项目可以有效地帮助护士识别各种常见的脑电图模式,包括非痉挛性癫痫发作[114]。

治疗

应急处理:注意 ABCS 并避免全身性并发症

类似神经重症的管理,对癫痫持续状态患者,应具备"时间就是大脑"的管理理念(图 19.3)。维持"神经保护"的生理参数目标,对于避免继发性脑损伤至关重要。只要能保持气道通畅,大多数患者不需要立即气管插管。然而在癫痫持续状态的管理过程中,应反复评估进行气道保护的需要。如果患者需要应用神经肌肉阻滞剂进行气道管理,由于许多患者已有横纹肌溶解,且高钾血症的风险也比平时高,主张避免使用去极化药物琥珀酰胆碱。优先选择短效非去极化药物(如罗库溴铵),避免长效药干扰神经系统检查,应注意的是患者在药物控制下肌肉麻痹时仍可能处于癫痫发作状态。

通常把二氧化碳分压维持在 35~40mmHg,氧分压维持在 70~120mmHg。给予镇静治疗的难治性癫痫持续状态患者,往往需要血管活性药物来维持血压。由于脑缺血易损性增加,为避免低血压,主张放置动脉测压导管,并设置目标平均动脉压高于 70mmHg。使用退热药使体温低于 38℃,必要时进行表面或血管内降温;实验数据表明,癫痫发作时,发热会加重脑损伤[100]。动物模型还表明,癫痫发作时高血糖会引起颅内 pH 显著下降。因此我们设定葡萄糖目标浓度为 7~10mmol/L(126~180mg/dl),必要时应用胰岛素或补充葡萄糖[115,116]。

应急处理:用苯二氮䓬类药物终止癫痫发作

大多数癫痫发作不超过 1~2 分钟即可消退。如果发作持续时间较长或为复发,应进行镇静治疗。苯二氮䓬类药物通过结合 GABA 受体复合物,从而增加抑制性神经突触传递。如果有静脉通道,劳拉西泮较地西泮能略有效地控制癫痫的发作[117-119],推荐最大剂量为 0.1mg/kg[3]。一种方法是给予 6~10mg 负荷量劳拉西泮,然后每 1~2 分钟增加 2~3mg 直到癫痫发作减轻。在院前抢救中,首先给予 10mg 咪达唑仑肌肉注射要比先建立静脉通路给予劳拉西泮更有效[120]。对于癫痫持续状态的初始治疗,静脉注射咪达唑仑未得到很好的评估。由于其亲脂性特点,使其能迅速进入大脑,疗效会更快但也更短暂。苯二氮䓬类药物用于紧急治疗时,大约 2/3 的患者是有效的[117-120]。

一线抗癫痫药物

苯二氮䓬类药物应用之后,应继续给予无镇静作用的抗癫痫药物,除非癫痫发作已迅速得到逆转。加用抗癫痫药物是为了帮助苯二氮䓬类药物无效的病人控制癫痫发作,对于苯二氮䓬类药物有效的患者可防止癫痫复发。一线治疗选择包括苯妥英(或磷苯妥英)、丙戊酸与左乙拉西坦,上述所有药物都可以静脉给予[3]。不幸的是,对于苯二氮䓬类药物初始剂量没有反应的病人,对辅助治疗的抗癫痫药物的反应也是有限的。很少有高质量的数据分析来比较此类药物。

苯妥英和磷苯妥英

苯妥英主要通过阻断神经细胞膜钠通道起作用,历来是最常用的抗癫痫药物,很大程度上是因为它可以通过静脉给药[121]。苯妥英不溶于水,而必须溶于丙二醇,这被认为是心血管的不良反应的原因,特别是输注太快时会出现低血压和心动过缓[122]。负荷剂量为 15~20mg/kg,给药速度不超过 50mg/min,随后维持 5mg/(kg·d)的剂量。苯妥英应该通过比较大的静脉导管进入近心端静脉,以避免静脉炎的发生并减少药物外渗的风险,预防可能导致的严重皮肤脱落和坏死[123]。苯妥英用于癫痫持续状态紧急治疗的主要限制为其给药时间至少 20~30 分钟。磷苯妥英是苯妥英的磷酸酯类前体,可溶于水,能更迅速地给药(最快 150mg/min)。然而,为了实现其生物学效应,磷苯妥英首先必须被代谢为苯妥英,此半衰期为 7~15 分钟。

比较研究并未证实磷苯妥英能够减少并发症的发生，或更快速地控制癫痫发作[124-125]。

苯妥英治疗剂量范围是 40~80μmol/L（10~20μg/ml）。然而，只有游离苯妥英钠具有活性，血中苯妥英的总水平并不能反映其生物活性或潜在毒性，尤其是对于低蛋白血症、肝肾功能障碍的患者。对于 ICU 患者应定期评估游离苯妥英水平，目标范围大约为 4~8μmol/L[126]。

丙戊酸

丙戊酸具有多重作用机制，包括阻断钠离子通道及增加 GABA 兴奋性，负荷剂量为 20~40mg/kg，维持剂量为 10~15mg/（kg·d）。与苯妥英相比，丙戊酸的明显优势是能够迅速给药，最快速度为 6mg/（kg·min），如果病人对目前治疗没有效果，可更快进行更积极的治疗，减少时间浪费[127,128]。小型初步临床试验表明，静脉注射丙戊酸与苯妥英相比，控制癫痫作用若不是更优越，但至少不差[129,130]。其他研究表明儿童患者连续输注苯二氮䓬之前给予丙戊酸可避免气管插管[131,132]。以 1~5mg/（kg·h）的速度进行静脉输注已替代间歇性给药。丙戊酸通过尿素循环会影响肝脏对氨的清除代谢；临床医生应该意识到高氨血症脑病可能会导致一些患者意识水平下降[133]。基于一项试验结果，我们不主张在创伤性脑损伤 TBI 患者使用丙戊酸[134]。

左乙拉西坦

左乙拉西坦是一种新型抗癫痫药物，可静脉注射，有相对较少的药物相互作用和副作用，发挥着与其他抗癫痫药不同的药效[135]。多个病例报告和研究都表明了左乙拉西坦对于癫痫持续状态的治疗用途[136]。一项小型非盲临床试验报道称，静脉给予左乙拉西坦在终止癫痫发作效果方面类似劳拉西泮[137]。而最大一项观察性研究表明，左乙拉西坦的效果不如丙戊酸或苯妥英[138]。如使用左乙拉西坦，剂量为 1~3g 给药数分钟。维持剂量为每 12 小时 0.5~3g，可肠内或静脉给药。

难治性癫痫持续状态

如病人持续癫痫发作，或意识障碍难以缓解，应立即进行脑电图检查。癫痫持续发作应紧急气管插管并开始镇静治疗。此阶段可选择的药物包括咪达唑仑、丙泊酚和巴比妥类药物（戊巴比妥、硫喷妥钠）[139-147]。这些药物对于短期终止发作相对有效，但相关比较研究数据较少。长时间使用巴比妥类药物，可能延长机械通气时间，通常在咪达唑仑和/或丙泊酚无效的情况下使用[148]。

咪达唑仑

咪达唑仑是此类药物中最不可能出现低血压的，虽然控制癫痫发作所需剂量通常明显大于其他重症情况的镇静剂量。对于由于突触后受体内化所引起的对 GABA 激动剂的药理抵抗性增加，可能需要高达 2mg/（kg·h）的输液速度[139-142]。虽然咪达唑仑具有相对短的再分布半衰期，但长期大剂量给药会导致代谢产物的积累，药物治疗中断后需 48~72 小时才能清除[143,144]。

丙泊酚

与其他镇静药物相比，丙泊酚具有撤药后更快觉醒的优势，即使经过长时间输注[149,150]。丙泊酚主要是作为 GABA 受体激动剂起作用，但也有抑制 NMDA 及调节钙离子内流的作用[151]。一些临床医生因为担心丙泊酚输注综合征（PRIS）而避开应用。这种威胁生命的疾病的特征是严重的横纹肌溶解症，循环衰竭和乳酸酸中毒，报道表明这在丙泊酚用于治疗难治性癫痫持续状态中是相对常见的[152]。但这种严重情况一般是出现在持续数天应用丙泊酚且剂量超过 5mg/（kg·h）（83μg/kg/min），我们一般优先将丙泊酚与咪达唑仑或其他另一种镇静药联合使用，而不是超过 4mg/（kg·h）[153,154]。一个小型随机试验比较了丙泊酚与巴比妥类药物对于难治性癫痫持续状态的治疗，但因为缺少患者而过早停止，所以无法对于药物的有效性做出定论。然而，丙泊酚在控制癫痫发作上可与巴比妥类药物相媲美，并可以显著缩短机械通气时间[147]。

巴比妥类

有几个病例描述了大剂量的戊巴比妥钠 5~10mg/kg，速度≤50mg/min；必要时 5~10mg/kg；0.5~5mg/（kg·h）连续输注和硫喷妥钠 2~7mg/kg，速度≤50mg/min；必要时负荷剂量 1~2mg/kg；0.5~5mg/（kg·h）连续输注对难治性癫痫持续状态的治疗[144,155-158]。最大型和最新的系列研究显示，戊巴比妥在大多数情况下对于癫痫发作控制是有效的,但与其他镇静药物一样,在输液中断或者停止后会出现癫痫复发[145]。许多巴比妥类药物治疗的患者需要血流动力学支持并出现感染。巴比妥类药物对免疫功能有许多有害的影响,包括影响细胞因子释放、趋化和吞噬功能[159,160]。随着戊巴妥钠剂量的增加,会出现丙二醇积累,其毒性可引起血流动力学不稳定。临床医生可以通过定期测量渗透压间隙来判断丙二醇是否蓄积[161]。

镇静剂治疗目标:癫痫发作抑制与爆发抑制

无论选择哪种药物,对治疗难治性癫痫持续状态的治疗最好根据连续脑电图监测进行。没有监测,很难滴定恰当的镇静药物剂量。关于目标镇静深度有一些争议。一些专家主张用最小剂量的药物来达到终止癫痫发作的目的。这种策略有助于减少治疗的副作用[162]。另一些人认为,通过达到更大程度的脑电抑制,戒断癫痫发作的概率将减少[2,3,163,164]。反过来说它的重要性在于,脑电图记录的或临床发生的癫痫持续状态复发是预后不良的强有力的预测因子。有一些共识认为在试图停止镇静药物前,应保持无发作状态至少 24 小时[2,3]。为确保相关脑电图变化得到正确识别并及时处理,临床医生和 EEG 的技术人员必须进行及时、频繁的交流。

氯胺酮

兴奋性氨基酸在维持癫痫发作中起重要作用,这一认识引起了对 NMDA 受体拮抗剂的使用越来越多的兴趣[165]。氯胺酮是一种很容易获得的药物,它还有另外一个优势,即它比其他镇静药更不可能引起低血压。尽管传统上,它一直被避免应用于神经重症患者,是认为它会增加颅内压力,但越来越多的数据表明这种担心是不合理的[166,167]。氯胺酮通常给予负荷剂量为 1 ~ 3mg/kg,然后以 2 ~ 5mg/(k·h) 的速度维持[168,169]。一个涉及超难治性癫痫发作的患者的大型病例研究表明,氯胺酮在很大比例的患者中控制了癫痫的发作[170]。

二线抗癫痫药物

如果在镇静药物治疗终止后癫痫发作持续发生,应考虑替代性的抗癫痫药物,尤其是当一线药物(苯妥英钠、丙戊酸钠、左乙拉西坦)已经被使用。

托吡酯具有多种抗癫痫作用,其中一种是对谷氨酸传递的拮抗作用。虽然不能静脉注射,但它已经被作为一种抢救疗法,在最初的剂量上比在门诊所使用的剂量要大(初始 200 ~ 400mg,最大可增加到 1 600mg/d)[3,171,172]。

拉科酰胺是一种新型抗癫痫药物,它可以增强电压门控钠通道的缓慢失活,有研究已经显示在对其他药物有抗药性的癫痫动物模型上,它的治疗有效。它可作为一种静脉制剂,几乎没有不良反应或药物的相互作用。初步的病例系列表明,它具有与其他抗癫痫药物相当的疗效,可能与治疗相关的并发症更少[173,174]。剂量范围为 200~400mg/d,虽然较高剂量可能更有效[175]。

实验性抢救治疗

吸入麻醉药物在阻断癫痫的发作过程中是有效的,这给 ICU 带来很大挑战,但其与镇静药物输注相比没有任何明显的优势[176,177]。最近的一份报道表明,长期暴露于异氟醚可能具有神经毒性[178]。其他已经提出的实验抢救策略包括亚低温治疗[179,180],生酮饮食[181,182],电休克疗法[183]以及迷走神经刺激[184]。如果可以确定癫痫病灶,手术切除可能也是一种选择[185]。

特殊情况:缺氧性脑损伤

随着心肺复苏的进展,自主循环恢复但留下严重的缺氧性脑损伤的患者也增加。缺氧损伤最常见的并发症之一是产生癫痫样放电和难治性非惊厥性癫痫持续状态[24]。

推荐对心脏骤停后的昏迷患者进行脑电图监测,既评估非痉挛性癫痫持续状态的存在,也有助于判断预后[186]。在此背景下,对于连续脑电图监测的解读并不简单。部分患者有明确的脑电图可见的癫痫发作(明确的起点和终点;脑电地形图演变、频率和形态演化)。其他病人则没有明确的脑电图发现,如广义周期性癫痫样放电或因受抑制性的背景而产生短暂的癫痫样放电。尽管一些医生和研究人员认为,后者的模式可以诊断为癫痫持续状态[27,187]。另一些人认为他们是更严重的神经损伤的一种表现,目前的治疗无法改变他的发展[188]。

缺氧性脑损伤导致的癫痫持续状态通常是难治性的,且镇静药物停止后容易复发。大多数患者即使经过积极治疗也会有不良的神经系统结局,但也有例外,特别是当癫痫发作是由非抑制性和反应性的背景引起的[27,187,189-192]。我们最初对缺氧性癫痫持续状态的治疗类似于其他原因导致的难治性 SE。不应仅因为缺氧后 SE 的存在而被推荐撤除生命支持,应在癫痫持续存在或者其他的临床、影像学、电生理结果提示预后不良时考虑[193]。

（章向成 译,梁英健、常志刚 校）

参考文献

1. Lowenstein DH, Bleck T, Macdonald RL. It's time to revise the definition of status epilepticus. Epilepsia. 1999;40:120–2.
2. Meierkord H, Boon P, Engelsen B, Gocke K, Shorvon S, Tinuper P, et al. EFNS guideline on the management of status epilepticus in adults. Eur J Neurol. 2010;17:348–55.
3. Brophy GM, Bell R, Claassen J, Alldredge B, Bleck TP, Glauser T, et al. Guidelines for the evaluation and management of status epilepticus. Neurocrit Care. 2012;17:3–23.
4. Jenssen S, Gracely EJ, Sperling MR. How long do most seizures last? A systematic comparison of seizures recorded in the epilepsy monitoring unit. Epilepsia. 2006;47:1499–503.
5. Meldrum BS, Horton RW. Physiology of status epilepticus in primates. Arch Neurol. 1973;28:1–9.
6. Mazarati AM, Baldwin RA, Sankar R, Wasterlain CG. Time-dependent decrease in the effectiveness of antiepileptic drugs during the course of self-sustaining status epilepticus. Brain Res. 1998;814:179–85.
7. Eriksson K, Metsaranta P, Huhtala H, Auvinen A, Kuusela AL, Koivikko M, et al. Treatment delay and the risk of prolonged status epilepticus. Neurology. 2005;65:1316–8.
8. Towne AR, Pellock JM, Ko D, DeLorenzo RJ. Determinants of mortality in status epilepticus. Epilepsia. 1994;35:27–34.
9. DeLorenzo RJ, Garnett LK, Towne AR, Waterhouse EJ, Boggs JG, Morton L, et al. Comparison of status epilepticus with prolonged seizure episodes lasting from 10 to 29 minutes. Epilepsia. 1999;40:164–9.
10. Berg AT, Berkovic SF, Brodie MJ, Buchhalter J, Cross JH, Boas W, et al. Revised terminology and concepts for organization of seizures and epilepsies: report of the ILAE Commission on Classification and Terminology, 2005–2009. Epilepsia. 2010;51:676–85.
11. Treiman DM, Walton NY, Kendrick C. A progressive sequence of electroencephalographic changes during generalized convulsive status epilepticus. Epilepsy Res. 1990;5:49–60.
12. Towne AR, Waterhouse EJ, Boggs JG, Garnett LK, Brown AJ, Smith Jr JR, et al. Prevalence of nonconvulsive status epilepticus in comatose patients. Neurology. 2000;54:340–5.
13. Novy J, Logroscino G, Rossetti AO. Refractory status epilepticus: a prospective observational study. Epilepsia. 2010;51:251–6.
14. Rossetti A, Lowenstein DH. Management of refractory status epilepticus in adults: still more questions than answers. Lancet Neurol. 2011;10:922–30.
15. Shorvon S, Ferlisi M. The treatment of super-refractory status epilepticus: a critical review of available therapies and a clinical treatment protocol. Brain. 2011;134:2802–18.
16. Holtkamp M, Othman J, Buchheim K, Masuhr F, Schielke E, Meierkord H. A "malignant" variant of status epilepticus. Arch Neurol. 2005;62:1428–31.
17. Coeytaux A, Jallon P, Galobardes B, Morabia A. Incidence of status epilepticus in French-speaking Switzerland (EPISTAR). Neurology. 2000;55:693–7.
18. Knake S, Rosenow F, Vescovi M, Oertel WH, Mueller HH, Wirbatz A, et al. Incidence of status epilepticus in adults in Germany: a prospective, population-based study. Epilepsia. 2001;42:714–8.
19. Hesdorffer DC, Logroscino G, Cascino G, Annegers JF, Hauser WA. Incidence of status epilepticus in Rochester, Minnesota, 1965–1984. Neurology. 1998;50:735–41.
20. DeLorenzo RJ, Hauser WA, Towne AR, Boggs JG, Pellock JM, Penberthy L, et al. A prospective, population-based epidemiologic study of status epilepticus in Richmond, Virginia. Neurology. 1996;46:1029–35.
21. Dham BS, Hunter K, Rincon F. The epidemiology of status epilepticus in the United States. Neurocrit Care. 2014;20:476–83.
22. Holtkamp M, Othman J, Buchheim K, Meierkord H. Predictors and prognosis of refractory status epilepticus treated in a neurological intensive care unit. J Neurol Neurosurg Psychiatry. 2005;76:534–9.
23. Mayer SA, Claassen J, Lokin J, Mendelsohn F, Dennis LJ, Fitzsimmons BF. Refractory status epilepticus: frequency, risk factors and impact on outcome. Arch Neurol. 2002;59:205–10.
24. Kramer AH, Jette N, Pillay N, Federico P, Zygun DA. Epileptiform activity in neurocritical care patients. Can J Neurol Sci. 2012;39:328–37.
25. Claassen J, Mayer SA, Kowalski RG, Emerson RG, Hirsch LJ. Detection of electrographic seizures with continuous EEG monitoring in critically ill patients. Neurology. 2004;62:1743–8.
26. Carrera E, Claassen J, Oddo M, Emerson RG, Mayer SA, Hirsch LJ. Continuous electroencephalographic monitoring in critically ill patients with central nervous system infections. Arch Neurol. 2008;65:1612–8.
27. Rossetti AO, Logroscino G, Liaudet L, Ruffieux C, Ribordy V, Schaller MD, et al. Status epilepticus: an independent outcome predictor after cerebral anoxia. Neurology. 2007;69:255–60.
28. Vespa PM, O'Phelan K, Shah M, Mirabelli J, Starkman S, Kidwell C, et al. Acute seizures after intracerebral hemorrhage: a factor in progressive midline shift and outcome. Neurology. 2003;60:1441–6.
29. Vespa PM, Nuwer MR, Nenov V, Ronne-Engstrom E, Hovda DA, Bergsneider M, et al. Increased incidence and impact of nonconvulsive and convulsive seizures after traumatic brain injury as detected by continuous electroencephalographic monitoring. J Neurosurg. 1999;91:750–60.
30. Claassen J, Hirsch LJ, Frontera JA, Fernandez A, Schmidt M, Kapinos G, et al. Prognostic significance of continuous EEG monitoring in patients with poor-grade subarachnoid hemorrhage. Neurocrit Care. 2006;4:103–12.
31. Oddo M, Carrera E, Claassen J, Mayer SA, Hirsch LJ. Continuous electroencephalography in the medical intensive care unit. Crit Care Med. 2009;37:2051–6.
32. Kamel H, Betjemann JR, Navi BB, Hegde M, Meisel K, Douglas VC. Diagnostic yield of electroencephalography in the medical and surgical intensive care unit. Neurocrit Care. 2013;19:336–41.
33. Aminoff MJ, Simon RP. Status epilepticus. Causes, clinical features and consequences in 98 patients. Am J Med. 1980;69:657–66.
34. Lowenstein DH, Allredge BK. Status epilepticus at an urban public hospital in the 1980s. Neurology. 1993;43:483–8.
35. Di Bonaventura C, Mari F, Vanacore N, Fattouch J, Zarabla A, Berardelli A, et al. Status epilepticus in epileptic patients. Related syndromes, precipitating factors, treatment and outcome in a video-EEG population-based study. Seizure. 2008;17:535–48.
36. Ng SK, Hauser WA, Brust JC, Susser M. Alcohol consumption and withdrawal in new-onset seizures. N Engl J Med. 1988;319:666–73.
37. McMicken D, Liss JL. Alcohol-related seizures. Emerg Med Clin North Am. 2011;29:117–24.
38. Victor M, Brausch C. The role of abstinence in the genesis of alcoholic epilepsy. Epilepsia. 1967;8:1–20.
39. D'Onofrio G, Rathlev NK, Ulrich AS, Fish SS, Freedland ES. Lorazepam for the prevention of recurrent seizures related to alcohol. N Engl J Med. 1999;340:915–9.

40. Olson KR, Kearney TE, Dyer JE, Benowitz NL, Blanc PD. Seizures associated with poisoning and drug overdose. Am J Emerg Med. 1994;12:392–5.

41. Pascual-Leone A, Dhuna A, Altafullah I, Anderson DC. Cocaine-induced seizures. Neurology. 1990;40:404–7.

42. Schifano F, Corkery J. Cocaine/crack cocaine consumption, treatment demand, seizures, related offences, prices, average purity levels and deaths in the UK (1990–2004). J Psychopharmacol. 2008;22:71–9.

43. Schifano F, Corkery J, Deluca P, Oyefeso A, Ghodse AH. Ecstasy (MDMA, MDA, MDEA, MBDB) consumption, seizures, related offences, prices, dosage levels and deaths in the UK (1994–2003). J Psychopharmacol. 2006;20:456–63.

44. Misra UK, Kalita J, Chandra S, Nair PP. Association of antibiotics with status epilepticus. Neurol Sci. 2013;34:327–31.

45. Fugate JE, Kalimullah EA, Hocker SE, Clark SL, Wijdicks EF, Rabinstein AA. Cefepime neurotoxicity in the intensive care unit: a cause of severe, unappreciated encephalopathy. Crit Care. 2013;17:R264.

46. Cannon JP, Lee TA, Clark NM, Setlak P, Grim SA. The risk of seizures among the carbapenems: a meta-analysis. J Antimicrob Chemother. 2014;69:2043–55.

47. Velioglu SK, Ozmenoglu M, Boz C, Alioglu Z. Status epilepticus after stroke. Stroke. 2001;32:1169–72.

48. De Reuck J, Van Maele G. Status epilepticus in stroke patients. Eur Neurol. 2009;62:171–5.

49. Labovitz DL, Hauser WA, Sacco RL. Prevalence and predictors of early seizure and status epilepticus after first stroke. Neurology. 2001;57:200–6.

50. So EL, Annegers JF, Hauser WA, O'Brien PC, Whisnant JP. Population-based study of seizure disorders after cerebral infarction. Neurology. 1996;46:350–5.

51. Burn J, Dennis M, Bamford J, Sandercock P, Wade D, Warlow C. Epileptic seizures after a first stroke: the Oxfordshire community stroke project. BMJ. 1997;315:1582.

52. Lanzino G, D'Urso PI, Suarez J. Seizures and anticonvulsants after aneurysmal subarachnoid hemorrhage. Neurocrit Care. 2011;15:247–56.

53. Naidech AM, Garg RK, Liebling S, Levasseur K, Macken MP, Schuele SU, et al. Anticonvulsant use and outcomes after intracerebral hemorrhage. Stroke. 2009;40:3810–5.

54. Naidech AM, Kreiter KT, Janjua N, Ostapkovich N, Parra A, Commichau C, et al. Phenytoin exposure is associated with functional and cognitive disability after subarachnoid hemorrhage. Stroke. 2005;36:583–7.

55. Morgenstern LB, Hemphill JC, Anderson C, Becker K, Broderick JP, Connolly Jr ES, et al. Guidelines for the management of spontaneous intracerebral hemorrhage: a guideline for healthcare professionals from the American Heart Association/American Stroke Association. Stroke. 2010;41:2108–29.

56. Annegers JF, Hauser WA, Coan SP, Rocca WA. A population-based study of seizures after traumatic brain injuries. N Engl J Med. 1998;338:20–4.

57. Liesemer K, Bratton SL, Zebrack CM, Brockmeyer D, Statler KD. Early post-traumatic seizures in moderate to severe pediatric traumatic brain injury: rates, risk factors, and clinical features. J Neurotrauma. 2011;28:755–62.

58. Temkin NR, Dikmen SS, Wilensky AJ, Keihm J, Chabal S, Winn HR. A randomized, double-blind study of phenytoin for the prevention of post-traumatic seizures. N Engl J Med. 1990;323:497–502.

59. Chang BS, Lowensetin DH. Practice parameter: antiepileptic drug prophylaxis in severe traumatic brain injury: report of the quality standards subcommittee of the American Academy of Neurology. Neurology. 2003;60:10–6.

60. Arndt DH, Lerner JT, Matsumoto JH, Madikians A, Yudovin S, Valino H, et al. Subclinical early posttraumatic seizures detected by continuous EEG monitoring in a consecutive pediatric cohort. Epilepsia. 2013;54:1780–8.

61. Zoons E, Weisfelt M, de Gans J, Spanjaard L, Koelman JH, Reitsma JB, et al. Seizures in adults with bacterial meningitis. Neurology. 2008;70:2109–15.

62. Wang KW, Chang WN, Chang HW. The significance of seizures and other predictive factors during the acute illness for the long-term outcome after bacterial meningitis. Seizure. 2005;14:586–92.

63. Michael BD, Solomon T. Seizures and encephalitis: clinical features, management, and potential pathophysiologic mechanisms. Epilepsia. 2012;53 Suppl 4:63–71.

64. Glaser CA, Gilliam S, Honarmand S, Tureen JH, Lowenstein DH, Anderson LJ, et al. Refractory status epilepticus in suspected encephalitis. Neurocrit Care. 2008;9:74–82.

65. Gable MS, Sheriff H, Dalmau J, Tilley DH, Glaser CA. The frequency of autoimmune N-methyl-D-aspartate receptor encephalitis surpasses that of individual viral etiologies in young individuals enrolled in the California encephalitis project. Clin Infect Dis. 2012;54:899–904.

66. Titulaer MJ, McCracken L, Gabilondo I, Armangue T, Glaser C, Iizuka T, et al. Treatment and prognostic factors for long-term outcome in patients with anti-NMDA receptor encephalitis: an observational cohort study. Lancet Neurol. 2013;12:157–65.

67. Bleck TP, Smith MC, Pierre-Louis SJ, Jares JJ, Murray J, Hansen CA. Neurologic complications of critical medical illnesses. Crit Care Med. 1993;21:98–103.

68. Wijdicks EF, Sharbrough FW. New-onset seizures in critically ill patients. Neurology. 1993;43:1042–4.

69. Sarnaik AP, Meert K, Hackbarth R, Fleischmann L. Management of hyponatremic seizures in children with hypertonic saline: a safe and effective strategy. Crit Care Med. 1991;19:758–62.

70. Chow KM, Wang AY, Hui AC, Wong TY, Szeto CC, Li PK. Nonconvulsive status epilepticus in peritoneal dialysis patients. Am J Kidney Dis. 2001;38:400–5.

71. Ellis AJ, Wendon JA, Williams R. Subclinical seizure activity and prophylactic phenytoin infusion in acute liver failure: a controlled clinical trial. Hepatology. 2000;32:536–41.

72. Lote K, Stenwig AE, Skullerud K, Hirschberg H. Prevalence and prognostic significance of epilepsy in patients with gliomas. Eur J Cancer. 1998;34:98.

73. van Breemen MS, Wilms EB, Vecht CJ. Epilepsy in patients with brain tumors: epidemiology, mechanisms and management. Lancet Neurol. 2007;6:421.

74. Glantz MJ, Cole BF, Forsyth PA, Recht LD, Wen PY, Chambertlain MC. Practice parameter: anticonvulsant prophylaxis in patients with newly diagnosed brain tumors. Neurology. 2000;54:1886–93.

75. Naylor DE, Liu H, Wasterlain CG. Trafficking of GABA(A) receptors, loss of inhibition, and a mechanism for pharmacoresistance in status epilepticus. J Neurosci. 2005;25:7724–33.

76. Goodkin HP, Yeh JL, Kapur J. Status epilepticus increases the intracellular accumulation of GABAA receptors. J Neurosci. 2005;25:5511–20.

77. Wasterlain CG, Naylor DE, Liu H, Niquet J, Baldwin R. Trafficking of NMDA receptors during status epilepticus: therapeutic implications. Epilepsia. 2013;54:78–80.

78. Liu H, Mazarati AM, Katsumori H, Sankar R, Wasterlain CG. Substance P is expressed in hippocampal principal neurons during status epilepticus and plays a critical role in the maintenance of status epilepticus. Proc Natl Acad Sci. 1999;96:5286–91.

79. Sperk G, Wieser R, Widmann R, Singer EA. Kainic acid induced seizures: changes in somatostatin, substance P and neurotensin. Neuroscience. 1986;17:1117–26.

80. Nevander G, Ingvar M, Auer RN, Siesjo BK. Status epilepticus in well-oxygenated rates causes neuronal necrosis. Ann Neurol. 1985;18:281–90.

81. Zhao M, Nguyen J, Ma H, Nishimura N, Schaffer CB, Schwartz TH. Preictal and ictal neurovascular coupling surrounding a sei-

zure focus. J Neurosci. 2011;31:13292–300.

82. Friedeman A. Blood-brain barrier dysfunction, status epilepticus, seizures, and epilepsy: a puzzle of a chicken and egg? Epilepsia. 2011;52 Suppl 8:19–20.

83. Bode H. Intracranial blood flow velocities during seizures and generalized epileptic discharges. Eur J Pediatr. 1992;151:706–9.

84. Claassen J, Perotte A, Albers D, Kleinberg S, Schmidt JM, Tu B, et al. Nonconvulsive seizures after subarachnoid hemorrhage: multimodal detection and outcomes. Ann Neurol. 2013;74:53–64.

85. Vespa PM, Miller C, McArthur D, Eliseo M, Etchepare M, Hirt D, et al. Nonconvulsive electrographic seizures after traumatic brain injury result in a delayed, prolonged increase in intracranial pressure and metabolic crisis. Crit Care Med. 2007;35:2830–6.

86. Vespa P, Prins M, Ronne-Engstrom E, Caron M, Shalmon E, Hovda DA, et al. Increase in extracellular glutamate caused by reduced cerebral perfusion pressure and seizures after human traumatic brain injury: a microdialysis study. J Neurosurg. 1998;89:971–82.

87. Lazeyras F, Blanke O, Zimine I, Delavelle J, Perrig SH, Seek M. MRI, (1)H-MRS, and functional MRI during and after prolonged nonconvulsive seizure activity. Neurology. 2000;5:1677–82.

88. DeGiorgio CM, Correalse JD, Gott PS, Ginsburg DL, Bracht KA, Smith T. Serum neuron-specific enolase in human status epilepticus. Neurology. 1995;45:1134–7.

89. Cianfoni A, Caulo M, Cerase A, Della Marca G, Falcone C, Di Lella GM, et al. Seizure-induced brain lesions: a wide spectrum of variably reversible MRI abnormalities. Eur J Radiol. 2013;82:1964–72.

90. Vespa PM, McARthur DL, Xu Y, Eliseo M, Etchepare M, Dinov I, et al. Nonconvulsive seizures after traumatic brain injury are associated with hippocampal atrophy. Neurology. 2010;75:792–8.

91. Parmar H, Lim SH, Tan N, Lim CC. Acute symptomatic seizures and hippocampus damage: DWI and MRS findings. Neurology. 2006;6:1732–5.

92. Hesdorffer DC, Logroscino G, Cascino G, Annegers JF, Hauser WA. Risk of unprovoked seizure after acute symptomatic seizure: effect of status epilepticus. Ann Neurol. 1998;44:908–12.

93. DeToledo JC, Lowe MR, Gonzalez J, Haddad H. Risk of aspiration pneumonia after an epileptic seizure: a retrospective analysis of 1634 patients. Epilepsy Behav. 2004;5:593–5.

94. Liu J, Meng F, Liu Z. Seizure-related adverse events during video-electroencephalography monitoring. Epileptic Disord. 2012;14:51–6.

95. Wijdicks EF, Hubmayr RD. Acute acid-base disorders associated with status epilepticus. Mayo Clin Proc. 1994;69:1044–6.

96. Johnston SC, Darragh TM, Simon RP. Postictal pulmonary edema requires pulmonary vascular pressure increases. Epilepsia. 1996;37:428–32.

97. Manno EM, Pfeifer EA, Cascino GD, Noe KH, Wijdicks EF. Cardiac pathology in status epilepticus. Ann Neurol. 2005;58:954–7.

98. Chin PS, Branch KR, Becker KJ. Postictal neurogenic stunned myocardium. Neurology. 2005;64:1977–8.

99. Weeks SG, Alvarez N, Pillay N, Bell RB. Takotsubo cardiomyopathy secondary to seizures. Can J Neurol Sci. 2007;34:105–7.

100. Lundgren J, Smith ML, Blennow G, Siesjo BK. Hyperthermia aggravates and hypothermia ameliorates epileptic brain damage. Exp Brain Res. 1994;99:433–55.

101. Guven M, Oymak O, Utas C, Emeklioglu S. Rhabdomyolysis and acute renal failure due to status epilepticus. Clin Nephrol. 1998;50:204.

102. Hocker SE, Britton JW, Mandrekar JN, Wijdicks EF, Rabinstein AA. Predictors of outcome in refractory status epilepticus. JAMA Neurol. 2013;70:72–7.

103. DeLorenzo RJ, Waterhous EJ, Town AR, Boggs JG, Ko D, DeLorenzo GA, et al. Persistent nonconvulsive status epilepticus after the control of convulsive status epilepticus. Epilepsia. 1998;39:833–40.

104. Husain AM, Horn GJ, Jacobson MP. Non-convulsive status epilepticus: usefulness of clinical features in selecting patients for urgent EEG. J Neurol Neurosurg Psychiatry. 2003;74:189–91.

105. Young GB. Continuous EEG monitoring in the ICU: challenges and opportunities. Can J Neurol Sci. 2009;36(2):S89–91.

106. Kollis BJ, Husain AM. Assessment of hairline EEG as a screening tool for nonconvulsive status epilepticus. Epilepsia. 2007;48:959–65.

107. Young GB, Sharpe MD, Savard M, Al Thenayan E, Norton L, Davies-Schinkel C. Seizure detection with a commercially available bedside EEG monitor and the subhairline montage. Neurocrit Care. 2009;11:411–6.

108. Leira EC, Bertrand ME, Hogan RE, Cruz-Flores S, Wyrwich KW, Albaker OJ, et al. Continuous or emergent EEG: can bedside caregivers recognize epileptiform discharges? Intensive Care Med. 2004;30:207–12.

109. Gaspard N, Hirsch LJ. Pitfalls in ictal EEG interpretation: critical care and intracranial recordings. Neurology. 2013;80:S26–42.

110. Sackellares JC, Shiau DS, Halford JJ, LaRoche SM, Kelly KM. Quantitative EEG analysis for automated detection of nonconvulsive seizures in intensive care units. Epilepsy Behav. 2011;22:S69–73.

111. Friberg H, Westhall E, Rosen I, Rundgren M, Nielsen N, Cronberg T. Clinical review: continuous and simplified electroencephalography to monitor brain recovery after cardiac arrest. Crit Care. 2013;17:233.

112. Stewart CP, Otsubo H, Ochi A, Sharma R, Hutchison JS, Hahn CD. Seizure identification in the ICU using quantitative EEG displays. Neurology. 2010;75:1501–8.

113. Williamson CA, Wahlster S, Shafi MM, Westover MB. Sensitivity of compressed spectral arrays for detecting seizures in acutely ill adults. Neurocrit Care. 2014;20:32–9.

114. Seiler L, Fields J, Peach E, Zwerin S, Savage C. The effectiveness of a staff education program on the use of continuous EEG with patients in neuroscience intensive care units. J Neurosci Nurs. 2012;44:E1–5.

115. Tomlinson FH, Anderson RE, Meyer FB. Effect of arterial blood pressure and serum glucose on brain intracellular pH, cerebral and cortical blood flow during status epilepticus in the white New Zealand Rabbit. Epilepsy Res. 1993;14:123–37.

116. Kramer AH, Roberts DJ, Zygun DA. Optimal glycemic control in neurocritical care patients: a systematic review and meta-analysis. Crit Care. 2012;16:R203.

117. Leppik IE, Derivan AT, Homan RW, Walker J, Ramsay RE, Patrick B. Double-blind study of lorazepam and diazepam in status epilepticus. JAMA. 1983;249:1452–4.

118. Treiman DM, Meyers PD, Walton NY, Collins JF, Colling C, Rowan AJ, et al. A comparison of four treatments for generalized convulsive status epilepticus. Veterans Affairs Status Epilepticus Cooperative Study Group. N Engl J Med. 1998;339:792–8.

119. Allredge BK, Gelb AM, Isaacs SM, Corry MD, Allen F, Ulrich S, et al. A comparison of lorazepam, diazepam, and placebo for the treatment of out-of-hospital status epilepticus. N Engl J Med. 2001;345:631–7.

120. Silbergleit R, Durkalski V, Lowenstein D, Conwit R, Pancioli A, Palesch Y, et al. Intramuscular versus intravenous therapy for prehospital status epilepticus. N Engl J Med. 2012;366:591–600.

121. Yaari Y, Selzer ME, Pincus JH. Phenytoin: mechanisms of its anticonvulsant action. Ann Neurol. 1986;20:171.

122. Earnest MP, Marx JA, Drury LR. Complications of intravenous phenytoin for acute treatment of seizures. Recommendations for usage. JAMA. 1983;249:762–5.

123. O'Brien TJ, Cascino GD, So EL, Hanna DR. Incidence and clinical consequences of the purple-glove syndrome in patients receiving intravenous phenytoin. Neurology. 1998;51:1034–9.

124. Fischer JH, Patel TV, Fischer PA. Fosphenytoin – clinical pharmacokinetics and comparative advantages in the acute treatment of seizures. Clin Pharmacokinet. 2003;42:33–58.

125. Coplin WM, Rhoney DH, Rebuck JA, Clements EA, Cochran MS, O'Neill BJ. Randomized evaluation of adverse events and length-of-stay with routine emergency department use of phenytoin or fosphenytoin. Neurol Res. 2002;24:842–8.

126. Wolf GK, McClain CD, Zurakowski D, Dodson B, McManus ML. Total phenytoin concentrations do not accurately predict free phenytoin concentrations in critically ill children. Pediatr Crit Care Med. 2006;7:434–9.

127. Limdi LA, Shimpi AV, Faught E, Gomez CR, Burneo JG. Efficacy of rapid IV administration of valproic acid for status epilepticus. Neurology. 2005;64:353–5.

128. Wheless JW, Vazquez BR, Kanner AM, Ramsay RE, Morton L, Pellock JM. Rapid infusion with valproate sodium is well tolerated in patients with epilepsy. Neurology. 2004;63:1507–8.

129. Mistra UK, Kalita J, Patel R. Sodium valproate vs. phenytoin in status epilepticus: a pilot study. Neurology. 2006;67:340–2.

130. Agarwal P, Kumar N, Chandra R, Gupta G, Antony AR, Garg N. Randomized study of intravenous valproate and phenytoin in status epilepticus. Seizure. 2007;16:527–32.

131. Mehta V, Singhi P, Singhi S. Intravenous sodium valproate versus diazepam infusion for the control of refractory status epilepticus in children: a randomized controlled trial. J Child Neurol. 2007;22:1191–7.

132. Chen WB, Gao R, Su YY, Zhao JW, Zhang YZ, Wang L, et al. Valproate versus diazepam for generalized convulsive status epilepticus: a pilot study. Eur J Neurol. 2011;18:1391–6.

133. Trinka E, Hofler J, Zerbs A, Brigo F. Efficacy and safety of intravenous valproate for status epilepticus: a systematic review. CNS Drugs. 2014;28(7):623–39.

134. Temkin NR, Dikmen SS, Anderson GD, Wilensky AJ, Holmes MD, Cohen W, et al. Valproate therapy for prevention of posttraumatic seizures: a randomized trial. J Neurosurg. 1999;91:593–600.

135. Deshpande LS, Delorenzo RJ. Mechanisms of levetiracetam in the control of status epilepticus and epilepsy. Front Neurol. 2014;31:11.

136. Zelano J, Kumlien E. Levetiracetam as an alternative stage two antiepileptic drug in status epilepticus: a systematic review. Seizure. 2012;21:233–6.

137. Misra UK, Kalita J, Mauya PK. Levetiracetam versus lorazepam in status epilepticus: a randomized, open labeled pilot study. J Neurol. 2012;259:645–8.

138. Alvarez V, Januel JM, Burnand B, Rossetti AO. Second-line status epilepticus treatment: comparison of phenytoin, valproate and levetiracetam. Epilepsia. 2011;52:1292–6.

139. Kumar A, Bleck TP. Intravenous midazolam for the treatment of refractory status epilepticus. Crit Care Med. 1992;20:483–8.

140. Claassen J, Hirsch LJ, Emerson RG, Bates JE, Thompson TB, Mayer SA. Continuous EEG monitoring and midazolam infusion for refractory nonconvulsive status epilepticus. Neurology. 2001;57:1036–42.

141. Morrison G, Gibbons E, Whitehous WP. High-dose midazolam therapy for refractory status epilepticus. Intensive Care Med. 2006;32:2070–6.

142. Fernandez A, Lantigua H, Lesch C, Shao B, Foreman B, Schmidt JM. High-dose midazolam infusion for refractory status epilepticus. Neurology. 2014;82:359–65.

143. Rossetti AO, Reichhart MD, Schaller MD, Despland PA, Bogousslavsky J. Propofol treatment of refractory status epilepticus: a study of 31 episodes. Epilepsia. 2004;45:757–63.

144. Parviainen I, Uusaro A, Kalviainen R, Kalviainen R, Mervaala E, Ruokonen E. Propofol in the treatment of refractory status epilepticus. Intensive Care Med. 2006;32:1075–9.

145. Pugin D, Foreman B, De Marchis GM, Fernandez A, Schmidt JM, Czeisler BM. Is pentobarbital safe and efficacious in the treatment of super-refractory status epilepticus: a cohort study. Crit Care. 2014;18:R103.

146. Claassen J, Hirsch LJ, Emergson RG, Mayer SA. Treatment of refractory status epilepticus with pentobarbital, propofol, or midazolam: a systematic review. Epilepsia. 2002;43:146–53.

147. Rossetti AO, Milligan TA, Vuilliemoz S, Michaelides C, Bertschi M, Lee JW. A randomized trial for the treatment of refractory status epilepticus. Neurocrit Care. 2011;14:4–10.

148. Riviello JJ, Claassen J, LaRoche SM, Sperling MR, Alldredge B, Bleck TP, et al. Treatment of status epilepticus: an international survey of experts. Neurocrit Care. 2013;18:193–200.

149. Ostermann ME, Keenan SP, Seiferling RA, Sibbald WJ. Sedation in the intensive care unit: a systematic review. JAMA. 2000;283:1451–9.

150. Chamorro C, de Laorre FJ, Montero A, Sanchez-Izquierdo JA, Jareno A. Comparative study of propofol versus midazolam in the sedation of critically ill patients: results of a prospective randomized, multicenter trial. Crit Care Med. 1996;24:932–9.

151. Hutchens MP, Memtsoudis S, Sadovnikoff N. Propofol for sedation in neuro-intensive care. Neurocrit Care. 2006;4:54–62.

152. Iyer VN, Hoel R, Rabinstein AA. Propofol infusion syndrome in patients with refractory status epilepticus: an 11-ear clinical experience. Crit Care Med. 2009;37:3024–30.

153. Cremer OL, Moons KG, Bouman EA, Kruijswijk JE, de Smet AM, Kalkman CJ. Long-term propofol infusion and cardiac failure in adult head-injured patients. Lancet. 2001;357:117–8.

154. Vasile B, Rasulo F, Candiani A, Latronico N. The pathophysiology of propofol infusion syndrome: a simple name for a complex syndrome. Intensive Care Med. 2003;29:1417–25.

155. Van Gestel JP, Blusse Van Oud-Alblas HJ, Malingre M, Ververs FF, Braun KP, et al. Propofol and thiopental for refractory status epilepticus in children. Neurology. 2005;65:591–2.

156. Young GB, Blume WT, Bolton CF, Warren KG. Anesthetic barbiturates in refractory status epilepticus. Can J Neurol Sci. 1980;7:291–2.

157. Parviainen I, Uusaro A, Kalviainen R, Kaukanen E, Mervaala E, Ruokonen E. High-dose thiopental in the treatment of refractory status epilepticus in intensive care unit. Neurology. 2002;59:1249–51.

158. Yaffe K, Lowenstein DH. Prognostic factors of pentobarbital therapy for refractory generalized status epilepticus. Neurology. 1993;43:895–900.

159. Ploppa A, Kiefer RT, Nohe B, Haeberle HA, Dieterich HJ, Unertl KE, et al. Dose-dependent influence of barbiturates but not propofol on human leukocyte phagocytosis of viable Staphylococcus aureus. Crit Care Med. 2006;34:478–83.

160. Ala-Kokko TI, Saynajakangas P, Laurila P, Ohtonen P, Laurila JJ, Syrjala H. Incidence of infections in patients with status epilepticus requiring intensive care and effects on resource utilization. Anaesth Intensive Care. 2006;34:639–44.

161. Bledsoe KA, Kramer AH. Propylene glycol toxicity complicating use of barbiturate coma. Neurocrit Care. 2008;9:122–4.

162. Litt B, Wityk RJ, Hertz SH, Mullen PD, Weiss H, Ryan DD, et al. Nonconvulsive status epilepticus in the critically ill elderly. Epilepsia. 1999;39:1194–202.

163. Krishnamurthy KB, Drislane FW. Depth of EEG suppression and outcome in barbiturate anesthetic treatment for refractory status epilepticus. Epilepsia. 1999;40:759–62.

164. Krishnamurthy KB, Drislane FW. Relapse and survival after barbiturate anesthetic treatment of refractory status epilepticus. Epilepsia. 1996;37:863–7.

165. Borris DJ, Bertram EH, Kapur J. Ketamine controls prolonged status epilepticus. Epilepsy Res. 2000;42:117–22.

166. Zeiler FA, Teitelbaum J, West M, Gillman LM. The ketamine effect on ICP in traumatic brain injury. Neurocrit Care. 2014;29:1096–106.

167. Bar-Joseph G, Guilburd Y, Tamir A, Guilburd JN. Effectiveness of ketamine in decreasing intracranial pressure in children with intracranial hypertension. J Neurosurg Pediatr. 2009;4:40–6.

168. Kramer AH. Early ketamine to treat refractory status epilepticus. Neurocrit Care. 2012;16:299–305.

169. Synowiec AS, Singh DS, Yenugadhati V, Valeriano JP, Schramke

CJ, Kelly KM. Ketamine use in the treatment of refractory status epilepticus. Epilepsy Res. 2013;105:183–8.

170. Gaspard N, Foreman B, Judd LM, Brenton JN, Nathan BR, McCoy BM, et al. Intravenous ketamine for the treatment of refractory status epilepticus: a retrospective multicenter study. Epilepsia. 2013;54:1498–503.

171. Towne AR, Gernett LK, Waterhouse EJ, Morton LD, DeLorenzo RJ. The use of topiramate in refractory status epilepticus. Neurology. 2003;60:332–4.

172. Traulli A, Drislane FW. The use of topiramate in refractory status epilepticus. Neurology. 2004;62:837.

173. Hofler J, Trinka E. Lacosamide as a new treatment option in status epilepticus. Epilepsia. 2013;54:393–404.

174. Santamarina E, Toledo M, Sueiras M, Raspall M, Ailouti N, Lainez E, et al. Usefulness of intravenous lacosamide in status epilepticus. J Neurol. 2013;260:3122–8.

175. Legros B, Depondt C, Levy-Nogueira M, Ligot N, Mavroudakis N, Naeije G, et al. Intravenous lacosamide in refractory seizure clusters and status epilepticus: comparison of 200 and 400 mg loading doses. Neurocrit Care. 2014;20:484–8.

176. Kofke WA, Young RS, Davis P, Woelfel SK, Gray L, Johnson D, et al. Isoflurane for refractory status epilepticus: a clinical series. Anesthesiology. 1989;71:653–9.

177. Mirsattari SM, Sharpe MD, Young GB. Treatment of refractory status epilepticus with inhalational anesthetic agents isoflurane and desflurane. Arch Neurol. 2004;61:1254–9.

178. Fugate JE, Burns JD, Widjicks EFM, Warner DO, Jankowski CJ, Rabinstein AA. Prolonged high-dose isoflurane for refractory status epilepticus: is it safe? Anesth Analg. 2010;111:1520–3.

179. Guilliams K, Rosen M, Buttram S, Zempel J, Pineda J, Miller B, et al. Hypothermia for pediatric refractory status epilepticus. Epilepsia. 2013;54:1586–94.

180. Corry JJ, Dhar R, Murphy T, Diringer MN. Hypothermia for refractory status epilepticus. Neurocrit Care. 2008;9:189–97.

181. Thakur KT, Probasco JC, Hocker SE, Roehl K, Henry B, Kossoff EH, et al. Ketogenic diet for adults in super-refractory status epilepticus. Neurology. 2014;82:665–70.

182. O'Connor SE, Richardson C, Trescher WH, Byler DL, Sather JD, Michael EH, et al. The ketogenic diet for the treatment of pediatric status epilepticus. Pediatr Neurol. 2014;50:101–3.

183. Kamel H, Cornes SB, Hegde M, Hall SE, Josephson SA. Electroconvulsive therapy for refractory status epilepticus: a case series. Neurocrit Care. 2010;12:204–10.

184. O'Neill BR, Valeriano J, Synowiec A, Thielmann D, Lane C, Wilberger J. Refractory status epilepticus treated with vagal nerve stimulation: case report. Neurosurgery. 2011;69:1172–5.

185. Bhatia S, Ahmad F, Miller I, Ragheb J, Morrison G, Jayakar P, et al. Surgical treatment of refractory status epilepticus in children: clinical article. J Neurosurg Pediatr. 2013;12:360–6.

186. Claassen J, Taccone FS, Horn P, Holtkamp M, Stocchetti N, Oddo M, et al. Recommendations on the use of EEG monitoring in critically ill patients: consensus statement from the neurointensive care section of the ESICM. Intensive Care Med. 2013;39:1337–51.

187. Legriel S, Hilly-Ginoux J, Resche-Rigon M, Merceron S, Pinoteau J, Henry-Lagarrigue M, et al. Prognostic value of electrographic postanoxic status epilepticus in comatose cardiac-arrest survivors in the therapeutic hypothermia era. Resuscitation. 2013;84:343–50.

188. Tjepkema-Cloostermans MC, Hindriks R, Hofmeijer J, van Putten MJ. Generalized periodic discharges after acute cerebral ischemia: reflection of selective synaptic failure? Clin Neurophysiol. 2014;125:255–62.

189. Mani R, Schmitt SE, Mazer M, Putt ME, Gaieski DF. The frequency and timing of epileptiform activity on continuous electroencephalogram in comatose post-cardiac arrest syndrome patients treated with therapeutic hypothermia. Resuscitation. 2012;83:840–7.

190. Rundgren M, Westhall E, Cronberg T, Rosen I, Friberg H. Continuous amplitude-integrated electroencephalogram predicts outcome in hypothermia-treated cardiac arrest patients. Crit Care Med. 2010;38:1838–44.

191. Knight WA, Hart KW, Adeoye OM, Bonomo JB, Keegan SP, Ficker DM, et al. The incidence of seizures in patients undergoing therapeutic hypothermia after resuscitation from cardiac arrest. Epilepsy Res. 2013;106:396–402.

192. Rittenberger JC, Popescu A, Brenner RP, Guyette FX, Callaway CW. Frequency and timing of nonconvulsive status epilepticus in comatose post-cardiac arrest subjects treated with hypothermia. Neurocrit Care. 2012;16:114–22.

193. Taccone FS, Cronberg T, Friberg H, Greer D, Horn J, Oddo M, et al. How to assess prognosis after cardiac arrest and therapeutic hypothermia. Crit Care. 2014;18:202.

第二十章 谵 妄

Bjoern Weiss，Alawi Lütz，Claudia Spies

前言

谵妄是术后患者一种常见且严重的并发症，几十年来一直认为仅仅是麻醉、手术和重症监护无关紧要的副作用。最近的研究表明，谵妄是一种急性脑功能障碍，导致住院时间长、死亡率高和认知功能下降等。

谵妄不是一种独特的疾病，而是由多种原因引起的一种综合征。其核心特征是注意力障碍，伴随意识和认知功能的改变。谵妄急性发作，症状通常在一天内波动[1]。

在术后期和危重治疗环境中的研究表明，谵妄患者与无谵妄的患者相比死亡率明显增高[2-5]。谵妄时间每延长一天，其死亡的危险一年内就会增加10%[6]。此外，谵妄也会导致患者机械通气时间延长，住ICU时间延长以及医疗费用的增加[2,7]。此外，在多达三分之一的病例中，谵妄被认为是脓毒症的首要预测因子，早于其他脓毒症症状大约48小时发生[8]。谵妄还会导致认知受损，与认知的不良预后有关[9-10]。

谵妄的发生率有很大的变化，取决于患病人群、手术的类型及其相关危险因素。在心脏手术中，多达54.9%的病人出现术后谵妄（POD）[11]，而在非心脏手术中，有文献报道腹部大手术后的老年患者中谵妄发生率接近50%[12-14]。成人机械通气53.8%的患者患有谵妄[15]，而ICU患者谵妄发生率可达80%[16]。

由于谵妄的临床相关性和高发生率，已经制定了国家和国际准则，针对谵妄的诊断、预防和治疗制定了指南。2013年美国Barr等发表了"ICU成年患者疼痛、躁动和谵妄处理的临床实践指南"[17]，该指南遵循于2010年发表的德国和英国的两套指导方针[18,19]。由于谵妄与围术期的相关性，欧洲麻醉学协会（ESA）成立了一个特别工作组来制定一份关于这个问题的指导方针。

病理生理学

谵妄的病理生理学仍不清楚。已确定了多种临床危险因素，并假设了多种病理生理途径。越来越多的实验和临床证据表明，创伤、感染或手术可导致促炎细胞因子产生增多，这种细胞因子可能导致小胶质细胞的活化、神经元凋亡、突触和神经化学紊乱。这种神经炎症反应可以解释谵妄和长期认知障碍之间的紧密联系[20-22]。有些人提倡使用神经影像学来帮助研究谵妄的进展过程。例如，这些技术可以识别和定位与谵妄相关的早期变化，然后随着时间的推移跟踪这些变化的解决、持久或演变。影像学研究也显示了谵妄发生时特定的白质病变和脑萎缩[23]。

危险因素

多项研究已经调查了可能与术后谵妄相关的因素。谵妄的综合风险评估是在20世纪90年代后期发展起来的。危险因素可分为基线（易感因素）和医院相关因素（诱发因素）[24]。基线危险因素是那些与病人的基本特征和合并症有关的（例如老年、痴呆、神经功能障碍），而医院相关的因素是那些与病人的急性发病、治疗和ICU的管理问题（如疾病严重程度、疼痛、约束、术前禁食时间、术中镇痛药的选择和急诊手术）[25-31]。这些危险因素单独或联合可以导致几乎所有患者的谵妄发生。

药物

许多药物与谵妄的发展有关，包括苯二氮草类、阿片类和具有抗胆碱能作用的药物。在接受GABA激动剂如苯二氮草类药物的长期机械通气的危重患者中，脑功能障碍的风险增加[32]，同样住院期间使用过阿片类药物，也会显著增加谵妄的发生[33]。此外，一些学者还证明，具有抗胆碱能性质的药物对认知功能也有明显的不良影响[34]。胆碱能功能方面的缺陷已被假定为引起谵妄和认知能力下降。Radtke等研究显示术中接受芬太尼治疗的患者POD发病率比术中接受瑞芬太尼治疗的患者明显增高[35]。也有研究表明麻醉深度（用电生理神经监测法测量）是谵妄的独立危险因素，应予以监测[36-37]。

睡眠剥夺

睡眠剥夺与谵妄的关系已经研究了很多年。Little 等的研究显示患者经常在 ICU 睡眠不足,主要归因于包括诊断过程、治疗干预、药物治疗和噪声等许多因素[38]。危重症患者睡眠结构异常,表现为睡眠阶段缺乏序贯进展,快速眼动睡眠期(REM 睡眠)和慢波睡眠(SWS)减少。一些研究表明,药物干预会使危重患者的睡眠质量恶化。苯二氮䓬类催眠药可以延长总睡眠时间,但却改变睡眠阶段的生理进程,减少在最具恢复阶段的睡眠时间[39-40]。由于人们对改善睡眠质量的新策略的兴趣越来越大,因此需要进一步研究如何促进睡眠并评估与睡眠相关的临床结果,尤其是谵妄的发展。

谵妄的疼痛管理和镇痛

对危重疾病幸存患者的调查显示,疼痛是重症监护治疗中的主要压力源[41]。但是重症的调查显示用于疼痛监测的有效工具的使用率很低。疼痛管理确实是关键,因为急慢性疼痛都是导致谵妄的危险因素。此外,疼痛相关行为的特异性监测,可避免镇静药的不当使用。

谵妄的患者往往无法表达他们疼痛的程度。有些疼痛监测的参考标准是自我报告疼痛评分(例如数字评定量表),这些工具不适合于谵妄的患者。这些病人应该使用客观疼痛评估工具来评估,例如"行为疼痛量表"(behavioral pain scale,BPS)或"非插管行为疼痛量表"(behavioral pain scale—not intubated,BPS-NI)或在危重患者中有效的客观疼痛评估分数。BPS 可用于气管插管的患者,BPS-NI 主要用于非插管又无法评估其疼痛程度的患者[42-43]。另一种观察性疼痛评估工具是"危重症疼痛观察工具"(CPOT),可用于机械通气和非机械通气患者[44]。CPOT 评估工具与暴露在有害刺激下的健康志愿者的自我报告的疼痛评估工具相比显示了适度相关性[45]。客观疼痛监测(例如基于 EEG 的疼痛监测或使用瞳孔扩大反射)尚未进入临床实践。有研究表明,这些方法是有前景的,但需要进一步的研究以提供证据证明这些措施在重症监护下的有效性和可靠性[46]。

术前风险评估应是术前评估的重要组成部分。尤其是虚弱的老年患者应接受认知评价以评估基线认知功能(例如最低限度的精神状态检查)[47]。这使术后可能出现的认知轨迹具体化。此外,综合性的老年评估仍有可能收集关于功能和认知情况的信息,并对患者的问题得出结论。特别是随着人口的发展,对老年人术后认知功能障碍的风险评估变得越来越重要。

诊断

美国国立卫生研究院对谵妄的定义为"与身体或精神疾病发生相关的突然严重的意识混乱和大脑功能的快速变化"[48]。许多人认为谵妄最常见的特征是注意力不集中。由于谵妄是危重病人脑功能障碍最常见的症状,因此谵妄的及时诊断是最重要的。与其他器官不同的是,在临床实践中,大脑没有有效的生物标记物。

目前,根据美国精神病学协会第五版《精神障碍诊断和统计手册》,第五版(DSM-V)是诊断谵妄的参考标准(表 20.1)[1]。DSM-I 于 1952 出版。此后,精神专科医生不断制定和修订标准。目前的版本 DSM-V 是在 2013 年发布的,取代了 2000 年发布的 DSM-IV 文本修订版。

表 20.1　美国精神病学协会出版的 DSM 谵妄诊断标准

A	注意力障碍(直接、集中、维持、转移注意力能力降低)和意识障碍(对环境的定向力减低)
B	注意力和意识较基础状态时短时间内出现障碍(几小时或数天),并在一天内剧烈波动
C	认知障碍(记忆力下降、定向力障碍、语言、视觉和知觉下降)
D	标准 A 和 C 的障碍不能为另一个已有的、已确定的或发展中的神经认知障碍更好地解释,并且没有在觉醒水平(如昏迷)严重降低的情况下发生
E	从病史、体格检查或实验室检查中可以看出这种症状是另一种医学状况、物质中毒或药物戒断(由于滥用或医用)或暴露于毒素或是由于多种原因造成的直接生理结果

正如之前发布的"DSM-IV"标准一样,谵妄的四个典型特征是意识障碍、认知改变、短期改变和波动。DSM-V 明确指出,注意力不集中、意识和认知障碍的诊断不应在不断发展的认知障碍或觉醒水平严重下降的情况下评估。谵妄在觉醒水平严重减低的情况下不能被诊断,这限制了其在重症监护中的应用,因为重症患者经常是昏睡状态(例如,由于镇静药的使用)。这意味着谵妄监测应该始终伴随着镇静深度的监测。

在欧洲,ICD-10 被认为是精神病诊断的参考标准。Kazmierski 等研究了不同的诊断标准对外科手术患者谵妄发生率诊断的准确性[49]。学者根据 DSM-IV 和 ICD-10 标准评估了谵妄的发生率,并评价了 563 例心脏手术患者的记忆性谵妄评定量表(MDAS)和谵妄指数的临界值。DSM-IV 标准被认为更具包容性,而 ICD-10 标准在确定术后谵妄诊断方面更具有限制性。通常,DSM 和 ICD 标准都不适用于临床常规谵妄的诊断,因为它们是由精神科专家设计的,而且不能在一天中反复进行监测。然而,仅仅依靠临床症状也远远不够,因为大多数谵妄患者要么是混合型,要么是单一活动过少型谵妄[50]。因此,在临床常规中易于应用的评估是确保一次性诊断的必要条件。

为了解决这一问题,已经研发出可以快速可靠地筛查谵妄或谵妄相关症状的工具。国际指南建议经常使用这些有效的谵妄筛查工具(即每班评估一次),可以提高医护人员发现谵妄并进行适当治疗的能力。

最常使用的量表是 ICU 患者意识模糊评估法(confusion assessment method in intensive care unit, CAM-ICU)(图 20.1)以及重症监护谵妄筛查量表(the intensive care delirium screening checklist, ICDSC)[51]。在术后护理(没有进入 ICU)情况下,护理谵妄筛查量表(Nu-DESC)(表 20.3)由于其实施简单而广受欢迎[52]。这些评分量表经过验证研究,显示出良好的灵敏度和特异性[53]。

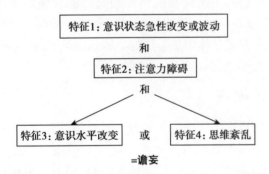

图 20.1 ICU 患者意识模糊评估法(CAM-ICU)。CAM-ICU 评估谵妄患者的四个特征;诊断谵妄需要四个特征中的三个。Copyright© 2013,E.Wesley Ely,MD,MPH,and Vanderbilt University,all rights reserved

他们能够监测谵妄,但在症状水平和应用方面有不同的范围。ICDSC 和 Nu-DESC 量表依赖于对病人的观察,而 CAM-ICU 是基于病人必须完成一系列简单的测试。目前研究的一个课题是哪一个评价量表更合适基于器官系统的支持,如机械通气等。

所有量表的应用都需要一定的指导和培训,Nu-DESC 易于操作,不需要特殊的培训但需要指导,而 CAM-ICU 和 ICDSC 则需要对医护人员进行培训,以获得较高的诊断有效性和可靠性[54]。此外,ICDSC 和

Nu-DESC 还能监测到谵妄的亚综合征状态(谵妄亚综合征 SSD),尽管 SSD 患者不符合谵妄的标准,但也会导致不良结局[55]。

虽然已经介绍了几种导致谵妄的途径,但与危重患者谵妄相关的生物标志物并没有得到很好的研究,需要进一步的研究[56-57]。

谵妄可以分为三种类型:活动过多型、活动过少型和混合型。活动过多型患者由于精神运动活跃,表现出躁动,有时甚至是攻击性行为。活动过少型患者由于精神运动减退表现为警觉性下降或昏睡。混合型谵妄的特点是两种症状的交替。虽然活动过多型易被识别,但其他两种形式在 SICU 患者中更常见。对谵妄类型的调查显示,在外科和创伤患者中,活动过少型谵妄(分别为 64% 和 60%)明显高于混合型(9% 和 6%)和单纯活动过多型谵妄(0% 和 1%)[58]。这可能也解释了临床中在谵妄诊断率高的原因。因此必须使用敏感性和特异性较高的特定量表来诊断谵妄。

治疗

谵妄的治疗一般分为三个步骤。第一步也是最重要的一步治疗基础疾病或引起谵妄的疾病。第二步是采取非药物治疗对谵妄进行防治。第三步是为精神困扰或在采取了上述干预措施后,过于躁动不能得到充分治疗的患者给予药物治疗。一旦确诊为谵妄后,应立即实施治疗。Heymann 等研究结果显示,延迟治疗的谵妄患者与未延迟治疗的患者相比可能会导致机械通气时间延长,院内感染增多,死亡率增高[59]。

对症的非药物预防和治疗

患者在许多方面与医院环境存在自然互动的关系。环境可以促进患者恢复,也可作为应激源引起疾病。危重患者也不例外,甚至更容易受到压力的影响。在过去的 30 年里,ICU 的环境已经朝向技术需求的方向发展。最近的研究表明,以病人为中心的环境保护隐私、减少噪声、改善光照,可以对谵妄的持续时间和严重程度产生积极的影响[60-62]。有研究表明,实施减少噪声和在夜间减弱照明的措施来避免睡眠剥夺,是有效的,应予以执行[63]。提供助听器、眼镜和可视时钟是帮助患者重新定位的简单措施。这些措施也适用于家庭[64]。总之,促进患者睡眠和提供重新定位的措施应作为非药物治疗的预防策略。

对症的药物治疗

对症的药物治疗应该是谵妄多模态疗法治疗的

一部分,并应在症状特异性治疗后应进行评估。量化和鉴定可以使用谵妄监测评分量表(DDS)(表 20.2)或者谵妄评分量表-98 年修订(DRS-R98)[65-66]。

表 20.2　谵妄监测量表(DDS)

项目	评分/观察
定向力	0-对时间、地点、人物身份有定向力,能够集中注意力
	1-对时间和/或地点不确定,不能集中注意力
	4-对时间和/或地点没有定向力
	7-对时间、地点和人物身份没有定向力
幻觉	0-无
	1-有时轻微幻觉
	4-长久的轻到中度幻觉
	7-长久的严重幻觉
躁动	0-正常活动
	1-轻微躁动
	4-中度躁动
	7-严重躁动
焦虑	0-休息时无焦虑
	1-轻微焦虑
	4-有时中度焦虑
	7-急性惊恐发作
肌痉挛/抽搐	0-无
	1-肌痉挛
	7-惊厥
阵发性出汗	0-不出汗
	1-几乎不出汗,只有手掌
	4-额头上有汗珠
	7-大汗淋漓
睡眠-觉醒周期改变	0-无改变
	1-轻度,对睡眠问题有抱怨
	4-靠高剂量药物入睡
	7-夜间吃药,白天疲劳仍不能入睡
震颤	0-无震颤
	1-看不见,但可以感觉到
	4-中度震颤(伸展双臂)
	7-严重震颤(不伸展手臂)

幻觉和精神症状的治疗

谵妄患者经常发生精神症状和幻觉,应该用抗精神病药物治疗。精神安定药,也称为抗精神病药,可以减少精神病患者的困惑、妄想、幻觉和精神运动性激动等症状。第一代抗精神病药物(典型抗精神病药)包括如氟哌啶醇等一组的几类药物。由于第一代抗精神病药的副作用,第二代或非典型抗精神病药被引入,包括喹硫平、奥氮平或利培酮[67]。氟哌啶醇仍然是最常用的药物。其主要作用机制可能是皮质多巴胺(D_2)受体的拮抗作用,阻断黑质纹状体D_2途径,以及乙酰胆碱升高对乙酰胆碱的抑制作用。氟哌啶醇是广泛的蛋白质结合剂,在体内迅速分布,平均消除半衰期为 21 小时。氟哌啶醇的使用可能会延长某些患者的 QT 间期,从而导致潜在的危及生命的心律失常。因此,建议对 QT 间期进行监测。此外,血清钾和镁的浓度应保持在正常高水平。没有证据表明低剂量氟哌啶醇(<3mg/d)与非典型抗精神病药相比,在治疗谵妄方面疗效较低或者有更多的副作用。另一方面,高剂量氟哌啶醇(>4.5mg/d)比非典型抗精神病药更容易产生副作用,主要是帕金森症[68]。氟哌啶醇与奥氮平的比较研究显示了同等的疗效[69]。

已经有大量调查抗精神病药物的预防性使用的研究,显示预防性使用抗精神病药物可能在一些特殊的高危患者群体中是有用的。尽管如此,考虑到风险-收益比率,证据还不足以证明这一建议[70-71]。

躁动的处理

虽然单纯活动过多型谵妄不是很常见,但常可观察到谵妄患者的躁动和应激症状。最重要的是要认识到躁动和应激不仅见于谵妄患者,还可能出现在几乎每一个危重患者身上。

当镇静、焦虑和应激的可逆原因被排除后可使用镇静药。仓促使用镇静药可能会掩盖症状并延误特定的诊断(如疼痛、恶心)。如果使用镇静药,镇静深度的监测是避免过度镇静的关键环节。在躁动客观量化之后(例如 Richmond 躁动镇静评分量表,RASS)(表 20.3),每班至少要进行一次重新评估,以确保病人的清醒。

苯二氮䓬类特别是劳拉西泮和咪达唑仑是谵妄发生的独立危险因素[72]。因此,对于谵妄和非谵妄患者应避免使用此类药物。一个例外是由于酒精戒断引起的谵妄,苯二氮䓬类药物是其治疗的首选药物。

表20.3　Richmond 躁动-镇静量表（RASS）

+4	有攻击性	有暴力行为,对医护人员有危害
+3	非常躁动	有攻击性,试着拔出呼吸管,胃管或静脉点滴
+2	躁动	身体激烈移动,无法配合呼吸机
+1	不安焦虑	焦虑紧张,行为没有攻击性
0	清醒平静	
−1	昏昏欲睡	没有完全清醒,但对声音可保持清醒（睁眼和接触大于或等于 10 秒）
−2	轻度镇静	声音可短暂的唤醒（睁眼和接触小于 10 秒）
−3	中度镇静	对声音有反应或睁眼（但没有眼神接触）
−4	重度镇静	对声音没有反应,对身体刺激有反应或睁眼
−5	昏迷	对声音或身体刺激都无反应

（RASS）评估镇静,颜色突出显示的是清醒的通常目标。

躁动的患者可以使用右美托咪定或丙泊酚治疗。右美托咪定的 α-2 肾上腺素能受体的选择性比可乐定高出 8 倍,快速注射 15 分钟起效,持续输注 1 小时达到峰值浓度。它在肝脏中通过葡萄糖醛酸结合和细胞色素 P450 途径代谢和清除。右美托咪定具有镇痛作用,即使在高剂量时也不会产生呼吸抑制。但会导致心动过缓和低血压两个副作用[73]。右美托咪定与氟哌啶醇治疗兴奋性谵妄的初步对照研究中,右美托咪定可明显缩短拔管时间和住 ICU 时间[74]。

丙泊酚是一种广泛用于全麻诱导和维持的静脉镇静药,也是危重病人常用的镇静药。丙泊酚的优点是作用时间短,而且代谢和肝肾功能无关。丙泊酚可引起低血压和呼吸抑制。由于丙泊酚可引起呼吸抑制,因此仅用于机械通气患者谵妄的治疗。

预防

预防是最大限度地减少 POD 发生及其不良后果的最有效措施。因为许多谵妄被认为是可以预防的,所以为了防止谵妄的发展而采取了一些策略。

谵妄肯定与在围术期多种药物的使用有关。理论上可能增加术后谵妄风险的药物,包括常用于镇静的苯二氮䓬类药物。围术期患者也暴露在许多诱发谵妄的因素中,特别是疼痛和陌生的环境,包括睡眠周期的中断。因此,应避免谵妄的可逆原因（表20.4）。考虑到风险收益比,目前没有足够的证据来推荐治疗谵妄的一般药理学方法。因此,每个案例都必须个体化评估。

表20.4　药物治疗前应检查的引起谵妄的典型可逆性原因

谵妄的可变原因
● 镇静
● 疼痛
● 感染
● 戒断
● 代谢紊乱
● 缺氧
● 低血糖
● 中枢神经系统紊乱（如中风）
● 使用抗胆碱能药物
● 重金属中毒

结论

谵妄是一种常见的综合征,对 ICU 患者的预后有巨大的影响。它与死亡率增加、住 ICU 时间和机械通气时间延长以及长期认知功能下降有关。能快速地识别谵妄对于明确潜在病情和可逆因素是至关重要的。在临床常规中,应用有效的评估量表筛查谵妄是简便易行的。除了谵妄,应该使用有效的疼痛评分量表进行疼痛管理。通常自我评估是不可靠的,因此使用可观察的疼痛评分量表可以确定疼痛程度。此外,应使用有效的镇静量表进行镇静深度的监测。特别是应尽可能避免使用可能导致谵妄的劳拉西泮和咪达唑仑等镇静药。非药物性方法在预防和治疗谵妄中具有重要作用,应该应用于所有病人。根据优化的功能结果,疼痛、镇静和谵妄的处理对于危重患者来说是至关重要的（图 20.2）。

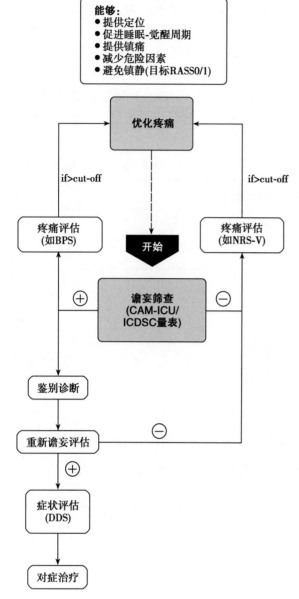

图 20.2　谵妄的诊断和治疗的简化方法

（邵欣　译，章向成　校）

参考文献

1. American Psychiatric Association D-TF. Diagnostic and statistical manual of mental disorders. 5th ed. Arlington, VA: American Psychiatric Association; 2013.

2. Ely EW, Shintani A, Truman B, Speroff T, Gordon SM, Harrell Jr FE, et al. Delirium as a predictor of mortality in mechanically ventilated patients in the intensive care unit. JAMA. 2004;291:1753–62.

3. Salluh JI, Soares M, Teles JM, Ceraso D, Raimondi N, Nava VS, et al. Delirium epidemiology in critical care (DECCA): an international study. Crit Care. 2010;14:R210.

4. Edelstein DM, Aharonoff GB, Karp A, Capla EL, Zuckerman JD, Koval KJ. Effect of postoperative delirium on outcome after hip fracture. Clin Orthop Relat Res. 2004;422:195–200.

5. Lat I, McMillian W, Taylor S, Janzen JM, Papadopoulos S, Korth L,

et al. The impact of delirium on clinical outcomes in mechanically ventilated surgical and trauma patients. Crit Care Med. 2009;37: 1898–905.

6. Pisani MA, Kong SY, Kasl SV, Murphy TE, Araujo KL, Van Ness PH. Days of delirium are associated with 1-year mortality in an older intensive care unit population. Am J Respir Crit Care Med. 2009;180:1092–7.

7. Ely EW, Gautam S, Margolin R, Francis J, May L, Speroff T, et al. The impact of delirium in the intensive care unit on hospital length of stay. Intensive Care Med. 2001;27:1892–900.

8. Martin BJ, Buth KJ, Arora RC, Baskett RJ. Delirium as a predictor of sepsis in post-coronary artery bypass grafting patients: a retrospective cohort study. Crit Care. 2010;14:R171.

9. Pandharipande PP, Girard TD, Jackson JC, Morandi A, Thompson JL, Pun BT, et al. Long-term cognitive impairment after critical illness. N Engl J Med. 2013;369:1306–16.

10. Saczynski JS, Marcantonio ER, Quach L, Fong TG, Gross A, Inouye SK, et al. Cognitive trajectories after postoperative delirium. N Engl J Med. 2012;367:30–9.

11. Smulter N, Lingehall HC, Gustafson Y, Olofsson B, Engström KG. Delirium after cardiac surgery: incidence and risk factors. Interact Cardiovasc Thorac Surg. 2013;17:790–6.

12. Olin K, Eriksdotter-Jönhagen M, Jansson A, Herrington MK, Kristiansson M, Permert J. Postoperative delirium in elderly patients after major abdominal surgery. Br J Surg. 2005;92:1559–64.

13. Morimoto Y, Yoshimura M, Utada K, Setoyama K, Matsumoto M, Sakabe T. Prediction of postoperative delirium after abdominal surgery in the elderly. J Anesth. 2009;23:51–6.

14. Koebrugge B, Koek HL, van Wensen RJ, Dautzenberg PL, Bosscha K. Delirium after abdominal surgery at a surgical ward with a high standard of delirium care: incidence, risk factors and outcomes. Dig Surg. 2009;26:63–8.

15. Mehta S, Cook D, Devlin JW, Skrobik Y, Meade M, Fergusson D, et al. Prevalence, risk factors, and outcomes of delirium in mechanically ventilated adults. Crit Care Med. 2015;43(3):557–66.

16. Girard TD, Pandharipande PP, Ely EW. Delirium in the intensive care unit. Crit Care. 2008;12 Suppl 3:S3.

17. Barr J, Fraser GL, Puntillo K, Ely EW, Gelinas C, Dasta JF, et al. Clinical practice guidelines for the management of pain, agitation, and delirium in adult patients in the intensive care unit. Crit Care Med. 2013;41:263–306.

18. Martin J, Heymann A, Basell K, Baron R, Biniek R, Burkle H, et al. Evidence and consensus-based German guidelines for the management of analgesia, sedation and delirium in intensive care--short version. Ger Med Sci. 2010;8:Doc02.

19. Young J, Murthy L, Westby M, Akunne A, O'Mahony R. Diagnosis, prevention, and management of delirium: summary of NICE guidance. BMJ. 2010;341:c3704.

20. van Gool WA, van de Beek D, Eikelenboom P. Systemic infection and delirium: when cytokines and acetylcholine collide. Lancet. 2010;375:773–5.

21. Terrando N, Eriksson LI, Ryu JK, Yang T, Monaco C, Feldmann M, et al. Resolving postoperative neuroinflammation and cognitive decline. Ann Neurol. 2011;70:986–95.

22. Sonneville R, Verdonk F, Rauturier C, Klein IF, Wolff M, Annane D, et al. Understanding brain dysfunction in sepsis. Ann Intensive Care. 2013;3:15.

23. Soiza RL, Sharma V, Ferguson K, Shenkin SD, Seymour DG, Maclullich AM. Neuroimaging studies of delirium: a systematic review. J Psychosom Res. 2008;65:239–48.

24. Inouye SK, Charpentier PA. Precipitating factors for delirium in hospitalized elderly persons. Predictive model and interrelationship with baseline vulnerability. JAMA. 1996;275:852–7.

25. Radtke FM, Franck M, MacGuill M, Seeling M, Lutz A, Westhoff S, et al. Duration of fluid fasting and choice of analgesic are modifiable factors for early postoperative delirium. Eur J Anaesthesiol. 2010;27:411–6.

26. Pandharipande P, Cotton BA, Shintani A, Thompson J, Pun BT, Morris Jr JA, et al. Prevalence and risk factors for development

of delirium in surgical and trauma intensive care unit patients. J Trauma. 2008;65:34–41.

27. Rompaey BV, Elseviers MM, Schuurmans MJ, Shortridge-Baggett LM, Truijen S, Bossaert L. Risk factors for delirium in intensive care patients: a prospective cohort study. Crit Care. 2009;13:R77.

28. Brouquet A, Cudennec T, Benoist S, Moulias S, Beauchet A, Penna C, et al. Impaired mobility, ASA status and administration of tramadol are risk factors for postoperative delirium in patients aged 75 years or more after major abdominal surgery. Ann Surg. 2010;251:759–65.

29. Nie H, Zhao B, Zhang YQ, Jiang YH, Yang YX. Pain and cognitive dysfunction are the risk factors of delirium in elderly hip fracture Chinese patients. Arch Gerontol Geriatr. 2012;54:e172–4.

30. Veiga D, Luis C, Parente D, Fernandes V, Botelho M, Santos P, et al. Postoperative delirium in intensive care patients: risk factors and outcome. Rev Bras Anestesiol. 2012;62:469–83.

31. Dubois MJ, Bergeron N, Dumont M, Dial S, Skrobik Y. Delirium in an intensive care unit: a study of risk factors. Intensive Care Med. 2001;27:1297–304.

32. Pandharipande P, Shintani A, Peterson J, Pun BT, Wilkinson GR, Dittus RS, et al. Lorazepam is an independent risk factor for transitioning to delirium in intensive care unit patients. Anesthesiology. 2006;104:21–6.

33. Gaudreau JD, Gagnon P, Roy MA, Harel F, Tremblay A. Opioid medications and longitudinal risk of delirium in hospitalized cancer patients. Cancer. 2007;109:2365–73.

34. Campbell N, Boustani M, Limbil T, Ott C, Fox C, Maidment I, et al. The cognitive impact of anticholinergics: a clinical review. Clin Interv Aging. 2009;4:225–33.

35. Radtke FM, Franck M, Lorenz M, Luetz A, Heymann A, Wernecke KD, et al. Remifentanil reduces the incidence of post-operative delirium. J Int Med Res. 2010;38:1225–32.

36. Radtke FM, Franck M, Lendner J, Kruger S, Wernecke KD, Spies CD. Monitoring depth of anaesthesia in a randomized trial decreases the rate of postoperative delirium but not postoperative cognitive dysfunction. Br J Anaesth. 2013;110 Suppl 1:98–105.

37. Chan MT, Cheng BC, Lee TM, Gin T. BIS-guided anesthesia decreases postoperative delirium and cognitive decline. J Neurosurg Anesthesiol. 2013;25:33–42.

38. Little A, Ethier C, Ayas N, Thanachayanont T, Jiang D, Mehta S. A patient survey of sleep quality in the intensive care unit. Minerva Anestesiol. 2012;78:406–14.

39. Kondili E, Alexopoulou C, Xirouchaki N, Georgopoulos D. Effects of propofol on sleep quality in mechanically ventilated critically ill patients: a physiological study. Intensive Care Med. 2012,38.1640–6.

40. Seymour CW, Pandharipande PP, Koestner T, Hudson LD, Thompson JL, Shintani AK, et al. Diurnal sedative changes during intensive care: impact on liberation from mechanical ventilation and delirium. Crit Care Med. 2012;40:2788–96.

41. Novaes MA, Aronovich A, Ferraz MB, Knobel E. Stressors in ICU: patients' evaluation. Intensive Care Med. 1997;23:1282–5.

42. Jacobi J, Fraser GL, Coursin DB, Riker RR, Fontaine D, Wittbrodt ET, et al. Clinical practice guidelines for the sustained use of sedatives and analgesics in the critically ill adult. Crit Care Med. 2002;30:119–41.

43. Chanques G, Payen JF, Mercier G, de Lattre S, Viel E, Jung B, et al. Assessing pain in non-intubated critically ill patients unable to self report: an adaptation of the behavioral pain scale. Intensive Care Med. 2009;35:2060–7.

44. Gelinas C, Johnston C. Pain assessment in the critically ill ventilated adult: validation of the critical-care pain observation tool and physiologic indicators. Clin J Pain. 2007;23(6):497–505.

45. Tousignant-Laflamme Y, Bourgault P, Gelinas C, Marchand S. Assessing pain behaviors in healthy subjects using the critical-care pain observation tool (CPOT): a pilot study. J Pain. 2010;11(10):983–7.

46. Aissou M, Snauwaert A, Dupuis C, Atchabahian A, Aubrun F, Beaussier M. Objective assessment of the immediate postoperative analgesia using pupillary reflex measurement: a prospective and observational study. Anesthesiology. 2012;116(5):1006–12.

47. Brimblecombe CN, Lim WK, Sunderland Y. Preoperative comprehensive geriatric assessment: outcomes in elective lower limb joint replacement surgery for complex older adults. J Am Geriatr Soc. 2014;62:1396–8.

48. Reade MC, Finfer S. Sedation and delirium in the intensive care unit. N Engl J Med. 2014;370:444–54.

49. Kazmierski J, Kowman M, Banach M, Fendler W, Okonski P, Banys A, et al. The use of DSM-IV and ICD-10 criteria and diagnostic scales for delirium among cardiac surgery patients: results from the IPDACS study. J Neuropsychiatry Clin Neurosci. 2010;22:426–32.

50. Guenther U, Weykam J, Andorfer U, Theuerkauf N, Popp J, Ely EW, et al. Implications of objective vs subjective delirium assessment in surgical intensive care patients. Am J Crit Care. 2012;21:e12–20.

51. Ely EW, Margolin R, Francis J, May L, Truman B, Dittus R, et al. Evaluation of delirium in critically ill patients: validation of the confusion assessment method for the intensive care unit (CAM-ICU). Crit Care Med. 2001;29:1370–9.

52. Gaudreau JD, Gagnon P, Harel F, Tremblay A, Roy MA. Fast, systematic, and continuous delirium assessment in hospitalized patients: the nursing delirium screening scale. J Pain Symptom Manage. 2005;29:368–75.

53. Luetz A, Heymann A, Radtke FM, Chenitir C, Neuhaus U, Nachtigall I, et al. Different assessment tools for intensive care unit delirium: which score to use? Crit Care Med. 2010;38:409–18.

54. Radtke FM, Heymann A, Franck M, Maechler F, Drews T, Luetz A, et al. How to implement monitoring tools for sedation, pain and delirium in the intensive care unit: an experimental cohort study. Intensive Care Med. 2012;38:1974–81.

55. Ouimet S, Riker R, Bergeron N, Cossette M, Kavanagh B, Skrobik Y. Subsyndromal delirium in the ICU: evidence for a disease spectrum. Intensive Care Med. 2007;33:1007–13.

56. Boogaard M, Kox M, Quinn KL, van Achterberg T, van der Hoeven JG, Schoonhoven L, et al. Biomarkers associated with delirium in critically ill patients and their relation with long-term subjective cognitive dysfunction; indications for different pathways governing delirium in inflamed and noninflamed patients. Crit Care. 2012;15:R297.

57. Hall RJ, Shenkin SD, Maclullich AM. A systematic literature review of cerebrospinal fluid biomarkers in delirium. Dement Geriatr Cogn Disord. 2011;32:79–93.

58. Pandharipande P, Cotton BA, Shintani A, Thompson J, Costabile S, Truman Pun B, et al. Motoric subtypes of delirium in mechanically ventilated surgical and trauma intensive care unit patients. Intensive Care Med. 2007;33:1726–31.

59. Heymann A, Radtke F, Schiemann A, Lutz A, MacGuill M, Wernecke KD, et al. Delayed treatment of delirium increases mortality rate in intensive care unit patients. J Int Med Res. 2010;38:1584–95.

60. Zaal IJ, Spruyt CF, Peelen LM, van Eijk MM, Wientjes R, Schneider MM, et al. Intensive care unit environment may affect the course of delirium. Intensive Care Med. 2013;39:481–8.

61. Salandin A, Arnold J, Kornadt O. Noise in an intensive care unit. J Acoust Soc Am. 2011;130:3754–60.

62. Johansson L, Bergbom I, Waye KP, Ryherd E, Lindahl B. The sound environment in an ICU patient room-A content analysis of sound levels and patient experiences. Intensive Crit Care Nurs. 2012;28(5):269–79.

63. Patel J, Baldwin J, Bunting P, Laha S. The effect of a multicomponent multidisciplinary bundle of interventions on sleep and delirium in medical and surgical intensive care patients. Anaesthesia. 2014;69:540–9.

64. Martinez FT, Tobar C, Beddings CI, Vallejo G, Fuentes P. Preventing delirium in an acute hospital using a non-pharmacological intervention. Age Ageing. 2012;41:629–34.

65. Trzepacz PT, Mittal D, Torres R, Kanary K, Norton J, Jimerson N. Validation of the Delirium Rating Scale-revised-98: comparison with the delirium rating scale and the cognitive test for delirium. J

Neuropsychiatry Clin Neurosci. 2001;13:229–42.

66. Otter H, Martin J, Basell K, von Heymann C, Hein OV, Bollert P, et al. Validity and reliability of the DDS for severity of delirium in the ICU. Neurocrit Care. 2005;2:150.

67. Girard TD, Pandharipande PP, Carson SS, Schmidt GA, Wright PE, Canonico AE, et al. Feasibility, efficacy, and safety of antipsychotics for intensive care unit delirium: the MIND randomized, placebo-controlled trial. Crit Care Med. 2010;38:428–37.

68. Lonergan E, Britton AM, Luxenberg J, Wyller T. Antipsychotics for delirium. Cochrane Database Syst Rev. 2007;Cd005594.

69. Skrobik YK, Bergeron N, Dumont M, Gottfried SB. Olanzapine vs haloperidol: treating delirium in a critical care setting. Intensive Care Med. 2004;30:444–9.

70. Wang W, Li HL, Wang DX, Zhu X, Li SL, Yao GQ, et al. Haloperidol prophylaxis decreases delirium incidence in elderly patients after noncardiac surgery: a randomized controlled trial. Crit Care Med. 2012;40:731–9.

71. Gamberini M, Bolliger D, Lurati Buse GA, Burkhart CS, Grapow M, Gagneux A, et al. Rivastigmine for the prevention of postoperative delirium in elderly patients undergoing elective cardiac surgery-a randomized controlled trial. Crit Care Med. 2009;37:1762–8.

72. Lonergan E, Luxenberg J, Areosa Sastre A, Wyller TB. Benzodiazepines for delirium. Cochrane Database Syst Rev. 2009;1:CD006379.

73. Yu SB. Dexmedetomidine sedation in ICU. Korean J Anesthesiol. 2012;62:405–11.

74. Reade MC, O'Sullivan K, Bates S, Goldsmith D, Ainslie WR, Bellomo R. Dexmedetomidine vs. haloperidol in delirious, agitated, intubated patients: a randomised open-label trial. Crit Care. 2009;13:R75.

第三部分 心脏重症

第二十一章 围术期高血压的管理

Daniela M. Darrah, Robert N. Sladen

高血压疾病类型

在美国成年人中,高血压影响着将近三分之一的人口,是心肌梗死、脑卒中、充血性心力衰竭、周围性血管疾病、主动脉夹层和慢性肾功能不全的危险因素。目前发现,至少有三种类型的高血压病:收缩压—舒张压结合型高血压(SDH)、单纯舒张期高血压(IDH)和单纯收缩期高血压(ISH)也被称为宽脉压高血压[1]。SDH 大多发生于 45 岁以下病人中。它的特点是通过增加全身血管阻力(SVR)相对地缩小脉压、减少心输出量、增加肾源性的水钠潴留。随着年龄增加、动脉硬化出现,ISH 成为高血压主要类型,其定义为收缩压(SBP)>140~160mmHg,舒张压(DBP)<90mmHg 或脉压>50mmHg。ISH 型的高血压患者更易出现冠状动脉微血管功能障碍,左心室肥大(LVH)和心肌缺血[2]。大约三分之一行冠状动脉旁路移植(CABG)的患者是 ISH 类型高血压,该类型高血压增加了包括心肌梗死、高血压和神经功能障碍约 40%的不良结果[3]。此外,脉压>40mmHg 与围术期急性肾损伤(AKI)的发生风险有直接关系;当脉压>80mmHg时,急性肾损伤(AKI)死亡风险增加三倍[4]。

抗高血压药物选择

麻醉或镇痛不充分是围术期高血压最常见的原因。因此,首先要做的是镇痛治疗。当疼痛、不适作为高血压的病因被排除后,应当评估高血压的性质。

抗高血压药物通常分为血管舒张性为主药物和负性肌力/变时性的药物。为选择适当的降压药物,重症医生应该意识到每种类型高血压所适合的药物(表21.1)。血管扩张药治疗 ISH 可能会进一步增大脉压

差、导致心肌氧平衡破坏;对于 IDH 患者,负性肌力/变时性的活动性药物治疗可能会导致心输出量的减少、水钠潴留。

表 21.1 先前存在的高血压类型

类型	SDH	ISH
患者	<45 岁	高龄
全身血管阻力(SVR)	增加	增加
心输出量(CO)	可能增加	可能增加
脉压(PP)	增长	增大(>40mmHg)
可选择方案	血管扩张药±利尿药	负性肌力±变时作用

SDH. 收缩压—舒张压结合型高血压(SDH);ISH. 单纯收缩期高血压(ISH)

相反,负性肌力/变时性药物治疗 ISH 可以减少脉压,从而增加心肌氧平衡。血管扩张药(±利尿药治疗)对于 SDH 患者也许能提高心输出量、消除水钠潴留。

表 21.2 列出了围术期抗高血压药物的主要分类。本章的目的是要阐明这些药物特点。合理化地选择抗高血压药物。

表 21.2 抗高血压药物分类

血管扩张药	
NO 类	硝普钠(SNP),硝酸甘油(NTG)
动脉扩张药	肼屈嗪 非洛地平
二氢吡啶类钙离子通道阻滞药	硝苯地平 尼卡地平 氯维地平
血管紧张素转换酶抑制剂(ACEI)	卡托普利 依那普利 赖诺普利
负性变时/变力作用药物	
β 受体阻断药	美托洛尔 艾司洛尔
α-β 受体阻断药	拉贝洛尔
钙离子通道阻断药	维拉帕米 地尔硫䓬

血管舒张药

血管舒张药可依据对循环的主要影响而分类（表21.3）。

表21.3 血管舒张药物分类

动脉扩张药	平衡扩张药	静脉舒张药
肼屈嗪	硝普钠（SNP）	硝酸甘油（NTG）
血管紧张素转换酶抑制药（ACEI）		
二氢吡啶类钙离子通道阻滞药（DHP CCBs）		

ACEI. 血管紧张素转换酶抑制药，例如：卡托普利、依那普利、赖诺普利；

DHP CCBs. 二氢吡啶类钙离子通道阻滞药：尼卡地平、氯维地平；

SNP. 硝普钠；NTG. 硝酸甘油

肼苯哒嗪、血管紧张素转换酶抑制药（ACEI）（如：卡托普利、依那普利、赖诺普利）、二氢吡啶类钙通道阻滞药（如：尼卡地平、氯维地平）主要扩张动脉循环（阻力），选择性地降低全身血管阻力（SVR）和心肌后负荷。这使得它们有效地增加当前受损心肌收缩期心输出量。小剂量的硝酸甘油（NTG）影响主要是静脉循环血容量，导致选择性前负荷降低。硝普钠（SNP）扩张动脉、静脉系统，同时降低前后负荷。

血管舒张药治疗和心肌氧平衡

对于左心室（LV），冠状动脉70%~90%的灌注发生在心室舒张期，由舒张压（DAP）决定。相反，低灌注情况下，右心室（RV）灌注发生在整个心动周期。

对于缺血性心脏病，冠状动脉通常是最大限度地扩张。在很大程度上，冠状动脉灌注是压力依赖性的。决定冠状动脉灌注压（CPP）的压力梯度被称为跨心肌梯度（TMG），取决于动脉舒张压（DAP）与左室舒张压（LVDP）之间的差异，该压力适用于心脏舒张期心内膜下心肌。在手术室（OR）和重症监护病房（ICU），肺动脉楔压（PAOP）可能被用作反映左室舒张末期压力（LVEDP）和左室舒张压（LVDP）的一个指标。因此：

跨心肌梯度＝动脉舒张压－左室舒张压
　　　　　＝动脉舒张压－肺动脉楔压

换句话说：TMG的维持需要更高的DAP和更低的LVDP（如：PAOP）。血管舒张药对TMG的影响取决于对动脉血管阻力的影响及降低DAP的能力或静脉血容量及减少静脉回心血量和LVDP的潜能（表21.4）。

表21.4 血管扩张药对冠状动脉灌注压力的影响

血管扩张药	对DAP效果	对LVDP效果	对TMG效果
动脉	↓	→	↓
平衡性	↓	↓	↓或↑
静脉	→	↓	↑

动脉扩张药如肼苯哒嗪、血管紧张素转换酶抑制药（ACEI）及二氢吡啶类钙通道阻滞药可降低平均舒张压（ADP）而不影响左室舒张压（LVDP），因此导致TMG减低。该类药物有可能诱发或加重心肌缺血，尤其是在反射性心动过速发生时。这些药物应该避免应用于有急性心肌缺血风险的患者或有急性心肌缺血的患者中。如果这类药物必须使用，需加用β受体阻断药，防止反射性心动过速和/或进一步增大脉压，降低DAP和CPP。

平衡扩张药，如SNP可以降低DAP和LVDP。对于有充血性心力衰竭和肺瘀血的高血压患者，该类药物有益于降低心脏前后负荷。然而，如果DAP过度降低，SNP使得CPP变差，对于低血容量的患者，该情况更易发生。除了这些影响之外，SNP常常同时扩张传导和阻力冠状动脉（见下面），促使血液远离缺血心肌。鉴于这个原因，SNP应该避免用于急性心肌缺血患者[5]。

主要作用于静脉血管的扩张药硝酸甘油（NTG）可通过滴定式给药来选择性地降低LVDP而不降低DAP，从而改善CPP和心肌氧平衡。然而，如果NTG的剂量是足够高（或低血容量性患者），DAP也会降低，消除了其有益效果。当NTG用于预防或治疗心肌缺血时，一个重要临床诊疗终点是动脉血压。动脉血压的降低标识着剂量过度：为重新获益，输液速度必须降低或快速输液恢复动脉血压。

当使用血管舒张药控制高血压时有很多注意事项：

● 低血容量患者可能会发生意外性低血压。长期的高血压患者血容量可能会降低，在使用血管扩张药时可表现出来。

● 所有的血管扩张药有逆转缺氧性肺血管收缩的能力，加重存在局部通气功能障碍的患者的低氧血症。

● 随着年龄增长，使用血管扩张药后人的压力感受器反应和反射性心率增加的作用减弱。因此，血管扩张药降低动脉血压的规定剂量与病人年龄成正比。因此,年轻患者表现在对硝普钠抵抗,老年患者则相对敏感。

- 对于任何一种血管扩张药的治疗,会产生反射性心率加快,同时,疼痛和低血容量会加重心率增快,而进一步恶化心肌氧平衡,甚至消除静脉血管扩张药如硝酸甘油的有益作用。

一氧化氮(NO)供体

血管内皮细胞连续性生成 NO 是维持周身系统及肺血管扩张、组织灌注的重要机制。内源性 NO 源于内皮 NO 合酶(eNOS)的基本作用,催化 L 精氨酸转换成 L 瓜氨酸,释放 NO。NO 迅速扩散到平滑肌后激活鸟苷酸环化酶,将三磷酸鸟苷(GTP)转换为环磷酸鸟苷(cGMP),促进平滑肌松弛。当接触或与血红蛋白结合后,NO 几乎是瞬间灭活。SNP 和 NTG 充当前体药物或治疗药物的替代品,也就是说,它们是 NO 的运送者或携带者。它们的血管舒张作用一部分是通过释放 NO 介导的。NO 由 SNP 自发释放,但 NTG 释放 NO 需要辅助因子如半胱氨酸(一种巯基化合物)。这点可以解释两种药物在循环过程中的疗效差异及 NTG 主要扩张静脉血管的效果。

硝普钠(SNP)

SNP 是一个非常强大且迅速的血管扩张药物。它同时作用于动静脉的特点决定了既能降低前负荷同时也能降低后负荷。它能即刻起效,作用持续时间 1~2 分钟,血浆半衰期 4 分钟。因为其起效迅速和易于滴定,近几十年来,SNP 均用于治疗围术期高血压,在过去的数年,SNP 是新药剂对比的"黄金标准"[5-8]。

血管扩张药 SNP 导致反射性儿茶酚胺释放[9],并且激活肾素-血管紧张素系统。这会导致高动力性反应,尤其是术后急症监护病房(PACU)或 ICU 的病人受到麻醉苏醒的影响或 SNP 不恰当地应用于疼痛引起的高血压时(表 21.5)。

表 21.5　硝普钠的高动力性反应

硝普钠剂量/($\mu g \cdot kg^{-1} \cdot min^{-1}$)	MAP/mmHg	PP/mmHg	HR/(次/min)	CO/(L/min)	SVR/($dyne \cdot s \cdot cm^{-5}$)
0	115	165/90	92	3.1	2 000
3.0	113	220/60	105	5.9	1 000

表 21.4 中案例所示,SNP 滴定至 3.0μg/(kg·min),平均动脉压(MAP)只有极少的降低。但如果只有 MAP 被监测,可能会出现病人对 SNP 迅速耐受。事实上,血管扩张药导致的反射性儿茶酚胺释放导致心率(HR)和脉压(PP)的增加,即收缩压增加。舒张压下降,暗示 CPP 恶化。请注意,当 SVR 减半的时候,CO 是翻倍的。氧供减少(DO₂)情况下,净效应是增加心肌氧需求(MVO₂),表现为心肌缺氧供失衡和急性心肌缺血。当单用血管扩张药肼苯哒嗪或尼卡地平时,也可能会遇到类似反应。

SNP 的突然终止,可能导致高血压反弹,最有效治疗此种高动力性效应的方法是添加一个短效 β 受体阻断药,如艾司洛尔。该类药物可抑制反射性心动过速,降低心率,缩小脉压,提供有效的高血压治疗方案,减少 SNP 的应用剂量。

SNP 也存在其他明显的局限性,它需要行有创动脉血压监测,必须避光,防止药物分解。作为一个强有力的冠状动脉血管扩张药,SNP 扩张传导和阻力血管;在冠脉狭窄情况下,该药物可使血液远离缺血部位心肌,导致冠脉窃血[10]。SNP 减少脑灌注压力,增加颅内压(ICP),因此避免应用于中风患者,颅内病变患者,或有脑梗死风险的患者[11]。其他注意事项包括血小板功能障碍,减少肾血流量及氰化物中毒[12]。

SNP 的分子结构中,亚硝基(NO 的部分,NO $-$)必须与亚铁(Fe^{2+})离子结合,后者与五氰化物(CN)离子的去结合。血液中的 SNP 代谢后释放 NO 导致血管扩张作用的迅速起效(和失效)。氰化物中毒发生可能因为氰化物(CN^-)离子与铁离子(Fe^{3+})的结合比亚铁离子(Fe^{2+})更稳固。氰化物进入细胞,结合细胞色素氧化酶的铁离子(Fe^{3+})使其失去活性。细胞摄取氧障碍(细胞毒性缺氧)导致混合静脉性血氧饱和度(SvO_2)进行性升高和严重的乳酸酸中毒。超剂量 SNP 可导致患者出现几乎无临床前驱症状死亡[13]。

氰化物解毒可通过两种途径。氰根离子使血红蛋白中的亚铁离子(Fe^{2+})氧化为铁离子(Fe^{3+}),从而转化为高铁血红蛋白。铁离子与氰化物紧密结合,形成氰化高铁血红蛋白。氰根离子也可以通过与内源性底物结合解毒,硫代硫酸盐转化为硫氰酸盐,通过排泄尿液[14]。因为氰化物迅速进入红细胞,所以血浆氰化物水平与其毒性相关性差。对于肾功能不全患者,硫氰酸盐可能积累导致神经毒性。氰化物中毒后重新恢复活性的措施包括戊基亚硝酸盐或亚硝酸钠(氧化血红蛋白高铁血红蛋白)、硫代硫酸钠的输注及大剂量羟钴胺素(维生素 $B_{12}a$)的应用(该药物与氰化物结合形成氰钴维生素,即维生素 B_{12})[15-17]。

由于上述原因,现在 SNP 很少用于治疗围术期高血压。氰化物中毒风险与 SNP 使用时的速度相关而不是应用总剂量,但随着时间的推移氰化物可以累积,所以输注时间及剂量均应有所限制。尽管 SNP 包装说明书说明应用剂量上限为 $8\mu g/(kg \cdot min)$,实践中建议限制剂量介于 $0.25 \sim 2.0\mu g/(kg \cdot min)$。最重要的是确定高血压并不是因为镇痛不充分。如果不是,在高动力性反应或快速耐受出现迹象出现的第一时间,应该考虑药物替代或添加 β 受体阻断药。

硝酸甘油(NTG)

NTG 是直接血管扩张药,其主要作用扩张静脉容量血管、降低前负荷、降低 LVEDP 及 MVO_2[18]。标准剂量下,其降压效果是降低前负荷及心输出量。然而在大剂量[$>1\mu g/(kg \cdot min)$],会导致微弱的动脉血管舒张。NTG 也是一个冠脉血管扩张药,与 SNP 不同。该药物优先扩张容量血管,使缺血性心肌部分输送更多的血液,更有可能对缺血心肌提供保护作用[5]。

NTG 的起效时间为 2~5 分钟,持续 10~20 分钟,1~4 分钟后由肝脏代谢消除。大剂量 NTG 可能导致严重低血压和反射性心动过速,尤其是在血容量过低的患者。对于围术期高动力性高血压患者,NTG 可供选择的剂量很小,因为前负荷的降低只会加重高肾上腺素能状态。在某种程度上,NTG 产生的降压效果是降低心输出量,所以大剂量可能会损害肾脏或脑灌注。因此,它在治疗围术期高血压导致的心肌缺血或急性肺水肿的作用最好限定在低剂量输注。在冠脉搭桥手术(CABG),NTG 主要用于预防移植胸部动脉或桡动脉痉挛。

肼苯哒嗪

肼苯哒嗪是直接的小动脉血管舒张药,选择性降低心脏后负荷。静脉注射后 5~15 分钟开始起效,最大疗效通常出现在 10~80 分钟[19]。肼苯哒嗪的代谢是经由肝乙酰化作用和灭活,其代谢是不可预测的,导致了其用于滴定至有效剂量有一定困难。

每搏输出量依赖后负荷的情况下,例如长期二尖瓣反流手术后的病人伴有心功能不全,选择性降低后负荷是有意义的。然而,在高血压的治疗中应该注意:相较于收缩压,肼苯哒嗪对舒张压有更大的影响,并且可能引起反射性心动过速及儿茶酚胺释放[9,20]。剂量过大,特别是血容量不足的患者,有时会导致无法预料的延迟出现的低血压,而且很难被逆转。

因为上面的注意事项,应避免给有心肌缺血风险的患者静脉应用肼苯哒嗪。它也是颅内病变患者的禁忌。此类患者可能因为脑血管扩张,增加 ICP 而恶化。长期以来,肼苯哒嗪被认为是子痫前期治疗的首选药物,但是一个荟萃分析表明,使用该药物可导致孕产妇和胎儿并发症风险增加[21]。

非诺多泮

非诺多泮是一选择性多巴胺(DA-1)受体激动药,其作用是多巴胺的十倍;与多巴胺不同,它对于 DA-2 、α-或 β 肾上腺素能受体没有活性(表 21.6)。DA-1 受体被发现于大多数动脉血管壁平滑肌,包括冠状动脉和脑血管,尤其肾脏和内脏血管壁明显。受体激活导致 cAMP-介导的血管舒张。因此,非诺多泮通过降低 SVR 而降低血压。前负荷不变,而心脏指数略有增加。肾动脉扩张增加或至少保留肾血流量;肾小球滤过率(GFR)也略有增加。DA-1 激动肾小管上皮细胞抑制钠重吸收,导致钠排泄增大及利尿。

表 21.6　外周多巴胺受体

受体	受体位置	作用
DA-1	肾脏,内脏血管床	血管舒张
	近曲小管	尿钠排泄
DA-2	节后神经纤维 交感神经(突触后膜)	抑制突触前膜 去甲肾上腺素释放 (血管舒张)

使用非诺多泮后不到 5 分钟开始起效,15 分钟内达到最大的效果。其效果的持续时间是 30~60 分钟,尚未观察到高血压反弹的情况。非诺多泮广泛且快速结合通过肝脏代谢,不依赖于细胞色素 P450 复合体。

非诺多泮以 $0.1\mu g/(kg \cdot min)$ 的起始速度开始给药,每 10~15 分钟增加 $0.025 \sim 0.05\mu g/(kg \cdot min)$ 滴定至治疗效果。非诺多泮在输注速度 $0.03 \sim 0.3\mu g/(kg \cdot min)$ 时,导致血压呈剂量依赖性下降[22]。而临床试验研究的最大剂量 $1.6\mu g/(kg \cdot min)$,大多数临床医生避免超过 $0.8\mu g/(kg \cdot min)$。

多数研究发现,对于中到重度高血压的治疗,非诺多泮是安全且有效的,对达到目标血压的疗效及时间与硝普钠类似[22-24]。评估 CABG 及非心脏手术后非诺多泮的作用的小型研究已证明其与静注硝苯地平或硝普钠等效[25-27]。

非诺多泮不存在严重不良反应，其副作用与其他血管活性药物类似：头痛、恶心或呕吐、发汗、面红、心动过速、心动过缓。使用剂量超过 $0.8\mu g/(kg\cdot min)$ 时其副作用更加明显[23,24]。轻微的反射性心动过速是常见的，可以同时应用 β 受体阻断药阻断。非诺多泮与前壁及侧壁导联 T 波低平有关，与反应心肌缺血的 T 波倒置相关缺乏证据[28,29]。非诺多泮增加眼内压，是青光眼及高眼压患者的禁忌。

非诺多泮可以增加肾血流量，因此希望其可以保护围术期急性肾损伤高危风险患者。然而，对数据的研究评估非诺多泮对肾保护心脏手术或其他手术管理中肾脏保护作用没有明显的一致性。

钙通道阻滞药

钙通道阻滞药由三种不同类型的化合物组成（表21.7）。维拉帕米和地尔硫草有负性肌力（收缩力）、变时性（窦性心率）、变传导性（传导速度）、变阈性（导致心律失常）的效应，但是因为大多数用于高血压的钙通道阻滞药是二氢吡啶类血管舒张药。这里所有类别均被考虑。

表 21.7　钙离子通道阻滞药的分类及适应证

分类	举例
苯烷胺类	维拉帕米
苯并噻嗪	地尔硫草
二氢吡啶类	硝苯地平　尼卡地平　尼莫地平　氯维地平

钙通道阻滞药的三个潜在的活性：①负性变力作用，即降低心肌收缩力，可用于高动力循环状态；②负性变时、负性传导性、变阈性，即降低窦性心率，降低心脏内的房室（AV）传导，降低兴奋性，用于快速性心律失常；③全身的、内脏、冠状动脉、肺等多个动脉血管床扩张。三类钙离子通道阻断药的差异在表21.8中列出。

表 21.8　钙离子通道阻滞药的作用

药物	负性肌力（收缩性）	负性传导（传导性）	动脉扩张
维拉帕米	+++	+++	+
地尔硫草	++	++	+
二氢吡啶类钙离子通道阻滞药	0	0	+++

维拉帕米

维拉帕米具有强有力的负性肌力作用，有效的应用于药物治疗主动脉狭窄及梗阻性肥厚型心肌病（HOCM）[30]。其负性传导作用是有效地抑制房性心律失常，将房性心动过速转为窦性。其冠脉血管扩张作用用于冠状动脉痉挛的治疗（变异型心绞痛）。

地尔硫草

地尔硫草的负性肌力和负性传导作用低于维拉帕米，但远远超过二氢吡啶类（见下文）。其较小的负性传导作用反应在应用它控制房颤时心室率及房性心动过速，而不是像维拉帕米一样转复律。

二氢吡啶类钙通道阻滞药

与维拉帕米和地尔硫草相比，二氢吡啶类（尼卡地平、硝苯地平）是直接动脉血管扩张药，临床应用中未见明显负性肌力或负性传导作用。在这三类钙通道阻滞药，二氢吡啶类是最有效且可靠的抗高血压药物。

尼卡地平

尼卡地平是二氢吡啶类衍生物，在结构上与硝苯地平相似，但是增加了苯酚环，避免水溶性且对光线不敏感，从而能够经由静脉注射和静脉滴注。它是一全身性、冠状动脉及脑血管循环的强有力血管舒张药，临床上没有明显的负性肌力和负性变传导的作用。因此，它主要的血流动力学的作用是减少SVR（即后负荷减少），导致 CO 增加及轻微的反射性心动过速[8,31]。尼卡地平在肝脏代谢，再分配半衰期（T 1/2a）2.7 分钟，消除半衰期（T 1/2b）45 分钟。

尼卡地平剂量不依赖于病人的体重。输入量通常以 5mg/h 开始，每 5 分钟增加 2.5mg/h 时（最多达15mg/h），直到达到目标血压。在应用 5 分钟至 15 分钟后开始起效，作用持续时间 4~6 小时。在紧急情况下，予以负荷剂量的尼卡地平，而后是连续注入较低剂量（表 21.7）。停药后其降压作用通常每 2 小时降低 50%。但失效时间取决于药物的持续输注时间，长时间输注后，失效时间可能会延长。因为它相对缓慢和平缓的失效作用，停药后不发生高血压反弹。

尼卡地平也以超说明书的使用方法以 0.5~1.0mg 的剂量间断单次给药。给药后起效时间迅速（20~30 秒），持续时间通常 15~20 分钟。

尼卡地平潜在不良反应较轻，包括过度的低血压,通常对液体、钙或去甲肾上腺素有很好的反应;反射性心动过速(通常是轻度,增加少于 10 次/min);头痛、恶心和呕吐[31]。尼卡地平几乎完全经 CP450 微粒体酶系统由肝脏代谢,所以对于急性肝损害或有肝病的患者它的作用时间可能会延长。它的剂量与其他经由肝脏代谢的药物相竞争,尤其是环孢霉素和维库溴氨。

左室功能不全的患者,尼卡地平介导的动脉血管扩张降低心脏后负荷和 MVO_2,增加心输出量及冠脉血流量,从而增加心肌氧平衡[32,33]。它扩张血管作用于正常和狭窄的冠状动脉,与 SNP 不同,并不引起冠状动脉窃血。然而,对于 TMG,尼卡地平的效果是否定的,因为它过度降低 DAP 和 CPP,特别是在反射性心率增加情况下。主动脉瓣狭窄患者,尼卡地平降低 DAP 但并不降低心脏前负荷,增加主动脉流速。对于存在舒张功能不全的左室肥大(LVH)患者,过度的动脉血管扩张可能会加剧左心室流出道的梗阻。

尼卡地平可能对神经与血管的疾病患者特别有益。它能通过血脑屏障,是一个强有力的脑血管扩张药。因为它在酸性环境中保持质子化状态,在缺血组织积累,导致局部血管舒张。该药物使得缺血性脑卒中患者的高血压得到理想的控制。因为它扩张小血管阻力,尼卡地平不会改变脑血容量或 ICP[34],降低了动脉瘤性蛛网膜下腔出血(SAH)后血管痉挛的风险。

在麻醉后监护室(PACU)和重症监护室(ICU),尼卡地平通过肠外途径给药控制高血压是非常有用的,已被证明是心脏或非心脏手术后迅速控制血压的药物。尽管与硝普钠比,它起效及失效速度缓慢,但尼卡地平更容易使用,通常更快达到目标血压及更少的剂量调整[6,35,36]。一些研究也发现:尼卡地平与拉贝洛尔比较,前者减少了剂量调整、不良事件的发生以及需要联合其他降压药物使用的概率[37-39]。

氯维地平

氯维地平是三代二氢吡啶类钙通道阻断药。是一种单纯动脉血管扩张药,没有负性变力和变时性作用,几乎不导致反射性心动过速。它降低 SVR 和心脏后负荷,但不扩张静脉容量血管,因此维持前负荷,增加心输出量。其最重要的药物优势是它快速起效,且持续时间短,无反弹性高血压。

氯维地平在结构上与非洛地平类似,但是添加了一个酯键,导致其通过非特异性血酯酶快速代谢。无

活性代谢物通过肾和粪便途径排泄。因此,氯维地平的半衰期极短,为 1 分钟,其清除不依赖于肝脏和肾脏功能。快速起效源于其高脂溶性,所以,像丙泊酚,它必须配制在含有大豆油和卵磷脂的水包油乳液中。它的使用对大豆、豆制品、鸡蛋过敏和脂质代谢缺陷患者存在限制。长期的应用过程中还没有发现增加甘油三酯水平[40]。

氯维地平可安全的通过外周静脉给药,其剂量与体重无关。通常的起始剂量是 $1\sim2mg/h$,每 90 秒即可加倍直到达到理想血压。然而,在达到目标血压前需要谨慎的调整剂量增加的幅度以及延长调整时间。大多数病人在 $4\sim6mg/h$[41]产生治疗反应,但也有报道,剂量可达到 32mg/h。

ESCAPE 和 VELOCITY 试验报道:氯维地平快速控制血压是安全、有效的[42]。VELOCITY 试验纳入子集分析也支持对于肾衰竭和充血性心力衰竭患者应用的安全性[43,44]。ESCAPE 试验在接受心脏手术患者中对比了氯维地平、尼卡地平及硝普钠的效果[40]。氯维地平较 SNP 或 NTG 而言,它能更"紧密"的血压控制,较少的波动于目标血压范围之外。氯维地平和尼卡地平在一定范围内维持血压是等价的。有趣的是,氯维地平被发现与硝普钠相比可减少死亡率[40]。

血管紧张素转换酶(ACE)抑制药

目前逐渐认识到,内源性激活的肾素-血管紧张素-醛固酮系统(RAAS)在内皮功能紊乱导致慢性高血压中扮演一个重要角色。同时,RAAS 激活导致胰岛素抵抗,反过来会导致动脉粥样硬化和冠状动脉、肾脏及周围性血管疾病[45]。这些为血管紧张素转换酶抑制药及血管紧张素受体拮抗药治疗慢性高血压的益处提供了证据。

然而,血管紧张素转换酶抑制药很少直接应用于围术期,因为它起效和消退的时间相对缓慢,滴定能力有限及潜在的过度性血管舒张[46]。目前只有卡托普利可应用于非肠道途径静脉注射。血管紧张素受体阻滞药如氯沙坦、缬沙坦、厄贝沙坦仅用于长期治疗。

血管紧张素转换酶抑制药常用的三个药理学作用总结在表 21.9。

注意,赖诺普利与 ACE 本身绑定,其起效及失效取决于口服剂量。所有药物经肝生物转化为失活代谢产物经尿液排泄。依那普利拉为依那普利的非肠道制剂。

表 21.9　血管紧张素转换酶抑制药的药理学作用

	卡托普利	依那普利	赖诺普利
蛋白结合能力（%）	30	50	ACE
起效时间（h）	0.5~1	1~2	2~4
持续时间（h）	3~4	12~24	24
消除器官	肾脏	肾脏	肾脏
剂量（口服）	25~50mg	5~40mg	10~40mg
频次	每日三次	每日一次	每日一次
剂量（静脉）		0.625~5mg	
频次		每6~8小时一次	

血管紧张素转换酶抑制药主要扩张动脉血管，目前在后负荷降低的慢性心衰药物治疗中起重要作用。心输出量增加，无过度降低前负荷，对提高生存率有效。如果应用短效制剂后高血压依然存在，依那普利对于长期控制血压可能有用，尤其对于控制受损心肌收缩性。最初以 0.625mg 每 8 小时口服，然后逐渐增量至 5mg 每 6 小时口服。然而在外科手术治疗期间，其抗高血压药的作用还没有被证明是非常有效的[47]。

血管紧张素转换酶抑制药对肾功能的影响

根据基线血压水平，血管紧张素转换酶抑制药对肾有双相作用。如果高血压恢复正常，肾功能会改善。如果正常血压降低，肾功能可能迅速恶化。

对于高血压、糖尿病和/或充血性心力衰竭患者，血管紧张素转换酶抑制药对肾功能有益。升高的肾血管阻力正常之后，肾血流量（RBF）及肾小球滤过率（GRF）也同样增加。

在血容量不足、低血压、肾功能不全及静脉闭塞性疾患，血管紧张素转换酶抑制药对肾功能可能是有害的。在这些情况下，肾小球滤过率（GFR）通过血管紧张素 Ⅱ 介导的出球小动脉收缩代偿。血管紧张素转换酶抑制药阻断出球小动脉的收缩，减少肾小球滤过压及肾小球滤过率（GFR），可能导致急性肾功能恶化伴血钾过高。

在实践中如果有血流动力学不稳定或存在肾功能不全的证据，我们会在围术期推迟或避免使用血管紧张素转换酶抑制药。心肌病状态下，我们认为，降低后负荷增加心输出量可使肾功能受益，一个关于依那普利试验谨慎的开始，却在出现肾功能恶化情况下终止。

负性肌力/变时性的药物

β 受体阻断药

β 受体阻断药的优点及缺点

在高血压的治疗中，β 肾上腺能受体阻断药（β 受体阻断药）直接扩张血管，存在几个内在优势[48]。它们通过降低心率及心肌收缩力改善心肌氧平衡。这对于左室肥大及舒张功能不全患者尤为重要，因其有助于左室充盈及维持心输出量。此外，血压降低不存在反射性心动过速及脉压差扩大、CPP 和 TMG 维持在原水平。β 受体阻断药也有抗心律失常活性，抑制室性及室上性异位心律。

然而，使用 β 受体阻断药也存在相当大的局限性。非选择性 β 受体阻断药通过促进 α 受体活性导致反射性血管收缩。这可能影响肢体末端灌注，导致雷诺现象或使周围血管缺血恶化。进一步可能通过增加后负荷、影响整体组织灌注导致 CO 降低。易感个体可能诱发支气管痉挛。

应用选择性 β₁ 受体阻断药可能减少这些不良反应。但是选择性 β₁ 受体阻断药不存在"全或无"现象。β₂ 受体阻断药仅仅表现为剂量反应曲线分离或向右偏移。如果易感个体服用足够大剂量的选择性阻断药，支气管痉挛也会发生。

β₁ 受体阻断药诱发心肌衰弱，增加室壁张力。心脏充盈压力增高，进而发生肺瘀血或水肿。心功能不全可能发展为失代偿型充血性心衰，组织整体氧供受损。

对于敏感个体，β 受体阻断药治疗可能引起高血钾，尤其是那些肾功能不全或代谢性酸中毒患者[49,50]。细胞内和细胞外钾离子浓度分别是 160mEq/L 和 4mEq/L，即 40:1 比例。该比例是由细胞膜上 Na-ATP 泵维持，Na-ATP 泵由 β 肾上腺能受体激动，提高钾离子内流。相反，β 肾上腺能受体阻断药抑制 Na-ATP 泵，提高了细胞外高钾的可能。

β 受体阻断药分类

根据药物消除半衰期（$t_{1/2}$）很方便将 β 受体阻断药分为长效、中效、短效（表 21.10）。每一组列举出一个可以识别选择性 β₁ 受体阻断药或非选择性拮抗药的例子。

表 21.10　β 受体阻断药的分类

药物	选择性 β₁ 作用	$t_{1/2}$	消除途径
长效			
纳多洛尔	无选择性	12～18 小时	肾
阿替洛尔	选择性	6～10 小时	
中效			
普萘洛尔	无选择性	4～6 小时	肝
美托洛尔	选择性	4～6 小时	
短效			
氟司洛尔	无选择性	5～6 分钟	红细胞酯酶
艾司洛尔	选择性	8～9 分钟	

长效药物经肝脏生物转化为无活性、可溶于水的葡萄糖醛酸耦合物,经肾脏排泄。纳多洛尔(非选择性)和阿替洛尔(选择性)只能按配方口服,但它们持续时间长的优势是每天一次或两次。

中效药物经肝脏迅速羟基化为无活性代谢产物。药物摄取后大约 80% 通过肝脏循环代谢("首过效应")。这就解释了静脉给药只有口服剂量十分之一的原因(如拉贝洛尔)。因为他们消除时间中等,普萘洛尔(非选择性)或美托洛尔(选择性)可静脉注射用药每 4 小时一次,类似的剂量范围为 0.25～5mg。

短效活性药物是由血液本身红细胞酯酶灭活,不依赖于肝或肾功能,半衰期约 8 分钟。这种药理特点与其他血液清除药物相似,琥珀酰胆碱(拟胆碱酯酶),顺式阿曲库铵苯磺酸盐(霍夫曼消除),瑞芬太尼(非选择性酯酶)。艾司洛尔(选择性)因为其快速起效及失效,可滴定和易用性,已经实现在手术室和/或重症监护室广泛使用,下面更详细地讨论。

艾司洛尔

艾司洛尔是一种有效的选择性 β₁ 受体阻断药,起效及失效迅速,实用性强。艾司洛尔在 60 秒内起效,半衰期为 9 分钟。一旦出现不良反应(例如支气管痉挛、过度心动过缓及心肌顿抑),停止药物使用后将迅速逆转。

对于高动力性高血压患者(心输出量及血压升高伴随心动过速),艾司洛尔是一种理想的抗高血压药物[51]。负荷剂量 0.5mg/kg(超过 2 分钟),随后以 50μg/(kg·min) 的起始速度维持直到到达滴定效果的方案,已被证明是最有效的治疗方案。最大剂量 300μg/(kg·min)[52]。

美托洛尔

美托洛尔为选择性 β₁ 受体阻断药,其活性持续时间长,适合于"稳定状态"β 肾上腺素能受体(24 小时或更长时间)。

通常的剂量范围是 1～5mg,静脉注射,每 4 小时一次,直达滴定效果。肾性高血压或急进性高血压患者剂量可能需要高达 10mg,静脉注射,每 4 小时一次。美托洛尔是一个很好的"过渡"药物,例如使用艾司洛尔控制急性状态后,可以应用美托洛尔维持。当病人可以通过口服途径给药时,可中断或终止持续应用的艾司洛尔,转为口服美托洛尔。注意,因为肝脏首过效应的作用,美托洛尔的口服剂量是静注剂量的十倍,25～50mg,每日 2 次。

α、β 受体阻断药

拉贝洛尔

拉贝洛尔是一个结合了非选择性 β 受体阻断药及 α 受体阻断药的独特药物[53]。尽管拉贝洛尔的 α 受体阻断作用较弱(酚妥拉明作用的 1/10)且 β 受体阻滞药作用较弱(普萘洛尔作用的 1/7),但负性肌力性及负性变时性的组合伴随血管舒张提供了一个有效的降压效果。

当进行静脉注射,它的 β 受体阻断药的效力大概是 α 肾上腺能受体的 7 倍(而口服的效果只有 β 受体阻断药的 3 倍)。它已被证明在控制高血压时,和艾司洛尔一样有效,但没有过度的心率减缓[54]。

拉贝洛尔已被证明可以有效地控制一般性、心源性、血管性及外科术后高血压,但重要的是要注意,它的确切的血流动力学作用可以在不同病人中有差异。当用于急性的,高动力性高血压治疗时,研究发现,拉贝洛尔减少 SBP、MAP、HR 及 CO,对 SVR 没有明显的影响。这表明主要疗效由非选择性 β 受体的负性变时、变力作用介导,α 受体阻断药阻断反射性血管收缩及 SVR 的增加,这在单纯应用 α 受体阻断药时可表现出来。相反,在肾性高血压或血管紧张性高血压情况下,拉贝洛尔主要通过其血管舒张作用,β 受体阻断药防止反射性心动过速。

拉贝洛尔减少心肌需氧量,维持或改善心肌供氧,对于有心肌缺血风险患者的高血压控制是安全的选择。拉贝洛尔不影响脑血流或颅内压,保护肾血流[55]。

起效时间是 2～5 分钟,通常峰值出现在 15 分钟内,持续 2~4 小时。拉贝洛尔是经肝脏代谢为无活性代谢物,有很长的活性时间,清除半衰期为 6~8 小时[56]。

拉贝洛尔可以间断或持续性给药。重要的是初始静脉"试验剂量"不超过 2.5~5mg。通常 2 分钟内心率明显下降预示着效果明显,其次是血压降低,这可能持续 5~20 分钟或更长。心率无变化通常意味着需要更大的剂量。如果 5~10 分钟内没有效果,可以逐步剂量加倍(即 5mg,10mg,20mg,40mg 每 5~10 分钟给药,直到最多 100mg)。另外,在给予负荷剂量后,滴注速度可以 1mg/min 起始,最终滴定到理想血压。24 小时内拉贝洛尔最大剂量是 300mg。

拉贝洛尔避免应用于哮喘患者,因为它不是选择性 β_1 受体阻断药。它也是窦性心动过缓或大于一度房室传导阻滞的禁忌;心脏衰竭患者应该谨慎使用,因为其负性肌力作用可能不被耐受。像所有的 β 受体阻断药,拉贝洛尔可能导致肾功能不全患者出现高钾血症[57]。

(张军伟 译,刘志勇 校)

参考文献

1. Ma Y, Yabluchanskiy A, Lindsey ML, Chilton RJ. Is isolated systolic hypertension worse than combined systolic/diastolic hypertension? J Clin Hypertens. 2012;14:808–9.

2. Mancusi C, Gerdts E, De Simone G, Abdelhai YM, Lonnebakken MT, Boman K, et al. Impact of isolated systolic hypertension on normalization of left ventricular structure during antihypertensive treatment (the LIFE study). Blood Press. 2014;23:206–12.

3. Aronson S, Boisvert D, Lapp W. Isolated systolic hypertension is associated with adverse outcomes from coronary artery bypass grafting surgery. Anesth Analg. 2002;94:1079–84.

4. Aronson S, Fontes ML, Miao Y, Mangano DT, Investigators of the Multicenter Study of Perioperative Ischemia Research Group, Ischemia R. Risk index for perioperative renal dysfunction/failure: critical dependence on pulse pressure hypertension. Circulation. 2007;115:733–42.

5. Kaplan JA, Jones EL. Vasodilator therapy during coronary artery surgery. Comparison of nitroglycerin and nitroprusside. J Thorac Cardiovasc Surg. 1979;77:301–9.

6. Halpern NA, Goldberg M, Neely C, Sladen RN, Goldberg JS, Floyd J, et al. Postoperative hypertension: a multicenter, prospective, randomized comparison between intravenous nicardipine and sodium nitroprusside. Crit Care Med. 1992;20:1637–43.

7. Leslie J, Brister N, Levy JH, Yared JP, Marty A, Martin H, et al. Treatment of postoperative hypertension after coronary artery bypass surgery. Double-blind comparison of intravenous isradipine and sodium nitroprusside. Circulation. 1994;90(5 Pt 2):II256–61.

8. Turlapaty P, Vary R, Kaplan JA. Nicardipine, a new intravenous calcium antagonist: a review of its pharmacology, pharmacokinetics, and perioperative applications. J Cardiothorac Anesth. 1989;3:344–55.

9. Shepherd AM, Irvine NA. Differential hemodynamic and sympathoadrenal effects of sodium nitroprusside and hydralazine in hypertensive subjects. J Cardiovasc Pharmacol. 1986;8:527–33.

10. Mann T, Cohn PF, Holman LB, Green LH, Markis JE, Phillips DA. Effect of nitroprusside on regional myocardial blood flow in coronary artery disease. Results in 25 patients and comparison with nitroglycerin. Circulation. 1978;57:732–8.

11. Anile C, Zanghi F, Bracali A, Maira G, Rossi GF. Sodium nitroprusside and intracranial pressure. Acta Neurochir (Wien). 1981;58:203–11.

12. Elliott WJ, Weber RR, Nelson KS, Oliner CM, Fumo MT, Gretler DD, et al. Renal and hemodynamic effects of intravenous fenoldopam versus nitroprusside in severe hypertension. Circulation. 1990;81:970–7.

13. Ivankovich AD, Miletich DJ, Tinker JH. Sodium nitroprusside: metabolism and general considerations. Int Anesthesiol Clin. 1978;16:1–29.

14. Ivankovich AD, Braverman B, Stephens TS, Shulman M, Heyman HJ. Sodium thiosulfate disposition in humans: relation to sodium nitroprusside toxicity. Anesthesiology. 1983;58:11–7.

15. Drew RH. The use of hydroxocobalamin in the prophylaxis and treatment of nitroprusside-induced cyanide toxicity. Vet Hum Toxicol. 1983;25:342–5.

16. Michenfelder JD, Tinker JH. Cyanide toxicity and thiosulfate protection during chronic administration of sodium nitroprusside in the dog: correlation with a human case. Anesthesiology. 1977;47:441–8.

17. Zerbe NF, Wagner BK. Use of vitamin B12 in the treatment and prevention of nitroprusside-induced cyanide toxicity. Crit Care Med. 1993;21:465–7.

18. Kal JE, Vergroesen I, van Wezel HB. The effect of nitroglycerin on pacing-induced changes in myocardial oxygen consumption and metabolic coronary vasodilation in patients with coronary artery disease. Anesth Analg. 1999;88:271–8.

19. Varon J, Marik PE. Perioperative hypertension management. Vasc Health Risk Manag. 2008;4:615–27.

20. Shepherd AM, Ludden TM, McNay JL, Lin MS. Hydralazine kinetics after single and repeated oral doses. Clin Pharmacol Ther. 1980;28:804–11.

21. Magee LA, Cham C, Waterman EJ, Ohlsson A, von Dadelszen P. Hydralazine for treatment of severe hypertension in pregnancy: meta-analysis. BMJ. 2003;327:955–60.

22. Tumlin JA, Dunbar LM, Oparil S, Buckalew V, Ram CV, Mathur V, et al. Fenoldopam, a dopamine agonist, for hypertensive emergency: a multicenter randomized trial. Fenoldopam Study Group. Acad Emerg Med. 2000;7:653–62.

23. Taylor AA, Mangoo-Karim R, Ballard KD, Luther RR, Pool JL. Sustained hemodynamic effects of the selective dopamine-1 agonist, fenoldopam, during 48-hour infusions in hypertensive patients: a dose-tolerability study. J Clin Pharmacol. 1999;39:471–9.

24. Taylor AA, Shepherd AM, Polvino W, Mangoo-Karim R, Ballard K, Sunthornyothin S, et al. Prolonged fenoldopam infusions in patients with mild to moderate hypertension: pharmacodynamic and pharmacokinetic effects. Am J Hypertens. 1999;12(9 Pt 1):906–14.

25. Goldberg ME, Cantillo J, Nemiroff MS, Subramoni J, Munoz R, Torjman M, et al. Fenoldopam infusion for the treatment of postoperative hypertension. J Clin Anesth. 1993;5:386–91.

26. Gombotz H, Plaza J, Mahla E, Berger J, Metzler H. DA1-receptor stimulation by fenoldopam in the treatment of postcardiac surgical hypertension. Acta Anaesthesiol Scand. 1998;42:834–40.

27. Hill AJ, Feneck RO, Walesby RK. A comparison of fenoldopam and nitroprusside in the control of hypertension following coronary artery surgery. J Cardiothorac Vasc Anesth. 1993;7:279–84.

28. Gretler DD, Elliott WJ, Moscucci M, Childers RW, Murphy MB. Electrocardiographic changes during acute treatment of hypertensive emergencies with sodium nitroprusside or fenoldopam. Arch Intern Med. 1992;152:2445–8.

29. Murphy MB, Murray C, Shorten GD. Fenoldopam: a selective peripheral dopamine-receptor agonist for the treatment of severe hypertension. N Engl J Med. 2001;345:1548–57.

30. Pacileo G, De Cristofaro M, Russo MG, Sarubbi B, Pisacane C, Calabro R. Hypertrophic cardiomyopathy in pediatric patients: effect of verapamil on regional and global left ventricular diastolic

function. Can J Cardiol. 2000;16:146–52.

31. Group INS. Efficacy and safety of intravenous nicardipine in the control of postoperative hypertension. Chest. 1991;99:393–8.

32. Pepine CJ, Lambert CR. Effects of nicardipine on coronary blood flow. Am Heart J. 1988;116(1 Pt 1):248–54.

33. Suzuki S, Ohtsuka S, Ishikawa K, Yamaguchi I. Effects of nicardipine on coronary, vertebral and renal arterial flows in patients with essential hypertension. Hypertens Res. 2003;26:193–9.

34. Gaab MR, Czech T, Korn A. Intracranial effects of nicardipine. Br J Clin Pharmacol. 1985;20 Suppl 1:67S–74.

35. Dorman T, Thompson DA, Breslow MJ, Lipsett PA, Rosenfeld BA. Nicardipine versus nitroprusside for breakthrough hypertension following carotid endarterectomy. J Clin Anesth. 2001;13:16–9.

36. Kwak YL, Oh YJ, Bang SO, Lee JH, Jeong SM, Hong YW. Comparison of the effects of nicardipine and sodium nitroprusside for control of increased blood pressure after coronary artery bypass graft surgery. J Int Med Res. 2004;32:342–50.

37. Liu-Deryke X, Janisse J, Coplin WM, Parker Jr D, Norris G, Rhoney DH. A comparison of nicardipine and labetalol for acute hypertension management following stroke. Neurocrit Care. 2008;9:167–76.

38. Malesker MA, Hilleman DE. Intravenous labetalol compared with intravenous nicardipine in the management of hypertension in critically ill patients. J Crit Care. 2012;27:528e7–14.

39. Peacock WF, Varon J, Baumann BM, Borczuk P, Cannon CM, Chandra A, et al. CLUE: a randomized comparative effectiveness trial of IV nicardipine versus labetalol use in the emergency department. Crit Care. 2011;15:R157.

40. Aronson S, Dyke CM, Stierer KA, Levy JH, Cheung AT, Lumb PD, et al. The ECLIPSE trials: comparative studies of clevidipine to nitroglycerin, sodium nitroprusside, and nicardipine for acute hypertension treatment in cardiac surgery patients. Anesth Analg. 2008;107:1110–21.

41. Bailey JM, Lu W, Levy JH, Ramsay JG, Shore-Lesserson L, Prielipp RC, et al. Clevidipine in adult cardiac surgical patients: a dose-finding study. Anesthesiology. 2002;96:1086–94.

42. Singla N, Warltier DC, Gandhi SD, Lumb PD, Sladen RN, Aronson S, et al. Treatment of acute postoperative hypertension in cardiac surgery patients: an efficacy study of clevidipine assessing its postoperative antihypertensive effect in cardiac surgery-2 (ESCAPE-2), a randomized, double-blind, placebo-controlled trial. Anesth Analg. 2008;107:59–67.

43. Peacock FW, Varon J, Ebrahimi R, Dunbar L, Pollack Jr CV. Clevidipine for severe hypertension in acute heart failure: a VELOCITY trial analysis. Congest Heart Fail. 2010;16:55–9.

44. Peacock FW, Varon J, Ebrahimi R, Dunbar L, Pollack Jr CV. Clevidipine for severe hypertension in patients with renal dysfunction: a VELOCITY trial analysis. Blood Press Suppl. 2011;1:20–5.

45. Manrique C, Lastra G, Gardner M, Sowers JR. The renin angiotensin aldosterone system in hypertension: roles of insulin resistance and oxidative stress. Med Clin North Am. 2009;93:569–82.

46. Tuman KJ, McCarthy RJ, O'Connor CJ, Holm WE, Ivankovich AD. Angiotensin-converting enzyme inhibitors increase vasoconstrictor requirements after cardiopulmonary bypass. Anesth Analg. 1995;80:473–9.

47. Schuetz WH, Lindner KH, Georgieff M, Mueller S, Oertel F, Radermacher P, et al. The effect of i.v. enalaprilat in chronically treated hypertensive patients during cardiac surgery. Acta Anaesthesiol Scand. 1998;42:929–35.

48. Ambrosioni E, Bacchelli S, Esposti DD, Borghi C. Beta-blockade in hypertension and congestive heart failure. J Cardiovasc Pharmacol. 2001;38 Suppl 3:S25–31.

49. Nowicki M, Miszczak-Kuban J. Nonselective beta-adrenergic blockade augments fasting hyperkalemia in hemodialysis patients. Nephron. 2002;91:222–7.

50. Antrobus JH, Doolan LA, Bethune DW. Hyperkalemia and myocardial atonia following cardioselective beta-blockade. J Cardiothorac Vasc Anesth. 1993;7:76–8.

51. Garnock-Jones KP. Esmolol: a review of its use in the short-term treatment of tachyarrhythmias and the short-term control of tachycardia and hypertension. Drugs. 2012;72:109–32.

52. Wiest DB, Haney JS. Clinical pharmacokinetics and therapeutic efficacy of esmolol. Clin Pharmacokinet. 2012;51:347–56.

53. Pearce CJ, Wallin JD. Labetalol and other agents that block both alpha- and beta-adrenergic receptors. Cleve Clin J Med. 1994;61:59–69.

54. Singh PP, Dimich I, Sampson I, Sonnenklar N. A comparison of esmolol and labetalol for the treatment of perioperative hypertension in geriatric ambulatory surgical patients. Can J Anaesth. 1992;39:559–62.

55. Dubois M, Caputy A, MacCosbe P, Lea D, Duma C. Cerebral blood flow measurements during blood pressure control with intravenous labetalol following craniotomy. J Neurosurg Anesthesiol. 1992;4:176–81.

56. Varon J. Treatment of acute severe hypertension: current and newer agents. Drugs. 2008;68:283–97.

57. McCauley J, Murray J, Jordan M, Scantlebury V, Vivas C, Shapiro R. Labetalol-induced hyperkalemia in renal transplant recipients. Am J Nephrol. 2002;22:347–51.

第二十二章　手术后心肌梗死(PMI)

Glynne D. Stanley, Sundara K. Rengasamy

发生率

术后心肌梗死(PMI)在1952年首次被描述[1]。每年700万~800万非心脏手术病人存在心脏疾病的发病或死亡风险[2]。文献报道PMI的发病率在0.0%~0.7%变化[2],还有报道手术后3个月内心肌梗死发生率高达37%[3]。每年大约有5万患者发生PMI,其中2万是致命的[2]。目前对于PMI的发生因素已经有了很好地理解,但在许多方面依然存有争议。围术期心肌缺血与PMI之间的关系是不确定的。导致PMI的因素在心脏手术组与非心脏手术组可能会有所不同,不同风险程度取决于许多因素,包括外科手术的类型[3-10]。一个无可争议的事实是心脏病患者出现PMI的风险增加[11]。下面的讨论重点主要是非心脏手术人群的PMI。尽管住院病人手术后死亡率不是均由心脏相关因素所致,但值得注意的是,在美国,手术30天内死亡是继心脏疾病、恶性肿瘤后第三大死因[12]。

发病机制

心肌供给与需求失衡导致冠状动脉缺血的经典理论已被确定。导致心肌需氧量增加的因素包括心动过速、心脏收缩力增加以及后负荷增加。心肌氧供减少可能是由于合并肺部疾病,低血压和冠脉灌注减少及贫血造成携氧能力下降[13]。限制心肌氧供最主要的因素是由冠状动脉疾病(CAD)导致的冠状动脉血流量降低。此外,冠状动脉血管收缩进一步减少血流和氧供。

围术期可能发生供需失衡,从而导致CAD患者局部缺血。手术应激反应可能是局部缺血反应产生的一个因素,但围术期事件与PMI之间的确切关系仍难以解释。死于MI的大多数非手术病人受累区域的动脉有血栓形成。血栓形成的诱发因素在于冠状动脉粥样硬化斑块破裂[14-16]。因此,PMI的病理变化很可能是相同的,但是这很难确定,因为死于PMI的病人很少进行尸检。有些病人可能被视为PMI,但没

有心肌酶及心电图描记,也没有进行死后尸检。这些病人通常有缺血性心脏病或CAD的危险因素,可能死于手术后冠状动脉供血失衡导致的缺血性心律失常。

Slogoff和Keats的研究表明:行心脏手术的患者围术期心动过速和高血压导致PMI显著增加[17]。尽管这些围术期事件对PMI的发生起一定作用,但两者间是否是明确的因果关系,仍然很难确证。长时间的供需不平衡会导致局部缺血进而发生梗死。这种情况在外科手术中发生频率很难想象,PMI会在术后立即察觉。这通常不是医疗事件[18]。术中心肌缺血的征象有:心电图ST段压低、肺毛细血管楔压(PCWP)增加或经食管超声心动图(TEE)出现新的室壁运动异常,这些迹象都将使得术中积极应用硝酸甘油或β受体阻断药预防PMI。这些事件与PMI的因果关系仍存在疑问。许多患者接受严格的心电图运动试验检查,常常结果阳性,且测试结束一段时间后仍存在ST段明显变化。这些变化比那些常常发生在术中的变化更明显,但他们几乎从未导致术后2天发生心梗。冠脉旁路搭桥患者能够耐受病变血管完全闭塞很长一段时间。显然,这些病人应当予以密切监测及血流动力学的控制,但是即使对于严重CAD的患者,对术中缺血的耐受性也许是相当高的[19]。这往往意味着术后的阵发性低氧血症、高凝状态等因素也可能参与了PMI的发生。一般来说,手术期间心肌的氧需求是相对降低的。研究显示全麻或局麻后耗氧量明显地减少[20-22]。麻醉药物舒张血管的属性虽然不改善舒张期冠状动脉的灌注,但可能会因为降低了心脏后负荷而对心肌有所益处。然而,分析这些因素的同时必须考虑到应激反应的因素[23];因为应激导致儿茶酚胺的激增的作用都有可能是很强烈的[24]。

围术期凝血状态改变可能导致冠脉闭塞更易发生,而手术后高凝状态确实是存在[25-27]。另外,术后低氧血症导致PMI也需要被关注[28]。在一项研究中,腹部大手术后,50%的患者在最初5天内,至少有1天动脉血氧饱和度长时间低于85%[29]。氧饱和不足的原因是麻醉后肺不张以及麻醉镇痛管理所致的呼吸抑

制。血氧不足以及可能伴随的高碳酸血症对心脏功能有显著影响。

斑块破裂导致冠脉血栓形成很可能是 PMI 的诱发因素，但该进程如何加速是不清楚的[30]。很多研究讨论了非手术人群发生的斑块破裂及血栓形成等导致心梗的原因，并发表了一些杰出的观点[16,31,34]。围术期斑块结构和功能可能发生了一个特别有趣的变化。动脉粥样硬化斑块不是惰性病变，他们有丰富的血液供应而且该部位的滋养血管比正常冠状动脉的区域更加发达[35,36]。血小板新陈代谢可能很快，微球体研究显示病变血管内膜的血流率是正常血管的十倍。早在 1969 年，Chapman 已假定存在斑块的静脉和/或淋巴阻塞可能导致破裂。冠状动脉痉挛导致滋养血管收缩和斑块破裂也可导致局部缺血[37]。斑块变性的炎症假说也被提出，病变的冠脉血管产生大量炎症介质[32]。包括血栓素 A_2，5-羟色胺和血小板生长因子[16]。它们有明显的促进血小板聚集和血栓形成的作用。围术期这些介质的增加可能在 PMI 的成因中起重要作用。甚至有人提出感染性致病源的假说[38,39]。推测术中或术后引起斑块结构和功能发生变化的因素是有趣的。滋养血管受阻和静脉斑块可能与血管壁张力的增加存在一定关系。血液凝固性[25-27]和血小板聚合[27]的微妙变化，引起冠状动脉腔内血栓形成的同时也可能影响微血管系统。这些变化加上血流动力学对斑块的压力，全身炎症介质的增加及手术后阵发性低氧血症，可能导致斑块不稳定，随后破裂。这个病理过程需要时间，也许可以很好地解释公认的 PMI 发生在手术后 24 小时或更长时间[18,40]。也有证据表明，斑块可能以不同形式存在，稳定型或者不稳定型，很多因素作用下，他们可能会从一种形式向另一种转变。稳定的斑块是静止的，可见于糖尿病、左室功能受损及心绞痛的患者。它们的血脂含量较低，冠脉造影表现为不同程度的冠状动脉闭塞，倾向于与侧支循环并存。然而，应激的增加，例如过长时间持续的围术期心动过速，可能导致心肌受损，相当于不全型心肌梗死。这可以解释多数情况下无 Q 波型心肌梗死。不稳定或易损斑块趋向于炎症或血脂聚集，造影示血管病变并非很严重。这些斑块在冠脉血栓形成条件下容易突然破裂，形成完全 Q 波型梗死。关于测定心肌损伤程度，越来越敏感的测量方法已经出现，围术期心肌损伤可以采用一个光谱。Le Manach 和他的同事研究了 1 136 例腹主动脉瘤修复手术的患者。其中 57 例患者的 cTnI 水平总是大于 1.5ng/ml，被认为是围术期心肌梗死，约一半是在平均

37 小时诊断。另一半患者直到平均 74 小时后，肌钙蛋白才达到心肌梗死的诊断标准。更重要的是，这个所谓的延迟心肌梗死组在围术期存在更高的肌钙蛋白泄露[41]。一个假说认为：早期组表现为急性斑块破裂进而冠脉阻塞，而晚期组可能是持续性缺血，可以被阻断或改善。作者把梗死前期作为干预的一个"黄金时期"。此外，最近的注意力都集中在非心脏手术后肌钙蛋白 T（TnT）水平明显升高是手术期间心肌损伤（MINS）的一个标志。一个超过 15 000 名患者的大型国际群体研究显示，肌钙蛋白 T 峰值水平达到或超过 0.03ng/ml 是判断 30 天内心肌缺血导致死亡的一个独立预测指标。8% 患者有 MINS，超过一半的患者没有达到当前心肌梗死诊断标准。10% MINS 的患者在术后 30 天内死亡[42]。

危险因素

任何术前评估，病史及体格检查均应放在首位，并在这些基础上做出初步风险评估。劳累型胸痛，既往心梗病史，难以控制的高血压，颈动脉疾病及糖尿病是手术者应该警惕的导致潜在性风险增加的因素。在一个明确定义的分组里，PMI 的风险增加。一项 1 000 名患者冠状动脉造影评估的研究中，60% 患者在行周围血管手术之前发现明显的冠状动脉疾患，其中许多人的静息心电图正常[43]。Goldman 等设计了一个心脏风险指数，包括多种因素：缺血性和心脏瓣膜病部分[4]。个体得分越高，围术期发病率和死亡率的风险就越高。后来的研究依据术前测试方法[6,44]，通过确定更大影响因素如心绞痛、主动脉瓣狭窄及存在并发症进一步调整了风险指数[7,45]。修改后的心脏风险指数包括以下内容：心脏病病史、代偿性或曾出现过心力衰竭、脑血管疾病、肾功能受损和/或糖尿病[46]。

最初的临床风险评估后，筛选调查可能进一步识别高危病人。这些调查的类型、程度和价值是许多出版物及综述的研究对象，但在低-中度风险组患者，这些测试的最终价值存在相当大争议。冠状动脉造影是确定 CAD 的黄金标准，但过程并非没有风险，结合费用关系，很少作为首选。静息心电图是一个宝贵的筛查工具，一直是危险度分层的重要组成部分[4,6,7,47]。存在 Q 波为既往心梗提供了明确的证据，大手术过程中，老年患者频繁的房早与心脏病风险增加相关联。心电图异常的患者围术期心脏事件包括 PMI 的发生风险增加三倍。这些异常情况可能是细微的，比如 ST 段改变和轻微的心室内传导延迟[48]。运动心电图检

查出现 ST 段明显(>2.5mm)早期和持续的改变提示 CAD,病人有这些变化需行进一步检查。不幸的是,许多"高危"组患者不能进行到足够水平,使得这个测试不实用[49]。手术后应用运动试验作为预测不良心脏事件的筛检试验的不同研究[50-52]存在相反的结论。围术期动态心电监测已被广泛研究。高危组,多达40%的患者术前 48 小时出现缺血,其中超过 75%的缺血性发作是无症状型的,即所谓的无症状性心肌缺血。术前缺血与术中及术后缺血密切相关。88%的患者术前和术后缺血发生在心脏事件之前[40]。38%的患者术后心脏事件的发生表现为无症状性心肌缺血,其中 30%患者为 PMI[53]。患者术中缺血发生心脏事件的相对风险是 2.7 倍,而术后缺血发生心脏事件的相对风险高达 16 倍。运动心电图及动态心电监测的一个主要限制是存在基线异常,左心室肥大,左束支传导阻滞时很难解释。

双嘧达莫铊-201 闪烁扫描法(DTS)使用静脉注射放射性同位素(铊-201),由心肌组织摄取[54]。双嘧达莫在使用的同时,也是一种冠脉血管舒张药。血管舒张作用倾向于从狭窄和顺应性发生病变的血管"窃取"血液。当进行心脏扫描,这些"冷区"代表无灌注心肌。然而,这些区域可能也是既往心梗后的瘢痕组织,所以 4 小时后,不使用双嘧达莫行第二次扫描。如果冷区已经消失,这些区域可能存在心肌活性,但属于低灌注,因此可以被认为是处于危险之中。这些区域被称为再分配区,可能是 PMI 的预测因素,尤其是当涉及多个心脏节段[55-57]。无灌注异常的存在表示低风险 PMI,但 DTS 的角色及敏感性目前是持续讨论的主题。人们认为,DTS 只在某些特定临床标记如心绞痛和糖尿病中有用[6]。在一项研究中,很多人群存在持续性 DTS 缺陷,手术后出现心脏事件。这就引发了关于持久性 DTS 冷区的良性本质问题[58]。某些心肌部分可能有活性,但灌注甚微,它们可能保持冷灌注很长时间,在这些情况下,后续扫描很不敏感。为改善 DTS 的敏感性,一个更新的核苷酸,锝-99m 司他比锝,拥有更好的成像特征被引入[59],腺苷目前用在某些中心代替双嘧达莫达到满意的结果[60,61]。DTS 剂量的重新分配与围术期缺血不存在相关性[62]。这并不奇怪,因为 DTS 是静态的解剖学检查,而围术期缺血的发展动态且多因素。因此,DTS 对 PMI 的阴性预测价值很大,但其阳性预测值低于最初预期。

单光子发射计算机断层扫描(SPECT)和正电子发射断层扫描(PET)是新的用于检查缺血性心脏病的方法。两者均依据放射性核素进入人体的浓度获得信息。这些放射性同位素结合新陈代谢活性示踪分子如葡萄糖。同位素通过正电子发放衰减,通过患者周围数排传感器检测到。PET 拥有更高的成像分辨率,其灵敏度高于 SPECT。铊或锝介导的 SPECT 应用于术前评估越来越频繁,已被证明比单独临床因素提供了更明显心脏事件的预测价值[63]。迄今为止,费用问题限制了使用 SPECT 作为术前筛查程序,但当用于识别 CAD 患者伴随胸痛症状时,它似乎是最敏感的非侵入性技术[64]。

超声心动图在术前评估中发挥着越来越重要的作用,它提供了关于室壁运动异常、瓣膜病和射血分数等有价值的信息。然而,其预测价值是有限的[65]。应用超声心动图的动态药理学研究,似乎非常有价值,因为他们的设计是为了寻找可诱导的缺血。多巴酚丁胺负荷超声心动图目前被视为一个更划算且有价值的术前检查。静脉注射多巴酚丁胺使变力性和变时性的负荷量增加。随着药物剂量增加,明显的 CAD 患者的超声心动图出现局部室壁运动异常,而这种异常在静息状态可能不明显。多巴酚丁胺的剂量范围 2.5~40μg/(kg·min)。如果静息状态下存在功能障碍,低剂量多巴酚丁胺可能改善并且有可能增强室壁运动,但是使用高剂量可能再次恶化。这可能预示病情严重。许多大血管手术前,多巴酚丁胺负荷超声心动图是识别患者存在低或高风险的一个有用的方法[66]。在某些中心,为达到最大心率反应,会使用阿托品,这也可以改善心脏危险分层[44]。负荷超声心动图相较 PET 在检测冠状动脉疾病方面并不敏感,但它是更具体的,并进一步说明了用这种方法进行测试的阴性价值。

某些学者关注静息时左心室功能,这些包括对比研究和超声心动图。当目前射血分数小于 35%时,术后风险增加的问题是存在的,但是这些事件往往与充血性心脏衰竭有关,而不是 PMI[67-69]。多巴酚丁胺负荷超声心动图、动态心电图、导管室放射性核素造影术及 DTS 的荟萃分析显示,血管外科手术后不良心脏事件类似的预测值[70]。本地实验室专家对于识别晚期的冠状动脉疾病也许比某一种特殊类型的检测方法更重要。1996 年,美国大学的心脏病学和美国心脏协会出版了详细指南关于非心脏手术前心血管评估危险分层[71]。2007 年该指南被修正和更新[72]。这项工作作为病情评估提供了一个阶梯式方法,需要耐心阅读所有内容包括围术期护理。对于中度风险接受非血管手术的患者,没有证据表明该试验进一步增加预测价值。中度风险的患者行血管手术前应该进行双嘧达莫核素成像或多巴酚丁胺负荷超声心动图。在这些测试的基础上,有些病人可能会被认为是高风险的。在这个高危人群,冠状动脉造影和血管重建过程(冠脉搭桥和经皮冠脉支架置入)应该保留,因为这些病人即使没有即将进行的手术,其血运重建过程也需要相同的临床理由。目前没有充分证据支持手术前预防性冠状血管重建。这些病人可以积极地行最佳药物管理,采用适合手术的血流动力学监测过程[73]。对于极高风险患者,比如那些近期心肌梗死或不稳定型心绞痛患者,冠状动脉造影可能被视为第一检查手段。另外疾病遗传基因领域的快速发展也是值得注意的,通过简单的血液测试,在患者围术期不良事件的风险增加之前,可以被识别。

现状

大多数 PMI 患者并不表现为典型的胸痛或胸闷症状[3,9,74,75]。这可以通过术后分散注意力或术后应用镇痛药解释。尽管最常见不适主诉是呼吸困难,但急性心力衰竭或血流动力学不稳定可能是 PMI 发展的第一线索[76]。对于高危风险患者,血流动力学状态发生任何变化,无论是否存在胸痛症状或心电图改变,都提醒临床医生警惕 PMI 的可能。这一点尤其适用于糖尿病患者,他们常因周围神经病变而表现为无症状性心肌缺血[77]。PMI 的心电图改变往往并不如非手术环境下典型。很多梗死不表现为梗死性 Q 波[18],而且心电图的变化可能是很细微的,很难与一些非特异性 ST-T 改变区分,而这些非特异性的改变常常在 LVH、电解质紊乱、地高辛治疗及贫血等情况下出现。多达 10% 心肌梗死并无心电图改变[78]。肌酸激酶同工酶(CK-MB)最初被认为是很有价值的,但目前众所周知它存在于很多组织,并且据发现外周或肠系膜血管重建之后,其浓度增加[79,80]。然而,CK-MB 对于早期诊断(6 小时内)是最有效的。cTnI 和 cTnT 可能无法在胸痛发作 6 小时内检测到,但 6 小时后,它们具有高度心脏特异性,对于延迟诊断 MI 尤其有效[81]。

据估计,超过 30% 胸痛患者并不表现为 ST-T 抬高,然后被诊断为不稳定型心绞痛。当测定心脏特异性肌钙蛋白时发现,实际上为非 Q 波心肌梗死。cTnI 或 cTnT 水平升高,即使 CK-MB 水平正常,且患者无 ST 段抬高,其死亡风险增加。应该注意到 cTnI 或 cTnT 水平在心梗后几天内持续存在。因此在心梗后第 12~24 小时诊断再发心梗,临床医生完全依赖于心脏特异性的肌钙蛋白,无法测得伴随的 CK 及 CK-MB 水平,则要高度警惕。手持式,快速床旁检验是目前临床用来测量 cTnI、cTnT 和 CK-MB 的方式[82]。

管理

PMI 的治疗是有争议的。一些用于非手术患者急性心肌梗死的措施可能对于手术后病人是禁忌。溶栓药物和抗凝血药的使用可能导致大手术患者术后出血的风险增加。阿司匹林的使用也是有争议的,但这个简单的治疗方法获益可能会高于风险[83]。个别病例决策以心内科专家和手术医生的精细讨论为基础;在某些情况下,一些操作规程可以大大限制梗死大小可能是合理的。诊断为 PMI 的患者应该被转移到一个适当的环境去监护和稳定病情。根据病人手术后的需求,理想的环境应该是冠心病监护病房或外科重症监护病房。致命性心律失常的诊断和治疗是 PMI 早期阶段的关键目标,将患者转移到监护病房也是因此为基础。除非有重大的禁忌证,所有患者应该应用 β 受体阻滞药。血管紧张素转换酶抑制药的使用也越来越频繁,因为他们改善心梗后心室重构[84],该过程会导致左心室扩张和功能障碍[85]。这些患者是否需要有创监测取决于心肌损伤和功能障碍的程度。大手术之后,会有持续性液体转移或需要输注血液制品,肺动脉导管的放置可能极大地帮助优化心脏功能。病情不稳定患者药物镇静和气管插管,TEE 也许对评估左心室功能有很大价值,尤其当需要监测液体平衡时。通过实时监测心室腔的大小及收缩性,对控制容量负荷会有帮助。严重的心律失常可能需要药物干预、电击或经静脉起搏。房性心律失常应积极治疗,因为有效的心房收缩减少导致明显心输出量下降。血流动力学状态恶化可能有指征使用主动脉内球囊反搏技术[86],甚至可能在一小群病情稳定的患者,行紧急血管成形术或冠状动脉旁路搭桥术。

预防

1983 年,Rao 等发表了一篇里程碑式的文章,其中指出既往有心梗病史的患者经积极有效的监护,围术期心梗发生率显著降低[9]。尽管本文的方法和其中的一些结论受到质疑,但是它为高危病人围术期管理的现代观点和方法的发展奠定了基础。

已确诊的心脏病患者应给予最佳的药物治疗,另外,其他重要因素如持续的充血性心力衰竭和贫血,必须确定和处理。目前高危患者的管理策略已经成熟。一些小样本研究已经评估了关于术前一晚于 ICU 放置肺动脉导管的作用[87]。液体负荷和/或正性肌力药有助于使术前血流动力学表现最大化。这种方法的结果是令人失望的，这个过程并非没有并发症，其中包括放置中心静脉导管导致的气胸，甚至正性肌力药诱发的心脏缺血。美国麻醉医师协会有关于肺动脉导管的使用实践指南中表明：目前没有足够的数据支持使用术前肺动脉监控[73]。预防性药物治疗是一个更有前景的术前护理领域。一些研究已表明口服或静脉注射 β 受体阻滞药的使用能显著减少围术期心脏事件的发生[88-91]。β 受体阻断药发挥其保护作用的机制尚不清楚，可能和一些因素相关，包括通过降低心率从而降低心肌需氧量及收缩力，增加舒张灌注时间，增加心内膜下灌注，减少应激反应，减少血小板聚集，并提高斑块的稳定性。Mangano 及其同事使用此方法治疗有冠心病高风险的接受非心脏手术的病人。在其住院过程中自始至终应用阿替洛尔。作者报道：患者 6 个月死亡率绝对减少 8%，包括围术期心梗在内的联合心脏事件减少 15%[88]。然而，两组住院期间的死亡率相同。Mangano 的研究结果因很难解释为何住院期间七天的围术期药物治疗没有明显影响院内心脏事件的发生，却影响了 2 年内的死亡率而受到质疑。结合目前我们关于围术期出现的轻度肌钙蛋白升高以及心肌损伤频谱变化的认识，Mangano 的结果可能更有意义。假设是病人应用阿替洛尔实际上起到了保护作用，但安慰剂组的轻度心肌损害当时尚未被发现，但围术期的广泛使用 β 受体阻滞药的作用一直是近年来广泛研究和辩论的话题。

在围术期缺血研究评价（POISE 试验）中，超过 8 000 名被认为有围术期心脏事件风险的患者被随机分配到美托洛尔组或安慰剂组[92]。虽然 30 天的研究结果证实了 β 受体阻断药在心肌梗死的发生率，冠状血管重建的需要和围术期心房颤动的发生率等方面的有益效果，然而，美托洛尔组的总死亡率也显著增加。特别是治疗组内中风的死亡率增加。POISE 试验中超过 80% 的卒中是缺血性卒中。美托洛尔组也有较高的低血压和心动过缓的发病率，有人猜测这可能由于美托洛尔剂量过高或美托洛尔的具体使用等其他影响因素造成。当然，给予未使用过 β 受体阻断药的患者，在围术期立即给予大剂量的 β 受体阻滞药以完成 POISE 研究，可能是不被批准的。激进的 β 受体阻滞药策略不应该以低血压和减少心输出量从而引起脑灌注不足和中风为代价。此外，一些建议指出，各种类型 β 受体阻断药的不同药理属性和作用可能

比最初认为的围术期监护中有更重要的作用；在一个由 44 000 患者组成的单中心队列研究中，那些接受阿替洛尔和美托洛尔治疗的患者比接受具有更高 β_1 受体选择拮抗性的比索洛尔治疗的患者，术后卒中的发病率更高[93]。在 2013 年发表的丹麦一项研究中，观察了围术期接受 β 受体阻断药治疗的 37 000 名患者，并发现死亡率下降，且其他主要不良心血管风险仅明显发生在近期有心衰或心梗的患者[94]。总之，截至写稿时，围术期应用 β 受体阻断药的优势已被两组患者证明：那些被认为高危和那些有心血管危险因素的患者已经接受 β 受体阻断药的治疗[95]。而 β 受体阻断药在低-中度风险组的应用仍然是个备受争议的问题[90]。目前有强有力的证据表明，已经服用 β 受体阻断药的患者可继续服用。有多个临床危险因素的患者行高风险手术和冠状动脉疾病患者中度风险手术和/或有多个临床危险因素，将受益于根据心率和血压的 β 受体阻滞药的精准给药。ACA/AHA 专责小组建议仔细考虑低风险组单个患者的风险/效益比[96]。

手术过程中这段时间的一些问题一直是存在很大争议的。Slogoff 和 Keats 认为过快的心率在心脏手术人群中当然是有害的，而这似乎在非心血管手术的患者中也是一样[17]。问题是，如何密切监测病人术中缺血情况以及它与围术期心梗的相关性。使用五导联心电图允许连续监测 II 导联和 V5 导联，这个方案可以检测到 90% 以上的任何可能发生的缺血性改变[97]。不幸的是，心电图变化可能相对较晚，在心肌缺血期间甚至可能不出现。最常见的改变是 ST 段的压低或抬高，但任何新的心律失常发作都是值得关注的。肺毛细血管楔压（PCWP）升高也被用作缺血的一个指标，但其检测缺血性发作时可能会被推迟，因为 PCWP 不应连续监控。食管超声心动图（TEE）已广泛用于检测提示缺血的局部室壁运动异常，尽管它似乎非常有用，但存在一定程度的操作者依赖性；必须维持一个稳定的左心室短轴视图，并且改变可能很细微。一些权威人士主张，当使用食管超声心动图时，应由另一名麻醉师单独负责缺血性监测，但这通常是不切实际的[98]。当检测出缺血时，任何明显的血流动力学干扰都需要被纠正。心率控制应优先使用静脉注射 β 受体阻滞药。贫血的进展是经常被忽视的，并且显著的失血应该积极治疗[13]。尤其是当一个看似正常的术前红细胞比容事实上是"干重"，而通过晶体复苏可导致显著的血液稀释的发生。长期以来，一直主张应用硝酸甘油治疗术中局部缺血，但其疗效仍未经证实[99-101]。然而，看似合理的治疗干预，依然需要

提供监护以避免全身性低血压,从而导致舒张冠状动脉灌注减少,缺血恶化。

虽然 β 受体阻断药已成为减少围术期风险的主要策略,但其他药物的出现,似乎也提高围术期的效果。Wallace,一个最初在 Mangano 的阿替洛尔研究中的研究员,致力于使用 α₂-受体激动药可乐定而不是阿替洛尔复制他的研究结果。他们发现,围术期给予有冠脉疾病风险的病人 4 天可乐定治疗,可以显著降低围术期心肌缺血的发生率和术后死亡风险。这对于应用 β 受体阻滞药有禁忌的患者来说是好消息[102]。他汀类的药物也被广泛地研究。除了降脂效果,他汀类药物也有不依赖脂质的多效性作用,这一作用可改善内皮功能、减轻炎症反应并稳定潜在高危冠状动脉斑块[103-105]。当使用他汀类药物时,甚至在术前短时间内应用,也已被证明能显著降低围术期死亡率和心脏事件的频率[106]。围术期心肌梗死的发生率也随着他汀类药物在围术期的停用而增加[107]。

麻醉方式的选择也是争论的主题。局部麻醉因能降低交感神经张力从而减少应激反应而使其在很多情况下成为主要麻醉方式。然而,全身麻醉可更好地控制患者的血流动力学,甚至最近已有人提出,挥发性麻醉药物本身可能就具有心脏保护作用[108,109]。Bode 等比较了全身麻醉、脊髓麻醉和硬膜外麻醉三种不同的麻醉方式在对高危患者周围血管手术的应用[110]。这些研究者使用严密的血流动力学监护观察所有患者在围术期的处理,并记录到围术期心梗的发生率低。麻醉的方式似乎没有影响到心脏事件的结果。全身或局部麻醉的联合技术已经被提倡,并且可能对某些类型的手术有益,尤其是当局麻技术可以延伸至术后期间并提供良好的止痛效果[111]。一些知名研究人员认为,心肌风险发生最关键的时间很可能是手术的结尾和临近术后期间。例如,病人苏醒和气管拔管时处于显著的应激状态。同时合并术后疼痛的问题,低体温症和贫血,都会加重这些不良事件。事实上,连续心电图监测期间的心动过速和缺血的迹象与肌钙蛋白漏出和围术期心肌梗死的发生率密切相关[112]。术后疼痛、低氧状态、炎症介质刺激和体内液体的转化都被认为是导致心脏不稳定的原因。这使得我们增强了对于有效镇痛、氧疗、术后密切监测的认识。

最初认为,在大血管手术之前实施冠状动脉搭桥手术(CABG)或其他侵入性心脏干预措施,如经皮冠状动脉成形术(PTCA)及支架置入位置,可以改善预后。事实上,假如病人已经做了优化管理以及应用了β 受体阻断药,以上任意一种操作的风险结合大血管手术本身的风险会比只做血管手术的风险要大得多,而且将导致更糟糕的结果[113]。事实上,最近有很多活跃在心血管和麻醉领域主要围绕在心脏支架以及抗血小板药物的治疗如氯吡格雷的文献。最初,因为害怕过度的围术期出血导致大部分医生在治疗术前 7～10 天停止这种药物,但抗血小板药物的突然撤离与凝血反弹效应密切相关。导致一些研究的围术期死亡率高达 86%[114]。这些问题似乎对于非常依赖于抗血小板治疗的药物洗脱支架(DES)特别重要。目前的主要证据表明,持续抗血小板治疗时存在围术期出血的风险,除非在密闭腔隙内手术治疗或术中过量出血的可能性大,否则应用抗血小板药物治疗重要性远远超出了急性支架血栓形成和心脏不良结果的可能性,在这方面提出了各种管理方法[115]。

结论

在定义明确的患者团体中,PMI 仍然是各种外科手术的并发症。虽然如此,在危险分层方面已经取得长足进步,令人兴奋的新型药物的干预似乎对于术后心血管病发病率有影响。在通过临床标准确定风险增加的病例中,使用预防性药物治疗的证据足以限制昂贵的无创性心脏测试的应用。围术期心梗的病因可能是多种因素和条件导致的,其确切机制仍然难以明确。在这一领域未来的发展可能会专注于冠状动脉不稳定性斑块的围术期处理,和应用初步的生物标记物,如肌钙蛋白 T(TnT)对有心血管不良事件风险患者进行早期干预。

(张军伟 译,刘志勇 校)

参考文献

1. Wroblewski F, LaDue JS. Myocardial infarction as a postoperative complication of major surgery. JAMA. 1952;150:1212–6.
2. Mangano DT. Perioperative cardiac morbidity. Anesthesiology. 1990;72:153–84.
3. Tarhan S, Moffitt EA, Taylor WF, Giuliani ER. Myocardial infarction after general anesthesia. JAMA. 1972;220:1451–4.
4. Goldman L, Caldera DL, Nussbaum SR, Southwick FS, Krogstad D, Murray B, et al. Multifactorial index of cardiac risk in noncardiac surgical procedures. N Engl J Med. 1977;297:845–50.
5. Ashton CM, Petersen NJ, Wray NP, Kiefe CI, Dunn JK, Wu L, et al. The incidence of perioperative myocardial infarction in men undergoing noncardiac surgery. Ann Intern Med. 1993;118: 504–10.
6. Eagle KA, Coley CM, Newell JB, Brewster DC, Darling RC, Strauss HW, et al. Combining clinical and thallium data optimizes preoperative assessment of cardiac risk before major vascular surgery. Ann Intern Med. 1989;110:859–66.
7. Detsky AS, Abrams HB, McLaughlin JR, Drucker DJ, Sasson Z,

Johnston N, et al. Predicting cardiac complications in patients undergoing non-cardiac surgery. J Gen Intern Med. 1986;1:211–9.

8. Steen PA, Tinker JH, Tarhan S. Myocardial reinfarction after anesthesia and surgery. JAMA. 1978;239:2566–70.

9. Rao TL, Jacobs KH, El-Etr AA. Reinfarction following anesthesia in patients with myocardial infarction. Anesthesiology. 1983;59:499–505.

10. Hertzer NR. Fatal myocardial infarction following peripheral vascular operations. A study of 951 patients followed 6 to 11 years postoperatively. Cleve Clin Q. 1982;49:1–11.

11. Hertzer NR. Basic data concerning associated coronary disease in peripheral vascular patients. Ann Vasc Surg. 1987;1:616–20.

12. Bartels K, Karhausen J, Clambey ET, Grenz A, Eltzschig HK. Perioperative organ injury. Anesthesiology. 2013;119:1474–89.

13. Nelson AH, Fleisher LA, Rosenbaum SH. Relationship between postoperative anemia and cardiac morbidity in high-risk vascular patients in the intensive care unit. Crit Care Med. 1993;21:860–6.

14. Chapman I. Morphogenesis of occluding coronary artery thrombosis. Arch Pathol. 1965;80:256–61.

15. Constantinides P. Plaque fissures in human coronary thrombosis. J Atheroscler Res. 1966;6:1–17.

16. Kawai C. Pathogenesis of acute myocardial infarction. Novel regulatory systems of bioactive substances in the vessel wall. Circulation. 1994;90:1033–43.

17. Slogoff S, Keats AS. Does perioperative myocardial ischemia lead to postoperative myocardial infarction? Anesthesiology. 1985;62:107–14.

18. Badner NH, Knill RL, Brown JE, Novick TV, Gelb AW. Myocardial infarction after noncardiac surgery. Anesthesiology. 1998;88:572–8.

19. Latham P, Joshi GP. Coronary revascularization without cardiopulmonary bypass: use of ischemic preconditioning and adenosine. Anesthesiology. 1998;88:828–30.

20. Stanley GD, Pierce ET, Moore WJ, Lewis KP, Bode Jr RH. Spinal anesthesia reduces oxygen consumption in diabetic patients prior to peripheral vascular surgery. Reg Anesth. 1997;22:53–8.

21. Westenskow DR, Jordan WS. Changes in oxygen consumption induced by fentanyl and thiopentone during balanced anaesthesia. Can Anaesth Soc J. 1978;25:18–21.

22. Waxman K, Lazrove S, Shoemaker WC. Physiologic responses to operation in high risk surgical patients. Surg Gynecol Obstet. 1981;152:633–8.

23. Weissman C. The metabolic response to stress: an overview and update. Anesthesiology. 1990;73:308–27.

24. Halter JB, Pflug AE, Porte Jr D. Mechanisms of plasma catecholamine increase during surgical stress in man. J Clin Endocrinol Metab. 1977;45:936–44.

25. Collins Jr GJ, Barber JA, Zajtchuk R, Vanek D, Malogne LA. The effects of operative stress on the coagulation profile. Am J Surg. 1977;133:612–6.

26. Seyfer AE, Seaber AV, Dombrose FA, Urbaniak JRU. Coagulation changes in elective surgery and trauma. Ann Surg. 1981;193:210–3.

27. McDaniel MD, Pearce WH, Yao JS, Rossi EC, Fahey VA, Green D, et al. Sequential changes in coagulation and platelet function following femorotibial bypass. J Vasc Surg. 1984;1:261–8.

28. Reeder MK, Muir AD, Foex P, Goldman MD, Loh L, Smart D. Postoperative myocardial ischaemia: temporal association with nocturnal hypoxaemia. Br J Anaesth. 1991;67:626–31.

29. Reeder MK, Goldman MD, Loh L, Muir AD, Foëx P, Casey KR, et al. Postoperative hypoxaemia after major abdominal vascular surgery. Br J Anaesth. 1992;68:23–6.

30. Gutstein DE, Fuster V. Pathophysiology and clinical significance of atherosclerotic plaque rupture. Cardiovasc Res. 1999;41:323–33.

31. Ambrose JA, Weinrauch M. Thrombosis in ischemic heart disease. Arch Intern Med. 1996;156:1382–94.

32. Tofler GH. Triggering and the pathophysiology of acute coronary syndromes. Am Heart J. 1997;134(5 Pt 2):S55–61.

33. Farb A, Burke AP, Tang AL, Liang TY, Mannan P, Smialek J, et al. Coronary plaque erosion without rupture into a lipid core. A frequent cause of coronary thrombosis in sudden coronary death. Circulation. 1996;93:1354–63.

34. Plutzky J. Atherosclerotic plaque rupture: emerging insights and opportunities. Am J Cardiol. 1999;84(1A):15J–20.

35. Chapman I. The initiating cause of coronary artery thrombosis: an anatomic study. J Mt Sinai Hosp NY. 1969;36:361–74.

36. Barger AC, Beeuwkes 3rd R. Rupture of coronary vasa vasorum as a trigger of acute myocardial infarction. Am J Cardiol. 1990;66:41G–3.

37. Barger AC, Beeuwkes R, Lainey LL, Silverman KJ. Hypothesis: vasa vasorum and neovascularization of human coronary arteries. A possible role in the pathophysiology of atherosclerosis. N Engl J Med. 1984;310(3):175–7.

38. Arbustini E, Morbini P, Bello BD, Prati F, Specchia G. From plaque biology to clinical setting. Am Heart J. 1999;138(2 Pt 2):S55–60.

39. Gurfinkel E, Bozovich G, Daroca A, Beck E, Mautner B. Randomised trial of roxithromycin in non-Q-wave coronary syndromes: ROXIS Pilot Study. ROXIS Study Group. Lancet. 1997;350:404–7.

40. Raby KE, Barry J, Creager MA, Cook EF, Weisberg MC, Goldman L. Detection and significance of intraoperative and postoperative myocardial ischemia in peripheral vascular surgery. JAMA. 1992;268:222–7.

41. Le Manach Y, Perel A, Coriat P, Godet G, Bertrand M, Riou B. Early and delayed myocardial infarction after abdominal aortic surgery. Anesthesiology. 2005;102:885–91.

42. Botto F, Alonso-Coello P, Chan MT, Villar JC, Xavier D, Srinathan S, et al. Myocardial injury after noncardiac surgery: a large, international, prospective cohort study establishing diagnostic criteria, characteristics, predictors, and 30-day outcomes. Anesthesiology. 2014;120:564–78.

43. Hertzer NR, Beven EG, Young JR, O'Hara PJ, Ruschhaupt 3rd WF, Graor RA, et al. Coronary artery disease in peripheral vascular patients. A classification of 1000 coronary angiograms and results of surgical management. Ann Surg. 1984;199:223–33.

44. Poldermans D, Arnese M, Fioretti PM, Salustri A, Boersma E, Thomson IR, et al. Improved cardiac risk stratification in major vascular surgery with dobutamine-atropine stress echocardiography. J Am Coll Cardiol. 1995;26:648–53.

45. Detsky AS, Abrams HB, Forbath N, Scott JG, Hilliard JR. Cardiac assessment for patients undergoing noncardiac surgery. A multifactorial clinical risk index. Arch Intern Med. 1986;146:2131–4.

46. Lee TH, Marcantonio ER, Mangione CM, Thomas EJ, Polanczyk CA, Cook EF, et al. Derivation and prospective validation of a simple index for prediction of cardiac risk of major noncardiac surgery. Circulation. 1999;100:1043–9.

47. Landesberg G, Einav S, Christopherson R, Beattie C, Berlatzky Y, Rosenfeld B, et al. Perioperative ischemia and cardiac complications in major vascular surgery: importance of the preoperative twelve-lead electrocardiogram. J Vasc Surg. 1997;26:570–8.

48. Carliner NH, Fisher ML, Plotnick GD, Moran GW, Kelemen MH, Gadacz TR, et al. The preoperative electrocardiogram as an indicator of risk in major noncardiac surgery. Can J Cardiol. 1986;2:134–7.

49. Gage AA, Bhayana JN, Balu V, Hook N. Assessment of cardiac risk in surgical patients. Arch Surg. 1977;112:1488–92.

50. Cutler BS, Wheeler HB, Paraskos JA, Cardullo PA. Applicability and interpretation of electrocardiographic stress testing in patients with peripheral vascular disease. Am J Surg. 1981;141:501–6.

51. Carliner NH, Fisher ML, Plotnick GD, Garbart H, Rapoport A, Kelemen MH, et al. Routine preoperative exercise testing in patients undergoing major non-cardiac surgery. Am J Cardiol. 1985;56:51–8.

52. Gianrossi R, Detrano R, Mulvihill D, Lehmann K, Dubach P, Colombo A, et al. Exercise-induced ST depression in the diagnosis of coronary artery disease. A meta-analysis. Circulation.

1989;80:87–98.

53. Raby KE, Goldman L, Creager MA, Cook EF, Weisberg MC, Whittemore AD, et al. Correlation between preoperative ischemia and major cardiac events after peripheral vascular surgery. N Engl J Med. 1989;321:1296–300.

54. Boucher CA, Brewster DC, Darling RC, Okada RD, Strauss HW, Pohost GM. Determination of cardiac risk by dipyridamole-thallium imaging before peripheral vascular surgery. N Engl J Med. 1985;312:389–94.

55. Leppo J, Plaja J, Gionet M, Tumolo J, Paraskos JA, Cutler BS. Noninvasive evaluation of cardiac risk before elective vascular surgery. J Am Coll Cardiol. 1987;9:269–76.

56. Lette J, Waters D, Lapointe J, Gagnon A, Picard M, Cerino M, et al. Usefulness of the severity and extent of reversible perfusion defects during thallium-dipyridamole imaging for cardiac risk assessment before noncardiac surgery. Am J Cardiol. 1989;64:276–81.

57. Levinson JR, Boucher CA, Coley CM, Guiney TE, Strauss HW, Eagle KA. Usefulness of semiquantitative analysis of dipyridamole-thallium-201 redistribution for improving risk stratification before vascular surgery. Am J Cardiol. 1990;66:406–10.

58. McEnroe CS, O'Donnell Jr RF, Yeager A, Konstam M, Mackey WC. Comparison of ejection fraction and Goldman risk factor analysis of dipyridamole-thallium 201 studies in the evaluation of cardiac morbidity after aortic aneurysm surgery. J Vasc Surg. 1990;11:497–504.

59. Stratmann HG, Younis LT, Wittry MD, Amato M, Mark AL, Miller DD. Dipyridamole technetium 99m sestamibi myocardial tomography for preoperative cardiac risk stratification before major or minor nonvascular surgery. Am Heart J. 1996;132:536–41.

60. Shaw L, Miller DD, Kong BA, Hilton T, Stelken A, Stocke K, et al. Determination of perioperative cardiac risk by adenosine thallium-201 myocardial imaging. Am Heart J. 1992;124:861–9.

61. Martin TW, Seaworth JF, Johns JP, Pupa LE, Condos WR. Comparison of adenosine, dipyridamole, and dobutamine in stress echocardiography. Ann Intern Med. 1992;116:190–6.

62. Mangano DT, London MJ, Tubau JF, Browner WS, Hollenberg M, Krupski W, et al. Dipyridamole thallium-201 scintigraphy as a preoperative screening test. A reexamination of its predictive potential. Study of Perioperative Ischemia Research Group. Circulation. 1991;84:493–502.

63. Vanzetto G, Machecourt J, Blendea D, Fagret D, Borrel E, Magne JL, et al. Additive value of thallium single-photon emission computed tomography myocardial imaging for prediction of perioperative events in clinically selected high cardiac risk patients having abdominal aortic surgery. Am J Cardiol. 1996;77:143–8.

64. Garber AM, Solomon NA. Cost-effectiveness of alternative test strategies for the diagnosis of coronary artery disease. Ann Intern Med. 1999;130:719–28.

65. Halm EA, Browner WS, Tubau JF, Tateo IM, Mangano DT. Echocardiography for assessing cardiac risk in patients having noncardiac surgery. Study of Perioperative Ischemia Research Group. Ann Intern Med. 1996;125:433–41.

66. Poldermans D, Fioretti PM, Forster T, Thomson IR, Boersma E, el-Said EM, et al. Dobutamine stress echocardiography for assessment of perioperative cardiac risk in patients undergoing major vascular surgery. Circulation. 1993;87:1506–12.

67. Fletcher JP, Antico VF, Gruenewald S, Kershaw LZ. Risk of aortic aneurysm surgery as assessed by preoperative gated heart pool scan. Br J Surg. 1989;76:26–8.

68. Mosley JG, Clarke JM, Ell PJ, Marston A. Assessment of myocardial function before aortic surgery by radionuclide angiocardiography. Br J Surg. 1985;72:886–7.

69. Pasternack PF, Imparato AM, Riles TS, Baumann FG, Bear G, Lamparello PJ, et al. The value of the radionuclide angiogram in the prediction of perioperative myocardial infarction in patients undergoing lower extremity revascularization procedures. Circulation. 1985;72(3 Pt 2):II13–7.

70. Mantha S, Roizen MF, Barnard J, Thisted RA, Ellis JE, Foss J. Relative effectiveness of four preoperative tests for predicting adverse cardiac outcomes after vascular surgery: a meta-analysis. Anesth Analg. 1994;79:422–33.

71. Eagle KA, Brundage BH, Chaitman BR, Ewy GA, Fleisher LA, Hertzer NR, et al. Guidelines for perioperative cardiovascular evaluation for noncardiac surgery. Report of the American College of Cardiology/American Heart Association Task Force on Practice Guidelines. Committee on Perioperative Cardiovascular Evaluation for Noncardiac Surgery. Circulation. 1996;93:1278–317.

72. Fleisher LA, Beckman JA, Brown KA, Calkins H, Chaikof E, Fleischmann KE, et al. ACC/AHA 2007 guidelines on perioperative cardiovascular evaluation and care for noncardiac surgery: a report of the American College of Cardiology/American Heart Association Task Force on Practice Guidelines developed in collaboration with the American Society of Echocardiography, American Society of Nuclear Cardiology, Heart Rhythm Society, Society of Cardiovascular Anesthesiologists, Society for Cardiovascular Angiography and Interventions, Society for Vascular Medicine and Biology, and Society for Vascular Surgery. Circulation. 2007;116:e418–99.

73. American Society of Anesthesiologists Task Force on Pulmonary Artery Catheterization. Anesthesiology. Practice guidelines for pulmonary artery catheterization. A report by the American Society of Anesthesiologists Task Force on Pulmonary Artery Catheterization. Anesthesiology. 1993;78:380–94.

74. Muir AD, Reeder MK, Foex P, Ormerod OJ, Sear JW, Johnston C. Preoperative silent myocardial ischaemia: incidence and predictors in a general surgical population. Br J Anaesth. 1991;67:373–7.

75. Charlson ME, MacKenzie CR, Ales KL, Gold JP, Fairclough Jr GF, Shires GT. The post-operative electrocardiogram and creatine kinase: implications for diagnosis of myocardial infarction after non-cardiac surgery. J Clin Epidemiol. 1989;42:25–34.

76. Mangano DT, Browner WS, Hollenberg M, London MJ, Tubau JF, Tateo IM. Association of perioperative myocardial ischemia with cardiac morbidity and mortality in men undergoing non-cardiac surgery. The Study of Perioperative Ischemia Research Group. N Engl J Med. 1990;323:1781–8.

77. Alpert JS, Chipkin SR, Aronin N. Diabetes mellitus and silent myocardial ischemia. Adv Cardiol. 1990;37:297–303.

78. Savage RM, Wagner GS, Ideker RE, Podolsky SA, Hackel DB. Correlation of postmortem anatomic findings with electrocardiographic changes in patients with myocardial infarction: retrospective study of patients with typical anterior and posterior infarcts. Circulation. 1977;55:279–85.

79. Andersen PT, Moller-Petersen J, Klaerke A, Henneberg EW. Evaluation of the usefulness of enzymatic diagnosis of myocardial infarction in patients with acute arterial occlusion of the lower extremities. Acta Anaesthesiol Scand. 1987;31:38–43.

80. Graeber GM, Clagett GP, Wolf RE, Cafferty PJ, Harmon JW, Rich NM. Alterations in serum creatine kinase and lactate dehydrogenase. Association with abdominal aortic surgery, myocardial infarction and bowel necrosis. Chest. 1990;97:521–7.

81. Zimmerman J, Fromm R, Meyer D, Boudreaux A, Wun CC, Smalling R, et al. Diagnostic marker cooperative study for the diagnosis of myocardial infarction. Circulation. 1999;99:1671–7.

82. Ryan TJ, Antman EM, Brooks NH, Califf RM, Hillis LD, Hiratzka LF, et al. 1999 Update. ACC/AHA guidelines for the management of patients with acute myocardial infarction. A report of the American College of Cardiology/American Heart Association Task Force on Practice Guidelines (Committee on Management of Acute Myocardial Infarction). J Am Coll Cardiol. 1999;34:890–911.

83. Randomised trial of intravenous streptokinase, oral aspirin, both, or neither among 17,187 cases of suspected acute myocardial infarction: ISIS-2. ISIS-2 (Second International Study of Infarct Survival) Collaborative Group. Lancet. 1988;2:349–60.

84. Pfeffer MA, Braunwald E, Moyé LA, Basta L, Brown Jr EJ, Cuddy TE, et al. Effect of captopril on mortality and morbidity in

patients with left ventricular dysfunction after myocardial infarction. Results of the survival and ventricular enlargement trial. The SAVE Investigators. N Engl J Med. 1992;327:669–77.

85. Pfeffer MA, Braunwald E. Ventricular remodeling after myocardial infarction. Experimental observations and clinical implications. Circulation. 1990;81:1161–72.

86. Ohman EM, George BS, White CJ, Kern MJ, Gurbel PA, Freedman RJ, et al. Use of aortic counterpulsation to improve sustained coronary artery patency during acute myocardial infarction. Results of a randomized trial. The Randomized IABP Study Group. Circulation. 1994;90:792–9.

87. Berlauk JF, Abrams JH, Gilmour IJ, O'Connor SR, Knighton DR, Cerra FB. Preoperative optimization of cardiovascular hemodynamics improves outcome in peripheral vascular surgery. A prospective, randomized clinical trial. Ann Surg. 1991;214:289–97.

88. Mangano DT, Layug EL, Wallace A, Tateo I. Effect of atenolol on mortality and cardiovascular morbidity after noncardiac surgery. Multicenter Study of Perioperative Ischemia Research Group. N Engl J Med. 1996;335:1713–20.

89. Wallace A, Layug B, Tateo I, Li J, Hollenberg M, Browner W, et al. Prophylactic atenolol reduces postoperative myocardial ischemia. McSPI Research Group. Anesthesiology. 1998;88:7–17.

90. Lindenauer PK, Pekow P, Wang K, Mamidi DK, Gutierrez B, Benjamin EM. Perioperative beta-blocker therapy and mortality after major noncardiac surgery. N Engl J Med. 2005;353(4): 349–61.

91. Raby KE, Brull SJ, Timimi F, Akhtar S, Rosenbaum S, Naimi C, et al. The effect of heart rate control on myocardial ischemia among high-risk patients after vascular surgery. Anesth Analg. 1999;88:477–82.

92. POISE Study Group, Devereaux PJ, Yang H, Yusuf S, Guyatt G, Leslie K, et al. Effects of extended-release metoprolol succinate in patients undergoing non-cardiac surgery (POISE trial): a randomised controlled trial. Lancet. 2008;371:1839–47.

93. Ashes C, Judelman S, Wijeysundera DN, Tait G, Mazer CD, Hare GM, et al. Selective Beta1-antagonism with bisoprolol is associated with fewer postoperative strokes than atenolol or metoprolol: a single-center cohort study of 44,092 consecutive patients. Anesthesiology. 2013;119:777–87.

94. Andersson C, Mérie C, Jørgensen M, Gislason GH, Torp-Pedersen C, Overgaard C, et al. Association of blocker therapy with risks of adverse cardiovascular events and deaths in patients with ischemic heart disease undergoing noncardiac surgery. A Danish nationwide cohort study. JAMA Intern Med. 2014;174.336–44.

95. Fleisher LA. Perioperative beta-blockade: how best to translate evidence into practice. Anesth Analg. 2007;104:1–3.

96. Fleischmann KE, Beckman JA, Buller CE, Calkins H, Fleisher LA, Freeman WK, et al. 2009 ACCF/AHA focused update on perioperative beta blockade: a report of the American college of cardiology foundation/American heart association task force on practice guidelines. Circulation. 2009;120:2123–51.

97. Blackburn H. Standardization of the exercise electrocardiogram: a systematic comparison of chest lead configurations employed for monitoring during exercise. In: Karvonen MJ, Barry AJ, editors. Physical activity and the heart. Springfield: CC Thomas; 1967. p. 90.

98. American Society of Anesthesiologists and the Society of Cardiovascular Anesthesiologists Task Force on Transesophageal Echocardiography. Practice guidelines for perioperative transesophageal echocardiography. A report by the American Society of Anesthesiologists and the Society of Cardiovascular Anesthesiologists Task Force on Transesophageal

Echocardiography. Anesthesiology. 1996;84:986–1006.

99. Dodds TM, Stone JG, Coromilas J, Weinberger M, Levy DG. Prophylactic nitroglycerin infusion during noncardiac surgery does not reduce perioperative ischemia. Anesth Analg. 1993;76:705–13.

100. Thomson IR, Mutch WA, Culligan JD. Failure of intravenous nitroglycerin to prevent intraoperative myocardial ischemia during fentanyl-pancuronium anesthesia. Anesthesiology. 1984;61: 385–93.

101. Gallagher JD, Moore RA, Jose AB, Botros SB, Clark DL. Prophylactic nitroglycerin infusions during coronary artery bypass surgery. Anesthesiology. 1986;64:785–9.

102. Wallace AW, Galindez D, Salahieh A, Layug EL, Lazo EA, Haratonik KA, et al. Effect of clonidine on cardiovascular morbidity and mortality after noncardiac surgery. Anesthesiology. 2004;101:284–93.

103. Poldermans D, Bax JJ, Kertai MD, Krenning B, Westerhout CM, Schinkel AF, et al. Statins are associated with a reduced incidence of perioperative mortality in patients undergoing major noncardiac vascular surgery. Circulation. 2003;107:1848–51.

104. Durazzo AE, Machado FS, Ikeoka DT, De Bernoche C, Monachini MC, Puech-Leão P, et al. Reduction in cardiovascular events after vascular surgery with atorvastatin: a randomized trial. J Vasc Surg. 2004;39(5):967–75.

105. Le Manach Y, Coriat P, Collard CD, Riedel B. Statin therapy within the perioperative period. Anesthesiology. 2008;108:1141–6.

106. Hindler K, Shaw AD, Samuels J, Fulton S, Collard CD, Riedel B. Improved postoperative outcomes associated with preoperative statin therapy. Anesthesiology. 2006;105:1260–72.

107. Le Manach Y, Godet G, Coriat P, Martinon C, Bertrand M, Fléron MH, et al. The impact of postoperative discontinuation or continuation of chronic statin therapy on cardiac outcome after major vascular surgery. Anesth Analg. 2007;104:1326–33.

108. Kersten JR, Gross GJ, Pagel PS, Warltier DC. Activation of adenosine triphosphate-regulated potassium channels: mediation of cellular and organ protection. Anesthesiology. 1998;88:495–513.

109. Ross S, Foex P. Protective effects of anaesthetics in reversible and irreversible ischaemia-reperfusion injury. Br J Anaesth. 1999;82: 622–32.

110. Bode Jr RH, Lewis KP, Zarich SW, Pierce ET, Roberts M, Kowalchuk GJ, et al. Cardiac outcome after peripheral vascular surgery. Comparison of general and regional anesthesia. Anesthesiology. 1996;84:3–13.

111. Yeager MP, Glass DD, Neff RK, Brinck-Johnsen T. Epidural anesthesia and analgesia in high-risk surgical patients. Anesthesiology. 1987;66:729–36.

112. Landesberg G, Shatz V, Akopnik I, Wolf YG, Mayer M, Berlatzky Y, et al. Association of cardiac troponin, CK-MB, and postoperative myocardial ischemia with long-term survival after major vascular surgery. J Am Coll Cardiol. 2003;42(9):1547–54.

113. McFalls EO, Ward HB, Moritz TE, Goldman S, Krupski WC, Littooy F, et al. Coronary-artery revascularization before elective major vascular surgery. N Engl J Med. 2004;351:2795–804.

114. Sharma AK, Ajani AE, Hamwi SM, Maniar P, Lakhani SV, Waksman R, et al. Major noncardiac surgery following coronary stenting: when is it safe to operate? Catheter Cardiovasc Interv. 2004;63:141–5.

115. Chassot PG, Delabays A, Spahn DR. Perioperative antiplatelet therapy: the case for continuing therapy in patients at risk of myocardial infarction. Br J Anaesth. 2007;99:316–28.

第二十三章 术后心律失常的诊断及处理

Eugene H. Chung, David T. Martin

心律失常在围术期很常见,是围术期病情变化的主要来源之一。心房纤颤是最常见的持续性心律失常,心脏手术后发生率30%~40%。而在非心脏手术术后的患者,心房纤颤发生率不超过4%[1-3]。这些心律失常既增加了住院时间,也增加了医疗花费。本章节将重点讨论围术期心律失常的诊断和治疗,并在评价和预防方面给出简单高效的策略和建议。由于许多经历普外科和心脏外科手术的患者已置入了抗心律失常的设备[起搏器和/或除颤器],本章节也讨论这些患者的围术期监护问题。

存在易患心脏疾病的背景下,所有心律失常的出现存在触发因素(如期前收缩)。术后的始动因素可能是一过性电解质失衡,心肌缺血或低氧血症;然而,这些患者出现心律失常,更常见的始动因素却是手术相关的应激和疼痛所致的自主觉醒和儿茶酚胺大量释放[1]。术后心律失常总发生率有两个高峰:手术室麻醉诱导期间和术后2~7天期间[2,4]。

任何心律失常高危患者具有结构性心脏病[1]。择期手术患者,常常合并心肌梗死、高血压病或心脏瓣膜病病史。这些基础疾病是导致房性和室性心律失常的危险因素。收缩或舒张功能不全或明显的心脏瓣膜病患者,如果存在持续缓慢性心律失常,很难通过增加每搏量来维持心输出量。长期高血压和舒张功能不全的患者,术后合并心房纤颤或心房扑动,可发展为肺水肿。快速性心律失常可减少舒张充盈时间和搏出量,从而减少心输出量。引起低血压和终末器官的低灌注。

通用方法

首先,应把关注点放在你所治疗的患者身上,而不是关注心电图或者远程监护仪上。判断心电图和患者临床情况是否吻合至关重要,是否为真正的心律失常,还是存在假象掩盖了正常节律;这些情节在术后监护室中总是十分常见。评价应该包括,系统回顾12导联心电图和动态心电图[5]。随后给出心律失常的诊断,通过评估患者症状,心室反应,血压,外周灌注,心律失常持续时间以及任何心肌缺血证据,作出紧急治疗的决策。必须强调,手术期间和手术后,许多患者都是首次经历心脏监护,此时存在的心律失常可能在入院前就存在,只是平时没有症状而已,因此,并不属于紧急临床情况。会诊医师的任务是,对这些即刻出现的心律失常作出评估,并判断其临床意义。

术后心律失常,常常归结为引起儿茶酚胺增加的全身性疾病。诱发因素包括应激和疼痛,低氧血症,电解质以及酸碱平衡紊乱(表23.1)。最佳处理常常需要优先处理潜在的触发因素,而不是处理心律失常本身,除非存在急性血流动力学紊乱。

表23.1 术后心律失常常见的诱发因素

儿茶酚胺升高(如应激、疼痛)
低氧血症
高碳酸血症
电解质异常
酸碱平衡紊乱
容量超负荷
缺血
肺栓塞
外科创伤(如心房插管术)
迷走神经刺激(如颈动脉或骨盆的手术)
以往存在的结构性心脏病
炎症过程

任何心律失常的临床结局主要取决于心室率,持续时间,心脏功能以及液体平衡或心脏负荷情况。如果患者血流动力学不稳定,快速性心律失常适合立即电复律;缓慢性心律失常适合于临时经静脉起搏器置入。对于稳定患者来说,恢复窦性节律是必需的,但

是,治疗首要目标是稳定血流动力学和控制心室率。因一过性原因导致的间歇性心律失常——如发热患者,出现周期性房性期前收缩或室性早搏,或窦性心动过速,仅仅需要针对发热的具体治疗即可。

心律失常的心电图诊断

心动过速的分类

根据解剖定位来源不同,心动过速分为室上性和室性两种。室上性心动过速来源包括:窦性心动过速,心房纤颤,心房扑动,房性心动过速,多源性房性心动过速,房室结折返型心动过速(AVNRT),交界性心动过速以及旁路折返型心动过速。除了旁路折返型心动过速以外,这些心动过速无一例外经过房室结,因此,心动过速可通过阻滞房室结下传的药物来控制心室率。然而,沿旁路前传的预激综合征,如出现 WPW 预激综合征,如果应用房室结阻滞药物(如 β 受体阻断药,钙通道阻滞药,地高辛),心律失常反而会加重。

心动过速:室上性心动过速

流行病学

心房纤颤是最常见,且研究最多的术后心律失常。冠脉搭桥术后患者,心房纤颤发生率高达 30%,心脏瓣膜患者,术后心房纤颤发生率高达 60%[1,2,6-8]。发生率高峰为术后第二和第三天[6,9]。据 Framingham 心脏病研究资料显示,总体人口发生心房纤颤最强的危险因素是高龄[10]。多项研究显示,随着年龄增加,术后发生心房纤颤的风险就会增加[7,9,11-13]。心房纤颤可能是短暂的,良性的,但慢性心房纤颤增加了中风、充血性心力衰竭、心肌缺血、总体死亡的风险。心房扑动与心房纤颤密切相关,尽管心房扑动处理不同于心房纤颤,这两种心律失常经常合并存在。心脏体外循环手术,房性心律失常,心房扑动发生者高达三分之一[14]。一项前瞻性注册研究显示,总体上,非心脏手术患者,室上性心动过速发生率占 4%,其中 63% 患者发生心房扑动或者心房纤颤[15]。

术后心律失常延长住院天数,增加花费。比如,一项研究显示,心脏冠脉旁路移植手术术后心房纤颤,大约每个病人额外增加 5 天住院日,额外增加 11 000 美元医院内花费[9]。心脏手术后合并心房纤颤的患者,术后事件发生率,包括中风、心肌梗死以及死亡率都显著增加[16]。

诊断

窦性心动过速术后非常常见,表现为正常的 P 波、QRS 复合波以及心室率超过 100/min。通常由高肾上腺能活性状态引起。由疼痛、应激、发热、贫血、低血容量或低氧血症诱导产生,治疗时需要处理这些问题,才能有效控制窦性心动过速。除了少数患者存在心肌缺血的病例以外,窦性心动过速不需具体的心脏干预。

异位房性心动过速,起源于非窦房结局灶心房,心电图显示为异位 P 波形态以及 P 波电轴。QRS 复合波与窦性节律 QRS 复合波基本相同。通常情况下,心动过速起始逐步加速,终止时逐渐减速。除此之外,心动过速通常终止于一个 QRS 复合波(即一个 V 波或心室事件)。

多源性房性心动过速(图 23.1),正如其名字所暗示的,存在多个心房局灶点与窦房结竞争,常常发生在急性或慢性肺部疾病的患者。诊断该类型心律失常时,必须至少有三种 P 波形态,每一种起源在心电图上具有特征性 PR 间期。

房室结折返型心动过速(AVNRT)(图 23.2)是继心房纤颤和心房扑动之后,最常见的持续性心动过速。由于前向心室传导和逆向心房传导重叠,P 波常隐藏于 QRS 复合波之内。房室结双径路,具有不同的传导速率和不应期,构成了折返机制的物质基础。心电图监测心动过速发作时,可见 PR 间期延长。与房性心动过速相比,AVNRT 通常止于房室结阻滞,表现为一个未下传的 P 波(如一个 A 波)。

房室折返型心动过速(AVRT)(图 23.3)由心房和心室之间的旁路介导,由房室结前传,旁道逆传而形成。这种持续环路也称之为顺行型 AVRT。一些通路,极少沿着旁路前传,房室结逆传,被称之为逆向型 AVRT。顺行传导,通常心电图表现为窄 QRS 波(除非存在束支阻滞),而逆向传导,心电图则表现为宽 QRS 波,后者反映了通过旁路偏心性使左室先激活。正如 AVNRT 一样,心动过速终止的最后一次心跳常常出现一个“A 波”或心房事件。

心房纤颤(图 23.4)心电图表现为细小的或粗大的或振荡的波形,代表了心房去极化不均一性。然而,有些病例,这些心房活动难以辨认,不规则心室传导是临床标志,也是心电图的诊断依据。房室结传导呈随机性,导致节律参差不齐,形成无规律的心室反应。不治疗时,心室率平均可达 160~180/min。

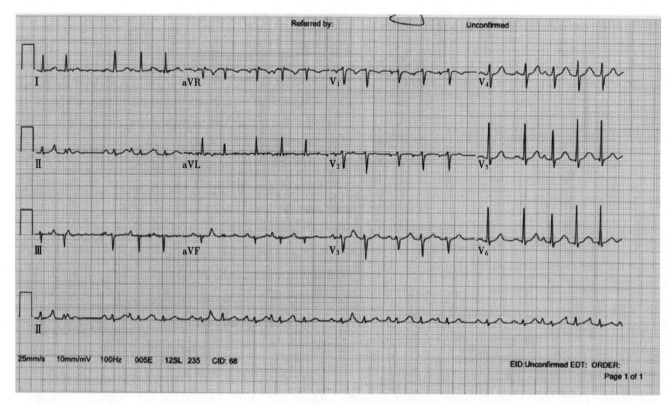

图 23.1　多源性房性心动过速（MAT），诊断基于≥3 种异位 P 波（即不全是窦性 P 波）。心率（100～140/min），因异位点不同，或某些 P 波未下传，心率随之改变。多源性房性心动过速常见于慢性阻塞性肺疾病患者

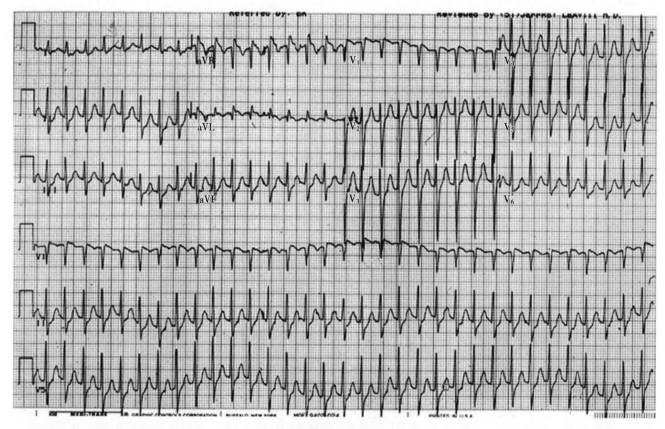

图 23.2　房室结折返型心动过速（AVNRT）。在这些窄 QRS 复合波的心动过速中，由于来自房室结的激动，同时激动右室和右房。然而，心电图 V₁ 导联见假性 R 波凸起，为 AVNRT 特征性改变，可能是 QRS 复合波末端隐藏的 P 波。下壁导联（Ⅱ/Ⅲ/AVF）和侧壁导联（Ⅰ/aVL/V₆）也能见到 P 波

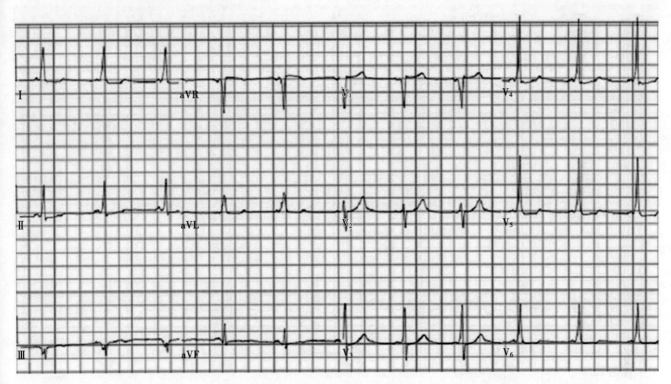

图 23.3 房室折返型心动过速。该患者出现 Wolff-Parkinson-White(WPW 综合征)时无心动过速,心电图明确显示 PR 间期缩短;$V_{2\sim5}$/ I /aVL 导联可见向上的 δ 波;Ⅲ导联可见向下的 δ 波,全图符合一条后间隔旁路存在

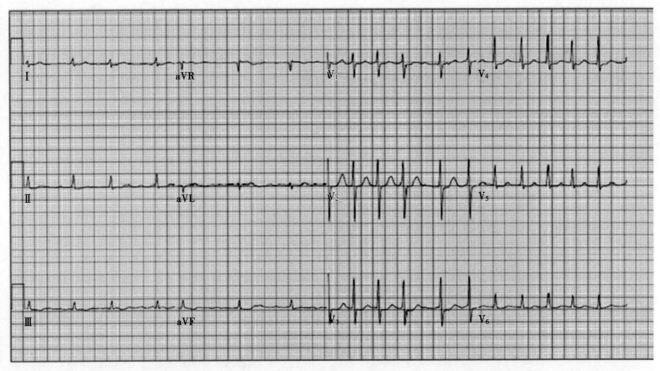

图 23.4 心房纤颤。本图显示为,快速性心室反应的心房纤颤。基线显示振荡的房性活动,特别是Ⅲ导联,但是无明确的 P 波。$V_{2\sim6}$ 导联可见轻度 ST 段压低,多个导联可见非特异 T 波异常

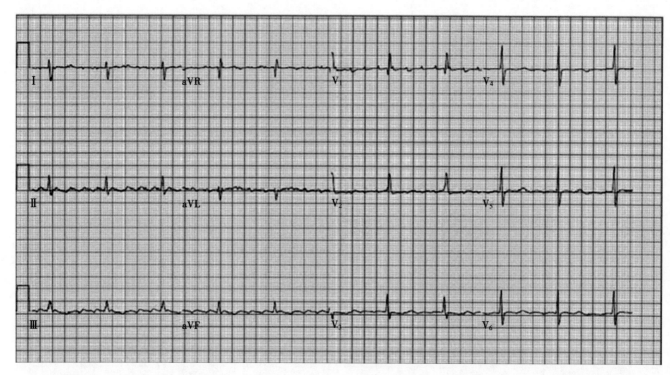

图 23.5　心房扑动。QRS 复合波窄,心房率大约 300/min,心室反应为 4:1。扑动波在 II 导联和 V₁ 导联最为明显

心房扑动(图 23.5)是一种典型的右房房性心律失常,折返波在上下腔静脉及三尖瓣瓣环区域内或之间向前传递所致。心房扑动总是伴随快而规则的房性节律,频率接近 300/min。术后患者,房室传导常常表现为 2:1,导致规则心室率为 150/min。心电图出现特征性下壁导联向下的扑动波(锯齿波)以及 V₁ 导联向上的扑动波。既往有心脏外科手术和/或导管消融术的患者,可能存在瘢痕相关或非典型扑动,呈现不同的心电图房性波形表现。

诱发因素

围术期发生心房纤颤的诱发因素包括预先疾病基础和手术刺激。前者包括临床变量,如男性,左房增大,心房纤颤病史,瓣膜性心脏病(特别是二尖瓣疾病),高血压病,充血性心力衰竭病史,窦房结和/或房室结疾病,酒精中毒以及慢性阻塞性肺疾病[1,6,8]。尚不清楚多少折返传导或局灶现象有助于心律失常的发作。

手术刺激因素包括术后常常面临的临床境况。比如,血压波动,自律性紊乱,循环中儿茶酚胺类物质增加,缺血,创伤,心腔内置管,电解质失衡,心包炎/炎症,心脏麻痹,钳夹泵管时间及停用 β 受体阻断药[6,8]。一项欧洲的研究报道,心包积液患者 63% 存在房性心律失常,而无心包积液患者,仅 11% 存在房性心律失

常[17]。儿茶酚胺类物质升高,增加了细胞钾的摄入,使得血清钾水平下降。低钾血症通过改变心房的自律性和传导速率,从而激发心律失常。一项前瞻性病例对照研究,入选择期冠脉搭桥的患者,血清钾低于 3.5mmol/L,增加围术期严重心律失常的风险,手术后心房纤颤或心房扑动接近前的 2 倍[18]。

预防

借助心电图或心电图平均信号信息 P 波持续时间,以便识别术后患者心律失常的风险[18,19]。研究显示,术后第二天和第三天,P 波不均一传导最为明显,最长的心房传导时间在第三天[20]。这些发现,与手术后第二天和第三天心房纤颤出现的发生率高峰相吻合。然而,这些试验的敏感性和特异性仅仅为中等的,尚不足以将其列为一项筛查措施加以推广[8]。

2004 年,一项入选 58 项随机试验,纳入超过 8 500 例患者的荟萃分析,对比了 β 受体阻断药,索他洛尔,胺碘酮和心房起搏的干预效果[21]。与常规治疗或安慰剂对照相比,采用上述四种任一措施积极治疗时,心房纤颤发生率从 31% ~ 40% 减少至 18% ~ 22%。多项研究证实,β 受体阻断药在预防心脏外科心律失常方面存在获益[22-26]。根据荟萃分析,心房纤颤发生率减少高达 60% ~ 70%(OR 为 0.35)。且与 β 受体阻断药选择的药物无关[21]。2014 年美国心脏病学院/美国心脏病协会(ACC/AHA)指南,推荐 β 受体阻断药

为术前或术后即刻无禁忌患者的Ⅰ类适应证[27]。对于长期接受β受体阻断药的患者,急性停药增加术后发生心动过速的风险和心房纤颤的风险,FDA警告,所有β受体阻断药都面临类似的"黑盒子"问题。β受体阻断药在心房纤颤发作后,控制心室率方面也是有效的。

　　索他洛尔是Ⅲ类抗心律失常药物,呈现出β受体阻断药的活性。研究显示,在预防冠脉搭桥患者的心房纤颤方面,索他洛尔同β受体阻断药一样有效[21,28-32]。用索他洛尔时,必须监测QT间期至少3日,包括监测尖端扭转性室速的出现。索他洛尔用于围术期心房纤颤的预防,2014年ACC/AHA指南给出了Ⅱb推荐[27]。

　　与安慰剂对比,术前口服胺碘酮至少7天,减少术后心房纤颤发生率40%~50%[21,33,34]。2005年一项纳入10项试验的荟萃分析显示,当应用胺碘酮时,室性心律失常、室颤和中风及心房纤颤和心房扑动发生率都不能明显降低[33]。PAPABEAR研究,随机入选601例经历冠脉搭桥术或瓣膜手术的患者,围术期房性和室性心律失常发生率大约降低50%[35]。ARCH试验中,术后静脉给予胺碘酮显著降低心房纤颤发生率。但并不改善住院日[36]。口服联合静脉胺碘酮也显示显著的获益[37]。然而,需要强调的是,无论口服还是静脉给予胺碘酮,对于治疗和预防心房纤颤,还没有获得FDA允许。无资料显示,这一潜在毒性药物性能优于传统的β受体阻断药,因为这些药物未直接在随机对照实验中对比过。

　　地高辛能增强β受体阻断药作为预防药物的疗效,但是其本身未显示出预防心房纤颤的疗效[22,26]。同样,钙通道拮抗药如维拉帕米和地尔硫草及Ⅰ类药物,如普罗卡因胺,当出现心房纤颤时可以起到作用,但是用于预防却无降低心房纤颤发生率的作用[26,38-40]。

　　右房心外膜或双房超速起搏用于心脏手术,但是成功率千差万别[12,40-46]。接受β受体阻断药可能更为有效。一项有关冠脉搭桥患者的研究显示,心房起搏导致心律失常,引起心房纤颤[42]。2004年荟萃分析,对比β受体阻断药:索他洛尔、胺碘酮和心房起搏,心房起搏确实显著降低心房纤颤发生率,危险比(OR 0.57)与胺碘酮类似[22]。

治疗

　　术后室上性心动过速常常为自限性的。建议应用以上的方法。主要的目标是控制心室率,防止血栓栓塞并发症以及恢复窦性节律。

　　窦性心动过速术后常见。处理应该集中于增加交感神经张力的因素(如应激、疼痛、发热、贫血、低氧血症、低血容量)。房性心动过速、β受体阻断药和钙通道拮抗药可用于控制心室率,但是短期阵发心律失常不必特殊处理。多源性房性心动过速,常常在处理诱发因素后(如低氧血症高碳酸血症和支气管狭窄)会得到改善[1]。β受体阻断药和钙通道拮抗药(对于已知的β受体阻断药相关的支气管痉挛患者选用),也可用来控制心室率。

　　在快速室上性心动过速诊断不明确时,迷走神经刺激动作,如颈动脉按摩或腺苷6~12mg静脉推注,可能延缓房室结传导,从而阻断潜在的房性机制。血流动力学受损的病例,可能需要紧急电转复。可给予房室结阻滞药以减慢心室率。

　　对于旁路介导的快速心律失常患者,静脉推注普罗卡因胺是一种药物治疗选择。因为房室结阻滞药,如维拉帕米、地尔硫草或地高辛可加速旁路前传导,而不应该选用。

　　来自心房纤颤或心房扑动的快速心室率,导致房室不同步,舒张期充盈时间下降,从而引起搏出量降低。血流动力学不稳定(低血压,缺血,肺水肿)并不常见,但是如果存在血流动力学不稳定,需要同步电复律。对于治疗心房纤颤来说,可粘贴的电极板前后放置,分别放在右胸骨旁和左侧脊柱旁,优于治疗室颤传统放置在前胸(右胸骨旁第二肋间)-前胸(心尖部)位置。伊布利特是一种Ⅲ类抗心律失常药物,仅有静脉制剂,对于血流动力学稳定的病人,由于起效快,半衰期短,所以它是一种具有转复作用的备选药物[47]。需要持续监测ECG,关注相关的QT间期延长以及室性心律失常的风险(尖端扭转性室速),室性心律失常发生率高达4.3%[48]。

　　临床稳定的病人,主要目标是心室率控制。推荐首选β受体阻断药,尤其是针对高肾上腺素能活性状态。静脉地尔硫草可持续输入,如果在给予β受体阻断药的状态下,心室率仍然快,就应该选择输入地尔硫草。地高辛可通过增加迷走神经张力而延缓房室结传导。对于术后急性心律失常发作时效果不佳。如果新发生的房性心律失常持续超过24小时,考虑电转复或药物转复是合理的。当心房纤颤持续超过48小时,为了预防中风,如果外科情况允许的话,静脉给予肝素抗凝治疗是常规。如果以往不知道心脏病病史,需要查经胸心脏超声心动图,以便提供额外的信息和明确心脏的结构。如果患者能耐受心房纤颤或心房扑动或阵发性发作,其发作间期不明确,可以带控制心律失常的药物和口服抗凝药物出院,随访4~6周。随访期间,再决定是心室率控制和抗凝药物联合长期应用的策略,还是仅选择具有同等疗效的控制心室率策略,主要取决于患者的症状和血流动力学状态[49]。作为备选的药物,包括华法林,还包括达比加群(直接凝血酶抑制药),利伐沙班和阿哌沙班(两者为Xa因子抑制剂)[27]。这些药物不需要监测INR,首剂数小时内便可达抗凝治疗要求。心律失常超过48小时的患者,不能耐受者,经食管超声除外心内血凝块,有助于选择立即电复律,甚至请电生理专家导管消融。一项研究纳入冠脉搭桥患者,选择控制心室率的策略,从医院出院后2~4周90%都转复至窦性心律[50]。患者持续性心律失常最大的危险因素包括:有瓣膜性心脏病,以往有心房纤颤,左房增大以及高龄。近期美国胸科医师学院以及ACC/AHA/欧洲心脏病协会出版了更多的附加指南[51,52]。

室性快速性心律失常

流行病学

心脏术后和非心脏术后,持续性心动过速相对不常见。多项研究报道,心脏手术后,室性心动过速或室颤发生率为0.7%~3.1%[6,53-55]。相关的死亡率高达44%[55]。室速或室颤的高危因素包括:心肌梗死病史,左室功能下降以及充血性心力衰竭。其中一项研究,72%的事件出现在术后48小时以内[54]。冠脉动脉血管重建术后,室速或室颤可能是桥血管闭塞或需要紧急评估的信号[1]。

术后孤立的室性早搏(PVCs)和非持续性室性心动过速(NSVT,连续监测室性早搏≥3个,但少于30个,无血流动力学紊乱),很少引起持续性室速或心脏猝死[6,56,57]。据报道,院内监测显示,冠脉搭桥术后患者非持续性室性心动过速发生率高达58%[56,58]。

诊断

室性早搏(图23.6)12导联心电图表现为,起源为某心室的、早发生的、宽QRS复合波,常常伴有束支阻滞图形。房性早搏伴差异性传导,也可出现宽QRS波,常常呈右束支传导阻滞图形,但是其前面总是存在P波。

室性心动过速(VT)(图23.7)特征有房室分离,QRS主波绝对同向,电轴左偏,QRS增宽超过140毫秒,融合波以及心室夺获[59]。稳定性室性心动过速,心室率可低至70/min,或不稳定性室性心动过速,心室率快至250/min。其形态可从单一形态或均一QRS复合波到多形态,再到双向形态变化(左束支阻滞和右束支阻滞更替)。双向性室性心动过速提示地高辛中毒。

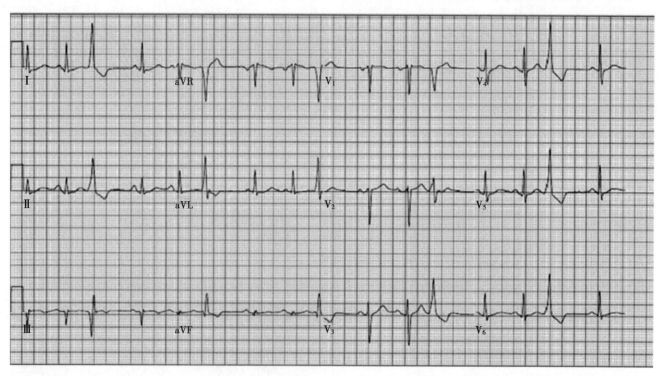

图23.6 室性早搏(PVCs)。该心电图显示,窦性节律,偶发室性早搏。V₁导联呈左束支阻滞图形,其QRS宽度相对较窄,说明异位起搏点起源于右室流出道的室间隔

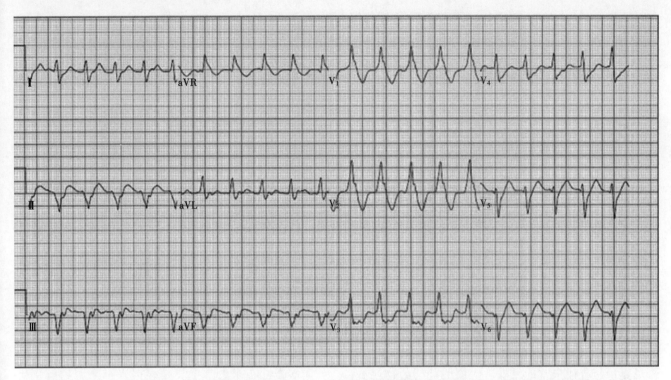

图 23.7 室性心动过速(VT)。心室率大约 140/min。V_1 呈右束支阻滞图形,Ⅱ/Ⅲ/aVF 见 Q 波,提示异位起搏点来自于左室下壁。室房分离见于Ⅲ/aVL/aVF 导联,V_{3-6} 导联,V_6 R∶S 比率<1,两者均支持室性心动过速

室颤(VF)(图 23.8)表现为紊乱的,快的,不规则振荡频率接近 150~300/min。QRS 复合波轮廓和幅度千差万别[59]。血流动力学衰竭是室颤的必然后果,常常由室性心动过速发展而来。

诱发因素

术后室性心律失常的临床因素包括:电解质异常、酸碱平衡紊乱、低氧血症、低血容量、贫血、血流动力学不稳定、心肌缺血和梗死、急性桥血管闭塞、低心排的状态以及抗心律失常药物的应用[8]。3 年随访研究证实,非复杂的室性早搏和非持续性室性心动速,若无结构性心脏病,并不显著增加恶性心律失常或死亡率[56,60]。大规模的试验纳入中度左室功能不全的患者(EF 35%~40%),冠心病患者和非持续室性心

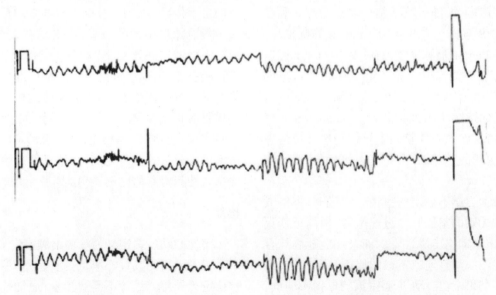

图 23.8 室颤(VF)。来自于电生理室,从一名经历除颤仪功能测试时采集的图像。呈快速,不规则的,紊乱的振荡波形

动过速患者,结果显示,尽管给予这些患者合理的抗心律失常治疗,其心脏性猝死风险更高[61,62]。因此,左室功能不全是发展至术后室性心动过速或室颤最重要的危险因素之一。

预防

任何有冠心病病史的患者,推荐接受经验性 β 受体阻断药治疗[63]。目前尚无研究直接评估 β 受体阻断药对术后治疗的作用。经 6 个月随访发现,围术期阿替洛尔可减少 15% 的不良心血管事件[64]。近期随机对照试验的荟萃分析显示,非心脏手术患者接受 β 受体阻断药的安全性受到质疑[65]。

治疗

无症状以及非持续室性早搏或室性心动过速且血流动力学稳定的患者,不需要立即接受治疗。应搜寻可逆转因素,但尚不清楚,逆转这些诱发因素后,是否足以预防心律失常的复发。应用他汀类药物显示,可保护围术期心脏性事件及复发性心律失常[66,67]。早期置入 ICD,对术后室性快速心律失常可得以改善[68]。单形性室性心动过速由折返机制参与而形成,兴奋点来自近期或以往心肌梗死和/或心肌病,即源自心肌纤维化的瘢痕所致。多形性室性心动过速,需要注意急性心肌缺血或代谢性疾病。多形性室性心动过速可能比单形性心动过速心室率更快,但前者自发性终止更为常见。

血流动力学稳定,持续性室性心动过速,可常规静脉推注利多卡因,随后维持输注加以治疗;也可以选择静脉注射胺碘酮,随后给予维持输注治疗。利多卡因给予两次快速推注,首次 1~1.5mg/kg 静脉推注,然后 0.5~0.75mg/kg 静脉推注,随后以 2~4mg/min 速度维持输注。胺碘酮也可作为稳定室性心动过速的一线治疗。首次 150mg 或 300mg 静脉推注,随后 1mg/min 速度维持输注,6 小时后改为 0.5mg/min,继续治疗 18 小时。如果心外膜心室导线仍然在位的患者,给予一个更快的、短阵心室超速起搏,可达到治疗效果。

对于血流动力学不稳定的室性心动过速、室颤或对抗心律失常无效的室性心动过速患者,根据近期更新的指南,要求立即电击除颤[69]。如果急性冠脉综合征是多形性室性心动过速或室颤的原因,应该实施再血管化治疗。如果室性心动过速/室颤的原因不明确,患者需要进行电生理检查。置入式体内自动除颤器(ICD)能解决急性心律失常发作。

对于那些非持续性室性心动过速患者,以往有心肌梗死病史,左室射血分数低于 40%,是心脏性猝死的高危因素[61,62]。MUSTT 试验的亚组分析显示,心肌梗死后患者,心脏性猝死风险更高,与程序化的电刺激无关。另一大规模的心肌梗死后研究显示,低射血分数,无额外的危险分层,证实为高危人群,会从预防性 ICD 中获益[70]。一项大规模研究显示,纳入射血分数低于 35%,经冠脉搭桥术的患者,信号平均心电图阳性,预防性置入 ICD,随访 48 个月,其死亡率并未降低[71]。然而,该试验把持续性心律失常患者排除在外,且左室射血分数(通常术后会改善)都是再血管化治疗前评估的。因此,无显著心律失常的患者,其致命性心律失常的围术期死亡率是低的,左室功能危险分层也应该在血管化治疗后进行评估。

有关快速心律失常诊断方法的流程图见图 23.9。

缓慢性心律失常和传导障碍

缓慢性心律失常主要是根据兴奋来源的解剖定位分类:起自窦房结、房室结或房室结以下水平希氏束-浦肯野系统。由窦房结功能不全导致的缓慢性心律失常包括:窦性停搏或静止,窦房传导阻滞和窦性心动过缓。房室结引起心脏阻滞,依据阻滞的程度和水平进行分类。束支传导阻滞和分支阻滞也见于术后。

流行病学

传导系统紊乱尤其多见于瓣膜性手术和应用心脏停搏灌注液(与血浆相比,晶体液较为少见)[6]。新近的发生传导异常中,右束支传导阻滞最为常见。超过半数冠脉搭桥术的患者,会出现右束支阻滞;他们通常不会增加病死率,常常是一过性的[72,73]。异体心脏移植患者,出现缓慢性心律失常可反应移植心脏功能低下。冠脉搭桥术患者,因窦房结功能不全或房室传导阻滞而需要永久起搏器治疗的比例占 0.8%~3.4%[8]。与冠脉手术相比,瓣膜手术术后发生非短暂房室传导异常的比例更高,而重复性瓣膜手术术后需要永久性起搏器的比例是初次瓣膜手术的 4 倍[74,75]。

诊断

窦性心动过缓定义为窦房结频率在 60/min 以下。术后患者未接受减慢心率的药物,心室率低于 40/min 被认定为异常。尽管不需要治疗,通常代表窦房结存在病变。

窦性停搏(图 23.10)源于窦房结放电失败造成

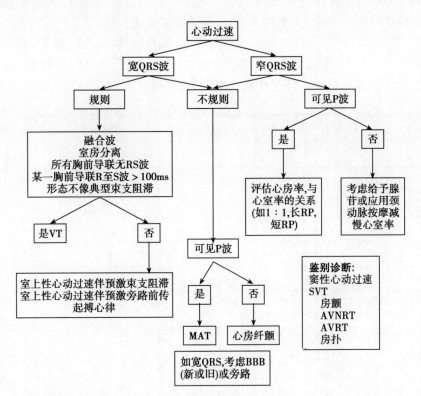

图 23.9 窄和宽 QRS 复合波心动过速诊断的总流程

VT. 室性心动过速；MAT. 多源性房性心动过速；AVNRT. 房室结折返型心动过速；AVRT. 房室折返型心动过速

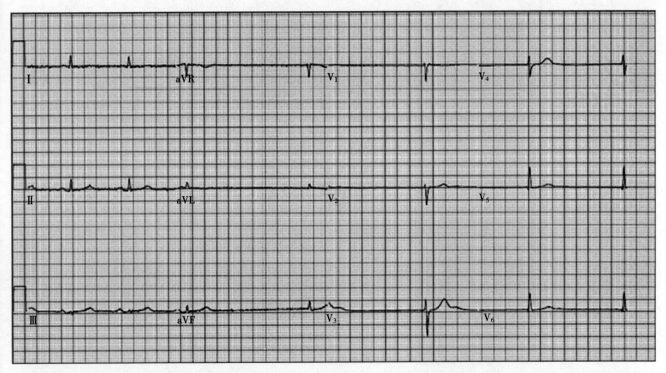

图 23.10 窦性停搏。心电图前半部分，患者窦性节律，P 波幅度低。后半部分，无明显 P 波。此处，窄 QRS 复合波为交界性逸搏心律。诊断考虑为原发窦房结病变（病态窦房结综合征），尽管迷走神经张力增强，抑制了窦房结的传导

的。长时间的窦性停搏，无 P 波存在，房室结或心室异位点必须承担心脏起搏器的角色。基线 P-P 间期并不相等[59]。

窦房结传导阻滞是不同的 P-P 间期之间存在倍数关系，反映心房纤维化，从而使得窦性冲动传导中断，

导致心房无反应。窦房传导阻滞不同程度的识别，可能需要心内电极标记[59]。

一度房室传导阻滞（图 23.11），PR 间期大于 0.2 秒，但是房室传导仍然保持为 1∶1，因此不存在真正的"传导阻滞"。

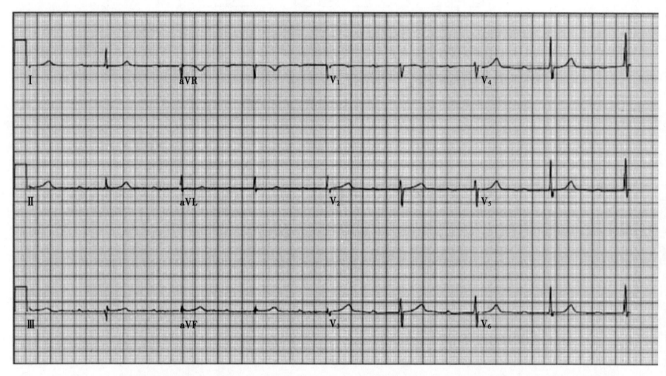

图 23.11　一度房室传导阻滞。心电图显示，窦性心动过缓，心室率 50/min。PR 间期恒定，且显著延长（420 毫秒）

二度 I 型（莫氏 I 型）房室传导阻滞（也称之为 Wenckebach 阻滞）（图 23.12），PR 间期进一步延长加重，以至于房性冲动不能下传至心室，导致心跳脱漏一次。心电图也可见到成组的心跳。

二度 II 型（莫氏 II 型）房室传导阻滞（图 23.13），心房冲动间歇性不能到达心室，尽管 PR 间期还是固定的（通常延长）。二度 II 型与房早未下传相鉴别是十分重要的，可通过检查 P 波出现的时间点来判断，前者提示潜在不良，而后者总是良性的（图 23.14a，b）。

三度房室传导阻滞（图 23.15）发生于心房到心室传导完全阻滞，可在房室结之上或在之下。12 导联心电图显示，房室分离和 P 波多于 QRS 复合波，可反应为逸搏心律，要么来自希氏束-浦肯野纤维系统，要么来自心室肌。

当存在 2∶1 房室阻滞时，从心电图不能轻易鉴别 I 型房室传导阻滞和二度 II 型房室传导阻滞。阻滞部位的定位需要评价 PR 间期、QRS 间期。不同指令动作的影响以及存在逆向传导（电生理检查时）。简言之，指令动作增加迷走神经张力，减慢窦房结频率

和经房室结的传导。如果阻滞位于房室结，指令动作之后阻滞会加重，接下来未传导的 P 波就会出现。然而，如果阻滞位于窦房结内，阻滞通常会改善，因为在冲动阻滞之后，阻滞部位的兴奋性有更多时间去恢复。拟交感神经或消除迷走神经的干预将会有相反的效果，房室结水平阻滞会得到改善，而窦房结内疾病阻滞会加重。

传导障碍

右束支阻滞/左束支阻滞（BBB），左前分支传导阻滞或左后分支传导阻滞（FB）（图 23.16a，b），表现为传导延迟或在心室内传导通路上各点阻滞。右束支传导阻滞，是由于右侧束支主干或右室传导系统末端传导延迟所致。右束支阻滞发生率随年龄增加而增高，80 岁高龄可高达 12%[76]。心电图上，QRS 间期超过 120 毫秒，右胸前导联（V_{1-2}）显示带切迹的 R 波，左胸前导联（V_{5-6}）显示宽且深的 S 波。左束支阻滞可源自希氏束、左束支主干或左前分支或左后分支。心电图左束支阻滞显示，QRS 复合波超过 120 毫秒，右胸

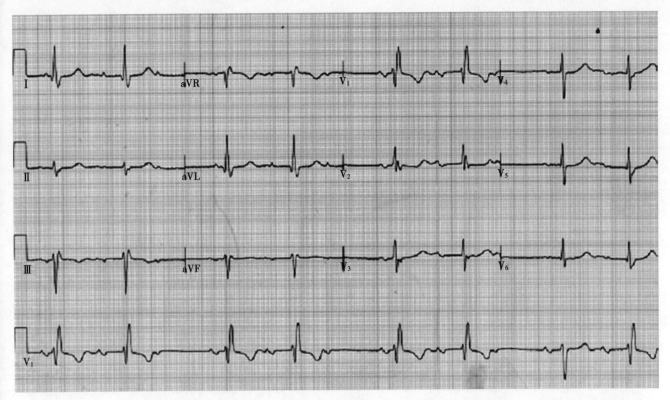

图 23.12 二度 I 型房室传导阻滞，莫氏 I 型（Wenchebach，文氏阻滞）。心电图显示，窦性节律，3:2 文氏传导。最初两个 QRS 复合波的 PR 间期延长，接下来出现了一个未下传的 P 波。可见到节律方面存在"成组心跳"的模式。QRS 复合波不宽，但是存在右束支阻滞图形。最后一次心跳之前出现一次房性期前收缩

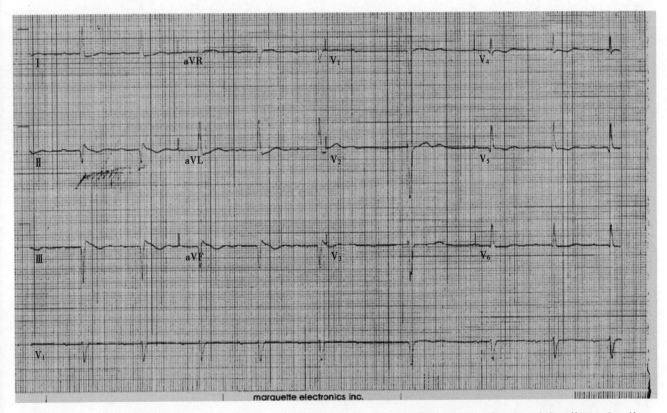

图 23.13 二度 II 型房室传导阻滞，莫氏 II 型。心电图显示，窦性节律，PR 间期恒定延长。第六个 P 波未下传至心室。接下来为一个交界性逸搏，一个未下传的房性期前收缩，然后是窦性节律恢复。II/III/aVF 可见明显的 Q 波，提示存在陈旧下壁心肌梗死

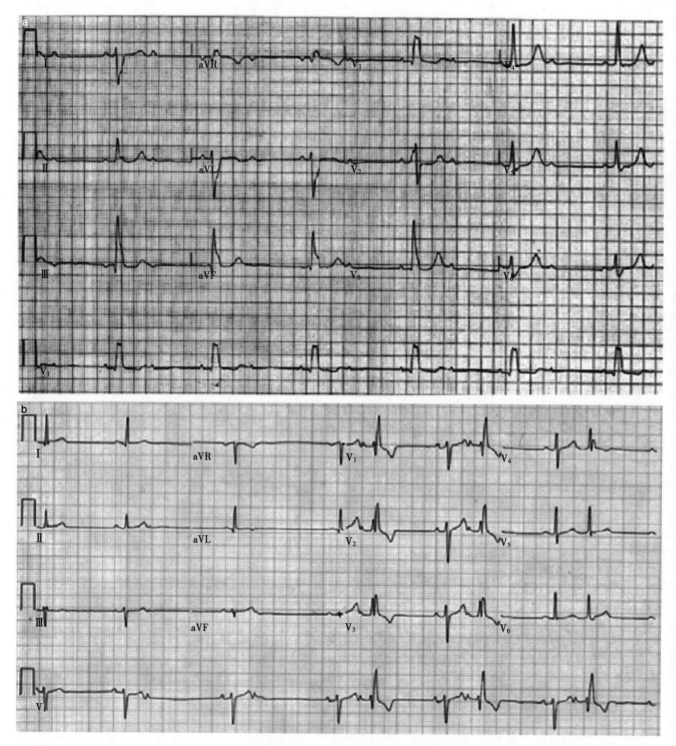

图 23.14　(a) 2:1 房室传导阻滞,短 PR 间期及左束支阻滞,强烈提示存在窦房结内水平的阻滞,有进展为完全心脏阻滞的高危风险。(b) 显示房早未下传,一些传下去的复合波呈右束支阻滞图形。两者主要区别在于 P-P 时间:(a) P-P 间期无变化,而 (b) 阻滞未下传的 P 波明显出现更早

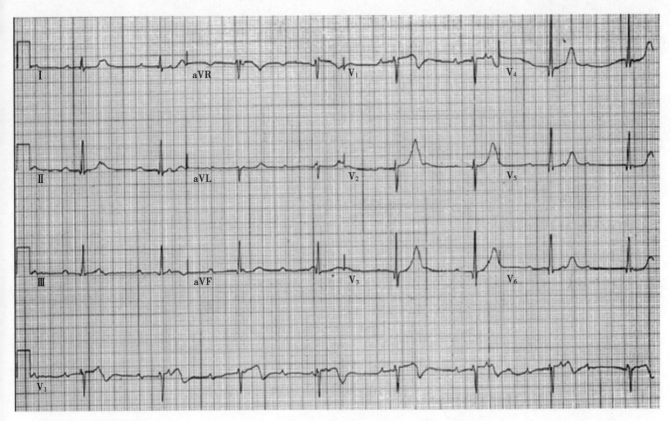

图 23. 15　三度房室传导阻滞。心室率接近 50/min，QRS 间期正常，提示逸搏节律来自交界区，心房率在 100～125/min。P 波和 QRS 复合波无关

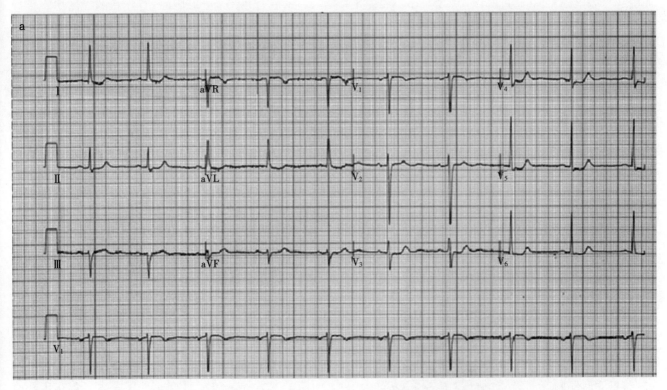

图 23. 16　（a）70 岁女性患者，术前心电图记录，拟定行主动脉瓣置换术。

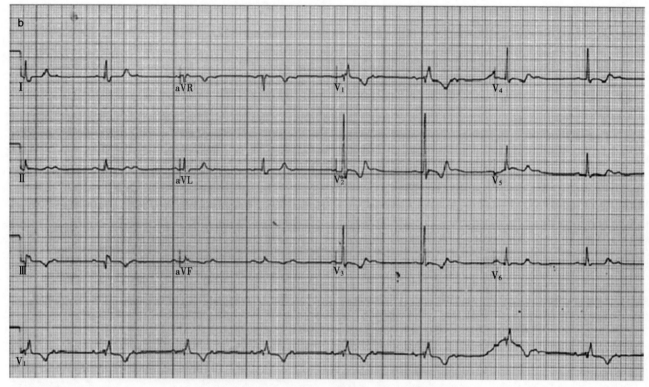

图 23.16(续) （b）术后，该患者出现右束支阻滞，伴 2：1 房室传导。这些变化持续存在，在出院前，患者接受了双腔起搏器的治疗

前导联深 S 波，胸前侧壁导联可见宽的带切迹的 R 波。左前分支阻滞是由位于左室的左前分支阻滞，从而引起显著电轴左偏（超过 -45°）。常见于心肌梗死、左室肥厚和多数心肌病，单独左前分支阻滞对预后意义不大[59,77]。左后分支阻滞相对不太常见，也不提示存在潜在心脏病基础。左后分支传导延迟导致心电图显著右偏。

诱发因素和预防

获得性传导系统最常见的原因是纤维化。对于麻醉或手术本身来说，窦房结功能不全，常常伴随迷走神经张力增加而加重。急性心肌梗死，特别是涉及右冠状动脉，是一过性房室传导阻滞常见的原因，可持续高达 48 小时。围术期需要永久起搏器治疗的高危因素包括：高龄、左束支阻滞、瓣周钙化、左主干疾病、左室动脉瘤、冠脉搭桥数量以及体外循环的时间[8]。

治疗

尽管心动过缓常常没有症状和短暂的，如果持续存在，可能需要阿托品、异丙基肾上腺素和/或肾上腺素。抑制房室结的药物，如 β 受体阻断药，钙通道阻滞药和地高辛应该被停用，尽管这些药物很少引起心律失常的急诊情况。几乎不需要临时经皮或经静脉起搏。

术后合并完全心脏阻滞、有症状的二度房室传导阻滞和/或有症状窦房结功能不全，应该接受临时起搏治疗[78]。心脏手术患者，窦房结面临局部水肿或传导系统面临水肿，通常 4~7 天才能消肿。若缓慢性心律失常持续 7 天，不论是心脏手术还是非心脏手术，如果所有针对房室结药物都撤走，则患者应考虑接受永久起搏器治疗。对于那些不可逆性心脏损伤的缓慢性心律失常患者，不必等 7 天行起搏器治疗也是合理的[79]。

对于外科手术高危的患者，经导管主动脉瓣置换术（TVAR）是最近十年来兴起的一项治疗选择。同接受 Sapien 瓣相比，接受 CoreValve 治疗的患者和既往存在右束支阻滞的患者，发生心脏阻滞的风险最高[81,82]。接受 CoreValve 发生完全心脏阻滞的比例是 19%~43%[80]。在外科术后或经导管主动脉瓣置换术后发生的完全性心脏阻滞患者中，自行恢复的概率极低，推荐早期进行起搏器置入治疗。

冠脉搭桥术后的患者束支传导阻滞和分支传导阻滞发生率高达 60%，但是这些患者大多数在出院前会自行恢复[72,73,77,82]。小部分的研究发现，术前存在左束支阻滞，预示着术后发生缓慢性心律失常需要永久起搏器治疗的比例更高[82]。另外一项研究,纳入接受主动脉瓣置换术的患者,新发生和永久性束支阻滞(不论左右)是预测不良事件(完全房室传导阻滞,晕厥或心脏性猝死)独立的预测因子[83]。超过50%不良事件发生在随访的最初半年内。

围术期那些接受起搏器治疗的患者中,30%~40%存在窦房结功能不全,仍然依赖起搏器。相反,随访时那些存在完全心脏阻滞的患者中,65%~100%仍然依赖起搏器[8]。事实上,术后完全房室传导阻滞是起搏器依赖最强的预测因子[84]。接受主动脉瓣或二尖瓣置换的患者,完全房室阻滞持续超过48小时,不大可能自行恢复,允许在出院前行永久性起搏器治疗[85]。

置入起搏器及 ICD(置入式电复律除颤器)的围术期处理

由于已存在心律失常(如完全心脏阻滞)或存在发生心律失常的高风险(如心肌缺血患者存在室性心动过速或非缺血性心肌病存在室性心动过速),越来越多的患者为了手术,提前置入了起搏器和/或置入式

心脏自动电复律除颤器。这些置入的设备术中易受干扰,手术团队不仅要意识到这个设备存在的重要性,而且在患者进入手术室之前,还必须知道该设备置入的径路,功能状态。总体上来说,比起 ICD 来说,起搏器不易受手术过程的影响;但是,电凝刀会干扰这两种设备的功能。当电凝刀干预时,起搏器的活动会被抑制,如实施电凝止血时。因此,对于起搏器完好的感应功能,应用电凝会抑制起搏。对于起搏器依赖的患者,一旦应用电凝刀,就会抑制起搏器感应。术中可通过在起搏器上面放上磁铁达到抑制起搏器感应的目的,或者更多采用让电生理团队临时程控起搏器至非同步模式(如 DOO 状态)。

ICD 设备具有保护性稳压二极管,可防止电压突然释放时对设备产生电流损害;然而,该设备设计能够探测到心内毫伏级信号的变化。因此,电凝刀可激活该设备,术中可以穿透该设备。电凝信号可能被 ICD 当作室颤,从而触发电除颤。对于麻醉状态的患者来说不会有影响,但是外科团队肯定会十分惊恐。血管内手术可能机械性干扰 ICD 的导线系统,也会引起低电压,导致麻烦(图 23.17)。

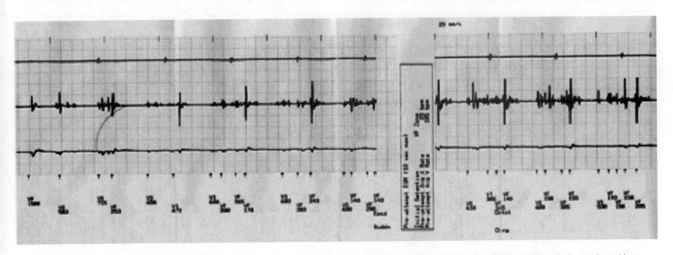

图 23.17　置入透析导管时,ICD 过度心室感知。该清醒患者接受放射介入科医生放置中心静脉导管的治疗,而介入科医生并不知晓患者存在除颤器。金属导线接触右室内感知电极,导致心电图记录到许多低幅度电位。最终,这些刺激触发一次转复除颤放电

电凝刀,特别是胸部手术,增加损害这些置入设备的风险。这些电磁能量,总是选择最小阻力路径传播。因此,电流会沿导线传播,潜在损害电极—心肌界面;这些局部影响可能永久损害感知功能,增加起搏阈值[86]。

应该执行广泛的术前评价,以证实设备型号、置入适应证、患者对起搏器依赖的程度以及患者内在的节律[87]。如果需要,可邀请心脏病专家进行会诊。如

果手术地点远离设备,术前 3 个月内对设备进行评估,故障风险极低。

如果手术地点接近这些设备,额外的手术计划是必须的,以便保证电极和发生器均不被损害(图 23.18)。

为了减少并发症的风险,手术开始时,通过在起搏器上皮肤表面放置一块磁铁,将 ICD 感知临时关闭。当手术结束时再去除磁铁即可。如果可行的话,

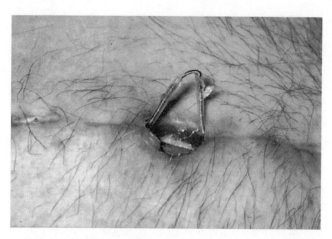

图 23.18　腹部切口接近以前起搏器置入的地点,导致经切口可见电极暴露

推荐电生理团队给予 ICD 临时重新程控。这样抑制对任何潜在的室性心律失常的感知。因此防止对监测到的干扰发生不合时宜的电复律除颤。缓慢性心律失常治疗不必抑制。如果患者发生室性心动过速或室颤,应从外部进行除颤。除去磁铁,允许 ICD 恢复其原来的程序状态,从而施加合适的治疗,不必尽快执行自动放电。手术结束后,除去磁铁,需由 ICD 程控员对于程序设置进行确认(如果进行过重新程控的话,或需恢复设置)。

对于依赖起搏器的患者,临时重新程控以保证非同步,持续起搏功能。接下来,根据手术的定位、类型、手术操作时间以及患者对起搏器依赖程度,由心内科会诊大夫或电生理团队会诊给予确认重新程控具体策略。

抗心律失常药物

常用于术后心律失常的抗心律失常药物见表 23.2。需要强调,毫无例外,并无证据表明,β 受体阻滞药改善预后,比如改善生存率。心内科团队会诊认为,β 受体阻滞药紧急应用于有症状的心律失常患者。

然而,他汀类药物和鱼油应用显示,能预防围术期心律失常和心脏并发症[66,88,89]。我们建议,在那些已经服用他汀类药物和/或鱼油的患者,继续服用,但在广泛推广之前,未来需要更多研究加以证实。

表 23.2　常用于术后心律失常的抗心律失常药物

药物名称	剂量	适应证	不良反应
腺苷	6mg;然后 12mg,IV,重复一次	快速 SVT	脸红,胸部不适,心脏阻滞(一过性)
胺碘酮	150~300mg 快速 IV,大于 10 分钟,然后 1mg/min×6 小时,然后 0.5mg/min×18 小时	AF;顽固性 VT 或 VF	心脏阻滞;轻度低血压;长期使用对肺、肝、甲状腺有毒性
阿托品	0.5~1mg,IV	心动过缓	心肌缺血,心动过速
地高辛	0.25~0.5mg,快速 IV,然后 0.25mg 每 6 小时一次×4 次	AF	延迟起效;恶心;一过性心脏阻滞,室性心律失常,由肾清除
地尔硫草	5~20mg,快速 IV,然后 5~15mg/h 输注	控制 SVT 心室率	轻度低血压
艾司洛尔	5~20mg,快速 IV,后 0.05mg/(kg·h)输注,每 4 分钟增加 0.05mg/(kg·h),最高可达 200ug/(kg·min)输注	控制 SVT 心室率	短效;支气管痉挛,肺水肿
氟卡尼	50mg 口服,每 12 小时一次,每 4 天增加一次量,每天增加总量 100mg,最大用量 150mg,每 12 小时一次	AF	如果有结构性心脏病或冠状动脉疾病,尽量避免使用
伊布利特	1mg,IV,10 分钟以上,如果需要重复一次	AF,心脏转复	尖端扭转性室速,QT 间期延长
美托洛尔	5mg,IV,每 5min×3 或 25~100mg 口服,每天 2~3 次	心室率控制	支气管痉挛,轻度低血压
普鲁卡因胺	15~17mg/kg,IV,30 分钟以上;或 100mg,IV,每 5~10 分钟;或 1~1.25mg,口服	心室率控制,旁路	肾脏排泄
普罗帕酮	150mg,口服,每 8 小时一次;每 3 天增加至 225mg,每 8 小时一次,然后 300mg,每 8 小时一次	AF	如果有结构性心脏病或冠状动脉疾病,尽量避免使用
索他洛尔	160mg,口服,每 12 小时一次,若肾功能不全减少其剂量	AF	尖端扭转性室速,QT 间期延长,心动过缓;唯独经肾脏排泄;始于门诊应用,电生理团队会诊

AF. 心房纤颤;SVT. 室上性心动过速;VF. 室颤;VT. 室性心动过速;IV. 静脉注射。

结论

围术期心脏心律失常常见。治疗方法应该首先着重于患者的临床状态，其次根据心律失常的诊断，控制心室率。处理不稳定的血流动力学状态。许多心律失常与可逆性状况相关，如容量过负荷、电解质或酸碱紊乱、疼痛、应激。既往存在的疾病，如心室功能低下或传导异常，增加术后心律失常发生的可能性。持续心律失常患者和/或存在复发的高危因素，可允许置入永久起搏器和/或 ICD。

（李喜元 译，丛鲁红 校）

参考文献

1. Heintz KM, Hollenberg SM. Perioperative cardiac issues: postoperative arrhythmias. Surg Clin North Am. 2005;85:1103–14.
2. Maisel WH, Rawn JD, Stevenson WG. Atrial fibrillation after cardiac surgery. Ann Intern Med. 2001;135:1061–73.
3. Polanczyk CA, Goldman L, Marcantonio ER, Orav EJ, Lee TH. Supraventricular arrhythmia in patients having noncardiac surgery: clinical correlates and effect on length of stay. Ann Intern Med. 1998;129:279–85.
4. Adams DH, Filsoufi F, Antman EM. Medical management of the patient undergoing cardiac surgery. In: Zipes D, Libby P, Bonow R, et al., editors. Braunwald's heart disease: a textbook of cardiovascular medicine. Philadelphia: Elsevier; 2005. p. 1993–2020.
5. Wagner GS, Strauss DG. Marriott's practical electrocardiography. 10th ed. Baltimore: Lippincott Williams & Wilkins; 2013.
6. Rho RW, Bridges CR, Kocovic D. Management of postoperative arrhythmias. Semin Thorac Cardiovasc Surg. 2000;12:349–61.
7. Creswell LL, Schuessler RB, Rosenbloom M, Cox JL. Hazards of postoperative atrial arrhythmias. Ann Thorac Surg. 1993;56:539–49.
8. Chung MK. Cardiac surgery: postoperative arrhythmias. Crit Care Med. 2000;28(Suppl):N136–44.
9. Aranki SF, Shaw DP, Adams DH, Rizzo RJ, Couper GS, VanderVliet M, et al. Predictors of atrial fibrillation after coronary artery surgery. Circulation. 1996;94:390–7.
10. Kannel WB, Abbott RD, Savage DD, McNamara PM. Epidemiologic features of atrial fibrillation. The Framingham study. N Engl J Med. 1982;306:1018–22.
11. Zaman AG, Archbold RA, Helft G, Paul EA, Curzen NP, Mills PG. Atrial fibrillation after coronary bypass surgery. A model for preoperative risk stratification. Circulation. 2000;101:1403–8.
12. Mathew JP, Parks R, Savino JS, Friedman AS, Koch C, Mangano DT, et al. Atrial fibrillation following coronary artery bypass graft surgery: predictors, outcomes, and resource utilization. JAMA. 1996;276:300–6.
13. Fuller JA, Adams GC, Buxton B. Atrial fibrillation after coronary bypass grafting: is it a disorder of the elderly? J Thorac Cardiovasc Surg. 1989;97:821–5.
14. Waldo AL, MacLean WAH. Diagnosis and treatment of arrhythmias following open heart surgery: emphasis on the use of epicardial wire electrodes. New York: Futura; 1980.
15. Goldman L. Supraventricular tachyarrhythmias in hospitalized adults after surgery. Clinical correlates in patients over 40 years of age after major noncardiac surgery. Chest. 1978;73:450–4.
16. Almassi GH, Schowalter T, Nicolosi AC, Aggarwal A, Moritz TE, Henderson WG, et al. Atrial fibrillation after cardiac surgery: a major morbid event? Ann Surg. 1997;226:501–13.
17. Angelini GD, Penny WJ, el-Ghamary F, West RR, Butchart EG, Armistead SH, et al. The incidence and significance of early pericardial effusion after open-heart surgery. Eur J Cardiothorac Surg. 1987;1:165–8.
18. Wahr JA, Parks R, Boisvert D, Comunale M, Fabian J, Ramsay J, et al. Perioperative serum potassium levels and perioperative outcomes in cardiac surgery patients. Multicenter Study of Perioperative Ischemia Research Group. JAMA. 1999;281:2203–10.
19. Lowe JE, Hendry PJ, Hendrickson SC, Wells R. Intraoperative identification of cardiac patients at risk to develop postoperative atrial fibrillation. Ann Surg. 1991;213:388–92.
20. Tsikouris JP, Kluger J, Song J, White CM. Changes in P-wave dispersion and P-wave duration after open heart surgery are associated with the peak incidence of atrial fibrillation. Heart Lung. 2001;30:466–71.
21. Crystal E, Garfinkle MS, Connolly SS, Ginger TT, Sleik K, Yusuf SS. Interventions for preventing post-operative atrial fibrillation in patients undergoing heart surgery. Cochrane Database Syst Rev. 2004;4:CD003611.
22. Andrews TC, Reimold SC, Berlin JA, Entman EM. Prevention of supraventricular arrhythmias after coronary bypass surgery. A meta-analysis of randomized control trials. Circulation. 1991;84 (5 Suppl):III236–44.
23. Mohr R, Smolinsky A, Goor DA. Prevention of supraventricular arrhythmia with low-dose propranolol after coronary artery bypass grafting. J Thorac Cardiovasc Surg. 1981;81:840–5.
24. White HD, Antman EM, Glynn MA, Collins JJ, Cohn LH, Shemin RJ, et al. Efficacy and safety of timolol for prevention of supraventricular tachyarrhythmias after coronary bypass surgery. Circulation. 1984;70:479–84.
25. Stephenson LW, MacVaugh 3rd H, Tomasello DN, Josephson ME. Propranolol for the prevention of postoperative cardiac arrhythmias: a randomized study. Ann Thorac Surg. 1980;29:113–6.
26. Kowey PR, Taylor JE, Rials SJ, Marinchak RA. Meta-analysis of the effectiveness of prophylactic drug therapy in preventing supraventricular arrhythmia after coronary bypass grafting. Am J Cardiol. 1992;69:963–5.
27. January CT, Wann LS, Alpert JS, Calkins H, Cleveland Jr JC, Cigarroa JE, et al. Guideline for the management of patients with atrial fibrillation: a report of the American College of Cardiology/ American Heart Association Task Force on Practice Guidelines and the Heart Rhythm Society. J Am Coll Cardiol. 2014;64(21):e1–76. doi:10.1016/j.jacc.2014.03.022.
28. Gomes JA, Ip J, Santoni-Rugiu F, Mehta D, Ergin A, Lansman S, et al. Oral d, l sotalol reduces the incidence of postoperative atrial fibrillation in coronary artery bypass surgery patients: a randomize, double-blind, placebo-controlled study. J Am Coll Cardiol. 1999;34:334–9.
29. Suttorp MJ, Kingma JH, Peels HO, Koomen EM, Tijssen JG, van Hemel NM, et al. Effectiveness of sotalol in preventing supraventricular tachyarrhythmias shortly after coronary bypass grafting. Am J Cardiol. 1991;68:1163–9.
30. Evrard P, Gonzalez M, Jamart J, Malhomme B, Blommaert D, Eucher P, et al. Prophylaxis of supraventricular and ventricular arrhythmias after coronary artery bypass grafting with low-dose sotalol. Ann Thorac Surg. 2000;70:151–6.
31. Parikka H, Toivonen L, Heikkilä L, Virtanen K, Järvinen A. Comparison of sotalol and metoprolol in the prevention of atrial fibrillation after coronary artery bypass surgery. J Cardiovasc Pharmacol. 1998;31:67–73.
32. Sanjuán R, Blasco M, Carbonell N, Jordá A, Núñez J, Martínez-León J, et al. Preoperative use of sotalol versus atenolol for atrial fibrillation after cardiac surgery. Ann Thorac Surg. 2004;77:838.
33. Aasbo JD, Lawrence AT, Krishnan K, Kim MH, Trohman RG. Amiodarone prophylaxis reduces major cardiovascular morbidity and length of stay after cardiac surgery: a meta-analysis. Ann Intern Med. 2005;143:327.

34. Daoud EG, Strickberger SA, Man KC, Goyal R, Deeb GM, Bolling SF, et al. Preoperative amiodarone as prophylaxis against atrial fibrillation after heart surgery. N Engl J Med. 1997;337:1785–91.

35. Mitchell LB, Exner DV, Wyse DG, Connolly CJ, Prystai GD, Bayes AJ, et al. Prophylactic oral amiodarone for the prevention of arrhythmias that begin early after revascularization, valve replacement, or repair: PAPABEAR: a randomized controlled trial. JAMA. 2005;294:3093–100.

36. Guarnieri T, Nolan S, Gottlieb SO, Dudek A, Lowry DR. Intravenous amiodarone for the prevention of atrial fibrillation after open heart surgery: the amiodarone reduction in coronary heart (ARCH) trial. J Am Coll Cardiol. 1999;34:343–7.

37. Kerstein J, Soodan A, Qamar M, Majid M, Lichstein E, Hollander G, et al. Giving IV and oral amiodarone preoperatively for the prevention of postoperative atrial fibrillation in patients undergoing coronary artery bypass surgery: the GAP study. Chest. 2004;126: 716–24.

38. Smith EE, Shore DF, Monro JL, Ross JK. Oral verapamil fails to prevent supraventricular tachycardia following coronary artery surgery. Int J Cardiol. 1987;9:37.

39. Malhotra R, Mishra M, Kler TS, Kohli VM, Mehta Y, Trehan N. Cardioprotective effects of diltiazem infusion in the perioperative period. Eur J Cardiothorac Surg. 1997;12:420.

40. Gerstenfeld EP, Hill MR, French SN, Mehra R, Rofino K, Vander Salm TJ, et al. Evaluation of right atrial and biatrial temporary pacing for the prevention of atrial fibrillation after coronary artery bypass surgery. J Am Coll Cardiol. 1999;33:1981–8.

41. Kurz DJ, Naegeli B, Kunz M, Genoni M, Niederhäuser U, Bertel O. Epicardial, biatrial synchronous pacing for prevention of atrial fibrillation after cardiac surgery. Pacing Clin Electrophysiol. 1999;22:721–6.

42. Chung MK, Augostini RS, Asher CR, Pool DP, Grady TA, Zikri M, et al. Ineffectiveness and potential proarrhythmia of atrial pacing for the prevention of atrial fibrillation prevention after coronary artery bypass grafting. Ann Thorac Surg. 2000;69:1057–63.

43. Greenberg MD, Katz NM, Iuliano S, Tempesta BJ, Solomon AJ. Atrial pacing for the prevention of atrial fibrillation after cardiovascular surgery. J Am Coll Cardiol. 2000;35:1416–22.

44. Blommaert D, Gonzalez M, Mucumbitsi J, Gurné O, Evrard P, Buche M, et al. Effective prevention of atrial fibrillation by continuous atrial overdrive pacing after coronary bypass surgery. J Am Coll Cardiol. 2000;35:1411–5.

45. Fan K, Lee KL, Chiu CS, Lee JW, He GW, Cheung D, et al. Effects of biatrial pacing in prevention of postoperative atrial fibrillation after coronary artery bypass surgery. Circulation. 2000;102: 755–60.

46. Daoud EG, Dabir R, Archambeau M, Morady F, Strickberger SA. Randomized, double-blind trial of simultaneous right and left atrial epicardial pacing for prevention of post-open heart surgery atrial fibrillation. Circulation. 2000;102:1382.

47. Ellenbogen KA, Stambler BS, Wood MA, Sager PT, Wesley Jr RC, Meissner MC, et al. Efficacy of intravenous ibutilide for rapid termination of atrial fibrillation and atrial flutter: a dose-responsive study. J Am Coll Cardiol. 1991;28:130–6.

48. Howard PA. Ibutilide: an antiarrhythmic agent for the treatment of atrial fibrillation or flutter. Ann Pharmachother. 1999;33:38–47.

49. Wyse DG, Waldo AL, DiMarco JP, Domanski MJ, Rosenberg Y, Schron EB, Kellen JC, Greene HL, Mickel MC, Dalquist JE, Corley SD, The Atrial Fibrillation Follow-up Investigation of Rhythm Management (AFFIRM) Investigators. A Comparison of rate control and rhythm control in patients with atrial fibrillation. N Engl J Med. 2002;347:1825–33.

50. Myers MG, Alnemri K. Rate control therapy for atrial fibrillation following coronary bypass surgery. Can J Cardiol. 1998;14: 1363–6.

51. McKeown PP. ACCP guidelines for the prevention and management of postoperative atrial fibrillation after cardiac surgery. Chest. 2005;128(2 Suppl):1S–5.

52. Fuster V, Rydén LE, Cannom DS, Crijns HJ, Curtis AB, Ellenbogen KA, Halperin JL, et al. ACC/AHA/ESC 2006 guidelines for the management of patients with atrial fibrillation – executive summary: a report of the American College of Cardiology/American Heart Association Task Force and the European Society of Cardiology Committee for Practice Guidelines (Writing Committee to Revise the 2001 Guidelines for the Management of Patients with Atrial Fibrillation). J Am Coll Cardiol. 2006;48:854–906.

53. Topol EJ, Lerman BB, Baughman KL, Platia EV, Griffith LS. De novo refractory ventricular tachyarrhythmias after coronary revascularization. Am J Cardiol. 1986;57:57–9.

54. Kron IL, DiMarco JP, Harman PK, Crosby IK, Mentzer Jr RM, Nolan SP, et al. Unanticipated postoperative ventricular tachyarrhythmias. Ann Thorac Surg. 1984;38:317–22.

55. Steinberg JS, Gaur A, Sciacca R, Tan E. New onset sustained ventricular tachycardia after surgery. Circulation. 1999;99:903–8.

56. Smith RC, Leung JM, Keith FM, Merrick S, Mangano DT. Ventricular dysrhythmias in patients undergoing coronary bypass graft surgery: incidence, characteristics, and prognostic importance. Am Heart J. 1992;123:73–81.

57. Huikuri HV, Yli-Mäyry S, Korhonen UR, Airaksinen KE, Ikäheimo MJ, Linnaluoto MK, et al. Prevalence and prognostic significance of complex ventricular arrhythmias after coronary arterial bypass graft surgery. Int J Cardiol. 1990;27:333–9.

58. Rubin DA, Nieminski KE, Monteferrante JC, Magee T, Reed GE, Herman MV. Ventricular arrhythmias after coronary bypass surgery: incidence, risk factors and long-term prognosis. J Am Coll Cardiol. 1985;6:307–10.

59. Olgin JE, Zipes DE. Specific arrhythmias: diagnosis and treatment. In: Zipes DP, Libby P, Bonow RO, et al., editors. Braunwald's heart disease. A textbook of cardiovascular medicine. 7th ed. Philadelphia: Elsevier; 2005.

60. Pinto RP, Romerill DB, Nasser WK, Schier JJ, Surawicz B. Prognosis of patients with frequent premature ventricular complexes and nonsustained ventricular tachycardia after coronary artery bypass graft surgery. Clin Cardiol. 1996;19:321–4.

61. Buxton AE, Lee KL, Fisher JD, Josephson ME, Prystowsky EN, Hafley G. A randomized study of the prevention of sudden death in patients with coronary artery disease. The Multicenter Unsustained Tachycardia Trial Investigators. N Engl J Med. 1999;341:1882–90.

62. Moss AJ, Hall WJ, Cannom DS, Daubert JP, Higgins SL, Klein H, et al. Improved survival with an implantable defibrillator in patients with coronary disease at high risk for ventricular arrhythmia. The Multicenter Automatic Defibrillator Implantation Trial Investigators. N Engl J Med. 1996;335:1933–40.

63. Eagle KA, Berger PB, Calkins H, et al. ACC/AHA guideline update for perioperative cardiovascular evaluation for noncardiac surgery; executive summary: a report of the American College of Cardiology/ American Heart Association Task Force on Practice Guidelines (committee to update the 1996 guidelines on peri-operative cardiovascular evaluation for noncardiac surgery. J Am Coll Cardiol. 2002;39:542–53.

64. Mangano DT, Layug EL, Wallace A, Tateo I. Effect of atenolol on mortality and cardiovascular morbidity after noncardiac surgery. Multicenter study of Perioperative Ischemia Research Group. N Engl J Med. 1996;335:1713–20.

65. Bouri S, Shun-Shin MJ, Cole GD, Mayet J, Francis DP. Meta-analysis of secure randomised controlled trials of β-blockade to prevent perioperative death in non-cardiac surgery. Heart. 2014;100:456–64.

66. O'Neil-Callahan K, Katsimaglis G, Tepper MR, Ryan J, Mosby C, Ioannidis JP, et al. Statins decrease perioperative cardiac complications in patients undergoing noncardiac vascular surgery. J Am Coll Cardiol. 2005;45:336–42.

67. Mitchell LB, Powell JL, Gillis AM, Kehl V, Hallstrom AP, AVID Investigators. Are lipid lowering drugs also antiarrhythmic drugs? An analysis of the antiarrhythmics versus implantable defibrillators (AVID) trial. J Am Coll Cardiol. 2003;42:81–7.

68. Bolad I, MacLellan C, Karanam S, Parrella F, Michaud G, D'Agostino R, et al. Effectiveness of early implantation for cardio-

verter defibrillator for postoperative ventricular tachyarrhythmia. Am J Cardiol. 2004;94:376–8.

69. American Heart Association. Advanced cardiovascular life support provider manual 2010.

70. Moss AJ, Zareba W, Hall WJ, Multicenter Automatic Defibrillator Implantation Trial II Investigators, et al. Prophylactic implantation of a defibrillator in patients with myocardial infarction and reduced ejection fraction. N Engl J Med. 2002;346:877–83.

71. Bigger Jr JT. Prophylactic use of implanted cardiac defibrillators in patients at high risk for ventricular arrhythmias after coronary artery bypass graft surgery. N Engl J Med. 1997;337:1569–75.

72. Baerman JM, Kirsh MM, de Buitleir M, Hyatt L, Juni JE, Pitt B, et al. Natural history and determinants of conduction defects following coronary artery bypass surgery. Ann Thorac Surg. 1987;44:150–3.

73. Chu A, Califf RM, Pryor DB, McKinnis RA, Harrell Jr FE, Lee KL, et al. Prognostic effect of bundle branch block related to coronary artery bypass grafting. Am J Cardiol. 1987;59:798–803.

74. Jaeger FJ, Trohman RG, Brener S, Loop F. Permanent pacing following repeat cardiac valve surgery. Am J Cardiol. 1994;74:505–7.

75. Brodell GK, Cosgrove D, Schiavone W, Underwood DA, Loop FD. Cardiac rhythm and conduction disturbances in patients undergoing mitral valve surgery. Cleve Clin J Med. 1991;58:397–9.

76. Eriksson P, Hansson PO, Eriksson H, Dellborg M. Bundle-branch block in a general male population: the study of men born 1913. Circulation. 1998;98:2494–500.

77. Wexelman W, Lichstein E, Cunningham JN, Hollander G, Greengart A, Shani J. Etiology and clinical significance of new fascicular conduction defects following coronary bypass surgery. Am Heart J. 1986;111:923–7.

78. Gregoratos G, Abrams J, Epstein AE, et al. ACC/AHA/NASPE 2002 guideline update for implantation of cardiac pacemakers and antiarrhythmia devices: summary article. A report of the America College of Cardiology/American Heart Association Task Force on Practice Guidelines (ACC/AHA/NASPE committee to update the 1998 pacemaker guidelines). Circulation. 2002;106:2145–61.

79. Hollenberg SM, Dellinger P. Noncardiac surgery: postoperative arrhythmias. Crit Care Med. 2000;28(10 suppl):N145–50.

80. Holmes Jr DR, Mack MJ, Kaul S, Agnihotri A, Alexander KP, Bailey SR, et al. 2012 ACCF/AATS/SCAI/STS expert consensus document on transcatheter aortic valve replacement. J Am Coll Cardiol. 2012;59:1200–54.

81. Koos R, Mahnken AH, Aktug O, Dohmen G, Autschbach R, Marx N, et al. Electrocardiographic and imaging predictors for permanent pacemaker requirement after transcatheter aortic valve implantation. J Heart Valve Dis. 2011;20:83–90.

82. Emlein G, Huang SK, Pires LA, Rofino K, Okike ON, Vander Salm TJ. Prolonged bradyarrhythmias after isolated coronary bypass surgery. Am Heart J. 1993;126:1084–90.

83. El-Khally Z, Thibault B, Staniloae C, Theroux P, Dubuc M, Roy D, et al. Prognostic significance of newly acquired bundle branch block after aortic valve replacement. Am J Cardiol. 2004;94:1008–11.

84. Glikson M, Dearani JA, Hyberger LK, Schaff HV, Hammill SC, Hayes DL. Indications, effectiveness, and long-term dependency in permanent pacing after cardiac surgery. Am J Cardiol. 1997;80:1309–13.

85. Kim MH, Deeb GM, Eagle KA, Bruckman D, Pelosi F, Oral H, et al. Complete atrioventricular block after valvular heart surgery and the timing of pacemaker implantation. Am J Cardiol. 2007;87:649–51.

86. Ellenbogen KA, Wood MA, editors. Cardiac pacing and ICDS. 4th ed. Malden: Blackwell; 2005.

87. Practice advisory for the perioperative management of patients with cardiac rhythm management devices: pacemakers and implantable cardioverter-defibrillators. A report by the America Society of Anesthesiologists Task Force on Perioperative Management of Patients with Cardiac Rhythm Management Devices. Anesthesiology. 2005;103:186–98.

88. Amar D, Zhang H, Heerdt PM, Park B, Fleisher M, Thaler HT. Statin use is associated with a reduction in atrial fibrillation after noncardiac thoracic surgery independent of C-reactive protein. Chest. 2005;128:3421–7.

89. Calò L, Bianconi L, Colivicchi F, Lamberti F, Loricchio ML, de Ruvo E, et al. N-3 fatty acids for the prevention of atrial fibrillation after coronary artery bypass surgery. J Am Coll Cardiol. 2005;45:1723–8.

第四部分 呼吸重症

第二十四章 急性呼吸衰竭

Luca M. Bigatello，Rae M. Allain

简介

急性呼吸衰竭(ARF)是指需要机械通气的急性呼吸窘迫症,占 ICU 住院患者的 25%~40%,此定义取决于不同 ICU 的人口特征和对 ARF 的定义。这可能包括具体的低氧程度或最短插管时间[1-3]。ICU 病人随时可能发展为急性呼吸衰竭,因此,高达 50%~60% 的 ICU 病人可能需要机械通气[2]。与无 ARF 患者相比,ARF 患者 ICU 住院时间延长(平均 3~5 天),普通住院天数延长(平均 15~18 天)以及死亡率增加(30%~50%)[1-3]。

ICU 的急性呼吸衰竭患者出院后,其疾病造成的负担仍在继续。虽然肺功能可恢复,日常行为下无呼吸困难症状[4],但重度 ARF 的幸存者如急性呼吸窘迫综合征(ARDS)康复后可存在一定的躯体障碍,包括虚弱、体重减轻、日常生活能力下降、无法恢复以前的工作[5,6]。其次,患者还可能有心理社会功能障碍,包括智力功能减退、记忆力减退、注意力不集中[7]和创伤后应激障碍(PTSD),其特征是抑郁、焦虑、痛苦记忆、呼吸困难和噩梦[7,8]。再次,ARF 患者对家庭的经济及心理负担,他们会担心家庭成员以及自己的生计问题[9]。在这一章中,我们根据对呼吸力学的影响将 ARF 分为两大类。

- 气道相关性疾病,即哮喘和慢性阻塞性肺疾病(COPD),其中主要的生理异常是气道阻力的增加和呼气流速限制。
- 肺泡相关性疾病,如肺炎和 ARDS,主要的生理异常是肺顺应性降低,导致肺通气压力增加,可能损伤肺。

神经肌肉疾病和肺血栓栓塞引起的 ARF 将分别在第二十、第二十七章讨论。

两种分类:增加气道阻力和肺顺应性降低。都依据呼吸系统运动定律[10],作用在肺部的压力(P_{APPL})产生气流(V)与呼吸道阻力(R_{AW})对抗。其结果改变了肺的容积(V_T),这就称为呼吸道的顺应性(C):

$$P_{APPL} = P_{MUS} + P_{VENT} = V \times R_{AW} + V_T \times 1/C \quad (24.1)$$

P_{APPL} 等同于呼吸肌产生的压力(P_{MUS})之和,是一个负压,呼吸机产生的压力(P_{VENT})。这个原理能够帮助理解呼吸系统疾病的机械现象及其与机械通气的相互作用。

气道疾病相关的急性呼吸衰竭:哮喘和慢性阻塞性肺病

哮喘

哮喘是一种以气道高反应性和可逆性气流阻塞为特征的慢性炎症性疾病。美国有超过 2 200 万成年人患有哮喘。同时哮喘也是儿童最常见的慢性疾病[11]。慢性炎症导致黏液分泌增加,呼吸道的气流阻力增加。并可能导致肺功能丧失有关的永久性结构损伤(重塑),降低支气管扩张药的治疗反应[11]。

哮喘急性发作通常是由病毒感染引起,表现为呼吸困难、咳嗽、喘息、低氧、一秒用力呼吸容积(FEV_1)及用力肺活量比值(FEV_1/FVC)下降。至少有一种临床症状的称为"易恶化哮喘",这部分患者有进一步发作哮喘和加速肺功能丧失的危险[13]。这些病人约占所有哮喘患者的 20%,占了住院、机械通气、气管插管患者的大部分,同时花费了大部分与哮喘相关的医疗费用。导致哮喘患者恶化的危险因素,包括持续吸烟、暴露于环境过敏源、治疗依从性差、患慢性鼻窦炎、胃食管反流以及非医疗因素,如缺乏社会支持、缺乏私人医疗保险和失业等[12]。

急性加重患者的初始治疗在急诊科(ED)。多数病人在病情稳定后出院,约 25% 的患者住院继续治疗,其中 5% ~ 10% 的患者需要入 ICU 治疗[14]。雾化吸入支气管扩张药是哮喘发作的主要治疗方案。无论患者无创通气或气管插管是否存在呼吸抵抗,ICU治疗的患者需继续雾化吸入短效 β₂ 受体激动药(沙丁胺醇)和抗胆碱能类(异丙托溴铵)。静脉注射皮质类固醇是最常见的静脉注射治疗,例如 2~3 周每 6 小时静脉注射甲基泼尼龙 60mg。

需要在 ICU 治疗的哮喘病人,包括"无反应性哮喘"(严重恶化,对最初的治疗没有反应)和"致命性哮喘"(无反应性哮喘进展到急性呼吸衰竭)。此类患者大部分需要接受无创通气或气管插管的辅助通气。并且死亡率在 10% ~ 25%[15]。

病理生理学

几乎所有哮喘患者急性加重期可出现中度低氧血症,需到急诊科就诊。低氧血症与通气/血流比降低,气道壁增厚有关。低氧血症也可能是由通气不足时肺泡二氧化碳含量增加导致的肺泡氧分压下降引起[16]。

高碳酸血症是典型的与时间相关的特征:疾病恶化初期,一个相对稳定的患者可能由于肺泡过度膨胀和肺血流量减少(增加通气/灌注和死腔容积)导致过度通气或二氧化碳清除失败。随着未积极治疗的病情进展,呼吸机疲劳,过度通气导致高碳酸血症。

从机制来看,发病关键是呼气气流受限导致肺过度充气和肺内气体无法呼出。一旦处于稳定状态,这种"呼吸叠加"现象导致肺部无效腔增加,它的压力高于正常大气压。这种新的呼吸末气道压力通常被称为"自动呼气末正压"或"内源性呼气末正压",它与 PEEP 机械通气原理相似[17,18]。表 24.1 PEEP 与 PEEPi 的相同点和不同点。因为呼吸机屏幕上没有显示,PEEPi 仍然是一个很难被认同的概念。图 24.1 展示了为什么及如何设置呼吸机来检测 PEEPi。此外在"慢性阻塞性肺病(COPD)"一节中讨论了 PEEPi 的含义,特别是持续正压通气下的呼吸支持作用。

表 24.1　外源性呼气末正压(PEEP)与内源性呼气末正压(PEEPi)或"自动 PEEP"的生理效应

	PEEP	PEEPi
肺泡激活,PaO_2 增加	是	是
肺泡过度扩张,可能的损伤	是	是
静脉回流减少,低血压	是	是
呼吸功增加	是	是

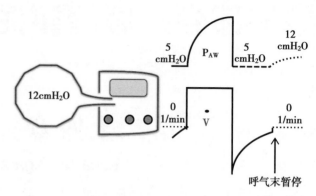

图 24.1　从呼吸机的气道压力(P_{AW})监测呼气末正压(PEEPi)的方法

过度膨胀的肺泡压力是 $12cmH_2O$。然而,由于对大气压开放或设置 PEEP 的缘故,这个压力不容易被呼吸机监测到。如果我们设置呼气末暂停(即阻塞呼气末期),肺泡-呼吸机系统将在接近高肺泡压力的压力下平衡,通过呼气末期暂停之后的虚线就可以看到。在这种情况下,PEEP 总值是 $12cmH_2O$,也就是 PEEP 值高于 $7cmH_2O$。

给氧和机械通气

哮喘发作时偶尔出现重度低氧血症。高氧浓度会导致 $PaCO_2$ 轻度上升[19]。通过文丘里面罩将氧浓度限制在 40% ~ 60%,可防止二氧化碳分压进一步升高(第一章)。严重的低氧血症必须立即升高氧浓度,通过喉罩或气管插管,进行手动辅助通气。

表现为重度呼吸衰竭症状的病人,如呼吸困难、呼吸短浅、中心发绀以及明显的疲劳,必须立即插管以避免呼吸骤停。大多数哮喘发作患者可以通过持续的气道内正压(CPAP)或双水平气道内正压(BiPAP)来治疗。两种方式都有效,因为它能给气道提供正压并促进呼气[18]。由 BiPAP 提供的正压通气可以减少通气驱动力和严重的高碳酸血症。

气管插管和延长有创通气时间的必要性较小。喘息性哮喘病人的主要机制是气道内的气体阻力增加。它可能会限制潮气量的大小;呼气时导致过度膨胀和 PEEPi。高吸气压力和严重的肺泡过度膨胀共同导致血流动力学不稳定和气压伤可能,限制 V_T 的大小可以预防这些危及生命的并发症。随着动脉血 pH 及血流动力学的适当调节,这一治疗方案已被安全地应用于重度哮喘[20]。由于氦气密度小于氮气,氦/氧(80:20 或 70:30)混合气体可以降低 R_{AW},当上气道阻塞狭窄成一个小孔,低密度的氦气是最佳选择。目前已经应用到临床,用于治疗重度哮喘,但缺点是无法输送高氧浓度[21]。

对标准治疗无反应的情况下,诱导全身麻醉和吸入麻醉药物如七氟醚和异氟烷也可以舒张支气管。所有支气管扩张功能的氟烷类吸入麻醉制剂有独立的 β_2 肾上腺素能和胆碱能受体[21]。在哮喘持续状态最严重的情况下,V_T 不能到达肺泡,有报道建议行心肺复苏术治疗[22]。

慢性阻塞性肺疾病(COPD)

慢性阻塞性肺疾病是一种以肺弹性结构逐渐破坏、慢性炎症和气流受限为特征的慢性疾病。某些病人(慢性支气管炎型)呼气流速受限和肺充气过多(肺气肿型)中均存在炎症、感染,多数患者炎症和感染并存。慢性阻塞性肺病影响美国大约 2 400 万名成年人,是第三大死亡原因[23]。与其他慢性疾病如癌症和心脏病不同,慢性阻塞性肺病患者的死亡率急剧上升。慢性阻塞性肺病主要在于早期预防和长期治疗,合理的急性失代偿管理可能会减缓疾病的发展,避免急性死亡。

病理生理学

COPD 的主要生理异常与哮喘相似,即吸气阻力的增加和呼气流量的限制。而哮喘则是慢性炎症和气道过度活动的结果,可以通过合理的管理加以控制;COPD 是由一种有毒物质(通常是烟草)引起的肺实质的慢性损伤,随着时间的推移而进展,即使在病因消失后也不完全可逆[24]。

慢性低氧血症是 COPD 的常见症状,是由于持续破坏的肺泡会减少气体交换的表面。因此,与肺不张、ARDS 等低氧血症不同,COPD 的低氧血症对心肺氧合反应更敏感。长期氧疗可以改善中重度 COPD 患者的生活质量和生存率。

COPD 的慢性高碳酸血症较哮喘更具特点,其继发于无效通气,即生理死腔以及异常的肺泡膨胀。最常见的是轻度高碳酸血症(低于 50mmHg $PaCO_2$),并可以通过肾脏代谢进行酸碱平衡。中-重度 COPD 患者酸碱度接近正常时,其血清碳酸氢根水平可能有 $28\sim32mEq/L$。当血气分析不可用时,这个发现可以有助于病情判断,更为谨慎的做法是排除代谢性碱中毒。在疾病晚期或急性加重期,高碳酸血症可能高达 50mmHg $PaCO_2$ 水平以上,无法负担呼吸做功的增加。这种病人需要紧急呼吸支持,避免二氧化碳麻醉和呼吸骤停。

从机制来看,COPD 的特点是呼气流速受限。和哮喘一样,慢性气道炎症和高反应性也有一定的影响。慢性阻塞性肺病特有的改变是肺弹性组织的破坏损伤肺部能力,影响功能残气量(FRC)。因此,呼气末肺容积增加,为维持 V_T 使得吸气末期肺容积相应增加。在稳定期,呼吸系统通气平衡重调,使肺通气量增加,导致慢性肺过度膨胀(即桶状胸)。异常的肺部扩张造成一系列的并发症,由于吸气由膈肌收缩开始,并呈现较低效率的收缩;以及每次呼吸都需要更多做功用以克服呼气末容积增大造成的阻力,才能实现内源性呼气末正压(参见上节"哮喘")。稳定期的慢性阻塞性肺疾病患者肺部异常膨胀,可通过适当减少通气量和保留碳酸氢盐来补偿增加的负荷,但要消耗更多的能量。这是一种脆弱的稳定状态;当受到感染、创伤或手术的干扰时,COPD 患者随时有急性呼吸衰竭的危险。

慢性阻塞性肺疾病急性加重

COPD 急性加重的特点是呼吸困难,痰量增加,脓毒症与反复发作的支气管感染有关。GOLD Ⅳ期的患者[23],FEV1% 预计值越低,急性发作的次数越频繁。这些患者每年发作 $1\sim2$ 次的概率在 50% 左右[25]。与哮喘类似,慢阻肺急性加重会降低病人肺功能,增加再次发作的风险。虽然只有少数急性加重的 COPD 患者收入 ICU 继续治疗(通常与肺炎相关),但其死亡率高达 25%。与不良预后相关的最常见因素,包括老年、合并症和转到 ICU 的延迟[26]。

COPD 反复发作(GOLD Ⅲ~Ⅳ期)患者的药物治疗包括长效 β_2 受体激动药(如福莫特罗)和抗胆碱能药物(如噻托溴铵)、伴或不伴有糖皮质激素的支气管扩张药(如布地奈德)。急性加重期患者可给予雾化吸入短效抗胆碱能和 β-2 受体激动药扩张气道(如沙丁胺醇和异丙托溴铵)。皮质类固醇激素治疗有效,如每 6 小时静脉注射甲泼尼龙(甲基强的松龙)$60\sim120mg$,3 天后减量至口服泼尼松(强的松)60mg/d[27]。抗生素的使用包括阿奇霉素、三代头孢菌素和喹诺酮类抗生素,取决于病人是否有感染并存。急性发作时需要吸氧,类似的症状和临床表现提示哮喘加重(同上述)。黏液溶解剂、祛痰药和物理治疗有利于疾病的治疗[26]。最后,重度慢性阻塞性肺病(GOLD Ⅳ期)的手术选择,其中肺减容手术能够为上叶肺气肿患者提供长期改善,特别是与物理治疗相结合时[28]。肺移植需要特定的患病人群(参见第五十五章)。

COPD 患者机械通气

无创通气是 COPD 急性加重期的治疗方法[29]。

在过去的 15 年中,COPD 加重期,患者无创通气的使用明显增加,他们的气管插管率和死亡率显著下降。尽管如此,对慢阻肺患者仍需更多的关注,无创通气治疗失败的患者数较少,但持续增长中,且死亡率呈上升趋势[30]。这些患者可从无创通气失败后早期接受气管插管中获益。当患者出现敏感性下降、烦躁、急性并发症如充血性心力衰竭、肺炎、血流动力学不稳定等以及早期无创通气未能改善时,建议行气管插管术治疗。无论是无创还是有创机械通气,对患者来说都是一种挑战。

慢阻肺患者R_{AW}持续增加,吸气时需要较高的驱动压力才能激发呼吸运动,并可能导致呼吸做功增加及低通气。呼气时高R_{AW}导致的过度通气可能引起血流动力学不稳定和 PEEPi,随着呼吸做功增加,可能出现低血压。回顾(参见 24.1)关于压力、流速、肺容积和病人 R_{AW} 和 C 之间的相互作用,有助于帮助人们更好地了解 COPD 的通气情况,并床边测量生理变量(图 24.2)。

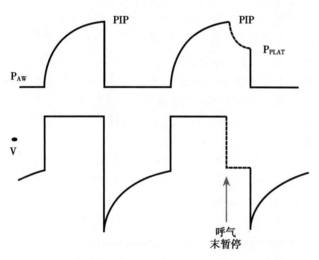

图 24.2 呼气末停顿以区别吸气峰压与平台压。通气模式设定为容积控制型,流速为方波型。呼气末暂停(箭头指向)区分出P_{PLAT}(由潮气量和肺顺应性决定)和 PIP(由潮气量,气道阻力和肺顺应性决定)。测量 PIP 和P_{PLAT} 可以计算气道阻力和肺顺应性,如前述(参见24.3 和 24.5)

吸气现象:通气不足(见 24.1)

$$R_{AW} = P/V \qquad (24.2)$$

ΔP 是指吸气末动态压或吸气峰压(PIP)与吸气末静态压或"平台压"的差异。通过吸气末短暂的屏气,吸气气流停止,压力停留在稍低水平,不再受 V、R_{AW}、P_{PLAT} 的影响,我们可以改写公式 24.2:

$$R_{AW} = (PIP - P_{PLAT})/V \text{ 设置吸气容积} \quad (24.3)$$

例如,设置潮气量为 600ml,吸气流速 60L/min(即1L/s)可产生 10cmH$_2$O 的 PIP 和 8cmH$_2$O Pplat,我们会有一个 2cmH$_2$O/L/s 的R_{AW},处于正常范围。

值得注意的是,PIP 并不是到达肺泡的主要压力,压力是P_{PLAT},它是肺泡压力的替代者。因此,支持或损害肺泡的压力并不是 PIP,而是P_{PLAT}。在气流下降的容积型或压力型通气模式下,呼气末气流流速低于吸气早期,可以等于 0。在这种情况下,最终吸气压力是一个P_{PLAT},不需要屏气。

呼气现象:呼吸做功增加。慢性阻塞性肺病(COPD)的主要呼气现象是气流受限和 PEEPi(部分"哮喘")的产生。图 24.1 显示了如何通过床头呼吸机进行 PEEPi 的床边测量。比如进行呼气末屏气动作。这提供了一个封闭的通气设备/病人系统,只要气道不阻塞,可以给出与肺泡压力相当的压力。只有当系统运行 1~3 秒后可以短暂屏气,测试过程在没有吸气做功的情况下进行,并需要一个缓慢的呼吸频率。不幸的是,在 ICU 中这种情况并不常见,例如,在麻醉下,病人通常会瘫痪。在自主呼吸的患者,PEEPi 可用食管球囊测量胸腔压力[31]。也可以根据显示屏上的气流流动轨迹,评价呼气流量的限制,但这并不是常规做法。一般情况下,呼气流量在下一次呼吸开始前达到基线 0;随着气流受限,在下一次呼吸开始时,轨迹会突然被截断,不能看到任何可见的基线 0(见图 24.1)。

PEEPi 可降低潮气量,并在压力限制模式下诱导低通气[18]。在压力控制下,潮气量是由"驱动压力"产生的,即吸气压力高于 PEEP。如果 PEEPi 是存在的,实际的呼气末压力是 PEEP 和 PEEPi 的总和。因此,设定的吸气压力将从总 PEEP 而不是设定的 PEEP 传递,从而降低实际的驱动力和潮气量。

PEEPi 增加呼吸做功。吸气前呼吸肌需要克服PEEPi,而对抗 PEEPi 的呼吸肌运动不产生任何潮气量。从实际情况来看,由于 PEEPi 的存在,COPD 患者的日常工作活动做功增加。因此可能对呼吸负荷的轻微增加非常敏感,并易发展为 ARF。对于需要长期机械通气的患者,PEEPi 是一个随时可能中断通气的障碍。

肺泡损伤相关的急性呼吸衰竭:急性呼吸窘迫综合征、肺炎、心源性水肿和流感

急性呼吸窘迫综合征(ARDS)

ARDS 是一种急性呼吸衰竭综合征,表现为肺水

肿、弥漫性肺泡浸润和低氧血症,常需气管插管和机械通气。ARDS 的最新定义包括三种不同的低氧血症水平,分别为轻度、中度和重度 ARDS[32]。从一系列的轻微症状中辨别"重度 ARDS"非常重要。根据最近的证据表明,某种未被大样本试验证实的治疗方法可能改善特定亚群患者的严重低氧血症(见本节后面的部分)。ARDS 是一种炎症综合征,可发生于急性肺损伤,如肺炎、吸入性肺炎、肺挫伤或肺外伤,或者源于全身败血症、输血、烧伤、急性胰腺炎等[33]。美国 ARDS 的发病率估计每年约有 75/100 000 人 ~190 000 人,死亡率在 30% ~60%,每年约造成 10 万人死亡[34]。过去 10 年中,ARDS 存活者受到了高度关注,并为长期生存提供新的强有力的依据("导言"部分)[6]。

病理生理学

急性肺泡损伤是由细胞和可溶性介质引起的肺泡上皮和内皮的剧烈炎症[33]。这种损伤导致肺水肿和肺泡壁的破坏从而损伤肺实质,血细胞和血浆的外渗进入肺泡空间以及上皮层的增厚,类似早产儿的透明膜。初始阶段的特点是不均匀的肺部水肿和肺泡病变,或看似正常充气的区域附近的塌陷以及其他区域的过度扩张。随着肺计算机断层扫描(CT)的出现[35],这种不均匀影像学显示变得明显。这种气道的压力可能会影响肺部区域包括可动员部分,无法动员和不需要动员的部分。因此机械通气可能会辅助一部分肺泡的同时损害另一部分肺泡。这两种效应平衡的结果决定疾病进一步好转或是加重[36]。疾病晚期,肺实质逐渐被炎性浸润、水肿、蛋白沉积和重构(纤维增生期)[33]。通常这一阶段与上述急性期变化叠加,导致需要进一步增加通气压力,加重肺部损伤。

从气体交换的角度来看,无论是低氧血症和高碳酸血症都可能发生。低氧血症继发于静脉混合(分流和低通气/灌注比)和对提高氧浓度的异常反应。塌陷肺泡重建是治疗 ARDS 低氧血症的核心,改善肺泡功能可以提高 PaO_2,优化肺部力学,降低 VILI[36]。高碳酸血症是由于血管收缩(低氧肺血管收缩、炎症介质)、血管阻塞、重建和导致死腔通气的肺血流减少所致[37]。死腔通气的增加需要较高的分钟通气量,可能导致永久性 VILI。

从机制来看,ARDS 是一种低顺应性综合征。根据呼吸系统运动定律(24.1):

$$C=V/P \qquad (24.4)$$

ΔV 是指吸气与呼气时肺容积的差异,即 V_T。P 是指吸气末压力,即 P_{PLAT}。因此:

$$C=V_T/P_{PLAT} \qquad (24.5)$$

例如,在容量控制通气,400ml 容积产生 12cmH_2O PIP,10cmH_2O P_{PLAT},可以得到 C 值为 40ml/cmH_2O,约为正常 C 值的一半。这些参数具有一定临床价值,并可以在床边测得 R_{AW} 和 C 值,参见公式 24.1、公式 24.2、公式 24.3 和图 24.2,但仍需慎重考虑的是:

- 用 V_T 替代 ΔV 以假设 C 值在不同肺容积相同。这个假设适用于大部分正常人,但不是一定适用于 ARDS 患者。图 24.3 显示正常人群和急性呼吸窘迫综合征的 P_{PLAT} 和 V_T 之间的关系(即斜线:C 值)。正常状态下相关性呈线性,即 C 值不随肺容积的变化而变化。而 ARDS 的斜率较低,呈 S 型。这意味着,ARDS 患者 C 值可能会随着不同的吸气压力、呼气压力和 V_T 的变化而改变。

- 我们测量肺部整体 C 值,在相同顺应性时,ARDS 的肺损伤分布模式可能会有很大的不同。图 24.4 显

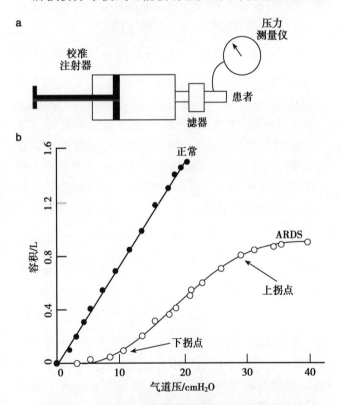

图 24.3 　(a)通过校准的注射器;(b)正常人群和 ARDS 呼吸系统的半静态压力/体积(P/V)的关系,如肺顺应性。正常人群的 P/V 关系呈线性,依从性约 80ml/cmH_2O。ARDS 则是右移并呈 S 型,提示依从性随肺容积而变化。下、上"拐点"表示顺应性变化的曲线部分,这两点表明气道压力值设置 PEEP(更低)和吸气平台压力(更高)。这些在 PEEP 和平台压之间曲线段的设置应该是最符合患者的顺应性需求[93]

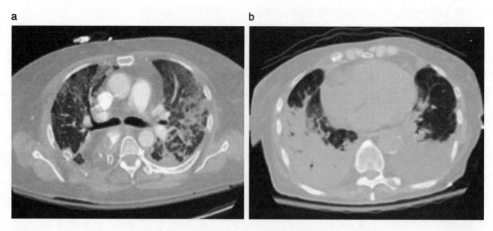

图 24.4　两例 ARDS 患者的 CT 扫描,床边测得低呼吸系统顺应性:约 30ml/cmH₂O。患者 a 吸气压分布均匀,改变小潮气量,恢复部分肺泡。患者 b 相同的压力和潮气量,激发的肺泡较少,可能由于大部分肺尤其是右上肺大量团块,使得肺泡不能完全扩张;而看似正常的肺部可能没有肺泡,正压通气后导致局部过度扩张

示床边正确测得两个病人的顺应性偏低。患者 A 可以看到即使在高吸气压下 V_T 设置分布相当均匀;患者 B 在同样的 V_T 可能完全覆盖肺部,甚至产生过度扩张。

- 我们测量呼吸 C 与整个呼吸系统(C_{RS})有关,这是由肺、胸壁两种结构的顺应性决定的:

$$1/C_{RS} = 1/C_L + 1/C_{CW} \qquad (24.6)$$

C_L 表示肺组织的 C 值,C_{CW} 表示胸壁的 C 值。我们主要关注 C_L,因为胸壁不需要重建也不会受损。但是一个坚固的胸壁仍然比较重要,因为它可以增加通气压力,而不增加肺内压力。因此降低 C_{CW} 可以限制肺重新开放,同时也防止了肺损伤。决定肺泡的重新开放和损害主要是肺压差或"跨肺压"(P_{TP}),即肺泡内压(P_{ALV})与胸腔压(P_{PL})之差。

$$P_{TP} = P_{ALV} - P_{PL} \qquad (24.7)$$

然而,P_{ALV} 和 P_{PL} 都不能直接测量,它们分别根据 P_{PLAT} 和食管压力(P_{ESO})间接测得[38]。因此:

$$P_{TP} = P_{PLAT} - P_{ESO} \qquad (24.8)$$

P_{ESO} 在临床研究中用于正压通气时克服呼气末肺泡塌陷的压力,这在正压通气中更常见。因为需要专门的设备和训练有素的人员[39],P_{ESO} 在 ICU 病房并不常规测量。然而通过了解这个概念,我们可以调整低 C_{CW} 的患者的通气压力(P_{PLAT} 和 PEEP)将获益更多。

肺保护性通气

机械通气可能会损伤肺。高通气压力/容积、不充足的 PEEP 导致肺损伤的实验证据已经存在几十年[40],但临床医生认为,当 ARDS 患者经常极度缺氧或高碳氧血症时,除了使用加压通气,几乎没有其他选择。在这种情况下,加压通气可能是避免死亡的唯一方法(至少是暂时的)。随着现代通气技术的发展和重症护理的改进,需要作出改变。实验证实,ARDS 患者的潮气量设定为 6ml/kg 的理想体重(IBW),可使得绝对死亡率下降约 10%[41]。因此使用 6~8ml/kg IBW V_T 已成为保护 ARDS 肺的标准,并制定了更广泛的"肺保护性通气"策略[1,36]。以下是关于肺保护性通气的循证指南相关讨论:

- ARDS 患者使用潮气量为 6ml/kg IBW,没必要对所有患者进行气管插管和辅助通气治疗。在非 ARDS 患者如术后患者或正在进行通气支持的患者,这种低通气量有时可能导致通气支持不足,并导致肺不张。

- 试验证明,对比潮气量设置 6ml/kg、12ml/kg IBW V_T 的疗效,发现 7ml/kg 或 5ml/kg 的获益可能最好。在一个异质性肺损伤(部分"病理生理学")给予潮气量 6ml/kg 的吸气压力时,可能会复张或损害膨胀的肺泡[42,43]。使用更高的潮气量或其他办法增加肺泡压力,如高 PEEP 可能会损伤肺泡[44]。低于潮气量 6ml/kg 的吸气压力时,肺泡损伤可能降低,但也会抑制肺泡活动,降低因潮气量导致的辅助抢救治疗[43](部分"体外循环")。

- 设置最佳的 PEEP 水平需要进一步的定义。PEEP 有助于保持肺泡在整个呼吸循环中打开(类似于正常状态下),并防止呼气 VILI[40]。已提出多种方式制定理想的 PEEP 水平,以最大限度地增加复张,避免过度膨胀。通过增加体积来构建半静态 P/V 曲线(图 24.3)可以实现,但烦琐且不精确[45]。功能 CT 扫描

图像可以区分不同程度的肺泡膨胀[43]，但目前仅限于专业中心，或者采用床边的"PEEP 试验"。在无自发用力或极少自发用力下，患者 PEEP 增加 $2cmH_2O$；对于潮气量的设置，需在干预前后测量 P_{PLAT}，P_{PLAT} 减少或没有显著的变化表明已有肺泡激活，若 PEEP 增加显著，超过 $2cmH_2O$ 提示出现过度膨胀。若上升不明显，直到发生严重的过度膨胀，PaO_2 可能会增加或保持不变。试验可以通过小幅度 PEEP 持续进行，直到发现过度膨胀或血流动力学不稳的迹象；因肺部力学变化很快，急性呼吸窘迫综合征（ARDS）早期至少应每天反复进行试验。

设置最佳 FiO_2。限制 FiO_2 可以防止氧中毒和吸收性肺不张[46]。氧中毒与氧浓度、暴露时间的长短有关，除非其他因素限制 O_2 传输，例如严重贫血或低心

输出，否则都应控制 FiO_2 达到氧饱和度 90% 以上。目前对肺保护性通气的关注倾向于优化呼吸原理[47]，避免氧中毒。大多数人认同低于 60% 氧浓度较适宜，低于 40% 的氧浓度是安全的[48]。

俯卧位通气

俯卧位通气的 ARDS 患者能够持续改善 PaO_2，并在一定程度上改善 $PaCO_2$。这个获益贯穿于俯卧期治疗期间，在不同时间段有所倒退。该机制可能与重力诱导胸-腹梯度分布的肺部病灶有关。当病人从仰卧转为俯卧时，重力梯度下降，导致通气均匀分布（图 24.5）。这种新模式更适合正压的激活，可改善气体交换和呼吸原理。严重程度低氧血症患者长期应用能够改善气体交换、呼吸机使用时间和生存率。

仰卧　　　　　　　　　　　　　　　　　俯卧

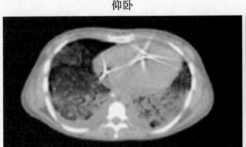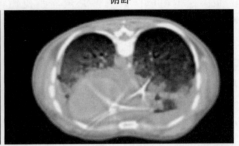

图 24.5　对 ARDS 患者肺部的 CT 扫描。左侧为仰卧，右侧为俯卧。注意解剖学上肺实变在仰卧位受重力影响，在俯卧位几乎颠倒（经美国胸科协会许可重印）。2014 美国胸科学会.Gattinoni L, Taccone P, 卡莱索 E, Marini JJ.2013.俯卧位在急性呼吸窘迫综合征中的应用基本原理、适应证和限制。美国医学会杂志；188:1286-1293；美国胸科学会官方杂志

双相气道正压通气（BiPAP）、压力控制反比通气（PCIRV）、气道压力释放通气（APRV）[49]

上述通气模式都是压力控制通气的形式，需要设置双水平的气道压且有自主呼吸。在没有自主呼吸的情况下，这些模式是由不同的吸气时间控制压力。双向正压通气通常应用在无创通气中，在低 P_{AW} 的自主呼吸可通过设定的吸气压支持通气。PCIR 时较长的吸气时间可以通过增加平均气道压力来促进肺的复张：

$$mean\ P_{AW} = (T_I \times PIP + T_E \times PEEP)/T_{TOT} \quad (24.9)$$

T_I 是指设置的吸气时间；T_E 是指设置的呼气时间，T_{TOT} 是指总的呼吸循环时间。当 APRV 时，短时间释放的高 P_{AW} 产生呼气，即潮气量。通过自主呼吸，这些通气方式可促进肺泡的复张。对于重度急性呼吸衰竭的患者，临床经验丰富的医生，可以成功优化患者的气体交换，然而并没有证据显示有其他的临床获益。

高频振荡（HFO）提供高频率（3~15/s，或 3~5Hz）

的小潮气量。通过不断扩张的肺泡进行气体交换，氧气进入，二氧化碳排出[50]。理想状态下它可以提供气体交换而不造成呼气性肺泡萎陷。但与肺保护策略相比，HFO 在 ARDS 及早期除了提高了 PaO_2 以外，未显示出任何获益[51,52]。

ARDS 的药物治疗

糖皮质激素

糖皮质激素在 ARDS 中的应用具有强大的生物学依据，其抗炎作用尤其是在 ARDS 后期的"纤维增生性"阶段，可以使患者受益。有经验报道，早期使用激素治疗可改善气体交换、呼吸力学和提高存活率[53]，推荐难治性 ARDS 的患者使用皮质类固醇药物治疗。然而一项最新研究提示并没有更好的生理参数显示获益[54]。糖皮质激素具有强大的抗炎作用，同时也有很多副作用，如免疫抑制、肌病、高血糖等；目

前还未能权衡在 ARDS 治疗中的利弊,暂不推荐临床上使用。

吸入一氧化氮(NO)

一氧化氮(NO)是一种选择性肺血管扩张药,可以降低肺动脉压力,并增加 ARDS 患者的 PaO_2[55,56]。然而它的效果有限,且许多临床试验中无显著改善[57]。通过一些相关的治疗,例如选择性静脉用血管收缩药、表面活性剂、俯卧位通气和 HFO 等,可以提高吸入 NO 的效果,然而并不能改善临床结局。目前它在 ARDS 中的作用仅局限于严重的低氧血症,当合理的通气治疗方案开始,它可以作为一种临时增加 PaO_2 的治疗手段。

肌肉松弛剂

药物诱导的肌肉松弛可以作为一种完全控制机械通气的辅助措施,以治疗深度镇静的严重低氧患者。肌肉松弛剂在治疗 ARDS 的优点包括改善呼吸机同步,减少耗氧量,并通过减少白细胞介素-6 和白细胞介素-8 表达来减弱炎症反应。同时也会引起神经肌肉阻滞的不良反应,包括神经系统功能评价的丧失和长期虚弱,限制某些药物的使用(参见第十二章)。最近的数据显示,在严重 ARDS 并发难治性低氧血症的初期治疗中,肌松剂在短时间内的使用效果会改善临床结局[58]。使用肌松剂的患者需要选择合适的镇静催眠药物以确保进入无意识状态。理想的药物应具备最小的血流动力学影响,可预测的药物作用时间即使存在器官功能衰竭,例如药物顺式阿曲库铵。

其他药物干预

其他相关药物已经经过多年的实验研究和临床试验。其中包括表面活性物质替代治疗;皮质类固醇以外的抗炎药,如酮康唑、戊酮糖基、n-乙酰半胱氨酸和他汀类药物;抗凝血药如重组组织因子通路抑制剂(TFPI)、抗凝血酶Ⅲ、活化蛋白 C、肝素,减轻水肿的药物如 $β_2$ 受体激动药。然而近期有大量多中心对照试验研究证实这些干预措施并没有任何益处[33,59]。

保守的体液管理可以预防肺水肿,改善气体交换和呼吸机制,特别是在肺泡水肿最明显的早期阶段[33]。体液的保守管理得到生理学数据的支持,包括伴或不伴有胶体使用的利尿药治疗[60]。最新一项针对 1 000 例 ARDS 休克患者的研究提示,保守的液体管理能够缩短呼吸机使用时间和 ICU 住院时间。在血流动力学稳定的 ARDS 患者中实施保守的流体管理策略似乎是合理的[61]。

体外循环

从 1967 年发明后不久,体外膜氧合(ECMO)和额外的体外二氧化碳清除(ECCOR)已经成为 ARDS 治疗手段。ARDS 患者的第一项 ECMO 的随机试验,也是第一次对 ARDS 进行干预的大型临床试验[62],严重患者没有获益,这些病人的整体死亡率是 90%。然而,保护肺不受机械通气损伤的概念仍然持续,在过去的十年里重新强调了 VILI 以及体外技术,使出血并发症减少到最低限度,并避免创伤性血管插管[63]。一项使用新型 ECMO 技术的临床试验提供了重要的临床受益的证据[64],使人们对严重急性呼吸系统疾病患者的体外支持治疗重拾信心[65]。

心源性肺水肿(见第五十一章和第五十五章)

急性心源性肺水肿的临床表现与 ICU 患者的 ARDS 相似,均具有复杂的生理学变化,其中伴有低血压、呼吸困难的急性左心室衰竭的经典图像并不常见。ARDS 与急性心源性水肿的根本区别在于前者是由肺泡上皮和内皮受损引起的,后者的解剖结构损伤极小。如果急性心功能障碍的病因能去除,呼吸系统症状可以迅速缓解。心源性肺水肿的鉴别诊断主要依靠体格检查、胸片、心电图、心脏超声、血流动力学监测以及部分生物标志物,如心肌扩张后产生释放的心钠肽和脑钠肽。急性心源性水肿的药物治疗主要为利尿药和血管扩张药,特别是 ACEI 类和硝普钠[66]。

呼吸窘迫和低氧血症需要机械通气治疗,BiPAP 或 CPAP 是急性非复杂型心源性水肿的标准治疗措施。这两种模式效果优于传统药物治疗,均可以降低插管率和死亡率[67]。CPAP 和 BiPAP 能够开放肺泡,并减轻因静水压导致的水肿[68]。静脉回流及右室射血分数减少可以减轻左室舒张充盈,外加于左室壁的压力可减少后负荷并改善射血。

肺炎(见第三十二章)

肺炎可引起或并发 ARF。重症监护病房的肺炎包括社区获得性肺炎(CAP)和院内获得性肺炎(HAP)。虽然微生物学上菌群不同,但它们具有较高的住院死亡率,医疗的高消耗以及一年内高死亡率[69,70]。肺炎致急性呼吸衰竭的机械通气与本节所讨论的其他原因致肺泡损伤相似。

流感

流行性感冒是导致患者冬春季住院治疗的最常

见原因之一。最近多项关于流感的文献描述了 ARF 与流感相关的典型流行病学和临床特征。临床表现不具有特异性,最常见的是突发咳嗽及发热。部分患者(取决于不同的病毒菌株和先决条件)可能发展 ARF,并需要进入 ICU 和气管插管治疗。十年来严重急性呼吸系统综合征(SARS)和 H_7N_9 禽流感患者的死亡率各不相同[65,71,72]。诊断以临床为依据,并经病毒分离技术确诊。胸片可见双侧浸润影,与 ARDS 相似。除抗病毒药物外,治疗方法还包括呼吸支持和机械通气以及体外支持方法(如"体外循环"一节中所述)。

机械通气的撤机

ICU 中 ARF 患者的康复过程大概可以分为 3 组:①24~48 小时拔除气管插管,迅速缓解,如慢性阻塞性肺病急性加重的 BiPAP 治疗,简单的胸腹手术;②长时间器官衰竭的 ICU 住院患者 7~10 天缓解,如肺炎,感染性休克,复杂胸外伤,肠穿孔,老年患者手术切除术;③病情不稳定的多器官功能衰竭和需要气管切开后长期机械通气的患者[73,74]。第一组患者占比最大,预后最好;第三组只有 10%~15% 的 ARF 患者,住院时间长,死亡率高,且医疗费用高[75,76]。

在本节剩余部分,我们将重点放在那些疗程较长的 ARF 患者(即第二和第三组),我们将回顾:①通气支持治疗的生理学基础;②最佳干预措施;③撤机的相关评估。

长期呼吸衰竭的病理生理学:肌肉泵与疾病引起的机械负荷之间的不平衡

方程(24.1)能够解释病人和呼吸机之间在出现异常呼吸力学时的相互作用,就像上文所述的急性期 ARF。P_{MUS} 是指呼吸泵,R_{AW} 是指阻力负荷,$1/C$ 是指弹性负荷。机械通气数日后患者普遍出现严重程度不等的呼吸肌功能衰竭,并会对撤机时间造成影响。导致呼吸肌功能障碍的因素:

- 代谢失调,营养不良,适应力降低。主要是重大疾病的急性不稳定期肌蛋白损耗较多[77]。合理的营养支持是康复的关键,但是营养支持的时机、量以及成分目前具有争议[78]。临床观察显示撤机过程中患者常因摄入不足而出现营养不良,需在护理过程中注意增加营养的补给[79]。适应能力下降难免的,但其程度可以通过早期干预得到控制,如强调辅助通气支持,避免过度镇静和意识障碍(参见第二十章),早期活动和物理治疗[80,81]。
- 呼吸肌麻痹及其他后遗症。机械通气和镇静药物之后约 30% 的患者出现 ICU 获得性呼吸肌麻痹或其他后遗症[82]。具体内容请参见第十九章。虽然没有针对特别虚弱病人的针对性研究,但是 ICU 获得性麻痹与患者撤机时间持续长短有关[83]。
- 呼吸肌萎缩的预防。当部分或全部上述因素与控制性机械通气相关时,可能会出现呼吸肌萎缩[84]。即使呼吸功能不全需要机械通气的时间很短,呼吸肌纤维的组织学也会发生改变,与肌肉功能障碍和早期萎缩相一致[84]。针对全身无力和肌肉萎缩的预防措施包括感染的识别和治疗,糖皮质激素和肌松药的使用(特别是箭毒为主),血糖的控制以及早期锻炼。急性呼吸衰竭早期开始给予自主呼吸(间断使用呼吸机)可以预防或减轻呼吸肌萎缩。

通气负荷的增加

机械通气负荷可以是阻力负荷如慢性阻塞性肺疾病;或者弹性负荷如 ARDS。增加 R_{AW} 或者降低 C_{RS} 可以通过床边自主呼吸(图 24.2)进行评估。我们推荐将它作为评估稳定期患者机械通气中断训练的常规方法。这部分病人中测量可靠呼吸力学的主要障碍是自主呼吸的存在,然而在许多情况下通过适当的指导。短期的镇静就可能达到需要的呼吸运动。

- 阻力负荷在哮喘和慢性阻塞性肺疾病也比较常见,也可能发生在过敏、呼吸道感染、支气管痉挛导致的 ARF 急性发作的患者,或者物理性刺激,如腔内肿块、外伤或仪器的使用[18,85]。在阻力负荷下,需要特别注意的现象是即使有所显示,患者可能因无法克服 PEEPi 而不能触发辅助呼吸(图 24.6),不能评估真正的呼吸频率,导致医生误认为正常的呼吸频率,增加患者的危险性。
- 弹性负荷在 ARDS、肺炎或严重肺挫伤患者中很常见。常见原因是肺损伤、低蛋白血症和肺水肿,特别是存在左心室功能障碍或肾功能不全的情况下。最常见的是肺水肿。利尿是最常见的治疗措施,但此时容量状态、体液和电解质之间的平衡成为一个新的挑战。弹性负荷可以通过增加 P_{AW} 和肺复张来减轻。其中增加 P_{AW} 的积极治疗手段包括 CPAP、BiPAP 的应用[86]。弹性负荷也可能来自胸壁疾病,如胸水、腹胀、外伤或手术所致的胸部畸形。在机械通气撤机期间,胸腔积液可能会增加呼吸弹性和影响气体交换。然而这些作用可能被高估,因为患者胸腔积液消除后获益甚微[87]。

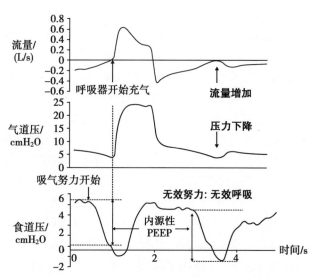

图 24.6   呼吸气流、气道压力和食管压力曲线显示内源性 PEEP（PEEPi）存在时无效触发的机制。在第一次呼吸中，PEEPi 监测呼吸的开始（食管压力的负倾角，胸膜压力的替代物）和呼吸曲线变正之间的延迟，在这种情况下，大约为 5cmH₂O。在第二次呼吸，食管压力下降斜率表示呼吸努力相等，但呼吸并没有开始。这代表存在"漏气"，病人产生的胸膜负压不足以触发呼吸机，表明 PEEPi 必须高于先前的呼吸（来自于 Springer Science+Business Media：重症护理医学的许可）. 通过压力支持通气期间减少潮气量来减少病人-呼吸机不同步性，34，2008，1477-1486，Thille AW，Cabello B，Galia F，Lyazidi A，Brochard L. ）

撤机前的病人准备：呼吸肌功能障碍与机械负荷相平衡

随着急性呼吸衰竭的减轻，呼吸肌功能逐渐恢复。通过增加负荷（例如降低触发灵敏度）进行呼吸肌训练的有效性还未被证实，而且若病人达到疲劳的程度，则可能是有害的。相反，减少负荷通常可行，可以通过床边呼吸机的反复测量进行监控。本章已经回顾了电阻性和弹性通气负荷的药理学治疗，包括支气管痉挛、肺水肿、气管支气管炎和肺炎的标准治疗。对呼吸道外的病理监测也有帮助，例如冠状动脉生理学异常的患者可能会发生心肌缺血，因为需要额外的耗氧量，而在减少通气支持的试验中，心肌耗氧量可能会增加，这可能引发急性心肌功能障碍和肺水肿。[88]

评估准备

对无辅助呼吸状态的日常评估是机械通气撤机过程的重要流程。在撤机过程中取得的一个重大成功，是对无辅助呼吸的日常评估[89]。无辅助呼吸的评估标准包括：

- ARF 过程得到了充分的稳定。

- 氧饱和度、FiO₂、PEEP 均达到撤机要求。
- 最低支持条件下，持续触发呼吸机，并获得可接受的每分通气量。
- 稳定的临床症状，如无复发性心肌缺血或充血性心力衰竭，无可能引起血流动力学不稳定的脓毒血症，无严重精神错乱，无持续性出血等。

自主呼吸试验（SBT）

实际上，筛查准备通常是在早查房前，由呼吸治疗师或护士施行，SBT 实施会在查房期间或其后。SBTs 应该没有呼吸支持，达到最佳模拟自主呼吸状态，然而气管导管可能会增加阻力负荷，一般通过给予适当的压力来抵消，例如 5cmH₂O 吸气压和 5cmH₂O PEEP。为什么是增加 5cmH₂O PEEP，作者尚不清楚。SBTs 的过程允许有一定的变化，对失败风险较小的患者，30 分钟 SBTs 开始到比较复杂的患者，那些前期 SBTs 失败的，可以持续到 90~120 分钟[90]。SBTs 是诊断手段，不是干预措施：SBTs 有益的证据仅仅局限于拔管前预测，不能用于呼吸肌的训练。

如何获得成功的 SBT

在很长一段时间里，临床医生有自己的撤机方法，但是很少有证据支持通气模式的某一种。在过去 20 年中，有两种主要的可选方案。

- 逐步撤机一般为压力支持通气[（PSV），参见第二十六章]。PSV 允许病人控制呼吸模式，在一定程度上优于任何模式，并已成为最常用的撤机模式[1]。一旦达到低水平 PSV，每天进行 1~2 次 SBT，如果通过，病人就可以从呼吸机脱离。
- 逐渐延长无辅助呼吸时间[（AC），参见第二十六章]。辅助通气模式，允许辅助呼吸但没有撤离呼吸机。由临床医生判断呼吸机脱机时间。这种模式被支持者认为具有优势，因为它可以直接观察到患者，不会被 PSV 混淆[91]。这种模式允许更迅速地撤机（PSV 可以掩盖早期呼吸机的停止）和更高的成功率（PSV 的低水平会掩盖无法维持的无辅助呼吸）。

无论哪种方法都有数据支持。在两种方法中，仔细检查病人是避免失败的关键。虽然具有争议，但各自的支持者都认为自己的观点是最好的。

撤机失败：长期呼吸衰竭及"慢性通气患者"

10%~15% 不能通过 SBTs 的 ARF 患者，通常接受气管切开术，并在数周或数月的时间内依赖机械通气。这种长期处于机械通气的病人构成了"慢性严重疾病"的绝大部分[92]。新的研究发现，在他们的 ICU 治疗期间或之后，通常接受机械通气或依赖其他侵入性治疗，如肾脏替代疗法或心脏衰竭的心室辅助装置。相关讨论见第六十二章和第六十三章。长期机械通气的病人往往较多的合并症、较长的急性期和康复期的住院时间，反复发作使他们需要更高的护理水平。当机械通气持续数月后，不能脱机发生率可达100% ，1 年的死亡率可高达 75%[75,76]。

（吴海燕 译，胡才宝、康红军 校）

参考文献

1. Esteban A, Ferguson MD, Meade MO, Frutos-Vivar F, Apezteguia C, Brochard L, et al. Evolution of mechanical ventilation in response to clinical research. Am J Respir Crit Care Med. 2008;177:170–7.
2. Vincent J-L, Aka S, de Mendonca A, Haji-Michael P, Sprung C, Moreno R, et al. The epidemiology of acute respiratory failure in critically ill patients. Chest. 2002;121:1602–9.
3. Linko R, Suojaranta-Yilnen R, Karlsson S, Ruokonen E, Pettila V, FINNALI study Investigators. One- year mortality, quality of life, and predicted life-time cost-utility in critically ill patients with acute respiratory failure. Crit Care. 2010;14:R60.
4. Masclans JR, Roca O, Munoz X, Pallisa E, Torres F, Rello J. Quality of life, pulmonary function, and tomographic scan abnormalities after ARDS. Chest. 2011;139:1340–6.
5. Herridge MS, Cheung AM, Tansey CM, Matte-Martyn A, Diaz-Granados M, Al-Saidi F, et al. One- year outcomes of survivors of ARDS. N Engl J Med. 2003;348:683–93.
6. Herridge MS, Tansey CM, Matté A, Tomlinson G, Diaz-Granados N, Cooper A, et al. Functional disability 5 years after ARDS. N Engl J Med. 2011;364:1293–304.
7. Kapfhammer HP, Rothenhausler HB, Krauseneck T, Stoll C, Schelling G. Posttraumatic stress disorder and health-related quality of life in long-term survivors of the acute respiratory distress syndrome. Am J Psychiatry. 2004;161:45–52.
8. Hopkins R, Weaver LK, Collingridge D, Parkinson RB, Chan KJ, Orma Jr JF. Two-year cognitive, emotional, and quality of life outcomes in acute respiratory distress syndrome. Am J Respir Crit Care Med. 2005;171:340–7.
9. Rubenfeld GD, Herridge MS. Epidemiology and outcomes of acute lung injury. Chest. 2007;131:554–62.
10. Mead J, Agostoni E. Dynamics of breathing. In: Fenn WO, Rhan H, editors. Handbook of physiology, section 3, vol. 1. Washington, DC: American Physiologic Society; 1964. p. 411–22.
11. National heart, Lung, and Blood Institute. National asthma education and prevention program. 2007. http://www.nhlbi.nih.gov/guidelines/asthma/asthgdln.pdf.
12. Dougherty RH, Fahy JV. Acute exacerbations of asthma: epidemiology, biology and the exacerbation- prone phenotype. Clin Exp Allergy. 2009;39:193–202.
13. Chipps BE, Zeiger RS, Borish L, Wenzel SE, Yegin A, Hayden ML, et al. Key findings and clinical implications from the Epidemiology and Natural History of Asthma: outcomes and treatment regimens (TENOR) study. J Allergy Clin Immunol. 2012;130:332–42.
14. Pendergraft TB, Stanford RH, Beasley R, Stempel DA, Roberts C, McLaughlin T. Rates and characteristics of intensive care unit admissions and intubations among asthma-related hospitalizations. Ann Allergy Asthma Immunol. 2004;93:29–35.
15. Louie S, Morrisey BM, Kenyon NJ, Albertson TE, Avdalovic

M. The critically ill asthmatic- from ICU to discharge. Clin Rev Allergy Immunol. 2012;43:30–44.
16. Nunn JF. Applied respiratory physiology. 4th ed. Oxford UK: Butterworth, Heinemann; 1993. p. 256–61.
17. Kimball WR, Leith DE, Robins AG. Dynamic hyperinflation and ventilator dependence in chronic obstructive pulmonary disease. Am Rev Respir Dis. 1982;126:991–5.
18. Marini JJ. Ventilator- associated problems related to obstructive lung disease. Respir Care. 2013;58:138–47.
19. Aubier M, Murciano D, Milic-Emili J, Touaty E, Daghfous J, Pariente R, Derenne JP. Effects of the administration of O_2 on ventilation and blood gases with chronic obstructive pulmonary disease during acute respiratory failure. Am Rev Respir Dis. 1980;122:747–54.
20. Mutlu GM, Factor P, Schwartz DE, Sznajder JI. Severe status asthmaticus: management with permissive hypercapnea and inhalation anesthesia. Crit Care Med. 2012;30:477–80.
21. Gluck EH, Onorato DJ, Castriotta R. Helium–oxygen mixtures in intubated patients with status asthmaticus and respiratory acidosis. Chest. 1990;98:693–8.
22. Tajimi K, Kasai T, Nakatani T, Kobayashi K. Extracorporeal lung assist for patient with hypercapnea due to status asthmaticus. Intensive Care Med. 1998;14:588–9.
23. Global Initiative for Chronic Obstructive Lung Disease (GOLD). Global strategy for the diagnosis, management, and prevention of COPD. Updated 2013. http://www.goldcopd.org/uploads/users/files/GOLD_Report_2013_Feb20.pdf.
24. Criner GJ. Ambulatory home oxygen: what is the evidence for benefit, and who does it help? Respir Care. 2013;58:48–62.
25. Hurst JR, Vestbo J, Anzueto A, Locantore N, Mullerova H, Thal-Singer R, ECLIPSE Investigators, et al. Susceptibility to exacerbation in chronic obstructive pulmonary disease. N Engl J Med. 2010;363:1128–38.
26. Bach PB, Brown C, Gelfand SE, McCroy DC. Management of acute exacerbations of chronic obstructive pulmonary disease: a summary and appraisal of published evidence. Ann Intern Med. 2001;134:600–20.
27. Niewoehner DE, Erbland ML, Deupree RH, Collins D, Gross NJ, Light RW, et al. Effect of systemic glucocorticoids on exacerbation of chronic obstructive pulmonary disease. Department of Veterans Affairs Cooperative Study Group. N Engl J Med. 1999;340:1941–7.
28. Fishman A, Martinez F, Naunheim K, Piantadosi S, Wise R, Ries A, National Emphysema Treatment Trial Group, et al. A randomized trial comparing lung-volume-reduction surgery with medical therapy for severe emphysema. N Engl J Med. 2003;248:2059–73.
29. Boldrini R, Fasano L, Nava S. Noninvasive mechanical ventilation. Curr Opin Crit Care. 2012;18:48–53.
30. Hess DR. Noninvasive ventilation for acute respiratory failure. Respir Care. 2013;58:950–69.
31. Blanch L, Bernabé F, Lucangelo U. Measurement of air trapping, intrinsic positive end-expiratory pressure and dynamic hyperinflation in mechanically ventilated patients. Respir Care. 2005;50:110–23.
32. ARDS Definition Taskforce. Acute respiratory distress syndrome. The Berlin definition. JAMA. 2012;307:2526–33.
33. Matthay MA, Ware LB, Zimmerman GA. The acute respiratory distress syndrome. J Clin Invest. 2012;122:2731–40.
34. Rubenfeld G, Caldwell E, Peabody E, Weaver J, Martin DP, Neff M, et al. Incidence and outcome of acute lung injury. N Engl J Med. 2005;353:1685–93.
35. Gattinoni L, Pesenti A, Bombino M, Baglioni S, Rivolta M, Rossi F, et al. Relationship between lung computed tomography density, gas exchange, and PEEP in acute respiratory failure. Anesthesiology. 1988;69:824–32.
36. Slutzky AS, Ranieri VM. Ventilator- induced lung injury. N Engl J Med. 2013;369:2126–36.
37. Zapol WM, Jones R. Vascular component of ARDS. Clinical pul-

monary hemodynamics and morphology. Am Rev Respir Dis. 1987;136:471–4.

38. Hess DR, Bigatello LM. The chest wall in acute lung injury/acute respiratory distress syndrome. Curr Opin Crit Care. 2008;14: 94–102.

39. Talmor D, Sarge T, Malhotra A, O'Donnell CR, Ritz R, Lisbon A, et al. Mechanical ventilation guided by esophageal pressure in acute lung injury. N Engl J Med. 2008;359:295–904.

40. Dreyfuss D, Saumon G. Ventilator- induced lung injury: lessons from experimental studies. Am J Respir Crit Care Med. 1998;157: 294–323.

41. The ARDS-Network. Ventilation with lower tidal volumes as compared with traditional tidal volumes for acute lung injury acute respiratory distress syndrome. N Engl J Med. 2000;342: 1301–8.

42. Gattinoni L, Caironi P, Cressoni M, Chiumello D, Ranieri VM, Quintel M, et al. Lung recruitment in patients with the acute respiratory distress syndrome. N Engl J Med. 2006;354:1775–86.

43. Terragni P, Del Sorbo L, Mascia L, Urbino R, Martin EL, Birocco A, et al. Tidal volume lower than 6 ml/kg enhances lung protection: role of extracorporeal carbon dioxide removal. Anesthesiology. 2009;111:826–35.

44. Grasso S, Mascia L, Del Turco M, Malacarne P, Giunta F, Brochard L, et al. Effects of recruiting maneuvers in patients with acute respiratory distress syndrome ventilated with protective ventilation. Anesthesiology. 2002;96:795–802.

45. Harris RS, Hess DR, Venegas JG. An objective analysis of the pressure- volume curve in the acute respiratory distress syndrome. Am J Respir Crit Care Med. 2000;161:432–9.

46. Gattinoni L, Taccone P, Carlesso E, Marini JJ. Prone position in the acute respiratory distress syndrome. Rationale, indications, and limits. Am J Respir Crit Care Med. 2013;188:1286–93.

47. Pelosi P, Bottino N, Chiumello D, Panigada M, Gamberoni C, Colombo G, et al. Sigh in supine and prone position during acute respiratory distress syndrome. Am J Respir Crit Care Med. 2003; 167:521–7.

48. Guerin C, Reignier J, Richard JC, Gacouin A, Boulain T, Mercier E, Investigators of the PROSEVA Study, et al. Prone positioning in severe acute respiratory distress syndrome. N Engl J Med. 2013; 368:2159–68.

49. Daoud EG, Farag HL, Chatburn RL. Airway pressure release ventilation: what do we know? Respir Care. 2012;57:282–92.

50. Sud S, Sud M, Friedrich JO, Meade MO, Ferguson ND, Wunsh H, Adhikari NKJ. High frequency oscillation in patients with acute lung injury and acute respiratory distress syndrome (ARDS): systematic review and meta-analysis. BMJ. 2010;340:c2327.

51. Ferguson ND, Cook DJ, Guyatt GH, Mehta S, Hand L, Austin P, Investigators of the OSCILLATE Trial, et al. High- frequency oscillation in the acute respiratory distress syndrome. N Engl J Med. 2013;368:795–805.

52. Young D, Lamb SE, Shah S, MacKenzie I, Tunnicliffe N, Lall R, Investigators of the OSCAR Study, et al. High- frequency oscillation for acute respiratory distress syndrome. N Engl J Med. 2013; 368:806–13.

53. Meduri GU, Headley AS, Golden E, Carson SJ, Umberger RA, Kelso T, et al. Effect of prolonged methylprednisolone therapy in unresolving acute respiratory distress syndrome: a randomized controlled trial. JAMA. 1998;280:159–65.

54. Steinberg KP, Hudson LD, Goodman RB, Hough CL, Lanken PN, Hyzy R, National Heart, Lung, and Blood Institute Acute Respiratory Distress Syndrome (ARDS) Clinical Trials Network. Efficacy and safety of corticosteroids for persistent acute respiratory distress syndrome. N Engl J Med. 2006;354:1671–84.

55. Rossaint R, Falke KJ, Lopez F, Slama K, Pison U, Zapol WM. Inhaled nitric oxide for the adult respiratory distress syndrome. N Engl J Med. 1993;328:399–405.

56. Bigatello LM, Hurford WE, Kacmarek RM, Roberts Jr JD, Zapol WM. Prolonged inhalation of low concentrations of nitric oxide in patients with severe adult respiratory distress syndrome. Effects on

pulmonary hemodynamics and oxygenation. Anesthesiology. 1994;80:761–70.

57. Afshari A, Brow J, Moller AM, Wettersley J. Inhaled nitric oxide for acute respiratory distress syndrome (ARDS) and acute lung injury in children and adults. Cochrane Database Syst Rev. 2010; CD002787.

58. Papazian L, Forel JM, Gacouin A, Penot-Ragon C, Perrin G, Loundou A, et al. Neuromuscular blockers in early acute respiratory distress syndrome. N Engl J Med. 2010;363:1107–16.

59. Raghavendran K, Pryhuber GS, Chess PR, Davidson BA, Knight PR, Notter RH. Pharmacotherapy of acute lung injury and acute respiratory distress syndrome. Curr Med Chem. 2008;15:1911–24.

60. Martin GS, Moss M, Wheeler AP, Mealer M, Morris JA, Bernard GR. A randomized, controlled trial of furosemide with or without albumin in hypoproteinemic patients with acute lung injury. Crit Care Med. 2005;33:1681–7.

61. National Heart, Lung, and Blood Institute Acute Respiratory Distress Syndrome (ARDS) Clinical Trials Network, Wiedemann HP, Wheeler AP, Bernard GR, Thompson BT, Hayden D, et al. Comparison of two fluid- management strategies in acute lung injury. N Engl J Med. 2006;354:2564–75.

62. Zapol WM, Snider MT, Hill JD, Fallat RJ, Bartlett RH, Edmunds LH, et al. Extracorporeal membrane oxygenation in severe acute respiratory failure. A randomized prospective study. JAMA. 1979;242:2193–6.

63. Brodie D, Bacchetta M. Extracorporeal membrane oxygenation for ARDS in adults. N Engl J Med. 2011;365:1905–14.

64. Peek GJ, Mugford M, Tiruvoipati R, Wilson A, Allen E, Thalanany MM, CESAR trial collaboration, et al. Efficacy and economic assessment of conventional ventilatory support versus extracorporeal membrane oxygenation for severe adult respiratory failure (CESAR): a multicentre randomised controlled trial. Lancet. 2009;374:1351–63.

65. Australia and New Zealand Extracorporeal Membrane Oxygenation (ANZ ECMO) Influenza Investigators, Davies A, Jones D, Bailey M, Beca J, Bellomo R, et al. Extracorporeal membrane oxygenation for 2009 influenza A (H1N1) acute respiratory distress syndrome. JAMA. 2009;302:1888–95.

66. American Heart Association. Acute heart failure syndromes: emergency department presentation, treatment, and disposition: current approaches and future aims: a scientific statement from the American Heart Association. Circulation. 2010;122:1975–96.

67. Vital FM, Saconato H, Ladeira MT, Sen A, Hawkes CA, Soares B, et al. Non-invasive positive pressure ventilation (CPAP or bilevel NPPV) for cardiogenic pulmonary edema. Cochrane Database Syst Rev. 2008; CD005351.

68. Wiesen J, Ornstein M, Tonelli AR, Menon V, Ashton RW. State of the evidence: mechanical ventilation with PEEP in patients with cardiogenic shock. Heart. 2013;99:1812–7.

69. Wundernick RG, Waterer G. Community acquired pneumonia. N Engl J Med. 2014;370:543–51.

70. Karhu J, Ala-Kokko TI, Ylipalosaari P, Ohtonen P, Laurila JJ, Syrjälä H. Hospital and long-term outcomes of ICU-treated severe community- hospital-acquired, and ventilator-associated pneumonia patients. Acta Anaesthesiol Scand. 2011;55:1254–60.

71. Lew TWK, Kwek T-K, Tai D, Earnest A, Loo S, Singh K, et al. Acute respiratory distress syndrome in critically ill patients with severe acute respiratory syndrome. JAMA. 2003;290:374–80.

72. Gao H-N, Lu H-Z, Cao B, Du B, Shang H, Gan J-H, et al. Clinical findings in 111 cases of influenza A (H7N9) virus infection. N Engl J Med. 2013;368:2277–85.

73. Boles J-M, Bion J, Connors A, Herridge M, Marsh B, Melot C, et al. Weaning from mechanical ventilation. Eur Respir J. 2007;29: 1033–56.

74. Brochard L, Thille AW. What is the proper approach to liberating the weak from mechanical ventilation? Crit Care Med. 2009;37:S410–5.

75. Scheinhorn DJ, Hassenpflug MS, Votto JJ, Chao DC, Epstein SK, Doig GS, et al. Post- ICU mechanical ventilation at 23 long- term care hospitals. Chest. 2007;131:85–93.

76. Bigatello LM, Stelfox HT, Berra L, Schmidt U, Gettings EM. Outcome of patients undergoing mechanical ventilation after critical illness. Crit Care Med. 2007;35:2491–7.

77. Preiser J-C, Ichai C, Orban J-C, Groeneveld ABJ. Metabolic response to the stress of critical illness. Br J Anaesth. 2014;113: 945–54.

78. Casaer MP, Van den Berghe G. Nutrition in acute phase of critical illness. N Engl J Med. 2014;370:1227–36.

79. Kim H, Stotts NA, Froelicher ES, Engler MM, Porter C. Why patients in critical care do not receive adequate enteral nutrition? A review of the literature. J Crit Care. 2012;27:702–13.

80. Lipshutz AKM, Gropper MA. Acquired neuromuscular weakness and early mobilization in the Intensive Care Unit. Anesthesiology. 2013;118:202–15.

81. Skrobik Y, Ahern S, Leblanc M, Marquis F, Awissi DK, Kavanagh BP. Anesth Analg. 2010;111:451–63.

82. Griffiths RD, Hall JB. Intensive care unit- acquired weakness. Crit Care Med. 2010;38:779–87.

83. De Jonghe B, Bastuji-Garin S, Sharshar T, Outin H, Brochard L. Does ICU- acquired paresis lengthen weaning from mechanical ventilation? Crit Care Med. 2004;30:1117–21.

84. Levine S, Nguyen T, Taylor N, Friscia ME, Budak MT, Rothemberg P, et al. Rapid disuse atrophy in diaphragmatic fibers in mechanically ventilated humans. N Engl J Med. 2008;358:1327–35.

85. Thille AW, Cabello B, Galia F, Lyazidi A, Brochard L. Reduction of patient-ventilator asynchrony by reducing tidal volume during pres-sure- support ventilation. Intensive Care Med. 2008;34:1477–86.

86. Patroniti N, Foti G, Cortinovis B, Maggioni E, Bigatello LM, Cereda M, et al. Sigh improves gas exchange and lung volume in patients with acute respiratory distress syndrome undergoing pressure support ventilation. Anesthesiology. 2002;96:788–94.

87. Graf G. Pleural effusion in the mechanically ventilated patient. Curr Opin Crit Care. 2009;15:10–7.

88. Lemaire F, Teboul JL, Cinotti L, Giotto G, Abrouk F, Steg G, et al. Acute left ventricular dysfunction during unsuccessful weaning from mechanical ventilation. Anesthesiology. 1988;69:171–9.

89. Ely EW, Baker AM, Dunagan DP, Burke HL, Smith AC, Kelly PT, et al. Effect on the duration of mechanical ventilation of identifying patients capable of breathing spontaneously. N Engl J Med. 1996; 335:1864–9.

90. Conville JF, Kress JP. Weaning patients from the ventilator. N Engl J Med. 2012;367:2233–9.

91. Jubran A, Grant JB, Duffner LA, Collins EG, Lanuza DM, Hoffman LA, Tobin MJ. Effect of pressure support versus unassisted breathing through a tracheostomy collar on weaning duration in patients requir-ing prolonged mechanical ventilation. JAMA. 2013;309:671–7.

92. Nelson JE, Cox CE, Hope AA, Carson SS. Chronic critical illness. Am J Respir Crit Care Med. 2010;182:446–54.

93. Crimi E, Hess DR. Respiratory monitoring. In: Bigatello Sr LM, editor. Critical care handbook of the Massachusetts General Hospital. 5th ed. Philadelphia: Wolters Kluwer Health; 2009.

第二十五章　机　械　通　气

Virginia Radcliff, Neil MacIntyre

机械通气适应证

决定开始机械通气时需要一系列整体评估,包括精神状态、气道自身保护能力、呼吸肌肉的耐力、自主呼吸的模式和因酸中毒和/或低氧血症导致的器官功能损伤情况。当患者的肺通气功能和/或气体在肺泡毛细血管界面交换能力受损到一定程度时,需要立即开始机械通气。在具体临床中可以发现存在以下三个基本病理生理变化中的一个或多个:自主呼吸能力下降,呼吸肌肉能力受损和/或肺泡功能明显受损。另外第四个常见指征为对无法维持气道开放或保护气道的患者提供正压辅助通气[1]。

正压机械通气设计特点

呼吸机的组成

现代大多数呼吸机采用活塞/波纹管系统、涡轮机或高压源控制器来驱动气体流量[2,3]。不同呼吸类型的可用性和递送逻辑定义了机械通气支持的"模式"[2,4,5]。模式控制器是一种基于电子的、气动的或微处理器的系统,根据设定的算法和反馈数据(条件变量)进行设计以提供适当的呼吸组合。需要患者努力传感器以允许呼吸机正确地提供交互式呼吸。这些传感器通常是呼吸机回路中的压力或流量传感器,其特征在于其灵敏度(启动呼吸机响应所需的回路压力或流量变化)和响应性(提供这种响应时的延迟)[6]。

空氧混合器能够提供从 21%~100% 的氧浓度的气体。新型空氧混合器还可以提供其他的气体供给,如:氦氧混合气、一氧化氮和麻醉药物。对于上气道气管插管患者充分的气体加热和湿化可以避免黏膜干燥。依靠电加热和外接的主动加湿装置可以提供接近于人体状态的混合气体(插管内温度大于 35℃,水容量>40mg/L)[7],管路加热能够很好地防止呼吸管路积水。使用被动湿化器可以再利用加湿空气减少呼气时丢失的水分。

气道正压可以持续在呼气相保持(positive end-expiratory pressure, PEEP),以保证肺泡开放和增加气体弥散,改善通气血流比值(ventilation/perfusion, V/Q)。PEEP 通过在呼气末调节呼气压力阀来提供持续的呼吸末压力,同时也可以在呼气相提供气体供给。通常由包含压力和流量感受器的软管,密闭吸引系统和呼气阀组成。千万不要忘记管路有一定的扩张性(通常是 2~4cmH_2O)高环路压力会导致环路内气体量增加超过肺泡内气体量。

一般通过气管导管(经鼻气管插管或气管切开套管)提供正压机械通气。气管套管气囊可以封闭套管外的气道。还有另外一种可供选择的呼吸装置为面罩系统。有面罩和鼻罩两种应用不同的通气支持和不同的通气模式[8]。使用面罩会有一部分气体泄漏,因此使用面罩机械通气时应当予以充足的气量和适当的吸气时间。为了达到这个目的,特殊面罩机械通气需要设定呼吸机的压力控制目标,和时间切换或漏气补偿功能,目前也开发出了流量切换功能的呼吸机[8]。

可以通过呼吸环路进行雾化治疗(如支气管扩张药,糖皮质激素,血管扩张药,抗生素)[9],也可以在环路上接入雾化器或通过特殊转接器连入定量雾化吸入器来完成雾化治疗。气管插管患者因插管的阻隔,雾化剂在肺内的分布要少于非气管插管患者,所以对于气管插管患者需要更大剂量的雾化液。雾化器最佳的位置应该在距离呼吸环路吸气端 Y 型接口数厘米的距离[9]。

尽管电子微处理系统能够监测内部的气动参数,但是临床上使用的管道压力、流量和容量始终是变化的[10]。所以,需要设置在食管的压力传感器来监测胸腔内的压力[11]。设置监护仪的报警设置非常重要[5,12]。更重要的是在很多监测系统中可以监测到 72 小时以上的参数趋势指标。目前大多数正压呼吸机都具有氧监测仪来监测送气的实际氧浓度。除此之外,一些呼吸机还可以分析呼出二氧化碳和监测吸入治疗性的气体,如 NO 或氦氧混合气体的浓度。

机械通气支持的常用模式

专业术语

用来描述呼吸机设置和模式的专业术语这些年非常混乱。其中一部分是因为同样特点的功能有不同的名称。另一部分是因为随着技术的发展原来的分类名称无法正确描述现在的通气模式。例如，二十世纪中期呼吸机仅能提供在预设的呼吸频率下设置好的压力或容量的呼吸模式。这样的呼吸叫作"指令控制"，这样的模式称为"持续指令通气"（continuous mandatory ventilation，CMV），提供容量控制通气（volume-controlled ventilation，VCV）或压力控制通气（pressure-controlled ventilation，PCV）或"间歇指令通气"（intermittent mandatory ventilation，IMV）。现今，患者的呼吸努力能够触发呼吸机提供呼吸辅助。此外"同步"努力能够得到吸气的压力支持。因此，仅机器呼吸和仅患者呼吸如此简单的差别就逐渐混合在一起了。所以，在接下来的讨论中我们应该避免叫"指令控制通气"和"同步通气"，应该重点依照呼吸时相变化来对术语进行分类，如：呼吸触发，呼吸流量切换和呼吸循环。

另一个易迷惑的术语是"控制"，早年常描述呼吸机控制的基础变化（如压力或流量/容量），现在经常用来描述呼吸机的触发（相对于患者的触发）。这种状态下就出现了辅助控制通气（assist-control ventilation，ACV）模式，允许患者或呼吸机触发的呼吸模式。尽管我们认识到医生和制造者都使用"控制"来描述，而在接下来的讨论中我们选择使用"控制"这个术语代表机器的触发和代替术语"目标"来描述呼吸机设置的流量大小。

时相用语和 5 种基本通气模式

依赖机械通气模式的使用，不同呼吸类型也相继产生。每种模式都以三个基本参数变化为基础：触发，目标和切换。呼吸触发是感受到患者吸气努力时的压力或流量变化或设置的时间（控制呼吸）。在呼吸过程中，送气需达到预设的目标，一般为提前设置好的流量或吸气压力（分别为流量目标和压力目标）。呼吸的终止决定于预设的容量、吸气时间和流量。一个安全高压循环变量通常作为后备指标出现。表 25.1 的分类描述了五种目前最常用的呼吸模式：容量辅助（volume assist，VA），容量控制（volume control，VC），压力辅助（pressure assist，PA），压力控制（pressure control，PC），压力支持（pressure support，PS）。

5 种基本模式

表 25.2 为五个基本呼吸模式。

表 25.1　以触发、目标、切换来描述的 5 种通气模式

呼吸类型	触发	目标	切换
容量控制	时间	流速	容量
容量辅助	自主努力	流速	容量
压力控制	时间	压力	时间
压力辅助	自主努力	压力	时间
压力支持	自主努力	压力	流速

表 25.2　五种基本模式

模式	呼 吸 变 化					
	容量辅助	容量控制	压力辅助	压力控制	压力支持	自主呼吸
容量辅助控制	X	X				
压力辅助控制			X	X		
容控-SIMV					X	X
压控-SIMV			X	X	X	X
压力支持					X	

最简单的机械通气模式是辅助控制通气模式（assist-controlled ventilation，ACV），这种模式可以达到要求的流量目标用容量切换（volume assist-controlled ventilation，VACV），或达到要求的压力目标用时间切换（pressure assist-controlled ventilation，PACV）。ACV的反馈系统可以保证达到预设的正压目标。如果患者的自主呼吸频率超过呼吸机预设的频率，那么所有的呼吸全部由患者来触发（VA 或 PA 模式）。如果患者呼吸频率低于预设的频率，那么呼吸机呈现控制模式（VC 或 PC 模式）。

另一种相对简单的通气模式为同步间歇指令通气（synchronized intermittent mandatory ventilation, SIMV），这种模式可以提供流量目标和容量切换的方式（容控 SIMV），或压力目标和时间切换的方式（压控 SIMV）。ACV、SIMV 两种模式可以保证最小的正压通气量。不同于 ACV 模式，尽管患者呼吸频率超出呼吸机预设频率，呼吸机仍可以按照预设频率提供辅助通气，也允许非辅助通气（单纯 SIMV 模式）或流量切换压力支持通气模式（SIMV+PS 模式）。如果患者呼吸频率低于呼吸机预设频率，呼吸机会以控制通气模式给予补足。

压力支持模式是一种仅提供压力支持而没有预设频率的通气模式（pressure support ventilation, PSV）。这种模式中，呼吸需要患者来触发，有压力限制和流量切换。在没有患者呼吸或患者呼吸频率过低时，现在呼吸机的这种模式下都有保护性的后备通气（单纯的容量控制通气模式）。

正压机械通气对生理的影响

通气与呼吸系统力学

肺泡通气和运动方程

肺泡通气是新鲜气体到达肺内发生气体交换。用数学方程表示：$V_A = f \times (V_T - V_D)$；$V_A$ = 肺泡通气，f = 呼吸频率，V_T = 潮气量，V_D = 残气量或死腔。肺泡通气需要充分的组织氧耗 V_{O_2} 和二氧化碳产生 V_{CO_2}。

呼吸机通过开放的气道提供压力和容量送气时肺是膨胀的。这些呼吸机提供的力量与肺的顺应性，气道阻力和肺自身的弹性回缩力和肺组织的阻力都会对气流产生影响[13,14]。压力、流量和呼吸系统的容量之间的关系可以用以下方程来表示：

驱动压 = 流量×阻力 + 容量/系统顺应性

在机械通气的患者中表示为：

$$\Delta P_{cir} + \Delta P_{mus} = (V' \times R) + (V_T / C_{RS})$$

其中 ΔP_{cir} 是呼吸机环路基线水平以上的压力（气道峰压减呼气末正压：$P_{peak} - PEEP$）；ΔP_{mus} 是患者吸气肌肉产生的压力水平（如有）；V' 是进入肺内的流量；R 是呼吸环路、人工气道和患者自身气道的阻力之和；V_T 是潮气量；C_{RS} 是呼吸系统顺应性。在吸气末摒气（如无流量状态：$V' = 0$，$P_{mus} = 0$），呼吸环路压力存在一

个"平台"就是我们说的平台压（P_{plat}）。通过使用吸气保持，P_{cir} 可以分解为流速和呼气系统扩张。特别强调，根据有流速期和无流速期气道环路中压力变化（从气道峰压到平台压的差异）可以计算总吸气阻力，根据气道平台压可以计算呼气系统（肺和胸壁）顺应性。

$$R = (P_{peak} - P_{plat}) / V$$
$$C_{RS} = V_T / (P_{plat} - PEEP)$$

在控制性正压通气过程中，区分胸壁和肺的顺应性，需要通过测量食管压力（P_{es}）来评估胸腔内压。此时，在这种情况下，吸气相 P_{es} 的变化（ΔP_{es}）可以用下列公式计算：

$$C_{CW} = V_T / \Delta P_{es}$$
$$C_L = V_T / (P_{plat} - PEEP - \Delta P_{es})$$

在临床中，因 C_{CW} 高，ΔP_{es} 通常较低，P_{plat} 被看作为吸气末的压力。然而在这种情况下 C_{CW} 是降低的（如肥胖、全身水肿、腹水、俯卧位通气或腹部敷料），僵硬的胸壁对平台压的影响很大，在评价肺顺应性时这点也应当考虑到[15,16]。

通气分布

正压通气的气体进入肺组织后会分布到数以百万的肺泡内[17,18]。影响弥散的因素包括局部阻力，顺应性，功能残气量和送气状态。一般来说，正压通气在高顺应性、低气道阻力，没有实变和梗阻的肺组织中可以将更多的气体送入肺泡内。这种情况下即便是我们认为给予正常的潮气量也可能会使局部健康肺组织过度充气。

需要注意的是单纯的机械通气并不意味着更优的（V/Q）比值（如在血流分布不均一的肺组织中，更均一的气体分布可能是 V/Q 比例更加不协调）。基于以上考虑，很难说哪种送气模式具有更优的肺内气体弥散，临床应用多基于经验性的使用。

肺复张和气体交换

因肺水肿，炎性渗出和肺泡塌陷，肺泡表面损伤导致 V/Q 比值严重失衡[19]。在很多疾病导致大量塌陷的肺泡在正压通气的情况下实现部分肺泡复张[20-23]。有时也可以通过应用肺复张手法或适当延长吸气时间来复张部分肺泡[24,25]。在吸气末应用 PEEP 可以防止肺塌陷。

通过 PEEP 来防止肺塌陷有几个优点。第一，通

过通气循环复张的肺泡可以改善 V/Q 比值和增加气体交换[20]。第二,通过通气循环复张的肺泡可以避免由于重复打开和关闭时产生剪切力对肺泡的损伤[26,27]。第三,打开的肺泡表面仍具有完整的表面活性物质可以提高肺的顺应性[28]。这就是在常规肺复张方法后应用 PEEP 的理论依据:因复张的肺泡在相应压力-容积关系下仍然需要排气,所以随后的设置压力需要小于最初肺复张时的压力。

然而,PEEP 也有其不利的一面。在吸气末往往气道压力达到最大,应用 PEEP 后会进一步升高吸气末压力(由于肺顺应性的存在,实际吸气压的增加较 PEEP 更低一些)。如果肺本身存在过度通气的风险 PEEP 额外增加的压力需要被考虑进来。此外,肺损伤一般是不均一的,相同的 PEEP 可能对于某一区域的肺泡是合适的而对另外一个区域的肺组织来说可能会过高[23,29,30]。因此最佳的 PEEP 应该是在复张了损伤区域的肺泡而同时有没有使健康的肺泡过度充气。PEEP 另外一个潜在的不利影响是因为增加了胸腔内的压力,因此对于怀疑心功能不全的患者可能会加重心衰。

机械负荷

机械负荷可以描述为气体进入肺内的能量需求。通常为单值描述,用压力时间乘积(PTP——压力在时间下的微积分),或做功(W——压力在容积下的微积分)[13,14]。因为机械负荷与呼吸肌肉的氧需求相关[31-33],也就是说在患者自主呼吸或机械通气辅助时吸气肌肉的能量需求。弹性阻力、流量和容积都会影响每次吸气的负担。

吸气肌肉过负荷是继续机械通气的主要决定因素之一,吸气肌肉过负荷来源于过高机械负荷或吸气肌功能不全。因疾病或不协调的机械通气支持会增加机械负荷。呼吸肌功能不全可能来源于炎症反应综合征,代谢紊乱,药物(如糖皮质激素,神经肌肉阻滞药),营养不良或膈肌位置较低(如因肺过度充气导致横隔过低)[34]。在临床中呼吸肌超负荷被证实来自于浅快的呼吸模式,反常呼吸和患者疾病的痛苦。

呼吸负荷不足可能会对呼吸肌肉产生影响。不需要患者呼吸肌做功的控制通气模式即便小于 24 小时也可能产生废用性膈肌功能减退,叫作"呼吸机相关的膈肌功能不全"[35-37]。

正压通气和心功能

除了影响到肺通气和肺内气体分布外,来自于正压通气的胸廓内正压还会对心血管功能产生影响[38-40]。一般来说,当胸腔内压力升高,右心室充盈量减少,右心室后负荷增加,心输出量和肺循环灌注相应减少。这就是对于胸腔内压增高的患者应用补液来提高心输出量的理论基础。值得注意的还有减少心脏充盈后心输出量可能会因为增加的胸廓内压而减轻了左心后负荷而得到提高[41]。很重要的是,对于具有左心功能衰竭的机械通气患者因胸腔内正压而减少的回心血量和降低了的心脏后负荷可能会明显改善心功能,这类患者在停用呼吸机后胸腔内正压消失后,会心衰加重进而可能撤机失败[42]。

正压通气能影响到心血管其他方面的功能。特别是呼吸困难焦虑和没有充分通气支持的不适感,压力相关的儿茶酚胺大量释放会增加心脏氧需求并增加心律失常的发生危险[42]。此外,因呼吸肌过高的氧耗和损伤导致不充分的气体交换二者共同使混合静脉氧分压降低进而降低了冠脉的氧供。

人机交互作用

机械通气下允许患者呼吸肌发挥作用的通气模式叫"交互"模式,因为患者的呼吸会影响到呼吸机多方面的功能。这种交互作用多表现在呼吸的三个方面:吸气触发,流量传递和呼吸切换。人机交互模式可以在呼吸肌肉不疲劳或在生理水平下使呼吸肌肉得到锻炼,能防止 VIDD(呼吸机相关膈肌功能不全)并促进肌肉恢复[35-37,43]。此外,采用适合的人机交互呼吸模式允许患者呼吸肌肉部分做功可以减少为了防止人机对抗而使用镇静和神经肌肉阻断药物的剂量[43,44]。

机械通气并发症

呼吸机相关肺损伤

在正压通气下肺泡组织被过度充气会损伤肺泡。最常见的损伤是肺泡破裂后的纵隔气肿,心包积气,皮下气肿,气胸和气体栓塞[45]。当肺泡过度充气时肺泡破裂的机会增加。因此,机械通气系统和机械通气模式可以因局部肺泡组织过度充气,而使肺泡有破裂的风险。

有时甚至在没有肺泡过度充气的情况下机械通气也可能引起肺损伤,称为呼吸机相关肺损伤(ventilator-induced lung injury,VILI)。在实验动物中,当给予试验对象肺组织超出正常最高限(跨肺压在 25~

30cmH$_2$O）的通气会发生肺损伤[46-48]。一些临床试验在成人中当机械通气的跨肺压超过 30cmH$_2$O 往往会发生肺损伤[49-52]。重要的是，这种损伤不单只发生在过度充气中。甚至在一些跨肺压低于 30cmH$_2$O 的患者中，反复呼吸所致的潮气量累积超过 6~8ml/kg（ideal body weight，IBW）将会引起 VILI[49,50]。其他通气因素，如通气频率[53]或充气速度[54]可能发生 VILI。VILI 也见于当肺泡因反复开放和塌陷中产生的剪切力对肺的损伤[26,55,56]。肺血管高压也可能引起肺损伤[57]。

在高跨肺压支持下当低阻力/高顺应性的肺组织接受了不均一的潮气量也容易发生 VILI。当用正压来使塌陷的肺泡复张的同时也会使已经打开损伤较小的肺泡过度膨胀，这些可以用 CT 观察到[58]。为了保护那些相对健康的肺组织应当采用相对较低的 pH 和氧分压来保持较低的膨胀压力的方法，这种方法叫肺保护通气策略[59]。近来的研究也认为允许性高碳酸血症对急性肺损伤的肺泡也有一定的治疗作用[60]。

VILI 存在病理性的肺泡弥散障碍[26,46,47,61]。此外，VILI 也伴随着细胞因子的释放[61,62]和细菌移位[63]会发生全身炎症反应相关的多脏器功能不全，会导致 VILI 相关死亡。使用肺保护性通气策略可以减少 VILI。其中还有很多细节值得讨论。

氧中毒

氧浓度接近 100% 会对气道和肺组织产生氧化损伤[64]。多数的研究数据支持这一观点，然而，也有来自实验动物的研究显示与人不同的耐受能力。因此并不十分清楚多高的氧浓度对人是安全的。目前认为低于 40% 的氧浓度对于长期吸氧的患者是安全的，如果可能的话应当尽量避免高于 70% 的氧浓度。有趣的是，有几个研究提示随时间的延长低于 40% 的氧浓度如果动脉氧分压大于 120~130mmHg 可能产生氧中毒[65,66]。

肺部感染并发症（呼吸机相关肺炎/支气管炎）

机械通气患者有几个促使发生肺部感染的因素[67]。第一，因气管插管声门无法完全关闭而影响到声门的保护机制。口腔内分泌物持续流入气道。第二，气管插管本身会损伤咳嗽反射，插管入口的病原菌也会进入肺中。第三，来自一些潜在疾病和并发症的气道黏膜损伤使肺更易感染。第四，ICU 高级抗感染药物的使用和患者严重的疾病更容易使患者发生各种感染。

因为呼吸机相关肺炎（ventilator-associated pneumonias，VAP）严重影响患者的住院时间和死亡率，所以防止 VAP 发生十分重要[67-70]。通过洗手，抬高患者床头，洗必泰口腔护理，谨慎选择抗生素等一系列的管理能够改善其预后。避免打破呼吸环路的完整性对患者是有益的[68,69]。持续声门下吸引是另一个减少口腔分泌物流入污染肺的一个简单有效的方法[68,69]。还有一些有争议的方法，如清洁气管插管设备使其增加对生物被膜抵抗性[71]。

在一些小的临床试验中使用抗生素雾化液对于有脓性分泌物的患者能够降低呼吸及相关支气管炎的发生[72]。最后，需要始终记得，情况允许尽早脱离呼吸支持能够降低患者发生感染的危险。

人机不同步

机械通气中人机同步就是机器送气与患者吸气努力协调。人机不同步发生在送气的三个时期。特别是，人机不同步可能发生在触发阶段（延迟触发，无触发，额外触发）、送气阶段（不充分的气流）、呼吸切换阶段（神经和机械的吸气时间不协调）。毫无疑问的是很多人机不协调不易察觉，很少引起明显的临床改变，在 ICU 中严重的人机不同步会引起患者明显不适，这种情况下会频繁使用镇静药物来达到协调[43,73]。使用大剂量镇静药物会延长机械通气的时间。事实上，几项观察性研究提示在人机触发不同步时间大于 10% 的患者中往往有更长的机械通气时间和更高的死亡率。

内源性 PEEP

内源性 PEEP（PEEPi）是由于呼气末正压的存在，导致肺泡呼气不充分不能完全回缩而产生的。这是呼气时间缩短或气道阻力增加和气道塌陷的结果（流量限制）。PEEPi 依赖于三个因素：分钟通气量，呼气时间占比和呼吸系统的呼气时间常数（肺阻力和顺应性作用的结果）[74]。随着分钟通气量增加，降低了呼吸时间占比，或增加了呼吸时间常数，都会潜在地增加 PEEPi[74]。

PEEPi 在压力目标通气中的应用影响不同于流量目标通气。在流量目标通气中，持续的送气会增加 PEEPi 同时增加峰压和平台压。相反，在压力目标通气中，因设定了环路压力限制，PEEPi 水平会降低环路压力上升值和潮气量（分钟通气量）。这样可以限制 PEEPi 的产生。

在没有自主呼吸的患者中，PEEPi 的识别有两种方法。第一,当呼吸时间不足产生内源性 PEEPi,在下一次呼吸前流量曲线中的呼气流量不能回到 0。第二,在呼气末摒气阶段环路中的压力等于 PEEPi,来自于肺泡的 PEEPi 在通畅的气道中可以被测量到[74]。在有自主呼吸运动的患者中,呼气末摒气是不可能的,但是除外 PEEPi 在下次呼吸开始前呼吸末气流未恢复的 0 时的值。

PEEPi 会导致局部肺组织过度充气而产生死腔和在持续机械通气中会进一步增加呼吸肌做功。过度充气的肺泡可能会挤压更多的健康肺组织,使 V/Q 失衡。此外,PEEPi 增加了机械通气的患者触发做功。

不同的临床状态下机械通气的使用

为了提供充分的支持,同时减少 VILI 和其他并发症的发生,机械通气的目标必须得到权衡。特别是,需要可能产生损伤肺泡的压力、容量和过高的 O_2 时必须充分考虑供气的获益。为了达到这种状态,从过去二十年到现在关于气体交换的目标,为了防止肺损伤 pH 可以低至 7.15~7.20,动脉氧分压可以低至 55mmHg 都是可以接受的[52,60,75]。呼吸机参数设置提供至少满足上述气体交换的目标同时满足三个机械通气目标:①提供足够的 PEEP 来复张可复张肺泡;②避免呼气期末不必要的过度通气;③限制潮气量达到生理需求范围。这样就是将肺保护通气策略具体化。目前可以根据这种原则来指导治疗肺实质病变和阻塞性肺病[76-78]。

重要的是,同样的治疗原则也可以应用在非肺源性呼吸衰竭的治疗,越来越多的研究数据提示即使短时间的高气道压和高潮气量也会增加肺并发症的发生[79]。一些研究更强调越健康的肺可能更易发生肺损伤。

肺实质损伤

肺实质损伤包括肺泡腔和肺间质的病变。因肺泡实变、肺淤血和肺泡塌陷而发生的肺实质损伤会使气体交换障碍,引起通气分布不均,导致 V/Q 失调和肺内分流[19-23]。

一般来说,肺实质损伤会发生肺实变和肺潮气量降低。这种多样性对于机械通气策略的选择有比较大的影响。这是因为相对于发生病变的区域,送入肺内的气体更容易进入那些顺行性更好阻力更低的正常肺泡。给予和健康状态下相同的潮气量,气体更容易进入正常的肺区域,而导致局部过度充气的损伤。

实质性损伤也能影响到气道,特别是支气管和肺泡管。那些缩窄了和塌陷了的小气道能减少损伤区域局部的通气,导致局部塌陷和在恢复期囊肿形成。

频率和潮气量

对于肺实质损伤患者的频率和潮气量的设置应关注限制潮气量和吸气末延迟。几个临床试验认为减少延迟能够改善预后[49-52,80],也同样被(NIH)支持的 ARDS 试验网的研究数据所证实,使用机械通气 V_T 为 6ml/kg(IBW)组对比 12ml/kg(IBW)组能够降低 10% 的死亡率[52]。因此,最初的潮气量应设为 6ml/kg IBW[50,81]。此外,需要重点考虑的是如果吸气末平台压持续大于 $30cmH_2O$ 应当进一步下调设置[49-52]。

如果患者的平台压没超过 $30cmH_2O$ 而患者仍有呼吸不适和气体交换不良时需要考虑上调潮气量[49-52]。因而调整呼吸频率有助于控制 pH。与阻塞性肺病相比,当通气频率低于 35/min 时,肺实质损伤患者气体残留的可能性较低。在肺实质损伤的最初 24~48 小时,机械通气时是否使用神经肌肉阻滞药(neuromuscular blockade,NMB)一直存在争议。NMB 可以松弛呼吸肌群降低氧耗同时可以消除潜在的人机对抗。事实上,一项研究显示在低氧血症患者(氧合指数<120)中使用 NMB 4 小时死亡率有增加[82]。然而,如上所述,呼吸肌群停止工作 24 小时就有 VIDD 的危险,也会导致远期致残[35-37]。此外,NMB 经常与镇静药物一起使用。所以,一些权威专家还在争论机械通气早期是否使用 NMB 来辅助通气支持。

吸气时间和吸呼比

在肺损伤中吸呼比的设置需要考虑几个方面的问题。一般最初的常用吸呼比设置为 1:2 至 1:4。观察流量曲线来评估呼吸的同步性,保证足够的呼吸时间以避免塌陷。吸呼比大于 1:1 就是我们所说的反比呼吸(inverse-ratio ventilation,IRV)。在严重呼吸衰竭患者中,应用反比呼吸来增加 PEEP 以改善通气血流/比值[83,84]。获益机制是反比呼吸增加了吸入气体和残余气体在肺泡中的时间,增加了 PEEPi。反比通气的其中一个模式是气道压力释放通气模式(airway pressure release ventilation,APRV)[85-89]。APRV 模式在长时间压力控制呼吸中同时允许自主呼吸,增加了同步性,这个模式可能改善复张同时增加肺泡内气体的混合。

PEEP 和氧浓度

PEEP/氧浓度设置需要考虑呼吸力学和气体交换

需要来优化。从概念上来说，呼吸力学的目标是在压力-容积曲线上的上下拐点之间设置 PEEP[90]。最直接的机械方法是使用压力-容积曲线来设置 PEEP 和潮气量。这样就需要设计多种 VT/Pplat 的评估方法，也需要给患者较长时间的镇静甚至需要使用神经肌肉阻滞药。这种变化需要在低流量时测量，因为只有低流量（小于 10L/min）才能将气流相关的压力降到最小。在这种情况下单个动态回路接近真实静态压力容积关系[91]。重要的是，压力-容积法更关注充气项，事实上因为肺的滞后性，最佳的 PEEP 设置应该是来自放气项，这个点更难被曲线来确定。

另一种呼吸力学方法是通过 PEEP 的变化反映出的最佳的顺应性来确定 PEEP 的水平[92]。一种更简单的方法是在恒流呼吸时通过观察环路压力曲线来监测过度通气（曲线上升末期）或塌陷（曲线上升早期）[93]。食管压力测定也是很有帮助的，特别是在胸廓顺应性很差的情况下[11]。这种方法是通过在呼吸末确保跨肺压为正压这样使用 PEEP 能够保证在整个呼吸周期保持肺泡开放[94]。肺复张手法可以用来复张大多数的可复张肺泡，效果优于 PEEP。在临床可接

受的情况下尽量将氧浓度调低。

气体交换参数可以用来指导使用 PEEP，可以根据气体交换水平来确定调整 PEEP 和 FiO₂。需要注意的是 PEEP/FIO₂ 设置通常是经验性的，需考虑送气压力、动脉氧分压和氧浓度，也和医生对高胸腔压、高氧浓度和低氧分压的副作用认识有关。多数将 PEEP/FIO₂ 设置目标是中等水平的氧合状态（如：PO₂ 55 ~ 80mmHg 或 SpO₂ 88% ~ 95%），目前的方法倾向于二者分开，就是要么在氧浓度基础上优化 PEEP（高 PEEP），要么在 PEEP 基础上优化 FIO₂（低 PEEP）（表 25.3）。目前多个临床试验对比了在 ARDS 患者中使用高 PEEP 和低 PEEP 联合小潮气量/限制平台压的通气策略[95-97]。一篇 meta-分析综述了这些临床试验，对比了轻度 ARDS（PaO₂/FiO₂ > 200）和严重 ARDS（PaO₂/FiO₂ < 200），显示严重 ARDS 患者中高 PEEP 策略对改善临床死亡率有益，因而在严重 ARDS 中有反对使用低 PEEP 策略的趋势[98]。目前比较一致的观点是，对于肺广泛实变的严重 ARDS 患者高 PEEP 获益大于风险，与之相反的是对于肺实变不严重的 ARDS 患者高 PEEP 风险大于获益[58]。

表 25.3　PEEP-FiO₂ NIH ARDS 网

低 PEEP																
FiO₂	0.3	0.4	0.4	0.5	0.5	0.6	0.7	0.7	0.7	0.8	0.9	0.9	0.9	1.0	1.0	1.0	1.0
PEEP	5	5	8	8	10	10	10	12	14	14	14	16	18	18	20	22	24

高 PEEP																
FiO₂	0.3	0.3	0.4	0.4	0.5	0.5	0.6	0.6	0.7	0.8	0.8	0.9	1.0	1.0			
PEEP	12	14	14	16	16	18	18	20	20	20	22	22	22	24			

目标是 PaO₂ 55~80mmHg，平台压≤30cmH₂O

在传统肺保护性通气策略无效时的新的通气策略

当使用传统的肺保护性通气策略不能满足气体交换的目标时（如：平台压 > 35cmH₂O 和 FIO₂ > 0.6 ~ 0.7），需要考虑给予患者俯卧位机械通气。俯卧位通气能够改善肺内气体分布并降低有潜在危险的过高的呼吸机设置[99]。临床试验报道对于严重肺损伤患者（PaO₂/FiO₂ < 150）俯卧位通气每日大于 16 小时均有不同程度的临床获益[100]。

两种机械通气策略也可以考虑使用：APRV 和高频通气（HFV）。APRV（也叫双向通气，双水平通气和双水平气道正压）是上述 IRV 的一种形式。它可以在

肺充气阶段识别患者的吸气努力，以增加吸气末充气压，内源性 PEEP 能缩短呼气时相。APRV 的潜在优点是有较长的充气时相可以减缓肺泡充气并提高平均气道压而不增加潮气量或 PEEP（尽管 PEEPi 能缩短放气时相）。一些小规模的观察性临床研究证实 APRV 与传统控制通气模式相比，在进一步降低气道内压的情况下具有很好的气体交换[85]。在一些随机对照研究中发现 APRV 与肺保护性通气策略相比二者在主要终点上没有明显不同[87-89]。

HFV 是使用高频（成人 120 ~ 900/min）小潮气量（通常低于自身肺死腔容积，< 1ml/kg IBW）提供气体交换[101]。气体转运似乎是在非生理状态下发生，可能涉及的一些机制如泰勒离散，共轴流动和强化弥散。HFV 可能有双重的优点。第一，很小持续的循环肺泡

潮气量能够使过度通气最小化和防止肺塌陷。第二，较高的平均气道压能防止肺塌陷。在急性呼吸衰竭的婴儿和儿童中已经被大量临床应用所证实 HFV 能改善患者的长期肺功能[102,103]。在成人中应用的经验较少，但是 META-分析早期随机试验在成人呼吸衰竭中应用 HFV，患者预后可能获益[104]。然而，随后两项较大规模的研究针对这一问题也有相反的结论。在第一个试验显示 HFV 和传统肺保护性通气策略具有相同的死亡率[105]；另一项试验因为 HFV 增加了死亡率而提前终止了[106]。尽管如此，所有的临床试验都认为有一点是明确的，那就是当传统保护性肺通气策略无效时 HFV 能够很好地逆转病情（潜在获益>风险），HFV 的使用需要有经验的临床医生实施。

阻塞性疾病

气流受限产生的呼吸衰竭是气道阻力增加的直接结果。这样会导致两个重要的生理学改变。第一，提高的气道阻力会增加呼吸肌肉的负担，在无辅助通气支持的情况下会产生"呼吸泵衰竭"而影响气体交换。第二，因气道部分阻塞肺无法完全排气，因此产生内源性 PEEP（PEEPi）[74]。

气流阻塞恶化的情况下气体交换异常有以下几种情况。第一，尽管因为呼吸困难可能会出现短暂的通气增加，尤其是哮喘患者，在阻塞性肺病中进一步加重呼吸衰竭，因气流阻塞而吸气肌疲劳和分钟通气量降低成为特征。其结果就是高碳酸性呼吸衰竭。第二，局部的肺压缩和局部通气量降低产生 V/Q 失调加重低氧血症。此时呼吸衰竭的真正原因是气流梗阻而不是肺泡炎症和肺充血，分流和实质性肺损伤相比是个相对小的问题。第三，在一些患者中局部过度充气的肺组织伴随潜在的肺气肿的变化，导致肺泡毛细血管消失和死腔增加。这样无效通气会进一步促使吸气肌肉增加做功来满足充足的肺泡气体交换。肺气肿的组织回缩能力较差，这样又加重了肺内空气滞留。第四，缺氧的肺组织发生血管收缩伴随着慢性肺血管的改变加重右心室的负担，这种情况下肺内的血流进一步减少使死腔效应进一步增加。

频率和潮气量

频率和潮气量在阻塞性疾病的设置与肺实质损伤的关注点类似。尤其是，潮气量需要低一些（如：6ml/kg IBW）以确保平台压低于 30cmH$_2$O[49-52]。然而，在阻塞性疾病中临床医生需要注意高的气道峰压，甚至有时气道平台压在可接受的范围仍有可能出现过度充气的肺损伤。至于肺实质损伤，潮气量的需

要满足平台压的目标。潮气量增加可以加强气体交换和改善缺氧，而其上升不应超过 30cmH$_2$O[49-52]。通气频率常用来控制 pH。不同于肺实质疾病，升高的气道阻力（常为肺气肿的患者肺弹性回缩力降低）明显增加潜在气流停滞的危险，这样就限制了调节呼吸频率的空间。低通气和"允许性高碳酸"可能是更适合的方式来限制过高的 PEEPi 和肺过度充气。

吸气时间和吸呼比

阻塞性肺病的吸呼比设置应为尽可能减少气流停滞在肺内。因同样的原因，通常禁止使用 IRV 通气模式。

PEEP 和氧浓度 FIO$_2$

PEEP/FIO$_2$ 的设置在阻塞性肺病中的设置与肺实质疾病不同。在阻塞性肺病中，肺泡过度充气的问题比肺泡复张的问题更重要，所以通气策略更需要调节氧浓度来达到氧合目标而不是使用 PEEP。只有当阻塞性肺病患者的内源性 PEEPi 明显升高加重患者吸气阻力时才使用 PEEP 来对抗。在这种条件下，正确的使用 PEEP 能够对抗 PEEPi 来减轻患者吸气触发负担和优化吸气触发[107,108]。

严重气流阻塞时，低密度氦气可有助于改善通气氦/氧呼吸混合气体（heliox）一般采用 80：20，70：30 或 60：40 配比，可减少吸气努力……[109]

最后，需要注意的是在阻塞性肺病中无创机械通气被证明能够明显改善预后，避免气管插管和拔管过程[110]。无创机械通气的设置原则与有创机械通气的原则相同。

机械通气撤机过程

随着呼吸衰竭得到控制病情开始逆转，需要开始考虑逐步撤机的策略。不幸的是，大量的临床试验明确证实目前的评价/管理策略并非最优，导致相当一部分患者撤机延迟[110,111]。这种延迟直接导致增加了 ICU 住院时间，增加患者治疗费用，延长管路压力暴露时间，增加了感染风险。需要尝试积极的脱机策略，然而，一定要防止过早撤机的风险，需要保证气道通畅，避免呼吸肌疲劳。推荐基于临床证据的两个脱机步骤：

1. 需要评估准备脱机患者的情况：①患者肺损伤情况是否平稳/好转；②在低 PEEP/FIO$_2$ 支持状态下气体交换充分；③在未使用血管活性药物的状态下血流动力学稳定；④患者自主呼吸恢复。

2. 在这些患者中，给予自主呼吸试验（使用 T-管，CPAP 或压力支持为 5cmH$_2$O），时间为 30~120 分钟。

评价呼吸模式,气体交换,血流动力学和患者舒适度。患者如果通过这种测试后应当考虑撤机。

在患者经过自主呼吸试验(spontaneous breathing trial,SBT)后,需要评估是否能够拔出人工气道。还涉及患者的咳嗽能力,吸气频率,某种程度上的遵嘱能力[110]。然而在上气道损伤的患者中漏气试验不能够作为能够成功撤机拔管的预测因子。拔管失败率占所有插管的10%~20%。还有很多气道保护问题,因此有一部分拔管后需要再次插管。特别是慢性阻塞性肺病患者中拔管失败原因是因为拔管后呼吸肌的负荷过重而失代偿,所以这类患者需要无创机械通气来过渡[112,113]。

SBT 试验失败的患者,应当给予提供平稳而舒适的呼吸支持水平直到下一次 SBT 开始前[110]。在这一时期当患者还没有恢复到撤机条件时频繁的降低通气支持只会增加患者呼吸肌的负担,增加患者呼吸肌疲劳的风险。需要每日评价 SBT 的条件[110,111]。积极的减轻镇静策略会加快脱机进程[114]。事实上,有一些提倡"自主唤醒试验"联合 SBTs,但是并不清楚是否这种方法优于目标镇静策略[115]。每日 SBTs 评价 3~5 天都失败,之后的SBTs 应当适当推迟,直到潜在的肺损伤明显好转。

结论

机械通气是一项重要的生命支持手段,在世界范围内广泛使用。充分理解气道压力和呼吸系统气流和患者自主呼吸之间的关系对于充分利用机械通气手段是十分重要的。近年来,对呼吸机相关肺损伤理解的加深,重新评价了平衡充分送气和高胸腔内压,大潮气量,高吸入氧浓度之间的关系。肺部保护性通气策略就是基于此的机械通气方法。面临的其他重要的临床挑战包括如何更好地协调人机交互作用而减轻患者不适感/减少镇静药应用,使用确保患者快速脱机的策略。

（范震 译,胡才宝、王虎林 校）

参考文献

1. MacIntyre NR. Mechanical ventilation: the next 50 years. Respir Care. 1998;43:490–3.
2. Mushin M, Rendell-Baker W, Thompson PW, Mapleson WW. Automatic ventilation of the lungs. Oxford: Blackwell; 1980. p. 62–160.
3. American Society for Testing and Materials. Standards specifications for ventilators intended for use in critical care (ASTM Standards No. 36). Philadelphia: American Society for Testing and Materials; 1991. p. 1123–55.
4. Chatburn RL, Branson RD. Classification of mechanical ventilators. In: MacIntyre NR, Branson RD, editors. Mechanical ventilation. 2nd ed. St. Louis: Saunders Elsevier; 2009. p. 1–49.
5. American Association for Respiratory Care Consensus Group. Essentials of mechanical ventilators. Respir Care. 1992;37: 1000–8.
6. Sassoon CSH. Mechanical ventilator design and function: the trigger variable. Respir Care. 1992;37:1056–69.
7. Branson RD. Humidification and aerosol therapy. In: MacIntyre NR, Branson RD, editors. Mechanical ventilation. 2nd ed. St. Louis: Saunders Elsevier; 2009. p. 111–24.
8. Hill NS, Brennan J, Garpestad E, Nava S. Noninvasive ventilation in acute respiratory failure. Crit Care Med. 2007;35:2402–7.
9. Dhand R, Guntur VP. How best to deliver aerosol medications to mechanically ventilated patients. Clin Chest Med. 2008;29:277–96.
10. Marini JJ. What derived variables should be monitored during mechanical ventilation? Respir Care. 1992;37:1097–107.
11. Brander L, Ranieri VM, Slutsky AS. Esophageal and transpulmonary pressure help optimize mechanical ventilation in patients with acute lung injury. Crit Care Med. 2006;34:1556–8.
12. MacIntyre NR. Ventilator monitors and displays. In: MacIntyre NR, Branson RD, editors. Mechanical ventilation. 2nd ed. St. Louis: Saunders Elsevier; 2009. p. 146–58.
13. Truwit JD, Marini JJ. Evaluation of thoracic mechanics in the ventilated patient. Part I: primary measurements. J Crit Care. 1988;3:133–50.
14. Truwit JD, Marini JJ. Evaluation of thoracic mechanics in the ventilated patient. Part II: applied mechanics. J Crit Care. 1988;3:192–213.
15. Ranieri VM, Brienza N, Santostasi S, Puntillo F, Mascia L, Vitale N, et al. Impairment of lung and chest wall mechanics in patients with acute respiratory distress syndrome: role of abdominal distension. Am J Respir Crit Care Med. 1997;156:1082–91.
16. Chiumello D, Carlesso E, Cadringher P, Caironi P, Valenza F, Polli F, et al. Lung stress and strain during mechanical ventilation for acute respiratory distress syndrome. Am J Respir Crit Care Med. 2008;178:346–55.
17. Macklem PT. Relationship between lung mechanics and ventilation distribution. Physiology. 1973;16:580–8.
18. Mili-Emili J, Henderson JA, Dolovich MB, Trop D, Kaneko K. Regional distribution of inhaled gas in the lung. J Appl Physiol. 1966;21:749–59.
19. Pratt PC. Pathology of the adult respiratory distress syndrome. In: Thurlbeck WM, Ael MR, editors. The lung: structure, function and disease. Baltimore: Williams & Wilkins; 1978. p. 43–57.
20. Kacmarek RM, Pierson DJ. AARC conference on positive end expiratory pressure. Respir Care. 1988;33:419–527.
21. Gattinoni L, Pesenti A, Baglioni S, Vitale G, Rivolta M, Pelosi P. Inflammatory pulmonary edema and positive end-expiratory pressure: correlations between imaging and physiologic studies. J Thorac Imaging. 1988;3:59–64.
22. Gattinoni L, Pelosi P, Crotti S, Valenza F. Effects of positive end expiratory pressure on regional distribution of tidal volume and recruitment in adult respiratory distress syndrome. Am J Respir Crit Care Med. 1995;151:1807–14.
23. Gattinoni L, Caironi P, Cressoni M, Chiumello D, Ranieri VM, Quintel M, et al. Lung recruitment in patients with the acute respiratory distress syndrome. N Engl J Med. 2006;354:1775–86.
24. Lim SC, Adams AB, Simonson DA, Dries DJ, Broccard AF, Hotchkiss JR, et al. Intercomparison of recruitment maneuver efficacy in three models of acute lung injury. Crit Care Med. 2004;32:2371–7.
25. Armstrong BW, MacIntyre NR. Pressure controlled inverse ratio ventilation that avoids air trapping in adult respiratory distress syndrome. Crit Care Med. 1995;23:279–85.
26. Webb HJH, Tierney DF. Experimental pulmonary edema due to intermittent positive pressure ventilation with high inflation pressures. Protection by positive end-expiratory pressure. Am Rev Respir Dis. 1974;110:556–65.
27. Manzano F, Fernandez-Mondejar E, Colmenero M, Poyatos ME,

Rivera R, Machado J, et al. Positive end expiratory pressure reduces incidence of ventilator-associated pneumonia in nonhypoxemic patients. Crit Care Med. 2008;36:2225–31.

28. Wyszogrodski I, Kyei-Aboagye K, Taaeusch Jr HW, Avery ME. Surfactant inactivation by hyperventilation: conservation by end-expiratory pressure. J Appl Physiol. 1975;38:461–6.

29. Grasso S, Stripoli T, De Michele M, Bruno F, Moschetta M, Angelelli G, et al. ARDSnet ventilatory protocol and alveolar hyperinflation: role of positive end-expiratory pressure. Am J Respir Crit Care Med. 2007;176:761–7.

30. Ferragni PP, Rosbosh G, Tealdi A, Corno E, Menaldo E, Davini O, et al. Tidal hyperinflation during low tidal volume ventilation in acute respiratory distress syndrome. Am J Respir Crit Care Med. 2007;175:160–6.

31. MacIntyre NR, Leatherman NE. Mechanical loads on the ventilatory muscles. Am Rev Respir Dis. 1989;139:968–73.

32. McGregor M, Bechlake MR. The relationship of oxygen cost of breathing to mechanical work and respiratory force. J Clin Invest. 1961;40:971–80.

33. Bellemare F, Grassino A. Effect of pressure and timing of contraction on human diaphragm fatigue. J Appl Physiol Respir Environ Exerc Physiol. 1982;53:1190–5.

34. American Thoracic Society and European Respiratory Society. Skeletal muscle dysfunction in chronic obstructive pulmonary disease: a statement of the American Thoracic Society and European Respiratory Society. Am J Respir Crit Care Med. 1999;159:S1–40.

35. Vassilakopoulos T, Petrof BJ. Ventilator induced diaphragmatic dysfunction. Am J Respir Crit Care Med. 2004;169:336–41.

36. Levine S, Nguyen T, Taylor N, Friscia ME, Budak MT, Rothenberg P, et al. Rapid disuse atrophy of diaphragm fibers in mechanically ventilated humans. N Engl J Med. 2008;358:1327–35.

37. Anzueto A, Peters JI, Tobin MJ, de los Santos R, Seidenfeld JJ, Moore G, et al. Effects of prolonged controlled mechanical ventilation on diaphragmatic function in healthy adult baboons. Crit Care Med. 1997;25:1187–90.

38. Marini JJ, Culver BH, Butler J. Mechanical effect of lung inflation with positive pressure on cardiac function. Am Rev Respir Dis. 1979;124:382–6.

39. Scharf SM, Caldini P, Ingram Jr RH. Cardiovascular effects of increasing airway pressure in the dog. Am J Physiol. 1977;2 32:H35–43.

40. Pinsky MR, Guimond JG. The effects of positive end-expiratory pressure on heart-lung interactions. J Crit Care. 1991;6:1–15.

41. Pinsky MR, Summer WR, Wise RA, Permutt S, Bromberger Barnea B. Augmentation of cardiac function by elevation of intrathoracic pressure. J Appl Physiol Respir Environ Exerc Physiol. 1983;54:950–5.

42. Lemaire F, Teboul JL, Cinotti L, Giotto G, Abrouk F, Steg G, et al. Acute left ventricular dysfunction during unsuccessful weaning from mechanical ventilation. Anesthesiology. 1988;69:171–9.

43. Gilstrap D, MacIntyre NR. Patient-ventilator interactions. Implications for clinical management. Am J Respir Crit Care Med. 2013;188:1058–68.

44. Hansen-Flaschen J, Brazinsky S, Bassles C, Lanken PV. Use of sedating drugs and neuromuscular blockade in patients requiring mechanical ventilation for respiratory failure. A national survey. JAMA. 1991;266:2870–5.

45. Anzueto A, Frutos-Vivar F, Esteban A, Alía I, Brochard L, Stewart T, et al. Incidence, risk factors and outcome of barotrauma in mechanically ventilated patients. Intensive Care Med. 2004; 30:612–9.

46. Kolobow T, Morentti MP, Fumagalli R, Mascheroni D, Prato P, Chen V, et al. Severe impairment in lung function induced by high peak airway pressures during mechanical ventilation. An experimental study. Am Rev Respir Dis. 1987;135:312–5.

47. Dreyfuss D, Savmon G. Ventilator induced lung injury: lessons from experimental studies. Am J Respir Crit Care Med. 1998;157:294–323.

48. Tremblay LN, Slutsky AS. Ventilator-induced lung injury: from the bench to the bedside. Intensive Care Med. 2006;32:24–33.

49. Jia X, Malhotra A, Saeed M, Mark RG, Talmor D. Risk factors for ARDS in patients receiving mechanical ventilation for >48 h. Chest. 2008;133:853–61.

50. Yilmaz M, Keegan MT, Iscimen R, Afessa B, Buck CF, Hubmayr RD, Gajic O. Toward the prevention of acute lung injury: protocol-guided limitation of large tidal volume ventilation and inappropriate transfusion. Crit Care Med. 2007;35:1660–6.

51. Villar J, Kacmarek RM, Perez-Mendez L, Aguirre-Jaime A. A high positive end-expiratory pressure, low tidal volume ventilatory strategy improves outcome in persistent acute respiratory distress syndrome: a randomized, controlled trial. Crit Care Med. 2006;34:1311–8.

52. The Acute Respiratory Distress Syndrome Network. Ventilation with lower tidal volumes as compared with traditional tidal volumes for acute lung injury and the acute respiratory distress syndrome. N Engl J Med. 2000; 342:1301–8.

53. Vaporidi K, Voloudakis G, Priniannakis G, Kondili E, Koutsopoulos A, Tsatsanis C, et al. Effects of respiratory rate on ventilator-induced lung injury at a constant $PaCO_2$ in a mouse model of normal lung. Crit Care Med. 2008;36:1277–83.

54. Rich BR, Reickert CA, Sawada S, Awad SS, Lynch WR, Johnson KJ, et al. Effect of rate and inspiratory flow on ventilator induced lung injury. J Trauma. 2000;49:903–11.

55. Crotti S, Mascheroni D, Caironi P, Pelosi P, Ronzoni G, Mondino M, et al. Recruitment and derecruitment during acute respiratory failure: a clinical study. Am J Respir Crit Care Med. 2001;164:131–40.

56. Rimensberger PC, Prisine G, Mullen BM, Cox PN, Slutsky AS. Lung recruitment during small tidal volume ventilation allows minimal positive end expiratory pressure without augmenting lung injury. Crit Care Med. 1999;27:1940–5.

57. Marini JJ, Hotchkiss JR, Broccard AF. Bench-to-bedside review: microvascular and airspace linkage in ventilator-induced lung injury. Crit Care. 2003;7:435–44.

58. Vieira SR, Puybasset L, Lu Q, Richecoeur J, Cluzel P, Coriat P, et al. A scanographic assessment of pulmonary morphology in acute lung injury. Significance of the lower inflection point detected on the lung pressure-volume curve. Am J Respir Crit Care Med. 1999;159:1612–23.

59. MacIntyre NR. Supporting oxygenation in acute respiratory failure. Respir Care. 2013;58:142–50.

60. Ijland MM, Heunks LM, van der Hoeven JG. Bench-to-bedside review: hypercapnic acidosis in lung injury – from 'permissive' to 'therapeutic'. Crit Care. 2010;14:137.

61. Tremblay L, Valenza F, Ribiero SP, Li J, Slutsky AS. Injurious ventilatory strategies increase cytokines and C-fos mRNA expression in an isolated rat lung model. J Clin Invest. 1997;99:944–52.

62. Ranieri VM, Suter PM, Totorella C, De Tullio R, Dayer JM, Brienza A, et al. Effect of mechanical ventilation on inflammatory mediators in patients with acute respiratory distress syndrome: a randomized controlled trial. JAMA. 1999;282:54–61.

63. Nahum A, Hoyt J, Schmitz L, Moody J, Shapiro R, Marini JJ. Effect of mechanical ventilation strategy on dissemination of intratracheally instilled E. coli in dogs. Crit Care Med. 1997;25: 1733–43.

64. Jenkinson SG. Oxygen toxicity. New Horiz. 1993;1:504–11.

65. Rachmale S, Li G, Wilson G, Malinchoc M, Gajic O. Practice of excessive F(IO(2)) and effect on pulmonary outcomes in mechanically ventilated patients with acute lung injury. Respir Care. 2012;57:1887–93.

66. Budinger GR, Mutlu GM. Balancing the risks and benefits of oxygen therapy in critically Ill adults. Chest. 2013;143:1151–62.

67. Tejerina E, Frutos-Vivar F, Restrepo MI, Anzueto A, Abroug F, Palizas F, et al. Incidence, risk factors, and outcome of ventilator-associated pneumonia. J Crit Care. 2006;21:56–65.

68. Collard HR, Saint S, Matthay M. Prevention of ventilator-associated pneumonia: an evidence-based systematic review. Ann Intern Med. 2003;138:494–501.

69. Dodek P, Keenan S, Cook D, Heyland D, Jacka M, Hand L, et al.

Evidence-based clinical practice guideline for the prevention of ventilator-associated pneumonia. Ann Intern Med. 2004;141: 305–13.

70. Nachtigall I, Tamarkin A, Tafelski S, Deja M, Halle E, Gastmeier P, et al. Impact of adherence to standard operating procedures for pneumonia on outcome of intensive care unit patients. Crit Care Med. 2009;37:159–66.

71. Pinciroli R, Mietto C, Berra L. Respiratory therapy device modifications to prevent ventilator-associated pneumonia. Curr Opin Infect Dis. 2013;26:175–83.

72. Palmer LB, Smaldone GC, Chen JJ, Baram D, Duan T, Monteforte M, et al. Aerosolized antibiotics and ventilator-associated tracheobronchitis in the intensive care unit. Crit Care Med. 2008;36: 2008–13.

73. Epstein SK. How often does patient-ventilatory asynchrony occur and what are the consequences? Respir Care. 2011;56:25–38.

74. Marini JJ, Crooke 3rd PS. A general mathematical model for respiratory dynamics relevant to the clinical setting. Am Rev Respir Dis. 1993;147:14–24.

75. Hickling KG, Walsh J, Henderson S, Jackson R. Low mortality rate in adult respiratory distress syndrome using low-volume, pressure-limited ventilation with permissive hypercapnia: a prospective study. Crit Care Med. 1994;22:1568–78.

76. MacIntyre NR. Is there a best way to set the tidal volume for mechanical ventilatory support? Clin Chest Med. 2008;29: 225–31.

77. Checkley W, Brower R, Korpak A, Thompson BT. Effects of a clinical trial on mechanical ventilation practices in patients with acute lung injury. Am J Respir Crit Care Med. 2008;177:1215–22.

78. Esteban A, Ferguson ND, Meade MO, Fruto-Vivar F, Apeztegula C, Brochard L, et al. Evolution of mechanical ventilation in response to clinical research. Am J Respir Crit Care Med. 2008; 177:170–7.

79. Futier E, Constantin J, Paugam-Burtz C, Pascal J, Eurin M, Neuschwander A, et al. A trial of intraoperative low-tidal-volume ventilation in abdominal surgery. N Engl J Med. 2013;369:428–37.

80. Amato MB, Barbas CSV, Medievos DM, Magaldi RB, Schettino GP, Lorenzi-Filho G, et al. Effect of a protective ventilation strategy on mortality in the acute respiratory distress syndrome. N Engl J Med. 1998;338:347–54.

81. Cooke CR, Kahn JM, Watkins TR, Hudsone LD, Rubenfeld GD. Cost effectiveness of implementing low tidal volume ventilation in patients with acute lung injury. Chest. 2009;136:79–88.

82. Papazian L, Forel JM, Gacouin A, Penot-Ragon C, Perrin G, Loundou A, et al. Neuromuscular blockers in early acute respiratory distress syndrome. N Engl J Med. 2010;363:1107–16.

83. Cole AGH, Weller SF, Sykes MD. Inverse ratio ventilation compared with PEEP in adult respiratory failure. Intensive Care Med. 1984;10:227–32.

84. Tharratt RS, Allen RP, Albertson TE. Pressure controlled inverse ratio ventilation in severe adult respiratory failure. Chest. 1988;94: 755–62.

85. Habashi NM. Other approaches to open-lung ventilation: airway pressure release ventilation. Crit Care Med. 2005;33:S228–40.

86. Putensen C, Zech S, Wrigge H, Zinserling J, Stuber F, Von Spiegel T, et al. Long term effects of spontaneous breathing during ventilatory support in patients with acute lung injury. Am J Respir Crit Care Med. 2001;164:43–9.

87. Varpula T, Valta P, Niemi R, Takkunen O, Hynynen M, Pettila VV. Airway pressure release ventilation as a primary ventilatory mode in acute respiratory distress syndrome. Acta Anaesthesiol Scand. 2004;48:722–31.

88. Maxwell RA, Green JM, Waldrop J, Dart BW, Smith PW, Brooks D, et al. A randomized prospective trial of airway pressure release ventilation and low tidal volume ventilation in adult trauma patients with acute respiratory failure. J Trauma. 2010;69:501–10.

89. González M, Arroliga AC, Frutos-Vivar F, Raymondos K, Esteban A, Putensen C, et al. Airway pressure release ventilation versus assist-control ventilation: a comparative propensity score and international cohort study. Intensive Care Med. 2010;36:817–27.

90. Ranieri VM, Giuliani R, Fiore T, Dambrosio M, Milic-Emili J. Volume-pressure curve of the respiratory system predicts effects of PEEP in ARDS: "Occlusion" versus "constant flow" technique. Am J Respir Crit Care Med. 1994;149:19–27.

91. Putensen C, Bain M, Hormann C. Selecting ventilator settings according to the variables derived from the quasi static pressure volume relationship in patients with acute lung injury. Anesth Analg. 1993;77:436–47.

92. Suter PM, Fairley HB, Isenberg MD. Optimal end expiratory pressure in patients with acute pulmonary failure. N Engl J Med. 1975;292:284–9.

93. Grasso S, Terragni P, Mascia L, Fanelli V, Quintel M, Herrmann P, et al. Airway pressure-time curve profile (stress index) detects tidal recruitment/hyperinflation in experimental acute lung injury. Crit Care Med. 2004;32:1018–27.

94. Talmor D, Sarge T, Malhotra A, O'Donnell CR, Ritz R, Lisbon A, et al. Mechanical ventilation guided by esophageal pressure in acute lung injury. N Engl J Med. 2008;359:2095–104.

95. Meade MO, Cook DJ, Guyatt GH, Slutsky AS, Arabi YM, Cooper DJ, et al. Ventilation strategy using low tidal volumes, recruitment maneuvers, and high positive end-expiratory pressure for acute lung injury and acute respiratory distress syndrome: a randomized controlled trial. JAMA. 2008;299:637–45.

96. Mercat A, Richard JC, Vielle B, Jaber S, Osman D, Diehl JL, et al. Positive end-expiratory pressure setting in adults with acute lung injury and acute respiratory distress syndrome: a randomized controlled trial. JAMA. 2008;299:646–55.

97. Brower RG, Lanken PN, MacIntyre N, Matthay MA, Morris A, Ancukiewicz M, et al. Higher versus lower positive end-expiratory pressures in patients with the acute respiratory distress syndrome. N Engl J Med. 2004;351:327–36.

98. Briel M, Meade M, Mercat A, Brower RG, Talmor D, Walter SD, et al. Higher vs lower positive end-expiratory pressure in patients with acute lung injury and acute respiratory distress syndrome: systematic review and meta-analysis. JAMA. 2010;303:865–73.

99. Albert RK. Prone ventilation. Clin Chest Med. 2000;21:511–7.

100. Guerin C, Reignier J, Richard JC, Beuret P, Gacouin A, Boulain T, et al. Prone positioning in severe acute respiratory distress. N Engl J Med. 2013;368:2159–68.

101. Froese AB. High frequency oscillatory ventilation for ARDS: let's get it right this time. Crit Care Med. 1997;25:906–8.

102. Bollen CW, Uiterwal SPM, van Vught AJ. Cumulative meta analysis of high frequency vs conventional ventilation in premature neonates. Am J Respir Crit Care Med. 2003;168:1150–5.

103. Courtney SE, Durand DJ, Asselin JM, Hudak ML, Aschner JL, Shoemaker CT, et al. High frequency oscillatory ventilation vs conventional mechanical ventilation for very low birth weight infants. N Engl J Med. 2002;347:643–52.

104. Sud S, Sud M, Friedrich JO, Meade MO, Ferguson ND, Wunsch H, et al. High frequency oscillation in patients with acute lung injury and acute respiratory distress syndrome (ARDS): systematic review and meta-analysis. BMJ. 2010;340:c2327.

105. Young D, Lamb SE, Shah S, MacKenzie I, Tunnicliffe W, Lall R, et al. High-frequency oscillation for acute respiratory distress syndrome. N Engl J Med. 2013;368:806–13.

106. Ferguson ND, Cook DJ, Guyatt GH, Mehta S, Hand L, Austin P, et al. High-frequency oscillation in early acute respiratory distress syndrome. N Engl J Med. 2013;368(9):806–13.

107. Petrof BJ, Legare M, Goldberg P, Milic-Emili J, Gottfried SB. Continuous positive airway pressure reduces work of breathing and dyspnea during weaning from mechanical ventilation in severe chronic obstructive pulmonary disease. Am Rev Respir Dis. 1990;141:281–9.

108. MacIntyre NR, McConnell R, Cheng KC. Applied PEEP during pressure support reduces the inspiratory threshold load of intrinsic PEEP. Chest. 1997;111:188–93.

109. Hurford WE, Cheifetz IM. Respiratory controversies in the critical care setting: should heliox be used for mechanically ventilated patients? Respir Care. 2007;52:582–91.

110. ACCP/AARC/SCCM Task Force. Evidence based guidelines for weaning and discontinuing mechanical ventilatory support. Chest. 2001;120 (also in Respir Care. 2002;47:20–35.).

111. Peñuelas O, Frutos-Vivar F, Fernández C, Anzueto A, Epstein SK, Apezteguía C, et al. Characteristics and outcomes of ventilated patients according to time to liberation from mechanical ventilation. Am J Respir Crit Care Med. 2011;184:430–7.

112. Ferrer M. Non-invasive ventilation in the weaning process. Minerva Anestesiol. 2008;74:311–4.

113. Nava S, Gregoretti C, Fanfulla F, Squadrone E, Grassi M, Carlucci A, et al. Noninvasive ventilation to prevent respiratory failure after extubation in high-risk patients. Crit Care Med. 2005;33:2465–70.

114. Girard TD, Kress JP, Fuchs BD, Thomason JW, Schweickert WD, Pun BT, et al. Efficacy and safety of a paired sedation and ventilator weaning protocol for mechanically ventilated patients in intensive care (awakening and breathing controlled trial): a randomized controlled trial. Lancet. 2008;371:126–34.

115. Mehta S, Burry L, Cook D, Fergusson D, Steinberg M, Granton J, et al. Daily sedation interruption in mechanically ventilated critically ill patients cared for with a sedation protocol: a randomized controlled trial. JAMA. 2012;308:1985–92.

第二十六章　脂　肪　栓　塞

John M. O'Donnell

1861 年 Zenker[1]报道了人类第一例脂肪栓塞,来自一名腹部致命伤伴多发骨折的铁路工人,考虑脂肪栓子来源于伤后撕裂的胃部。12 年后, Von Bergmann[2]临床诊断一名股骨骨折的患者为脂肪栓塞综合征(fat embolism syndrome,FES)。1875 年 Czerny[3]研究脂肪栓塞与脑部症状的相关性。多数 FES 的患者有外伤史或骨科手术史,但是与患者长时间接受医疗也有一定联系[4-25](表 26.1)。

表 26.1　FES 相关的医疗条件

糖尿病[4]	软组织感染[15]
结缔组织疾病[5]	镰状细胞疾病[16]
烧伤[6]	肾移植[17]
淋巴管造影剂[7]	骨髓移植[18]
肠内营养[8]	抽脂术[19]
高剂量皮质类固醇治疗[9]	减压病[20]
骨髓炎[10]	自体输血[21]
妊娠脂肪肝[11]	四氯化碳注射[21]
心肺复苏术[12]	化疗[22]
心肺分流术[13]	酒精性脂肪肝[23]
胰腺炎[14]	硅胶注射[24]
	动物咬伤[25]

流行病学

Sevitt[26]指出"肺脂肪栓塞是一种病理状态而不是疾病"。脂肪栓塞在临床上比较常见,但是临床综合征发生率较低,这一观点获得多数权威人士的认同。超过 90% 的多发伤患者可发生脂肪栓塞[15,27,28]。对朝鲜战争中牺牲的 110 名战士进行尸检研究发现,90%以上发现肺脂肪栓子,但仅 19% 具有临床意义[29]。Eriksson[30]对 50 名死亡患者进行尸检,发现 82%(23/34)的创伤患者和 63%(10/16)的非创伤患者中有脂肪栓塞的证据。关于 FES 的确切发病率仍存在争议,但普遍认为只有少数脂肪栓塞的患者会进一步发展为 FES,仅发生于少数长骨骨折(<3.5%、双侧/多发骨折<10%的患者中[15,31,32])。下肢骨科手术,特别是髋

关节和膝关节置换术和股骨髓内钉术,可能发生 FES,因为髓腔内的压力可高达 1 000mmHg[21,22]。Christie[33]利用术中经食管超声心动图对 110 例进行髓内扩张术的骨科患者研究后发现,心脏内的脂肪滴和凝血栓子的发生率约为 88%(97/110)。但 Taviloglu[34]表示无法将脂肪栓塞的超声心动图证据与 FES 相关联。FES 在闭合骨折伤中的发生率高于开放性骨折,这可能是骨髓含量的释放和与开放性伤口有关的骨折血肿压力的结果[21,35]。FES 好发于 10~30岁,这可能与这一人群中长骨骨折的发生率增加有关。Gossling 和 Pellegrini[36]发现,在儿童中 FES 的临床表现要比成年患者低 100 倍。可能由于儿童骨骼发育不成熟,特征是脂肪含量较低,骨髓中游离脂肪酸的含量较少[17,36]。有一些证据表明,儿童骨髓中的棕榈酸酯和硬脂脂肪不易形成栓子,不同于年长病人[15]。

发病机制

近 80 年来,脂肪栓子的来源一直困扰着研究人员。更适合骨科病人的力学理论认为,长骨骨折或手术操作导致髓内压增高和髓窦破裂。骨髓脂肪滴通过破裂的血管入血,然后被运送到肺血管床沉积和截留,堵塞小毛细血管[15,37];创伤导致凝血活酶释放,诱导血小板异常聚集于脂肪表面、加速凝血级联反应,导致凝血时间延长及血小板减低[38]。

从生物学上分为两类:阻塞性和细胞毒性。阻塞性机制基于脂蛋白不稳定性、与巨球蛋白结合能力。它支持 C 反应蛋白(C-reactive protein,CRP)作为一种急性期生物标记物的观点,认为其在急性期疾病和损伤时可见明显升高,并可引发乳糜微粒的钙依赖性凝集,低密度脂蛋白,中性脂肪乳剂脂质体,导致栓塞[39]。细胞毒性理论认为,在创伤或疾病时,儿茶酚胺和炎症介质的释放会导致骨髓、软组织中的血清游离脂肪酸流向血管内,从而在肺、大脑、肾脏和皮肤的沉积[15]。这一机制似乎不太可能,因为 Barie 和他的同事们[40]证明,游离脂肪酸实际上是由白蛋白结合并

通过血液和淋巴管运输的。尽管这两种机制都可能在 FES 的发生发展中发挥作用，但为什么具有相似创伤或疾病的患者部分会发展成 FES，而另一些却没有，这仍然是个谜。

病理生理学

　　尽管关于肺脂肪起源的争论不断，但大多数研究者认为主要的病理生理机制是微血管阻塞，血小板和纤维蛋白黏附在脂肪栓子形成阻塞性栓塞[21,41,42]。肺脂肪酶将中性脂肪水解为无毒脂肪酸和甘油，导致内皮损伤、表面活性剂失活和毛细血管渗漏。血小板减少和降解导致血清素和各种白三烯的释放。肺实质损伤可引起组胺和其他介质释放，加重血管内皮损伤，继而引起肺血管痉挛和支气管痉挛。肺泡萎陷、充血性肺不张、依从性差和肺内分流增加导致难治性低氧血症和呼吸困难。如果血管没有代偿性舒张，可形成肺动脉高压，并为靶器官栓塞奠定基础。虽然许多研究人员将系统性栓塞归结为右向左分流导致的肺动脉高压，（例如卵圆孔未闭）。Byrick[43]等发现，血管内脂肪的流动性和变形能力使其在没有解剖基础的情况下穿越肺血管，形成栓塞。关于脑功能障碍的病理生理学的争论仍在继续。曾经一度认为神经系统表现仅仅是因为动脉性低氧血症或弥漫性脑水肿的观点已经过时。

　　关于临床脑脂肪栓塞患者的尸检组织学研究，描述了在基底节、丘脑、脑干、脑半球和小脑深层白质的多发性小梗死灶，提示局灶性缺血性损伤[13,44,45]。尽管缺乏临床证据证明肾脏功能障碍，但肾脏是缺血时受损最严重的器官之一。这很可能是因为滤过性肾小球，它将脂肪小球浓缩成小而密集的体积，导致微梗死[46]。皮肤损伤也被认为是与毛细血管扩张和内皮脆性有关的微梗的结果[47]。脂肪栓塞发病倾向于上身可能与血清中脂肪的浮力有关[21]。因此，脂肪栓塞导致的器官功能障碍是由于栓塞的微粒脂肪与聚集的细胞血液成分撞击，释放介质，导致毛细血管循环的破裂，随后周围组织缺血性溶解[48]。

临床表现

　　起病症状为双向性。急性爆发性 FES 较少见，在多发伤者中的特点：伴有突发的呼吸功能不全，肺心病，昏迷，心肺衰竭和死亡[49]。然而更多的临床表现较隐匿，以肺、脑和皮肤的表现最为显著。Sevitt[50]

研究 100 名 FES 患者，其中 25 例在受伤后的第一个 12 小时出现症状，75 例在 36 小时内出现症状，85 例在 48 小时出现临床证据。脂肪栓塞的某些特征可能有助于早期诊断。其中超过 75% 的患者表现为呼吸功能不全[17]，超过 90% 的患者表现为动脉低氧血症[51]。临床症状往往是突发，以呼吸困难为特征，其次是乏力、躁动和定向障碍。病人可能好斗且难以管理，他们通常高代谢，呼吸急促伴发绀。根据 Muller[48]等的研究，发热作为持续性临床症状是脑部紫癜的直接后果，是体温调节中枢失调的后果。肺的听诊可见弥漫性啰音、喘息，偶尔有胸膜摩擦音。临床上 FES 患者全部神经系统症状往往迟发于呼吸功能不全[17]，而神经系统的临床表现可早于肺功能不全，偶尔也能

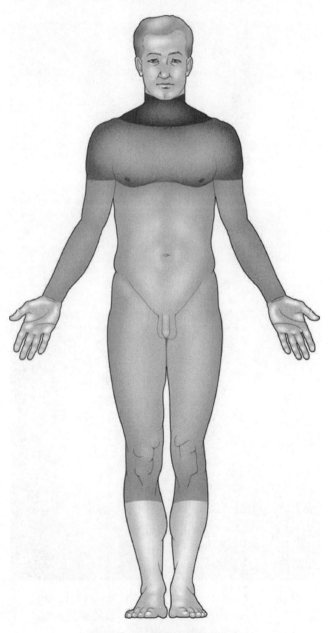

图 26.1　FES 相关的瘀点分布

作为 FES 的唯一临床表现[52,53]。精神状况恶化通常是神经系统进一步受累的证据,包括长期追踪信号,去大脑强直,癫痫。少尿症并不少见,尽管部分病人表现出明显的健康状况,也可能发生尿失禁[54]。在30%~60% 的患者中[49,50],通常第二或第三天出现典型皮疹,常见于上胸部的瘀点及颈部和腋窝褶的根部(图 26.1)。皮疹往往比较短暂,检查中容易被忽略[21,54]。典型的颊部和结膜的瘀点具有标志性,下唇和下眼睑较易识别(图 26.2)。检眼镜下检查显示多达 50% 的患者表现为分泌物、水肿斑块、棉毛斑点、瘀斑出血和血管内脂肪球[55]。钝性胸部创伤和脂肪栓塞的患者可能表现出类似的视网膜病变,即 Purtscher 视网膜病变[56](图 26.3)。

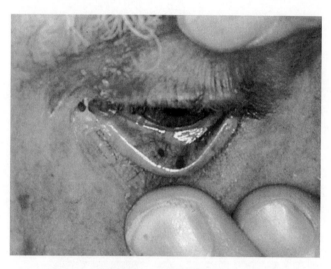

图 26.2　FES 的结膜瘀点

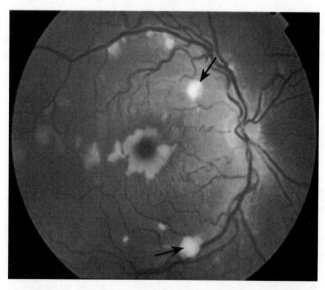

图 26.3　眼底照片显示棉絮状瘀点(黑色箭头)。黄斑水肿及与 Purtscher's 视网膜病变一致的浅表出血区域。—2015 年美国胸科学会版权所有

实验室检查

实验室研究可以支持 FES 诊断但没有病理学证据。肺泡出血和轻度溶血可能导致血红蛋白浓度的急剧下降[21]。血小板和纤维蛋白原下降,凝血异常相关的研究并不少见,但很少导致出血[57]。Prakash[58]测得 48 例创伤患者白细胞介素 6(interleukin-6,IL-6)水平,发现 IL-6 升高与 FES 的发展预后有直接相关性。纤维蛋白原是一种急性期反应物,通常在 3~4 天后反弹。血清钙离子水平可见下降,血清甘油三酯、胆固醇和脂肪酶的浓度变化与 FES 没有关联[57]。连续的动脉血气分析表现为顽固性低氧血症和呼吸性碱中毒。心电图常显示窦性心动过速和非特异性 ST-T 波改变[21],肺心病右心损伤时可出现传导异常,包括完全性心脏传导阻滞[59]。尽管临床和实验室检查均提示低氧血症,但胸片可能表现并不显著,但随着症状的发展,高达 50% 的患者表现为双肺肺野进行性、双侧、间质性和肺泡浸润影,又称"暴风雪"样改变,一般不侵袭肺尖[60]。一些人提倡通气/灌注肺扫描,并可能显示出有缺陷的亚段灌注缺损。有人认为肺通气/灌注扫描可显示亚段灌注缺损提示 FES[61,62]。Skarzynski[63]等发现扫描能够显示通气/灌注匹配,以及脂质通过毛细血管壁进入肺泡。Bulger[49]等对 10 名患者进行扫描,发现扫描有助于排除肺栓塞,但不是特别有用的诊断方法,可能由于脂肪栓子太小而不被发现。Gallardo[64]等描述了 5 例符合 FES 临床诊断的胸部CT,分别表现为不同的影像学特征,包括肺泡影、磨玻璃影、结节小于 1cm,沿边缘及中心和胸膜下分布。高度怀疑 FES 的患者检查高分辨率 CT 有助于进一步支持诊断[65,66]。

诊断

由于 FES 没有特异性的诊断方法,大多数患者继续依赖于 Gurd 和 Wilson 的经典临床标准[51](表26.2)。Lindeque[28]等认为 Gurd 和 Wilson 的标准因不包括血气分析可能导致诊断不敏感。低氧血症可能先于 FES 的临床症状。他认为依赖于气体交换异常和呼吸暂停的诊断方法更为准确。Schonfeld 和 associates 的评分标准[67]包括皮肤损伤、精神状态和血液气体异常(表 26.3)。

Bulger 等对 27 例患者进行回顾性分析后认为,FES 应该是排他性诊断[49]。研究中 96% 的患者伴有低氧血症,排除其他病因可为诊断提供支持,仅 33%

表 26.2 FES 的 Gurd's and Wilson 诊断标准

主要特征 （至少 1 个）	次要特征 （至少 4 个）	实验室检查 （至少 1 个）
1. 呼吸功能不全	1. 发热	1. 血脂升高
2. 脑功能障碍	2. 心动过速	2. 贫血
3. 皮疹	3. 视网膜变化	3. 血小板减少症
4. 肾功能改变	4. 血沉加快	
5. 黄疸		

表 26.3 脂肪栓塞指数诊断 FES[62]

症状	得分
瘀点	5
弥漫性肺泡浸润	4
低氧血症	3
意识障碍	1
体温>38℃	1
心率>120/min	1
呼吸>30/min	1

得分>5 即可诊断。

的患者出现与精神状态变化和低氧血症有关的病理状态[17]。Treugut[68] 等回顾了创伤患者的胸部影像学，并试图根据放射学的形态进行鉴别诊断。他们发现胸部影像学具有非特异性，但他们能够粗略地将病变时间与具体的病因相关联。在数小时内出现的肺部浸润可能是由于肺部挫伤或误吸导致，而 24 小时后发病者更可能继发于 FES 或急性呼吸窘迫综合征。支气管肺泡灌洗回收细胞内脂肪滴的识别（bronchial alveolar lavage，BAL）是 Chastre[69] 等所倡导的 FES 快速、特异性的诊断手段。然而，其他两项研究发现这种做法是非特异性的[70,71]，因此不被推荐。Gitin 和他的同事们[72]认为肺血脂水平与呼吸衰竭的严重程度无相关性以及许多其他研究表明痰、尿和脑脊液的脂肪分析同样对 FES 的价值不大[49]。Karagiorga[73] 从急性呼吸衰竭（acute respiratory failure，ARF）的 BAL 样本中分析了蛋白质和中性脂质含量（胆固醇及其酯），其中继发于 FES 的 ARF 患者表达较高。

在过去的 10 年里，一直有病例报道利用 T_1、T_2 和弥散加权核磁共振成像（magnetic resonance imaging，MRI）作为 CT 扫描诊断脑脂肪栓塞的替代方法，有人认为这是按需选择的过程[52,74,75]。磁共振成像可以发现正常 CT 不能发现的病灶[76]。具体包括 T_1 加权图像的低信号区域和高信号区域[77]，其分布通常涉及深白质、基底神经节、胼胝体、小脑半球和分水岭区域（图 26.4）。最近一项研究强调了创伤患者脑脂肪栓子与弥漫性轴索损伤的区别，并概述了弥散张量成像的应用以区分两者[78]。

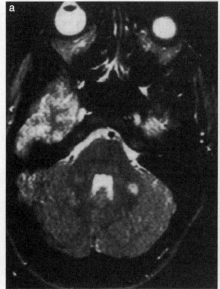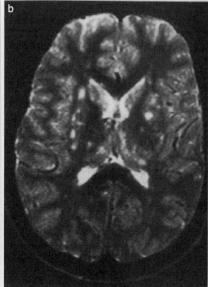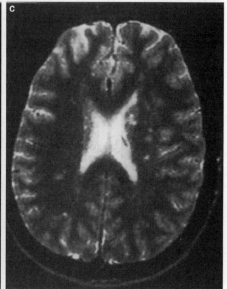

图 26.4　发作后第 3 天轴位 T_2W 图像显示多发高信号病灶（a）中小脑脚；（b）丘脑，基底神经节和内外囊；（c）脑室周围白质

治疗

治疗和预防 FES 的重点在于对衰竭器官系统的支持上,需立即面罩给氧,动脉血气分析评估肺功能不全的严重程度。尽管一些人提倡使用持续无创正压通气作为恢复气体交换的进一步治疗方案,但许多病人难以配合,临床上不适用。顽固性低氧血症通常行气管插管和机械通气及呼气末正压。为了改善通气血流比,肺泡及心脏功能,鼓励机械通气联合自主呼吸的治疗手段。部分中心采用气道正压通气治疗多发伤患者 FES[79]。动物模型研究提示 FES 患者需保持足够的血管内容量,加强临床监测,如对呼吸衰竭的严重程度和血流动力学不稳定的持续时间的监测。很多患者在低血容量性休克导致凝血功能障碍和血栓形成[17,51,80-82]。早期应积极进行液体复苏,必要时需要进行侵入性血流动力学监测以优化心脏功能,从而避免容量过负荷。体外膜肺氧合可用于治疗暴发性心力衰竭伴心源性休克[83,84]。最近的一项荟萃分析[85]显示,白蛋白治疗危重病患者预后改善。部分人支持这个观点,是因为在动物模型中它能结合油酸,从而降低脂肪酸对靶器官的炎症作用[86]。Goodman[87]在白蛋白分子结构上演示了几种游离脂肪酸(free fatty acid,FFA)结合位点,并预测每克白蛋白可以与高达 110mg 的长链脂肪酸结合。疼痛控制也能降低内源性儿茶酚胺的释放,减弱 FFA 的上升[88,89]。

多次药理实验都没有成功。由于乙醇制剂具有乳化作用和抑制血清脂肪酶活性的能力,因此在一段时期内被提倡[90]。从 FES 在酒精中毒患者中出现的频率低于清醒的患者这一现象得到了证实。然而,血液酒精浓度、游离脂肪酸水平与 FES 的发病似乎没有相关性。

早期使用肝素可以刺激循环脂蛋白脂肪酶的能力,从而导致栓塞中性脂肪的分解。因为出血并发症较常见,而且游离脂肪酸对肺实质是有毒的,目前已经不再使用[91]。Aprotinin 是一种蛋白酶抑制剂,能够减少血小板聚集和血清素的释放,被认为可以改善预后。然而并没有相关研究可以支持该理论[92]。类似的试验[15,17,21]有高渗葡萄糖,碳酸氢钠溶液,低分子量右旋糖酐,胆碱和氯贝酸。皮质类固醇的使用存在相当大的争议。1966 年由 Ashbaugh 和 Petty[93]首次提出,其后在脂肪栓塞患者身上迅速普及。然而大量的随机研究对皮质激素在 FES 中的作用产生了相互矛盾的结果。Bederman[94]对 7 项研究进行了 meta 分析,发现有证据表明类固醇激素会降低 FES 的发病率,并

降低其相关的低氧水平,而不是死亡率。作用机制似乎是抑制与白细胞和血小板聚集相关的炎症反应,另一些研究认为可能与氧化作用和降低 FFA 水平有关。目前尚不确定皮质激素是否在治疗 FES 中具有预防或治疗作用[28,95-97]。

最具有争议的是骨科手术治疗的时机和具体的技巧。早期的骨折固定术能减少长骨创伤的肺部并发症[98]。Bone[99]等比较 178 例股骨骨折患者早期(不到 24 小时)和晚期(超过 48 小时)稳定性,发现稳定期较差的患者肺部并发症(包括 FES)的发病率更大。一些研究者质疑这一观点,认为早期髓内插管可能加重原有呼吸衰竭[100]。Bulger[49]等研究发现,术后 24 小时内行固定术的患者 FES 的发生率与后期接受手术的患者相比,没有差别。尽管报道观点矛盾,大多数的整形外科医生认为避免 FES 最好的方法是在准备股骨管、修复假体的过程中,以及髓钉钉入时尽量减少髓内高压的程度[101]。

预后

尽管我们对人体器官的病理生理学不断探究,但 FES 相关的死亡率仍在 5%~15%[48,98]。大多数患者死于呼吸衰竭和相关损伤,但长期的发病率与神经损伤最为相关,这是由于创伤患者普遍出现的急性暴发性 FES 所致[35,102]。持续的认知功能障碍及恢复期间可疑智力障碍都需要进行神经心理学测试[103]。认知康复可以改善记忆力丧失、注意力缺陷、判断和整体生活质量[104]。

(吴海燕 译,胡才宝 校)

参考文献

1. Zenker FA. Beitrage zur Anatomie und Physiologie der Lunge. J Braundorf. 1861.
2. Von Bergmann EB. Ein fall todlicher fettembolie. Klin Wochenschr. 1873;10:385–7.
3. Czerny V. Uber die klinische bedeutung der fettembolie. Klin Wochenschr. 1875;12:593.
4. Kent SP. Fat embolism in diabetic patients without physical trauma. Am J Pathol. 1955;31:399–403.
5. Katz DA, Ben-Ezra J, Factor SM, Houroupian DS, Goldfischer S. Fatal pulmonary and cerebral fat embolism in systemic lupus erythematosus. JAMA. 1983;250:2666–9.
6. Emson HE. Fat embolism studied in 100 patients dying after injury. J Clin Pathol. 1958;11:28–35.
7. Saada M, Trunet P, Bonnet F, et al. Acute respiratory distress syndrome after lymphography. Ann Fr Anesth Reanim. 1985;4:79–81.
8. Kitchell CC, Balogh K. Pulmonary lipid emboli in association with long term hyperalimentation. Hum Pathol. 1986;17:83–5.
9. Rosen JM, Braman SS, Hasan FM, Teplitz C. Nontraumatic fat

embolization. A rare cause of new pulmonary infiltrates in an immunocompromised patient. Am Rev Respir Dis. 1986;134:805–8.

10. Broder G, Ruzumna L. Systemic fat embolism following acute primary osteomyelitis. JAMA. 1967;199:150–2.

11. Jones MB. Pulmonary fat emboli associated with acute fatty liver of pregnancy. Am J Gastroenterol. 1993;88:791–2.

12. Krischer JP, Fine EG, Davis JH, Nagel EL. Complications of cardiac resuscitation. Chest. 1987;92:287–91.

13. Dines DE, Burgher LW, Okazaki H. The clinical and pathologic correlation of fat embolism syndrome. Mayo Clin Proc. 1975;50:407–11.

14. Guardia SN, Bilbao JM, Murray D, Warren RE, Sweet J. Fat embolism in acute pancreatitis. Arch Pathol Lab Med. 1989;113:503–6.

15. Levy D. The fat embolism syndrome. Clin Orthop Relat Res. 1990;261:281–6.

16. Shapiro MP, Hayes JA. Fat embolism in sickle cell disease. Report of a case with brief review of the literature. Arch Intern Med. 1984;144:181–2.

17. Johnson M, Lucas GL. Fat embolism syndrome. Orthopedics. 1996;19:41–9.

18. Baselga J, Reich L, Doherty M, Gulati S. Fat embolism syndrome following bone marrow harvesting. Bone Marrow Transplant. 1991;7:485–6.

19. Laub Jr DR, Laub DR. Fat embolism syndrome after liposuction: a case report and review of the literature. Ann Plast Surg. 1990;25:48–52.

20. Haymaker W, Davison C. Fatalities resulting from exposure to simulated high altitudes in decompression chambers; clinicopathologic study of 5 cases. J Neuropathol Exp Neurol. 1950;9:29–59.

21. Capan LM, Miller SM, Patel KP. Fat embolism. Anesthesiol Clin North Am. 1993;11:25–54.

22. Wenda K, Runkel M, Degreif J, et al. Pathogenesis and clinical relevance of bone marrow embolism in medullary nailing – demonstrated by intraoperative echocardiography. Injury. 1993;24 Suppl 3:73–81.

23. Menendez LR, Bacon W, Kempf RA, Moore TM. Fat embolism syndrome complicating intraarterial chemotherapy with cisplatinum. Clin Orthop Relat Res. 1990;254:294–7.

24. Durlacher SH, Meier JR, Fisher RS, Lovitt WV. Sudden death due to pulmonary fat embolism in persons with alcoholic fatty liver. Am J Pathol. 1954;30:633–4.

25. Chastre J, Basset F, Viau F, et al. Acute pneumonitis after subcutaneous injections of silicone in transsexual men. N Engl J Med. 1983;308:764–7.

26. Bloch B. Fatal fat embolism following severe donkey bites. J Forensic Sci Soc. 1976;16:231–3.

27. Sevitt S. The significance and pathology of fat embolism. Ann Clin Res. 1977;9:173–80.

28. Lindeque BG, Schoeman HS, Dommisse GF, Boeyens MC, Vlok AI. Fat embolism and the fat embolism syndrome. A double blind therapeutic study. J Bone Joint Surg (Br). 1987;69:128–31.

29. Scully RE. Fat embolism in Korean battle causalities: its incidence, clinical significance, and pathologic aspects. Am J Pathol. 1956;32:379–403.

30. Eriksson EA, Pellegrini DC, Vanderkolk WE, Minshall CT, Fakhry SM, Cohle SD. Incidence of pulmonary fat embolism at autopsy: an undiagnosed epidemic. J Trauma. 2011;71:312–5.

31. Fuschig P, Brucke P, Blumel G, Gottlob R. A new clinical and experimental concept on fat embolism. N Engl J Med. 1967;276:1192–3.

32. Peltier LF, Collins JA, Evarts CM, Sevitt S. A panel by correspondence. Fat embolism. Arch Surg. 1974;109:12–6.

33. Christie J, Robinson CM, Pell AC, McBirnie J, Burnett R. Transcardiac echocardiography during invasive intramedullary procedures. J Bone Joint Surg (Br). 1995;77:450–5.

34. Taviloglu K, Yanar H. Fat embolism syndrome. Surg Today. 2007;37:5–8.

35. tenDuis HJ, Nijsten MW, Klasen HJ, Binnendijk B. Fat embolism in patients with an isolated fracture of the femoral shaft. J Trauma. 1988;28:383–90.

36. Gossling HR, Pellegrini Jr VD. Fat embolism syndrome: a review of the pathophysiology and physiological basis of treatment. Clin Orthop Relat Res. 1982;165:68–82.

37. Morton KS, Kendall MJ. Fat embolism: its production and source of fat. Can J Surg. 1965;31:214–20.

38. Jacobson DM, Terrence CF, Reimuth OM. The neurologic manifestations of fat embolism. Neurology. 1986;36:847–51.

39. Hulman G. The pathogenesis of fat embolism. J Pathol. 1995;176:3–9.

40. Barie P, Minnear FL, Malik AB. Increased pulmonary vascular permeability after bone marrow injection in sheep. Am Rev Respir Dis. 1981;123:648–53.

41. Lequire VS, Shapiro JL, Lequire CB, Cobb Jr CA, Fleet Jr WF. A study of the pathogenesis of fat embolism based on human necropsy material and animal experiments. Am J Pathol. 1959;35:999–1015.

42. Peltier LF. Fat embolism. III. The toxic properties of neutral fat and free fatty acids. Surgery. 1956;40:665–70.

43. Byrick RJ, Mullen JB, Mazer CD, Guest CB. Transpulmonary systemic fat embolism. Studies in mongrel dogs after cemented arthroplasty. Am J Respir Crit Care Med. 1994;150:1416–22.

44. Kamenar E, Burger PC. Cerebral fat embolism: a neuropathological study of a microembolic state. Stroke. 1980;11:477–84.

45. Kawano Y, Ochi M, Hayashi K, Morikawa M, Kimura S. Magnetic resonance imaging of cerebral fat embolism. Neuroradiology. 1991;33:72–4.

46. Case Records of the Massachusetts General Hospital. Weekly clinicopathological exercises. Case 23-1998. Tachypnea, changed mental status, and pancytopenia in an elderly man with treated lymphoma. N Engl J Med 1998;39:254–61.

47. Kaplan RP, Grant JN, Kaufman AJ. Dermatologic features of the fat embolism. Cutis. 1986;38:52–5.

48. Muller C, Rahn BA, Pfister U, Meinig RP. The incidence, pathogenesis, diagnosis and treatment of fat embolism. Orthop Rev. 1994;23:107–17.

49. Bulger EM, Smith DG, Maier RV, Jurkovich GJ. Fat embolism syndrome. A 10-year review. Arch Surg. 1997;132:435–9.

50. Sevitt S. The significance and classification of fat embolism. Lancet. 1960;2:825–8.

51. Gurd AR, Wilson RI. The fat embolism syndrome. J Bone Joint Surg (Br). 1974;56:408–16.

52. Bardana D, Rudan J, Cervenko F, Smith R. Fat embolism syndrome in a patient demonstrating only neurologic symptoms. Can J Surg. 1998;41:398–402.

53. Meyer N, Pennington WT, Dewitt D, Schmeling J. Isolated cerebral fat emboli syndrome in multiply injured patients: a review of three cases and the literature. J Trauma. 2007;63:1395–402.

54. Pellegrini VD, Reid JS, Evarts CM. Fat embolism syndrome/acute respiratory distress syndrome. In: Rockwood CA, Green DP, Bucholz RW, Heckman JD, editors. Rockwood and Green's fractures in adults, vol. 1. Philadelphia: Lippincott-Raven; 1996. p. 433–43.

55. Roden D, Fitzpatrick G, O'Donoghue H, Phelan D. Purtscher's retinopathy and fat embolism. Br J Ophthalmol. 1989;73:677–9.

56. Scotton WJ, Kohler K, Babar J, Russell-Hermanns D, Chilvers ER. Fat embolism syndrome with Purtscher's retinopathy. Am J Respir Crit Care Med. 2013;187:106.

57. Schnaid E, Lamprey JM, Viljoen MJ, Joffe BI, Seftel HC. The early biochemical and hormonal profile of patients with long bone fractures at risk of fat embolism syndrome. J Trauma. 1987;27:309–11.

58. Prakash S, Sen RK, Tripathy SK, Sen SM, Sharma RR, Sharma S. Role of interleukin-6 as an early marker of fat embolism syndrome: a clinical study. Clin Orthop Relat Res. 2013;471:2340–6.

59. Schwartz DA, Finkelstein SD, Lumb GD. Fat embolism to the

cardiac conduction system associated with sudden death. Hum Pathol. 1988;19:116–9.

60. Feldman F, Ellis K, Green WM. The fat embolism syndrome. Radiology. 1975;114:535–42.

61. Lull RJ, Tatum JL, Sugerman HJ, Hartshorne MF, Boll DA, Kaplan KA. Radionuclide evaluation of lung trauma. Semin Nucl Med. 1983;13:223–37.

62. Park HM, Ducret RP, Brindley DC. Pulmonary imaging in fat embolism syndrome. Clin Nucl Med. 1986;11:521–2.

63. Skarzynski JJ, Slavin Jr JD, Spencer RP, Karimeddini MK. "Matching" ventilation/perfusion images in fat embolization. Clin Nucl Med. 1986;11:40–1.

64. Gallardo X, Castaner E, Mata J, Rimola J, Branera J. Nodular pattern at lung computed tomography in fat embolism syndrome. J Comput Assist Tomogr. 2006;30:254–7.

65. Malagari K, Economopoulos N, Stoupis C, et al. High resolution CT findings in mild pulmonary fat embolism. Chest. 2003;123:1196–201.

66. Heyneman LE, Muller NL. Pulmonary nodules in early fat embolism syndrome. A case report. J Thorac Imaging. 2000;15:71–4.

67. Schonfeld SA, Polysongsang Y, DiLisio R, Crissman JD, Miller E, Hammerschmidt DE. Fat embolism prophylaxis with corticosteroids. A prospective study in high risk patients. Ann Intern Med. 1983;99:438–43.

68. Treugut H, Zieger M, Weiske R. Differential diagnosis of posttraumatic pulmonary infiltrates. Radiologe. 1986;26:21–6.

69. Chastre J, Fagon JY, Soler P, et al. Bronchoalveolar lavage for rapid diagnosis of the fat embolism syndrome in the trauma patients. Ann Intern Med. 1990;113:583–8.

70. Vedrinne JM, Guillaume C, Gagnieu MC, Gratadour P, Fleuret C, Motin J. Bronchoalveolar lavage in trauma patients for the diagnosis of fat embolism syndrome. Chest. 1992;102:1323–7.

71. Stanley JD, Hanson RR, Hicklin GA, Glazler Jr AJ, Ervanian A, Jadali M. Specificity of bronchoalveolar lavage for the diagnosis of fat embolism syndrome. Am Surg. 1994;60:537–41.

72. Gitin TA, Seidel T, Cera PJ, Glidewell OJ, Smith JL. Pulmonary microvascular fat: the significance? Crit Care Med. 1993;21:673–7.

73. Karagiorga G, Nakos G, Galiatsou E, Lekka M. Biochemical parameters of bronchoalveolar lavage fluid in fat embolism. Intensive Care Med. 2006;32:116–23.

74. Stoeger A, Daniaux M, Felber S, Stockhammer G, Aichner F, zurNedden D. MRI findings in cerebral fat embolism. Eur Radiol. 1998;8:1590–3.

75. Parizel PM, Demey HE, Veeckmans G, et al. Early diagnosis of cerebral fat embolism syndrome by diffusion-weighted MRI (Starfield pattern). Stroke. 2001;32:2942–7.

76. Ott MC, Meschia JF, Mackey DC, et al. Cerebral embolization presenting as delayed, severe obtundation in the postanesthesia care unit after total hip arthroplasty. Mayo Clin Proc. 2000;75:1209–13.

77. Satoh H, Kurisu K, Ohtani M, et al. Cerebral fat embolism studied by magnetic resonance imaging, transcranial Doppler sonography and single photon emission computed tomography: case report. J Trauma. 1997;43:345–8.

78. Bodanapally UK, Shanmuganathan K, Saksobhavivat N, Sliker CW, Miller LA, Choi AY, Mirvis SE, Zhuo J, Alexander M. MR imaging and differentiation of cerebral fat embolism syndrome from diffuse axonal injury: application of diffusion tensor imaging. Neuroradiology. 2013;55:771–8.

79. Habashi NM, Andrews PL, Scalea TM. Therapeutic aspects of fat embolism syndrome. Injury. 2006;37S:S68–73.

80. Bruecke P, Burke JF, Lam KW, Shannon DC, Kazemi H. The pathophysiology of pulmonary fat embolism. J Thorac Cardiovasc Surg. 1971;61:949–55.

81. Harman JW, Ragaz FJ. The pathogenesis of experimental fat embolism. Am J Pathol. 1950;26:551–63.

82. Cotev S, Rosenmann E, Eyal Z. The role of hypovolemic stress in the production of fat embolism in rabbits. 1. Morphologic alter-

ations of the lungs. Chest. 1976;69:523–8.

83. Arai F, Kita T, Nakai T, et al. Histopathologic features of fat embolism in fulminant fat embolism syndrome. Anesthesiology. 2007;107:509–11.

84. Webb DP, McKamie WA, Pietsch JB. Resuscitation of fat embolism syndrome with extracorporeal membrane oxygenation. J Extra Corpor Technol. 2004;36:368–70.

85. Vinvent JL, Navicks RJ, Wilkes MM. Morbidity in hospitalized patients receiving albumin: a meta analysis of randomized, controlled trials. Crit Care Med. 2004;32(10):2029–38.

86. Hofman WF, Ehrhart IC. Albumin attenuation of oleic acid edema in dog lung depleted of blood components. J Appl Physiol. 1985;58(6):1949–55.

87. Goodman D. The interaction of serum albumin with long-chain fatty acid anions. J Am Chem Soc. 1958;80:3892–902.

88. Henderson SA, Graham HK, Mollan RA. Serum and other calcium fractions in patients after severe musculoskeletal trauma. Clin Orthop Relat Res. 1992;275:306–11.

89. Nixon JR, Brock-Utne JG. Free fatty acid and arterial oxygen changes following major injury: a correlation between hypoxemia and increased free fatty acid levels. J Trauma. 1978;18:23–6.

90. Myers R, Taljaard JJ. Blood alcohol and fat embolism syndrome. J Bone Joint Surg Am. 1977;59:878–80.

91. Allardyce DB. The adverse effect of heparin in experimental fat embolism. Surg Forum. 1971;22:203–5.

92. Sari A, Migauchi Y, Yamashita S, Yokota K, Ogasahara H, Yonei A. The magnitude of hypoxemia in the elderly patients with fractures of the femoral neck. Anesth Analg. 1986;65:892–4.

93. Ashbaugh DG, Petty TL. The use of corticosteroids in the treatment of respiratory failure associated with massive fat embolism. Surg Gynecol Obstet. 1966;123:493–500.

94. Bederman SS, Bhandari M, Mckee MD, Schemitsch EH. Do corticosteroids reduce the risk of fat embolism syndrome in patients with long-bone fractures? A meta analysis. Can J Surg. 2009;52: 386–93.

95. Alho A, Saikku K, Eerola P, Koskinen M, Hamalainen M. Corticosteroids in patients with a high risk of fat embolism syndrome. Surg Gynecol Obstet. 1978;147:358–62.

96. Kallenbach MB, Lewis M, Zaltzman M, Feldman C, Orford A, Zwi S. "Low-dose" corticosteroid prophylaxis against fat embolism. J Trauma. 1987;27:1173–6.

97. Kubota T, Ebina T, Tonosaki M, et al. Rapid improvement of respiratory symptoms associated with fat embolism by high-dose methylprednisolone: a case report. J Anesth. 2003;17:186–9.

98. Johnson KD, Cadambi A, Seibert GB. Incidence of adult respiratory distress syndrome in patients with multiple musculoskeletal injuries: effects of early operative stabilization of fractures. J Trauma. 1985;25:375–84.

99. Bone LB, Johnson KD, Weigelt J, Scheinberg R, et al. Early versus delayed stabilization of femoral fractures. A prospective randomized study. J Bone Joint Surg Am. 1989;71:336–40.

100. Pape HC, Auf'm'Kolk M, Paffrath T, Regel G, Sturm JA, Tscheme H. Primary intramedullary femur fixation in multiple trauma patients with associated lung contusion: a cause of post traumatic ARDS? J Trauma. 1993;34:540–8.

101. Hofmann S, Huemer G, Salzer M. Pathophysiology and management of the fat embolism syndrome. Anaesthesia. 1998;53 Suppl 2:35–7.

102. Moylan JA, Birnbaum M, Katz A, Everson MA. Fat emboli syndrome. J Trauma. 1976;16:341–7.

103. Gray A, Torrens L, White TO, et al. The cognitive effects of fat embolus syndrome following an isolated femoral shaft fracture: a case report. J Bone Joint Surg Am. 2007;89:1092–6.

104. Cicerone KD, Dahlberg C, Malec JF, et al. Evidence-based cognitive rehabilitation: update review of the literature from 1998 through 2002. Arch Phys Med Rehabil. 2005;86:1681–92.

第二十七章 气体栓塞

Carl J. Borromeo

定义

气体栓塞是在循环系统中气体以异常的形式存在。创伤、潜水乃至手术、治疗及诊断操作的并发症，都可以引发气体栓塞。气体栓塞可以是无症状的，也可以导致急性心血管循环衰竭。其后遗症的类型和严重程度取决于气体的成分和数量，气体进入人体的位置和速度，也取决于病人的特点，比如体型大小、心肺储备以及是否存在心内或心外的右-左分流。理解气体栓塞的病因和病理生理，对识别、治疗此疾病十分重要，而更为重要的是，防止潜在的严重并发症发生。

气体进入循环系统需要同时满足两个条件：①气体和脉管系统交汇相通；②促使气体进入脉管系统的压力梯度。当空气成为气体的来源时，这种情况下的栓塞称为空气栓塞。气体可随压力梯度进入开放的或者有创性的静脉或者静脉窦，或者通过留置静脉或者动脉导管时，在压力作用下被偶然注入血管内。血液中被溶解的气体，也能在快速升温或者减压时释放气泡到血液中[1]。

静脉（肺）气体栓塞（VGE）是指气体进入静脉系统，并且通过作用于右心和肺血管从而发病。体循环（动脉）气体栓塞（SGE）的产生是气体受到左心血流的推动，形成栓塞堵塞体循环动脉床从而引起缺血和梗死。矛盾气体栓塞（PGE）起源于静脉系统，通过心内缺损或者肺循环进入动脉系统。

体循环气体栓塞

临床表现和病因

体循环气体栓塞（SGE）是由于病态的气泡群引起的中型动脉阻塞，可导致严重的心、脑危害。SGE是潜水、有创性胸腔操作的一种罕见并发症，也可发生在外伤、爆炸伤之后[2,3]。如前所述，SGE也可由静脉空气栓塞（VAE）途经心内分流或肺循环（PGE）进入左心而引起。在SGE中，动脉中的气体能够分布到全身，但只会引起心脏和神经的病变，因为在高需求的心脏和大脑/脊髓血管床中，即使是小容量的气体堵塞也难以承受。SGE的表现与急性冠脉综合征和/或者脑卒中是一致的，都取决于器官的受损情况。SGE其他的神经系统症状和心脏表现包括：头痛、癫痫、意识丧失[3]、早期心律失常[4]、心力衰竭[5]以及鼓样杂音[3]。SGE的体征也可能表现在皮肤上（大理石纹，网状青斑）[6,7]或者舌头上[花斑，利贝迈斯特体征（Liebermeister's sign，即动脉堵塞后，舌急剧发白）][2]。

每10万个潜水者中有7个人可能发生SGE[8]。当快速减压时（比如，从潜水深处逐渐上升时），气体可通过以下任一机制出现在血液循环中：在由深向浅的上升过程中，因深水区气体分压高溶解于血液和组织中，过多的气体在血循环原位释放（当气体分压大于其周围环境压力）（亨利定律）；或根据波义耳定律，肺泡中的气体膨胀可以引起肺泡破裂并撕裂肺静脉，驱使气体随破裂血管流入左心[3]。源于潜水事故发展的潜水和高压氧医学，对医源性SGE的治疗提供了许多诊疗原则。

贯通伤，爆炸伤以及更为罕见的钝挫伤同样能引起SGE[2,9]。气体能够进入循环通常是通过损伤的肺静脉。创伤后SGE的发病机制中，正压通气尤为重要，它为气体进入肺静脉系统提供了必要的压力梯度。如典型场景中胸部贯通伤并咯血的患者，接受正压通气后可突发循环衰竭或中枢神经系统功能障碍[2]。SGE在严重肺创伤的患者中，发病率可高达14%[9]。超过2/3的创伤性SGE病例是由胸部贯通伤引起。插管前咯血可能是气道和肺血管存在创伤性交汇联通的唯一线索[9]。当病人被怀疑此种并发症的高危人群时，首选自主呼吸通气模式，如果必需应用控制通气时，可应用单侧肺通气和/或高频通气[2]。如果高度怀疑或者诊断为创伤性SGE时，进一步处置或需立即开胸并行肺门钳夹，以防止进一步栓塞，同时需要血流动力学支持和高压氧治疗（参见下面的"治疗"部分）。

综上所述，SGE是多种外科手术和医疗操作的一种并发症,它的产生基于潜在的气体源和肺静脉或者循环系统之间建立起的直接通路,或者大量的气体被注入静脉系统(大量气体极可能增加 PGE 可能性)。尽管少见,SGE 曾被报道发生在心肺搭桥术后[10],非体外循环冠状动脉搭桥术后[11,12],诊断性和治疗性心导管检查后[13],CT 引导下的经皮肺活检[4,14,15],左心房射频消融术后[16,17],泡沫硬化剂使用后[18],上下消化道内镜检查后,尤其是内镜下逆行胰胆管造影术后[19-22] 以及正压通气后[23]。在大多数病例中,SGE 发生在上述操作过程中或操作后的短时间内。然而,SGE 也可以作为心房纤颤射频消融的一个晚期并发症,发生在操作后 3~38 天[17]。报道发病率在 0.05%~1%[17]。发病机制包括在射频期间对于左心房和邻近食管的热损伤,引起局灶性坏死和炎症。中间组织逐渐消弱和变薄,最终导致在进食后出现空气栓塞、食物栓塞、血栓栓塞或者上消化道出血[17]。随着微创和血管内介入治疗更广泛的应用,引起 SGE 并发症的医疗操作名单很可能会继续增加。

医源性 SGE 是一个潜在致命的事件。因为罕见和诊断困难,在医疗操作后 SGE 的发病率难以确定。然而,大型观察性研究,可以在 CT 引导下肺活检后确定它的发病率,因为 SGE 的临床表现在清醒病人中是比较明确的,另外,许多中心制定了系统性可控的经皮肺活检后的 CT 断层扫描。报道有症状的经皮肺活检后 SGE 发病率为 0.01%~0.49%[24]。Freund 研究表明,在连续 610 次经皮肺活检中,尽管只有 3/610(0.49%)出现 SGE 的临床表现,但影像检出率可达 3.8%[24]。因此,SGE 或许不像人们之前认为的那么少见,只是通常都是亚临床的。SGE 最终的临床表现最有可能取决于气体的容积,而最为重要的是取决于栓塞的部位。

病理生理学

气体经左心室进入冠脉、脑部和脊髓循环中,是由主动脉局部血流和气体浮力在内的多种因素共同作用的结果。在人体升主动脉局部血液流速的一项研究中,Paulsen 显示在收缩压最大时,最高血流速度指向升主动脉的后壁,逆时针旋转前向血流指向无冠窦处的主动脉瓣叶[25]。随后依此轨迹,高速血流流向右冠窦处的主动脉瓣最前方位置(当病人呈仰卧位时)。病例研究表明,冠状动脉气体栓塞的部位更常见于右冠状动脉[12,26,27],这可能是气体浮力参与共同作用的结果。同样,大脑的空气栓塞好发于右半球,因为主动脉弓第一分支右头臂动脉干的位置和其相对较直的血流走向[28]。

基于气泡的体积大小和总量,在冠脉和脑/脊髓循环中的气体,不是通过动脉灌注压被分流到静脉端,就是机械性地堵塞小到中型动脉,并引起远端局部缺血[29]。然而,气泡无论是顺利通过还是堵塞血管,都会启动一个强烈的有内皮细胞和其他细胞参与的体液反应。局部循环内凝血因子、补体、激肽、血小板和白细胞都原位被激活[3]。由于血管痉挛和微血管内血栓形成[5],即便气体栓塞被清除,局部血流仍然减少[血管造影中可见到"血流缓慢"现象[26]]。全身血液流动和水分扩散可以通过毛细血管和/或血脑屏障[29]引起水肿,如果长期继发性缺血或梗死[心脏和/或大脑],颅内发生细胞毒性和血管源性水肿,常导致颅内压(ICP)升高[3]。

治疗

支持疗法

鉴于 SGE 可能会引起急性循环衰竭和神经损害,初始治疗包括立即给予充足氧气(吸氧浓度最好是 100%)改善通气,正性肌力药物维持血流动力学稳定,考虑气管插管保护气道(在高危环境中,应高度怀疑气道和肺血管存在隐匿性交汇——参见"临床表现和病因"章节)。

高压氧疗法

尽管缺乏基于人体的前瞻性研究,高压氧疗法(HBOT)仍然是 SGE 治疗的支柱。主要基于病理生理学、动物研究和病例系列分析的回顾性对照研究[29]。Moon 和 Gorman 总结了 27 篇病例报道,描述了 729 例因潜水导致气体栓塞患者的治疗,接受 HBOT 治疗后可以提高治愈率(78% vs. 26%)和降低死亡率(5% vs. 52%)[30]。HBOT 治疗的时机很重要;延迟治疗可能会降低疾病改善的可能性[31]。HBOT 理论上的优势是:①增加氧输送(通过增加动脉氧分压);②减少气体栓子容积(压缩效应,波义耳定律),减少血流的栓塞;③高肺泡氧分压,增加氮气/空气排出量[31]。临床上,HBOT 可以抑制白细胞进一步激活并且减轻脑水肿[3,29]。

利多卡因

2 项随机对照研究(分别是左心瓣膜手术和冠状动脉搭桥术)显示,心脏手术给予利多卡因注射可以预防认知功能障碍(由于微血栓和低灌注所致)[32,33]。

动物实验表明，在大脑气体栓塞期间，利多卡因可以维持局部脑血流量[34]和降低颅内压（ICP）[35]。根据这些资料，利多卡因可用于对 HBOT 治疗无效的严重神经系统损害的患者中，这种情况下疗效不确切[29]。

除了这 2 项针对心脏病患者的研究外，没有随机对照研究探讨人类 SGE 的替代治疗。下列建议是以病理生理机制、专家意见和个案报道/病例分析为依据提出的。

体位

关于患者采取恰当的体位以防止 SGE 的建议仍有争议。一些作者建议，一旦怀疑 SGE，病人就应该采取 Trendelenburg 体位（头低脚高位），以防止进一步栓塞[4,14,24]，而另一些人反对头低脚高位是因其对颅内压的不利影响[3]。Hare 等让患者右侧卧位，诱使空气远离左心室流出道[5]。这与 VAE（空气在右心）推荐体位，即 Durant's 体位（左侧卧位，参照下文"VAE治疗"）刚好相反[6]。还有一些建议患者保持仰卧位，以避免滞留空气发生移动性栓塞[3,35]。

导管抽吸或冲洗

当进入气体栓塞的部位方便建立通道时，如进行搭桥手术或者心导管介入术时，可尝试直接抽吸或用盐水、造影剂沿管路冲洗将气体排出[26,27]。

低温

两例个案报道描述了低温治疗脑部空气栓塞，但疗效不确定[31,36]。

实验性治疗

全氟化碳乳剂（PFCE）包含完全的氟替代品烃类，其特点是低黏滞度和超强气体溶解度（其气体溶解度大约是血浆的 100 000 倍）[37]。动物实验表明，在发生 VAE 和 SGE 时，若之前用 PFCE 进行预治疗可以降低死亡率[38]、减小梗死面积[39]和改善血流动力学[40]。其机制是由于 PFCE 具有减少气泡大小[41]、增加氧输送[40]和促进呼吸冲刷氮气的能力[40]。一项动物研究显示了 PFCE 在动物空气栓塞后良好的应用前景，但是仍然缺乏人体试验研究。

静脉气体栓塞

历史视角和病因

1974 年，Durant 等归纳出静脉气体栓塞（VAE）发生的情况：头颈部手术、产科手术、诊断性和治疗性空气注射、空气意外进入静脉留置针[6]。目前类似的基本分类仍被使用。

VAE 多继发于高出心脏水平面的复杂外科手术中。在一些传统高风险手术，比如坐位开颅术[42-45]，术中使用灵敏的检测仪对 VAE 进行监测既实用又准确。此外，在一些更为微妙的操作中，亦有重力梯度使空气卷入静脉致 VAE 的报道；VAE 作为气体卷入血管的结果，可继发于颈部手术[46]、半坐位[47,48]、俯卧位[49,50]和侧卧位[51]的手术操作后。对于骨盆[52-54]和腹部[55-57]手术，尤其是在 Trendelenburg 体位时，也有 VAE 的报道。近来有报道称在进行眼科手术[58]和深部脑刺激[59]时也可发生 VAE。

空气注射相对过时被废弃后，各种侵入性的医疗操作开始使用加压气体，VGE 遂成为此类操作的少见并发症。医疗趋势朝向更少的侵袭性操作，相应增加了基于内镜技术的操作。为得到清晰可见的视野，通过自然孔径进行内镜检查时重要的步骤是往体腔或者筋膜平面注入加压气体。另加压气体也常用于解剖、止血和手术器械消毒。随着加压气体应用的增加，VGE 的发生率上升不足为奇[60-84]。

最后，随着静脉导管在液体管理、肠内营养、静脉压监测和越来越多血管内介入治疗中的频繁使用，致使近 30 年来经由静脉器械引起空气栓塞的文献报道数量增加[85-88]。自动化诊断和治疗的静脉内输液设备，可能占静脉导管引起 VAE 的一小部分比例[89-91]，大多数发生在置管、使用和移除中心静脉导管期间。最终，即使是最小的侵入性静脉操作，如起搏器置入术[92]和静脉硬化治疗[18]，也会因 VAE 而变得复杂。表 27.1 列出了已有文献报道 VGE 的临床情况并在不断增加。每次事件发生都会加深我们对 VGE 的了解，如下章节所述。

高于心脏水平面的手术

血管内静脉压在右心房水平上低于大气压。低中心静脉压（由于血容量减少或者坐位时静脉淤血）会使低于外周环境压力的静脉压更加降低。如果在静脉内压力水平过低时开放静脉，就易发生 VAE。被卷入血管的空气流速很大程度上取决于压力梯度差和静脉开口的大小[42]。研究报道，重力压力差在坐位是 $60cmH_2O$，仰卧位和侧卧位是 $18cmH_2O$，俯卧位是 $7.5cmH_2O$[42]。$5cmH_2O$ 的压力梯度就足以在临床上引发 VAE[42]，理论上通过 14G 静脉导管这个压力梯度可产生近 100cc/s 的气流速度[87]。据报道，人体内空气

表 27.1　已报道的 VAE 相关操作

重力压力梯度所致	加压气体应用所致	静脉置管所致
开颅术[42-45]	腹腔镜[60-65]	中心静脉置管[85-88]
颈部手术[46]	宫腔镜[66-68]	压力输液装置[89-91]
肩关节镜[47,48]	机械通气[7,23,69]	起搏器置入术[92]
脊柱手术[49,50]	超声吸引刀手术用于肝切除[70,71]	
全髋关节置换术[51]	氩气电刀[72-74]	
剖宫产[52]	YAG 激光[66]	
前列腺手术[53,54]	内镜静脉获取术[75-77]	
肝脏手术[55-57]	内镜检查[78-80]	
眼科手术[58]	过氧化氢的使用[81-84]	
脑深部电刺激术[59]		

　　CVC. 中心静脉置管。

的致死量在 200 ~ 500cc[37,39]，当卷入血管的气体越靠近心脏时，依上述推断即使更小容量的气体也可引起更大的危险[37]。

　　亦有报道称病人俯卧位时发生 VAE，尤其是周围支撑物使得腹部悬空时。推测这个体位可能增加下腔静脉的负压，从而增加了 VAE 发生的可能性[50]。还有报道称在进行腹部和骨盆手术期间，当操作范围在高于心脏水平面时（头低脚高位的前列腺手术[54]或者剖宫产时取出子宫[37]）以及盆腔静脉或者下腔静脉暴露于空气时[57]可发生 VAE。Hatano 等推断在进行肝切除术时，局部上腔静脉压力可低于大气压，通过人工压迫以及形成流速依赖的文丘里效应[93]，空气易从邻近开放的未萎陷的肝静脉卷带进入血液。

　　在手术室，高风险的手术操作中常规应用检测仪监测 VAE。表 27.2 依据监测敏感性递减顺序列出监测装置和设备。随着超声心动图对 VAE 的诊断越来越重要，为适应不同应用场景：重症监护环境下或是在手术室外，均需要提高超声心动检查的专业性和设备的便携易用性[85]。

表 27.2　检测 VAE 的检测仪，依据灵敏度依次降低排序

检测仪	说明
经食管超声心动	可以检测右心或左心中的 PFO 和气体
多普勒超声	探头位置很重要 电凝或电灼技术可干扰结果
呼气末二氧化碳分压	减少也可能是由于 CO 下降
呼气末氮分压	质谱或拉曼光谱
肺动脉压	半定量分析
血压	迟发体征

　　PFO. 卵圆孔未闭；CO. 心输出量。

使用增压气体操作的情况

　　在体腔内（腹腔镜、胸腔镜）或者通过身体自然孔径（内镜）进行微创操作，通常需要利用加压气体使探头下的视野变得清晰。腹腔镜下进行腹部手术操作时能够在大约 15mmHg 的腹内压下完成，而在腔镜下盆腔手术操作则需要 25mmHg 的腹内压。腹膜外的操作通常需要较低的气腹压（大约 12mmHg）[94]。视患者的容量状态和体位情况，这样的压力可轻易超过静脉压。因胃肠镜操作期间的充气是间歇且压力较低，故 VAE 的风险较低。但当活动性克罗恩病、出血性溃疡、十二指肠瘘、静脉曲张、乳头括约肌切开和回盲部充气时，均会增加内镜操作期间 VAE 的风险[80]。宫腔镜使用加压气体来维持灌注液体的扩张压力[65]。在氩气电凝刀中，氩气向出血组织释放出电离态电灼弧，用于止血和清除残余物[72]，其潜在的风险是氩气可能将进入血管裂口处。钕：钇铝石榴石（YAG）激光需要使用高流量气体，因为设备尖端可以产生高温，需要 CO_2 或 N_2 作为冷却剂[66]。全频超声乳化吸引器通过超声机械能在细胞内蒸发液体，引起细胞破碎和蒸汽释放[95]。由于过氧化氢经过氧化氢酶的分解代谢产生水和氧气，故过氧化氢也可产生气体引起栓塞[84]。当外科手术用过氧化氢冲洗或为了使瘘道局限，用其辅助治疗时，可能发生氧气栓塞[81-84]。这可能由过氧化氢直接吸收进入血管的封闭空间，从而导致血管内的分解释放氧气[82]。

　　侵入气体的成分能够影响 VGE 的严重程度。易于溶解于血浆的气体引起 VGE 风险则较低[96,97]。CO_2 用于气腹的部分原因是因为它有较高的血浆溶解度（0.495ml/ml 血液）[96]，可确保其快速溶解，以防

VGE 发生。此外,肺作为气体栓塞的过滤器,基于它的气体压力梯度,气泡可弥散进入肺泡。同样的,患者吸入室内空气时,CO_2 栓塞(高压力梯度)体积的减少比空气栓塞(无压力梯度)更快[31]。狗的 CO_2 静脉注射致死剂量至少是空气致死剂量的 5 倍[97]。尽管如此,大量的 CO_2 栓塞仍然是致命的[68,98]。涉及 SGE 的其他气体的溶解度如下:氩 0.029ml/ml 血液;氮(空气中的主要气体)0.014ml/ml 血液[94];氧 0.003ml/ml 血液(在正常动脉氧分压下)。

静脉导管置入术

在重症监护环境中发生 VAE,很可能源于中心静脉置管的并发症[99]。VAE 在 ICU 的发病率未知,死亡率接近 50%[100],但它的影响可能被低估了[101]。

VAE 可能发生在置管、使用维护和拔除中心静脉导管(CVC)时,大多数病例可能发生在导管的使用期间[88]。理论上空气卷入血管的速率由泊肃叶公式得来,并受导管两端压力梯度和某些导管特性(导管的内径和长度)的影响[87]。影响压力梯度的不变因素[高于右心房的垂直高度和中心静脉压(CVP)]在上一部分讨论过。在一个自主呼吸的病人中,动态变化的影响因素显得尤为重要。在吸气时,胸膜和胸腔内的负压使得压力差增加,从而有利于空气侵入的发生。过度换气和阻塞性肺疾病进一步加剧了(使得负压更显著)吸气时产生的负压[31]。事实上有报道称呼吸困难和/或气道阻塞时费力呼吸可能产生 25mmHg 的胸腔内静脉负压[46]。因此,头高位、低血容量和自主的、费力呼吸(这些因素在重症监护室中常并存),都促使在静脉开放时 VAE 的发生。

以往的经验让麻醉师在使用 Swan-Ganz(SG)漂浮导管和起搏器导管时提高了对于 VAE 的关注度。这些口径较大的血管鞘可增加 VAE 发生风险[99,102]。已知的大面积 VAE 的报道提示下述原因引起,如引导阀故障[103,104]、两部分鞘管和端侧接口/阀结构的脱开分离。尽管随后改进为一体化引导装置[105]和标准化自封闭式阀门[99],仍有人推荐在 SG 漂浮导管或起搏器导管拔除后,无需留置引导装置。

随着血管内导管介入的开展,经由血管鞘管止血阀或更换导管时引起全身和静脉气体栓塞的报道日益增多。据推测镇静药致呼吸道梗阻可使胸腔内压增高,这有助于空气进入血管引起栓塞[27]。

已有较多关于拔除 CVCs 后诱发 VAE 的报道[42,100-102,106-109]。针对内科培训医生和重症监护室护士的调查显示其缺乏拔除导管可能诱发 VAE 的意识[101,107]。CVC 留置后的 24 小时内即可在管周形成纤维蛋白鞘[110],这显然提供了 VAE 发生的潜在途径。CVC 拔除后诱发 VAE 的可能因素包括:拔管时或拔管后患者立刻采取直立位、咳嗽或用力牵拉、凝血障碍和使用非封闭性敷料[85,100-102,107-109]。

临床表现

通常手术室外诊断 VGE 较困难,多因为非特异性的症状和体征,并且其表现可能与突发的循环和肺疾病极为类似。对于 VGE 的诊断和预防,熟悉 VGE 的临床表现、发病背景及充分理解其病理生理机制十分重要。

症状

清醒患者表述的 VGE 症状可能包括胸痛、呼吸困难、濒死感、头晕或眩晕。曾报道有女患者称胸腔有"嘎吱作响感"[101]。在所有症状中,呼吸困难贯穿始终[99]。

在自主呼吸期间,缓慢持续的 VGE 可能引发特征性的、反射性的喘息,实验条件下的狗[111]和临床患者[112]都有类似症状。喘息/咳嗽反射可能是由急性低氧血症或者支气管收缩引起,而支气管收缩由气体栓塞引起的内皮血栓炎症反应所致[113]。据推测该反射可能通过诱发胸内负压增加而加剧 VAE 的发生风险[111]。相反,大量气体所致的急性肺栓塞可能,导致呼吸暂停及不规则的呼吸[114]。

体征

典型的 VGE 表现,患者可能面色苍白或青紫、出汗和呼吸急促等体征。神经系统症状并不少见,从精神状态异常到昏迷[99]。查体可能会有心动过速、低血压、哮鸣音以及典型的磨轮样杂音。水泡音和肺水肿等其他体征可能在稍后出现。

实验室检查和血流动力学监测

心电图可能显示正常或窦性心动过速、心动过缓、心房颤动、心室颤动、ST 段和 T 波变化或右心劳损的证据[65,99,101]。这些心电图改变有时与无脉电活动相关[99,101]。

最初胸片通常是正常的。偶有在右心或中心肺动脉中可发现气体存在[87,99]。随后,出现无心脏肥大的双肺间质和肺泡浸润改变[112,115]。动脉血气通常表现为缺氧。低碳酸血症[104]或更典型的高碳酸血症[31,99,116]和酸中毒也都可以出现。

由 VGE 引起的血流动力学变化和临床后果的严重程度,主要取决于气体入血的速率和总量[6,111]。以狗为模型的动物实验中,大的空气栓子可以在右心和肺循环流出道形成机械性"气栓"[6,111]。缓慢持续的小气泡可以在肺动脉分支更远端引起机械性和血管收缩性栓塞[6,111]。因此,通过侵入性监测血流动力学变化可反映栓塞的类型和阻塞的位置。观察到两种模式:①在缓慢 VGE 中,CVP、肺动脉压(PAP)和(有可能)心输出量增加。全身血压(MAP)由于全身血管阻力的降低而下降[111];②在急性大面积 VGE 中,CVP 的增加呈剂量依赖性。一旦给予达到阈值的气体,可以观察到 PAP 和 MAP 急剧下降[111]。在没有采取复苏措施的情况下,这些变化通常会快速进展致死亡。

病理生理学

循环

如前一节所述,VGE 引起的主要障碍是堵塞阻断肺循环血流。随即出现的急性循环衰竭可能是由于一个大涡旋压缩泡沫,阻碍了右心血流或使右心室射血功能降低所致。1947 年,Durant 等[6]首先提出了"空气滞留"或"气栓"的机制,并且得到了实验室[111]、影像学[86,87]和尸检[86,111]的支持。尽管心电活动存在,但右心室射血受阻可导致无脉电活动[99]。

一项以狗为对象的研究中,"大面积"VAE 中没有发现气栓的证据。然而该试验静脉注射空气速度相对较慢(平均超过 14 秒),并且空气总量少于以往研究[6,111]。研究中空气注射没有导致研究对象立即死亡,只有 5/18 的研究对象出现亚急性死亡。所有的狗都有低血压的表现,PAP 和 CVP 显著升高(与以往实验缓慢输注的结果一致)[111],并有右心室缺血的表现。发生 VAE 后,让狗重新左侧卧位(Durant's 体位),通过超声心动图监测血流动力学并未得到改善[117]。研究中提到:VAE 发生后,出现肺动脉高压、CVP 升高、全身性低血压和右心室缺血,可导致亚急性循环衰竭和死亡[117]。

因此,缓慢持续小气泡引起的 VGE 不会导致右心室流出道气栓的发生,而是基于气体浮力和肺血流特征分布在肺动脉系统的远端[118]。血管内气体引起机械阻塞,减少了肺动脉血管床的面积。更重要的是,嗜中性粒细胞的浸润[34,119]和血管活性物质的释放导致肺血管收缩,从而进一步阻断肺血流。肺血管造影显示呈弥漫性分布,双侧"螺旋形"和造影剂延迟排空,证实了 VGE 发生后肺血管的收缩反应[31]。由纤维

蛋白、聚集的血小板、红细胞和脂肪组成的空气-血液界面[120],提供了富含细胞因子和其他血管活性物质环境的间接组织学证据。可能的介质包括血栓素 A_2、血栓素 B_2、内皮素-1、组胺、5-羟色胺、白三烯[121]和补体致敏毒素,特别是 C5a[119]。

缓慢而持续的 VGE 引起低血压的原因是多方面的。Geissler 等[117]用超声心动图证实 VAE 后左心室充盈减少,原因可能是机械性和血管收缩性肺血管阻塞。另一项研究表明在慢性输注性 VAE 后,外周血管阻力下降与心率和心输出量的增加有关[111]。据此提出假设,右心牵张感受器或压力感受器对扩张或张力产生反应,反射性触发舒张血管自主反应[117]。如前所述,进行性低血压或亚急性失代偿也可能由肺动脉高压、CVP 升高、体循环低血压和 RV 缺血引起。事实上,非气栓性(缓慢、持续)VGE 发生后的存活很可能取决于右心室对肺血管阻力的急剧增加的适应性[114]。

肺部变化

低氧血症是 VGE 的标志。肺泡-毛细血管界面的气泡屏障导致气体交换障碍[97],降低了肺的弥散能力。此外,在慢性 VAE 期间有明显的通气血流比例(V/Q)失调,这已通过清除动物体内多种惰性气体证实[122]。动物试验已证实 VAE 诱导的肺动脉高压与肺内分流之间的关联[123]。基于狗为对象的血管造影研究表明 VAE 后存在肺动静脉短路[31]。这些肺内右向左分流不仅可以解释 VGE 后的低氧血症,还可解答心内无缺损的 PGE 病例报道(见下文"神经系统改变"部分)。

肺血流被部分阻断和血流动态阻塞可致高 V/Q 区域明显增加[114],导致生理性无效通气腔增加。这一点在缓慢发生 VAE 的兔子实验中可证实,通过玻尔方程计算得出 VD/VT 的增加得到验证[124]。临床典型 VGE 病例,呼气末 CO_2 的减少反映了 V/Q 较高区域和生理无效腔均增加。

在持续隐匿性的 VGE 后[116,125]或多次记录发作[112,115,126]VGE 后可发生肺水肿,这提示 VGE 呈现剂量依赖性反应。动物研究似乎证实了这一现象,只有持续缓慢性 VAE[122]或几近致命性 VAE[127]后才会出现肺水肿。尽管没有证据表明微血管对蛋白通透性增加,但肺水肿渗出液富含蛋白质[120]。推测在发生 VGE 后,由于淋巴液流量和蛋白质清除率减低,导致肺水肿渗出液以高蛋白质为特点[128]。尽管肺毛细血管楔压降低,但仍有水肿发生,表明微血管通透性增加。由中性粒细胞依赖[119,129]和氧自由基介导[130],针

对肺泡上皮细胞[131]和微血管内皮细胞[132]的损伤,可能导致 VGE 诱导的水通透性增高。这种肺水肿典型特点呈自限性,很少发展为成人呼吸窘迫综合征[107]。

一项用超声心动图进行的动物研究提示了另一个可能在 VAE 中引起肺水肿的机制[133]。经胸壁超声心动图证实,右心压力升高可致舒张期室间隔移位和左心室压迫。作者据此假定,这种舒张功能障碍可能潜在地将左心室充盈压升高至诱发渗透性肺水肿的水平。但目前尚无相关的临床记录。

支气管痉挛也可发生在 VGE 后。确切的机制尚不明确。肺血栓栓塞后观察到类似的血管收缩和支气管痉挛反应。血小板激活和凝血瀑布式反应的活化以及特定的血管活性物质,参与[31,117]到 VGE 和 PE 诱发的支气管痉挛和血管收缩的发病机制中。

神经系统改变

VGE 的神经系统表现通常是由缺氧或低血压引起,包括头晕、眩晕、混乱或意识丧失。极少情况下,VGE 可致矛盾栓塞,引起灾难性的后果。局灶性神经功能异常和心肌梗死可能由少量体循环气体引起。气体通过心内缺损或肺循环进入体循环。

卵圆孔未闭(PFO)在普通人群中普遍存在,发病率为 27%～35%[134]。在 PFO 情况下,存在能促使右-左分流的压力梯度,是气体进入左心的必要条件。发生 VGE 后,可以观察到右心压力升高和左心灌注不足,可能满足上述条件。咳嗽、Valsalva 动作、坐位、呼气末正压和预先存在的呼吸系统疾病或肺动脉高压可能会加大压力梯度并增加 PGE 的风险[133,134]。

然而,在一篇 11 例 PGE 病例报道中,6 例患者未发现心内缺损证据[134],提示存在气体栓子经肺的血管内通路入血。动物研究证明,当气体在血管内的输送超过肺清除阈值时,气体将"溢出"进入全身循环。在溢出发生前 PAP 已升高,并可能在诸如氟烷[134]和氨茶碱[31]等药物的作用下增强。有人认为肺部通常存在无功能的肺动静脉分流,在 VGE 条件下这些分流的开放,目前机制尚不清楚[133]。相反,高达 40% 严重肝脏疾病患者表现出持续功能性肺动静脉分流的超声心动图表现[135]。这种病理性肺内血管舒张,是肝硬化患者低氧血症的重要原因,也是肝肺综合征的基础,并且增加了肝移植术中 PGE 的风险,即使是极小的气体栓子。

最近提出了另一个静脉气体栓塞产生神经损伤的可能机制[136]。基于实验室研究以及一份重要的、对颅内矛盾性气体栓塞病例报道的影像学资料综述,作者认为,气泡可在浮力、气泡大小和静脉血流速度适合的情况下上升逆行进入颅内静脉循环。来自 PAE 病例头部 CT 扫描的综述支持了他们的假设,所见到的气体栓塞部位血管直径与较大的颅内静脉相一致[136]。2005 年以来,至少有另外 5 例有关 PAE/颅内气体栓塞发现颅内静脉气体的影像学证据[21,22,28,137,138]。奇怪的是,这 5 例都是内镜手术后,其中 4 例是内镜逆行胆管胰腺造影,第 5 例是会阴脓肿的内镜探查[21]。所有病例没有报道患者的体位。

血液学改变

虽然不如羊水或脂肪栓塞常见,但在发生 VAE 后可以看到凝血功能异常[139]。循环中的气泡可激活血小板和凝血、补体和激肽系统[3]。组织学上,可观察到 VAE 后的内皮损伤和炎症反应,以及以血小板和纤维蛋白为主的微血管血栓形成。实验室检查显示 DIC 样征象[139]。

治疗

一旦怀疑气体栓塞,必须阻断能使更多气体进入脉管系统的入口。这一重要步骤的执行取决于气体的来源和血管交通的位置。有利于血管内气体移动的因素必须及时纠正,并给予患者最高浓度的氧气治疗。

Durant's 体位

在一项研究中,为了阐明快速推注 VAE 引起死亡的机制,Durant 等[6]发现,将动物体位摆在左侧位时,血流动力学得到改善,同时生存率也增加了,推测可能是将气锁移开了右心室流出道的位置。然而,随后的两次缓慢、持续性 VAE 动物研究未能显示出在静脉气体输注后重新改变体位的有益作用[111,117]。因此,Durant's 体位虽然麻烦,并且有时难以实施,但至少可能对大面积 VGE 和气锁导致的 VAE 相关性循环衰竭有益。

胸外心脏按摩

Ericsson 等[140]首先报道了神经外科手术中 5 例 VAE 患者胸外心脏按摩的成功应用。最初提出是作为一种快速、实用的手段,迫使气锁从右心进入肺循环。在狗的研究中发现,胸外按压与采用 Durant's 体位或心内空气吸引术在提高生存率上疗效相当[141]。

空气吸引术

自从右心导管在 VAE 后复苏的价值被确立后,在坐位神经外科手术中应用右心导管进行空气吸引已经成为护理标准[142]。在随后使用体外心脏模型的研究中,在坐位发生 VAE 期间,定义了空气吸引术的最佳导管(多孔)和导管位置(上腔静脉右心房交界处远端向下 2cm)[143]。这些发现随后在狗的研究中得到证实,这表明 VAE 后的生存率随气体吸引术的实施而提高[144]。另一项研究表明,与胸外按压及 Durant's 体位相比,气体吸引术后 VAE 复苏更快,尽管两组之间的生存率没有差异[141]。需要注意的是,如果患者的体位(俯卧位,侧卧位,仰卧位)和 VGE 来源(下腔静脉)多种多样[145],导管下气体吸引的"最佳"位置可能部分失效。

支持疗法和氧疗

发生 VAE 后给予 100% O_2,通过毛细血管-肺泡屏障加速氮的清除,从而减轻肺血管的气体负荷。氮气在压力梯度的推动下,从毛细血管中清除并进入肺泡;给予纯氧,可使肺泡脱氮,建立有利于消除肺微血管氮气的压力梯度。发生 VGE 后,需要时可给予正压通气,高水平的呼气末正压可能会建立一个经过卵圆孔未闭的右-左分流的压力梯度。

快速复苏对于大面积 VGE 的成功治疗至关重要[104]。除通气支持之外,复苏措施还包括血流动力学支持,如低血压及肺动脉高压的处理[117]。右心室缺血在 VGE 相关循环衰竭的发病机制中至关重要[114,117]。因此,VGE 的药物治疗主要集中在改善右心室功能障碍和肺动脉血管收缩。动物肺栓塞的研究报道了多巴酚丁胺[146]和去甲肾上腺素[147]两者的益处,但 VGE 后血流动力学支持首选的儿茶酚胺类药物可能是肾上腺素[114]。吸入性依前列醇已成功地用于二氧化碳引起的栓塞治疗,其可使 PAP 迅速正常[77]。

试验性疗法

动物实验试图在 VGE 发生后,调节嗜中性粒细胞诱导的内皮损伤及增强的血管通透性。在实验兔中,通过单克隆抗体拮抗葡萄球菌毒素 C5a,从而减缓缓慢、持续性 VGE 内皮的嗜中性粒细胞浸润。然而,这种抗 C5a 的反应不是特异性的,因为经过非特异性抗体治疗的动物也能显示出减缓浸润的趋势[120]。在对狗的实验研究中,在大面积 VAE 后吸入一氧化氮可通过对肺血管阻力的作用而改善血流动力学[148]。实验兔的研究表明,任何对 VAE 治疗有利的生理反应都需要完整的内源性一氧化氮的产生,阻断该系统会引起死亡[149]。在人类研究中,给予 NO 的潜水员与对照组

相比,减压后的气泡形成减少[150]。针对狗的研究中,VAE 发生后内皮素-1 的拮抗剂(内皮素是肺栓塞后释放的血管活性介质)具有降低平均肺动脉压和提高肺血管阻力的双重调节作用[121]。

(许小毛 译,陈欢 校)

参考文献

1. Seefelder C, Rockoff MA. Air emboli in children. In: Atlee JL, editor. Complications in anesthesia. Philadelphia, PA: WB Saunders; 1999. p. 684–8.
2. Ho AM, Ling E. Systemic air embolism after lung trauma. Anesthesiology. 1999;90:564–75.
3. Jorens PG, Van Marck E, Snoeckx A, Parizel PM. Nonthrombotic pulmonary embolism. Eur Respir J. 2009;34:452–74.
4. Wu CC, Maher MM, Shepard JO. Complications of CT-guided percutaneous needle biopsy of the chest: prevention and management. AJR Am J Roentgerol. 2011;196:W678–82.
5. Hare SS, Gupta A, Goncalves ATC, Souza CA, Matzinger F, Seely JM. Systemic arterial air embolism after percutaneous lung biopsy. Clin Radiol. 2011;66:589–96.
6. Durant TM, Long J, Oppenheimer MJ. Pulmonary (venous) air embolism. Am Heart J. 1947;33:269–81.
7. Marini JJ, Culver BH. Systemic gas embolism complicating mechanical ventilation in the adult respiratory syndrome. Ann Intern Med. 1989;110:699–703.
8. Leitch DR, Green DR. Pulmonary barotraumas in divers and the treatment of cerebral gas embolism. Aviat Space Environ Med. 1986;57:931–8.
9. Ho AM. Is emergent thoracotomy always the most appropriate immediate intervention for systemic air embolism after lung trauma. Chest. 1999;116:234–7.
10. MitchellS GD. The pathophysiology of cerebral arterial gas embolism. J Extra Corpor Technol. 2002;34:18–23.
11. Lee CS, Yoon YS, Shim JK, Lim HK. Successful resuscitation of cardiac arrest caused by CO_2 embolism with intra-aortic injection of epinephrine during off-pump coronary bypass surgery. Korean J Anesthesiol. 2013;65:562–4.
12. Shim JK, Choi YS, Yoo KJ, Kwak YL. Carbon dioxide embolism induced right coronary ischemia during off-pump obtuse marginalis artery grafting. Eur J Cardiothorac Surg. 2009;36:598–9.
13. Dudar BM, Kim HE. Massive air embolism treated with rheolytic thrombectomy. J Invasive Cardiol. 2007;19:E182–4.
14. Smit DR, Kleijn SA, de Voogt WG. Coronary and cerebral air embolism: a rare complication of computed tomography-guided Transthoracic biopsy. Neth Heart J. 2013;21:464–6.
15. Al-Ali WM, Browne T, Jones R. A case of cranial air embolism after transthoracic lung biopsy. Am J Resp Crit Care Med. 2012;186:1193–5.
16. Voci P, Yang Y, Greco C, Nigra A, Critelli G. Coronary air embolism complicating accessory pathway catheter ablation: detection by echocardiography. J Am Soc Echocardiogr. 1994;7:312–4.
17. Finsterer J, Stollberger C, Pulgram T. Neurologic manifestations of atrio-esophageal fistulas from left atrial ablation. Eur J Neurol. 2011;18:1212–9.
18. Morrsion N, Neuhardt DL. Foam sclerotherapy: cardiac and cerebral monitoring. Phlebology. 2009;24:252–9.
19. Finsterer J, Stollberger C, Bastovansky A. Cardiac and cerebral air embolism from endoscopic retrograde cholangio-pacreatography. Eur J Gastroenterol Hepatol. 2010;22:1157–62.
20. Nern C, Bellut D, Husain N, Pangalu A, Schwarz U, Valvanis A. Fatal cerebral venous air embolism during endoscopic retrograde cholangiopancreatography-case report and review of the literature. Clin Neuroradiol. 2012;22:371–4.

21. Bauerle J, Fischer A, Hornig T, Egger K, Wengenmayer T, Bardutzky J. Therapeutic hypothermia in cerebral air embolism: a case report. Springerplus. 2013;2:411.

22. Vachalova I, Ernst S, Vynogradova I, Wohrmann S, Heckmann JG. Cerebral air embolism via port catheter and endoscopic retrograde cholangio-pancreatography. Springerplus. 2013;2:477.

23. Weaver LK, Morris A. Venous and arterial gas embolism associated with positive pressure ventilation. Chest. 1998;113:1132–4.

24. Freund MC, Petersen J, Goder KC, Bunse T, Wiedermann F, Glodny B. Systemic air embolism during percutaneous core needle biopsy of the lung: frequency and risk factors. BMC Pulm Med. 2012;12:2.

25. Paulsen PK, Nygaard H, Hasenkam JM, Gormsen J, Stodkilde-Jorgensen H, Albrechtsen O. Analysis of velocity in the ascending aorta in humans. A comparative study among normal aortic valves, St Jude Medical and Starr-Edwards Silastic Ball valves. Int J Artif Organs. 1988;11:293–302.

26. Kumar D, Gadhinglajkar SV, Moorthy K, Moorthy K, Bhandari D. Paradoxical air embolism to the left anterior descending artery during induction of anesthesia in a patient with an atrial septal defect. AA Case Rep. 2014;2:66–9.

27. Kuwahara T, Takahashi A, Takahashi Y, Kobori A, Miyazaki S, Takei A, et al. Clinical characteristics of massive air embolism complicating left atrial ablation of atrial fibrillation: lessons from five cases. Europace. 2012;14:204–8.

28. Heckmann JG, Lang CJ, Kindler K, Huk W, Erbguth F, Neundorfer B. Neurologic manifestations of cerebral air embolism as a complication of central venous catheterization. Crit Care Med. 2000;28:1621–5.

29. Trytko BE, Bennett MH. Arterial gas embolism: a review of cases at Prince of Wales Hospital, Sydney, 1996-2006. Anaesth Intensive Care. 2008;36:60–4.

30. Moon RE, Gorman DF. Treatment of the decompression disorders. In: Bennett P, Elliott D, editors. The physiology and medicine of diving. London: WB Saunders; 2003. p. 481–505.

31. O'Quin RJ, Lakshminarayan S. Venous air embolism. Arch Intern Med. 1982;142:2173–6.

32. Mitchell SJ, Pellett O, Gorman DF. Cerebral protection by lidocaine during cardiac operations. Ann Thorac Surg. 1999;67:1117–24.

33. Wang D, Wu X, Li J, Xioa F, Liu X, Meng M. The effect of lidocaine on early postoperative cognitive dysfunction after coronary artery bypass surgery. Anesth Analg. 2002;95:1134–41.

34. van Hulst RA, Klein J, Lachmann B. Gas embolism: pathophysiology and treatment. Clin Physiol Funct Imaging. 2003;23:237–46.

35. Muth CM, Shank ES. Gas embolism. N Engl J Med. 2000;342:467–82.

36. Inoue S, Takizawa H, Yamamato Y, Tangoku A. Therapeutic hypothermia for severe cerebral air embolism complicating pleural lavage for empyema. Interact Cardiovasc Thorac Surg. 2013;17:199–201.

37. Mirski MA, Lele AV, Fitzsimmons L, Toung TJK. Diagnosis and treatment of vascular air embolism. Anesthesiology. 2007;106:164–77.

38. Speiss BD, McCarthy RJ, Tuman KJ, Woronowicz AW, Tool KA, Ivankovich AD. Treatment of decompression sickness with a perfluorocarbon emulsion (FC-34). Undersea Biomed Res. 1988;15:31–7.

39. Cochran RP, Kunzelman KS, Vocelka CR, Akimoto H, Thomas R, Soltow LO, et al. Perfluorocarbon emulsion in the cardiopulmonary bypass prime reduces neurological injury. Ann Thorac Surg. 1997;63:1326–32.

40. Zhu J, Hullett JB, Somera L, Barbee RW, Ward KR, Berger BE, et al. Intravenous perfluorocarbon emulsion increases nitrogen washout after venous gas emboli in rabbits. Undersea Hyperb Med. 2007;34:7–20.

41. Yoshitani K, de Lange F, Ma Q, Grocott HP, Mackensen GB. Reduction in air bubble size using perfluorocarbons during cardiopulmonary bypass in the rat. Anesth Analg. 2006;103:1089–93.

42. Albin MS, Carroll RG, Maroo JC. Clinical considerations concerning detection of venous air embolism. Neurosurgery. 1978;3:380–4.

43. Harrison EA, Mackerskie A, McEwan A, Facer E. The sitting position for neurosurgery in children: a review of 16 years' experience. Br J Anaesth. 2002;88:12–7.

44. Schubert A, Deogaonkar A, Drummond JC. Precordial Doppler probe placement for optimal detection of venous air embolism during craniotomy. Anesth Analg. 2006;102:1543–7.

45. Engelhardt M, Folkers W, Brenke SM, Harders A, Fidorra H, et al. Neurosurgical operations with the patient in sitting position: analysis of risk factors using transcranial Doppler sonography. Br J Anaesth. 2006;98:467–72.

46. Hybels RL. Venous air embolism in head and neck surgery. Laryngoscope. 1980;90:946–54.

47. Faure EA, Cook RI, Miles D. Air embolism during anesthesia for shoulder arthroscopy. Anesthesiology. 1998;89:805–6.

48. Hedge RT, Avetgere RN. Air embolism during anaesthesia for shoulder arthroscopy. Br J Anaesth. 2000;85:926–7.

49. Frankel AS, Holzman RS. Air embolism during posterior spinal fusion. Can J Anesth. 1988;35:511–4.

50. Albin MS, Ritter RR, Pruett CE, Kalff K. Venous air embolism during lumbar laminectomy in the prone position: a report of three cases. Anesth Analg. 1991;73:346–9.

51. Ngai SH, Stirchfield FE, Trinen L. Air embolism during total hip arthroplasties. Anesthesiology. 1974;40:405–7.

52. Lew TW, Tay DH, Thomas E. Venous air embolism during cesarean section: more common than previously though. Anesth Analg. 1993;77:448–52.

53. Tsou MY, Teng YH, Chow LH, Chiu-Ming TSK. Fatal gas embolism during transurethral incision of the bladder neck under spinal anesthesia. Anesth Analg. 2003;97:1833–4.

54. Memtsoudis SG, Malhotra V. Catastrophic venous air embolism during prostatectomy in the Trendelenburg position. Can J Anesth. 2003;50:1084–5.

55. Wond AYC, O'Regan A, Irwin MG. Venous air embolism during liver transplantation. Anaesth Intensive Care. 2001;29:668–9.

56. Olmedilla L, Garutti I, Perez-Pena J, Sanz J, Teigell E, Avellanal M. Fatal paradoxical air embolism during liver transplantation. Br J Anaesth. 2000;84:112–4.

57. Lee SY, Choi BIW, Kim JS, Park KS. Paradoxical air embolism during hepatic resection. Br J Anaesth. 2002;88:136–8.

58. Ledowski T, Kiese F, Jeglin S, Scholz J. Possible air embolism during eye surgery. Anesth Analg. 2005;100(6):1651–2.

59. Nazzaro JM, Lyond KE, Honea RA, Mayo MS, Cook-Wiens G, Harsha A, et al. Head positioning and risk of pneumocephalus, air embolism, and hemorrhage during subthalamic deep brain stimulation surgery. Acta Neurochir. 2010;152:2047–52.

60. Wadhwa RK, McKenzie R, Wadhwa SR, Katz DL, Byers JF. Gas embolism during laparoscopy. Anesthesiology. 1978;48:74–6.

61. Yacoub OF, Cardona Jr I, Coveler LA, Dodson MG. Carbon dioxide embolism during laparoscopy. Anesthesiology. 1982;57:533–5.

62. Deroiun M, Couture P, Boudreault D, Girard D, Gravel D. Detection of gas embolism by transesophageal echocardiography during laparoscopic cholecystectomy. Anesth Analg. 1996;82:119–24.

63. Schindler E, Muller M, Kelm C. Cerebral carbon dioxide embolism during laparoscopic cholecystectomy. Anesth Analg 1995;81:643–5.

64. Fahy BG, Hasnain JU, Flowers JL, Plotkin J, Odonkor P, Ferguson MK. Transesophageal echocardiographic detection of gas embolism and cardiac valvular dysfunction during laparoscopic nephrectomy. Anesth Analg. 1999;88:500–4.

65. Diakun TA. Carbon dioxide embolism: successful resuscitation with cardiopulmonary bypass. Anesthesiology. 1991;74:1151–2.

66. Perry PM, Baughman VL. A complication of hysteroscopy: air embolism. Anesthesiology. 1990;73:546–7.

67. Grove JJ, Shinaman RC, Drover DR. Noncardiogenic pulmonary edema and venous air embolus as complications of operative hysteroscopy. J Clin Anesth. 2004;16:48–50.

68. Imasogie N, Crago R, Leyland NA, Chung F. Probable gas embolism during operative hysteroscopy caused by products of combustion. Can J Anesth. 2002;49:1044–7.

69. Bricker MB, Morris WP, Allen SJ, Steven J, Tonnesen AS, Butler BD. Venous air embolism in patients with pulmonary barotrauma. Crit Care Med. 1994;22:1692–8.

70. Koo BN, Kil HK, Choi JS, Kim JY, Chun D, Hong YW. Hepatic resection by Cavitron Ultrasonic Surgical Aspirator® increases the incidence and severity of venous air embolism. Anesth Analg. 2005;101:966–70.

71. Adachi YU, Doi M, Sato S. Cardiac arrest by venous air embolism during hepatic resection using the Cavitron Ultrasonic Surgical Aspirator®. Anesth Analg. 2006;103:493–4.

72. Veyckemans F, Michel I. Venous gas embolism from an argon coagulator. Anesthesiology. 1996;85:443–4.

73. Kono M, Yahagi N, Kitahara M, Fujiwara Y, Sha M, Ohmura A. Cardiac arrest associated with use of an argon beam coagulator during laparoscopic cholecystectomy. Br J Anaesth. 2001;87:644–6.

74. Ousmane ML, Fleyfel M, Vallet B. Venous gas embolism during liver surgery with argon-enhanced coagulation. Eur J Anaesthiol. 2001;19:225.

75. Banks TA, Manetta F, Glick M, Graver M. Carbon dioxide embolism during minimally invasive vein harvesting. Ann Thorac Surg. 2002;73:296–7.

76. Lin SM, Chang WK, Tsoa CM, Ou CH, Chan KH, Tsai SK. Carbon dioxide embolism diagnosed by transesophageal echocardiography during endoscopic vein harvesting for coronary artery bypass grafting. Anesth Analg. 2003;96:683–5.

77. Martineau A, Arcand G, Couture P, Babin D, Perrault L, Denault A. Transesophageal echocardiographic diagnosis of carbon dioxide embolism during minimally invasive saphenous vein harvesting and treatment with inhaled epoprostenol. Anesth Analg. 2003;96:962–4.

78. Chorost MI, Wu JT, Webb H, Ghosh BC. Vertebral venous air embolism: an unusual complication following colonoscopy. Dis Colon Rectum. 2003;46:1138–40.

79. Sviri S, Woods WPD, VanHeerden PV. Air embolism – a case series and review. Crit Care Resusc. 2004;6:271–6.

80. Nayagam J, Ho KM, Liang J. Fatal systemic air embolism during endoscopic retrograde cholangio-pancreatography. Anaesth Intensive Care. 2004;32:260–4.

81. Sastre JA, Prieto MA, Garzon JC, Muriel C. Left-sided cardiac gas embolism produced by hydrogen peroxide: intraoperative diagnosis using transesophageal echocardiography. Anesth Analg. 2001;93:1132–4.

82. Haller G, Faltin-Traub E, Faltin D, Kern C. Oxygen embolism after hydrogen peroxide irrigation of a vulvar abscess. Br J Anaesth. 2002;88:597–9.

83. Sun WZ, Lin CS, Lee AA, Chan WH. The absence of arterial oxygen desaturation during massive oxygen embolism after hydrogen peroxide irrigation. Anesth Analg. 2004;99:687–8.

84. Jones PM, Segal SH, Gelb AW. Venous oxygen embolism produced by injection of hydrogen peroxide into an enterocutaneous fistula. Anesth Analg. 2004;99:1861–3.

85. Kimura BJ, Chaux GE, Maisel AS. Delayed air embolism simulating pulmonary thromboembolism in the intensive care unit: role of echocardiography. Crit Care Med. 1994;22:1884–6.

86. Flanagan JP, Gradisar IA, Gross RJ, Kelly TR. Air embolus – a lethal complication of subclavian venipuncture. N Engl J Med. 1969;281:488–9.

87. Ordway C. Air embolus via CVP catheter without positive pressure: presentation of case and review. Ann Surg. 1974;179:479–81.

88. Borja AR. Current status of infraclavicular subclavian vein catheterization: a review of the English literature. Ann Thorac Surg. 1972;13:615–24.

89. Mendenhall ML, Spain DA. Venous air embolism and pressure infusion devices. J Trauma. 2007;63:246.

90. Pham KL, Cohen AJ. Iatrogenic venous air embolism during contrast enhanced computed tomography: a report of two cases. Emerg Radiol. 2003;10:147–51.

91. Imai S, TamadaT GM, Yamashita T, Kajihara Y. Iatrogenic venous air embolism caused by CT injector- from a risk management point of view. Radiat Med. 2004;22:269–71.

92. Xiao PX, Hu ZY, Zhang H, Pan C, Duan BX, Chen SL. Massive pulmonary air embolism during the implantation of pacemaker, case reports and literature analysis. Eur Rev Med Pharmacol Sci. 2013;17:3157–63.

93. Hatano Y, Murakawa M, Segawa H, Nishida Y, Mori K. Venous air embolism during hepatic resection. Anesthesiology. 1990;73:1282–5.

94. Sharma KC, Brandstetter RD, Brensilver JM, Jung LD. Cardiopulmonary physiology and pathophysiology as a consequence of laparoscopic surgery. Chest. 1998;110:810–5.

95. Monteverde-Grether C, Tello V-y, de Meneses M, de la Llata-Romero M, Valero G, Ambrosio E, et al. Transluminal coronary angioplasty using ultrasound. Arch Inst Cardiol Mex. 1990;60:27–38.

96. Mann C, Boccara G, Grevy V, Navarro F, Fabre JM, Colson P. Argon pneumoperitoneum is more dangerous than CO_2 pneumoperitoneum during venous gas embolism. Anesth Analg. 1997;85:1367–71.

97. Mayer KL, Ho HS, Mathiesen KA, Wolfe BM. Cardiopulmonary response to experimental venous carbon dioxide embolism. Surg Endosc. 1998;12:1025–30.

98. Cottin V, Delafosse B, Viale JP. Gas embolism during laparoscopy: a report of seven cases in patients with previous abdominal surgical history. Surg Endosc. 1996;10:166–9.

99. Orebaugh SL. Venous air embolism: clinical and experimental considerations. Crit Care Med. 1992;20:1169–77.

100. Kashuk JL, Penn I. Air embolism after central venous catheterization. Surg Gynecol Obstet. 1984;159:249–52.

101. Ely EW, Hite D, Baker AM, Johnson MM, Bowton DL, Haponik EF. Venous air embolism from central venous catheterization: a need for increased physician awareness. Crit Care Med. 1999;27:2113–7.

102. Mennim P, Coyle CF, Taylor JD. Venous air embolism associated with removal of central venous catheter. BMJ. 1992;305:171–2.

103. Cohen MB, Mark JB, Morris RW, Frank E. Introducer sheath malfunction producing insidious air embolism. Anesthesiology. 1987;67:573–4.

104. Kondo K, O'Reilly LP, Chiota J. Air embolism associated with an introducer for pulmonary arterial catheters. Anesth Analg. 1984;63:871–2.

105. Hartung EJ, Ender J, Sgouropoulou S, Bierl R. Severe air embolism caused by a pulmonary artery introducer sheath. Anesthesiology. 1994;80:1402–3.

106. Peters JL. Removal of central venous catheter and venous air embolism. BMJ. 1992;305:524–5.

107. Kuhn M, Fitting JW, Leuenberger P. Acute pulmonary edema caused by venous air embolism after removal of subclavian catheter. Chest. 1987;92:364–5.

108. Turnage WS, Harper JV. Venous air embolism occurring after removal of a central venous catheter. Anesth Analg. 1991;72:559–60.

109. Marcus RH, Weinert L, Neumann A, Borow KM, Lang KM. Venous air embolism: diagnosis by spontaneous right sided contrast echocardiography. Chest. 1991;99:784–5.

110. Hosal VL, Hoskins PA, Ause RG. Fibrin sleeve formation on indwelling subclavian central venous catheters. Arch Surg. 1971;102:353–8.

111. Adornato DC, Gildenberg PL, Ferrario CM, Smart J, Frost EAM. Pathophysiology of intravenous air embolism in dogs.

Anesthesiology. 1978;49:120–7.

112. Still JA, Lederman DS, Renn WH. Pulmonary edema following air embolism. Anesthesiology. 1974;40:194–6.

113. Moitra V, Permut TA, Penn RM, Roth S. Venous air embolism in an awake patient undergoing placement of deep brain stimulators. Neurosurg Anesthesiol. 2004;16:321–2.

114. Souders JE. Pulmonary air embolism. J Clin Monit Comput. 2000;16:375–83.

115. Perschau RA, Munson ES, Chapin JC. Pulmonary interstitial edema after multiple venous air emboli. Anesthesiology. 1976;45:364–8.

116. Waggoner SE. Venous air embolism through a Groshong catheter. Gynecol Oncol. 1993;48:394–6.

117. Geissler HJ, Allen SJ, Mehlhorn U, Davis K, Morris WP, Butler BD. Effect of body repositioning after venous air embolism: an echocardiographic study. Anesthesiology. 1997;86:710–7.

118. Souders JE, Doshier JB, Polissar NL, Hlastala MP. Spatial distribution of venous gas emboli in the lungs. J Appl Physiol. 1999;87:1937–47.

119. Albertine KH, Wiener-Kronish JP, Koike K, Staub NC. Quantification of damage by air emboli to lung microvessels in anesthetized sheep. J Appl Physiol. 1984;54:1360–8.

120. Nossum V, Hjelde A, Bergh K, Ustad AL, Brubakk AO. Anti-C5a monoclonal antibodies and pulmonary polymorphonuclear leukocyte infiltration – endothelial dysfunction by venous gas embolism. Eur J Appl Physiol. 2003;89:243–8.

121. Tanus-Santos JE, Gordo WM, Udelsmann A, Junior HM. The hemodynamic effects of endothelin receptor antagonism during a venous air infusion in dogs. Anesth Analg. 2000;90:102–6.

122. Hlastala MP, Robertsson HT, Ross BK. Gas exchange abnormalities produced by venous gas emboli. Respir Physiol. 1979;36:1–17.

123. Gottlieb JD, Eriricsson JA, Sweet RB. Venous air embolism: a review. Anesth Analg. 1965;44:773–9.

124. Deem S, McKinney S, Polissar NL, Hedges RG, Swenson ER. Hemodilution during venous gas embolization improves gas exchange, without altering V_A/Q or pulmonary blood flow distributions. Anesthesiology. 1999;91:1861–72.

125. Fitchet A, Fitzpatrick AP. Central venous air embolism causing pulmonary edema mimicking left ventricular failure. BMJ. 1998;316:604–6.

126. Lam KK. Severe pulmonary oedema after venous air embolism. Can J Anaesth. 1993;40:964–7.

127. Wycoff CC, Cann JE. Experimental pulmonary air embolism in dogs. Calif Med. 1966;105:361–7.

128. Stewart RH, Allen SJ, Quick CM, Rohn DA, Cox CS, Laine GA. Effect of venous air embolism in pulmonary microvascular protein permeability. Microcirculation. 2004;11:409–14.

129. Flick MR, Perel A, Straub NC. Leukocytes are required for increased lung microvascular permeability in sheep. Circ Res. 1981;48:344–51.

130. Flick MR, Hoeffel JM, Straub NC. Superoxide dismutase with heparin prevents increased lung vasculature permeability during air emboli in sheep. J Appl Physiol. 1983;55:1284–91.

131. Murphy PG, Jones JG. Acute lung injury. Br J Intensive Care. 1991;1:110–7.

132. Cheney FW, Eisenstein BL, Overand PT, Bishop MJ. Regional alveolar hypoxia does not affect air embolism-induced pulmonary edema. J Appl Physiol. 1989;65:2369–73.

133. Gottdiener JS, Papademetriou V, Notargiacomo A, Park WY, Cutler J. Incidence and cardiac effects of systemic venous air embolism: echocardiographic evidence of arterial embolization via noncardiac shunt. Arch Intern Med. 1988;148:795–800.

134. Vik A, Brubakk AO, Hennessy TR, Jenssen BM, Ekkker M, Stordahl SA. Venous air embolism in swine: transport of gas bubbles through the pulmonary circulation. J Appl Physiol. 1990;69:237–44.

135. Mandell MS. Hepatopulmonary syndrome and portopulmonary hypertension in the model for end-stage liver disease (MELD) era. Liver Transpl. 2004;10:S54–8.

136. Schlimp CJ, Loimer T, Rieger M, Lederer W, Schmidts MB. The potential of venous air embolism ascending retrograde to the brain. J Forensic Sci. 2005;50:906–9.

137. Bisceglia M, Simeone A, Forlano R, Andriulli A, Pilotto A. Fatal systemic air embolism during endoscopic retrograde cholangio-pancreatography. Adv Anat Pathol. 2009;16:255–62.

138. van Boxel GI, Goodman AJ, Green J, Orme RM. Loss of consciousness on turning the patient. BMJ. 2010;341:c3542.

139. Moningi S, Kulkarni D, Bhattacharjee S. Coagulopathy following venous air embolism: a disastrous consequence. Korean J Anesthesiol. 2013;65:349–52.

140. Alvaran SB, Toung JK, Graff TE, Benson DW. Closed-chest cardiac massage in the treatment of venous air embolism. N Engl J Med. 1964;270:1353–4.

141. Alvaran SB, Toung JK, Graff TE, Benson DW. Venous air embolism: comparative merits of external cardiac massage, intracardiac aspiration, and left lateral decubitus position. Anesth Analg. 1978;57:166–70.

142. Michenfelder JD, Martin JT, Altenburg BM, Rehder K. Air embolism during neurosurgery. An evaluation of right atrial catheters for diagnosis and treatment. JAMA. 1969;208:1353–8.

143. Bunegin L, Albin MS, Helsel PE, Hoffman A, Hung TK. Positioning the right atrial catheter: a model for reappraisal. Anesthesiology. 1981;55:343–8.

144. Colley PS, Artru AA. Bunegin-Albin catheter improves air retrieval and resuscitation from lethal air embolism in dogs. Anesth Analg. 1987;66:991–4.

145. Artru AA. Placement of a multi-orificed catheter in the inferior portion of the right atrium; percentage of gas retrieved and success rate of resuscitation after venous air embolism in prone dogs with abdomen hanging freely. Anesth Analg. 1994;79:740–4.

146. Jardin F, Genevray B, Brun-Ney D, Margairaz A. Dobutamine: a hemodynamic evaluation in pulmonary embolism shock. Crit Care Med. 1985;13:1009–12.

147. Angle MR, Molloy DW, Penner B, Jones D, Prewitt RM. The cardiopulmonary and renal hemodynamic effects of norepinephrine in canine pulmonary embolism. Chest. 1989;95:1333–7.

148. Tanus-Santos JE, Nucci G. Low-dose inhaled nitric oxide attenuates hemodynamic changes following pulmonary air embolism in dogs [abstract]. Anesth Analg 1998;86:S155.

149. Agvald P, Adding C, Nilsson KF, Gustafsson LE, Linnarsson D. Increased expired NO and roles of CO_2 and endogenous NO after venous gas embolism in rabbits. Eur J Appl Physiol. 2006;97:210–5.

150. Dujic Z, Palada I, Valic Z, Duplancic D, Obad A, Wisloff U, et al. Exogenous nitric oxide and bubble formation in divers. Med Sci Sports Exerc. 2006;38:1432–5.

第五部分 脓毒症与感染性疾病

第二十八章 脓毒症

Patricia Mello, Dimitri Gusmao-Flores, R. Phillip Dellinger

概述和流行病学

脓毒症代表人体对感染打击的反应。其特征在于炎症反应和凝血稳态失调导致了促炎、促血栓形成和抗纤溶状态。根据宿主的易感性和合并症以及打击的性质和强度,脓毒症可能会发展为严重脓毒症。其可能与组织低灌注、器官功能障碍、低血压、循环性休克、多器官功能衰竭和死亡有关。

严重脓毒症已经成为全球重症监护室(ICUs)最重要的诊断之一。这将带来显著的发病率和病死率以及显著增加医院成本。脓毒症是美国住院危重病人的首要死亡原因。在美国,每年约 75 万人发生脓毒症,其中 20 多万人死亡。美国报道的严重脓毒症患者的病死率(不包括临床试验)从 28% ~ 50%[1,2]。Dombrovskiv 等回顾了美国从 1993 年到 2003 年严重脓毒症的住院率、病死率和住院病例死亡率。报道显示有 8 403 766 人因脓毒症住院。比预测的要多。年龄调整的严重脓毒症的住院率和病死率每年分别增加 8.2%($P<0.001$)和 5.6%($P<0.001$),但病例死亡率下降 1.4%($P<0.001$)[3]。

大多数研究报告估计,严重脓毒症的 ICU 患者的发生率为 10±4%,人口发病率为 1±0.5 例/1 000。Martin 等报道脓毒症发病率每年增加 8.7%,并观察到尽管脓毒症相关的死亡人数增加,但 1979 年至 2000 年,脓毒症患者的总体病死率却有所下降。他还报道了,自 1987 年以来革兰阳性细菌参与该综合征的特征,同时真菌感染引起脓毒症发生率增加了 207%。与女性和白人患者相比,男性和非白人发病率和死亡率升高[4]。

最近,澳大利亚和新西兰重症监护协会(ANZICS)进行了一项为期 13 年(2000—2012 年)的回顾性研究,包括了来自带有各种病例组合的 171 家重症监护室的 101 064 例严重脓毒症患者。严重脓毒症的绝对死亡率从 35%降至 18.4%,发现每年病死率降低 1.3%[5]。

尽管在过去几年里观察到的病死率降低,但缺乏新的特效治疗,预计严重脓毒症的发生率会持续增加并超过美国人口的增加率。增长率的差异是美国人口在未来 50 年年龄变化和危重病人复杂性增加的结果[1,6]。正如 Linde-Zwirble 等[2]所指出的:"ICU 的利用度可能决定严重脓毒症的治疗病例数。但很明显,这些研究报告了经治疗的严重脓毒症的发病率而不是所有脓毒症的发生率"。

多数人普遍认为严重脓毒症可能只是冰山一角。严重脓毒症可能诊断不足,报告不足,因为严重脓毒症不是传染性疾病,不需要上报。它作为主要诊断可能被低估,因为它与其他疾病相关,并且被编码为这些疾病(例如肺炎,癌症)的并发症。像"看起来像脓毒症"和"变成脓毒症"这样的表达方式仍然是常见的,并且反映了这种疾病在实际诊断标准中存在的不确定性。

尽管可能编码不足,严重的脓毒症及其病死率仍人于报道的乳腺癌和艾滋病的发病率和死亡率。其发生率也高于急性心肌梗死(AMI)的发生率,其病死率仅略低于首次 AMI 引起的死亡[1,7,8]。为了更好地了解严重脓毒症的精确病死率,需要更好的诊断标准,这样不仅为了有统一的纳入标准和研究结果的解释,也为了在患者的管理中更好地应用诊断和治疗的指南。

脓毒症的定义

在词源上,"脓毒症"源于希腊语,意思是腐败。在这个词发展之后很久,巴斯德在细菌的存在和腐败之间建立了联系。

1992 年,美国胸科医师学会(ACCP)和重症监护医学学会(SCCM)发表了一项会议共识声明,介绍了"全身炎症反应综合征"(SIRS)。当患者具有以下 1 种以上临床表现时,认为存在该综合征:体温>38℃ 或

<36℃;心率>90/min;过度通气的证据(呼吸频率>20/min 或 PaCO$_2$<32mmHg);白细胞计数>12 000/μL 或者未成熟中性粒细胞>10%[9]。SIRS 标准的问题是缺乏脓毒症的特异性,因为这些表现可能是由于各种不同的事件(例如感染、创伤、热损伤或无菌炎症过程如急性胰腺炎)而发生的。因此,如果引发 SIRS 的事件本身是感染性的,"脓毒症"是存在的。该会议共识还将"严重脓毒症"定义为,引起器官功能障碍的脓毒症,脓毒症诱导的组织低灌注,比如少尿,乳酸升高或低血压(收缩压小于 90mmHg 或较基线降低 40mmHg或更高);将"脓毒性休克"定义为"足够"液体复苏后仍持续低血压的脓毒症(图 28.1)。

1992 年脓毒症共识定义仍存在问题,一位既往

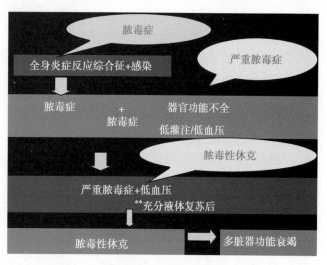

图 28.1　脓毒症综合征不同概念之间的关系

体健的 15 岁甲沟炎患者发热、心动过速与一位既往糖尿病、重度吸烟的老年肺炎患者的发热和心动过速,都符合脓毒症标准。这些对于判断可能发生器官功能衰竭的患者是无益的[10,11]。但是,这一定义确实有助于判定那些需要更加积极监测和测定乳酸含量的全身感染患者。

严重脓毒症的定义是指存在器官功能障碍,但目前缺乏对各个器官定义"器官功能障碍"的阈值一致性,而确定这些阈值时过于随意。关于休克的定义,重点仍然是液体复苏后仍存在需要升压药物治疗的难治性低血压。然而,组织低灌注不仅仅和血压相关。仅仅集中在血压上可能引导医生低估了更加积极的治疗措施,比如纠正细胞缺氧、通过血流和细胞用氧的正常化来优化氧输送(DO$_2$)和氧消耗(VO$_2$)的关系等。

2002 年重新修订了以上定义,但是大部分仍保持不变[12]。其中一个变化是增加了脓毒症的体征、症状和实验室检查(表 28.1)。第二个变化是包括 PIRO(见下文)。器官功能障碍和严重程度可以用马歇尔等开发的定义来确定[13]或用顺序器官功能衰竭评估(SOFA)评分来评估[14]。脓毒症引起的低血压定义为持续的动脉低血压(SBP<90mmHg,MAP<70mmHg,或从基线收缩压降低>40mmHg)。脓毒性休克定义为充足液体复苏下 MAP<65mmHg(没有其他原因导致低血压)。

表 28.1　脓毒症的诊断标准

一般指标	炎症指标	血流动力学指标	器官功能不全指标	组织灌注指标
发热(中心温度>38.3℃)	白细胞增多(WBC>12 000/μL)	低血压(成人 SBP<90mmHg MAP<70mmHg 或 SBP 下降>40mmHg 或低于正常年龄的 2 标准差)	低氧血症(PaO$_2$/FiO$_2$<300)	高乳酸血症(>1mmol/L)
低体温(中心温度<36℃)	白细胞减少(WBC<4 000/μL)	SO$_2$>70%	急性少尿(即使充分液体复苏,尿量<0.5ml/(kg·h)或 45mL/h 至少两小时)	毛细血管充盈降低或出现花斑
心率>90/min 或大于正常年龄的 2 个标准差	白细胞计数正常,但不成熟白细胞>10%		肌酐升高>0.5mg/dl	
呼吸急促	C 反应蛋白大于正常值 2 个标准差		凝血紊乱(INR>1.5 或 APTT>60 秒)	
神志改变	血浆降钙素原大于正常值 2 个标准差		肠梗阻	
明显水肿或液体正平衡(24 小时内>20ml/kg)			血小板减少(PLT<100 000/μL)	
无糖尿病的高血糖(血浆血糖>140mg/dl 或 7.7mmol/L)			高胆红素血症(血浆总胆红素>4mg/dl 或 70mmol/L)	

关注低灌注而非低血压才是评估休克状态重要的标志。最近报道,持续低血压但不伴有灌注不足的指标(如乳酸升高),患者具有较低的病死率[15]。

最近,欧洲重症监护医学协会(ESICM)发表了一项关于休克的共识:认识到低血压(如上所述)的发生尽管是普遍存在的,但并不是休克诊断必须的;正式推荐重点应集中在急性循环衰竭下细胞氧的利用不足[16]。

PIRO

像癌症一样,脓毒症具有不同的原因,临床过程和治疗反应,产生非常复杂和异质性的患者群体。像癌症中细胞的生长和分化失调一样,在脓毒症中控制炎症和凝血的机制失调。这两种情况的预后都受到宿主的遗传倾向,个体宿主反应机制和合并症的影响。这就是为什么同样的感染可能导致一组患者肺炎,而另一组患者导致严重脓毒症以及第三组患者脓毒性休克。

提出分层模型,是为了更好地识别严重脓毒症患者的各种亚组,就像肿瘤学的肿瘤/淋巴结/转移(TNM)的模型。PIRO 模型,P 代表易感性,I 为感染,R 为反应,O 为器官功能障碍,考虑到了发生脓毒症的患者的异质性和感染事件本身的异质性。PIRO 概念有助于建立脓毒症患者个性化治疗方案,并且也可能为这些病例赋予可行的预后"评分",但到目前为止,尚不可行[12,17](图 28.2,表 28.2)。

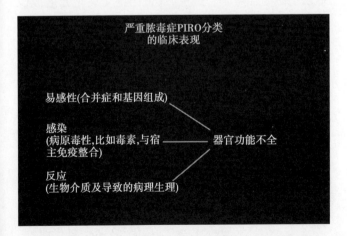

图 28.2　针对脓毒症提出的 PIRO 模型。基于宿主的合并症、基因易感性以及他们的个人史、各自反应和炎症介质不同,感染会对不同宿主造成不同影响(比如,泌尿系念珠菌感染 vs 血流念珠菌感染)。对某一特定个体,感染和宿主反应相互作用导致的影响会导致或多或少的脏器功能不全(比如,急性肾损伤,心肌抑制,急性呼吸窘迫综合征)

表 28.2　PIRO 分类假说

阶段 1 脓毒症
P:没有慢性疾病,免疫问题或抵抗治疗
I:革兰阴性肾盂肾炎,无阻塞
R:免疫反应激活(↑WBC,↓C Protein,↑PCR)
O:容量复苏改善的低血压

不过坚信在将来,脓毒症患者的分类和对该患者的最佳治疗干预将会取决于生物化学和免疫学标准[18,19]。生物标志物,而不是临床标准,将用于反映炎症应答,使我们能够区分源于其他事件的 SIRS 患者,而且可能会进展到严重脓毒症和脓毒性休克的患者。在这方面正在开展很多工作,但目前尚无法实施。[14]

脓毒症的生物标志物可以类似与肿瘤诊断中使用肿瘤标志物或组织病理学一样。根据不明确的表现之一(比如明显的消瘦、厌食症、肺部存在肿块)或同时具有这三种表现就假设患者"极有可能"患有癌症,并给予患者化疗是无法接受的。但在脓毒症中,即使我们也了解脓毒症患者并不都以相同的方式发病,但我们依然使用 SIRS 来识别脓毒症患者,并对所有患者使用相同的"干预措施"。在脓毒症患者中因为存在个体不同的"应答",可能是导致在针对炎症和凝血级联反应中使用多种免疫治疗失败的重要原因。可能有的患者通过使用 TNF 的拮抗剂以减少 TNF 产生从而获得疗效,但其他患者使用相同治疗可能不会受益,甚至可能有害。

很好的证据表明,免疫反应中的遗传差异可能影响脓毒性休克的易感性和结果。调查人员在实验和临床研究中已经确定,重要的炎症介质如 TNF-α 以及与临床表型相关的 toll 样受体(TLR)存在多种遗传多态性。肿瘤坏死因子-α 启动子(TNF-α2)第 308 位基因的遗传改变与个体炎症反应加剧有关[20]。这些患者的感染机会可能较少,但一旦感染,促炎反应带来的危险要比"感染"本身更大。

最近发表的一个大样本队列研究提示,在 1 498 例创伤患者中第 7202 位 G 等位基因(TLR 1 基因)纯合子的患者有较高的脓毒症死亡率(调整后比值为 3.16)[21]。希腊脓毒症研究组(HSSG)进行的最近的研究表明,脓毒症患者的免疫和先天性免疫应答根据感染和宿主特征的不同而有所不同。再次强调了脓毒症是个体化疾病的事实[22]。

优化治疗只有通过确定有用的脓毒症标志物和更合理的亚组才能实现,才能更好地指导治疗和预后。最可能的是,未来个体化制定调节炎症和凝血级联的免疫治疗。

发病机制

脓毒症中的炎症、凝血和免疫功能不全

一旦 TLR 结合了微生物释放的脂多糖等产物,细胞被活化并诱导、触发一系列反应。免疫细胞(例如中性粒细胞,单核细胞,巨噬细胞,淋巴细胞)的早期激活以及由促炎细胞因子释放引发的炎症反应,接下来就是抗炎反应综合征的代偿出现。在严重脓毒症中,炎症途径的激活以失调的方式发生,导致器官损伤的发生,并且最终进展到难治性状态,以单核细胞在体外刺激下产生促炎细胞因子的能力下调为特点。凝血也通过组织因子途径激活,伴随着各种粘黏分子的表达变化,伴随着凝血酶生成和纤维蛋白沉积增加,导致各种内皮细胞的抗凝和促凝失衡。

研究者已经在严重脓毒症患者中检测到几种细胞因子的循环水平升高,而且新的细胞因子持续释放,白细胞介素 6(IL-6)[23],C-反应蛋白[24,25]和降钙素原[26-28]似乎是炎症存在的实用标志物,并且后者可能作为活动感染的标志物。

TNF-α,白细胞介素(IL)-1 和一氧化氮(NO)的早期显著升高,引发了许多旨在阻断促炎症途径作用的试验(TNF 拮抗剂[29,30];IL-1 受体拮抗剂[31];NO 抑制剂[32])。但这一策略没被证明有益,甚至在一些研究中观察到病死率增加[29,33]。巨噬细胞抑制因子(MIF)和内源性高迁移率组合 1(HMGB1)的升高与脓毒症患者病死率增加有关。一些早期研究表明了抑制这些细胞因子具有潜在益处[34,35]。但这些复杂的分子生物相互作用的不断演变令人着迷[36]。

脓毒症中凝血、炎症和免疫功能的变化具有动态模式。它根据遗传易感因素、感染生物体、局部因素甚至同一患者的不同器官而变化。这可能是针对严重脓毒病综合征的药物通常不能降低这类病人病死率的最好解释,并强化了基于患者自己"生化反应概况"个体化治疗发展的需要。

脓毒症中的大循环和微循环

脓毒症患者的血流动力学特征根据疾病的复苏状态和患者个体的合并症而有所不同。脓毒症时会发生种种的生理变化。大量触发血管扩张的细胞因子(例如 NO)释放导致后负荷显著降低。

由于血管舒张和正常血管紧张的丧失,外部液体丢失和内部液体再分布,导致低血压和前负荷降低。随着液体复苏,心脏输出(CO)趋于增加。重要的是要认识到,这种高动力学模式只能在充分复苏的患者中看到。由于毛细血管渗漏,许多患者入院时存在明显的低容量,这与心输出量减少有关。目前已经认识到,在入院时,脓毒症患者可能处于左室充盈欠佳以及心输出量低的低动力状态。细胞因子释放也可能导致心肌抑制。表 28.3 显示了不同阶段患者可能出现的血流动力学改变[37,38]。这个表现可以随着时间的推移从"休克前"到"暖休克",然后是"冷休克"。值得注意的是,每个阶段不是必需的,患者不一定必须从暖休克到冷休克。脓毒性休克患者可能发生的其他变化包括自调节机制的丧失和血管对儿茶酚胺敏感性的降低[37]。

表 28.3 脓毒性休克的血流动力学改变

参数	早期	液体复苏后
心率	↑↑	↑
血压	↓	应用升压药正常
全身血管阻力	↓↓↓	↓ 或 ↓↓(应用升压药)
心输出量	低[a]	正常或↑(偶尔低[b])
肺动脉楔压	低	正常

[a] 低动力性脓毒性休克;[b] 合并严重心肌抑制。

临床表现上在没有明显休克的情况下,尽管存在正常的血压,但可能出现灌注不足以及通过乳酸升高提示的微循环障碍。最近,通过用正交极化光谱成像(OPS)或侧流暗场(SDF)直接观察微循环,已经证明了微循环血流的波动。两种成像技术都是 20 多年前开发的,但是最近才开发出可床旁应用的手持式设备。尽管使用这些装置对微循环的研究使得能够更好地了解休克状态的病理生理学,但迄今为止它的应用仅限于研究[39,40]。

我们现在已经知道,微循环就像是一个巨大的隐形存在体系,在这里氧和营养物质被输送到细胞。血管内皮像一个"器官",调节血管舒缩功能、凝血平衡和细胞的存活/凋亡通路。它对多种神经体液物质,氧气、二氧化碳、乳酸盐、LPS、细胞因子、活性氧代谢物、凝血酶和血流量做出应答。它的其结构和功能是不同的,并在不同的器官中变化;其对各种刺激的反应在空间和时间上变化,从而导致在对脓毒症的反应中产生不同的表型。血管内膜在调节凝血因子释放中具有重要作用,包括血管性血友病因子(vWF),组织

因子（TF），凝血酶受体（TR），纤溶酶原激活物抑制剂-1（PAI-1），组织纤溶酶原激活物（t-PA），组织因子途径抑制剂（TFPI），血栓调节素和蛋白 C 受体[41,42]。

缺氧和细胞因子刺激引起血管舒张后，内皮细胞释放一氧化氮[43,44]，这一过程密切调节微循环血流。在脓毒症中，诱导型一氧化氮合酶（iNOS）的异质表达，潜在地改变了血流的分布[45,46]。iNOS 表达少的部位会导致缺氧和乳酸浓度的升高。尽管全身氧代谢参数（SvO_2，$ScvO_2$）正常，但特定血管床的组织灌注不足也可能存在。另外紊乱的凝血和内皮细胞调控平滑肌细胞张力的功能不全[47,48]，红细胞变形能力下降且聚集更多[49]。白细胞的活化产生直接破坏微循环结构、细胞相互作用和凝血功能的活性氧[50-52]。严重的微循环功能障碍可能导致灌注不足、氧气摄取缺乏和细胞呼吸窘迫[45,46,53]。

众所周知，即使全身血压、血流和氧输送正常，乳酸产生可能持续指向细胞窘迫。在这种情况下，也观察到混合静脉饱和度持续升高，提示存在氧气摄取的问题而不是氧气输送的问题。细胞呼吸受到严重的影响，代谢衰竭接踵而至。这称为引起细胞病变型缺氧。其发生与微循环衰竭直接相关，并在多器官功能不全的发展中起重要作用。脓毒症中的微循环和细胞紊乱已经定义为新的医学术语：即微循环和线粒体窘迫综合征（MMDS）。

假设在这些代谢衰竭的患者中可能存在一种细胞存活的自然防御机制。感受到营养物质的输送减少，细胞则进入休眠状态。这个理论得到了几个研究证实，即使在脓毒症中存在重要的线粒体紊乱，细胞死亡也不是其发病机制中的主要发现。所以推测可能细胞死亡是"细胞衰竭"的结果，而不是"细胞保护"机制[54]。

脓毒症病人的诊断和治疗

一旦怀疑脓毒症，人们必须寻找器官功能障碍的症状，这是严重脓毒症发生的前兆。必须实施早期和积极的诊断和治疗措施，以尽量减少器官功能障碍的进展。多种治疗干预措施必须同时开始，旨在实现血流动力学稳定。优化容量状态和氧气输送、杀灭细菌、控制感染源和辅助支持治疗。

控制感染源和抗生素

早期和合适的初始经验性抗生素治疗对于好的预后至关重要。经验性覆盖应广泛，并通过当地数据

进行修改，并根据随后的培养结果进行调整，以最大限度地减少增加细菌耐药性的可能。抗生素应在留取适当培养后且在临床诊断的几小时内立即开始。研究表明，如果首次抗生素使用延迟，患者的病死率将明显增加[55]。同样，如果初始的经验性覆盖不适当，死亡率也会增加。即使在培养结果出来之后调整抗生素方案，对病死率的这种影响也没有改善。这突出了早期正确启动抗生素覆盖的必要[56]。识别可能的感染灶是必不可少的，因为它有助于指导特定的诊断以及经验性抗生素的合理选择。同时也要了解微生物模式以及患者获得感染的医院的抗菌谱，因为它可能存在很大不同（例如同一家医院的不同 ICU，不同的医院）。

治疗原则应包括使用能够渗透到感染部位的抗生素；使用覆盖匹配微生物敏感性的正确剂量和途径。如果获得良好的临床反应，应使用短期疗程[57]；避免长期联合治疗和基于培养结果的降阶梯策略被推荐。在特定的情况下，可能短期（3~5 天）需要联合抗生素方案[58]。脓肿早期引流和感染部位的清除是获得良好效果的关键。外科引流的时间不要延迟。

血流动力学支持和优化氧输送

严重脓毒症患者的初步治疗需要对 ABCs 复苏：气道、呼吸和循环进行评估和支持。必须优化氧输送的每个决定因素。评估和优化足够的氧含量（例如血红蛋白，动脉血氧饱和度）和心输出量（心率和搏出量）的决定因素（图 28.3）。搏出量的优化需要对其决定因素（前负荷，心肌收缩力和后负荷）进行准确评估，并且在难治性病例中，建议行有创性监测，以追踪液体复苏、强心药和血管收缩药对充盈压、容量和心输出量的影响。在呼吸窘迫的情况下，选择性插管和

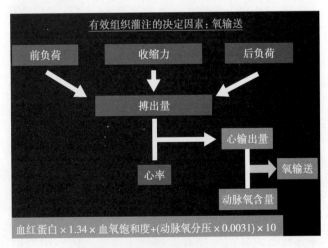

图 28.3 有效组织灌注的决定因素

早期通气支持,可以减少呼吸做功并有助于支持其他组织的氧合。对于机械通气患者,建议对脓毒症引起的急性肺损伤病例采用低平台压力(等于或低于30cmH$_2$O)和低潮气量(6ml/kg 理想体重或更小)的肺保护策略。只要 pH 保持在 7.20 或更高,限制潮气量和 Pplat 压力时 PaCO$_2$ 的升高就是可以允许的。但合并颅内压升高的患者除外。循环支持包括早期评估和纠正不佳的血管内容量状态,通常需要积极的液体复苏。对于给予 30ml/kg 晶体复苏后仍存在低血压或血乳酸 4.0mmol/的病例,推荐监测充盈压(例如 CVP 或偶尔情况下肺动脉阻塞压力)。复苏应以 0.5ml/kg/h 或更高的尿量为准,中心静脉或混合静脉饱和度分别为 70% 和 65%。

平均动脉压应保持在 65mmHg 以上。最近的一项临床研究(SEPSIPAM)指出,随机观察脓毒性休克的患者中较高目标血压(80~85mmHg)或更低(65~70mmHg),治疗组之间的病死率未存在差异。这些结果表明,通过使用较高剂量的血管加压剂以寻求更高的 BP 指标没有任何获益。然而,在既往高血压病史的亚组中,当达到更高的血压目标时,观察到 AKI 发生率较低且需要透析发生率较低[59]。MAP 水平升高可能有助于颅内压升高的神经危重患者,以保持足够的脑灌注压力。

升压药和强心药

在充分的液体复苏后,持续的低血压是由于心肌收缩力降低和小动脉血管舒张联合造成的。推荐去甲肾上腺素作为一线升压药物治疗,并且可以在难治性病例中联合肾上腺素或加压素以将 MAP 维持在65mmHg。多巴胺可能仅在特定的情况下才选择,例如在有明显心动过缓的休克中[58]。

一些研究表明多巴胺可以影响垂体-下丘脑轴的激素产生[60];它可能会增加重度颅脑损伤患者的颅内压(ICP)[61];可能引起更多的脏器灌注不足[62],并且与去甲肾上腺素相比更有可能产生心动过速[63]。并没有推荐低剂量[2μg/(kg·min)]多巴胺作为保护肾功能使用。它可能会增加尿量,但不能改善肾脏灌注,并不会降低血液透析的需要[64]。使用去甲肾上腺素作为一线升压药的更多相关研究[65-71]提示仅在特定的情况下例如在具有明显心动过缓的休克中使用多巴胺[58]。

既往研究表明,去甲肾上腺素在脓毒性休克患者中逆转低血压可能更有效和可靠。在一项小型随机双盲试验中,Marti 等在 32 例脓毒性休克患者中比较

了去甲肾上腺素与多巴胺[65]。93% 的去甲肾上腺素患者的 MAP 和 CI 达到了预期的升高,而多巴胺组只有31% (P<0.001)。此外,11 位对多巴胺无反应的患者中有 10 例随后用去甲肾上腺素治疗成功。这些发现表明去甲肾上腺素可能在脓毒性休克患者逆转低血压方面更有效和可靠。后来,Martin 等发表了一项前瞻性观察队列非随机研究,在 97 例成人脓毒性休克患者中比较去甲肾上腺素与多巴胺[66]。使用逐步逻辑回归分析,发现去甲肾上腺素是与显著改善生存相关的唯一因素(P=0.03),表明与多巴胺相比,使用去甲肾上腺素有更好的结果。与多巴胺和/或肾上腺素相比(62% 对 82%,P<0.001,RR 0.68,95% CI,0.54~0.87),使用去甲肾上腺素组在第 7 天病死率(28% 对40%,P<0.005),第 28 天病死率(55% 对 82%,P<0.001)和出院率(62% 对 84%,P<0.001)均降低。

最近,De Backer 等发表了一项多中心随机研究,1 679 例患者,多数患有脓毒性休克,并没有观察到使用去甲肾上腺素或多巴胺作为一线升压药治疗组之间的病死率差异。然而,使用多巴胺组与更频繁的心律失常相关,特别是心房颤动[67]。多巴胺的使用与更多的不良事件相关(24.1% 对 12.4%,P<0.001)[67]。

随后,De Backer 也发表了一项荟萃分析,显示多巴胺与死亡风险增加有关(RR:1.10[1.01-1.20];P=0.035);在两项报道心律失常的试验中,多巴胺比去甲肾上腺素发作更频繁(RR,2.34 [1.46-3.77];P=0.001)[70]。确实,短期病死率的相对危险度为 0.91(95% CI,0.84~1.00;固定效应;I^2=0%),所以支持应用去甲肾上腺素[70]。

所有这些比较去甲肾上腺素与多巴胺的随机试验的数据均支持最新的拯救脓毒症运动(SSC)指南,建议使用去甲肾上腺素作为一线升压药[58,62,66-70]。

推荐肾上腺素作为脓毒症引起的低血压的二线强心/升压药[58]。虽然一些研究表明肾上腺素可能对脏器循环有害,并与高乳酸症有关,但几项临床研究显示没有证据表明其存在安全性问题[71-74]。一项前瞻性、多中心、随机、双盲研究。在 330 例脓毒性休克患者中,比较了去甲肾上腺素联合多巴酚丁胺与单独使用肾上腺素的作用[71]。药物滴定将 MAP 保持在70mmHg 或更高。两组严重不良反应发生率相似,病死率无显著差异,达到血流动力学稳定的时间、升压药撤除时间、SOFA 评分时间均无显著差异。尽管这表明肾上腺素单独和去甲肾上腺素联合多巴酚丁胺,可以被认为在脓毒症患者的血流动力学支持上是同样安全和有效的,但肾上腺素组的 28 天病死率为

40%,去甲肾上腺素/多巴酚丁胺组为34%,该研究可能不足以证明去甲肾上腺素/多巴酚丁胺的28天获益。

经常发现血管加压素在脓毒性休克患者中被耗尽,而在心源性或低血容量性休克患者中则没有。感染性休克中血管加压素初始峰值后,即使存在持续性低血压,仍可在24~48小时发现正常水平[75]。这被称为"相对加压素缺乏症"。小型研究已经证明,使用低剂量的加压素治疗难治性休克可能有利于血流动力学,并显示加压素不仅能增加MAP,还能增加尿量[75-80]。VASST试验是一项随机对照试验,单用去甲肾上腺素与去甲肾上腺素加血管加压素每分钟0.03单位比较,意向治疗人群的结局没有差异,但在亚组分析中,在随机分组时接受低于15μg/min去甲肾上腺素的病人在加用加压素治疗组中有显著获益[81]。但是应该指出的是,按NE低于15μg/min的分层原则,可能是在NE较高的亚组而不是较低的给药组中受益。因此,应该谨慎地观察这个亚组分析的结果。重要的是,当加压素开始使用时,特别是在高于0.03/0.04U/min的剂量时,应该小心,因为药物输注与冠状动脉、内脏和皮肤循环中显著的血管收缩有关[82]。因此,SSC指南的建议是在去甲肾上腺素的基础上加用加压素(高达0.03U/min),以达到BP目标和/或尽量减少去甲肾上腺素的剂量,因此不建议作为一线治疗[58]。根据VASST试验的数据,这个水平是安全的。

去氧肾上腺素是一种纯α肾上腺素能药物,是产生心动过速可能性最小的药物,但可能降低心输出量。在出现严重低血压并伴有心输出量增加,其他血管加压药物无效或存在快速心律失常或严重快速性心律失常时,可考虑采用这种方法[58]。它不应该作为感染性休克的经验疗法。

早期目标导向治疗(EGDT)

Rivers等进行了一项随机非盲试验研究显示,在给予20ml/kg晶体液后收缩压≤90mmHg或乳酸≥4mmol/L的脓毒症患者[83]中,应用早期目标导向治疗(early goal-directed therapy,EGDT)可以改善预后,其中早期复苏(第一个6小时)是以容量、正性肌力药/血管加压药和输血的具体公式为指导。通过滴定治疗不仅优化充盈压,而且优化了全身氧合参数,研究证明了良好的生存率。住院病死率(30.5%比46.5%,P=0.009)以及28天病死率(33.3%比49.2%;P=0.01)和60天病死率(44.3%比56.9%;P=0.03)下降。虽然本研究中使用的积极复苏公式并不一定是唯一的或最佳的早期积极复苏公式,但是这项研究已经成为在脓毒症诱发组织低灌注出现的最初几小时时早期识别和积极复苏的重要模型。

最近,两项大型临床研究评估了早期目标导向治疗(EGDT)的影响[84,85]。PROCESS试验将美国31个急诊科(ED)的1341例脓毒性休克患者随机分组,比较了入院前6小时内的三种策略:基于EGDT的方案,基于标准治疗的方案(未用中心静脉导管、正性肌力药和输血)以及常规护理。在随机分组后的60天内或1年内,三组之间未观察到病死率上的差异[85]。此外,ARISE研究在51个中心(主要在澳大利亚或新西兰)进行,使用Rivers研究的相同方法比较EGDT和常规护理,没有发现两组死亡率差异[85]。

与常规治疗相比,PROCESS试验和ARISE试验都没有证明使用中心血流动力学和氧饱和度监测以及使用基于流程的复苏方法是有益的。尽管如此,参加这两项试验的患者已经从早期脓毒症认识、迅速应用抗生素和使用临床参数进行容量复苏的快速方法的策略中受益,从监测患者反应和避免过度输血的策略中受益。所有这些行为对于这些患者至关重要,并且在常规护理组患者中同样进行。因此,需要格外关注的是,只有在这些已经作为常规治疗实施的治疗中心,血流动力学的流程化测量和流程化治疗中的监测可能不会影响患者结果。众所周知,自2001年以来,脓毒症的"常规治疗"取得了显著进展,这主要归功于Rivers试验中的发现。尽管该研究有所限制,但它确实为世界各地的脓毒症患者带来了新方法。

实施流程有助于建立一种警觉、不断重新评估和迅速采取行动的文化。如果某个机构的操作已经足够成熟到可以在没有流程的情况下发挥作用,那么这种补充不太可能会影响结果。尽管如此,对于每一个机构来说,情况可能并非如此,因此,当在这些机构中推断这些应用的结果时,人们应该明智地分析。

血管内容量状态和灌注参数

准确评估患者的容量状况以及他们是否会以增加心输出量来应对补液试验,是危重病人护理中的关键任务。对于机械通气患者或腹内压增加的患者,在既往存在心室顺应性降低的情况下监测灌注压力的作用是有限的。尽管如此,监测灌注压还是被普遍应用,且常导致较激进的液体复苏,特别是那些对这些患者经验不足的医生。对于胸内/腹内压正常和左心室正常(正常的壁厚和舒张阻力)患者,推荐CVP为8~12mmHg。充盈压力值的趋势可能比其绝对值更重要。

　　一些研究未能证明肺动脉导管（pulmonary artery catheter，PAC）在改善感染性休克的结局方面的效用[86,87]。这些研究都没有评估附属于某一特定治疗流程的 PAC 的应用。尽管没有随机试验显示使用 PAC 在脓毒性休克中的益处，但使用 PAC 进行监测可以测量心内压力并用热稀释法测定心输出量（CO）。它也能测量一些有用的变量，比如在评估心输出量对代谢需求的充分性时所用的混合静脉血氧饱和度（SvO_2）和评估动静脉二氧化碳差值（ΔCO_2）时所用的混合静脉血二氧化碳（$PvCO_2$）。其使用有助于客观评估患者的血流动力学指标以及对治疗干预的反应变化。对右心功能不全或复杂的循环状况的患者来说，了解肺动脉压（PAP），肺动脉闭塞压（PAOP）和氧合参数对于确定主要紊乱非常重要[16]。容量导管可以评估舒张末期容积，在没有肺动脉低血压的情况下，其代表了比 PAOP 对血管内容量更可靠的评估。

　　PICCO 也可以通过计算胸腔内和血管内液体量来监测心腔内容量[88,89]。连续监测每搏输出量也可以使用脉冲轮廓分析，它是以染料稀释或锂稀释法测量心输出量为基础[90-92]。另外在机械通气的患者中，使用食管多普勒可以追踪液体复苏对心输出量的影响[93]。

　　超声心动在休克患者中应用已经变得越来越普遍。超声心动可用于确定休克的病因，有助于评估左右心室大小和功能，以及评估血管内容量和液体的反应性。可以通过分析速度时间积分（VTI）的呼吸变异性，下腔静脉直径或上腔静脉直径的呼吸变异性或通过 VTI 对被动抬腿的反应，从而帮助选择治疗方案（液体还是正性肌力药物）和评估患者对治疗干预的反应性[94-96]。

　　超声的使用已经在 ESICM 最新的休克指南中正式推荐，并且研究表明，ICU 医师应用超声越来越多地用于此目的[16,94]。最近，一项前瞻性观察性研究是对难治性休克的儿科患者进行的。在床边使用超声心动以及液体滴定、血管加压剂和正性肌力药物都认为是可靠方法[97]。

　　正常的全身压力并不能保证足够的组织灌注。对于脓毒症引起持续性低血压（需要升压药）或乳酸 4.0mmol/L 的患者，推荐以 $ScvO_2$70% 或更高或 $SvO_2$65% 或更高为目标的全身氧合参数的优化。正常或高水平的 SvO_2 也不是充分复苏的保证，因为它可能反映了全身氧化但局部低灌注仍然存在。尽管如此，低 SvO_2 应积极干预，以增加氧气输送到组织，减少脓毒症引起的组织低灌注。感染性休克的良好临床结果

与 MAP $\geqslant$ 65mmHg 以及 $SvO_2 \geqslant$ 70% 的关联已被证实[98]。

　　动脉-静脉二氧化碳差（PCO_2 静脉－PCO_2 动脉）可以帮助识别持续不充分复苏的患者。已经显示，ΔCO_2 与组织灌注负相关。超过 6mmHg 的数值可能表明组织血流灌注少[99]，复苏过程中持续存在的高静脉-动脉血二氧化碳差与感染性休克的不良后果相关[100]。

液体、蛋白和血制品

　　先前的研究未能揭示晶体或白蛋白溶液对严重脓毒症的液体复苏结果差异[101,102]。最近一些研究表明，给予羟乙基淀粉不仅成本较高，并且急性肾损伤（AKI）和需要透析的发生率较高[103-107]。

　　VISEP 研究是一项多中心的 2×2 因子试验，随机分配 537 名严重脓毒症患者，接受强化胰岛素治疗以保持血糖正常或常规胰岛素治疗以及 10% 喷他淀粉，一种低分子量羟乙基淀粉（HES200/0.5），或者改良乳酸林格液用于液体复苏。HES 治疗组的急性肾衰竭和肾脏替代治疗率高于接受乳酸林格液治疗组[103]。

　　最近，三个多中心试验结果已经公布。6S 研究（6S 试验组）是一项纳入 798 例严重脓毒症患者的多中心随机队列研究，与林格液相比，HES130/0.42 液体复苏的死亡率增加，肾替代治疗的需求增加（51% vs. 43%，P=0.03）[104]。CHEST 研究是在 7 000 例接受重症监护的患者的异质性人群中进行的，结果显示，6% 的 130kD/0.40HES 与等张生理盐水相比，病死率没有差异（18% vs. 17%，P=0.26），但 HES 组的肾替代治疗需求增加（7.0% vs. 5.8%；相对风险[RR]，1.21；95% 置信区间[CI]，1.00～1.45；P=0.04），其使用与不良事件显著相关（5.3% vs. 8%，P<0.001）[105]。CRYSTMAS 是一项前瞻性多中心主动控制双盲随机研究，纳入 174 例重症监护病房患者，急性肾损伤分别发生 HES 组 24 例（24.5%）和 NaCl 患者 19 例（20%）（P=0.454）。尽管 HES 与 0.9% 生理盐水的绝对病死率差异为 6%（31% vs. 25.3%，P=0.37），但并没有显著的统计学意义，因为这项研究的动力不足[106,107]。

　　因此，最近的 SSC 指南推荐晶体溶液作为一线治疗，建议避免使用羟乙基淀粉（HES）。并对需要大量晶体复苏的严重脓毒症和感染性休克中使用白蛋白做了弱推荐。

　　白蛋白输注的建议基于盐水对白蛋白液体评估（SAFE）研究，其是一项重要且设计良好的研究，证实了白蛋白作为复苏液的安全性和有效性。SAFE 试验

比较了复苏时白蛋白与晶体溶液，结果没有差异[108]。然而，在本研究的一个假设产生的后续亚组分析中，严重脓毒症患者的白蛋白组存活率更高。

随后，对严重脓毒症/脓毒性休克患者的 17 项白蛋白与其他液体治疗的随机试验（n＝1977）进行荟萃分析，结果提示白蛋白组的存活率有益（优势比[OR]为 0.82；95% CI, 0.67～1.00；$I^2＝0\%$）[109]。白蛋白治疗的患者与接受晶体治疗的患者（7 项试验，n＝1441）相比，白蛋白治疗组患者的死亡 OR 显著降低（OR0.78；95% CI 0.62～0.99；$I^2＝0\%$）[109]。脓毒性休克患者的一项多中心随机试验（n＝794）比较了每 8 小时一次静脉输注白蛋白（20g，20%）×3 天与静脉输注盐水溶液；白蛋白治疗与 28 天死亡率（从 26.3% 到 24.1%）绝对降低 2.2% 相关，但没有达到统计学意义[110]。

在最近的 SSC 指南发表后，一项多中心的开放标签的 CRYSTAL 研究招募了法国、比利时、北非和加拿大的 57 个 ICU 的患者。随机分到晶体组（n＝1443；等渗或高渗盐水或乳酸林格液）或胶体组（n＝1414；明胶，葡聚糖，羟乙基淀粉或 4% 或 20% 的白蛋白）的患者在 28 天内死亡率没有显著差异。尽管研究群体是按病例组合分层的，包括脓毒症、创伤、低血容量性休克而无脓毒症或外伤的患者[111]。此外，最近一项多中心，开放性试验，ALBIOS 研究，在 100 个重症监护病房（ICU）中随机分配了 1 818 例严重脓毒症患者，接受 20% 白蛋白和晶体溶液或单独晶体溶液治疗。在前 7 天，白蛋白组患者与晶体组患者相比，平均动脉压（P＝0.03）更高，净液体平衡更低（P<0.001）。两组患者的每日总药量没有显著差异（P－0.10），但白蛋白替代治疗的生存率并没有改善[112]。随后的另一项包括 ALBIOS 和 EARSS 研究结果的 meta 分析发表，再次证明了白蛋白使用的安全性。但并没有显示出使用白蛋白的死亡率有任何差异[113]。

使用血制品应以明智的和个性化的方式。严重脓毒症患者的最佳血红蛋白浓度尚不清楚，但最近的研究表明，限制性输血策略是安全的[114]。此外，值得注意的是，脓毒症患者的红细胞输注增加了氧输送。但通常不会增加大多数患者的氧消耗[115,116]。血液制品的适应证在很大程度上还取决于脓毒症患者的合并症。比如在心肌缺血、严重低氧血症、急性出血或缺血性冠状动脉疾病的情况下，建议成人的血红蛋白浓度在 8.0～9.0g/dl。

接受体外循环的心脏手术患者对低血红蛋白水平似乎也能很好地耐受，这很好地支持了限制性输血策略。血红蛋白的阈值为 8g/dl 或输血后 10g/dl[117]。

最近一项多中心平行组试验，随机分配了重症监护病房（ICU）的 1 005 例感染性休克患者，分别在血红蛋白水平每分升 7g 或更低（低阈值）或每分升 9g 或更低（高阈值）时输注少白红细胞 1U。低阈值组输血较少，且死亡率、缺血事件发生率或使用生命支持方面没有差异[118]。

没有证据支持使用促红细胞生成素治疗脓毒症贫血或使用新鲜冰冻血浆。但除非存在活动性出血，或需要对凝血障碍患者进行有创手术，或者使用抗凝血酶治疗脓毒症。在没有明显的出血的情况下，当血小板计数≤10 000/mm³（$10×10^9$/L）时，血小板可以预防性输注；或当血小板计数≤20 000/mm³（$20×10^9$/L）且患者有明显的出血风险时也要预防性输注。对于活动性出血、手术或有创操作，建议更高的血小板计数[≥50 000/mm³（$50×10^9$/L）][58]。

其他支持治疗

除了呼吸和血流动力学稳定之外，还应注意几种重要的辅助治疗，以防止进一步的损伤并改善预后。包括足够的深静脉血栓预防，消化道出血预防，维持 180mg/dl 或更低的血糖水平，而不是以强化胰岛素方案的每分升 81～108mg 为目标[58,119]。发生肾衰竭的患者可以间歇或连续血液透析治疗。结果没有差异。尽管如此，连续治疗可能有助于控制血流动力学不稳定患者的液体平衡[58,120]。

只有在足够的液体复苏和血管升压治疗仍难以治疗的休克时才建议在脓毒症中应用类固醇。没有必要通过测定皮质醇血浆水平来确定相对肾功能不全的患者。研究表明，使用低剂量氢化可的松可能会减少休克逆转的时间[121-124]。如果需要，每天给予 200mg 氢化可的松，推荐给药方式为连续输注，而不是每次 50mg，每 6 小时一次，以避免与间歇给药相关的葡萄糖水平波动。一旦升压药不再需要，类固醇可以逐渐减量[58]。

脓毒症拯救运动

拯救脓毒症运动（SSC）代表了国际重症监护组织的合作努力，目的是加强严重脓毒症的识别和治疗，并降低与此相关的高死亡率[58]。指南的重要建议被确认，并纳入 2005 年开始的绩效改进计划（与卫生保健改进研究所合作）。为了改善严重脓毒症患者的预后[58]（表 28.4），对脓毒症患者推荐的这种方法可以确定关键的性能指标(目标)。根据 PROCESS 和 ARISE 试验数据,国家质量论坛脓毒症措施提出的对 SSC 脓毒症集束化治疗提出修改[参见 http://www.qualityforum.org][84,85,125]。

表 28.4　拯救脓毒症运动集束化治疗

在前 3 小时内尽快完成	在前 6 小时内尽快完成
• 血乳酸测定	对起始液体复苏无反应的低血压应用升压药,维持 MAP ≥65mmHg
• 抗生素输注前留取血培养	容量复苏后仍持续低血压或起始乳酸>4mmol/L 时测量 CVP[a] 及 ScvO$_2$[a]
• 输注广谱抗生素	
• 低血压或乳酸>4mmol/L 时起始输注最少晶体液 30ml/kg	如果起始乳酸升高则复查血乳酸

[a] 指南中定量复苏的目标包括 CVP>8mmHg、ScvO$_2$>70% 及乳酸正常。

新的、争议的和未来的治疗

寻找改善严重脓毒症结局的方法仍在继续。许多新型化合物和新方法在临床前研究或临床试验中。这些不同的方法针对的是引发脓毒症的毒素,驱动脓毒症的介质以及脓毒症引发的组织床变化。针对毒素的疗法主要集中于抗内毒素策略。针对介质的治疗,包括针对各种促炎症刺激的抗炎疗法。组织床策略的特点是研究各种疗法对舌下循环的影响。

总结

像大多数疾病一样,更精确地确定目标的人群将转变为更好地护理。生物标志物和遗传易感性的使用很可能使临床医生能够更好地预测处于危险中的患者和靶向治疗严重脓毒症的患者。

与多系统创伤和急性心肌梗死的治疗不同。严重脓毒症的标准化治疗策略更多的是在进行中。然而,基于大量严重脓毒症阳性临床试验的循证医学策略开始在这方面发挥作用。早期抗生素和心血管系统早期复苏的重要性现在被认为是最重要的。指导早期心血管复苏的最佳方法尚未确定,但似乎任何对早期复苏的密切关注都可能改善结果。

（李涛 译,吴依娜 校）

参考文献

1. Angus DC, Linde-Zwirble WT, Lidicker J, Clermont G, Carcillo J, Pinsky MR. Epidemiology of severe sepsis in the United States: analysis of incidence, outcome, and associated costs of care. Crit Care Med. 2001;29:1303–10.
2. Linde-zwirble WT, Angus DC. Severe sepsis epidemiology: sampling, selection, and society. Crit Care. 2004;8:222–6.
3. Dombrovskiy VY, Martin AA, Sunderram J, Paz HL. Rapid increase in hospitalization and mortality rates for severe sepsis in the United States: a trend analysis from 1993 to 2003. Crit Care Med. 2007;35:1414–5.
4. Martin GS, Mannino DM, Eaton S, Moss M. The epidemiology of sepsis in the United States from 1979 through 2000. N Engl J Med. 2003;348:1546–54.
5. Kaukonen KM, Bailey M, Suzuki S, Pilcher D, Bellomo R. Mortality related to severe sepsis and septic shock among critically ill patients in Australia and New Zealand, 2000–2012. JAMA. 2014;311:1308–16.
6. Angus DC, Kelley MA, Schmitz RJ, White A, Popovich Jr J, Committee on Manpower for Pulmonary and Critical Care Societies (COMPACCS). Caring for the critically ill. Current and projected workforce requirements for care of the critically ill and patients with pulmonary disease: can we meet the requirements of an aging population? JAMA. 2000;284:2762–70.
7. American Cancer Society. Cancer statistics (online). Accessed 3/29/01.
8. American Heart Association. 2001 Heart and stroke statistical update. Dallas, TX: American Heart Association; 2000.
9. Bone RC, Balk RA, Cerra FB, Dellinger RP, Fein AM, Knaus WA, et al. American College of Chest Physicians/Society of Critical Care Medicine Consensus Conference: definitions for sepsis and organ failure and guidelines for the use of innovative therapies in sepsis. Chest. 1992;101:1644–55.
10. Vincent JL. Dear SIRS, I'm sorry to say that I don't like you…. Crit Care Med. 1997;25:372–4.
11. Marshall JC. SIRS and MODS: what is their relevance to the science and practice of intensive care? Shock. 2000;14:586–9.
12. Levy MM, Fink MP, Marshall JC, Abraham E, Angus D, Cook D, et al. International sepsis definitions conference. Crit Care Med. 2003;31:1250–56.
13. Marshall JC, Cook DJ, Cristou NV, Bernard GR, Sprung CL, Sibbald WJ. Multiple organ dysfunction score: a reliable predictor of complex clinical outcome. Crit Care Med. 1995;23:1638–52.
14. Ferreira FL, Bota DP, Bross A, Mélot C, Vincent JL. Serial evaluation of the SOFA score to predict outcome in critically ill patients. JAMA 2001;286:1754–8.
15. Hernandez G, Castro R, Romero C, del a Hoz C, Angulo D, Aranguiz I, et al. Persistent sepsis-induced hypotension without hyperlactatemia: Is it really septic shock? J Crit Care. 2011;26:435.e9–14.
16. Cecconi M, De Backer D, Antonelli M, Beale R, Bakker J, Hofer C, et al. Consensus on circulatory shock and hemodynamic monitoring. Task force of the European Society of Intensive Care Medicine. Intensive Care Med. 2014;40:1795–815.
17. Levy M, Bernard GR, Ely EW, Aird W. Latebreaker session. Society of critical care medicine annual meeting. San Diego, CA, 30 Jan 2002.
18. Agnese DM, Calvano JE, Hahm SJ, Coyle SM, Corbett SA, Calvano SE, et al. Human toll-like receptor form mutations but not CD14 polymorphisms are associated with an increased risk of gram-negative infections. J Infect Dis. 2002;186:1522–5.
19. Lorenz E, Mira JP, Frees KL, Schwartz DA. Relevance of mutations in the TLR4 receptors in patients with gram-negative septic shock. Arch Intern Med. 2002;162:1028–32.
20. Mira JP, Cariou A, Grall F, Delclaux C, Losser MR, Heshmati F, Cheval C, et al. Association of TNF2, a TNF promoter polymor-

phism, with septic shock susceptibility and mortality: a multi-center study. JAMA.1999;282:561–8.

21. Thompson CM, Holden TD, Rona G, Laxmanan B, Black RA, O' Keefe GE, et al. Toll-like receptor 1 polymorphisms and associated outcomes in sepsis after traumatic injury: a candidate gene association study. Ann Surg 2014;259:179–85.

22. Gogos C, Kotsaki A, Pelekanou A, Giannikopoulos G, Vaki I, Maravitsa P, et al. Early alterations of the innate and adaptive immune statuses in sepsis according to the type of underlying infection. Crit Care. 2010;14:R96.

23. Taniguchi T, Koido Y, Aiboshi J, Yamashita T, Suzaki S, Kurokawa A. Change in the ratio of interleukin-6 to interleukin-10 predicts a poor outcome in patients with systemic inflammatory response syndrome. Crit Care Med. 1999;27:1262–4.

24. Takala A, Jousela I, Olkkola KT, Jansson SE, Leirisalo-Repo M, Takkunen O, et al. Systemic inflammatory response syndrome without systemic inflammation in acutely ill patients admitted to hospital in a medical emergency. Clin Sci (Lond). 1999;96:287–95.

25. Proulx F, Fayon M, Farrell CA, Lacroix J, Gauthier M. Epidemiology of sepsis and multiple organ dysfunction syndrome in children. Chest. 1996;109:1033–7.

26. Sablotzki A, Borgermann J, Baulig W, Friedrich I, Spillner J, Silber RE, et al. Lipopolysaccharide binding protein (LBP) and markers of acute-phase response in patients with multiple organ dysfunction syndrome (MODS) following open heart surgery. Thorac Cardiovasc Surg. 2001;49:273–8.

27. Harbarth S, Holeckova K, Froidevaux C, Pittet D, Ricou B, Grau GE, et al. Diagnostic value of procalcitonin, interleukin-6 and interleukin-8 in critically ill patients admitted with suspected sepsis. Am J Respir Crit Care Med. 2001;164:396–402.

28. Duflo F, Debon R, Monneret G, Bienvenu J, Chassard D, Allaouchiche B, et al. Alveolar and serum procalcitonin: diagnostic and prognostic value in ventilator-associated pneumonia. Anesthesiology. 2002;9:74–9.

29. Fisher Jr CJ, Agosti JM, Opal SM, Lowry SF, Balk RA, Sadoff JC, et al. Treatment of septic shock with the tumor necrosis factor receptor:Fc fusion protein. N Engl J Med. 1996;334:1697–702.

30. Abraham E, Wunderink R, Silverman H, Perl TM, Nasraway S, Levy H, et al. Efficacy and safety of monoclonal antibody to human tumor necrosis factor alpha in patients with sepsis syndrome: a randomized, controlled, double-blind, multicenter clinical trial. JAMA. 1995;273:934–41.

31. Fisher Jr CJ, Slotman GJ, Opal SM, Pribble JP, Bone RC, Emmanuel G, et al. Initial evaluation of human recombinant interleukin-1 receptor antagonist in the treatment of sepsis syndrome: a randomized, open-label, placebo-controlled multicenter trial. Crit Care Med. 1994;22:12–21.

32. Cobb JP. Nitric oxide synthase inhibition as therapy for sepsis: a decade of promise. Surg Infect (Larchmt). 2001;2:93–100.

33. Grover R, Zaccardelli D, Colice G, Guntupalli K, Watson D, Vincent JL. An open-label dose escalation study of the nitric oxide synthase inhibitor, N(G)-methyl-L-arginine hydrochloride (546C88), in patients with septic shock. Glaxo Wellcome International Septic Shock Study Group. Crit Care Med. 1999;27:913–22.

34. Sadikot RT, Christman JW, Blackwell TS. Molecular targets for modulating lung inflammation and injury. Curr Drug Targets. 2004;5:581–8.

35. Yang H, Ochani M, Li J, Qiang X, Tanovic M, Harris HE, et al. Reversing established sepsis with antagonists of endogenous high-mobility group box 1. Proc Natl Acad Sci U S A. 2004;101:296–301.

36. Cinel I, Dellinger RP. Advances in pathogenesis and management of sepsis. Curr Opin Infect Dis. 2007;20:345–52.

37. Lanken PN. The intensive care manual. Philadelphia, PA: WB Saunders; 2001. p. 95.

38. Landry DW, Oliver JA. The pathogenesis of vasodilatory shock. N Engl J Med. 2001;345:588–95.

39. Trzeciak S, Dellinger RP, Parrillo JE, Guglielmi M, Bajaj J, Abate NL, et al. Early microcirculatory perfusion derangements in patients with severe sepsis and septic shock: relationship to hemodynamics, oxygen transport, and survival. Ann Emerg Med. 2007;49:88–98. 98.e1-2.

40. De Backer D, Durand A. Monitoring the microcirculation in critically ill patients. Best Pract Res Clin Anaesthesiol. 2014;28:441–51.

41. Rosenberg RD, Aird WC. Vascular-bed-specific homeostasis and hypercoagulable states. N Engl J Med. 1999;340:1555–64.

42. Tomashefski Jr JF. Pulmonary pathology of the adult respiratory distress syndrome. Clin Chest Med. 1990;11:593–619.

43. Cosby K, Partovi KS, Crawford JH, Patel RP, Reiter CD, Martyr S, et al. Nitrite reduction to nitric oxide by deoxyhemoglobin vasodilates the human circulation. Nat Med. 2003;9:1498–505.

44. Singel DJ, Stamler JS. Chemical physiology of blood flow regulation by red blood cells: the role of nitric oxide and S-nitrosohemoglobin. Annu Rev Physiol. 2005;67:99–145.

45. Morin MJ, Unno N, Hodin RA, Fink MP. Differential expression of inducible nitric oxide synthase messenger RNA along the longitudinal and crypt-villus axes of the intestine in endotoxemic rats. Crit Care Med. 1998;26:1258–64.

46. Revelly JP, Ayuse T, Brienza N, Fessler HE, Robotham JL. Endotoxic shock alters distribution of blood flow within the intestinal wall. Crit Care Med. 1996;24:1345–51.

47. Vallet B. Endothelial cell dysfunction and abnormal tissue perfusion. Crit Care Med. 2002;30 suppl 5:S229–34.

48. Lidington D, Tyml K, Ouellette Y. Lipopolysaccharide-induced reductions in cellular coupling correlate with tyrosine phosphorylation of connexin. J Cell Physiol. 2002;193:373–79.

49. Piagnerelli M, Boudjeltia KZ, Vanhaeverbeek M, Vincent JL. Red blood cell rheology in sepsis. Intensive Care Med. 2003;29:1052–61.

50. Cerwinka WH, Cooper D, Krieglstein CF, Ross CR, McCord JM, Granger DN. Superoxide mediates endotoxin-induced platelet–endothelial cell adhesion in intestinal venules. Am J Physiol Heart Circ Physiol. 2003;284:H535–41.

51. Martins PS, Kallas EG, Neto MC, Dalboni MA, Blecher S, Salomao R. Upregulation of reactive oxygen species generation and phagocytosis, and increased apoptosis in human neutrophils during severe sepsis and septic shock. Shock. 2003;20:208–12.

52. Victor VM, Rocha M, De la Fuente M. Immune cells: free radicals and antioxidants in sepsis. Int Immunopharmacol. 2004;4:327–47.

53. Fink MP. Intestinal epithelial hyperpermeability: update on the pathogenesis of gut mucosal barrier dysfunction in critical illness. Curr Opin Crit Care. 2003;9:143–51.

54. Singer M. Mitochondrial function in sepsis: acute phase versus multiple organ failure. Crit Care Med. 2007;35(Suppl):441–8.

55. Iregui M, Ward S, Sherman G, Fraser VJ, Kollef MH. Clinical importance of delays in the initiation of appropriate antibiotic treatment for ventilator-associated pneumonia. Chest. 2002;122:262–8.

56. Luna CM, Vujacich P, Niederman MS, Vay C, Gherardi C, Matera J, et al. Impact of BAL data on the therapy and outcome of ventilator-associated pneumonia. Chest. 1997;111:676.

57. Chastre J, Wolff M, Fagon JY, Chevret S, Thomas F, Wermert D, et al. Comparison of 8 vs 15 days of antibiotic therapy for ventilator-associated pneumonia in adults: a randomized trial. JAMA. 2003;19(290):2588–98.

58. Dellinger RP, Levy MM, Rhodes A, Annane D, Gerlach H, Opal SM, et al. Surviving sepsis campaign: international guidelines for management of severe sepsis and septic shock. Crit Care Med. 2012;2013:41580–637.

59. Asfar P, Meziani F, Hamel JF, Grelon F, Megarbane B, Anguel N, et al. High versus low blood-pressure target in patients with septic shock. N Engl J Med. 2014;370:1583–93.

60. Van den Berghe G, de Zegher F. Anterior pituitary function during critical illness and dopamine treatment. Crit Care Med. 1996;24:1580–90.

61. Ract C, Vigue B. Comparison of the cerebral effects of dopamine and norepinephrine in severely head-injured patients. Intensive Care Med. 2001;27:101–6.

62. Marik PE, Mohedin M. The contrasting effects of dopamine and norepinephrine on systemic and splanchnic oxygen utilization in hyperdynamic sepsis. JAMA. 1994;272:1354–57.

63. LeDoux D, Astiz ME, Carpati CM, Rackow EC. Effects of perfusion pressure on tissue perfusion in septic shock. Crit Care Med. 2000;28:2729–32.

64. Bellomo R, Chapman M, Finfer S, Hickling K, Myburgh J. Low-dose dopamine in patients with early renal dysfunction: a placebo-controlled randomised trial. Lancet. 2000;356:2139–43.

65. Martin C, Papazian L, Perrin G, Saux P, Gouin F. Norepinephrine or dopamine for the treatment of hyperdynamic septic shock? Chest. 1993;103:1826–31.

66. Martin C, Viviand X, Leone M, Thirion X, et al. Effect of norepinephrine on the outcome of septic shock. Crit Care Med. 2000;28:2758–65.

67. De Backer D, Biston P, Devriendt J, Madl C, Chochrad D, Aldecoa C, et al. Comparison of dopamine and norepinephrine in the treatment of shock. N Engl J Med. 2010;362:779–89.

68. Ruokonen E, Takala J, Kari A, Saxén H, Mertsola J, Hansen EJ. Regional blood flow and oxygen transport in septic shock. Crit Care Med. 1993;21:1296–303.

69. Patel GP, Grahe JS, Sperry M, Singla S, Elpern E, Lateef O, et al. Efficacy and safety of dopamine versus norepinephrine in the management of septic shock. Shock. 2010;33:375–80.

70. De Backer D, Aldecoa C, Njimi H, Vincent J. Dopamine versus norepinephrine in the treatment of septic shock: a meta-analysis. Crit Care Med. 2012;40:725–30.

71. Annane D, Vignon P, Renault A, Bollaert PE, Charpentier C, Martin C, et al. Norepinephrine plus dobutamine versus epinephrine alone for management of septic shock: a randomised trial. Lancet. 2007;370:676–84.

72. Levy B, Bollaert PE, Charpentier C, Nace L, Audibert G, Bauer P, et al. Comparison of norepinephrine and dobutamine to epinephrine for hemodynamics, lactate metabolism, and gastric tonometric variables in septic shock: a prospective, randomized study. Intensive Care Med. 1997;23:282–7.

73. Seguin P, Bellissant E, Le Tulzo Y, Laviolle B, Lessard Y, Thomas R, et al. Effects of epinephrine compared with the combination of dobutamine and norepinephrine on gastric perfusion in septic shock. Clin Pharmacol Ther. 2002;71:381–8.

74. Myburgh JA, Higgins A, Jovanovska A, Lipman J, Ramakrishnan N, Santamaria J, et al. A comparison of epinephrine and norepinephrine in critically ill patients. Intensive Care Med. 2008;34:2226–34.

75. Landry DW, Levin HR, Gallant EM, Ashton Jr RC, Seo S, D'Alessandro D, et al. Vasopressin deficiency contributes to the vasodilation of septic shock. Circulation. 1997;95:1122–5.

76. Sharshar T, Blanchard A, Paillard M, Raphael JC, Gajdos P, Annane D. Circulating vasopressin levels in septic shock. Crit Care Med. 2003;31:1752–8.

77. Patel BM, Chittock DR, Russell JA, Walley KR. Beneficial effects of short-term vasopressin infusion during severe septic shock. Anesthesiology. 2002;96:576–82.

78. Dünser MW, Mayr AJ, Ulmer H, Knotzer H, Sumann G, Pajk W, et al. Arginine vasopressin in advanced vasodilatory shock: a prospective, randomized, controlled study. Circulation. 2003;107:2313–9.

79. Holmes CL, Walley KR, Chittock DR, Lehman T, Russell JA. The effects of vasopressin on hemodynamics and renal function in severe septic shock: a case series. Intensive Care Med. 2001;27:1416–21.

80. Lauzier F, Levy B, Lamarre P, Lesur O. Vasopressin or norepinephrine in early hyperdynamic septic shock: a randomized clinical trial. Intensive Care Med. 2006;32:1782–9.

81. Russell JA, Walley KR, Singer J, Gordon AC, Hébert PC, Cooper DJ, et al. Vasopressin versus norepinephrine infusion in patients with septic shock. N Engl J Med. 2008;358:877–87.

82. Dünser MW, Mayr AJ, Tura A, Pajk W, Barbara F, Knotzer H, et al. Ischemic skin lesions as a complication of continuous vasopressin infusion in catecholamine-resistant vasodilatory shock: incidence and risk factors. Crit Care Med. 2003;31:1394–8.

83. Rivers E, Nguyen B, Havstad S, Ressler J, Muzzin A, Knoblich B, et al. Early goal-directed therapy in the treatment of severe sepsis and septic shock. N Engl J Med. 2001;345:1368–77.

84. ProCESS Investigators, Yealy DM, Kellum JA, Huang DT, Barnato AE, Weissfeld LA, et al. A randomized trial of protocol-based care for early septic shock. N Engl J Med. 2014;370:1683–93.

85. ARISE Investigators, ANZICS Clinical Trials Group, Peake SL, Delaney A, Bailey M, Bellomo R. Goal-directed resuscitation for patients with early septic shock. N Engl J Med. 2014;371:1496–506.

86. Harvey S, Harrison DA, Singer M, Ashcroft J, Jones CM, Elbourne D, et al. Assessment of the clinical effectiveness of pulmonary artery catheters in management of patients in intensive care (PAC-Man): a randomised controlled trial. Lancet. 2005;366:472–77.

87. National Heart, Lung, and Blood Institute Acute Respiratory Distress Syndrome (ARDS) Clinical Trials Network, Wheeler AP, Bernard GR, Thompson BT, Schoenfeld D, Wiedemann HP, et al. Pulmonary-artery versus central venous catheter to guide treatment of acute lung injury. N Engl J Med. 2006;354:2213–24.

88. Goedje O, Hoeke K, Lichtwarck-Aschoff M, Faltchauser A, Lamm P, Reichart B. Continuous cardiac output by femoral arterial thermodilution calibrated pulse contour analysis: comparison with pulmonary arterial thermodilution. Crit Care Med. 1999;27:2407–412.

89. Della Rocca G, Costa MG, Coccia C, Pompei L, Di Marco P, Vilardi V, et al. Cardiac output monitoring: aortic transpulmonary thermodilution and pulse contour analysis agree with standard thermodilution methods in patients undergoing lung transplantation. Can J Anaesth. 2003;50:707–11.

90. Pittman J, Bar-Yosef S, SumPing J, Sherwood M, Mark J. Continuous cardiac output monitoring with pulse contour analysis: a comparison with lithium indicator dilution cardiac output measurement. Crit Care Med. 2005;33:2015–21.

91. Reuter DA, Kirchner A, Felbinger TW, Weis FC, Kilger E, Lamm P, et al. Usefulness of left ventricular stroke volume variation to assess fluid responsiveness in patients with reduced cardiac function. Crit Care Med. 2003;31:1399–404.

92. Marx G, Cope T, McCrossan L, Swaraj S, Cowan C, Mostafa SM, et al. Assessing fluid responsiveness by stroke volume variation in mechanically ventilated patients with severe sepsis. Eur J Anaesthesiol. 2004;21:132–8.

93. Vallée F, Fourcade O, De Soyres O, Angles O, Sanchez-Verlaan P, Pillard F, et al. Stroke output variations calculated by esophageal Doppler is a reliable predictor of fluid response. Intensive Care Med. 2005;31:1388–93.

94. Cholley BP, Vieillard-Baron A, Mebazaa A. Echocardiography in the ICU: time for widespread use! Intensive Care Med. 2006;32:9–10.

95. Vieillard-Baron A, Chergui K, Rabiller A, Peyrouset O, Page B, Beauchet A, et al. Superior vena caval collapsibility as a gauge of volume status in ventilated septic patients. Intensive Care Med. 2004;30:1734–9.

96. Lamia B, Ochagavia A, Monnet X, Chemla D, Richard C, Teboul JL. Echocardiographic prediction of volume responsiveness in critically ill patients with spontaneous breathing activity. Intensive Care Med. 2007;33:1125–32.

97. Ranjit S, Aram G, Kissoon N, Ali MK, Natraj R, Shresti S, et al. Multimodal monitoring for hemodynamic categorization and management of pediatric septic shock: a pilot observational study. Pediatr Crit Care Med. 2014;15:e17–26.

98. Varpula M, Tallgren M, Saukkonen K, Voipio-Pulkki LM, Pettilä V. Hemodynamic variables related to outcome in septic shock. Intensive Care Med. 2005;31:1066–71.

99. Vallee F, Vallet B, Mathe O, Parraguette J, Mari A, Silva S, et al. Central venous-to-arterial carbon dioxide difference: an additional target for goal-directed therapy in septic shock? Intensive Care Med. 2008;34:2218–25.

100. Ospina-Tascon G, Bautista-Rincon DF, Umana M, Tafur JD, Gutiérrez A, García AF, et al. Persistently high venous-to-arterial carbon dioxide differences during resuscitation are associated with poor outcomes in septic shock. Crit Care. 2013;17:R294.

101. Choi PT, Yip G, Quinonez LG, Cook DJ. Crystalloids vs colloids in fluid resuscitation: a systematic review. Crit Care Med. 1999;27:200–10.

102. Cook D, Guyatt G. Colloid use for fluid resuscitation: evidence and spin. Ann Intern Med. 2001;135:205–8.

103. Brunkhorst FM, Engel C, Bloos F, Meier-Hellmann A, Ragaller M, Weiler N, et al. Intensive insulin therapy and pentastarch resuscitation in severe sepsis. N Engl J Med. 2008;358:125–39.

104. Perner A, Haase N, Guttormsen AB, Tenhunen J, Klemenzson G, Åneman A, et al. Hydroxyethyl starch 130/0.42 versus Ringer's acetate in severe sepsis. N Engl J Med. 2012;367:124–34.

105. Myburgh JA, Finfer S, Bellomo R, Billot L, Cass A, Gattas D, et al. Hydroxyethyl starch or saline for fluid resuscitation in intensive care. N Engl J Med. 2012;367:1901–11.

106. Guidet B, Martinet O, Boulain T, Philippart F, Poussel JF, Maizel J, et al. Assessment of hemodynamic efficacy and safety of 6% hydroxyethylstarch 130/0.4 vs. 0.9% NaCl fluid replacement inpatients with severe sepsis: The CRYSTMAS study. Crit Care. 2012;16:R94.

107. McIntyre LA, Ferguson D, Cook DJ, Rankin N, Dhingra V, Granton J, et al. Fluid resuscitation in the management of early septic shock (FINESS): a randomized controlled feasibility trial. Can J Anaesth. 2008;55:819–26.

108. Finfer S, Bellomo R, Boyce N, French J, Myburgh J, Norton R, et al. A comparison of albumin and saline for fluid resuscitation in the intensive care unit. N Engl J Med. 2004;350:2247–56.

109. Delaney AP, Dan A, McCaffrey J, Finfer S. The role of albumin as a resuscitation fluid for patients with sepsis: a systematic review and meta analysis. Crit Care Med. 2011;39:386–91.

110. Charpentier J, Mira JP, Group ES. Efficacy and tolerance of hyperoncotic albumin administration in septic patients: the EARSS study. Intensive Care Med. 2011;37 suppl 1:S115.

111. Annane D, Siami S, Jaber S, Martin C, Elatrous S, Declère AD, et al. Effects of fluid resuscitation with colloids vs crystalloids on mortality in critically ill patients presenting with hypovolemic shock: the CRISTAL randomized trial. JAMA. 2013;6(310):1809–17.

112. Caironi P, Tognoni G, Masson S, Fumagalli R, Pesenti A, Romero M, et al. Albumin replacement in patients with severe sepsis or septic shock. N Engl J Med. 2014;370:1412–21.

113. Patel A, Laffan MA, Waheed U, Brett SJ. Randomized trials of human albumin for adults with sepsis: systematic review and meta-analysis with trial sequential analysis of all-cause mortality. BMJ. 2014;349g4561.

114. Hebert PC, Well G, Blajchman MA, Marshall J, Martin C, Pagliarello G, et al. A multicenter, randomized, controlled clinical trial of transfusion requirements in critical care. N Engl J Med. 1999;340:409–17.

115. Marik PE, Sibbald WJ. Effect of stored-blood transfusion on oxygen delivery in patients with sepsis. JAMA. 1993;269:3024–29.

116. Fernandes Jr CJ, Akamine N, De Marco FV, De Souza JA, Lagudis S, Knobel E. Red blood cell transfusion does not increase oxygen consumption in critically ill septic patients. Crit Care. 2001;5:362–7.

117. La H, Vincent JL, Galas FR, Nakamura RE, Silva CM, Santos MH, et al. Transfusion requirements after cardiac surgery: the TRACS randomized controlled trial. JAMA. 2010;304:1559–67.

118. Holst LB, Haase N, Wetterslev J, Wernerman J, Guttormsen AB, Karlsson S, et al. Lower versus higher hemoglobin threshold for transfusion in septic shock. N Engl J Med. 2014;371:1381–91.

119. Finfer S, Chittock DR, Su SY, Blair D, Foster D, The NICE-SUGAR Study Investigators. Intensive versus conventional glucose control in critically ill patients. N Engl J Med. 2009;360:1283–97.

120. Palevsky PM, Zhang JH, O'Connor TZ, Chertow GM, Crowley ST, VA/NIH Acute Renal Failure Trial Network, et al. Intensity of renal support in critically ill patients with acute kidney injury. N Engl J Med. 2008;359:7–20.

121. Annane D, Sebille V, Charpentier C, Bollaert PE, François B, Korach JM, et al. Effect of treatment with low doses of hydrocortisone and fludrocortisone on mortality in patients with septic shock. JAMA. 2002;288:862–71.

122. Sprung CL, Annane D, Keh D, Moreno R, Singer M, Freivogel K, et al. Hydrocortisone therapy for patients with septic shock. N Engl J Med. 2008;358:111–24.

123. Sligl WI, Milner Jr DA, Sundar S, Mphatswe W, Majumdar SR, et al. Safety and efficacy of corticosteroids for the treatment of septic shock: a systematic review and meta-analysis. Clin Infect Dis. 2009;49:93–101.

124. Patel GP, Balk RA. Systemic steroids in severe sepsis and septic shock. Am J Respir Crit Care Med. 2012;185:133–9.

125. National Quality Forum Committee Recommends Revision for Sepsis Measure. April 22, 2014. The National Quality Forum. http://www.qualityforum.org.

第二十九章 导管相关血流感染

Donald E. Craven, Kathleen A. Craven

概述

置入血管内导管是大多数住院患者接受的护理操作。每年都有数百万的患者被置入血管内导管,用于药物治疗、液体输注、血流动力学监测或血液透析[1,2]。而

重症监护病房(Intensive care unit)的患者在住院期间会被放置更多不同类型的导管,见表 29.1。尽管血管内插管是一项常见的操作,但它会改变宿主天然抵抗感染的能力,从而增加宿主局部感染的风险,或者产生严重并发症相关的菌血症,如骨髓炎或心内膜炎。

表 29.1 血管内装置的类型与患者护理的评价及感染或并发症的风险(改编自 Ref. 38)

导管类型	评价
外周静脉导管	通常插入前臂或手背静脉;最常用短期的血管内装置;如果是无菌操作,并在 72~96 小时内或有疼痛、感染的迹象时拔除,很少有相关血流感染发生
外周动脉导管	常用于短期监测危重病人的血流动力学状态和血液气体的测定;当放置于股动脉时,严格执行无菌技术和谨慎提示,发生局部导管感染和血流感染的风险较低
中线导管	A3-8-in 外周导管,插入经肘窝到近贵要静脉或头静脉或锁骨下静脉远端,不进入中央静脉时中央静脉炎及感染的发生率较低;药物可能引起静脉炎时 PICC 线可以更好地稀释
非隧道式中心静脉导管	CVC 置管最常使用;约占所有导管相关性血液感染的 90%;插入的部位会增加感染的风险(例如颈内锁骨下静脉)
肺动脉导管或 Swan-Ganz 导管	通过聚四氟乙烯插入,平均只能保留 3 天;大多数导管结合肝素,以减少导管内血栓形成及微生物黏附
压力监测系统	与动脉导管联合使用;与流行性和地方性医院血流感染有关;通常感染源是病人的血管内导管和压力监测装置之间的管道被污染的注射液,或者使用的是非一次性传感器
外周中心导管	外置中心导管(PICCs)可替代锁骨下静脉或颈内静脉置管;通过外周静脉进入上腔静脉,通过头侧静脉和基底静脉(或股静脉进入下腔静脉);更容易维持和减少机械并发症(如血栓、血胸)
隧道式中心静脉导管	通过外科手术置入的中央静脉导管,并在出口部位的皮肤放置一个涤纶袖带,抑制生物体的迁移 通过刺激周围组织的生长进入导管,从而封闭导管;用于为需要延长静脉化疗、家庭输液治疗或血液透析的患者提供血管通路
完全置入式装置	放置在皮下,并有一个自封的隔膜;用针穿过完整的皮肤;感染率较低

导管相关血流感染(CR-BSI)的发生率会因导管类型、导管操作频率、宿主因素(如潜在疾病和疾病程度),以及工作人员能力和工作人员与患者比例[1,2]的不同而不同。外周静脉导管是最常用的血管通路设备。尽管与外周静脉导管相关的局部血流感染的发病率通常较低,但因该导管应用频率高,每年也会产生严重感染的并发症,从而导致较高的病死率。多数较严重的导管相关感染与中心静脉导管(CVC)有关,

特别是那些放置于重症患者体内的。操作者插入过程不仔细或血管通路需延长使用时间,就会存在一系列更高的医院获得病原体的定植或感染风险,最常见的是凝固酶阴性葡萄球菌、金黄色葡萄球菌、广谱需氧革兰阴性杆菌和白色念珠菌[1-3]。

在本章中,我们主要讲导管相关感染,重点介绍 CR-BSI 的发病机制、管理原则、预防目标和潜在的未来发展方向。以美国传染病学会[1]和医疗感染控制实

践咨询委员会(HICPAC)近期的治疗和预防指南[2]中公布的循证数据以及其他重要参考文献为重点,同时重点介绍最佳管理和预防措施的新兴概念和争议。

术语和流行病学

美国,据估计住院患者每年插入多达 1.5 亿个血管内装置,每年发生超过 20 万例次院内血流感染[1,4,5]。并且美国每年大约有 17 000 人死于与导管相关感染直接相关的事件[6](图 29.1)。正如上面指出的,使用不同类型的血管内装置给予患者静脉输注液体、药物、血液制品和肠内营养液,监测血流动力学状态及提供血液透析[1](图 29.2)。表 29.1 总结了用于识别不同类型导管的术语。导管术语的其他特殊性质包括是否存在袖带;是否使用肝素;抗生素或防腐剂以及管腔的数目。

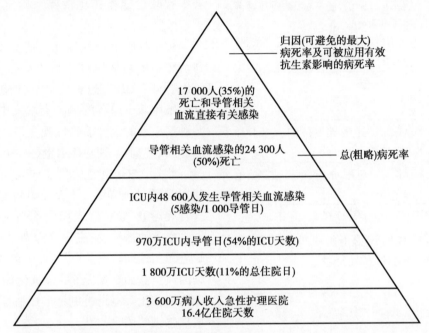

图 29.1 导管相关性感染的流行病学概述。From Wenzel RP, Edmond MB. Team-based prevention of catheter-related infections. N Engl J Med 2006;355(26):2781-2783[6]Copyright © 2006 Massachusetts Medical Society. Reprinted with permission from the Massachusetts Medical Society

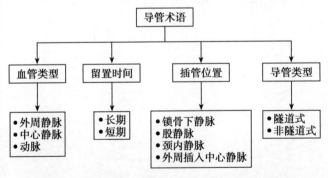

图 29.2 导管术语(根据血管类型,持续时间,插入部位,导管类型)

ICU 中插入中心静脉导管(CVC)患者的 CR-BSI 发生率高于插入周围静脉导管[7]。其中以非隧道式中心静脉导管为主,约占 CR-BSI 发生率的 90%[1]。静脉导管装置相关感染的发生会增加患者的住院费用、住院时间以及患者的发病率和死亡率[8]。近期对 2 573 例 CR-BSI 进行的 Meta 分析中,病死率为 14%,其中 19% 是由 CRIs 引起的。死亡率因感染的病原体不同而异。例如,金黄色葡萄球菌菌血症的发生率显著高于凝固酶阴性葡萄球菌菌血症。

导致 CR-BSI 的病原体

近期数据表明,与外周血管和 CVC 感染最相关的病原微生物是凝固酶阴性葡萄球菌、金黄色葡萄球菌和广谱需氧革兰阴性杆菌。这可能是在世界范围内正在增加的多重耐药菌株(MDR)以及真菌病原体,后者最常见的是白色念珠菌(表 29.2)。

对于金黄色葡萄球菌、凝固酶阴性葡萄球菌或念珠菌属血培养阳性的患者,在没有任何其他确定的感染源时应强烈怀疑 CR-BSI[1,2,9-11]。从血液培养或导管

表 29.2　病原体引起导管相关性感染[1-3]

常见病原体	
凝固酶阴性的葡萄球菌	甲氧西林敏感品系
金黄色葡萄球菌	甲氧西林敏感金黄色葡萄球菌（MSSA）
	耐甲氧西林金黄色葡萄球菌（MRSA）
革兰阴性杆菌	铜绿假单胞菌，肠杆菌，黏质沙雷菌和沙雷菌属 不动杆菌，大肠杆菌，克雷伯杆菌属，嗜麦芽窄食单胞菌
念珠菌	白色念珠菌
不常见的病原体	
细菌	微球菌、无色杆菌属，快速生长分枝杆菌物种
真菌	糠秕马拉色菌、酵母、镰刀菌属或毛孢子菌属

许多国家的革兰阴性杆菌多重耐药菌株正在增加和蔓延。

管路培养中分离出来其他较为不常见的微生物（表 29.2）时也应该警惕 CR-BSI 的可能性。

发病机制

如图 29.3 所示，CRI 可以通过几种不同的途径发生，例如，穿刺点处的皮肤微生物在导管外表面定植，通过污染接口/三通阀引起的腔内污染，输入受污染的静脉注射液或由来自远处的菌血症引起的导管二次播种。

外导管污染在外周、非隧道、短期导管中更为常见。导管接口污染和管腔内感染是手术植入、管道式 CVC 或置入装置感染的最常见途径[1,10]。

导致 CR-BSI 发生的因素有很多，包括宿主因素、导管类型和特异性病原体[1,2,4,10]。与宿主相关的因素包括宿主免疫力受损、个人卫生不良、封闭的辅料、携带金黄色葡萄球菌的鼻腔、高龄、糖尿病、近期住院以及高剂量静脉注射铁等。另外，许多研究已经将中性粒细胞减少或潜在恶性疾病确定为 CR-BSI 的危险因素[12-14]。

免疫抑制治疗的强度可能会增加发生导管相关血流感染的总体风险。恶性血液病和获得性免疫缺陷综合征（AIDS）患者的 CRI 风险会增加四倍，而中性粒细胞减少患者的风险会增加 11 倍[14]。在对血液与肿瘤患者的大型前瞻性观察研究中[15]发现，调整基础诊断后造血干细胞移植也是一个显著的危险因素。

此外，CR-BSI 危险因素包括插管位置、延长导管使用时间、菌血症史、导管尖端和皮肤带有的菌群、导管管腔污染、导管置入操作不当、存在另外感染源的导管血源性播种、输注管腔污染以及导管插入过程中缺乏无菌性预防措施[1,2]。导管的组成也可能影响感染的风险。如聚氨酯（不含氢化物）和聚氯乙烯的聚合物往往比其他物质更易形成血栓，血栓形成也可能增加感染的风险[16,17]。

病原体相关因素包括生物膜形成、抗生素治疗的耐药性、细菌毒力和连续感染。实际上，所有置入式器械最终会被包裹在生物膜中[18]，生物膜由纤维状糖萼和几种宿主蛋白（如纤连蛋白和层粘连蛋白）组成，可以支持几种微生物的附着（图 29.4）。此外，通过某

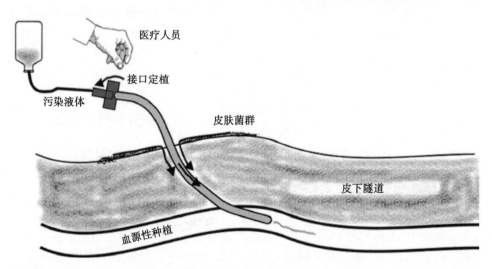

图 29.3　静脉导管细菌定植和感染机制：外皮肤菌群，腔内从三通阀/接口定植和相对少见的血行播散或污染的静脉输液。这些机制中的每一个都是预防战略的目标

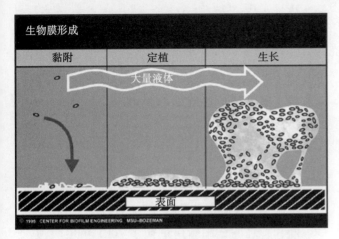

图29.4　细菌定植和附着导致导管管腔内生物膜形成，并随时间增加。生物膜减少抗生素的渗透，保护宿主被吞噬细胞、抗体和补体杀灭。插图由 Dirckx P, Montana State University Center for Biofilm Engineering, Bozeman, Montana 授权

些类型的微生物产生细胞外多糖来增强附着。生物膜代表了微生物的保护环境，降低了宿主防御机制与根除它们的能力。此外，细菌将通过化学"群体感应"[19-21]相互沟通，并规范其繁殖。念珠菌属和凝固酶阴性葡萄球菌均会产生细胞外多糖，而金黄色葡萄球菌可以与几种生物膜蛋白结合，这些事实有助于解释由这些生物体引起的 CR-BSI 发病率会增加。预防生物膜的形成也被应用于预防医院感染的措施[19,22]。

诊断

由于缺乏特异性和敏感性，临床发现对于诊断血管内导管相关感染往往是不可靠的。例如，最敏感的临床发现，如发热（无论有无寒战），特异性较差；而带有 BSI 的血管内装置周围的炎症或化脓具有较高的特异性，敏感性却较差[1]。2009 年的 IDSA 指南[1]中详细总结了血管内导管相关血流感染的诊断和管理指南，评估和分级的强度和质量。

革兰染色可能有助于诊断局部感染，但诊断 CRI 时明显不如定量方法敏感[23]。半定量（滚动平板）或定量导管培养技术（涡旋或分类法）是最可靠的诊断方法[1,24,25]。滚动平板法需要拔出导管，并将尖端或 5cm 皮内段无菌切割并在血琼脂平板上来回滚动四次，将平板温育 24～48 小时，并计数聚集形成单位（CFU）。CFU≥15 被认为是有意义的[1,25]。该方法仅对导管的外表面进行采样，因此由导管腔内的微生物引起的感染可能会被忽视。然而，由于半定量的滚动平板法诊断快且易于实施，因此它仍然是导管培养中

最流行的技术。导管段的定量培养需要用肉汤冲洗该段，或者在肉汤里离心、涡旋或用超声降解，然后连续稀释并在血琼脂上表面铺板[1,25-27]。超声降解和冲洗管腔可以增加诊断灵敏度。半定量培养>15CFU 或定量培养>102CFU，伴有局部或全身感染的迹象，就指向导管相关感染。

定量或半定量培养方法的预测价值可能取决于导管的类型和位置、使用的培养方法和导管定植的来源[28]。例如，新近插入的导管（如放置时间少于一周）最常被沿着导管外表面的皮肤微生物定植，因此滚动平板法在识别这种定植方面将非常敏感。对于留置时间较长的导管（如一周以上），从接口的腔内扩散是导管定植的主要机制，滚动平板法较不敏感，但同时获得内表面和外表面培养的方法会更敏感。随着抗菌涂层导管的使用变得越来越普遍，导管定植和导管相关感染的现有定义可能需要修改，因为这种涂层可能导致假阴性的培养[29,30]。

外周静脉血和中心静脉导管血培养

怀疑静脉 CRI 的患者应该抽取两套血培养，至少要有一套经皮外周静脉抽取[1]。有研究在住院癌症患者中评估了从留置的 CVC 抽取血培养的临床应用[31]。本研究中，导管和外周血培养阳性预测值分别为 63% 和 73%；阴性预测值分别为 99% 和 98%。因此，通过导管抽取的阳性血液培养，需要临床分析；但阴性血培养具有高的阴性预测价值，在排除作为发热或疑似感染源的导管相关血流感染方面非常有帮助。

定量血培养：外周血和中心静脉导管

从导管和外周静脉穿刺抽取的定量血培养，可以在保留导管的情况下诊断 CRI[1,32]。然而，该技术需要特定的血液培养系统和复杂的流程，因此在临床实践中尚未广泛使用。由于血管通路受限且并不希望导管移除，已经开发了定量血培养技术作为诊断 CRBSI 的替代方案。这种技术依赖于成对血液样本的定量培养，一个通过中心导管接口获得，另一个从外周静脉穿刺部位获得。在大多数研究中，从 CVC 获得的血液的菌落计数至少比从周围静脉获得的血液中的菌落计数高 5～10 倍，这可预测 CRBSI[33]。在隧道式导管中，对于这种方法更为准确，即使在没有外周血对比时，CVC 定量血液培养至少 100CFU/ml 可能具有诊断价值[32]。

CVC 和外周血阳性的差别时间

利用从外周静脉和中心静脉同时抽取的血培养

之间的阳性差别时间(differential time to positivity, DTP)[34]，是一种很精妙的方法。以2小时为DTP的截点时间，Blot等表明该方法具有良好的灵敏度和特异性以及阳性和阴性预测值[35]。Blot及其同事[34,35]报道，通过测量中心静脉导管抽取的血培养与从外周静脉抽取的血培养之间的阳性差别时间，可以做出对长期留置导管患者的CR-BSI高度诊断。DTP的定义是从中心静脉导管和从外周静脉同时抽取的血培养阳性所需的时间差。如果从中心静脉导管抽取的血液培养比从同时外周静脉抽取的血培养至少早120分钟变成阳性，则认为DTP是阳性(即提示CR-BSI)。导管和外周血培养之间>120分钟的时间差别对于CRI具有91%的灵敏度和94%的特异性。在隧道式导管进行的研究，虽然这种方法和定量血培养有相似的准确性，但具有更高的成本效益[34,35]。在一项使用DTP的研究中，17例CVC血培养阳性比外周血培养阳性至少早2小时的患者中，有16例患者导管相关性菌血症明确诊断，整体敏感度为91%，特异度为94%[34]。大多数医院没有定量的血培养方法，但是很多医院都能够使用DTP进行诊断。需要进一步的研究来评估这种方法在不同的临床条件下的效用。

新分子、快速诊断方法

针对改进细菌性血流感染(BSI)诊断的不同策略最近主要集中在从继代培养、血液培养和全血中的基于蛋白质的(MALDI-TOF)质谱和基于核酸的(PCR)鉴定，减少了物种鉴定和获取抗生素敏感性数据的时间[36,37]，病原体富集和DNA分离方法优化了DNA的恢复[36]。快速病原鉴定允许早期适当的治疗，会通过降低死亡率、住院时间和医疗费用来改善预后[37]。这些快速诊断测试是未来的趋势，这将显著促进早期诊断和抗生素的早期治疗，将缩短患者住院时间并降低健康护理成本。

抗生素治疗

美国感染病协会(IDSA)对血管内导管相关感染的诊断和管理的详细指南最初于2001年出版，并于2009年进行了修订[1,38]。对于导致静脉内导管感染±菌血症的不同病原体的特定抗生素治疗建议在图29.5中做了总结。表29.3列出了有效抗生素和给药建议的总结[1]。

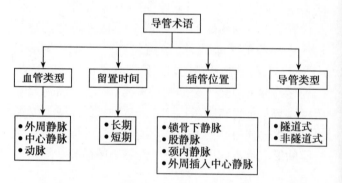

图29.5　初始抗菌治疗选项的常见致病菌分离与静脉导管相关血流感染患者。参见抗生素治疗，表29.3

表29.3　常见病原菌为血管内导管相关性感染的首选抗生素治疗总结。推荐感染病和/或药学顾问进行抗生素治疗的选择和剂量监测

病菌	首选抗生素	选择
金黄色葡萄球菌		
甲氧苯青霉素敏感	新青霉素或苯唑西林 2g，每4小时一次	头孢唑啉2g，每8小时一次或万古霉素15mg/kg（检查血清）
甲氧苯青霉素抵抗	万古霉素 15mg/kg，每12小时一次（检查血清）	达托霉素6~8mg/kg或利奈唑胺600，每12小时一次
凝固酶阴性的葡萄球菌		
甲氧苯青霉素敏感	新青霉素或苯唑西林 2g，每4小时一次	头孢唑啉2g，每8小时一次或万古霉素15mg/kg
甲氧苯青霉素抵抗	万古霉素 15mg/kg（检查血清）	达托霉素6~8mg/kg
链球菌或肠球菌		

续表

病菌	首选抗生素	选择
氨苄西林敏感 或抵抗 氨苄西林或万古霉素抵抗	氨苄西林 2g,每 4~6 小时一次或 6g,每 8 小时一次 ±万古霉素 15mg/kg,每 12 小时一次 或利奈唑胺或达托霉素	万古霉素 15mg/kg (检查血清)
革兰阴性杆菌		
大肠杆菌 或 克雷伯杆菌属 ESBL- ESBL+	头孢曲松钠,每天 1~2g 或厄他培南,每天 1g 亚胺培南 500,每 6 小时一次 美罗培南 1g,每 8 小时一次 多尼培南 500,每 8 小时一次	环丙沙星 或 氨曲南
肠杆菌属 和 黏质沙雷菌	厄他培南,每天 1g 亚胺培南 500,每 6 小时一次 美罗培南 1g,每 8 小时一次 碳青霉烯类 亚胺培南 500,每 6 小时一次 美罗培南 1g,每 8 小时一次 多尼培南 500,每 8 小时一次	环丙沙星 或 氨曲南
不动杆菌属	氨苄西林-舒巴坦 或 亚胺培南 500,每 6 小时一次 美罗培南 1g,每 8 小时一次	
嗜麦芽窄食单胞菌	甲氧苄氨嘧啶-磺胺甲噁唑 3~5mg/kg	
洋葱伯克霍尔德菌	甲氧苄氨嘧啶-磺胺甲噁唑 3~5mg/kg,每 8 小时一次或 碳青霉烯类	
ESBL+革兰阴性杆菌(大肠杆菌,克 雷伯杆菌属,肠杆菌属)	碳青霉烯类 厄他培南,每天 1g 亚胺培南 500,每 6 小时一次 美罗培南 1g,每 8 小时一次 多尼培南 500,每 8 小时一次	
不动杆菌属	碳青霉烯类 ±氨基糖苷类	如上
嗜麦芽窄食单胞菌	甲氧苄氨嘧啶-磺胺甲噁唑 3~5mg/kg,每 8 小时一次	
铜绿假单胞菌	头孢吡肟 2g,每 8 小时一次 或亚胺培南 500,每 8 小时一次 或美罗培南 1g,每 8 小时一次 或哌拉西林和他唑巴坦 4.5g,每 6 小时一次 ±氨基糖苷类	氨基糖苷类 阿米卡星 15mg/kg/day 妥布霉素 5~7mg/kg/day
	/-氨基糖苷类	
真菌		
白色念珠菌	氟康唑 两性霉素 B	氟康唑,两性霉素 B
白色念珠菌(抗氟康唑)	卡泊芬净 米卡芬净 两性霉素	伏立康唑

抗生素治疗的详细建议可在 2009 年美国传染病学会获得[1]。

短期或长期中心静脉导管（CVC）、动脉导管（AC）感染病人的管理可能会变得复杂（化脓性血栓性静脉炎、心内膜炎或骨髓炎）或存在并发症。可以看到几种不同的病原体，如图29.6至图29.8。

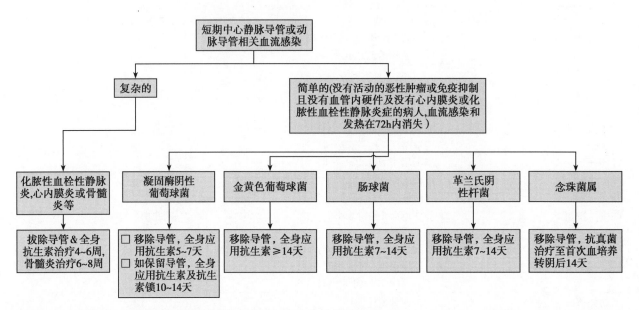

图29.6 对短期中心静脉导管或动脉导管相关性血流感染的管理办法。Reprinted from Mermel LA, Allon M, Bouza E, Craven DE, Flynn P, O'Grady NP, et al. Clinical practice guidelines for the diagnosis and management of intravascular catheter-related infection: 2009 update by the Infectious Diseases Society of America. Clin Infect Dis. 2009; 49:1-45 (Ref. 1) by permission of Oxford University Press on behalf of the Infectious Diseases Society of America

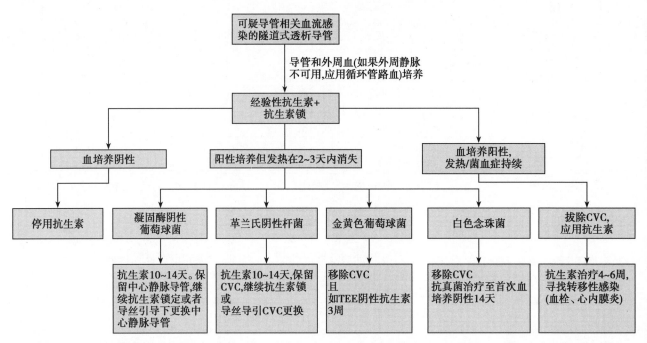

图29.7 导管相关血流感染（CRBSI）正在接受血液透析的患者（HD）与隧道导管。血培养，中央静脉导管，经食管超声心动图 TEE。Reprinted from Mermel LA, Allon M, Bouza E, Craven DE, Flynn P, O'Grady NP, et al. Clinical practice guidelines for the diagnosis and management of intravascular catheter-related infection: 2009 update by the Infectious Diseases Society of America. Clin Infect Dis. 2009; 49:1-45 (Ref. 1) by permission of Oxford University Press on behalf of the Infectious Diseases Society of America

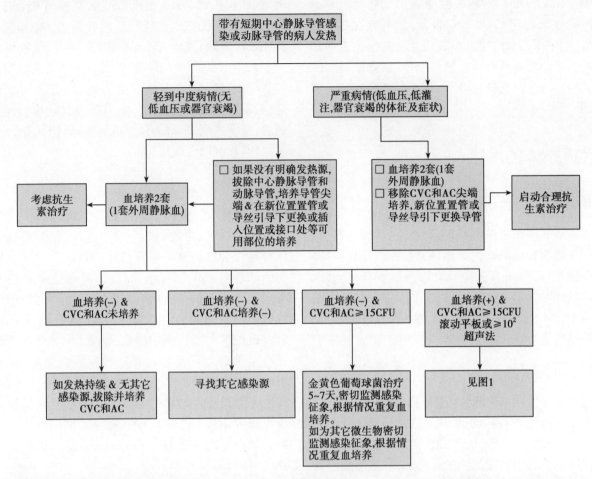

图 29.8　短期中心静脉导管感染或动脉导管感染(CFU 集落形成单位)急性发热发作的诊断方法 Reprinted from Mermel LA, Allon M, Bouza E, Craven DE, Flynn P, O'Grady NP, et. al. Clinical practice guidelines for the diagnosis and management of intravascular catheter-related infection:2009 update by the Infectious Diseases Society of America. Clin Infect Dis. 2009;49:1-45(Ref.1) by permission of Oxford University Press on behalf of the Infectious Diseases Society of America

可疑 CR-BSI 的隧道式血液透析(HD)导管的抗生素治疗建议见图 29.7。经过仔细评估后,血培养阳性的患者将需要抗生素治疗(推荐针对分离的特定病原体),并根据图 29.7 中所述的方法决定是否去除、更换或保留导管±静脉内锁定治疗[1]。

有急性发热的短期中心静脉导管(CVC)或动脉导管(AC)的患者管理见图 29.8。

鉴于其他潜在的发热源,推荐两套外周血培养。如果没有其他感染源被确认,而且病人病情不重,那么可以去除导管并培养导管头,且通过导丝插入新的导管。重症患者应该做血液和 CVC 培养,然后开始抗生素治疗[1]。

IDSA 指南总结了与特定病原体有关的菌血症或真菌血症患者的长期静脉导管或输液港的治疗[1,39]。治疗取决于感染是否合并隧道感染、出口脓肿、脓毒性血栓形成、心内膜炎或骨髓炎等。

非隧道式导管

ICU 常见的问题是带有中心静脉导管(CVC)或动脉导管(AC)患者的发热可能复杂也可能不复杂。如果没有局部感染迹象,导管发热的可能性只有10%[40]。如果患者出现 CR-BSI,对可疑病原体进行适当的经验性全身抗生素治疗见图 29.5。如果患者病情危重或有脓毒症迹象,建议应用广谱、覆盖耐甲氧西林金黄色葡萄球菌(MRSA)和需氧革兰阴性杆菌的抗生素。如果患者有免疫抑制或机会性真菌感染的风险,应该加用抗真菌治疗[1]。

一旦获得了外周血或回调血培养病原体和抗生素敏感性数据,就可以使抗生素降级,并确定治疗的持续时间(图 29.6)。由金黄色葡萄球菌、革兰阴性杆菌和念珠菌属导致的 CR-BSI 通常比凝固酶阴性葡萄球菌更加严重并且具有更高的死亡率。除凝血酶阴性葡萄球菌 CR-BSI 外,应去除非隧道式导管。对于凝固酶阴性葡萄球菌 CR-BSI 患者,如果患者存在假体装置,则采用相似的建议。最初经验性抗生素治疗应该静脉给予覆盖所有可能的病原体,例如凝固酶阴性葡萄球菌或金黄色葡萄球菌,或者可能需氧革兰阴性杆菌。

特定病原体的治疗

凝固酶阴性的葡萄球菌

大多数凝固酶阴性葡萄球菌对 β-内酰胺类抗生素例如苯唑西林或第一代头孢菌素(例如头孢唑林)具有抵抗性,需要用万古霉素或达托霉素进行治疗。治疗的最佳时间不确定,但大多数专家推荐抗生素治疗 7~10 天。但是,对于可能已经播种的假体装置的患者必须特别小心。

金黄色葡萄球菌

对于无并发症的金黄色葡萄球菌 CR-BSI,一些作者认为相对较短的疗程(10~14 天)是足够的[41]。如果发热或菌血症持续超过 3 天,通常需要更长的抗生素治疗时间,同时要排除心内膜炎、深层感染或假体装置播种[42]。对疑似或已确定金黄色葡萄球菌 CRI 病例中应给予万古霉素,达托霉素也很高效。然而,这两种药物通常被用于对 β-内酰胺过敏患者的 MRSA 感染。否则,应使用耐青霉素酶的青霉素(如萘夫西林或苯唑西林)或头孢菌素(如头孢唑林)。金黄色葡萄球菌感染应该用合适的抗生素静脉给药至少 2 周,也许长达 4 周。但是,在心内膜炎等复杂感染的情况下,可能需要 4~6 周的治疗;对骨髓炎也许需要 6~8 周[38]。

达托霉素和利奈唑胺已被用于治疗 MRSA 感染。达托霉素具有根据体重每天给予一次的优点,并且不需要监测治疗浓度[43,44]。利奈唑胺具有口服给药的优点,效果相当于静脉给药,但不能用于治疗 CR-BSI。

革兰阴性菌

革兰阴性菌感染可能包括广泛的病原体,必须根据培养结果和抗菌药物敏感性试验进行治疗[1]。目前还没有关于最佳治疗疗程的数据,但大多数情况下 7~10 天的治疗时间可能是足够的。在严重免疫功能低下的患者和革兰阴性杆菌的 CR-BSI 中,应考虑覆盖铜绿假单胞菌。初始治疗应包括三代头孢(如头孢他啶)或四代头孢(如头孢吡肟)、氨基糖苷类(庆大霉素、妥布霉素或阿米卡星)、广谱 β-内酰胺(如替卡西林或哌拉西林)或碳青霉烯(如亚胺培南、美罗培南)。对于 ESBL(+)革兰阴性杆菌,碳青霉烯类或氨基糖苷类是有效的。对于不动杆菌感染,建议使用碳青霉烯,氨基糖苷或多黏菌素。如果微生物或敏感性是已知的,氟喹诺酮(即环丙沙星或左氧氟沙星)治疗是有效的,并且可以口服给药。

念珠菌属

发生导管相关真菌血症的患者应该接受全身性抗真菌治疗,因为他们处于发生并发症的高风险中。保留导管会增加真菌血症持续的风险[45]。几乎所有的菌株都对氟康唑敏感。目前,静脉注射氟康唑是由念珠菌引起的 CR-BSI 的首选药物[46]。对于所有对氟康唑敏感的白色念珠菌,建议使用 14 天的疗程(400mg/d)。对于耐氟康唑的念珠菌(如光滑念珠菌和克柔念珠菌),治疗选择还包括棘白菌素,如米卡芬净或卡泊芬净[47]或静脉和口服给药的伏立康唑,或过去使用有效的两性霉素 B。治疗持续到最后一次血培养阳性后 14 天,通常将感染的静脉内装置去除。如果出现深部感染迹象,应考虑延长抗真菌治疗的时间。

隧道式导管

在去除隧道式导管或置入式器械之前,应该有合理的感染证据,且一旦 BSI 清除,应有另一个部位可用于放置导管(图 29.7)。用于治疗的特定抗生素上述已做讨论。有证据证明管腔外感染(例如隧道炎症、皮下囊感染或置入的器械完全感染)的导管需要拔除[28]。

血管内导管感染治疗失败的原因之一是,大多数抗生素无法达到可治疗的浓度从而杀死生长在生物膜中的微生物,如图 29.4 所示[48-53]。抗生素的浓度必须超过杀死溶液中细菌的 100~1 000 倍才能杀死生物膜里的细菌。这个问题的一个潜在的解决方案基于这样一个事实:隧道式导管的大部分感染源自导管接口并扩散到导管内腔[54]。

在导管不能拔除的情况下,尝试使用抗生素锁定疗法(antibiotic lock therapy,ALT)。就是用高浓度的抗生素或乙醇(30%~50%)填充导管内腔并放置数小时或数天[1,48,54-56]。含有抗微生物所需浓度(通常比血清浓度高 10~100 倍)的抗生素溶液可以与足够体积的 50~100 单位肝素（或生理盐水）混合以填充导管内腔和"锁定"在导管腔内[1,48,54,55,57-60]。2009 年 IDSA 指南[1]中包含了针对中心导管相关血流感染的治疗和挽救治疗的抗生素锁定方案的具体建议。

并发症

插入位置的一般感染应该迅速解决。如果 48 小时后患者的病情没有好转，则应考虑"错误的药物，错误的致病菌（细菌或真菌），错误的诊断，或并发症，比如未引流的脓肿、脓毒性静脉炎、转移灶或假体"。在 CR-BSI 患者中，适当的抗生素治疗 48 小时后血培养就会转为

阴性。如果菌血症持续 48 小时以上，应重新评估深部感染的可能性，比如心内膜炎或转移性脓肿[61-67]。

预防

在需要短期置管的重症患者中，与血管内装置相关的大部分感染是可预防的。如表 29.4 所示，预防导管相关感染首要依赖于教育，涉及血管内导管插入和维护的医务人员的工作效率对于预防相关感染至关重要[1,2,64,69-72]。另外，研究显示，医护人员与病人的比例也可降低 CR-BSI 的风险[2]。

表 29.4　对预防导管相关感染提高患者治疗效果的总结

策略	评价	特别注意事项
教育医护人员静脉注射的适当指征和适当的相关程序，以插入、维持静脉注射线和有效的策略以预防相关感染[1,2,69-71]	应定期评估参与静脉导管插入和维护的工作人员对指南的理解和执行	关于执行手卫生的基本规则的教育对所有工作人员来说都是至关重要的[1,2]。只有证明这些受过训练人员的能力，才能指定用于插入和维持外周和中心静脉注射线。在重症监护病房的护士与中心静脉导管的患者管理中，高患者的护患比例也被证明能增加 CRBSI 的发生率[2]
皮肤制剂[1,2,64,68,74]	有效地清洁和消毒插入部位，应在插入和备皮期间使用无菌屏障	免疫功能受损的患者、金黄色葡萄球菌的鼻架、个人卫生较差、高龄、最近住院、糖尿病、和/或高剂量补铁会增加感染的风险
插入位点[1,2,11,29]	锁骨下动脉、颈静脉或股静脉	虽然插入部位与感染风险有关，无菌放置、尽早拔除、无菌操作，尽量减少导管操作是重要的预防措施
敷料[1,2,75]	氯己定辅料。如果使用半透膜敷料，可延长 48~72 小时	可用氯己定擦浴
置管[1,2]	如前所述，避免不必要地使用集线器	评估插入部位的疼痛、肿胀、发红或外伤
导管更换[1,2]	导管的常规改变并没有被证明与降低感染率有关	如上所述，如果发现感染的迹象，则应更换导管
抗生素和防腐涂层导管[1,2,81,82]	使用氯己定/银磺胺二甲嘧啶或米诺环素/利福平浸渍的导管	排除禁忌证和过敏反应
抗生素锁定疗法[1,2,85]	生物膜中微生物的生长和打通隧道式导管的有效性	以上
抗凝剂[1,2,86,87]	肝素或华法林降低导管血栓形成率和感染率	考虑禁忌证
银离子胶原蛋白辅料[1,2,88,89]	可以减少细菌生长的密度，但需要进一步的研究	

手卫生

严格遵守卫生基本规范，其中手卫生是第一个也

是最重要的预防策略[1,2]。很多临床研究已经详细研究了更具体的措施，包括在插管过程中使用最大的无菌屏障、最佳的插管位置、导管置换的详细指南以及

规定使用抗菌剂或抗生素涂层装置的特定情况[1,2,73]。

备皮

皮肤是细菌的主要储存器,因此对插入部位进行严格的清洁和消毒是至关重要的。10%的聚乙烯吡咯烷酮碘和70%的乙醇是有效的,但已经证明2%的氯己定水溶液在预防中心静脉导管细菌定植方面更为优越[2,64,68,74]。以乙醇为基础的葡萄糖酸氯己定制剂(0.5%),可以具有更广泛的抗菌谱、迅速杀死皮肤微生物、干燥时间短及低成本等优点。以前应用局部抗生素软膏来预防导管定植,但是它们有利于耐药菌定植,因此不再推荐[2,11]。皮肤准备应该包括剪发而不是刮胡子[64]。插管过程中的最大无菌屏障,不仅包括关闭窗帘和使用无菌手套,还包括使用隔离衣、帽子、面具和一个大披盖,可以减少导管定植和随后导管相关感染[69]。

插管位置

已经多次表明,颈内部位插入的中心导管比锁骨下更有可能被细菌定植。这可能与有利于皮肤定植的因素有关,例如该部位靠近口咽分泌物、皮肤温度稍高以及难以固定导管并维持最佳敷料[29]。在中心静脉导管可能的插入位置中,锁骨下感染的风险最低[11]。

尽管经股静脉插管时的并发症较少,且感染并发症率居中,但非隧道式导管的感染和深静脉血栓形成的风险较高。最近研究的数据表明,在同一位置(颈内[70]或股静脉[71]位置),使用隧道导管可降低CR-BSI的风险。对于颈内静脉导管,出口部位是锁骨下区域。隧道式锁骨下导管的使用似乎并没有减少感染的风险。对于动脉导管,尚未观察到插入部位与感染之间的关联,但是插入方法,维护和保留时间是感染的重要危险因素。

"隔离保护套"导管和单腔对比多腔导管似乎对降低CR-BSI的发生率有利。导管在皮肤出口处的小心固定可以避免诸如固定装置的渗漏和皮内部分移动之类的并发症。可应用于导管出口部位的局部药物有聚维酮碘、阴离子脂质体和多聚孢菌素[72-74]。

敷料

几十年来,导管敷料已经产生了相当多的文献,引起了争议和相互矛盾的发现。半通透透明敷料被广泛使用。它们放置简单,可以连续观察皮肤插入部位并降低外来污染的风险。然而,与传统的纱布敷料相比,它们可能会促进潮湿和细菌增殖,并与较高的导管相关感染率有关[75]。

导管处理

目前,除血液制品和脂质乳剂外,每72小时要更换一次输注装置[2,11]。抗菌接口与由接口导致的导管相关血流感染显著减少相关,可能成为一项有价值的措施,应在大型随机试验中进一步评估。增加接口操作将增加导管细菌定植及后续CR-BSI的风险[5,28]。有些但不是所有的研究[76-80]表明,当导管插入时间超过7天时,接口保护装置可以降低CR-BSI的风险[76,77]。

导管更换

随着导管留置的时间增长,导管相关感染的累积风险增加。因此,许多临床医生会在预定的天数(3~7天)之后定期更换导管。这种做法受到了一些研究的质疑,定期更改(无论通过导丝还是在新的部位插入)并未降低感染率[81-83]。因此,导管(包括动脉导管)的常规更换是不合理的。

抗菌和防腐涂层导管

前瞻性随机临床研究和Meta分析显示,使用洗必泰和磺胺嘧啶银外表面浸渍的中心静脉导管,或米诺环素和利福平浸渍外表面和内表面的中心静脉导管,能降低微生物学上证实的导管相关感染[30,84,85]。然而,导管的留置时间可能起了一定的作用。平均导管留置时间超过20天时浸渍导管未能预防中性粒细胞减少癌症患者的导管相关感染,而其他研究短于8天[29,30]。

氯己定贴

氯己定贴片显示可减少与导管放置相关的定植和感染[2,83,84]。一种敷料可以安全地留在中心导管的准确时间是未知的,但是如果在临床上没有出现较早的变化,则应该每48~72小时系统地更新一次敷料。

在一项多中心研究中,置于短期动脉和CVC部位的氯己定浸泡海绵(Biopatchi™)降低了导管细菌定植和CR-BSI的风险。使用这种装置没有系统副作用[2]。使用氯己定浸渍敷料是安全的,可防止与血管导管有关的细菌感染[83,84]。

预防用抗生素锁治疗

如前描述,这种技术对细菌要比念珠菌更为成功。在一项研究中,对血液透析导管相关感染患者使用抗生素锁技术以及标准肠外治疗,所有 40 例导管相关血流感染均得到治愈,导管被挽救,其中 12 个病例还涉及金黄色葡萄球菌[1,85]。

抗凝

导管血栓形成与感染风险增加有关。低剂量的华法林或肝素(作为冲洗溶液或添加到输注液中)将降低血栓形成的发生率,尽管对感染的影响不太明显。肝素还具有抗革兰阳性菌的活性(通过离子键与季铵表面活性剂结合),但对革兰阴性菌没有什么影响。另外,暴露于血清 24 小时内抗菌活性降低超过 50%[86]。通过共价键连接到导管上的肝素具有较长的活性,并且与未涂布的导管相比似乎降低了细菌定植的密度[87]。除非可疑肝素诱导血小板减少症或其他禁忌证,否则可能需要使用肝素钠冲洗溶液来减少血栓形成[5]。

银浸渍的胶原卡扣

由于与短期导管相关的大部分感染是导管外表面细菌定植的结果,所以开发了一种银浸渍的胶原卡扣,其围绕导管并位于皮下袋中[88]。尽管最初的研究显示卡扣降低了导管上的细菌生长密度,但对 CR-BSI 的发生率并没有影响[88,89]。

我们从这里去向哪里?

CR-BSI 是导致医院感染的主要原因,增加了患者的发病率和死亡率,延长了住 ICU 的时间,这些都导致医疗费用的增加[1,2]。显然,静脉导管相关感染的创新预防和治疗策略需要优先考虑。我们需要关注那些感染风险较高的老龄化"婴儿潮"的患者人口统计学变化,加上我们医疗体系的动态变化,保险覆盖面以及医院报销的减少,如"可预防的不良结果"。建议采取以下策略:

- 对插管、维护和预防血管内装置感染的工作人员进行坚定且反复的预防教育和持续评估。
- 在行政管理层面以及 ICU 和其他直接管理病人血管内设备的地方强调这一原因。
- 创新的"宣传"信息,强调为工作人员开发和利用工具包的重要性,强调无菌技术、评估插管部位、尽快去除血管内导管、更加警惕地监测高风险患者。
- 强烈的要求安全的医护人员与病人的比例。
- 支持针对血管内导管感染预防和治疗的创新研究、

产品/药物研究以及新进展。
- 确定一级和次级的预防策略,包括之前描述的一级预防技术,以及针对继发于医疗和/或社会风险因素的复发和再入院风险高的出院患者。

组织感染病和重症监护学术专家的"智囊团",与 CDC、IDSA、APIC、AHRQ 等世界预防专家和该领域的专家会面。会见和讨论有效的预防策略和额外的创新,以减少静脉导管相关感染的发生率、改善治疗、预防策略和改进设备,进一步降低患者发病率、死亡率和医疗保健成本。

(李涛 译,申艳玲 校)

参考文献

1. Mermel LA, Allon M, Bouza E, Craven DE, Flynn P, O'Grady NP, et al. Clinical practice guidelines for the diagnosis and management of intravascular catheter-related infection: 2009 update by the Infectious Diseases Society of America. Clin Infect Dis. 2009; 49:1–45.
2. O'Grady NP, Alexander M, Burns LA, Dellinger EP, Garland J, Heard SO, et al. Guidelines for the prevention of intravascular catheter-related infections. Clin Infect Dis. 2011;52:162–93.
3. National Nosocomial Infections Surveillance (NNIS) System report, data summary from January 1990–May 1999, issued June 1999. Am J Infect Control. 1999; 27: 520–32.
4. Jarvis WR, Edwards JR, Culver DH, Hughes JM, Horan T, Emori TG, et al. Nosocomial infection rates in adult and pediatric intensive care a units in the United States. National Nosocomial Infections Surveillance System. Am J Med. 1991;91:185S–91.
5. Mermel LA. Prevention of intravascular catheter-related infections. Ann Intern Med. 2000;132:391–402.
6. Wenzel RP, Edmond MB. Team-based prevention of catheter related-infections. N Engl J Med. 2006;355:2781–3.
7. Centers for Disease Control and Prevention (CDC). Monitoring hospital-acquired infections to promote patient safety – United States, 1990 1999. MMWR Morb Mortal Wkly Rep. 2000;49: 149–53.
8. Pittet D, Wenzel RP. Nosocomial bloodstream infections. Secular trends in rates, mortality, and contribution to total hospital deaths. Arch Intern Med. 1995;155:1177–84.
9. Kiehn TE, Armstrong D. Changes in the spectrum of organisms causing bacteremia and fungemia in immunocompromised patients due to venous access devices. Eur J Clin Microbiol Infect Dis. 1990;9:869–72.
10. Mayhall CG. Diagnosis and management of infections of implantable devices used for prolonged venous access. Curr Clin Top Infect Dis. 1992;12:83–110.
11. Pearson ML. Guideline for prevention of intravascular device related infections. Part I. Intravascular device-related infections: an overview. The Hospital Infection Control Practices Advisory Committee. Am J Infect Control. 1996;24:262–77.
12. Elishoov H, Or R, Strauss N, Engelhard D. Nosocomial colonization, septicemia, and Hickman/Broviac catheter-related infections in bone marrow transplant recipients. A 5-year prospective study. Medicine. 1998;77:83–101.
13. Howell PB, Walters PE, Donowitz GR, Farr BM. Risk factors for infection of adult patients with cancer who have tunneled central venous catheters. Cancer. 1995;75:1367–75.
14. Nouwen JL, Wielenga JJ, van Overhagen H, Laméris JS, Kluytmans JA, Behrendt MD, et al. Hickman catheter-related infections in neutropenic patients: insertion in the operating theater versus insertion

in the radiology suite. J Clin Oncol. 1999;17:1304.

15. Adler A, Yaniv I, Steinberg R, Solter E, Samra Z, Stein J, et al. Infectious complications of implantable ports and Hickman catheters in paediatric haematology-oncology patients. J Hosp Infect. 2006;62:358–65.

16. Raad II, Luna M, Khalil SA, Costerton JW, Lam C, Bodey GP. The relationship between the thrombotic and infectious complications of central venous catheters. JAMA. 1994;27:1014–6.

17. Timsit JF, Farkas JC, Boyer JM, Martin JB, Misset B, Renaud B, et al. Central vein catheter-related thrombosis in intensive care patients: incidence, risks factors, and relationship with catheter-related sepsis. Chest. 1998;114:207–13.

18. Passerini L, Lam K, Costerton JW, King EG. Biofilms on indwelling vascular catheters. Crit Care Med. 1992;20:665–73.

19. Costerton JW. Biofilm theory can guide the treatment of device-related orthopaedic infections. Clin Orthop Relat Res. 2005;437:7–11.

20. Bjarnsholt T, Jensen PO, Burmolle M, Hentzer M, Haagensen JA, Hougen HP, et al. Pseudomonas aeruginosa tolerance to tobramycin, hydrogen peroxide and polymorphonuclear leukocytes is quorum-sensing dependent. Microbiology. 2005;151:373–83.

21. Hentzer M, Wu H, Andersen JB, Riedel K, Rasmussen TB, Bagge N, et al. Attenuation of Pseudomonas aeruginosa virulence by quorum sensing inhibitors. EMBO J. 2003;22:3803–15.

22. Costerton JW, Montanaro L, Arciola CR. Biofilm in implant infections: its production and regulation. Int J Artif Organs. 2005;28:1062–8.

23. Cooper GL, Hopkins CC. Rapid diagnosis of intravascular catheter-associated infection by direct Gram staining of catheter segments. N Engl J Med. 1985;312:1142–7.

24. Brun-Buisson C, Abrouk F, Legrand P, Huet Y, Larabi S, Rapin M. Diagnosis of central venous catheter-related sepsis. Critical level of quantitative tip cultures. Arch Intern Med. 1987;147:873–7.

25. Maki DG, Weise CE, Sarafin HW. A semiquantitative culture method for identifying intravenous-catheter-related infection. N Engl J Med. 1977;296:1305–9.

26. Cleri DJ, Corrado ML, Seligman SJ. Quantitative culture of intravenous catheters and other intravascular inserts. J Infect Dis. 1980;141:781–6.

27. Sherertz RJ, Raad II, Belani A, Koo LC, Rand KH, Pickett DL, et al. Three-year experience with sonicated vascular catheter cultures in a clinical microbiology laboratory. J Clin Microbiol. 1990;28:76–82.

28. Raad I, Costerton W, Sabharwal U, Sacilowski M, Anaissie E, Bodey GP. Ultrastructural analysis of indwelling vascular catheters: a quantitative relationship between luminal colonization and duration of placement. J Infect Dis. 1993;168:400–7.

29. Darouiche RO, Raad II, Heard SO, Thornby JI, Wenker OC, Gabrielli A, et al. A comparison of two antimicrobial-impregnated central venous catheters. Catheter Study Group. N Engl J Med. 1999;340:1–8.

30. Maki DG, Stolz SM, Wheeler S, Mermel LA. Prevention of central venous catheter-related bloodstream infection by use of an antiseptic-impregnated catheter. A randomized, controlled trial. Ann Intern Med. 1997;127:257–66.

31. DesJardin JA, Falagas ME, Ruthazer R, Griffith J, Wawrose D, Schenkein D, et al. Clinical utility of blood cultures drawn from indwelling central venous catheters in hospitalized patients with cancer. Ann Intern Med. 1999;131:641–7.

32. Capdevila JA, Planes AM, Palomar M, Gasser I, Almirante B, Pahissa A, et al. Value of differential quantitative blood cultures in the diagnosis of catheter-related sepsis. Eur J Clin Microbiol Infect Dis. 1992;11:403–7.

33. Fan ST, Teoh-Chan CH, Lau KF. Evaluation of central venous catheter sepsis by differential quantitative blood culture. Eur J Clin Microbiol Infect Dis. 1989;8:142–4.

34. Blot F, Schmidt E, Nitenberg G, Tancrède C, Leclercq B, Laplanche A, et al. Earlier positivity of central-venous- versus peripheral-blood cultures is highly predictive of catheter-related sepsis. J Clin Microbiol. 1998;36:105–9.

35. Blot F, Nitenberg G, Chachaty E, Raynard B, Germann N, Antoun S, et al. Diagnosis of catheter-related bacteraemia: a prospective comparison of the time to positivity of hub-blood versus peripheral-blood cultures. Lancet. 1999;354:1071–7.

36. Loonen, AM, Wolff PF, Buggerman CA. Eur Rapid pathogen identification allows early, appropriate therapy that will improve outcomes by decreases mortality, length of hospital stay and healthcare costs. J Clin Microbiol Infect Dis. 2014; in press.

37. Morrison J, Szeitzig D, Riccardello N, Rubino J, Axelband J, Sodowich B, et al. Retrospective analysis of clinical data associated with patients enrolled in a molecular diagnostic feasibility study highlights the potential utility for rapid detection of bloodstream infection. Am J Emerg Med. 2014;32:511–6.

38. Mermel LA, Farr BM, Sherertz RJ, Raad II, O'Grady N, Harris JS, et al. Guidelines for the management of intravascular catheter-related infections. Clin Infect Dis. 2001;32:1249–72.

39. Maki DG, Mermel LA. Infections due to infusion therapy. In: Bennett JV and Brachman PS, eds; Hospital infections, 2014;38:561–91.

40. Pettigrew RA, Lang SD, Haydock DA, Parry BR, Bremner DA, Hill GL. Catheter-related sepsis in patients on intravenous nutrition: a prospective study of quantitative catheter cultures and guide wire changes for suspected sepsis. Br J Surg. 1985;72:52–5.

41. Raad II, Sabbagh MF. Optimal duration of therapy for catheter-related Staphylococcus aureus bacteremia: a study of 55 cases and review. Clin Infect Dis. 1992;14:75–82.

42. Fowler Jr VG, Li J, Corey GR, Boley J, Marr KA, Gopal AK, et al. Role of echocardiography in evaluation of patients with Staphylococcus aureus bacteremia: experience in 103 patients. J Am Coll Cardiol. 1997;30:1072–8.

43. Fowler Jr VG, Boucher HW, Corey GR, Abrutyn E, Karchmer AW, Rupp ME, et al. Daptomycin versus standard therapy for bacteremia and endocarditis caused by Staphylococcus aureus. N Engl J Med. 2006;355:653–65.

44. Grayson ML. The treatment triangle for staphylococcal infections. N Engl J Med. 2006;355:724–7.

45. Nucci M, Colombo AL. Risk factors for breakthrough candidemia. Eur J Clin Microbiol Infect Dis. 2002;21:209–11.

46. Rex JH, Bennett JE, Sugar AM, Pappas PG, van der Horst CM, Edwards JE, et al. A randomized trial comparing fluconazole with amphotericin B for the treatment of candidemia in patients without neutropenia. Candidemia Study Group and the National Institute. N Engl J Med. 1994;331:1325–30.

47. Pappas PG, Rex JH, Sobel JD, Filler SG, Dismukes WE, Walsh TJ, et al. Guidelines for treatment of candidiasis. Clin Infect Dis. 2004;38:161–89.

48. Gaillard JL, Merlino R, Pajot N, Goulet O, Fauchere JL, Ricour C, et al. Conventional and nonconventional modes of vancomycin administration to decontaminate the internal surface of catheters colonized with coagulase-negative staphylococci. JPEN J Parenter Enteral Nutr. 1990;14:593–7.

49. Guggenbichler JP, Berchtold D, Allerberger F, Bonatti H, Hager J, Pfaller W, et al. In vitro and in vivo effect of antibiotics on catheters colonized by staphylococci. Eur J Clin Microbiol Infect Dis. 1992;11:408–15.

50. Simon VC, Simon M. Antibacterial activity of teicoplanin and vancomycin in combination with rifampicin, fusidic acid or fosfomycin against staphylococci on vein catheters. Scand J Infect Dis Suppl. 1990;72:14–9.

51. Kropec A, Huebner J, Wursthorn M, Daschner FD. In vitro activity of vancomycin and teicoplanin against Staphylococcus aureus and Staphylococcus epidermidis colonizing catheters. Eur J Clin Microbiol Infect Dis. 1993;12:545–8.

52. Pascual A, Ramirez de Arellano E, Martinez Martinez L, Martínez Martínez L, Perea EJ. Effect of polyurethane catheters and bacterial biofilms on the in-vitro activity of antimicrobials against Staphylococcus epidermidis. J Hosp Infect. 1993;24: 211–8.

53. Ramirez de Arellano E, Pascual A, Martinez-Martinez L, Perea

EJ. Activity of eight antibacterial agents on *Staphylococcus epidermidis* attached to Teflon catheters. J Med Microbiol. 1994; 40: 43–7.

54. Messing B, Peitra-Cohen S, Debure A, Beliah M, Bernier JJ. Antibiotic-lock technique: a new approach to optimal therapy for catheter-related sepsis in home-parenteral nutrition patients. JPEN J Parenter Enteral Nutr. 1988;12:185–9.

55. Douard MC, Arlet G, Leverger G, Paulien R, Waintrop C, Clementi E, et al. Quantitative blood cultures for diagnosis and management of catheter-related sepsis in pediatric hematology and oncology patients. Intensive Care Med. 1991;17:30–5.

56. Messing B, Man F, Colimon R, Thuillier F, Beliah M. Antibiotic-lock technique is an effective treatment of bacterial catheter-related sepsis during parenteral nutrition. Clin Nutr. 1990;9:220–5.

57. Arnow PM, Kushner R. Malassezia furfur catheter infection cured with antibiotic lock therapy. Am J Med. 1991;90:128–30.

58. Cowan CE. Antibiotic lock technique. J Intraven Nurs. 1992;15: 283–7.

59. Elian JC, Frappaz D, Ros A, Gay JP, Guichard D, Dorche G, et al. Study of serum kinetics of vancomycin during the "antibiotic-lock" technique. Arch Fr Pediatr. 1992;49:357–60.

60. Krzywda EA, Andris DA, Edmiston Jr CE, Quebbeman EJ. Treatment of Hickman catheter sepsis using antibiotic lock technique. Infect Control Hosp Epidemiol. 1995;16:596–8.

61. Fowler Jr VG, Olsen MK, Corey GR, Woods CW, Cabell CH, Reller LB, et al. Clinical identifiers of complicated *Staphylococcus aureus* bacteremia. Arch Int Med. 2003;163:2066–72.

62. Raad I, Narro J, Khan A, Tarrand J, Vartivarian S, Bodey GP. Serious complications of vascular catheter-related *Staphylococcus aureus* bacteremia in cancer patients. Eur J Clin Microbiol Infect Dis. 1992;11:675–82.

63. Verghese A, Widrich WC, Arbeit RD. Central venous septic thrombophlebitis—the role of medical therapy. Medicine. 1985; 64:394–400.

64. Eggimann P, Harbarth S, Constantin MN, Touveneau S, Chevrolet JC, Pittet D. Impact of a prevention strategy targeted at vascular-access care on incidence of infections acquired in intensive care. Lancet. 2000;355:1864–8.

65. Fernandez-Guerrero ML, Verdejo C, Azofra J, de Górgolas M. Hospital-acquired infectious endocarditis not associated with cardiac surgery: an emerging problem. Clin Infect Dis. 1995;20: 16–23.

66. Lamas CC, Eykyn SJ. Hospital acquired native valve endocarditis: analysis of 22 cases presenting over 11 years. Heart. 1998;79:442–7.

67. Terpenning MS, Buggy BP, Kauffman CA. Hospital-acquired infective endocarditis. Arch Int Med. 1988;148:1601–3.

68. Maki DG, Ringer M, Alvarado CJ. Prospective randomised trial of povidone-iodine, alcohol, and chlorhexidine for prevention of infection associated with central venous and arterial catheters. Lancet. 1991;338:339–43.

69. Raad II, Hohn DC, Gilbreath BJ, Suleiman N, Hill LA, Bruso PA, et al. Prevention of central venous catheter-related infections by using maximal sterile barrier precautions during insertion. Infect Control Hosp Epidemiol. 1994;15:231–8.

70. Timsit JF, Sebille V, Farkas JC, Misset B, Martin JB, Chevret S, et al. Effect of subcutaneous tunneling on internal jugular catheter-related sepsis in critically ill patients: a prospective randomized multicenter study. JAMA. 1996;276:1416–20.

71. Timsit JF, Bruneel F, Cheval C, Mamzer MF, Garrouste-Orgeas M, Wolff M, et al. Use of tunneled femoral catheters to prevent catheter-related infection. A randomized, controlled trial. Ann Intern Med. 1999;130:729–35.

72. Johnson DW, van Eps C, Mudge DW, Wiggins KJ, Armstrong K, Hawley CM, et al. Randomized, controlled trial of topical exit-site application of honey (Medihoney) versus mupirocin for the prevention of catheter-associated infections in hemodialysis patients. J Am Soc Nephrol. 2005;16:1456–62.

73. Johnson DW, MacGinley R, Kay TD, Hawley CM, Campbell SB, Isbel NM, et al. A randomized controlled trial of topical exit site mupirocin application in patients with tunneled, cuffed haemodialysis catheters. Nephrol Dial Transplant. 2002;17:1802–7.

74. Levin A, Mason AJ, Jindal KK, Fong IW, Goldstein MB. Prevention of hemodialysis subclavian vein catheter infections by topical povidone-iodine. Kidney Int. 1991;40:934–8.

75. Hoffmann KK, Weber DJ, Samsa GP, Rutala WA. Transparent polyurethane film as an intravenous catheter dressing. A meta-analysis of the infection risks. JAMA. 1992;267:2072–6.

76. Garland JS, Alex CP, Mueller CD, Otten D, Shivpuri C, Harris MC, et al. A randomized trial comparing povidone-iodine to a chlorhexidine gluconate-impregnated dressing for prevention of central venous catheter infections in neonates. Pediatrics. 2001;107: 1431–6.

77. Ho KM, Litton E. Use of chlorhexidine-impregnated dressing to prevent vascular and epidural catheter colonization and infection: a meta-analysis. J Antimicrob Chemother. 2006;58:281–7.

78. Halpin DP, O'Byrne P, McEntee G, Hennessy TP, Stephens RB. Effect of a betadine connection shield on central venous catheter sepsis. Nutrition. 1991;7:33–4.

79. Lucet JC, Hayon J, Bruneel F, Dumoulin JL, Joly-Guillou ML. Microbiological evaluation of central venous catheter administration hubs. Infect Control Hosp Epidemiol. 2000;21:40–2.

80. Berthelot P, Zeni F, Pain P, Berthier S, Aubert G, Venet C, et al. Catheter infection in intensive care: influence of systematic replacement of central venous catheters on a guide wire every 4 days. Presse Med. 1997;26:1089–94.

81. Cobb DK, High KP, Sawyer RG, Sable CA, Adams RB, Lindley DA, et al. A controlled trial of scheduled replacement of central venous and pulmonary-artery catheters. N Engl J Med. 1992; 327:1062–8.

82. Eyer S, Brummitt C, Crossley K, Siegel R, Cerra F. Catheter-related sepsis: prospective, randomized study of three methods of long-term catheter maintenance. Crit Care Med. 1990;18:1073–9.

83. Raad I, Darouiche R, Dupuis J, Abi-Said D, Gabrielli A, Hachem R, et al. Central venous catheters coated with minocycline and rifampin for the prevention of catheter-related colonization and bloodstream. A randomized, double-blind trial. The Texas Medical Center Catheter Study Group. Ann Intern Med. 1997;127:267–74.

84. Veenstra DL, Saint S, Saha S, Lumley T, Sullivan SD. Efficacy of antiseptic-impregnated central venous catheters in preventing catheter-related bloodstream infection: a meta-analysis. JAMA. 1999;281:261–7.

85. Capdevila JA, Segarra A, Planes A. Long term follow-up of patients with catheter related sepsis (CRS) treated without catheter removal. 35th Interscience Conference of Antimicrobial Agents and Chemotherapy;J3:(Abstract), San Francisco, 1995.

86. Mermel LA, Stolz SM, Maki DG. Surface antimicrobial activity of heparin-bonded and antiseptic-impregnated vascular catheters. J Infect Dis. 1993;167:920–4.

87. Appelgren P, Ransjo U, Bindslev L, Espersen F, Larm O. Surface heparinization of central venous catheters reduces microbial colonization in vitro and in vivo: results from a prospective, randomized trial. Crit Care Med. 1996;24:1482–9.

88. Maki DG, Cobb L, Garman JK, Shapiro JM, Ringer M, Helgerson RB. An attachable silver-impregnated cuff for prevention of infection with central venous catheters: a prospective randomized multicenter trial. Am J Med. 1988;85:307–14.

89. Flowers III RH, Schwenzer KJ, Kopel RF, Fisch MJ, Tucker SI, Farr BM. Efficacy of an attachable subcutaneous cuff for the prevention of intravascular catheter-related infection. A randomized, controlled trial. JAMA. 1989;261:878–83.

第三十章 肺 炎

Jana Hudcova，Kathleen A. Craven，Donald E. Craven

前言

医院环境中发生的肺炎包括医院获得性肺炎（HAP）和呼吸机相关性肺炎（VAP）。HAP 是指入院至少 48 小时，并且入院时病情不存在。VAP 是指在气管插管和机械通气后 48 小时或更长时间所发生的肺炎。医疗相关性肺炎（HCAP）作为整个肺炎的组成部分之一，其包括 90 天内因感染急诊住院≥2 天；长期住在护理机构；近期接受过静脉注射抗生素、化疗或 30 天内伤口感染；住院或血液透析的患者[1,2]。重要的是，HCAP 的病原体通常具有多重耐药性，更加类似于 HAP 和 VAP，而不同于社区获得性肺炎（CAP）[3]。HAP 是仅次于导尿管相关感染（UTIs），居于第二位的常见医院感染，但它是因医院获得性感染致死亡的首要原因[4,5]。

本章重点介绍 HAP 和 VAP 的流行病学的变化、发病机制和治疗。文中主要关注了正常免疫力成年人感染 HAP 的细菌病原体，强调通过循证证据制定患者处置方案和预防策略，以改善患者的预后。

流行病学

每年每 1 000 例次住院中有 5 至 10 例次会发生 HAP，相关数据因医院的规模和类型不同而存在差异[1,2,6]。HAP 占所有医疗相关感染的 15%，约占所有重症监护病房（ICU）感染的 25%。大学附属医院比非教学医院的 HAP 发生率高。在 ICU 中，几乎 90% 的 HAP 发生在机械通气的患者中[2]。疾病控制预防中心（CDC）和国家医院感染监测（NNIS）系统的既往 VAP 发生率数据因 ICU 的类型不同而相互各异。其中内科 ICU 呼吸机天数平均值为 4.9/1 000 天，外科 ICU 为 9.3/1 000 天[7]。

HAP 和 VAP 的全因和归因死亡率因患者人群和诊断方法不同而存在差异[2,6,8]。在两项主要 VAP 研究中，患者的死亡率从无预先抗生素使用患者的 4%，到由多药耐药（MDR）病原体引起 VAP 的 73%（例如

铜绿假单胞菌或鲍曼不动杆菌），归因死亡率在 6%～14%[9]。

几项研究表明，VAP 的发病率随着机械通气时间的延长而增加，并且估计前 5 天的罹患率大约为 3%/天，第 5～10 天为 2%/天，此后为 1%/天[10]。早发型 HAP 和 VAP 发生在住院后的前 4 天。迟发型 HAP 和 VAP，定义为住院时间≥5 天后发生的肺炎，因为它主要由 MDR 病原体引起，所以预后更差[2]。VAP 导致平均住院时间增加 12 天，机械通气增加 10 天，ICU 住院增加 6 天。并且平均住院费用为每位患者 40 000 美元[8,11]。

发病机制

HAP 的发病机制涉及病原体与宿主之间的直接相互作用（图 30.1）。在肺炎发病机制中起作用的变量包括药物、营养类型、气管插管和患者的体位[1,2,6]。引起 HAP 和 VAP 的微生物可能来自宿主的内源性菌群，或来自包括医院工作人员、来访者的手或者衣服以及被污染的表面或仪器设备。

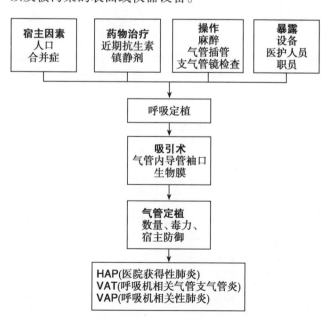

图 30.1 医院获得性肺炎（HAP）和呼吸机相关性肺炎（VAP）的发病机制

未插管患者的微量吸入和插管患者气管插管球囊周围细菌的渗漏,是细菌进入下呼吸道的主要途径(图30.2)[1,2]。镇静、术后、创伤或吞咽异常的患者风险较高[1,2]。在正常情况下无菌的胃腔可能成为VAP病原体的重要储存地,用于应激出血预防的抗酸药物、组胺$_2$受体拮抗药(H$_2$RA)和质子泵抑制药(PPI)可导致VAP的发生。仰卧位和鼻胃管的存在进一步促进了胃内容物的反流[1,12-15]。

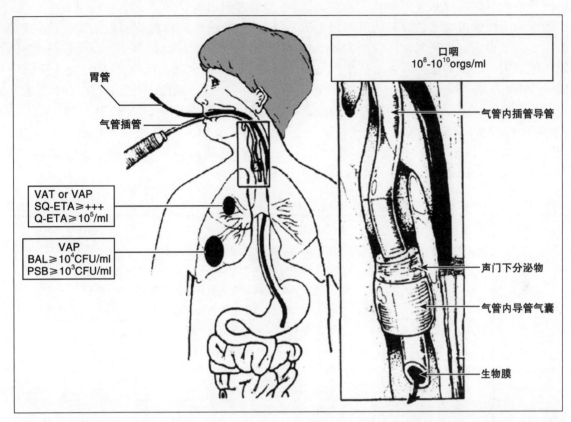

图30.2　插管患者口咽部定植。汇集在气管插管(ETT)气囊上方的分泌物可能会在气囊周围泄漏,或直接进入气管,从而导致定植。根据细菌定植的水平,使用半定量气管内吸出物(SQ-ETA)或定量ETA,可以诊断呼吸机相关气管支气管炎(VAT)和呼吸机相关性肺炎(VAP)。肺泡腔的定量标本取样可通过支气管镜或非支气管镜,支气管肺泡灌洗液(BAL)或保护性毛刷(PSB)获得,这些方法也可用于诊断VAP

在机械通气的患者中,吸入被细菌污染的气雾剂或管道冷凝水,也可能是细菌进入下呼吸道的途径(图30.2)[16,17]。来自气管插管(ETT)的局部创伤和炎症增加了气管细菌的定植,并减少下呼吸道微生物和分泌物的清除。在ETT表面形成的生物膜或聚合物包裹细菌的薄层,可能使延迟拔管的因素复杂化(图30.3)。生物膜可以在吸痰或支气管镜检查后栓塞远端下呼吸道[18]。

下呼吸道感染的发病机制通常来自气管定植,在半定量(SQ)气管内吸出的分泌物(ETA)培养物中存在罕见或少数菌落(+或++)的病原体。这可能进展到重度定植,其特征为病原体的中度或重度生长(+++或++++)或定量(Q)ETA培养物≥10cfu/ml。如果重度定植的患者表现出感染的临床症状,例如发热、白细胞增多,和/或脓性痰,则怀疑VAT(呼吸机相关性气管支气管炎)或VAP的感染。胸部X线有助于鉴别这

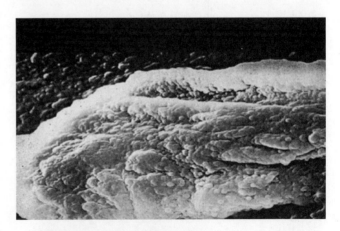

图30.3　在扫描电子显微镜(SEM)下,气管插管表面上形成的生物膜的显微照片。根据SEM的分辨率,可以发现细菌

两种情况。VAT肺实质未受累,VAP被定义为胸部X线上新发的或进展性的浸润[19,20]。

肺部免疫防御

肺部宿主抵御入侵微生物的反应在感染的发病机制和结局中起着重要的作用(图 30.1)[2,6,21,22]。上呼吸道黏液纤毛和机械清除是重要的防御机制。改变纤毛细胞清除下呼吸道细菌活性和功效的细菌抗原和细胞因子需要做进一步研究。巨噬细胞和多形核白细胞消除细菌病原体的能力以及这些细胞与炎性细胞因子的相互作用,可能在肺炎的发病机制中起重要作用。细胞介导的免疫应答是由大量复杂的脂质、肽和细胞因子,包括白细胞介素-1 和-2 所控制;干扰素、生长因子和趋化因子同样也很重要。白三烯、补体成分和血小板活化因子也有助于炎症反应的发生,同时参与肺炎的发病。

病原体

导致 HAP/VAP 的病原体范围因医院、ICU 类型和研究的患者群体而异(表 30.1)[1,2,6,8,23-26]。住院前住在慢性病护理机构和抗生素治疗是产生 MDR 病原体的重要易感因素[27~30]。早发性 HAP 通常由肺炎链球菌、卡他莫拉菌、流感嗜血杆菌或厌氧菌引起(表 30.1)。相比之下,迟发性 HAP 更常见的是由 MDR 革兰阴性杆菌(GNB)引起,如产超广谱 β-内酰胺酶(ESBL+)的肺炎克雷伯菌、鲍曼不动杆菌、铜绿假单胞菌或耐甲氧西林金黄色葡萄球菌(MR-SA)[31]。

表 30.1 引起 HAP 和 VAP 的非多重耐药和多药耐药(MDR)病原体

	非 MDR 病原体	MDR 病原体
革兰阳性球菌	金黄色葡萄球菌	耐甲氧西林金黄色葡萄球菌(MRSA)
		万古霉素或糖肽类药物中介耐药的金黄色葡萄球菌(VISA,GISA)
		万古霉素耐药的金黄色葡萄球菌(VRSA)
		利奈唑胺耐药的金黄色葡萄球菌(LRSA)
	肺炎链球菌(肺炎球菌)	耐青霉素的肺炎链球菌(PRSP)
		多重耐药(MDR)肺炎链球菌
革兰阴性杆菌	大肠杆菌	超广谱 β-内酰胺酶(ESBL)+大肠杆菌
		ESBL+肺炎克雷伯菌
		ESBL+肠杆菌属
		铜绿假单胞菌
		不动杆菌属
		洋葱伯克霍尔德菌
		嗜麦芽窄食单胞菌
革兰阴性球杆菌	嗜血杆菌流感	
	卡他莫拉菌	
特殊病原体	嗜肺军团菌	

在美国,HAP 中超过 60% 为 GNB 感染所致,金黄色葡萄球菌(通常是 MRSA)占 20% ~ 40%[1,5,23]。美国和其他许多国家的 MDR 病原体感染的总体发病率正在上升[5,32,33]。大多数肺炎是由一种以上的细菌引起的[1,2,6,8]。

诊断

目前没有用于诊断 VAP 的金标准。临床体征、微生物学标准以及影像学结果常用于 VAP 的诊断。然而,移动式胸片通常诊断质量差,难以区分 VAP 与 VAT 或其他肺部病变,如肺不张,急性呼吸窘迫综合征(ARDS)或肺水肿(图 30.4)。使用计算机断层扫描(CT)可改善图像质量,但是用于革兰染色和培养的痰液的质量对于提供可能存在的病原体的线索是至关重要的。对于机械通气患者,使用 SQ-ETA 或 Q-ETA 培养结果,与从支气管镜支气管肺泡灌洗液(B-BAL)或保护性毛刷(B-PSB)或非支气管镜 BAL/PSB(NB-BAL 或 NB-PSB)获得的定量培养结果相比,仍存在争议[2]。

临床诊断

HAP 和 VAP 的临床诊断定义为影像学检查存在新的或持续的浸润,加上三个临床特征中的至少两个

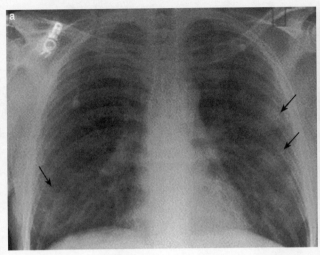
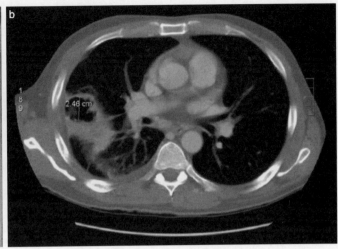

图30.4　（a）胸片示右下叶模糊渗出影,其在（b）电脑断层扫描（CT）中显示更清楚

（发热>38℃,白细胞增多或白细胞减少和脓性分泌物）。如果仅使用一个标准,则对肺炎存在的敏感性增加,特异性降低,导致抗生素的使用显著增加。要求所有三个临床标准同时存在则敏感性降低,导致HAP患者漏诊。

可以使用临床肺部感染得分（CPIS）来诊断VAP。CPIS评分为0~12分,基于以下6个变量:体温、白细胞计数、气管分泌物的体积和特征、氧合指数、胸部X线检查结果和气管分泌物培养结果[31]。每个变量被赋值为0分、1分或2分。当CPIS评分>6分时,与肺炎存在良好的相关性[34]。然而,许多研究发现CPIS的价值具有局限性,在诊断VAP上灵敏度和特异性较低,而且不同观察者之间有较大的差异[35]。

微生物学诊断

微生物学标准对肺炎的诊断和治疗至关重要。通过侵入性技术获得的标本,例如B-BAL、NB-BAL和B-PSB,可用革兰染色（涂片）和定量培养进行评估。通过获得的ETA,进行革兰染色和细菌培养进行半定量或定量评估。革兰染色可以快速提供样本质量和感染病原体数量和形态的信息。大量鳞状上皮细胞的存在提示口腔污染,细菌的形态提示侵入细菌的线索（即培养簇中的革兰阳性球菌表明金黄色葡萄球菌和革兰阴性杆菌则提示克雷伯菌属,大肠杆菌或铜绿假单胞菌）。如果在革兰染色上检测到大量多形核细胞和细菌,则怀疑感染。革兰染色显示较多细菌多与Q-ETA方法培养菌落>10^5cfu/ml相关。痰液革兰染色或ETA无细菌生长或炎性细胞,对HAP或VAP具有强烈的阴性预测价值,并可能提示引起患者发热,白细胞增多和胸部X线浸润另有原因。

通过侵袭性技术获得的VAP微生物诊断标准,以B-BAL和NB-BAL（10^4cfu/ml）以及B-PSB（10^3cfu/ml）为代表（图30.2）,少于这些阈值的定量培养结果表明有定植或污染。非侵袭性ETA的评估缺少标准。大多数实验室使用半定量方法,中度（+++）或重度（++++）细菌生长是诊断HAP或VAP的常用阈值（图30.2）。通过定量技术诊断感染没有明确的价值。大多数实验室使用≥10^5cfu/ml的阈值来诊断（图30.2）,低于此阈值提示定植可能。

Cochrane比较了呼吸道分泌物的定量和定性培养对VAP患者结局的影响。荟萃分析中纳入了5项RCT（1 376例患者）研究,定量与定性诊断技术和侵袭性与非侵袭性策略相比时,患者的死亡率、ICU住院时间、机械通气持续时间和抗生素变化率无差异[37]。最近,一些医院实验室开始应用实时PCR和质谱仪,可以在数小时内鉴定病原体和抗生素的敏感性[36]。

抗菌药物治疗

2005年美国胸科协会和感染疾病协会（ATS/IDSA）指南中总结的对于HAP和VAP的现行管理原则,包括早期、适当和充足剂量的抗生素治疗,随后根据临床反应和微生物检测结果降阶梯使用抗生素,将治疗持续时间缩短至7~8天[2]。提出了针对VAT的治疗策略,主要是在发热、脓性痰、白细胞增多、Q-ETA培养病原体≥10^5cfu/ml,没有肺部影像学证据的患者中使用经验性或有针对性的抗生素治疗。已证实,治疗VAT可以减少呼吸机使用天数和ICU住院时间,并可防止进展到VAP[19,20]。

早期,适当和充分的初始经验性抗生素治疗

　　一旦怀疑 HAP/VAP,建议立即进行呼吸道样本的收集并且及时应用足量、适当的抗生素(图 30.5 和表 30.2)[2]。已经证实,诊断和开始治疗之间的时间越短,患者的预后越好[38-41]。合理的治疗意味着病原体对所选择的方案敏感。而充分的治疗,意味着通过正确的途径,以最佳剂量给予具有良好肺穿透性合适的药物。选择初始、适当的静脉注射抗生素方案取决于可能的 MDR 病原体感染,例如铜绿假单胞菌,鲍曼不动杆菌,ESBL+肺炎克雷伯杆菌和其他 GNB 或 MRSA。

　　MDR 病原体的危险因素,包括先前的住院治疗、迟发性感染、曾经的抗生素治疗、慢性透析、长期住在护理机构和免疫功能低下患者。没有 MDR 危险因素和早发性 HAP 或 VAP 的患者通常可以用窄谱的抗生素治疗,例如头孢曲松加阿奇霉素,第三代或第四代喹诺酮(即左氧氟沙星)或氨苄西林-舒巴坦(表 30.2)。如果患者有 MDR 病原体的风险,建议首次使用广谱的抗生素治疗(表 30.3)[2]。最后,在 ATS/IDSA 指南[2]的概述中指出,抗生素在肺实质中达到足够浓度的剂量很重要。

表 30.2　疑似肺炎和具有多重耐药(MDR)病原风险患者的初始经验性治疗建议(参考文献 2 修改)

MDR 可能的病原体	联合治疗
MDR 革兰阴性杆菌: 铜绿假单胞菌 大肠杆菌 肺炎克雷伯菌	抗假单胞菌头孢菌素,例如头孢吡肟,头孢他啶 或 抗假单胞菌碳青霉烯(亚胺培南或美罗培南) 或 抗假单胞菌青霉素(哌拉西林-他唑巴坦) 或 抗假单胞菌氟喹诺酮(环丙沙星或左氧氟沙星) 或 氨基糖苷(阿米卡星,庆大霉素或妥布霉素)
ESBL+肺炎克雷伯杆菌	碳青霉烯类
非 MDR 革兰阴性杆菌或嗜肺军团菌	氟喹诺酮(环丙沙星或左氧氟沙星)或 大环内酯(阿奇霉素)
MDR 革兰阳性球菌 耐甲氧西林金黄色葡萄球菌(MRSA)	万古霉素或利奈唑胺

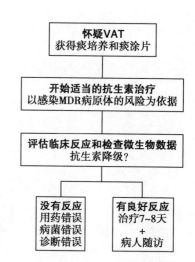

图 30.5　初始抗生素治疗方法和 HAP/VAP 的治疗。基于部分医院获得性,呼吸机相关性和医疗相关性肺炎成人治疗的指南。美国胸科文件。由 ATS 董事会和 IDSA 准则委员会批准。Am J Respir Crit Care Med. 2005,2005;17:388-416[2]

表 30.3　多重耐药(MDR)病原体的任意危险因素(参考文献 2)

前 90 天抗菌治疗
目前住院至少 5 天
社区或特定医院单位抗生素耐药率高
在过去 90 天内住院至少 2 天
住在疗养院或长期护理机构
家庭输液治疗(包括抗生素)
30 天内血液透析
家庭护理
感染 MDR 病原体的家庭成员
免疫抑制疾病和/或治疗

评估临床反应、培养和抗生素的降级

　　虽然最初的抗生素覆盖范围应足够宽泛,以涵盖所有疑似病原体,根据患者的临床反应和微生物监测结果降级或精简抗生素治疗。对于改善患者预后和减少抗生素使用至关重要(图 30.5)[2,42]。

治疗的疗程

　　最近,包括 6 项研究的 Cochrane 荟萃分析中,评估了 HAP 的危重患者(包括 VAP 患者)短期与长期抗生素治疗的有效性[43]。对于 VAP 患者,7~8 天的短期抗生素疗程与 10~15 天长期抗生素疗程相比(两项研究,n=431),增加了 28 天无抗生素的天数(平均差异

为 4.02;95% CI 2.26~5.78），减少了由于 MDR 导致的 VAP 复发（OR 0.44;95% CI 0.21~0.95），而无不良预后结果。然而，对于因非发酵 GNB（NF-GNB）引起的 VAP 病例，短期疗法后复发率较高（OR 2.18,95% CI 1.14~4.16）。基于这些结果，如果 VAP 不是由 NF-GNB 引起的，则短期（7~8 天）的抗生素应该是足够的。对于由于 NF-GNB（例如铜绿假单胞菌）引起的 VAP，可以延长治疗（12~15 天），以减轻复发的风险。

选择性 MDR 病原体的治疗

MRSA

万古霉素被认为是 MRSA 肺炎的标准治疗方法。然而，来自不同中心的临床试验和研究报道了在标准低剂量每 12 小时 1g 时的临床失败率>40%，这可能与剂量不足有关[44-46]。初始万古霉素剂量是从实际体重计算的，包括肥胖患者。随后的剂量应根据实际血清浓度进行调整。血清万古霉素血药浓度是监测万古霉素有效性的最准确方法，应在下一次剂量之前、在第 4 剂达到稳态条件下获得。HAP 治疗的血药浓度目标水平为 15~20mg/ml。然而，在正常肾功能的成年人中，每 12 小时推荐剂量为 15mg/kg，可能达不到目标水平的血药浓度，如需达标，需要更高的负荷剂量（25mg/kg）[47]。低血药浓度水平与耐药菌株的产生有关[48]。最小抑菌浓度（MIC）的测定是成功给药方案的重要参数。2mg/ml 和 4mg/ml 的万古霉素 MIC 值[48]，已被证实治疗 MRSA 感染失败。与严重 MRSA 感染中每日两次给药相比，连续万古霉素输注未被证明更有效[47,49]。万古霉素给药可能与剂量依赖性超敏反应有关。万古霉素特有的最常见的副反应是红人综合征，表现为头颈部和上躯干的刺痛和潮红。它与首次剂量输注过快有关，也可能与组胺释放有关[50]。缓慢输注万古霉素可以预防其发生[47]。停止输注和应用抗组胺药可以治疗该反应[50]。红人综合征消退后，可以继续以较慢的速度输注万古霉素。已经报道了万古霉素具有肾毒性，在与其肾毒性药物如氨基糖苷类联合使用时更容易发生。建议在肾功能不稳定（恶化或快速进展）和接受长期治疗的患者中监测低血药浓度水平[47]。

与万古霉素相反，利奈唑胺（600mg 静脉/口服，每 12 小时）已用于治疗由于 MRSA 引起的疑似 HAP 或 VAP 的患者。肾功能异常时无需调整剂量。4 项大型多中心试验表明，利奈唑胺在治疗这些患者方面至少与万古霉素达到同等水平[51-54]。Wunderink 等对 HAP 患者研究发现，随机分入利奈唑胺组的患者比万古霉素组有更好的临床反应、更高的 MRSA 清除率和较低的肾毒性，但在死亡率上没有差异[53]。而且，通过对上皮细胞表面液浓度的测量，利奈唑胺与万古霉素相比具有较高的肺穿透能力。利奈唑胺可抑制金黄色葡萄球菌毒素的产生，可用于金黄色葡萄球菌感染的万古霉素 MIC≥2，对万古霉素无反应和肾衰竭的患者[55,56]。在 VAP 患者的多变量分析中，肾功能不全是万古霉素治疗失败的重要预测因子[51]。还有人担心在接受其他肾毒性药物如氨基糖苷类药物的患者，血流动力学不稳定和心力衰竭的患者（射血分数<30%~40%，肥胖症（BMI>30）中使用万古霉素，增加患者的肾脏毒性[49,57,58]。

其他批准的用于治疗医院内的 MRSA 感染的新药，包括奎奴普丁/达福普汀、达托霉素和替加环素。达托霉素不用于治疗 MRSA 肺炎，因为其抗菌活性会被表面活性物质抑制[59]。替加环素尚未被 FDA 批准用于 HAP/VAP 治疗[60]。头孢比普和达巴万星也具有针对 MRSA 的体外活性，但目前在美国尚未批准使用[61-64]。

铜绿假单胞菌

该病原体的特征在于，即使患者仍在治疗时，仍能够发展成为对所有已知类型抗生素耐药的病原体。联合治疗是否可以解决此问题尚不清楚[65,66]。联合治疗的潜在优势是协同作用、预防耐药和充分的经验性治疗[67]。

最近 8 项回顾性研究和 2 项前瞻性研究的 meta 分析涉及了 1 239 例铜绿假单胞菌菌血症患者，分别评估了使用抗生素联合治疗与单药治疗的效果[68]。作者发现，在所有患者中，联合治疗和单药治疗的死亡率无明显差异，在研究设计和治疗类型调整后也无明显差异。

只有少数研究评估了铜绿假单胞菌 VAP 中单药治疗和联合治疗。Garnacho-Montero 等在 183 例铜绿假单胞菌 VAP 患者中比较了联合治疗与单药治疗，联合治疗组中合适的经验治疗率明显较高（90.5% vs 56.7%,P <0.001），初始治疗不当的患者死亡率明显较高（72.5% vs 23.1%,P<0.05）。在确定方案中单药治疗与联合治疗相比时，死亡率、住院时间长短、耐药性发生和复发率无差异[69]。此外，Heyland 等的研究表明联合组患者更有可能接受合适的抗生素，并成功清除病原微生物，但临床疗效没有差异[70]。基于这

些结果,当高度怀疑危重病人有铜绿假单胞菌感染,联合治疗至有药敏结果时似乎是合理的。

在最近 1 项由铜绿假单胞菌(PA)引起 VAP 的研究中,Planquette 等报道了 314 名 ICU 患者治疗失败的预测因素,这些病人有 393 人次 PA-VAP 的发病史[71]。MDR 病原体被定义为对以下至少两种抗生素有耐药性:氟喹诺酮类(FQ)、哌拉西林、头孢他啶、亚胺培南和黏菌素。治疗失败定义为 PA-VAP 复发或死亡。与治疗失败相关的因素是:年龄($P<0.02$),至少一种慢性疾病($P<0.02$),有限的生命支持($P=0.0004$),高 SOFA 评分($P<0.0001$),PA-菌血症($P<0.003$),在第一次 PA-VAP 之前用 FQ 预先处理($P<0.0007$)。在包括 FQ 的 VAP 治疗的情况下,失败风险降低。值得注意的是,抗生素耐药性和双抗生素治疗都不会降低 PA-VAP 治疗失败的风险。

不动杆菌属

由于对许多类型的抗生素具有天然耐药性,不动杆菌属肺炎的治疗选择受到限制。碳青霉烯、多黏菌素和氨苄西林-舒巴坦的舒巴坦成分被认为是最有效的抗生素类别。与亚胺培南相比,Wood 等认为氨苄西林-舒巴坦在创伤手术患者中的治疗效果与其等效,包括分离的亚胺培南耐药患者[72]。碳青霉烯耐药克隆的出现表明需要使用合适剂量的碳青霉烯类药物。在 Chu 等最近进行的荟萃分析中,关于鲍曼不动杆菌感染的治疗,其中以舒巴坦为基础的治疗与替代的抗生素治疗相比似乎是同样有效的[73]。

多黏菌素有明显的肾毒性,限制了它广泛的静脉内使用;雾化多黏菌素可能会有一些益处[55,74]。Aydemir 等最新研究报道了由碳青霉烯耐药的鲍曼不动杆菌感染所致 VAP 患者中黏菌素治疗与联合治疗的比较[75]。43 名患者随机分配到单独使用黏菌素治疗组与黏菌素加利福平组。虽然联合组中临床、实验室、影像学和微生物学反应较好,但其差异无统计学意义,然而,联合组的微生物清除时间明显缩短($P<0.03$)。虽然联合治疗组 VAP 相关死亡率较低,但差异无统计学意义(31% vs 64%,$P<0.17$)。

超广谱 β-内酰胺酶革兰阴性菌和嗜麦芽窄食单胞菌

产生 ESBL 的肠杆菌科细菌,包括肺炎克雷伯菌,大肠杆菌和肠杆菌属,其特点是对头孢菌素的多变反应,因此当这些病原体被怀疑或分离时,应避免单独使用第三代和第四代头孢菌素[76]。第三代头孢菌素(例如头孢噻肟)不应该用于治疗肠杆菌属,由于这种病原体对其的耐药率很高[77]。第四代头孢菌素(如头孢吡肟)同样也不推荐[76,78]。最可靠的经验选择是碳青霉烯类,如亚胺培南、美罗培南、多立培南或厄他培南[79]。没有一个碳青霉烯类化合物对嗜麦芽窄食单胞菌有活性。这些患者应根据抗生素敏感结果应用氟喹诺酮或复方新诺明治疗。

雾化吸入和胃肠外抗生素

在过去 5 年中,对使用雾化抗生素治疗的兴趣逐渐增加,主要用于由 MDR 革兰阴性病原体,如不动杆菌属和铜绿假单胞菌引起的 VAT 和 VAP[80]。几项研究显示,雾化吸入黏菌素、多黏菌素、氨基糖苷类、头孢菌素和磷霉素,与静脉内抗生素联合使用可以增加肺组织中抗生素的浓度。最近,具有革兰阴性和革兰阳性双重活性的磷霉素与妥布霉素联合使用,已成功治疗囊性纤维化患者中铜绿假单胞菌和 MRSA 引起的慢性支气管感染。Palmer 等在 2 项双盲(DB)、安慰剂对照随机试验(RCT)中对雾化吸入抗生素(AA)与安慰剂进行了研究。在 2008 年的研究中,用 AA 治疗的患者 VAP 发病率降低,呼吸道感染等症状减轻,呼吸机脱机较为容易,细菌耐药和全身抗生素的使用也减少[81]。在第 2 个 DB RCT 中,AA 组清除入院时的多重耐药菌效果优于安慰剂组($P<0.001$),并且 CPIS 降低($P=0.0008$),而安慰剂组抗生素耐药性显著增加($P=0.03$)[82]。目前,正在进行几项针对 VAP 的多中心临床试验,以评估雾化吸入抗生素与静脉注射抗生素组合对 GNB 所引发的 VAP 疗效,希望降低耐药性和改善患者预后。

对初始治疗缺乏反应

大多数患者临床改善需要 24~48 小时。因此,除非有逐渐恶化的迹象,否则所选择的抗生素方案在此期间不应改变。

迅速恶化或治疗失败的原因包括 3 种可能。

1. 误诊-肺栓塞、肺不张、肺出血、肿瘤或结缔组织疾病、化学性肺炎、急性呼吸窘迫综合征(ARDS)伴随弥漫性肺泡损伤,其他感染。

2. 抗菌药物治疗有误-病原菌耐药、药物剂量不足、抗菌药物不正确。

3. 其他病原菌感染-结核病、真菌或病毒感染、机会性感染、军团菌感染或肺炎并发症(脓胸或肺脓肿、假膜性结肠炎、MDR 病原菌、单纯疱疹、白色念珠菌或药物发热)。

CDC 对于 VAP 监控定义的变化

VAP 已成为可报告的事件。然而,不同机构在监控技术上有所不同,诊断 VAP 使用的标准也不同,这会影响公立医院获得性感染(HAI)数据的有效性。为了规范报告,疾病预防控制中心(CDC)召集了一个多学科工作组,并于 2013 年制定了呼吸机相关事件(VAE)新的定义。值得注意的是,VAE 的定义并不是临床定义,而是作为监测算法,对评估和实施更好的 VAP 预防策略和比较医院之间的发病率至关重要。该算法适用于与氧气需求增加相关的不同疾病,包括感染和非感染疾病,分为呼吸机相关病症(VAC)、感染相关性呼吸机相关并发症(IVAC)以及可能或很有可能的 VAP。

这些新的 CDC 监控定义也旨在研究和确定人口趋势,并用于内部质量改进项目。详细信息可在 CDC 网站上获得[83]。

一般预防策略

大多数医院正在使用医疗质量改进(IHI)策略来减少 VAP。这种质量改进措施,加上其他涉及减少医疗保健相关感染补偿的措施,降低了美国和欧洲 VAP 的发生率。

管理 HAP 和 VAP 的所有临床医生和工作人员都要进行培训。Zack 等成功开发了自学模块,包括 ICU 工作人员会议协调教学程序,以及张贴在 ICU 和呼吸科的情况说明和简报[84]。VAP 发病率下降近 58%,成本节省估计在 425 606 美元到 400 万美元。Babcock 等在综合卫生保健系统中扩展了这一方案,结果 18 个月内 VAP 患者减少了 46%[85]。ICU 的人员很重要,除此之外,还必须对患者有充分的护理和遵守感染控制的措施[1,4,85-87]。

使用适当的隔离技术和有效的感染控制措施是预防 HAP 的基石[1,86,88]。感染控制程序已经反复显示出它在降低 MDR 病原菌感染和定植方面的功效[1,4,89-92]。不幸的是,虽然许多医院的工作人员在遵守成熟的感染控制措施,如手卫生,但其标准仍然不一致。此外,监测 ICU 感染,以便及时反馈数据来识别和量化地方性和新的 MDR 病原菌至关重要[90,93-96]。临床、实验室、药房和感染控制人员之间及时沟通当前数据也非常重要。病原菌防治策略可能需要补充

更有效的根除方法[97-99]。

研究显示环境也是导致病原菌传播的间接因素[86]。已经对一些特别的干预措施进行评估,包括有针对性的环境取样和积极的常规环境消毒以及评估清洁和消毒的效果[100]。特别指出了在 MDR 病原菌爆发期间,日常清洁通常难以清除病原菌,如难辨梭菌。

抗生素管理计划在控制和减少医疗相关感染、MDR 病原菌的出现以及控制螺旋式上升的医疗成本的工作中发挥着极其重要的作用[101]。除了管理特定的 MDR 病原菌之外,抗生素管理应该集中和动态实施,仔细监测药物的选择和剂量,特别是肝、肾功能不全和血液透析的患者[15,102]。ICU 里的感染病学药剂师,或优化药物治疗方案和抗生素降级的计算机决策系统,有助于减少不恰当的抗生素的使用[1,2]。相比之下,由于研究设计问题,难以评估抗生素轮替效果[2,102-105]。

可防治的 HAP 和 VAP 危险因素

HAP 的危险因素可以分为可防治和不可防治两种情况。吸入是细菌进入肺的主要途径,可以通过以下干预来防治[1,106-110]。

体位

患者采取仰卧位或许可以加重误吸,通过保持半卧位可减少误吸。尽管在维持机械通气和/或肠内营养时仍然强烈推荐患者采用 30°~45° 的体位,但研究表明,至少在目前推荐水平上这个体位可能并不实用[1,2,111]。Van Nieuwenhoven 等的一项研究中,随机将机械通气患者分配到 45° 卧位和 10° 卧位,以验证体位预防策略的有效性[112]。结果显示,45° 卧位组患者 85% 的研究时间未达到目标水平,实际为 28° 与 10° 卧位的差异,结果并未降低 VAP 的发生率。Leng 等进行了 5 项 RCT(427 例患者)的荟萃分析,比较床位抬高不同角度对机械通气患者结局的影响,采取 45° 卧位的患者临床诊断 VAP 发生风险较采取较低角度卧位的患者(15.96% vs 26.64%,RR=0.57,95% CI 0.39~0.83,P=0.003)明显降低。对入组 91 例患者的 2 项研究进行亚组分析表明,采用 45° 卧位组的患者比采用 25°~30° 卧位组临床结局无显著差异[113]。

细菌定植的防治

可以实施两种不同的策略来减少口腔细菌负荷:用防腐剂和/或抗生素进行口腔护理和消化道选择性脱污(SDD)。

口腔护理

口咽定植是引起 HAP 和 VAP 病原菌的主要来源，因此降低定植水平或消除潜在病原菌，可以明显降低发病风险[114-117]。Mori 等比较非随机组与历史对照组的 VAP 发病率[118]。口腔护理包括用稀释的聚维酮碘清洗口腔和使用牙刷。口腔护理组中 VAP 的发生率为 3.9 次/1 000 天，而对照组为 10.4 次/1 000 天。Koeman 等提供了 1 项多中心、双盲、RCT 调查数据，主要是用氯己定（CHX）口腔去污对 VAP 发病率影响[119]。受试者被随机分为 3 组：2% CHX，2% CHX + 2% 黏菌素（COL）和安慰剂。与安慰剂组相比，CHX 组的 VAP 日常风险降低了 65%（$P = 0.012$），CHX-COL 组降低了 55%（$P = 0.030$）。CHX-COL 可以减少革兰阴性和革兰阳性病原菌在口咽部定植，而 CHX 主要影响革兰阳性病原菌。这个令人印象深刻的方法廉价、无毒副作用，值得进一步关注。但研究同时显示，该方法对呼吸机应用天数、住院时间或死亡率无影响。

Chan 等对机械通气患者口腔去污预防肺炎的能力进行了系统评价和荟萃分析。11 项研究包括 3 242 例患者：在有 1 098 名患者的 4 项试验中，抗生素去污并未显著降低 VAP 的发生率（RR 0.69，95% CI 0.41~1.18）。在另外 7 项 2 144 例抗生素去污的研究中，VAP 发生率显著降低（RR 0.56；95% CI 0.39~0.81）。当 11 项研究结果汇总时，任何一个口腔去污方法都能显著降低 VAP 的发生[120]。这些结果与另外 7 项研究荟萃分析结果相比，后者包括 1 650 例应用局部 CHX 预防 VAP 患者[121]。与安慰剂或标准口腔护理相比，局部 CHX 应用显著降低 VAP 的发生。在接受心脏手术的患者中益处更为明显。然而，两项综述均发现口腔去污对 ICU 的死亡率或住院天数没有影响。

选择性消化道脱污

联合口腔去污、有或无全身治疗、选择性消化道脱污（SDD）减少口咽细菌定植，可以有效预防 HAP/VAP。通常的方案包括短时间的全身抗生素治疗，例如头孢噻肟与以多黏菌素 E、妥布霉素和两性霉素 B 为主的肠内抗菌剂结合，以糊状物和混悬液的形式经口腔进入胃。SDD 的目标是消除口咽和肠道潜在致病微生物运输。不同的研究中 SDD 研究的方法、具体方案、研究人群和临床结论有所不同[2,116,122,123]。

2 项荟萃分析和 1 项研究证实，接受 SDD 危重手术患者（包括全身和局部预防性抗生素）的死亡率是降低的。提出了全身而不是非吸收性抗生素相对重要的问题[122,124,125]。

仅有 1 项 RCT 研究对静脉注射抗生素的预防效果进行了评估：在插管时给予头孢呋辛 24 小时治疗，降低了闭合性头部损伤患者早发性 HAP 的发生[126]。Kallet、Quinn 和 Liberati 等对 SDD 疗效的临床证据进行了回顾[127,128]。后一项研究分析了 33 项 RCT 研究和 5 697 例患者，联合局部和全身抗生素组的患者呼吸道感染发生率为 19%，对照组为 40%，单独局部使用抗生素组呼吸道感染发生率为 20%，对照组 31%。结果表明，联合局部和全身组合治疗或局部单用抗生素治疗 4 或 7 例患者，才能防止 1 例感染事件。治疗 18 例患者才能防止 1 例死亡事件。

Silvestri 和 vanSaene 最近的综述回顾了使用 SSD 的抗生素耐药性[129]。4 篇文章将耐药 GNB 作为主要研究终点。SDD 降低 GNB 的耐药性，并且 SDD 优于选择性口咽去污和标准护理。尽管如此，高度耐药病原菌依然存在。SDD 仅用于部分精心挑选的患者[2,130]。

气管插管和机械通气

一些设备可能是 HAP 的危险因素。其中的部分设备主要用于机械通气患者，增加 VAP 发生的风险；几篇综述总结了干预策略[2,131]。

声门下分泌物引流

具有声门下分泌引流（SSD）的气管插管（ETTs）是专门设计的管道，可以通过在 ETT 气囊上方打开独立管腔排出积累的分泌物。2 项 RCT 荟萃分析比较了使用 SSD 管和标准 ETT 对 VAP 发病率和其他结果的影响。在 Dezfulian 等的荟萃分析中，使用 SSD 管减少了 50% VAP 发病率（RR 0.51；95% CI 0.37~0.71），主要是减少早发性 VAP，机械通气时间缩短 2 天（95% CI 1.7~2.3），ICU 住院时间缩短 3 天（95% CI 2.1~3.9），VAP 发生延迟 6.8 天（95% CI 5.5~8.1）[132]。最近 Muscedere 等对纳入的 13 项研究进行了回顾分析，12 项研究显示出 SSD 的优势[133]。VAP 的风险比为 0.55（95% CI 0.46~0.66，$P < 0.000 01$）。需要治疗 11 例患者数量才能预防 1 例 VAP 的发生，与常规 ETT 治疗患者相比，带有 SSD 气管插管的患者 ICU 住院天数减少 1.52 天（$P < 0.03$），机械通气天数减少 1.08 天（$P < 0.03$），VAP 首次发作时间延长 2.66 天（$P < 0.001$）。

镀银 ETT 管

ETT 内表面上生物膜包裹的细菌可能作为病原菌的储存器，可以转移到下呼吸道。根据银在体外的抗菌活性，研发出了将银离子混合在聚合物中的镀银管。聚合物可以通过阻止细菌黏附到 ETT 来增强银的抗菌活性[134]。在对 1 509 名插管超过 24 小时的患者进行的大型随机研究中,将使用胶体镀银 ETT(Bard Pharmaceuticals)和使用传统 ETT 的患者进行比较[134],镀银 ETT 组 VAP 发生率较低(4.8% vs 7.5%,$P = 0.03$),相对风险和绝对风险分别下降了 35.9% 和 2.7%,但死亡率、插管时间、ICU 住院时间或住院时间并未降低。镀银 ETT 延迟了 VAP 的发病,对机械通气 48 小时以上的患者影响最大,对病原菌如铜绿假单胞菌和 MRSA 具有高度的抵抗活性。由于镀银 ETT 管的成本和需要确定长时间机械通气的患者,使其应用受到限制。

无创正压通气

无创正压通气(NPPV)提供通气支持,无需插管,同时,也有助于早期拔除气管插管以减少长期插管的相关并发症。使用面罩的 NPPV 是慢性阻塞性肺疾病(COPD)急性加重或急性低氧性呼吸衰竭以及一些免疫抑制患者肺部浸润并发呼吸衰竭有效的治疗措施[2]。Burns 等报道:可以减低死亡率(RR 0.41,95% CI 0.22~0.76),降低 VAP 发病率(RR 0.28,95% CI 0.90~0.85),缩短 ICU 住院时间,减少住院时间,缩短机械通气时间[135]。NPPV 对 COPD 急性加重或充血性心力衰竭患者的效果要优于 VAP 患者。研究表明,NPPV 可能不是避免初次拔管后再次插管的良好策略,并推荐在丰富经验医护人员的医院使用[136]。

镇静和脱机过程

减少气管插管气囊周围的口咽细菌吸入下呼吸道的措施,包括限制使用抑制咳嗽和其他宿主保护机制的镇静和麻醉剂,并维持气囊压力 >20cmH_2O[137]。如果可能,应该避免重新插管,因为会增加 VAP 的风险[138]。目前,建议使用较小潮气量和较低压力来减少急性肺损伤[139]。

减少机械通气持续时间的其他策略,包括改善镇静药使用方案促进和加速脱机[140]。这些干预措施取决于足够的 ICU 人员配备[141]。Dries 等比较呼吸机脱机方案之前和之后患者的 VAP 发病率、呼吸机上机天数和 ICU 住院天数[142]。脱机方案将机械通气天数与总 ICU 天数的比例从 0.47 降低到 0.33,减少了拔管失败和 VAP 的发生率[142]。

Schweickert 等将 128 名机械通气患者随机分为每日间断静脉输注镇静药组(N=66),与持续静脉输注镇静药组(N=60)[143]。间断组降低了 ICU 住院时间(6.2 天 vs 9.9 天,$P<0.01$)、机械通气持续时间(4.8 vs 7.3 天,$P<0.003$)以及并发症发生率(13/12 例患者

vs 26/19 例患者,$P<0.04$)。在随访研究中,Schweickert 等将 104 例机械通气患者随机分为每日唤醒(早期活动)的康复治疗组与标准 ICU 护理组[144],干预组 59% 的患者出院后恢复到独立功能状态,而对照组为 35%(OR 2.7,95% CI 1.2~6.1;$P=0.02$)。在 28 天的随访期间,"早期活动"组患者的谵妄天数明显减少(2 vs 4,$P=0.03$),无呼吸机使用天数明显增加(23.5 天 vs 21.1 天,$P=0.02$)。干预组出院后有较好的日常生活能力,如从床到椅子上,如厕、吃饭、洗澡、穿衣、梳理和散步。

在觉醒和呼吸控制试验中,评估了每日唤醒和脱机前配合自主呼吸试验(SBT)[145]。结果显示,应用每日唤醒方案和 SBT 进行管理的患者,ICU 住院天数和呼吸机使用天数显著减少。干预组自我拔管率较高,但两组总的再插管率是相似的。干预组患者呼吸机天数较少,住 ICU 或住院时间平均减少 4 天。干预组 1 年生存率较高,每 7 个接受日常觉醒和 SBT 方案治疗的患者,可以有 1 个患者存活。

其他策略

营养

肠内营养被认为是 HAP 发生的危险因素,主要是胃内容物吸入的风险增加。肠外营养增加血管内装置相关感染和中心静脉导管置管并发症风险,而且成本较高,肠绒毛结构丧失,后者可能有助于肠内细菌的易位。准确评估患者的营养状况和使用肠内营养,而不是肠外营养,似乎降低了 HAP 的风险[146]。早期启动肠内营养可能有助于维持胃肠道上皮细胞功能并防止细菌易位,但也不是没有风险。肠内营养方案可以减少并发症[4,147]。早期胃造瘘术用于肠内营养,被认为可以减少头部损伤和脑卒中患者发生 VAP。

益生菌

研究显示,益生菌具有减少 VAP 发生的作用。在随机双盲研究中,146 例患者通过鼻胃管给予鼠李糖乳杆菌 GG 或安慰剂[148]。接受益生菌的患者 VAP 发病率显著降低(40% vs 19%,$P<0.007$)。用益生菌治疗的患者与安慰剂治疗相比,难治性难辨梭菌相关性腹泻明显减少(18.6% vs 5.8%;$P=0.02$),治疗 VAP(8.6±10.3 vs 5.6±7.8;$P=0.05$)和治疗难辨梭菌相关性腹泻(2.1±4.8 vs 0.5±2.3;$P=0.02$)所使用的抗生素天数较少。没有证实存在与益生菌使用有关的不良事件。

应激性出血预防

关于特异性应激出血预防药物与 VAP 和出血风

险的研究,随机试验使用了不同的剂量和不同的研究人群,从而导致了有争议的结果[13,149]。

Eom 等系统地回顾了抑酸制剂与肺炎风险的关系[150]。这项荟萃分析包括 31 项研究:8 项观察性研究和 23 项 RCT 研究。在观察性研究中 PPI 与肺炎风险之间存在显著的正相关。在 RCT 研究中,使用 H₂RA 与 HAP 发生的风险相关(RR 1.22,95% CI 1.01~1.48)。在治疗前 7 天,使用 H₂RAs 和 PPIs 均显示较高的肺炎发生风险。

另一项荟萃研究比较了 PPIs 和 H₂RAs 对应激相关性黏膜疾病的疗效,结果使用两组患者间肺炎发生率无差异(OR 1.02,95% CI 0.59~1.75)[151]。

令人担忧的是,接受 PPIs 治疗的人群中难辨梭菌感染增加的报道逐渐增多[152]。使用 PPI 进行应激性出血预防的患者应在出院时停药,因为老年患者在 1 年内的死亡风险更高[153]。

输血风险

多项研究已经将同种异体血液制品暴露作为术后感染和手术后肺炎的危险因素,而血液储存时间的长短也是发病的危险因素[2]。在一项前瞻性随机对照研究中,输注洗涤红细胞可以减少手术后感染的发生率,特别是接受结肠直肠手术的患者[154]。因此,常规红细胞输血应采取严格的目标输血策略。

治疗 VAT,预防 VAP

在过去十余年中,研究人员对以下患者产生了兴趣:气管插管和机械通气>48 小时、发热(>38℃),没有其他原因白细胞增多>10 000/mm³,含多形核白细胞的脓性 ETA 以及 ETA 中的显著细菌生长(SQ 培养≥+++或病原菌的 Q 培养物≥10⁵⁻⁶ cfu/ml),无肺炎影像学标志[155]。一些研究表明,VAT 患者经历了更长的 ICU 住院时间和机械通气时间,他们进展为 VAP 的风险增加[19,156]。

由于 VAT 可能是 VAP 的前身,因此抢先和针对性抗生素治疗 VAT 可能预防 VAP 和改善预后。在一项随机研究中,58 名 VAT 患者被随机分为(1:1)抗生素治疗组(n=22)与无抗生素治疗组(n=36)。抗生素治疗组无机械通气天数延长(12 vs 2 天,P<0.001),VAP 发生减少(13% vs 47%,P<0.01),死亡率降低(18% vs 47%,P=0.05)[19]。在 Palmer 等的研究中,与安慰剂组相比(P=0.28),治疗带有 AA 的 VAT 患者显著降低 VAP 发病率(P=0.007)[81]。

远期疗效

VAP 患者治愈后的远期疗效尚未系统研究。然而,Unroe 及其同事绘制了关于长期机械通气幸存者 1 年内护理和资源利用的发展轨迹(图 30.6)[157]。研究

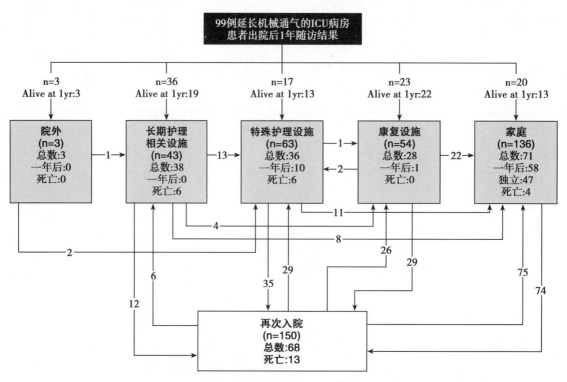

图 30.6　杜克大学 5 个重症监护病房(ICU)99 名机械通气生存患者 1 年随访情况

分析了杜克大学 5 个 ICU 中心接受长期通气治疗的 126 例重症监护病房患者的结果。

1 年后,70 名患者(56%)仍然存活,只有 11 名(9%)患者能独立生活。99 名存活者在 150 家医院再次住院,在长期加护病房、康复、家庭及医院之间有多次往返。入院前工作的 54 名患者中只有 3 人重新上班。总队列费用为 3 810 万美元,每位幸存者的费用估计为 350 万美元。这项研究还强调了初级预防的重要性,通过有效转运护理模式的支持和教育,来减少患者在医疗机构间反复就诊。

预防再入院

在 ICU 期间,预防的重点是 ICU 患者,这些患者在恢复期复发或再感染的风险也较高。一般来说,再入院较为常见,20% 的患者在 30 天内再次入院,56% 的患者在 1 年内再次入院,但比率变化很大[158]。在 2003 年—2004 年期间出院的 11 855 702 名医疗保险患者中,147 185 人再次住院治疗,再入院诊断为肺炎和肺部感染[159]。应该在出院时采取有效的降低风险策略,例如旨在促进健康的常规疫苗接种和患者教育,如戒烟,运动和体重控制。对于任何类型的再次入院,不同医疗保险公司之间协调不足导致出院计划不佳,是出院时缺乏护理的主要原因[160]。

结论

尽管 HAP/VAP 的诊断、预防和治疗方面取得了进展,但这些疾病仍然对患者的预后有显著影响。早期给予充分的抗菌药物被认为是提高 HAP、VAT 和 VAP 患者生存率的关键因素。初始抗生素方案的选择应以患者为导向,并参考呼吸道标本直接染色结果。住院前存在合并症和抗生素治疗增加了产生 MDR 病原菌的风险。当地病原监测情况和先前暴露的抗生素(在初始方案中应避免)有助于初始抗生素的选择。根据定量呼吸道培养和鉴定结果,应在肺炎发作后 48~72 小时调整抗菌药物治疗。治疗持续时间应该个体化,超过 1 周的疗程很少是合理的。一级预防能带来很大的好处,可以提高生活质量,降低发病率和死亡率。

(许小毛 译,陈欢 校)

参考文献

1. Tablan OC, Anderson LJ, Besser R, Bridges C, Hajjeh R. Guidelines for preventing health-care—associated pneumonia, 2003: recommendations of CDC and the Healthcare Infection Control Practices Advisory Committee. MMWR Recomm Rep. 2004;53:1–36.
2. Guidelines for the management of adults with hospital-acquired, ventilator-associated, and healthcare-associated pneumonia. Am J Respir Crit Care Med. 2005;171:388–416.
3. Kollef MH, Morrow LE, Baughman RP, Craven DE, McGowan JE Jr, Micek ST, et al. Health care-associated pneumonia (HCAP): a critical appraisal to improve identification, management, and outcomes—proceedings of the HCAP Summit. Clin Infect Dis. 2008;46 Suppl 4:S296–334.
4. Kollef MH. Prevention of hospital-associated pneumonia and ventilator-associated pneumonia. Crit Care Med. 2004;32:1396–405.
5. Richards MJ, Edwards JR, Culver DH, Gaynes RP. Nosocomial infections in medical intensive care units in the United States. National Nosocomial Infections Surveillance System. Crit Care Med. 1999;27:887–92.
6. Chastre J, Fagon JY. Ventilator-associated pneumonia. Am J Respir Crit Care Med. 2002;165:867–903.
7. Dudeck MA, Horan TC, Peterson KD, Allen-Bridson K, Morrell G, Pollock DA, et al. National Healthcare Safety Network (NHSN) Report, data summary for 2010, device-associated module. Am J Infect Control. 2011;39:798–816.
8. Rello J, Ollendorf DA, Oster G, Vera-Llonch M, Bellm L, Redman R, et al. Epidemiology and outcomes of ventilator-associated pneumonia in a large US database. Chest. 2002;122:2115–21.
9. Heyland DK, Cook DJ, Griffith L, Keenan SP, Brun-Buisson C. The attributable morbidity and mortality of ventilator-associated pneumonia in the critically ill patient. The Canadian Critical Trials Group. Am J Respir Crit Care Med. 1999;159:1249–56.
10. Cook DJ, Walter SD, Cook RJ, Griffith LE, Guyatt GH, Leasa D, et al. Incidence of and risk factors for ventilator-associated pneumonia in critically ill patients. Ann Intern Med. 1998;129:433–40.
11. Warren DK, Shukla SJ, Olsen MA, Kollef MH, Hollenbeak CS, Cox MJ, et al. Outcome and attributable cost of ventilator-associated pneumonia among intensive care unit patients in a suburban medical center. Crit Care Med. 2003;31:1312–7.
12. Bergmans DC, Bonten MJ, Gaillard CA, Paling JC, van der Geest S, van Tiel FH, et al. Prevention of ventilator-associated pneumonia by oral decontamination: a prospective, randomized, double-blind, placebo-controlled study. Am J Respir Crit Care Med. 2001;164:382–8.
13. Niederman MS, Craven DE. Devising strategies for preventing nosocomial pneumonia—should we ignore the stomach? Clin Infect Dis. 1997;24:320–3.
14. Bonten MJ, Gaillard CA. Ventilator-associated pneumonia: do the bacteria come from the stomach? Neth J Med. 1995;46:1–3.
15. Prod'hom G, Leuenberger P, Koerfer J, Blum A, Chiolero R, Schaller MD, et al. Nosocomial pneumonia in mechanically ventilated patients receiving antacid, ranitidine, or sucralfate as prophylaxis for stress ulcer. A randomized controlled trial. Ann Intern Med. 1994;120:653–62.
16. Craven DE, Lichtenberg DA, Goularte TA, Make BJ, McCabe WR. Contaminated medication nebulizers in mechanical ventilator circuits. Source of bacterial aerosols. Am J Med. 1984;77:834–8.
17. Craven DE, Steger KA. Nosocomial pneumonia in mechanically ventilated adult patients: epidemiology and prevention in 1996. Semin Respir Infect. 1996;11:32–53.
18. Inglis TJ, Lim EW, Lee GS, Cheong KF, Ng KS. Endogenous source of bacteria in tracheal tube and proximal ventilator breathing system in intensive care patients. Br J Anaesth. 1998;80:41–5.

19. Nseir S, Favory R, Jozefowicz E, Decamps F, Dewavrin F, Brunin G, et al. Antimicrobial treatment for ventilator-associated tracheobronchitis: a randomized, controlled, multicenter study. Crit Care. 2008;12:R62.

20. Craven DE, Chroneou A, Zias N, Hjalmarson KI. Ventilator-associated tracheobronchitis: the impact of targeted antibiotic therapy on patient outcomes. Chest. 2009;135:521–8.

21. Determann RM, Millo JL, Gibot S, Korevaar JC, Vroom MB, van der Poll T, et al. Serial changes in soluble triggering receptor expressed on myeloid cells in the lung during development of ventilator-associated pneumonia. Intensive Care Med. 2005;31:1495–500.

22. Gibot S, Cravoisy A, Levy B, Bene MC, Faure G, Bollaert PE. Soluble triggering receptor expressed on myeloid cells and the diagnosis of pneumonia. N Engl J Med. 2004;350:451–8.

23. National Nosocomial Infections Surveillance (NNIS) system report, data summary from January 1992 through June 2004, issued October 2004. Am J Infect Control. 2004;32:470–85.

24. Torres A, Aznar R, Gatell JM, Jimenez P, Gonzalez J, Ferrer A, et al. Incidence, risk, and prognosis factors of nosocomial pneumonia in mechanically ventilated patients. Am Rev Respir Dis. 1990;142:523–8.

25. Rello J, Lorente C, Diaz E, Bodi M, Boque C, Sandiumenge A, et al. Incidence, etiology, and outcome of nosocomial pneumonia in ICU patients requiring percutaneous tracheotomy for mechanical ventilation. Chest. 2003;124:2239–43.

26. Craven DE, Grgurich P, Steger Craven K, Balaguera H. Hospital-acquired and ventilator-associated pneumonia (Chapter 32). In: Jarvis WR, editor. Bennett and Brashman's hospital infections. Philadelphia: Kluwer; 2013. p. 485–500. ISBN-13:978-1451175929; ISBN-10:1451175922.

27. Trouillet JL, Chastre J, Vuagnat A, Joly-Guillou ML, Combaux D, Dombret MC, et al. Ventilator-associated pneumonia caused by potentially drug-resistant bacteria. Am J Respir Crit Care Med. 1998;157:531–9.

28. Kollef MH, Shorr A, Tabak YP, Gupta V, Liu LZ, Johannes RS. Epidemiology and outcomes of health-care-associated pneumonia: results from a large US database of culture-positive pneumonia. Chest. 2005;128:3854–62.

29. Craven DE. What is healthcare-associated pneumonia, and how should it be treated? Curr Opin Infect Dis. 2006;19:153–60.

30. El-Solh AA, Aquilina AT, Dhillon RS, Ramadan F, Nowak P, Davies J. Impact of invasive strategy on management of antimicrobial treatment failure in institutionalized older people with severe pneumonia. Am J Respir Crit Care Med. 2002;166:1038–43.

31. Pugin J, Auckenthaler R, Mili N, Janssens JP, Lew PD, Suter PM. Diagnosis of ventilator-associated pneumonia by bacteriologic analysis of bronchoscopic and nonbronchoscopic "blind" bronchoalveolar lavage fluid. Am Rev Respir Dis. 1991;143:1121–9.

32. Fridkin SK. Increasing prevalence of antimicrobial resistance in intensive care units. Crit Care Med. 2001;29:N64–8.

33. Mylotte JM. Nursing home-acquired pneumonia. Clin Infect Dis. 2002;35:1205–11.

34. Fartoukh M, Maitre B, Honore S, Cerf C, Zahar JR, Brun-Buisson C. Diagnosing pneumonia during mechanical ventilation: the clinical pulmonary infection score revisited. Am J Respir Crit Care Med. 2003;168:173–9.

35. Zilberberg MD, Shorr AF. Ventilator-associated pneumonia: the clinical pulmonary infection score as a surrogate for diagnostics and outcome. Clin Infect Dis. 2010;51 Suppl 1:S131–5.

36. Espy MJ, Uhl JR, Sloan LM, Buckwalter SP, Jones MF, Vetter EA, et al. Real-time PCR in clinical microbiology: applications for routine laboratory testing. Clin Microbiol Rev. 2006;19:165–256.

37. Berton DC, Kalil AC, Teixeira PJ. Quantitative versus qualitative cultures of respiratory secretions for clinical outcomes in patients with ventilator-associated pneumonia. Cochrane Database Syst Rev. 2012;1:CD006482.

38. Kollef MH, Ward S. The influence of mini-BAL cultures on patient outcomes: implications for the antibiotic management of ventilator-associated pneumonia. Chest. 1998;113:412–20.

39. Clec'h C, Timsit JF, De Lassence A, Azoulay E, Alberti C, Garrouste-Orgeas M, et al. Efficacy of adequate early antibiotic therapy in ventilator-associated pneumonia: influence of disease severity. Intensive Care Med. 2004;30:1327–33.

40. Iregui M, Ward S, Sherman G, Fraser VJ, Kollef MH. Clinical importance of delays in the initiation of appropriate antibiotic treatment for ventilator-associated pneumonia. Chest. 2002;122:262–8.

41. Dupont H, Mentec H, Sollet JP, Bleichner G. Impact of appropriateness of initial antibiotic therapy on the outcome of ventilator-associated pneumonia. Intensive Care Med. 2001;27:355–62.

42. Singh N, Rogers P, Atwood CW, Wagener MM, Yu VL. Short-course empiric antibiotic therapy for patients with pulmonary infiltrates in the intensive care unit. A proposed solution for indiscriminate antibiotic prescription. Am J Respir Crit Care Med. 2000;162:505–11.

43. Pugh R, Grant C, Cooke RPD, Dempsey G. Short-course versus prolonged-course antibiotic therapy for hospital acquired pneumonia in critically ill adults (Review). Cochrane Database Syst Rev. 2015;(8). Art. No.: CD007577.

44. Moise PA, Forrest A, Bhavnani SM, Birmingham MC, Schentag JJ. Area under the inhibitory curve and a pneumonia scoring system for predicting outcomes of vancomycin therapy for respiratory infections by Staphylococcus aureus. Am J Health Syst Pharm. 2000;57 Suppl 2:S4–9.

45. Fagon J, Patrick H, Haas DW, Torres A, Gibert C, Cheadle WG, et al. Treatment of gram-positive nosocomial pneumonia. Prospective randomized comparison of quinupristin/dalfopristin versus vancomycin. Nosocomial Pneumonia Group. Am J Respir Crit Care Med. 2000;161:753–62.

46. Malangoni MA, Crafton R, Mocek FC. Pneumonia in the surgical intensive care unit: factors determining successful outcome. Am J Surg. 1994;167:250–5.

47. Rybak M, Lomaestro B, Rotschafer JC, Moellering Jr R, Craig W, Billeter M, et al. Therapeutic monitoring of vancomycin in adult patients: a consensus review of the American Society of Health-System Pharmacists, the Infectious Diseases Society of America, and the Society of Infectious Diseases Pharmacists. Am J Health Syst Pharm. 2009;66:82–98.

48. Rybak MJ, Lomaestro BM, Rotschafer JC, Moellering RC, Craig WA, Billeter M, et al. Vancomycin therapeutic guidelines: a summary of consensus recommendations from the infectious diseases Society of America, the American Society of Health-System Pharmacists, and the Society of Infectious Diseases Pharmacists. Clin Infect Dis. 2009;49:325–7.

49. Wysocki M, Thomas F, Wolff MA, Pean Y, Ravaud Y, Herman B. Comparison of continuous with discontinuous intravenous infusion of vancomycin in severe MRSA infections. J Antimicrob Chemother. 1995;35:352–4.

50. Sivagnanam S, Deleu D. Red man syndrome. Crit Care. 2003;7:119–20.

51. Wunderink RG, Rello J, Cammarata SK, Croos-Dabrera RV, Kollef MH. Linezolid vs vancomycin: analysis of two double-blind studies of patients with methicillin-resistant Staphylococcus aureus nosocomial pneumonia. Chest. 2003;124:1789–97.

52. Rubinstein E, Cammarata S, Oliphant T, Wunderink R. Linezolid (PNU-100766) versus vancomycin in the treatment of hospitalized patients with nosocomial pneumonia: a randomized, double-blind, multicenter study. Clin Infect Dis. 2001;32:402–12.

53. Wunderink RG, Niederman MS, Kollef MH, Shorr AF, Kunkel MJ, Baruch A, et al. Linezolid in methicillin-resistant Staphylococcus aureus nosocomial pneumonia: a randomized, controlled study. Clin Infect Dis. 2012;54:621–9.

54. Torres A. Antibiotic treatment against methicillin-resistant Staphylococcus aureus hospital- and ventilator-acquired pneumonia: a step forward but the battle continues. Clin Infect Dis. 2012;54:630–2.

55. Hamer DH. Treatment of nosocomial pneumonia and tracheo-bronchitis caused by multidrug-resistant Pseudomonas aeruginosa with aerosolized colistin. Am J Respir Crit Care Med. 2000;162:328–30.

56. Conte Jr JE, Golden JA, Kipps J, Zurlinden E. Intrapulmonary pharmacokinetics of linezolid. Antimicrob Agents Chemother. 2002;46:1475–80.

57. Goetz MB, Sayers J. Nephrotoxicity of vancomycin and aminoglycoside therapy separately and in combination. J Antimicrob Chemother. 1993;32(2):325–34.

58. Elting LS, Rubenstein EB, Kurtin D, Rolston KV, Fangtang J, Martin CG, et al. Mississippi mud in the 1990s: risks and outcomes of vancomycin-associated toxicity in general oncology practice. Cancer. 1998;83:2597–607.

59. Silverman JA, Mortin LI, Vanpraagh AD, Li T, Alder J. Inhibition of daptomycin by pulmonary surfactant: in vitro modeling and clinical impact. J Infect Dis. 2005;191:2149–52.

60. http://www.fda.gov/drugs/drugsafety/ucm224370.htm.

61. Maclayton DO, Hall 2nd RG. Pharmacologic treatment options for nosocomial pneumonia involving methicillin-resistant Staphylococcus aureus. Ann Pharmacother. 2007;41:235–44.

62. Drew RH. Emerging options for treatment of invasive, multidrug-resistant Staphylococcus aureus infections. Pharmacotherapy. 2007;27:227–49.

63. Bush K, Heep M, Macielag MJ, Noel GJ. Anti-MRSA beta-lactams in development, with a focus on ceftobiprole: the first anti-MRSA beta-lactam to demonstrate clinical efficacy. Expert Opin Investig Drugs. 2007;16:419–29.

64. Salem AH, Zhanel GG, Ibrahim SA, Noreddin AM. Monte Carlo simulation analysis of ceftobiprole, dalbavancin, daptomycin, tigecycline, linezolid and vancomycin pharmacodynamics against intensive care unit-isolated methicillin-resistant Staphylococcus aureus. Clin Exp Pharmacol Physiol. 2014;41:437–43.

65. Fink MP, Snydman DR, Niederman MS, Leeper Jr KV, Johnson RH, Heard SO, et al. Treatment of severe pneumonia in hospitalized patients: results of a multicenter, randomized, double-blind trial comparing intravenous ciprofloxacin with imipenem-cilastatin. The Severe Pneumonia Study Group. Antimicrob Agents Chemother. 1994;38:547–57.

66. Cometta A, Baumgartner JD, Lew D, Zimmerli W, Pittet D, Chopart P, et al. Prospective randomized comparison of imipenem monotherapy with imipenem plus netilmicin for treatment of severe infections in nonneutropenic patients. Antimicrob Agents Chemother. 1994;38:1309–13.

67. Traugott KA, Echevarria K, Maxwell P, Green K, Lewis 2nd JS. Monotherapy or combination therapy? The Pseudomonas aeruginosa conundrum. Pharmacotherapy. 2011;31:598–608.

68. Hu Y, Li L, Li W, Xu H, He P, Yan X, et al. Combination antibiotic therapy versus monotherapy for Pseudomonas aeruginosa bacteraemia: a meta-analysis of retrospective and prospective studies. Int J Antimicrob Agents. 2013;42:492–6.

69. Garnacho-Montero J, Sa-Borges M, Sole-Violan J, Barcenilla F, Escoresca-Ortega A, Ochoa M, et al. Optimal management therapy for Pseudomonas aeruginosa ventilator-associated pneumonia: an observational, multicenter study comparing monotherapy with combination antibiotic therapy. Crit Care Med. 2007;35:1888–95.

70. Heyland DK, Dodek P, Muscedere J, Day A, Cook D. Randomized trial of combination versus monotherapy for the empiric treatment of suspected ventilator-associated pneumonia. Crit Care Med. 2008;36:737–44.

71. Planquette B, Timsit JF, Misset BY, Schwebel C, Azoulay E, Adrie C, et al. Pseudomonas aeruginosa ventilator-associated pneumonia. predictive factors of treatment failure. Am J Respir Crit Care Med. 2013;188:69–76.

72. Wood GC, Hanes SD, Croce MA, Fabian TC, Boucher BA. Comparison of ampicillin-sulbactam and imipenem-cilastatin for the treatment of acinetobacter ventilator-associated pneumonia. Clin Infect Dis. 2002;34:1425–30.

73. Chu ML, Rowe D, Nicholls AC, Pope FM, Prockop DJ. Presence of translatable mRNA for pro alpha 2(I) chains in fibroblasts from a patient with osteogenesis imperfecta whose type I collagen does not contain alpha 2(I) chains. Coll Relat Res. 1984; 4:389–94.

74. Garnacho-Montero J, Ortiz-Leyba C, Jimenez-Jimenez FJ, Barrero-Almodovar AE, Garcia-Garmendia JL, Bernabeu-Wittel IM, et al. Treatment of multidrug-resistant Acinetobacter baumannii ventilator-associated pneumonia (VAP) with intravenous colistin: a comparison with imipenem-susceptible VAP. Clin Infect Dis. 2003;36:1111–8.

75. Aydemir H, Akduman D, Piskin N, Comert F, Horuz E, Terzi A, et al. Colistin vs. the combination of colistin and rifampicin for the treatment of carbapenem-resistant Acinetobacter baumannii ventilator-associated pneumonia. Epidemiol Infect. 2013;141:1214–22.

76. Paterson DL, Ko WC, Von Gottberg A, Casellas JM, Mulazimoglu L, Klugman KP, et al. Outcome of cephalosporin treatment for serious infections due to apparently susceptible organisms producing extended-spectrum beta-lactamases: implications for the clinical microbiology laboratory. J Clin Microbiol. 2001;39:2206–12.

77. Chow JW, Fine MJ, Shlaes DM, Quinn JP, Hooper DC, Johnson MP, et al. Enterobacter bacteremia: clinical features and emergence of antibiotic resistance during therapy. Ann Intern Med. 1991;115:585–90.

78. Queenan AM, Foleno B, Gownley C, Wira E, Bush K. Effects of inoculum and beta-lactamase activity in AmpC- and extended-spectrum beta-lactamase (ESBL)-producing Escherichia coli and Klebsiella pneumoniae clinical isolates tested by using NCCLS ESBL methodology. J Clin Microbiol. 2004;42:269–75.

79. Paterson DL, Ko WC, Von Gottberg A, Mohapatra S, Casellas JM, Goossens H, et al. Antibiotic therapy for Klebsiella pneumoniae bacteremia: implications of production of extended-spectrum beta-lactamases. Clin Infect Dis. 2004;39:31–7.

80. Kollef MH, Hamilton CW, Montgomery AB. Aerosolized antibiotics: do they add to the treatment of pneumonia? Curr Opin Infect Dis. 2013;26:538–44.

81. Palmer LB et al. Crit Care Med. 2008;36:2008–13.

82. Palmer LB, Smaldone GC. Am J Respir Crit Care Med. 2014;189:1225–33.

83. www.cdc.gov/nhsm/psc_da-vae.html.

84. Zack JE, Garrison T, Trovillion E, Clinkscale D, Coopersmith CM, Fraser VJ, et al. Effect of an education program aimed at reducing the occurrence of ventilator-associated pneumonia. Crit Care Med. 2002;30:2407–12.

85. Babcock HM, Zack JE, Garrison T, Trovillion E, Kollef MH, Fraser VJ. Ventilator-associated pneumonia in a multi-hospital system: differences in microbiology by location. Infect Control Hosp Epidemiol. 2003;24:853–8.

86. Crnich CJ, Safdar N, Maki DG. The role of the intensive care unit environment in the pathogenesis and prevention of ventilator-associated pneumonia. Respir Care. 2005;50:813–36.

87. Dang D, Johantgen ME, Pronovost PJ, Jenckes MW, Bass EB. Postoperative complications: does intensive care unit staff nursing make a difference? Heart Lung. 2002;31:219–28.

88. Safdar N, Crnich CJ, Maki DG. The pathogenesis of ventilator-associated pneumonia: its relevance to developing effective strategies for prevention. Respir Care. 2005;50:725–39.

89. Bonten MJ, Weinstein RA. Infection control in intensive care units and prevention of ventilator-associated pneumonia. Semin Respir Infect. 2000;15:327–35.

90. Eggimann P, Pittet D. Infection control in the ICU. Chest. 2001;120:2059–93.

91. Rosenthal VD, Guzman S, Crnich C. Impact of an infection control program on rates of ventilator-associated pneumonia in intensive care units in 2 Argentinean hospitals. Am J Infect Control. 2006;34:58–63.

92. Crnich CJ, Proctor RA. Ventilator-associated pneumonia: does

surveillance have a role in its management? Crit Care Med. 2003;31:2411–2.

93. Eggimann P, Hugonnet S, Sax H, Touveneau S, Chevrolet JC, Pittet D. Ventilator-associated pneumonia: caveats for benchmarking. Intensive Care Med. 2003;29:2086–9.

94. Ibrahim EH, Ward S, Sherman G, Schaiff R, Fraser VJ, Kollef MH. Experience with a clinical guideline for the treatment of ventilator-associated pneumonia. Crit Care Med. 2001;29:1109–15.

95. L'Heriteau F, Alberti C, Cohen Y, Troche G, Moine P, Timsit JF. Nosocomial infection and multidrug-resistant bacteria surveillance in intensive care units: a survey in France. Infect Control Hosp Epidemiol. 2005;26:13–20.

96. Vandenbroucke-Grauls C, Schultsz C. Surveillance in infection control: are we making progress? Curr Opin Infect Dis. 2002;15:415–9.

97. Muto CA. Methicillin-resistant Staphylococcus aureus control: we didn't start the fire, but it's time to put it out. Infect Control Hosp Epidemiol. 2006;27:111–5.

98. de Lassence A, Hidri N, Timsit JF, Joly-Guillou ML, Thiery G, Boyer A, et al. Control and outcome of a large outbreak of colonization and infection with glycopeptide-intermediate Staphylococcus aureus in an intensive care unit. Clin Infect Dis. 2006;42:170–8.

99. Vos MC, Ott A, Verbrugh HA. Successful search-and-destroy policy for methicillin-resistant Staphylococcus aureus in The Netherlands. J Clin Microbiol. 2005;43:2034.

100. Carling PC, Briggs JL, Perkins J, Highlander D. Improved cleaning of patient rooms using a new targeting method. Clin Infect Dis. 2006;42:385–8.

101. Madaras-Kelly KJ, Remington RE, Lewis PG, Stevens DL. Evaluation of an intervention designed to decrease the rate of nosocomial methicillin-resistant Staphylococcus aureus infection by encouraging decreased fluoroquinolone use. Infect Control Hosp Epidemiol. 2006;27:155–69.

102. Rahal JJ, Urban C, Segal-Maurer S. Nosocomial antibiotic resistance in multiple gram-negative species: experience at one hospital with squeezing the resistance balloon at multiple sites. Clin Infect Dis. 2002;34:499–503.

103. Warren DK, Hill HA, Merz LR, Kollef MH, Hayden MK, Fraser VJ, et al. Cycling empirical antimicrobial agents to prevent emergence of antimicrobial-resistant Gram-negative bacteria among intensive care unit patients. Crit Care Med. 2004;32:2450–6.

104. Isakow W, Kollef MH. Preventing ventilator-associated pneumonia: an evidence-based approach of modifiable risk factors. Semin Respir Crit Care Med. 2006;27:5–17.

105. Kollef MH, Vlasnik J, Sharpless L, Pasque C, Murphy D, Fraser V. Scheduled change of antibiotic classes: a strategy to decrease the incidence of ventilator-associated pneumonia. Am J Respir Crit Care Med. 1997;156:1040–8.

106. Parker CM, Heyland DK. Aspiration and the risk of ventilator-associated pneumonia. Nutr Clin Pract. 2004;19:597–609.

107. Pneumatikos J, Koulouras B, Frangides C, Goe D, Nakos G. Cisapride decreases gastric content aspiration in mechanically ventilated patients. Crit Care. 1999;3:39–43.

108. Cook D, Mandell L. Endotracheal aspiration in the diagnosis of ventilator-associated pneumonia. Chest. 2000;117:195S–7.

109. Smith G, Ng A. Gastric reflux and pulmonary aspiration in anaesthesia. Minerva Anestesiol. 2003;69:402–6.

110. Kallel H, Chelly H, Bahloul M, Ksibi H, Dammak H, Chaari A, et al. The effect of ventilator-associated pneumonia on the prognosis of head trauma patients. J Trauma. 2005;59:705–10.

111. Drakulovic MB, Torres A, Bauer TT, Nicolas JM, Nogue S, Ferrer M. Supine body position as a risk factor for nosocomial pneumonia in mechanically ventilated patients: a randomised trial. Lancet. 1999;354:1851–8.

112. van Nieuwenhoven CA, Vandenbroucke-Grauls C, van Tiel FH, Joore HC, van Schijndel RJ, van der Tweel I, et al. Feasibility and effects of the semirecumbent position to prevent ventilator-associated pneumonia: a randomized study. Crit Care Med. 2006;34:396–402.

113. Leng YX, Song YH, Yao ZY, Zhu X. Effect of 45 degree angle semirecumbent position on ventilator-associated pneumonia in mechanical ventilated patients: a meta-analysis. Zhongguo Wei Zhong Bing Ji Jiu Yi Xue. 2012;24:587–91.

114. van Nieuwenhoven CA, Buskens E, Bergmans DC, van Tiel FH, Ramsay G, Bonten MJ. Oral decontamination is cost-saving in the prevention of ventilator-associated pneumonia in intensive care units. Crit Care Med. 2004;32:126–30.

115. Munro CL, Grap MJ. Oral health and care in the intensive care unit: state of the science. Am J Crit Care. 2004;13:25–33.

116. Brennan MT, Bahrani-Mougeot F, Fox PC, Kennedy TP, Hopkins S, Boucher RC, et al. The role of oral microbial colonization in ventilator-associated pneumonia. Oral Surg Oral Med Oral Pathol Oral Radiol Endod. 2004;98:665–72.

117. Cutler CJ, Davis N. Improving oral care in patients receiving mechanical ventilation. Am J Crit Care. 2005;14:389–94.

118. Mori H, Hirasawa H, Oda S, Shiga H, Matsuda K, Nakamura M. Oral care reduces incidence of ventilator-associated pneumonia in ICU populations. Intensive Care Med. 2006;32:230–6.

119. Koeman M, van der Ven AJ, Hak E, Joore HC, Kaasjager K, de Smet AG, et al. Oral decontamination with chlorhexidine reduces the incidence of ventilator-associated pneumonia. Am J Respir Crit Care Med. 2006;173:1348–55.

120. Chan EY, Ruest A, Meade MO, Cook DJ. Oral decontamination for prevention of pneumonia in mechanically ventilated adults: systematic review and meta-analysis. BMJ. 2007;334:889.

121. Chlebicki MP, Safdar N. Topical chlorhexidine for prevention of ventilator-associated pneumonia: a meta-analysis. Crit Care Med. 2007;35:595–602.

122. Liberati A, D'Amico R, Pifferi, Torri V, Brazzi L. Antibiotic prophylaxis to reduce respiratory tract infections and mortality in adults receiving intensive care. Cochrane Database Syst Rev. 2004;(1):CD000022.

123. Silvestri L, Petros AJ, Viviani M, Rommes JH, van Saene HK. Selective decontamination of the digestive tract and ventilator-associated pneumonia (part 1). Respir Care. 2006;51:67–9.

124. Krueger WA, Unertl KE. Selective decontamination of the digestive tract. Curr Opin Crit Care. 2002;8:139–44.

125. Nathens AB, Marshall JC. Selective decontamination of the digestive tract in surgical patients: a systematic review of the evidence. Arch Surg. 1999;134:170–6.

126. Sirvent JM, Torres A, El-Ebiary M, Castro P, de Batlle J, Bonet A. Protective effect of intravenously administered cefuroxime against nosocomial pneumonia in patients with structural coma. Am J Respir Crit Care Med. 1997;155:1729–34.

127. Kallet RH, Quinn TE. The gastrointestinal tract and ventilator-associated pneumonia. Respir Care. 2005;50:910–21.

128. Liberati A, D'Amico R, Pifferi S, Torri V, Brazzi L, Parmelli E. Antibiotic prophylaxis to reduce respiratory tract infections and mortality in adults receiving intensive care. Cochrane Database Syst Rev. 2009;(4):CD000022.

129. Silvestri L, van Saene HK. Selective decontamination of the digestive tract: an update of the evidence. HSR Proc Intensive Care Cardiovasc Anesth. 2013;4:21–9.

130. Kollef MH. Selective digestive decontamination should not be routinely employed. Chest. 2003;123:464S–8.

131. Hess DR, Kallstrom TJ, Mottram CD, Myers TR, Sorenson HM, Vines DL. Care of the ventilator circuit and its relation to ventilator-associated pneumonia. Respir Care. 2003;48:869–79.

132. Dezfulian C, Shojania K, Collard HR, Kim HM, Matthay MA, Saint S. Subglottic secretion drainage for preventing ventilator-associated pneumonia: a meta-analysis. Am J Med. 2005;118:11–8.

133. Muscedere J, Rewa O, McKechnie K, Jiang X, Laporta D, Heyland DK. Subglottic secretion drainage for the prevention of ventilator-associated pneumonia: a systematic review and meta-analysis. Crit Care Med. 2011;39:1985–91.

134. Kollef MH, Afessa B, Anzueto A, Veremakis C, Kerr KM, Margolis BD, et al. Silver-coated endotracheal tubes and inci-

dence of ventilator-associated pneumonia: the NASCENT randomized trial. JAMA. 2008;300:805–13.

135. Burns KE, Adhikari NK, Meade MO. A meta-analysis of noninvasive weaning to facilitate liberation from mechanical ventilation. Can J Anaesth. 2006;53:305–15.

136. Esteban A, Frutos-Vivar F, Ferguson ND, Arabi Y, Apezteguia C, Gonzalez M, et al. Noninvasive positive-pressure ventilation for respiratory failure after extubation. N Engl J Med. 2004;350:2452–60.

137. De Jonghe B, Cook D, Sharshar T, Lefaucheur JP, Carlet J, Outin H. Acquired neuromuscular disorders in critically ill patients: a systematic review. Groupe de Reflexion et d'Etude sur les Neuromyopathies En Reanimation. Intensive Care Med. 1998;24:1242–50.

138. Torres A, Gatell JM, Aznar E, el-Ebiary M, Puig de la Bellacasa J, Gonzalez J, et al. Re-intubation increases the risk of nosocomial pneumonia in patients needing mechanical ventilation. Am J Respir Crit Care Med. 1995;152:137–41.

139. Dreyfuss D, Ricard JD. Acute lung injury and bacterial infection. Clin Chest Med. 2005;26:105–12.

140. Kress JP, Pohlman AS, O'Connor MF, Hall JB. Daily interruption of sedative infusions in critically ill patients undergoing mechanical ventilation. N Engl J Med. 2000;342:1471–7.

141. Thorens JB, Kaelin RM, Jolliet P, Chevrolet JC. Influence of the quality of nursing on the duration of weaning from mechanical ventilation in patients with chronic obstructive pulmonary disease. Crit Care Med. 1995;23:1807–15.

142. Dries DJ, McGonigal MD, Malian MS, Bor BJ, Sullivan C. Protocol-driven ventilator weaning reduces use of mechanical ventilation, rate of early reintubation, and ventilator-associated pneumonia. J Trauma. 2004;56:943–51.

143. Schweickert WD, Gehlbach BK, Pohlman AS, Hall JB, Kress JP. Daily interruption of sedative infusions and complications of critical illness in mechanically ventilated patients. Crit Care Med. 2004;32:1272–6.

144. Schweickert WD, Pohlman MC, Pohlman AS, Nigos C, Pawlik AJ, Esbrook CL, et al. Early physical and occupational therapy in mechanically ventilated, critically ill patients: a randomised controlled trial. Lancet. 2009;373:1874–82.

145. Girard TD, Kress JP, Fuchs BD, Thomason JW, Schweickert WD, Pun BT, et al. Efficacy and safety of a paired sedation and ventilator weaning protocol for mechanically ventilated patients in intensive care (Awakening and Breathing Controlled trial): a randomised controlled trial. Lancet. 2008;371:126–34.

146. Heyland DK, Drover JW, Dhaliwal R, Greenwood J. Optimizing the benefits and minimizing the risks of enteral nutrition in the critically ill: role of small bowel feeding. JPEN J Parenter Enteral Nutr. 2002;26:S51–5.

147. Bowman A, Greiner JE, Doerschug KC, Little SB, Bombei CL, Comried LM. Implementation of an evidence-based feeding protocol and aspiration risk reduction algorithm. Crit Care Nurs Q. 2005;28:324–33.

148. Morrow LE, Kollef MH, Casale TB. Probiotic prophylaxis of ventilator-associated pneumonia: a blinded, randomized, controlled trial. Am J Respir Crit Care Med. 2010;182:1058–64.

149. Cook D, Guyatt G, Marshall J, Leasa D, Fuller H, Hall R, et al. A comparison of sucralfate and ranitidine for the prevention of upper gastrointestinal bleeding in patients requiring mechanical ventilation. Canadian Critical Care Trials Group. N Engl J Med. 1998;338:791–7.

150. Eom CS, Jeon CY, Lim JW, Cho EG, Park SM, Lee KS. Use of acid-suppressive drugs and risk of pneumonia: a systematic review and meta-analysis. CMAJ. 2011;183:310–9.

151. Pongprasobchai S, Kridkratoke S, Nopmaneejumruslers C. Proton pump inhibitors for the prevention of stress-related mucosal disease in critically-ill patients: a meta-analysis. J Med Assoc Thai. 2009;92:632–7.

152. Linsky A, Gupta K, Lawler EV, Fonda JR, Hermos JA. Proton pump inhibitors and risk for recurrent Clostridium difficile infection. Arch Intern Med. 2010;170:772–8.

153. Maggio M, Corsonello A, Ceda GP, Cattabiani C, Lauretani F, Butto V, et al. Proton pump inhibitors and risk of 1-year mortality and rehospitalization in older patients discharged from acute care hospitals. JAMA Intern Med. 2013;173:518–23.

154. Jensen LS, Kissmeyer-Nielsen P, Wolff B, Qvist N. Randomised comparison of leucocyte-depleted versus buffy-coat-poor blood transfusion and complications after colorectal surgery. Lancet. 1996;348:841–5.

155. Nseir S, Ader F, Marquette CH. Nosocomial tracheobronchitis. Curr Opin Infect Dis. 2009;22:148–53.

156. Craven DE, Lei Y, Ruthazer R, Sarwar A, Hudcova J. Incidence and outcomes of ventilator-associated tracheobronchitis and pneumonia. Am J Med. 2013;126:542–9.

157. Unroe M, Kahn JM, Carson SS, Govert JA, Martinu T, Sathy SJ, et al. One-year trajectories of care and resource utilization for recipients of prolonged mechanical ventilation: a cohort study. Ann Intern Med. 2010;153:167–75.

158. Epstein AM. Revisiting readmissions—changing the incentives for shared accountability. N Engl J Med. 2009;360:1457–9.

159. Jencks SF, Williams MV, Coleman EA. Rehospitalizations among patients in the Medicare fee-for-service program. N Engl J Med. 2009;360:1418–28.

160. Bodenheimer T. Coordinating care—a perilous journey through the health care system. N Engl J Med. 2008;358:1064–71.

第三十一章　腹腔脓毒症

Reuben D. Shin, Peter W. Marcello

概述

术后感染已经超过了出血，成为手术患者死亡的主要原因。尽管在诊断方式、抗生素治疗和重症医学方面取得了进展，但死亡率依然很高。腹腔感染定义为腹膜对微生物及其毒素的炎症反应，导致腹腔里的脓性渗出[1]。这是重症监护病房里感染死亡率的第二大常见原因[2]。当局部炎症过程攻破腹腔，患者出现炎症的全身、生理和免疫表现时，腹腔感染转变成腹腔脓毒症。本章回顾炎症的全身反应，腹腔脓毒症的病因及其诊断和治疗。

全身炎症反应综合征

数十年来，人们已经认识到，严重腹腔感染的病人会出现全身性表现，如发热、出汗、寒战和血流动力学不稳定，这些病人被诊断成"脓毒症"[3]。从局部到全身性事件的转变一直是争论的话题，但大多数外科医生可以很容易地识别严重脓毒症的患者。在过去的 20 年中，许多炎症介质或细胞因子已经被识别，并且知道其在"脓毒症综合征"的发展中起作用。微生物及其产物（内毒素）刺激宿主的细胞免疫，激活各种炎症介质（表 31.1）。由于它们的激活，人体对严重腹腔感染产生的代谢和生理反应已有详细记录（表 31.2）。然而，人们也认识到这些细胞因子的活化也可能在没有感染的情况下发生。有相当多的证据表明，严重的非感染性炎症，如严重烧伤、化学性吸入或重症胰腺炎均可引起脓毒症样综合征[3]。在 1992 年的一次共识会议上，"全身炎症反应综合征（systemic inflammatory response syndrome，SIRS）"一词被用来描述由于人体炎症反应激活而引起的宿主全身性反应[3,4]。"脓毒症"被定义为继发于侵入性感染的 SIRS。腹腔源性 SIRS 的程度不仅取决于感染的性质和程度，还取决于宿主免疫反应的强度。

表 31.1　腹腔感染后释放的介质

介质	反应
补体	细菌破坏 细菌调理素样作用 中性粒细胞趋化作用
组胺	中性粒细胞活化 血管通透性增加
白介素 1	放大炎症反应 增加白介素 2 的释放 中性粒细胞黏附
白介素 8	中性粒细胞趋化
血小板活化因子	激活中性粒细胞或巨噬细胞 中性粒细胞黏附 血管收缩
肿瘤坏死因子	放大炎症反应 增加血管通透性 中性粒细胞黏附和吞噬作用
蛋白 C（活化蛋白 C）	抗炎（抑制中性粒细胞黏附、肿瘤坏死因子、白介素 1、白介素 6） 抗血栓（灭活凝血因子 Va 和 VIIIa）

表 31.2　腹腔脓毒症的生理和代谢后果

全身血管阻力降低
心输出量增加
乳酸酸中毒及动静脉氧含量差降低
糖异生和胰岛素抵抗增强
高代谢伴有尿素氮排泄增加
多器官功能不全

腹膜炎的分类

腹膜炎可源于任何原因腹膜腔的炎症。腹膜炎不是腹腔感染的同义词，因为其他原因也可能导致腹膜炎症。表 31.3 列出了腹膜炎的简单分类。原发性腹膜炎通常是单一细菌的、需氧的感染，常发生在合并腹水（继发于肝硬化、充血性心力衰竭或源于腹膜透析)的患者。原发性腹膜炎患者通常对抗生素有反应,很少发生严重的全身炎症反应。带有感染腹膜透析导管的病人可能不会对单独的抗生素治疗有反应,需要拔除导管和临时血液透析。

表31.3　腹膜炎的分类

类型	举例
Ⅰ. 原发性腹膜炎	
无腹部脏器损伤的弥漫性细菌感染腹膜炎	儿童自发性腹膜炎 成人自发性腹膜炎 腹膜透析病人的腹膜炎 结核或其他肉芽肿性腹膜炎
Ⅱ. 继发性腹膜炎	
源于腹部脏器损伤的局部或弥漫性腹膜炎	腹腔内炎症 　胃肠道穿孔 　肠缺血 　妇科疾病 腹膜后炎症 术后腹膜炎 　吻合口瘘 　意外穿孔 创伤后腹膜炎 　钝性腹部创伤 　穿透性创伤
Ⅲ. 第三类腹膜炎	
异常的宿主免疫反应产生腹膜炎样综合征	没有病原体证据的腹膜炎 腹膜炎伴真菌 腹膜炎伴低级细菌

继发性腹膜炎仍然是腹膜炎最常见的原因,可能源于原发性腹腔感染(如穿孔性溃疡、憩室炎或胰腺炎)或腹部手术或创伤的继发性损伤。这种感染通常是多种微生物的,需氧和厌氧细菌的结合。细菌的接种体依赖于内脏损伤部位。越远端肠道,细菌的数量和类型越增加。继发性腹膜炎的结局取决于两个主要力量的斗争:腹膜及全身防御的反应、引发炎症的腹部污染的性质、体积和持续时间[1]。

在第三型腹膜炎,尽管腹腔内的常见侵入性细菌被清除,但全身性炎症反应仍然存在。这通常发生在术后晚期,与无菌的腹腔或特殊的微生物(如酵母或低毒力的生物体)有关。这种晚期腹膜炎通常是致命的,代表了目前腹腔脓毒症治疗的局限性,感染性事件已经得到治疗,但全身反应仍然存在且没有恢复的可能性。免疫调节剂的进一步发展可能改变这些患者的结局。

诊断

脓毒症的典型全身表现包括发热、出汗、心动过速、低血压和少尿。症状程度部分取决于炎症的性质和持续时间以及宿主免疫反应的状态。腹腔感染的患者通常表现出腹部压痛和腹膜炎症的证据(肌紧张或反跳痛)。对于老年人、危重病人、使用类固醇皮质激素或免疫低下的患者,体格检查时可能缺乏阳性发现。在术后患者中,腹腔手术后脓肿的发展可能被切口压痛所掩盖。

腹腔脓毒症的患者会出现液体不足(导致心动过速、低血压和少尿)的各种体征。通常需要转入重症监护病房(intensive care unit,ICU),常规使用有创监测。一旦放置了监测导管,就可以获得进一步的证据支持诊断脓毒症,如表31.2所示。

在发生腹腔脓毒症的ICU患者中,如发生肠缺血或无创伤性胆囊炎的心脏手术患者,血流动力学参数从心源性休克到感染性休克的转变,可能是腹腔感染正在发展的主要征兆。

如果看到游离气体或气体、液体的异常聚集,腹部平片可能有助于诊断腹腔感染。然而,计算机断层扫描(computed tomographic scanning,CT)是评估腹腔脓毒症的主要影像学检查,特别是对并没有显现出明显腹膜炎体征的术后患者[5,6]。已经在阑尾炎、创伤和憩室炎的情况下研究了CT扫描在腹腔感染评估中的价值[6-8]。这些研究发现,CT扫描是腹腔感染诊断评估的最佳成像模式,敏感性高达97.5%,特异性高达94%。CT扫描可能并不适合所有情况,例如危重患者的情况可能阻碍他离开ICU做检查。在这种情况下,腹部超声(abdominal ultrasound,US)是最好的成像方式。在某些情况下,磁共振成像(magnetic resonance imaging,MRI)可以提供比CT扫描更精确的成像,并且已被证明可以为肠道病变提供有用的诊断信息[9,10]。然而,美国放射学会的适应标准指出,由于许多中心有限的可用性、成本高和检查时间长,腹部和骨盆的MRI在腹部脓毒症的情况下可能不比腹部和盆腔的CT或腹部超声更合适[11]。目前使用MRI评估腹腔感染的建议仅限于孕妇。

在某些情况下,其他放射学措施可能更有价值。对于术后早期肠瘘的患者,肠腔内对比剂研究,比如水溶性灌肠或小肠系列扫描要比CT扫描能更好地阐明漏出的部位和程度。

治疗

腹腔脓毒症的治疗包括支持措施以抵消宿主对脓毒症的反应、针对有害生物的抗生素治疗以及减少感染发起的源头控制。

支持措施

严重脓毒症患者需要转入 ICU 进行侵入性监测和液体复苏。支持性措施的目标是纠正低血容量,维持充足的组织灌注,应用抗生素消灭没被引流清除的细菌,为衰竭器官提供支持,并保持足够的营养[1]。

维持足够的组织灌注和器官功能是必要的,同时患者等待引流和抗生素带来的恢复。一旦发现低灌注,应立即开始初始复苏。根据 Surviving Sepsis Campaign 制定的指导方针,最初 6 小时复苏的目标如下:CVP 8 ~ 12mmHg,MAP $\geq$ 65mmHg,尿量 $\geq$ 0.5ml/(kg·h),上腔静脉血氧饱和度($ScvO_2$)为 70% 或混合静脉血氧饱和度(SvO_2)为 65%,并且乳酸水平正常[12]。首先应该尝试用液体疗法来实现这些目标。与晶体溶液相比,研究没有显示出胶体的任何益处,并且考虑到胶体的费用,在严重脓毒症和脓毒性休克的患者中推荐使用晶体的初始液体治疗。当患者需要大量的晶体时,可以使用白蛋白。对于因脓毒症引起低灌注而导致的低血容量患者,建议使用至少 30ml/kg 晶体液的液体冲击。如果患者显示血流动力学改善,则应继续使用该技术。如果补液试验未能提供有利的反应,建议开始血管加压治疗,目标 MAP 为 65mmHg。血管加压治疗的首选药是去甲肾上腺素。

为从腹腔脓毒症中恢复的患者提供营养支持是最终的,也许是最关键的支持措施。危重病人经历分解代谢,推荐高蛋白的和基于患者情况的目标能量的饮食,以降低这种代谢效应[13]。有证据表明,肠道本身是 ICU 患者持续细菌性易位和感染的来源[12,14]。据推测,脓毒症可能会增加胃肠黏膜的通透性,导致内毒素和细菌的易位。肠内营养是危重病人喂养的首选途径,可以保持肠黏膜的完整性,防止细菌易位。然而,在许多腹腔脓毒症的病例中,由于肠道缺血、腹内病理本身或术后后遗症的风险,可能禁用肠内营养。应在这些情况下开始肠外营养。肠道底物,特别是谷氨酰胺的维持,也可能有益于管理脓毒症的营养并发症[13]。已经发现在重症患者中谷氨酰胺水平很低,研究表明补充谷氨酰胺可以改善肠道黏膜萎缩和渗透性,从而减少细菌易位。但是,现有数据并不确定,需要进一步调查。

抗生素治疗

腹腔脓毒症的抗生素应用是一个正在进行的研究领域。随着多重耐药微生物流行和卫生保健相关性感染的增加,关于最佳抗生素治疗的争议已经有很多。

源于腹腔感染的脓毒性休克患者开始抗菌治疗的延迟与预后不良有关[15]。对血流动力学不稳定或器官功能损害的患者,经验性抗生素治疗应在认识到感染性休克 1 小时内开始[12]。

在确定合适的经验性抗生素治疗方案时需要考虑几个因素:①感染源(胃、胆管、近端小肠、远端小肠、结肠等)。不同生物体存在于胃肠道的不同区域(图 31.1),识别腹腔感染的来源有助于选择最合适的抗生素。②感染的起源(社区获得性与卫生保健相关性)。社区获得性腹腔感染的主要病原体是大肠杆菌、脆弱拟杆菌和链球菌[2]。卫生保健相关感染更常见的原因是更多的耐药菌群,如铜绿假单胞菌、不动杆菌属、产广谱 β-内酰胺酶的克雷伯菌属和大肠杆菌、肠杆菌属、变形杆菌属、耐甲氧西林金黄色葡萄球菌(MRSA)、肠球菌和念珠菌属[16-19]。③感染的严重程度和患者的状况。危重患者和不良结局风险较高的患者需要特别重视。高危患者有营养不良、APACHE Ⅱ 评分高、心血管疾病严重、年龄高、免疫功能低下状态(表 31.4)[20-24]。

表 31.4 腹腔感染不良预后的临床因素

干预延迟(>24 小时)
APACHE Ⅱ 评分 $\geq$ 15
高龄
营养状态差
弥散性腹膜炎
恶性肿瘤
免疫抑制
心血管疾病
严重生理紊乱

2010 年,外科感染学会(SIS)和美国传染病协会(IDSA)的专家小组发表了腹腔感染管理的循证指南(表 31.5)[2]。对于社区获得的轻度至中度的成人胆道外腹腔感染,指南推荐经验性抗生素,包括覆盖肠革兰阴性需氧和兼性杆菌以及肠革兰阳性链球菌。对来自小肠、阑尾、结肠或远端阻塞或肠梗阻的更近

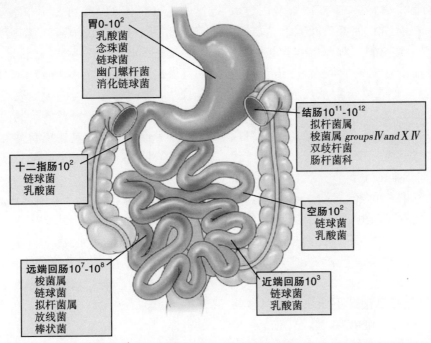

胃 0-10²
乳酸菌
念珠菌
链球菌
幽门螺杆菌
消化链球菌

结肠 10¹¹-10¹²
拟杆菌属
梭菌属 groups IV and XIV
双歧杆菌
肠杆菌科

十二指肠 10²
链球菌
乳酸菌

空肠 10²
链球菌
乳酸菌

远端回肠 10⁷-10⁸
梭菌属
链球菌
拟杆菌属
放线菌
棒状菌

近端回肠 10³
链球菌
乳酸菌

图 31.1　正常胃肠道菌群(翻印自 Sartor RB. Microbial influences in inflammatory bowl disease. Gastroenterology. 2008 Feb;134(2):577-94,经 Elsevier 许可)

端的感染,应开始针对专性厌氧杆菌的抗生素治疗。由于大肠杆菌对氨苄西林-舒巴坦的耐药性增加,不建议使用该药物。此外,对头孢替坦和克林霉素有抗药性的脆弱类杆菌也有增加的趋势,因此不推荐使用这些药物进行覆盖。另外,在这类人群中不推荐肠球菌和念珠菌的经验性覆盖。

表 31.5　成人复杂腹腔感染经验性抗生素治疗的推荐

来源	方案	社区获得的轻-中度感染	社区获得的高危或重度感染	健康保健相关感染[a]
胆外	单药	头孢西丁、厄他培南、莫西沙星、替加环素、替卡西林克拉维酸	亚胺培南-西司他丁、美罗培南、多利培南、哌拉西林他唑巴坦	美罗培南、亚胺培南-西司他丁、多利培南、哌拉西林他唑巴坦、头孢他啶
	联合	头孢唑林、头孢呋辛、头孢曲松、环丙沙星、左氧氟沙星+甲硝唑	头孢吡肟、头孢他啶、环丙沙星、左氧氟沙星+甲硝唑	头孢他啶、头孢吡肟+甲硝唑
胆道	单药	头孢唑林、头孢呋辛、头孢曲松	亚胺培南-西司他丁、美罗培南、多利培南、哌拉西林他唑巴坦	亚胺培南-西司他丁、美罗培南、多利培南、哌拉西林他唑巴坦
	联合	-	环丙沙星、左氧氟沙星、头孢吡肟+甲硝唑	环丙沙星、左氧氟沙星、头孢吡肟+甲硝唑

[a] 对健康保健相关的腹腔感染推荐万古霉素经验性覆盖耐甲氧西林葡萄球菌。

对社区获得的胆道外腹腔严重感染或高危成人,专家小组建议经验性使用抗革兰阴性菌的广谱抗生素。喹诺酮耐药的大肠杆菌已变得更加普遍,建议不要使用喹诺酮类药物,除非该医疗单位内大肠杆菌对喹诺酮类药物的敏感性>90%。由于该类细菌感染的相关不良结果,建议在该组人群中经验性覆盖肠球菌。除非有证据证明 MRSA 和酵母菌参与了感染,否则不建议经验性抗 MRSA 和念珠菌。然而,在免疫功能低下的患者以及最近接触过广谱抗菌药物的危重患者中,念珠菌性腹膜炎的存在与高死亡率有关。因此,用棘白菌素进行经验性治疗可能是有益的[17,25,26]。

与卫生保健相关的感染包括:在入院后 48 小时以上的正常无菌部位有感染迹象的患者,入院时存在侵袭性装置,有 MRSA 感染或定植史,有手术史、住院、透析史,或 12 个月内长期居住护理机构[27]。根据 SIS 和 IDSA 的指导方针,这些患者应该经验性的进行多药联合治疗,这些药物对革兰阴性需氧菌和兼性菌具有广谱的活性。抗生素治疗应当以每个医院的特定生物体的耐药模式为指导,当培养和药敏结果可用时,应该对治疗进行调整。建议这类人群对肠球菌进行经验性覆盖,特别是术后感染的患者、曾使用过头孢菌素或其他抗肠球菌药物、免疫功能低下状态、心脏瓣膜病或血管内含假体材料。对 MRSA 定植、严重抗生素暴露以及先前治疗失败的病人,应给予有抗 MRSA 活性的抗生素。如果酵母菌从培养物中分离出来,推荐使用抗真菌治疗。然而,如上所述,由于念珠菌性腹膜炎相关的不良预后,高危患者可能从棘白菌素的经验性治疗中获益。

疑似胆源性腹腔感染的患者应开始针对肠道革兰阴性菌,特别是大肠杆菌的经验性抗微生物治疗。除非存在胆肠吻合,或者高危患者或严重程度高的患者,否则不用覆盖厌氧菌。社区获得性胆道感染不需要覆盖肠球菌,然而在免疫抑制患者中,这可能是有益的。

目前的腹腔感染治疗指南并不建议在社区获得性腹腔感染患者中进行常规血培养。然而,对于免疫功能低下或临床不稳定的患者,菌血症的认识可能有助于抗菌治疗方案的制定。此外,所有卫生保健相关的腹腔感染和高危的社区获得性感染的患者均建议行感染部位的微生物培养[25]。在这一类人群中,除了细菌培养之外,还应该送标本进行真菌培养。如果对初始治疗有满意的反应,低风险的社区获得性感染患者的培养结果很少改变治疗的进程,即使后来分离出了未经治疗的病原体。然而,即使大肠杆菌等常见的社区分离株中的耐药菌在增加,常规培养和敏感性报道对于指导治疗和监测耐药模式也可能是有价值的。

腹腔感染抗菌治疗的最佳疗程一直是争议的主题。治疗的目的在于彻底治疗感染,同时限制长期使用抗生素的负面影响,如增加抗菌药物的耐药性和毒性。根据几项比较不同治疗时间的研究,目前的指南建议,对感染源充分控制的腹腔感染,抗菌治疗应限制在 4~7 天。在没有临床证据表明有感染的患者(无发热,白细胞计数正常,耐受经口饮食)应停用抗生素。在感染灶被手术完全清除的局部腹腔感染中,如阑尾炎、胆囊炎、12 小时内修复的肠损伤和肠梗死等,抗生素输注应≤24 小时。没有临床改善的患者需要更长的抗菌治疗时间和进一步调查(见下文"治疗失败"一节)。

感染源控制

感染源控制是腹腔脓毒症治疗的必要条件。它需要及时的手术或非手术干预来阻止细菌及其佐剂进入腹腔。目的是清除感染灶,控制促进持续感染的因素,纠正或控制解剖学紊乱以重建正常的生理功能[28]。与感染源的成功去除和感染接种物的减少相比,其他所有处理腹腔感染的措施都是苍白的。

根据 Surviving Sepsis Campaign 制定的指导方针,一旦做出诊断,应尽可能在 12 小时内对源头控制进行干预[12]。要进行的适当的干预取决于几个因素,包括感染部位,炎症程度,患者的状况,基础疾病和可用资源。手术干预的目的包括控制感染源,排空细菌接种物(腹腔冲洗),治疗腹腔间隔室综合征,预防或治疗复发性或持续性感染。

在某些情况下,手术干预可能通过经皮引流成功完成。CT 或超声引导下引流在定位良好的单腔包裹积液的患者中取得了很大的成功[29-32]。介入放射学领域的不断发展,使得越来越多的腹腔内积液采集可以经皮完成[33]。这种侵入性较小的手术降低了与开放手术修复相关的发病率和死亡率,并实现了源头控制的目标。

然而,经皮引流并不是在所有情况下都可行或适合。例如,不是每个憩室炎相关的脓肿都适合经皮引流。在这一类人群中,腹腔镜引流和灌洗已成功报道[34]。对于由内脏穿孔,复杂或弥漫性液体积聚,坏死组织或经皮无法到达的感染部位等情况引发的弥漫性腹膜炎患者,开腹或腹腔镜手术是必要的。关于源头控制的最适当方法应根据具体情况而定。

治疗失败

在已知的感染源得到适当的控制且抗菌治疗 4~7 天后,如果出现持续或新的腹腔感染体征和症状,则需要进一步的诊断性调查。针对最初确定微生物的抗生素治疗应该继续。调查应包括仔细的体格检查,实验室数据和适当的影像学检查,以确定患者对正在进行的治疗无效。如果无法确定导致临床持续恶化的腹腔内感染源,则应考虑其他可能性,如肺炎,尿路感染,梭状芽孢杆菌结肠炎等。

在绝大多数情况下,腹腔脓毒症(主要感染源已被清除)的初始手术后,再次手术的作用不大,除非发现新的感染灶。为排除持续感染而再次手术是不被鼓励的。在极少数情况下,可以实施有效治疗感染源的分步方法。计划再手术的适应证包括:阻碍最终修复的血流动力学不稳定,限制腹腔关闭的腹膜过度水肿,腹壁大量丢失,感染或坏死组织清创不全,对剩余肠道存活的担忧以及过多的出血需要填塞[1,25,35]。

不幸的是,尽管我们尽了最大的努力,严重腹腔脓毒症患者的结局仍然不好。主要是由于多器官功能衰竭。腹膜炎的死亡率接近 20%[36]。发生感染性休克则死亡率增至约 50%，发生多器官功能衰竭（MOF）则约为 90%[37-39]。已知的预后因素，包括年龄、基础疾病、诊断时生理紊乱的严重程度以及治疗开始时间[2,40]。

特别注意事项

非结石性胆囊炎

急性非结石性胆囊炎是一种"危险且潜在致命的疾病"[41-44]，占危重病人的 0.2%~3%。这种疾病的病因尚不清楚，但与长期禁食、全胃肠外营养、机械通气、创伤、脓毒症、输血、脱水、使用呼气末正压、XII 因子不适当激活（在动物中证明诱发胆囊炎）和某些药物（阿片类药物）[44]有关。无论是原发还是继发事件，胆囊管变得水肿和闭塞，胆囊壁变厚，并伴有肠道微生物感染。在严重的情况下会发生胆囊穿孔。危重病人可能不会表现出经典的右上腹压痛。肝功能检查和放射性同位素扫描通常没有帮助。超声或 CT 扫描发现胆囊周围液体、胆囊壁积气或胆囊壁增厚（不太可靠）时，可以确定诊断。如果临床怀疑足够高，那么推荐使用胆囊切除术（常规或腹腔镜）。另外，对于无法接受手术治疗的重症患者，经皮胆囊造瘘管置入可获得较好的疗效[45]并被推荐。在无法确定脓毒症来源的危重病人中，应充分考虑非胆石性胆囊炎。

腹腔镜在腹腔脓毒症中的角色

随着微创手术的出现，腹腔镜在腹腔脓毒症评估和处理中的作用逐渐上升。在腹腔镜手术过程中，担心血流动力学损害、内毒素血症、菌血症和丢失感染体液的收集，限制了其在危重病人中的应用。使用猪休克和脓毒症模型，已经报道了脓毒症时气腹的血流动力学效应[46,47]。与剖腹手术相比，暴露于腹腔镜下的动物具有显著的高碳酸血症和低心脏指数。进一步的研究表明，进行积极的液体复苏和其他实验药物，可以一定程度改善上述影响[47]。

腹腔镜检查可能带来的血流动力学副作用可能被免疫功能潜在的保护所抵消。一个大的中线剖腹手术的影响与全身对脓毒症的免疫应答恶化有关，该影响可能因腹腔镜技术的使用而减弱。早期的研究表明，腹腔镜手术与菌血症和内毒素血症的风险增加有关；然而随后的研究发现，与开腹手术相比，腹腔镜手术减少了脓毒症的炎症反应，并使细菌接种更好地被清除[48-51]。

有几项研究考察了腹腔镜手术在腹腔脓毒症中的效果，主要是在由阑尾炎、胆囊炎、憩室炎和消化性溃疡疾病引起的腹膜炎[34,50,52-54]方面。现有的数据表明，腹腔镜手术可在腹腔脓毒症患者中安全地进行，并且可能比传统的剖腹手术有更好的预后。

床旁腹腔镜检查在重症患者中也是一种腹腔病理诊断的可行技术[55,56]。对于明确诊断困难的患者，床旁腹腔镜手术避免了不必要的转运到放射科的风险及剖腹探查手术相关的高死亡率。虽然有研究表明病人接受床旁诊断腹腔镜手术的死亡率较高，但该人群的病死率低于急诊剖腹探查术。这种技术提供了一种敏感的"微创"方式来指导腹腔脓毒症的治疗。但是，它是一种诊断工具，因此应限于可耐受确定性干预措施的患者。

免疫反应的调节

已经进行了一系列前瞻性随机对照试验，来修正腹腔脓毒症患者的炎症反应，其中大部分的结果令人失望。理论上可能的阻断，对感染的免疫反应在大多数临床研究中并未证明是有效的。中和内毒素[57]、肿瘤坏死因子[58]的单克隆抗体和白细胞介素-1[59]、缓激肽[60]的受体拮抗剂均在随机临床研究中失败。在所有的报道中，均是在脓毒症开始后给予研究药物，因此，调节全身炎症反应是困难的。多种其他治疗方法，包括一氧化氮抑制剂[61]，内毒素抑制剂[62,63]，粒细胞集落刺激因子（G-CSF）[64,65]，多糖免疫调节剂[66]，重组血栓调节蛋白[67,68]和静脉注射免疫球蛋白[69-71]已被评估，但尚未在大规模随机临床试验中尝试或正在进一步评估[72]。

已经在腹腔脓毒症中特别研究了内毒素去除疗法。内毒素是革兰阴性细菌的一种成分，在腹腔感染性休克患者中可以发现高浓度内毒素，并且与预后不良有关。一种阻断脓毒症生物级联效应的装置被开发出来，其具有清除患者循环内毒素的能力。该装置由嵌有多黏菌素 B（PMX-B）的聚苯乙烯纤维组成，PMX-B 是对内毒素具有高亲和性的抗生素。多项研究，包括早期使用多黏菌素 B 血液灌流治疗腹腔脓毒症（EUPHAS）的研究（一项随机对照试验），研究了 PMX-B 装置治疗腹腔来源的严重脓毒症或脓毒性休克患者的血液灌流结果[63]。结果显示，当 PMX-B 血液灌流加入常规治疗脓毒症时，患者的生存期、平均动脉压、血管升压药需求和器官衰竭程度显著改善，且副作用小。这些初步的发现是有希望的，未来更大型的研究可能会进一步证实这种治疗的益处，并为适当的患者使用提供指导。

对活化的 drotrecogin(DrotAA)［一种重组人活化的蛋白 C(APC)]的评估显示,在阻断炎症反应方面显示了良好的前景。2001 年,根据前瞻性重组人活化蛋白 C 全球严重脓毒症评估(PROWESS)研究的结果,DrotAA 被批准用于治疗高死亡风险的严重脓毒症患者[73]。美国食品和药物管理局(FDA)对该药物的有限批准鼓励了进一步评估 DrotAA 在其他患者群体中的益处[74-76]。这些研究的结果是不一致的,并质疑该药物的功效[77]。由于这些相互矛盾的报道,在严重脓毒症和感染性休克(PROWESS-SHOCK)研究中进行了前瞻性重组人活化蛋白 C 世界范围的评估[78]。这个随机、双盲、安慰剂对照的多中心试验比较了使用 DrotAA 和安慰剂治疗成人脓毒症、休克和低灌注患者的情况。结果显示,28 天和 90 天的死亡率在组间没有统计学意义。研究结果认为 DrotAA 并没有显著降低脓毒性休克患者的死亡率,对于最初被批准的高死亡风险的患者并无益处[79]。根据 PROWESS-SHOCK 研究的结果,该药在 2011 年底被撤出市场。

结论

腹腔脓毒症仍然是手术患者死亡的主要原因之一。从局部炎症反应向全身反应的转变可能导致器官功能和患者预后的毁灭性后果。继发性腹膜炎仍然是肠穿孔、手术后渗漏或损伤或创伤所致腹腔脓毒症的最常见形式。快速诊断和干预对患者的生存是最重要的。CT 仍然是主要的放射学检查,也使腹腔感染的治疗性引流成为可能。腹膜污染的治疗需要快速的液体复苏和侵入性监测,以最大限度地提高组织灌注,适当的广谱抗生素以及经皮或手术来控制感染源。虽然最近的报道导致 DrotAA(唯一获得许可的严重脓毒症的免疫调节剂)被撤药,但是其他改变炎症反应的治疗方法的研究已经显示出可喜的结果。希望今后进一步的试验能够指导治疗人体对脓毒症的全身反应,其目前导致了严重的器官功能障碍和死亡。

（李涛 译，吴筱箐 校）

参考文献

1. Wittman DH, Schein M, Condon RE. Management of secondary peritonitis. Ann Surg. 1996;224:10–8.
2. Solomkin JS, Mazuski JE, Bradley JS, Rodvold KA, Goldstein EJ, Baron EJ, et al. Diagnosis and management of complicated intra-abdominal infection in adults and children: guidelines by the Surgical Infection Society and the Infectious Diseases Society of America. Clin Infect Dis. 2010;50:133–64.
3. Fry DE. Sepsis syndrome. Am Surg. 2000;66:126–32.
4. American College of Chest Physicians/Society of Critical Care Medicine Consensus Conference. Definition for sepsis and organ failure and guidelines for the use of innovative therapies in sepsis. Crit Care Med. 1992;20:864–74.
5. Pinto LN, Pereira JM, Cunha R, Pinto P, Sirlin C. CT evaluation of appendicitis and its complications: imaging techniques and key diagnostic findings. AJR Am J Roentgenol. 2005;185:406–17.
6. Doria AS, Maineddin R, Kellenberger CJ, Epelman M, Beyene J, Schuh S, et al. US or CT for diagnosis of appendicitis in children and adults? A meta analysis. Radiology. 2006;241:83–94.
7. Velmahos GC, Kamel E, Berne TV, Yassa N, Ramicone E, Song Z, et al. Abdominal computed tomography for the diagnosis of intra-abdominal sepsis in critically injured patients: fishing in murky waters. Arch Surg. 1999;134:831–6. discussion 836-8.
8. Ambrosetti P, Grossholz M, Becker C, Terrier F, Morel P. Computed tomography in acute left colonic diverticulitis. Br J Surg. 1997;84:532–4.
9. Hammong NA, Miller FH, Yaghmai V, Grundhoefer D, Nikolaidis P. MR imaging of acute bowel pathology: a pictorial review. Emerg Radiol. 2008;15:99–104.
10. Heverhagen JT, Sitter H, Zielke A, Klose KJ. Prospective evaluation of the value of magnetic resonance imaging in suspected acute sigmoid diverticulitis. Dis Colon Rectum. 2008;51:1810–5.
11. American College of Radiology. ACR Appropriateness Criteria®. www.acr.org/ac. Accessed 1 Mar 2014.
12. Dellinger RP, Levy MM, Rhodes A, Annane D, Gerlach H, Opal SM, et al. Surviving Sepsis Campaign Guidelines Committee including the Pediatric Subgroup. Surviving sepsis campaign: international guidelines for management of severe sepsis and septic shock: 2012. Crit Care Med. 2013;41:580–637.
13. Singer P, Hiesmayr M, Biolo G, Felbinger TW, Berger MM, Goeters C, et al. Pragmatic approach to nutrition in the ICU: expert opinion regarding which calorie protein target. Clin Nutr. 2014;33:246–51.
14. Wilmore DW, Smith RJ, O'Dwyer ST, Jacobs DO, Ziegler TR, Wang XD. The gut: a central organ after surgical stress. Surgery. 1988;104:917–23.
15. Kumar A, Roberts D, Wood KE, Light B, Parrillo JE, Sharma S, et al. Duration of hypotension before initiation of effective antimicrobial therapy is the critical determinant of survival in human septic shock. Crit Care Med. 2006;34:1589–96.
16. Montravers P, Gauzit R, Muller C, Marmuse JP, Fichelle A, Desmonts JM. Emergence of antibiotic-resistant bacteria in cases of peritonitis after intraabdominal surgery affects the efficacy of empirical antimicrobial therapy. Clin Infect Dis. 1996;23:486–94.
17. Montravers P, Dupont H, Gauzit R, Veber B, Auboyer C, Blin P, et al. Candida as a risk factor for mortality in peritonitis. Crit Care Med. 2006;34(3):646–52.
18. Montravers P, Lepape A, Dubreuil L, Gauzit R, Pean Y, Benchimol D, et al. Clinical and microbiological profiles of community-acquired and nosocomial intra-abdominal infections: results of French prospective, observational EBIIA study. J Antimicrob Chemother. 2009;63:785–94.
19. Montravers P, Chalfine A, Gauzit R, Lepape A, Pierre Marmuse J, Vouillot C, et al. Clinical and therapeutic features of nonpostoperative nosocomial intra-abdominal infections. Ann Surg. 2004;239:409–16.
20. Christou NV, Barie PS, Dellinger EP, Waymack JP, Stone HH. Surgical Infection Society intra-abdominal infection study. Prospective evaluation of management techniques and outcome. Arch Surg. 1993;128:193–8. discussion 198-9.
21. Nystrom PO, Bax R, Dellinger EP, Dominioni L, Knaus WA, Meakins JL, et al. Proposed definitions for diagnosis, severity scoring, stratification, and outcome for trials on intraabdominal infection. Joint Working Party of SIS North America and Europe. World

J Surg. 1990;14:148–58.

22. Ohmann C. Prognostic scores and design of clinical studies. Infection. 1998;26:342–4.

23. Ohmann C, Wittmann DH, Wacha H. Prospective evaluation of prognostic scoring systems in peritonitis. Peritonitis Study Group. Eur J Surg. 1993;159:267–74.

24. Wacha H, Hau T, Dittmer R, Ohmann C. Risk factors associated with intraabdominal infections: a prospective multicenter study. Peritonitis Study Group. Langenbecks Arch Surg. 1999;384: 24–32.

25. Sartelli M, Viale P, Catena F, Ansaloni L, Moore E, Malangoni M, et al. 2013 WSES guidelines for management of intra-abdominal infections. World J Emerg Surg. 2013;8:3.

26. Montravers P, Mira JP, Gangneux JP, Leroy O, Lortholary O. AmarCand study group. A multicentre study of antifungal strategies and outcome of Candida spp. peritonitis in intensive-care units. Clin Microbiol Infect. 2011;17:1061–7.

27. Klevens RM, Morrison MA, Nadle J, Petit S, Gershman K, Ray S, et al. JAMA. 2007;298:1763–71.

28. Marshall JC, Maier RV, Jimenez M, Dellinger EP. Source control in the management of severe sepsis and septic shock: an evidence-based review. Crit Care Med. 2004;32:S513–26.

29. Betsch A, Wiskirchen J, Trübenbach J, Manncke KH, Belka C, Claussen CD, et al. CT-guided percutaneous drainage of intra-abdominal abscesses: APACHE III score stratification of 1-year results. Eur Radiol. 2002;12:2883–9.

30. Theisen J, Bartels H, Weiss W, Berger H, Stein HJ, Siewert JR. Current concepts of percutaneous abscess drainage in postoperative retention. J Gastrointest Surg. 2005;9:280–3.

31. Akinci D, Akhan O, Ozmen MN, Karabulut N, Ozkan O, Cil BE, et al. Percutaneous drainage of 300 intraperitoneal abscesses with long-term follow-up. Cardiovasc Intervent Radiol. 2005;28: 744–50.

32. Benoist S, Panis Y, Pannegeon V, Soyer P, Watrin T, Boudiaf M, et al. Can failure of percutaneous drainage of postoperative abdominal abscesses be predicted? Am J Surg. 2002;184:148–53.

33. Maher MM, Gervais DA, Kalra MK, Lucey B, Sahani DV, Arellano R, et al. The inaccessible or undrainable abscess: how to drain it. Radiographics. 2004;24:717–35.

34. Toorenvliet BR, Swank H, Schoones JW, Hamming JF, Bemelman WA. Laparoscopic peritoneal lavage for perforated colonic diverticulitis: a systematic review. Colorectal Dis. 2010;12:862–7.

35. Schein M, Paladugu R. Planned relaparotomies and laparostomy. In: Schein M, Marshall JC, editors. Source control: a guide to the management of surgical infections. Berlin: Springer; 2003. p. 412–23.

36. Sartelli M, Catena F, Ansaloni L, Moore E, Malangoni M, Velmahos G, et al. Complicated intra-abdominal infections in a worldwide context: an observational prospective study (CIAOW Study). World J Emerg Surg. 2013;8:1.

37. Hotchkiss RS, Karl IE. The pathophysiology and treatment of sepsis. N Engl J Med. 2003;348:138–50.

38. Annane D, Bellissant E, Cavaillon JM. Septic shock. Lancet. 2005;365:63–78.

39. Weigand MA, Hörner C, Bardenheuer HJ, Bouchon A. The systemic inflammatory response syndrome. Best Pract Res Clin Anaesthesiol. 2004;18:455–75.

40. Bohnen JM, Mustard RA, Oxholm SE, Schouten BD. Apache II score and abdominal sepsis: a prospective study. Arch Surg. 1988; 123:225–9.

41. Cornwell 3rd EE, Rodriguez A, Mirvis SE, Shorr RM. Acute acalculous cholecystitis in critically injured patients. Ann Surg. 1989; 210:52–5.

42. Savino JA, Scalea TM, Del Guercio LRM. Factors encouraging laparotomy in acalculous cholecystitis. Crit Care Med. 1985;13: 377–80.

43. Long TN, Heimbach DM, Carrico CJ. Acalculous cholecystitis in critically ill patients. Am J Surg. 1978;136:31–6.

44. Myrianthefs P, Evodia E, Vlachou I, Petrocheilou G, Gavala A, Pappa M, et al. Is routine ultrasound examination of the gallbladder

justified in critical care patients? Crit Care Res Pract. 2012; 2012:565617.

45. Simorov A, Ranade A, Parcells J, Shaligram A, Shostrom V, Boilesen E, et al. Emergent cholecystostomy is superior to open cholecystectomy in extremely ill patients with acalculous cholecystitis: a large multicenter outcome study. Am J Surg. 2013;206:935–40. discussion 940-1.

46. Greif WM, Forse A. Hemodynamic effect of the laparoscopic pneumoperitoneum during sepsis in a porcine endotoxic shock model. Ann Surg. 1998;227:474–80.

47. Greif WM, Forse A. Interventions to improve cardiopulmonary hemodynamics during laparoscopy in a porcine sepsis model. J Am Coll Surg. 1999;189:450–8.

48. Jacobi CA, Ordemann J, Zieren HU, Volk HD, Bauhofer A, Halle E, et al. Increased systemic inflammation after laparotomy vs laparoscopy in an animal model of peritonitis. Arch Surg. 1998;133: 258–62.

49. Balagué C, Targarona EM, Pujol M, Filella X, Espert JJ, Trias M. Peritoneal response to a septic challenge: comparison between open laparotomy, pneumoperitoneum laparoscopy, and wall lift laparoscopy. Surg Endosc. 1999;13:792–6.

50. Navez B, Navez J. Laparoscopy in the acute abdomen. Best Pract Res Clin Gastroenterol. 2014;28:3–17.

51. Neudecker J, Sauerland S, Neugebauer E, Bergamaschi R, Bonjer HJ, Cuschieri A, et al. The European Association for Endoscopic Surgery clinical practice guideline on the pneumoperitoneum for laparoscopic surgery. Surg Endosc. 2002;16:1121–43.

52. Brandt CP, Priebe PP, Eckhauser ML. Diagnostic laparoscopy in the intensive care unit: avoiding the nontherapeutic laparotomy. Surg Endosc. 1993;7:168–72.

53. Orlando 3rd R, Corwell KL. Laparoscopy in the critically ill. Surg Endosc. 1997;11:1072–4.

54. McDermott FD, Collins D, Heeney A, Winter DC. Minimally invasive and surgical management strategies tailored to the severity of acute diverticulitis. Br J Surg. 2014;101:e90–9.

55. Zemlyak A, Heniford BT, Sing RF. Diagnostic laparoscopy in the Intensive Care Unit. J Intensive Care Med. 2015;30:297–302.

56. Ceribelli C, Adami EA, Mattia S, Benini B. Bedside diagnostic laparoscopy for critically ill patients: a retrospective study of 62 patients. Surg Endosc. 2012;26:3612–5.

57. McCloskey RV, Straube RC, Sanders C, Smith SM, Smith CR. Treatment of septic shock with human monoclonal antibody HA-1A: a randomized, double blind, placebo-controlled trial. CHESS Trial Study Group. Ann Intern Med. 1994;121:1–5.

58. Cohen J, Carlet J. INTERSEPT: an international, multicenter, placebo-controlled trial of monoclonal antibody to human tumor necrosis factor-alpha in patients with sepsis. International Sepsis Trial Study Group. Crit Care Med. 1996;24:1431–40.

59. Opal SM, Fisher Jr CJ, Dhainaut JF, Vincent JL, Brase R, Lowry SF, et al. Confirmatory interleukin-1 receptor antagonist trial in severe sepsis: a phase III, randomized, double blind, placebo-controlled, multicenter trial. Interleukin-1 Receptor Antagonist Sepsis Investigator Group. Crit Care Med. 1997;25:1115–24.

60. Fein AM, Bernard GR, Criner GJ, Fletcher EC, Good Jr JT, Knaus WA, et al. Treatment of severe systemic inflammatory response syndrome and sepsis with a novel bradykinin antagonist, deltibant (CP-0127). Results of a randomized, double-blind, placebo-controlled trial. CP-0127 SIRS and Sepsis Study Group. JAMA. 1997;277:482–7.

61. Strand OA, Leone AM, Giercksky KE, Skovlund E, Kirkebøen KA. N(G)-monomethyl-L-arginine improves survival in a pig model of abdominal sepsis. Crit Care Med. 1998;26:1490–9.

62. Doig GS, Martin CM, Sibbald WJ. Polymyxin-dextran antiendotoxin pretreatment in an ovine model of normotensive sepsis. Crit Care Med. 1997;25:1956–61.

63. Cruz DN, Antonelli M, Fumagalli R, Foltran F, Brienza N, Donati A, et al. Early use of polymyxin B hemoperfusion in abdominal septic shock: the EUPHAS randomized controlled trial. JAMA. 2009;301:2445–52.

64. Davis KA, Fabian TC, Ragsdale DN, Trenthem LL, Croce MA,

Proctor KG. Granulocyte colony-stimulating factor and neutrophil-related changes in local host defense during recovery from shock and intra-abdominal sepsis. Surgery. 1999;126:305–13.

65. Zhang P, Bagby GJ, Stoltz DA, Summer WR, Nelson S. Enhancement of peritoneal leukocyte function by granulocyte stimulating factor in rats with abdominal sepsis. Crit Care Med. 1998;26:315–21.

66. Tzianabos AO, Gibson 3rd FC, Cisneros RL, Kasper DL. Protection against experimental intraabdominal sepsis by two polysaccharide immunomodulators. J Infect Dis. 1998;178:200–6.

67. Lin SM, Wang YM, Lin HC, Lee KY, Huang CD, Liu CY, et al. Serum thrombomodulin level relates to the clinical course of disseminated intravascular coagulation, multiorgan dysfunction syndrome, and mortality in patients with sepsis. Crit Care Med. 2008;36:683–9.

68. Yamakawa K, Fujimi S, Mohri T, Matsuda H, Nakamori Y, Hirose T, et al. Treatment effects of recombinant human soluble thrombomodulin in patients with severe sepsis: a historical control study. Crit Care. 2011;15:R123.

69. Venet F, Gebeile R, Bancel J, Guignant C, Poitevin-Later F, Malcus C, et al. Assessment of plasmatic immunoglobulin G, A, and M levels in septic shock patients. Int Immunopharmacol. 2011;11: 2086–90.

70. Kreymann KG, de Heer G, Nierhaus A, Kluge S. Use of polyclonal immunoglobulins as adjunctive therapy for sepsis or septic shock. Crit Care Med. 2007;35:2677–85.

71. Berlot G, Vassallo MC, Busetto N, Bianchi M, Zornada F, Rosato I, et al. Relationship between the timing of administration of IgM and IgA enriched immunoglobulins in patients with severe sepsis and septic shock and the outcome: a retrospective analysis. J Crit Care. 2012;27:167–71.

72. Giamarellos-Bourboulis EJ. The failure of biologics in sepsis: where do we stand? Int J Antimicrob Agents. 2013;42:S45–7.

73. Bernard GR, Vincent JL, Laterre PF, LaRosa SP, Dhainaut JF, Lopez-Rodriguez A, et al. Recombinant human protein C Worldwide Evaluation in Severe Sepsis (PROWESS) study group. Efficacy and safety of recombinant human activated protein C for severe sepsis. N Engl J Med. 2001;344:699–709.

74. Abraham E, Laterre PF, Garg R, Levy H, Talwar D, Trzaskoma BL, et al. Administration of Drotrecogin Alfa (Activated) in Early Stage Severe Sepsis (ADDRESS) Study Group. Drotrecogin alfa (activated) for adults with severe sepsis and a low risk of death. N Engl J Med. 2005;353:1332–41.

75. Nadel S, Goldstein B, Williams MD, Dalton H, Peters M, Macias WL, et al. REsearching severe Sepsis and Organ dysfunction in children: a gLobal perspective (RESOLVE) study group. Drotrecogin alfa (activated) in children with severe sepsis: a multicentre phase III randomized controlled trial. Lancet. 2007;369: 836–43.

76. Martí-Carvajal AJ, Solà I, Lathyris D, Cardona AF. Human recombinant activated protein C for severe sepsis. Cochrane Database Syst Rev. 2011;(4):CD004388.

77. Gårdlund B. Activated protein C (Xigris) treatment in sepsis: a drug in trouble. Acta Anaesthesiol Scand. 2006;50:907–10.

78. Ranieri VM, Thompson BT, Barie PS, Dhainaut JF, Douglas IS, Finfer S, et al. Drotrecogin alfa (activated) in adults with septic shock. N Engl J Med. 2012;366:2055–64.

79. Sartor RB. Microbial influences in inflammatory bowel disease. Gastroenterology. 2008;134:577–94.

第三十二章 重症监护室发热患者的评估

François Philippart, Alexis Tabah, Jean Carlet

简介

危重患者经常出现发热,从而引出一系列问题,包括病因、机制和处理。感染是引起体温升高的常见原因。但需要与非感染性发热鉴别。鉴别感染性与非感染性发热是非常必要的,因为涉及是否启用抗感染治疗,以及避免不必要的抗菌药物使用。

定义

人体正常体温是 36.8℃(98.2℉),正常上限是 37.7℃(99.9℉)[1]。受昼夜节律、年龄和性别的影响,体温可波动 0.5~1.0℃[2]。因测量部位及测量方法的不同,实际测量正常值可以不同,所以关于发热的定义有不同的温度值是可以理解的。定义发热的温度越低,预测感染就越敏感。根据多个学者的定义,连续两次体温≥38.3℃(101℉)定义为发热[2-5]。

体温升高通常有两种不同的机制。第一种是中枢调节,另一种是外周代谢活动增加而无正常体温调节。这种情况下,体温升高是中枢驱动的,表现为核心温度升高。第二种情况,体温调定点未参与调节,与中暑类似。临床过程中,发热可由多种感染或非感染性生物致热源引起,但无论是感染性因素还是非感染性因素导致的发热,二者总体预后是一样的[3]。

发热是外周体温继发于生理性或病理性产热调节的反应。目前主要存在两种机制:一种是环境温度升高导致的热休克[6],另一种是对机体产热的调节,继发于神经阻滞剂导致的神经阻滞恶性综合征,或吸入性麻醉药物和去极化肌松药导致的恶性高热[5]。

发热的病理生理

发热定义为机体核心温度升高,由于机体对病原微生物的反应或免疫系统的激活所致[7,8]。感染时体温大多升高 1~4℃[9,10],体温升高可以增强免疫细胞杀灭细菌的能力,同时可以抑制许多病原微生物的复制[2,7]。发热是细胞和可溶性介质之间三个阶段整合信号的结果。第一阶段,病原体或其他原因(如血栓栓塞疾病、自身免疫和过敏性疾病)导致的炎症反应激活外周免疫细胞,这些细胞会生成产热信号传递给中枢神经系统(CNS)。第二阶段 CNS 的特殊区域整合第一阶段传递的信息,调控体温调节机制,从而出现发热。这种急性反应是很强烈的,会导致神经内分泌、代谢和行为的改变。最后一个阶段,退热过程启动负反馈机制限制机体核心温度的升高。

中枢神经系统通过整合多个部位的信号控制体温调节,包括下丘脑、大脑边缘系统以及下行至脊髓和交感神经节的网状结构。下丘脑在体温调节中发挥重要作用,协调全身的发热信号,通过向产热和热储存区域发送信号进行反应。热敏神经元位于下丘脑视前区(POA)及腹内侧视前核,调节体温控制机制从而影响发热的产生。终板血管区(OVLT)是在POA 中部的无血脑屏障的室周器,是产热的重要部位[11]。

外源性致热源,如微生物产物,可触发炎症反应导致发热。许多内生致热源也可引起致热源反应,这些内生致热源包括免疫复合物。尤其存在补体时[12,13],任何原因可导致补体活化、自身免疫疾病时的免疫细胞活化、凝血功能异常(血栓性疾病)以及过敏性疾病。

产热信号由外周免疫细胞分泌的促炎因子和前列腺素 E_2 开始,这种免疫细胞的分泌可能与补体的活化和过敏毒素 C3a 和 C5a 的形成有关[14]。产热因子包括 IL-1、IL-6、TNFa 和干扰素 γ[15-18],由免疫细胞分泌入血,流经无血脑屏障的区域,比如 OVLT[19,20],并作用在 POA 的腹内侧视前核[21]。炎症因子也可通过血脑屏障或刺激局部内皮细胞[22]或血管周围小胶质细胞以及脑膜的巨噬细胞产生继发的介质。

事实上,发热在血中炎症因子出现之前即可发生[23,24],甚至血中炎症因子水平可正常[25,26]。肿瘤坏死因子(TNF)在维持发热中的作用似乎比其本来的作用更重要[27]。一些位于下丘脑重要部位的神经元对 IL-1β 产生免疫反应,以此形式参与发热反应[28]。

巨噬细胞活化后可产生前列腺素 E_2(PGE_2),后者可导致体温调定点的上升。PGE_2 受体分布广泛,尤其是在感觉神经元上,包括肝脏及腹部迷走神经的传入神经元[8,29]。在脑部 PGE_2 由局部的细胞分泌,而不是通过循环系统转运而来[11]。C5a 可导致库普弗细胞迅速分泌 PGE_2 和细胞因子[30];推测后者可刺激局部迷走神经,使其传入信号至 POA。

下丘脑体温调节中枢受神经递质和儿茶酚胺调节[31]。外周的产热信号最可能通过迷走神经快速的传入孤束核,然后经 A1/A2 去甲肾上腺素细胞群传入第三脑室前腹侧区域。这个部位分泌去甲肾上腺素[35]刺激局部产生 PGE_2[23,24,36],推测后者可触发产热反应。在视前叶,细胞因子通过激活磷脂酶 A_2 产生 PGE_2,导致质膜中花生四烯酸的释放。

对机体的影响

核心温度的升高继发于代谢产热增加与散热减少之间的失衡。休息时,机体热量来自生化过程(线粒体氧化磷酸化)以及食物能量向机体能量池转换中的能量丢失(在发热时)[37]。其他的热量来自细胞活动,如骨骼肌收缩;然而当需要更多的热量时,机体增加产热的最主要途径是寒战。热量通过循环系统进行重新分配。循环调节包括皮肤灌注的减少及增加深部血管床容量,以保存机体核心的热量。当机体发生感染时,内分泌系统的调节,包括促肾上腺皮质激素释放激素的增加及皮质醇的增加。这些激素各自可导致一系列适应性代谢过程,以帮助机体应对感染所致的应激过程。血管升压素生成的减少和自主调节的改变,包括出汗的减少,导致热量蓄积及核心温度的升高。

退热过程

多个负反馈过程参与体温升高的调节。细胞因子 IL-10 及 IL-18 抑制脑干和下丘脑 IL-1β 的生成,限制体温调定点的升高[38]。多个内分泌途径参与限制产热的过程,包括皮质醇、α-促黑素(α-MSH)[37]以及精氨酸血管升压素[39]。脂皮质素-1 可抑制 IL-1[40]的产热反应,干扰素和一氧化氮(NO)也可起到抑制视前区前腹侧发热的作用[8,41]。作为反馈控制机制,体温升高似乎可调节致热细胞因子的产生[42-46]。

体温测量

理想的测体温的方法应具备准确、重复性好、安全以及方便的特点。传统的测体温的方法,包括测量口温、直肠温度及血温(通过血管内温度感受器)以及腋温[3]。肺动脉导管温度感受器是标准的测量核心温度的方法。腋温测量的是皮肤的温度,其与核心温度不相关[47-49],不建议使用[3]。直肠温度较准确,但存在局部损伤和穿孔的风险,尤其对于中性粒细胞减少、凝血功能异常及近期直肠手术的患者。测量直肠温度也存在传播肠源性感染的风险。口腔温度测量的准确性,各个研究的结果不完全一致,其受温度感受器位置、呼吸急促、饮水或有创呼吸装置的影响[47,48,50]。目前认为鼓膜温度可以反映下丘脑温度,也就是核心温度[3,50]。临床对照研究显示红外线测量仪所测温度与核心温度存在相关性,但当存在局部炎症或阻塞时结果不准确。膀胱导管内置热敏电阻与血管内热敏电阻本质上应该是相同的,但在重症监护室较少用到这类装置[2,48-50]。食管温度与肺动脉导管内温度相关性较好,但温度感受器留置位置较为重要,食管下三分之一离心脏、主动脉较近,可准确反映核心温度,如果将温度感受器放置在食管上三分之一处会受到气管内气流影响。

重症监护病房常见发热原因

重症患者高达 75% 会出现发热症状[2,51]。与其他住院病人相比,ICU 患者经历各种各样的操作包括但不仅仅是气管插管、机械通气、留置尿管、中心静脉及动脉置管、胸腔引流管、经皮积液引流、颅内压监测以及伤口护理时停止鼻饲营养和换药。每个操作都有特定的感染风险。重症患者与内科、外科及全科患者存在很大不同,或是在不同的专科医院,如肿瘤医院的重症患者与心血管外科专科医院的重症患者也存在很大不同。

非感染性发热在 ICU 患者中很常见,但需要除外感染因素,因为延迟抗感染治疗会导致患病率和死亡率的显著增加。感染性休克患者启动抗感染治疗的时间是决定患者存活的重要因素[52,53]。经验性抗感染治疗不恰当也与住院死亡率相关[54,55],这两个因素对极重症患者的存活率有很重要的影响[53,56,57]。抗感染药物的滥用与细菌耐药率的增加、二重感染以及费用的增加均相关[58]。

对发热患者的感染情况评估

危重症发热患者的初始评估包括完整的病史采集、全面的体格检查、完善的生物标志检验以及影像检查以明确感染的部位[59]、留取病原学标本及治疗。

明确病原学对于确定发热的原因是最重要的,通过药敏试验可指导临床医生选择最合适的药物、窄化抗菌谱。所有可能的感染部位及血均应送病原学培养。ICU患者中有7%～10%存在确认的菌血症[60-62],这类患者的死亡率会增加三倍[61]。许多学者建议至少抽取两套血培养,其中经皮抽取至少一套,同时每个血管留置导管处抽取一套血培养[57]。经皮正确的抽取血培养通常获得的培养率最高且污染的概率最低。

收入ICU的发热患者,应迅速地评估有无感染,是否存在脓毒症、严重脓毒症、脓毒性休克。应完善适当的实验室检查并开始经验性抗感染治疗。

社区获得性感染经常存在明显的症状和体征,有利于做出诊断。手术后转入ICU的患者通常因全身炎症反应导致发热,不一定是感染性发热。继发于急性胰腺炎、多发创伤、全身或肢体的缺血、脂肪栓塞、多种血制品以及缺血再灌注损伤均可导致核心温度的升高但没有病原体的入侵。

ICU 相关感染

最常见的ICU相关的六种感染,包括导管相关感染、肺炎、尿路感染、血流感染、腹腔感染以及术后伤口感染[57、63]。

ICU患者最常见的血流感染原因是各种血管内导管(可能是中心静脉、外周静脉、动脉、静脉或长期置入导管)[61、62]。尽管有多种预防措施,呼吸机相关肺炎(VAP)仍然是ICU感染最常见原因。VAP的发病率在5%～67%。发病率高低受ICU因素、患者因素以及是否采取预防措施影响[64-74]。本书第30章详细讨论关于呼吸机相关肺炎的问题。

尽管与1990[75]年相比导管相关尿路感染(CAUTI)发生率大大下降,CAUTI在留置尿管的患者中仍然较常见,但尚未发现其会增加ICU死亡率[76]。筛查CAUTI有一定困难,因危重症患者尿管的使用较普遍,同时因导尿系统密闭性差,而导致导管内定植或肠道细菌入侵导致的导管外定植(导管置入时或病原菌通过导管与尿道之间黏液层进入)[77、78]。病情允许的话,拔除导尿管即可治疗非复杂性CAUATI。当感染导致了脓毒症或菌血症的复杂情况,应给予抗生素并更换尿管[79-82]。

对于已经使用抗生素的危重症患者出现新的发热症状,明确其病原学是很有挑战的。医生除了要评估其已存在的感染情况,还需要评估是否有耐药菌导致的新发感染以及如上所述的非感染因素。虽然目前主张经验性抗感染治疗,但抗生素本身经常是导致病原菌存在的"罪魁祸首",比如梭菌类及念珠菌感染。

难梭菌(CD)属于厌氧革兰阳性芽孢杆菌,可产生两种毒素(毒素A和毒素B)作用于结肠上皮细胞。结肠菌群紊乱有利于CD的定植,而前者大多由抗生素导致[83]。CD大多通过手传播[84]。通过病人或隐性携带者的粪便排出,孢子可在环境中存活数月。这些孢子可耐受许多常见的清洁剂[85],所有消毒洗手液及刷手液都不能确切杀灭CD孢子[86]。

难梭菌相关腹泻(CDAD)临床表现通常包括腹痛、腹部绞痛、腹泻、恶心、发热以及不适感[85]。相反的,有些病变位于盲肠和右半结肠表现为白细胞增多、发热以及腹痛,而没有或仅有轻度腹泻。通常的,在术后或者免疫抑制患者中,尽管进行了充分的药物治疗,仍会发生爆发性结肠炎并继发危及生命的全身毒性反应,这种情况常需要紧急的急诊手术治疗[85、87]。这些中毒性巨结肠患者经常表现为严重脓毒症或脓毒性休克,因结肠严重的运动障碍导致这些患者无腹泻症状。Dallal提出了预防爆发性难梭菌相关腹泻的重要提示,即血白细胞迅速升高并超过正常上限,大多会出现在血流动力学紊乱以及器官功能衰竭之前[87]。

危重症患者进行CT扫查可显示结肠壁增厚或严重的结肠扩张以及水肿等结肠炎表现[87]。对于更严重的患者通常不需要静脉或口服造影剂来明确诊断。结肠镜检查可能提示典型的淡黄色假膜形成[88],同时黏膜活检经常提示典型的假膜性结肠炎组织改变或单纯的结肠炎症。对于危重症无腹泻患者,粪便检查可能是阴性,但CT扫描和/或内镜检查可对快速诊断提供帮助,从而及时开始抗感染治疗以及判断急诊结肠切除的可能性[85、89]。

诊断CDAD的标准方法是通过细胞毒素检测法检测粪便标本里的毒素,这个方法需要长达4天时间才能获得结果。酶联免疫法检测便标本毒素几乎可以立即获得结果,但其与培养法相比敏感性仅为75%[90]。有学者设计了一个两步骤的检测流程,并证明是低成本高效益的,即对于毒素阳性的标本进行培养[91,92]。但如果临床高度怀疑，需要重复检测并且可能需要经验性治疗[90]。近期一项针对 B 毒素基因的 PCR 检测法敏感性非常高[93]，可能未来有助于诊断[94]。单纯停用可能的"罪犯"抗生素在 48 小时内可有 20% 的 CDI 患者病情缓解。考虑到肠道毒素清除障碍以及增加肠梗阻和巨结肠风险，建议尽可能少用抑制肠蠕动的药物，包括毒麻药。有典型的难梭菌感染临床表现以及检测阳性的患者需要抗感染治疗，如口服甲硝唑或口服万古霉素。对于临床高度怀疑的患者，在等待检测结果过程中给予经验性治疗是合理的。即使除外非常严重感染的患者，合并 CD 感染的患者其 ICU 留住时间及住院时间均延长[95]；但其死亡率无明显变化[96,97]。

近些年关于真菌感染的话题逐渐增多，大多是因为重症监护室收治较多的免疫系统异常、中性粒细胞减少以及高危患者。报道的念珠菌感染的发病率，依据患者人群以及感染部位的不同有所差异。欧洲的一个大的多中心研究显示，侵袭性念珠菌病在院内获得性感染中占 17%[98]。在 Eurobact 研究中，念珠菌血症的发生率为 8%[62]。

侵袭性念珠菌病无特异性临床表现，同时很难与其他原因导致的脓毒症或炎症鉴别。德国医院的一项 15 年的尸检回顾显示，仅有 22% 侵袭性真菌感染是死前可疑或有记录的[99]。

已知的侵袭性念珠菌感染的危险因素，包括念珠菌定植、抗生素暴露、血管侵入操作、粒细胞减少、糖皮质激素、创伤、外科操作，尤其是消化道疾病、胰腺炎、急性肾衰竭、血液透析、疾病严重程度评分高以及重症医学科留住时间长[100,101]。念珠菌血症如果未及时给予适当的治疗会出现住院时间延长[102]以及死亡率增加。侵袭性念珠菌病死亡率很高，归因死亡率仍然很高，尤其是真菌血症的患者[103,104]。

对于抗细菌药物无效、可疑真菌感染的患者，经验性抗真菌治疗存在争议。因念珠菌在皮肤、胃肠道、泌尿生殖系统以及部分呼吸系统属于正常菌群，因此这些部位的真菌培养常为阳性。Pittet 的念珠菌定植指数是基于很小样本的高危手术患者得出的，其中 38%（29 例中的 11 例）患者出现重度念珠菌感染[105]。这个指数定义为念珠菌检测阳性的部位数与所检测部位数之比。重度念珠菌定植可预测发生念珠菌感染的风险，定植指数高于 0.5 建议开始抗真菌治疗[105]。经过真菌培养生长数量校正后，念珠菌定植指数特异性及阳性预测值较高。Leon 及其同事通过使用 EPCAN 生存率队列研究中非粒细胞减少的 ICU

患者的数据，同时结合其他的危险因素如全胃肠外营养、手术以及严重脓毒症，提出了"念珠菌评分"作为念珠菌感染的较好的预测指标[106]。"念珠菌评分"包括胃肠外营养（1 分）、手术（1 分）、多部位定植（1 分）以及严重脓毒症（2 分）。如果患者评分大于等于 3 分为阳性。最近的一项流行病学研究显示抗真菌治疗用于疾病较严重的 ICU 患者，其器官功能衰竭比例增高，28 天死亡率无改变。在这个研究中，念珠菌评分不能改变抗真菌治疗对死亡率的影响[107]。

侵袭性曲霉病（IA）在非免疫抑制患者中较少见；ICU 患者中可看到 IA 病例，尤其是急性呼吸衰竭和/或肾衰竭患者以及 COPD 和使用糖皮质激素治疗的患者[108-110]。IA 的死亡率仍很高[108,109]，即使有了现代的检测手段。IA 的诊断仍存在挑战[109]。抗真菌药物方面，考虑到耐药菌产生风险以及抗真菌药物费用问题，应避免不必要的抗真菌治疗。考虑到这一点，近期 Stinj Blot 等学者提出了一个算法，这个算法的阳性预测值中等，但敏感性和阴性预测值非常好[110]。

无发热

重症患者中有相当一部分病人没有发热，其中部分还是低体温。这些患者，包括老年、腹部开放性伤口或重度烧伤、正在行体外膜肺或肾替代治疗患者以及正在使用抗炎或退热药的患者。低体温或发热的患者可能存在危及生命的感染，可能存在特征性的其他症状以及脓毒症、休克或器官衰竭的征象，需要全面的筛查感染源以及立即开始经验性治疗[3]。给予抗感染药物之前留取合理的病原学培养很重要。这样可根据明确的病原学给予适当的抗感染药物，同时如果没有微生物学证据可停用不必要的抗生素[111]。

非感染性发热

Circiumaru 等学者发现发热在 ICU 患者中很常见，占 70%[5,112]。非感染性疾病出现体温升高是全身炎症反应综合征的一种临床反应，其病因是多种多样的。非感染性发热最常见的情况，包括缺血、坏死、血栓形成、出血以及肿瘤，其占 ICU 发热患者的比例可高达 50%。

"良性术后"发热是一种常见的情况，其特点是出现早、持续短以及预后好[112]。Fanning 的一项诊断妇科大手术的回顾性分析中发现，术后当天 39% 患者出现发热，这其中 92% 患者没有出现感染的过程[113]。其他类型手术方面,Shaw 及他的同事发现膝关节及髋关节置换术后 90% 患者出现体温升高,而无感染证据[114]。Frank 等发现血管手术术后患者四分之一体温高于 38.5℃。目前认为术后发热与患者 IL-6 升高相关[115,116]以及术中病原体相关分子模式(PAMP)循环所致[117]。典型的术后非感染性发热出现在术后第一天,很少持续超过 3 天或 4 天。手术操作时间长、心脏血管手术后可出现系统性发热反应,合并“脓毒症样”休克,经常需要数天的血管活性药,但没有感染证据。这种情况经常与缺血再灌注综合征相关。导致许多病原微生物和患者机体物质的 PAMPs 释放[118]。除外任何感染因素是有挑战的,同时对于手术应激导致的非感染性反应有足够耐心不开始抗感染治疗也是有挑战的。

急性心肌梗死(AMI)时发热较常见[119],同时与梗死面积和严重程度有关[120]。典型的发热表现为低热、心梗症状开始后 4~8 小时出现,24 小时达高峰,第 4 天或第 5 天缓解。AMI 患者体温升高是患者发生院内心脏事件的预测因素,合并高热的患者临床预后较差[120]。

收入 ICU 的非 AMI 患者,肌钙蛋白升高合并发热的诊断比较有挑战。心肌炎、心包炎、心力衰竭以及肺栓塞是这其中的一小部分[121]。目前认为感染性休克中心肌肌钙蛋白升高最可能继发于直接心肌细胞损伤。与临床心电图和超声心动图所示心功能不全相关[122,123]。18%~24% 的急性肺栓塞患者可出现低热[124],但仅有 9% 患者存在深静脉血栓。因此,用发热与否提示急性肺栓塞或深静脉血栓既不敏感也不特异[125]。

无法解释的发热合并白细胞升高、血流动力学不稳定以及器官功能衰竭,可能是急性非结石性胆囊炎的结果(AAC)。AAC 的发病率是 1.5%,在脓毒症[4]、严重创伤、失血性休克、多脏器功能衰竭以及长期禁食患者中更常见。普外科、血管外科、心脏外科术后患者以及烧伤患者[126-129]中也可出现 AAC。需要机械通气的呼吸衰竭患者也有肠系膜和胆囊缺血风险[130,131]。烧伤患者出现 AAC 的主要因素包括年龄、机械通气时间、输血量[132]。目前认为全胃肠外营养、阿片类药物以及胆囊运动功能障碍可增加胆泥的形成,从而增加胆囊炎和胰腺炎的风险。因可能缺乏典型的胆囊炎症状,如右上腹痛、压痛、拒按、可触及包块、腹胀、肠梗阻或呕吐,医生应高度警惕,同时通过反复体格检查和检测肝功能来拟诊此病[133]。尚没有任何一个临床征象或实验室检查可以确诊或排除胆

囊炎,常常需要进一步检查[134]。右上腹超声(US)被认为是评估可疑 AAC 的首选,因为仪器携带方便,操作简单,无损伤,病情需要时可重复。US 诊断 AAC 的标准包括胆囊壁增厚、胆囊周围积液或浆膜下积液、胆囊内积气、黏膜脱落、胆泥形成和水肿。传统的急性非结石性胆囊炎根治方法是急诊开腹胆囊切除术。近期腹腔镜胆囊切除术成为标准治疗方法。如患者情况不稳定无法耐受麻醉,可行透视下经皮胆囊造口引流,待感染得到控制后再行根治性胆囊切除术。

三分之一的 ICU 患者在 ICU 期间输注过红细胞,而住 ICU 超过 1 周的患者这个比例增加到 70%[135-137]。如果患者输血后出现发热,应仔细评估溶血反应、病原微生物传播以及输血相关肺损伤(TRALI)。对于非溶血性输血反应,因存在白细胞导致发热是常见的输血副反应,但也应该继续寻找导致发热的可能的其他原因[135]。根据当地规定,如果患者输血后出现发热,应采取强制程序,筛查病人和输血袋[138]。HIV 或肝炎传播概率很低,而其他病毒,如微小病毒 B19 传播概率较高。浓缩红细胞出现细菌污染的概率较低,其在很大程度上取决于储存时间和质量。据估测细菌污染概率大概是 1/500 000 单位[139,140]。据估计发生血小板相关脓毒症的风险是 1/12 000,这样高的风险足以建议对于血小板输入后 6 小时内出现发热的患者,应筛查血制品细菌污染的可能性,同时应考虑经验性抗感染治疗[141]。

因为目前对输血操作的警惕性已提高,致死性急性 ABO 血型不合导致的溶血反应已经越来越少见了[138]。约 1/1 000 患者存在迟发性输血反应[142]。因输血前常规抗体检查并不能检测到小红细胞抗体,1/260 000 患者出现明显的溶血反应[143]。

发热也可能是对某种药物免疫反应的表现,但在鉴别诊断中经常不会考虑这种可能性[144]。过敏反应的临床表现各种各样,有时仅表现为发热。过敏反应可导致高热,需要全面评估。皮疹、急性血流动力学紊乱或支气管痉挛最容易出现。较严重的表现与感染性休克类似,临床医生应时刻铭记过敏的可能性,尤其是使用氨基青霉素、头孢菌素、磺胺类以及抗癫痫药物[145]。

药疹最常出现在药物使用后 2~8 周,平均出现时间 3 周,同时合并嗜酸粒细胞增多症、全身症状以及 DRESS 综合征。最常合并 DRESS 综合征的药物包括抗痉挛药、抗生素(尤其是 β 内酰胺类)以及别嘌呤醇。目前所知的其他与 DRESS 综合征相关的药物包括非甾体消炎药、卡托普利、精神安定剂以及抗反转

录病毒药物。这个疾病常规的过程是患者先出现发热,继而出现皮疹。皮疹的程度可以是轻度的疹子,也可严重到起水疱以及皮肤脱落。全身受累的表现通常是淋巴结病、肝炎、心包炎、间质性肾炎或肺炎。及时停用导致过敏的药物以及全身应用糖皮质激素是基础的治疗[146]。

我们可以脱离病因治疗发热吗?

尽管有些数据提示发热对于机体反应的有利作用,对于发热的重症患者给予退热治疗还是比较常见的。发热与病死率增加相关,但退热并非可降低病死率[5,51,147-155]。抛开病因,单纯退热治疗的理由主要是体温升高相关的重要代谢活动。体温从 37℃ 升至 39℃,代谢率增加 25%,导致氧耗增加、CO_2 生成增多以及心输出量增加。发热的病理生理证据有利于控制感染同样很重要[2,7,51]。针对病原控制[155,156]和生存率[157]的动物模型研究提示体温升高在感染过程中的重要性[2,158,159]。关于发热是否需要控制以及退热的方法存在一些争论。两篇近期发表的 meta 分析发现,没有证据证明对于非中枢性损伤 ICU 患者退热治疗是有利还是有害的[151,160]。然而,对于急性脑损伤、心肺储备功能有限(如缺血性心脏病)以及体温超过 40℃(104℉)的患者需要控制体温。类似的,心脏骤停患者推荐严格控制体温[161]。退热常用的方法,包括对乙酰氨基酚、降低环境温度以及体外降温技术,后者包括降温毯和冰袋,但这两种方法舒适度差,一般不建议使用。

结论

收入重症监护室的患者大约有一半出现发热,可能是感染和非感染因素导致的。成人内科重症患者出现发热死亡风险会增高。当临床评估后,考虑感染是发热的原因,需考虑在留取病原学后尽早经验性抗感染治疗,尤其对于病情较重或者病情在恶化的患者。初始的经验性抗感染治疗应针对可能的病原体,而可能的病原体通过可疑的感染部位、患者人群风险以及当地细菌耐药信息得出。一旦获得培养结果,应重新评估抗感染治疗。应选择对已知病原体敏感的、抗菌谱窄的药物。关于是否需要退热治疗,目前存在争议,尚无证据证明退热治疗对于非神经损伤 ICU 患者有益或有害。对于发热的诊治,目前仍需要大规模、多中心、前瞻性临床研究,以形成高质量、有循证

医学证据的指南。

(马军宇 译,陈德生 校)

参考文献

1. Mackowiak PA, Wasserman SS, Levine MM. A critical appraisal of 98.6 degrees F, the upper limit of the normal body temperature, and other legacies of Carl Reinhold August Wunderlich. JAMA. 1992;268:1578–80.
2. Launey Y, Nesseler N, Malledant Y, Seguin P. Clinical review: fever in septic ICU patients—friend or foe? Crit Care. 2011;15:222.
3. O'Grady NP, Barie PS, Bartlett J, Bleck T, Garvey G, Jacobi J, et al. Practice parameters for evaluating new fever in critically ill adult patients. Task Force of the American College of Critical Care Medicine of the Society of Critical Care Medicine in collaboration with the Infectious Disease Society of America. Crit Care Med. 1998;26:392–408.
4. Dimopoulos G, Falagas ME. Approach to the febrile patient in the ICU. Infect Dis Clin North Am. 2009;23:471–84.
5. Laupland KB. Fever in the critically ill medical patient. Crit Care Med. 2009;37:S273–8.
6. Misset B, De Jonghe B, Bastuji-Garin S, Gattolliat O, Boughrara E, Annane D, et al. Mortality of patients with heatstroke admitted to intensive care units during the 2003 heat wave in France: a national multiple-center risk-factor study. Crit Care Med. 2006;34:1087–92.
7. Cavaillon JM. Good and bad fever. Crit Care. 2012;16:119.
8. Blatteis CM. Endotoxic fever: new concepts of its regulation suggest new approaches to its management. Pharmacol Ther. 2006;111:194–223.
9. Saper CB, Breder CD. The neurologic basis of fever. N Engl J Med. 1994;330:1880–6.
10. Mackowiak PA, Boulant JA. Fever's glass ceiling. Clin Infect Dis. 1996;22:525–36.
11. Blatteis CM, Sehic E, Li S. Pyrogen sensing and signaling: old views and new concepts. Clin Infect Dis. 2000;31 Suppl 5:S168–77.
12. Arend WP, Joslin FG, Massoni RJ. Effects of immune complexes on production by human monocytes of interleukin 1 or an interleukin 1 inhibitor. J Immunol. 1985;134:3868–75.
13. Mickenberg ID, Snyderman R, Root RK, Mergenhagen SE, Wolff SM. The relationship of complement consumption to immune fever. J Immunol. 1971;107:1466–76.
14. Philippart F, Cavaillon JM. Sepsis mediators. Curr Infect Dis Rep. 2007;9:358–65.
15. Dinarello CA, Bernheim HA, Duff GW, Le HV, Nagabhushan TL, Hamilton NC, et al. Mechanisms of fever induced by recombinant human interferon. J Clin Invest. 1984;74:906–13.
16. Dinarello CA, Cannon JG, Wolff SM, Bernheim HA, Beutler B, Cerami A, et al. Tumor necrosis factor (cachectin) is an endogenous pyrogen and induces production of interleukin 1. J Exp Med. 1986;163:1433–50.
17. Dinarello CA, Wolff SM. The role of interleukin-1 in disease. N Engl J Med. 1993;328:106–13.
18. Tracey KJ, Cerami A. Tumor necrosis factor: a pleiotropic cytokine and therapeutic target. Annu Rev Med. 1994;45:491–503.
19. Blatteis CM, Bealer SL, Hunter WS, Llanos QJ, Ahokas RA, Mashburn Jr TA. Suppression of fever after lesions of the anteroventral third ventricle in guinea pigs. Brain Res Bull. 1983;11:519–26.
20. Blatteis CM, Hales JR, McKinley MJ, Fawcett AA. Role of the anteroventral third ventricle region in fever in sheep. Can J Physiol Pharmacol. 1987;65:1255–60.
21. Boulant JA. Role of the preoptic-anterior hypothalamus in thermoregulation and fever. Clin Infect Dis. 2000;31 Suppl 5:S157–61.

22. Banks WA, Kastin AJ, Broadwell RD. Passage of cytokines across the blood–brain barrier. Neuroimmunomodulation. 1995;2: 241–8.

23. Sehic E, Szekely M, Ungar AL, Oladehin A, Blatteis CM. Hypothalamic prostaglandin E2 during lipopolysaccharide-induced fever in guinea pigs. Brain Res Bull. 1996;39:391–9.

24. Sehic E, Ungar AL, Blatteis CM. Interaction between norepinephrine and prostaglandin E2 in the preoptic area of guinea pigs. Am J Physiol. 1996;271:R528–36.

25. Netea MG, Kullberg BJ, Van Der Meer JW. Do only circulating pyrogenic cytokines act as mediators in the febrile response? A hypothesis. Eur J Clin Invest. 1999;29:351–6.

26. Campisi J, Hansen MK, O'Connor KA, Biedenkapp JC, Watkins LR, Maier SF, et al. Circulating cytokines and endotoxin are not necessary for the activation of the sickness or corticosterone response produced by peripheral E. coli challenge. J Appl Physiol. 2003;95:1873–82.

27. Roth J, Martin D, Storr B, Zeisberger E. Neutralization of pyrogen-induced tumour necrosis factor by its type 1 soluble receptor in guinea-pigs: effects on fever and interleukin-6 release. J Physiol. 1998;509:267–75.

28. Breder CD, Dinarello CA, Saper CB. Interleukin-1 immunoreactive innervation of the human hypothalamus. Science. 1988;240:321–4.

29. Skarnes RC, Brown SK, Hull SS, McCracken JA. Role of prostaglandin E in the biphasic fever response to endotoxin. J Exp Med. 1981;154:1212–24.

30. Cavaillon JM, Fitting C, Haeffner-Cavaillon N. Recombinant C5a enhances interleukin 1 and tumor necrosis factor release by lipopolysaccharide-stimulated monocytes and macrophages. Eur J Immunol. 1990;20:253–7.

31. Feldberg W, Myers RD. A new concept of temperature regulation by amines in the hypothalamus. Nature. 1963;200:1325.

32. Maier SF, Goehler LE, Fleshner M, Watkins LR. The role of the vagus nerve in cytokine-to-brain communication. Ann N Y Acad Sci. 1998;840:289–300.

33. Goldbach JM, Roth J, Zeisberger E. Fever suppression by subdiaphragmatic vagotomy in guinea pigs depends on the route of pyrogen administration. Am J Physiol. 1997;272:R675–81.

34. Simons CT, Kulchitsky VA, Sugimoto N, Homer LD, Szekely M, Romanovsky AA. Signaling the brain in systemic inflammation: which vagal branch is involved in fever genesis? Am J Physiol. 1998;275:R63–8.

35. Linthorst AC, Flachskamm C, Holsboer F, Reul JM. Intraperitoneal administration of bacterial endotoxin enhances noradrenergic neurotransmission in the rat preoptic area: relationship with body temperature and hypothalamic–pituitary–adrenocortical axis activity. Eur J Neurosci. 1995;7:2418–30.

36. Shido O, Romanovsky AA, Ungar AL, Blatteis CM. Role of intrapreoptic norepinephrine in endotoxin-induced fever in guinea pigs. Am J Physiol. 1993;265:R1369–75.

37. Mackowiak PA. Concepts of fever. Arch Intern Med. 1998;158:1870–81.

38. Leon LR, Kozak W, Kluger MJ. Role of IL-10 in inflammation. Studies using cytokine knockout mice. Ann N Y Acad Sci. 1998;856:69–75.

39. Pittman QJ, Chen X, Mouihate A, Martin S. Vasopressin-induced antipyresis. Sex- and experience-dependent febrile responses. Ann N Y Acad Sci. 1998;856:53–61.

40. Carey F, Forder R, Edge MD, Greene AR, Horan MA, Strijbos PJ, et al. Lipocortin 1 fragment modifies pyrogenic actions of cytokines in rats. Am J Physiol. 1990;259:R266–9.

41. Steiner AA, Antunes-Rodrigues J, McCann SM, Branco LG. Antipyretic role of the NO-cGMP pathway in the anteroventral preoptic region of the rat brain. Am J Physiol Regul Integr Comp Physiol. 2002;282:R584–93.

42. Ensor JE, Wiener SM, McCrea KA, Viscardi RM, Crawford EK, Hasday JD. Differential effects of hyperthermia on macrophage interleukin-6 and tumor necrosis factor-alpha expression. Am J Physiol. 1994;266:C967–74.

43. Fouqueray B, Philippe C, Amrani A, Perez J, Baud L. Heat shock prevents lipopolysaccharide-induced tumor necrosis factor-alpha synthesis by rat mononuclear phagocytes. Eur J Immunol. 1992;22:2983–7.

44. Kappel M, Diamant M, Hansen MB, Klokker M, Pedersen BK. Effects of in vitro hyperthermia on the proliferative response of blood mononuclear cell subsets, and detection of interleukins 1 and 6, tumour necrosis factor-alpha and interferon-gamma. Immunology. 1991;73:304–8.

45. Snyder YM, Guthrie L, Evans GF, Zuckerman SH. Transcriptional inhibition of endotoxin-induced monokine synthesis following heat shock in murine peritoneal macrophages. J Leukoc Biol. 1992;51:181–7.

46. Velasco S, Tarlow M, Olsen K, Shay JW, McCracken Jr GH, Nisen PD. Temperature-dependent modulation of lipopolysaccharide-induced interleukin-1 beta and tumor necrosis factor alpha expression in cultured human astroglial cells by dexamethasone and indomethacin. J Clin Invest. 1991;87:1674–80.

47. Jensen BN, Jensen FS, Madsen SN, Lossl K. Accuracy of digital tympanic, oral, axillary, and rectal thermometers compared with standard rectal mercury thermometers. Eur J Surg. 2000;166: 848–51.

48. Erickson RS, Kirklin SK. Comparison of ear-based, bladder, oral, and axillary methods for core temperature measurement. Crit Care Med. 1993;21:1528–34.

49. Lefrant JY, Muller L, de La Coussaye JE, Benbabaali M, Lebris C, Zeitoun N, et al. Temperature measurement in intensive care patients: comparison of urinary bladder, oesophageal, rectal, axillary, and inguinal methods versus pulmonary artery core method. Intensive Care Med. 2003;29:414–8.

50. Schmitz T, Bair N, Falk M, Levine C. A comparison of five methods of temperature measurement in febrile intensive care patients. Am J Crit Care. 1995;4:286–92.

51. Kiekkas P, Aretha D, Bakalis N, Karpouhtsi I, Marneras C, Baltopoulos GI. Fever effects and treatment in critical care: literature review. Aust Crit Care. 2013;26:130–5.

52. Siddiqui S, Razzak J. Early versus late pre-intensive care unit admission broad spectrum antibiotics for severe sepsis in adults. Cochrane Database Syst Rev. 2010(10):CD007081.

53. Kumar A, Roberts D, Wood KE, Light B, Parrillo JE, Sharma S, et al. Duration of hypotension before initiation of effective antimicrobial therapy is the critical determinant of survival in human septic shock. Crit Care Med. 2006;34:1589–96.

54. Garnacho-Montero J, Garcia-Garmendia JL, Barrero-Almodovar A, Jimenez-Jimenez FJ, Perez-Paredes C, Ortiz-Leyba C. Impact of adequate empirical antibiotic therapy on the outcome of patients admitted to the intensive care unit with sepsis. Crit Care Med. 2003;31:2742–51.

55. Kollef MH, Sherman G, Ward S, Fraser VJ. Inadequate antimicrobial treatment of infections: a risk factor for hospital mortality among critically ill patients. Chest. 1999;115:462–74.

56. Valles J, Rello J, Ochagavia A, Garnacho J, Alcala MA. Community-acquired bloodstream infection in critically ill adult patients: impact of shock and inappropriate antibiotic therapy on survival. Chest. 2003;123:1615–24.

57. Dellinger RP, Levy MM, Rhodes A, Annane D, Gerlach H, Opal SM, et al. Surviving sepsis campaign: international guidelines for management of severe sepsis and septic shock: 2012. Crit Care Med. 2013;41:580–637.

58. Carlet J, Ben Ali A, Chalfine A. Epidemiology and control of antibiotic resistance in the intensive care unit. Curr Opin Infect Dis. 2004;17:309–16.

59. Dupuy AM, Philippart F, Pean Y, Lasocki S, Charles PE, Chalumeau M, et al. Role of biomarkers in the management of antibiotic therapy: an expert panel review: I—currently available biomarkers for clinical use in acute infections. Ann Intensive Care. 2013;3:22.

60. Brun-Buisson C, Doyon F, Carlet J. Bacteremia and severe sepsis

in adults: a multicenter prospective survey in ICUs and wards of 24 hospitals. French Bacteremia-Sepsis Study Group. Am J Respir Crit Care Med. 1996;154:617–24.

61. Garrouste-Orgeas M, Timsit JF, Tafflet M, Misset B, Zahar JR, Soufir L, et al. Excess risk of death from intensive care unit-acquired nosocomial bloodstream infections: a reappraisal. Clin Infect Dis. 2006;42:1118–26.

62. Tabah A, Koulenti D, Laupland K, Misset B, Valles J, Bruzzi de Carvalho F, et al. Characteristics and determinants of outcome of hospital-acquired bloodstream infections in intensive care units: the EUROBACT International Cohort Study. Intensive Care Med. 2012;38:1930–45.

63. Calandra T, Cohen J. The international sepsis forum consensus conference on definitions of infection in the intensive care unit. Crit Care Med. 2005;33:1538–48.

64. Rello J, Ulldemolins M, Lisboa T, Koulenti D, Manez R, Martin-Loeches I, et al. Determinants of prescription and choice of empirical therapy for hospital-acquired and ventilator-associated pneumonia. Eur Respir J. 2011;37:1332–9.

65. Chastre J, Fagon JY. Ventilator-associated pneumonia. Am J Respir Crit Care Med. 2002;165:867–903.

66. Torres A, El-Ebiary M, Soler N, Monton C, Fabregas N, Hernandez C. Stomach as a source of colonization of the respiratory tract during mechanical ventilation: association with ventilator-associated pneumonia. Eur Respir J. 1996;9:1729–35.

67. Pugin J, Auckenthaler R, Mili N, Janssens JP, Lew PD, Suter PM. Diagnosis of ventilator-associated pneumonia by bacteriologic analysis of bronchoscopic and nonbronchoscopic "blind" bronchoalveolar lavage fluid. Am Rev Respir Dis. 1991;143: 1121–9.

68. Napolitano LM. Use of severity scoring and stratification factors in clinical trials of hospital-acquired and ventilator-associated pneumonia. Clin Infect Dis. 2010;51 Suppl 1:S67–80.

69. Luyt CE, Chastre J, Fagon JY. Value of the clinical pulmonary infection score for the identification and management of ventilator-associated pneumonia. Intensive Care Med. 2004;30:844–52.

70. Fagon JY, Chastre J, Wolff M, Gervais C, Parer-Aubas S, Stephan F, et al. Invasive and noninvasive strategies for management of suspected ventilator-associated pneumonia. A randomized trial. Ann Intern Med. 2000;132:621–30.

71. Berton DC, Kalil AC, Teixeira PJ. Quantitative versus qualitative cultures of respiratory secretions for clinical outcomes in patients with ventilator-associated pneumonia. Cochrane Database Syst Rev. 2012;1:CD006482.

72. Gerbeaux P, Ledoray V, Boussuges A, Molenat F, Jean P, Sainty JM. Diagnosis of nosocomial pneumonia in mechanically ventilated patients: repeatability of the bronchoalveolar lavage. Am J Respir Crit Care Med. 1998;157:76–80.

73. Canadian Critical Care Trials Group. A randomized trial of diagnostic techniques for ventilator-associated pneumonia. N Engl J Med. 2006;355:2619–30.

74. Muscedere J, Dodek P, Keenan S, Fowler R, Cook D, Heyland D. Comprehensive evidence-based clinical practice guidelines for ventilator-associated pneumonia: diagnosis and treatment. J Crit Care. 2008;23:138–47.

75. Burton DC, Edwards JR, Srinivasan A, Fridkin SK, Gould CV. Trends in catheter-associated urinary tract infections in adult intensive care units-United States, 1990–2007. Infect Control Hosp Epidemiol. 2011;32:748–56.

76. Clec'h C, Schwebel C, Francais A, Toledano D, Fosse JP, Garrouste-Orgeas M, et al. Does catheter-associated urinary tract infection increase mortality in critically ill patients? Infect Control Hosp Epidemiol. 2007;28:1367–73.

77. Shuman EK, Chenoweth CE. Recognition and prevention of healthcare-associated urinary tract infections in the intensive care unit. Crit Care Med. 2010;38:S373–9.

78. Maki DG, Tambyah PA. Engineering out the risk for infection with urinary catheters. Emerg Infect Dis. 2001;7:342–7.

79. Horan TC, Andrus M, Dudeck MA. CDC/NHSN surveillance definition of health care-associated infection and criteria for specific types of infections in the acute care setting. Am J Infect Control. 2008;36:309–32.

80. Rosser CJ, Bare RL, Meredith JW. Urinary tract infections in the critically ill patient with a urinary catheter. Am J Surg. 1999;177:287–90.

81. Leone M, Albanese J, Garnier F, Sapin C, Barrau K, Bimar MC, et al. Risk factors of nosocomial catheter-associated urinary tract infection in a polyvalent intensive care unit. Intensive Care Med. 2003;29:1077–80.

82. Shigemura K, Tanaka K, Osawa K, Arakawa S, Miyake H, Fujisawa M. Clinical factors associated with shock in bacteremic UTI. Int Urol Nephrol. 2013;45:653–7.

83. Johnson S, Samore MH, Farrow KA, Killgore GE, Tenover FC, Lyras D, et al. Epidemics of diarrhea caused by a clindamycin-resistant strain of Clostridium difficile in four hospitals. N Engl J Med. 1999;341:1645–51.

84. McFarland LV, Mulligan ME, Kwok RY, Stamm WE. Nosocomial acquisition of Clostridium difficile infection. N Engl J Med. 1989;320:204–10.

85. Riddle DJ, Dubberke ER. Clostridium difficile infection in the intensive care unit. Infect Dis Clin North Am. 2009;23:727–43.

86. Boyce JM, Pittet D. Guideline for hand hygiene in health-care settings. Recommendations of the Healthcare Infection Control Practices Advisory Committee and the HIPAC/SHEA/APIC/IDSA Hand Hygiene Task Force. Am J Infect Control. 2002;30:S1–46.

87. Dallal RM, Harbrecht BG, Boujoukas AJ, Sirio CA, Farkas LM, Lee KK, et al. Fulminant Clostridium difficile: an underappreciated and increasing cause of death and complications. Ann Surg. 2002;235:363–72.

88. Fekety R. Guidelines for the diagnosis and management of Clostridium difficile-associated diarrhea and colitis. American College of Gastroenterology, Practice Parameters Committee. Am J Gastroenterol. 1997;92:739–50.

89. Koss K, Clark MA, Sanders DS, Morton D, Keighley MR, Goh J. The outcome of surgery in fulminant Clostridium difficile colitis. Colorectal Dis. 2006;8:149–54.

90. Bartlett JG. Narrative review: the new epidemic of Clostridium difficile-associated enteric disease. Ann Intern Med. 2006;145:758–64.

91. Ticehurst JR, Aird DZ, Dam LM, Borek AP, Hargrove JT, Carroll KC. Effective detection of toxigenic Clostridium difficile by a two-step algorithm including tests for antigen and cytotoxin. J Clin Microbiol. 2006;44:1145–9.

92. Goldenberg SD, French GL. Diagnostic testing for Clostridium difficile: a comprehensive survey of laboratories in England. J Hosp Infect. 2011;79:4–7.

93. Longtin Y, Trottier S, Brochu G, Paquet-Bolduc B, Garenc C, Loungnarath V, et al. Impact of the type of diagnostic assay on Clostridium difficile infection and complication rates in a mandatory reporting program. Clin Infect Dis. 2013;56:67–73.

94. Kufelnicka AM, Kirn TJ. Effective utilization of evolving methods for the laboratory diagnosis of Clostridium difficile infection. Clin Infect Dis. 2011;52:1451–7.

95. Micek ST, Schramm G, Morrow L, Frazee E, Personett H, Doherty JA, et al. Clostridium difficile infection: a multicenter study of epidemiology and outcomes in mechanically ventilated patients. Crit Care Med. 2013;41:1968–75.

96. Dodek PM, Norena M, Ayas NT, Romney M, Wong H. Length of stay and mortality due to Clostridium difficile infection acquired in the intensive care unit. J Crit Care. 2013;28:335–40.

97. Zahar JR, Schwebel C, Adrie C, Garrouste-Orgeas M, Francais A, Vesin A, et al. Outcome of ICU patients with Clostridium difficile infection. Crit Care. 2012;16:R215.

98. Vincent JL, Bihari DJ, Suter PM, Bruining HA, White J, Nicolas-Chanoin MH, et al. The prevalence of nosocomial infection in intensive care units in Europe. Results of the European Prevalence of Infection in Intensive Care (EPIC) study. EPIC International

Advisory Committee. JAMA. 1995;274:639–44.

99. Groll AH, Shah PM, Mentzel C, Schneider M, Just-Nuebling G, Huebner K. Trends in the postmortem epidemiology of invasive fungal infections at a university hospital. J Infect. 1996;33:23–32.

100. Chahoud J, Kanafani ZA, Kanj SS. Management of candidaemia and invasive candidiasis in critically ill patients. Int J Antimicrob Agents. 2013;42 Suppl:S29–35.

101. Eggimann P, Garbino J, Pittet D. Epidemiology of Candida species infections in critically ill non-immunosuppressed patients. Lancet Infect Dis. 2003;3:685–702.

102. Zilberberg MD, Kollef MH, Arnold H, Labelle A, Micek ST, Kothari S, et al. Inappropriate empiric antifungal therapy for candidemia in the ICU and hospital resource utilization: a retrospective cohort study. BMC Infect Dis. 2010;10:150.

103. Blot S, Dimopoulos G, Rello J, Vogelaers D. Is Candida really a threat in the ICU? Curr Opin Crit Care. 2008;14:600–4.

104. Hassan I, Powell G, Sidhu M, Hart WM, Denning DW. Excess mortality, length of stay and cost attributable to candidaemia. J Infect. 2009;59:360–5.

105. Pittet D, Monod M, Suter PM, Frenk E, Auckenthaler R. Candida colonization and subsequent infections in critically ill surgical patients. Ann Surg. 1994;220:751–8.

106. Leon C, Ruiz-Santana S, Saavedra P, Almirante B, Nolla-Salas J, Alvarez-Lerma F, et al. A bedside scoring system ("Candida score") for early antifungal treatment in nonneutropenic critically ill patients with Candida colonization. Crit Care Med. 2006;34:730–7.

107. Azoulay E, Dupont H, Tabah A, Lortholary O, Stahl JP, Francais A, et al. Systemic antifungal therapy in critically ill patients without invasive fungal infection*. Crit Care Med. 2012;40:813–22.

108. Baddley JW, Stephens JM, Ji X, Gao X, Schlamm HT, Tarallo M. Aspergillosis in Intensive Care Unit (ICU) patients: epidemiology and economic outcomes. BMC Infect Dis. 2013;13:29.

109. Morace G, Borghi E. Fungal infections in ICU patients: epidemiology and the role of diagnostics. Minerva Anestesiol. 2010;76:950–6.

110. Blot SI, Taccone FS, Van den Abeele AM, Bulpa P, Meersseman W, Brusselaers N, et al. A clinical algorithm to diagnose invasive pulmonary aspergillosis in critically ill patients. Am J Respir Crit Care Med. 2012;186:56–64.

111. Aarts MA, Brun-Buisson C, Cook DJ, Kumar A, Opal S, Rocker G, et al. Antibiotic management of suspected nosocomial ICU-acquired infection: does prolonged empiric therapy improve outcome? Intensive Care Med. 2007;33:1369–78.

112. Circiumaru B, Baldock G, Cohen J. A prospective study of fever in the intensive care unit. Intensive Care Med. 1999;25:668–73.

113. Fanning J, Neuhoff RA, Brewer JE, Castaneda T, Marcotte MP, Jacobson RL. Frequency and yield of postoperative fever evaluation. Infect Dis Obstet Gynecol. 1998;6:252–5.

114. Shaw JA, Chung R. Febrile response after knee and hip arthroplasty. Clin Orthop Relat Res. 1999;367:181–9.

115. Miyawaki T, Maeda S, Koyama Y, Fukuoka R, Shimada M. Elevation of plasma interleukin-6 level is involved in postoperative fever following major oral and maxillofacial surgery. Oral Surg Oral Med Oral Pathol Oral Radiol Endod. 1998;85:146–52.

116. Frank SM, Kluger MJ, Kunkel SL. Elevated thermostatic setpoint in postoperative patients. Anesthesiology. 2000;93:1426–31.

117. Kim OY, Monsel A, Bertrand M, Cavaillon JM, Coriat P, Adib-Conquy M. Translocation of bacterial NOD2 agonist and its link with inflammation. Crit Care. 2009;13:R124.

118. Cavaillon JM, Adrie C, Fitting C, Adib-Conquy M. Endotoxin tolerance: is there a clinical relevance? J Endotoxin Res. 2003;9:101–7.

119. Lofmark R, Nordlander R, Orinius E. The temperature course in acute myocardial infarction. Am Heart J. 1978;96:153–6.

120. Naito K, Anzai T, Yoshikawa T, Maekawa Y, Sugano Y, Kohno T, et al. Increased body temperature after reperfused acute myocardial infarction is associated with adverse left ventricular remodeling. J Card Fail. 2007;13:25–33.

121. Fromm Jr RE. Cardiac troponins in the intensive care unit: common causes of increased levels and interpretation. Crit Care Med. 2007;35:584–8.

122. Klein Gunnewiek JM, van de Leur JJ. Elevated troponin T concentrations in critically ill patients. Intensive Care Med. 2003;29:2317–22.

123. Lim W, Qushmaq I, Cook DJ, Crowther MA, Heels-Ansdell D, Devereaux PJ. Elevated troponin and myocardial infarction in the intensive care unit: a prospective study. Crit Care. 2005;9:R636–44.

124. Calvo-Romero JM, Lima-Rodriguez EM, Perez-Miranda M, Bureo-Dacal P. Low-grade and high-grade fever at presentation of acute pulmonary embolism. Blood Coagul Fibrinolysis. 2004;15:331–3.

125. Kazmers A, Groehn H, Meeker C. Duplex examination of the inferior vena cava. Am Surg. 2000;66:986–9.

126. Huffman JL, Schenker S. Acute acalculous cholecystitis: a review. Clin Gastroenterol Hepatol. 2010;8:15–22.

127. Jaramillo EJ, Trevino JM, Berghoff KR, Franklin Jr ME. Bedside diagnostic laparoscopy in the intensive care unit: a 13-year experience. JSLS. 2006;10:155–9.

128. Laurila J, Syrjala H, Laurila PA, Saarnio J, Ala-Kokko TI. Acute acalculous cholecystitis in critically ill patients. Acta Anaesthesiol Scand. 2004;48:986–91.

129. Pelinka LE, Schmidhammer R, Hamid L, Mauritz W, Redl H. Acute acalculous cholecystitis after trauma: a prospective study. J Trauma. 2003;55:323–9.

130. Geraghty PJ, Sanchez LA, Rubin BG, Choi ET, Flye MW, Curci JA, et al. Overt ischemic colitis after endovascular repair of aortoiliac aneurysms. J Vasc Surg. 2004;40:413–8.

131. Maldonado TS, Rockman CB, Riles E, Douglas D, Adelman MA, Jacobowitz GR, et al. Ischemic complications after endovascular abdominal aortic aneurysm repair. J Vasc Surg. 2004;40:703–9.

132. Theodorou P, Maurer CA, Spanholtz TA, Phan TQ, Amini P, Perbix W, et al. Acalculous cholecystitis in severely burned patients: incidence and predisposing factors. Burns. 2009;35:405–11.

133. Aldrete JS, Han SY, Laws HL, Kirklin JW. Intestinal infarction complicating low cardiac output states. Surg Gynecol Obstet. 1977;144:371–5.

134. Trowbridge RL, Rutkowski NK, Shojania KG. Does this patient have acute cholecystitis? JAMA. 2003;289:80–6.

135. Bilgin YM, van de Watering LM, Brand A. Clinical effects of leucoreduction of blood transfusions. Neth J Med. 2011;69:441–50.

136. Hebert PC, Wells G, Blajchman MA, Marshall J, Martin C, Pagliarello G, et al. A multicenter, randomized, controlled clinical trial of transfusion requirements in critical care. Transfusion Requirements in Critical Care Investigators, Canadian Critical Care Trials Group. N Engl J Med. 1999;340:409–17.

137. Hayden SJ, Albert TJ, Watkins TR, Swenson ER. Anemia in critical illness: insights into etiology, consequences, and management. Am J Respir Crit Care Med. 2012;185:1049–57.

138. Andreu G, Morel P, Forestier F, Debeir J, Rebibo D, Janvier G, et al. Hemovigilance network in France: organization and analysis of immediate transfusion incident reports from 1994 to 1998. Transfusion. 2002;42:1356–64.

139. Gilliss BM, Looney MR, Gropper MA. Reducing noninfectious risks of blood transfusion. Anesthesiology. 2011;115:635–49.

140. Klein HG, Dodd RY, Ness PM, Fratantoni JA, Nemo GJ. Current status of microbial contamination of blood components: summary of a conference. Transfusion. 1997;37:95–101.

141. Goodnough LT, Brecher ME, Kanter MH, AuBuchon JP. Transfusion medicine. First of two part—blood transfusion. N Engl J Med. 1999;340:438–47.

142. Ness PM, Shirey RS, Thoman SK, Buck SA. The differentiation of delayed serologic and delayed hemolytic transfusion reactions: incidence, long-term serologic findings, and clinical significance. Transfusion. 1990;30:688–93.

143. Shulman IA, Odono V. The risk of overt acute hemolytic transfusion reaction following the use of an immediate-spin crossmatch. Transfusion. 1994;34:87–8.

144. Shepherd GM. Hypersensitivity reactions to drugs: evaluation and management. Mt Sinai J Med. 2003;70:113–25.

145. Roujeau JC. Clinical heterogeneity of drug hypersensitivity. Toxicology. 2005;209:123–9.

146. Cacoub P, Musette P, Descamps V, Meyer O, Speirs C, Finzi L, et al. The DRESS syndrome: a literature review. Am J Med. 2011;124:588–97.

147. Bruder N, Raynal M, Pellissier D, Courtinat C, Francois G. Influence of body temperature, with or without sedation, on energy expenditure in severe head-injured patients. Crit Care Med. 1998;26:568–72.

148. Manthous CA, Hall JB, Olson D, Singh M, Chatila W, Pohlman A, et al. Effect of cooling on oxygen consumption in febrile critically ill patients. Am J Respir Crit Care Med. 1995;151:10–4.

149. Hammond NE, Boyle M. Pharmacological versus non-pharmacological antipyretic treatments in febrile critically ill adult patients: a systematic review and meta-analysis. Aust Crit Care. 2011;24:4–17.

150. Niven DJ, Laupland KB, Tabah A, Vesin A, Rello J, Koulenti D, et al. Diagnosis and management of temperature abnormality in ICUs: a EUROBACT investigators' survey. Crit Care. 2013;17:R289.

151. Jefferies S, Weatherall M, Young P, Eyers S, Perrin KG, Beasley CR. The effect of antipyretic medications on mortality in critically ill patients with infection: a systematic review and meta-analysis. Crit Care Resusc. 2011;13:125–31.

152. Young PJ, Saxena M, Beasley R, Bellomo R, Bailey M, Pilcher D, et al. Early peak temperature and mortality in critically ill patients with or without infection. Intensive Care Med. 2012.

153. Laupland KB, Zahar JR, Adrie C, Schwebel C, Goldgran-Toledano D, Azoulay E, et al. Determinants of temperature abnormalities and influence on outcome of critical illness. Crit Care Med. 2012;40:145–51.

154. Egi M, Morita K. Fever in non-neurological critically ill patients: a systematic review of observational studies. J Crit Care. 2012;27:428–33.

155. Small PM, Tauber MG, Hackbarth CJ, Sande MA. Influence of body temperature on bacterial growth rates in experimental pneumococcal meningitis in rabbits. Infect Immun. 1986;52:484–7.

156. Kwiatkowski D. Febrile temperatures can synchronize the growth of Plasmodium falciparum in vitro. J Exp Med. 1989;169:357–61.

157. Villar J, Ribeiro SP, Mullen JB, Kuliszewski M, Post M, Slutsky AS. Induction of the heat shock response reduces mortality rate and organ damage in a sepsis-induced acute lung injury model. Crit Care Med. 1994;22:914–21.

158. Ahkee S, Srinath L, Ramirez J. Community-acquired pneumonia in the elderly: association of mortality with lack of fever and leukocytosis. South Med J. 1997;90:296–8.

159. Greenberg RS, Chen H, Hasday JD. Acetaminophen has limited antipyretic activity in critically ill patients. J Crit Care. 2010;25:363.e1–7.

160. Niven DJ, Stelfox HT, Laupland KB. Antipyretic therapy in febrile critically ill adults: a systematic review and meta-analysis. J Crit Care. 2013;28:303–10.

161. Nunnally ME, Jaeschke R, Bellingan GJ, Lacroix J, Mourvillier B, Rodriguez-Vega GM, et al. Targeted temperature management in critical care: a report and recommendations from five professional societies. Crit Care Med. 2011;39:1113–25.

第三十三章　外科重症监护
室的抗菌治疗

Robert A. Duncan

前言

重症监护至今已有超过六十年的发展历史,在重大创伤、多器官系统衰竭以及器官移植等各种大型外科手术的恢复中发挥重要作用。侵袭性感染通常是重症监护病房患者死亡的最终原因,抗菌治疗在其中起着至关重要的作用。然而,微生物发生了补偿的平行演变,产生了抗药性和毒力机制,来规避每种新的抗菌剂的伤害-青霉素耐药性在药物商业化之前就已经存在。外科重症监护室可以是抗菌药耐药发展的缩影,在一个密闭的环境中,患者存在复杂而严重的基础疾病并带有侵入性装置、旁路防御、受损组织以及其他高危因素。新的耐药机制可能在治疗过程中出现,然后传播到 ICU 内外的其他人。抗菌药物的滥用造成多重耐药菌的出现,已经成为现代医学关注的重要话题,这一点在 ICU 中更明显;一个有针对性的、明智的、战略性的反应对于短期和长期的成功都是至关重要的。

在外科重症监护病房中对抗感染的最好方法是预防,包括精确的外科手术技术,用以保护组织的完整性、注意手部卫生、减少有创设备的使用、护理流程的规范化以及对感染积极及时的诊断和合理抗菌药物的使用。本章主要提供后两种策略的指导,包括一般原则和更深入细致的讨论。

一般原则

感染和诊断

发热在术后病人中很常见[1]。尤其在术后 48 小时内,这可能是感染的表现,也可以由无数非感染因素引起[2]。区分感染和非感染有助于减少抗生素的过度使用。发热是身体对抗外界因素的防御机制,本身是很少有害的[3]。

造成术后发热的因素很多,除了手术部位感染,还包括中心静脉导管感染、呼吸机相关肺炎、尿路感染、梭状芽孢菌引起的感染和偶发的胆囊炎、鼻窦炎、脑膜炎以及硬膜外导管感染,除此之外,还可能与肺不张、药物过敏(通常是 β-内酰胺类抗生素或苯妥英)、输注血液制品、胰腺炎、酒精戒断反应、恶性高热甚至抗精神病药物恶性症候群有关[4]。五羟色胺综合征是一组潜在致命风险的症状和体征,主要表现为发热、躁动、自主神经功能不稳定三联征,一般可在同时使用利奈唑胺和单胺氧化酶抑制剂、5-羟色胺再摄取抑制剂(SSRIs)、曲马朵、哌替啶等精神类药物时出现[5,6]。由于精神类药物常见的镇静作用,这些表现很容易被忽视。

与发热类似,胸片的异常可能是肺炎的表现,但也可能与很多非感染因素有关,如胸膜积液、充血性心力衰竭、吸入性肺炎、肺出血或急性呼吸窘迫综合征(ARDS)(具体见第二十五章)。在 ICU 中,肺炎是抗菌药物使用最主要的病因。然而,临床诊断可能仅仅只有一半是正确的[7]。不必要的抗生素治疗是有负面风险的,谨慎的诊断是很有必要的。

早期积极的诊断感染来源有助于优化抗感染治疗[4,8]。了解感染部位是药物选择和管理的最重要的因素。识别一个具体的病原体才能进行副作用小、窄谱、有效的抗生素经验治疗。而另一种做法,即应用能够"治疗一切"的广谱抗生素通常导致不断膨胀的经验主义,以至于治标不治本,这也导致耽误有效的针对性的治疗,从而延长 ICU 住院时间。

一旦怀疑有脓毒症或有明显的感染表现时,应当在使用抗生素之前进行细菌培养;细菌培养包括外周血培养,留置时间超过 48 小时或者怀疑有污染的动静脉导管血培养(24~48 小时不超过 3 次培养);尿液培养;气管分泌物培养(支气管肺泡灌洗液最好);伤口分泌物培养;皮下引流液培养;腹泻时艰难梭菌的粪便培养。留置的导管污染通常在 24~48 小时,这些来源的细菌培养需要小心对待。细胞计数,尤其来源于脑脊液的细胞计数尤其重要。

应迅速获得影像诊断。计算机断层扫描（CT）通常有助于区分胸腔积液、瘢痕、梗死灶、隐匿性脓肿、吻合口漏、瘘管或液体积聚。其中一些可能需要 CT 或者超声引导的经皮穿刺引流和培养。适当的化学检查或细胞计数不应省略，因为这些检查比细菌培养更快地提供证据来确定或排除诊断。

在重症监护病房，感染源控制是一个至关重要的概念，尤其是在外科手术中[9]。这可能包括移除侵入性设备或异物、经皮或手术引流脓肿、关节炎和弥漫性腹膜炎的冲洗。胃肠穿孔需要引流，最终得以修复或者形成一个瘘道。持续的引流加上抗菌药物治疗才是一个完美的临床处理方法。护理、介入科、外科的紧密合作是理想的[9]。根据指南，感染性疾病早期会诊有助于抗菌药物的使用，从而降低机械通气时间[10]、30 天死亡率、再住院率、住院时间、ICU 留住时间以及费用[10,11]。

住院期间或者再入院期间，手术部位的感染是经常遇见的。在一项全美 346 家医院参与的国家级外科质量控制项目中，将近 500 000 个手术中，再入院率是 5.7%，其中手术部位感染是最常见的原因（19.5%），在各类手术再入院比例中占十分之一至三分之一以上[12]。综合预防手术部位感染已经在别的章节有过论述[13]。

针对 ICU 感染预防、诊断及治疗的指南已有数个（可以在美国感染性疾病学会网站上找到）[14]，包括新出现的发热[4]、导管相关的血流感染[15]、尿路感染[16]、脓毒症[8]、弥漫性腹膜炎[17]和呼吸机相关肺炎[7]。无症状菌尿是没必要治疗的，这可以去除掉一个常见的没必要且有害的抗菌药物使用因素[18]。

抗生素和耐药性

细菌在地球上已经存在了 35 亿年，抗生素被生产出来才 75 年，鉴于细菌巨大的生物量和快速的分裂时间，它们几乎进化出了无限的对抗抗菌药物的机制[19,20]，这些机制包括将抗菌药阻挡在细胞外（如MASA 细胞壁变厚或者耐碳青霉烯类的铜绿假单胞菌孔蛋白的改变），改变抗菌药作用的目标（如细胞膜上青霉素结合蛋白位点的改变或核糖体蛋白合成酶的改变），攻击抗菌药（如 β-内酰胺酶可以灭活青霉素和头孢菌素）[21]，甚至通过输出泵将抗菌剂排出细胞外，以上只是无数耐药机制中的一部分。疾病控制预防中心、欧洲疾控中心和 WTO 近期将抗生素耐药定义为世界性的健康危机[22,23]，这是在农业和医学上抗

菌药物无节制使用的后果。由此带来的影响是无法想象的——预计未来 35 年内有 3 亿人因此死亡，全球GDP 下降 2%～3.5%[24]。

除了国际和国家措施外，控制耐药率增加主要靠平时限制抗菌药物使用[25]。在一项研究中，Hranjec 和他的同事比较了保守和积极地处置疑似感染的治疗手段[26]，一共有 1 500 例来自美国弗吉尼亚大学外科ICU 的病例纳入这项研究中。第一年，一旦开始细菌培养就开始使用经验性抗生素治疗；第二年，采用更为保守的方法，不给予临床情况稳定的病人抗生素治疗，除非有明确的客观证据表明存在感染。结果表明保守做法是更适当的疗法，治疗时间缩短，明显降低了死亡率（校正 OR 0.4，95% CI 0.25～0.67）。这些结果表明，尽管对于脓毒症患者而言，快速使用抗菌药物是必要的[8]，但对于稳定的病人，更保守的方法可能会降低死亡率并且使抗菌药物得到更好的效果，这一点是必须承认的。

表 33.1 列出了一些在现代重症监护病房常见的多重耐药菌，这些耐药菌普遍存在且一直在稳步上升，挑战不断增加[27-29]。控制所谓的 ESKAPE 细菌[30]，包括屎肠球菌、金黄色葡萄球菌、克雷伯杆菌、鲍曼不动杆菌、铜绿假单胞菌以及肠杆菌属是至关重要的，因为这一类细菌在 ICU 出现得越来越多。

表 33.1　ICU 常见多重耐药菌

耐甲氧西林金黄色葡萄球菌（MASA）
耐万古霉素肠球菌（VRE）
耐利奈唑胺和达托霉素的肠球菌
铜绿假单胞菌
耐氟喹诺酮的肠杆菌
产超广谱 β-内酰胺酶的肠杆菌科（ESBL）
耐碳青霉烯类肠杆菌（CRE）
鲍曼不动杆菌
寡养食单胞菌（黄单胞菌）
艰难梭菌
念珠菌属

抗生素耐药性可由三个来源产生——出现、感染、传播。在众多可选择因素中，没有比抗菌药物本身更重要的了。一旦药物耐药性产生，将会在宿主体内传播到其他细菌（比如克雷伯菌产超广谱 β-内酰胺酶可传播到肠道里的大肠杆菌）或者通过护理人员的手传给其他病人。同样地，可能会有一个未被发现的耐药

菌通过刚被传染的病人或被细菌定植的工作人员进入重症监护病房。因此,重症监护病房是耐药菌出现的温床—严重基础疾病、大量的入侵微生物、病人之间的互相传播、ICU 人员的流通性、抗生素和其他防御药物的大量使用。

有几类药物值得注意,它们可能会有助于耐药性的产生。第二代和第三代头孢菌素的使用可破坏肠道菌群,从而对耐万古霉素肠球菌的生长有利。当然,VRE 也与口服或静脉注射万古霉素有关。很多抗菌药都有利于艰难梭菌的生长,尤其克林霉素、氟喹诺酮类、头孢菌素和质子泵抑制剂[31]。氟喹诺酮类药物(如:氧氟沙星和左氧氟沙星)也与 MASA 有关[32]。在针对假单胞菌的抗感染治疗过程中,细菌对碳青霉烯类和氟喹诺酮类药物的耐药性可能会迅速出现[33,34]。

纽约的研究人员记录了在一连串的事件中描绘了出现、感染、传播以及抗菌药物的相互作用,分别在耐药菌形成过程中的角色。在一次针对肺炎克雷伯菌引起的爆发性感染中,医生减少了头孢他啶的使用,成功地减少了这些感染。然而,亚胺培南的滥用导致铜绿假单胞和鲍曼不动杆菌的感染增加。后来发现,几乎所有布鲁克林的 15 家医院中出现了相同克隆的鲍曼不动杆菌,说明这些细菌在病人和医务工作人员之间互相传播[35-37]。

耐碳青霉烯类肠杆菌是对公共卫生和 ICU 护理的一个严重威胁[38]。这些细菌栖息在胃肠道和环境中,由于如今便捷的交通和随后的疾病暴发和传播,如今已经在全世界传播开来。美国国立健康临床中心收治了一个耐碳青霉烯的克雷伯菌感染病人后,出现了 18 个病人的感染,导致 6 例死亡[39]。芝加哥一个病人携带 CRE 进入紧急救治和长期护理医院系统后,导致了该区域 CRE 的快速感染扩散,1 年内,在 14 家医院,2 家长期急性病医院和 10 个养老院中发现了 40 个病人感染了同一菌株的 CRE[40]。

医院获得性感染和抗生素耐药性

病人在医院遇到的问题中,获得性感染是最值得关注的。在一项纳入 745 万例住院病例的研究中,Zhan[41]发现因为患者术后出现败血症,导致住院天数延长 10.89 天,住院费用增加 57 727 美元,死亡率上升 21.96%。在杜克和约翰霍普金斯进行的相似的研究表明,存在手术部位感染的病人,其再次入院的概率增加约五倍,在 ICU 的时间延长约 60%,手术后的住院时间可延长两倍,并且死亡率约为非感染患者的两

倍[42,43]。在一项近期的分析中,手术部位的感染可增加 \$11 874~ \$34 670 的花费[44],并且占院感相关费用的三分之一[45]。

细菌耐药性也是个严重的问题,增加致残率和致死率、延长住院时间、增加费用[46]。耐药菌感染可比敏感菌感染多花费 \$6 000~ \$30 000[46]。在一篇系统综述中,手术部位 MASA 感染增加 \$42 300 的费用,延长住院时间 23 天[45]。

使用分子检测的快速诊断技术,例如聚合酶链反应(PCR)和激光解吸电离时间量质谱法(MALDI-TOF),与传统方法相比,可将病原体检测所需的时间缩短数天,有利于制定更加具有时效性、针对性的治疗方案,而避免经验性广谱用药。研究发现 MALDI-TOF 可有助于快速制定有效治疗方案,降低住院费用及住院天数[47]。

抗生素方案

在 SICU 发生的感染往往预后不佳,这与严重的基础疾病、多种有创设备、免疫屏障受损及致病菌的毒力与数目等有关。液体负荷过多、低蛋白血症、肝肾功能异常、脏器灌注不足以及抗生素耐药等多种因素均导致抗感染方案疗效下降。个体化治疗,特别是联合新型软件技术,预期可在未来发挥作用[48,49]。

药代动力学和药效学

抗生素的疗效与药物剂量有关。青霉素、头孢菌素素、大环内酯类(例如阿奇霉素)和克林霉素都只有在感染部位达到 MIC(最小抑菌浓度)水平以上的药物浓度并持续足够时间时才可发挥药效。缩短给药间隔或采取持续给药的方式,可延长血药浓度大于 MIC 的时间并加强药效。相比之下,氟喹诺酮类和氨基糖苷类具有浓度依赖性,只有达到一定的血药浓度方可有效。一天一次的氨基糖苷类药物具有高的药物浓度和极低的低谷值水平,降低了潜在的毒性[50]。

监测药物浓度

氨基糖苷类药物往往需要监测血药浓度,因为起效浓度与中毒浓度值之间十分接近,而这一点常常限制了它们的使用。一天使用一次的话,需监测谷浓度,可与 β 内酰胺类药物联用以起到协同作用,如在治疗感染性心内膜炎时。对万古霉素血药浓度的管理越来越重要,在治疗金黄色葡萄球菌感染时,要密切关注万古霉素逐渐上升的血药浓度。在肾功能正

常时药代动力学往往较稳定,可每周监测药物谷浓度一次到两次,而不必每日监测。

药物剂量

大多数抗生素是通过肾脏或肝脏代谢,对于肾功能不全的病人,药物剂量需进行调整以避免造成蓄积和中毒。万古霉素和氨基糖苷类需要调整剂量,而值得注意的是碳氢霉烯类和青霉素类也有可能蓄积,造成患者兴奋和肌肉震颤阈值降低。常常在给予正常的首次剂量后,随后进行剂量调整,这样可以尽快达到有效的血药浓度,随后的剂量减少可避免蓄积。药物剂量调整可有多种方式,可根据斯坦福抗生素使用方案[51](每年更新1次)以及霍普金斯抗生素使用指南[52]。现在许多医院都提供药师指导下的药物剂量调整服务。

合并肝硬化或者其他严重肝脏疾病的患者有更高的药物中毒风险。对于肝功能不全的患者,氯霉素导致骨髓抑制的风险更高,减少药物剂量可降低此风险,但应用并不多。其他药物,如阿奇霉素、克拉霉素以及克林霉素,也需要减少剂量。利福平在肝衰竭的患者体内半衰期延长,可能会通过细胞色素 P450 来干扰肝脏对其他药物的代谢(特别是抗凝药)。细胞色素 P450 同时也是治疗人类免疫缺陷病毒(HIV)的一个靶点。器官移植也可能造成一些早期感染的传播[11,53]。

随着现今肥胖的流行,"平均"剂量似乎值得商榷。虽然在肥胖人群中用药剂量的报道相对少见,对药物峰浓度和血药浓度的测定提示对肥胖人群需增加药物剂量[54,55]。许多临床医师对体重达到 80kg 的病人将头孢菌素从 1g 增加至 2g,对于体重达到 120kg 的病人则增加到 3g[56];与此类似,万古霉素的剂量是 15mg/kg,首剂量是 20mg/kg[48,51]。

从注射到口服的转换

许多抗生素口服吸收的效率很高,因此只要与其他口服药物互不影响即可更换为口服剂型[25,57,58]。这样可以减少静脉通路并避免其相关并发症、减少住院时间、降低住院费用。氟喹诺酮类、甲硝唑、利奈唑胺、克林霉素、多西环素、利福平、复方新诺明、氟康唑、伏立康唑、伐昔洛韦以及更昔洛韦经口服吸收率均很好。值得注意的是,口服万古霉素并不能全身吸收,因此被用于治疗难辨梭状杆菌感染。

过敏和其他副作用

青霉素过敏或许是最常遇到的,然而却并没有研究清楚。许多声称有青霉素过敏的病人,再次测试却是阴性。辨认所谓的过敏是很有必要的,因为错误的判定为过敏将迫使病人更换抗生素,且一般是更换为较为不合适的抗生素。在过去,有 7%~14% 对青霉素过敏的病人,出现对先锋霉素的交叉过敏,然而 Pichichero 指出仅有约 0.5% 的病人对第一代先锋霉素过敏,而对更高级的先锋霉素过敏的则较为罕见[59,60]。因此,对青霉素过敏的病人也可使用先锋霉素,除非病人曾有 IgG 的增多,比如明确的过敏和血管性水肿的病史。青霉素和先锋霉素的交叉反应是有争议的,过去评估的数据波动到 0%~50%,但缺乏临床支持。一项调查了 104 位青霉素皮试阳性病人的研究表明,只有 1 例(0.9%)对美罗培南产生了 IgE 介导的过敏反应,其余 103 位病人均未出现过敏,即使在不断增加剂量的情况下[61]。

虽然对万古霉素过敏的确会发生,但常遇到的是"红人综合征",这是非变应性的输液相关的组胺释放,表现为一过性的"披肩样"分布,遍布面部、颈部和肩膀,偶伴痒感、短暂的低血压。减慢输液速度可避免"红人综合征"的发生。

利奈唑胺被用于治疗 MASA(耐甲氧西林的金黄色葡萄球菌)、VRE 和其他多重耐药革兰阳性菌感染。延长利奈唑胺用药时间可能导致血小板消耗、骨髓红白细胞的抑制,停药后上述不良反应可缓解[62]。

氨基糖苷类(例如庆大霉素、妥布霉素和阿米卡星)与肾、耳和前庭系统的毒性有关,并且会引起神经肌肉阻滞,在维持低谷水平的同时,一天一次的给药往往效果最佳,毒性最小[50]。在肾功能不全时更需谨慎。

对磺胺类药物的过敏常常导致皮疹,而无菌性脑膜炎和骨髓抑制则较为罕见。这类过敏可干扰肌酐的检测结果,在肾功能正常时测得肌酐假性升高。

增加氟喹诺酮类的使用时间与跟腱炎和跟腱断裂有关,特别是在肾功能不全或肾移植的病人中。氟喹诺酮类可能加剧 MRSA 的感染和扩散[32],可能是通过消耗易受影响的正常皮肤菌群和破坏微生态环境实现的。部分氟喹诺酮类和大环内酯类可能与 QT 间期延长有关。

药物相互作用

药物之间的相互作用是一个复杂的问题,在本书中亦无法解决。Sanford 抗生素使用指南中提供了完善的药物相互作用表[51]。一些比较值得注意的药物相互作用包括:同时使用氨基糖苷类和其他有肾毒性的药物;利福平影响 P450 代谢从而影响抗血小板药物和麻醉类药物;抗真菌药(如氟康唑和伏立康唑)与他克莫司、环孢素、抗凝血药和苯妥英钠的相互作用;二价阳离子,如维生素、铁剂、抗酸药、钙剂和硫糖铝,可导致氟喹诺酮类口服吸收率降低。服用氟喹诺酮 2 小时后再服用上述药品,可避免氟喹诺酮药物吸收率降低 70%。

特殊人群

对于特殊人群,如儿童、孕妇、囊性纤维化、HIV 感染或器官移植患者,应考虑专家会诊[53]。事实上,理想的重症监护团队应常规包括药师[10]。同样的,抗感染药物使用管理专家可优化这类药物的使用、延迟耐药菌的产生,同时提供最佳的成本效益方案[25,57]。CDC 关于 323 家医院出院患者的调查显示,55.7% 患者使用了抗生素,而这其中 37.2% 的抗生素使用可以进一步优化。之后的模型提示这些患者中,如果减少 30% 的广谱抗生素的使用可减少 26% 的难辨梭菌的感染[63]。

危重症患者中,年轻人较其他人群的肌酐清除率显著增高,会导致药物浓度不足。孕妇的体液分布较正常人不同,同时对一些药(尤其是氨苄西林)的清除能力有改变,同时要考虑治疗对胎儿的影响。甲硝唑对动物有致畸作用,孕妇避免使用。四环素类可能在未成熟的骨骼和牙釉质中沉积,而氟喹诺酮可作用于生长的骨板,需谨慎使用。哌拉西林和头孢菌素类对孕妇比较安全。

提高重症监护质量

Gawande 发表在纽约客上的文章强烈呼吁,认为现代重症监护太过复杂,需要系统的管理以提供最优的看护同时消除可避免的失误[64]。他引用了用于密歇根州的大多 ICU 的减少导管相关血流感染(CRB-SI)协作项目[65],参与者引用了有循证医学证据的深静脉置管及护理的最佳操作方法,包括每日核对表,并形成操作规范。数月后,整个密歇根州的 CRBSI 减少了三分之二[65]。其他的关于机械通气、导尿管[16]以及脓毒症[8]"集束化"操作规范声称效果较好,需要进一步验证。

预防

手术预防

九十年代后期,还没有抗生素的年代,William Halsted 认识到手术中无菌和止血原则是减少感染的两个因素。他提倡锐性切除、精细缝合、轻柔操作以及伤口完全缝合[66]。一个世纪后,围术期抗感染治疗成为感染预防中的重要的辅助措施。虽然对于行急诊手术的 ICU 患者,其预防性使用抗生素的细节方面与择期手术不同,但原则是相同的。预防的目的是防止术中手术部位内源性和外源性细菌污染,继而导致的术后感染。理想的预防药物应包括以下特征:覆盖可能的主要病原体;不导致细菌耐药;对相应组织的穿透性强;半衰期足以保证手术操作时足够的血药浓度(必要时重复给药);毒性低;发生过敏的可能性小;与麻醉药及肌松药无明显相互作用;成本效益好[56,67,68]。手术前 1 小时内给药(万古霉素及氟喹诺酮类 2 小时内)[69],术后增加剂量不会增加益处。一个关于 28 个研究的综述显示单次给药与多次给药预防治疗无明显差别(odds ratio 1.06,95% CI,0.89~1.25)[70]。此外,非必要的预防性抗感染可能会带来害处,包括过敏或过敏性反应、出血时间延长、难辨梭菌肠炎以及选择出耐药微生物。对于外科 ICU 患者这点可能更重要,这类患者需要更长的监护时间,同时存在多重耐药菌感染风险[71]。同样的,"预防"引流管及导管感染既无效又有害,这相当于试图"保持伤口无菌状态"[56,72,73]。

预防感染性心内膜炎

美国心脏协会新的指南明显减少了为预防感染性心内膜炎使用抗生素的指征[74,75]。目前适合预防性使用抗生素的人群限制于既往有心内膜炎、人工瓣膜、心脏移植或有某些严重先天性心脏缺陷的患者。对于这类人群预防感染性心内膜炎同时限制了手术操作的类型,包括可破坏呼吸道黏膜、感染皮肤或感染肌肉骨骼组织的手术操作。对于泌尿生殖道或消化道手术,不再推荐单纯使用抗生素预防感染性心内膜炎。

治疗

确诊的外科 ICU 感染的治疗依赖于优质的内外科护理,从而使感染负担最小化、机体免疫最大化,而抗感染治疗大体上是辅助措施。需明确感染部位,具体如上所述。当机体异物包括假体和导尿管出现感染时,通常需要去除。需引流脓肿和积液,清除坏死组织以便氧、白细胞、营养物质以及抗生素可以进入到感染组织。最佳的营养供给不仅要促进免疫应答,同时要兼顾液体平衡—在多个关于 ICU 预后的研究中,血浆白蛋白是明显影响预后的独立因素。此外,治疗应对正常菌群的影响越小越好,因为这些微生物为预防耐药菌侵入提供了天然屏障。

经验性治疗

早期经验性治疗必须反映病情的紧迫性。例如,新发发热、白细胞升高以及胸片新发浸润影,可能需要仔细地查体、诊断性评估以及肺部的物理治疗,但如果出现血流动力学不稳定,则必须尽快给予广谱抗生素治疗。药物的选择也应反映患者的暴露史,如与从肿瘤科转入或长期生活在医疗保健机构的患者相比,新入的创伤患者通常没有发生耐药菌的风险。抗生素的选择应反映发生感染的机构的耐药菌谱。通过外科 ICU 的抗菌谱指导抗生素选择比全院的抗菌谱数据更准确。

对于可疑皮肤来源(包括手术切口感染和导管相关感染)以及呼吸机相关肺炎的感染,需覆盖革兰阳性菌。万古霉素几十年来一直是经验性抗感染的主力,因其可覆盖链球菌、肠球菌以及葡萄球菌,包括 MRSA。然而,如果培养出的是敏感菌,青霉素、苯唑西林和头孢菌素[76]可用于链球菌和葡萄球菌感染,因其活性更强,同时抗菌谱窄。

当出现万古霉素耐药肠球菌(VRE)以及葡萄球菌对万古霉素的耐药性增加时,可能需要利奈唑胺或者达托霉素。VRE 经常出现于胆道手术患者,尤其是肝脏移植手术。达托霉素穿透肺组织效果差,因此不能用于肺炎患者。

革兰阴性杆菌感染经常出现在呼吸机相关肺炎以及手术切口感染,包括胸部、腹部以及泌尿生殖系统手术。导管相关感染中革兰阴性杆菌较少见,除非置管部位存在明显的感染灶,尽量避免股静脉置管。术后脑膜炎合并中性粒细胞减少患者需要立即积极的覆盖革兰阴性杆菌,包括绿脓杆菌,可选择头孢吡肟或头孢他啶,此外这两种药物有中度的覆盖革兰阳性球菌的作用,同时有足够的中枢神经系统穿透力。氨基糖苷类可广谱覆盖革兰阴性杆菌,但考虑到其毒性及需要监测药物浓度,目前已不频繁使用,也正是这个原因,保留了这类药物对某些耐药菌的活性,在某些情况下可作为强有力的备选药物。相反的,氟喹诺酮类可广泛覆盖革兰阴性杆菌,同时使用方便,但因其对许多主要致病菌的效果下降较快,限制了其使用。氨曲南可作为 β 内酰胺类过敏或氨基糖苷类不耐受的替代治疗。

胃肠道、头颈部的混合感染以及糖尿病患者的侵袭性感染,经常需要覆盖厌氧菌。克林霉素可广泛覆盖厌氧菌(及革兰阳性菌),尤其适用于头颈部感染或吸入性肺炎,而甲硝唑更常用于腹部感染。这些药物需要与抗革兰阳性和阴性菌药物同时使用,如头孢菌素类或氟喹诺酮类。哌拉西林他唑巴坦或碳青霉烯类(亚胺培南或美罗培南)药物可同时覆盖需氧菌和厌氧菌,对混合性腹腔感染尤其怀疑耐药革兰阴性菌感染时较适用。

抗真菌治疗

抗真菌治疗药物包括最初的两性霉素 B 及其脂质体到三唑类(大多是氟康唑和伏立康唑)和棘白菌素类(如卡泊芬净和米卡芬净)。氟康唑对白色念珠菌和近平滑念珠菌的抗菌效果较确切,同时对其他念珠菌属有部分效果,但部分地区氟康唑耐药的白色念珠菌以及其他内在耐药菌属(如克柔酵母菌和光滑球拟酵母菌)的出现应值得注意。伏立康唑对部分耐药性更强的菌属有抗菌作用,同时有部分抗曲霉菌作用。这两个药物因为肝脏代谢的原因,都有明显的药物相互作用。棘白菌素类自称没有两性霉素的肾毒性、药物相互作用小,同时对多种真菌均有抗菌效果。新上市的泊沙康唑抗真菌效果较强,抗菌谱包括毛霉菌。每个抗真菌药(除目前常用的氟康唑)都很昂贵,同时有潜在的药物相互作用,通常导致药物的使用受限。

经验性抗真菌治疗的适应证通常很有限,包括念珠菌血症或静脉导管感染。继发性腹膜炎以及器官移植患者经常出现酵母菌感染。念珠菌感染的侵袭性往往很难预测,导致针对高危患者的经验性治疗存在争议[77]。大多念珠菌尿患者无症状,其并非真正的尿路感染,很少导致念珠菌血症[78],而有症状的念珠菌 UTI 是需要治疗的。除氟康唑(或较少使用的两性霉素 B 或氟胞嘧啶)外,大多抗真菌药物在膀胱和上尿路的浓度较低;伏立康唑、波沙康唑以及棘白菌素类对泌尿生殖系感染的效果不佳。不推荐使用抗菌药物进行膀胱冲洗。

多重耐药菌

合并以下情况的患者需怀疑多重耐药菌(表33.2)的问题:一年以内有住院治疗病史的、入院超过 2~3 天、近期使用过抗感染药物、接触过医疗护理机构如疗养院、康复机构、长期急性护理机构或者透析单位的患者[71]。前期的 MRSA 定植或感染经常会持续数月或数年,所以许多机构会让这些患者再次住院,以方便隔离和治疗。

表 33.2　多重耐药的危险因素

年龄
男性
住院时间长
糖尿病
肾衰竭
毒品注射
应用侵入性装置
胃肠道手术
前期抗生素应用（尤其是头孢类及喹诺酮类）
前期入住医疗机构
从长期护理机构转入
实质器官移植

撤退治疗

病原学结果回报后应调整初始经验性治疗方案。革兰染色可提供快速的信息——金黄色葡萄球菌或铜绿假单胞菌导致的肺炎通常很明显，因此如果革兰染色阴性提示其他的病原体。明确病原体后，需选择最适当、高效的，同时抗菌谱窄、副作用小的药物。当存在最恰当的治疗方案时，我们不能因为初始治疗效果较满意而沿用之前"大包围"方案。

事实上，广覆盖的经验性治疗方案很常见，而撤退治疗相对少见。在一项关于六家医院的经验性抗感染治疗的研究中，6 812 例患者中 60% 使用抗生素，其中 30% 的患者既没有发热也没有白细胞升高[79]。仅有 59% 留取适当的病原学培养，42% 是阳性的。治疗的第 5 天，不足四分之一患者的抗感染方案进行窄化或撤退，通常是根据培养的阳性结果或影像学阴性进行调整。关于"大大低估的"抗生素滥用导致的附属生态破坏，评论学者建议每个经验性治疗的周期是 3~5 天[80]。每日临床常规评估中需严格评估是否需要使用抗生素、是否需要侵入性装置以及是否需要镇静治疗。

监测治疗反应最主要依赖临床评估，包括血流动力学、白细胞及血小板计数以及肾脏和酸碱功能。因缺乏关于治疗疗程的临床对照研究，疗程的判断也需要依赖这些方法。治疗时间应足够长以达到治疗效果最大化，但同时也应尽量减少耐药菌产生及药物毒性。拯救脓毒症运动[8]指南建议，通常适当的抗感染治疗疗程为 7~10 天，需要观察临床反应。指南建议对于复发腹腔感染，除非感染源控制不佳，抗感染治疗建议 4~7 天[17]。

重点需要除外的是菌血症，非复杂菌血症通常抗感染治疗时间至少 2 周。对于金黄色葡萄球菌菌血症，如果存在深部感染证据，如感染性心内膜炎，治疗时间应延长至少 4 周。骨髓炎、假体感染或存在不可清除的病灶时需要延长治疗时间。合并白细胞减少、糖尿病、严重营养不良或肝硬化的患者，也应采用长疗程方案。纠正这些合并情况可显著促进疾病的康复。

Chastre 等学者做的一个关于呼吸及相关肺炎治疗的多中心研究，其结果是很有启发意义的[81]。作者发现大多数患者治疗 8 天与治疗 15 天时相比，效果是一样的，但前者可减少抗生素暴露，同时发生继发的耐药问题更少。这个有重大意义的研究改变了长久以来的肺炎治疗 2~3 周的做法，有 4 项临床对照研究比较了治疗疗程 7~8 天与 10~15 天的效果，而涉及这4 篇研究的荟萃分析也证实其效果一样[82]。反应快的病人需要的疗程可能较短，而反应慢的病人可能需要更长的疗程[83]。使用雾化吸入抗生素可以在肺中形成较高的浓度，减少部分全身副作用。早期关于无论是治疗还是努力减少多重耐药菌肺内定植的研究，都需要进一步研究[84]。

结论

抗感染药物的存在使得战胜以前认为可怕的感染成为可能，同时药物毒性较小。而观察到随之出现的抗生素滥用已触发了耐药菌的威胁，使我们迫切需要新型抗感染药物，着实打击了我们的乐观情绪。对于重症医学科医师，细菌耐药性的增加不仅增加了个体治疗的复杂性，对其他患者也有影响，因为抗生素会对周围环境的生态效应产生影响。针对这场"完美风暴"的解决方案就是仔细的诊断、精准的治疗、明智的限制，同时配合系统性预防手段以使安全护理最优化，并减少感染的危险因素。

（马军宇　译，李涛　校）

参考文献

1. Garibaldi RA, Brodine S, Matsumiya S, Coleman M. Evidence for the non-infectious etiology of early postoperative fever. Infect Control. 1985;6:273–7.
2. Horowitz HW. Fever of unknown origin or fever of too many ori-

gins? N Engl J Med. 2013;368:197–9.

3. Plaisance KI, Mackowiak PA. Antipyretic therapy: physiologic rationale, diagnostic implications, and clinical consequences. Arch Intern Med. 2000;160:449–56.

4. O'Grady NP, Barie PS, Bartlett JG, Bleck T, Carroll K, Kalil AC, et al. Guidelines for evaluation of new fever in critically ill adult patients: 2008 update from the American College of Critical Care Medicine and the Infectious Diseases Society of America. Crit Care Med. 2008;36:1330–49.

5. Lawrence KR, Adra M, Gillman PK. Serotonin toxicity associated with the use of linezolid: a review of postmarketing data. Clin Infect Dis. 2006;42:1578–83.

6. Bishop E, Melvani S, Howden BP, Charles PGP, Grayson ML. Good clinical outcomes but high rates of adverse reactions during linezolid therapy for serious infections: a proposed protocol for monitoring therapy in complex patients. Antimicrob Agents Chemother. 2006;50:1599–602.

7. Guidelines for the management of adults with hospital-acquired, ventilator-associated, and healthcare-associated pneumonia. Am J Respir Crit Care Med. 2005;171:388–416.

8. Dellinger EP, Levy MM, Rhodes A, Annane D, Gerlach H, Opal SM, et al. Surviving Sepsis Campaign: international guidelines for management of severe sepsis and septic shock: 2012. Crit Care Med. 2013;41:580–637.

9. De Waele J, De Bus L. How to treat infections in a surgical intensive care unit. BMC Infect Dis. 2014;14:193–7.

10. Rimawi RH, Mazer MA, Siraj DS, Gooch M, Cook PP. Impact of regular collaboration between infectious diseases and critical care practitioners on antimicrobial utilization and patient outcome. Crit Care Med. 2013;41:2099–107.

11. Schmitt S, McQuillen DP, Nahass R, Martinelli L, Rubin M, Schwebke K, et al. Infectious diseases specialty intervention is associated with decreased mortality and lower healthcare costs. Clin Infect Dis. 2014;58:22–8.

12. Merkow RP, Ju MH, Chung JW, Hall BL, Cohen ME, Williams MV, et al. Underlying reasons associated with hospital readmission following surgery in the United States. JAMA. 2015;313:483–95.

13. Anderson DJ, Podgorny K, Berrios-Torres SI, Bratzler DW, Dellinger EP, Greene L, et al. Strategies to prevent surgical site infections in acute care hospitals: 2014 update. Infect Control Hosp Epidemiol. 2014;35:605–27.

14. IDSA Practice Guidelines [Internet]. 2015. http://www.idsociety.org/IDSA_Practice_Guidelines/. Accessed 9 Feb 2015.

15. Marschall J, Mermel LA, Fakih M, Kadaway L, Kallen A, O'Grady NP, et al. Strategies to prevent central line-associated bloodstream infections in acute care hospitals: 2014 update. Infect Control Hosp Epidemiol. 2014;35:753–71.

16. Hooton TM, Bradley SF, Cardenas DD, Colgan R, Geerlings SE, Rice JC, et al. Diagnosis, prevention, and treatment of catheter-associated urinary tract infection in adults: 2009 International Clinical Practice Guidelines from the Infectious Diseases Society of America. Clin Infect Dis. 2010;50:625–63.

17. Solomkin JS, Mazuski JE, Bradley JS, et al. Diagnosis and management of complicated intra-abdominal infection in adults and children: guidelines by the Surgical Infection Society and the Infectious Diseases Society of America. Clin Infect Dis. 2010;50:133–64.

18. Trautner BW. Asymptomatic bacteriuria: when the treatment is worse than the disease. Nat Rev Urol. 2012;9:85–93.

19. Gold HS, Moellering Jr RC. Antimicrobial-drug resistance. N Engl J Med. 1996;335:1445–53.

20. Moellering Jr RC, Eliopoulos GM. Principles of anti-infective therapy. In: Mandell GL, Bennett JE, Dolin R, editors. Mandell, Douglas, and Bennett's principles and practice of infectious diseases. 6th ed. Philadelphia: Elsevier Churchill Livingstone; 2005. p. 242–53.

21. Jacoby GA, Munoz-Price LS. The new beta-lactamases. N Engl J Med. 2005;352:380–91.

22. Spellberg B, Bartlett JG, Gilbert DN. The future of antibiotics and resistance. N Engl J Med. 2013;368:299–302.

23. Fauci AS, Marston HD. The perpetual challenge of antimicrobial resistance. JAMA. 2014;311:1853–4.

24. Editorial. Antimicrobial resistance: in terms politicians understand. Lancet. 2014;384:2173.

25. Dellit TH, Owens RC, McGowan Jr JE, Gerding DN, Weinstein RA, Burke JP, et al. Infectious Diseases Society of America and the Society for Healthcare Epidemiology of America guidelines for developing an institutional program to enhance antimicrobial stewardship. Clin Infect Dis. 2007;44:159–77.

26. Hranjec T, Rosenberger LH, Swenson B, Metzger R, Flohr TR, Politano AD, et al. Aggressive versus conservative initiation of antimicrobial treatment in critically ill surgical patients with suspected intensive care unit-acquired infection: a quasi-experimental, before and after observational cohort study. Lancet Infect Dis. 2012;12:774–80.

27. Archibald L, Phillips L, Monnet D, McGowan Jr JE, Tenover F, Gaynes R. Antimicrobial resistance in isolates from inpatients and outpatients in the United States: increasing importance of the intensive care unit. Clin Infect Dis. 1997;24:211–5.

28. Kallen AJ, Hidron AI, Patel J, Srinivasan A. Multidrug resistance among gram-negative pathogens that caused healthcare-associated infections reported to the National Healthcare Safety Network, 2006–2008. Infect Control Hosp Epidemiol. 2010;31:528–31.

29. Harbarth S, Samore MH. Antimicrobial resistance determinants and future control. Emerg Infect Dis. 2005;11:794–801.

30. Rice LB. Federal funding for the study of antimicrobial resistance in nosocomial pathogens: no ESKAPE. J Infect Dis. 2008;197:1079–81.

31. Stevens V, Dumyati G, Fine LS, Fisher SG, van Wijngaarden E. Cumulative antibiotic exposures over time and the risk of *Clostridium difficile* infection. Clin Infect Dis. 2011;53:42–8.

32. Weber SG, Gold HS, Hooper DC, Karchmer AW, Carmeli Y. Fluoroquinolones and the risk for methicillin-resistant *Staphylococcus aureus* in hospitalized patients. Emerg Infect Dis. 2003;11:1415–22.

33. Fink MP, Snydman DR, Niederman MS, Leeper Jr KV, Johnson RH, Heard SO, et al. Treatment of severe pneumonia in hospitalized patients: results of a multicenter, randomized, double-blind trial comparing intravenous ciprofloxacin with imipenem-cilastatin. Antimicrob Agents Chemother. 1994;38:547–57.

34. Troillet N, Samore MH, Carmeli Y. Imipenem-resistant Pseudomonas aeruginosa: risk factors and antibiotic susceptibility patterns. Clin Infect Dis. 1997;25:1094–8.

35. Rahal JJ, Urban C, Horn D, Freeman K, Segal-Maurer S, Maurer J, et al. Class restriction of cephalosporin use to control total cephalosporin resistance in nosocomial *Klebsiella*. JAMA. 1998;280:1233–7.

36. Landman D, Quale JM, Mayorga D, Adedeji A, Vangala K, Ravishankar J, et al. Citywide clonal outbreak of multiresistant *Acinetobacter baumannii* and *Pseudomonas aeruginosa* in Brooklyn, NY. Arch Intern Med. 2002;162:1515–20.

37. Manikal VM, Landman D, Saurina G, Oydna E, Lal H, Quale J. Endemic carbapenem-resistant *Acinetobacter* species in Brooklyn, New York: citywide prevalence, interinstitutional spread, and relation to antibiotic usage. Clin Infect Dis. 2000;31:101–6.

38. Nordmann P, Cuzon G, Naas T. The real threat of *Klebsiella pneumoniae* carbapenemase-producing bacteria. Lancet Infect Dis. 2009;9:228–36.

39. Snitkin ES, Zelazny AM, Thomas PJ, Stock F, NISC Comparative Sequencing Program, Henderson DK, Palmore TN, et al. Tracking a hospital outbreak of carbapenem-resistant Klebsiella pneumoniae with whole-genome sequencing. Sci Transl Med. 2012;4:1–9.

40. Won SY, Munoz-Price LS, Lolans K, Hota B, Weinstein RA, Hayden MK, et al. Emergence and rapid regional spread of *Klebsiella pneumoniae* Carbapenemase-producing *Enterobacteriaceae*. Clin Infect Dis. 2011;53:532–40.

41. Zhan C, Miller MR. Excess length of stay, charges, and mortality attributable to medical injuries during hospitalization. JAMA. 2003;290:1868–74.

42. Kirkland KB, Briggs JP, Trivette SL, Wilkinson WE, Sexton DJ. The impact of surgical-site infections in the 1990s: attributable mortality, excess length of hospitalization, and extra costs. Infect Control Hosp Epidemiol. 1999;20:725–30.

43. Shepard J, Ward W, Milstone A, Carlson T, Frederick J, Hadhazy E, et al. Financial impact of surgical site infections on hospitals: the hospital management perspective. JAMA Surg. 2013;148:907–14.

44. Scott RD. The direct medical costs of healthcare-associated infections in U.S. hospitals and the benefits of prevention. DHQP CDC 2009.

45. Zimlichman E, Henderson D, Tamir O, Franz C, Song P, Yamin CY, et al. Health care-associated infections: a meta-analysis of costs and financial impact on the US health care system. JAMA Intern Med. 2013;173:2039–46.

46. Cosgrove SE. The relationship between antimicrobial resistance and patient outcomes: mortality, length of hospital stay, and health care costs. Clin Infect Dis. 2006;42:S82–9.

47. Perez KK, Olsen RJ, Musick WL, Cernoch PL, Davis JR, Land GA, et al. Integrating rapid pathogen identification and antimicrobial stewardship significantly decreases hospital costs. Arch Pathol Lab Med. 2013;137:1247–54.

48. Roberts JA, Abdul-Aziz MH, Lipman J, Mouton JW, Vinks AA, Felton TW, et al. Individualized antibiotic dosing for patients who are critically ill: challenges and potential solutions. Lancet Infect Dis. 2014;14:498–509.

49. Roberts JA, Paul SK, Akova M, Bassetti M, De Waele JJ, Dimopoulos G, et al. DALI: defining antibiotic levels in intensive care unit patients: are current beta-lactam antibiotic doses sufficient for critically ill patients? Clin Infect Dis. 2014;58:1072–83.

50. Hatala R, Dinh T, Cook DJ. Once-daily aminoglycoside dosing in immunocompetent adults: a meta-analysis. Ann Intern Med. 1996;124:717–25.

51. Gilbert DN, Chambers HF, Eliopoulos GM, Saag MS. The Sanford guide to antimicrobial therapy 2014. 44th ed. Sperryville, VA: Antimicrobial Therapy, Inc.; 2014.

52. The Hopkins ABX Guide. [Internet]. 2015. http://www.hopkins-abxguide.org. Accessed 9 Feb 2015.

53. Hamandi B, Husain S, Humar A, Papadimitropoulos EA. Impact of infectious disease consultation on the clinical and economic outcomes of solid organ transplant recipients admitted for infectious complications. Clin Infect Dis. 2014;59:1074–82.

54. Forse RA, Karam B, MacLean LD, Christou NV. Antibiotic prophylaxis for surgery in morbidly obese patients. Surgery. 1989;106:750–7.

55. Wurtz R, Itokazu G, Rodvold K. Antimicrobial dosing in obese patients. Clin Infect Dis. 1997;25:112–8.

56. Bratzler DW, Dellinger EP, Olsen KM, Perl TM, Auwaerter PG, Bolon MK, et al. Clinical practice guidelines for antimicrobial prophylaxis in surgery. Am J Health Syst Pharm. 2013;70:195–283.

57. Duncan RA, Lawrence KR. Improving use of antimicrobial agents. In: Lautenbach E, Woeltje KF, Malani PN, editors. Practical healthcare epidemiology. 3rd ed. Chicago, IL: University of Chicago Press; 2010. p. 228–43.

58. Solomkin JS, Reinhart HH, Dellinger EP, Bohnen JM, Rotstein OD, Vogel SB, et al. Results of a randomized trial comparing sequential intravenous/oral treatment with ciprofloxacin plus metronidazole to imipenem/cilastin for intra-abdominal infections. Ann Surg. 1996;223:303–15.

59. Pichichero ME. A review of evidence supporting the American Academy of Pediatrics recommendation for prescribing cephalosporin antibiotics for penicillin-allergic patients. Pediatrics. 2005;115:1048–57.

60. Pichichero ME. Use of selected cephalosporins in penicillin-allergic patients: a paradigm shift. Diagn Microbiol Infect Dis. 2007;57 Suppl 3:13S–8.

61. Romano A, Viola M, Guéant-Rodriguez RM, Gaeta F, Valluzzi R, Guéant JL. Tolerability of meropenem in patients with IgE-mediated hypersensitivity to penicillins. Ann Intern Med. 2007;146:266–9.

62. Gerson SL, Kaplan SL, Bruss JB, Le V, Arellano FM, Hafkin B, et al. Hematologic effects of linezolid: summary of clinical experience. Antimicrob Agents Chemother. 2002;46:2723–6.

63. Fridkin S, Baggs J, Fagan R, Magill S, Pollack LA, Malpiedi P, et al. Vital signs: improving antibiotic use among hospitalized patients. MMWR. 2014;63:1–7.

64. Gawande A. Annals of medicine: the checklist. The New Yorker. 10 Dec 2007.

65. Pronovost P, Needham D, Berenholtz S, Sinopoli D, Chu H, Cosgrove S, et al. An intervention to decrease catheter-related bloodstream infections in the ICU. N Engl J Med. 2006;355:2725–32.

66. A brief sketch of the medical career of Dr. William Stewart Halsted. [Internet]. 2015. http://www.medicalarchives.jhmi.edu/halsted/hbio.htm. Accessed 9 Feb 2015.

67. Mangram AJ, Horan TC, Pearson ML, Silver LC, Jarvis WR. Guideline for prevention of surgical site infection, 1999. Hospital Infection Control Practices Advisory Committee. Infect Control Hosp Epidemiol. 1999;20:250–78.

68. Antimicrobial prophylaxis for surgery. Treatment guidelines from the Medical Letter. The Medical Letter. October 1, 2012;122:73–8.

69. Classen DC, Evans RS, Pestotnik SL, Horn SD, Menlove RL, Burke JP. The timing of prophylactic administration of antibiotics and the risk of surgical-wound infection. N Engl J Med. 1992;326:281–6.

70. McDonald M. Single- versus multiple-dose antimicrobial prophylaxis for major surgery: a systematic review. Aust N Z J Surg. 1998;68:388–96.

71. Safdar N, Maki DG. The commonality of risk factors for nosocomial colonization and infection with antimicrobial-resistant Staphylococcus aureus, enterococcus, gram-negative bacilli, Clostridium difficile, and Candida. Ann Intern Med. 2002;136:834.

72. Ehrenkranz NJ. Antimicrobial prophylaxis in surgery: mechanisms, misconceptions, and mischief. Infect Control Hosp Epidemiol. 1993;14:99–106.

73. Edwards FH, Engelman RM, Houck P, Shahian DM, Bridges CR. The Society of Thoracic Surgeons Practice Guideline Series: antibiotic prophylaxis in cardiac surgery, part I: duration. Ann Thorac Surg. 2006;81:397–404.

74. Wilson W, Taubert KA, Gewitz M, Lockhart PB, Baddour LM, Levison M, et al. Prevention of infective endocarditis. Guidelines from the American Heart Association. A guideline from the American Heart Association Rheumatic Fever, Endocarditis, and Kawasaki Disease Committee, Council on Cardiovascular Disease in the Young, and the Council on Clinical Cardiology, Council on Cardiovascular Surgery and Anesthesia, and the Quality of Care and Outcomes Research Interdisciplinary Working Group. Circulation. 2007;115:1736–54.

75. Nishimura RA, Otto CM, Bonow RO, Carabello BA, Erwin III JP, Guyton RA, et al. 2014 AHA/ACC guideline for the management of patients with valvular heart disease: a report of the American College of Cardiology/American Heart Association Task Force on Practice Guidelines. J Am Coll Cardiol. 2014;63:e57–185.

76. Li J, Echevarria KL, Hughes JW, Cadena JA, Bowling JE, Lewis II JS. Comparison of cefazolin versus oxacillin for treatment of complicated bacteremia caused by methicillin-susceptible Staphylococcus aureus. Antimicrob Agents Chemother. 2014;58:5117–24.

77. Golan Y, Wolf MP, Pauker SG, Wong JB, Hadley S. Empirical anti-Candida therapy among selected patients in the intensive care unit: a cost-effectiveness analysis. Ann Intern Med. 2005;143:857–69.

78. Kauffman CA. Diagnosis and management of fungal urinary tract infection. Infect Dis Clin North Am. 2014;28:61–74.

79. Braykov NP, Morgan DJ, Schweizer ML, Uslan DZ, Kelesidis T, Weisenberg SA, et al. Assessment of empirical antibiotic therapy optimization in six hospitals: an observational cohort study. Lancet Infect Dis. 2014;14:1220–7.

80. Goff DA, Mendelson M. Is it time for an antibiotic prenuptial agreement? Lancet Infect Dis. 2014;14:1168–9.

81. Chastre J, Wolff M, Fagon J-Y, Chevret S, Thomas F, Wermert D, et al. Comparison of 8 vs 15 days of antibiotic therapy or ventilator-associated pneumonia in adults: a randomized trial. JAMA. 2003;290:2588–98.

82. Dimopoulos F, Poulakou G, Pneumatikos IA, Armaganidis A, Kollef MH, Matthaiou DK. Short- vs long-duration antibiotic regimens for ventilator-associated pneumonia: a systematic review and meta-analysis. Chest. 2013;144:1759–67.

83. Klompas M. Set a short course but follow the patient's course for ventilator-associated pneumonia. Chest. 2013;144:1745–7.

84. Palmer LB, Smaldone GC. Reduction of bacterial resistance with inhaled antibiotics in the intensive care unit. Am J Respir Crit Care Med. 2014;189:1225–33.

第六部分　血液系统

第三十四章　重症患者的凝血异常

Marcel Levi，Steven M. Opal

出血是手术的主要并发症之一。术中和术后严重出血可由局部止血问题引起，如结扎失败；也可由系统凝血功能缺陷引起。外科止血对功能完整的凝血系统是极其依赖的。某些情况下，对凝血功能缺陷的病人，即使没有对凝血系统进行专门的干预，也可行手术治疗；但在大部分情况下，术前针对凝血功能异常进行干预是非常必要的[1,2]。

危重患者通常存在凝血功能异常，绝大多数异常可通过检验发现，如血小板减少、凝血时间延长、凝血因子水平降低或纤溶产物增高。凝血过程中的每一种紊乱都可能源于多种不同的病理生理机制[3,4]。不同的凝血障碍可能需要不同的诊治策略，因而需对其潜在病因进行相应的检查[5]。本章节将以鉴别诊断、分子和病理生理机制以及针对性的诊治方法为重点，对 ICU 患者最常见的凝血功能异常进行系统综述。

发病率和相关性

重症监护病人中系统凝血时间如凝血酶原时间（prothrombin time，PT）或活化部分凝血活酶时间（activated partial thromboplastin time，aPTT）延长的发生率为 14%～28%[6,7]。特别是创伤患者，凝血时间延长的发生率很高。PT 或 aPTT 大于正常值 1.5 倍可预测大量出血[6]。一项针对创伤患者的前瞻性研究显示，PT 和/或 aPTT 延长是死亡的强烈且独立的预测因子[7]。

外科手术和创伤患者血小板减少（<100×10^9/L）的发生率为 35%～41%[8,9]。一般情况下，血小板数在入 ICU 前 4 天下降[10]。其概率高于内科重症患者血小板减少（血小板 <150×10^9/L）的发生率（35%～44%）[11-13]。总体而言 20%～25% 的患者血小板计数<

100×10^9/L，12%～15% 的患者血小板计数<50×10^9/L。重症患者血小板减少的主要临床意义与出血风险增加相关。事实上，严重的血小板减少（PLT<50×10^9/L）患者出血风险是血小板数相对较高患者的 4～5 倍[11-13]。危重患者在重症监护期间发生脑出血的风险相对较低（0.3%～0.5%），但出现此并发症的患者中 88% 血小板计数较少于 100×10^9/L[14]。此外血小板计数下降可能意味着凝血系统持续激活，进而导致微循环衰竭和器官功能障碍。多因素分析显示血小板减少是 ICU 全因死亡率的独立预测因素，不同研究中其相对风险为 1.9～4.2[8,11,13]。图 34.1 显示，危重患者血小板计数与死亡率成反比。特别是入住 ICU 后血小板计数持续下降超过 4 天或下降幅度大于 >50% 者，其死亡率可能升高 4～6 倍[10,11]。

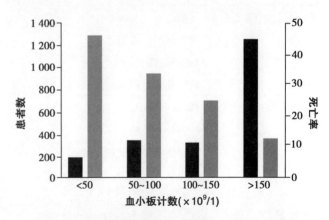

图 34.1　在连续四组 ICU 患者的临床研究荟萃分析，最低血小板计数（黑条）和死亡率（灰条）的分布[1,3,4,6]

相关研究表明，血小板计数与急性生理与慢性健康评分（acute physiology and chronic evaluation，APACHE）Ⅱ 或多器官功能障碍评分（multiple organ dysfunction score，MODS）等综合评分系统相比，是 ICU 患者死亡率更强烈的独立预测因子。血小板计数

<100×10^9/L 也与住 ICU 时间延长有关,但与住院时间无关[13]。

ICU 患者常见的其他凝血检测异常包括:纤维蛋白裂解产物升高和抗凝因子水平降低。在一组重症监护病人中,42% 可检测到纤维蛋白裂解产物,其中创伤患者和脓毒症患者的检测率分别达 80% 和 99%[15-17]。40%~60% 的创伤患者和 90% 的脓毒症患者抗凝因子如抗凝血酶和蛋白 C 水平下降[17,18]。

导致全身凝血时间延长的因素

应重点强调的是,全身凝血检测如凝血酶原时间(PT)、活化部分凝血活酶时间(aPTT)等并不能很好地反映体内凝血状态。但这些方法相对简便、敏感,可以快速估计单个或多个凝血因子的浓度(表 34.1)[19]。一般来说,如凝血因子水平低于 50%,凝血检测结果将延长。但这并不绝对,因为足够止血所需的凝血因子水平可能介于 25% 至 50%[20]。这些检测凝血因子水平的正常值和敏感性可能因所用试剂的不同而有明显差异。因此,越来越多的实验室使用国际标准化比值(international normalized ratio,INR)替代凝血酶原时间。虽然这能给不同中心之间带来标准化,但需注意 INR 仅被证实能用于监测维生素 K 拮抗剂的治疗强度,并且从不能用于评价凝血功能异常[21]。

表 34.1 全身凝血检测

检查结果	原因分析
PT 延长,aPTT 正常	Ⅶ缺乏
	维生素 K 轻度缺乏
	轻度肝功能不全
	低剂量维生素 K 拮抗剂
PT 正常,aPTT 延长	Ⅷ、Ⅸ、Ⅺ缺乏
	应用普通肝素
	抑制抗体和/或抗磷脂抗体
	凝血因子Ⅻ或前激肽释放酶缺乏(与体内凝血无关)
PT 和 aPTT 延长	X,V,Ⅱ或纤维蛋白原缺乏
	严重维生素 K 缺乏
	应用维生素 K 拮抗剂
	全身凝血因子缺乏
	• 合成:肝衰竭
	• 丢失:大出血
	• 消耗:DIC

全身凝血异常的原因可能源自一个或多个凝血因子缺乏。此外抑制性抗体的存在,可能与体内凝血环境异常(如获得性血友病)有关,也可能仅仅是一种无显著临床意义的实验室现象。这种抑制抗体的存在可以通过一个简单的混合实验来确认。一般情况下,如果 50% 的病人血浆与 50% 的正常血浆混合不能纠正全身凝血实验延长,则就有可能出现了抑制抗体。

绝大多数危重患者凝血因子缺乏是获得性的,因而此处我们不讨论各种先天性凝血缺陷。一般来说,凝血因子减少可能由合成受损、大量丢失或转化增加(消耗)所致。合成受损通常由于肝功能不全或维生素 K 缺乏所致,凝血酶原时间检测对这两种情况最敏感,因该实验高度依赖血浆Ⅶ因子(维生素 K 依赖的凝血因子,半衰期最短)水平。检测 V 因子(非维生素 K 依赖)可以鉴别肝衰竭与维生素 K 缺乏。V 因子在严重急性肝衰竭的各种评分系统中起重要作用[22]。凝血因子失代偿可发生大出血,如创伤或大手术,尤其多见于血管内容量迅速被晶体、胶体和红细胞替代,却没有及时补充凝血因子。这将凝血因子持续缺乏进而加重出血。低体温患者(如创伤),全身凝血实验可能低估体内的凝血功能,因为实验室测定通常在 37℃ 下进行标准化以模拟正常体温。凝血因子消耗可能发生于弥散性血管内凝血(disseminated intravascular coagulation,DIC)(见后)。在复杂情况下,多种导致全身凝血时间延长的原因可能同时存在,并可能随着时间推移而改变。如多发创伤者往往会因为大出血而导致凝血因子丢失,但随后可能会因为系统性炎症反应诱发 DIC 而发展成为消耗性凝血病。凝血病还可能继发于创伤性肝损伤和急性肝衰导致的凝血因子合成受损。

某些抗凝血药也会延长全身凝血时间。普通肝素会延长 aPTT,但令人困惑的是低分子肝素却没有这样的影响(或很轻微)。华法林或其他维生素 K 拮抗剂会使维生素 K 依赖性凝血因子水平下降,导致最开始 PT 延长,随后 PT 和 aPTT 均升高。

血小板减少的病因

许多原因可以导致危重患者血小板减少。表 34.2 总结了重症监护患者最常见的与血小板减少相关的疾病,并列出诊断及鉴别诊断要点。

脓毒症是重症患者血小板减少的确定危险因素,其严重程度与血小板减少数量相关[23]。此类患者血

表 34.2　ICU 血小板减少的鉴别诊断

鉴别诊断	相对风险	补充诊断信息
脓毒症	52.4%	血培养阳性,符合脓毒症诊断标准,骨髓标本见噬红细胞现象
DIC[a]	25.3%	aPTT 和 PT 延长,纤维蛋白裂解产物增加、低水平生理性抗凝因子(抗凝血酶、蛋白 C)
大量失血	7.5%	大出血、低血红蛋白、APTT 和 PT 延长
微血管血栓	0.7%	血涂片见碎裂红细胞,Coombs 阴性溶血,发热,神经症状,肾损害
肝素诱导血小板减少	1.2%	肝素应用、静脉或动脉血栓形成、HIT 试验阳性(通常肝素-血小板因子Ⅳ抗体 ELISA 阳性),停药后血小板反弹
免疫性血小板减少	3.4%	抗血小板抗体,骨髓穿刺巨核细胞数正常或增加,血小板生成素(thrombopoietin,TPO)下降
药物诱导血小板减少	9.5%	骨髓巨核细胞数量减少或检测到药物诱导的抗血小板抗体,停药后血小板计数反弹

　　上表列出血小板减少(血小板计数<150×10^9/L)的七个主要原因。相对发病率基于两个连续的 ICU 患者的研究[1,6],排除血液系统恶性肿瘤。

　　[a] 脓毒症和 DIC 均归于 DIC

小板减少的主要原因是血小板生成障碍、消耗或破坏增加以及在脾内或内皮细胞表面聚集。脓毒症患者骨髓血小板生成障碍,但却同时存在高水平的刺激血小板生成的促炎因子如肿瘤坏死因子(tumor necrosis factor α,TNF-α)、白细胞介素-6(interleukin-6,IL-6)和血栓生成素等。这些细胞因子和生长因子理论上应能刺激骨髓巨核细胞生成[24]。许多脓毒症患者可能会出现明显噬血细胞表现(图 34.2)。这一病理过程包括巨噬细胞和单核细胞吞噬巨核细胞及其他造血细胞,推测可能为脓毒症时高水平的巨噬细胞刺激集落刺激因子(macrophage colony-stimulating factor,M-CSF)引起[25]。血小板消耗在脓毒症病理过程中也可能发挥重要作用,包括凝血酶(体内最有力的血小板激活剂)持续生成及凝血酶暴发(弥散性血管内凝血)。血小板活化、消耗和破坏也可能发生在内皮细

胞表面,这是由于脓毒症中广泛的内皮细胞-血小板相互作用的结果,但不同器官不同血管床作用不一[26]。

　　弥散性血管内凝血(DIC)患者血小板计数总是很低或迅速下降[27]。DIC 是全身凝血激活最极端的形式,使各种潜在疾病包括脓毒症、创伤、癌症或产科危重症(如胎盘早剥)过程复杂化。相关内容将在单独段落中讨论。

　　肝素诱发的血小板减少症(Heparin-induced thrombocytopenia,HIT)是由肝素诱导的抗体与血小板表面的肝素-血小板因子Ⅳ复合物结合引起[28],造成大量的血小板激活继而造成血小板消耗性减少和动静脉血栓形成。接受肝素治疗的患者 HIT 的发生率最高可达 5%,主要受肝素剂量及疗程影响(尤其是应用超过 4 天以上者)。某机构对入住 ICU 患者连续调查显示,接受肝素治疗者 HIT 发病率为 1%[29]。普通肝

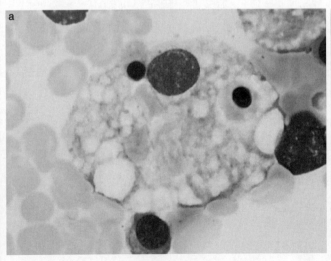
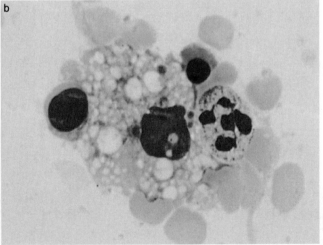

图 34.2　(a,b)巨噬细胞吞噬骨髓细胞的典型例子,骨髓取自一例严重脓毒症患者(May-Grunwald-Giemsa 染色,×1 000)

素比低分子(low molecular weight,LMW)肝素发病率更高[30]。25%~50%的HIT患者可能出现血栓形成(致命血栓事件发生率为4%~5%),并且在肝素停用后仍可能出现[31]。HIT的诊断基于在接受肝素治疗的患者中检测到HIT抗体,并伴有血小板减少,伴或不伴动脉或静脉血栓形成。应指出常用的ELISA法对HIT抗体有较高的阴性预测值(100%),但阳性预测值很低(10%)[29]。进一步确诊可采用14C-5-羟色胺释放试验,但大多数机构中不常规进行[32]。肝素停用后1~3天血小板数量恢复正常可进一步支持HIT的诊断。

血栓性微血管病包括一组综合征,如血栓性血小板减少性紫癜、溶血性尿毒综合征、重度恶性高血压、化疗引起的微血管溶血性贫血和HELLP综合征等[33]。这些疾病的共同病因特点为内皮损伤导致血小板黏附和聚集、凝血酶形成和纤溶受损。这种广泛的内皮功能障碍导致多种不良结局,包括血小板减少,溶血性贫血红细胞机械性破碎以及多器官微血管栓塞如肾脏和大脑(分别导致肾衰竭和神经功能障碍)。尽管疾病的终末表现类似,但不同的血栓性微血管病变有不同的病因。血栓性血小板减少性紫癜是由血管性血友病因子裂解蛋白酶(von Willebrand factor cleaving protease,ADAMTS-13)缺乏,导致内皮细胞结合超大型VWF多聚体,后者与血小板表面糖蛋白Ⅰb结合,引起血小板黏附和聚集[34]。溶血性尿毒综合征中,特定的革兰阴性菌感染(通常为大肠杆菌血清型O157:H7)释放的细胞毒素导致内皮细胞和血小板激活。恶性高血压或化疗诱导的血栓性微血管病变,可能是化学因素或机械直接损伤内皮细胞,增强了内皮细胞-血小板的相互作用。血栓性微血管病的诊断依赖于血小板减少、Coombs阴性溶血性贫血,血涂片可见红细胞碎片等表现。此外测定AD-AMTS-13、金属蛋白酶自身抗体以及培养出(通常来自粪便或尿液)能够产生细胞毒素的微生物可以获得更多的信息。

药物引起的血小板减少是重症监护病房中另一个常见的血小板减少的原因[8]。血小板减少可能是由药物诱导的骨髓抑制引起,也可能由细胞生长抑制或由免疫介导引起。许多药物可能通过类似的机制导致血小板减少,包括危重患者常用的药物如抗生素(包括头孢菌素或复方磺胺甲噁唑)、苯二氮䓬类药和非甾体抗炎药(non-steroidal anti-inflammatory agents,NSAIDs)。新型血小板抑制剂,如糖蛋白Ⅱb/Ⅲa拮抗剂(阿昔单抗)或硫代吡啶衍生物(氯吡格雷)越来越多地用于急性冠状动脉综合征患者的治疗,此类药物也可导致严重的血小板减少[35]。药物诱导的血小板减少在ICU中诊断相对困难,由于这些患者经常暴露于多种药物,并且有许多其他可能导致血小板减少的原因。药源性血小板减少常根据用药时间和血小板减少的发展之间的相关性作出诊断,同时需排除其他导致血小板减少的原因。观察可疑药物停用后,血小板计数能否迅速恢复也能高度提示。某些情况下还可检测到特定的药物依赖性抗血小板抗体。

弥散性血管内凝血

弥散性血管内凝血(DIC)患者在重症监护患者中占据相当的比例。DIC是由全身血管内凝血激活引起的综合征,可能与各种潜在疾病有关[27]。微血管血栓形成伴随炎症反应激活,可导致微循环衰竭,继而引起器官功能障碍[36]。血小板和凝血因子持续消耗并代偿不足,构成出血的危险因素,特别对于围术期患者或需要进行侵入性操作的患者。凝血系统的激活几乎均由单核细胞和内皮细胞表达释放的多种促炎因子介导。组织因子(外源性)/Ⅶa因子途径激活的凝血酶生成与抗凝血酶生成系统(如抗凝血酶Ⅲ和蛋白C和S系统)受抑制并存。高水平PAI-1抑制纤维蛋白降解,进一步促进血管内纤维蛋白沉积。

DIC患者表现为血小板数量低或迅速下降、全身凝血实验延长、血浆凝血因子及抑制物水平降低以及纤维蛋白形成和/或降解标志物如D-二聚体或纤维蛋白降解产物(fibrin degradation products,FDPs)增多[37]。急性时相凝血蛋白如Ⅷ因子或纤维蛋白原一般不会减少甚至增多。纤维蛋白原作为一个经常被推荐用于诊断DIC的检查项目,因而并非是很好的DIC诊断标志物(尽管动态观察可能获得提示意义),除非病情非常严重[38]。目前DIC尚无单一的实验室诊断金标准。但采用一个以常规凝血试验为基础的简单评分系统(表34.3)可诊断DIC[39,40]。一项前瞻性验证研究显示,这项DIC评分的敏感性和特异性分别为93%和98%。此外,一项大样本研究显示该DIC评分对严重脓毒症患者的死亡率有很强的独立预测作用[41]。

表34.3　弥散性血管内凝血诊断评分系统

全身凝血系统检查结果评分

- 血小板计数（>100×10⁹/L=0,<100×10⁹/L=1,<50×10⁹/L=2）

- 纤维蛋白相关标志物（如纤维蛋白降解产物或D-二聚体）

升高（不升高：0,中度升高：2,显著升高：3）

- 凝血酶原时间延长（3秒=0;>3秒但<6秒=1;>6秒=2）

- 纤维蛋白原水平（>1.0g/L=0;<1.0g/L=1）

计算总分：

　　评分系统仅适用于导致DIC的相关疾病被确诊时使用。纤维蛋白相关标志物的阈值依赖于检测方法。前瞻性研究显示，中度升高为>0.4mg/L;显著升高为>4.0mg/L。评分大于等于5符合DIC诊断。

常规凝血检测正常的凝血异常

　　必须注意的是，常规凝血检测项目如血小板计数、全身凝血实验（如PT和aPTT）、凝血因子测量，可能忽略导致出血的严重凝血功能缺陷。最重要的凝血异常如血小板功能不全和纤溶亢进在常规检测时可能是阴性的。

　　危重患者血小板功能障碍常见，如尿毒症或严重肝衰竭所致。血小板功能障碍的另一个常见原因是使用抗血小板药物，如阿司匹林或其他非甾体抗炎药或强力凝血酶抑制剂，如水蛭素。体外循环，包括心肺旁路、连续静脉-静脉血液滤过或体外膜肺氧合也可能导致严重的血小板功能障碍，可能是由于回路内的血小板激活所致[42,43]。由于抗凝是预防体外循环凝血的必要措施，这些设备的使用常给临床医生带来诸多问题。医疗器械相关抗凝问题加上体外循环本身对止血系统造成的不利影响可能会引起严重出血。目前对危重患者血小板功能并没有准确、常规的实验。这种情况下的出血时间非常不准确，近期开发的血小板功能分析仪在临床实践中也令人失望[44,45]。

　　纤溶亢进相对罕见，可见于特殊类型的肿瘤患者，如急性早幼粒细胞白血病、前列腺癌等[46]。体外循环的患者也可能会因内皮细胞释放纤溶酶原激活而出现明显的纤溶激活。危重患者应用溶栓药物治疗时，会处于医源性纤溶亢进状态[47]。如果纤维蛋白降解产物水平异常增高而纤维蛋白原水平低，应考虑是否存在纤溶亢进，并可通过检测出极低水平的纤溶酶原和α2-抗纤溶酶进行确诊。

危重患者凝血异常的管理

　　治疗临床相关的凝血障碍时，主要关注点显然应该是对基础疾病的充分干预。对导致获得性凝血功能障碍的原发病的正确诊断至关重要。当然，除了针对原发疾病的正确治疗，对凝血异常采取进一步支持措施通常也必不可少。

　　大多数指南提倡血小板计数<（30~50）×10⁹/L并伴有出血或高出血风险的患者进行血小板输注;而当血小板计数<10×10⁹/L时，则可以不考虑是否存在出血。浓缩血小板通常混合有5至6名献血者（相当于5~6个单位全血）的血小板成分。每输注1单位血小板，其计数应上升至少5×10⁹/L。较小的涨幅可能发生于高热、DIC或脾大的患者，或提示患者在反复输血后出现了同种免疫反应。血小板输注对于血小板生成障碍或消耗增加所致的血小板减少尤其有效，而对于血小板破坏增加（如自身免疫性血小板减少）所致者效果较差，可能需要其他的治疗方法，如类固醇或人免疫球蛋白。有些病因还可能需要特殊的治疗手段。HIT导致的血小板减少需立即停止肝素，如有需要可选择其他抗凝药物替代，如达那肝素或水蛭素[48]。HIT初始治疗时应避免使用维生素K拮抗剂，因为该药可能导致皮肤坏死。经典的由于ADAMTS-13缺乏导致的微血管血栓形成，应采用血浆置换和免疫抑制治疗[33]。

　　新鲜或冰冻血浆含全部凝血因子，可用于补充先天性或后天性凝血因子缺乏。目前大多数中心的实践指南采用溶剂或去污剂处理的血浆（SDP或ESDP），虽能更好地减少血源性感染的传播，但也可能导致凝血因子恢复率降低[49]。大多数共识指南表明，血浆应仅在出血或有高出血风险的情况下输注，而不能仅基于实验室异常。在需要进行针对性的治疗，或者拟避免大量的血浆输血时，可选择成分血浆的纯化凝血因子浓缩物。凝血酶原复合物（Prothrombin complex concentrates，PCCs）含有维生素K依赖性凝血因子Ⅱ、Ⅶ、Ⅸ和Ⅹ，因而可用于需要立即逆转维生素K拮抗剂时的治疗，此外也可用于需要补充凝血因子又不能耐受大量血浆输注的患者。应注意的是，这种情况选择性输注了部分凝血因子，仍可能存在重要凝血因子（例如Ⅴ因子或纤维蛋白原）的缺乏。某些情况下,输注纯化凝血因子浓缩物,如纤维蛋白原浓缩物或者冷沉淀可能有效。

药物止血治疗可作为大出血的辅助措施[50]。去氨 D-精氨酸加压素(De-amino D-arginine vasopressin, DDAVP,Desmopressin)作为血管加压素类似物,可诱导内皮细胞相关 Weibel-Palade 小体的释放,包括血管性血友病因子。因此注射 DDAVP 可引起血管性血友病因子显著升高(包括Ⅷ因子),增强止血作用(机制尚不明确)。经证实 DDAVP 在治疗血管性血友病和轻度血友病 A 是有效的,同样可用于治疗尿毒症性血小板病变及其他原发止血缺陷[51]。DDAVP 的相对罕见但严重的副作用是急性心肌梗死(尤其是有不稳定冠脉疾病者)以及因其抗利尿作用引起的水中毒伴低钠血症(多见于输注大量低张液体者)。

抗纤溶药如抑肽酶和赖氨酸类似物(ε-氨基己酸、氨甲环酸)对出血的预防或治疗也可能有益,尤其对于纤溶亢进导致止血缺陷的患者。抗纤溶治疗还可能代偿其他凝血功能缺陷[50]。已证实抗纤溶药可有效预防大型手术患者失血并减少输血,且相对安全[52,53]。由于大临床试验发现不良后果,抑酞酶已经停用[2]。创伤患者的大规模试验表明,赖氨酸类似物可降低死亡率[54]。重组Ⅶa 因子已被批准作为止血药物治疗血友病以及拮抗Ⅷ或Ⅸ因子抗体。重组Ⅶa 在其他类型的凝血缺陷或手术、创伤导致的大出血中的初步临床研究已经显效,但临床对照研究结果却显示其并未改善创伤或大手术患者的生存率[55,56]。重组Ⅶa 因子导致的血栓性并发症发生率相对较低,但动脉并发症风险,主要为冠脉血栓形成的风险增加[57]。重组Ⅶa 因子的超说明书用药仅适用于常规治疗无效的致命性大出血[50]。

DIC 凝血功能障碍的支持治疗较为复杂[27,58]。抗凝药的使用理论上可能是有益的,但其有效性从未在临床试验中得到证实。应用抗凝血酶或(活化)蛋白C 恢复正常生理性抗凝途径能改善实验室指标,但其对临床预后相关指标的作用尚不明确。有趣的是,DIC 组中活化蛋白 C 和抗凝血酶的相对有效性均高于无 DIC 组,且活化蛋白 C 治疗组与安慰剂组相比DIC 恢复更快[41]。但不管怎样,由于这些药物的主要试验没有显示任何生存获益,这些辅助治疗措施尚无法推荐[59]。最近一项试验表明肝素可能是脓毒症辅助治疗的有效方法,尤其可预防血栓性并发症,提示重症患者不应中断肝素预防[60]。最后,近期有关重组可溶性血栓调节蛋白的相关研究显示出具有前景的结果[61]。

结论

危重患者常发生凝血异常,并对临床结局产生重要影响。凝血异常的病因诊断十分重要,许多潜在病因需要特殊的针对性治疗。危重患者凝血异常的治疗应针对基础原发病,同时给予支持性治疗。出血或有出血风险的患者血小板和凝血因子的缺乏可分别通过输注浓缩血小板或血浆制品进行纠正。此外,在严重出血的情况下应用止血药物可能有益,纠正生理抗凝途径异常可能有助于脓毒症和 DIC 的治疗。

(文力 译,常志刚 校)

参考文献

1. Levi M, van der Poll T. Hemostasis and coagulation. In: Norton JA, Bollinger RR, Chang AE, Lowry SF, editors. Surgery: scientific basis and current practice. New York: Springer-Verlag; 2001.
2. Schneeweiss S, Seeger JD, Landon J, Walker AM. Aprotinin during coronary-artery bypass grafting and risk of death. N Engl J Med. 2008;358:771–83.
3. Levi M, Opal SM. Coagulation abnormalities in critically ill patients. Crit Care. 2006;10:222.
4. Levi M, Schultz M, van der Poll T. Coagulation biomarkers in critically ill patients. Crit Care Clin. 2011;27:281–97.
5. Levi M. Adequate thromboprophylaxis in critically ill patients. Crit Care. 2010;14:142.
6. Chakraverty R, Davidson S, Peggs K, Stross P, Garrard C, Littlewood TJ. The incidence and cause of coagulopathies in an intensive care population. Br J Haematol. 1996;93:460–3.
7. MacLeod JB, Lynn M, McKenney MG, Cohn SM, Murtha M. Early coagulopathy predicts mortality in trauma. J Trauma. 2003;55:39–44.
8. Stephan F, Hollande J, Richard O, Cheffi A, Maier-Redelsperger M, Flahault A. Thrombocytopenia in a surgical ICU. Chest. 1999;115:1363–70.
9. Hanes SD, Quarles DA, Boucher BA. Incidence and risk factors of thrombocytopenia in critically ill trauma patients. Ann Pharmacother. 1997;31:285–9.
10. Akca S, Haji-Michael P, de Medonca A, Suter PM, Levi M, Vincent JL. The time course of platelet counts in critically ill patients. Crit Care Med. 2002;30:753–6.
11. Vanderschueren S, De Weerdt A, Malbrain M, Vankersschaever D, Frans E, Wilmer A, et al. Thrombocytopenia and prognosis in intensive care. Crit Care Med. 2000;28:1871–6.
12. Baughman RP, Lower EE, Flessa HC, Tollerud DJ. Thrombocytopenia in the intensive care unit. Chest. 1993;104:1243–7.
13. Strauss R, Wehler M, Mehler K, Kreutzer D, Koebnick C, Hahn EG. Thrombocytopenia in patients in the medical intensive care unit: bleeding prevalence, transfusion requirements, and outcome. Crit Care Med. 2002;30:1765–71.
14. Oppenheim-Eden A, Glantz L, Eidelman LA, Sprung CL. Spontaneous intracerebral hemorrhage in critically ill patients: incidence over six years and associated factors. Intensive Care Med. 1999;25:63–7.
15. Shorr AF, Thomas SJ, Alkins SA, Fitzpatrick TM, Ling GS. D-dimer correlates with proinflammatory cytokine levels and outcomes in critically ill patients. Chest. 2002;121:1262–8.
16. Owings JT, Gosselin RC, Anderson JT, Battistella FD, Bagley M, Larkin EC. Practical utility of the D-dimer assay for excluding thromboembolism in severely injured trauma patients. J Trauma.

2001;51:425–9.

17. Bernard GR, Vincent JL, Laterre PF, LaRosa SP, Dhainaut JF, Lopez-Rodriguez A, et al. Efficacy and safety of recombinant human activated protein C for severe sepsis. N Engl J Med. 2001;344:699–709.

18. Gando S, Nanzaki S, Sasaki S, Kemmotsu O. Significant correlations between tissue factor and thrombin markers in trauma and septic patients with disseminated intravascular coagulation. Thromb Haemost. 1998;79:1111–5.

19. Greaves M, Preston FE. Approach to the bleeding patient. In: Colman RW, Hirsh J, Marder VJ, Clowes AW, George JN, editors. Hemostasis and thrombosis. Basic principles and clinical practice. 4th ed. Philadelphia: Lippincott William & Wilkins; 2001. p. 1031–43.

20. Edmunds LH. Hemostatic problems in surgical patients. In: Colman RW, Hirsh J, Marder VJ, Clowes AW, George JN, editors. Hemostasis and thrombosis. Basic principles and clinical practice. 4th ed. Philadelphia: Lippincott William & Wilkins; 2001. p. 1031–43.

21. Kitchen S, Preston FE. Standardization of prothrombin time for laboratory control of oral anticoagulant therapy. Semin Thromb Hemost. 1999;25:17–25.

22. Bailey B, Amre DK, Gaudreault P. Fulminant hepatic failure secondary to acetaminophen poisoning: a systematic review and meta-analysis of prognostic criteria determining the need for liver transplantation. Crit Care Med. 2003;31:299–305.

23. Mavrommatis AC, Theodoridis T, Orfanidou A, Roussos C, Christopoulou-Kokkinou V, Zakynthinos S. Coagulation system and platelets are fully activated in uncomplicated sepsis. Crit Care Med. 2000;28:451–7.

24. Folman CC, Linthorst GE, van Mourik J, van Willigen G, de Jonge E, Levi M, et al. Platelets release thrombopoietin (Tpo) upon activation: another regulatory loop in thrombocytopoiesis? Thromb Haemost. 2000;83:923–30.

25. Francois B, Trimoreau F, Vignon P, Fixe P, Praloran V, Gastinne H. Thrombocytopenia in the sepsis syndrome: role of hemophagocytosis and macrophage colony-stimulating factor. Am J Med. 1997;103:114–20.

26. Lowenberg EC, Meijers JC, Levi M. Platelet-vessel wall interaction in health and disease. Neth J Med. 2010;68:242–51.

27. Levi M, ten Cate H. Disseminated intravascular coagulation. N Engl J Med. 1999;341:586–92.

28. Warkentin TE, Aird WC, Rand JH. Platelet-endothelial interactions: sepsis, HIT, and antiphospholipid syndrome. Hematology. 2003;1:497–519.

29. Verma AK, Levine M, Shalansky SJ, Carter CJ, Kelton JG. Frequency of heparin-induced thrombocytopenia in critical care patients. Pharmacotherapy. 2003;23:745–53.

30. Warkentin TE, Levine MN, Hirsh J, Horsewood P, Roberts RS, Gent M, et al. Heparin-induced thrombocytopenia in patients treated with low-molecular-weight heparin or unfractionated heparin. N Engl J Med. 1995;332:1330–5.

31. Warkentin TE. Heparin-induced thrombocytopenia: pathogenesis and management. Br J Haematol. 2003;121:535–55.

32. Thiele T, Selleng K, Selleng S, Greinacher A, Bakchoul T. Thrombocytopenia in the intensive care unit-diagnostic approach and management. Semin Hematol. 2013;50:239–50.

33. Moake JL. Thrombotic microangiopathies. N Engl J Med. 2002;347:589–600.

34. Tsai HM. Platelet activation and the formation of the platelet plug: deficiency of ADAMTS13 causes thrombotic thrombocytopenic purpura. Arterioscler Thromb Vasc Biol. 2003;23:388–96.

35. Makoni SN. Acute profound thrombocytopenia following angioplasty: the dilemma in the management and a review of the literature. Heart. 2001;86:e18.

36. Levi M, van der Poll T, Schultz M. New insights into pathways that determine the link between infection and thrombosis. Neth J Med. 2012;70:114–20.

37. Levi M, Meijers JC. DIC: which laboratory tests are most useful. Blood Rev. 2011;25:33–7.

38. Levi M. Current understanding of disseminated intravascular coagulation. Br J Haematol. 2004;124:567–76.

39. Taylor Jr FB, Toh CH, Hoots WK, Wada H, Levi M. Towards definition, clinical and laboratory criteria, and a scoring system for disseminated intravascular coagulation. Thromb Haemost. 2001;86:1327–30.

40. Wada H, Hatada T, Okamoto K, Uchiyama T, Kawasugi K, Mayumi T, et al. Modified non-overt DIC diagnostic criteria predict the early phase of overt-DIC. Am J Hematol. 2010;85:691–4.

41. Dhainaut JF, Yan SB, Joyce DE, Pettila V, Basson BR, Brandt JT, et al. Treatment effects of drotrecogin alfa (activated) in patients with severe sepsis with or without overt disseminated intravascular coagulation. J Thromb Haemost. 2004;2:1924–33.

42. Stefanidis I, Hagel J, Frank D, Maurin N. Hemostatic alterations during continuous venovenous hemofiltration in acute renal failure. Clin Nephrol. 1996;46:199–205.

43. Muntean W. Coagulation and anticoagulation in extracorporeal membrane oxygenation. Artif Organs. 1999;23:979–83.

44. Rodgers RP, Levin J. A critical reappraisal of the bleeding time. Semin Thromb Hemost. 1990;16:1–20.

45. Forestier F, Coiffic A, Mouton C, Ekouevi D, Chene G, Janvier G. Platelet function point-of-care tests in post-bypass cardiac surgery: are they relevant? Br J Anaesth. 2002;89:715–21.

46. Levi M. Cancer and DIC. Haemostasis. 2001;31 Suppl 1:47–8.

47. Teufelsbauer H, Proidl S, Havel M, Vukovich T. Early activation of hemostasis during cardiopulmonary bypass: evidence for thrombin mediated hyperfibrinolysis. Thromb Haemost. 1992;68:250–2.

48. Hirsh J, Heddle N, Kelton JG. Treatment of heparin-induced thrombocytopenia: a critical review. Arch Intern Med. 2004;164:361–9.

49. Hellstern P, Muntean W, Schramm W, Seifried E, Solheim B. Practical guidelines for the clinical use of plasma. Thromb Res. 2002;107 Suppl 1:S53–57.

50. Mannucci PM, Levi M. Prevention and treatment of major blood loss. N Engl J Med. 2007;356:2301–11.

51. Mannucci PM. Desmopressin (DDAVP) in the treatment of bleeding disorders: the first 20 years. Blood. 1997;90:2515–21.

52. Levi M, Cromheecke ME, de Jonge E, Prins MH, de Mol BJ, Briët E, et al. Pharmacological strategies to decrease excessive blood loss in cardiac surgery: a meta-analysis of clinically relevant endpoints. Lancet. 1999;354:1940–7.

53. Porte RJ, Molenaar IQ, Begliomini B, Groenland TH, Januszkiewicz A, Lindgren L, et al. Aprotinin and transfusion requirements in orthotopic liver transplantation: a multicentre randomised double-blind study. EMSALT Study Group Lancet. 2000;355:1303–9.

54. Roberts I, Shakur H, Ker K, Coats T. Antifibrinolytic drugs for acute traumatic injury. Cochrane Database Syst Rev. 2011;(1):CD004896.

55. Friederich PW, Henny CP, Messelink EJ, Geerdink MG, Keller T, Kurth KH, et al. Effect of recombinant activated factor VII on perioperative blood loss in patients undergoing retropubic prostatectomy: a double-blind placebo-controlled randomised trial. Lancet. 2003;361:201–5.

56. Hedner U, Erhardtsen E. Potential role for rFVIIa in transfusion medicine. Transfusion. 2002;42:114–24.

57. Levi M, Levy JH, Andersen HF, Truloff D. Safety of recombinant activated factor VII in randomized clinical trials. N Engl J Med. 2010;363:1791–800.

58. Levi M, Toh CH, Thachil J, Watson HG. Guidelines for the diagnosis and management of disseminated intravascular coagulation. Br J Haematol. 2009;145:24–33.

59. Ranieri VM, Thompson BT, Barie PS, Dhainaut JF, Douglas IS, Finfer S, et al. Drotrecogin alfa (Activated) in adults with septic shock. N Engl J Med. 2012;366:2055–64.

60. Levi M, Levy M, Williams MD, Douglas I, Artigas A, Antonelli M, et al. Prophylactic heparin in patients with severe sepsis treated with drotrecogin alfa (activated). Am J Respir Crit Care Med. 2007;176:483–90.

61. Levi M, van der Poll T. Thrombomodulin in sepsis. Minerva Anestesiol. 2013;79:294–8.

第三十五章　血　液　制　品

Leanne Clifford, Daryl J. Kor

背景

在外科 ICU 中,围术期出血、贫血、血小板减少和凝血功能障碍都很常见。5%～7% 的心外科手术的病人在术后 24 小时内的失血量超过 2L[1];同样,据估计,在接受胰十二指肠切除术的病人中,有 1.5% 的病人发生出血,至少需要输入 4 个单位红细胞的治疗[2];而在接受原位肝移植的病人中,有高达 9% 的病人因腹腔出血需要接受介入治疗或再次开腹手术[3]。因此,在刚收住 ICU 的病人中,贫血是很常见的;而住 ICU 治疗的其余病人,相当一部分也有贫血[4]。另外,在 ICU 住院期间,有 40% 的危重病人会出现血小板减少或其他凝血指标的紊乱[5-7]。因此,在 ICU 中,输血治疗司空见惯。事实上,数十年来,为了改善相应的实验室异常指标而输注红细胞、血浆和血小板是很普遍的。虽然在严重创伤或危及生命的出血情况下,血液制品显然起到了维持生命的作用,但在循证医学时代,血流动力学稳定的病人,其输注血液制品的安全性和有效性日益受到质疑。

尽管存在临床均衡程度性的问题,但越来越多的证据表明,血液制品的大量输注会增加患者不良结局的风险,如:住院病死率、30 天病死率、感染、急性呼吸窘迫综合征(acute respiratory distress syndrome,ARDS)和多器官功能障碍[8-10];这样,结合已知的输血内在风险(下文讨论),使得输血共识从而细化,转向更为保守的做法。尽管如此,ICU 仍是医院中血液制品使用率最高的科室之一[4,11]。据估计,在美国每年会输注 24 000 000 份血液制品[12],约 40% 的危重病人至少接受了 1U 的红细胞输注[4];在 ICU,1/2 的病人至少会接受一种同种异体的血液制品。令人担忧的是,有证据表明,许多血液制品的输注并没有遵循指南的要求,比如,为了纠正病情稳定的无症状性贫血,或者是为了纠正没有出血情况的异常凝血指标而输血[13]。在 ICU,为了更合理的使用血液制品,需要对已知的风险和获益进行仔细的评估。在本章节,我们概述了当代血液制品输注的循证医学指征,以及输注血液制品的有效性和风险;此外,我们也讲述了有关大量输血的最新观点以及未来血液制品的替代品。

红细胞输注

世界上,红细胞(red blood cells,RBC)是最常输注的血液制品[14,15]。它们可由全血捐献或是单采获得,采集后即刻在 4℃ 的温度下保存,最长可以保存 42 天[16]。在此,我们将讨论红细胞输注的临床应用新趋势、适应证和有效性。

临床应用的历史和现状

曾经,红细胞输注的决定是基于血红蛋白(Hb)水平升高会增加血液的携氧能力,从而改善组织的氧供[17];近来,普遍认为红细胞输注目标是维持 Hb ≥ 10g/dl,且血细胞比容(hematocrit,HCT)≥30%[18]。虽然这种增加氧输送的机制有它的生理学基础,但其对病人重要结局的影响却一直受到密切关注。

20 世纪 80 年代,获得性免疫缺陷综合征的流行和对输血引起的交叉感染的关注,使得人们对围术期红细胞输注的风险/疗效比进行重新评估[19]。虽然献血者的筛选和血液制品检测的发展大大缓解了对输血传播性疾病的担忧,但对于红细胞输注的安全性的争论仍在继续——首先是基于其疗效,其次是病人的重要结局。1999 年,关于重症患者输血需求的随机研究,其比较了开放性输血组(输血标准 Hb<10g/dl)和限制性输血组(输血标准 Hb <7g/dl),结果是限制性输血组的住院病死率显著降低;虽然两组 30 天全因死亡率没有统计学差异,但亚组分析发现,限制性输血组,APACHE II 评分(<20)和年龄<55 岁患者的 30 天病死率是明显下降的[20]。重要的是,限制性输血组没有发现不良反应,且红细胞输注量大大降低了[20]。这项研究对现代输血意义重大,随后导致输血指南将输血指标定为 Hb<7g/dl。在心血管外科、骨外科和消化道出血等不同病人群中进行的类似研究也都反复证实了这些发现,即开放性输血并不能带来发病率或病

死率益处,而限制性输血能提高 6 周生存率、减少出血及降低并发症[21-23]。另外,许多观察性研究也支持限制性输血,提示红细胞输注可能涉及更差的临床结局[4,24]。这些研究推测限制性输血策略能够减少暴露于输血疗法的潜在有害影响,从而导致比开放性输血更少的不良反应发生率。

在具有里程碑式结果的 TRCCI 研究以后,Carson 和同事们又进行了两次相隔十年的系统性回顾研究,每次结果均支持限制性输血策略[15,25]。在这段时间内,一些作者报道了危重症病人的红细胞利用率在相继减少[9,26]。然而相反的是,Corwin 等[4]2004 年报道"在过去的 10 年里,对贫血的输血治疗几乎没有变化",这说明危重病人仍在不恰当地使用血液制品。

当前的输血适应证和指南

在当今的文献中有多种重叠的输血指南[15,27-29],这些建议随着时间的推移在不断发展。但有一条关键的一致信息是,在大多数情况下,输血的决定不应仅仅基于任意的血红蛋白值,更重要的是,要考虑到病人特有的症状和风险,针对所用的每一种血液制品来进行临床判断。在现代医学实践中,最大程度降低红细胞输注的关键在于三点:①近来有证据表明,在血流动力学稳定的病人中,限制性输血至少和开放性输血一样有效和安全,甚至更优越;②对输血的风险越来越重视;③涉及红细胞的缺乏,血资源的利用及相关的医疗费用问题。

2009 年,美国重症医学学会和东部创伤外科学会联合制定了红细胞输注的临床实践指南[11]。结合当时所有的文献资料,唯一无可辩驳的输注红细胞指征依然是急性出血伴有血流动力学不稳定、氧输送不足或休克。除急性出血外,针对病情稳定且患有贫血的大多数危重病人,包括创伤、需要机械通气及已知稳定期冠心病的患者,推荐使用保守的输血方法(即只有 Hb<7g/dl 时输注红细胞)。此外,在所有的情况下,推荐在重新评估是否需要额外红细胞输注之前,只进行一个单位的红细胞输注。值得注意的是,这些指南认识到了这种治疗标准可能存在例外。针对急性心肌缺血的患者,指南建议在 Hb<8g/dl 时输注红细胞可能是有利的;但是,由于缺乏专门针对急性心肌缺血患者贫血效应的临床试验,所以这项推荐是 3 级证据[11]。近期,关于心脏疾病输血问题的专门研究出现了冲突性的结果[30-32],此问题将在"特殊情况"部分更加详细讨论。然而,作者们特别强调,红细胞输注不应被认为是改善危重病人组织供氧的唯一方法。关

于脓毒症和神经损伤,作者们指出依据目前的数据不足以做出 1 级推荐。

2012 年美国血库协会(American Association of Blood Banks,AABB)颁布的临床实践指南重申了上述推荐[15]。这些作者再次支持了限制性输血策略,就是当 Hb <7g/dl 时才考虑进行输血治疗。相反,他们也报道了例外情况,如外科术后的病人出现了胸痛、直立性低血压、对液体复苏无反应的心动过速或充血性心衰等情况,当 Hb <8g/dl 或更低时就应开始考虑输血治疗。后一个推荐得到了 FOCUS 试验结果的有力支持[31]。在 FOCUS 试验中,针对因心血管疾病而进行心外科手术的术后病人,作者比较了基于血红蛋白阈值的更开放的输血策略(Hb <10g/dl)和症状导向的输血策略(有症状且 Hb <8g/dl 时允许输血)的优劣,发现开放性输血相比限制性输血并没有任何获益。因此,关于急性冠脉综合征患者的输血阈值,他们并没有提出任何具体的推荐。

特殊情况

脓毒症

随着 Rivers 等发表了"早期目标导向治疗(early goal-directed therapy,EGDT)指南"[33],红细胞输注的积极性在增加。除了液体复苏、正性肌力药物、呼吸支持及有创心肺功能监测,指南特别推荐输注红细胞,以维持患者的 HCT > 30% 或中心静脉氧饱和度> 70%[34]。虽然这些国际指南被广泛认可用于早期脓毒症的治疗,但这项研究在设计上并不是专门用于评估输血的风险和益处;另外,红细胞输注只是几种干预措施之一,它到底获益多少是不明确的。实际上,在最新版本的脓毒症治疗指南[35]中已经删除了关于红细胞输注的具体指导意见。此外,有数据表明,输注红细胞引起的免疫反应[36],有潜在加重脓毒症的可能。事实上,最近的一项系统评估指出,在接受限制性输血策略的病人中,医源性感染是明显减少的[37]。为此,最近完成的一项多中心随机对照研究——早期脓毒症休克的程序化治疗(protocolized care for early septic shock,proCESS)[38],针对 EGDT 导向治疗组、不输血标准治疗组及标准治疗组的病人结局进行了比较,这三组病人的器官支持率、90 天病死率和 1 年病死率是类似的。最近发表的"脓毒症休克输血需求"(transfusion requirements in septic shock,tRISS)的临床试验结果也不支持针对脓毒症休克患者更加积极的输注红细胞[39]。因此,在没有进一步的临床数据支持

以前,推荐以症状和临床需要为主来个体化评估患者的输血需求,而不是任意确定一个数字作为输血的阈值。

心脏疾病

在接受手术的病人中,人们担心与无冠状动脉病变的患者相比,有冠脉病变患者的心肌可能更容易受到贫血及供氧不足等不良因素的影响;遗憾的是,在这一亚组患者中有关最佳输血治疗的证据仍然有限。因此,针对这一特定人群的红细胞输注指南推荐仍不确切,特别是在急性冠脉综合征(acute coronary syndromes,ACS)的情况下。临床实践中普遍接受的输血阈值是患者的血红蛋白低于 8g/dl(Hb<8g/dl)[32]。到目前为止,评估输血在心脏病患者中的作用最有力的证据来自 FOCUS,TRACS 和 MINT 试验。2006 年,FOCUS 试验[31]证实,开放性输血组(Hb<10g/dl 时输血)与限制性输血组(Hb<8g/dl 或有症状时输血)比较,在病死率、独立行走、心肌梗死方面无差异。2011年胸外科医师协会和心血管麻醉师协会的指南也支持了类似的观点[27]。虽然他们将输血阈值设定在 6~7g/dl,但他们也反复强调,患者的临床状况应该是临床输血决策的最重要组成部分,而且这些决策往往是多因素的。

重要的是,这些文献都没有对发生 ACS 患者的输血阈值的安全性进行评估或评论。有趣的是,纳入 TRICC 研究[40]的患者进行了心脏事件评估,包括心肌缺血、不稳定心绞痛、肺水肿和心脏骤停;对整个队列的评估表明,在限制性输血组中,没有证据显示不良心脏事件增加;然而,对缺血性心脏病患者的亚组分析表明,限制性输血组在 30 天和 60 天病死率没有增加的趋势[40]。遗憾的是,这项研究没有足够的力度来评估输血和不良心脏事件的关联,但这些发现激起了人们进一步研究的兴趣。2008 年,一项单中心观察性研究发表了有关他们在 ACS 中输血经验的数据,经过对混杂因素的仔细调整,作者得出结论:在 Hb < 8g/dl 的情况下,输血似乎是获益的;但如果 Hb >8g/dl 则是有害的[32]。在这项观察性研究之后进行的 TRACS 研究,主要目的是评价择期心脏手术后围术期限制性红细胞输注的安全性,作者得出结论:围术期限制性输血组不差于开放性输血组[21]。为了进一步阐明 ACS 的最佳红细胞输注阈值,Carson 等针对这一问题进行了一项探索性研究(心肌缺血和输血 Myocardial Ischemia and Transfusion—MINT 研究)[30],虽然证据强度不足,但作者再次发现,输血使血红蛋白目标 > 10g/dl

(Hb>10g/dl)的患者中,其综合结局、死亡、心肌梗死或非计划性血管再通有减少的趋势。MINT 试验的结果支持在这一领域进行大规模随机临床试验的可行性和必要性。考虑到有关 ACS 的输血研究的临床均衡性,在没有随机临床试验的情况下,在这些患者中使用 Hb<8g/dl 作为输血的指征似乎是合理的。

急性脑损伤

以前,临床上使用血液稀释疗法治疗急性神经损伤患者,以降低血液黏度和促进脑灌注[41],直到 2004年,一篇系统综述显示血液稀释疗法没有任何益处,这种方法已停用[42]。随后,Naidech 和他的同事们描述了神经损伤的贫血患者,其脑梗死增加与病死率之间的联系[43],提倡采用一种更加开放的输血方法来保持患者的 Hb >10g/dl。支持这一观察的基本假设是贫血的不良后果是继发于大脑供氧受损;的确,这一理论似乎得到了许多前瞻性观察研究[44,45]的支持,这些研究表明,红细胞输注后,脑组织氧合有明显改善。但是,这些研究有很多明显的缺陷,更重要的是,这些研究并没有观察到积极输血能改善神经系统的结局。因此,这些发现的临床意义仍然具有争议。

为此,Pendem 等在 2006 年进行了一次文献回顾,试图阐明现有的输血阈值如何应用于神经系统危重症患者[46]。根据目前已有的文献,作者做出了以下结论:"虽然神经危重病人的最佳输血阈值尚不清楚,但没有理由怀疑限制输血的方式会有害"。2 年后,Leal-Noval 等在神经危重症患者的最佳血红蛋白水平的研究中[47],也得到类似的结论。更加有趣的是,他们的研究结果导致他们得出以下结论:"严重的贫血和红细胞输注都可能对结果有负面影响"和"接受较低的血红蛋白浓度可能是合理的,且避免了输血带来的不良反应"。由此,这些作者没有提出最佳输血阈值。最近,Warner 等对创伤性脑损伤患者的输血进行了回顾性分析[48],作者的结论是:除了格拉斯哥昏迷评分外,红细胞输注和输血量与远期功能不良有密切关系[48]。

总结当前文献中有关红细胞输注的适应证和安全性的结论,我们赞同限制性输血策略的使用。同时,我们也鼓励对某些高危人群进行深入的研究,包括脓毒症、急性冠状动脉综合征和急性脑损伤,因为这些患者的最佳输血阈值还没有确定。

有效性

最近人们认识到,限制性输血策略虽然没有比开放性输血策略更有效,但同样是安全的。这就产生了一个问题:红细胞输注是否会导致预期的生理结果?显然,很少有研究能够证明红细胞输注能改善临床结局[8]。尽管红细胞输注的基本原理是改善氧输送,更重要的是能改善组织氧合[17],但输注红细胞能否改善组织氧合,其理论在很大程度上仍未得到证实。关于红细胞输注不能改善组织氧合的理论主要和红细胞储存有关——这个话题仍极富争论[49-52]。

一些观察性研究已经发现了许多与红细胞功能和形态变化相关的不良结果,其均与红细胞的年龄有关——统称为"红细胞储存损伤"[53,54]。据推测,因S-亚硝基血红蛋白浓度迅速下降,导致红细胞变形能力降低,引起微循环阻塞及随之而来的组织缺血[55];同时,也有人认为其原因可能是红细胞的免疫调节作用[36];与红细胞储存有关的其他不良生化效应包括三磷酸腺苷(triphosadenine,ATP)和二磷酸甘油酸(2,3-diphosphoglycerate,2,3-DPG)的减少[56,57]。尽管对于这些变化以及在红细胞和红细胞保存液中的大量其他依赖时间的变化几乎没有争论,但这些变化的临床影响仍然不清楚。虽然观察数据已经清楚地表明了红细胞长期储存与受血者不良反应之间的联系[58],但这些发现还没有在临床研究中被证实,哪怕仅仅是些小规模的临床试验[59]。而更重要的是,最近的几个多中心临床试验也都未能证实红细胞储存病变的临床意义。因此,由于缺乏强有力的数据支持,再加上已知的红细胞输血风险(详见下文),除非有进一步的数据支持,否则限制性红细胞输注是可取的。

血浆输注

血浆是人类献血者血液中无细胞的液体部分,可以通过全血献血或成分采血获得,它含有接近正常水平的大多数血浆蛋白,包括凝血级联中的促凝和抗凝因子以及白蛋白、免疫球蛋白和各种急性期蛋白[28]。血浆中还含有脂肪、碳水化合物和矿物质,其浓度类似于采集血浆时献血者血液循环中的浓度。值得注意的是,临床上有多种血浆产品可供选择,包括新鲜冰冻血浆(fresh frozen plasma,FFP)、24小时内冰冻血浆(plasma frozen within 24h,FP24)、解冻血浆、巨血浆和去冷沉淀血浆。虽然FFP仍然是美国最常见输注的血浆产品,但FP24和解冻血浆现在也占有很大比例[14]。FFP在采集后8小时内冷冻,保存在-18℃与-30℃之间[60],可在献血采集后1年内使用;解冻后,可冷藏5天。FP24是将冷冻时间延长至24小时的产品。在这

里,我们将讨论FFP的临床应用、适应证及效果。

临床应用的历史和现状

既往,在临床上血浆常常被作为容量扩张剂来使用。然而,随着效价比更好的替代品(如晶体和胶体)的出现,以及我们对输注血浆相关风险的认识提高,使用血浆进行扩容已不再被接受[61]。与此同时,血浆也用于许多临床领域,包括治疗活动性出血,作为接受药物治疗的特殊患者的替代治疗,以及用于预防凝血功能参数异常患者的出血[61-63]。然而,常有在缺乏循证医学证据的情况下输注血浆[64,65]。在临床使用方面,既往在美国还观察到了血浆输注持续增长现象;但是,这一增长趋势在最近进行的"国家血液收集和利用调查"之后已经有了明显逆转[14]。

和所有的血液制品一样,血浆输注也不是没有风险的。因此,有关血浆输注的临床决策应仔细权衡风险获益比。2011年,国家血液采集和利用调查报告指出,仅美国每年就输注了近400万单位血浆[14],尽管有很多特殊治疗时使用血浆的指南,但适应证毕竟有限,且仍然需要权衡各种临床情况[28,61,62,64]。令人担忧的是,尽管缺乏证据,大约30%的输血是违背已公布的指南的[66,67]。在美国国内,实际工作中输注血浆是有疑问的,其中最常被引用的理由就是努力纠正非出血患者的术前异常国际标准化比值(international normalized ratios,INR)[13],而这一理论依据是基于这样的假设,即INR升高与出血增多有关,而输注血浆可使INR正常并防止出血并发症。然而,重要的是,目前的证据普遍不支持这一指征,而且,也没有得到大多数协会指南的认可[61,68]。现有的证据表明轻度到中度的INR异常与围术期出血并发症之间的相关性很差,试图通过血浆输注纠正INR的做法似乎是无效的,并且让患者不必要的面临血浆输注相关的风险[69]。

在活动性出血的情况下,同样令人担忧的是,血浆输注往往延迟和/或剂量不足,从而加重凝血功能异常、出血以至于需要进一步大量输血[70]。在没有大量出血的情况下,当前指南建议适宜的血浆剂量是10~15ml/kg标准体重[63],估计该剂量的血浆能将凝血因子水平升高25%~30%[62]。因此,假设引起凝血功能异常的原因已经去除,平均70kg的患者需要大约1L血浆来逆转凝血功能异常。最近的研究表明,这种剂量可能还是不够的,其对体内实际凝血因子含量给予的是次优纠正[71]。在一项专门针对这一问题的调查中,需要30ml/kg以上的血浆才能可靠地将凝血因子

含量提高到预期水平[71]。在大量输血的情况下,血浆输注不足的问题已成为最突出的问题,在这种情况下,更开放的血浆输注方案(例如,按1∶1配比输注,即每输注一个单位红细胞就输注一个单位血浆)现在也经常得到认可。

指征

目前有许多血浆输注的临床实践指南[28,61,62,64],通过整理所有有用的数据后,得到指南推荐的适应证如下:

1. 在不能获得无病毒的凝血因子安全分离的产品时,作为单一遗传性凝血因子缺乏症的替代治疗[61]。

2. 特殊蛋白成分缺乏的替代治疗[72]。

3. 多种凝血因子缺乏的相关严重出血、大量输血和/或弥散性血管内凝血[61,70]。

4. 血栓性血小板减少性紫癜患者进行血浆置换[61]。

5. 华法林抗凝时出现严重出血,并且在凝血酶原复合物不可获得的情况下,用于紧急逆转凝血功能异常[61]。

对于肝病患者、凝血功能参数紊乱及计划行有创操作的患者来说,使用血浆预防出血仍是一个争议问题。起初,在这种情况下输注血浆来防止出血是得到支持的,但最近许多研究证实 INR 不能很好地预测这些患者的出血风险,并且对血浆的反应既不可预测又存在短暂[73]。反对这些患者血浆输注指征的人们,担忧这些患者的真实基础凝血因子水平(通过升高的 INR 来推断)和输注血浆的有效性[74],这源于我们认为肝病患者与无肝病的患者相比存在凝血因子水平和抗凝蛋白的不同。因此,这种做法没有得到强有力的支持(C 级建议,Ⅳ级证据)[61]。这个话题将在下面的"效益"章节中讨论。外科 ICU 中血浆输注的最常见指征是补充伴严重出血的多种凝血因子缺乏和弥散性血管内凝血[61]。

重要的是,血浆输注的特殊禁忌证包括可采用因子浓缩的单一凝血因子缺陷、不伴出血的口服抗凝药逆转治疗以及治疗血容量不足。在口服维生素 K 拮抗剂治疗的情况下,如果没有活动性出血或应对急诊高危手术的需求,维生素 K 应该是一线治疗。当伴有活动性出血时,治疗应包括使用凝血酶原复合物浓缩物(prothrombin complex concentrates,PCC)。这些药物被认为具有较低的输血相关性肺部和感染的并发症,同时还提供更快且可预测的维生素 K 依赖性凝血因子的替代治疗。

有效性

与输注红细胞一样,对于大量出血的患者,早期和开放性血浆输注似乎是合理的[70,75]。虽然文献中关于血浆与红细胞的最佳比例存在一些差异[76],但 Roback 和同事们在 2010 年进行的一项系统综述发现,总体而言,血浆∶红细胞大于 1∶3 的应用方式与病死率和多器官衰竭发生率的降低有关[64]。然而,大多数观察性研究表明开放性血浆输注的获益是生存率偏差的问题[76,77]。此外,越来越多的证据表明对于最终未经历大出血的患者,开放性血浆输注与其不良结局有关[76-80]。鉴于这些担忧,我们认为需要更多的临床试验来确定非大出血患者的凝血因子补充最佳策略。最近发表的 PROPPR 试验发现更开放的血浆输注策略改善了止血(每个单位红细胞输注配比 1 个单位血浆输注),但用这些更开放的血浆输注策略并没有改善包括 24 小时病死率和 90 天病死率在内的主要结局。

有关非出血患者血浆输注疗效的数据近年来越来越受到关注。事实上,许多报道认为凝血功能检验参数,如 INR 等,其轻度异常与手术失血或后续输注红细胞的需求没有很好的相关性[81,82]。此外,在没有出血的情况下,血浆输注对结局的影响是不确定的。某种程度上这些结果可以用 INR 和血浆凝血因子水平之间的非线性关系来解释[13,83]。由于血栓形成与体内凝血因子浓度成正比,而非 INR,因此,出血和止血与 INR 没有很好的相关性就不足为奇了。事实上,尽管血浆输注通常可以纠正显著升高的 INR,但实际凝血因子浓度的变化常常不足以充分止血[84]。相反,有证据表明,INR 的轻度升高(例如 INR 1.1～1.85)通常难以纠正,因为输注的那一个单位血浆,其本身的 INR 往往就高于正常范围[66,69]。

普遍认为,只要凝血因子活性水平超过~30%,大多数患者可以继续产生血栓[62]。因此,在 INR 的水平≤1.6(相应于大多数患者的凝血因子活性水平至少在 30%[82,85])的情况下,额外输注血浆不可能显著改变患者形成血栓的能力,但肝病患者例外。在这种情况下,先前已经证实 INR 值并不代表凝血因子缺乏程度,这与使用华法林以获得特定 INR 的患者类似。事实上,肝病患者的Ⅶ因子水平通常较低[86],且这些患者通常存在抗凝蛋白-"蛋白 C"的缺乏[74],因此,在这种情况下,INR 值和相关的出血风险必须谨慎解读。值得注意的是,Spector 和他的同事们进行的一项具有里程碑意义的研究表明,为纠正 INR 值而输注额外的血浆,其结果通常是只能暂时地纠正这些患者的 INR 值[87]。有鉴于此,并考虑到输血的潜在风险,在肝病患者中使用新鲜冰冻血浆(FFP)仍存在争议。

虽然一些观察性研究已经提出需关注血浆输注的有效性,但与 RBCs 一样,目前尚缺乏评估开放性和限制性血浆输注策略的随机试验。这将是改进当前输血治疗的一个重要的未来步骤。同时,有人提出使用血栓弹力图(thrombelastogram,TEG)和旋转血栓弹力测量法作为工具,以便更好地实时评估个体血栓形成能力[88]。虽然这些新技术的应用尚未普及,但一些研究人员认为它们的使用,提供了一种更及时和特异的凝血状态评估,降低了随后的血液产品暴露[89-91]。此外,Görlinger 等的一项回顾性前后对照研究结果显示,使用 ROTEM 评估凝血功能的心脏手术患者增加了对特异性凝血因子浓缩物的应用,但总体上减少了血液制品的输注,而不伴发病率或病死率的增加[89]。

血小板输注

血小板可以通过捐献全血或通过直接单采获得,并且可以在室温下安全储存长达 5 天[92]。临床上当血小板计数降低或功能异常时会予输注血小板,以促进止血(治疗性)或预防出血(预防性)。在这里,我们讨论血小板输注的临床应用、适应证和有效性的变化趋势。

临床应用的历史和现状

血小板减少症在危重病人中很常见,大约 40% 的危重病人血小板计数低于 $150×10^9$/L[5]。血小板减少症的病因常常是多因素的,但在外科 ICU 中,大多数病例与血液稀释或脓毒症有关[5,93]。此外,在这些人群中经常合并骨髓抑制、肝脏疾病、药物副作用、出血和血小板消耗性疾病(弥散性血管内凝血)等情况[5]。尽管血小板输注本身并非没有风险,但以前的观察性研究表明血小板减少症与大出血事件、住院时间和住 ICU 时间增加以及病死率有关[94]。遗憾的是,很少有随机试验研究血小板输注阈值及其与患者主要临床结局的关系。目前,文献仍支持对危重症患者的特定血小板计数阈值(例如 $<10×10^9$/L)进行预防性血小板输注[95-97]。然而也有文献支持在此阈值外给予血小板输注[98]。2007 年,Cameron 及其同事们注意到,他们医院的非心脏手术患者没有遵从现有指南所定输注血小板阈值,而通常是以平均血小板计数 $85×10^9$/L 为阈值[99]。也许更值得关注的是增加了对危重症患者

血小板输注相关风险的认识[5,100]。

适应证

如果出现血小板减少或血小板功能异常并伴有临床明显的活动性出血,则应考虑输注血小板,目标是使血小板计数 $≥ 50×10^9$/L[101-103]。在接受有创治疗前,对于血小板计数 $< 50×10^9$/L(神经外科手术或眼科手术 $< 100×10^9$/L)的患者也可考虑输注血小板[104]。有证据表明,输注了有功能的血小板,使血小板计数在此阈值以上,患者因血小板减少引起的出血风险是最小的[105]。血小板计数正常但存在可疑血小板功能障碍(例如抗血小板治疗或先天性疾病)的情况下,如出血明显,此时血小板输注也可能是合适的。预计 70kg 成人每单位血小板输注可使血小板计数增加 5~$10 × 10^9$/L,这可以用于指导适当的血小板输注剂量[106]。

在没有临床出血的情况下,循证指南建议在血小板计数 $<10×10^9$/L 时输注血小板,以预防自发性出血(当有发热、脓毒症、肝素治疗、弥散性血管内凝血或导致血小板消耗增加的其他情况共存时,血小板计数 $<20×10^9$/L 可以输注血小板)。这些适应证主要是由评估白血病和骨髓衰竭患者输血策略的研究支持的[55-57]。

有效性

对于大多数患者而言,血小板输注可以使其血小板计数上升。连续血小板输注可能产生血小板耐受状态,但这最常见于恶性血液病患者[106,107]。关于是否能达到预期的止血或预防出血的最终效果,迄今为止的大多数证据都集中在血液恶性肿瘤的血小板输注。在这些患者中,预防性血小板输注已被证明在血小板计数 $<10×10^9$/L 的阈值下是有益的[107],可降低非致命性严重出血的发生率[95,96]。然而,这些发现对外科 ICU 患者人群的适用性尚不清楚。事实上,在这种情况下用于指导血小板输注的数据非常少。尽管如此,在没有大量出血的情况下,当血小板计数 $>50×10^9$/L 时,当前证据不支持给予血小板输注。例外情况是,在军人中进行调查发现,当大量输血按照红细胞∶血浆∶血小板为 1∶1∶1 的比例进行时,其生存率有所提高[108-110]。这种方法的优点和缺点将在下面"大量输血"一节中详细讨论。

总之,尽管在血液恶性肿瘤和骨髓衰竭的情况下,预防性和治疗性血小板输注的证据很有说服力,但在危重外科患者中,其最佳输注阈值仍然存在临床

均衡性问题。目前的大部分数据都是基于专家意见。因此,期望正在进行的两个临床试验,血小板剂量和前瞻性随机最佳血小板与血浆比例试验,能有助于更好地确定最佳血小板输注指征。

冷沉淀输注

冷沉淀是从血浆捐献中分离出来的,包含纤维蛋白原、vW 因子(von Willebrand factor)、Ⅷ因子、ⅩⅢ因子和纤维结合蛋白[111]。每小袋冷沉淀大约含有 350mg 纤维蛋白原,每一个大单位约含 2 100mg 纤维蛋白原(六个供体单位)。每一个大单位的冷沉淀可使血清纤维蛋白原水平升高 45mg/dl[111]。冷沉淀需冷冻保存,并在解冻后 6 小时内输注完。在临床中,冷沉淀主要用于获得性纤维蛋白原缺乏症。在本章中,我们将讨论冷沉淀输注的临床应用变化趋势、适应证和有效性。

适应证

既往,冷沉淀除了被用于治疗纤维蛋白原缺乏症外,还被用于血管性血友病(vW 因子疾病)、血友病和ⅩⅢ因子缺乏症[111]。然而,随着特异性因子浓缩物,去氨加压素和其他靶向治疗的广泛应用,现在使用冷沉淀治疗这些罕见疾病已极少见。现在的文献支持使用冷沉淀治疗先天性或获得性纤维蛋白原缺乏症或异常纤维蛋白原血症相关的出血[111]。

冷沉淀的应用尚缺乏详细的有循证医学证据的推荐,目前许多医生仍在超指南推荐使用冷沉淀输注[112]。令人担忧的是,和其他的血制品一样,这种做法使患者遭受不必要的潜在危害而没有相应的获益。

有效性

对于纤维蛋白原缺乏症的患者,输注冷沉淀有明确的理论上的获益。虽然存在一些结果不一致的研究[113,114],但大量早期的人类和动物实验提示输注冷沉淀有多方面获益,包括减少出血、提高生存率[115,116]。近期,Idris 等的研究结果提示冷沉淀输注可导致预期的血清纤维蛋白原升高,相对于慢性纤维蛋白原缺乏患者,这种获益在急性纤维蛋白原缺乏患者中更显著[117]。虽然该研究没有直接评估冷沉淀输注对出血事件的影响,Lee 等继续研究了在心脏手术患者中冷沉淀输注对纤维蛋白血凝块形成的影响[118]。这个研究表明,冷沉淀输注可使血清纤维蛋白原升高;而且,通过使用血栓弹力图来评估,认为冷沉淀输注也提高

了纤维蛋白血凝块形成的质量。同年,一项大型多中心前瞻性观察研究评估了冷沉淀在创伤患者中的应用[119],结果提示不同机构之间的输血情况差异性较大,但是冷沉淀输注和住院死亡率无相关性。此外,近期研究表明冷沉淀是增加失血性休克伤员生存获益的独立因素[120]。尽管近年来有关冷沉淀使用的有利数据逐步增多,但最近的文献更关注纤维蛋白原和凝血酶原复合物浓缩物在这些情况中的作用[121-123]。这个不断更新的主题将在下面的“大量输血”章节中进行更详细的讨论。重要的是,还需要随机临床试验来更好地明确冷沉淀输注的临床有效性及最佳剂量。

输血风险

和所有其他的临床治疗方法一样,输血也是有风险的。实际上,正是由于输血相关传染性疾病的风险,促进了最早的关于血液制品安全性、有效性及管理方法的研究[19]。后来,由于我们对感染性不良事件理解的进步,在献血者筛查、血液制品检测以及输血治疗方面发生了重大改变[124]。总体而言,这些措施显著地减少了传统上公认的并发症风险,例如传染病的垂直传播[12]。然而,随着对血液制品潜在副作用的检查增加,对病人重要预后有重大影响的其他并发症也逐渐显现出来。在此,我们讨论血液制品输注的风险,重点是外科重症监护病房常见的急性事件。

输血相关性急性肺损伤

尽管早在 20 世纪 80 年代中期就已经认识到了输血相关性急性肺损伤(transfusion-related acute lung injury,TRALI)综合征[125],但这种严重并发症在数十年中仍然没有正式的定义。2004 年,来自世界各地的专家召开会议,提出了目前被广泛接受的 TRALI 标准[126]。该标准将 TRALI 定义为血液制品输注后 6 小时内新出现的急性肺损伤(Acute lung injury,ALI),且没有其他附加的、暂时相关的可引起 ALI 的危险因素(表 35.1)[126]。在存在其他 ALI 危险因素的情况下,患者被划分为“可疑 TRALI”。TRALI 的真实发病率近年来一直存在争议,范围从在所有住院患者中的小于 1% 到有高危风险的外科患者和重症患者中的 8.2%[125,127-131]。事实上,“单纯”TRALI 病例(没有其他附加的 ALI 危险因素)的发生率可能在范围的低限,而 TRALI 病例及可疑 TRALI 病例混合一起时,其发生率在高位区间。无论如何,越来越多的证据表明,由于病例识别和报告方面的缺陷,导致 TRALI 的发生

率常常被低估[132-135]。值得注意的是,在给 FDA 的报道中,TRALI 一直是输血相关性死亡的主要原因[12]。

表 35.1　输血相关性急性肺损伤(TRALI)和可疑 TRALI 的定义

1. 输血相关性急性肺损伤 TRALI
   - (a)急性肺损伤 ALI
     - 急性起病
     - 低氧血症[吸空气 $PaO_2 : FiO_2 \leqslant 300mmHg$ 或 $SpO_2 < 90\%$(或存在其他低氧血症的临床证据)]
     - 胸部正位 X 线片可见双侧浸润影
     - 没有证据表明左房高压(循环超负荷)是临床表现的唯一解释
   - (b)在输血前不存在急性肺损伤 ALI
   - (c)在输血过程中或输血后 6 小时内发病
   - (d)与其他急性肺损伤 ALI 的危险因素无时间相关性

2. 可疑 TRALI
   - (a)急性肺损伤 ALI
   - (b)在输血前不存在急性肺损伤 ALI
   - (c)在输血过程中或输血后 6 小时内发病
   - (d)存在其他与急性肺损伤 ALI 有明确时间相关性的危险因素

ALI. 急性肺损伤;FiO_2. 吸入氧浓度;PaO_2. 动脉血氧分压;SpO_2. 氧饱和度。

经授权使用 John Wiley and Sons:Kleinman S,Caulfield T,Chan P,Davenport R,McFarland J,McPhedran S,et al.Toward an understanding of transfusion-related acute lung injury:statement of a consensus panel.Transfusion.2004;44(12):1774-89[126]。

尽管所有的血液成分都有可能引起 TRALI 的反应,但是血浆成分多的血制品例如血浆(新鲜冰冻血浆,FP24,解冻血浆)和机采血小板,其输注所致 TRALI 的风险是最大的[136,137],发生率是输注红细胞的 5~6 倍[138]。尽管有这样的观察结果,但输注红细胞还是引起 TRALI 最常见的原因,因为输注红细胞的单位数量是最大的。值得注意的是,近来,输注的血浆成分获取上的变化(男性献血者政策、HLA 抗体检测)显著降低了血浆相关性 TRALI 的发生率[139-143]。但这一趋势的一个特别例外是 AB 型血浆的获取,仍然偶尔会来自于经产妇献血者[144]。

就 TRALI 的机制而言,一个主要理论仍然是"二次打击假说(two-hit hypothesis)",即易感宿主(易感因素可能包括感染、休克、手术损伤或重症疾病)准备承受 TRALI 反应;之后,供体抗体通过输血过程被动进入受血者体内,与其同源白细胞抗原相互作用,即"二次打击",激活受血者体内的致敏中性粒细胞,在肺内产生炎症反应,并导致炎症性肺水肿(急性呼吸窘

迫综合征,acute respiratory distress syndrome,ARDS)。由于经产妇有产生抗白细胞抗体的风险[145],许多国家(包括美国)已将其从献血者库中排除。如上所述,这些措施显著降低了血浆相关性 TRALI 的发生率。然而,仍有许多发生 TRALI 病例中未检测到供体抗体或同源受体抗原[146,147]。这种情况导致了另一种"二次打击"的假说,其认为很有可能是输注了其他的可溶性生物修饰物(如:中性脂质,无细胞血红蛋白),这些物质也能够激活致敏的中性粒细胞。有关 TRALI 机制的更详细讨论,可参考近期发表的一些优秀综述[148-150]。不幸的是,目前尚无有效治疗 TRALI 的方法,因此,治疗方案主要是氧疗和必要时的机械通气[151]。与 ARDS 的肺损伤所设置的呼吸机模式一样,对于需要有创通气支持的 TRALI 患者,推荐使用低潮气量通气。

输血相关性循环超负荷

尽管在七十多年前就已首次出现了关于输血相关性循环超负荷(transfusion-associated circulatory overload,TACO)的描述[152],但直到最近才有了 TACO 的广泛认可的定义。目前,普遍认可的是由美国疾病控制中心国家医疗安全网络(Centers for Disease Control National Healthcare Safety Network,CDC-NHSN)提出的定义[153]。具体而言,CDC-NHSN 的标准是在输血结束后 6 小时内,新出现或恶化以下三种或三种以上表现[153]:

- 急性呼吸窘迫(咳嗽,呼吸困难,端坐呼吸)
- 脑钠肽(brain natriuretic peptide,BNP)水平升高
- 中心静脉压(central venous pressure,CVP)升高
- 有左心衰竭证据
- 有液体入超证据
- 有肺水肿的影像学表现

然而,以上许多标准是主观的和非特异的,因此限制了它们在诊断 TACO 时的效用。典型的 TACO 表现为在输注血液制品后出现急性发作的呼吸窘迫、心动过速和血压升高[154]。然而,在诊断 TACO 时,上述标准并未要求必须有呼吸窘迫,这或许是目前定义的另一个重要不足。

报道的 TACO 发病率差异很大,从不到 1% 到超过 11%[155-157]。历史上对 TACO 缺乏一致的定义、病例诊断的困难、不同的病例筛选方法(主动与被动)以及我们对其病理生理学的理解不足等因素,都会导致其发病率的巨大差异性,并可能低估了 TACO 的真正负担。需要强调的是,既往报道的数据确实表明 TACO

在危重病人中更为常见。TACO 常常被表述为不太严重的输血相关并发症，但是需要指出的是 TACO 是输血相关性死亡的第二位常见原因，在 2013 年向 FDA 报道的输血相关性死亡事件中占 34%[12]，病死率估计在 5%～15%[12,158]。

虽然已证明所有血液成分均有可能引起 TACO，但观察性研究表明血浆输注的潜在风险更高[155]。虽然未经证实，但这种关联可能与试图逆转抗凝治疗效果而常常输注了大量血浆有关。从机制上讲，TACO 被认为主要是液体超负荷导致静水压性肺水肿的结果[159]。支持的证据包括输血量、输血速率、总体容量状态和心血管疾病或肾脏疾病[155,160-162]之间的明确关系。其他报道的危险因素包括极端年龄、严重慢性贫血和失血性休克状态下的输血[155,161-163]。然而，一些研究报道了低容量状态下输注血液制品，或者甚至仅输注了 1 个单位血制品后，即可引发 TACO 的病例[164]。这种现象和典型的 TACO 相关性高血压反应一致[165]，导致了 TACO 的其他可能机制的提出，包括微循环一氧化氮蓄积[166]以及白细胞和血小板衍生的炎症介质[167]。在 TACO 预防方面，建议的措施包括避免不必要的输血、减少必要的输血次数，并考虑预防性使用利尿药[159]。对于已出现的 TACO，治疗一般包括氧疗和必要时的机械通气。因常合并心血管疾病，在 TACO 综合征发病过程中，应尽早考虑无创通气策略，以避免有创机械通气。如果血流动力学状态允许，可以考虑利尿药治疗以减少过多的血管内容量，并减轻患者的肺水肿[159]。值得注意的是，虽然理论上辅助利尿可能获益，但尚无严格设计的试验来证明该干预的有效性。

急性和迟发性溶血性输血反应

急性溶血性输血反应（acute hemolytic transfusion reactions，AHTR）通常是在从献血者采集血液开始到向受血者输注血制品结束的过程中，因某个时间点出现记录错误引起的[168]。由此产生的 ABO 血型不相容红细胞的输注，导致了强烈的补体结合、血管内溶血和凝血级联激活[168,169]。这些反应共同导致了弥散性血管内凝血、出血、低血压和器官功能衰竭。幸运的是，我们医院的系统和流程的改进以及有关血液制品管理的政策，显著降低了 AHTRs 的发生率。然而，当它们确实发生时，患者的后果可能是毁灭性的。2013 年向 FDA 报道的输血相关性死亡事件中有 16% 归因于 AHTRs[12]。不良反应也可见于非 ABO 血型供体的红细胞抗原。通常，这些反应相互作用导致了迟发性溶血性输血反应。存在抗 Kidd 抗体的受血者就是一

个例子。Kell、Duffy 和 Rh 红细胞抗原家族也有类似的反应[168,170]。虽然 AHTR 在红细胞输注中最常见，但如果输注血型不相容的血小板时，如果其含有足够量的不相容血浆，也可以看到类似的反应。

变态反应和过敏反应

尽管所有血液制品类型都可能出现变态反应，但高血浆组分的产品更容易出现。变态反应的频率因血制品不同而异，红细胞可低至 0.03%，血小板则可高达 6%[171]。过敏反应非常罕见，发生率为 1∶20 000 至 1∶47 000[171]，在 2009 年至 2013 年期间占输血相关死亡人数的 5%[12]。临床表现可以从症状轻微到危及生命，症状/体征包括瘙痒、红斑和荨麻疹皮疹、血管性水肿、喘息、气道阻塞和休克。在有 IgA 缺乏或抗 IgA 患者中，过敏反应的风险增加到 1∶1 200[171]。鉴于此，这些患者通常给予输注洗涤的红细胞和血小板，以及从 IgA 缺乏的献血者获得的血浆。变态反应的处理包括停止输血和应用抗组胺药。在严重反应中，可能需要肾上腺素、糖皮质激素和其他支持措施，包括吸氧、气管内插管机械通气、液体复苏和血管活性药[171]。

发热

发热性输血反应是最常见的急性输血反应，约占所有输血的 1%，占所有报道的不良输血事件的半数至四分之三[172]。临床表现是在没有溶血和其他更有可能引起发热的情况下，体温升高超过 1℃。发热常在输血后 4 小时内发生，且表现较轻。偶尔，患者可能会有更严重的症状，例如畏寒、寒战。事实上，这可能是输血前给予退烧药治疗的患者唯一的主诉，尽管这种干预的证据仍然存在争论[173]。输注任何含白细胞的血液制品都可以引起发热反应，但输注红细胞和血小板时最常见。发热性输血反应的病因考虑和白细胞凋亡过程中释放的细胞因子有关。值得注意的是，减少白细胞输注策略的引入，使发热反应的发生率显著降低[172,174]。发热性输血反应治疗重点包括停止输血和应用退烧药。

输血相关性免疫调节

输血对受体免疫功能的潜在影响虽然尚未完全了解，但人们早已认识到这一点。事实上，在常规使用免疫抑制药之前，这种输血的副作用被用来帮助接受了实体器官移植和造血干细胞移植的患者[175,176]。尽管这种潜在作用的具体机制尚未完全阐明，但现有文献支持多种与输血有关的免疫调节作用，包括抑制

细胞毒性细胞和单核细胞的活性、释放免疫抑制作用的前列腺素、抑制白细胞介素-2（IL-2）的产生以及增加抑制 T 细胞的活性[177]。对于外科手术和病情危重的患者，许多证据显示输血事件与院内感染风险增加有关[8,37]。此外，也有人表达了输血对肿瘤复发的担忧[177]。值得注意的是，使用了常规去白细胞的红细胞血制品，似乎已经减少了包括感染并发症在内的红细胞输注相关不良反应的发生率，尽管没有完全消除[178]。持续进行的相关研究将会不断地改善我们对输血相关性免疫调节（Transfusion-Related Immune Modulation，TRIM）机制和临床影响的理解。

其他和输血相关的危险因素

低血压性输血反应并不常见，其发病率尚未明确[179]。它们的特征性表现是在输血后 15 分钟内收缩压迅速下降 30~80mmHg，这种反应通常比较轻微，通过停止输血和简单的支持治疗后容易纠正。对于同时进行血液透析、床旁去白细胞和使用血管紧张素转换酶抑制药[180]的患者来讲，出现血压降低反应的风险较高。

数十年来，输血传播性感染（transfusion-transmitted infections，TTI）一直是公认的输血风险。现代血液管理规定要求确保所有血液制品都经过广泛的强制性的病原筛查[124]。尽管没有完全消除，但这些措施大大减少了输血传播性感染的风险，尤其是室温下储存的产品（如血小板）。事实上，输注细菌污染血小板的感染性输血发生率被认为是 10.6∶1 000 000[181]。临床表现通常包括发热、寒战、心动过速、低血压和其他菌血症特征。疑似输血传播性感染的处理包括停止输血、留取受体血培养和立即使用广谱抗生素。残留的血制品应保留，以供输血实验室进一步检测，并且隔离从该献血者收集到的其他血制品[182]。

输血相关性移植物抗宿主病（transfusion-associated graft versus host disease，TA-GVHD）是一种罕见的但通常致命的输血风险，是在将致敏的供体淋巴细胞输入到敏感受体时出现。TA-GVHD 可由输注全血、红细胞、血小板、粒细胞和新鲜（不是冷冻）血浆引起，免疫抑制患者的风险最高。在极少数情况下，无意中供体和受体的人类白细胞抗原的匹配也可能引发这种反应。临床主要表现包括发热、红斑疹，肠胃不适，肝功能异常，并最终出现严重的全血细胞减少症。这些患者的死亡通常继发于脓毒症和多器官功能衰竭[183]。在外科重症患者中，一种轻型 TA-GVHD 称为"术后红皮病"，表现为暂时性的广泛性红斑，而不会

发展为完全的 TA-GVHD[184]。降低高危人群中 TA-GVHD 风险的措施包括使用血液制品辐射和其他病原体灭活技术[185]。

大量输血

失血性休克仍然是创伤相关性死亡的主要原因，仅次于破坏性神经损伤[186]。对严重创伤患者进行适当和及时的血液学管理是预防凝血功能障碍、酸中毒和低体温构成的致死性三联征的最重要措施[187]。事实上，未能充分预防或控制凝血功能障碍与患者不良结局相关，包括死亡率增加[188]。这些发现激发了人们对创伤性大出血患者更积极的输血治疗的兴趣。

尽管"大量输血"一词的定义各不相同，但它通常包含快速输注大量血液制品以治疗无法控制的出血。最广泛认可的成人大量输血的定义包括：

1. 在 24 小时内输注 ≥10 个单位的红细胞（大约为成人总血容量）[189]。

2. 在 1 小时内输入 4 个单位的红细胞，并预期需要持续的血液制品支持[190]。

3. 在 3 小时内输注血液制品占总血容量的 50%[191]。

近年来，我们对大出血病理生理学的认识有了很大的提高，对创伤相关性急性凝血功能障碍的识别，即创伤性凝血功能障碍（trauma-induced coagulopathy，TIC），在临床实践中也发生了一些变化。创伤性凝血功能障碍是很常见的（占严重创伤病例的 25% ~ 40%），常在创伤很早期出现，且多在显著复苏开始之前就发生了[188,192]。当组织损伤引起凝血酶生成与休克同时发生时，就会出现创伤性凝血功能障碍。这种结合使得蛋白 C 系统激活，产生低凝状态，从而导致持续性出血[192-194]。另外，由于使用不含血液成分的液体进行大容量的液体复苏，导致凝血因子和血小板的稀释，这也在创伤性凝血功能障碍的发生和发展中发挥了作用。

由于认识到创伤性凝血功能障碍的高发生率以及其与患者不良结局的关系，大家对更积极、更早地输注血浆和血小板的热情显著增加[108,109,195]。由于既往缺乏快速可靠的临床试验来指导特定的血小板和凝血因子补充策略，因此确定红细胞与血浆和血小板的输注最佳比例一直是研究的焦点。为此，早期的军方资料首先提出使用 1∶1∶1（红细胞∶血浆∶血小板）的输注比例，该理论认为这种比例组成更类似于全血，有可能阻止创伤性凝血功能障碍的发生[110]。后来的多项研究，主要是在军人中进行的，已经注意到这

种大量输血策略（massive transfusion protocols，MTPs）能提高存活率[108,109,196]。然而，除非有进一步研究证明，目前仍存在许多问题，影响推广大量输血策略的积极性，例如生存偏差[76,77,197,198]、不需要大量输血的患者不良结局的发生率增加[199-201]，这些研究结果在普通创伤市民和非创伤性大出血情况下的普适性等。需要强调的是，目前关于最佳血小板和血浆比率（prospective randomized optimal platelet and plasma ratio，PROPPR）的前瞻性随机临床试验正在进行中，用以进一步评估在民用医院中使用的最佳比例。

最近，新出现的数据已经强调了大量出血中纤维蛋白原替代治疗的重要性[122]。这与观察到的低纤维蛋白原血症与包括产科[202]和心脏手术患者[203]在内的几类外科人群出血的发生和严重程度独立相关的结果相符。随后，一些病例报告和随机试验也证实了各种手术人群的这些结果。具体地说，与标准治疗相比，纤维蛋白原输注可快速纠正实验室凝血指标异常[204]、停止出血[204]、改善血凝块稳定性[205]、减少围术期异体输血的需求[123,206]。此外，这些研究表明，纤维蛋白原浓缩物具有良好的安全性。事实上，尚没有血栓栓塞事件直接归因于使用纤维蛋白原，且与冷沉淀相比，这些产品可能降低病毒和朊病毒传播的发生率[207]。

最近，人们越来越关注使用 TEG 和旋转血栓弹力测量法进行更准确、特异、床旁实时的凝血状态评估。除了比传统实验室检测的速度更快之外，其优点还包括所检测的是全血而不是去除了所有细胞的离心后血液。重要的是，这可以确保对凝血因子、血小板、红细胞和包含其他组织因子的细胞进行全面评估。研究认为这可以提供对体内凝血环境进行更准确的体外评估[91]。近来文献报道了针对外科重症患者出血，成功地进行了血栓弹力图（TEG / ROTEM）目标导向的 PCCs 和纤维蛋白原治疗[89,90,208]。事实上，这些试验测试可以通过提供更准确的特定凝血功能缺陷评估，以及避免与传统实验室检测相关的延迟（如凝血酶原时间和活化部分凝血活酶时间），来实现最佳的凝血因子复苏。然而，虽然这些试验检测很有前景，但还需要更多的研究来更好地理解它们在不同临床情况下的应用价值和影响。

血液制品选择

维生素 K 可以帮助纠正因营养缺乏或特异性维生素 K 拮抗剂治疗（如华法林）导致的凝血功能紊乱。事实上，针对所有在维生素 K 拮抗剂治疗时出现严重急性出血的患者，除非有特殊的禁忌在，推荐使用维生素 K 替代治疗，同时辅以其他疗法，如新鲜冰冻血浆输注或凝血酶原复合物浓缩物[209]。应该指出的是，起效时间将出现在给药后数小时，并且因给药途径不同而变化。对于急诊或需要快速逆转的患者，推荐静脉注射维生素 K。临床医师应注意静脉注射维生素 K 治疗可能出现罕见但严重的过敏反应[61,210]。

凝血酶原复合物浓缩物（prothrombin complex concentrates，PCCs）含有不同量的维生素 K 依赖性凝血因子 Ⅱ、Ⅶ、Ⅸ 和 Ⅹ。因子Ⅶ含量少的被称为三因子 PCC，而含量较多的称为四因子 PCC[211]。另外，还可能存在不同数量的蛋白 C、S、Z 以及抗凝血酶Ⅲ和肝素（表 35.2）[212]。这些产品来源于人血浆，但其凝血因子浓度是正常血浆的 25 倍[213]。在储存之前，这些浓缩物要进行广泛的病毒清除和去白细胞处理。虽然输血传播的病毒感染以及 TRALI 和 TACO 的风险基本上没有了，但针对有肝素诱导的血小板减少症（thrombocytopenia，HIT）病史的患者，PCCs 的应用必须采取适当的限制[211]。

既往 PCCs 的主要适应证是血友病伴有相关的凝血因子抑制物[214]。然而，针对急性大出血患者的口服抗凝药逆转以及大量输血的情况，使用这些产品作为血浆输注的替代治疗，已越来越有经验了[122,215,216]。Kcentra（CLS Behring 贝林公司产品）是一种四因子 PCC，最近获得美国食品和药物管理局（FDA）批准在前一种情况下使用。有时 PCCs 也用于与维生素 K 拮抗剂治疗相关的出血处理，已获得美国胸科医师学会的普遍认可[209]。早期资料表明，直接抑制凝血酶和 Xa 因子的抑制剂，其抗凝作用可以被 PCCs 纠正[216-218]，但这还需要进一步研究，以更好地理解它们在这种情况下的作用。

有关 PCCs 药代动力学的数据有限，且每个因子的半衰期是不一样的，因此，剂量策略是有挑战性的。许多研究已经比较了 FFP 和 PCCs 的在 25～50IU/kg 时的效果，发现 PCCs 能够更快速和完整地纠正 INR[219-221]。迄今为止，已经开展了一项前瞻性随机对照试验来评估 PCCs 的相对安全性和有效性[222]。在这项研究中，Sarode 等报道，与 FFP 相比，四因子 PCCs 在非手术患者中维生素 K 拮抗剂的紧急逆转效果具有非劣效性[222]。PCC 的其他优势包括充分替代凝血因子时，所需的输注容量是较低的，从而避免新鲜冰冻血浆经常遇到的容量超负荷风险[222]。由于 PCC 在室温下储存，无需解冻和加温，所以它们通常更容易获得，并且可以以更快的速度安全输注[223]。

表 35.2 市售凝血酶原复合物浓缩物的成分

	Ⅱ因子（U/ml）	Ⅶ因子（U/ml）	Ⅸ因子（U/ml）	Ⅹ因子（U/ml）	蛋白C（U/ml）	蛋白S（U/ml）	蛋白Z（U/ml）	ATⅢ（U/ml）	肝素（U/ml）
Beriplex（CSL Behring）	20~48	10~25	20~31	22~60	15~45	13~26	*	0.2~1.5	0.4~2.0
Octaplex（Octapharma）	11~38	9~24	25	18~30	7~31	7~32	*	*	*
Profilnine（Grifols）	有	有	有	有	*	*	*	*	0
Bebulin（Baxter）	有	有（含量低）	有	有	*	*	*	*	每U Ⅸ因子含0.15U
FIEBA（Baxter）	有未活化的	有活化的	500,1 000或2 500/瓶，未活化的	有未活化的	*	*	*	*	0

ATⅢ. 抗凝血酶Ⅲ, *. 未在包装标签上标注。

经授权使用 Wolters Kluwer Health；Levy JH, Tanaka KA, Dietrich W.Preoperative hemostatic management of patients treated with vitamin K antagonists.Anesthesiology.2008；109（5）：918-26[212]。

PCC 应用当然不是没有风险，报道的不良事件包括过敏反应、HIT 和血栓栓塞事件[211,215]。事实上，后者是妨碍广泛使用 PCCs 来紧急逆转口服抗凝治疗的主要关注问题。然而，在以前研究中报道的少量血栓栓塞事件是真正与 PCC 本身使用相关，还是与患者本身存在潜在危险因素有关，仍然存在不确定性。虽然这种潜在的风险仍在研究中，但可获得的数据表明，PCC 的安全性相对较好[224-226]。

同样，许多研究者已经开始探索重组因子Ⅶa（rFⅦa）的潜在替代应用价值。其最初开发是用于治疗血友病的严重出血。市售的 rFⅦa 作为冻干粉储存于 2~25℃ 的环境，并在使用时重新与 L-组氨酸一起溶于水，配成 7ml 的容液[227]。新的应用已在大手术[228-230]、外伤[231]、肝脏疾病[232]、产科[233]和颅内出血[234]等各种出血情况下使用。虽然这些观察性研究和单中心临床试验的结果令人鼓舞，但随后的多中心临床试验未能在所有临床情况下重现类似结果。尽管 Gill 等报道了在心脏手术后接受 rFⅦa 治疗的患者，因出血而再次手术的发生率降低和红细胞输注量减少[235]，但 Boffard 等指出，相对于穿透伤，该方法在钝性伤时仅有等效治疗效果[236]。同样，其他研究者也报道了该治疗方法在食管静脉曲张出血[237]、肝切除[238]、颅内出血[239]和先天性心脏手术[240]等情况下缺乏有效性。在逆转抗凝的效果上，结果也是不一致的。重要的是，尽管观察到应用 rFⅦa 后，实验室凝血功能参数有所纠正，但和止血效果并不一定相关[241,242]。更值得关注的问题是它们可疑的安全状况。事实上，最近的一项大型系统评价认为 rFⅦa 与动脉血栓栓塞性疾病风险增加有关，特别是急性冠脉综合征[243]。同时有其他人注意到静脉血栓栓塞性疾病的增加[244]，并且在心脏外科手术患者中，卒中发生率似乎有所增加[245]。

在大出血的情况下，另一个有吸引力的血浆替代品是纤维蛋白原浓缩物。这些产品自 20 世纪 60 年代以来就在欧洲得到批准[246]，但最近才被美国食品和药物管理局批准用于先天性纤维蛋白原缺乏血症和低纤维蛋白原血症。关于它们使用的数据是有限的，但是研究结果表明它们能有效改善凝血功能参数，并且可能在大出血中挽救生命，特别是其他治疗方法难以治愈时。事实上，纤维蛋白原浓缩物已被证明可减少产科[202]和心脏外科患者的手术出血[203]，而不会增加血栓栓塞并发症等不良反应[207]。

抗纤溶治疗，如氨甲环酸或氨基己酸，已显示出在严重创伤患者中降低对同种异体血液制品的需求，以及改善重要临床结局方面的前景[247,248]。最近的 CRASH-2 试验发现，创伤患者早期使用氨甲环酸治疗可降低全因死亡率和出血导致的死亡率，尽管治疗组和安慰剂组的输血需求是相似的。重要的是，这些研究者没有发现治疗组血管闭塞事件有任何增加。此外，一些其他的外科手术人群也出现了类似的结果，包括骨科、心血管外科、肝移植、泌尿外科、妇科和产科手术患者[249]。然而，关于血栓形成过多的担忧阻止了这些制品的广泛应用。显然，这是一个需要进一步研究的领域。其他特异性因子浓缩剂（例如 vWF，因子Ⅸ，因子Ⅷ）和替代疗法（例如去氨加压素/雌激素）也在特定的临床条件中有一定作用。但是，对这些不同治疗方案的详细讨论超出了本章的范围。

总结

　　血液制品的使用在围术期是很常见的,特别是在外科ICU。这些输血事件,其中有很大一部分是超出了目前有循证医学证据的指南之外,且临床效果不明。输血相关的并发症可能会危及生命,并且很少被认识到,其上报的情况也不一致。一般来说,在没有严重急性出血的情况下,应采用限制性输血措施。相反,输血专业学会越来越支持在创伤相关失血性休克的情况下,尽早、开放性使用血液制品。新型疗法(如凝血酶原复合物浓缩物和纤维蛋白原浓缩物)作为传统输血疗法的替代品,其作用正在扩大,尽管这些治疗方案得到更广泛地实施之前还需要更多证据。

(钟雪锋 译,刘亚林 校)

参考文献

1. Sniecinski R, Levy J. Bleeding and management of coagulopathy. J Thorac Cardiovasc Surg. 2011;142(3):662–7.
2. Greenblatt DY, Kelly KJ, Rajamanickam V. Preoperative factors predict perioperative morbidity and mortality after pancreatico-duodenectomy. Ann Surg Oncol. 2011;18(8):2126–35.
3. Jung J, Hwang S, Namgoong J. Incidence and management of postoperative abdominal bleeding after liver transplantation. Transplant Proc. 2012;44(3):765–8.
4. Corwin HL, Gettinger A, Pearl RG, Fink MP, Levy MM, Abraham E, et al. The CRIT study: anemia and blood transfusion in the critically ill—current clinical practice in the United States. Crit Care Med. 2004;32(1):39–52.
5. Stephan F, Hollande J, Richard O, Cheffi A, Maier-Redelsperger M, Flahault A. Thrombocytopenia in a surgical ICU. Chest. 1999;1:1363–70.
6. Arnold DM, Crowther MA, Cook RJ, Sigouin C, Heddle NM, Molnar L, et al. Utilization of platelet transfusions in the intensive care unit: indications, transfusion triggers, and platelet count responses. Transfusion. 2006;46(8):1286–91.
7. Rice TW, Wheeler AP. Coagulopathy in critically ill patients: part 1—platelet disorders. Chest. 2009;136(6):1622–30.
8. Marik PE, Corwin HL. Efficacy of red blood cell transfusion in the critically ill: a systematic review of the literature. Crit Care Med. 2008;36(9):2667–74.
9. Hébert PC, Tinmouth A, Corwin HL. Controversies in RBC transfusion in the critically ill. Chest. 2007;131(5):1583–90.
10. Oliver E, Carrio ML, Rodríguez-Castro D, Javierre C, Farrero E, Torrado H, et al. Relationships among haemoglobin level, packed red cell transfusion and clinical outcomes in patients after cardiac surgery. Intensive Care Med. 2009;35(9):1548–55.
11. Napolitano LM, Kurek S, Luchette FA, Corwin HL, Barie PS, Tisherman SA, et al. Clinical practice guideline: red blood cell transfusion in adult trauma and critical care. Crit Care Med. 2009;37(12):3124–57.
12. Fatalities reported to FDA following blood collection and transfusion: annual summary for fiscal year 2013. [Internet]. 2013. http://www.fda.gov/BiologicsBloodVaccines/SafetyAvailability/ReportaProblem/TransfusionDonationFatalities/ucm391574.htm.
13. Dzik WH. Predicting hemorrhage using preoperative coagulation screening assays. Curr Hematol Rep. 2004;3(5):324–30.
14. Whitaker BI. The 2011 National Blood Collection and Utilization Survey report. 2011.
15. Carson JL, Grossman BJ, Kleinman S, Tinmouth AT, Marques MB, Fung MK, et al. Annals of internal medicine clinical guideline red blood cell transfusion: a clinical practice guideline from the AABB. Ann Intern Med. 2012;157(1):49–58.
16. D'Alessandro A, Liumbruno G, Grazzini G, Zolla L. Red blood cell storage: the story so far. Blood Transfus. 2010;8(2):82–8.
17. Wang JK, Klein HG. Red blood cell transfusion in the treatment and management of anaemia: the search for the elusive transfusion trigger. Vox Sang. 2010;98(1):2–11.
18. Adam RC, Lundy JS. Anesthesia in cases of poor risk. Some suggestions for decreasing the risk. Surg Gynecol Obstet. 1942;74:1011–101.
19. Consensus conference: perioperative red blood cell transfusion. JAMA. 1988;260(18):2700–3.
20. Hebert PC, Wells G, Blajchman MA, Marshall J, Martin C, Pagliarello G, et al. A multicenter, randomized, controlled clinical trial of transfusion requirements in critical care. Transfusion Requirements in Critical Care Investigators, Canadian Critical Care Trials Group. N Engl J Med. 1999;340(6):409–17.
21. Hajjar LA, Vincent JL, Galas FR, Nakamura RE, Silva CM, Fukushima J, et al. Transfusion requirements after cardiac surgery: the TRACS randomized controlled trial. JAMA. 2010;304(14):1559–67.
22. Carson J, Terrin M. Liberal or restrictive transfusion in high-risk patients after hip surgery. N Engl J Med. 2011;365(26):2453–62.
23. Villanueva C, Colomo A, Bosch A, Concepción M, Hernandez-Gea V, Aracil C, et al. Transfusion strategies for acute upper gastrointestinal bleeding. N Engl J Med. 2013;368(1):11–21.
24. Vincent JL, Baron J-FF, Reinhart K, Gattinoni L, Thijs L, Webb A, et al. Anemia and blood transfusion in critically ill patients. JAMA. 2002;288(12):1499–507.
25. Carson JL, Hill S, Carless P, Hébert P, Henry D. Transfusion triggers: a systematic review of the literature. Transfus Med Rev. 2002;16(3):187–99.
26. Shapiro MJ, Gettinger A, Corwin HL, Napolitano L, Levy M, Abraham E, et al. Anemia and blood transfusion in trauma patients admitted to the intensive care unit. J Trauma. 2003;55(2):269–73.
27. Ferraris VA, Brown JR, Despotis GJ, Hammon JW, Reece TB, Saha SP, et al. 2011 update to the Society of Thoracic Surgeons and the Society of Cardiovascular Anesthesiologists blood conservation clinical practice guidelines. Ann Thorac Surg. 2011;91(3):944–82.
28. Szczepiorkowski ZM, Dunbar NM. Transfusion guidelines: when to transfuse. Hematology Am Soc Hematol Educ Program. 2013;2013:638–44.
29. American Society of Anesthesiologists Task Force on Perioperative Blood Transfusion and Adjuvant Therapies. Practice guidelines for perioperative blood transfusion and adjuvant therapies. Anesthesiology. 2006;105(1):198–208.
30. Carson JL, Brooks MM, Abbott JD, Chaitman B, Kelsey SF, Triulzi DJ, et al. Liberal versus restrictive transfusion thresholds for patients with symptomatic coronary artery disease. Am Heart J. 2013;165(6):964–71.
31. Carson JL, Terrin ML, Magaziner J, Chaitman BR, Apple FS, Heck DA, et al. Transfusion trigger trial for functional outcomes in cardiovascular patients undergoing surgical hip fracture repair (FOCUS). Transfusion. 2006;46(12):2192–206.
32. Aronson D, Dann EJ, Bonstein L, Blich M, Kapeliovich M, Beyar R, et al. Impact of red blood cell transfusion on clinical outcomes in patients with acute myocardial infarction. Am J Cardiol. 2008;102(2):115–9.
33. Rivers E, Nguyen B, Havstad S. Early goal-directed therapy in the treatment of severe sepsis and septic shock. N Engl J Med. 2001;345(19):1368–77.
34. Dellinger RP, Levy MM, Carlet JM, Bion J, Parker MM, Jaeschke R, et al. Surviving Sepsis Campaign: international guidelines for management of severe sepsis and septic shock: 2008. Crit Care Med. 2008;36(1):296–327.
35. Dellinger RP, Levy MM, Rhodes A, Annane D, Gerlach H, Opal

SM, et al. Surviving sepsis campaign: international guidelines for management of severe sepsis and septic shock: 2012. Crit Care Med. 2013;41(2):580–637.

36. Raghavan M, Marik PE. Anemia, allogenic blood transfusion and immunomodulation in the critically ill. Chest. 2005;127(1): 295–307.

37. Rohde JM, Dimcheff DE, Blumberg N, Saint S, Langa KM, Kuhn L, et al. Health care-associated infection after red blood cell transfusion: a systematic review and meta-analysis. JAMA. 2014;311(13):1317–26.

38. Yealy DM, Kellum JA, Huang DT, Barnato AE, Weissfeld LA, Pike F, et al. A randomized trial of protocol-based care for early septic shock. N Engl J Med. 2014;370(18):1683–93.

39. Holst LB, Haase N, Wetterslev J, Wernerman J, Aneman A, Guttormsen AB, et al. Transfusion requirements in septic shock (TRISS) trial—comparing the effects and safety of liberal versus restrictive red blood cell transfusion in septic shock patients in the ICU: protocol for a randomised controlled trial. Trials. 2013;14:150.

40. Hébert PC, Wells G, Blajchman MA, Marshall J, Martin C, Pagliarello G, et al. A multicenter, randomized, controlled clinical trial of transfusion requirements in critical care. N Engl J Med. 1999;340(13):1056.

41. Thomas D, Marshall J, Russell R. Effect of haematocrit on cerebral blood-flow in man. Lancet. 1977;2:941–3.

42. Asplund K. Hemodilution in acute ischemic stroke. Cochrane Database Syst Rev. 2002;4:CD000103.

43. Naidech AM, Drescher J, Ault ML, Shaibani A, Batjer HH, Alberts MJ. Higher hemoglobin is associated with less cerebral infarction, poor outcome, and death after subarachnoid hemorrhage. Neurosurgery. 2006;59(4):775–9.

44. Smith MJ, Stiefel MF, Magge S, Frangos S, Bloom S, Gracias V, et al. Packed red blood cell transfusion increases local cerebral oxygenation. Crit Care Med. 2005;33(5):1104–8.

45. Oddo M, Milby A, Chen I, Frangos S, MacMurtrie E, Maloney-Wilensky E, et al. Hemoglobin concentration and cerebral metabolism in patients with aneurysmal subarachnoid hemorrhage. Stroke. 2009;40(4):1275–81.

46. Pendem S, Rana S, Manno E, Gajic O. A review of red cell transfusion in the neurological intensive care unit. Neurocrit Care. 2006;4:63–7.

47. Leal-Noval SR, Múñoz-Gómez M, Murillo-Cabezas F. Optimal hemoglobin concentration in patients with subarachnoid hemorrhage, acute ischemic stroke and traumatic brain injury. Curr Opin Crit Care. 2008;14(2):156–62.

48. Warner MA, O'Keeffe T, Bhavsar P, Shringer R, Moore C, Harper C, et al. Transfusions and long-term functional outcomes in traumatic brain injury. J Neurosurg. 2010;113(3):539–46.

49. Koch CG, Li L, Sessler DI, Figueroa P, Hoeltge GA, Mihaljevic T, et al. Duration of red-cell storage and complications after cardiac surgery. N Engl J Med. 2008;358(12):1229–39.

50. Purdy FR, Tweeddale MG, Merrick PM. Association of mortality with age of blood transfused in septic ICU patients. Can J Anaesth. 1997;44(12):1256–61.

51. Yap C-H, Lau L, Krishnaswamy M, Gaskell M, Yii M. Age of transfused red cells and early outcomes after cardiac surgery. Ann Thorac Surg. 2008;86(2):554–9.

52. Hébert PC, Chin-Yee I, Fergusson D, Blajchman M, Martineau R, Clinch J, et al. A pilot trial evaluating the clinical effects of prolonged storage of red cells. Anesth Analg. 2005;100(5):1433–8.

53. Hess JR. Red cell changes during storage. Transfus Apher Sci. 2010;43(1):51–9.

54. Spinella PC, Sparrow RL, Hess JR, Norris PJ. Properties of stored red blood cells: understanding immune and vascular reactivity. Transfusion. 2011;51(4):894–900.

55. Kiraly LN, Underwood S, Differding JA, Schreiber MA. Transfusion of aged packed red blood cells results in decreased tissue oxygenation in critically injured trauma patients. J Trauma. 2009;67(1):29–32.

56. Valeri CR, Hirsch NM. Restoration in vivo of erythrocyte adenosine triphosphate, 2,3-diphosphoglycerate, potassium ion, and sodium ion concentrations following the transfusion of acid-citrate-dextrose-stored human red blood cells. J Lab Clin Med. 1969;73(5):722–33.

57. Valtis DJ. Defective gas-transport function of stored red blood-cells. Lancet. 1954;266(6803):119–24.

58. Vamvakas EC. Purported deleterious effects of "old" versus "fresh" red blood cells: an updated meta-analysis. Transfusion. 2011;51(5):1122–3.

59. Lelubre C, Vincent J-L. Relationship between red cell storage duration and outcomes in adults receiving red cell transfusions: a systematic review. Crit Care. 2013;17(2):R66.

60. Circular of information for the use of human blood components. AABB, American Red Cross, America's Blood Centers, Armed Services Blood Program. 2013.

61. O'Shaughnessy DF, Atterbury C, Bolton Maggs P, Murphy M, Thomas D, Yates S, et al. Guidelines for the use of fresh-frozen plasma, cryoprecipitate and cryosupernatant. Br J Haematol. 2004;126(1):11–28.

62. Wong MP, Droubatchevskaia N, Chipperfield KM, Wadsworth LD, Ferguson DJ. Guidelines for frozen plasma transfusion. BCMJ. 2007;49(6):311–9.

63. Practice guidelines for blood component therapy: a report by the American Society of Anesthesiologists Task Force on Blood Component Therapy. Anesthesiology. 1996;84:732–47.

64. Roback JD, Caldwell S, Carson J, Davenport R, Drew MJ, Eder A, et al. Evidence-based practice guidelines for plasma transfusion. Transfusion. 2010;50(6):1227–39.

65. Dzik W, Rao A. Why do physicians request fresh frozen plasma? Transfusion. 2004;44(9):1393–4.

66. Holland LL, Foster TM, Marlar RA, Brooks JP. Fresh Frozen Plasma is ineffective for correcting minimally elevated international normalized ratios. Transfusion. 2005;45(7):1234–5.

67. Wilson K, MacDougall L, Fergusson D, Graham I, Tinmouth A, Hebert PC. The effectiveness of interventions to reduce physician's levels of inappropriate transfusion: what can be learned from a systematic review of the literature. Transfusion. 2002;42(9):1224–9.

68. Tinmouth A, Thompson T, Arnold DM, Callum JL, Gagliardi K, Lauzon D, et al. Utilization of frozen plasma in Ontario: a provincewide audit reveals a high rate of inappropriate transfusions. Transfusion. 2013;53(10):2222–9.

69. Abdel-Wahab OI, Healy B, Dzik WH. Effect of fresh-frozen plasma transfusion on prothrombin time and bleeding in patients with mild coagulation abnormalities. Transfusion. 2006;46(8):1279–85.

70. Teixeira PGR, Inaba K, Shulman I, Salim A, Demetriades D, Brown C, et al. Impact of plasma transfusion in massively transfused trauma patients. J Trauma. 2009;66(3):693–7.

71. Chowdhury P, Saayman AG, Paulus U, Findlay GP, Collins PW. Efficacy of standard dose and 30 ml/kg fresh frozen plasma in correcting laboratory parameters of haemostasis in critically ill patients. Br J Haematol. 2004;125:69–73.

72. Chang T-T. Transfusion therapy in critically ill children. Pediatr Neonatol. 2008;49(2):5–12.

73. Weeder PD, Porte RJ, Lisman T. Hemostasis in liver disease: implications of new concepts for perioperative management. Transfus Med Rev. 2014;15:3–9.

74. Schaden E, Saner FH, Goerlinger K. Coagulation pattern in critical liver dysfunction. Curr Opin Crit Care. 2013;19(2):142–8.

75. Inaba K, Branco BC, Rhee P, Blackbourne LH, Holcomb JB, Spinella PC, et al. Impact of the duration of platelet storage in critically ill trauma patients. J Trauma. 2011;71(6):1766–74.

76. Snyder CW, Weinberg JA, McGwin G, Melton SM, George RL, Reiff DA, et al. The relationship of blood product ratio to mortality: survival benefit or survival bias? J Trauma. 2009;66(2):358–64.

77. Ho AM, Dion PW, Yeung JH, Holcombe JB, Critchley LA, Ng CS, et al. Prevalence of survivor bias in observational studies on fresh frozen plasma: erythrocyte ratios in trauma. Anesthesiology.

2012;116(3):716–28.

78. Murad MH, Stubbs JR, Gandhi MJ, Wang AT, Paul A, Erwin PJ, et al. The effect of plasma transfusion on morbidity and mortality: a systematic review and meta-analysis. Transfusion. 2010;50(6): 1370–83.

79. Stansbury LG, Dutton RP, Stein DM, Bochicchio GV, Scalea TM, Hess JR. Controversy in trauma resuscitation: do ratios of plasma to red blood cells matter? Transfus Med Rev. 2009;23(4):255–65.

80. Scalea TM, Bochicchio KM, Lumpkins K, Hess JR, Dutton R, Pyle A, et al. Early aggressive use of fresh frozen plasma does not improve outcome in critically injured trauma patients. Ann Surg. 2008;248(4):578–84.

81. Segal JB, Dzik WH. Paucity of studies to support that abnormal coagulation test results predict bleeding in the setting of invasive procedures: an evidence-based review. Transfusion. 2005;45(9):1413–25.

82. Holland LL, Brooks JP. Toward rational fresh frozen plasma transfusion: the effect of plasma transfusion on coagulation test results. Am J Clin Pathol. 2006;126(1):133–9.

83. Petrides M, Stack G, Cooling L, Maes L. Indications for transfusion. Practical guide to transfusion medicine. 2nd ed. Bethesda, MD: AABB Press; 2007. p. 213.

84. Makris M, Greaves M, Phillips WS, Kitchen S, Rosendaal FR, Preston EF. Emergency oral anticoagulant reversal: the relative efficacy of infusions of fresh frozen plasma and clotting factor concentrate on correction of the coagulopathy. Thromb Haemost. 1997;77(3):477–80.

85. Gulati G, Hevelow M, George M, Behling E, Siegel J. International normalized ratio versus plasma levels of coagulation factors in patients on vitamin K antagonist therapy. Arch Pathol Lab Med. 2011;135(4):490–4.

86. Deitcher SR. Interpretation of the international normalised ratio in patients with liver disease. Lancet. 2002;359(9300):47–8.

87. Spector I, Corn M. Effect of plasma transfusions on the prothrombin time and clotting factors in liver disease. N Engl J Med. 1966;275(19):1032–7.

88. Johansson PI, Stensballe J. Effect of haemostatic control resuscitation on mortality in massively bleeding patients: a before and after study. Vox Sang. 2009;96(2):111–8.

89. Gorlinger K, Dirkmann D, Hanke AA, Kamler M, Kottenberg E, Thielmann M, et al. First-line therapy with coagulation factor concentrates combined with point-of-care coagulation testing is associated with decreased allogeneic blood transfusion in cardiovascular surgery: a retrospective single-center cohort study. Anesthesiology. 2011;115(6):1179–91.

90. Schöchl H, Nienaber U, Maegele M, Hochleitner G, Primavesi F, Steitz B, et al. Transfusion in trauma: thromboelastometry-guided coagulation factor concentrate-based therapy versus standard fresh frozen plasma-based therapy. Crit Care. 2011;15(2):R83.

91. Schöchl H, Schlimp CJ. Trauma bleeding management: the concept of goal-directed primary care. Anesth Analg. 2013;11:1–10.

92. McCullough J. Overview of platelet transfusion. Semin Hematol. 2010;47(3):235–42.

93. Greinacher A, Selleng K. Thrombocytopenia in the intensive care unit patient. Hematology Am Soc Hematol Educ Program. 2010;1:135–43.

94. Glance LG, Blumberg N, Eaton MP, Lustik SJ, Osler TM, Wissler R, et al. Preoperative thrombocytopenia and postoperative outcomes after noncardiac surgery. Anesthesiology. 2014;120(1):62–75.

95. Gmur J, Burger J, Schanz U, Fehr J, Schaffner A. Safety of stringent prophylactic platelet transfusion policy for patients with acute leukaemia. Lancet. 1991;8777:1–4.

96. Rebulla P, Finazzi G. The threshold for prophylactic platelet transfusions in adults with acute myeloid leukemia. N Engl J Med. 1997;337(26):1870–5.

97. Diedrich B, Remberger M, Shanwell A, Svahn B-M, Ringdén O. A prospective randomized trial of a prophylactic platelet transfusion trigger of $10 \times 10(9)$ per L versus $30 \times 10(9)$ per L in allogeneic hematopoietic progenitor cell transplant recipients.

Transfusion. 2005;45(7):1064–72.

98. Spiess BD. Platelet transfusions: the science behind safety, risks and appropriate applications. Best Pract Res Clin Anaesthesiol. 2010;24(1):65–83.

99. Cameron B, Rock G, Olberg B, Neurath D. Evaluation of platelet transfusion triggers in a tertiary-care hospital. Transfusion. 2007;47(2):206–11.

100. Pereboom IT, de Boer MT, Haagsma EB, Hendriks HGD, Lisman T, Porte RJ. Platelet transfusion during liver transplantation is associated with increased postoperative mortality due to acute lung injury. Anesth Analg. 2009;108(4):1083–91.

101. Stainsby D, MacLennan S, Hamilton PJ. Management of massive blood loss: a template guideline. Br J Anaesth. 2000;85(3):487–91.

102. Lin Y, Foltz L. Proposed guidelines for platelet transfusion. BCMJ. 2005;47(5):245–8.

103. Consensus conference on platelet transfusion: final statement. Br J Cancer. 1998;78(3):290–1.

104. Samama C, Djoudi R. Perioperative platelet transfusion. Recommendations of the French Health Products Safety Agency (AFSSAPS) 2003. Minerva Anesthesiol. 2006;72:447–52.

105. Tosetto A, Balduini CL, Cattaneo M, De Candia E, Mariani G, Molinari AC, et al. Management of bleeding and of invasive procedures in patients with platelet disorders and/or thrombocytopenia: guidelines of the Italian Society for Haemostasis and Thrombosis (SISET). Thromb Res. 2009;124(5):e13–8.

106. Hod E, Schwartz J. Platelet transfusion refractoriness. Br J Haematol. 2008;142(3):348–60.

107. Slichter S. Relationship between platelet count and bleeding risk in thrombocytopenic patients. Transfus Med Rev. 2004;18(3):153–67.

108. Zink KA, Sambasivan CN, Holcomb JB, Chisholm G, Ph D, Schreiber MA. A high ratio of plasma and platelets to packed red blood cells in the first 6 hours of massive transfusion improves outcomes in a large multicenter study. Am J Surg. 2009;197(5):565–70.

109. Sihler KC, Napolitano LM. Massive transfusion: new insights. Chest. 2009;136:1654–67.

110. Holcomb JB, Wade CE, Michalek JE, Chisholm GB, Zarzabal LA, Schreiber MA, et al. Increased plasma and platelet to red blood cell ratios improves outcome in 466 massively transfused civilian trauma patients. Ann Surg. 2008;248(3):447–58.

111. Callum JL, Karkouti K, Lin Y. Cryoprecipitate: the current state of knowledge. Transfus Med Rev. 2009;23:177–88.

112. Pantanowitz L, Kruskall MS, Uhl L. Cryoprecipitate: patterns of use. Am J Clin Pathol. 2003;119(6):874–81.

113. Shaw RE, Johnson CK, Ferrari G, Brizzio ME, Sayles K, Rioux N, et al. Blood transfusion in cardiac surgery does increase the risk of 5-year mortality: results from a contemporary series of 1714 propensity-matched patients. Transfusion. 2014;54(4):1106–13.

114. Liu S, Fan J, Wang X, Gong Z, Wang S, Huang L, et al. Intraoperative cryoprecipitate transfusion and its association with the incidence of biliary complications after liver transplantation — a retrospective cohort study. PLoS One. 2013;8(5), e60727.

115. Sørensen B, Bevan D. A critical evaluation of cryoprecipitate for replacement of fibrinogen. Br J Haematol. 2010;149(6):834–43.

116. Stinger HK, Spinella PC, Perkins JG, Grathwohl KW, Salinas J, Martini WZ, et al. The ratio of fibrinogen to red cells transfused affects survival in casualties receiving massive transfusions at an army combat support hospital. J Trauma. 2008;64(2 Suppl): S79–85.

117. Idris SF, Hadjinicolaou AV, Sweeney M, Winthrop C, Balendran G, Besser M. The efficacy and safety of cryoprecipitate in the treatment of acquired hypofibrinogenaemia. Br J Haematol. 2014;12:2013–5.

118. Lee SH, Lee SM, Kim CS, Cho HS, Lee J-H, Lee CH, et al. Fibrinogen recovery and changes in fibrin-based clot firmness after cryoprecipitate administration in patients undergoing aortic surgery involving deep hypothermic circulatory arrest. Transfusion. 2013;5:1–9.

119. Holcomb JB, Fox EE, Zhang X, White N, Wade CE, Cotton BA,

et al. Cryoprecipitate use in the PROMMTT study. J Trauma Acute Care Surg. 2013;75(1 Suppl 1):S31–9.

120. Morrison JJ, Ross JD, Dubose JJ, Jansen JO, Midwinter MJ, Rasmussen TE. Association of cryoprecipitate and tranexamic acid with improved survival following wartime injury: findings from the MATTERs II study. JAMA Surg. 2013;148(3):218–25.

121. Danés AF, Cuenca LG, Bueno SR, Mendarte Barrenechea L, Ronsano JBM. Efficacy and tolerability of human fibrinogen concentrate administration to patients with acquired fibrinogen deficiency and active or in high-risk severe bleeding. Vox Sang. 2008;94(3):221–6.

122. Fries D. The early use of fibrinogen, prothrombin complex concentrate, and recombinant-activated factor VIIa in massive bleeding. Transfusion. 2013;53 Suppl 1:91S–95.

123. Rahe-Meyer N, Pichlmaier M, Haverich A, Solomon C, Winterhalter M, Piepenbrock S, et al. Bleeding management with fibrinogen concentrate targeting a high-normal plasma fibrinogen level: a pilot study. Br J Anaesth. 2009;102(6):785–92.

124. Seifried E, Roth WK. Optimal blood donation screening annotation. Br J Haematol. 2000;109(4):694–8.

125. Popovsky MA, Moore SB. Diagnostic and pathogenetic considerations in transfusion-related acute lung injury. Transfusion. 1985;25(6):573–7.

126. Kleinman S, Caulfield T, Chan P, Davenport R, McFarland J, McPhedran S, et al. Toward an understanding of transfusion-related acute lung injury: statement of a consensus panel. Transfusion. 2004;44(12):1774–89.

127. Wallis JP, Lubenko A, Wells AW, Chapman CE. Single hospital experience of TRALI. Transfusion. 2003;43(8):1053–9.

128. Gajic O, Rana R, Winters JL, Yilmaz M, Mendez JL, Rickman OB, et al. Transfusion-related acute lung injury in the critically ill, prospective nested case-control study. Am J Respir Crit Care Med. 2007;176:886–91.

129. Gajic O, Moore SB. Transfusion-related acute lung injury. Mayo Clin Proc. 2005;80(6):766–70.

130. Silliman CC, Boshkov LK, Mehdizadehkashi Z, Elzi DJ, Dickey WO, Podlosky L, et al. Transfusion-related acute lung injury: epidemiology and a prospective analysis of etiologic factors. Blood. 2003;101(2):454–62.

131. Clifford L, Jia Q, Subramanian A, Yadav H, Wilson GA, Murphy SP, et al. Characterizing the epidemiology of postoperative transfusion-related acute lung injury. Anesthesiology. 2015;122(1):12–20.

132. Clifford L, Singh A, Wilson GA, Toy P, Gajic O, Malinchoc M, et al. Electronic health record surveillance algorithms facilitate the detection of transfusion-related pulmonary complications. Transfusion. 2013;53(6):1205–16.

133. Kopko PM, Marshall CS, MacKenzie MR, Holland PV, Popovsky MA. Transfusion-related acute lung injury: report of a clinical look-back investigation. JAMA. 2002;287(15):1968–71.

134. Schmickl CN, Li M, Li G, Wetzstein MM, Herasevich V, Gajic O, et al. The accuracy and efficiency of electronic screening for recruitment into a clinical trial on COPD. Respir Med. 2011;105(10):1501–6.

135. Wallis JP. Transfusion-related acute lung injury (TRALI)—under-diagnosed and under-reported. Br J Anaesth. 2003;90(5):573–6.

136. Chapman CE, Stainsby D, Jones H, Love E, Massey E, Win N, et al. Ten years of hemovigilance reports of transfusion-related acute lung injury in the United Kingdom and the impact of preferential use of male donor plasma. Transfusion. 2009;49(3):440–52.

137. Gajic O, Yilmaz M, Iscimen R, Kor DJ, Winters JL, Moore SB, et al. Transfusion from male-only versus female donors in critically ill recipients of high plasma volume components. Crit Care Med. 2007;35(7):1645–8.

138. Stainsby D, MacLennan S, Thomas D, Isaac J, Hamilton PJ. Guidelines on the management of massive blood loss. Br J Haematol. 2006;135(5):634–41.

139. Eder AF, Herron Jr RM, Strupp A, Dy B, White J, Notari EP, et al.

Effective reduction of transfusion-related acute lung injury risk with male-predominant plasma strategy in the American Red Cross (2006–2008). Transfusion. 2010;50(8):1732–42.

140. Ozier Y, Muller JY, Mertes PM, Renaudier P, Aguilon P, Canivet N, et al. Transfusion-related acute lung injury: reports to the French Hemovigilance Network 2007 through 2008. Transfusion. 2011;51(10):2102–10.

141. Reesink HW, Lee J, Keller A, Dennington P, Pink J, Holdsworth R, et al. Measures to prevent transfusion-related acute lung injury (TRALI). Vox Sang. 2012;103:231–59.

142. Toy P, Gajic O, Bacchetti P, Looney MR, Gropper MA, Hubmayr R, et al. Transfusion-related acute lung injury: incidence and risk factors. Blood. 2012;119(7):1757–67.

143. Van Stein D, Beckers EA, Sintnicolaas K, Porcelijn L, Danovic F, Wollersheim JA, et al. Transfusion-related acute lung injury reports in the Netherlands: an observational study. Transfusion. 2010;50(January):213–20.

144. Eder AF, Dy BA, Perez JM, Rambaud M, Benjamin RJ. The residual risk of transfusion-related acute lung injury at the American Red Cross (2008–2011): limitations of a predominantly male-donor plasma mitigation strategy. Transfusion. 2013;53(7):1442–9.

145. Kleinman SH, Triulzi DJ, Murphy EL, Carey PM, Gottschall JL, Roback JD, et al. The Leukocytes Antibody Prevalence Study-II (LAPS-II): a retrospective cohort study of transfusion-related acute lung injury in recipients of high plasma-volume human leukocyte antigen antibody-positive or -negative components. Transfusion. 2011;51(October):2078–91.

146. Silliman CC, Moore EE, Kelher MR, Khan SY, Gellar L, Elzi DJ. Identification of lipids that accumulate during the routine storage of prestorage leukoreduced red blood cells and cause acute lung injury. Transfusion. 2011;51(12):2549–54.

147. Kopko PM, Paglieroni TG, Popovsky MA, Muto KN, MacKenzie MR, Holland PV. TRALI: correlation of antigen-antibody and monocyte activation in donor-recipient pairs. Transfusion. 2003;43(2):177–84.

148. Menis M, Anderson SA, Forshee RA, Mckean S, Johnson C, Warnock R, et al. Transfusion-related acute lung injury and potential risk factors among the inpatient US elderly as recorded in Medicare claims data, during 2007 through 2011. Transfusion. 2014;54:2182–93.

149. Sachs UJ. Recent insights into the mechanism of transfusion-related acute lung injury. Curr Opin Hematol. 2011;18(6):436–42.

150. Vlaar APJ, Juffermans NP. Transfusion-related acute lung injury: a clinical review. Lancet. 2013;382(9896):984–94.

151. Goldberg AD, Kor DJ. State of the art management of transfusion-related acute lung injury (TRALI). Curr Pharm Des. 2012;18(22):3273–84.

152. Drummond R. Transfusion reactions and fatalities due to circulatory overloading. Br Med J. 1943;2(4314):319–22.

153. Center for Disease Control. National Healthcare Safety Network manual—biovigilance component protocol. Transfusion Associated Circulatory Overload. Atlanta, GA: Center for Disease Control; 2010. p. 1–30.

154. Roback JD, Combs MR, Grossman BJ, Hillyer CD. AABB technical manual. 16th ed. Bethesda, MD: American Association of Blood Banks; 2011.

155. Li G, Rachmale S, Kojicic M. Incidence and transfusion risk factors for transfusion-associated circulatory overload among medical intensive care unit patients. Transfusion. 2011;51:338–43.

156. Popovsky MA. Transfusion and the lung: circulatory overload and acute lung injury. Vox Sang. 2004;87:s62–5.

157. Rana R, Fernández-Pérez ER, Khan SA, Rana S, Winters JL, Lesnick TG, et al. Transfusion-related acute lung injury and pulmonary edema in critically ill patients: a retrospective study. Transfusion. 2006;46:1478–83.

158. David B. Haemovigilance: a comparison of three national systems. 27th Congress of the International Society of Blood Transfusion. Vancouver; 2002.

159. Goldberg AD, Clifford L, Kor DJ. Transfusion related pulmonary complications. Annual update in intensive care and emergency medicine 2012. 2012. p. 441–58.

160. Alam A, Lin Y, Lima A, Hansen M, Callum JL. The prevention of transfusion-associated circulatory overload. Transfus Med Rev. 2013;27(2):105–12.

161. Menis M, Anderson SA, Forshee RA, Mckean S, Johnson C, Holness L, et al. Transfusion-associated circulatory overload (TACO) and potential risk factors among the inpatient US elderly as recorded in Medicare administrative databases during 2011. Vox Sang. 2014;106:144–52.

162. Murphy EL, Kwaan N, Looney MR, Gajic O, Hubmayr RD, Gropper MA, et al. Risk factors and outcomes in transfusion-associated circulatory overload. Am J Med. 2013;126(4):357.e29–38.

163. Piccin A, Cronin M, Murphy C, Eakins E, Lawlor E. Transfusion associated circulatory overload (TACO) incidence and risk factors. The American Society of Hematology (ASH) 51st annual meeting. New Orleans; 2009. p. 3157.

164. Popovsky MA. The Emily Cooley Lecture 2009 to breathe or not to breathe-that is the question. Transfusion. 2010;50:2057–62.

165. Andrzejewski Jr C, Popovsky MA, Stec TC, Provencher J, O'Hearn L, Visintainer P, et al. Hemotherapy bedside biovigilance involving vital sign values and characteristics of patients with suspected transfusion reactions associated with fluid challenges: can some cases of transfusion-associated circulatory overload have proinflammatory aspects? Transfusion. 2012;52(11):2310–20.

166. Singel DJ, Stamler JS. Chemical physiology of blood flow regulation by red blood cells: the role of nitric oxide and S-nitrosohemoglobin. Annu Rev Physiol. 2005;67:99–145.

167. Blumberg N, Heal JM, Gettings KF, Phipps RP, Masel D, Refaai MA, et al. An association between decreased cardiopulmonary complications (transfusion-related acute lung injury and transfusion-associated circulatory overload) and implementation of universal leukoreduction of blood transfusions. Transfusion. 2010;50(12):2738–44.

168. Bellone M, Hillyer C. Acute hemolytic transfusion reactions In: Shaz BH, Hillyer C, Abrams CS, Roshal M, editors. Transfusion medicine and hemostasis: clinical and laboratory aspects. 2nd ed. Wlatham, MA: Elsevier Inc; 2013. p. 401–7.

169. Pandey S, Vyas GN. Adverse effects of plasma transfusion. Transfusion. 2012;52 Suppl 1:65S–79.

170. Joesephson CD. Delayed hemolytic transfusion reactions. In: Shaz BH, Hillyer CD, Roshal M, Abrams CS, editors. Transfusion medicine and hemostasis: clinical and laboratory aspects. 2nd ed. Waltham, MA: Elsevier Inc; 2013. p. 409–12.

171. Savage WJ. Allergic transfusion reactions. In: Shaz BH, Hillyer CD, Roshal M, Abrams CS, editors. Transfusion medicine and hemostasis: clinical and laboratory aspects. 2nd ed. Waltham, MA: Elsevier Inc; 2013. p. 395–9.

172. Maramica IK. Febrile non-hemolytic transfusion reactions. In: Shaz BH, Hillyer CD, Roshal M, Abrams CS, editors. Transfusion medicine and hemostasis: clinical and laboratory aspects. 2nd ed. Waltham, MA: Elsevier Inc; 2013. p. 389–93.

173. Tobian AAR, King KE, Ness PM. Prevention of febrile nonhemolytic and allergic transfusion reactions with pretransfusion medication: is this evidence-based medicine? Transfusion. 2008;48(11):2274–6.

174. King KE, Shirey RS, Thoman SK, Bensen-Kennedy D, Tanz WS, Ness PM. Universal leukoreduction decreases the incidence of febrile nonhemolytic transfusion reactions to RBCs. Transfusion. 2004;44(1):25–9.

175. De Waal LP, van Twuyver E. Blood transfusion and allograft survival. Crit Rev Immunol. 1991;10:417–25.

176. Opelz G, Terasaki PI. Improvement of kidney-graft survival with increased numbers of blood transfusions. N Engl J Med. 1978;299(15):799–803.

177. Cata JP, Wang H, Gottumukkala V, Reuben J, Sessler DI. Inflammatory response, immunosuppression, and cancer recurrence after perioperative blood transfusions. Br J Anaesth.

2013;110(5):690–701.

178. Sharma RR, Marwaha N. Leukoreduced blood components: advantages and strategies for its implementation in developing countries. Asian J Transfus Sci. 2010;4(1):3–8.

179. Crews WS, Kay JK, Herman JH. Washed RBCs prevent recurrent acute hypotensive transfusion reactions. Am J Clin Pathol. 2014;141(2):285–7.

180. Doria C, Elia E, Kang Y. Acute hypotensive transfusion reaction during liver transplantation in a patient on angiotensin converting enzyme inhibitors from low aminopeptidase P activity. Liver Transpl. 2008;14:684–7.

181. Kuehnert M, Roth V, Haley N. Transfusion transmitted bacterial infection in the United States, 1998 through 2000. Transfusion. 2001;41(December):1493–9.

182. Guideline for investigation of suspected transfusion transmitted bacterial contamination. Can Commun Dis Rep. 2008;34 Suppl 1:1–8.

183. Sunul H, Erguven N. Transfusion-associated graft-versus-host disease. Transfus Apher Sci. 2013;49(2):331–3.

184. Hisatomi K, Isomura T, Hirano A, Yasunaga H, Sato T, Hayashida N, et al. Postoperative erythroderma after cardiac operations. The possible role of depressed cell-mediated immunity. J Thorac Cardiovasc Surg. 1992;104(3):648–53.

185. Francis RO. Transfusion-associated graft-versus-host disease. In: Shaz BH, Hillyer CD, Roshal M, Abrams CS, editors. Transfusion medicine and hemostasis: clinical and laboratory aspects. 2nd ed. Waltham, MA: Elsevier Inc; 2013. p. 435–43.

186. Tieu BH, Holcomb JB, Schreiber MA. Coagulopathy: its pathophysiology and treatment in the injured patient. World J Surg. 2007;31(5):1055–64.

187. Kor DJ, Gajic O. Blood product transfusion in the critical care setting. Curr Opin Crit Care. 2010;6(4):309–16.

188. Brohi K, Singh J, Heron M, Coats T. Acute traumatic coagulopathy. J Trauma. 2003;54(6):1127–30.

189. Raymer JM, Flynn LM, Martin RF. Massive transfusion of blood in the surgical patient. Surg Clin North Am. 2012;92:221–34.

190. Diab YA, Wong ECC, Luban NLC. Massive transfusion in children and neonates. Br J Haematol. 2013;161:15–26.

191. Seghatchian J, Samama MM. Massive transfusion: an overview of the main characteristics and potential risks associated with substances used for correction of a coagulopathy. Transfus Apher Sci. 2012;47:235–43.

192. Cohen MJ. Acute traumatic coagulopathy: clinical characterization and mechanistic investigation. Thromb Res. 2014;133:S25–7.

193. Stanworth SJ, Morris TP, Gaarder C, Goslings JC, Maegele M, Cohen MJ, et al. Reappraising the concept of massive transfusion in trauma. Crit Care. 2010;14:R239.

194. Lier H, Krep H, Schroeder S, Stuber F. Preconditions of hemostasis in trauma: a review. The influence of acidosis, hypocalcemia, anemia, and hypothermia on functional hemostasis in trauma. J Trauma. 2008;65:951–60.

195. Shaz BH, Dente CJ, Nicholas J, Macleod JB, Young AN, Easley K, et al. Increased number of coagulation products in relationship to red blood cell products transfused improved mortality in trauma patients. Transfusion. 2010;50(2):493–500.

196. Pham HP, Shaz BH. Update on massive transfusion. Br J Anaesth. 2013;111 Suppl:i71–82.

197. Halmin M, Bostrom F, Brattstrom O, Lundahl J, Wikman A, Edgren G. Effect of Plasma-to-RBC ratios in trauma patients: a cohort study with time-dependent data. Crit Care Med. 2013;41(1):1905–14.

198. Lustenberger T, Frischknecht A, Bruesch M, Keel MJB. Blood component ratios in massively transfused, blunt trauma patients—a time dependent covariate analysis. J Trauma. 2011;71(5):1144–51.

199. Edens JW, Chung KK, Pamplin JC, Allan PF, Jones JA, King BT, et al. Predictors of early acute lung injury at a combat support hospital: a prospective observational study. J Trauma. 2010;69(1):81–6.

200. Inaba K, Branco BC, Rhee P, Blackbourne LH, Holcomb JB,

Teixeira PGR, et al. Impact of plasma transfusion in trauma patients who do not require massive transfusion. J Am Coll Surg. 2010;210(6):957–65.

201. Johnson JL, Moore EE, Kashuk JL, Banerjee A, Cothren CC, Biffl WL, et al. Effect of blood products transfusion on the development of postinjury multiple organ failure. Arch Surg. 2010;145(10):973–7.

202. Charbit B, Mandelbrot L, Samain E, Baron G, Haddaoui B, Keita H, et al. The decrease of fibrinogen is an early predictor of the severity of postpartum hemorrhage. J Thromb Haemost. 2007;5(2):266–73.

203. Karlsson M, Ternström L, Hyllner M, Baghaei F, Nilsson S, Jeppsson A. Plasma fibrinogen level, bleeding, and transfusion after on-pump coronary artery bypass grafting surgery: a prospective observational study. Transfusion. 2008;48(October):2152–8.

204. Bell SF, Rayment R, Collis PWCRE. The use of fibrinogen concentrate to correct hypofibrinogenaemia rapidly during obstetric haemorrhage. Int J Obstet Anesth. 2010;19(2):218–23.

205. Fenger-Eriksen C, Jensen TM, Kristensen BS, Jensen KM, Tonnesen E, Ingerslev J, et al. Fibrinogen substitution improves whole blood clot firmness after dilution with hydroxyethyl starch in bleeding patients undergoing radical cystectomy: a randomized, placebo-controlled clinical trial. J Thromb Haemost. 2009;7(5): 795–802.

206. Rahe-meyer N, Solomon C, Hanke A, Schmidt DS, Knoerzer D, Hochleitner G, et al. Effects of fibrinogen concentrate as first-line therapy during major aortic replacement surgery: a randomized, placebo-controlled trial. Anesthesiology. 2013;118(1):40–50.

207. Weinkove R, Centre SR, Hospital STÕ. Fibrinogen concentrate for acquired hypofibrinogenaemic states. Transfus Med. 2008;18:151–7.

208. Johansson I. Coagulation monitoring of the bleeding traumatized patient. Curr Opin Anaesthesiol. 2012;25:235–41.

209. Holbrook A, Schulman S, Witt DM, Vandvik PO, Fish J, Kovacs MJ, et al. Evidence-based management of anticoagulant therapy. Chest. 2012;141(Suppl):e152S–84.

210. Baker RI, Coughlin PB, Gallus AS, Harper PL, Salem HH, Wood EM. Warfarin reversal: consensus guidelines, on behalf of the Australasian Society of Thrombosis and Haemostasis. Med J Aust. 2004;181(9):492–7.

211. Franchini M, Lippi G. Prothrombin complex concentrates: an update. Blood Transfus. 2010;8(3):149–54.

212. Levy JH, Tanaka KA, Dietrich W. Perioperative hemostatic management of patients treated with vitamin K antagonists. Anesthesiology. 2008;109(5):918–26.

213. Schulman S, Bijsterveld NR. Anticoagulants and their reversal. Transfus Med Rev. 2007;21(1):37–48.

214. Lusher JM, Shapiro SS, Palascak JE, Rao AV, Levine PH, Blatt PM. Efficacy of prothrombin-complex concentrates in hemophiliacs with antibodies to factor VIII: a multicenter therapeutic trial. N Engl J Med. 1980;303(8):421–5.

215. Leissinger CA, Blatt PM, Hoots WK, Ewenstein B. Role of prothrombin complex concentrates in reversing warfarin anticoagulation: a review of the literature. Am J Hematol. 2008;83 (August 2007):137–43.

216. Eerenberg ES, Kamphuisen PW, Sijpkens MK, Meijers JC, Harry R, Levi M. Reversal of rivaroxaban and dabigatran by prothrombin complex concentrate: a randomized, placebo-controlled, crossover study in healthy subjects. Circulation. 2011;124:1573–9.

217. Marlu R, Hodaj E, Paris A, Albaladejo P, Crackowski JL, Pernod G. Effect of non-specific reversal agents on anticoagulant activity of dabigatran and rivaroxaban: a randomised crossover ex vivo study in healthy volunteers. Thromb Haemost. 2012;108:217–24.

218. Tanaka KA, Bolliger D. On the reversal of new oral anticoagulants: can we simply extrapolate data from the animal models to humans? Br J Anaesth. 2013;110(3):329–32.

219. Makris M, Van Veen JJ. Three or four factor prothrombin complex concentrate for emergency anticoagulation reversal? Blood Transfus. 2011;9:117–9.

220. Cartmill M, Dolan G, Byrne JL, Byrne PO. Prothrombin complex concentrate for oral anticoagulant reversal in neurosurgical emergencies. Br J Neurosurg. 2000;14(5):458–61.

221. Fredriksson K, Norrving B, Stromblad L-G. Emergency reversal of anticoagulation after intracerebral hemorrhage. Stroke. 1992;23:972–7.

222. Sarode R, Milling TJ, Refaai MA, Mangione A, Schneider A, Durn BL, et al. Efficacy and safety of a 4-factor prothrombin complex concentrate in patients on vitamin K antagonists presenting with major bleeding: a randomized, plasma-controlled, phase IIIb study. Circulation. 2013;128:1234–43.

223. Pabinger I, Brenner B, Kalina U, Knaub S, Nagy A, Ostermann H. Prothrombin complex concentrate (Beriplex P/N) for emergency anticoagulation reversal: a prospective multinational clinical trial. J Thromb Haemost. 2008;6:622–31.

224. Kearon C, Hirsh J. Perioperative management of patients receiving oral anticoagulants. Arch Intern Med. 2003;163(20):2532–3.

225. Majeed A, Eelde A, Ågren A, Schulman S, Holmström M. Thromboembolic safety and efficacy of prothrombin complex concentrates in the emergency reversal of warfarin coagulopathy. Thromb Res. 2012;129(2):146–51.

226. Sørensen B, Spahn DR, Innerhofer P, Spannagl M, Rossaint R. Clinical review: prothrombin complex concentrates—evaluation of safety and thrombogenicity. Crit Care. 2011; 15(1):201.

227. Tanaka KA, Kor DJ. Emerging haemostatic agents and patient blood management. Best Pract Res Clin Anaesthesiol. 2013;27(1): 141–60.

228. Levi M, Peters M, Büller HR. and safety of recombinant factor VIIa for treatment of severe bleeding: a systematic review. Crit Care Med. 2005;33(4):883–90.

229. Diprose P, Herbertson MJ, O'Shaughnessy D, Gill RS. Activated recombinant factor VII after cardiopulmonary bypass reduces allogeneic transfusion in complex non-coronary cardiac surgery: randomized double-blind placebo-controlled pilot study. Br J Anaesth. 2005;95(5):596–602.

230. Friederich PW, Henny CP, Messelink EJ, Geerdink MG, Keller T, Kurth K-H, et al. Effect of recombinant activated factor VII on perioperative blood loss in patients undergoing retropubic prostatectomy: a double-blind placebo-controlled randomised trial. Lancet. 2003;361(9353):201–5.

231. Kenet G, Walden R, Eldad A, Martinowitz U. Treatment of traumatic bleeding with recombinant factor VIIa. Lancet. 1999;354(9193):1879

232. Bernstein DE, Jeffers L, Erhardtsen E. Recombinant factor VIIa corrects prothrombin time in cirrhotic patients: a preliminary study. Gastroenterology. 1997;113:1930–7.

233. Bouwmeester FW, Jokehoff AR, Verheijen RH. Successful treatment of life-threatening postpartum hemorrhage with recombinant activated factor VII. Obstet Gynecol. 2003;101:1174–6.

234. Freeman WD, Brott TG, Barrett KM, Castillo PR, Deen HG, Czervionke LF, et al. Recombinant factor VIIa for rapid reversal of warfarin anticoagulation in acute intracranial hemorrhage. Mayo Clin Proc. 2004;79(12):1495–500.

235. Gill R, Herbertson M, Vuylsteke A, Olsen PS, von Heymann C, Mythen M, et al. Safety and efficacy of recombinant activated factor VII: a randomized placebo-controlled trial in the setting of bleeding after cardiac surgery. Circulation. 2009;120(1):21–7.

236. Boffard KD, Riou B, Warren B, Choong PIT, Rizoli S, Rossaint R, et al. Recombinant factor VIIa as adjunctive therapy for bleeding control in severely injured trauma patients: two parallel randomized, placebo-controlled, double-blind clinical trials. J Trauma. 2005;59(1):8–18.

237. Bosch J, Thabut D, Albillos A, Carbonell N, Spicak J, Massard J, et al. Recombinant factor VIIa for variceal bleeding in patients with advanced cirrhosis: a randomized, controlled trial. Hepatology. 2008;47(5):1604–14.

238. Lodge PJ, Jonas S, Oussoultzoglou E, Malago M, Jayr C, Cherqui D, et al. Recombinant coagulation factor VIIa in major liver resec-

tion: a randomized, placebo-controlled, double-blind clinical trial. Anesthesiology. 2005;102(2):269–75.

239. Mayer SA, Brun NC, Begtrup K, Broderick J, Davis S, Diringer MN, et al. Efficacy and safety of recombinant activated factor VII for acute intracerebral hemorrhage. N Engl J Med. 2008;358(20): 2127–37.

240. Ekert H, Brizard C, Eyers R, Cochrane A, Henning R. Elective administration in infants of low-dose recombinant activated factor VII (rFVIIa) in cardiopulmonary bypass surgery for congenital heart disease does not shorten time to chest closure or reduce blood loss and need for transfusions: a randomized, double-blind, parallel group, placebo-controlled study of rFVIIa and standard haemostatic replacement therapy versus standard haemostatic replacement therapy. Blood Coagul Fibrinolysis. 2006;17(5):389–95.

241. Godier A, Miclot A, Le Bonniec B, Durand M, Fischer A-M, Emmerich J, et al. Evaluation of prothrombin complex concentrate and recombinant activated factor VII to reverse rivaroxaban in a rabbit model. Anesthesiology. 2012;116(1):94–102.

242. Dickneite G. Prothrombin complex concentrate versus recombinant factor VIIa for reversal of coumarin anticoagulation. Thrombo Res. 2007;119(5):643–51.

243. Levi M, Levy JH, Andersen HF, Truloff D. Safety of recombinant activated factor VII in randomized clinical trials. N Engl J Med. 2010;363(19):1791–800.

244. O'Connell KA, Wood JJ, Wise RP, Lozier JN, Braun MM. Thromboembolic adverse events after use of recombinant human coagulation factor VIIa. JAMA. 2006;295(3):293–8.

245. Ponschab M, Landoni G, Biondi-zoccai G, Bignami E, Frati E, Nicolotti D, et al. Recombinant activated factor vii increases stroke in cardiac surgery: a meta-analysis. J Cardiothorac Vasc Anesth. 2011;25(5):804–10.

246. Kozek-Langenecker S, Fries D, Spahn DR, Zacharowski K. Fibrinogen concentrate: clinical reality and cautious Cochrane recommendation. Br J Anaesth. 2014;112(5):784–7.

247. Shakur H, Roberts I, Bautista R, Caballero J, Coats T, Dewan Y, et al. Effects of tranexamic acid on death, vascular occlusive events, and blood transfusion in trauma patients with significant haemorrhage (CRASH-2): a randomised, placebo-controlled trial. Lancet. 2010;376:23–32.

248. Hunt BJ. Bleeding and coagulopathies in critical care. N Engl J Med. 2014;370:847–59.

249. Ortmann E, Besser MW, Klein AA. Antifibrinolytic agents in current anaesthetic practice. Br J Anaesth. 2013;111:549–63.

第七部分 代谢与营养

第三十六章 外科 ICU 中的高血糖症

Steven Thiessen, Ilse Vanhorebeek, Greet Van den Berghe

概述

自从 1878 年 Claude Bernard 首次描述了出血性休克期间引发的高血糖症以来,人们认识到危重病可引发高血糖反应[1]。此后,大量有关重症病人的研究表明高血糖症的严重程度与发病率和病死率的风险间存在很强的相关性[2,3]。那么这种关系是不是仅仅反映了疾病或者手术应激反应的严重程度,还是说高血糖症本身导致不良的愈后,数十年来都没有明确的答案。2001 年,一项关于 1 548 名外科重症患者的具有里程碑意义的随机临床研究表明,把血糖降至正常血糖范围水平(80~110mg/dl)可以降低 ICU 和住院患者的病死率和发病率[4]。这些研究结果表明在高血糖症与重症病人不良预后间存在因果关系。然而,随后的许多旨在于证实这一结论的研究,却未能得到相似的结果,这加剧了有关重症病人血糖控制重要性的争议。在本章节中,我们将针对外科 ICU 重症病人的高血糖症的病因、病理生理以及处理方式,做一个回顾。

应激性高血糖症

定义

绝大部分的成年患者在经历了重大手术或疾病相关的应激反应打击会引发"应激性高血糖症"[5]。尽管任何超过正常血糖范围的血糖值都可被称为高血糖症,但是应激性高血糖症有着更明确的定义,即患病期间血糖值大于 140mg/dl,这一定义更适用于没有糖尿病病史的患者[6]。然而,患有糖尿病的患者在应激或疾病打击下高血糖症的进一步恶化也称作应激性高血糖症,但是对于这种特殊的人群还没有一个血

糖的临界值来定义。

病因与对于疾病预后的影响

在严重应激下,相比其他代谢反应,高血糖症最为常见。一项前瞻性的观察性研究表明,在 ICU 中有 90% 的重症患者会发生高血糖症或胰岛素抵抗[7]。

普遍认为对于应激反应产生的适度血糖升高可以在不需要胰岛素的情况下为那些主要依靠葡萄糖为代谢底物的细胞提供能量,比如神经元细胞和血红细胞。因此这一代谢反应在很长一段时间被认为是有利于机体的。一个多世纪以来,基于假设与基本理论这一医学上的准则仍未得到证实。

然而,这一观点与应激性高血糖症会增加重症患者发病率与病死率风险的数据相违背[2,3,8-10]。血糖水平与病死率风险的关系呈 J 型曲线,当血糖在正常水平时病死率风险最低(图 36.1)[11]。对于成年重症患者空腹血糖正常范围在 80~110mg/dl。对于有糖尿病病史的重症患者而言,上升为更高的血糖水平。在高血糖范围,血糖水平与病死率风险呈准线性关系,但是对于有糖尿病病史的重症患者这种关系将会减弱。

病理生理学

重症患者高血糖症的发生发展受到许多因素以及它们之间的相互作用的影响。包括病人自身易感因素、应激性高血糖症的病理生理以及治疗方法。

易感因素可能会受到病前身体状态的影响,比如体质、患有的其他疾病、肥胖、前驱糖尿病和胰腺功能异常(例如 Whipple 手术)等[5]。应激性高血糖症的病理生理是一个复杂的过程。外科手术或疾病相关的应激打击会激发神经内分泌和炎症/免疫应激反应从而导致反调节激素的明显上调,如儿茶酚胺、胰高血

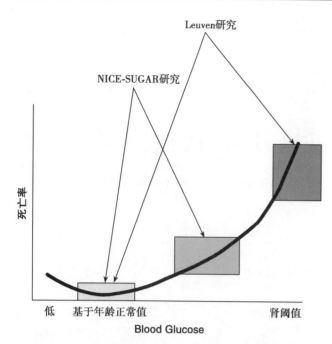

图 36.1 从血糖水平与死亡率关系的 J 型曲线图可以看出,"基于年龄正常值"范围内的风险最低。Leuevn 研究与 NICE-SUGAR 研究中对照组的目标水平存在显著差异。摘自 Van den Berghe G 等. Clinical review:Intensive insulin therapy in critically ill patients:NICE-SUGAR or Leuven blood glucose target? J Clin Endocrinol Metab 2009;94:3163-3170 with permission from The Endocrine Society[57]

糖素、生长激素、皮质醇以及细胞因子(肿瘤坏死因子-α 和白介素-1)[12]。普遍认为反调节激素间的这种复杂的相互作用将增加内源性葡萄糖的产生和胰岛素抵抗从而导致高血糖症。高水平的胰高血糖素,肾上腺素和皮质醇刺激肝脏糖原分解和糖异生作用以增加内源性葡萄糖的产生(图 36.2)[13-15]。被激活的糖异生被认为是导致应激性高血糖症最重要的影响因素[16]。同时,反向调节激素诱导胰岛素抵抗状态,其通过抑制胰岛素后受体的信号传导和下调葡萄糖转运蛋白-4[17,18]。这一作用减少了骨骼肌和心脏由胰岛素介导的葡萄糖的摄取。此外,由运动调节的骨骼肌葡萄糖摄取对于制动的患者基本无法实现。尽管如此,在应激性高血糖症作用下全身对葡萄糖摄取是增加的,其原因是增加了其他组织对于葡萄糖的摄取,比如脑细胞和血红细胞的葡萄糖转运体不依赖胰岛素的作用[19-21]。循环中高水平的血糖会加剧炎症反应从而增加胰岛素抵抗和内源性葡萄糖的产生,将形成恶性循环使得引发严重高血糖症[22,23]。最后,一些在 ICU 住院期间使用的治疗方式可能会扰乱葡萄糖的稳态,包括糖皮质激素的管理,全肠外营养,葡萄糖的输注以及血管升压素的应用。

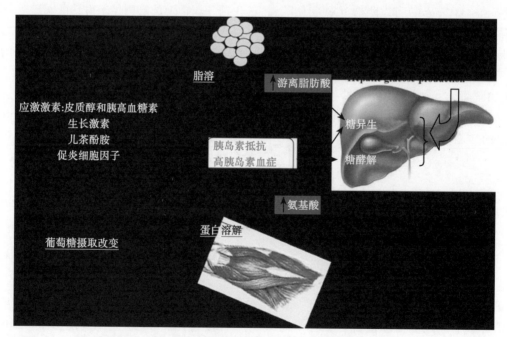

图 36.2 应激性血糖增高的机制。Reproduced from Derde S et al. Insulin treatment in inten-sive care patients Horm. Res. 71,2-11(2009)with permission from S. Krager AG,Basel[88]

ICU 中血糖的调控

数十年来,由于人们一直认为高血糖症是有利的,是机体的适应性反应,应激性高血糖症在 ICU 中是可以接受的。直到 2001 年,标准的治疗方案才包括胰岛素治疗,只有当血糖值超过肾阈 215mg/dl 才会进行胰岛素治疗,因为如此高的血糖水平被认为会引起糖尿介导的血容量减低。然而,正如我们所提到的,数据表明高血糖症与死亡有很强的相关性,因此,这一结论并未得到数据的支持。高血糖症与死亡风险间的关系可能仅仅反映出疾病的严重程度,或高血糖症可能诱发机体额外的损伤。为了鉴别这两种可能性的差别,进行了第一项随机对照研究。

鲁汶大学里程碑式的研究

世界上第一项用于验证 ICU 中高血糖症导致额外机体损害假说的随机对照研究于 2000 年在比利时的鲁汶大学展开[4]。这项研究纳入了 1 548 名来自同一家医院外科 ICU 的成人患者,并将他们分为两组。干预组的患者接受了静脉注射胰岛素以达到正常血糖值(80 ~ 110mg/dl),我们称为"加强胰岛素治疗"。对照组不接受胰岛素静脉注射治疗除非血糖值超过 215mg/dl,这是当时标准的治疗办法,称为"传统胰岛素治疗"。当肠内营养不足时,所有患者都根据当时欧洲的指南追加了肠外营养[24]。这项研究由于对照组设计不良被早期停止进行。通过一项意向-治疗分析发现加强胰岛素治疗降低了 ICU 病死率的 3.4%。

重要的是,这项当时涵盖了 1 548 名患者的研究有 79% 的统计学强度检验两组间 ICU 病死率存在差异。同样的,住院患者的病死率也下降了 3.7%。加强胰岛素治疗也降低了发病率,如降低急性肾衰竭,高胆红素血症,严重的感染,危重病多发神经症的发生以及降低了机械性通气的时间。长期住院患者间的这种临床收益更加明显,更多的解释是降低了血糖水平而不是胰岛素的注射本身[25-27]。这一短期生存率的收益历经 4 年后才被承认[28]。

加强胰岛素治疗在外科 ICU 被大量证实获益后,又在鲁汶的 MICU 和小儿 ICU 被证实[29,30]。内科 ICU 的研究证实血糖调控对于降低长期住院患者病死率有着明显的效果,但这项研究也无意间包括了一小部分住院时间较短的患者,因此,在治疗人群中死亡率的降低并没有达到统计学上的意义[29,30]。但是脏器的保护效应、缩短机械通气和 ICU 住院时间,在内科 ICU 的研究中被证实[29,30]。第三项鲁汶的研究针对小儿 ICU,其主要研究对象是外科患者,按照各年龄指标(婴儿 50 ~ 80mg/dl,儿童 70 ~ 100mg/dl)调节至正常空腹血糖,发现了与成人外科 ICU 一致的收益[30]。

后续有许多理论研究揭示了加强胰岛素治疗如何降低发病率与死亡率。值得一提的是,通过鲁汶大学的析因分析[26]和对病兔的实验性研究发现[27],相对于注射胰岛素而言,降低血糖值对于改善预后有着更为重要的作用。加强胰岛素治疗通过促使血糖进入骨骼肌和脂肪组织来降低血糖[31,32],以防止细胞中的葡萄糖在组织中堆积从而可以不通过胰岛素来摄取葡萄糖,如肝脏、神经系统、内皮组织以及免疫细胞。防止细胞的葡萄糖过负荷,从而有效避免了内皮组织功能紊乱[27,33,34]和线粒体的衰竭[35-37],这两大导致重症病人器官衰竭的途径[38]。加强胰岛素治疗也通过降低 C 反应蛋白的水平降低了过度的炎症反应[39]。此外加强胰岛素治疗改善了血脂异常,降低了重症病人总体与游离的皮质醇水平[31,40]。更为重要的是,加强胰岛素治疗有效预防了神经病理异常的发展[41]。所有这些效应都有助于加强胰岛素治疗对重症病人产生有利影响。

多中心验证研究

一项关于 800 名来自内科或外科 ICU 患者的自身前后观察研究表明,通过实施加强胰岛素治疗,提高了患者的生存率,降低了新发肾衰竭、输血以及缩短 ICU 住院时间[42]。很多小规模的单中心研究也报道了和鲁汶研究一致的结果[43-46],除了两篇研究未能得到类似的结果[47,48]。随后有几个多中心的研究试图验证在单中心研究以外是否能重现鲁汶研究的结果。

一项血糖调控的随机对照实验涵盖了来自 21 个中心的 1 101 名成年内科及外科 ICU 患者[49]。对照组的血糖目标值为 140 ~ 180mg/dl,这与鲁汶大学研究的 180 ~ 200mg/dl 有所不同。这项研究早期就被迫停止了,原因是干预组的血糖调控无法达到要求,而且低血糖的发生率过高。这项研究未显示出血糖调控对于发病率与死亡率方面的影响。一项涵盖了 18 个中心 488 名成年 ICU 患者的 VISEP 研究[50]。

这项研究设计的目的在于评估对脓毒症和脓毒性休克患者实行液体复苏(羟乙基淀粉 vs 乳酸林格液)和血糖调控(强化胰岛素治疗 vs 常规治疗,血糖的控制目标与鲁汶研究类似)的临床效果。由于干预组低血糖发生率太高,这项研究很快就被迫停止。同样,在死亡率和发病率上也未得出有意义的结果。另一项叫作 COIITSS 实验是 2×2 设计的,由 11 个中心组成的研究。这项研究同时评估 509 名成年脓毒症患者胰岛素治疗联合氢化可的松,氟氢可的松的疗效,同样未发现胰岛素治疗的好处[51]。NICE-SUGAR 实验包含了 6 104 名来自 42 个中心的 ICU 患者[52]。对照组的血糖目标值为 144～180mg/dl,这与鲁汶研究的血糖值(180～200mg/dl)不一致。这项研究表明强化胰岛素治疗对发病率没有影响,但是增加了死亡率由原来的 24.9% 到 27.5%。

近期的两项有关使用胰岛素控制重症儿童血糖的随机对照研究。SPECS 双中心研究,观察了 980 名行心肺分流手术患儿,结果发现将血糖调整在 80～110mg/dl 与传统血糖管理没有发现优势[53]。CHiP 研究包含了英格兰 13 个中心的 1 369 名患儿,其中 60% 是入住小儿重症监护室心脏手术的患者[54]。治疗组血糖目标值为 72～126mg/dl,传统治疗组血糖控制目标值在 216mg/dl 以下。研究表明二组病人在死亡率方面没有差异,尽管强化胰岛素治疗增加了低血糖的发生,但是强化胰岛素治疗减少了肾衰竭的发生,住院的时间以及住院和社区医疗的花销。

乍一看,不同的临床研究关于 ICU 中的强化胰岛素治疗结论并不一致,这激发了关于对 ICU 患者血糖调控的激烈辩论。因此,我们需要仔细分析这些研究中的差异以找到一种可能的解释。这些研究中最为重要的差异将在下一节进行讨论。

关注点与误区

研究对象

鲁汶研究的对象是外科 ICU 的患者,而随后进行的研究对象为普通 ICU 或者混合 ICU。一篇荟萃分析表明,对于外科重症患者防止高血糖症发生可以在理论上避免由高血糖导致的器官衰竭,然而在内科或者混合 ICU 有相当一大部分患者在住院时就已经患有器官衰竭,这就降低了血糖调节的治疗效果[25,55]。因此在外科 ICU 中强化胰岛素治疗是有效的,而在普通 ICU 或者内科 ICU 中并没有得到同样的效果[56]。

目标血糖范围

这些号称确认研究与鲁汶研究相比运用了不同的目标血糖范围,达到不同程度的血糖控制水平。鲁汶研究是通过比较正常血糖 80～110mg/dl 与肾阈 215mg/dl 水平的差异。大多数的确认研究是用正常血糖与中介目标血糖进行比较,因此把这些研究叫作

被确认研究是不正确的,因为对照组的目标中介血糖水平可能已经有所获益(图 36.1)[49,52]。此外,这些研究治疗的依从性也是明显不同的。鲁汶研究中超过 70% 的患者达到了目标血糖而且两组患者的血糖水平很好的分开,没有重叠[57]。比如在 NICE-SUGAR 研究中,依从性远小于 50%,原因在于两组间存在明显的重叠,这就使得这项用于验证防止高血糖症收益的假说的研究大打折扣[57]。

统计学方面

为了检验 RCT 研究组间的真实差异,样本量应该尽可能的大,以达到充足的统计学支持。这在很多的研究中都是很难实现的。例如 VISEP 研究旨在检验 SOFA 评分中的 1.2 的差异与 80% 的统计检验力。这项研究在计划收录患者 600 名,实际只有收录 488 名的情况下就提前结束了。强化胰岛素治疗并未像预期一样减少 28 天死亡率,IIT 预期不会降低主要研究终点,28 天病死率,而且该研究仅允许次要终点 90 天死亡率的绝对降低 10%,因此,受到十个因素中一个因素的影响,其研究力度是不足的[58]。甚至目前最大规模的 NICE-SUGAR 研究,事实上统计学力度也是不足的[52,57]。事实上,鲁汶研究中统计学计算基于死亡率绝对的下降。然而,由于其他研究目标血糖范围比较接近,根据鲁汶的数据通过析因分析仅检测到死亡率下降 1%～1.5%[26]。可能需要一项涵盖七万人的研究才能得出更小的差异[57]。CHiP 研究也因为过分估计结果,实际上两组间只有一半的患者得到了干预,而且两组间血糖差异过小没有临床相关性[59]。这些研究缺乏统计学效力可能解释了为何这些研究没有发现强化胰岛素治疗在死亡率方面的积极影响。

血糖测量

这些研究中血糖样本与血糖检测的工具存在差异。在鲁汶的概念验证研究中,血糖的检测来源于动脉血的动脉血气分析。而后续的研究运用了不同的样本(静脉血,动脉血,末梢血)并且检测血糖的技术也有所不同,包括手持型的血糖仪。很多研究对重症患者的末梢血样进行检测,而这些患者中有很多血流动力学不稳定,使用了血管升压素治疗,这会影响血糖值的准确性[60,61]。很多手持式的血糖检测仪,如 NICE-SUGAR 研究中应用的一样,仪器无法精确检测出目标血糖范围较小血糖差异[62,63]。不仅如此,建模研究表明运用如此不准确的血糖仪可能会引起血糖可变性的大幅升高并且造成未被发现的低血糖,这两

个因素都与研究的不利结果密切相关[64,65]。血气分析的应用也同时提供了每个样本血钾的检测[57]。当使用胰岛素治疗 ICU 患者时血钾的检测显得十分重要，因为胰岛素可以导致医源性低钾血症从而造成威胁生命的心律失常。值得注意的是，在 NICE-SUGAR 的研究中过高的死亡率证实因为心血管疾病导致的。在这项研究中，使用缺乏精度的仪器检测伴随发生低钾血症的概率很高。近期一项专家共识建议对于重症病人使用血气分析来进行动脉血的检验[66]。

低血糖与血糖的可变性

ICU 应用胰岛素治疗高血糖症不可避免地增加了低血糖的风险，这在过往的随机对照研究中是一致的[4,50,52]。这曾一度是争论的焦点话题。然而，大家普遍认为延长或严重的低血糖后果是严重的甚至是死亡，目前尚不清在 ICU 治疗中短期持续的医源性低血糖是否会导致额外损伤从而影响结局[6]。

在鲁汶研究中，强化胰岛素治疗组低血糖的发生率，外科 ICU 从 0.8% 到 5.1%，内科 ICU 从 3.1% 到 18.7%，小儿 ICU1.4% 到 24.9%[4,29,30]。然而，低血糖的发生从没有导致患者直接的死亡。患者发生低血糖会增加死亡风险但是自发性低血糖的风险要高于医源性低血糖[67]。这反映出低血糖症是疾病严重程度的标志，与死亡率密切相关。这一结论在鲁汶有关小儿循环神经病损伤标记物的研究中得以证实。经历了严重低血糖的患者的标记物在低血糖发生前就已经升高了[68]。最有信服力的证据证实，医源性短期持续的低血糖症不会引起额外的损伤，这是通过对这些孩子长期的随访得出的。更为重要的是，接受了强化胰岛素治疗的患儿在 ICU 住院期间，尽管低血糖的发生率更高[69]，但四年后这些患儿不仅没有在智力评分上受到影响，而且在运动协调和认知灵活度上做得更好，这表明高血糖症更不利于大脑的健康，这在随后的有关重症患者和动物的脑活检组织的神经病理学研究中也得到证实[41]。高血糖小鼠在脊髓损伤后也观察到进行性神经损伤，可以通过血糖调控得到改善受损害功能[70]。高血糖已被确定为脊髓损伤患者功能不良结局的独立预测因素，但是现在还缺乏有关这类病人的强化胰岛素治疗的随机性临床研究[70]。

尽管短期持续的低血糖症不会引发额外的损害，但是应尽量避免发生严重的低血糖症。因此频繁的测量血糖值显得十分重要。研究表明若测量血糖的间隔大于 2 小时将大大增加严重低血糖的风险[71]。然而很多研究认为当血糖稳定时延长检测间期，这可能

会增加发生严重低血糖的风险。

另一个有趣的话题是血糖的变异性。血糖变异性与死亡密切相关，无论患者是否接受严密的血糖调控[72-75]。有关血糖变异性的因素缺乏特异性，主要包括患者的内在因素和外在因素。外在因素主要有营养支持，胰岛素管理的模式和血糖调控运算法。自从各项研究根据自己的原则调节患者血糖范围以来，血糖变异性可能导致不同的结局[76]。事实上鲁汶大学的研究之所以在有效的降血糖的同时小心地避免低血糖的发生就在于对这方面的重视[30]。事实确实如此，高血糖症后低血糖比低血糖本身更加有害[77]。

为了尽可能减少高血糖症，低血糖症以及血糖变异性的发生，人们展开了大量有关持续血糖监测和非胰岛素类降糖药的研究[78,79]。

营养支持

所有选入概念研究的患者在肠内营养无法达到需要量的情况下，根据当时的欧洲指南都接受了早期的肠外营养治疗[24]。这与 NICE-SUGAR 研究截然不同，NICE-SUGAR 研究是根据美国/加拿大的指南，患者在 ICU 住院的第一周通过肠内途径接受低热卡治疗[80,81]。

有趣的是，一项大样本多中心的随机对照研究，比较了两种营养方式，发现鲁汶与 NICE-SUGAR 的研究结果在理论上是一致的[82]。在这个研究中，4 640 名重症患者血糖控制在正常范围时会被随机给予或早或晚的肠外营养。晚期肠外营养组只用当患者住院 8 天肠内营养仍然无法满足营养需要时采用，而早期组在住进 ICU 的 48 小时内就接受了肠外营养治疗。尤为重要的是，通过减少肠外营养支持接受能量限制不仅没有影响死亡率反而加快了患者的恢复。这一结果通过新发感染有所下降，肌无力情况减少，肝衰竭减少，肾替代治疗减少和 ICU 住院时间及机械通气时间减少得以体现。

一项专注于机制的研究阐述了早期型肠外营养导致不良结局中抑制自噬系统激活起了很重要的作用[83]。自噬作用是细胞自我调节系统重要的一环，它的作用在于清除受损细胞器，以及其他细胞组织结构，同时也包括微生物[84]。值得注意的是，当机体受到严重损伤累及细胞线粒体和功能蛋白，本应靠自噬系统清除却由于高血糖受到影响[35,37]，提示营养方案的不同导致了鲁汶和 NICE-SUGAR 两项研究得到了不同的结果。晚期肠外营养组由于中度高血糖引起的细胞损伤因为接受了能量抑制可以充分被自噬系

统清除。这一假说需要一项具有充分说服力的有过晚期肠外营养的随机对照研究加以证实。EPaNIC研究中发生低血糖的患者数量，晚期肠外营养组要多于早期组[82]。当肠内营养供给不足时采用晚期肠外营养支持，再加上不恰当的血糖监测可能增加严重低血糖症的风险，这是 NICE-SUGAR 认为强化胰岛素治疗的另一项缺陷。

实用的建议

自从 2001 年鲁汶研究开展以来，激起了人们在ICU 血糖调控方面的兴趣。尽管概念验证研究发现这一策略可能会有所收益，但是很多实践性研究表明在全球不同的 ICU 实施这一策略的复杂程度。为了血糖调控的安全性以及目标血糖范围的独立性，很多重要的方面需要大家考虑。有以下几个方面：

- 使用标准的血糖测量工具测量血糖值
  使用动脉血气仪对动脉血进行分析检测是标准做法[66]。使用误差范围小的手持式血糖仪检测动脉血或静脉血也是可以的。毛细血管血样是不可信的。
- 进行频繁的血糖测量，要使用专业人员进行胰岛素的滴定输注
  应当使用标准的血糖调控法，血糖值最好控制在 2 小时测量一次，最晚不得超过 4 小时一次。通过对于 ICU 医护人员有关血糖调控方面进行培训会增加患者的安全性。
- 应用合适的胰岛素治疗模式
  通过中心静脉导管采用精确的静脉注射泵进行胰岛素的持续输注。不应在 ICU 使用皮下胰岛素治疗。

糖尿病患者高血糖

糖尿病已在世界范围内广泛流行，特别是西方国家。比如，美国糖尿病发病率从 2010 年的 8.3% 升至 2012 年的 9.3%。这就导致在 ICU 住院的既往患有糖尿病的患者数量有所增加。由于对于这类患者的血糖控制可能采取不同的规则，因此，对于既往患有糖尿病患者的血糖调控的探讨十分重要。

很多研究发现既往患有糖尿病的患者比既往未患有糖尿病的患者因高血糖相关的死亡风险高，后者表现出 J 型曲线平缓而向右移动[85-87]。可能是由于糖尿病患者在没有严格控制的情况下，对一定程度的高血糖产生了耐受性，并重新调整到新的"正常水平"的

血糖水平，这一水平高于健康的非糖尿病患者。将ICU 中的这类病人的血糖调至目标范围会导致这种新的体内内环境稳态的剧烈变化和紊乱，因此可能会造成对机体的伤害。将这类患者的血糖范围定在 80~110mg/dl 不仅没有好处反而会增加死亡率[85]。糖尿病患者与未患有糖尿病的患者相比，血糖变异性与死亡率无明显相关性[85]。这可能反映出机体对于血糖波动的适应性。尽管如此，糖尿病患者低血糖需要得到更多的关注，因此建议糖尿病患者要保持血糖的稳定从而减少低血糖的发生。

显然一刀切对于 ICU 中的血糖调控是不适用的，对于糖尿病患者，由于患者在危重病发生之前的血糖水平相对较高，建议允许或者针对性地将这类患者的血糖水平维持在轻度升高的水平。

总结

应激性高血糖症被认为是对机体有益的反应已经超过了 1 个世纪之久，这只是基于理论的认识而未通过实验证实。2001 年鲁汶里程碑研究对这一传统观念发起挑战，这个研究清晰地表明危重病期间严重的高血糖对机体是不利的。后续的研究想要验证这些观点，但结果不一，这使得有关应激性高血糖以及ICU 血糖调控方面的研究更加复杂。

根据可靠数据，避免早期肠外营养，而使机体在血糖正常的情况下限制能量摄入可以有效预防重症病人出现额外的代谢损伤，尤其是对于外科 ICU 的病人而言。但是，达到理想的血糖控制无法全部做到，早期无法进食，使血糖适当高于正常值是一种保护性措施。如果患者既往患有糖尿病最好使患者血糖适当高于正常值而不是降至正常范围从而减少低血糖的发生。

ICU 中的血糖调控是一项正在展开且十分火热的领域，大量的研究已经完成。未来还需要更多的研究以进一步开拓并更好地应用于临床实践。

（阎小雨 译，窦琳 校）

参考文献

1. Bernard C (1878) Leçons sur les Phenomenes de la Vie Communs aux Animaux et aux Vegetaux. Paris, Bailliere et fils
2. Umpierrez GE, Isaacs SD, Bazargan N, You X, Thaler LM, Kitabchi AE. Hyperglycemia: an independent marker of in-hospital mortality in patients with undiagnosed diabetes. J Clin Endocrinol Metab. 2002;87(3):978–82.
3. Whitcomb BW, Pradhan EK, Pittas AG, Roghmann MC,

Perencevich EN. Impact of admission hyperglycemia on hospital mortality in various intensive care unit populations. Crit Care Med. 2005;33(12):2772–7.

4. Van den Berghe G, Wouters P, Weekers F, Verwaest C, Bruyninckx F, Schetz M, et al. Intensive insulin therapy in critically ill patients. N Engl J Med. 2001;345(19):1359–67.

5. Dungan KM, Braithwaite SS, Preiser JC. Stress hyperglycaemia. Lancet. 2009;373(9677):1798–807.

6. Moghissi ES, Korytkowski MT, DiNardo M, Einhorn D, Hellman R, Hirsch IB, et al. American association of clinical endocrinologists and American diabetes association consensus statement on inpatient glycemic control. Diabetes Care. 2009;32(6):1119–31.

7. Saberi F, Heyland D, Lam M, Rapson D, Jeejeebhoy K. Prevalence, incidence, and clinical resolution of insulin resistance in critically ill patients: an observational study. JPEN J Parenter Enteral Nutr. 2008;32(3):227–35.

8. Sung J, Bochicchio GV, Joshi M, Bochicchio K, Tracy K, Scalea TM. Admission hyperglycemia is predictive of outcome in critically ill trauma patients. J Trauma. 2005;59(1):80–3.

9. Capes SE, Hunt D, Malmberg K, Pathak P, Gerstein HC. Stress hyperglycemia and prognosis of stroke in nondiabetic and diabetic patients: a systematic overview. Stroke. 2001;32(10):2426–32.

10. Krinsley JS. Association between hyperglycemia and increased hospital mortality in a heterogeneous population of critically ill patients. Mayo Clin Proc. 2003;78(12):1471–8.

11. Mesotten D, Van den Berghe G. Glycemic targets and approaches to management of the patient with critical illness. Curr Diab Rep. 2012;12(1):101–7.

12. Vanhorebeek I, Van den Berghe G. Diabetes of injury: novel insights. Endocrinol Metab Clin North Am. 2006;35(4):859–72.

13. Lang CH, Bagby GJ, Blakesley HL, Spitzer JJ. Importance of hyperglucagonemia in eliciting the sepsis-induced increase in glucose production. Circ Shock. 1989;29(3):181–91.

14. McGuinness OP, Shau V, Benson EM, Lewis M, Snowden RT, Greene JE, et al. Role of epinephrine and norepinephrine in the metabolic response to stress hormone infusion in the conscious dog. Am J Physiol. 1997;273(4):674–81.

15. Fujiwara T, Cherrington AD, Neal DN, McGuinness OP. Role of cortisol in the metabolic response to stress hormone infusion in the conscious dog. Metabolism. 1996;45(5):571–8.

16. Jeevanandam M, Young DH, Schiller WR. Glucose turnover, oxidation, and indices of recycling in severely traumatized patients. J Trauma. 1990;30(5):582–9.

17. Lang CH, Dobrescu C, Meszaros K. Insulin-mediated glucose uptake by individual tissues during sepsis. Metabolism. 1990;39(10):1096–107.

18. Fan J, Li YH, Wojnar MM, Lang CH. Endotoxin-induced alterations in insulin-stimulated phosphorylation of insulin receptor, IRS-1, and MAP kinase in skeletal muscle. Shock. 1996;6(3):164–70.

19. Lang CH, Dobrescu C. Gram-negative infection increases noninsulin-mediated glucose disposal. Endocrinology. 1991;128(2):645–53.

20. Gamelli RL, Liu H, He LK, Hofmann CA. Augmentations of glucose uptake and glucose transporter-1 in macrophages following thermal injury and sepsis in mice. J Leukoc Biol. 1996;59(5):639–47.

21. Gamelli RL, Liu H, He LK, Hofmann CA. Alterations of glucose transporter mRNA and protein levels in brain following thermal injury and sepsis in mice. Shock. 1994;1(6):395–400.

22. Ling PR, Smith RJ, Bistrian BR. Acute effects of hyperglycemia and hyperinsulinemia on hepatic oxidative stress and the systemic inflammatory response in rats. Crit Care Med. 2007;35(2):555–60.

23. Stentz FB, Umpierrez GE, Cuervo R, Kitabchi AE. Proinflammatory cytokines, markers of cardiovascular risks, oxidative stress, and lipid peroxidation in patients with hyperglycemic crises. Diabetes. 2004;53(8):2079–86.

24. Singer P, Berger MM, Van den Berghe G, Biolo G, Calder P, Forbes A, et al. ESPEN guidelines on parenteral nutrition: intensive care. Clin Nutr. 2009;28(4):387–400.

25. Van den Berghe G, Wilmer A, Milants I, Wouters PJ, Bouckaert B, Bruyninckx F, et al. Intensive insulin therapy in mixed medical/surgical intensive care units: benefit versus harm. Diabetes. 2006;55(11):3151–9.

26. Van den Berghe G, Wouters PJ, Bouillon R, Weekers F, Verwaest C, Schetz M, et al. Outcome benefit of intensive insulin therapy in the critically ill: Insulin dose versus glycemic control. Crit Care Med. 2003;31(2):359–66.

27. Ellger B, Debaveye Y, Vanhorebeek I, Langouche L, Giulietti A, Van EE, et al. Survival benefits of intensive insulin therapy in critical illness: impact of maintaining normoglycemia versus glycemia-independent actions of insulin. Diabetes. 2006;55(4):1096–105.

28. Ingels C, Debaveye Y, Milants I, Buelens E, Peeraer A, Devriendt Y, et al. Strict blood glucose control with insulin during intensive care after cardiac surgery: impact on 4-years survival, dependency on medical care, and quality-of-life. Eur Heart J. 2006;27(22):2716–24.

29. Van den Berghe G, Wilmer A, Hermans G, Meersseman W, Wouters PJ, Milants I, et al. Intensive insulin therapy in the medical ICU. N Engl J Med. 2006;354(5):449–61.

30. Vlasselaers D, Milants I, Desmet L, Wouters PJ, Vanhorebeek I, van den Heuvel I, et al. Intensive insulin therapy for patients in paediatric intensive care: a prospective, randomised controlled study. Lancet. 2009;373(9663):547–56.

31. Mesotten D, Swinnen JV, Vanderhoydonc F, Wouters PJ, Van den Berghe G. Contribution of circulating lipids to the improved outcome of critical illness by glycemic control with intensive insulin therapy. J Clin Endocrinol Metab. 2004;89(1):219–26.

32. Langouche L, Van der Perre S, Thiessen S, Gunst J, Hermans G, D'Hoore A, et al. Alterations in adipose tissue during critical illness: An adaptive and protective response? Am J Respir Crit Care Med. 2010;182(4):507–16.

33. Langouche L, Vanhorebeek I, Vlasselaers D, Van der Perre S, Wouters PJ, Skogstrand K, et al. Intensive insulin therapy protects the endothelium of critically ill patients. J Clin Invest. 2005;115(8):2277–86.

34. Ellger B, Langouche L, Richir M, Debaveye Y, Vanhorebeek I, Teerlink T, et al. Modulation of regional nitric oxide metabolism: blood glucose control or insulin? Intensive Care Med. 2008;34(8):1525–33.

35. Vanhorebeek I, De Vos R, Mesotten D, Wouters PJ, De Wolf-Peeters C, Van den Berghe G. Protection of hepatocyte mitochondrial ultrastructure and function by strict blood glucose control with insulin in critically ill patients. Lancet. 2005;365(9453):53–9.

36. Vanhorebeek I, Gunst J, Ellger B, Boussemaere M, Lerut E, Debaveye Y, et al. Hyperglycemic kidney damage in an animal model of prolonged critical illness. Kidney Int. 2009;76(5):512–20.

37. Vanhorebeek I, Ellger B, De Vos R, Boussemaere M, Debaveye Y, Perre SV, et al. Tissue-specific glucose toxicity induces mitochondrial damage in a burn injury model of critical illness. Crit Care Med. 2009;37(4):1355–64.

38. Vanhorebeek I, Langouche L. Molecular mechanisms behind clinical benefits of intensive insulin therapy during critical illness: glucose versus insulin. Best Pract Res Clin Anaesthesiol. 2009;23(4):449–59.

39. Hansen TK, Thiel S, Wouters PJ, Christiansen JS, Van den Berghe G. Intensive insulin therapy exerts antiinflammatory effects in critically ill patients and counteracts the adverse effect of low mannose-binding lectin levels. J Clin Endocrinol Metab. 2003;88(3):1082–8.

40. Vanhorebeek I, Peeters RP, Vander PS, Jans I, Wouters PJ, Skogstrand K, et al. Cortisol response to critical illness: effect of intensive insulin therapy. J Clin Endocrinol Metab. 2006;91(10):3803–13.

41. Sonneville R, den Hertog HM, Güiza F, Gunst J, Derese I, Wouters PJ, et al. Impact of hyperglycemia on neuropathological alterations during critical illness. J Clin Endocrinol Metab. 2012;97(6):2113–23.

42. Krinsley JS. Effect of an intensive glucose management protocol

on the mortality of critically ill adult patients. Mayo Clin Proc. 2004;79(8):992–1000.

43. Grey NJ, Perdrizet GA. Reduction of nosocomial infections in the surgical intensive-care unit by strict glycemic control. Endocr Pract. 2004;10 Suppl 2:46–52.

44. Jeschke MG, Kulp GA, Kraft R, Finnerty CC, Mlcak R, Lee JO, et al. Intensive insulin therapy in severely burned pediatric patients: a prospective randomized trial. Am J Respir Crit Care Med. 2010;182(3):351–9.

45. Lecomte P, Foubert L, Nobels F, Coddens J, Nollet G, Casselman F, et al. Dynamic tight glycemic control during and after cardiac surgery is effective, feasible, and safe. Anesth Analg. 2008;107(1): 51–8.

46. Okabayashi T, Shima Y, Sumiyoshi T, Kozuki A, Tokumaru T, Iiyama T, et al. Intensive versus intermediate glucose control in surgical intensive care unit patients. Diabetes Care. 2014;37(6): 1516–24.

47. De La Rosa GC, Donado JH, Restrepo AH, Quintero AM, Gonzalez LG, Saldarriaga NE, et al. Strict glycaemic control in patients hospitalised in a mixed medical and surgical intensive care unit: a randomised clinical trial. Crit Care. 2008;12(5):120.

48. Arabi YM, Dabbagh OC, Tamim HM, Al-Shimemeri AA, Memish ZA, Haddad SH, et al. Intensive versus conventional insulin therapy: a randomized controlled trial in medical and surgical critically ill patients. Crit Care Med. 2008;36(12):3190–7.

49. Preiser JC, Devos P, Ruiz-Santana S, Melot C, Annane D, Groeneveld J, et al. A prospective randomised multi-centre controlled trial on tight glucose control by intensive insulin therapy in adult intensive care units: the Glucontrol study. Intensive Care Med. 2009;35(10):1738–48.

50. Brunkhorst FM, Engel C, Bloos F, Meier-Hellmann A, Ragaller M, Weiler N, et al. Intensive insulin therapy and pentastarch resuscitation in severe sepsis. N Engl J Med. 2008;358(2):125–39.

51. Annane D, Cariou A, Maxime V, Azoulay E, D'honneur G, Timsit JF, et al. Corticosteroid treatment and intensive insulin therapy for septic shock in adults: a randomized controlled trial. JAMA. 2010;303(4):341–8.

52. Finfer S, Chittock DR, Su SY, Blair D, Foster D, Dhingra V, et al. Intensive versus conventional glucose control in critically ill patients. N Engl J Med. 2009;360(13):1283–97.

53. Agus MS, Steil GM, Wypij D, Costello JM, Laussen PC, Langer M, et al. Tight glycemic control versus standard care after pediatric cardiac surgery. N Engl J Med. 2012;367(13):1208–19.

54. Macrae D, Grieve R, Allen E, Sadique Z, Morris K, Pappachan J, et al. A randomized trial of hyperglycemic control in pediatric intensive care. N Engl J Med. 2014;370(2):107–18.

55. Schetz M, Vanhorebeek I, Wouters PJ, Wilmer A, Van den Berghe G. Tight blood glucose control is renoprotective in critically ill patients. J Am Soc Nephrol. 2008;19(3):571–8.

56. Griesdale DE, de Souza RJ, van Dam RM, Heyland DK, Cook DJ, Malhotra A, et al. Intensive insulin therapy and mortality among critically ill patients: a meta-analysis including NICE-SUGAR study data. CMAJ. 2009;180(8):821–7.

57. Van den Berghe G, Schetz M, Vlasselaers D, Hermans G, Wilmer A, Bouillon R, et al. Clinical review: Intensive insulin therapy in critically ill patients: NICE-SUGAR or Leuven blood glucose target? J Clin Endocrinol Metab. 2009;94(9):3163–70.

58. Van den Berghe G, Wilmer A, Bouillon R. Insulin and pentastarch for severe sepsis. N Engl J Med. 2008;358(19):2073–5.

59. Van den Berghe G, Mesotten D. A trial of hyperglycemic control in pediatric intensive care. N Engl J Med. 2014;370(14):1354–5.

60. Kanji S, Buffie J, Hutton B, Bunting PS, Singh A, McDonald K, et al. Reliability of point-of-care testing for glucose measurement in critically ill adults. Crit Care Med. 2005;33(12):2778–85.

61. Critchell CD, Savarese V, Callahan A, Aboud C, Jabbour S, Marik P. Accuracy of bedside capillary blood glucose measurements in critically ill patients. Intensive Care Med. 2007;33(12):2079–84.

62. Scott MG, Bruns DE, Boyd JC, Sacks DB. Tight glucose control in the intensive care unit: are glucose meters up to the task? Clin

Chem. 2009;55(1):18–20.

63. Cembrowski GS, Tran DV, Slater-Maclean L, Chin D, Gibney RT, Jacka M. Could susceptibility to low hematocrit interference have compromised the results of the NICE-SUGAR trial? Clin Chem. 2010;56(7):1193–5.

64. Boyd JC, Bruns DE. Monte Carlo simulation in establishing analytical quality requirements for clinical laboratory tests meeting clinical needs. Methods Enzymol. 2009;467:411–33.

65. Karon BS, Boyd JC, Klee GG. Glucose meter performance criteria for tight glycemic control estimated by simulation modeling. Clin Chem. 2010;56(7):1091–7.

66. Finfer S, Wernerman J, Preiser JC, Cass T, Desaive T, Hovorka R, et al. Clinical review: Consensus recommendations on measurement of blood glucose and reporting glycemic control in critically ill adults. Crit Care. 2013;17(3):229.

67. Kosiborod M, Inzucchi SE, Goyal A, Krumholz HM, Masoudi FA, Xiao L, et al. Relationship between spontaneous and iatrogenic hypoglycemia and mortality in patients hospitalized with acute myocardial infarction. JAMA. 2009;301(15):1556–64.

68. Vanhorebeek I, Gielen M, Boussemaere M, Wouters PJ, Güiza F, Mesotten D, et al. Glucose dysregulation and neurological injury biomarkers in critically ill children. J Clin Endocrinol Metab. 2010;95(10):4669–79.

69. Mesotten D, Gielen M, Sterken C, Claessens K, Hermans G, Vlasselaers D, et al. Neurocognitive development of children 4 years after critical illness and treatment with tight glucose control: a randomized controlled trial. JAMA. 2012;308(16):1641–50.

70. Kobayakawa K, Kumamaru H, Saiwai H, Kubota K, Ohkawa Y, Kishimoto J, et al. Acute hyperglycemia impairs functional improvement after spinal cord injury in mice and humans. Sci Transl Med. 2014;6(256). 256ra137.

71. Holzinger U, Warszawska J, Kitzberger R, Wewalka M, Miehsler W, Herkner H, et al. Real-time continuous glucose monitoring in critically ill patients: a prospective randomized trial. Diabetes Care. 2010;33(3):467–72.

72. Al-Dorzi HM, Tamim HM, Arabi YM. Glycaemic fluctuation predicts mortality in critically ill patients. Anaesth Intensive Care. 2010;38(4):695–702.

73. Ali NA, O'Brien Jr JM, Dungan K, Phillips G, Marsh CB, Lemeshow S, et al. Glucose variability and mortality in patients with sepsis. Crit Care Med. 2008;36(8):2316–21.

74. Dossett LA, Cao H, Mowery NT, Dortch MJ, Morris Jr JM, May AK. Blood glucose variability is associated with mortality in the surgical intensive care unit. Am Surg. 2008;74(8):679–85.

75. Hermanides J, Vriesendorp TM, Bosman RJ, Zandstra DF, Hoekstra JB, DeVries JH. Glucose variability is associated with intensive care unit mortality. Crit Care Med. 2010;38(3):838–42.

76. Chase JG, Le Compte AJ, Suhaimi F, Shaw GM, Lynn A, Lin J, et al. Tight glycemic control in critical care--the leading role of insulin sensitivity and patient variability: a review and model-based analysis. Comput Methods Programs Biomed. 2011;102(2): 156–71.

77. Suh SW, Hamby AM, Swanson RA. Hypoglycemia, brain energetics, and hypoglycemic neuronal death. Glia. 2007;55(12):1280–6.

78. Wernerman J, Desaive T, Finfer S, Foubert L, Furnary A, Holzinger U, et al. Continuous glucose control in the ICU: report of a 2013 round table meeting. Crit Care. 2014;18(3):226.

79. Plummer MP, Chapman MJ, Horowitz M, Deane AM. Incretins and the intensivist: what are they and what does an intensivist need to know about them? Crit Care. 2014;18(1):205.

80. Martindale RG, McClave SA, Vanek VW, McCarthy M, Roberts P, Taylor B, et al. Guidelines for the provision and assessment of nutrition support therapy in the adult critically ill patient: Society of Critical Care Medicine and American Society for Parenteral and Enteral Nutrition: Executive Summary. Crit Care Med. 2009; 37(5):1757–61.

81. Heyland DK, Dhaliwal R, Drover JW, Gramlich L, Dodek P. Canadian clinical practice guidelines for nutrition support in mechanically ventilated, critically ill adult patients. JPEN J Parenter

Enteral Nutr. 2003;27(5):355–73.

82. Casaer MP, Mesotten D, Hermans G, Wouters PJ, Schetz M, Meyfroidt G, et al. Early versus late parenteral nutrition in critically ill adults. N Engl J Med. 2011;365(6):506–17.

83. Hermans G, Casaer MP, Clerckx B, Guiza F, Vanhullebusch T, Derde S, et al. Effect of tolerating macronutrient deficit on the development of intensive-care unit acquired weakness: a subanalysis of the EPaNIC trial. Lancet Respir Med. 2013;1(8):621–9.

84. Kroemer G, Marino G, Levine B. Autophagy and the integrated stress response. Mol Cell. 2010;40(2):280–93.

85. Krinsley JS, Egi M, Kiss A, Devendra AN, Schuetz P, Maurer PM, et al. Diabetic status and the relation of the three domains of glyce-mic control to mortality in critically ill patients: an international multicenter cohort study. Crit Care. 2013;17(2):R37.

86. Krinsley JS, Fisher M. The diabetes paradox: diabetes is not inde-pendently associated with mortality in critically ill patients. Hosp Pract (1995). 2002;40(2):31–5.

87. Krinsley JS, Meyfroidt G, Van den Berghe G, Egi M, Bellomo R. The impact of premorbid diabetic status on the relationship between the three domains of glycemic control and mortality in critically ill patients. Curr Opin Clin Nutr Metab Care. 2012;15(2):151–60.

88. Derde S, Vanhorebeek I, Van den Berghe G. Insulin treatment in intensive care patients. Horm Res. 2009;71:2–11.

第三十七章　肾上腺功能不全

Bala Venkatesh, Jeremy Cohen

引言

肾上腺功能不足（adrenal insufficiency，AI）导致危重病人的发病机制目前正在重新审视。下丘脑-垂体-肾上腺（hypothalamic-pituitary-adrenal，HPA）轴的激活对于机体应激反应是不可分割的一部分，深入地了解HPA的正常功能和潜在的病理生理改变是十分重要的。然而尽管对这方面的研究长达50年之久，但是肾上腺对于重症病人的反应本质以及这一系统发生变化的本质和重要性仍然存在争议。相对肾上腺功能不全（relative adrenal insufficiency，RAI）综合征的定义以及重症疾病相关的皮质激素功能不全（critical illness-related corticosteroid insufficiency，CIRCI）是争论的焦点。在本章节中，我们将回顾肾上腺皮质激素的生理学内容，反馈环，讨论其临床特征以及诊断肾上腺功能不全的最优方法和讨论将来可能的研究方向。

具有里程碑意义的研究内容以方便我们了解肾上腺皮质的生理学及药理学特征在表37.1列出，血浆皮质醇水平用 μg/dl 和 nanomoles/L 表示，1μg/dl = 27.6nmol/L。

表 37.1　引导认知肾上腺皮质的生理学与药理学的重要里程碑

1849	由爱迪生描述的爱迪生综合征
1923	肾上腺在细菌性败血症中的决定性作用
1935	肾上腺皮质酮的分离也叫作肯德尔化合物
1936	由汉斯塞利描述的应激综合征
1948	第一次描述了促肾上腺皮质激素实验已决定肾上腺剩余功能
1949	菲利普·肖瓦特·亨奇把可的松应用到临床实践
1950	肯德尔，赖希施泰因与亨奇因描述肾上腺激素特征而获得诺贝尔生理学与医学奖

肾上腺生理学

人体中主要的内生性糖皮质激素是皮质醇。它对于肾上腺素能受体的合成，正常免疫功能的维持以及伤口愈合，血管的紧张度起着至关重要的作用[1-3]。在皮质醇分泌减少的环境下，如切除肾上腺的动物，患有 Addison's 病，重症疾病的死亡率会有所升高[4,5]。因此了解皮质醇的药理学形成过程是必要的。

皮质醇在肾上腺皮质的束状带进行合成与分泌。激素循环主要是靠一种 α 球蛋白叫作皮质醇转运蛋白 CBG。血浆总皮质醇的正常水平在 375nmol/L 或 13.5μg/dl，比血浆游离的皮质醇少 5%；然而只有自由游离的皮质醇是具有生物活性的。研究证明当患有重大疾病时 CBG 水平会有所下降[6-8]，这导致循环中游离的皮质醇水平增高；大多数可行的检测方法只能检测血浆总皮质醇水平，因此游离皮质醇增加没有那么明显。

皮质醇需和糖皮质激素受体结合 GR 才能发挥作用，这个受体是由 777 个氨基酸构成的细胞质蛋白，几乎所有有核细胞都具有这种蛋白。皮质醇穿过细胞膜与 GR 结合，随后这一结合体转移到细胞核参与影响基因的转录。据评估大概有 20% 的表达的基因可以与 GR 相结合[9]（表 37.2）。

表 37.2　重要的生理学指标

皮质醇每天的分泌量 15~30mg/d（40~80μmol/d）
血浆峰浓度（8~9am）150~550nmol/L（5~20μg/dl）
血浆最低浓度（午夜）110nmol/L（4μg/dl）
血浆游离皮质醇浓度 5.5~38nmol/L（0.2~1.4μg/dl）
血浆皮质类固醇结合球蛋白浓度 26.0mg/L
与皮质类固醇结合球蛋白结合的皮质醇占 80%
与白蛋白结合的皮质醇占 12%~15%
游离的皮质醇占 5%~8%

分泌的调节

促肾上腺皮质激素释放激素（corticotropin-releasing hormone，CRH）是由下丘脑室旁核分泌的，它与下丘脑生理调节周期有关，也与各式各样的应激反应有关,如疼痛、低血糖、组织损伤以及细胞因子的释放。

CRH 作用在脑垂体以释放促肾上腺皮质激素(adrenocorticotrophic hormone,ACTH),它的作用在肾上腺皮质以促进皮质醇的合成与分泌。此外 ACTH 促进脱氢异雄(甾)酮和醛固酮的分泌,尽管肾素血管紧张素系统是控制盐皮质激素释放的主要系统。

抗利尿激素、缩宫素、血管紧张素 Ⅱ 和 β 肾上腺素能因子也促进 ACTH 释放,而生长抑素,β 内啡肽以及脑啡肽减少其释放。皮质醇对于下丘脑及脑垂体具有负反馈作用,通过应激反应介导抑制下丘脑释放 CRH,通过 CRH 抑制 ACTH 的释放。当机体经历应激、创伤或者感染时,CRH 和 ACTH 释放增加并减少负反馈作用,导致皮质醇水平升高,粗算这与疾病严重程度呈正相关[10,11]。

下丘脑-垂体-肾上腺轴在重大疾病上的改变

当机体面临危重症打击时 HPA 会有巨大改变。最为基本的改变就是总皮质醇水平增高,可能是正常值的六倍以上,尽管变异很大,但是这粗略说明与疾病的严重程度的相关性。这被认为是由于内毒素、炎性细胞因子、肿瘤坏死因子 α、白介素 1、白介素 6 增加了促肾上腺激素释放导致的[12]。也可能是精氨酸血管加压素,巨噬细胞迁移抑制因子和心房钠尿因子增加了 ACTH 释放。

正常皮质醇产生过程中的昼夜变化消失了,变异性增加,这会导致血浆皮质醇水平测量更加复杂化。此外皮质醇结合蛋白产生减少,炎症状态下分解增加[13]。导致皮质醇增加,尤其是组织间的水平。因重大疾病导致的皮质醇增加是自适的,这可能减少炎症反应的严重程度,同时通过内源性和外源性的血管收缩素来增加相关的血管舒缩。皮质醇水平可能会因为皮质醇清除受损而进一步升高,尤其是患有肝肾疾病的患者。

现在认为危重症急性期间导致皮质醇释放增加的最主要原因是 ACTH 介导的,在亚急性期与慢性期非 ACTH 依赖的反应机制也会发挥作用[12]。虽然 ACTH 初始升高,危重症期间会有所下降,血浆总皮质醇浓度升高会介导双向反应[14]。因此非 ACTH 介导在 HPA 对于应激反应的适应性调节就十分重要。

糖皮质激素在重症疾病期的组织活化

近期人们把目光放在了危重疾病期组织皮质醇的代谢上。数据表明糖皮质激素受体(GR)移位到细胞核可能存在损伤,或者 GR 的敏感度下降从而导致组织皮质醇的抵抗[15,16]。然而,有未活化的的可的松转化而来的外周皮质醇的发现说明糖皮质激素组织的激活可能增加了[17]。糖皮质激素在组织间的水平通过 11β-羟基类固醇脱氢酶系统调节。很多常见的病理情况如肥胖和代谢综合征会增加 11β-羟基类固醇脱氢酶[18-21]。

新发现的证据显示在感染性休克期,组织间的皮质醇浓度与 11β-羟基类固醇脱氢酶活性一样有所升高[17]。这些发现与之前认为的休克期间存在相对肾上腺功能不全的观点形成鲜明的对比[17,22]。Cohen 等报道了血浆与尿液中皮质醇与可的松比例的变化证明了休克期组织对 11β-羟基类固醇脱氢酶活化的调节作用[23]。休克期因胆汁酸抑制导致 11β-羟基类固醇脱氢酶活化抑制从而使得皮质醇清除作用降低同样被报道[24]。

肾上腺功能不全

肾上腺功能不全分为原发性和继发性。此外当重大疾病时出现这两类特征的肾上腺功能不全也被报道过。

原发性肾上腺功能不全或者艾迪生病是罕见的。西方国家发病率为百万分之 90～140[5]。成人最常见的病因是自身免疫疾病,可因其他的自身免疫疾病而增加发病可能,如甲状腺功能减低或者糖尿病。此外肾上腺脑白质失养症是一种继发于脱髓鞘改变导致神经损伤的疾病也会增加其发病。其他因素十分罕见,如感染、出血、浸润等。结核病是最主要的感染因素,此外组织胞浆菌病、球孢子菌病和巨细胞病毒特别是在人类免疫缺陷病毒(human immunodeficiency virus,HIV)患者中也有报道。腺体出血伴随败血症,尤其是脑膜炎容易患病。无脾和抗磷脂综合征伴随肾上腺出血也易患病。还有肿瘤或者淀粉样变性的浸润作用导致腺体损伤出现肾上腺功能不全的症状。

药物可能通过抑制皮质醇合成或促进肝皮质醇代谢损伤肾上腺功能。外周循环的细胞因子水平过高也会抑制 ACTH 的释放[25]。

表现

症状包括疲劳,乏力,呕吐,体重减轻,厌食以及体位性低血压。非暴露部位色素沉着是因褪黑素过度分泌所致,它是一种 ACTH 前阿黑皮素原的降解产物。由于症状无特异性，因此诊断较晚，50% 的患者在确诊前具有艾迪生病的特征超过一年[5]。

重症医学医师往往面对的症状是肾上腺危象。这可能由并发的疾病或手术积累或者药物替代治疗失败导致。典型的肾上腺危象表现为对血管活性药物不敏感的难治性休克。常表现为腹部或肋部疼痛并且可能导致误诊为急腹症。

快速识别和早期治疗至关重要。包括紧急的支持治疗，液体复苏和高剂量的静脉糖皮质激素治疗。氢化可的松标准剂量为每 6~8 小时给予 50~100mg或者输液治疗。这种剂量下不需要单独使用盐皮质激素替代治疗[26]。值得注意的是尝试应用地塞米松行后续的 ACTH 激发实验是不恰当的治疗，因为它不提供盐皮质激素[27]。

对于无法鉴别的使用标准处置无效的休克应该考虑肾上腺危象的可能。有意义的特征包括结合病史的临床表现，查体发现色素沉着以及低钠血症，高钾血症，外周血嗜酸性粒细胞增多症。肾上腺危象期随机血浆总皮质醇将低于 80nmol/L，急性期不需要做 ACTH 激活实验。

继发性肾上腺功能不全

ACTH 缺乏最为常见的因素是外源性糖皮质激素治疗的突然中断，然而更为少见的病因有失血性休克导致的垂体梗死（席汉综合征）以及垂体肿瘤、辐射或者创伤。每天使用超过 30mg 氢化可的松或者等价药物超过 3 周的患者如果治疗突然中断，那么产生肾上腺抑制的风险升高[2]。

临床症状与原发性肾上腺功能不全相似。最主要的差别在于少有色素沉着和盐皮质激素缺乏；因此高钾血症不是继发性肾上腺功能不全的特点，而由于血管加压素的水平，低钠血症依然可能存在。

诊断

肾上腺功能不全可以通过结合随机血浆激素评估，动态实验以及放射干预进行诊断。对于检查的选择可以根据临床表现，患者的身体情况以及可疑的病因进行。

对于怀疑为肾上腺危象导致的难治性休克患者而言，必须马上进行治疗。立即对于血浆电解质和总皮质醇进行检查。皮质醇浓度小于 $3\mu g/dl$（83nmol/L）确诊，当超过 $19\mu g/dl$（525nmol/L）时排除肾上腺功能不全可能[26]。中间值需进一步研究。部分实验室的数值经常用于分析实验结果。由于重症疾病导致皮质醇正常分泌节律失常，因此标准测量皮质醇的做法即清晨测量是不适用的。

动态检测

诊断的主要方法是 ACTH 激发实验，或者短效促皮质素实验[28]。通过静脉或肌内注射 $250\mu g$ 二十四肌动蛋白，它构成了正常分泌 ACTH 的 24 个氨基酸。分别于基线水平和三十分钟后对血浆总皮质醇水平进行测量。正常的反应是血浆皮质醇峰值超过 $20\mu g/dl$（550nmol/l）；然而由于实验的变异性正常值应当根据当地实验室情况进行定义。这项实验在患者服用氢化可的松时不能进行，因为氢化可的松会与皮质醇实验起交叉反应；而短时的地塞米松治疗是可以进行实验的。值得注意的是，地塞米松作为治疗肾上腺危象的唯一用药是不恰当的。

鉴别原发和继发肾上腺功能不全可以采用测量 ACTH 水平的方法；原发性肾上腺功能不全的 ACTH 水平会不成比例的升高。而在复杂或不明确的病例需要额外的动态监测。

延长的 ACTH 实验包括对于二十四肌动蛋白超过 24~48 小时的管理。患有继发性肾上腺功能不全的患者表现为皮质醇反应迟缓。

胰岛素耐受试验被认为是金标准，通过注射胰岛素诱导出现有症状的低血糖来测量皮质醇反应[29]。患有心肌缺血、癫痫或心血管疾病的患者禁止行该实验。还可以选用胰高血糖素激发实验。

美替拉酮会抑制皮质醇的合成，下丘脑-垂体-肾上腺轴正常的患者，夜晚 ACTH 与 11 前脱氧皮质醇水平有所升高[30]。

促肾上腺皮质激素释放因子激发试验可用于鉴别原发与继发性肾上腺功能不全。原发性肾上腺功能不全病人型 CRF 试验后 ACTH 水平升高，而继发性肾上腺功能不全患者对于 CRF 试验无反应[31]。对于危重症患者只有随机皮质醇实验与短效促皮质素实验经常使用。

小剂量的短效促皮质素试验（SST）

标准 SST 使得循环 ACTH 水平超生理的升高，有研究者认为只需要 $1\mu g$ 二十四肌动蛋白就足够敏感了[32]。这一概念目前还没有被广泛认可。

其他的检查

其他检查用于检测肾上腺功能减低包括自身抗体的评估，肾上腺和垂体的影像学检查以及肾上腺活检（表 37.3）。

表 37.3　关于肾上腺低能症的研究

	原则	优势	缺陷
促肾上腺皮质激素试验	皮质醇对合成 ACTH 的反应度	简单、安全、验证性强。可以应用在小剂量或延迟的试验	无法鉴别原发与继发肾上腺功能不全。高剂量无法检测早期继发性肾上腺功能不全
美替拉酮实验	抑制皮质醇合成	评估完整的下丘脑-垂体-肾上腺轴功能	操作烦琐,胃部激惹症状,美替拉酮难以获得,诱发肾上腺功能不全的风险
胰岛素低血糖试验	对于诱导性低血糖的反应	是评价 HPA 轴的金标准	不适合患有心脏和神经系统疾病的患者
CRH 激发试验	对于 CRH 的反应	区分原发与继发疾病	基础 ACTH 水平高的很少使用
糖原激发试验	对于糖原的反应	IHT 的替代试验	敏感度低于 IHT 法

重症患者中的肾上腺功能不全

对于相对肾上腺功能不全(relative adrenal insufficiency,RAI)或者脓毒症期危重症相关的皮质醇功能不全(critical illness-related corticosteroid insufficiency,CIRCI)的争论还在持续。这些术语描述了假定的一类患者,他们没有明确的下丘脑-垂体-肾上腺轴结构上的损害但是也无法激起糖皮质激素对于疾病的反应。这预示着给这类患者小剂量类固醇可能会改善病情[33]。对于这一概念的支持来自对感染性休克出现的糖皮质激素反应性低血压的观察,认为短暂的肾上腺衰竭对于重度败血症是共同现象。然而,证实这一现象是否存在或者如何证实是有难度的。值得注意的是,基于存在相对肾上腺功能不全使用类固醇治疗在降低死亡率方面没有发现收益,甚至有人认为存在副作用[34,35]。

脓毒症中糖皮质激素功能不全可能的机制

目前有很多的机制用于解释脓毒症中肾上腺功能不全的原因。包括下丘脑或垂体因脓毒症低血压或者凝血功能障碍引发出血坏死导致 CRH 和 ACTH 的分泌受损。通过芬太尼,一种常用的镇痛药,激活阿片受体,神经细胞凋亡和细胞因子介导抑制 ACTH 分泌[36,37]。

其他机制包括因肾上腺出血,肾上腺炎导致的原发肾上腺功能衰竭和重症疾病期药物治疗抑制皮质醇合成。通过羟基类固醇脱氢酶系统改变外周皮质醇代谢,组织转运以及组织糖皮质激素抵抗是导致肾上腺功能减低的机制。

相对肾上腺功能不全或脓毒症期危重症相关的皮质醇功能不全的实验室检查

用于诊断相对肾上腺功能不全或者脓毒症期危重症相关的皮质醇功能不全的两项检查是总血浆皮质醇和皮质醇对促肾上腺皮质激素细胞的反应。对于这些实验目前还存在争议,因此下文就对于疾病诊断进行了详细的讨论。

血浆总皮质醇

值得注意的是,危重患者血浆总皮质醇水平会有所升高,但是范围存在高度变异,尤其是对于患有脓毒症的病人[38-45]。相对肾上腺功能不全的假说认为出现低血浆皮质醇浓度的患者死亡率更高;然而观察发现实际上死亡率升高与高血浆皮质醇水平有关[38,40,41,44-56](图 37.1)。血浆总皮质醇的局限性在表 37.4 列出。

危重症促肾上腺皮质激素试验

第一个支持重症疾病导致肾上腺功能不全的观察试验是发现血浆皮质醇对于标准肾上腺皮质激素激发试验存在钝性曲线关系,这一模式被认为与死亡率升高有关。由 Rothwell 等记载[51],最大规模用于检测脓毒症患者对于标准高剂量二十四肽促皮质素反应的实验由 Annane 和他的同事完成[46]。他们前瞻性地分析了 189 名患有脓毒症的病人并根据基础皮质醇水平和对 ACTH 的反应建立了三级分类系统。发现基础皮质醇在 34μg/dl(938nmol/l)以上并且对于 ACTH 反应小于 9μg/dl(248nmol/l)的患者死亡率最高。基础皮质醇高于 34μg/dl 但皮质醇反应超过 9μg/dl 的患者预后比前者更好,预后最好的患者是基础皮质醇低并

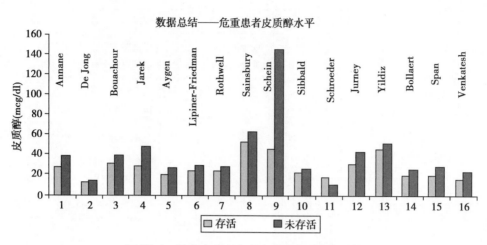

图 37.1 脓毒症重症患者皮质醇水平数据总结

表 37.4 总血浆皮质醇的限制

1. 对于重症疾病很难制定一个正常的总血浆皮质醇范围。对于应激状态下的 ICU 病人有一个比较宽泛的总血浆皮质醇升高范围
2. 重症病人 24 小时总血浆皮质醇存在很高的变异性,因此根据单一的皮质醇评估诊断肾上腺功能不全是不准确的[55]
3. 重症病人血清皮质醇与死亡率之间的关系尚不清楚
4. 我们能常规检测的是总血浆皮质醇水平,然而有生物学活性的是血浆游离皮质醇(PFC)

且对 ACTH 反应强的患者。后续的研究证实了上述结论,但是诊断标准存在很大变异。在创伤、头部损伤、烧伤和肝功能衰竭的患者中,也出现了类似的对 ACTH 反应下降的模式[57-60]。

相对肾上腺功能不全假说反对者认为,在现有的肾上腺素刺激下进行的动态压力测试很难解释,而且可能表现为有限的肾上腺储备,而不是真正肾上腺储备的不充分[36,61]。SST 实验其他限制在于可重复性差[62],促肾上腺皮质激素最佳剂量存在争议[63],与金标准美替拉酮实验一致性差[64],皮质醇实验存在高变异性,这是因为肾上腺功能不全有效的诊断可能完全依赖于当地的实验室水平[65]。ICU 普遍的药物治疗,尤其是镇静药物的注射也会改变皮质醇水平[66]。

对于评估这类患者肾上腺功能一项复杂的因素是游离皮质醇。游离皮质醇被证实当患有危重症时

有所升高[8],一些研究认为游离皮质醇可能比总皮质醇更能代表与疾病严重程度的关联[67]。然而,目前游离皮质醇进行常规检查尚不可行,其对于诊断危重症肾上腺功能不全的前景还属未知。

从上文不难看出,对于相对肾上腺功能不全或者脓毒症期危重症相关的皮质醇功能不全的认知还存在争议。两大共识会议分别由美国危重症医学学会[68]和欧洲危重症学会主持召开目的在于制定有关肾上腺功能不全的诊断标准和推荐治疗方法。诊断标准包括随机总皮质醇检测,高剂量或低剂量 SST 试验,游离皮质醇检测和经验治疗。诊断的不确定性导致大量诊断标准涌现(表 37.5);对于相同患者应用不同标准导致肾上腺功能不全发生率的评估在 6.25%~75%[38]。目前被大家广泛接受的诊断标准是对于怀疑有肾上腺功能不全的病人高剂量 SST 实验皮质醇反

表 37.5 推荐 RAI/CIRCI 的诊断标准

随机总皮质醇	短效二十四肽促皮质素试验	游离皮质醇	临床
<15μg/dl[38,69]	峰值 <18μg/dl[47]	升高<4μg/dl 短效促皮质素试验(SST)后[67]	对液体与血管加压素治疗无反应[6,9]
<18μg/dl[70,71]	峰值Ⅷ 20μg/dl[72]		
<20μg/dl[72]	升高<7μg/dl[73]		
<25μg/dl[74]	升高<9μg/dl[46]		

应超过 9μg/dl（250nmol/L）。然而，近期有关处理脓毒症的指南不推荐使用 ACTH 试验去明确患者使用氢化可的松是否获益，而建议对于液体以及正性肌力药物不敏感的感染性休克患者应用类固醇支持治疗[75]。这一建议提出后一项大样本多中心有关脓毒症的研究发现类固醇治疗并未改善死亡率。类固醇的应用与休克的快速治疗相关但是不能说明 SST 试验无效[34]。

对于感染性休克患者糖皮质激素水平的临床试验

使用外源性的皮质类固醇长期被认为是调节炎性反应的可行方法。皮质类固醇始终被认为可以导致早期休克得到逆转并且可以停止血管升压素在感染性休克中的使用。然而在改善感染性休克死亡率方面仍未被证实。来自 80 年代末的随机对照研究证明高剂量的甲强龙（30mg/ kg），尽管在逆转休克上有帮助但是并未降低脓毒症的死亡率，并且使用高剂量的皮质类固醇药物事实上增加了二重感染的死亡率[76,77]。

更多的 RCT 研究证实使用低剂量皮质类固醇，尤其是氢化可的松 200mg 每 24 小时，可以快速逆转休克并且有降低死亡率的趋势[33,78,79]。

在 2002 年和 2008 年进行的两项国际性 RCT 研究观察了皮质类固醇对于感染性休克患者死亡率的影响，但是两者得出了不同的结果[33,34]。

第一项是来自法国由 Annane 等在 2002 年进行的对 299 名患者的研究[33]。这项研究每天使用氢化可的松 200mg 治疗脓毒性休克，对照组使用安慰剂。使用氢化可的松的患者休克逆转更快速，而且尽管总的死亡率无明显差异，但是研究者声明对促肾上腺皮质激素反应减弱的患者生存率得到改善。这项试验有许多局限性，引起了人们对研究结果的外部有效性的担忧。目前最大的随机对照实验是 2008 年报道的应用皮质类固醇治疗脓毒性休克（CORTICUS）研究[34]。这项研究了低剂量氢化可的松（200mg/d）与安慰剂在 499 例脓毒性休克患者中的疗效。因为资金和药物供应问题这项研究过早终止了。因此，这项研究在检测临床治疗效果方面说服力大打折扣。这项试验的主要结果是类固醇组的死亡率为 34%，而对照组为 31%（$P=0.51$）。这两项研究都没有足够的统计学依据证明应用皮质类固醇在减小死亡率上的效果。随后的一项 2×2 的因素设计研究评估严格的血糖控制和脓毒性休克的类固醇治疗在死亡率方面未发现差异[80]。

在过去的 30 年里，人们进行了 17 项关于皮质类固醇治疗感染性休克的随机研究[81]。尽管如此，关于皮质类固醇治疗的效果仍未有一致结论，临床应用根据不同医师的喜好[82]。

由于先前的两项调查所带来的临床不确定性，使澳大利亚和新西兰进行了进一步的大规模临床试验（ADRENAL）来解决这个问题[83]。

结论

具有功能的下丘脑-垂体-肾上腺轴是经历严重应激反应存活的必要条件，如果不能有效的鉴别原发或继发性的肾上腺功能不全并进行快速有效的治疗是灾难性的。

危重疾病打击下，下丘脑-垂体-肾上腺轴经历复杂的改变，大量的患者可能出现相关的皮质醇缺乏或者组织皮质醇抵抗。然而，对这些病人精确诊断仍存在挑战。同时类固醇用于提高脓毒性休克患者血管紧张素反应性被广泛接受，但能否改善感染性休克预后仍属未知。对这一领域的进一步研究，特别是对游离的和组织皮质醇的作用的研究是值得的。

（阎小雨　译，窦琳　校）

参考文献

1. Grunfeld JP, Eloy L. Glucocorticoids modulate vascular reactivity in the rat. Hypertension. 1987;10:608–18.
2. Larsen P, Kronenburg H, Melmed S, Polonsky K. Williams Textbook of Endocrinology. Philadelphia: Saunders; 2003.
3. Stalmans W, Laloux M. Glucocorticolds and hepatic glycogen metabolism. In: Baxter JD, Rousseau GG, editors. Glucocorticoid Hormone Action. New York: Springer-Verlag; 1979. p. 518–33.
4. Hinshaw LB, Beller BK, Chang AC, Murray CK, Flournoy DJ, Passey RB, et al. Corticosteroid/antibiotic treatment of adrenalectomized dogs challenged with lethal E. coli. Circ Shock. 1985;16:265–77.
5. Arlt W, Allolio B. Adrenal insufficiency. Lancet. 2003;361:1881–93.
6. Beishuizen A, Thijs LG, Vermes I. Patterns of corticosteroid-binding globulin and the free cortisol index during septic shock and multitrauma. Intensive Care Med. 2001;27:1584–91.
7. le Roux CW, Chapman GA, Kong WM, Dhillo WS, Jones J, Alaghband-Zadeh J. Free cortisol index is better than serum total cortisol in determining hypothalamic-pituitary-adrenal status in patients undergoing surgery. J Clin Endocrinol Metab. 2003;88:2045–8.
8. Hamrahian AH, Oseni TS, Arafah BM. Measurements of serum free cortisol in critically ill patients.[see comment]. N Engl J Med. 2004;350:1629–38.
9. Galon J, Franchimont D, Hiroi N, Frey G, Boettner A, Ehrhart-Bornstein M, et al. Gene profiling reveals unknown enhancing and suppressive actions of glucocorticoids on immune cells. FASEB J. 2002;16:61–71.
10. Barton RN, Stoner HB, Watson SM. Relationships among plasma cortisol, adrenocorticotrophin, and severity of injury in recently injured patients. J Trauma. 1987;27:384–92.
11. Chernow B, Alexander HR, Smallridge RC, Thompson WR, Cook D, Beardsley D, et al. Hormonal responses to graded surgical stress.

Arch Intern Med. 1987;147:1273–8.

12. Chrousos GP. The hypothalamic-pituitary-adrenal axis and immune-mediated inflammation. N Engl J Med. 1995;332: 1351–62.

13. Pemberton PA, Stein PE, Pepys MB, Potter JM, Carrell RW. Hormone binding globulins undergo serpin conformational change in inflammation. Nature. 1988;336:257–8.

14. Vermes I, Beishuizen A, Hampsink RM, Haanen C. Dissociation of plasma adrenocorticotropin and cortisol levels in critically ill patients: possible role of endothelin and atrial natriuretic hormone. J Clin Endocrinol Metab. 1995;80:1238–42.

15. Liu DH, Su YP, Zhang W, Lu SF, Ran XZ, Gao JS, et al. Changes in glucocorticoid and mineralocorticoid receptors of liver and kidney cytosols after pathologic stress and its regulation in rats. Crit Care Med. 2002;30:623–7.

16. Pariante CM, Pearce BD, Pisell TL, Sanchez CI, Po C, Su C, et al. The proinflammatory cytokine, interleukin-1alpha, reduces glucocorticoid receptor translocation and function. Endocrinology. 1999;140:4359–66.

17. Venkatesh B, Cohen J, Hickman I, Nisbet J, Thomas P, Ward G, et al. Evidence of altered cortisol metabolism in critically ill patients: a prospective study. Intensive Care Med. 2007;33: 1746–53.

18. Ferrari P, Lovati E, Frey FJ. The role of the 11beta-hydroxysteroid dehydrogenase type 2 in human hypertension. J Hypertens. 2000;18:241–8.

19. Tomlinson JW, Stewart PM. Cortisol metabolism and the role of 11beta-hydroxysteroid dehydrogenase. Best Pract Res Clin Endocrinol Metab. 2001;15:61–78.

20. Walker EA, Stewart PM. 11beta-hydroxysteroid dehydrogenase: unexpected connections. Trends Endocrinol Metab. 2003;14: 334–9.

21. White PC, Mune T, Agarwal AK. 11 beta-Hydroxysteroid dehydrogenase and the syndrome of apparent mineralocorticoid excess. Endocr Rev. 1997;18:135–56.

22. Vogeser M, Groetzner J, Kupper C, Briegel J. The serum cortisol:cortisone ratio in the postoperative acute-phase response. Horm Res. 2003;59:293–6.

23. Cohen J, Smith ML, Deans RV, Pretorius CJ, Ungerer JP, Tan T, et al. Serial changes in plasma total cortisol, plasma free cortisol, and tissue cortisol activity in patients with septic shock: an observational study. Shock. 2012;37:28–33.

24. Boonen E, Vervenne H, Meersseman P, Andrew R, Mortier L, Declercq PE, et al. Reduced cortisol metabolism during critical illness. N Engl J Med. 2013;368:1477–88.

25. Bateman A, Singh A, Kral T, Solomon S. The immune-hypothalamic-pituitary-adrenal axis. Endocr Rev. 1989;10: 92–112.

26. Shenker Y, Skatrud JB. Adrenal insufficiency in critically ill patients. Am J Respir Crit Care Med. 2001;163:1520–3.

27. Dluhy R, Newmark S, Lauler D, Thorn G. Pharmacology and chemistry of adrenal glucocorticoids. In: Azarnoff D, editor. Steroid Therapy. Philadelphia: WB Saunders; 1975. p. 1.

28. Wood JB, Frankland AW, James VH, Landon J. A Rapid Test of Adrenocortical Function. Lancet. 1965;1:243–5.

29. Landon J, Greenwood FC, Stamp TC, Wynn V. The plasma sugar, free fatty acid, cortisol, and growth hormone response to insulin, and the comparison of this procedure with other tests of pituitary and adrenal function. II. In patients with hypothalamic or pituitary dysfunction or anorexia nervosa. J Clin Invest. 1966;45:437–49.

30. Dickstein G, Lahav M, Orr ZS. Single-dose metyrapone test at 06.00 h: an accurate method for assessment of pituitary-adrenal reserve. Acta Endocrinol (Copenh). 1986;112:28–34.

31. Grinspoon SK, Biller BM. Clinical review 62: Laboratory assessment of adrenal insufficiency. J Clin Endocrinol Metab. 1994;79:923–31.

32. Dickstein G, Shechner C, Nicholson WE, Rosner I, Shen-Orr Z, Adawi F, et al. Adrenocorticotropin stimulation test: effects of basal cortisol level, time of day, and suggested new sensitive low dose test. J Clin Endocrinol Metab. 1991;72:773–8.

33. Annane D, Sébille V, Charpentier C, Bollaert PE, François B, Korach JM, et al. Effect of treatment with low doses of hydrocortisone and fludrocortisone on mortality in patients with septic shock. [see comment]. JAMA. 2002;288:862–71.

34. Sprung CL, Annane D, Keh D, Moreno R, Singer M, Freivogel K, et al. Hydrocortisone therapy for patients with septic shock. N Engl J Med. 2008;358:111–24.

35. Steinberg KP, Hudson LD, Goodman RB, Hough CL, Lanken PN, Hyzy R, et al. Efficacy and safety of corticosteroids for persistent acute respiratory distress syndrome. N Engl J Med. 2006;354: 1671–84.

36. Cooper MS, Stewart PM. Adrenal insufficiency in critical illness. J Intensive Care Med. 2007;22:348–62.

37. Venkatesh B, Cohen J. Adrenocortical (dys)function in septic shock—a sick euadrenal state. Best Pract Res Clin Endocrinol Metab. 2011;25:719–33.

38. Bouachour G, Tirot P, Gouello JP, Mathieu E, Vincent JF, Alquier P. Adrenocortical function during septic shock. Intensive Care Med. 1995;21:57–62.

39. Drucker D, Shandling M. Variable adrenocortical function in acute medical illness. Crit Care Med. 1985;13:477–9.

40. Jarek MJ, Legare EJ, McDermott MT, Merenich JA, Kollef MH. Endocrine profiles for outcome prediction from the intensive care unit. Crit Care Med. 1993;21:543–50.

41. Jurney TH, Cockrell Jr JL, Lindberg JS, Lamiell JM, Wade CE. Spectrum of serum cortisol response to ACTH in ICU patients. Correlation with degree of illness and mortality. Chest. 1987;92: 292–5.

42. Moran JL, Chapman MJ, O'Fathartaigh MS, Peisach AR, Pannall PR, Leppard P. Hypocortisolaemia and adrenocortical responsiveness at onset of septic shock. Intensive Care Med. 1994;20: 489–95.

43. Sam S, Corbridge TC, Mokhlesi B, Comellas AP, Molitch ME. Cortisol levels and mortality in severe sepsis. Clin Endocrinol (Oxf). 2004;60:29–35.

44. Schein RM, Sprung CL, Marcial E, Napolitano L, Chernow B. Plasma cortisol levels in patients with septic shock. Crit Care Med. 1990;18:259–63.

45. Span LF, Hermus AR, Bartelink AK, Hoitsma AJ, Gimbrère JS, Smals AG, et al. Adrenocortical function: an indicator of severity of disease and survival in chronic critically ill patients. Intensive Care Med. 1992;18:93–6.

46. Annane D, Sebille V, Troche G, Raphael JC, Gajdos P, Bellissant E. A 3-level prognostic classification in septic shock based on cortisol levels and cortisol response to corticotropin. JAMA. 2000;283: 1038–45.

47. Aygen B, Inan M, Doganay M, Kelestimur F. Adrenal functions in patients with sepsis. Exp Clin Endocrinol Diabetes. 1997;105: 182–6.

48. Bollaert PE, Fieux F, Charpentier C, Levy B. Baseline cortisol levels, cortisol response to corticotropin, and prognosis in late septic shock. Shock. 2003;19:13–5.

49. de Jong MF, Beishuizen A, Spijkstra JJ, Groeneveld AB. Relative adrenal insufficiency as a predictor of disease severity, mortality, and beneficial effects of corticosteroid treatment in septic shock. Crit Care Med. 2007;35:1896–903.

50. Lipiner-Friedman D, Sprung CL, Laterre PF, Weiss Y, Goodman SV, Vogeser M, et al. Adrenal function in sepsis: the retrospective Corticus cohort study. Crit Care Med. 2007;35:1012–8.

51. Rothwell PM, Udwadia ZF, Lawler PG. Cortisol response to corticotropin and survival in septic shock. Lancet. 1991;337:582–3.

52. Sainsbury JR, Stoddart JC, Watson MJ. Plasma cortisol levels. A comparison between sick patients and volunteers given intravenous cortisol. Anaesthesia. 1981;36:16–21.

53. Schroeder S, Wichers M, Klingmüller D, Höfer M, Lehmann LE, von Spiegel T, et al. The hypothalamic-pituitary-adrenal axis of patients with severe sepsis: altered response to corticotropin-releasing hormone. Crit Care Med. 2001;29:310–6.

54. Sibbald WJ, Short A, Cohen MP, Wilson RF. Variations in adreno-

cortical responsiveness during severe bacterial infections. Unrecognized adrenocortical insufficiency in severe bacterial infections. Ann Surg. 1977;186:29–33.

55. Venkatesh B, Mortimer RH, Couchman B, Hall J. Evaluation of random plasma cortisol and the low dose corticotropin test as indicators of adrenal secretory capacity in critically ill patients: a prospective study. Anaesth Intensive Care. 2005;33:201–9.

56. Yildiz O, Doganay M, Aygen B, Guven M, Keleutimur F, Tutuu A. Physiological-dose steroid therapy in sepsis [ISRCTN36253388]. Crit Care. 2002;6:251–9.

57. Cohan P, Wang C, McArthur DL, Cook SW, Dusick JR, Armin B, et al. Acute secondary adrenal insufficiency after traumatic brain injury: a prospective study. Crit Care Med. 2005;33:2358–66.

58. Hoen S, Asehnoune K, Brailly-Tabard S, Mazoit JX, Benhamou D, Moine P, et al. Cortisol response to corticotropin stimulation in trauma patients: influence of hemorrhagic shock. Anesthesiology. 2002;97:807–13.

59. Marik PE, Gayowski T, Starzl TE. The hepatoadrenal syndrome: a common yet unrecognized clinical condition. Crit Care Med. 2005;33:1254–9.

60. Reiff DA, Harkins CL, McGwin Jr G, Cross JM, Rue 3rd LW. Risk factors associated with adrenal insufficiency in severely injured burn patients. J Burn Care Res. 2007;28:854–8.

61. Dickstein G. On the term "relative adrenal insufficiency"--or what do we really measure with adrenal stimulation tests? J Clin Endocrinol Metab. 2005;90:4973–4.

62. Loisa P, Uusaro A, Ruokonen E. A single adrenocorticotropic hormone stimulation test does not reveal adrenal insufficiency in septic shock. Anesth Analg. 2005;101:1792–8.

63. Marik PE, Zaloga GP. Adrenal insufficiency during septic shock. Crit Care Med. 2003;31:141–5.

64. Annane D, Maxime V, Ibrahim F, Alvarez JC, Abe E, Boudou P. Diagnosis of adrenal insufficiency in severe sepsis and septic shock. Am J Respir Crit Care Med. 2006;174:1319–26.

65. Cohen J, Ward G, Prins J, Jones M, Venkatesh B. Variability of cortisol assays can confound the diagnosis of adrenal insufficiency in the critically ill population. Intensive Care Med. 2006;32:1901–5.

66. Lindgren C, Dahlqvist P, Lindvall P, Nilsson L, Koskinen LO, Naredi S. Cortisol levels are influenced by sedation in the acute phase after subarachnoid haemorrhage. Acta Anaesthesiol Scand. 2013;57:452–60.

67. Ho JT, Al-Musalhi H, Chapman MJ, Quach T, Thomas PD, Bagley CJ, et al. Septic shock and sepsis: a comparison of total and free plasma cortisol levels. J Clin Endocrinol Metab. 2006;91:105–14.

68. Marik PE, Pastores SM, Annane D, Meduri GU, Sprung CL, Arlt W, et al. Recommendations for the diagnosis and management of corticosteroid insufficiency in critically ill adult patients: consensus statements from an international task force by the American College of Critical Care Medicine. Crit Care Med. 2008;36:1937–49.

69. Cooper MS, Stewart PM. Corticosteroid insufficiency in acutely ill patients. N Engl J Med. 2003;348:727–34.

70. Oppert M, Reinicke A, Graf KJ, Barckow D, Frei U, Eckardt KU.

Plasma cortisol levels before and during "low-dose" hydrocortisone therapy and their relationship to hemodynamic improvement in patients with septic shock. Intensive Care Med. 2000;26: 1747–55.

71. Soni A, Pepper GM, Wyrwinski PM, Ramirez NE, Simon R, Pina T, et al. Adrenal insufficiency occurring during septic shock: incidence, outcome, and relationship to peripheral cytokine levels. Am J Med. 1995;98:266–71.

72. Manglik S, Flores E, Lubarsky L, Fernandez F, Chhibber VL, Tayek JA. Glucocorticoid insufficiency in patients who present to the hospital with severe sepsis: a prospective clinical trial. Crit Care Med. 2003;31:1668–75.

73. Briegel J, Schelling G, Haller M, Mraz W, Forst H, Peter K. A comparison of the adrenocortical response during septic shock and after complete recovery. Intensive Care Med. 1996;22:894–9.

74. Marik PE, Zaloga GP. Adrenal insufficiency in the critically ill: a new look at an old problem. Chest. 2002;122:1784–96.

75. Dellinger RP, Levy MM, Carlet JM, Bion J, Parker MM, Jaeschke R, et al. Surviving Sepsis Campaign: international guidelines for management of severe sepsis and septic shock: 2008. Intensive Care Med. 2008;34:17–60.

76. Bone RC, Fisher Jr CJ, Clemmer TP, Slotman GJ, Metz CA, Balk RA. A controlled clinical trial of high-dose methylprednisolone in the treatment of severe sepsis and septic shock. N Engl J Med. 1987;317:653–8.

77. Sprung CL, Caralis PV, Marcial EH, Pierce M, Gelbard MA, Long WM, et al. The effects of high-dose corticosteroids in patients with septic shock. A prospective, controlled study. N Engl J Med. 1984;311:1137–43.

78. Bollaert PE, Charpentier C, Levy B, Debouverie M, Audibert G, Larcan A. Reversal of late septic shock with supraphysiologic doses of hydrocortisone. Crit Care Med. 1998;26:645–50.

79. Briegel J, Forst H, Haller M, Schelling G, Kilger E, Kuprat G, et al. Stress doses of hydrocortisone reverse hyperdynamic septic shock: a prospective, randomized, double-blind, single-center study. Crit Care Med. 1999;27:723–32.

80. Study Investigators COIITSS, Annane D, Cariou A, Maxime V, Azoulay E, D'honneur G, et al. Corticosteroid treatment and intensive insulin therapy for septic shock in adults: a randomized controlled trial. JAMA. 2010;303:341–8.

81. Annane D, Bellissant E, Bollaert PE, Briegel J, Confalonieri M, De Gaudio R, et al. Corticosteroids in the treatment of severe sepsis and septic shock in adults: a systematic review. JAMA. 2009; 301:2362–75.

82. Beale R, Janes JM, Brunkhorst FM, Dobb G, Levy MM, Martin GS, et al. Global utilization of low-dose corticosteroids in severe sepsis and septic shock: a report from the PROGRESS registry. Crit Care. 2010;14:R102.

83. Venkatesh B, Myburgh J, Finfer S, Webb SA, Cohen J, Bellomo R, et al. The ADRENAL study protocol: adjunctive corticosteroid treatment in critically ill patients with septic shock. Crit Care Resusc. 2013;15:83–8.

第三十八章　重症患者营养支持

Jan Wernerman

在过去的 20 年里,营养支持在治疗危重病患者中的重要性已经得到了广泛的认可。营养评估和早期发现受益于营养治疗的患者是非常重要的。对危重患者营养支持的目标是预防营养不良和促进伤口愈合并提高免疫功能。满足高营养要求的同时避免代谢并发症是很困难的。本章论述了危重患者喂养的诸多挑战,并为安全有效的营养支持提供指导方针。

危重患者代谢特点

危重病与许多代谢改变有关,这些改变使危重病患者与健康对照或非危重患者不同。高血糖、胰岛素抵抗、无法抑制的糖异生,负氮平衡以及肌肉含量损失是一些代谢特性的例子。在具有这种代谢特征的个体中,提供能量并不能抑制肌肉含量的逐渐丧失,尽管这样的损失可能会减弱。与此同时,脂肪生成不受抑制,碳水化合物和脂肪的摄入可能导致脂质生成,脂肪组织沉积到肌肉和实质器官如肝脏。当供能大于消耗时,这种情况更为普遍。尽管众所周知,人体的蛋白质得益于高能量摄入,但在代谢需求过剩的情况下提供营养是有害的。因此,在确定能量供应水平时,应均衡考虑这两个方面[1]。近年来,自噬及其调节的相关性引起了人们极大的兴趣。自噬不足导致细胞损伤产物清除不足,可以解释长期处于危重期的患者器官衰竭无法恢复的原因。由于这种细胞损伤产物的不完全清除是继发于疾病的,并且随着营养状况的恶化及血糖的增高而加重,因此在治疗危重病患者期间,应该充分考虑人工喂养对自噬的影响[2]。

血糖稳态

高血糖是危重外科患者常见的代谢紊乱。它可能发生在已确诊糖尿病、未确诊糖尿病,或没有糖尿病的患者的急性应激期。在细胞水平上,由危重疾病引起的胰岛素抵抗与肝葡萄糖释放有关,这可能导致血糖升高。此外,大量证据表明应激性高血糖与不良临床结局存在相关性。最近几项不同的研究比较了强化(通常是 80~110mg/dl)和常规(通常为 200mg/dl)的血糖水平控制。来自比利时 Leuven 的这项具有里程碑意义的研究,是对需要重症监护的外科患者进行胰岛素强化治疗的前瞻性研究[3]。患者被随机分成两组,一组葡萄糖浓度维持在 80~110mg/dl,另一组应用常规控制。在常规控制组,当血糖超过 216mg/dl 时进行治疗。试验报告显示,在强化血糖控制的患者中,住院死亡的风险相对减少了 34%。

尽管试验报告的结果令人瞩目,但证实性研究无法重现最初的戏剧性结果。所有的研究都表明,与常规组相比,胰岛素强化组的低血糖症状显著增加。尽管一般手术、创伤或烧伤患者血糖的最佳范围仍不清楚,但胰岛素应该使用标准化的方案来改善血糖控制效果和降低低血糖的发生率[4]。根据目前的指南,当连续两次血糖水平超过 180mg/dl 时,应该开始使用胰岛素,其目标是维持血糖浓度在 140~180mg/dl。因此,在这种情况下,不仅要解决高血糖和低血糖,而且还要解决急性应激下的高血糖患者的血糖变化。最近很多观察性研究表明,血糖变化会影响危重患者的预后。因此当患者处于急性应激时,不仅要处理高血糖和低血糖,还要处理血糖波动。在危重病患者管理中实现适当的血糖控制是一个复杂而又重要的组成部分,因此,比起间断监测,人们越来越关注连续监测以及连续血糖监测系统的开发[5]。

蛋白质转换

蛋白质在维持机体稳态方面起着重要作用,其在危重患者体内的代谢已被深入研究。除了葡萄糖稳态的改变外,相对于正常人,蛋白质转换的变化也是构成危重患者代谢的一个主要特征。传统上,蛋白质转换是通过测定氮平衡来评估的。这是 David Cuthbertson 和 Francesmoore 的开创性工作,采用氮平衡,强调危重患者的代谢不同于健康人。在他们的研究之前,肌肉的丧失被认为主要与疾病导致的不活动和厌食有关。然而,氮平衡测量是一个有难度的技术,存有许多潜在的假设和陷阱;因此,使用同位素标记氨基酸的技术是目前使用的标准方法[6]。

蛋白质的合成和降解都是能量消耗的过程。正因如此,蛋白质转换是导致高代谢的主要因素,而这种转换通常与危重疾病有关。然而,代谢程度和蛋白质转换水平没有直接关系。在整体水平上,对于一个营养良好的危重病患者,蛋白质的合成与降解之间保持相对平衡[7]。然而,这种平衡在不同器官和组织之间分布非常不均匀。例如,肌肉处于负平衡,即降解大于合成,而肝脏保持正平衡,即合成大于降解。总的来说,危重病患者与健康人相比,其主要的区别就是蛋白质合成和降解都大幅增加[8-10]。

患者的异质性

目前的证据表明,危重病患者是异质的,应该以不同的方式对待。即使在重症监护室(神经重症监护),患者之间也存在相当大的差异。当患者经常发生多器官功能障碍综合征时,在发病早期阶段,异质性表现得更为明显。由于不适宜的营养支持和过量喂养的风险不可低估,因此认识到患者个性化的需求是非常重要的。因此,已经发布的指南建议将最大收益与最低风险结合起来[11-13]。指南通常不是建立在文献的基础上,而是反映专家们多样性的意见。

对于基础营养状况良好且合并症少的危重病患者,以及仅需在重症监护室(intensive care unit,ICU)短暂停留的患者,营养是一个小问题,不太可能影响到任何方向的结果。事实上,关于这些患者是否应该被纳入或排除于危重病营养研究一直存在争议。

营养评估

营养评价的目的是识别营养不良的患者以及那些因疾病或损伤而导致营养不良的高危人群。现在有许多的算法、表格、生物标记和人体测量方法用于诊断营养不良[14]。一般来说,过多的体重减轻,营养摄入不足,低体重指数(bodymass index,BMI)和低血浆白蛋白浓度可作为营养不良的指标。然而,回忆性指标往往是不可靠的,可测量的指标如 BMI、白蛋白浓度也具有特异性较低的缺点。事实上,由于白蛋白是一种负急性时相蛋白,所以低蛋白血症常见于危重病患者。并且现有的工具并不能发挥太大作用,对于危重病人来说,用来检测随时间变化的疾病,其灵敏度是远远不够的。

人体成分可以通过多种不同的技术进行研究,包括人体测量、阻抗、双能量 X 射线吸收法(dual-energy X-ray absorptiometry,DEXA)和中子活化。危重病患者的水含量往往是体重和阻抗测量的主要混杂因素。

DEXA 和中子活化在许多方面都是当今分析人体构成的金标准,具有明显的局限性。

近年来,影像学已成为一种可能,它可以用客观的方法来诊断营养不良的风险,并随着时间的推移评估营养不良的发展。最近已经发表了有关超声和 CT 扫描中应用这种成像新技术的文章,初步报告是很有希望的[15-18]。超声检查的缺点是这项技术似乎是由研究者决定的,而对于 CT 扫描,其缺点是需要将患者送到放射科。这两方面的困难都是可以克服的,因此可以利用这些技术对患者的营养状况及其发展进行更客观的测量。

间接量热法

间接量热法可以通过测量病人的二氧化碳产生和耗氧量来提供准确的能量消耗。该技术适用于自主呼吸和机械通气患者;但当氧浓度过高时(>60%),耗氧量测量是不可靠的。许多研究试图用公式来代替间接量热法,如 20~25kcal/(kg·d),并没有取得显著的成功。对于不同于一般患者群体的患者来说,预测热量所需的方程是不准确和不可靠的。危重病患者人群具有异质性,这些患者的代谢不断发生变化,这就增加了寻找一个对很多患者来说都是准确的预测方程的难度。可用的方程精度不高,建议在学术上使用间接量热法。

营养时机

在过去的几年中,危重外科患者的营养时机经历了激烈的辩论,大部分学者认为对于不能维持口服饮食的患者,营养支持治疗应在液体复苏 24~48 小时启动。对于那些之前健康的危重病患者,没有证据显示有蛋白质或热量相关的营养不良,应该保留使用肠外营养(parenteral nutrition,PN),并且在住院治疗的第 3~7 天且 EN 不可用时才开始使用 PN[11-13]。

营养路径

与肠外营养(PN)相比,大量前瞻性、随机、对照试验中都已经证实肠内营养(EN)的有效性,这些临床实验涉及各种危重病患者,包括创伤、烧伤、头部损伤、大手术和急性胰腺炎等。早期 EN 可以维持肠道功能的完整性,减轻高代谢反应,降低分解代谢带来的风险。启动 EN 不再需要肠道功能(排气或排便)和肠鸣音的证据。如果对临床过程进行认真的身体评估和严密的监测,指导其启动和进展,那么肠内营养可以安全地应用于具有最低功能的胃肠道患者。对于大多数重症患者来说,标准的聚合配方是恰当的,而且会有良好的耐受性。我们应当监测 EN 不耐受的症状,包括呕吐、腹胀、不适的主诉、高胃残余量(gastric residual volume,GRV)、排气和排便的减少以及异常的腹部影像学。促动力药,如甲氧氯普胺(metoclopramide)或红霉素(erythromycin),能改善胃排空和 EN 耐受性。有些患者只能耐受小量肠内营养喂养(通常定义为 10~20ml/h),它足以防止黏膜萎缩以及

维持肠道完整性,但不能满足病人的整体营养需求。在低血流量期间应避免肠内营养,以避免肠道灌注不良和肠缺血。非闭塞性肠坏死是 EN 的一种罕见但严重的并发症,可在不恰当的管饲且伴有肠道低灌注的患者中发生。症状包括突发腹胀、低血压、少尿、代谢性酸中毒。尽管有证据支持使用 EN 作为首选的营养途径,但某些临床条件将要求 PN 作为最佳的喂养选择。当胃肠道无功能或不能进入或 EN 不足时推荐用胃肠外营养。这与增加的感染风险和成本有关(图38.1)。

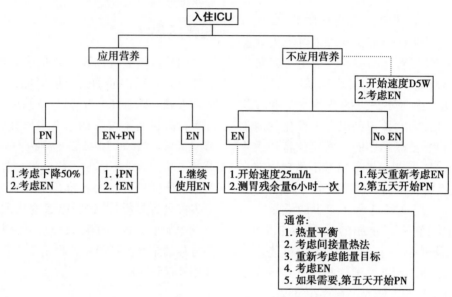

图 38.1　启动合理的营养方案是很重要的。因此,强烈建议使用本地方案。举例来说,该图描述了 2014 年 5 月 Karolinska 大学医院的重症监护病房的本地流程。间接量热法在可能的情况下进行。EN. 肠内营养;PN. 肠外营养;D5W. 5% 葡萄糖水

文献争议

在营养和病人预后方面有大量的观察数据。例如,一些研究报告显示,在进入重症监护室早期就达到营养支持目标的患者预后较好[19,20]。"累积能量赤字"的概念已被引入,它指的是每日热量目标与实际摄入热量(或蛋白质)的累积差值。报告显示累积能量赤字与发病率和死亡率之间的统计学相关性已经刊出[9]。然而一些报道说,对比全热量营养,低热量营养与良好预后具有更好的统计学关联。这些结果和从中得出的结论清楚地说明了观察性研究的局限性。它们很重要,但它们只引起假设,并且它们的用途应该是为了这个目的而保留的。对于观察性研究的不同解释,在很大程度上是已发表指南中提出不同建议的原因。

近年来,一些前瞻性随机研究已经发表,这些研

究解决了何时在危重症开始营养的问题。但它们都没有显示出任何与营养时间有关的生存益处(或死亡风险)。然而,一些研究报告指出了与随机治疗相关的发病率的差异。EPANIC 的研究比较了成人在 ICU早期(欧洲指南)和晚期(美国和加拿大指南)应用肠外营养支持,以补充肠内营养不足的效果。在 2 312例患者中,进入重症监护室 48 小时内就开始应用肠外营养(早期应用营养组),而在 2 328 例患者中,在前 8天不应用肠外营养(晚期应用营养组)。两组患者在ICU 和医院的死亡率以及 90 天存活率都相似。而晚期应用肠外营养支持的患者与早期应用肠外营养支持的患者相比,恢复更快,并发症更少[21]。SPN 研究仅在入 ICU 4~7 天对肠内营养与完全营养进行了比较(375 例),他们在 ICU 第 3 天应用肠内营养未达到60% 的热量目标。主要测量的终点是入 ICU 第 8~28天的新感染病例,他们证明了入 ICU 第 4~7 天完全营

养的优势[22]。EPN 的研究比较了从 ICU 第 2 日开始的完全营养,只在选定的一组患者(n=1 200)提供肠内营养,其中 ICU 第 1 天肠内营养被禁用。主要测量终点是死亡率,结果无显著性差异[23]。EDEN 研究比较了一组入选的 ICU ARDS 患者(n=800),在 ICU 最初 5 天内全肠内喂养和滋养型肠内喂养。主要测量终点是病人死亡,证明无差异性[24]。这些研究对营养时机的指导和临床实践有什么影响呢? 有人可能会说,观察性研究的偏见,正如已出版的指南中所反映的那样,几乎没有什么变化。支持大部分治疗方案的人可以在四项回顾性研究中找到证据,以支持他们的观点,同时也可以忽略与他们观点相冲突的结论。迄今为止,还未出版任何修订过的指南。另外,在实际的临床实践中,入 ICU 前 4 天就开始完全营养是非常罕见的。此外,ICU 第 4 日全热量营养的定义更具权威性,通常指的是能量消耗的测量水平。最后,尝试通过积极的幽门后喂养早期开始完全肠内喂养的提倡者很少。

营养管理

营养物质的有效性

如今,有大量的优质的营养产品可满足患者的需要;对于输入通路有限的患者,现在有很多能够满足他们需求的商业产品。只有极少数患有罕见代谢障碍的个体需要特殊的产品,这些产品可能仅限于单一的给药途径,但这种情况不属于本章的讨论范围。

肠道内可使用的商业产品通常满足完全营养的高需求,而今天的产品具有各种蛋白质与热量的比例以适应各种需求。高渗透压偶尔引起腹泻的问题现在已经成为过去;在重症监护中发生的腹泻常常是由破坏了肠道菌群的抗生素引起的。

对于肠外营养产品,存在着一些局限性。静脉注射脂肪最初可能是使用脂肪乳剂,制造模拟乳糜微粒。虽然目前的脂肪乳剂的耐受性有所改善,但这种乳剂的组成仍然令人担忧。然而,这一讨论并不局限于危重患者,而是涉及所有需要肠外营养的患者。用于蛋白质支持的商业产品包括晶体氨基酸溶液,在稳定性(如谷氨酰胺)和溶解性(如酪氨酸)氨基酸利用方面存在困难。为了获得一个完整的产品,这些困难可以通过添加含有这些氨基酸的二肽来解决,这需要更高的成本。或者,可以接受一个不完整产品的事实是,谷氨酰胺作为一种非必需氨基酸,可以利用其他氨基酸充分合成;酪氨酸的不足可以添加额外的苯丙氨酸来补充,它是一种酪氨酸前体。

控制差异

那些不能进食的患者的营养支持有多种选择。肠内营养可经胃管、幽门后喂养或空肠造瘘术给予。经胃喂养可通过不同直径的鼻胃管或经皮喂养导管进行。小直径管道更舒适,但限制了检查 GRV 的可能性,这虽极具争议但广泛应用(图 38.2)。幽门后喂养需要更专业的技术来正确放置喂养管,但它能在更短的时间内实现营养目标。迄今为止,死亡率或发

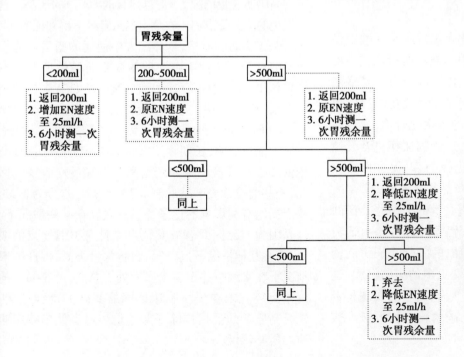

图 38.2　虽然对胃残余量的常规控制还没有得到很好的验证,但这是很普遍的做法。由于胃内容物的反流可导致吸入性肺炎,在发现患者有大量的胃残留量时肠内营养常被停止。作为一个例子,这一数字显示了在 2014 年 5 月的卡罗林医学院医院的重症监护病房的局部流程。通常的操作是增加 EN(肠内营养),每四小时递增 25ml/h,直到达到规定的能量目标为止

病率方面的成效尚未得到证实。空肠造瘘术可能会在腹部手术中完成,除此之外还会有其他选择。经皮胃造口(percutaneous gastric tubing,PEG)可在适当的时候使用局部麻醉通过内镜插入。

对于肠外营养,中心静脉和外周静脉均可使用。现代全合一配方的肠外营养也适用于外周静脉。一些观察性研究报告了肠外营养使用的中心静脉导管与菌血症之间的关系;肠外营养是细菌生长的绝佳基质。但它们并没有因果关系。在对中心静脉导管的高卫生标准的研究中,导管相关性感染的发生率较低,因此,这一关系更加模糊。

与给药途径有关的效果

总的来说,与给药途径有关的营养效应几乎没有差异[25]。有报道称肠外给予葡萄糖常与高血糖有关。通过肠外途径给予脂肪比通过肠道途径给予脂肪更易引起肝脏相关营养功能障碍。通过肠内途径给予营养物质在通过血流分布到身体的其他部位之前,它们需要先通过肝脏。这被称为首过消除,当需要特定的血药浓度时,这一药理学效应常常需要考虑;这种效应也被发现于肠内营养。例如,静脉注射谷氨酰胺血浆浓度中会产生快速反应,而肠内补充只会对谷氨酰胺浓度产生轻微影响。

营养成分

碳水化合物

在三大营养物质中,碳水化合物曾经是饮食中最主要的营养成分,但在现代人中已被脂肪所取代。可购买的商品在碳水化合物和脂肪的比例通常是平衡的。在肠内制剂中,通常很难生产出脂肪含量高、口感好的产品。肠内产品含有多种碳水化合物,而目前肠外产品只含有葡萄糖。特别是,为糖尿病患者设计的肠内产品含有"慢"的碳水化合物,以促进血糖控制。关于危重病患者使用这些产品的文献很少。

在肠外营养中,葡萄糖一直是世界上某些地区的主要热量来源;在这种情况下,胃肠外营养是由葡萄糖、氨基酸、脂类和微量元素组成的。已经证明能诱导较高水平的内源性儿茶酚胺和更多的脂肪沉积,这与高内源性胰岛素水平有关。然而,后者的发现是否与基于相同热量水平的脂肪与碳水化合物下摄入热量的结果一致,目前还不清楚。

蛋白质

在农业肉类生产中,家畜蛋白摄入是一个主要的问题,它引起大量关于不同膳食来源蛋白质质量的科学研究。相比之下,在危重病患者中,几乎没有人关心这个问题。有些是针对一般的必需氨基酸和亮氨酸摄入水平的研究,特别是在防止或抵消老年受试者肌肉减少症方面。然而,似乎有一种急性效应,不随时间推移而持续存在。对于患有肝脏衰竭的危重病患者,建议用支链氨基酸(branched chain amino acids,BCAAs)强化营养配方。BCAAs 的血清浓度降低,而在进展期肝病患者中,芳香族氨基酸(AAAs)的浓度增加,导致 BCAAs 与 AAAs 的比值降低,这与肝性脑病有关。然而,在得出肝衰竭患者补充 BCAA 的临床有效性的结论之前,还需要进一步的长期研究。

对于危重病患者使用的商业产品,人们更关心的是总蛋白含量,而目前,对 ICU 患者推荐何种水平的蛋白质摄入量尚存争议。尽管 WHO 推荐健康成人摄入蛋白质量为 0.8g/(kg·d),但大多数已出版的指南推荐危重症患者蛋白质摄入量为 1.2~1.5g/(kg·d)。这项建议的证据是基于相对较老和小规模的研究,该研究采用氮平衡作为结果测量方法[26]。

脂肪

因为每千卡脂肪的氧化比碳水化合物和蛋白质的氧化所产生的二氧化碳少。所以有人建议对肺功能差的危重患者富含脂肪的饮食更有益处。因此,市面上有不少高脂肪含量的配方(占总热量的 60%)的产品。这一假说的临床优点尚未在危重病患者身上得到证实。

关于脂肪的质量,营养配方中使用的脂类可能会与炎症有关。鱼油中存在的 N-3 脂肪酸被证明具有抗炎作用,橄榄油中存在的 N-9 脂肪酸具有中性的免疫效果,而豆油中的 N-6 脂肪酸是促炎症的。近年来,ω-3 脂肪酸系列引起了人们极大的兴趣。一些流行病学证据表明,长期食用富含 ω-3 脂肪酸的饮食与较低的心血管疾病率和较温和的炎症反应有关。因此,一些商业营养产品富含 ω-3 脂肪酸。迄今为止,这些产品的有利影响的记录并不一致。在某些情况下,这是因为产品同时含有其他声称具有类似优点的成分,而在其他情况下,该产品脂肪含量很高,因此一般情况下在实践中并没有太多用处。总之,补充 ω-3 的理论优势尚未在任何临床证据的基础上得到证实。缺乏高质量的证据排除了对危重病患者使用特定脂质的所有建议。

特殊底物

微量营养元素

微量营养元素,如微量元素(锌、硒、铜)和维生素(C、E和B),参与各种代谢过程,要么作为催化剂,要么具有激活各种酶的功能。微量营养素缺乏可能是由于已经存在的营养不良、当前疾病的严重程度以及治疗方案或治疗方案的不良影响等造成。因此,存在重度营养不良、大量的组织破坏或长期需要人工营养支持的危重病患者,应特别考虑微量营养素。在绝大多数的ICU患者中,偶尔补充标准添加剂的常规商业产品就足够了。对于高风险的微量营养素缺乏患者,建议定期评估微量营养元素的血浆浓度。大多数的管理问题,如剂量、频率和治疗路径,都没有得到很好的标准化。由于某些微量元素有毒,还应考虑肾功能。硒和锌有广泛的治疗作用,可以提高补充水平[27]。

抗氧化剂

由于危重病与氧化应激增加有关,因而可能影响预后,许多研究探讨了外源性抗氧化剂的作用。氧化反应物质是多器官衰竭和ARDS发展的驱动力吗?这个问题应该在营养支持中考虑吗?虽然抗氧化剂在治疗危重病患者中的作用备受争议,但硒在谷胱甘肽的代谢中起着重要作用,而谷胱甘肽是一种重要的内源性抗氧化剂。因此,防止硒缺乏可能导致更强的抗氧化能力。白蛋白的抗氧化特性一直是白蛋白补充的争论焦点,即使是在危重病患者中,也可以恢复其正常的血清水平。此外,有报道说高剂量维生素C对危重病患者有益。如果抗氧化剂是治疗危重疾病的一部分,那么它们的作用就应该被记录下来,因为它们的作用是药物的作用。补充营养不足可能是营养支持的一部分,但在本质上应该被认为是药物治疗,应该避免建议的术语是“药物性营养素”。

特殊氨基酸

在危重病患者中,血浆和细胞内游离氨基酸的模式发生改变。某些氨基酸增加,如BCAAs,而其他氨基酸降低,尤其是谷氨酰胺水平[28]。谷氨酰胺是体内最丰富的游离氨基酸,其内源性产生率为50~80g/24h。谷氨酰胺在体内的氮转运和快速分裂细胞的新陈代谢中起着重要作用,尤其是淋巴细胞和肠上皮细胞。它也是合成谷胱甘肽的底物。几项研究证实,低血浆浓度的谷氨酰胺水平与进入ICU和不良结果之间存在相关性[29,30]。当然,建议补充谷氨酰胺,直至正常水平。补充谷氨酰胺的初步研究是小型的,涉及接受肠外营养的患者。研究结果令人欣慰,尽管这些研究的普遍性有限,但包括这些研究在内的Meta分析表明其能降低死亡率,并且指南建议给予重症患者肠内营养时,应静脉注射谷氨酰胺。当谷氨酰胺经肠道给予时,结果并不确定,相关的Meta分析并不能证明其有效[31]。

最近,一项大型研究,REDOXS,为危重病患者提供高剂量的硒和谷氨酰胺,证明高剂量谷氨酰胺增加了死亡率[32]。这项研究提出了许多问题,当然,也引起了人们对危重病患者中应用谷氨酰胺的担忧。到目前为止,还没有人对外源性谷氨酰胺所造成伤害的机制进行解释。没有证据表明,REDOXS研究中的患者表现出了谷氨酰胺的毒性作用,只是偶尔会与肝性脑病相关联。然而,只有少数的REDOXS研究患者接受了血浆谷氨酰胺水平测试。研究中使用的剂量,每天30g的肠内谷氨酰胺和30g的静脉注射谷氨酰胺,这比任何其他发表的研究剂量都要高。高谷氨酰胺剂量伴随情况是提供基本营养的相对失败。中位ICU停留9天,不到40%的实现了热量目标。最后,这项研究中,患者的随机化被质疑,因为在服用高谷氨酰胺剂量的患者中具有三种或更多器官衰竭的患者比例过高[33]。虽然没有建议在常规的危重症治疗中使用肠外谷氨酰胺补充剂,然而有些患者还是会从补充谷氨酰胺剂中受益。下一步我们还要对其使用可能造成损害的机制加以说明。

再喂养综合征

对长期饥饿或禁食的个体重新引入营养,会导致血清胰岛素的迅速增加,从而刺激细胞外的钾、磷和镁进入细胞内,从而产生严重的低钾、低磷、低镁血症。最严重的病例甚至可能出现呼吸功能不全、心衰、低血压、心律失常、谵妄、昏迷和死亡。再喂养综合征管理的重点主要集中在适当的体液平衡和电解质补充和监测上。在高危患者中预防这种综合征尤其重要[33]。

结论

过去20年里,营养支持在治疗危重病患者中的重要性已得到公认。营养评价和早期鉴别那些从营养治疗中获益的患者至关重要。EN依旧是喂养的首选途径,但 PN 将继续在不能肠道喂养的患者中发挥重要的支持性作用。热量支持应该基于测量的能量消耗或者按照标准 20~25kcal/(kg·d)。大多数外科重症患者,蛋白质的需求范围为 1.2g/(kg·d)到 1.5g/(kg·d)。提供商应尝试避免过量进食,保持充分的血糖控制,并考虑脂肪热量(包括以脂肪为基础的药物,如丙泊酚)。应密切监测电解质、液体平衡、肾和肝功能,以便对营养处方进行实时调整。外科重症医师、胃肠道内镜医师、放射科医师和外科医生之间的合作对于制定一种跨学科方法来确定肠内营养通道是至关重要的。营养保健的多学科管理应当包括药剂师和临床营养师,以便优化营养疗法,减少重症患者的并发症。

(林园 译,梁英健、袁睿 校)

参考文献

1. Kreymann G, DeLegge MH, Luft G, Hise ME, Zaloga GP. The ratio of energy expenditure to nitrogen loss in diverse patient groups—a systematic review. Clin Nutr. 2012;31:168–75.
2. Vanhorebeek I, Gunst J, Derde S, Derese I, Boussemaere M, Guiza F, et al. Insufficient activation of autophagy allows cellular damage to accumulate in critically ill patients. J Clin Endocrinol Metab. 2011;96:E633–45.
3. van den Berghe G, Wouters P, Weekers F, Verwaest C, Bruyninckx F, Schetz M, et al. Intensive insulin therapy in the critically ill patients. N Engl J Med. 2001;345:1359–67.
4. Mackenzie IM, Whitehouse T, Nightingale PG. The metrics of glycaemic control in critical care. Intensive Care Med. 2011;37:435–43.
5. Wernerman J, Desaive T, Finfer S, Foubert L, Furnary A, Holzinger U, et al. Continuous glucose control in the ICU: report of a 2013 round table meeting. Crit Care. 2014;18:226.
6. Rooyackers O, Kouchek-Zadeh R, Tjader I, Norberg A, Klaude M, Wernerman J. Whole body protein turnover in critically ill patients with multiple organ failure. Clin Nutr. 2014;34:95–100.
7. Berg A, Rooyackers O, Bellander BM, Wernerman J. Whole body protein kinetics during hypocaloric and normocaloric feeding in critically ill patients. Crit Care. 2013;17:R158.
8. Essen P, McNurlan MA, Gamrin L, Hunter K, Calder G, Garlick PJ, et al. Tissue protein synthesis rates in critically ill patients. Crit Care Med. 1998;26:92–100.
9. Klaude M, Mori M, Tjader I, Gustafsson T, Wernerman J, Rooyackers O. Protein metabolism and gene expression in skeletal muscle of critically ill patients with sepsis. Clin Sci (Lond). 2012;122:133–42.
10. Januszkiewicz J, Klaude M, Loré K, Andersson J, Ringdén O, Rooyackers O, et al. Activation of immune cells in ICU patients determined by in vivo protein synthesis measurement. Intensive Care Med. 2005;31 Suppl 1:S113.
11. Martindale RG, McClave SA, Vanek VW, McCarthy M, Roberts P, Taylor B, et al. Guidelines for the provision and assessment of nutrition support therapy in the adult critically ill patient: Society of Critical Care Medicine and American Society for Parenteral and Enteral Nutrition: executive summary. Crit Care Med. 2009;37:1757–61.
12. Kreymann KG, Berger MM, Deutz NE, Hiesmayr M, Jolliet P, Kazandjiev G, et al. ESPEN guidelines on enteral nutrition: intensive care. Clin Nutr. 2006;25:210–23.
13. Singer P, Berger MM, Van den Berghe G, Biolo G, Calder P, Forbes A, et al. ESPEN guidelines on parenteral nutrition: intensive care. Clin Nutr. 2009;28:387–400.
14. Kondrup J, Allison SP, Elia M, Vellas B, Plauth M. ESPEN guidelines for nutrition screening 2002. Clin Nutr. 2003;22:415–21.
15. Casaer MP, Langouche L, Coudyzer W, Vanbeckevoort D, De Dobbelaer B, Guiza FG, et al. Impact of early parenteral nutrition on muscle and adipose tissue compartments during critical illness. Crit Care Med. 2013;41:2298–309.
16. Rooyackers O, Wernerman J. Imaging opens possibilities both to target and to evaluate nutrition in critical illness. Crit Care. 2014;18:144.
17. Weijs PJ, Looijaard WG, Dekker IM, Stapel SN, Girbes AR, Oudemans-van Straaten HM, et al. Low skeletal muscle area is a risk factor for mortality in mechanically ventilated critically ill patients. Crit Care. 2014;18:R12.
18. Reid CL, Campbell IT, Little RA. Muscle wasting and energy balance in critical illness. Clin Nutr. 2004;23:273–80.
19. Dvir D, Cohen J, Singer P. Computerized energy balance and complications in critically ill patients: An observational study. Clin Nutr. 2006;25:37–44.
20. Villet S, Chiolero RL, Bollmann MD, Revelly JP, Cayeux RNM, Delarue J, Berger MM. Negative impact of hypocaloric feeding and energy balance on clinical outcome in ICU patients. Clin Nutr. 2005;24:502–9.
21. Casaer MP, Mesotten D, Hermans G, Wouters PJ, Schetz M, Meyfroidt G, et al. Early versus late parenteral nutrition in critically ill adults. N Engl J Med. 2011;365:506–17.
22. Heidegger CP, Berger MM, Graf S, Zingg W, Darmon P, Costanza MC, et al. Optimisation of energy provision with supplemental parenteral nutrition in critically ill patients: a randomised controlled clinical trial. Lancet. 2013;381(9864):385–93.
23. Doig GS, Simpson F, Sweetman EA, Finfer SR, Cooper DJ, Heighes PT, et al. Early parenteral nutrition in critically ill patients with short-term relative contraindications to early enteral nutrition: a randomized controlled trial. JAMA. 2013;309:2130–8.
24. Needham DM, Dinglas VD, Bienvenu OJ, Colantuoni E, Wozniak AW, Rice TW, et al. One year outcomes in patients with acute lung injury randomised to initial trophic or full enteral feeding: prospective follow-up of EDEN randomised trial. BMJ. 2013;346:f1532.
25. Harvey SE, Parrott F, Harrison DA, Bear DE, Segaran E, Beale R, et al. Trial of the route of early nutritional support in critically ill adults. N Engl J Med. 2014;371:1673–84.
26. Larsson J, Lennmarken C, Martensson J, Sandstedt S, Vinnars E. Nitrogen requirements in severely injured patients. Br J Surg. 1990;77:413–6.
27. Manzanares W, Dhaliwal R, Jiang X, Murch L, Heyland DK. Antioxidant micronutrients in the critically ill: a systematic review and meta-analysis. Crit Care. 2012;16:R66.
28. Gamrin L, Essen P, Forsberg AM, Hultman E, Wernerman J. A descriptive study of skeletal muscle metabolism in critically ill patients: free amino acids, energy-rich phosphates, protein, nucleic acids, fat, water, and electrolytes. Crit Care Med. 1996;24:575–83.
29. Oudemans-van Straaten HM, Bosman RJ, Treskes M, van der Spoel HJ, Zandstra DF. Plasma glutamine depletion and patient outcome in acute ICU admissions. Intensive Care Med. 2001;27:84–90.
30. Rodas PC, Rooyackers O, Hebert C, Norberg A, Wernerman J. Glutamine and glutathione at ICU admission in relation to outcome. Clin Sci (Lond). 2012;122:591–7.
31. Wischmeyer P, Dhaliwal R, McCall M, Ziegler TR, Heyland D. Parenteral glutamine supplementation in critical illness: a systematic review. Crit Care. 2014;18:R76.
32. Heyland D, Muscedere J, Wischmeyer PE, Cook D, Jones G, Albert M, et al. A randomized trial of glutamine and antioxidants in critically ill patients. N Engl J Med. 2013;368:1489–97.
33. Buijs N, Vermeulen MA, van Leeuwen PA. Glutamine and antioxidants in critically ill patients. N Engl J Med. 2013;369:484.

第八部分 肾脏重症

第三十九章 急性肾损伤

Rashid Alobaidi，Sean M. Bagshaw

简介

急性肾损伤(acute kidney injury，AKI)是一个含义宽泛的临床综合征，它以肾功能快速恶化而导致体内水电解质紊乱和酸碱失衡，并伴有代谢性含氮废物的蓄积为主要特征。目前已代替了以往使用的急性肾衰竭的概念。这一术语代表了在全面肾衰竭之前，可能长期存在并多次发生肾脏损伤的过程。急性肾损伤在临床十分常见，尤其是在危重患者中。重大手术患者，是 AKI 的一个最重要的危险因素。急性肾损伤的严重程度与患者预后不良高度相关，同时又缺乏特别有效的治疗措施，使其成为极具挑战性的临床问题。在这方面，针对有 AKI 风险或存在 AKI 早期证据的患者，早期诊断并积极预防是改善预后的关键。

定义与诊断

达成统一的急性肾损伤定义是长期存在的难题，因此，RIFLE 标准提供了一个更标准化的共识的定义。该分类依据急性肾损伤(AKI)的严重程度分为 4 个层次(AKI 风险；急性肾损伤；急性肾衰竭；终末期肾病)[1]，为临床提供了一个可操作的急性肾损伤定义。近来，改善全球肾脏病预后组织(KDIGO)急性肾损伤亚组针对 RIFLE 分类提出了更进一步的修改建议[2]。KDIGO 对 AKI 的定义是肾功能的快速恶化伴下列任一情况：①48 小时内血清肌酐上升 ≥0.3mg/dl (26.5μmol/L)；②7 天内血清肌酐升高至 ≥基础值的1.5 倍；和/或③尿量<0.5ml/(kg·h)超过 6 小时或少尿(表 39.1)。

KDIGO 的分类中使用了血清肌酐上升的绝对值、相对倍数和尿量来界定和评价肾损伤的严重程度。尽

表 39.1 急性肾损伤 KDIGO 分期

分期	血清肌酐	尿量
1	上升至基础值 1.5~1.9 倍或上升绝对值 ≥0.3mg/dl (≥26.5mmol/L)	<0.5ml/(kg·h)持续 6~12 小时
2	上升至基础值 2.0~2.9 倍	<0.5ml/(kg·h)持续 ≥12 小时
3	上升至基础值 3 倍或肌酐上升达到 ≥4.0mg/dl (≥353.6mmol/L 或需启动肾脏替代治疗或对于<18 岁患者eGFR 下降至<35ml/(min·1.73m²)	<0.3ml/(kg·h)持续 ≥24 小时或无尿 ≥12 小时

管肌酐和尿量等参数有其局限性，但该分类仍是急性肾损伤领域的重要进展。最为重要的是血清肌酐并非提示损伤本身，而是肾脏功能的代表性标志物，有其自身局限性。比如：首先，血清肌酐受年龄、性别、饮食、身体肌肉含量、患者血容量情况等多因素影响。同时，多种药物(如甲氧苄啶、西咪替丁)和急性生理状态(如败血症、横纹肌溶解等)亦会影响血清肌酐水平[3]。此外，血清肌酐的变化相对于肾功能的改变是迟滞延后的，在肾小球滤过率急性改变后常需要>24小时达到新的稳态。更由于肾小球滤过率下降与血清肌酐上升之间存在非线性变化关系，血清肌酐出现明显增高之前肾小球滤过率下降已经超出 50%。部分数据提示用尿量[4]少于 0.5ml/(kg·h)作为监测急性肾损伤的指标可能更敏感，尿量少于 0.3ml/(kg·h)与预后不佳具备更密切的相关性[5]。尽管血清肌酐升高、少尿过程与急性肾损伤并非完全同步，少尿仍然是肾功能早期变化极具价值的床旁预测指标之一[6,7]。新近的研究结果显示少尿的发生频率、持续时间和病患更高的死亡率之间密切相关[8,9]。

在 AKI 的诊断和鉴别诊断上,经典的尿生化及由此衍生的指标的作用仍尚存争议(表 39.2)[10]。多个观察性研究的数据发现某些参数,尤其像尿钠(UNa),钠排泄分数和尿素排泄分数(FeNa,FeU)对于大多数住院病人的诊断的特异性相对较差,难以协助诊断并提供临床决策支持[11,12]。另一方面,最近的研究显示对尿沉渣中肾小管上皮细胞和管型的评估可以帮助判断预后,提供 AKI 恶化的风险信息(表 39.3)。尿中更大量的肾小管上皮细胞和管型被界定为更高的尿沉渣评分,这能够帮助判定 AKI 严重程度和更好地评估患者 AKI 恶化的风险[13]。

表 39.2　肾前性损伤与肾实质性损伤的实验室鉴别

检测项目	肾前性损伤	肾实质性损伤
尿沉渣	正常	上皮管型
尿比重	升高>1.020	降低<1.020
尿钠(mmol/L)	低<10	高>20
尿钠排泄分数	<1%	>1%
尿素排泄分数	<35%	>35%
尿渗透压(mOsm/kgH_2O)	高>500	接近血渗透压<300
尿/血浆肌酐比值	高>40	低<10
血浆尿素/肌酐比值	升高	正常

表 39.3　尿沉渣评分系统

评分	描述
1	RTE 细胞数为 0 伴颗粒管型为 0
2	RTE 细胞数为 0 伴颗粒管型为 1~5,或 RTE 细胞数为 1~5 伴颗粒管型为 0
3	RTE 细胞数为 1~5 伴颗粒管型为 1~5 或 RTE 细胞数为 0 伴颗粒管型为 6~10 或 RTE 细胞数为 6~20 伴颗粒管型为 0

RTE. 肾小管上皮细胞

检测血液和尿液中新出现肾损伤生物标志物[如胱抑素 C;中性粒细胞明胶酶蛋白(NGAL);胰岛素样生长因子结合蛋白 7(IGFBP7)和金属蛋白酶组织抑制剂(TIMP-2);肾损伤分子-1;白细胞介素-18;L 型脂肪酸结合蛋白]并用于 AKI 的诊断,以及提供临床决策支持,虽然这些指标有望成为新的 AKI 判定指标,但目前仍需不断调查研究。

流行病学

由于既往对 AKI 的定义未被广泛接受,准确评估 AKI 的流行病学是很困难的。然而,最近数据显示医院获得性 AKI 的发病率有上升的趋势。而该结果部分归因于对 AKI 认知的改进和对共识性定义更多认可的综合报告,还有人口分布的变化(如高龄),患者的基础疾病[共存疾病如高血压、糖尿病、慢性肾脏疾病(CKD)]以及更大程度地由于医源性因素导致 AKI 风险,如社区和紧急住院治疗过程中(药物、诊断、复杂的处置)的影响。

最近一项对世界范围的 AKI 的发病率的系统性回顾研究囊括了 312 项队列研究,覆盖超过 4 900 万名患者,发现在住院期间每五个成年人中就有一例发生 AKI(采用 KDIGO 定义),同样的情况在儿童患者则为每三例病患中一例[14]。一项澳大利亚的大样本回顾性队列研究(n=20 126)显示,以 RIFLE 为诊断标准,住院病人 AKI 发生率为 18%[15]。一项来自美国的研究提示需要肾脏替代治疗(RRT)的 AKI 发生率为533 例/百万人口[16]。最近加拿大的一项大样本研究发现,在 1995 年到 2009 年之间,择期手术后需要使用RRT 的 AKI 发生率明显增加,从 0.2% 升至 0.6%[17]。在重症监护病房,AKI 发生率高达 67%,其中大多数于入院后 24~48 小时即发生[18,19]。

AKI 进一步恶化对患者的短期和长期预后均有负面影响。其严重程度与死亡率增加直接相关,需要 RRT支持的病患中死亡率最高,高达 60%[15,19,20]。一个芬兰大规模多中心队列研究发现,伴 AKI 的危重患者中院内死亡率和 90 天死亡率分别为 26% 和 34%[21]。

AKI 还与其他并发症发生率相关。AKI 导致更易感染和发展为脓毒症,使机械通气持续时间延长,延长撤机时间,使患者在 ICU 的时间和住院时间更长。更重要的是,AKI 是 CKD 恶化的一个明显危险因素。患 AKI 后存活的患者发展成 CKD 的概率,加速进展至终末期肾脏病(ESRD)和需要长期维持性透析的概率更高。在需要 RRT 支持的严重 AKI,出院时肾功能不恢复并需要透析的概率在 13% ~29%。最近数据还表明,除了 CKD 外,既往曾患 AKI 者中,长期感染的风险、主要心血管事件和恶性肿瘤发生率和医疗卫生服务[20,22,23]使用率均增加。几项研究报道:与正常人群比较,AKI 发生后生活健康质量明显下降。因此,AKI 会增加卫生保健资源占用率和相关费用。美国的研究报道 AKI 发生(达 KDIGO 2 期)在住院期间需要多花费超过 9 000 美元[24]。同样,心脏术后AKI 致 ICU 花费是无 AKI 发生者的 1.6 倍,术后总费用是无 AKI 发生者的 1.6 倍[25]。

AKI 与外科手术

众所周知,大手术会增加易感患者围术期 AKI 的风险。一般手术病例中约有 1% 并发术后 AKI[26]。部分特定手术如心血管手术,AKI 发生率更高达 11% ~ 30%,其中需要 RRT 支持的 AKI 发生率为 1% ~ 2%。术后 AKI 是一种破坏性的围术期事件,常有更多的并发症,更高的患病率和死亡率以及医疗服务的使用率[27,28]。

患者围术期的 AKI 风险往往受到多个因素影响,包括基础疾病(不可改变)和潜在的可改变围术期因素(表 39.4)。某大型前瞻性研究主要纳入非心脏手术的患者(N = 15 102),术前确定的 AKI 危险因素包括:高龄、高体重指数(BMI)、急诊或高危手术以及特定的合并疾病,尤其是糖尿病和 CKD[29]。一系列外科手术中,基础的肾功能和术前 CKD 分期一直被认为是术后 AKI 最强的危险因素。

表 39.4 术前及围术期影响急性肾损伤的风险因素

基本风险因素	可校正风险因素
<ul><li>老年</li><li>男性</li><li>非洲裔</li><li>既往存在慢性肾脏病</li><li>蛋白尿</li><li>高血压</li><li>糖尿病</li><li>心力衰竭</li><li>慢性肝脏疾病</li><li>周围血管疾病</li><li>恶性肿瘤</li><li>肥胖</li></ul>	<ul><li>贫血</li><li>危重病或疾病危重状态</li><li>脓毒血症</li><li>创伤</li><li>心肺旁路手术</li><li>重大非心脏手术</li><li>横纹肌溶解</li><li>使用造影剂</li><li>肾毒性药物</li><li>高容量负荷</li><li>高风险急诊手术</li><li>腹腔内高压</li></ul>

目前已开发并通过验证手术特异性的临床预测工具,用以评估风险和预测术后 AKI。例如使用美国外科医师学会国立外科质量改进计划数据库,赫特帕尔等针对接受普通外科手术的患者,开发并验证了外科术后 30 天内 AKI 的临床风险评分,AKI 定义为血清肌酐快速升高 > 2mg/dl(177μmol/L)或需要紧急 RRT。基于下列 11 项术前危险因素,这些危险因素包括:年龄 > 56 岁、男性、外科急诊手术、腹腔手术、需要口服药物治疗的糖尿病、需要胰岛素治疗的糖尿病、充血性心力衰竭、腹水、高血压、术前轻度和中度 CKD。风险评分分为五个级别,随风险评分逐渐增加,术后发生 AKI 的风险上升。风险评分在第 V 级(≥6 个风险因素)的患者中术后 AKI 风险为 9%,而风险评估在第 I 级(0~2 个风险因素)的患者中术后 AKI 风险为 0.2%[26]。

术前贫血和术后早期血红蛋白浓度下降均与术后 AKI 风险增加有关。围术期使用血管紧张素转换酶抑制药(ACEI)/血管紧张素受体阻滞药(ARB)或他汀类药物的风险与术后发生 AKI 的风险的数据存在相互矛盾[30,31]。在 CKD 患者,而这种风险可能需要进一步修正,需要更多高质量的数据来指导围术期这些药物和大量常规处方药物的使用。

术后 AKI 还与众多的术中因素相关,包括:术中血流动力学不稳定并需用升压药;术中大量失血致低血容量;输血;术中需大量补充含氯液体或羟乙基淀粉(HES)和术中肾主动脉阻断。最近研究显示,即使手术中短期内平均动脉压小于 55mmHg 也会使 AKI 的风险梯度增加[32]。尚需更多的高质量证据来指导术中血流动力学不稳定的最佳处置方案。在心脏手术中进行心肺旁路手术的患者,非体外循环手术可以为降低高危患者的术后 AKI 提供切实的好处[33]。

术后 AKI 可以是由许多因素相互作用的结果。这些因素包括:因出血或血管外液体丢失致低血容量;腹内高压(IAH);脓毒血症;低心排血量综合征;肾毒性药物的使用;与液体潴留和/或容量负荷过大。

临床表现

术后 AKI 的临床表现可能因病因和严重程度而异。AKI 可能在临床上无症状,直到血清肌酐发生明显改变(这取决于在"高危"患者中常规监测血清肌酐的情况)和/或尿量变化。尿量通常减少,但临床上并不总是如此。还有肾功能恶化,电解质紊乱(如高钾血症、高磷血症),由于体内酸清除减少致代谢性酸中毒和液体潴留。对未密切监测或治疗的患者,代谢紊乱和体内液体稳态失衡可以导致室性心律失常、肺水肿等危及生命的并发症。

临床分类

AKI 的影响因素可以依照对肾脏的作用大致分为改变肾脏血流动力学的、导致直接肾损伤的和引起尿路梗阻的因素。病人通常多个影响因素并存,AKI 短期内与直接肾损害因素相关。早期识别直接原因是限制持续损伤的程度、促进修复和恢复关键所在。

由于全身和/或局部因素的影响导致肾脏血流动力学的改变是 ICU 中 AKI 最常见的病因。影响全身血流动力学这些事件包括致细胞外容量减少(低血容量、脱水、出血、烧伤),容量的再分布(术后"第三"间隙丢失,脓毒血症时毛细血管渗漏、胰腺炎或肝衰竭),致心输出量减少相关的事件(心肌梗死、心力衰竭、脓毒性心肌病),或由低灌注压引起的事件(过敏)。肾脏功能受局部肾血流动力学改变的影响,引起入球动脉收缩(如非甾体类抗炎的药物)和/或出球动脉扩张的事件(血管紧张素抑制药或血管紧张素Ⅱ受体阻滞药)均可减少肾小球滤过。

完全无尿是少见的,然而,它却是严重肾损伤的预兆。它可由于双侧输尿管损伤(如腹膜后恶性肿瘤,出血),膀胱或输尿管结石、血凝块或留置导管的位置异常或功能不良导致尿道梗阻。然而,它也可能是由于其他任何肾损害因素造成的。在未留置导尿管的患者中用可引起尿潴留的药物可能会进一步加重临床表现。故怀疑尿路梗阻时,必须从影像学方面评估,了解解剖学的梗阻来源。

临床风险预测工具可以在计划手术或者紧急手术或急诊手术之前用于识别围术期 AKI 高危人群。对这些被筛选出的患者,可予以更高水平的围术期监测(如高强度护理单位或重症监护;密切监测血清肌酐;持续尿量监测;严格避免肾毒性药物)。现代临床信息系统具备触发警报即警示临床医生正在发生早期 AKI 的"高危"患者是谁或患者所用药物是否有肾毒性。最近,利用临床信息系统的自动警告可以整合床边信息(如尿量)、实验室信息(血清肌酐的绝对值和相对的变化)和药物信息(如潜在的肾毒性药物),住院患者中 AKI 的初筛已有所改善。有目共睹的是电子警告可协助 AKI 的早期干预措施,减少那些发展中 AKI 的严重程度并改善预后[34,35]。

脓毒症相关的急性肾损伤

脓毒症是住院和危重病人 AKI 最常见的致病因素。据估计 50% 的脓毒症患者发展为 AKI。此外,住院病人中 AKI 的发生与由于免疫功能改变有关,这可致脓毒症的风险增加。脓毒症时 AKI 的病理生理学改变是复杂的,包括全身系统性血流动力学和肾内局部血流动力学机制的改变,肾微循环功能障碍,与免疫和炎症通路激活直接导致肾损伤[36]。

肾毒性物质

在易感患者发生 AKI 过程中,有许多外源性毒素(多数为药物)和内源性毒素(如炎症因子、血红蛋白、肌红蛋白、尿酸)参与。重要的是,病人住院期间经常暴露于多种肾毒性因素。那些发生 AKI 患者由于暴露于肾毒性毒素,肾脏无法完全恢复。这些反复的肾毒性因素被认为是急性损伤迁延,肾脏修复不良的重要原因,增加了 CKD 进展的风险。肾毒性物质可能是通过以下多个机制作用于肾脏,包括改变肾脏的自我调节和血流动力学、直接的肾小管毒性、间质性肾炎和因结晶析出致肾小管梗阻。如表 39.5 所示,表中列出了住院患者常用的特定肾毒性药物[34]。

表 39.5　肾毒性的药物列表

阿昔洛韦	依那普利拉	美沙拉嗪
两性霉素 B 脂质体	磷甲酸	甲氨蝶呤
阿米卡星	钆喷酸葡胺	萘夫西林(新青霉素Ⅲ)
两性霉素 B	钆喷酸二钠	哌拉西林/他唑巴坦
卡托普利	更昔洛韦	哌拉西林
卡铂	庆大霉素	西罗莫司(雷帕霉素)
头孢噻肟	布洛芬	柳氮磺胺吡啶
头孢呋辛	异环磷酰胺	他克莫司
头孢他啶	碘克沙醇	替卡西林/克拉维酸
西多福韦	碘海醇	妥布霉素
顺铂	碘帕醇	托吡酯
多黏菌素甲磺酸	碘佛醇	伐昔洛韦
环孢霉素	酮酪酸(痛力克)	更昔洛韦
氨苯砜	赖诺普利	万古霉素
依那普利	锂剂	唑尼沙胺

腹腔内高压(IAH)/腹腔间隔室综合征(ACS)

IAH 和 ACS 可使肾功能恶化,加速 AKI 发生。由于腹部和胸部血管受到机械压迫致静脉回流减少,肾静脉充血,促使压力升高,引起肾间质水肿。再加上代偿性肾素-血管紧张素-醛固酮系统激活导致肾动脉收缩,肾脏循环灌注压力不足。IAH 患者如进展为 ACS 可表现为明显的腹胀,IAP>15mmHg,血清肌酐增加与少尿。ACS 通常见于下述情形:重大创伤或大面积烧伤、复杂的腹腔手术、胰腺炎或动脉瘤破裂以及大容量复苏中的患者。

对于可疑患者,确认 IAH/ACS 需要保持高度的警觉性,并常规测量膀胱压力。治疗通常是以支持治疗为主,包括:镇静、神经肌肉阻滞,给予患者复位、鼻胃管和经直肠减压、积液引流,通过减少非必需的液体输注优化体液平衡,给予利尿药等保持出入平衡,或者在必要时 RRT 支持。对于难治的 ACS 和持续 IAH >20mmHg 时,应考虑手术减压[37]。

横纹肌溶解症和肌红蛋白尿性 AKI

横纹肌溶解症是肌红蛋白尿性 AKI 的常见的原因。横纹肌溶解症(肌酸激酶>5 000IU/L)的患者中约 1/3 发生肌红蛋白尿性 AKI。横纹肌溶解症可由下列多种情况引起,包括那些直接肌肉损伤(如挤压伤、烧伤、严重创伤、电击伤、肌炎),肌肉的氧气和/或底物供应减少(如手术钳夹、骨筋膜室综合征、栓子),代谢需求过盛(如剧烈运动、癫痫发作、药物滥用),细胞能量产生受损(如遗传性酶缺乏疾病、毒素),还有钙内流增加(如恶性高热)。肌红蛋白由受伤的肌肉释放,在肾小管内沉积,导致肾小管梗阻。另外它对肾脏有直接毒性。由于液体滞留在受伤的肌肉所致的血管内容量不足导致了相对低血容量和肾灌注不足。横纹肌溶解症的诊断要点为高血清肌酸激酶和肌红蛋白尿伴肌红蛋白管型和酱油色尿。表 39.6 总结了横纹肌溶解症发生后预防肌红蛋白尿性 AKI 的处置要点[38]。

表 39.6　横纹肌溶解症预防急性肾损害处置策略

改善/处理诱发横纹肌溶解的基础病和暴露因素
以均衡的晶体滴定补充达生理目标(如尿量)的液体复苏方案
碱化尿液至尿 pH>6.5
加用甘露醇和/或袢利尿药强化利尿(开始液体复苏后)
肾脏替代治疗(采用高通量高分子量截留滤器)
有争议的治疗:别嘌醇、去铁胺、丹曲林、谷胱甘肽

肝肾综合征

肝肾综合征(HRS)是发生于晚期肝功能障碍和门脉高压患者的一类 AKI。晚期肝硬化患者 5 年内 HRS 发生率为 40%。临床表现为肾功能恶化和少尿,伴明显液体潴留和低钠血症。HRS 的病理生理机制复杂,包括相对全身性低血容量、内脏血管扩张;肾素血管紧张素醛固酮的激活伴明显钠潴留;继而发展为进行性肾血管收缩。

最近的共识将 HRS 定义为任何原因的肝硬化引起任何形式的肾脏疾病(表 39.7)。HRS 患者的关键是早期诊断和治疗可逆性病因。白蛋白输注可以快速纠正低血容量。应用血管活性药物改善血流动力学以恢复全身灌注压。在失代偿期肝硬化的 HRS 患者,血管加压素类似物(特利加压素)可以改善肾功能。应用口服 α-肾上腺素能受体激动药米多君与奥曲肽皮下给药治疗 HRS,或是经颈静脉肝内门体分流术,还有基于白蛋白的体外治疗均可改善肾脏功能。但肝移植是唯一改善预后,最切实可行的治疗方法。

表 39.7　慢性肝脏疾病和肝肾综合征时肾功能障碍的诊断标准总结

诊断	定义
急性肾损伤	• 血肌酐较基础值升高 ≥50% 或血肌酐升高绝对值>0.3mg/dl(26.5μoml/L) • 1 型肝肾综合征是一种特殊形式的急性肾损伤
慢性肾脏病	• 用 MDRD-6 公式估算的 GFR<60ml/min 持续>3 个月
慢性肾脏病伴急性肾损伤	• 肝硬化患者的 GFR(MDRD-6 公式估算)<60ml/min 持续>3 个月,其血肌酐较基础值升高 ≥50% 或血肌酐升高绝对值>0.3mg/dl(26.5μoml/L)
肝肾综合征	• 确诊肝硬化伴腹水 • 血肌酐>1.5mg/dl(132.6μmol/L) • 扩容和停用利尿药 2 天后血肌酐无改善[<1.5mg/dl(132.6μmol/L)] • 无休克表现 • 近期未使用肾毒性药物 • 缺乏实质性肾脏病的证据,如蛋白尿>0.5g/d,镜下血尿(>50 个红细胞/高倍镜视野)和/或异常肾脏超声结果

MDRD-6:GFR=170×血肌酐(mg/dl)−0.999×年龄−0.176×1.180(非洲裔)×0.762(女性)×血尿素氮−0.170×白蛋白 0.138。

处置

AKI 评估和管理的一般原则是减少伤害,避免危及生命的并发症以及促进机体恢复。根据具体的临床表现和病因来治疗,治疗重点是应尽可能消除任何潜在的导致肾功能恶化和生理紊乱的病因。

复苏和容量状态的最优化治疗

不管 AKI 的原因是什么,确保最佳的血流和肾脏灌注压力是应该一贯优先考虑的问题。这有助于防止继发性肾损伤的发生和发展。充分的液体复苏是唯一有效的 AKI 预防和治疗方式。一旦确认患者出现休克,应及时给予液体复苏和优化血管内容量,通过液体管理和血管活性药物滴定以期达到各项生理目标(如平均动脉压、心率、中心静脉压、中心静脉氧饱和度、血清乳酸、尿量)。应反复进行复苏和容量状态监测,如果有必要的话,最好在具备先进监测设备的单位(如ICU)。

最近有研究观察了患者复苏时使用的液体种类是否与AKI风险增加有关。最近的一项随机对照试验表明,在严重脓毒症、脓毒性休克和危重病人复苏时,使用含HES胶体溶液会增加三类风险,即AKI发生风险、严重AKI需要RRT的风险和死亡风险。故HES溶液,包括更新更低分子量的非血浆扩容剂(如140/0.32)都应避免在此类患者中应用[39;40]。最近的数据也关注了晶体溶液组分和不良事件发生风险。平衡晶体液推荐优先使用(例如乳酸林格液;勃脉力),有助于减少医源性代谢性酸中毒和AKI,包括严重AKI需要RRT的风险[41]。

当患者不再有"液体反应性"现象时,应仔细监测体内是否存在液体过多甚至容量负荷过重的情况,包括由此带来的并发症,如伤口裂开、肠梗阻、腹内压增高及心肺并发症。不必要的液体输注会增加普通病人,尤其是AKI致肾脏排泄功能受损患者的医源性伤害风险。给予AKI患者过大的液体容量负荷与整体预后不良相关。包括需RRT的患者比率增加,肾功能恢复的患者比率下降和死亡率上升[42;43]。对于所有危重病患者和术后患者,应仔细记录入量/出量和体重之间的差异,以精确测量液体平衡。伴有并发症的病人多由于体内液体积聚所致,尽可能减少所有不必要的液体输注,可使用利尿药或启动RRT治疗积极排出体内多余的液体。

避免肾毒性物质的使用

对于已发生AKI的,或者处于高危状态的病人,首先要避免接触肾毒性物质,以防AKI恶化和AKI恢复延迟。如果只能使用肾毒性药物而没有其他选择(如常见抗生素或钙调磷酸酶抑制剂)情况下,就需监测药物治疗浓度并多学科会诊以仔细调整药物剂量。针对这部分高风险人群,仔细评估影像诊断中应用造影剂的利弊;并在合适的情况下,延迟造影或尽可能选择其他替代影像学检查的方法。

利尿治疗

在AKI患者中常规使用利尿药现仍存在争议。通过抑制亨氏袢升支后段的NaK2Cl转运蛋白,减少髓质氧耗的作用尚不清楚。利尿药(尤其袢利尿药)是否有肾脏保护作用尚存争议。然而,袢利尿药的使用对于维持体液平衡稳态,减少住院患者因必要的输液而导致液体潴留风险及相应并发症风险有重要的作用。

如前所述,理论上袢利尿药通过"冲刷"肾小管碎片,增加肾脏髓质血流,降低氧耗,减少不良适应基因的上调和肾组织细胞凋亡,减少急性肾损伤的风险。基于上述理论,袢利尿药常被推荐使用。然而现有证据显示,在AKI患者使用利尿药并未改善临床的结果。更有一些研究表明,袢利尿药在AKI患者中的应用增加了肾功能不恢复患者的比例和死亡率。但是这些研究结果被混淆或是有原因的,例如严重的AKI患者接受不当的利尿药治疗,或者对利尿药无反应,还有RRT开始后仍在使用利尿药[44]。

肾脏替代治疗

对于危重病人或术后伴危及生命并发症的AKI患者,应毫不迟疑立即开始RRT。表39.8总结了传统上RRT绝对和相对指征。通常很少有患者发展至如此严重并发症。因此,做出开始RRT的决定往往比较复杂,通常多个指征合并存在下,如保守方法治疗液体潴留无效,同时伴随电解质紊乱、酸中毒、氮质血症

表39.8 启动肾脏替代治疗的典型或绝对指征总结

传统(抢救)指征
● 少尿(尿量<200ml/12h)或无尿(尿量<100ml/24小时)
● 氮质血症(血尿素氮>36mmol/L 或 216mg/dl,血尿素氮>16.8mmol/L 或>100mg/dl,或伴有尿毒症脏器并发症)
● 代谢性酸中毒/酸血症(pH<7.15)
● 高钾血症[血钾>6.5mEq/L 和/或血钾快速升高和/或伴随心脏毒性]
● 容量负荷过高(临床症状突出,对利尿药无反应,器官组织水肿)
● 钠代谢紊乱[进行性和/或难以控制的高/低钠血症]
● 可血液净化清除的毒素或药物过量
● 体温调节失常(难以控制的高热或低体温)
相关拓展指征
● 需要足够营养支持治疗补液时
● 为预防过量液体积聚以清除体内过多的液体
● 化疗相关的器官损伤和/或补液支持
● 急性呼吸窘迫综合征反复酸血症
● 高分解代谢状态
● 脓毒血症中免疫调节和免疫应答的恢复
● 肾脏储备功能下降患者中急性肾损伤或疾病严重度的快速恶化

恶化的证据。在缺乏这些适应证的情况下,早期的RRT是否能提高生存率仍未得到证实。然而,在可以预见并发症的前提下开始RRT是比较可取的办法,而并非单纯为了抢救病人。目前仍然没有对危重病人或术后AKI患者的理想治疗模式。一般来说,在ICU对血流动力学或各生理指标未稳定的患者,应优先选择连续性肾脏替代治疗(CRRT)模式,而不是间断血液透析治疗(IHD)模式。虽然没有确凿的证据表明某一特定模式具备更多生存优势,但最近的数据更多支持接受CRRT[45]患者肾功能恢复和脱离透析的概率更大。来自两个大规模多中心随机试验的证据表明,高强度剂量RRT与低强度剂量RRT相比并无额外的获益,低强度剂量RRT伴随更少的代谢并发症[46,47]。在AKI方面需要更全面的循证医学证据协助制订RRT治疗准则,敬请参阅最近出版的KDIGO临床实践指南的AKI部分。

预防

预防患者术后AKI的原则是对所有高危患者早期进行风险评估,针对所有风险结合以下原则进行个性化评估和管理策略[48]。

1. 对转移到高依赖或重症监护病房的高危病人密切监测,使用侵入性/功能性血流动力学监测指导复苏,包括监测腹内压。

2. 监控和维持液体和电解质的平衡与稳态,避免不必要的和无获益的液体输注和输血,优先使用平衡晶体溶液而避免使用HES溶液。

3. 避免所有不必要的和具备潜在肾毒性的药物。

4. 对于围术期AKI,没有措施或药物在药理作用上显示出特定的预防和治疗作用或有获益的证据(表39.9)。

表39.9 未证实有效性的预防急性肾损伤的干预措施

- 袢利尿药
- 小剂量多巴胺
- 非诺多泮
- 心房利钠肽(ANP)
- 奈西利肽(BNP)
- 重组人胰岛素样生长因子-1(rh IGF-1)
- 乙酰半胱氨酸
- 促红细胞生成素
- 碳酸氢钠

5. 对确诊AKI和/或经保守治疗AKI恶化并存在并发症高风险性的患者,应及时转诊和开始RRT。

结论

在接受手术的住院病人中,AKI是常见的情况并发生得越来越多。术后AKI的发生并非一个小并发症。已有数据明确地表明发生AKI后短期和长期预后不良。对高危人群的鉴别诊断是非常重要的。临床风险评分系统、电子申报系统、先进的监测体系和新的肾损伤特异性生物标志物均可以协助识别高危病人、早期诊断以及实施集束化治疗措施,以缩短AKI的病程。虽然一些具体的综合征可能有特定的干预治疗措施,对所有具有AKI高危因素或正在发展为AKI的患者,预防和治疗的策略基本相似:包括加强监测;早期复苏以优化血流动力学及容量状态;减少和避免有肾毒性的物质;需要RRT时应及时转诊。

(陈欢 译,窦琳 校)

参考文献

1. Bellomo R, Ronco C, Kellum J, Mehta R, Palevsky P, and the ADQI Workgroup. Acute renal failure–definition, outcome measures, animal models, fluid therapy and information technology needs: the second international consensus conference of the Acute Dialysis Quality Initiative (ADQI) Group. Crit Care. 2004;8(4): R204–12.

2. Kidney Disease Improving Global Outcomes. KDIGO clinical practice guidelines on acute kidney injury. Kidney Int. Suppl. 2012;2:8–12.

3. Doi K, Yuen P, Eisner C, Hu X, Leelahavanichkul A, Schnermann J, et al. Reduced production of creatinine limits its use as marker of kidney injury in sepsis. J Am Soc Nephrol. 2009;20:1217–21.

4. Pickering JW, Endre ZH. GFR shot by errors RIFLE: in staging acute kidney injury. Lancet. 2009;373:1318–9.

5. Ralib A, Pickering JW, Shaw GM, Endre ZH. The urine output definition of acute kidney injury is too liberal. Crit Care. 2013;17:R112.

6. Prowle JR, Liu YL, Licari E, Bagshaw SM, Egi M, Haase M, et al. Oliguria as predictive biomarker of acute kidney injury in critically ill patients. Crit Care. 2011;15:R172.

7. Macedo E, Malhotra R, Claure-Del Granado R, Fedullo P, Mehta RL. Defining urine output criterion for acute kidney injury in critically ill patients. Nephrol Dial Transplant. 2011;26:509–15.

8. Mandelbaum T, Lee J, Scott DJ, Mark RG, Malhotra A, Howell MD, et al. Empirical relationships among oliguria, creatinine, mortality, and renal replacement therapy in the critically ill. Intensive Care Med. 2013;39:414–9.

9. Macedo E, Malhotra R, Bouchard J, Wynn SK, Mehta RL. Oliguria is an early predictor of higher mortality in critically ill patients. Kidney Int. 2011;80:760–7.

10. Kanbay M, Kasapoglu B, Perazella MA. Acute tubular necrosis and pre-renal acute kidney injury: utility of urine microscopy in their evaluation—a systematic review. Int Urol Nephrol. 2010;42: 425–33.

11. Zarich S, Fang LS, Diamond JR. Fractional excretion of sodium.

Exceptions to its diagnostic value. Arch Intern Med. 1985;145: 108–12.

12. Carvounis CP, Nisar S, Guro-Razuman S. Significance of the fractional excretion of urea in the differential diagnosis of acute renal failure. Kidney Int. 2002;62:2223–9.

13. Perazella MA, Coca SG, Hall IE, Iyanam U, Koraishy M, Parikh CR. Urine microscopy is associated with severity and worsening of acute kidney injury in hospitalized patients. Clin J Am Soc Nephrol. 2010;5:402–8.

14. Susantitaphong P, Cruz DN, Cerda J, Abulfaraj M, Alqahtani F, Koulouridis I, et al. World incidence of AKI: a meta-analysis. Clin J Am Soc Nephrol. 2013;8:1482–93.

15. Uchino S, Bellomo R, Goldsmith D, Bates S, Ronco C. An assessment of the RIFLE criteria for acute renal failure in hospitalized patients. Crit Care Med. 2006;34:1913–7.

16. Hsu RK, McCulloch CE, Dudley RA, Lo LJ, Hsu CY. Temporal changes in incidence of dialysis-requiring AKI. J Am Soc Nephrol. 2013;24:37–42.

17. Siddiqui NF, Coca SG, Devereaux PJ, Jain AK, Li L, Luo J, et al. Secular trends in acute dialysis after elective major surgery—1995 to 2009. CMAJ. 2012;184:1237–45.

18. Piccinni P, Cruz DN, Gramaticopolo S, Garzotto F, Dal Santo M, Aneloni G, et al. Prospective multicenter study on epidemiology of acute kidney injury in the ICU: a critical care nephrology Italian collaborative effort (NEFROINT). Minerva Anestesiol. 2011;77:1072–83.

19. Hoste EA, Clermont G, Kersten A, Venkataraman R, Angus DC, De Bacquer D, et al. RIFLE criteria for acute kidney injury are associated with hospital mortality in critically ill patients: a cohort analysis. Crit Care. 2006;10:R73.

20. Uchino S, Kellum JA, Bellomo R, Doig GS, Morimatsu H, Morgera S, et al. Acute renal failure in critically ill patients: a multinational, multicenter study. JAMA. 2005;294:813–8.

21. Nisula S, Kaukonen KM, Vaara ST, Korhonen AM, Poukkanen M, Karlsson S, et al. Incidence, risk factors and 90-day mortality of patients with acute kidney injury in Finnish intensive care units: the FINNAKI study. Intensive Care Med. 2013;39:420–8.

22. Bagshaw SM, Laupland KB, Doig CJ, Mortis G, Fick GH, Mucenski M, et al. Prognosis for long-term survival and renal recovery in critically ill patients with severe acute renal failure: a population-based study. Crit Care. 2005;9:R700–9.

23. Coca SG, Singanamala S, Parikh CR. Chronic kidney disease after acute kidney injury: a systematic review and meta-analysis. Kidney Int. 2012;81:442–8.

24. Chertow GM, Burdick E, Honour M, Bonventre JV, Bates DW. Acute kidney injury, mortality, length of stay, and costs in hospitalized patients. J Am Soc Nephrol. 2005;16:3365–70.

25. Dasta JF, Kane-Gill SL, Durtschi AJ, Pathak DS, Kellum JA. Costs and outcomes of acute kidney injury (AKI) following cardiac surgery. Nephrol Dial Transplant. 2008;23:1970–4.

26. Kheterpal S, Tremper KK, Heung M, Rosenberg AL, Englesbe M, Shanks AM, et al. Development and validation of an acute kidney injury risk index for patients undergoing general surgery: results from a national data set. Anesthesiology. 2009;110:505–15.

27. Kuitunen A, Vento A, Suojaranta-Ylinen R, Pettilä V. Acute renal failure after cardiac surgery: evaluation of the RIFLE classification. Ann Thorac Surg. 2006;81:542–6.

28. Bastin AJ, Ostermann M, Slack AJ, Diller GP, Finney SJ, Evans TW. Acute kidney injury after cardiac surgery according to Risk/Injury/Failure/Loss/End-stage, Acute Kidney Injury Network, and Kidney Disease: Improving Global Outcomes classifications. J Crit Care. 2013;28:389–96.

29. Kheterpal S, Tremper KK, Englesbe MJ, O'Reilly M, Shanks AM, Fetterman DM, et al. Predictors of postoperative acute renal failure after non cardiac surgery in patients with previously normal renal function. Anesthesiology. 2007;107:892–902.

30. Shah M, Jain AK, Brunelli SM, Coca SG, Devereaux PJ, James MT, et al. Association between angiotensin converting enzyme inhibitor or angiotensin receptor blocker use prior to major elective surgery and the risk of acute dialysis. BMC Nephrol. 2014;15:53.

31. Arora P, Rajagopalam S, Ranjan R, Kolli H, Singh M, Venuto R, et al. Preoperative use of angiotensin-converting enzyme inhibitors/angiotensin receptor blockers is associated with increased risk for acute kidney injury after cardiovascular surgery. Clin J Am Soc Nephrol. 2008;3:1266–73.

32. Walsh M, Devereaux PJ, Garg AX, Kurz A, Turan A, Rodseth RN, et al. Relationship between intraoperative mean arterial pressure and clinical outcomes after noncardiac surgery: toward an empirical definition of hypotension. Anesthesiology. 2013;119:507–15.

33. Seabra VF, Alobaidi S, Balk EM, Poon A, Jaber P. Off-pump coronary artery bypass surgery and acute kidney injury: a meta-analysis of randomized controlled trials. Clin J Am Soc Nephrol. 2010;5: 1734–44.

34. Goldstein SL, Kirkendall E, Nguyen H, Schaffzin JK, Bucuvalas J, Bracke T, et al. Electronic health record identification of nephrotoxin exposure and associated acute kidney injury. Pediatrics. 2013;132:e756–67.

35. Selby NM, Crowley L, Fluck RJ, McIntyre CW, Monaghan J, Lawson N, et al. Use of electronic results reporting to diagnose and monitor AKI in hospitalized patients. Clin J Am Soc Nephrol. 2012;7:533–40.

36. Gomez H, Ince C, De Backer D, Pickkers P, Payen D, Hotchkiss J, et al. A unified theory of sepsis-induced acute kidney injury: inflammation, microcirculatory dysfunction, bioenergetics, and the tubular cell adaptation to injury. Shock. 2014;41:3–11.

37. Mohmand H, Goldfarb S. Renal dysfunction associated with intraabdominal hypertension and the abdominal compartment syndrome. J Am Soc Nephrol. 2011;22:615–21.

38. Nadim MK, Kellum JA, Davenport A, Wong F, Davis C, Pannu N, et al. Hepatorenal syndrome: the 8th International Consensus Conference of the Acute Dialysis Quality Initiative (ADQI) Group. Crit Care. 2012;16:R23.

39. Myburgh JA, Finfer S, Bellomo R, Billot L, Cass A, Gattas D, et al. Hydroxyethyl starch or saline for fluid resuscitation in intensive care. N Engl J Med. 2012;367:1901–11.

40. Perner A, Haase N, Guttormsen AB, Tenhunen J, Klemenzson G, Åneman A, et al. Hydroxyethyl starch 130/0.42 versus Ringer's acetate in severe sepsis. N Engl J Med. 2012;367:124–34.

41. Chowdhury AH, Cox EF, Francis ST, Lobo DN. A randomized, controlled, double-blind crossover study on the effects of 2-L infusions of 0.9% saline and plasma-lyte® 148 on renal blood flow velocity and renal cortical tissue perfusion in healthy volunteers. Ann Surg. 2012;256:18–24.

42. Grams ME, Estrella MM, Coresh J, Brower RG, Liu KD. Fluid balance, diuretic use, and mortality in acute kidney injury. Clin J Am Soc Nephrol. 2011;6:966–73.

43. Payen D, de Pont AC, Sakr Y, Spies C, Reinhart K, Vincent JL. A positive fluid balance is associated with a worse outcome in patients with acute renal failure. Crit Care. 2008;12:R74.

44. Ho KM, Power BM. Benefits and risks of furosemide in acute kidney injury. Anaesthesia. 2010;65:283–93.

45. Schneider AG, Bellomo R, Bagshaw SM, Glassford NJ, Lo S, Jun M, et al. Choice of renal replacement therapy modality and dialysis dependence after acute kidney injury: a systematic review and meta-analysis. Intensive Care Med. 2013;39:987–97.

46. VA/NIH Acute Renal Failure Trial Network, Palevsky PM, Zhang JH, O'Connor TZ, Chertow GM, Crowley ST, Choudhury D, et al. Intensity of renal support in critically ill patients with acute kidney injury. N Engl J Med. 2008;359:7–20.

47. RENAL Replacement Therapy Study Investigators, Bellomo R, Cass A, Cole L, Finfer S, Gallagher M, Lo S, et al. Intensity of continuous renal-replacement therapy in critically ill patients. N Engl J Med. 2009;361:1627–38.

48. Zacharias M, Mugawar M, Herbison GP, Walker RJ, Hovhannisyan K, Sivalingam P, et al. Interventions for protecting renal function in the perioperative period. Cochrane Database Syst Rev. 2013;9, CD003590.

第四十章 电解质紊乱

Flávio E. Nácul, José Mauro Vieira Jr.

钠代谢紊乱

钠是主要的细胞外离子,具有许多重要的机体功能,如调节血浆渗透压、参与化学反应和维持神经肌肉的兴奋性。血清钠浓度是决定血浆渗透压最重要的因素[1],通常保持在 285~295mOsm/kg 范围内。体内总水量的增加(total body water, TBW)会降低体内血清渗透压和血管加压素水平,而体内总水量减少会引起血清渗透压和血管加压素水平增加。在危重病患者中,血钠异常是很常见的。它与死亡率增加密切相关,当血钠异常纠正后可以增加患者的生存概率[2]。

低钠血症

低钠血症是术后[3]的公认并发症,并伴发病率和死亡率的增加[4]。低钠血症的定义为血清钠浓度小于135mEq/L,通常伴血渗透压降低。血清渗透压以mOsm/kg 计量时,可依据血清钠(Na$^+$)(以毫当量/升为单位)和血糖、血尿素氮(blood urea nitrogen, BUN)(以 mg/dl 为单位)计算出来。

$$Osm = 2\ plasma[Na^+] + glucose/18 + BUN/2.8$$

当低钠血症时,身体所有的细胞会发生适应性改变。在大脑尤为突出,脑细胞体积仅有 5%~10% 增大的空间,超出则易诱发脑疝[5]。由于血清渗透压降低,导致水进入脑细胞,诱发脑水肿。脑组织快速响应并丧失溶质渗透活性以尽量保持脑细胞体积的正常大小。颅内压增高会使得水从间质流入脑血管,再回流至全身循环。大部分神经危重症患者的这种防御机制常超负荷,招致脑血流量及其自动调节功能受损[6,7]。

病因

根据血浆渗透压和细胞外液(extracellular fluid, ECF)容量状态,低钠血症的原因可分门别类(表40.1)。

表 40.1 低钠血症的原因

血渗透压降低	
ECF 容量减少	腹泻,利尿药,失盐性肾病,脑耗盐综合征(CSWS),盐皮质激素缺乏
ECF 容量	抗利尿激素分泌失调综合征(SIAD),甲状腺功能减退,肾上腺皮质功能减退
ECF 容量	充血性心力衰竭,肝硬化,肾病综合征,肾衰竭
血渗透压正常	高脂血症,高蛋白血症(假性低钠血症)
血渗透压升高	高血糖,甘露醇,泌尿生殖道洗剂如山梨醇或甘氨酸

ECF. 细胞外液

临床表现

低渗血症可引起以下神经症状:如焦虑、迷惘、混乱、谵妄、迟钝、恶心、呕吐、头痛和癫痫发作。血清钠浓度大于 125mmol/L 的大多数患者无明显症状,血清钠浓度进一步降低的患者可有临床症状,尤其是当病情迅速进展时。

诊断方法

低钠血症的鉴别诊断是基于血浆渗透压、尿渗透压、尿钠浓度和临床评估 ECF 状态来判断的,在重症监护单位常需多次评估(图 40.1)。

低渗性低钠血症(血清渗透压<275mOsm/L)

低钠血症中,最常见的是低渗性低钠血症。基于ECF 容积可进一步分为三类:低血容量、正常血容量和高血容量。

低血容量

一个实用的方法是将低血容量性低钠血症分为两组:①尿钠浓度>20mEq/L 的患者:过度使用利尿药,脑耗盐综合征(cerebral salt wasting syndrome, CSWS)和失盐性肾病;②尿钠<20mEq/L 的患者:呕吐、腹泻、出汗和烧伤。在临床中,利尿药引起的低钠血症可能最常见,主要与噻嗪类利尿药的使用有关。

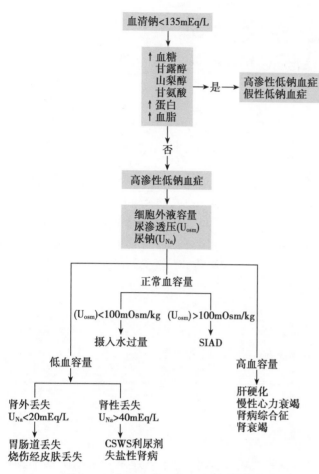

图 40.1 危重患者低钠血症的诊断流程

噻嗪类利尿药致低钠血症的机制尚不清楚。相对于祥利尿药,噻嗪类不会减少浓缩尿液时必需的肾髓质浓度梯度,主要是降低肾单位尿液稀释段氯化钠转运作用[8,9]。脑耗盐综合征是因颅内疾病致低钠血症和低血容量时,引起肾性失钠。其病理生理机制尚未完全明晰,但有学者认为是脑释放利钠肽增加引起血浆浓度的增加所致[10]。

正常血容量

抗利尿激素分泌失调综合征(syndrome of inappropriate antidiuresis,SIAD),其特征是由于体液稀释和钠排泄增加所致的低钠血症[11,12]。肾脏对低渗透压正常的反应是尽可能稀释尿液(低尿渗透压<100mOsm/kg 和低尿比重<1.003)并排出体外。由于抗利尿激素(antidiuretic hormone,ADH)活性的上升,尿渗透压不恰当的增高(>100mOsm/kg 和比重>1.003)。SIAD 主要发生在创伤、肿瘤、中枢神经系统和肺部感染;获得性免疫缺陷综合征(acquired immunodeficiency syndrome,AIDS)与艾滋病相关的合并症[13];酒精戒断;药物如氯丙嗪、卡马西平和鸦片的使用。其他原因包括脑膜炎、脑脓肿、脑挫裂伤、硬膜下和蛛网膜下腔出血、脑瘤、肺炎、肺癌和结核。小细胞肺癌是伴发 SIAD 的最常见恶性肿瘤[14]。最近的研究表明,炎症因子如 IL-1β 和 IL-6 均参与了炎症状态时低钠血症的发生,这一过程与 ADH 分泌有关[15]。SIAD 患者表现为低钠血症和低血浆渗透压;高尿钠(>40 毫当量/升);不适当的浓缩尿(>100mOsm/L);无明显水肿;肾脏、肾上腺和甲状腺功能均正常。由于 SIAD 患者有低尿酸血症,血清尿酸浓度可用以区分 SIAD 和其他原因引起的低钠血症(表 40.2)。

表 40.2 抗利尿激素分泌失调综合征诊断标准(仅适用未使用利尿药情况)

低渗性低钠血症(血清渗透压<275mOsm/L)
尿渗透压>100mOsm/kg
尿钠浓度>40mEq/L
血尿酸浓度<4mg/dl
甲状腺、肾脏和肾上腺功能正常
临床上血容量正常(无水肿或脱水表现)

SIAD 与 CSWS 可能很难区分,因为在临床表现及实验室检查方面,两者存在较多的重叠。主要的区别在于评估有效动脉血容量(effective arterial blood volume,EABV)。

SIAD 因为 ADH 介导的肾性水潴留,体液容量呈高容量状态。CSWS 的特点是由于肾脏的盐损耗致有效动脉血流量减少。正确诊断之重要,是因其决定了截然不同的治疗和处置方法。CSWS 患者要求大量补盐,而 SIAD 患者则需严格限水(表 40.3)[16,17]。

表 40.3 SIAD 与 CSWS 的鉴别诊断要点

	SIAD	CSWS
血容量	↑	↓
液体平衡	正平衡	负平衡
CVP	正常	↓
尿素氮/肌酐	正常	↑
尿钠	↑	↑↑

血容量为最重要关键点。
CVP. 中心静脉压。

更应考虑到等渗盐水不适合用于纠正 SIAD 的低钠血症;一旦使用,短期内血钠轻度上升,随着输注的盐从浓缩的尿液中排出,会导致水潴留引起低钠血症恶化[18]。

高血容量(水肿患者)

在充血性心力衰竭、肝硬化、慢性肾衰竭、肾病综合征的患者中,高血容量性低钠血症的特点是容量超负荷伴外周水肿。

等渗性低钠血症(血清渗透压 275~295mOsm/L)

等渗性低钠血症又称假性低钠血症。因为它是血清中血脂升高(如高甘油三酯血症)或蛋白质(如多发性骨髓瘤,华氏巨球蛋白血症)替代了血液中的水相部分而引起的假象[19,20]。用离子选择性电极测定血钠已解决了这个问题。

高渗性低钠血症(血清渗透压>295mOsm/L)

高渗性低钠血症通常由于一种溶质的血浆浓度增加,同时该溶质很大程度上被限制在细胞外液间引起(如葡萄糖、甘露醇、山梨醇、甘氨酸)。由此产生的渗透压梯度使水从细胞内转移到细胞外液中,导致低钠血症。高渗性低钠血症的最常见原因是高血糖。当血清葡萄糖的浓度每增加 100mg/dl,血清钠下降1.6~2.4[21,22]。

术后低钠血症

术后低钠血症通常是由于 ADH 释放致肾脏排出自由水能力减弱而引起。抗利尿激素分泌增加主要见于应激(外科手术、创伤)、恶心呕吐、阿片类药物使用和容量耗竭(引起 ADH 释放的最强刺激)。在大多数情况下,术后低钠血症程度通常较轻(~130 毫当量/升),采取一般重症看护措施即可轻松纠正。

治疗

如果渗透压较低伴细胞外液减少,主要用 0.9%生理盐水扩容治疗。如果低渗透压伴细胞外液正常或升高,则采用利尿药和限制液体治疗。如果渗透压正常或升高的低钠血症,通常不需要治疗。

对于 SIAD 的一线治疗是限水。可使用呋塞米,因其通过增加排出自由水继而诱发高渗性利尿。如果限制液体和呋塞米治疗无效或是严重低钠血症,可采用高渗盐水输注治疗。新近的治疗建议选择考尼伐坦,一种血管加压素拮抗药,2005 年通过美国食品和药物管理局审批,可静脉用于治疗正常容量的低钠血症,主要是 SIAD 和心力衰竭。血管加压素拮抗药导致单纯排水(无电解质排泌而唯水排出)而不是利尿(水和电解质同时排出如钠和水一起)。考尼伐坦的推荐剂量为每日静脉给予 20~40mg。然而尽管这

类药物的出现似乎令人鼓舞,但没有证据显示明确的获益,尤其在危重病人中[23-26]。

急性严重的低钠血症(钠<120mEq/L 或有临床症状)发生时,应积极干预。在这种情况下,建议使用3%氯化钠(高渗盐水)以提高血清钠浓度。钠的补充量可按以下公式计算(表 40.4):

表 40.4　常用钠溶液的钠含量

静脉用钠溶液浓度	钠含量(mEq/L)
0.45%氯化钠溶液	77
0.9%氯化钠溶液	154
3%氯化钠溶液	513

$$[Na^+补充量(mEq)]=[(Na^+拟定目标值)-(Na^+实际测量值)]×体液总量$$

男性　体液总量=0.6×体重(kg)

女性　体液总量=0.5×体重(kg)

治疗应以频繁监测中的血浆钠浓度指导而不是单独由公式决定。推荐 3% 生理盐水 100ml 10 分钟静脉输注,总共可给三次[27-29]。血清钠矫正速度大于 8~10mEq/L/d 时,应避免矫枉过正,尤其纠正的前 2 天内应该避免血浆钠浓度快速上升超过 130mEq/L[28,29]。慢性低钠血症的情况下(>48 小时),补钠的速率宜更加缓慢。渗透性脱髓鞘可发生于快速纠正低钠血症后的数天内,尤其是慢性低钠血症。脑桥和脑桥外髓神经元脱髓鞘会引起上运动神经元疾病,假性球麻痹,四肢瘫痪。磁共振成像显示脑桥中央以及脑桥外髓病变[30-32]。因为低钠血症校正不当可能导致神经系统后遗症,患者低钠血症过度矫正后,输注低渗液体再次降低血清钠可以预防发展为髓鞘溶解症[33]。血管加压素类似物也可用于治疗中无意出现的血清钠快速增加。

高钠血症

高钠血症在危重病患者中并不少见,与高死亡率明确相关[34-36]。它多因水摄入量减少引起,通常是医源性的问题。高钠血症的发生率可被视作一项重症监护病房医疗质量的评估指标[37]。

高钠血症与血清高渗透压总是相伴发生。相反,通常低钠血症与血清低渗透压并不总是同时存在。正常身体对高渗透压的反应是饥渴和释放ADH。ADH 可加强肾脏对水的重吸收,最大提升尿渗透压至 800~1 400mOsm/kg。高钠血症患者尿渗

透压小于800mOsm/kg至少提示分泌 ADH 的功能部分受损[38]。高钠血症可引起脑细胞脱水和细胞容量缩小,这可解释相对应的临床表现。随着血清渗透压的增加,有机溶质如谷氨酸、牛磺酸、肌醇在脑细胞内积聚可增加细胞内渗透压并帮助细胞容积恢复[39]。

病因

由于自由水丢失过多或补充不足可致高钠血症。不常见的原因还有钠摄入的增加。肾性水丢失增加的原因包括高血糖,应用甘露醇、高蛋白饮食致尿素增加以及尿崩症。非肾性水丢失的原因包括腹泻和不感蒸发丢失增加如发热、烧伤。高渗性钠盐输入也可导致高钠血症。

尿崩症(表40.5)可分为由于垂体衰竭分泌 ADH 减少所致者(中枢性尿崩症)或肾脏对 ADH 无反应者(肾性尿崩症)或水摄入过量者。中枢性尿崩症的病因包括脑外伤、鞍区及鞍上肿瘤,垂体切除,鞍上区手术,动脉瘤、脑膜炎、脑炎、组织细胞增生症和肉芽肿。肾性尿崩症的病因包括慢性小管间质性肾炎、低钾血症、高钙血症和药物作用(如锂、碳酸氢钠)。

表40.5 尿崩症的诊断要点

多尿(尿量>30ml/kg·d)
尿渗透压<300mOsm/kg
尿比重<1.010
血钠浓度>145mEq/L

临床表现

高钠血症的临床表现多由细胞外液渗透压增加和脑组织含水量减少所致。包括嗜睡、昏睡、局灶性神经功能缺损、癫痫发作和昏迷。

诊断方法

完整采集病史和全面体格检查与分析尿量、尿渗透压对高钠血症的评估十分重要。通常在高渗病人,适当浓缩的尿液(尿渗透压>800mOsm/kg)在大多数情况下可以排除肾脏疾病引发的可能性,提示皮肤或胃肠所致的水分丢失。高渗患者伴低渗透压尿(尿渗透压<800mOsm/kg)多由溶质性利尿或水利尿引起。溶质性利尿(尿渗透压>300mOsm/kg)通常是见于应用甘露醇或高血糖,而水利尿(尿渗透压<300mOsm/kg)通常因尿崩症引起[40](图40.2)。

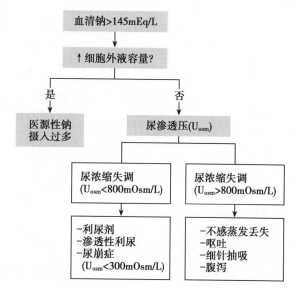

图40.2 危重症患者发生高钠血症的诊断流程

治疗

首要目标是使血清渗透压恢复正常。如果因水分丢失导致高钠血症,推荐静脉注射或口服5%葡萄糖或0.45%氯化钠。除非在血流动力学不稳定的情况下,不应使用0.9%的氯化钠处理高钠血症。水分丢失量可由下列公式估算:

丢失水分量=[(血清钠-140)/140]×体液总量(L)

男性 体液总量=0.6×体重(kg)

女性 体液总量=0.5×体重(kg)

如果因钠过量导致高钠血症,推荐静脉使用5%葡萄糖和利尿药如呋塞米。中枢性尿崩症的治疗包括去氨加压素10~20μg 鼻腔给药或每12~24小时静脉滴注2~4μg。肾性尿崩症的治疗建议低钠饮食和噻嗪类利尿药相结合。高钠血症患者并发肾衰竭和容量超负荷的情况下,必须使用血液滤过。急性有临床症状的高钠血症定义为48小时内发生的高钠血症,宜迅速纠正。然而慢性高钠血症(>48小时)时,由于治疗过程中发生脑水肿的风险更大,故宜缓慢纠正。与低钠血症患者矫枉过正的风险相比,纠正高钠血症引起渗透性脱髓鞘的风险稍小。

钾代谢异常

钾是体内最丰富的阳离子,也是细胞内的主要离子。正常人体内约含4 000mEq 的钾,其中约98%在细胞内,2%在细胞外液。正常血清钾浓度范围在

3.5~5mEq/L。细胞内外之间的浓度梯度依赖钠钾 ATP 酶泵保持。该泵按 3∶2 的比例将钠泵出细胞外同步将钾泵入细胞内，这样细胞膜外集聚了更多正电荷，也同步产生了膜电位。体内正常的钾含量是由钾摄入和钾排泄平衡后的结果所决定。普通的饮食中含钾约 1mEq/(kg·d)，肾是钾排泄的主要途径。胰岛素和激活 β_2-受体均通过刺激细胞膜钠钾 ATP 酶可增加细胞的钾摄入。细胞内钾和细胞外液钾浓度的比值是膜电位的主要决定因素。钾在维持细胞功能和膜兴奋性中起着重要的作用，钾代谢紊乱所致临床后果通常与心脏、骨骼肌和平滑肌等组织兴奋性的变化有关[41]。

低钾血症

低钾血症定义为血清钾浓度低于 3.5mEq/L。对于心血管疾病患者，低钾血症与心血管疾病的发病率和死亡率风险增加相关[42]。

病因

低钾血症是钾丢失或从细胞外进入细胞内再分布的结果。钾的再分布可继发于激活 β_2 肾上腺素受体，胰岛素过量和代谢性碱中毒。肾性失钾多见于利尿药治疗、糖尿病酮症酸中毒、渗透性利尿、镁耗竭、使用两性霉素以及急性肾衰竭恢复期。腹泻是最重要的肾外性失钾原因。

临床表现

低钾血症的症状和体征与异常的细胞膜兴奋性有关。包括心律失常、易疲劳、肌无力、反射减弱、感觉异常、骨骼肌弛缓性麻痹，便秘和肠梗阻。如果严重低钾血症可诱发横纹肌溶解。多尿常由肾脏浓缩功能受损引起。心电图显示 T 波压低、u 波突出、QRS 波低电压、ST 段压低。

诊断方法

尿钾浓度小于 20mEq/L 提示肾外性失钾，而尿钾浓度大于 20mEq/L 考虑肾性失钾。

跨小管钾梯度(transtubular potassium gradient, TTKG)可由随机尿标本计算得出，反映了肾小管液和皮质终末集合管的钾浓度比值。它通过计量肾脏皮质集合管排泌钾的情况，间接评估低钾血症或高钾血症患者的盐皮质激素活性。在常规饮食的正常人 TTKG 值为 8~9，体内钾负荷增加时，TTKG 可>11，提示肾脏钾排泌随之增加。低钾血症伴 TTKG>4 提示因肾小管钾排泌增加所致的肾性钾丢失，可伴醛固酮增多症。高钾血症伴 TTKG<7 提示肾小管钾排泌减少，可能伴有醛固酮减少症[43]。

$$TTKG = [K^+]u \times OSM\ p / [K^+]p \times OSM\ u$$

此处 OSM p = 血浆渗透压；$[K^+]u$ = 尿钾浓度；OSM u = 尿渗透压；$[K^+]p$ = 血钾浓度。只要尿渗透压高于血渗透压并且尿钠浓度高于 25mEq/L，该公式即有效。

治疗

治疗包括纠正基础疾病和开始替代治疗。对于危重患者，静脉补钾更合适。20~40mEq 氯化钾稀释于 100ml 生理盐水，中心静脉输入，时间>1~2 小时。

高钾血症

在危重患者，高钾血症的发生少于低钾血症，通常高钾血症多与肾衰竭有关。它被定义为血清钾浓度大于 5mEq/L。

病因

高钾血症的原因：钾排泄减少，细胞内外的钾再分布，补钾不当。钾排泄减少所致的高钾血症可见于肾衰竭、盐皮质激素缺乏、使用肝素、血管紧张素转换酶抑制药、保钾利尿药、甲氧苄啶、非甾体消炎药，环孢素和他克莫司。细胞内钾外流至细胞外液的原因包括酸中毒、高渗透综合征、细胞坏死、肿瘤细胞溶解，使用 β 受体阻滞药，去极化肌松剂和洋地黄中毒。过量的外源性钾负荷可见于静脉补钾。假性高钾血症鉴于血标本溶血或显著的血小板增多或白细胞增多。

典型的低肾素醛固酮减少症通常是无症状的，任何不明原因的高钾血症患者必须注意除外此症。它的特点是肾脏肾素释放受损，继发醛固酮缺乏，可合并糖尿病和慢性小管间质性肾炎。低血浆肾素活性和低血浆醛固酮水平有助于确诊。

临床表现

大多数高钾血症患者可无症状，直到血清钾浓度大于 6.5mEq/L，恶性心律失常无预警出现。由于膜电位降低和去极化时间延长，导致膜兴奋性受损诱发临床症状。包括心律失常、肌肉无力、弛缓性麻痹、呼吸功能不全。心电图通常显示 T 波高尖，PR 间期延长，QRS 波群增宽。

诊断方法

肾衰竭、酸中毒、影响钾排泄药物应注意排除。高钾血症伴 TTKG<7,尤其<5 时提示钾排泌减少,见于醛固酮减少症。

治疗

急性高钾血症的治疗包括拮抗钾的细胞膜毒性作用,协助钾从细胞外到细胞内的再分布,协助排钾。

葡萄糖酸钙能拮抗钾对心脏的负面作用。葡萄糖和胰岛素,β$_2$ 肾上腺素受体激动剂,碳酸氢钠协助钾进入细胞内。祥利尿药,阳离子交换树脂如聚苯乙烯磺酸钠能协助钾从体内排出。每克树脂含有约 1mEq 的钠,可兑换约 1mEq 钾。在急性肾衰竭时,血液透析尤为有效。在血液透析开始的 60 分钟内血钾下降>1mEq/L,至血透 180 分钟时血钾下降可达 2mEq/L。透后 6 小时血钾反弹幅度为血钾在透析前后下降程度的 70%[44-46](表 40.6)。

表 40.6 急性高钾血症的处理

治疗	用法用量	起效时间	持续时间
葡萄糖酸钙	心电监测下 10% 葡萄糖酸钙 10ml 大于 10 分钟缓慢静脉注射。如高血钾心电图改变持续存在,可间隔 5 分钟后重复给药	立即	1 小时
糖和胰岛素	50% 葡萄糖液 100ml 加 20U 常规胰岛素大于 10 分钟静脉注射,需密切监测血糖以免低血糖	15~30 分钟内	4 小时
沙丁胺醇	10~20mg 吸入喷剂或 0.5mg 静脉	15~30 分钟内	2~4 小时
碳酸氢钠	50mEq 大于 10 分钟静脉注射	15~30 分钟内	2 小时
呋塞米	20~40mg,静脉注射,间隔 4~6 小时一次	30 分钟内	2 小时
聚磺苯乙烯钠	15~30g,口服,间隔 4 小时一次或 50~100g 加入 70% 山梨醇 100ml,保留灌肠,每日一次	1~2 小时	4~6 小时
血液透析		15 分钟	随透析时间延长

ᵃ 在终末期肾病患者,碳酸氢钠的降钾作用比极化液(糖和胰岛素)弱。
ᵇ 肠梗阻是降钾树脂治疗的禁忌证。

轻度高钾血症患者(K$^+$<6mEq/L),除了减少摄入钾以外,通常不需要其他治疗。中度高钾血症(6~6.5mEq/L)不伴心电图改变可用树脂和利尿药治疗。中度高钾血症伴心电图改变或重度高钾血症(K$^+$>6.5mEq/L)需要紧急治疗,包括胰岛素、葡萄糖和沙丁胺醇。如果心电图显示 QRS 波群增宽,应静脉给予钙剂。碳酸氢钠适用于伴代谢性酸中毒的高钾血症。血液透析可最快速的降低血钾水平,但血透更适合重度高钾血症和保守治疗效果不佳的患者。

镁代谢紊乱

镁在人体中的总含量位列阳离子排序的第四位,在细胞内是含量第二的阳离子。体内含量前三位的阳离子依次是钠、钾、钙[47,48]。正常人体内含有 21~28g 镁[49];大约 53% 存在于骨骼,27% 在肌肉中,19% 在非肌性软组织中,仅 1% 在细胞外液中[50]。正常血清镁浓度范围从 1.6~2.6mg/dl。已证实镁在 300 多个关键酶促反应中是必不可少的组成部分[51]。镁在许多代谢过程(如能量的产生、储存和利用)中,以三

磷酸腺苷(adenosine triphosphate,ATP)形式参与蛋白质合成机制的一些酶反应,起着关键作用。同样在控制神经活动,神经肌肉传导,维持心脏兴奋性和心血管张力方面有着重要作用[52]。肾脏是参与镁调节的主要器官[53]。

镁缺乏时肾脏减少其排出而保存镁。但如果摄入过量的镁,肾脏亦可迅速由尿排出镁。磷耗竭常伴有肾性镁丢失和低镁血症。需补充磷酸盐来纠正。镁可以维持正常的钾和钙代谢;低镁血症可导致肾性失钾和甲状旁腺激素(parathyroid hormone,PTH)分泌受损(图 40.3)。事实上,低钾血症伴镁缺乏时,单纯补钾治疗效果不佳且易复发。同步补充钾镁对低钾血症的纠正至关重要[54-56]。

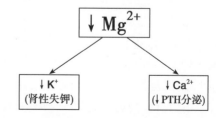

图 40.3 低镁血症与低钾血症、低钙血症之间的关系

低镁血症

术后约 60% 的患者发生镁缺乏症[57]。急性重病患者入院时伴低镁血症与不伴低镁血症相比,死亡率增加[58,59]。实验结果表明,内毒素处理的实验大鼠存在镁缺乏时预后更差[60]。

病因

镁缺乏常见原因分为肠道和肾脏所致的镁丢失。胃肠丢失常由腹泻、肠瘘引起;肾脏丢失常见于渗透性利尿(糖尿病、使用尿素和甘露醇)、药物(利尿药、酒精、氨基糖苷类抗生素、两性霉素 B、环孢素、膦甲酸、戊烷脒)和低磷血症。据报道,在急性胰腺炎患者中有 20% 存在镁缺乏症,或因镁在脂肪坏死部位沉积所致[61]。

临床表现

因为低镁血症的患者通常没有特定的症状和体征,能否诊断主要看对低镁血症的警惕性和可疑程度[62]。低镁血症的症状和体征,与神经元兴奋性增加以及有无低钾血症和/或低钙血症相关,临床表现包括心律失常、手足抽搐、肌肉痉挛、震颤、癫痫发作、混乱、定向障碍、感觉异常、烦躁不安、肌肉无力。据报道低钾血症和低镁血症之间存在相关性[63]。重症患者中,最严重的神经肌肉表现可能是呼吸肌无力[64]。因为过低的血镁水平使细胞内钾复极受损,顽固性低钾血症可能提示低镁血症[65]。

诊断方法

镁是细胞内主要的阳离子,因此血清镁浓度并不能反映体内镁的总含量[66]。但检测血清镁浓度仍是临床评估镁状态最常用的方式。血镁降低的出现或提示全身镁储量不足,而血清镁水平正常也可能存在细胞内镁缺乏。镁耐量试验用于评估镁状态,它能提示即使血清镁正常水平的病人,其体内镁缺乏的风险。在静脉给予硫酸镁负荷后的 24 小时内,肾功能正常患者的尿中能够排泄超过 50% 的镁负荷。在低镁血症和那些血镁正常伴细胞内镁缺乏的患者,与无镁缺乏风险患者相比,体内存留的镁较正常水平明显增加[67,68]。

治疗

镁缺乏的危重病人应静脉给予硫酸镁治疗。有效的治疗方案是初始连续三天缓慢静脉注射(超过 3 小时)6g 镁[69,70]。镁可能通过抑制纤维蛋白原与血小板表面的血小板糖蛋白Ⅱb/Ⅲa 受体结合,抑制血小板聚集。当患者存在血小板功能障碍和出血性疾病时,大剂量镁的使用宜更为谨慎[71,72]。低镁血症的患者通过补镁治疗可改善呼吸肌力[73]。伴低镁血症的顽固性低钾血症和低钙血症患者对补镁治疗反应较好。一项针对血镁正常、肾功能正常、不明原因低钾血症和低钙血症患者的临床实验证明静脉使用镁对低钾和低钙均有改善[74-76]。

有大量文献证实硫酸镁可用于治疗或预防不同临床疾病,如哮喘、蛛网膜下腔出血伴血管痉挛、脑卒中、急性肾损伤、心房颤动。然而,部分结果尚存争议和明确建议的证据仍然缺乏。尽管如此,基于这些数据,在危重患者中宜维持体内正常的镁含量。

高镁血症

危重患者中的高镁血症并不常见。它通常与医源性和/或肾衰竭有关。当肾功能正常时,镁可以大量从尿排出。

病因

高镁血症最常见的原因是肠外营养和在肾功能不全患者中使用含镁抗酸药。先兆子痫和子痫常需肠外给予大剂量镁治疗,这可能会导致高镁血症。

临床表现

高镁血症的症状和体征与神经肌肉传递的减少相关,包括精神泪丧、情绪低落、呼吸抑制、低血压和心律失常。高镁血症的第一个征兆是深腱反射消失,通常血清镁浓度高于 4mg/dl 时才发生。通过过高的血清镁浓度能确诊高镁血症。

治疗

高镁血症的治疗包括停止使用镁剂和静脉输注生理盐水和利尿药以增加肾排镁。严重高镁血症患者可以透析。静脉钙剂可短期内对抗心脏毒性。

钙代谢异常

钙对维持细胞的正常功能是至关重要的。它的重要性体现在稳定细胞膜,酶的活化,肌肉收缩,激素分泌,血液凝固和骨结构等各方面。成人体内含约 1kg 的钙,其中 99% 以上存在于骨骼中。钙作为细胞外液中的一种主要离子,在血液中以三种不同的形式存在:约 50%是具有生物活性的离子形式,40%是与蛋白(如白蛋白)结合的形式存在,还有 10%与阴离子络合。血清钙离子浓度由甲状旁腺素和维生素 D 调节以维持在正常范围内,PTH 可增加骨吸收,维生素 D 增加从肾小管上皮细胞及肠道吸收钙[77]。

低钙血症

危重患者术后以离子钙下降为突出表现的低钙血症十分常见。在脓毒症患者中,低钙血症发生更为频繁,这可能与全身炎症反应综合征相关[78-80]。

病因

危重患者低血钙症的可能原因包括脓毒症,急性胰腺炎,横纹肌溶解(早期),慢性肾功能不全,大量肿瘤细胞溶解,中毒性休克综合征,脂肪栓塞,磷酸盐输注,低镁血症,甲状旁腺功能减退。离子钙降低的低钙血症发病机制是多因素的。在大多数脓毒症患者,PTH 分泌增加,维生素 D 代谢水平下降。这提示 PTH 对形成 1,25 二羟维生素 D 作用受到抵抗。其他致低钙血症的原因包括大量输血或连续肾脏替代治疗时使用枸橼酸过量致其体内蓄积引起毒性。枸橼酸是一种通过螯合钙抑制凝血级联反应的抗凝剂。血清总钙不是反映体内钙状况的可靠指标,它可能因低白蛋白血症而降低。因此首选检测钙离子[81,82]。

临床表现

低钙血症的神经系统表现由过高的兴奋性引起,包括感觉异常、震颤、肌肉痉挛、Chvostek 征和 Trousseau 征阳性、手足抽搐、癫痫发作。心血管方面表现包括心肌收缩力下降,QT 间期延长,心律失常和低血压。在危重病人,低血钙症可表现为喉痉挛或支气管痉挛,特别是拔管后。离子钙水平<1.13mmol/L 可确诊。低镁血症是低血钙症的重要原因,因此应监测镁水平。在甲状旁腺功能减退、肾功能不全、低血钙、横纹肌溶解和肿瘤溶解的患者,由于高磷血症可伴有低钙血症,故应常规监测血磷水平。

治疗

没有确凿的证据表明静脉补钙对危重患者预后的影响。因此轻中度低钙血症(钙离子>0.8mmol/L)一般不需要治疗[83]。严重低钙血症的患者(离子钙<0.8mmol/L 或伴有临床症状)应给予静脉补钙治疗[100~200mg 的元素钙稀释于 5%葡萄糖 150ml 静脉>10 分钟输入,后续补钙速度为 1~2mg/(kg·h)静脉输

液]。与葡萄糖酸钙相比,氯化钙提供三倍于前者的元素钙。但由于其较高的渗透压易致静脉炎,应该从中心静脉导管输注(表 40.7)。因为钙参与缺血再灌注综合征的过程可导致细胞损伤,应避免在危重患者无选择性输注含阳离子的溶液。然而,对创伤或术后存在活动性出血的患者,保持正常水平的血清钙是维持正常凝血功能所必需的。

表 40.7　治疗低钙血症的元素钙计算

10%氯化钙 10ml:1g 氯化钙=273mg 元素钙=2 000mOsm/L
10%葡萄糖酸钙 10ml:1g 葡萄糖酸钙=90mg 元素钙=680mOsm/L

高钙血症

患者术后出现高钙血症可能需要进入 ICU 以便更好监测病情。

病因

危重病患者伴高钙血症最常见于恶性疾病。其他原因包括原发性甲状旁腺功能亢进,肾上腺皮质功能不全、行动不便、横纹肌溶解(晚期),结节病和播散性结核。高钙血症通常由骨吸收增加引起,也可由胃肠道吸收过量和肾脏钙排泄减少所致。癌症患者常由于肿瘤细胞分泌的甲状旁腺激素相关蛋白导致骨吸收和肾小管重吸收钙增加,引起高钙血症[84]。由此产生的高血钙状态又导致多尿和细胞外液减少,进一步加重高钙血症的血清钙浓度。

临床表现

高钙血症的临床表现与细胞外液钙离子对细胞膜的影响密切相关。包括有淡漠、嗜睡、迟钝、昏迷、心律失常、便秘、恶心、呕吐和多尿。高钙血症可通过检测血清钙水平证实。恶性肿瘤伴正常甲状旁腺激素水平的患者通常血清氯<100mEq/L。相反,原发性甲状旁腺功能亢进患者除 PTH 增高外,血清氯通常>103mEq/L。更高水平的血清钙,越有可能是恶性肿瘤导致高钙血症的结果[85]。

治疗

高钙血症的治疗包括补液水化,促进肾排泄钙,抑制骨吸收和纠正基础疾病。因为几乎所有有临床意义的高钙血症患者均有血管内容量不足,初始治疗是静脉等渗盐水输注纠正各种原因的容量不足[86]。

容量恢复后可改善肾小球滤过率以促进钙的排泄。容量恢复后使用袢利尿药可进一步增加钙排泄。每6~12小时呋塞米20mg静脉滴注是方便的治疗方案。由于其减少钙从肾脏排泄，应避免噻嗪类利尿药。降钙素是一种具备减少骨吸收肽和增加肾脏钙排泄作用的肽类物质。可每12小时皮下注射4U/kg降钙素，起效迅速。然而，治疗耐药多在给药2~3天后发生。降钙素偶尔会导致恶心、腹痛、腹泻。恶性高钙血症的治疗中，双膦酸盐可抑制骨吸收，是一种安全有效的药物。然而双膦酸盐在其他原因致高钙血症的疗效和安全性尚不明确。因为双膦酸盐类药物降低血清钙有延迟，故通常与其他疗法结联合使用。将30~90mg帕米膦酸二钠溶于1L生理盐水或5%葡萄糖（D5W）溶液中>2小时输注，该治疗将血钙水平降至正常水平的时间平均是4天。唑来膦酸盐是被批准用于治疗恶性高钙血症的最新和更有效的双膦酸盐类药物。此外，输注唑来膦酸后血钙下降更快更早。目前推荐剂量是4mg唑来膦酸溶于100ml生理盐水或葡萄糖静脉滴注至少15分钟以上，复发者可考虑7天后8mg重复治疗一次[87]。由于双膦酸盐类药物具有潜在肾毒性，故需监测肾功能。狄诺塞麦（Denosumab）是一种受体活化的核因子-κB配体（receptor activator of nuclear factor-κB ligand，RANKL）抑制剂，它可抑制成熟破骨细胞的活性以减少骨吸收，FDA批准的适应证包括治疗骨质疏松和抗肿瘤激素制剂相关的骨丢失，预防实体瘤骨转移患者的骨相关事件。狄诺塞麦不像双膦酸盐，不经肾脏清除。更适用于因严重肾功能损害，双膦酸盐类使用禁忌的高钙血症患者。初始剂量为60mg皮下注射。对于充血性心力衰竭或其他需大量液体静脉输注或顽固性高钙血症的患者，可考虑血液透析治疗[88]。对于血液系统恶性肿瘤和结节病的患者，糖皮质激素治疗通常有效。推荐剂量为每日氢化可的松200~300mg或其他等效糖皮质激素静脉滴注，持续3~5天。

对于轻中度高钙血症（钙<14mg/dl或离子钙<2.5mmol/L），静脉用生理盐水和袢利尿药通常就足够了。严重的高钙血症（钙>14mg/dl或离子钙>2.5mmol/L），通常有必要静脉联合用生理盐水、呋塞米、降钙素和双膦酸盐。如果继发于恶性血液病、结节病的高钙血症，推荐糖皮质激素治疗。

磷代谢紊乱

磷是一种具有许多重要生理功能的细胞内离子。体内磷总量约80%存于骨，血清磷浓度正常范围是2.5~5mg/dl。因为磷是一个主要的细胞内离子，测定血清磷水平不能反映体内磷总量。血清中的磷有两种存在形式：单价和二价。所以磷的测定和处方以毫摩尔或毫克（1mmol=30mg）来计量，而不是毫当量。磷为很多生理过程提供原料，调节酶促反应，是体内重要的缓冲体系。磷参与了2,3-二磷酸甘油酸（2,3-diphosphoglycerate，2,3-DPG）和ATP的形成；前者是氧运输的主要决定因素，后者在所有需要能量运行的生理机制中起着重要作用。减少红细胞2,3-DPG浓度可增强氧气和血红蛋白结合力，减少了输送到组织的氧气。PTH抑制肾脏对磷的重吸收，而胰岛素和儿茶酚胺促进磷转运入细胞内。胰岛素促进葡萄糖的摄取和骨骼肌、肝脏中磷的利用，促进磷酸化复合物的合成。

低磷血症

低磷血症在危重患者中常见，与死亡率增加有关，常被忽视或未得到适当的治疗。它与细胞内ATP存储降低有关，可致细胞功能障碍，多伴有红细胞中2,3-DPG减少，引起组织供氧减少[89]。

病因

在危重患者，低磷血症最常见的原因包括静脉注射葡萄糖，营养液，再喂养综合征和呼吸性碱中毒致磷转移入细胞内。呼吸性碱中毒时，细胞内pH增加刺激糖酵解途径，尤其是磷酸果糖激酶，一种糖酵解的关键限速酶，引起磷消耗增多，转而会诱导细胞内磷更多进入糖酵解。其他机制还有肾排泄磷增加，如糖尿病酮症酸中毒、急性肾衰竭的多尿期，使用抗酸药后肠吸收磷受损。目前，低磷血症最常见的原因之一是连续性肾脏替代治疗的结果[90-98]。

临床表现

低磷血症患者可出现意识不清，抽搐，昏迷，肌肉无力，横纹肌溶解，呼吸衰竭，心脏衰竭，溶血或血小板和白细胞功能障碍。有报道低磷血症时可出现一种类似格林巴利综合征的神经系统综合征。低磷血症患者的心输出量下降通过补充磷酸盐后可恢复正常[99]。在非机械通气伴低磷血症的患者可因低磷致膈肌收缩强度下降更易发生急性呼吸衰竭[100,101]。在机械通气患者中，低磷血症与无法脱离呼吸机相关[102]。

治疗

危重患者低磷血症的治疗需要根据血磷水平小心制订静脉补磷方案(表 40.8)。副作用包括低钙血症,转移性钙化,低血压和休克。缓慢注射超过 3 小时可降低静脉输注磷酸盐的风险[103-105]。

表 40.8 低磷血症时磷酸钠的推荐用量

严重程度	血磷水平(mg/dl)	磷酸钠用量(mmol/kg Ⅳ)
轻度	2.0~2.5	0.08
中度	1.0~2.0	0.16
重度	<1.0	0.24

高磷血症

在危重病患者,高磷血症的发生比低磷血症少,高磷血症通常伴有肾衰竭。

病因

高磷血症可继发于肾排泄磷减少,肠道磷吸收增加,体内磷再分布,细胞释放过多和胃肠外给药过量。高磷血症的原因包括慢性肾功能不全,使用含磷的制酸药,代谢性和呼吸性酸中毒,横纹肌溶解,肿瘤溶解综合征,静脉输注磷酸盐和使用含磷的灌肠剂。

临床表现

高磷血症的临床表现(血清磷>5mg/dl)常由合并的低钙血症引起。应评估血清钙水平,因为钙磷酸乘积>60 提示异位钙化的风险。

治疗

一线治疗建议使用肠道磷结合剂如碳酸钙或氢氧化铝(每 6 小时口服 30ml)。最近高磷血症患者的治疗上,由含钙或含铝的磷结合剂转而使用新型不含钙和不含铝的磷结合剂,如盐酸司维拉姆(初始剂量 800mg,口服,一日三次,随餐服用)和碳酸镧(初始剂量 250~500mg,饭后口服,一日三次)。对于肾功能正常患者,扩容可增加尿中磷排出和降低血磷水平。肾功能不全和严重高磷血症的患者可酌情血液透析治疗。

(陈欢 译,窦琳、袁睿 校)

参考文献

1. Rose BD. New approach to disturbances in the plasma sodium concentration. Am J Med. 1986;81:1033–40.
2. Darmon M, Pichon M, Schwebel C, Ruckly S, Adrie C, Haouache H, et al. Influence of early dysnatremia correction on survival of critically ill patients. Shock. 2014;41:394–9.
3. Chung HM, Kluge R, Schrier RW, Anderson RJ. Postoperative hyponatremia. A prospective study. Arch Intern Med. 1986;146:333–6.
4. Arieff AI, Llach F, Massry SG. Neurological manifestations and morbidity of hyponatremia: correlation with brain water and electrolytes. Medicine. 1976;55:121–9.
5. Arieff AI, Ayus JC. Pathogenesis of hyponatremic encephalopathy. Current concepts. Chest. 1993;103:607–10.
6. Verbalis JG. Hyponatremia: epidemiology, pathophysiology, and therapy. Curr Opin Nephrol Hypertens. 1993;2:636–52.
7. Zarinetchi F, Berl T. Evaluation and management of severe hyponatremia. Adv Intern Med. 1996;41:251–83.
8. Overgaard-Steensen C, Ring T. Clinical review: practical approach to hyponatraemia and hypernatraemia in critically ill patients. Crit Care. 2013;17:206.
9. Rodenburg EM, Hoorn EJ, Ruiter R, Lous JJ, Hofman A, Uitterlinden AG, et al. Thiazide-associated hyponatremia: a population-based study. Am J Kidney Dis. 2013;62:67–72.
10. Berendes E, Walter M, Cullen P, et al. Secretion of brain natriuretic peptide in patients with aneurysmal subarachnoid haemorrhage. Lancet. 1997;349:245–9.
11. Bartter FC, Schwartz WB. The syndrome of inappropriate secretion of antidiuretic hormone. Am J Med. 1967;42:790–806.
12. Schwartz WB, Bennett W, Curelop S, Bartter FC. A syndrome of renal sodium loss and hyponatremia probably resulting from inappropriate secretion of antidiuretic hormone. Am J Med. 1957;23:529–42.
13. Tang WW, Kaptein EM, Feinstein EI, Massry SG. Hyponatremia in hospitalized patients with the acquired immunodeficiency syndrome (AIDS) and the AIDS-related complex. Am J Med. 1993;94:169–74.
14. Lokich JJ. The frequency and clinical biology of the ectopic hormone syndromes of small cell carcinoma. Cancer. 1982;50:2111–4.
15. Swart RM, Hoorn EJ, Betjes MG, Zietse R. Hyponatremia and inflammation: the emerging role of interleukin-6 in osmoregulation. Nephron Physiol. 2011;118:45–51.
16. Palmer BF. Hyponatremia in patients with central nervous system disease: SIADH versus CSW. Trends Endocrinol Metab. 2003;14:182–7.
17. Cerda-Esteve M, Cuadrado-Godia E, Chillaron JJ, Pont-Sunyer C, Cucurella G, Fernández M, et al. Cerebral salt wasting syndrome: review. Eur J Intern Med. 2008;19:249–54.
18. Adrogué HJ, Madias NE. Hyponatremia. N Engl J Med. 2000;342:1581–9.
19. Oster JR, Singer I. Hyponatremia, hypoosmolality, and hypotonicity: tables and fables. Arch Intern Med. 1999;159:333–6.
20. Adler SM, Verbalis JG. Disorders of body water homeostasis in critical illness. Endocrinol Metab Clin North Am. 2006;35:873–94.
21. Katz MA. Hyperglycemia-induced hyponatremia – calculation of expected serum sodium depression. N Engl J Med. 1973;289:843–4.
22. Hillier TA, Abbot RD, Barrett EJ. Hyponatremia: evaluating the correction factor for hyperglycemia. Am J Med. 1999;106:399–403.
23. Ellison DH, Berl T. The syndrome of inappropriate antidiuresis. N Engl J Med. 2007;356:2064–72.
24. Chen S, Jalandhara N, Batlle D. Evaluation and management of hyponatremia: an emerging role for vasopressin receptor antagonists. Nat Clin Pract Nephrol. 2007;3:82–95.
25. Ali F, Raufi MA, Washington B, Ghali JK. Conivaptan: a dual vasopressin receptor v1a/v2 antagonist. Cardiovasc Drug Rev. 2007;25:261–79.

26. Decaux G, Soupart A, Vassart G. Non-peptide arginine-vasopressin antagonists: the vaptans. Lancet. 2008;371:1624–32.

27. Mulloy AL, Caruana RJ. Hyponatremic emergencies. Med Clin North Am. 1995;79:155–68.

28. Sterns RH. Disorders of plasma sodium – causes, consequences, and correction. N Engl J Med. 2015;372:55–65.

29. Spasovski G, Vanholder R, Allolio B, Annane D, Ball S, Bichet D, et al. Clinical practice guideline on diagnosis and treatment of hyponatraemia. Eur J Endocrinol. 2014;170:G1–47.

30. Ayus JC, Krothapalli RK, Arieff AI. Treatment of symptomatic hyponatremia and its relation to brain damage. A prospective study. N Engl J Med. 1987;317:1190–5.

31. Sterns RH, Riggs JE, Schochet Jr SS. Osmotic demyelination syndrome following correction of hyponatremia. N Engl J Med. 1986;314:1535–42.

32. Laureno R, Karp BI. Myelinolysis after correction of hyponatremia. Ann Intern Med. 1997;126:57–62.

33. Soupart A, Ngassa M, Decaux G. Therapeutic relowering of the serum sodium in a patient after excessive correction of hyponatremia. Clin Nephrol. 1999;51:383–6.

34. Adrogue HJ, Madias NE. Hypernatremia. N Engl J Med. 2000;342:1493–9.

35. Palevsky PM, Bhagrath R, Greenberg A. Hypernatremia in hospitalized patients. Ann Intern Med. 1996;124:197–203.

36. Snyder NA, Feigal DW, Arieff AI. Hypernatremia in elderly patients. A heterogeneous, morbid, and iatrogenic entity. Ann Intern Med. 1987;107:309–19.

37. Polderman KH, Schreuder WO, Strack van Schijndel RJ, Thijs LG. Hypernatremia in the intensive care unit: an indicator of quality of care? Crit Care Med. 1999;27:1105–8.

38. Rose BD. Clinical physiology of acid-base and electrolyte disorders. 4th ed. New York: McGraw-Hill; 1994.

39. Gullans SR, Verbalis JG. Control of brain volume during hyperosmolar and hypoosmolar conditions. Annu Rev Med. 1993;44:289–301.

40. Verbalis JG. Disorders of body water homeostasis. Best Pract Res Clin Endocrinol Metab. 2003;17:471–503.

41. Halperin ML, Kamel KS. Potassium. Lancet. 1998;352:135–40.

42. Gennari FJ. Hypokalemia. N Engl J Med. 1998;339:451–8.

43. Ethier JH, Kamel KS, Magner PO, Lemann Jr J, Halperin ML. The transtubular potassium concentration in patients with hypokalemia and hyperkalemia. Am J Kidney Dis. 1990;15:309–15.

44. Kamel KS, Quaggin S, Scheich A, Halperin ML. Disorders of potassium homeostasis: an approach based on pathophysiology. Am J Kidney Dis. 1994;24:597–613.

45. Clark BA, Brown RS. Potassium homeostasis and hyperkalemic syndromes. Endocrinol Metab Clin North Am. 1995;24:573–91.

46. Weisberg LS. Management of severe hyperkalemia. Crit Care Med. 2008;36:3246–51.

47. Quamme GA, Dirks JH. Magnesium metabolism. In: Narins RG, editor. Maxwell & Kleeman's clinical disorders of fluid and electrolyte metabolism. 5th ed. New York: McGraw-Hill; 1994. p. 373–97.

48. Weisinger JR, Bellorin-Font E. Magnesium and phosphorus. Lancet. 1998;352:391–6.

49. Wacker WE, Parisi AF. Magnesium metabolism. N Engl J Med. 1968;278:658–63.

50. Elin RJ. Assessment of magnesium status. Clin Chem. 1987;33:1965–70.

51. Matz R. Magnesium: deficiencies and therapeutic uses. Hosp Pract (Off Ed). 1993;28:79–82,85–7, 91–2.

52. Fiaccadori E, Del Canale S, Coffrini E, Melej R, Vitali P, Guariglia A, et al. Muscle and serum magnesium in pulmonary intensive care unit patients. Crit Care Med. 1988;16:751–60.

53. Quamme GA, Dirks JH. The physiology of renal magnesium handling. Ren Physiol. 1986;9:257–69.

54. Nadler JL, Rude RK. Disorders of magnesium metabolism. Endocrinol Metab Clin North Am. 1995;24:623–41.

55. Elisaf M, Milionis H, Siamopoulus KC. Hypomagnesemic hypokalemia and hypocalcemia: clinical and laboratory characteristics. Miner Electrolyte Metab. 1997;23:105–12.

56. Hamill-Ruth RJ, McGory R. Magnesium repletion and its effect on potassium homeostasis in critically ill adults: results of a double-blind, randomized, controlled trial. Crit Care Med. 1996;24:38–45.

57. Chernow B, Bamberger S, Stoiko M, Vadnais M, Mills S, Hoellerich V, et al. Hypomagnesemia in patients in postoperative intensive care. Chest. 1989;95:391–7.

58. Rubeiz GJ, Thill-Baharozian M, Hardie D, Carlson RW. Association of hypomagnesemia and mortality in acutely ill medical patients. Crit Care Med. 1993;21:203–9.

59. Safavi M, Honarmand A. Admission hypomagnesemia – impact on mortality or morbidity in critically ill patients. Middle East J Anesthesiol. 2007;19:645–60.

60. Salem M, Kasinski N, Munoz R, Chernow B. Progressive magnesium deficiency increases mortality from endotoxin challenge: protective effects of acute magnesium replacement therapy. Crit Care Med. 1995;23:108–18.

61. Hersh T, Siddiqui DA. Magnesium and the pancreas. Am J Clin Nutr. 1973;26:362–6.

62. Kingston ME, Al-Siba'i MB, Skooge WC. Clinical manifestations of hypomagnesemia. Crit Care Med. 1986;14:950–4.

63. Boyd JC, Bruns DE, Wills MR. Frequency of hypomagnesemia in hypokalemic states. Clin Chem. 1983;29:178–9.

64. Olerich MA, Rude RK. Should we supplement magnesium in critically ill patients? New Horiz. 1994;2:186–92.

65. Whang R, Whang DD, Ryan MP. Refractory potassium repletion. A consequence of magnesium deficiency. Arch Intern Med. 1992;152:40–5.

66. Reinhart RA. Magnesium metabolism: a review with special reference to the relationship between intracellular content and serum levels. Arch Intern Med. 1988;148:2415–20.

67. Ryzen E, Elbaum N, Singer FR, Rude RK. Parenteral magnesium tolerance testing in the evaluation of magnesium deficiency. Magnesium. 1985;4:137–47.

68. Hébert P, Mehta N, Wang J, Hindmarsh T, Jones G, Cardinal P. Functional magnesium deficiency in critically ill patients identified using a magnesium-loading test. Crit Care Med. 1997;25:749–55.

69. Tong GM, Rude RK. Magnesium deficiency in critical illness. J Intensive Care Med. 2005;20:3–17.

70. Ryzen E. Magnesium homeostasis in critically ill patients. Magnesium. 1989;8:201–12.

71. Gries A, Bode C, Gross S, Peter K, Bohrer H, Martin E. The effect of intravenously administered magnesium on platelet function in patients after cardiac surgery. Anesth Analg. 1999;88:1213–9.

72. Fuentes A, Rojas A, Porter KB, Saviello G, O'Brien WF. The effect of magnesium sulfate on bleeding time in pregnancy. Am J Obstet Gynecol. 1995;173:1246–9.

73. Dhingra S, Solven F, Wilson A, McCarthy DS. Hypomagnesemia and respiratory muscle power. Am Rev Respir Dis. 1984;129:497–8.

74. Whang R, Flink EB, Dyckner T, Wester PO, Aikawa KK, Ryan MP. Magnesium depletion as a cause of refractory potassium repletion. Arch Intern Med. 1985;145:1686–9.

75. Al-Ghamdi SM, Cameron EC, Sutton RA. Magnesium deficiency: pathophysiologic and clinical overview. Am J Kidney Dis. 1994;24:737–52.

76. Ryzen E, Nelson TA, Rude RK. Low blood mononuclear cell magnesium content and hypocalcemia in normomagnesemic patients. West J Med. 1987;147:549–53.

77. Bushinski D, Monk RD. Calcium. Lancet. 1998;352:306–11.

78. Lind L, Carlstedt F, Rastad J, Stiernström H, Stridsberg M, Ljunggren O, et al. Hypocalcemia and parathyroid hormone secretion in critically ill patients. Crit Care Med. 2000;28:93–9.

79. Zaloga GP. Ionized hypocalcemia during sepsis. Crit Care Med. 2000;28:266–8.

80. Zaloga GP, Chernow B. Hypocalcemia in critical illness. JAMA.

1986;256:1924–9.

81. Tohme JF, Bilezikian JP. Hypocalcemic emergencies. Endocrinol Metab Clin North Am. 1993;22:363–75.

82. Reber PM, Heath 3rd H. Hypocalcemic emergencies. Med Clin North Am. 1995;79:93–106.

83. Forsythe RM, Wessel CB, Billiar TR, Angus DC, Rosengart MR. Parenteral calcium for intensive care unit patients. Cochrane Database Syst Rev. 2008;4, CD006163.

84. Strewler GJ. The physiology of parathyroid hormone-related protein. N Engl J Med. 2000;342:177–85.

85. Nussbaum SR. Pathophysiology and management of severe hypercalcemia. Endocrinol Metab Clin North Am. 1993;22:343–62.

86. Bilezikian JP. Management of acute hypercalcemia. N Engl J Med. 1992;326:1196–203.

87. Ahmad S, Kuraganti G, Steenkamp D. Hypercalcemic crisis: a clinical review. Am J Med. 2015;128:239–45.

88. Hu MI, Glezerman IG, Leboulleux S, Insogna K, Gucalp R, Misiorowski W, et al. Denosumab for treatment of hypercalcemia of malignancy. J Clin Endocrinol Metab. 2014;99:3144–52.

89. Hodgson SF, Hurley DL. Acquired hypophosphatemia. Endocrinol Metab Clin North Am. 1993;22:397–409.

90. Knochel JP, Agarwal R. Hypophosphatemia and hyperphosphatemia. In: Brenner BM, editor. Brenner and Rector's the kidney. 5th ed. Philadelphia: WB Saunders; 1996. p. 1086–133.

91. Ritz E. Acute hypophosphatemia. Kidney Int. 1982;22:84–94.

92. Camp MA, Allon M. Severe hypophosphatemia in hospitalized patients. Miner Electrolyte Metab. 1990;16:365–8.

93. Subramanian R, Khardori R. Severe hypophosphatemia. Pathophysiologic implications, clinical presentations and treatment. Medicine. 2000;79:1–8.

94. Amanzadeh J, Reilly Jr RF. Hypophosphatemia: an evidence-based approach to its clinical consequences and management. Nat Clin Pract Nephrol. 2006;2:136–48.

95. George R, Shiu MH. Hypophosphatemia after major hepatic resection. Surgery. 1992;111:281–6.

96. Medical staff conference: hypophosphatemia. West J Med. 1975;122:482–9.

97. Demirjian S, Teo BW, Guzman JA, Heyka RJ, Paganini EP, Fissell WH, et al. Hypophosphatemia during continuous hemodialysis is associated with prolonged respiratory failure in patients with acute kidney injury. Nephrol Dial Transplant. 2011;26:3508–14.

98. Desai TK, Carlson RW, Geheb MA. Hypocalcemia and hypophosphatemia in acutely ill patients. Crit Care Clin. 1987;3:927–41.

99. O'Connor LR, Wheeler WS, Bethune JE. Effect of hypophosphatemia on myocardial performance in man. N Engl J Med. 1977;297:901–3.

100. Aubier M, Murciano D, Lecocguic Y, et al. Effect of hypophosphatemia on diaphragmatic contractility in patients with acute respiratory failure. N Engl J Med. 1985;313:420–4.

101. Newman JH, Neff TA, Ziporin P. Acute respiratory failure associated with hypophosphatemia. N Engl J Med. 1977;296:1101–3.

102. Agusti AG, Torres A, Estopa R, Agustividal A. Hypophosphatemia as a cause of failed weaning: the importance of metabolic factors. Crit Care Med. 1984;12:142–3.

103. Kingston MA, Al-Siba'i MB. Treatment of severe hypophosphatemia. Crit Care Med. 1985;13:16–8.

104. Lentz RD, Brown DM, Kjellstrand CM. Treatment of severe hypophosphatemia. Ann Intern Med. 1978;89:941–4.

105. Knochel JP. The pathophysiology and clinical characteristics of severe hypophosphatemia. Arch Intern Med. 1977;137:203–20.

第九部分 消化重症

第四十一章 消化道出血

Frank M. Phillips, Sam Thomson, Tony M. Rahman

引言

消化道出血是重症医学病房较为常见的疾病。在英国消化道出血的发病率为 103/100 000,其中 14%的消化道出血发生在住院期间[1]。消化道出血可以是住院治疗的首要因素,也可以与原发疾病共存。总体的住院期间死亡率为 10%,主要死因是由于共患病代偿不全而不是失血过多。

临床表现可由小的、稳定的出血演变为伴随循环衰竭的大出血。如果消化道出血已经明确就要对患者的病情进行评估。当出现新鲜的呕血、黑粪或便血可明确诊断。然而,出现咖啡样呕吐物,则有可能是胃对血液的分解作用所致,往往不提示出血。鼻咽部出血有时可与上消化道出血混淆,出血往往也很急剧。出血可以向近端移动表现为呕血,也可以向远端移动经过消化后表现为黑便。

第二个问题是要明确出血是来源于上消化道还是下消化道。上下消化道从解剖上以屈氏韧带为界限。上消化道出血主要表现为新鲜的呕血和/或黑便(令人不愉快的黑色大便)。然而,10%的黑便来源于小肠或右侧结肠[2]。相反的,下消化道出血表现为血便,但是有 15%的上消化道出血也表现为血便[3]。

术后病人的复杂病情增加了诊断消化道出血的是否存在和严重性的程度。术后患者常存在贫血,疼痛、全身炎症反应或血容量不足也可以导致心动过速。此外,术后呕吐经常伴有咖啡样的物质,胃或肠梗阻可能延缓出血的临床表现。

应激相关的黏膜疾病的病理生理

生理应激

应激相关的黏膜病变是引发重症病人或术后病人消化道出血最主要的因素[4]。一项大样本调查表明几乎所有重症病人术后都会出现一定程度的应激相关性黏膜病变,但是发生明显出血的只有 1.5% ~ 6%[4]。主要的机制是内脏低灌注引发黏膜缺血,胃酸分泌增加以及中和氢离子能力减退[5]。有证据表明机械通气通过减少静脉回流和心排血量可能会加剧内脏的低灌注[6]。药物,比如阿片类和麻醉药物可以在血流动力学上有相似的毒害作用。

黏膜内的 pH 可能对应激相关黏膜病的发展起着关键作用。一项研究表明,通过胃张力计法测定黏膜 pH,只有当黏膜内 pH 小于 7.24 的情况下才发生消化道出血[7]。胃酸分泌的调控包括多种细胞的相互作用,这促使了针对多种不同受体的靶向药物研发[8]。起初,胃窦的胃泌素分泌细胞—G 细胞刺激肠嗜铬细胞释放组胺。刺激胃体上壁细胞的 H^+/K^+ 质子泵分泌胃酸到大量的胃小管中,其布满整个胃内腔。当局部 pH 下降,胃泌素的产生将会被胃窦中的生长抑素释放细胞抑制,产生负反馈效应。在黏液层中,碳酸酐酶将羟基离子转化为碳酸氢盐,作为黏膜的保护缓冲物,以对抗胃腔内的酸性物质和蛋白水解酶。

黏膜炎症导致糜烂,在组织学上表现为表面上皮脱落、黏膜凝固坏死和表面黏膜毛细血管出血[9],将导致更多潜在的失血。当炎症进一步进展,导致溃疡的发生,从而更深层地侵犯大血管导致活动性出血。总的来说,SRMD 最常见的表现是糜烂性胃炎(75%),它对胃窦有影响,其次是十二指肠溃疡(14%)、胃溃疡(7%)和食管出血(4%)[10]。

由 Cook 等在 1994 年的一项具有里程碑意义的研究中定义了胃肠道出血的主要危险因素,该研究纳入了 2 252 例患者(表41.1)。通过多元回归分析发现两种最为主要的危险因素是机械通气超过 48 小时和凝血功能障碍。若存在其中之一或两个危险因素同时存在则出现临床上典型出血的概率为3.7%,只有0.1%的概率不出血。出血的发生率会随着危险因素增多而增加。危险因素(败血症、休克、肝或肾衰竭、烧伤、创伤)出现3~6个,在预防性治疗的前提下出血率为10%,若无预防性治疗为40%。值得注意的是,在临床上显著出血的死亡率要比这些危险因素的死亡率高得多(48.5% vs 9.1%)。

表41.1 应激相关黏膜病的风险因素[11]

呼吸衰竭
凝血功能障碍
低血压
脓毒症
肝衰竭
肾衰竭
手术
烧伤
大的外伤

外科病人中,一些特殊的患者有额外的风险。从历史回顾来看,严重烧伤的病人中有10%会出现应激性溃疡[12],神外科手术的病人也会有类似的情况[13]。后者可能与颅内压增高导致迷走神经兴奋从而使胃酸分泌增加有关。更多的近期数据显示4%的大动脉重建后患者在术后早期会出现上消化道出血[14]。这可能与血管疾病以及空腔脏器的低灌注有关。

幽门螺杆菌

幽门螺杆菌是诱发消化性溃疡的主要因素之一,是公认的胃癌致癌物。有60%的胃溃疡与90%的十二指肠溃疡与它有关[15],同时幽门螺杆菌慢性感染有1%~2%的风险出现胃腺癌,小于1%的风险患黏膜相关淋巴瘤。幽门螺杆菌突入黏膜到达上皮细胞下,产生氨与酶导致局部炎症。炎症反应诱导胃窦G细胞产生更多的胃泌素从而刺激胃酸产生。

幽门螺杆菌与应激相关黏膜病损伤程度之间存在相关性。一项研究中,ICU病人幽门螺杆菌血清阳性率要高于对照组[16]。尽管血清阳性率与消化道出血的发生没有明确相关性,但是血清阳性率与出血的严重程度具有相关性。在另一项研究中,50名ICU患者通过幽门螺杆菌呼吸试验进行筛选,然后行内镜检查[17]。有34.5%的伴有轻度黏膜病的患者幽门螺杆菌阳性,而有80%的伴有严重黏膜病的患者幽门螺杆菌阳性。还有很多研究也证实幽门螺杆菌与应激相关性黏膜病可能存在协同作用导致溃疡的形成[18]。

我们对不同的有关幽门螺杆菌检测方式的诊断精确程度进行了回顾[19]。敏感性与特异性:活检与快速尿素酶试验(67%,93%),活检与组织学(70%,90%),活检与培养(45%,98%),尿素呼吸试验(93%,92%),粪抗原试验(87%,70%),血清学(88%,69%)。重症病人中,最有实践性的试验是粪抗原和血清学检查,两者有相似的诊断效能。对于幽门螺杆菌的治疗通常使用三联法包括质子泵抑制药和两种抗生素。最近的一线治疗药物,阿莫西林与克拉霉素[20]可达到80%的治愈率。如果治疗失败则使用加用铋剂的四联疗法。

药物

阿司匹林和非甾体抗炎药物被公认为有导致溃疡的作用,主要的机制是抑制消化道黏膜环氧合酶活性。胃和十二指肠的黏膜利用环氧合酶-1产生前列腺素E_2,从而减少胃酸分泌并刺激分泌黏液和碳酸氢盐。环氧合酶-1也可以合成血栓素A_2,这是血小板激活的启动因素。使用阿司匹林或非甾体抗炎药时,溃疡发展的危险因素是高龄、既往溃疡病史、使用双抗血小板或抗凝血药或存在幽门螺杆菌感染[21]。有研究表明环氧合酶-2特异性抑制药可以减少消化道出血,在与减少心血管并发症相权衡时,优势更大[22]。在使用阿司匹林和非甾体抗炎药的病人中应用质子泵抑制药治疗可有效减少消化道出血和消化道溃疡的发生[23]。

抗凝药物增加出血风险。对于出血风险重要的决定因素包括抗凝作用的强度、高龄和存在肝肾疾病。作为传统的抗凝药,肝素、肝素类似物、华法林被狭窄的治疗窗口期所限制,并且很大程度存在变异的剂量-反应关系。常规使用的三种新型抗凝血药是Xa抑制剂利伐沙班,阿哌沙班和直接凝血酶抑制药达比加群。由于它们在药理上的可预测性更强,而且药物相互作用很少,因此没有必要进行密切监测。然而,它们是由肾脏排出的,所以华法林在那些有肾功能障碍的患者中仍然是首选。研究表明利伐沙班与阿哌沙班在治疗急性静脉血栓栓塞与低分子肝素有着相同的效果,但是利伐沙班出血并发症发生率(2.2% vs 8.8%)更低[24]。对于房颤,更低剂量的达比加群酯在血栓栓塞并发症的防治上与华法林有着相同的效果,但是大大降低了出血的风险(2.7% vs 3.4%)[25]。

关于皮质类固醇和选择性 5-羟色胺再摄取抑制药存在出血风险方面有更多的争论。皮质类固醇一直被认为存在致溃疡作用,很早就有报道称类固醇的剂量是导致发生溃疡风险的独立危险因素。然而,2009 年一项涵盖了 93 个研究的荟萃分析的结论为安慰剂组发生溃疡的患者为 9/3 267(0.3%),类固醇组为 13/3 335(0.4%)[26]。一项可靠研究认为如果皮质类固醇与阿司匹林和非甾体抗炎药物合用将会增加出血风险,但是如果单独使用则风险微不足道[27]。同样的,选择性血清素再摄取抑制药也存在相似的情况[27]。研究表明选择性血清素再摄取抑制药导致出血的证据不足,只有与非甾体抗炎药物和阿司匹林合用时才会增加消化道出血风险[28]。

食管出血

重症病人安静状态下食管运动性将会降低[29]。此外,普遍认为夜间发生的胃食管反流病与仰卧位有关[30]。我们可以预想到这些因素相结合会导致重症病人发生食管黏膜腐蚀性病变导致溃疡,而且也会导致化学性肺损伤和院内获得性肺炎。长时间的使用大号胃管会导致住院患者发生食管炎[31]。

静脉曲张出血的病理生理

在所有与肝硬化相关的死亡中,有三分之一是由静脉曲张出血引起的,这给医疗卫生带来了无法预估的负担。有 40% 的肝硬化患者和 60% 的腹水患者出现静脉曲张出血[32]。少数人是以静脉曲张出血为首发表现(4.4/100 000/年)[33]。胃食管静脉曲张出血的风险与进展和门静脉压力直接相关。门静脉高压通常由肝硬化引起,但是也可能来源于门静脉血栓,血管炎,非肝硬化性门静脉高压或者肝门梗阻。门静脉压增高导致门静脉血流逆流回门脉系统。首先作用在食管的静脉而后也可能导致胃、十二指肠或者直肠静脉曲张。

胃肠出血与潜在肝脏疾病的严重程度密切相关。由于药物治疗与内镜介入治疗的进展,在过去的二十年里死亡率由 42% 降至 14%[34]。由无法控制的出血导致直接死亡在 5% 到 8%[35]。

应该认识到,并非所有肝脏疾病患者出现消化道出血都是由于静脉曲张。在一项对 468 名肝硬化患者的研究中,有 16% 的肝硬化患者出现了非静脉曲张性胃肠道出血[36]。门脉高压也会导致另一种不同的情况——门脉高压性胃病(portal hypertensive gastropathy,PHG)。高达 65% 的门脉高压患者患有 PHG[37]。内镜下表现为红斑、水肿、黏膜呈蛇皮样改变累及胃基底层。随后,质脆樱桃红点状斑点出现。慢性失血发生率为 10.8%,发生急性失血的概率为 2.5%[38]。在一项研究中,普奈洛尔与安慰剂相比,降低了复发性出血的发生率(一年 35% vs 62%)[39]。血管加压素、奥曲肽以及生长抑素可以减少门脉高压胃病的出血风险[40]。然而,唯一有效的治疗肝硬化性门脉高压的方法是肝移植,这之后门脉高压胃病将会好转[37]。

一个与之相似但又有区别于门脉高压胃病的疾病是胃窦血管扩张(gastric antral vascular ectasia,GAVE),Jabbari 等在 1984 年首次报道了此病[41]。在胃窦内的不规则或线性分布着多个红色斑块,由此产生了"西瓜胃"这个名字。有 30% 的肝硬化患者会发生 GAVE[42],它与门脉高压胃病的区别在于解剖位置与组织学特征。它更倾向于造成慢性失血,而且往往程度要大于门脉高压胃病。非肝硬化患者患有胃窦血管扩张会增加患自身免疫紊乱以及慢性肾病的风险[43]。有病例报道证明雌激素治疗、氨甲环酸和氩离子血浆凝固是有效的[44]。

下消化道出血的病理生理

美国下消化道出血的发病率为 22/100 000[45],占全部消化道出血的 24%[46]。90% 能自发停止,35% 需要输血,5% 需要急诊外科手术干预[47]。大部分为老年患者,平均年龄为 63~77 岁[45]。西方国家最常见的病因有憩室病 44%,炎症性肠病 20%,恶性肛门直肠肿瘤 15%,良性肿瘤为 10%[47]。5% 的出血由小肠引起。

最常见的引起大出血的原因有憩室出血和血管发育异常。憩室出血导致动脉血管破损。尽管有 75% 的憩室发生在左侧结肠,右半结肠占出血部位的 50%~90%[48]。这是由于右侧憩室有更宽的颈部和基底部,使得血管过多地暴露容易损伤。憩室出血往往无痛,除了管腔内出血会有一些轻度的痉挛,很少合并憩室炎。

肠道血管发育异常是指黏膜下血管迂曲扩张。发病率随年龄增长而增加,这可能与血管壁退化有关。它们在右半结肠最为常见,但是也可累及全部结肠和小肠[49]。出血为静脉来源,与憩室的动脉出血不同,因此出血比较缓和。海德综合征(Heyd's syndrome)是血管发育不良与主动脉狭窄所致[50]。主动脉狭窄导致获得 von Willebrand(vWF)因子缺乏增加出血的概率。有病例报道称主动脉瓣置换后出血停止[51]。息肉切除术后出血是另一个值得注意的下消化道出血的病因。通常出血很急但是可以通过内镜治疗,有 0.5%~2.2% 的息肉切除术出血的治疗被延误[52]。

术后导致胃肠出血的特殊病因

特殊原因导致消化道出血与手术本身有关。小肠术后典型的吻合口出血发生在术后 48 小时内,或者 48 小时后。这是由于感染或局部缺血导致缝合处裂开所致。典型的缝合出血很少见,发生在 0.4% 的胃癌术后,0.3%~0.9% 肥胖手术,3% 的经皮内镜胃造口术后,0.6% 的使用吻合器的结直肠吻合后,4% 的腹腔镜左半结直肠切除术后[53]。

胆道出血可以发生在肝损伤或穿刺后,比如肝脏活检,经颈静脉肝内静脉门体分流术(transjugular intrahepatic portosystemic shunt, TIPS),经皮经肝胆道造影和肝胆管肿瘤。若胆道系统中存在血凝块可能会导致梗阻性黄疸。因为十二指肠乳头没有看到活动的出血,诊断经常被忽视。在 2% 的病例中,胰腺和肝胆的手术可能导致假性动脉瘤破裂与肠道连通,或与胃肠吻合的血管发生缺血坏死而出血[54]。

一般发生在手术后数月或数年后,开放或血管内主动脉手术可以并发主动脉肠瘘(0.4%~2%),原因是压力导致坏死与移植感染[14]。原发性瘘管很少见,但是可以出现在动脉瘤突破肠管时。最常见的部位是十二指肠的第三或第四部分,接下来是回肠和空肠。临床表现为感染和致死性消化道出血,尽管小的血栓会暂时性的堵塞瘘管造成间断出血。最终的治疗方法往往需要将感染的移植物切除或者血管成形术。

血管内修补后 1%~3% 的患者发生了缺血性结肠炎,这可能与血管内移植物覆盖了肠系膜下动脉有关[55]。在一项对 1 174 例腹腔动脉瘤修补术(开放或血管内)修复患者的回顾中,与开放修复相比,结肠缺血的发生率更高[56]。

消化道出血的早期治疗

早期风险

大量的评分系统用于计算急性 UGI 出血的严重程度。这些系统可以鉴别哪些患者将会在早期干预后获益,并且在第一个 72 小时密切监测患者。最广为人知的是 Rockall 等在 1996 年设计的系统[57]。一项 5 810 名患上消化道出血的病人的前瞻性研究。Logistic 回归分析认定了 6 个临床特点可独立地预测死亡率,一个简单的数字化的评分系统得以建立。Rockall 评分系统分为 0 至 11 分,小于等于 2 分表示低危(表 41.2)。内部外部测试发现该系统可以有效预测死亡率,但是预测再出血的风险可信度不高。

表 41.2　上消化道出血的 Rockall 评分系统(摘自[57])

得分	0	1	2	3
年龄	<60	60~79	>80	
休克	-	心率>100	心率>100 或 收缩压<100	-
并发症	-	-	心衰或缺血性心脏病	肾衰竭或肝衰竭或恶性肿瘤弥散
诊断	食管贲门黏膜撕裂症,无病变,无出血红斑	其他诊断	上消化道恶性出血	-
出血红斑	无或暗点	-	新鲜出血,附壁血栓,可见或喷射状的血管	-

由 Blatchford 等领导的独立小组研发了一个预测模型,它将能判断患者治疗前是否需要内镜干预(表 41.3)[58]。Blatchfoed 评分在预测治疗时机与死亡率上的表现要好于 Rockall 评分[59]。

表41.3 上消化道出血的 Blatchford 评分系统(摘自[57])

尿素/(mmol/L)	6.5~8.0	2
	8.0~10.0	3
	10.0~25.0	4
	>25	6
血红蛋白/(g/L)	12~13(男性)或 10~12(女性)	1
	10~12(男性)	3
	<10(两者)	6
收缩压	100~109	1
	90~99	2
	<90	3
其他因素	心率>100	1
	黑粪	1
	晕厥	2
	肝脏疾病	2
	心衰	2

气道

出现休克、躁动、大量呕血和其他临床因素会使医生做出保护气道和立刻插管的决定,或者稍后再评估后插管。没有明确的证据支持常规行气管插管是有益的[60]。静脉曲张出血的患者根据出血量,伴发的脑病以及有可能需要置入三腔二囊管(Sengstaken-Blakemore 管)的往往需要气道保护[61]。

循环复苏

复苏以重新补充循环血容量是初期处置的最重要环节。复苏通常以临床和生理指标指导,主要是因为消化道出血的程度是"隐性"的(与外伤和手术出血所不同),容易被医护人员低估。在重症监护室中,所有的患者很显然应该进行严密的生理学监测。然而,有证据表明生理学监测与休克程度完全相关,尤其是年轻患者和老年使用 β 受体阻滞药的患者。表41.4显示了用于评估低血容量性休克的临床建议[62]。此外,尽管血流动力学稳定,血清乳酸水平升高常提示组织灌注不足与复苏不完全。

表41.4 低血容量性休克的分类(摘自[62])

	Class I	Class II	Class III	Class IV
失血量/ml	750	750~1 500	1 500~2 000	>2 000
失血量/%	<15	15~30	30~40	>40
心率	<100	>100	>120	>140
收缩压	无变化	无变化	降低	非常低
舒张压	无变化	升高	降低	测不出
呼吸频率	<20	>20	>30	>40
尿量/(ml/h)	>30	20~30	10~20	<10
四肢	正常	苍白	苍白	湿冷
精神状态	警觉	焦躁	兴奋或嗜睡	无意识

针对没有并发症的患者,目前接受的急救措施是在肘窝留置一个大口径(16G)的静脉导管。血液检测应包括全血细胞计数,尿素和电解质,肝功能,凝血,血型及交叉试验。当患者有大量出血或心脏并发症,或者两者并存时,中心静脉将成为重要的通路。尽管这还没有被正式的临床实验所证实,对于大血容量复苏中心静脉将也不能完全提供充足的通路。

有关出血患者液体管理的时间与液体量仍然存在争议。在恢复血压和溶解凝血块导致再出血之间维持平衡是很困难的。一项近期的 Cochrane 系统综述评估了创伤出血患者的早期和延迟液体复苏时间,输注液体量的多与少,未得出确定性结论[63]。因此,我们建议复苏应该把重点放在缓解休克状态以及恢复正常的指标上。

血液制品

活动性出血出现低血容量休克的患者尽管血色素正常可能也需要输血[64]。然而,为了减少严重的出血,应该特别遵守限制性的输血策略。2010 年,一项涵盖了 4 441 名患者的观察性研究显示早期输注红细胞会成倍增加再出血与死亡率。2013 年发表的一项研究得出了更明确的结果,其中包括 921 名 UGI 出血患者[65]。将血红蛋白目标定位 70~90g/L 的限制性策略,与更宽泛的 90~110g/L 目标相比,提高了 6 周生存率(95% vs 91%),减少了再出血率10% vs 16%)。在轻度肝硬化患者(Child-Pugh 等级 A 或 B)中收益更大。这是由于大量的血容量复苏导致门脉压力增高。这些研究补充了重症监护室的数据提示,年轻的

ICU 患者接受更加限制性的液体管理可降低死亡率[66]。

凝血障碍

发生活动出血的患者,出现凝血障碍(INR>1.5)或者血小板减少症(血小板计数<50 000)应该输注新鲜冰冻血浆或者血小板。内镜止血可以在 INR1.5~2.5 的情况下获得成功,一个病例对照研究显示再出血发生率在 INR 升至 2.7 时也没有改变[67]。此外,如果有近期出血(stigmata of recent haemorrhage, SRH)和大量输血的高危因素,也应给予 FFP,因为库存红细胞缺乏凝血因子。服用抗血小板药物如阿司匹林或氯吡格雷发生威胁生命的出血时也应该考虑输注血小板。

当服用华法林的患者出现大出血时应该使用凝血酶原复合物以进行及时逆转。如果临床有出血但是不至于威胁生命,静脉注射维生素 K 可导致 INR 在2 小时内下降,12~16 小时恢复正常,而口服维生素 K

则在 24 小时内使 INR 正常化[68]。由于半衰期只有60~90 分钟,肝素很少需要逆转。这意味着肝素的抗凝效应将在 3~4 小时消除[68]。如果需要紧急中和可以使用鱼精蛋白。

新的口服抗凝药也会增加消化道出血的风险。这将对于上消化道出血的管理发起挑战,因为目前还没有合适的逆转药物。因为半衰期很短,停用药物往往就可以有效地控制出血[68]。凝血酶原复合物可以作为直接 FXa 因子抑制剂应用,因为其在一项针对健康人群使用利伐沙班的对照研究证实可以延长凝血酶原时间并且恢复凝血酶再生[69]。对于直接凝血酶抑制剂无逆转作用。由于利伐沙班与阿哌沙班大约有 90% 与蛋白结合,因此无法透析清除,尽管活性炭血液滤过是可行的方法。达比加群是唯一与三个蛋白结合,血滤可以在 2~3 小时清除 60% 的药物[70]。加大利尿可能加快达比加群的排出,但是这在低血容量情况下是冒险的做法。表 41.5 概括了抗凝血及抗血小板的方案。

表 41.5 抗凝与抗血小板治疗方案(摘自[68])

抗凝或抗血小板分类	停药后恢复止血时间	治疗策略
维生素 K 拮抗剂	华法林 60~80 小时 苊香豆醇 18~24 小时	静脉注射维生素 K—12~16 小时;口服维生素 K—24 小时内 凝血酶原复合物—立刻
肝素	3~4 小时	硫化鱼精蛋白—立刻
低分子肝素	12~24 小时	硫化鱼精蛋白—仅用于局部治疗
戊多糖	24~30 小时	rFⅦa
口服 Xa 因子抑制剂(利伐沙班)	12 小时内	炭血过滤 凝血酶原复合物
口服凝血酶抑制剂(达比加群酯)	12 小时内	血液透析(可在 2~3 小时内清除 60%)
阿司匹林	5~10 天	血小板浓缩液—15~30 分钟
噻吩吡啶衍生物(氯吡格雷)	1~2 天	血小板浓缩液—15~30 分钟

重组因子Ⅶa(recombinant Factor Ⅶa,rFⅦa)在无法控制的消化道出血中的作用仍在评估中。只有一项随机临床试验符合 Cochrane 评估[71]。这项实验未能证明重组因子Ⅶa 可降低肝硬化患者胃肠道出血死亡风险[72]。因此,重组因子Ⅶa 可作为额外的治疗只用于常规治疗无效的患者;但是目前缺少强有力的证据支持并且临床费用很高。一项关于 11 000 例患者的研究中提示,应用重组因子Ⅶa 血栓栓塞事件的发生率为 1.5%[73]。

停用抑制抗血栓形成药物

对于急性出血来说,停用抗血栓形成药物是必要

的,但长期停用作为继发性心血管疾病预防的小剂量阿司匹林,会导致重大不良心脏事件(OR 值 3.14,95% CI 1.75~5.61)的显著增加,在血栓事件发生前的间隔为 10.7 天(95% CI 10.25~11.07)[74]。如果没有再次出血的证据,在 3~7 天之后,PPI 保护下恢复抗血小板治疗的患者将会受益。一项亚洲安慰剂对照试验显示,在充分止血后再次应用阿司匹林时,全因死亡率降低(1.3% vs 12.9%)[75]。对于药物洗脱支架的双重治疗的患者,维持阿司匹林可以显著延缓血栓形成的发生率(中位时间 122 天 vs 7 天)[76]。这些关于停止抗血小板药物的复杂决定,特别是在心脏或其他动脉支架的设置中,应与患者的专科医生进行协

商后做出决策。

对于消化性溃疡出血的特殊管理

药物管理

在危重病人中,控制应激性溃疡患者胃腔内的 pH 可以减少出血。Cook 等在一项荟萃分析表明,使用包括抗酸药、硫糖铝和 H_2 受体阻滞药在内的预防性药物治疗后,明显胃肠道出血的发生率降低[77]。H_2 受体阻滞药的作用是抑制组胺刺激壁细胞胃酸产生。具有高度选择性,对其他系统组胺受体没有影响。研究还对比了雷尼替丁与硫糖铝,表明前者更有效地降低了胃肠出血(1.7 vs 3.8%,$P = 0.02$)[11]。

无论旁分泌是否激活,质子泵抑制药抑制壁细胞分泌表面的 H^+/K^+ ATP 酶。在健康的志愿者中,奥美拉唑注射液的胃 pH 较高[78],明显优于雷尼替丁。相同的研究还证实雷尼替丁 2~3 天就会失去抵抗分泌的能力。还有理论认为 H_2 受体阻滞药可以诱导细胞色素 P450 系统并且在肾脏代谢。因此,近些年来应用质子泵抑制药用于预防应激性溃疡越来越普遍[79]。然而,由于缺乏文献研究支持与对照研究,PPIs 还未被正式批准为预防应激性溃疡的措施。

重症病人应激性溃疡的预防十分重要。已经包括在呼吸机集束化治疗当中。呼吸机集束化治疗是由医疗保健改善研究所(Institute of Healthcare Improvement,IHI)建立的针对机械通气病人的一系列依据循证医学支持的干预措施。在最近的预防试验中[11],人们担心提高 pH 可能是导致医院肺炎发展的一个危险因素。还有人担心,PPIs 增加了艰难梭菌腹泻的风险,但这可能与由于这个老年患者群体伴有许多合并症等混杂因素有关。

为了治疗消化性溃疡出血,2000 年的一项研究称作为标准的治疗方式为静脉输注 PPI 应该同时使用内镜治疗[80]。Lau 等证实,在接受静脉注射奥美拉唑(80mg,每小时注射 8mg,72 小时)的患者中,再出血率、输血需求和住院时间都减少了。通过稳定血凝块和促进血小板聚集,它们可能会增强止血。这似乎证实奥美拉唑通过稳定血栓和促进血小板聚集促进止血。有趣的是每天静脉输注 40mg 奥美拉唑,一天两次与之前的方案效果一致,与临床相关的终点无显著差异[81]。

今后会对内镜治疗前使用 PPI 进行进一步研究。一项 Cochrane 荟萃介绍了在使用内镜前应用 PPI 会降低高危出血或者使用内镜时的出血以及内镜止血的需求[82]。但再出血率,外科干预与死亡率没有改变。通过减少平均住院时间内镜前使用 PPI 可能具有成本效益。

内镜治疗

内镜检查是诊断和治疗 UGI 出血的主要手段。对于低危患者应该在 24 小时内进行内镜治疗,而对于大出血的患者应在血压还维持在正常水平时进行治疗。Cooper 等证实在第一个 24 小时内进行内镜处置可以降低再出血率,外科干预的需求与缩短住院时间[83]。在 <2~6 小时观察早期内镜检查的随机试验显示,与延迟治疗(<24~48 小时)[84]相比,临床结果没有改善[84]。一项大样本的前瞻性英国研究宣称 12 小时内行内镜治疗不会影响死亡率或者外科手术需求[85]。

如果需要,对于机械通气的病人,内镜治疗可以在重症监护室内进行。然而,对那些可以移动到专业的内镜检查室的病人则应当到内镜室检查。重要的是,内镜医师要得到专业的内外科护理人员的协助,因为他们熟悉所需的设备和技术。如果有可能需要急诊手术,那么在手术室进行手术是有益的。

过量的活动或剩余的血液淤积可以掩盖对黏膜表面的充分认识。改变病人的位置(俯卧,右侧卧)可以帮助清除胃底残留物。术前使用红霉素被证实可以挺高胃部的视野,减少治疗时间以及二次检查的需求[86]。在上消化道大出血时可以使用。

最高危的也是经常被忽略的溃疡位于胃小弯侧和十二指肠第二部分的后壁。这些区域需要仔细检查,并且应该考虑使用侧视十二指肠镜,通常用内镜逆行性胆管造影(endoscopic retrograde cholangiopancreatography,ERCP),以便对后一区域的病变进行更全面的评估和管理。

Forrest 分类将 SRH 分为高和低的再出血风险[87]。高危险 SRH 包括主动喷血(Ⅰa)、活动性渗出血(Ⅰb)、非出血可见血管(Ⅱa)和黏附凝块(Ⅱb)。低风险 SRH 包括色素斑(Ⅱc)和清洁基底溃疡(Ⅲ)。由于再次出血的高风险,所有高危 SRH 患者都应接受内镜下止血,而低风险 SRH 的患者不需要内镜治疗。任何血块应冲洗 5 分钟,以更好地去除它们,并暴露基底的 SRH 以便于进行内镜治疗。两项随机对比研究[88,89]显示使用肾上腺素与冷切割法暴露出血点,然后进行内镜治疗,发现内镜治疗与内科治疗相比再出血概率减小。然而,一项应用高剂量质子泵抑制药的单中心研究显示是否内镜清除附着的血凝块再出血发生率是相似的[90]。

最有效的内镜治疗使用两种不同的方式。荟萃分析一致认为使用肾上腺素注射液与热探针或血液疗法的联合疗法具有优势,双疗法优于单一疗法[91]。在注射到中心血管之前,应该在出血点周围的四个象限中使用肾上腺素。热凝应反复应用,直到出血停止,并形成一个黑色区域。或者可以使用内镜夹,但技术要求更高。这种方法对于可见的大血管出血十分有效,对于大血管有效的机械抓力可能更大。在大的纤维化溃疡的基底部,这种方法通常不可行。

一个令人兴奋的新进展是止血纳米颗粒的应用,如 Hemospray (Cook Medical, Winston-Salem, NC, USA) 和 EndoClot Polysaccharide 止血系统 (EndoClot PHS, EndoClot Plus, Inc, Florida, USA)。粉末通过内镜指引撒在溃疡上,不需要直接的组织接触。粉末遇到湿润环境就会变得具有黏附力,黏在出血位置形成稳定的屏障。

它的优点是易于应用,不需要面对溃疡的视野,也不需要直接的组织接触,所有的止血技术都更容易。此外,没有副作用,如肠梗阻或颗粒栓塞。在一项初步的研究中,20 例有渗出消化性溃疡的患者使用[92],19 例 (95%) 患者急性止血,2 例 (10%) 患者在72 小时内出现血红蛋白浓度下降,但在后续内镜检查中无活动性出血。

在 5%~10% 的初始内镜技术失败的患者中,有证据表明在进行放射治疗或手术干预前,应进一步尝试内镜治疗[93]。只有在最初的内镜检查受到血凝块或坏死物的限制,或者内镜医师认为有较先前的内镜治疗更好的手段时,才建议常规的第二次内镜检查。

放射影像治疗

当内镜检查不成功地定位出血部位时,使用影像学方法,而介入放射学 (interventional radiology, IR) 越来越多地取代外科手术,在医疗和内镜治疗失败的情况下,成为一种新的治疗方法。主要的成像方式是传统的血管造影,标记红色细胞成像和 CT 血管造影。

传统的血管造影仅仅可以检测到大于每分钟 1ml 或更多的活动出血。包括选择性腹腔干动脉、肠系膜上动脉和肠系膜下动脉导管置入术。确定的血管造影出血征象是当其他血管与肠管造影剂消失有造影剂残留。如果出血停止或非常缓慢,提示出血部位有异常血管 (如不规则血管、扩张血管、过早显影或早期静脉充盈)。在 37%~97% 的患者用血管造影可查见出血,在上消化道出血查见出血要比下消化道出血更为常见[94]。

放射性核素成像技术包括将放射性核素标记物附着在患者自身红细胞的样本上,并将其植入病人体内。示踪剂在出血部位积累,可以通过探测器成像。它对较低的出血速率很敏感,当血管造影为阴性时,可用于稳定的病人。由于可以成像小血管的多层螺旋 CT 扫描仪的发展,CT 血管造影是可行手段。该技术还在不断发展,并能在很大比例的病人身上找到出血的位置。它与动脉栓塞 (transarterial embolization, TAE) 相结合,成为介入性放射学家技术要求最高的治疗措施之一。与传统的血管造影技术一样,这依赖于将造影剂外渗到肠腔内。受累血管通过机械地栓塞而停止出血。然而,由于出血往往是间歇性的,如果出血停止,就会产生阴性结果——这是该技术的主要局限。事实上,病人的血流动力学越不稳定,就越有可能辨认出其来源。

主要的栓塞剂是金属圈,聚乙烯颗粒与吸收性明胶海绵。吸收性明胶海绵是暂时性的封闭剂,几天后就会溶解,而其他封闭剂是永久性的。栓塞剂的选取根据出血部位的解剖结构和通过导管到达出血部位的能力确定。

止血的难易程度取决于出血部位供血的血管是否为终末动脉。终末动脉供应一段小肠的血供并且没有邻近血管额外补充,就像在大肠中一样。它们可以通过简单的闭合出血部位的血管来栓塞止血。另一方面,十二指肠由腹腔动脉和 SMA 组成的丰富的吻合血管网供血。这里的出血需要对所有为出血部位供血的血管进行栓塞。在实际操作中,这需要从出血部位的两侧 (即所谓的 "前和后门") 关闭血管。动脉造影阴性但临床高度怀疑上消化道出血的患者,可以使用弹簧圈或吸收性明胶海绵对胃十二指肠动脉或胃左动脉进行栓塞[95]。不推荐对于 Treitz 韧带远侧的血管进行预防性栓塞。

总体上说,由于丰富的侧支循环,上消化道的栓塞是相对安全的。临床上有 1%~2% 的患者发生明显的缺血并发症[96]。当潜在的侧支被既往上腹部手术、放疗或者严重动脉粥样硬化损伤时,缺血的风险会增加。大多数患者,小部分内镜下可见的缺血或者梗死是无症状的,往往也不需要手术处置。10% 的患者会出现短暂的腹痛[96]。

如果血管造影显示清晰并栓塞成功,死亡率由 83% 明显下降至 38%。最近的一系列报道显示,85%~90% 患者栓塞止血的成功率很高[97-100]。对于上消化道和下消化道出血都有很高的成功率。10%~20% 的病例会出现复发出血,大多数可以通过再次栓塞止血成功。在血管发育不良的患者中,再出血更常见,许多患者出现多处病变,这是外科手术的一个指征。目前,有一个正在进行的多中心随机试验,比较动脉栓塞止血和和手术对于内径方法未控制的出血的效果。

内镜下止血后有较高出血风险的溃疡患者尽快使用 TAE 的疗效正在研究中。内镜检查放置钛夹可以便于血管造影栓塞发现出血点。十二指肠球部大溃疡或者胃角切迹或者胃小弯公认内镜治疗易失败,溃疡底很厚,常侵犯浆膜下动脉、胃十二指肠或胃左动脉。这类溃疡往往发生在老年并且有严重合并症的患者身上,他们往往很难耐受失血,经常在大出血后出现器官衰竭。两项未发表的随机研究正在关注这一点。初步的少量数据称支持这种治疗方法有助于减少再出血的发生[101]。

急诊手术

急诊手术治疗消化道溃疡出血已经急剧减少。从 1993 年到 1994 年,英国国家第一次统计了 2 071 例消化性溃疡患者,其中手术率为 12%,死亡率为24%[1]。在随后的 2007 年的统计中,手术率为 2%,相关死亡率为 29%[102]。这种高死亡率的原因可能是经内镜治疗选择的高危溃疡亚组进行了外科手术。此外,在一般的老年人群中有很多合并症,他们在大失血后无法承受手术。

溃疡出血的紧急手术类型仍然存在争议。单纯的缝合使用超过了胃切除术,但是再出血率相当高。在第二次英国国家统计中,只有 9% 的手术病人使用了胃切除术。一项英国的多中心研究对比了胃出血和十二指肠溃疡病人接受微创手术(缝合血管或单纯溃疡切除加静脉应用 H_2R 拮抗药治疗)与溃疡手术(迷走神经切断术、幽门成形术或部分胃切除术)的区别[103]。由于微创手术组致命出血的发生率过高,研究很快停止。64 名单纯缝合手术病人,7 名患者出现再出血,6 名死亡。67 名接受传统手术的病人,4 名患者再出血,没有患者死亡。

静脉曲张出血的特殊处置

药物治疗

促使静脉曲张出血的第一步是立即使用血管活性药物,血管活性药物可以明显降低再出血的风险与全因死亡率。包括血管加压素、特利加压素、生长抑素和其他类似药物。这些药物导致脾脏血管收缩从而减少肝静脉压并且增加肾脏血流量。在明确止血前应该持续使用这些药物,或者使用至少 5 天。特利加压素比血管加压素导致缺血的副作用更小[104]。生长抑素类似药物,如奥曲肽,经实验证实比安慰剂更加有效,如果无法耐受血管加压素或者有禁忌时,可作为血管加压素的替代药物。二级预防使用 β 受体阻滞药,可以降低门脉压并且减少再发出血[106]。

因为证实可以降低死亡率,怀疑或明确有静脉曲张出血的患者应该使用广谱抗生素。20% 的静脉曲张出血的患者伴有细菌感染,并且出血后有 50% 的患者会出现感染[107,108]。小肠运动减少,细菌过度繁殖,血管通透性增加导致肠道细菌迁移,发生内毒素血症,自发性腹膜炎。内毒素血症加剧肝功能衰竭,凝血障碍,增加门静脉压。因此,在此类患者中使用预防性抗生素,多项试验表明,可使总体感染并发症减少,降低死亡率[109],以及减少复发性出血的风险[110]。最常被研究和成功使用的抗生素是那些积极对抗肠道细菌的抗生素。

内镜治疗

内镜下静脉曲张结扎术(endoscopic variceal band ligation,EVL)是治疗食管静脉曲张的首选方法。在两项 meta 分析表明,内镜下静脉曲张结扎术优于硬化疗法,并与血管活性药物联合使用,控制出血,降低再出血、致死率和并发症的发生率[111,112]。硬化剂止血被证实要比气囊填塞更加有效[113],但不比药物治疗更有效,而且有明显的并发症,如食管溃疡和穿孔,易感染和胸腔积液。

近期对于食管静脉曲张治疗的进展主要是涂层金属支架的应用,可以在食管壁上压迫出血的静脉曲张。在内镜取出前可以放置两周以上。两项病例系列研究分别给 34 名和 20 名患者,应用了支架止血,60天的随访发现没有一例病人复发出血[114,115]。

与食管静脉曲张相比,由于解剖结构导致技术困难,胃静脉曲张不容易结扎止血。可采用内镜胶水(氰基丙烯酸酯)进行止血,它可以与水中的羟离子黏合[116]。其由液体变为很难碎的丙烯酸塑形体,可以阻塞静脉曲张。这种方法发生动脉栓塞的概率很小,但一旦发生会很严重。

非内镜治疗

当出现不可控制的静脉曲张出血,三腔二囊管可以作为及时抢救的方法。1950 年第一次报道三腔二囊管的使用[117],三腔二囊管由一根具有可扩张的胃部及食管球囊组成。可以从鼻腔或口腔插入。管子插入完全后将胃部球囊打入 150~200ml 空气并且牵引。管子放置的位置可以由内镜法或超声法确认以免胃部球囊在食管处膨胀易导致食管穿孔。胃部球囊膨胀充分挤压贲门,因此没有必要给食管气囊充满气以防止破裂或压迫食管导致坏死[118]。与传统的建议相反,使用之前的冷藏并不会帮助管道通过消化道[119]。这项技术十分有效,可以给 90% 的病例紧急止血,但是球囊 24 小时内放气后有 50% 再出血概率[120]。

Linton-Nachlas 管是控制胃静脉曲张出血的另一种选择。这种管有一个巨大的胃部气囊(600ml),可以充分填塞胃底。关于它的应用文献报道很少,但是显示在置管时优于三腔二囊管[121]。

放射治疗

治疗不可控静脉曲张出血的方法是经颈静脉肝内静脉门腔静脉分流术[122]。这项技术最早报道于 1969 年,尽管被应用于正式临床治疗仅仅在近 15 年。自主扩张的金属支架在放射学导引下,通过颈内静脉进入肝实质,连接门静脉和肝静脉。它在减轻门静脉压力、降低早期再出血风险、降低 6 周死亡率方面非常有效[123]。还有效治疗门脉高压的其他并发症,包括难治性腹水和肝性胸腔积液。

并发症包括血栓形成导致支架失败或者内膜过度增生或脑病恶化。首个 24 小时内,支架血栓形成发生率为 10%[124]。血栓形成或内膜过度增生都可以被多普勒超声探查到并通过再次放射导管置入解决。有四分之一的患者出现新的或恶化的脑病[125]。这通常是通过标准的内科治疗来改善[125]。但是新的经皮技术通过线圈或支架增加或减少开合度[126]。

经颈静脉肝内静脉门腔静脉分流术目前没有广泛应用,大多应用在肝脏病学专科。手术适应证以及治疗决策往往需要肝脏病学专家制定。

下消化道出血的特殊治疗

内镜治疗

便血的首要鉴别诊断是出血是否来源于上消化道。这种情况发生在 10%~15% 伴有严重的便血的患者,常存在血流动力学不稳定,直立位低血压和尿素肌酐比值升高。鼻胃管灌洗可以帮助诊断,存在鲜血或者咖啡样物质可以明确诊断上消化道出血。然而,由于出血停止或者发生在幽门远侧,灌洗可能会误导

诊断。OGD 内镜检查是第一个对直肠出血有显著意义的检查。

一旦上消化道出血诊断被排除,主要的诊断及治疗选择是结肠镜或者肠系膜造影。结肠镜经常被用作检查手段,但是由于 90% 的下消化道出血自发停止并且内镜视野往往被血液及粪便遮挡,这项检查是有争议的。结肠镜治疗方法主要根据病因有所不同。憩室出血的治疗类似于上消化道黏膜出血,同时血管造影用于治疗血管发育不良。

放射治疗

另一方面,肠系膜造影可以通过消化道鉴别出血位置并且不需要肠道准备。然而,这项检查需要病人的活动性出血至少达到 1~1.5ml/min 才能做出诊断。在术前对放射技术和治疗干预应充分讨论。如果存在未控制的出血不能耐受结肠镜检查,或者结肠镜检查后持续出血的患者,应首先选择放射成像。

没有大规模的随机试验表明这两种策略的明显优势。最近的一项研究随机抽取了 100 名患者进行紧急清洗和结肠直肠镜的检查,或者进行血管造影和计划性肠镜检查的标准流程[127]。前者更多地判定了出血的来源(优势比 2.6),但在死亡率、住院时间、输血要求或再出血率方面没有明显的差异。

外科处置

对于不可控制的出血,18%~25% 需要输血的患者需要手术干预[128]。如果能在术前鉴别出出血的来源,节段性结肠切除术是首选的手术方式。如果不可能进行术前定位,那么就必须进行次全结肠切除术,这会使死亡率高得多[128]。开放手术是标准的治疗,尽管腹腔镜手术已经被广泛应用[129,130]。

总结

正如我们在本章中所强调的,胃肠出血是在危重病房遇到的一个重要且具有挑战性的问题。潜在的病因是众多的,但临床管理的核心部分仍然是固定的。基于具体治疗干预的证据很多,并且在不断发展。

药物及内镜治疗取得很大进展,致使急诊胃十二指肠手术在现在越来越少。也许最重要的原因是质子泵抑制药的出现,它彻底改变了消化性溃疡疾病的管理。介入放射技术进一步减少了外科手术的需要,经常用于不可控出血外科干预之前。过去二十年里,静脉曲张出血死亡率的下降是内镜技术(静脉曲张的

结扎)发展取得的重大胜利,包括药物的干预。越来越多的医院正在建立急诊 24 小时内镜检查,有证据表明提高了早期干预的预后。

重症医学与内科专业的联系日益密切。不能低估具有内科专业背景的医师比如胃肠病学医师的专业知识和经验,实践证明多学科合作非常重要。

（阎小雨 译,窦琳、王虎林 校）

参考文献

1. Rockall TA, Logan RFA, Devlin HB, Northfield TC. Incidence of and mortality from acute upper gastrointestinal hemorrhage in the United Kingdom. Steering Committee and members of the National Audit of Acute Upper Gastrointestinal Haemorrhage. BMJ. 1995;311:222–6.

2. Cappell MS, Friedel D. Initial management of acute upper gastrointestinal bleeding: from initial evaluation up to gastrointestinal endoscopy. Med Clin North Am. 2008;92:491–509.

3. Wilcox CM, Alexander LN, Cotsonis G. A prospective characterization of upper gastrointestinal hemorrhage presenting with hematochezia. Am J Gastroenterol. 1997;92:231–5.

4. Hiramoto JS, Terdiman JP, Norton JA. Evidence-based analysis: postoperative gastric bleeding: etiology and prevention. Surg Oncol. 2003;12:9–19.

5. Kivilaakso E, Silen W. Pathogenesis of experimental gastric-mucosal injury. N Engl J Med. 1979;301:364–9.

6. Luecke T, Pelosi P. Clinical review: positive end-expiratory pressure and cardiac output. Crit Care. 2005;9:607–21.

7. Fiddian-Green RG, McGough E, Pittenger G, Rothman E. Predictive value of intramural pH and other risk factors for massive bleeding from stress ulceration. Gastroenterology. 1983;85:613–20.

8. Calam J, Baron JH. ABC of the upper GI tract: pathophysiology of duodenal and gastric ulcer and gastric cancer. BMJ. 2001;323:980–2.

9. Lev R, Molot MD, McNamara J, Stremple JF. "Stress" ulcers following war wounds in Vietnam. A morphologic and histochemical study. Lab Invest. 1971;25:491–502.

10. Bumaschny E, Doglio G, Pusajo J, Vetere L, Parra C, Grosso RM, et al. Postoperative acute gastrointestinal tract hemorrhage and multiple-organ failure. Arch Surg. 1988;123:722–6.

11. Cook DJ, Fuller HD, Guyatt GH, Marshall JC, Leasa D, Hall R, et al. Risk factors for gastrointestinal bleeding in critically ill patients. Canadian Critical Care Trials Group. N Engl J Med. 1994;330:377–81.

12. Pruitt Jr BA, Foley FD, Moncrief JA. Curling's ulcer: a clinical-pathology study of 323 cases. Ann Surg. 1970;172:523–39.

13. Cushing H. Peptic ulcer and the interbrain. Surg Gynecol Obstet. 1932;55:1–34.

14. Valentine RJ, Hagino RT, Jackson MR, Kakish HB, Bengtson TD, Clagett GP. Gastrointestinal complications after aortic surgery. J Vasc Surg. 1998;28:404–11.

15. Nomura A, Stemmermann GN, Chyou PH, Perez-perez GI, Blaser MJ. Helicobacter pylori infection and the risk of duodenal and gastric ulceration. Ann Intern Med. 1994;120:977–81.

16. Robertson MS, Cade JF, Clancy RL. Helicobacter pylori infection in intensive care: increased prevalence and a new nosocomial infection. Crit Care Med. 1999;27:1276–80.

17. van der Voort PH, van der Hulst RW, Zandstra DF, Geraedts AA, van der Ende A, Tytgat GN. Prevalence of Helicobacter pylori infection in stress-induced gastric mucosal injury. Intensive Care Med. 2001;27:68–73.

18. Chan FK. Helicobacter pylori, NSAIDs and gastrointestinal hemorrhage. Eur J Gastroenterol Hepatol. 2002;14:1–3.

19. Gisbert JP, Abraira V. Accuracy of Helicobacter pylori diagnostic tests in patients with bleeding peptic ulcer: a systematic review and meta analysis. Am J Gastroenterol. 2006;101:848–63.

20. Morgner A, Labenz J, Miehlke S. Effective regimens for the treatment of Helicobacter pylori infection. Expert Opin Investig Drugs. 2006;15:995–1016.

21. Bhatt DL, Csheiman J, Abraham NS, Antman EM, Chan FK, Furberg CD, et al. ACCF/ACG/AHA 2008 expert concensus document on reducing the gastrointestinal risks of antiplatelet therapy and NSAID use; a report of the American College of Cardiology Foundation Task Force on Clinical Expert Concensus Documents. Circulation. 2008;118:1894–909.

22. Henry D, McGettigan P. Selective COX-2 inhibitors: a promise unfulfilled? Gastroenterology. 2007;132:790–4.

23. Ng FH, Wong BC, Wong SY, Chen WH, Chang CM. Clopidogrel plus omeprazole compared with aspirin plus omeprazole for aspirininduced symptomatic peptic ulcers/erosions with low to moderate bleeding/re-bleeding risk – a single-blind, randomized controlled study. Aliment Pharmacol Ther. 2004;19:359–65.

24. Buller HR, Lensing AW, Prins MH, Agnelli G, Cohen A, Gallus AS, et al. A dose ranging study evaluating once-daily oral administration of the factor Xa inhibitor rivaroxaban in the treatment of patients with acute symptomatic deep vein thrombosis: the Einstein-DVT Dose-Ranging Study. Blood. 2008;112:2242–7.

25. Connolly SJ, Ezekowitz MD, Yusuf S, Eikelboom J, Oldgren J, Parekh A, et al. Dabigatran versus warfarin in patients with atrial fibrillation. N Engl J Med. 2009;361:1139–51.

26. Conn H, Poynard T. Corticosteroids and peptic ulcer: meta-analysis of adverse events during steroid therapy. J Intern Med. 1994;236:619–32.

27. Piper JM, Ray WA, Daugherty JR, Griffin MR. Corticosteroid use and peptic ulcer disease: role of nonsteroidal anti-inflammatory drugs. Ann Intern Med. 1991;114:735–40.

28. Yuan Y, Tsoi K, Hunt RH. Selective serotonin reuptake inhibitors and risk of upper GI bleeding: confusion or confounding? Am J Med. 2006;119:719–27.

29. Kolbel CB, Rippel K, Klar H, Singer MV, van Ackern K, Fiedler F. Esophageal motility disorders in critically ill patients: a 24-hour manometric study. Intensive Care Med. 2000;26:1421–7.

30. Castell DO, Murray JA, Tutuian R, Orlando RC, Arnold R. Review article: the pathophysiology of gastro-esophageal reflux disease – esophageal manifestations. Aliment Pharmacol Ther. 2004;20:14–25.

31. Newton M, Burnham WR, Kamm MA. Morbidity, mortality, and risk factors for esophagitis in hospital inpatients. J Clin Gastroenterol. 2000;30:264–9.

32. Schepis F, Camma C, Niceforo D, Magnano A, Pallio S, Cinquegrani M, et al. Which patients with cirrhosis should undergo endoscopic screening for esophageal varices detection? Hepatology. 2001;33:333–8.

33. Pagliaro L, D'Amico G, Pasta L, et al. Portal hypertension in cirrhosis: natural history. In: Bosch J, Groszmann R, editors. Portal hypertension. Pathophysiology and treatment. Cambridge, MA: Blackwell; 1994. p. 72–92.

34. Carbonell N, Pauwels A, Serfaty L, Fourdan O, Lévy VG, Poupon R. Improved survival after variceal bleeding in patients with cirrhosis over the past two decades. Hepatology. 2004;40:652–9.

35. de Franchis R, Primignani M. Natural history of portal hypertension in patients with cirrhosis. Clin Liver Dis. 2001;5:645–63.

36. Lecleire S, Di Fiore F, Merle V, Herve S, Duhamel C, Rudelli A, et al. Acute upper gastrointestinal bleeding in patients with liver cirrhosis and non-cirrhotic patients: epidemiology and risk factors of mortality in a prospective multicenter populationbased study. J Clin Gastroenterol. 2005;39:321–7.

37. Pique JM. Portal hypertensive gastropathy. Baillieres Clin Gastroenterol. 1997;11:257–70.

38. Primignani M, Carpinelli L, Preatoni P, Battaglia G, Carta A, Prada A, et al. Natural history of portal hypertensive gastropathy

in patients with liver cirrhosis. The New Italian Endoscopic Club for the study and treatment of esophageal varices (NIEC). Gastroenterology. 2000;119:181–7.

39. Perez-Ayuso RM, Pique JM, Bosch J, Panés J, González A, Pérez R, et al. Propranolol in prevention of recurrent bleeding from severe portal hypertensive gastropathy in cirrhosis. Lancet. 1991;337:1431–4.

40. Burak KW, Lee SS, Beck PL. Portal hypertensive gastropathy and gastric antral vascular ectasia (GAVE) syndrome. Gut. 2001;49:866–72.

41. Jabbari M, Cherry R, Lough JO, Daly DS, Kinnear DG, Goresky CA. Gastric antral vascular ectasia: the watermelon stomach. Gastroenterology. 1984;87:1165–70.

42. Payen JL, Cales P. Gastric modifications in cirrhosis. Gastroenterol Clin Biol. 1991;15:285–95.

43. Gostout CJ, Viggiano TR, Ahlquist DA, Wang KK, Larson MV, Balm R. The clinical and endoscopic spectrum of the watermelon stomach. J Clin Gastroenterol. 1992;15:256–63.

44. Schoonbroodt D, Horsmans Y, Hoang P, Poncelet-Maton E, Laka A, Geubel A. Vascular gastric anomalies, CREST syndrome and primary biliary cirrhosis: efficacy of ethinyl estradiol-norethisterone combination. Gastroenterol Clin Biol. 1994;18:649–51.

45. Longstreth GF. Epidemiology and outcome of patients hospitalized with acute lower gastrointestinal hemorrhage: a population-based study. Am J Gastroenterol. 1997;92:419–24.

46. Peura DA, Lanza FL, Gostout CJ, Foutch PG. The American College of Gastroenterology Bleeding Registry: preliminary findings. Am J Gastroenterol. 1997;92:924–8.

47. Vernava 3rd AM, Moore BA, Longo WE, Johnson FE. Lower gastrointestinal bleeding. Dis Colon Rectum. 1997;40:846–58.

48. Meyers MA, Alonso DR, Gray GF, Baer JW. Pathogenesis of bleeding colonic diverticulosis. Gastroenterology. 1976;71:577–83.

49. Diggs NG, Holub JL, Lieberman DA, Eisen GM, Strate LL. Factors that contribute to blood loss in patients with colonic angiodysplasia from a population-based study. Clin Gastroenterol Hepatol. 2011;9:415–20.

50. Heyde EC. Gastrointestinal bleeding in aortic stenosis (letter). N Engl J Med. 1958;259:196.

51. Cappell MS, Lebwohl O. Cessation of recurrent bleeding from gastrointestinal angiodysplasias after aortic valve replacement. Ann Intern Med. 1986;105:54–7.

52. Hui AJ, Wong RM, Ching JY, Hung LC, Chung SC, Sung JJ. Risk of colonoscopic polypectomy bleeding with anticoagulants and antiplatelet agents: analysis of 1657 cases. Gastrointest Endosc. 2004;59:44–8.

53. Jones S, May KA. Postoperative gastrointestinal bleeding. Surg Clin North Am. 2012;92:235–42.

54. Yekebas EF, Wolfram L, Cataldegirmen G, Habermann CR, Bogoevski D, Koenig AM, et al. Postpancreatectomy hemorrhage: diagnosis and treatment: an analysis in 1669 consecutive pancreatic resections. Ann Surg. 2007;246:269–80.

55. Becquemin JP, Majewski M, Fermani N, Marzelle J, Desgrandes P, Allaire E, et al. Colon ischemia following abdominal aortic aneurysm repair in the era of endovascular abdominal aortic repair. J Vasc Surg. 2008;47:258–63.

56. Miller A, Marotta M, Scordi-Bello I, Tammaro Y, Marin M, Divino C. Ischemic colitis after endovascular aortoiliac aneurysm repair: a 10-year retrospective study. Arch Surg. 2009;144:900–3.

57. Rockall TA, Logan RF, Devlin HB, Northfield TC. Risk assessment after acute upper gastrointestinal hemorrhage. Gut. 1996;38:316–21.

58. Blatchford O, Murray WR, Blatchford M. A risk score to predict need for treatment for upper-gastrointestinal hemorrhage. Lancet. 2000;356:1318–21.

59. Stanley AJ, Dalton HR, Blatchford O, Ashley D, Mowat C, Cahill A, et al. Multicentre comparison of the Glasgow Blatchford and Rockall scores in the prediction of clinical end-points after upper gastrointestinal haemorrhage. Aliment Pharmacol Ther. 2011;34:470–5.

60. Rudolph SJ, Landsverk BK, Freeman ML. Endotracheal intubation for airway protection during endoscopy for severe upper GI hemorrhage. Gastrointest Endosc. 2003;57:58–61.

61. Mandelstam P, Zeppa R. Endotracheal intubation should precede esophagogastric balloon tamponade for control of variceal bleeding. J Clin Gastroenterol. 1983;5:493–4.

62. Grenvick A, Ayres S, Holbrook P, et al., editors. Textbook of critical care. 4th ed. Philadelphia: WB Saunders; 2000. p. 40–5.

63. Kwan I, Bunn F, Roberts I, WHO Pre-hospital Trauma Care Steering Committee. Timing and volume of fluid administration for patients with bleeding. Cochrane Database Syst Rev. 2003.

64. Hearnshaw SA, Logan RF, Palmer KR, Card TR, Travis SP, Murphy MF. Outcomes following early red blood cell transfusion in acute upper gastrointestinal bleeding. Aliment Pharmacol Ther. 2010;32:215–24.

65. Villanueva C, Colomo A, Bosch A, Concepción M, Hernandez-Gea V, Aracil C, et al. Transfusion strategies for acute upper gastrointestinal bleeding. N Engl J Med. 2013;368:11–21.

66. Hebert PC, Wells G, Blajchman MA, Marshall J, Martin C, Pagliarello G, et al. A multicenter, randomized, controlled clinical trial of transfusion requirements in critical care. Transfusion requirements in Critical Care Investigators, Canadian Critical Care Trials Group. N Engl J Med. 1999;340:409–17.

67. Wolf AT, Wasan SK, Saltzman JR. Impact of anticoagulation on rebleeding following endoscopic therapy for nonvariceal upper gastrointestinal hemorrhage. Am J Gastroenterol. 2007;102:290–6.

68. Levi M, Eerenberg ES, Kamphuisen PW. Bleeding risk and reversal strategies for old and new anticoagulants and antiplatelet agents. J Thromb Haemost. 2011;9:1705–12.

69. Eerenberg ES, Kamphuisen PW, Sijpkens MK, Meijers JC, Buller HR, Levi M. Reversal of rivaroxaban and dabigatran by prothrombin complex concentrate: a randomized, placebo-controlled, cross-over study in healthy subjects. Circulation. 2011;12:1573–9.

70. Khadzhynov D, Wagner F, Formella S, Wiegert E, Moschetti V, Slowinski T, et al. Effective elimination of dabigatran by haemodialysis. A phase I single-centre study in patients with end-stage renal disease. Thromb Haemost. 2013;109:596–605.

71. Bosch J, Thabut D, Bendsten F, D'Amico G, Albillos A, González Abraldes J, et al. Recombinant factor VIIa for upper gastrointestinal bleeding in patients with cirrhosis: a randomized, double-blind trial. Gastroenterology. 2004;127:1123–30.

72. Marti-Carvajal AJ, Salanti G, Marti-Carvajal PI. Human recombinant activated factor VII for upper gastrointestinal bleeding in patients with liver diseases. Cochrane Database Syst Rev. 2007.

73. O'Connell KA, Wood JJ, Wise RP, Lozier JN, Braun MM. Thromboembolic adverse events after use of recombinant human coagulation factor VIIa. JAMA. 2006;295:293–8.

74. Biondi-Zoccai GG, Lotrionte M, Agostoni P, Abbate A, Fusaro M, Burzotta F, et al. A systematic review and meta-analysis on the hazards of discontinuing or not adhering to aspirin among 50, 279 patients at risk for coronary artery disease. Eur Heart J. 2006;27:2667–74.

75. Sung JJ, Lau JY, Ching JY, Wu JC, Lee YT, Chiu PW, et al. Continuation of low-dose aspirin therapy in peptic ulcer bleeding: a randomized trial. Ann Intern Med. 2010;152:1–9.

76. Eisenberg MJ, Richard PR, Libersan D, Filion KB. Safety of short-term discontinuation of antiplatelet therapy in patients with drug-eluting stents. Circulation. 2009;119:1634–42.

77. Cook DJ, Reeve BK, Guyatt GH, Heyland DK, Griffith LE, Buckingham L, et al. Stress ulcer prophylaxis in critically ill patients: resolving discordant meta-analyses. JAMA. 1996;275:308–14.

78. Netzer P, Gaia C, Sandoz M, Huluk T, Gut A, Halter F, et al. Effect of repeated injection and continuous infusion of omeprazole and ranitidine on intragastric pH over 72 hours. Am J Gastroenterol. 1999;94:351–7.

79. Brett S. Science review: the use of proton pump inhibitors for gastric acid suppression in critical illness. Crit Care. 2005;9:45–50.

80. Lau JY, Sung JJ, Lee KK, Yung MY, Wong SK, Wu JC, et al. Effect of intravenous omeprazole on recurrent bleeding after endoscopic treatment of bleeding peptic ulcers. N Engl J Med. 2000;343:310–6.

81. Andriulli A, Loperfido S, Focareta R, Leo P, Fornari F, Garripoli A, et al. High- versus low-dose proton pump inhibitors after endoscopic hemostasis in patients with peptic ulcer bleeding: a multicentre, randomized study. Am J Gastroenterol. 2008;103:3011–8.

82. Sreedharan A, Martin J, Leontiadis GI, Dorward S, Howden CW, Forman D, et al. Proton pump inhibitor treatment initiated prior to endoscopic diagnosis in upper gastrointestinal bleeding. Cochrane Database Syst Rev. 2010.

83. Cooper GS, Chak A, Way LE, Hammar PJ, Harper DL, Rosenthal GE. Early endoscopy in upper gastrointestinal hemorrhage: associations with recurrent bleeding, surgery and length of hospital stay. Gastrointest Endosc. 1999;49:145–52.

84. Tsoi KK, Ma TK, Sung JJ. Endoscopy for upper gastrointestinal bleeding: how urgent is it? Nat Rev Gastroenterol Hepatol. 2009;6:463–9.

85. Jairath V, Kahan BC, Logan RF, Hearnshaw SA, Doré CJ, Travis SP, et al. Outcomes following acute nonvariceal upper gastrointestinal bleeding in relation to time to endoscopy: results from a nationwide study. Endoscopy. 2012;44:723–30.

86. Barkun AN, Bardou M, Martel M, Gralnek IM, Sung JJ. Prokinetics in acute upper gastrointestinal bleeding. Aliment Pharmacol Ther. 2011;34:166–71.

87. Laine L, Peterson WL. Bleeding peptic ulcer. N Engl J Med. 1994;331:717–27.

88. Jensen DM, Kovacs TO, Jutabha R, Machicado GA, Gralnek IM, Savides TJ, et al. Randomized trial of medical or endoscopic therapy to prevent recurrent ulcer hemorrhage in patients with adherent clots. Gastroenterology. 2002;123:407–13.

89. Bleu BL, Gostout CJ, Sherman KE, Shaw MJ, Harford WV, Keate RF, et al. Recurrent bleeding from peptic ulcer associated with adherent clot: a randomized study comparing endoscopic treatment with medical therapy. Gastrointest Endosc. 2002;56:1–6.

90. Sung JJ, Chan FK, Lau JY, Yung MY, Leung WK, Wu JC, et al. The effect of endoscopic therapy in patients receiving omeprazole for bleeding ulcers with nonbleeding visible vessels or adherent clots: a randomized comparison. Ann Intern Med. 2003;139:237–43.

91. Barkun AN, Martel M, Toubouti Y, Rahme E, Bardou M. Endoscopic hemostasis in peptic ulcer bleeding for patients with highrisk lesions: a series of meta-analyses. Gastrointest Endosc. 2009;69:786–99.

92. Sung JJ, Luo D, Wu JC, Ching JY, Chan FK, Lau JY, et al. Early clinical experience of the safety and effectiveness of Hemospray in achieving hemostasis in patients with acute peptic ulcer bleeding. Endoscopy. 2011;43:291–5.

93. Lau JY, Sung JJ, Lam YH, Chan AC, Ng EK, Lee DW, et al. Endoscopic retreatment compared with surgery in patients with recurrent bleeding after initial endoscopic control of bleeding ulcers. N Engl J Med. 1999;340:751–6.

94. Whitaker SC, Gregson RH. The role of angiography in the investigation of acute or chronic gastrointestinal hemorrhage. Clin Radiol. 1993;47:382–8.

95. Lang EV, Picus D, Marx MV, Hicks ME, Friedland GW. Massive upper gastrointestinal hemorrhage with normal findings on arteriography: value of prophylactic embolization of the left gastric artery. AJR Am J Roentgenol. 1992;158:547–9.

96. Silver A, Bendick P, Wasvary H. Safety and efficacy of superselective angio embolisation in control of lower gastro intestinal hemorrhage. Am J Surg. 2005;189:361–3.

97. Schenker MP, Duszak Jr R, Soulen MC, Smith KP, Baum RA, Cope C, et al. Upper gastrointestinal hemorrhage and trans catheter embolotherapy: clinical and technical factors impact in success and survival. J Vasc Interv Radiol. 2001;12:1263–71.

98. d'Othee BJ, Surapaneni P, Rabkin D, Nasser I, Clouse M. Microcoil embolization for acute lower gastrointestinal bleeding. Cardiovasc Intervent Radiol. 2006;29:49–58.

99. Kuo WT, Lee DE, Saad WE, Patel N, Sahler LG, Waldman DL. Superselective microcoil embolization for the treatment of lower gastrointestinal hemorrhage. J Vasc Interv Radiol. 2003;14:1503–9.

100. Bandi R, Shetty PC, Sharma RP, Burke TH, Burke MW, Kastan D. Superselective arterial embolization for the treatment of lower gastrointestinal hemorrhage. J Vasc Interv Radiol. 2001;12:1399–405.

101. Laursen SB, Hansen JM, Andersen PE, Schaffalitzky de Muckadell OB. Supplementary arteriel embolization an option in high-risk ulcer bleeding—a randomized study. Scand J Gastroenterol. 2014;49:75–83.

102. Jairath V, Kahan BC, Logan RF, Hearnshaw SA, Dore CJ, Travis SP, et al. National audit of the use of surgery and radiological embolization after failed endoscopic haemostasis for non-variceal upper gastrointestinal bleeding. Br J Surg. 2012;99:1672–80.

103. Poxon VA, Keighley MR, Dykes PW, Heppinstall K, Jaderberg M. Comparison of minimal and conventional surgery in patients with bleeding peptic ulcer: a multicenter trial. Br J Surg. 1991;78:1344–5.

104. Ouattara A, Landi M, Le Manach Y, Lecomte P, Leguen M, Boccara G, et al. Comparative cardiac effects of terlipressin, vasopressin, and norepinephrine on an isolated perfused rabbit heart. Anesthesiology. 2005;102:85–92.

105. Garcia-Pagan JC, Escorsell A, Moitinho E, Bosch J. Influence of pharmacological agents on portal hemodynamics: basis for its use in the treatment of portal hypertension. Semin Liver Dis. 1999;19:427–38.

106. Avgerinos A, Nevens F, Raptis S, Fevery J. Early administration of somatostatin and efficacy of sclerotherapy in acute esophageal variceal bleeds: the European Acute Bleeding Oesophageal Variceal Episodes (ABOVE) randomized trial. Lancet. 1997;350:1495–9.

107. Patch D, Sabin CA, Goulis J, Gerunda G, Greenslade L, Merkel C, et al. A randomized, controlled trial of medical therapy versus endoscopic ligation for the prevention of variceal rebleeding in patients with cirrhosis. Gastroenterology. 2002;123:1013–9.

108. Goulis J, Armonis A, Patch D, Sabin C, Greenslade L, Burroughs AK. Bacterial infection is independently associated with failure to control bleeding in cirrhotic patients with gastrointestinal hemorrhage. Hepatology. 1998;27:1207–12.

109. Bernard B, Cadranel JF, Valla D, Escolano S, Jarlier V, Opolon P. Prognostic significance of bacterial infection in bleeding cirrhotic patients: a prospective study. Gastroenterology. 1995;108:1828–34.

110. Soares-Weiser K, Brezis M, Tur-Kaspa R, Leibovici L. Antibiotic prophylaxis for cirrhotic patients with gastrointestinal bleeding. Cochrane Database Syst Rev. 2002.

111. Hou MC, Lin HC, Liu TT, Kuo BI, Lee FY, Chang FY, et al. Antibiotic prophylaxis after endoscopic therapy prevents rebleeding in acute variceal hemorrhage: a randomized trial. Hepatology. 2004;39:746–53.

112. Gross M, Schiemann U, Muhlhofer A, Zoller WG. Meta-analysis: efficacy of therapeutic regimens in ongoing variceal bleeding. Endoscopy. 2001;33:737–46.

113. Laine L, Cook D. Endoscopic ligation compared with sclerotherapy for treatment of esophageal variceal bleeding. A meta-analysis. Ann Intern Med. 1995;123:280–7.

114. D'Amico G, Pietrosi G, Tarantino I, Pagliaro L. Emergency sclerotherapy versus vasoactive drugs for variceal bleeding in cirrhosis: a Cochrane meta-analysis. Gastroenterology. 2003;124:1277–91.

115. Zehetner J, Shamiyeh A, Wayand W, Hubmann R. Results of a new method to stop acute bleeding from esophageal varices: implantation of a self-expanding stent. Surg Endosc. 2008;22:2149–52.

116. Hubmann R, Bodlaj G, Czompo M, Benkö L, Pichler P, Al-Kathib S, et al. The use of self-expanding metal stents to treat acute oesophageal variceal bleeding. Endoscopy. 2006;38:896–901.

117. Seewald S, Sriram PV, Naga M, Fennerty MB, Boyer J, Oberti F, et al. Cyanoacrylate glue in gastric variceal bleeding. Endoscopy. 2002;34:926–32.

118. Sengstaken RW, Blakemore AH. Balloon tamponage for the control of hemorrhage from esophageal varices. Ann Surg. 1950;131:781–9.

119. Chong CF. Esophageal rupture due to Sengstaken–Blakemore tube misplacement. World J Gastroenterol. 2005;11:6563–5.

120. Dearden JC, Hellawell GO, Pilling J, Besherdas K, Van Someren N. Does cooling Sengstaken–Blakemore tubes aid insertion? An evidence based approach. Eur J Gastroenterol Hepatol. 2004;16:1229–32.

121. Panes J, Teres J, Bosch J, Rodés J. Efficacy of balloon tamponade in treatment of bleeding gastric and esophageal varices. Results in 151 consecutive episodes. Dig Dis Sci. 1988;33:454–9.

122. Teres J, Cecilia A, Bordas JM, Rimola A, Bru C, Rodés J. Esophageal tamponade for bleeding varices. Controlled trial between the Sengstaken–Blakemore tube and the Linton–Nachlas tube. Gastroenterology. 1978;75:566–9.

123. Boyer TD, Haskal ZJ. American Association for the Study of Liver Diseases Practice Guidelines: the role of transjugular intrahepatic portosystemic shunt creation in the management of portal hypertension. J Vasc Interv Radiol. 2005;16: 615–29.

124. Monescillo A, Martinez-Lagares F, Ruiz-del-Arbol L, Sierra A, Guevara C, Jiménez E, et al. Influence of portal hypertension and its early decompression by TIPS placement on the outcome of variceal bleeding. Hepatology. 2004;40:793–801.

125. Rössle M, Siegerstetter V, Huber M, Ochs A. The first decade of the transjugular intrahepatic portosystemic shunt (TIPS): state of the art. Liver. 1998;18:73–89.

126. Somberg KA, Riegler JL, LaBerge JM, Doherty-Simor MM, Bachetti P, Roberts JP, et al. Hepatic encephalopathy after transjugular intrahepatic portosystemic shunts: incidence and risk factors. Am J Gastroenterol. 1995;90:549–55.

127. Madoff DC, Wallace MJ, Ahrar K, Saxon RR. TIPS-related hepatic encephalopathy: management options with novel endovascular techniques. Radiographics. 2004;24:21–36.

128. Green BT, Rockey DC, Portwood G, Tarnasky PR, Guarisco S, Branch MS, et al. Urgent colonoscopy for evaluation and management of acute lower gastrointestinal hemorrhage: a randomized controlled trial. Am J Gastroenterol. 2005;100: 2395–402.

129. Edelman DA, Sugawa C. Lower gastrointestinal bleeding: a review. Surg Endosc. 2007;21:514–20.

130. Marohn MR, Hanly EJ, McKenna KJ, Varin CR. Laparoscopic total abdominal colectomy in the acute setting. J Gastrointest Surg. 2005;9:881–6.

第四十二章　急性胰腺炎

Jan J. De Waele

引言

急性胰腺炎是胰腺的一种炎性病变,可波及部分或整个胰腺,其严重程度可以从症状轻微、预后良好的类型到需要接受 ICU 长时间治疗的严重类型。

虽然在大多数国家,胰腺炎在住院患者中所占的比例相对较少,但当诱发其他并发症时其临床病程会延长。尽管我们对胰腺炎的认识不断提高,且有微创技术和重症监护技术的支持,但重症急性胰腺炎的病程依然不可预测并伴有较高的死亡率。近年来,许多曾经被冠以标准治疗的方法遭到了摒弃,正如研究发现大量的液体复苏,预防性应用抗生素以及过早的清创等治疗策略,这些只会给患者带来更差的临床结局。

近期,关于急性胰腺炎的分类以及过去用来描述其并发症的术语已经被更新[1],而 1992 年国际共识会议确定的定义已经被废弃[2]。尽管 1992 年提出的亚特兰大分类是正确的,但其术语及分类已经不能反映疾病的病理生理学的实际内涵,也与胰腺炎的处理没有太大的相关性。

分类

当我们研究急性胰腺炎时,建立其分类系统是必要的,一方面我们可以比较这些临床研究是否纳入了恰当的患者,另一方面也可以指导临床治疗。鉴于上面讨论过的缺陷,有两组专家几乎在同一时间独立地提出了急性胰腺炎新的分类系统[1,3]。两组专家均提出了一个中等严重程度分类("中度"胰腺炎),同时认识到持续器官衰竭(相对于暂时性器官衰竭)的重要性以及应用更恰当的器官功能障碍分类。修订后的亚特兰大标准定义了三种不同严重程度的胰腺炎类型,而"基于决定因素的分类"则包含了四个严重程度级别。

与 1992 年共识相比,亚特兰大分类增加了一个中等严重程度类别,称为中度胰腺炎,其特征为短暂器官功能障碍(<48 小时),局部并发症不伴有器官功能障碍或者合并症恶化(表 42.1)[1]。在这个分类中,基于改良 Marshall 评分判定的持续器官功能障碍伴有局部并发症是重症急性胰腺炎的特征性标志。改良的 Marshall 评分优于其他评分系统是因为它可以应用到非 ICU 患者,例如在普通病房或急诊室的患者。

表 42.1　急性胰腺炎的分类-修订亚特兰大分类[1]

	轻度(现行标准)	中度(符合一或两个诊断标准)	重度
器官衰竭	不出现	短暂的(<48 小时)	持续存在(>48 小时)
局部或全身性并发症	不出现	出现	(常常同时存在)

除了更新定义,亚特兰大共识会议还对局部并发症相关术语进行了修正。首先,新的术语里不再包括出血性胰腺炎、胰腺蜂窝织炎、胰腺脓肿。重要的新概念为急性坏死物积聚和包裹性坏死,这两个术语实际上描述了同一个进程不同的阶段,前者通常出现在最初的 4 周,后者则是前者的最终结局。而与坏死性胰腺炎相关的急性坏死物质积聚同时包括积液和坏死物质(坏死可以累及胰腺组织和胰周组织),包裹性坏死是成熟的、包裹性的胰腺和/或胰周坏死组织积聚物,是逐渐形成的炎性包裹。

最近介绍的另一种分类系统,即基于决定因素的严重性分类,在概念上被认为是决定结果的决定因素,用来对急性胰腺炎进行分类[3]。定义了两个重要的决定因素:一个是系统性的(器官功能衰竭),另一个是局部的决定因素(胰腺或胰周组织坏死)。基于这些考虑,描述了一个 4 级的分类(表 42.2),同时也有一种中度胰腺炎,但也有一种新的临界急性胰腺炎。

表 42.2 急性胰腺炎的分类—基于标准的严格分类[3]

局部决定因素	无坏死	无菌性坏死	感染性坏死	感染性坏死
全身决定因素	无器官功能障碍	短暂的器官功能障碍（<48小时）	持续的器官功能障碍（>48小时）	持续的器官功能障碍（>48小时）

后一种分类理论上更具优势—更好地反映了死亡风险，并认识到短暂器官衰竭的（有限）作用。SOFA 评分为 2 分或更多，用来描述心血管、呼吸系统和肾脏系统的功能。一个缺点是，它严重依赖于局部并发症的表现，这意味着需要进行腹部 CT 扫描，但这在发病初期往往是不需要的，有时也不可能完成。

急性胰腺炎的自然病史

80%~85% 的患者只会出现轻微的胰腺炎[4]，3~5天就能自愈，并且发病率和死亡率都很低。无坏死表现，仅引起胰腺一定程度的水肿，且全身影响有限。

然而，约有 20% 的急性胰腺炎患者会出现更严重的症状，即中度或重度胰腺炎，表现为短暂性（中度胰腺炎）或持续性（重度胰腺炎）器官衰竭伴随局部并发症。持续几天的疼痛反映可能是局部的并发症表现。患者在入院后的 24~72 小时爆发性表现多器官功能障碍综合征（MODS）往往是由于全身炎症反应综合征（SIRS）导致。

急性胰腺炎患者的并发症通常在两个阶段发生。在疾病发作后的第一天出现的并发症是由炎症反应引起的，并且可能导致 MODS，类似于严重脓毒症所导致的器官功能障碍。尽管通常在腹部 CT 上没有坏死的表现，但是此时，组织低灌注可能已经发生，并且可能是接下来疾病进展过程中出现问题的原因。

症状出现后 1~2 周的并发症主要是由残余的胰腺组织引起的。胰腺坏死，更重要的是胰腺和胰周组织的感染，是最令人担心的并发症。一直与较高的发病率和死亡率有关，为了避免必须外科手术介入才能解决的此种感染发生，实施了多种策略来防止其发生。胰腺假性囊肿的形成也是晚期发病率的重要来源，但在大多数情况下，严重急性胰腺炎合并并发症患者的结局还不错。因为并发症的出现，意味着病人通常会在医院更长时间接受治疗。

无论是住院期间还是出院后，并发症的出现对急性胰腺炎患者来说有着重要的影响，因其是导致发病率和死亡率的主要原因。出院后健康问题主要包括糖尿病、腹痛、慢性胰腺炎、多发性神经病以及与慢性酒精滥用有关的问题。尤其是糖尿病和多发性神经

病已被报道为重要的问题，同时也是直接影响出院后的经济负担的主要问题。

尽管如此，病人的生活质量还是相当不错的。通过对急性胰腺炎患者的远期预后进行研究，一项回顾性报道总结，在 145 个严重急性胰腺炎患者虽然使用的评分系统表明患者得分略差，但总体健康相关的生活质量与一般人群没什么不同[5]；相当数量的患者在出院后死亡，究其主要原因是与酒精有关的问题和损害。

流行病学和病因学

关于急性胰腺炎发病率的报道差异较大，每 10 万人中有 5 例到 80 例[6,7]。这一发病率似乎很大程度上取决于人群中典型危险因素的流行程度，例如酒精摄入与胆结石疾病。有观点认为，有限的数据表明一些地区发病率在增加，这一观点可能与胰腺炎诊断上一些辅助手段水平的提高与应用增加有关。

急性胰腺炎的病因众多（表 42.3）；胆道结石或酒精摄入占急性胰腺炎发作诱因的 70%~80%，超过其他所有因素。在有些国家，过量饮酒导致的酒精性胰腺炎的比例甚至上升至 80%。不同地区的病因学似乎有很大的不同，欧洲作为一个引人注目的例子，在北欧，酒精摄入目前是导致急性胰腺炎的首要病因。

表 42.3 急性胰腺炎的原因

胆结石包括隐性结石

酒精

药物（雌激素，呋塞米，磺胺类，对氨基水杨酸，四环素类，噻嗪类利尿药，丙戊酸，类固醇类，甲硝唑，环孢素 A，硫唑嘌呤，左旋门冬酰胺酶）

创伤
- 内镜逆行胰胆管造影术
- 乳头括约肌切开术
- 胰腺的钝性穿透伤

感染
- 病毒感染（腮腺炎、人体免疫缺陷病毒、柯萨奇病毒、巨细胞病毒、乙肝病毒）
- 细菌感染（伤寒沙门菌、军团菌）
- 寄生虫感染（蛔虫）
- 胰管梗阻
- 奥狄括约肌障碍（壶腹肿瘤梗阻或狭窄）
- 胰管内结石和狭窄
- 缺血（低血压、低体温症）
- 自身免疫性疾病
- 代谢（高甘油三酯血症、高钙血症）
- 解剖学上的先天性异常（胰腺分裂症、胆总管囊肿、憩室）

特发性

而在希腊,胆道结石是急性胰腺炎发病的主要因素[7];在意大利,酒精性胰腺炎仅占急性胰腺炎全部发病率的7%。

急性胰腺炎的次要诱因还包括:高脂血症、高钙血症、内镜逆行性胆管造影(ERCP)、药物毒性、胰腺和十二指肠肿瘤以及先天性异常(胆道囊肿、胰腺分裂)、腹部外伤、病毒或寄生虫感染。在一些研究中,有相当数量的患者,多达20%的胰腺炎没有明确的病因,被归类为特发性胰腺炎。

越来越多的胰腺炎遗传病因被确定,主要导致对自发胰蛋白酶原激活的保护丧失[8]。

通常情况下,病人的特征可能会提示胰腺炎的病因。在50岁以上的女性患者中,胆结石通常是主要原因,而在年轻的男性患者中,则应怀疑酒精滥用。

长期以来,感染一直被认为是导致不良预后的最重要的危险因素,但近期文献已经详细研究了器官功能障碍的作用。Petrov等分析了现有文献,并在一项荟萃分析中发现两者对预后有类似的影响,但两者并存状态对预后的影响最高[9]。最近的研究证实了器官功能障碍的重要性。郭等回顾了2009年至2012年治疗的447名患者[10]。总死亡率为13%,而有几个特征与更糟的结局有关,如年龄、菌血症和胰腺坏死;持续的器官衰竭是死亡率的主要决定因素(OR值16.72)。

病理生理学

急性胰腺炎是可限于胰腺局部的炎症,或可演变为伴随全身炎症反应的重症急性胰腺炎。急性胰腺炎的发展可分为三个不同阶段:前两个阶段主要为胰腺的病变,在第三和最后阶段胰腺外症状发生。然而,并不是所有的患者都进展到第二和第三阶段,轻症胰腺炎患者,病变不会波及胰腺外。

第一阶段发生在胰腺的腺泡细胞中,腺泡细胞受损导致细胞死亡,这将启动第二阶段的胰腺局部炎症反应,引起典型的局部症状和体征。这两个阶段都不同程度发生在所有病人身上,但在部分患者,这个局部反应会激活SIRS,最终走向第三和最后阶段。这种SIRS反应导致远隔器官损伤。

阶段1:细胞损伤

胰蛋白酶是一种负责激活胃肠道大量消化酶的蛋白水解酶,胰蛋白酶原提早转化成胰蛋白酶被认为是发生急性胰腺炎的起始事件[11]。胰蛋白酶原的激活通常是由肠激酶介导的,并且常见于胃肠道。病理

条件下,虽然这是在胰腺的腺泡细胞开始的,但确切的机制尚不清楚。组织蛋白酶B是一种蛋白水解酶,在正常条件下负责降解不需要的细胞物质并储存于独立区室,虽然组织蛋白酶B与胰蛋白酶原在同一细胞内空泡中共存可能是起始事件,但其他几个因素也起了一定作用。例如,细胞内钙离子水平对这种提早激活至关重要[12],钙离子分泌减少,通过破坏肌动蛋白细胞骨架使胰蛋白酶原在腺泡细胞中积聚同样在起作用[13]。还有一种假设是,抑制防止胰蛋白酶抑制剂和降解活化胰蛋白酶的蛋白酶等胰蛋白酶原自发激活或偶然激活的细胞机制在胰腺炎的发生过程中发挥作用。

遗传因素也可能是某些患者在第一阶段发病的主要原因。人们已对几种形式的遗传性胰腺炎进行阐述;这些疾病的共同特征是防止胰蛋白酶原自发激活或偶然激活的细胞机制受到了抑制[8]。

近年来,人们已深入研究细胞对这种损伤的反应。特别是细胞凋亡(即细胞程序性死亡)对急性胰腺炎的作用,相对于坏死,细胞凋亡作为一种损伤反应,就显得尤为重要了[14,15]。在正常情况下,细胞凋亡是由一组蛋白酶介导的,即半胱氨酸蛋白酶,其可作为抑制因子及该过程的效应因子[16]。局部条件会大体上决定发生细胞凋亡还是坏死,决定胰蛋白酶本身、核因子(NF)-κB、组织蛋白酶B等所谓的凋亡抑制因子以及引起坏死的多聚ADP-核糖聚合酶(PARP)[17]。它们之间是否涉及若干介导子。三磷酸腺苷消耗水平(ATP)对这方面非常重要[18],ATP消耗水平高会引起坏死,而消耗水平降低与细胞凋亡相关。再者,钙也是一个关键因素。腺泡细胞中钙离子水平持续升高可能会导致坏死[19]。无论是坏死还是细胞凋亡,这种细胞死亡形式都决定胰腺炎的严重程度,至少在动物模型中如是:细胞凋亡与轻度病变相关,而坏死与重症急性胰腺炎相关[20]。

阶段2:胰腺组织局部炎症

本阶段的特点是吸附和活化胰腺中的中性粒细胞和巨噬细胞。该炎症过程是由NF-κB信号途径发起的[21],该途径最初在腺泡细胞和局部巨噬细胞中生成白介素(IL)-1β和TNF-α。这些细胞因子引发整个炎症级联反应[11,22],该级联反应包括不同类型的细胞(如中性粒细胞、淋巴细胞、巨噬细胞和内皮细胞)和众多促炎介质[如IL-6、IL-8、细胞间黏附分子(ICAM)-1、补体成分、血小板活化因子(PAF)、活性氧、激肽释放酶、一氧化氮、前列腺素(P物质)与抗炎

介质(如 IL-2、IL-10)],其中复杂的相互作用尚未充分明确[23]。

解剖学上,这些过程的特点是胰腺组织炎症和水肿[24]。这可能与胰内外血管痉挛相关[25]。在某些情况下微循环受损后缺血、出血和坏死相继发生[26];上述许多促炎介质都与微血管变化有关[27],并且血小板似乎发挥着至关重要的作用[28]。

阶段3:全身炎症

急性胰腺炎的全身并发症是由全身炎症反应综合征(SIRS)引起的,其类似于脓毒症、创伤或烧伤患者所见的反应。一旦这些促炎介质进入体循环,远端器官功能障碍就可能会发生,该症状是急性胰腺炎病程早期所见大部分严重并发症的成因。除上述细胞因子外,其中单核细胞趋化因子(MCP-1)、巨噬细胞移动抑制因子1(MIF-1)和环氧合酶(COX)-2的诱导与远端并发症的发生有关。在动物模型中,虽然选择性抑制这些细胞因子以使远端并发症程度有所降低,但目前仅进行了一项确诊胰腺炎的人体研究。在该项大型人体研究中,虽然 PAF 拮抗剂来昔帕泛已经过检验,但无法减轻疾病严重程度或改善预后[29]。

急性胰腺炎的诱发事件

不同的机制可引起上述所有或部分病理生理学过程。当考虑不同的胰腺炎成因时,在急性胰腺炎中识别的不同介质是否具有相同作用也是非常值得怀疑的。

例如,在啮齿动物中,酒精对上述过程具有莫大影响[30]。首先,组织蛋白酶 B(造成腺泡细胞中胰蛋白酶原提早转化的原因)的表达和活性均有所增加。参与细胞凋亡过程的各种半胱氨酸蛋白酶的活性也有所下降,并对微循环造成有害影响。酒精代谢成脂肪酸乙醇酯也被认为可诱发胰腺炎,因为其可引起细胞内胰蛋白酶激活以及细胞内钙离子浓度升高[31]。尚不明确这些机制是否也与人类酒精性胰腺炎有关。

另一方面,胆道梗阻通过胰管胆汁盐反流也可引起胰腺炎。这些胆汁盐增加了细胞内钙离子浓度,引起线粒体功能障碍,从而通过坏死造成细胞死亡[32]。该机制是否也(部分)与非胆汁反流下孤立性胰管梗阻有关尚且不得而知。

最终,高脂血症是通过来自胰腺水解甘油三酯的游离脂肪酸的直接毒性作用引起胰腺炎。除直接毒性作用外,微血管同样受累。

有关急性胰腺炎病理生理学的大部分认识是来自于动物模型的,其中大部分是啮齿动物模型。在这些模型中,参与以上任一步骤的不同酶或细胞因子的作用已通过抑制其活性或敲除编码其合成过程的基因而进行单独研究。虽然这使得我们大大了解大、小鼠胰腺炎病理生理学,但尚不清楚这能否外推到人类身上。例如,啮齿动物和人类的胆囊收缩素(CCK)受体呈差异表达,超生理剂量的 CCK(一种常用的实验性急性胰腺炎模型)无法在人体中诱导胰腺炎。

临床表现

大部分患者的临床表现相当明确。急性上腹部疼痛是最明显的症状,通常伴随背部放射痛、恶心和呕吐。疼痛程度在数小时内加剧,并且能够持续数天。

部分患者的急性胰腺炎可能与急性腹膜炎相仿,万一临床上无法确定,可能需要进行腹部 CT 扫描等更多的检查来排除胃溃疡穿孔等问题或继发性腹膜炎的其他病因。绝大多数患者常表现为脐周区变色(Cullen 征)或双侧腰胁部变色(Grey-Turner 征)。这表明累及胰周组织,并且暗示晚期病变。

偶尔,急性胰腺炎患者可能有器官功能障碍表现,无明显腹部症状。经常受累的器官系统是心血管系统、呼吸系统、肾和中枢神经系统,从而造成低血压、低氧、躁动或意识水平下降。由于全身促炎介质释放,也经常出现发热。

诊断

大部分患者可根据以上典型临床表现结合血清淀粉酶或血清脂肪酶水平升高来诊断。

生化检查

胰酶升高(正常上限值三倍以上)是生化检查确诊胰腺炎的主要依据。虽然淀粉酶是最常用的,但是其他疾病如胰腺病变、肠缺血和肠穿孔到腮腺炎和急性肾衰竭等都会出现不同程度淀粉酶升高[33]。据报道,脂肪酶升高的特异性更高,但远远是不够的。一旦确诊,每天对这些酶进行监测并不会提高对患者的治疗效果,因为它们不能够用于评估胰腺炎的严重程度或作为改善的标志。在血清淀粉酶水平低下但疑似有胰腺炎的患者中,尿淀粉酶可能更适合确诊[34]。

人们已对其他酶作为诊断工具进行了研究,如尿胰蛋白酶原2和血清胰弹性蛋白酶,两者的阴性预测值特别高[35]。这些工具尚未大范围用于诊断胰腺炎。

影像学

超声检查、腹部 CT 扫描或磁共振成像(MRI)等成像技术在绝大多数患者中确立急性胰腺炎诊断不是必要的,并且只应在入院时用于排除疑似胆源性胰腺炎患者的胆石症或排除其他诊断。目前,成像技术尚不能够预测收治时疾病的严重程度。

CT扫描和MRI的作用在于检测急性胰腺炎的并发症,如急性坏死积聚、急性胰周渗液积聚、透壁性坏死或假性囊肿。

CT扫描

在某些情况下,腹部CT扫描可用于确诊临床上高度怀疑急性胰腺炎但酶水平正常或原因不明的MODS。

特异性的胰腺评价标准可用来增加胰腺炎诊断阳性率。CT扫描表现的变化可从局限水肿伴随或不伴随胰腺组织炎症到胰腺组织坏死伴大范围胰周渗液积聚不等(图42.1)。

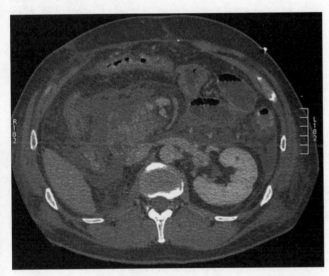

图42.1　严重急性胰腺炎患者的腹部CT扫描可见胰腺坏死和胰腺后发炎

磁共振成像

MRI也可用于诊断急性胰腺炎,并且能够准确区分坏死组织与非坏死组织[36]。特别适合于胰管造影并检测是否存在结石,无需行经内镜逆行胰胆管造影(ERCP)检查。在临床实践中,机械通气患者因条件有限或者转运过程中的一些实际问题而甚少常规使用。

超声

超声无法在大部分患者中用于评估胰腺有否存在炎症或坏死。超声检查的价值在于检测胆囊结石或胆道扩张,提示因结石潴留导致的梗阻。超声内镜对检测经腹部超声检查时可能漏掉的小结石具有较高的灵敏度。

危险分层

早期危险分层的目的在于预测哪些患者处于疾病加重乃至死亡的风险,并且可能受益于尽早收治于ICU或专科监护病房进行监测和支持治疗。同样可以辅助医生选择患者进行针对性干预,以限制胰腺炎引起的损伤;由于这种方法目前可行性稍差,故未能在临床实践中被广泛使用。

Ranson标准已在20世纪70年代制定,至今仍广泛使用。结合入院时和入院后48小时内的临床指标和生化指标(表42.4)可估计死亡风险[37]。尽管(高)预测死亡率不再适用,但Ranson评分反映了代谢紊乱程度,并且能够预期目前接受治疗患者的死亡率。虽然改良格拉斯哥评分标准衍生自同一标准,但变量数减至8个(表42.5)[38]。两者的缺点是部分变量只能在48小时内评估,因此,两者仅限于急诊室使用。最新纳入医疗工具的新增项目之一是BISAP评分(表42.6),该评分能够在床旁轻松计算[39]。

表42.4　Ranson评分所含的变量[37]

入院时	入院后48小时内
55岁以上	红细胞比容下降>10%
白细胞计数>16 000/μl	钙<8mg/dl(2mmol/L)
血糖>200mg/dl(11mmol/L)	氧分压<60mmHg
乳酸脱氢酶>350IU/L	血尿素氮增加>5mg/dl
谷丙转氨酶>250IU/L	碱缺失>4mEq/L
	估计体液隔离>6 000dl

表42.5　改良格拉斯哥评分标准[38]

入院后48小时内
55岁以上
白细胞计数>15 000/μl
血糖>180mg/dl(10mmol/L)
乳酸脱氢酶>600IU/L
钙<8mg/dl(2mmol/L)
氧分压<60mmHg
血尿素氮>44.8mg/dl(16mmol/L)
白蛋白<32g/L

表 42.6 BISAP 评分系统[39]

BUN>25mg/dl

精神状态障碍(格拉斯哥昏迷量表评分<15 分)

2 项或以上 SIRS 标准 60 岁以上

影像检查见胸腔积液

SIRS. 全身炎症反应综合征;BUN. 血尿素氮。

在最初的研究中,虽然评分系统被广泛使用,但在随后的分析中,结果千差万别。这可能表明评分系统的不同表现取决于人群与背景,通用评分系统的概念可能是模糊的。

人们研究发现,有几个生化指标可能会预测胰腺炎的严重程度。已证明,第 48 小时(而不是入院时)的 C 反应蛋白是一个有用的指标,敏感性为 57%～89% 和 55%～82%[33]。其他标志物包括降钙素原、IL-6、胰蛋白酶原激活肽、粒细胞弹力蛋白酶和羧肽酶 B 激活肽,然而,这些标志物尚未广泛普及。人们发现,红细胞比容,特别是血液持续浓缩是胰腺坏死和器官功能衰竭的指标[40],但也可能是初步复苏差及由此所致的不可避免的器官功能障碍的指标。在大型人群中探讨的另一个"简易"预测因子是血尿素氮(BUN)。Wu 等在某一队列中发现,入院时 BUN 升高(>20mg/dl)及入院期间 BUN 水平有任何升高都与死亡率分别增大 4.6 倍和 4.3 倍相关[41]。这些预测因子的表现与其他评分系统(如 APACHE Ⅱ评分)相当,但更简单,并且已经可在入院时使用。

虽然有关坏死与感染性坏死的重要性的报道很多,但因为两者都只在症状开始后的至少 2～3 天才发生,所以它们无法在入院时用于指导处理患者。因此,

表 42.7 CT 严重程度指数[42]

原理	调查结果	分数
急性胰腺炎的等级	正常胰腺	0
	胰腺肿大	1
	胰腺炎	2
	液化性炎或蜂窝织炎	3
	两种或两种以上的液化性炎或蜂窝织炎	4
胰腺坏死程度	无坏死	0
	胰腺的三分之一坏死	2
	一半胰腺坏死	4
	一半以上胰腺坏死	6

基于是否存在坏死的影像学评分,如 CT 严重指数[42](表 42.7),不应在有症状的前几天内用于指导患者的治疗。然而,研究发现,就急性胰腺炎患者的死亡率而言,两种评分系统预测预后是可靠的[43];作为预后的主要决定因素之一,坏死及其程度是两个评分系统不可缺少的部分,这在意料之中。临床评分系统像影像学评分系统一样可靠,暗示早期影像学检查预测胰腺炎的严重程度是不必要的[44]。

腹腔高压

腹内高压(IAH)和腹腔间室综合征(ACS)最多见于腹部创伤或主动脉瘤修复术等急诊腹部手术后的患者(IAH 被定义为腹内压持续或反复病理性升至 12mmHg 以上,而 ACS 被描述为腹内压持续升至 20mmHg 以上合并新发器官功能障碍)[45]。尽管 ACS 的典型症状,即快速演变成多器官功能障碍综合征(最常合并呼吸衰竭、血流动力学改变和急性肾衰竭),常见于重症急性胰腺炎患者,但直到最近,人们才意识到 IAH 的重要性。

重症急性胰腺炎患者的 IAH 发生率较高,发生率在 60% 至 85% 变动[46]。特别是,在这一背景下,多种因素造成 IAH,原发性(即腹内原因)和继发性(因体液潴留和水肿所致)IAH 的两种特征均存在。显然,腹膜后腔的炎性过程增大了腹内体积,因为出现腹水或肠梗阻伴腔内内容物增多,可能进一步增大。积极的液体复苏—相当于 10～15L/d—可进一步加快 ACS 的发生,它是 IAH 的终产物,特点是严重器官功能障碍,呼吸功能不全、心血管功能障碍和肾功能不全最明显。关于这点,Zhao 等发现,相比于经胶体和晶体联合治疗的患者,采用仅有生理盐水的复苏方案的患者的 IAP 更高,ACS 更常见[47]。一旦发生,IAH 就会在病情早期出现,即平均 1 天后,最多在第 2、3 天。同时还发现,死亡组的 IAP 在第一周依然升高,而生存组第 1 天的 IAP 较高,但在随后的几天里 IAP 呈逐渐下降的趋势[48]。

有人提出,IAP 还可作为急性胰腺炎发病严重程度的预测因子。最大 IAP 与胰腺炎严重程度明显相关,最大 IAP>14mmHg 可足以预测死亡率[49]。然而,单纯 IAP 不应用于急诊室内或头几个小时或头几天指导患者治疗。利用相同截止值 14mmHg,发生腹腔内积液(敏感性为 78%,特异性为 86%)以及需要手术所报告的敏感性和特异性(敏感性为 88%,特异性为 86%)可能是 IAH 在发生胰腺坏死及感染过程中发

挥作用的指标。

重症胰腺炎的并发症

坏死

胰腺组织因微血管变化导致低灌注可能会导致组织坏死。虽然坏死的发生一直都被视为最重要的预后决定因素,但器官功能障碍至少在死亡率方面似乎已取代之成为一个终点。坏死所致的症状可能变化甚大,应该注意的是,多达半数的坏死患者未发生器官功能障碍[50]。但假性囊肿和坏死感染等局部并发症只可能在出现坏死后才能发生,故坏死应视为后续并发症的底物。

另一方面,坏死的程度似乎与局部和全身并发症的发生相关;例如,坏死感染似乎更多见于腺体坏死超过50%的患者(图42.2)[51];同时,器官功能障碍更多见于坏死更广泛的患者[52]。广泛性坏死也可能引起上消化道梗阻,并引起上腹部不适。

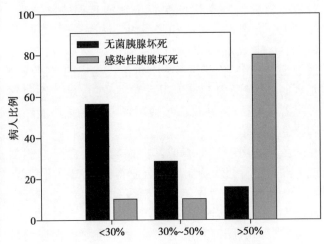

图42.2　胰腺坏死程度与感染程度的关系(基于 Buchler et al. [51])

感染性坏死

因为胰腺坏死组织感染与发病率和死亡率升高相关[52,54,55],所以是重症急性胰腺炎最可怕的并发症[53]。其在重症患者的发生率为20%~40%。通常,肠道革兰阴性菌引起这些患者感染[56],但最近,研究发现向革兰阳性菌和真菌转变[57]。

据推测,肠道菌群移位也是威胁重症急性胰腺炎患者预后的主要因素。在体内试验中,人们发现细菌移位发生率高达100%[58]。涉及移位的因素之一可能

是肠梗阻,预防性抗生素的使用及 IAH,IAH 在重症急性胰腺炎患者中记录日渐增多(见上文)。虽然 IAH 和 ACS 与菌群移位发生率升高相关[59],但机制尚不清楚。胃肠道灌注压差导致肠屏障功能衰竭也可能是一个合理的解释[60]。

胰腺坏死继发性感染的其他原因是肠穿孔,引起直接感染、肺炎等感染的远端病灶血行播散或导管相关性感染。其他可能因素有胆管反流,这见于急性胰腺炎患者 ERCP 后的偶然暴发性恶化。

重症急性胰腺炎患者的 ICU 治疗

ICU 收治

因为缺少器官功能障碍发生的早期预测因子,所以选择哪些患者收入 ICU 治疗仍然非常困难。重症高危风险患者未必能受益于 ICU 收治,因为只有器官功能障碍而非单纯胰腺坏死的患者似乎是 ICU 监护和密切随访的最合理的候选者。

从实际的角度来看,入院时表现器官功能障碍(最常是低血压、呼吸功能不全和急性肾损伤)的患者应收治于 ICU 或加强监护病房,严重代谢紊乱或存在心力衰竭、慢性肾功能不全等基础疾病,可能导致急性器官功能障碍恶化的患者,也应收入 ICU。

重症急性胰腺炎患者的 ICU 治疗包含五个不同方面:

- 对并发症(即器官功能障碍及坏死和感染等胰腺局部并发症)的发生进行监护
- 器官功能支持
- 限制病情进展
- 预防感染
- 治疗并发症

监护

生命体征监测是 ICU 最显而易见的措施。常规指标应包括心率、血压、呼吸频率、氧饱和度、尿量和意识,并且还应进行器官功能生化评价。

这使主治医生警惕即将出现器官功能障碍,应触发相应策略以支持衰竭器官系统并防止进一步损伤(见下文)。

观察局部并发症的发生同样重要。如前所述,坏死的发生和坏死感染的发病率与死亡率升高相关。增强 CT 扫描可见胰腺坏死,尽管检测胰腺坏死不会明显改变治疗,但应在收治 ICU 后未改善的患者中予

以考虑,以排除其他原因或早期胰腺感染。

胰腺坏死感染难以预测,发病早期尤为困难。与胰腺炎本身相关的 SIRS 反应使区分炎症与感染变得非常困难。借助反复增强 CT 扫描,必要时配合细针穿刺(FNA)进行胰周感染筛查,是解决此问题的最合乎逻辑的方案。目前,生物标志物一直是区分感染与炎症的次优方案。

由于急性胰腺炎患者的器官功能障碍与 IAH 相关,故 IAP 监测适用于危重急性胰腺炎患者。IAH 与并发症的发生有关,同时可能是预测 AP 并发症的一种简单可靠的工具。研究发现,最大 IAP≥14 可以预测 MODS 及感染性积液,并且预测是否需要手术[49],对大部分终点具有较高的特异性。

器官功能障碍的支持

低血压是重症急性胰腺炎患者器官功能障碍的最常见表现之一,通常这些患者需要积极液体复苏。主要原因在于"第三间隙"液体丢失,可导致全身灌注不足,故而进一步造成终末器官功能障碍。因此,恢复足够的血管内容量很重要,但在危重病医学方面,液体复苏也已经在重症急性胰腺炎患者中受到仔细审视。虽然"自由"或"积极"液体复苏一直都是治疗的中流砥柱之一,但最近这种方法已经受到了质疑。据推测,液体复苏可影响胰腺微循环,体液潴留可进一步损害胰腺组织灌注,从而造成胰腺坏死。

有人提出,限制性液体复苏策略不会造成预后不良,相反,予以大容量液体复苏与预后不良相关[61]。近期一篇系统性综述对此课题作出最重要的结论是,基于积极液体疗法的证据非常有限[62]。作者的结论还指出,近期中等质量的随机研究发现,非积极的液体复苏策略与器官功能障碍风险降低(比值比 0.69)和死亡风险降低(比值比 0.40)相关。选择复苏液体可能同等重要。Wu 等发现,乳酸林格液优于生理盐水[63]。引人注意的是,众多小型研究表明,用羟乙基淀粉(HES)或羟乙基淀粉联合晶体[47]进行复苏可分别减少使用机械通气和减轻器官功能衰竭。近期研究指出,使用淀粉会增加损伤,这当然已经改变了讨论,淀粉不再被推荐成为这些危重患者的复苏液。

少尿常见于出现症状后的晚期患者。因恶心、腹痛导致的液体摄入减少,合并上述第三间隙丢失,以及全身炎症反应是造成急性肾损伤的原因。大多数患者对输液反应良好,通常能够避免肾脏替代治疗。

呼吸功能不全在入院时罕见,大部分发生在液体复苏后。可出现急性肺损伤或急性呼吸窘迫综合征,胸片显示双肺浸润;胸腔积液和胸廓顺应性下降可能进一步累及呼吸。虽然吸氧可帮助某些患者缓解呼吸衰竭,但机械通气通常是不可避免的。虽然可以尝试经面罩无创通气,但如果有持续性低氧性或高碳酸血症性呼吸衰竭,采用肺保护性策略的有创机械通气是必需的。

疼痛缓解通常是急性胰腺炎患者必需的,不仅使患者更舒服,而且因为疼痛本身危害氧合作用,甚至可能造成持续器官功能障碍。以往,虽然吗啡被认为可导致 Oddi 括约肌功能障碍,但这尚未在人类中有记录,而且吗啡现在被认为对人类是安全的[64]。研究证明,硬膜外注射镇痛药非常有效,但低血压患者应慎用。

限制疾病进展

人们已对制定限制病情进展从而预防并发症的策略付出大量努力。但这些策略大部分对实验性胰腺炎有利,对发病率或死亡率等相关终点无影响。当患者以胰腺炎诊断入院时,这些干预措施可能大部分为时已晚。

通过禁食水或限制肠内营养降低对胰腺刺激,传统上已成为治疗急性胰腺炎患者的首要措施之一。尽管大部分患者因恶心和腹痛而无法耐受经口进食,但没有证据显示这样做确实有益。疾病本身抑制胰液分泌,处以"禁食"没有附加价值。相反的情况或许是真的:早期肠内营养即胃内喂饲,在重症急性胰腺炎患者是可行的,并且已被证明可限制器官功能障碍和降低感染率[65]。

虽然利用生长抑素或其类似物等蛋白酶抑制剂或抑酸药进行药物抑制胰液分泌得到了广泛研究,但在急性胰腺炎患者中未证明对发病率和死亡率有任何令人信服的影响[66]。

旨在抑制局部和全身炎症过程的抗炎化合物最近备受人们关注,但经过评估的药物均未被证实优于安慰剂。

在因胆道结石导致的胰腺炎患者中,如有文献记录或存在此病的间接征象,例如黄疸和腹部超声或超声内镜下的胆管扩张,则应尝试将残余结石从胆总管取出。因为这种情况下的手术与死亡率升高相关,故 ERCP 联合括约肌切开术是达到这个目的的最简练的方式。ERCP 对严重胰腺炎患者大有裨益,可降低并发症发生率,如胆源性脓毒症[67]。如果晚于 72 小时进行的话,ERCP 可能诱发胰腺坏死感染,故应避免使用。

在部分妊娠相关高甘油三酯血症或高脂蛋白血症Ⅳ型或Ⅴ型合并高血清甘油三酯水平(>1 500mg/dl,不管是否采用保守治疗)的患者中,血浆置换疗法对预防现有的胰腺损伤可能是必需的。

预防感染

预防性抗生素

重症急性胰腺炎的抗生素预防治疗策略一直是

激烈争议的话题。尽管基于一些小数据的非盲试验抗生素预防治疗曾经被认为是一种拯救生命的方法，并被医学界急切地采纳，但在最近的两项随机对照试验中，这是迄今为止所进行的唯一的设盲研究，这种做法不能证明任何益处。表 42.8 概述了有关这个问题的相关研究。

表 42.8　急性胰腺炎患者预防性抗生素策略临床试验综述

第一作者	n	治疗干预组	盲组	胰腺感染率 （干预与安慰剂）	死亡率 （干预与安慰剂）
Sainio[100]	60	头孢呋辛	无	9/30 vs. 12/30	1/30 vs. 7/30[*,a]
Pederzoli[101]	74	亚胺培南	无	5/41 vs. 10/33[b]	3/41 vs. 4/33
Delcenserie[102]	23	头孢他啶+阿米卡星+甲硝唑	无	7/12 vs. 0/11[*,c]	3/12 vs. 1/11
Nordback[103]	58	亚胺培南	无	NA	2/25 vs. 5/33
Isenmann[68]	114	环丙沙星+甲硝唑	双盲	7/58 vs. 5/56	3/58 vs. 4/56
Dellinger[69]	100	美罗培南	双盲	9/50 vs. 6/50	9/50 vs. 10/50
Rokke[104]	73	亚胺培南	无	3/36 vs. 7/37	3/36 vs. 4/37

[*] $P < 0.05$
[a] 看到文本的评论。
[b] 胰腺感染发生率的定义包括了胰腺坏死的感染、胰腺脓肿和胰腺假囊肿感染。
[c] 胰腺感染发生率被定义为严重脓毒症（胰腺感染和脓毒性休克）。

在 20 世纪 80 年代和 90 年代，进行了一些试验，研究使用不同的抗生素来减少胰腺感染的发生率。基于小的，大多是单一中心，有时是非盲的或非对照的研究，许多人都急切地采用了预防性抗生素的做法。在最近进行的双盲随机对照试验中，这些假定的预防性用药的益处尚未得到证实。最大的试验，比较了环丙沙星联合甲硝唑与安慰剂治疗预计的严重胰腺炎，并没有显示出胰腺感染、肺部并发症或死亡率的不同，并在中期分析后停止[68]。另一个大的多中心随机对照试验显示，在严重急性胰腺炎患者中预防性的美罗培南使用对预后没有影响[69]。此外，使用美罗培南并没有延迟胰脏感染。

在这两个随机对照试验中，抗生素的使用都影响了微生物的敏感性。在 Isenmann 的研究中，23 个分离株中的 18 个对环丙沙星有抗药性。Dellinger 的研究只对干预组中 6 个被感染的患者进行了数据分析；其中 5 个对美罗培南有耐药性。

到目前为止，还没有任何试验证明对死亡率的影响，在随机试验中，没有发现对胰腺感染的影响；因此，在胰腺坏死患者中不支持预防性抗生素的使用。

肠内营养

虽然通过肠道给病人营养来避免刺激胰腺分泌

曾经一度被认为是危险的，早期肠内营养在急性胰腺炎的治疗过程中被广泛接受。除了相对于全肠外营养可以降低费用和导管相关性感染等优势之外[70]，它还被认为可以减少胰腺炎相关的感染。众多研究表明肠内营养不仅能调节炎症反应，而且肠内营养与肠外营养相比降低了感染性并发症的发生率及死亡率[65,71]。虽然部分效应可能是由于对照组肠外营养的副作用，但我们认为肠内营养能提高肠道黏膜完整性，从而降低细菌易位的速率；然而，最近一项针对人类的研究并没有找到任何证据来证明这一点[72]。肠内营养相对于静脉营养可以更好地控制血糖水平，同样有助于改善临床结局[73]。

并发症的治疗

无菌性胰腺坏死

在 80 至 90 年代早期，虽然胰腺坏死本身被认为是早期清创术以治疗未解决症状的指征，但有几项研究显示，大多数未手术的无菌性胰腺坏死患者可以安全地管理，死亡率低（图 42.3）。反而经手术治疗的无菌性坏死患者死亡率较高[74]，无菌性胰腺坏死接受手术患者中，有 75% 的患者可能因手术导致迟发感染[75]。

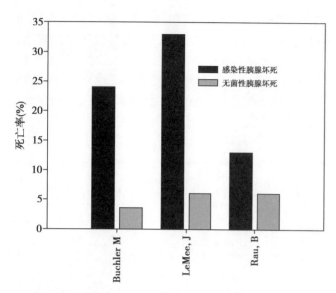

图 42.3　无菌性和感染性胰腺坏死患者的死亡率（基于 Buchler et al. [51],Le Mee et al. [55]和 Rau 等[105]）

目前,有一种共识认为无菌性坏死患者的治疗应以非手术为主[76]。只有当胃肠道出现持续性梗阻,或腹腔高压和明显的 MODS 时,才应考虑手术。

感染性胰腺坏死

感染性胰腺坏死的微生物学

感染性胰腺坏死的微生物通常是肠道革兰阴性菌,尽管革兰阳性感染病例有所增加[77]。这可能与广泛的抗生素预防治疗有关。通常使用的是广谱抗生素,如碳青霉烯或喹诺酮类。

关于这个话题的有趣数据来自于对抗生素预防治疗的一项双盲研究[68,69]。图 42.4 显示了从该实验中对比安慰剂和对照组中分离出来的菌株。从数字可以清楚地看出,在安慰剂组患者中分离出的菌株与对照组截然不同;值得注意的是,医源性革兰阴性菌感染增加(如假单胞菌、不动杆菌和肠杆菌)。同时还发现,抗生素预防组患者也有更多的肠球菌感染的风险。值得注意的是,在安慰剂组中,有相当数量的患者因怀疑胰腺或胰周组织感染而选用了抗生素预防,因此,对抗生素的选择导致的菌群变化可能被低估。

急性胰腺炎感染的诊断

对胰腺坏死患者的感染诊断尤为困难。细针穿刺,无论是 CT[78,79]或超声[80]引导,都是排除胰腺感染的好方法。革兰染色非常重要,但不能仅凭这一点排除感染。还应等待培养结果。在某些情况下,腹膜后气体可能证实胰周组织的感染(图 42.5)。

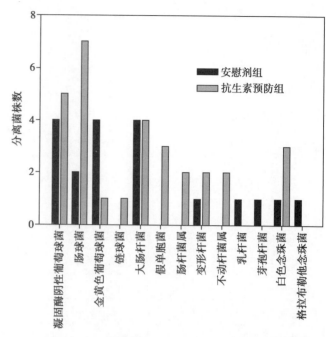

图 42.4　感染坏死性胰腺炎的微生物学。两项随机对照试验的汇总数据[68,69]

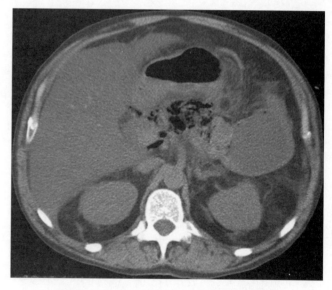

图 42.5　腹膜后气体显示被感染的胰腺坏死

重要的是要认识到如发热、呼吸急促或心动过速和白细胞升高或 C 反应蛋白升高一样是怀疑感染非常敏感但特异性不高的临床标准。这些不应该被用来作为启动经验性抗生素治疗的指南,而应使用上面描述的技术手段来对感染进行判断。然而,感染很少出现在症状开始后的第 7～10 天,因为任何穿刺都有可能导致原本无菌性坏死的胰腺感染,因此在这种情况下,细针穿刺应该被明智地使用。

感染源控制

胰腺坏死感染应按照感染源控制的原则来处理。

从传统意义上来说,感染控制应该包括引流、预防感染进展以及恢复病前的解剖和功能。

在急性胰腺炎中,应包括适当的脓液引流并适当切除胰腺和胰脏坏死组织。回顾性分析发现,这主要是通过各种开放的手术技术来实现的,而这些都没有明显的优越性[81]。

经皮引流

随着开放性手术的死亡率的升高,其他方法也得到了发展。在 1998 年首次描述了急性重症胰腺炎大量液体渗出经皮引流术(PCD),并被广泛使用。荷兰胰腺炎协作研究小组随机对照了 88 例重症胰腺炎患者,分别给予开腹手术或阶段性 PCD 联合微创手术(PANTER 实验),PCD 避免了大部分病人的手术必要,且相对于开腹手术,微创手术有着更低的并发症发生率[82]。

最近的研究证实了这些发现。在广泛的严重急性胰腺炎患者中使用 PCD 的策略挽救了近三分之二的患者出现脓毒症,并避免在其中约一半的患者行开腹手术[83]。第一次 PCD 治疗时的病情严重程度(APACHEII 评分)以及被分离出来的细菌数量,可预测是否需要后续手术。与其他研究一样,结局主要是由疾病的严重程度决定的。

内镜手术

经胃内镜术最近被用于治疗坏死性胰腺,利用这种技术,胰腺坏死组织被从胃后壁的一个洞中取出。相比开放性手术,小 RCT 发现内镜下的切除与更少的并发症(20%～80%)和胰瘘(10%～70%)有关[84]。这种治疗手段是耗时的,需要进行多次手术才能移除坏死组织。尽管有希望,但这种干预在更广泛的急性胰腺炎患者群体中的确切作用仍有待确定。

微创手术

微创腹膜后胰腺坏死组织清除术避免了开腹的手术方式[85]:在 CT 引导下经皮穿刺引流后,利用引流通道可以使用内镜来对后腹膜进行清创。虽然这项技术有其局限性,可能不适合所有患者,但有个别研究报道在部分病例中取得了良好的效果[86]。这种微创的方法也是荷兰急性胰腺炎合作小组阶段性胰腺炎治疗的第二步[82]。这是一种很有吸引力的技术,在某些情况下如果坏死是适合腹膜后入路的——比如胰头坏死或广泛的清理,这可能更具挑战性。

开腹手术

多项研究表明,开腹手术导致更高的发病率和死亡率[87],只要有可能,就需要避免胰腺炎的开放性手术。发病率和死亡率高,腹部并发症也较多,其中就包括胰瘘、肠道损伤和切口疝[82]。

除了 PANTER 的研究[82],并没有比较不同手术方法的随机研究,所有的回顾性分析都受到选择偏差的影响。由于有限的和存在异质性的研究[88],系统综述并不能得出结论;这一分析对主要结果的影响尚不清楚,但在使用微创技术的患者中对器官功能障碍的影响明显较低(OR 值 0.16,0.9% CI 0.06～0.39),这是一个明显的优势。然而考虑到开放性手术引起的高发病率和死亡率,限制适应证和对感染源采取全面微创治疗是明智的。

如果可能的话,在胰腺炎的第一个星期应该避免干预,因为在这个阶段坏死组织的分界仍然不清,过早干预增加了周围组织的损伤以及出血的并发症。然而,应该指出的是,延迟手术在前两周后的干预是基于一项小型的非盲的研究[89],而且在这个回顾性的研究里,纳入的无菌坏死性胰腺坏死的患者是一个明确的混杂因素[90]。如果发生严重脓毒症或感染性休克,并有明确的胰腺感染时,应及时控制感染源,最好步骤是选择经皮穿刺,但在症状不改善时应采取更广泛的清创。

一些胰腺感染坏死的患者并没有接受外科干预治疗;这些病人接受了全身抗感染治疗[91]。目前并没有明确的选择标准,但似乎能耐受感染,没有明显的器官功能障碍及在诊断感染时恶化的病人,他们可能给予保守治疗。需要谨慎注意的是,因为没有确定的标准来选择哪些病人接受非介入性干预治疗。但是,是可以预测的。因为胰腺坏死感染的发展是一种连续性的过程,从细菌易位,到最后的胰腺坏死。如果部分病人能够在这一系列事件发生早期得以诊断,可能能够免于进展至典型的胰腺坏死感染与随之而来的严重脓毒症和难治性腹腔感染。

重要的是,诊断和控制胰腺坏死患者的感染是一个多学科辅助的过程,早期、反复与外科医生、胃肠病学家和介入治疗的放射科医生在胰腺炎的管理中进行交流是必要的。胰腺坏死的定位、持续时间和程度的不同意味着不同病人在诊断或治疗的过程中都不尽相同,都应该是个性化的治疗策略。

抗生素治疗

一般来说,人们很少关注选择何种抗生素来应对已明确感染的坏死胰腺。对胃肠外抗生素在正常胰腺组织中的穿透性进行了大量研究发现,碳青霉烯和喹诺酮类药物具有良好的效果[92,93]。胰腺、胰周坏死和随后的严重感染明显不同。然而,没有理由能够解释,为什么被感染的胰周坏死与其他复杂的腹腔感染处理方式不同,而且使用针对复杂腹腔感染有效的抗生素联合方案来治疗胰腺坏死感染是一个好的选择[94]。

真菌感染和感染性胰腺炎

近年来,真菌的胰腺坏死感染越来越多,在最近的研究中,真菌感染占感染性胰腺坏死患者的30%~40%[57,95,96]。白色念珠菌能从大多数病人中分离出来。在许多报道中,这似乎与预防性抗生素使用有关,和预防性抗生素治疗的持续时间也有关。有研究表明,早期抗真菌治疗降低了真菌感染的发生率,而不影响死亡率。关于真菌感染的胰腺坏死死亡率的报道差异较大,从0%[95]到63%[97],平均总体死亡率为27%。继发性感染在接受一次或多次手术的感染性胰腺坏死中非常常见,预防性抗真菌治疗更应被重视。

腹腔间室综合征

大量胰周渗出的患者中,经皮穿刺引流腹腔渗出液可显著降低腹腔内压力。常规筛查经皮穿刺引流液似乎是合乎逻辑的第一步。

当保守措施失败,而腹内高压被认为是器官功能障碍的重要原因时,可以考虑手术减压。有充分的证据表明,剖腹减压手术在减少腹内压方面是有效的,但对器官功能障碍的影响是不明确的,缺乏比较研究。一项比较好的动物腹内压变化模拟研究发现,早期减压显著降低急性胰腺炎的发病率和死亡率[98]。减压最有效的方法是在早期进行(前2天内),而患者延迟减压的死亡率较高[99]。

最常见的减压剖腹手术方法是通过一个长的垂直中线切口,但也可以使用横向切口以备晚期胰腺手术。由于存在侵入胰周组织引起感染的风险以及胰周坏死不全,在此阶段探查胰腺是没有必要甚至是危险的。

重症急性胰腺炎患者经减压后腹腔开放的管理是具有挑战性的。目前最好的技术是真空辅助闭合技术,以逐步关闭腹腔。真空辅助闭合系统的使用为腹膜腔提供了一种完美的密封环境,避免了可能出现的胰腺或胰周坏死导致严重感染的可能。

结论

急性胰腺炎,尤其是重症急性胰腺炎,是一种相对罕见的疾病,但在年轻患者群的高发病率和死亡率仍需要进一步研究其导致局部和系统并发症的机制。重症急性胰腺炎患者在ICU内的治疗策略仍然是一个挑战,因为众所周知其病程变化很大,而且不可预知。治疗重点应该是监测器官功能,衰竭器官的支持和并发症的预防。也许早期器官功能障碍似乎是影响预后最重要的决定因素,但胰脏坏死组织的感染仍然是最严重的并发症。预防性抗生素使用并不能降低感染的风险,但早期肠内营养可能会更有效地减少感染性并发症的发生。一旦出现腹腔内高压,非手术干预如腹膜后积液引流可以避免剖腹减压手术。当发生胰脏坏死感染时,建议初始行经皮穿刺引流,然后对有持续症状的患者行微创手术。

(袁睿、康红军 译)

参考文献

1. Banks PA, Bollen TL, Dervenis C, Gooszen HG, Johnson CD, Sarr MG, et al. Classification of acute pancreatitis–2012: revision of the Atlanta classification and definitions by international consensus. Gut. 2013;62:102–11.
2. Bradley 3rd EL. A clinically based classification system for acute pancreatitis. Summary of the International Symposium on Acute Pancreatitis, Atlanta, Ga, September 11 through 13, 1992. Arch Surg. 1993;128:586–90.
3. Dellinger EP, Forsmark CE, Layer P, Levy P, Maravi-Poma E, Petrov MS, et al. Determinant-based classification of acute pancreatitis severity: an international multidisciplinary consultation. Ann Surg. 2012;256:875–80.
4. Uomo G, Pezzilli R, Gabbrielli A, Castoldi L, Zerbi A, Frulloni L, et al. Diagnostic assessment and outcome of acute pancreatitis in Italy: results of a prospective multicentre study ProInf-AISP: Progetto informatizzato pancreatite acuta, associazione italiana studio pancreas, phase II. Dig Liver Dis. 2007;39:829–37.
5. Halonen KI, Pettila V, Leppaniemi AK, Kemppainen EA, Puolakkainen PA, Haapiainen RK. Long-term health-related quality of life in survivors of severe acute pancreatitis. Intensive Care Med. 2003;29:782–6.
6. Kingsnorth A, O'Reilly D. Acute pancreatitis. BMJ. 2006;332:1072–6.
7. Sekimoto M, Takada T, Kawarada Y, Hirata K, Mayumi T, Yoshida M, et al. JPN guidelines for the management of acute pancreatitis: epidemiology, etiology, natural history, and outcome predictors in acute pancreatitis. J Hepatobiliary Pancreat Surg. 2006;13:10–24.
8. Hirota M, Ohmuraya M, Baba H. Genetic background of pancreatitis. Postgrad Med J. 2006;82:775–8.
9. Petrov MS, Shanbhag S, Chakraborty M, Phillips AR, Windsor JA. Organ failure and infection of pancreatic necrosis as determinants of mortality in patients with acute pancreatitis. Gastroenterology. 2010;139:813–20.
10. Guo Q, Li A, Xia Q, Liu X, Tian B, Mai G, et al. The role of organ failure and infection in necrotizing pancreatitis: a prospective study. Ann Surg. 2014;259:1201–7.
11. Bhatia M, Wong FL, Cao Y, Lau HY, Huang J, Puneet P, et al.

Pathophysiology of acute pancreatitis. Pancreatology. 2005;5: 132–44.

12. Kruger B, Albrecht E, Lerch MM. The role of intracellular calcium signaling in premature protease activation and the onset of pancreatitis. Am J Pathol. 2000;157:43–50.

13. O'Konski MS, Pandol SJ. Effects of caerulein on the apical cytoskeleton of the pancreatic acinar cell. J Clin Invest. 1990;86:1649–57.

14. Gukovskaya AS, Pandol SJ. Cell death pathways in pancreatitis and pancreatic cancer. Pancreatology. 2004;4:567–86.

15. Bhatia M. Apoptosis of pancreatic acinar cells in acute pancreatitis: is it good or bad? J Cell Mol Med. 2004;8:402–9.

16. Fiers W, Beyaert R, Declercq W, Vandenabeele P. More than one way to die: apoptosis, necrosis and reactive oxygen damage. Oncogene. 1999;18:7719–30.

17. Pandol SJ, Saluja AK, Imrie CW, Banks PA. Acute pancreatitis: bench to the bedside. Gastroenterology. 2007;132:1127–51.

18. Eguchi Y, Shimizu S, Tsujimoto Y. Intracellular ATP levels determine cell death fate by apoptosis or necrosis. Cancer Res. 1997;57:1835–40.

19. Yu JH, Kim KH, Kim H. Role of NADPH oxidase and calcium in cerulein-induced apoptosis: involvement of apoptosis-inducing factor. Ann N Y Acad Sci. 2006;1090:292–7.

20. Bhatia M. Apoptosis versus necrosis in acute pancreatitis. Am J Physiol Gastrointest Liver Physiol. 2004;286:G189–96.

21. Gukovsky I, Gukovskaya AS, Blinman TA, Zaninovic V, Pandol SJ. Early NF-kappaB activation is associated with hormone-induced pancreatitis. Am J Physiol. 1998;275:G1402–14.

22. Bhatia M, Brady M, Shokuhi S, Christmas S, Neoptolemos JP, Slavin J. Inflammatory mediators in acute pancreatitis. J Pathol. 2000;190:117–25.

23. Makhija R, Kingsnorth AN. Cytokine storm in acute pancreatitis. J Hepatobiliary Pancreat Surg. 2002;9:401–10.

24. Granger J, Remick D. Acute pancreatitis: models, markers, and mediators. Shock. 2005;24 Suppl 1:45–51.

25. Takeda K, Mikami Y, Fukuyama S, Egawa S, Sunamura M, Ishibashi T, et al. Pancreatic ischemia associated with vasospasm in the early phase of human acute necrotizing pancreatitis. Pancreas. 2005;30:40–9.

26. Knoefel WT, Kollias N, Warshaw AL, Waldner H, Nishioka NS, Rattner DW. Pancreatic microcirculatory changes in experimental pancreatitis of graded severity in the rat. Surgery. 1994;116: 904–13.

27. Plusczyk T, Westermann S, Rathgeb D, Feifel G. Acute pancreatitis in rats: effects of sodium taurocholate, CCK-8, and Sec on pancreatic microcirculation. Am J Physiol. 1997;272:G310–20.

28. Hackert T, Pfeil D, Hartwig W, Fritz S, Schneider L, Gebhard MM, et al. Platelet function in acute experimental pancreatitis. J Gastrointest Surg. 2007;11:439–44.

29. Johnson CD, Kingsnorth AN, Imrie CW, McMahon MJ, Neoptolemos JP, McKay C, et al. Double blind, randomised, placebo controlled study of a platelet activating factor antagonist, lexipafant, in the treatment and prevention of organ failure in predicted severe acute pancreatitis. Gut. 2001;48:62–9.

30. Schneider A, Whitcomb DC, Singer MV. Animal models in alcoholic pancreatitis—what can we learn? Pancreatology. 2002;2: 189–203.

31. Gukovskaya AS, Mouria M, Gukovsky I, Reyes CN, Kasho VN, Faller LD, et al. Ethanol metabolism and transcription factor activation in pancreatic acinar cells in rats. Gastroenterology. 2002;122:106–18.

32. Vaquero E, Gukovsky I, Zaninovic V, Gukovskaya AS, Pandol SJ. Localized pancreatic NF-kappaB activation and inflammatory response in taurocholate-induced pancreatitis. Am J Physiol Gastrointest Liver Physiol. 2001;280:G1197–208.

33. Matull WR, Pereira SP, O'Donohue JW. Biochemical markers of acute pancreatitis. J Clin Pathol. 2006;59:340–4.

34. Kemppainen EA, Hedstrom JI, Puolakkainen PA, Haapiainen RK, Stenman UH. Advances in the laboratory diagnostics of acute pancreatitis. Ann Med. 1998;30(2):169–75.

35. Kemppainen EA, Hedstrom JI, Puolakkainen PA, Sainio VS, Haapiainen RK, Perhoniemi V, et al. Rapid measurement of urinary trypsinogen-2 as a screening test for acute pancreatitis. N Engl J Med. 1997;336:1788–93.

36. Miller FH, Keppke AL, Dalal K, Ly JN, Kamler V-A, Sica GT. MRI of pancreatitis and its complications: Part 1, Acute pancreatitis. Am J Roentgenol. 2004;183:1637–44.

37. Ranson JH, Rifkind KM, Roses DF, Fink SD, Eng K, Spencer FC. Prognostic signs and the role of operative management in acute pancreatitis. Surg Gynecol Obstet. 1974;139:69–81.

38. Blamey SL, Imrie CW, O'Neill J, Gilmour WH, Carter DC. Prognostic factors in acute pancreatitis. Gut. 1984;25:1340–6.

39. Singh VK, Wu BU, Bollen TL, Repas K, Maurer R, Johannes RS, et al. A prospective evaluation of the bedside index for severity in acute pancreatitis score in assessing mortality and intermediate markers of severity in acute pancreatitis. Am J Gastroenterol. 2009;104:966–71.

40. Brown A, Orav J, Banks PA. Hemoconcentration is an early marker for organ failure and necrotizing pancreatitis. Pancreas. 2000;20:367–72.

41. Wu BU, Bakker OJ, Papachristou GI, Besselink MG, Repas K, van Santvoort HC, et al. Blood urea nitrogen in the early assessment of acute pancreatitis: an international validation study. Arch Intern Med. 2011;171:669–76.

42. Balthazar EJ, Robinson DL, Megibow AJ, Ranson JH. Acute pancreatitis: value of CT in establishing prognosis. Radiology. 1990;174:331–6.

43. Balthazar EJ. Acute pancreatitis: assessment of severity with clinical and CT evaluation. Radiology. 2002;223:603–13.

44. Bollen TL, Singh VK, Maurer R, Repas K, van Es HW, Banks PA, et al. A comparative evaluation of radiologic and clinical scoring systems in the early prediction of severity in acute pancreatitis. Am J Gastroenterol. 2012;107:612–9.

45. Kirkpatrick AW, Roberts DJ, De Waele J, Jaeschke R, Malbrain ML, De Keulenaer B, et al. Intra-abdominal hypertension and the abdominal compartment syndrome: updated consensus definitions and clinical practice guidelines from the World Society of the Abdominal Compartment Syndrome. Intensive Care Med. 2013;39:1190–206.

46. De Waele JJ, Leppaniemi AK. Intra-abdominal hypertension in acute pancreatitis. World J Surg. 2009;33:1128–33.

47. Zhao G, Zhang JG, Wu HS, Tao J, Qin Q, Deng SC, et al. Effects of different resuscitation fluid on severe acute pancreatitis. World J Gastroenterol. 2013;19:2044–52.

48. Leppaniemi A, Johansson K, De Waele JJ. Abdominal compartment syndrome and acute pancreatitis. Acta Clin Belg Suppl. 2007;(1):131–5.

49. Rosas JM, Soto SN, Aracil JS, Cladera PR, Borlan RH, Sanchez AV, et al. Intra-abdominal pressure as a marker of severity in acute pancreatitis. Surgery. 2007;141:173–8.

50. Tenner S, Sica G, Hughes M, Noordhoek E, Feng S, Zinner M, et al. Relationship of necrosis to organ failure in severe acute pancreatitis. Gastroenterology. 1997;113:899–903.

51. Buchler MW, Gloor B, Muller CA, Friess H, Seiler CA, Uhl W. Acute necrotizing pancreatitis: treatment strategy according to the status of infection. Ann Surg. 2000;232:619–26.

52. Isenmann R, Rau B, Beger HG. Bacterial infection and extent of necrosis are determinants of organ failure in patients with acute necrotizing pancreatitis. Br J Surg. 1999;86:1020–4.

53. De Waele J, Vogelaers D, Decruyenaere J, De Vos M, Colardyn F. Infectious complications of acute pancreatitis. Acta Clin Belg. 2004;59:90–6.

54. Gloor B, Muller CA, Worni M, Martignoni ME, Uhl W, Buchler MW. Late mortality in patients with severe acute pancreatitis. Br J Surg. 2001;88:975–9.

55. Le Mee J, Paye F, Sauvanet A, O'Toole D, Hammel P, Marty J, et al. Incidence and reversibility of organ failure in the course of sterile or infected necrotizing pancreatitis. Arch Surg. 2001; 136:1386–90.

56. Beger HG, Buchler M, Bittner R, Block S, Nevalainen T, Roscher R. Necrosectomy and postoperative local lavage in necrotizing pancreatitis. Br J Surg. 1988;75:207–12.

57. De Waele JJ, Vogelaers D, Blot S, Colardyn F. Fungal infections in patients with severe acute pancreatitis and the use of prophylactic therapy. Clin Infect Dis. 2003;37:208–13.

58. Cicalese L, Sahai A, Sileri P, Rastellini C, Subbotin V, Ford H, et al. Acute pancreatitis and bacterial translocation. Dig Dis Sci. 2001;46:1127–32.

59. Diebel LN, Dulchavsky SA, Brown WJ. Splanchnic ischemia and bacterial translocation in the abdominal compartment syndrome. J Trauma. 1997;43:852–5.

60. Diebel LN, Dulchavsky SA, Wilson RF. Effect of increased intraabdominal pressure on mesenteric arterial and intestinal mucosal blood flow. J Trauma. 1992;33:45–8. discussion 8–9.

61. Kuwabara K, Matsuda S, Fushimi K, Ishikawa KB, Horiguchi H, Fujimori K. Early crystalloid fluid volume management in acute pancreatitis: association with mortality and organ failure. Pancreatology. 2011;11:351–61.

62. Haydock MD, Mittal A, Wilms HR, Phillips A, Petrov MS, Windsor JA. Fluid therapy in acute pancreatitis: anybody's guess. Ann Surg. 2013;257:182–8.

63. Wu BU, Hwang JQ, Gardner TH, Repas K, Delee R, Yu S, et al. Lactated Ringer's solution reduces systemic inflammation compared with saline in patients with acute pancreatitis. Clin Gastroenterol Hepatol. 2011;9(8):710–7.

64. Thompson DR. Narcotic analgesic effects on the sphincter of Oddi: a review of the data and therapeutic implications in treating pancreatitis. Am J Gastroenterol. 2001;96:1266–72.

65. McClave SA, Chang WK, Dhaliwal R, Heyland DK. Nutrition support in acute pancreatitis: a systematic review of the literature. JPEN J Parenter Enteral Nutr. 2006;30:143–56.

66. De Waele JJ, Hoste E. Current pharmacotherapeutic recommendations for acute pancreatitis. Expert Opin Pharmacother. 2006;7:1017–25.

67. Ayub K, Imada R, Slavin J. Endoscopic retrograde cholangiopancreatography in gallstone-associated acute pancreatitis. Cochrane Database Syst Rev. 2004;4, CD003630.

68. Isenmann R, Runzi M, Kron M, Kahl S, Kraus D, Jung N, et al. Prophylactic antibiotic treatment in patients with predicted severe acute pancreatitis: a placebo-controlled, double-blind trial. Gastroenterology. 2004;126:997–1004.

69. Dellinger EP, Tellado JM, Soto NE, Ashley SW, Barie PS, Dugernier T, et al. Early antibiotic treatment for severe acute necrotizing pancreatitis: a randomized, double-blind, placebo-controlled study. Ann Surg. 2007;245:674–83.

70. Gramlich L, Kichian K, Pinilla J, Rodych NJ, Dhaliwal R, Heyland DK. Does enteral nutrition compared to parenteral nutrition result in better outcomes in critically ill adult patients? A systematic review of the literature. Nutrition. 2004;20:843–8.

71. Petrov MS, Kukosh MV, Emelyanov NV. A randomized controlled trial of enteral versus parenteral feeding in patients with predicted severe acute pancreatitis shows a significant reduction in mortality and in infected pancreatic complications with total enteral nutrition. Dig Surg. 2006;23:336–44. discussion 44–5.

72. Eckerwall GE, Axelsson JB, Andersson RG. Early nasogastric feeding in predicted severe acute pancreatitis: a clinical, randomized study. Ann Surg. 2006;244:959–67.

73. Petrov MS, Zagainov VE. Influence of enteral versus parenteral nutrition on blood glucose control in acute pancreatitis: a systematic review. Clin Nutr. 2007;26(5):514–23.

74. De Waele JJ, Hoste E, Blot SI, Hesse U, Pattyn P, de Hemptinne B, et al. Perioperative factors determine outcome after surgery for severe acute pancreatitis. Crit Care. 2004;8:R504–11.

75. Rau BM, Bothe A, Kron M, Beger HG. Role of early multisystem organ failure as major risk factor for pancreatic infections and death in severe acute pancreatitis. Clin Gastroenterol Hepatol. 2006;4:1053–61.

76. Nathens AB, Curtis JR, Beale RJ, Cook DJ, Moreno RP, Romand JA, et al. Management of the critically ill patient with severe acute pancreatitis. Crit Care Med. 2004;32:2524–36.

77. Howard TJ, Temple MB. Prophylactic antibiotics alter the bacteriology of infected necrosis in severe acute pancreatitis. J Am Coll Surg. 2002;195:759–67.

78. Gerzof SG, Banks PA, Robbins AH, Johnson WC, Spechler SJ, Wetzner SM, et al. Early diagnosis of pancreatic infection by computed tomography-guided aspiration. Gastroenterology. 1987;93:1315–20.

79. Stiles GM, Berne TV, Thommen VD, Molgaard CP, Boswell WD. Fine needle aspiration of pancreatic fluid collections. Am Surg. 1990;56:764–8.

80. Rau B, Pralle U, Mayer JM, Beger HG. Role of ultrasonographically guided fine-needle aspiration cytology in the diagnosis of infected pancreatic necrosis. Br J Surg. 1998;85:179–84.

81. D'Egidio A, Schein M. Surgical strategies in the treatment of pancreatic necrosis and infection. Br J Surg. 1991;78:133–7.

82. van Santvoort HC, Besselink MG, Bakker OJ, Hofker HS, Boermeester MA, Dejong CH, et al. A step-up approach or open necrosectomy for necrotizing pancreatitis. N Engl J Med. 2010;362:1491–502.

83. Babu RY, Gupta R, Kang M, Bhasin DK, Rana SS, Singh R. Predictors of surgery in patients with severe acute pancreatitis managed by the step-up approach. Ann Surg. 2013;257:737–50.

84. Bakker OJ, van Santvoort HC, van Brunschot S, Geskus RB, Besselink MG, Bollen TL, et al. Endoscopic transgastric vs surgical necrosectomy for infected necrotizing pancreatitis: a randomized trial. JAMA. 2012;307:1053–61.

85. Carter CR, McKay CJ, Imrie CW. Percutaneous necrosectomy and sinus tract endoscopy in the management of infected pancreatic necrosis: an initial experience. Ann Surg. 2000;232:175–80.

86. Connor S, Ghaneh P, Raraty M, Sutton R, Rosso E, Garvey CJ, et al. Minimally invasive retroperitoneal pancreatic necrosectomy. Dig Surg. 2003;20:270–7.

87. Besselink MG, de Bruijn MT, Rutten JP, Boermeester MA, Hofker HS, Gooszen HG, et al. Surgical intervention in patients with necrotizing pancreatitis. Br J Surg. 2006;93:593–9.

88. Cirocchi R, Trastulli S, Desiderio J, Boselli C, Parisi A, Noya G, et al. Minimally invasive necrosectomy versus conventional surgery in the treatment of infected pancreatic necrosis: a systematic review and a meta-analysis of comparative studies. Surg Laparosc Endosc Percutan Tech. 2013;23:8–20.

89. Mier J, Leon EL, Castillo A, Robledo F, Blanco R. Early versus late necrosectomy in severe necrotizing pancreatitis. Am J Surg. 1997;173:71–5.

90. Hartwig W, Maksan SM, Foitzik T, Schmidt J, Herfarth C, Klar E. Reduction in mortality with delayed surgical therapy of severe pancreatitis. J Gastrointest Surg. 2002;6:481–7.

91. Lee JK, Kwak KK, Park JK, Yoon WJ, Lee SH, Ryu JK, et al. The efficacy of nonsurgical treatment of infected pancreatic necrosis. Pancreas. 2007;34:399–404.

92. Wacke R, Forster S, Adam U, Mundkowski RG, Klar E, Hopt UT, et al. Penetration of moxifloxacin into the human pancreas following a single intravenous or oral dose. J Antimicrob Chemother. 2006;58:994–9.

93. Saglamkaya U, Mas MR, Yasar M, Simsek I, Mas NN, Kocabalkan F. Penetration of meropenem and cefepim into pancreatic tissue during the course of experimental acute pancreatitis. Pancreas. 2002;24:264–8.

94. Blot S, De Waele JJ. Critical issues in the clinical management of complicated intra-abdominal infections. Drugs. 2005;65:1611–20.

95. Berzin TM, Rocha FG, Whang EE, Mortele KJ, Ashley SW, Banks PA. Prevalence of primary fungal infections in necrotizing pancreatitis. Pancreatology. 2007;7:63–6.

96. Connor S, Alexakis N, Neal T, Raraty M, Ghaneh P, Evans J, et al. Fungal infection but not type of bacterial infection is associated with a high mortality in primary and secondary infected pancreatic necrosis. Dig Surg. 2004;21:297–304.

97. Isenmann R, Schwarz M, Rau B, Trautmann M, Schober W, Beger

HG. Characteristics of infection with Candida species in patients with necrotizing pancreatitis. World J Surg. 2002;26:372–6.

98. Ke L, Ni HB, Tong ZH, Li WQ, Li N, Li JS. The importance of timing of decompression in severe acute pancreatitis combined with abdominal compartment syndrome. J Trauma Acute Care Surg. 2013;74:1060–6.

99. Mentula P, Hienonen P, Kemppainen E, Puolakkainen P, Leppaniemi A. Surgical decompression for abdominal compartment syndrome in severe acute pancreatitis. Arch Surg. 2010;145:764–9.

100. Sainio V, Kemppainen E, Puolakkainen P, Taavitsainen M, Kivisaari L, Valtonen V, et al. Early antibiotic treatment in acute necrotising pancreatitis. Lancet. 1995;346:663–7.

101. Pederzoli P, Bassi C, Vesentini S, Campedelli A. A randomized multicenter clinical trial of antibiotic prophylaxis of septic complications in acute necrotizing pancreatitis with imipenem. Surg Gynecol Obstet. 1993;176:480–3.

102. Delcenserie R, Yzet T, Ducroix JP. Prophylactic antibiotics in treatment of severe acute alcoholic pancreatitis. Pancreas. 1996;13:198–201.

103. Nordback I, Sand J, Saaristo R, Paajanen H. Early treatment with antibiotics reduces the need for surgery in acute necrotizing pancreatitis—a single-center randomized study. J Gastrointest Surg. 2001;5:113–8. discussion 8–20.

104. Rokke O, Harbitz TB, Liljedal J, Pettersen T, Fetvedt T, Heen LO, et al. Early treatment of severe pancreatitis with imipenem: a prospective randomized clinical trial. Scand J Gastroenterol. 2007;42:771–6.

105. Rau B, Pralle U, Uhl W, Schoenberg MH, Beger HG. Management of sterile necrosis in instances of severe acute pancreatitis. J Am Coll Surg. 1995;181:279–88.

第四十三章　术后胃肠功能障碍

Martijn Poeze

前言

手术后发生胃肠问题的范围相当大。外科病房及重症监护病房的术后患者均可出现胃肠道症状。症状从较轻的反流到较严重的肠缺血均可出现。尽管临床上已经意识到这个问题，但对胃肠功能障碍机制的理解以及病理生理机制指导的治疗仍是有限的。近几十年来，择期胃肠外科手术领域，在提高术后恢复方面取得了重大进展。但其他领域，预防术后胃肠功能障碍的进展较少。特别是在重症监护室，在诊断和治疗术后胃肠功能障碍方面仍有较大的进步空间。本章将讨论目前已知的术后胃肠功能障碍相关的潜在机制和治疗方法。

术后胃肠功能障碍的发生率

术后胃肠功能障碍在内外科重症监护病房都非常普遍。在英国一家教学医院进行的，择期非心脏手术的成年人中有 47.4% 发生胃肠道问题[1]。另一项研究中，在经历了常规、中等风险、择期非心脏手术的大规模队列中，胃肠功能障碍是最常见的器官功能障碍。术后第 5 天发生率为 55%（范围 48%~62%），术后第 15 天仍有 52% 的患者（34%~70%）存在胃肠功能障碍[2]。胃肠功能障碍的程度从肠内营养不耐受到胃肠缺血导致的多器官衰竭。此外，心脏术后存活的患者中有 7% 存在胃肠功能障碍，而死于手术的患者中术后胃肠功能障碍的发生率则高达 51%[3]。结直肠手术后胃肠功能障碍更为常见。结直肠疾病行大型腹部手术治疗，其与术后恶心和呕吐的高发病率有关，在一些试验中，发生率高达 70%[4]。恶心和呕吐影响 25%~35% 的术后患者，并且是导致患者不满意和延迟出院的主要原因。其他问题还包括喂养不耐受和长期肠梗阻。

许多研究估算重症监护室患者存在胃肠功能障碍的比例，其中三分之一需要术后住院。在一项针对综合 ICU 的回顾性和前瞻性研究中，GI 功能障碍的发生率估计在 15.6% 至 29.9%[5]。一项多中心前瞻性研究中分析了入 ICU 第 1 周的情况，其中 24 例患者（6.4%）发生胃肠功能衰竭，其 28 天死亡率增高（62.5% vs 28.9%），事实上，45% 的患者至少出现一种症状（从肠鸣音缺乏到消化道出血）。

多因素发病机制

尽管在阐明导致胃肠功能障碍机制的单个因素方面已经取得了相当大的进展，但是术后胃肠功能障碍的确切机制尚不清楚。尽管胃肠功能障碍同样常发生于未涉及肠道的手术术后，但仍然认为手术操作引起的机械性损伤（其在肠道各层中引起炎症反应）可能是胃肠道术后功能障碍的重要诱因[6,7]。术后功能障碍通常是与手术炎症反应相关的一种短暂状态。免疫系统调节细胞、分子和器官之间复杂的相互作用，以保护机体免受病原体和外来物质的侵害。包括非特异性先天免疫和获得性免疫两大系统，两大系统均包含细胞和体液成分[8]。肠内含有较多的免疫组织，称为肠道相关的淋巴组织（GALT），其形成 Peyer 结。GALT 中的肠淋巴细胞可识别可溶性和不可溶性抗原，这些抗原是通过被动扩散或内吞作用从肠腔穿过黏膜屏障的，是一种正常的生理过程，称为"消化道抗原摄取"，其在炎症状态期间可能会明显改变。复杂的神经网络调节肠道蠕动，并与肠道免疫系统相互作用[9]。

手术相关免疫反应与手术操作的程度有关[10]，在促炎和抗炎因子反应之间存在微妙的平衡。全身炎症反应（SIRS）是一种夸大的促炎反应，可能导致血流动力学失代偿和多器官衰竭（MOF）。同时，术后免疫抑制状态继发院内感染，可出现代偿性抗炎反应（CARS），后者可导致术后发病率显著升高。通过多种调节机制维持稳态，以避免炎症状态失衡。参与炎症反应的细胞依赖细胞因子进行通讯[11]，如趋化因子、肿瘤坏死因子（TNF）、白介素（如 IL-6 和 IL-8）和干扰素，这些细胞因子从促炎和抗炎两个方向调节着炎症反应。

另外，肠宿主-微生物相互作用被认为是术后胃肠功能障碍和其他功能性肠病发病机制中的重要因素。目前主流的假说认为,异常的微生物群可以激活黏膜的固有免疫反应,增加上皮的通透性,激活感受伤害的感觉通路,并使肠神经系统失调。人体内居住着复杂的微生物群,统称为微生物群落。肠道微生物群的变化与胃肠功能障碍的发生有关,已证明益生菌可减少肠道术后炎症[12]。

黏膜屏障功能障碍导致的肠道菌群移位也可能在胃肠功能障碍中起作用。结肠被看作是细菌和细菌产物(例如内毒素)通过肠黏膜迁移的储器[13]。当细菌通过固有层时,它们被巨噬细胞清除并运送到肠系膜淋巴结,细菌在肠系膜淋巴结入侵体循环和淋巴系统,可能诱发全身性反应,这种现象是否是一种附带现象,或者与终末器官(胃肠和远端器官)功能障碍有因果关系,仍然存在争议[14]。

另一种常见的现象是围术期胃肠缺血导致轻度损伤。轻度血容量不足可导致黏膜绒毛的灌注缺损,引起完整性和炎症反应的丧失,通常大约在术后 3 天恢复。

诊断

肠道功能障碍在术后经常出现。事实上,肠梗阻是腹部手术的预期后果,其通常在结肠运动恢复正常后的 2~3 天自行恢复。在腹部手术之后,持续的肠梗阻则可诊断为胃肠功能障碍,尽管诊断的时间是可变的。一般来说,术后持续 3 天以上的肠梗阻称为术后动力性肠梗阻或麻痹性肠梗阻[15]。虽然肠梗阻通常发生在大的腹部手术后,但也可能在腹膜后和腹部外手术以及单纯全身麻醉后发生。

在重症患者中,胃肠功能衰竭被认为是可能发生的最常见的功能障碍之一。胃肠道功能衰竭是多器官功能衰竭的早期临床常见表现,因为经常遇到急性应激性胃溃疡出血[16]。尽管通过这个定义对胃肠功能衰竭的诊断似乎很简单,但近年来,应激性溃疡已经变得非常罕见了[16]。因此,胃肠功能障碍的其他表现,包括肠内营养不耐受、肠梗阻、胃肠减压、肠缺血、非结石性胆囊炎和腹泻,已被认为是胃肠功能衰竭综合征的一部分[17,18]。然而,这些表现都没有很好地符合效度和效用的标准。因此,目前的器官功能障碍评分往往忽略了肠功能障碍的评价。

有一些研究致力于重症病人胃肠功能障碍或衰竭的诊断问题[18-20]。已经使用了几种临床症状和体征,包括肠蠕动增强、呕吐、腹泻、胃肠道出血、肠梗阻、肠扩张、胃潴留和腹腔高压。为了体现危重病人

的胃肠道功能,提出了将胃肠体征、症状和腹腔高压(IAH)结合为一个分级系统的 GIF 评分[19]。初步的单中心前瞻性研究显示了这个评分有较高的判断预后的价值[18]。欧洲重症医学会(ESICM)腹部问题工作组(WGAP)的术后重症监护(POIC)部门,最近开展的一项多中心研究表明,单独使用胃肠道症状在预测预后方面的表现相当有限[20]。在最近试图达成一致意见的情况下,工作组根据现有的证据和专家意见[21],制定了急性胃肠损伤(AGI)的共识定义,其严重程度分为四级。评分等级定义如下:AGI Ⅰ级-发生 GI 功能障碍或衰竭的风险增加,但呈自限性;AGI Ⅱ级-GI 功能障碍,需要临床干预;AGI Ⅲ级-GI 衰竭,指通过干预无法恢复胃肠功能;和 AGI Ⅳ级-明显的 GI 衰竭,指即刻危及生命的情况。在一项研究中,消化道出血和肠鸣音消失这两个独立症状均可预示生存率,但 GI 症状的叠加对死亡率的预测更加特异;存在至少两种症状的患者 ICU 死亡率显著增加[20]。另一方面,不可能形成有效的 GI 功能障碍评分系统来改善常用的序贯脏器衰竭(SOFA)评分的准确性。实际上,这种 AGI 分类可以为存在胃肠功能障碍风险的术后患者提供诊断和治疗的临床框架。

虽然临床症状可能只有有限的预测能力,但实验室参数是另一种可用于诊断胃肠功能障碍的可能方法。最近的研究已经确定了新的血浆参数作为精确诊断胃肠功能障碍的可能标志物。许多参数已初步用来评估预测急性肠缺血[22],这些参数包括肠道脂肪酸结合蛋白(IFABP)、回肠脂质结合蛋白(ILBP)、d-乳酸、C-反应蛋白和瓜氨酸。

最近的一些研究已发现了 C-反应蛋白(CRP)可作为结直肠术后吻合口瘘的早期标志物,是术后胃肠道功能障碍的重要原因。这些研究发现,CRP 对结直肠手术后发生吻合口瘘有高度阴性测试价值,但阳性预测值较低[23]。虽然 CRP 可用于检测术后 GI 功能障碍,但其他更多的肠道特异性标志物已经开发。肠脂肪酸结合蛋白(IFABP)是早期肠道上皮细胞损伤的血浆标志物,肠道上皮细胞损伤常发生于缺血再灌注损伤、化学性上皮细胞毒性和肠移植排斥反应[24,25]。小胞质 IFABP(14-15kDa)仅存在于小肠和大肠的成熟肠细胞中,只要细胞膜完整性受损,肠上皮细胞损伤后就立即释放并迅速出现在循环中[26]。IFABP 不仅是肠缺血的有效预后标志物[22,26,27],而且还与危重疾病期间各种肠道损伤程度有关[27,28]。在危重症患者的一项前瞻性研究中,IFABP 还可预测死亡率[29]。尿 IF-ABP 比血浆 IFABP 的预测值更高[22],与尿 ILBP 浓度

的预测值相似。瓜氨酸是由小肠细胞经谷氨酰胺合成的半必需氨基酸,已经发现在各种慢性和急性肠细胞数量减少的疾病中瓜氨酸浓度降低[30]。危重症休克患者的肠细胞功能急剧减弱,肠道瓜氨酸合成减少,导致血浆瓜氨酸浓度降低[31]。急性肠衰竭可定义为肠细胞数量的急性减少和/或肠细胞的急性功能障碍,这可能与肠屏障功能的丧失有关。血浆瓜氨酸水平和 24 小时 SOFA 评分与 28 天死亡率独立相关,比值比分别为 8.70 和 15.08[31]。回肠脂质结合蛋白(IL-BP)以前称为肠胆汁酸结合蛋白(I-BABP),是回肠细胞胞浆中唯一与生理相关的胆汁酸结合蛋白。ILBP仅存在于回肠中,具有 303(±113μgI-BABP/g 组织的平均(± SEM)浓度。绒毛顶部的细胞高度表达 I-FABP 和 ILBP。在重要的非腹部手术期间,许多患者的血 I-FABP 和 ILBP 水平增加,表明肠壁完整性正在丧失。此外,压力刺激如运动引起的内脏灌注不足增加了 ILBP 的血浆浓度[32]。测量 D-乳酸已被认为是内脏灌注不足的标志物,比其异构体 L-乳酸更好。D-乳酸酸中毒最初在短肠综合征中被观察到[33],酸中毒是由肠道细菌发酵产生 D-乳酸并随后吸收到血液中引起的[33]。尽管 D-乳酸脱氢酶存在于某些较低级的动物物种中,但在人体中,只有 l-乳酸脱氢酶存在。因此,D-乳酸不能通过这种途径在人体内被代谢,并且认为其比 L-乳酸代谢更慢[34]。肠道局部缺血时,肠道微生物群落迅速繁殖,并快速覆盖缺血段肠道[35]。这种细菌增殖伴随着肠道黏膜层的破坏,这两种现象都是感染性休克期间胃肠功能障碍众所周知的特征。实验和临床研究都表明急性肠缺血引起体循环中 D-乳酸水平增加[35,36]。烧伤和急性胰腺炎模型中也发现 D-乳酸水平升高,其中内毒素水平与 D-乳酸水平密切相关[37]。另外,D-乳酸与胃黏膜内二氧化碳分压($PgCO_2$)和黏膜内-二氧化碳压力差($Pg-aCO_2$)值之间存在显著的相关性,而并未发现它们和 L-乳酸浓度之间的相关性[38]。D-乳酸浓度的紊乱是重症患者预后的重要决定因素[39]。总之,需要进一步的研究来评估这些标志物在普通术后人群中的价值,并进一步将它们付诸实践。

治疗

目前已经制定了降低术后胃肠道功能障碍发生率的策略[40]。超声指导的优化液体策略可保证足够的液体灌注,使心输出量/氧输送达到最佳,该策略已被证实可减轻胃肠手术引起的肠灌注下降[41]。靶向

液体负荷也与术后并发症发生率降低、住院天数较少和 ICU 停留时间缩短有关。虽然这些对全身情况的改善是明确的,优化胃肠道灌注和减少胃肠功能障碍之间的直接联系尚不太清楚。

实施早期肠内营养的大多数研究均表明其能促进胃肠道功能恢复,此外,总体发病率和住院时间缩短。然而,在循证医学的文献综述中,个别的临床并发症未能达到统计学意义,但从效果来看早期喂养可降低术后并发症的风险[42]。体现其显著效益的唯一指标是病死率,但是其效果不一定与早期开始喂养相关。因为所报道的死亡原因包括吻合口瘘、再次手术和急性心肌梗死。

此外,胃肠动力药(例如甲氧氯普胺、红霉素和多潘立酮)和止吐药(抗组胺 1 受体和 5-HT 3 拮抗剂)用于降低术后胃排空延迟。大多数治疗策略集中于调节神经源性肠蠕动减少,这通常是导致术后胃肠功能障碍的第二大原因。使用药物预防术后肠梗阻的结果令人失望[43],但危重患者肠内营养不耐受,特别是因为胃残余量增加所致不耐受,促胃肠动力药可用于改善能量摄入[44]。

鼻胃管引流已大部分被弃用,特别是在择期腹部手术后。预防性鼻胃减压未能改善肠功能、住院时间和腹部不适(胀气、恶心和呕吐)。事实上,对 33 项研究 5 420 例患者的分析表明,没有常规鼻胃管的患者更早恢复肠功能[45]。

近年来,"加速康复外科"(ERAS)的概念最初是由 Kehlet 等在结肠手术中开创的[46],使术后康复有了很大的改善。ERAS 是用于改善围术期预后的、基础证据的多学科临床束。它的目的是鼓励病人积极参与自己的医疗,并整合术前、术中以及术后措施减少手术应激反应。这些干预措施通过减小手术切口、局部麻醉、早期活动和早期肠内喂养等多种方式减轻术后胃肠道功能障碍的程度,可降低并发症发生率。使手术的整体恢复更好,从而可以在不增加围术期发病率的情况下尽早出院,并降低医院获得性感染的风险。

在危重病人中,胃肠功能紊乱经常导致食物摄入量减少,营养不良是造成院内死亡的独立危险因素[47]。欧洲肠外和肠内营养学会(ESPEN)指南以及加拿大重症监护实践指南委员会和美国肠外和肠内营养学会的指南提供了重症监护病房营养建议[48-50]。每个医疗机构都应基于这些准则制定喂养方案。应注意并尽可能减少因各种院内干预(手术、诊断或治疗干预和拔管)而导致肠内营养中断的时间。如图 43.1 所示,需要每日评估肠内营养是否充足,纠正不足。

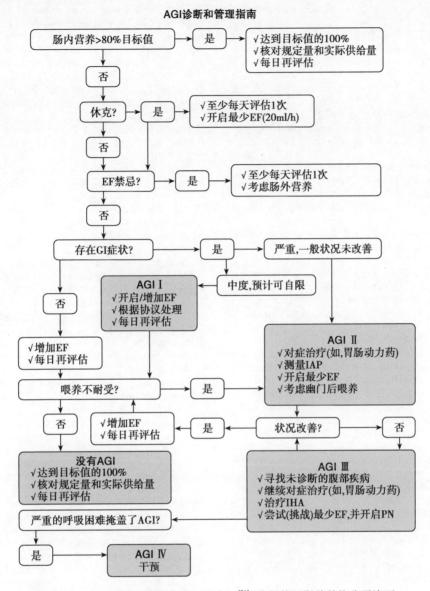

图 43.1 AGI 诊断和管理指南。来自于[21]，获得德国斯普林格公司许可。

（吴筱箐 译，马军宇 校）

参考文献

1. Grocott MP, Browne JP, Van der Meulen J, Matejowsky C, Mutch M, Hamilton MA, et al. The Postoperative Morbidity Survey was validated and used to describe morbidity after major surgery. J Clin Epidemiol. 2007;60:919–28.

2. Bennett-Guerrero E, Welsby I, Dunn TJ, et al. The use of a postoperative morbidity survey to evaluate patients with prolonged hospitalization after routine, moderate-risk, elective surgery. Anesth Analg. 1999;89:514–9.

3. Rady MY, Ryan T, Starr NJ. Perioperative determinants of morbidity and mortality in elderly patients undergoing cardiac surgery. Crit Care Med. 1998;26:225–35.

4. Chatterjee S, Rudra A, Sengupta S. Current concepts in the management of postoperative nausea and vomiting. Anesthesiol Res Pract. 2011;2011:748031.

5. Reintam A, Parm P, Kern H, Starkopf J. Incidence of gastrointestinal failure in intensive care unit patients: retrospective and prospective study. Crit Care. 2005;9:369.

6. Kalff JC, Schraut WH, Simmons RL, Bauer AJ. Surgical manipulation of the gut elicits an intestinal muscularis inflammatory response resulting in postsurgical ileus. Ann Surg. 1998;228:652–63.

7. Mythen MG, Webb AR. The role of gut mucosal hypoperfusion in the pathogenesis of post-operative organ dysfunction. Intensive Care Med. 1994;20:203–9.

8. Scholl R, Bekker A, Babu R. Neuroendocrine and immune responses to surgery. Internet J Anesthesiol. 2012;30:3–15.

9. Spahn TW, Kucharzik T. Modulating the intestinal immune system: the role of lymphotoxin and GALT organs. Gut. 2004;53:456–65.

10. Giannoudis PV. Current concepts of the inflammatory response after major trauma: an update. Injury. 2003;34:397–404.

11. Arai KI, Lee F, Miyajima A, Miyatake S, Arai N, Yokota T. Cytokines: coordinators of immune and inflammatory responses. Annu Rev Biochem. 1990;59:783–836.

12. Simrén M, Barbara G, Flint HJ, Spiegel BM, Spiller RC, Vanner S, et al. Intestinal microbiota in functional bowel disorders: a Rome foundation report. Gut. 2013;62:159–76.

13. Deitch EA, Morrison J, Berg R, Specian RD. Effect of hemorrhagic

shock on bacterial translocation, intestinal morphology, and intestinal permeability in conventional and antibiotic-decontaminated rats. Crit Care Med. 1990;18:529–36.

14. Moore FA, Moore EE, Poggetti R, McAnena OJ, Peterson VM, Abernathy CM, et al. Gut bacterial translocation via the portal vein: a clinical perspective with major torso trauma. J Trauma. 1991;31:629–36.

15. Livingston EH, Passaro Jr EP. Postoperative ileus. Dig Dis Sci. 1990;35:121–32.

16. Marshall JC. The multiple organ dysfunction syndrome. In: Holzheimer RG, Mannick JA, editors. Surgical treatment: evidence-based and problem-oriented. Munich: W. Zuckschwerdt Verlag GmbH; 2001.

17. Moore FA. The role of the gastrointestinal tract in post injury multiple organ failure. Am J Surg. 1999;178:449–53.

18. Reintam A, Parm P, Kitus R, Kern H, Starkopf J. Gastrointestinal symptoms in intensive care patients. Acta Anaesthesiol Scand. 2009;53:318–24.

19. Reintam A, Parm P, Kitus R, Starkopf J, Kern H. Gastrointestinal failure score in critically ill patients: a prospective observational study. Crit Care. 2008;12:R90.

20. Reintam Blaser A, Poeze M, Malbrain ML, Björck M, Oudemans-van Straaten HM, Starkopf J, Gastro-Intestinal Failure Trial Group. Gastrointestinal symptoms during the first week of intensive care are associated with poor outcome: a prospective multicentre study. Intensive Care Med. 2013;39:899–909.

21. Reintam Blaser A, Malbrain ML, Starkopf J, et al. Gastrointestinal function in intensive care patients: terminology, definitions and management. Recommendations of the ESICM Working Group on Abdominal Problems. Intensive Care Med. 2012;38(3):384–94.

22. Thuijls G, van Wijck K, Grootjans J, Derikx JP, van Bijnen AA, Heineman E, et al. Early diagnosis of intestinal ischemia using urinary and plasma FABPs. Ann Surg. 2011;253:303–8.

23. Singh PP, Zeng IS, Srinivasa S, Lemanu DP, Connolly AB, Hill AG. Systematic review and meta-analysis of use of serum C-reactive protein levels to predict anastomotic leak after colorectal surgery. Br J Surg. 2014;101:339–46.

24. Derikx JP, Vreugdenhil AC, Van den Neucker AM, Grootjans J, van Bijnen AA, Damoiseaux JG, et al. A pilot study on the noninvasive evaluation of intestinal damage in celiac disease using I-FABP and L-FABP. J Clin Gastroenterol. 2009;43:727–33.

25. Pelsers MM, Namiot Z, Kisielewski W, Namiot A, Januszkiewicz M, Hermens WT, et al. Intestinal-type and liver-type fatty acid-binding protein in the intestine. Tissue distribution and clinical utility. Clin Biochem. 2003;36:529–35.

26. Vermeulen Windsant IC, Hellenthal FA, Derikx JP, Prins MH, Buurman WA, Jacobs MJ, et al. Circulating intestinal fatty acid-binding protein as an early marker of intestinal necrosis after aortic surgery: a prospective observational cohort study. Ann Surg. 2012;255:796–803.

27. van der Voort PH, Westra B, Wester JP, Bosman RJ, van Stijn I, Haagen IA, et al. Can serum L-lactate, D-lactate, creatine kinase and I-FABP be used as diagnostic markers in critically ill patients suspected for bowel ischemia. BMC Anesthesiol. 2014;14:111.

28. Derikx JP, Bijker EM, Vos GD, van Bijnen AA, Heineman E, et al. Gut mucosal cell damage in meningococcal sepsis in children: relation with clinical outcome. Crit Care Med. 2010;38:133–7.

29. Derikx JP, Poeze M, van Bijnen AA, Buurman WA, Heineman E. Evidence for intestinal and liver epithelial cell injury in the early phase of sepsis. Shock. 2007;28:544–8.

30. Suzuki K, Kanamori Y, Sugiyama M, Komura M, Terawaki K, Kodaka T, et al. Plasma citrulline may be a good marker of intestinal functions in intestinal dysfunction. Pediatr Int. 2012;54:899–904.

31. Piton G, Manzon C, Monnet E, Cypriani B, Barbot O, Navellou JC, et al. Plasma citrulline kinetics and prognostic value in critically ill patients. Intensive Care Med. 2010;36:702–6.

32. van Wijck K, Lenaerts K, van Loon LJ, Peters WH, Buurman WA, Dejong CH. Exercise-induced splanchnic hypoperfusion results in gut dysfunction in healthy men. PLoS One. 2011;6, e22366.

33. Oh MS, Phelps KR, Traube M, Barbosa-Saldivar JL, Boxhill C, Carroll HJ. D-lactic acidosis in a man with the short-bowel syndrome. N Engl J Med. 1979;30:249–52.

34. Smith SM, Eng RH, Buccini F. Use of D-lactic acid measurements in the diagnosis of bacterial infections. J Infect Dis. 1986;154:658–64.

35. Murray MJ, Barbose JJ, Cobb CF. Serum D (-) lactate levels as a predictor of acute intestinal ischemia in a rat model. J Surg Res. 1993;54:507–9.

36. Murray MJ, Gonze MD, Nowak LR, Cobb CF. Serum D(-) lactate levels as an aid to diagnosing acute intestinal ischemia. Am J Surg. 1994;167:575–8.

37. Sun XQ, Fu XB, Zhang R, Lu Y, Deng Q, Jiang XG, et al. Relationship between plasma D(-)-lactate and intestinal damage after severe injuries in rats. World J Gastroenterol. 2001;7:555–8.

38. Poeze M, Solberg BC, Greve JW, Ramsay G. Gastric PgCO₂ and Pg-aCO₂ gap are related to D lactate and not to L lactate levels in patients with septic shock. Intensive Care Med. 2003;29:2081–5.

39. Poeze M, Froon AH, Greve JW, Ramsay G. D-lactate as an early marker of intestinal ischemia after abdominal aneurysm repair. Br J Surg. 1998;85:1221–4.

40. Mythen MG. Postoperative gastrointestinal tract dysfunction: an overview of causes and management strategies. Cleve Clin J Med. 2009;76:S66–71.

41. Mythen MG, Webb AR. Perioperative plasma volume expansion reduces the incidence of gut mucosal hypoperfusion during cardiac surgery. Arch Surg. 1995;130:423–9.

42. Mangesi L, Hofmeyr GJ. Early compared with delayed oral fluids and food after caesarean section. Cochrane Database Syst Rev. 2002;CD003516.

43. Holte K, Kehlet H. Postoperative ileus: progress towards effective management. Drugs. 2002;62:2603–15.

44. Sánchez Álvarez C, Zabarte Martínez de Aguirre M, Bordejé Laguna L; Metabolism and Nutrition Working Group of the Spanish Society of Intensive Care Medicine and Coronary units. Guidelines for specialized nutritional and metabolic support in the critically-ill patient: update. Consensus SEMICYUC-SENPE: gastrointestinal surgery. Nutr Hosp. 2011;26 Suppl 2:41–5.

45. Nelson R, Edwards S, Tse B. Prophylactic nasogastric decompression after abdominal surgery. Cochrane Database Syst Rev. 2007;3, CD004929.

46. Kehlet H. Postoperative ileus-an update on preventive techniques. Nat Clin Pract Gastroenterol Hepatol. 2008;5:552–8.

47. Hiesmayr M, Schindler K, Pernicka E, Schuh C, Schoeninger-Hekle A, Bauer P, et al. The Nutrition Day Team Decreased food intake is a risk factor for mortality in hospitalised patients: the nutrition day survey 2006. Clin Nutr. 2009;28:484–91.

48. Kreymann KG, Berger MM, Deutz NE, Hiesmayr M, Jolliet P, Kazandjiev G, et al. ESPEN guidelines on enteral nutrition: intensive care. Clin Nutr. 2006;25:210–23.

49. Heyland DK, Dhaliwal R, Drover JW, Gramlich L, Dodek P, Canadian Critical Care Clinical Practice Guidelines Committee. Canadian clinical practice guidelines for nutrition support in mechanically ventilated, critically ill adult patients. JPEN J Parenter Enteral Nutr. 2003;27:355–73.

50. McClave SA, Martindale RG, Vanek VW, McCarthy M, Roberts P, Taylor B, et al. Guidelines for the provision and assessment of nutrition support therapy in the adult critically ill patient: Society of Critical Care Medicine (SCCM) and American Society for Parenteral and Enteral Nutrition (A.S.P.E.N.). JPEN J Parenter Enteral Nutr. 2009;33:277–316.

第十部分　创伤、外科与移植

第四十四章　创　伤

Michael S. Rosenblatt, Theodore R. Delmonico

概述

在美国,创伤是 1 岁到 44 岁人群的主要死因;在全国死亡中排名第五[1]。2000 年,16% 的人口因创伤接受治疗,这部分患者中有 1% 需住院治疗,这其中又约有 10% 符合创伤中心收治标准。绝大部分重症患者在外科重症监护室接受治疗。创伤占可衡量医疗支出的 10%,但创伤可能造成潜在的更为重要的影响。如果把其他一些方面的因素都纳入计算的话[2],比方说,生命价值丧失—过早死亡,伤者和照顾者时间支出,非医疗支出(如残障者专用坡道),保险费用,财产损失,诉讼费用,生活质量下降以及机体功能减退。

本章主旨在于梳理 SICU 成人创伤患者评估和管理的基本概念,本章不打算包罗所有的创伤病人护理专业问题;一些优秀书籍对创伤护理相关问题做了详尽的阐明[3-6]。强烈推荐任何参与创伤病人救护的人员,根据美国外科医师高级创伤生命支持课程(american college of surgeons advanced trauma life support course™)所强调的概念进行初步评估和复苏。

本章的重点是:①复苏和损伤诊断的优先次序;②对危重病人实施分期复苏的概念和 SICU 在其中的作用;③在 SICU 接受治疗患者的具体记录蕴涵的意义和潜在的损伤;④与创伤病人有关的特殊考虑。

优先原则

创伤患者初始救治遵循气道、呼吸和循环(ABC)顺序,这一原则普遍适用于急性心肺功能失代偿的所有患者。首先,需要确保气道通畅,氧供和通气必须充分。为保证气道开放和有效呼吸可能需要建立人工气道,进行机械通气。无论自主呼吸还是机械通气的患者必要时需实施胸腔闭式引流术以缓解张力性气胸或血胸造成的呼吸限制。其次,注意确定循环是否满足需要。如果有循环受损的证据,复苏的焦点则转移到识别并纠正循环衰竭的原因。休克最常见原因是出血,但其他形式的非出血性休克,如心脏压塞引起的梗阻性休克,以及脊髓损伤引起的神经源性休克并不少见,但这些形式的休克在多发伤诊断中并不是那么显而易见。一旦患者循环状态稳定下来,进一步的外科干预、创伤检查必须跟进,以消除或治疗其他危及生命的损伤。最终,一旦危及生命的损伤得到解决,立即去关注肢体损伤,最后关注软组织损伤。

气道

有关创伤,患者气道评估与处理存在几个问题[7]。首先,这些患者常有颈椎损伤风险。在病历记录的、疑似的或潜在的颈椎损伤患者中,由于必须接受气管插管而又需要限制颈部活动,这就使标准经口气管插管操作变得复杂化。高速-减速伤累及头颈部的患者发生颈椎损伤风险最大。需要有经验的人员对此类患者实施气管插管。实施过程中最好是两人参与。颈部必须始终保持稳定,直接暴露声门并经口腔插管,光纤-辅助插管,或遇到困难气道,正如已经描述的那样,用喉罩作为气管插管的过渡方案。所有病例,除去颈椎前方颈托,将有助于插管,而且需注意,只要保持颈椎处于正中位,才是安全的。

第二,创伤患者常常气道保护能力下降,多继发于颅脑外伤、酒精或药物摄入者。这类患者因饱食、面罩通气或创伤相关性肠梗阻,误吸风险增高。在上述情况下必须注意防止误吸。格拉斯哥昏迷量表(GCS)8 分或以下,提示重型颅脑损伤,应在离开急救室之前插管。血流动力学不稳定患者,应在复苏过程中尽早进行气管插管,实施气道管理。

当患者不能接受经口气管插管，只要没有颌面部外伤，可进行经鼻气管插管。长期经鼻气管插管与鼻窦炎及医院获得性肺炎发生有关[8,9]，因此，应尽量避免。如果经口或经鼻气管插管均未成功，下一步则需依赖于器械和专家的帮助。可使用纤维光镜辅助插管，如果声带因肿胀组织或血液模糊不清，利用手上资源，可以尝试喉罩（LMA）或气管-食管联合导管。如果手头没有这些资源，或采用上述措施后气道开放仍未成功，则应进行手术。传统推荐行环甲膜穿刺术，但在紧急情况下，气管切开术也是可以接受的[10]。随着掌握经皮气管切开术人员的增加，经皮气管切开术成为紧急气道技术的必备之需[11]。

呼吸

通畅的气道并不能保证足够的呼吸。创伤病人存在呼吸困难可能有以下问题。首先，气胸或血胸可能阻止肺充分的膨胀，可通过胸腔闭式引流迅速解除。第二，胸壁扩张受限导致呼吸不充分，这可能是直接胸壁损伤的结果，正如连枷胸或开放性气胸，或仅仅继发于肋骨骨折引起的疼痛。呼吸不足也可能是继发于神经系统受损，如中枢神经损伤所致昏迷或外周脊髓损伤。在危重伤员复苏的早期阶段，机械通气是保证气体交换的最安全方式。当损伤明显定位于胸壁，疼痛是限制呼吸的主要因素时，早期放置硬膜外导管实施镇痛治疗能有效改善呼吸形式，降低机械通气需求[12]。也可以考虑使用无创呼吸机管路，如持续气道正压通气（CPAP）面罩，但只能在严格选择的病人中使用[13]。

循环

一旦气道和呼吸状况得到改善，就应将创伤评估的重点转移至循环。充足的循环容量除了收缩压达标，还有更多。灌注不足的症状和体征包括意识障碍、嗜睡，皮肤湿冷或花斑，心动过速。初期的尿量可能具有误导性，因为它仅反映排尿或导尿时膀胱内容量，并不代表肾脏持续灌注。当患者的收缩压低于90mmHg或出现低灌注体征，提倡选择外周或中心静脉进行液体复苏治疗。根据液体缺乏的程度决定补液，晶体液或悬浮红细胞联合晶体液均可用于复苏。复苏的目标是确保收缩压超过90mmHg，并有器官灌注指标改善[14]。如果患者对复苏无反应或仅有一过性容量反应性，医生需要考虑以下情况：①持续失血；②低估原有出血量；③非出血原因所致休克，如心包填塞、张力性气胸或脊髓损伤。

持续失血是循环衰竭最常见的原因，失血常发生于三个功能性体腔中其中之一：胸腔、腹腔或盆腔。此外，持续失血可发生于断裂的血管、组织撕裂处或肢体内损伤；上述情况最常见于股骨骨折。

诊断体腔出血应通过体格检查和放射辅助检查来实现[15,16]。胸部损伤导致出血由体格检查、胸腔置管引流及胸部X线检查帮助诊断。腹腔实质脏器出血可通过腹部查体发现腹部膨隆及浊音而诊断。腹部体格检查的辅助手段，包括诊断性腹腔灌洗液（diagnostic peritoneal lavage，DPL），床旁腹部超声创伤评估（focused abdominal ultrasound for trauma，FAST）或计算机断层扫描（CT），尽管最后一项检查在病情不稳定的病人中应避免运用。使用腹腔灌洗液评估时，直接将导管置入腹腔，如果引出不凝血，那么实质脏器出血的可能性就很高，也是造成血流动力学不稳定的原因。同样，腹腔超声检查发现特征性腹腔内游离液体，在诊断实质脏器出血上具有高度敏感性，是造成血流动力学不稳定的原因。腹膜后盆腔出血可以是失血的重要来源，常继发于盆腔骨折。进行盆腔X线检查能快速除外骨盆造成的出血，但存在骨盆骨折并不能确保此处就是持续出血的来源。通过查体能很快发现开放性出血。仔细检查长骨的完整性，再加上普通的X线检查，可以轻易排除肢体出血是否是血流动力学不稳定的原因。

一旦确定出血部位，则必须控制出血。多发伤患者出血的治疗，旨在快速控制出血点，而不管在何位置，以便去处理下一个危及生命的损伤。如果是开放性出血，处理流程上首选直接压迫止血；如果适合，其次选择止血带；如果需进一步止血，再次选择手术干预。应避免在伤口处盲目结扎出血血管。长骨骨折应及时用外部牵引装置使骨折稳定，以减少进一步出血。

如果单侧胸腔出血超过1 000~1 500ml，或持续每小时超过200~300ml，应进行开胸探查以控制出血[17]。当存在其他潜在危及生命的损伤等待治疗或等待搜寻时，可考虑延迟修复胸部重大损伤[18]。

面对血流动力学不稳定，诊断性腹腔灌洗液阳性或FAST评估发现游离液体，则推荐快速剖腹探查[19,20]。此时，重点在于控制出血。例如，针对脾损伤可能需要脾脏切除，针对肝损伤可能需要填塞。一旦出血控制，快速检查能导致腹腔持续性污染的损伤，并对感染部位进行处理。如果病人还存在其他明显危及生命的损伤（如颅脑损伤或胸主动脉损伤），应避免复杂的腹部修复操作，而应暂时性关闭腹部。

如果骨盆骨折被认为是出血的主要来源,一线治疗是使用外部固定装置,诸如巾单包扎技术或骨盆稳定装置[21],它限制盆腔容积扩张,并在骨盆持续运动时保持稳定。大多数盆腔出血是静脉性出血,骨盆稳定后出血能减少。如果在外部固定情况下仍有持续出血,患者应接受动脉血管造影检查,明确出血位置,并对出血动脉进行栓塞治疗。最近,推荐将外科盆腔探查和盆腔填塞推荐成为第一步治疗,并作为栓塞治疗的有效替代疗法[22]。

一旦出血得到控制,必须迅速评估病人接下来4~6小时可能导致死亡或严重残疾的损伤。

颅脑创伤

继发于脑外伤最重要但可控的决定因素是低血压和低氧[23]。在直接处理即便是显而易见的头部损伤之前,这些是优先管理气道、呼吸和循环的理由。然而,一旦患者血压稳定在正常范围,就必须对可能存在的严重头部损伤进行评估。完成头颅CT的时机遵循"4-H"原则[24],同时颅内病变可能需接受手术治疗。严重颅脑创伤需要手术干预的可能性,与接诊患者时的意识状态和是否存在神经系统定位体征有关[25]。GCS评分高于12且无定位体征者,手术治疗颅内病变的风险低,此时,应首先检查处理其他危及生命的损伤。任何意识丧失、失忆或GCS评分低于15的病人,应该进行头颅CT检查以排除颅脑损伤[26]。患者GCS评分低于9,以及存在不依赖于GCS评分的神经系统定位体征,手术治疗颅内病变的风险显著增加。因此,一旦出血得到控制,这类患者应该接受头颅CT检查,以除外需手术干预病变。如果患者呈昏迷状态,应进行颈椎CT扫描,以识别隐匿性颈椎骨折。

如果证实存在需手术治疗的病变,如硬膜下或硬膜外血肿,患者应直接进入手术室治疗。如果颅脑CT没有发现需接受手术治疗的病变,但临床证据提示有严重的颅脑创伤,应考虑使用设备监测颅内压[27]。

动脉创伤

当危及生命的颅脑创伤消除或治疗后,应转移注意力,优先确定是否存在胸主动脉受损。这一损伤的发生与快速减速相关,最常见于摩托车碰撞伤或坠落伤。在没有主动脉破裂明显征兆的病人仍有必要高度怀疑[28]。前后位(AP)胸部平片(CXR)可以提供存在胸主动脉损伤的诊断线索。这些线索中,尤其强调以下几点:主动脉弓水平宽而模糊的纵隔,左侧胸腔积液,鼻饲管偏移。然而,还有相当一部分患者临床上需高度警惕胸主动脉创伤,但胸部平片上没有任何受伤迹象。螺旋CT扫描已替代胸主动脉造影,成为大多数创伤中心诊断胸主动脉损伤的选择[29]。当胸片异常或受伤机制导致胸主动脉损伤可能性较高时,需接受胸部CT扫描。大多数病例通过胸部CT扫描进行主动脉重建,即可清晰显示主动脉损伤,而无需进行动脉造影,此时送病人入手术室接受主动脉确定性修复治疗。主动脉损伤修复术需经左侧开胸探查入路,在心脏体外循环支持下,以维持受损的主动脉节段以下的血液灌注[30]。采用上述措施能明显减少术后截瘫的发生率。还因为进行上述操作时需要进行全身抗凝,确定性修复或控制其他损伤(如脾脏损伤)应与主动脉修补同时进行。随着腔内支架置入术的进步,主动脉和其他主要血管损伤,选择这种非手术方法来解决,有时可避免那些更大的手术[31,32]。

盆腔骨折

如果因血流动力学不稳定还没有进行骨盆骨折评估,那么完成颅脑和胸主动脉评估后就应开始评估。在放置稳定的骨盆内固定装置或经皮骨折固定之前,应采取骨盆外固定以促进愈合。这些措施可与四肢骨折修复同时进行。当骨盆畸形或粉碎性骨折时,推荐同期对膀胱和直肠进行评价。

四肢骨折

在除外所有潜在危及生命的损伤后,应将注意力转移至稳定骨折,必要时恢复四肢血运重建。

软组织和非致命、非截肢伤

最后,可注意评估软组织和非致命、非截肢伤。这些损伤包括颌面伤,在肿胀消除前一般不进行手术修复。

损伤控制性复苏

损伤控制性复苏(damage control resuscitation, DCR)是一种用于管理严重出血创伤患者的策略,既强调手术控制出血,又关注可能进一步加重出血的严重代谢紊乱[33-37]。这一策略需分成多个阶段实施。最常优先实施剖腹探查术,以便控制危及生命的创伤,初步处理后暂时关腹。在初期简单手术后,患者入住SICU,进行有创复苏,并恢复生理储备。最后一个阶段,病人重回手术室,进行二次腹部探查,完成确定性损伤修复术并关闭腹腔。这一概念,可追溯至一战和二战时期的军事创伤外科。但 DCR 真正与传统复苏策略区分开来,却是始于伊拉克和阿富汗战伤外科救治之后,由这些救治策略进一步提炼而成[38-41]。正是在这些战伤救治中,严重出血患者中早期成分输血能够获益,以及限制晶体液大量输注,才得到公认。上述治疗措施,对于严重出血患者,有效输注液体达到允许性低血压目标以及强调在时间节点内完成复苏目标,真正体现了现行 DCR 的特点。随着 DCR 在战地救治中的成功实施,DCR 越来越适用于普通民用外伤救治,并建立起严重出血性创伤的护理标准。

第一阶段:损伤控制

第一阶段是指在急诊室开始的初始救治、初始诊断和初始外科干预。在此阶段,如果发现患者严重出血或从创伤机制及临床表现上高度怀疑大量出血,应开始启动大量输血协议(MTP)(详见后续 MTP 部分)。此阶段,执行损伤控制性剖腹探查术,目的是止血和控制体腔肠道内容物、胰液或胆汁或尿液的污染。针对大量胸腔出血的开胸探查以及通过诊断盆腔出血后的血管栓塞术,均应在这一阶段完成。当患者有严重的代谢紊乱时,pH < 7.2,身体核心温度 <35℃,或碱剩余超过-15,存在显著非手术性出血的证据,确定性创伤手术修复应该延迟[42,43]。随着外科出血控制,上述许多参数可能开始改善,临床决策中必须考量,是否应用暂时性筋膜闭合术,并进入到分阶段复苏流程中。

第二阶段:SICU 复苏

DCR 第二阶段在 SICU 进行,旨在恢复生理储备和纠正致死三联征,即低温、代谢性酸中毒、凝血功能障碍。在此期间还可进行进一步的诊断研究,以确定有无其他损伤[44,45],但理想状态下,上述评估应在床旁进行,直到患者复苏彻底完成。这一阶段可能持续 6～72 小时,此期间一旦患者对 SICU 复苏治疗无反应或表现出持续的失血、体温过低或凝血功能障碍,可能提示仍有活动性出血灶,需再次早期探查。

在其他不利结局中,低温已被证实可导致血小板缺乏和功能障碍,改变纤溶,降低凝血因子的酶活性[46,47]。创伤病人的复温应从进入创伤救治单元开始,可通过增加环境温度,使用加热设备,静脉输入加温液体;注意手术期间和术后也要保留复温措施。酸中毒合并体温过低对心脏有不良影响,两者合并对凝血级联反应产生有害影响[48]。在创伤患者中,代谢性酸中毒几乎总是继发于出血性休克患者,应给予容量复苏,只有很少的患者需使用碳酸氢盐纠正代谢性酸中毒的不利影响。接下来应着重处理三联征中的后者—凝血功能障碍,在大量输血策略指引下,使用全血类似成分进行早期液体复苏。必须认识到这也是一种伴随症状,由于创伤后炎症反应,相当一部分患者到达医院时就已发生凝血异常,被称为早期创伤诱导的凝血病[49,50]。创伤相关的凝血病与大量失血、头部损伤或既往疾病常常相关。

DCR 的另一个重要原则是尽量减少晶体液输注(严重出血患者接受成分输血治疗前应控制在 2L 以内)。一些权威的研究显示,限制晶体液输注能降低 ARDS 发生率,减轻体液潴留,减少肠吻合口瘘,并极大减少再灌注损伤[51-56]。复苏过程中延迟关腹,并限制人工晶体液的使用,可减少腹腔间隔室综合征发生。总液体限制,以便实现允许性低血压,是 DCR 另一个日益受关注的方面。维持足够低的血压(通常认为目标收缩压为 80～90mmHg,平均动脉压 50～60mmHg)能减缓活动性出血,防止受损血管内已形成的凝血块脱落,同时仍然能保证充分的组织和终末器官灌注。一项重要的随机对照研究已经显示,躯干贯通伤延迟液体输注,其总生存获益更优,但该结果还未外推至其他类型的创伤[55,56]。许多个案经验支持这一液体策略,但关于应用此策略的一些统计问题尚待解决。总之,与 DCR 概念相伴而行,将继续成为研究关注的焦点。

第三阶段:完成检查/再探查

一旦病人的低体温、酸中毒、凝血障碍和血流动力学状况有所改善,即可离开 SICU 去进行完整的放射影像学检查,病人可重新回到手术室再次接受确定性创伤修复手术。

大量输血协议

对临床医师来说,大出血后复苏面临生理和统筹安排的双重挑战。大出血一般定义为 24 小时内需要输入 10 个或 10 个以上单位浓缩红细胞。对于大出血,为了实现有效、快捷、安全的血液成分替代,努力建立了标准化流程,许多机构都采用了 MTP(massive transfusion protocol 大量输血协议)。MTP 启动后,相关医疗机构的血库持续而有组织地提供 1:1:1 的浓缩红细胞、新鲜冰冻血浆及血小板,直至 MTP 结束。MTP 是 DCR 的关键环节,在简化血液制品制备和运输、减少血液资源浪费等环节十分有效。MTP 的概念植根于外科医生在 21 世纪第一个 10 年中期救治战伤外科医生的经验。医生们发现，复苏过程中，在输注红细胞的同时，更早补充血浆及血小板能提高一部分患者生存率[41,57-59]。这种策略，减轻早期创伤诱导的凝血功能障碍，大约 25% 的严重创伤患者得到医疗救治时，均可出现凝血功能障碍这样一种复杂的病理生理现象，也能减少任何获得性稀释性凝血病。确定哪些患者可能从 MTP 中获益也是个关键的挑战，因为给本不需要的患者不加限制地使用新鲜冰冻血浆和血小板，不仅浪费资源，且可能增加病死率。基于生理和实验室检查参数识别病人的方法，如通过血液消耗评估（ABC）评分，创伤相关严重出血（TASH）评分或 McLaughlin 评分，来达到识别病人的目的[60,61]。事实上，虽然众多的战伤和普通居民创伤研究已经证实早期按照 MTP 原则按 1∶1∶1 方案输注血液制品，能提高患者 24 小时和 30 天的存活率，但近期也有一些研究质疑这一结论[62]。但得出这些迥异的结果并不出人意料，因为要探究接受大量输血的患者死亡病因是项艰巨的工作，而且在该类人群执行随机对照试验是困难的。这些患者有着复杂的创伤和生理改变，竭尽所有努力后仍在诊治初期就已因出血而循环耗竭，或随后就进入了生理衰竭期。在干预之前、期间或之后，都有大量混杂因素干扰了复苏模式有效性的评判。例如，对 MTP 标准比例输入血液成分的治疗持反对意见的人认为，这个方案本身就产生了生存偏倚，因为那些病情极重无法存活的病人根本撑不到能接受 1∶1∶1 血液制品的时候[63]。尽管治疗方案存在一定局限性，创伤救治领域的共识仍然赞成遵循 1∶1∶1 的 MTP。来自失血患者模拟模型研究表明，虽缺乏一级证据，但较之从前，更倾向于补充更多的血浆和血小板[64]。另有研究证实在实施 MTP 的医疗中心机构，6 小时、24 小时和 30 天病死率均下降，红细胞、血小板和血浆的使用量也显著降低[65]。

氨甲环酸

创伤相关凝血病治疗的最新进展发现，在出血或出血高风险患者中，早期应用氨甲环酸（TXA）可能获益。纤溶或血凝块降解是凝血系统的正常生理过程，但在某些应激状态下则可能矫枉过正，出现异常病理表现，如大手术或创伤情况下，均出现纤溶亢进状态。多项研究证明，在接受大手术的患者中给予抗纤溶药物—氨甲环酸，不仅可减少出血，降低输血需求，同时还不增加血栓栓塞性或心脏事件的风险[66,67]。这一成功经验拓展了该药在出血性创伤患者中的应用研究。目前已证实，受伤 3 小时以内给予氨甲环酸，能降低大量出血患者 30 天死亡率。如能在受伤 1 小时内给药，能实现最大获益。这一结论首先由临床随机试验—临床严重出血抗纤溶随机试验-2（CRASH-2）得出，试验结果继而在创伤领域被广泛接受，并在院前急救中得以应用[67]。在许多民用急救体系和航空医疗救援中，均有联合使用氨甲环酸用于失血性休克救治成功的报道[68]。

新型口服抗凝药

手术、急救和重症医师临床上时常需面对使用华法林抗凝过程中发生外伤性出血。经典的治疗方法是根据出血的严重程度和临床情况，使用维生素 K，并适当补充新鲜冰冻血浆、浓缩凝血酶原复合物或重组 VIIa 因子[69]。然而在过去的几年间，在非瓣膜性房颤以及膝关节或髋关节置换术后患者中，FDA 已经批准使用两种替代华法林的新的口服抗凝药，以降低中风和血栓栓塞风险。这两种药物—达比加群和利伐沙班，临床中越来越多地被接受和使用，但当使用上述药物病人需要接受创伤处置时，却因尚无针对这些药物的特殊拮抗剂，而无法逆转药物作用。为了处理这些情况，近来许多医疗机构正在努力定义治疗协议，并形成指南规范。

口服新抗凝血药的病人在出血或怀疑出血时，第一步是评估血流动力学稳定性和出血严重程度（详见"循环"部分）。第二步，进行包括肌酐、肝功能、凝血酶原、凝血时间在内的全套实验室检查。接下来，应评估抗凝的力度。这些药物的制造商宣称使用过程中是无需进行常规实验室监测的。虽然这一点为患者带来方便，但在急性疾病状态下他们的凝血状态很难知晓。达比加群是口服的凝血酶抑制药，随着药物使用剂量升高，活化部分凝血活酶时间（APTT）也会升高，但更敏感的检测指标是凝血酶时间（TT）。如果凝血酶时间正常，表明病人体内达比加群药物浓度不可预测。相反，如果体内达比加群药物浓度很高，凝血酶时间可能测不出。而口服 X 因子抑制剂利伐沙班，凝血酶原时间（PT）和 APTT 应升高。但这仅仅是药物剂量性反应，只能提供对抗凝程度的粗略估计。如有条件，应进行 Xa 因子显色分析，以更准确地对体内利伐沙班水平进行定量[70]。再次，在急性疾病状态下，可能难以完成上述检测，患者可靠的病史，患者家庭成员或社区医生可为临床评价提供最及时、有用的信息。

进行初步评估后,应逐步采取相应措施控制出血。如果出血轻微,那么需考虑抗凝治疗的风险和收益,根据病情进行止血和输注红细胞。如果出血更严重,那么视病情和服用了哪种抗凝剂,制订进一步治疗措施。首先,应停用抗凝药物。其次,以 1:1 比例输注红细胞和血浆,并决定是否启动 MTP。作为 DCR 的流程,如病情需要,外科干预或血管栓塞治疗也需在这一阶段实施。如果 2~3 小时前刚刚摄入抗凝血药,可给予活性炭限制药物经胃肠道吸收[70]。达比加群的血浆蛋白结合力低,需经肾脏清除,因此预测其血药浓度在肾功能不全患者中是增高的。它可通过透析清除,但无论患者基础肾脏状况如何,多次透析均可降低有效血药浓度[71]。利伐沙班则不能通过透析清除,但给予保留凝血因子活性的血浆或重组活化的Ⅶ因子,均可逆转其抗凝作用[72]。但上述治疗措施,都存在诱发弥散性血管内凝血和血栓形成的风险,在选择治疗方案时,临床医生必须考虑到这些风险。针对服用利伐沙班(而不是达比加群)的出血患者,如果在伤后 3 小时内给予氨甲环酸(见前一节),能减少出血时间[70]。以上这些治疗选择,应该逐步拓展纳入医疗机构处置创伤出血患者的流程中去。

特殊脏器系统损伤:ICU 的影响

中枢神经系统损伤

本书的其他章节和其他文献资料都提到创伤性脑损伤的概念[27]。在救治外伤性脑损伤患者时,最重要的概念是,如果其他损伤导致的缺氧和/或低血压状态与脑损伤并存,则患者预后较差。预防继发性脑损伤,需要积极处理导致缺氧(气道和呼吸)和低血压(循环)的原因。因此,在处理颅内损伤之前或者同时,必须完成出血的控制。

颌面损伤

颌面损伤在 SICU 内主要涉及三个主要问题。首先,必须管理好气道。在面部外伤导致大出血和软组织肿胀的患者中,往往需要最熟练和经验丰富的专家进行气道管理。在评估和管理气道的早期,就需要考虑是否需通过外科手术开放和管理气道。在这些患者中实施早期气管插管需谨慎,但仅观察而不建立人工气道也不推荐,因为组织肿胀可能最终导致气道功能下降,而不能实施常规气管插管。经鼻插管亦应避免,因为它可能加重颌面骨折后出血。第二,所有较严重的颌面创伤,尤其是钝器外力造成的创伤,均应怀疑颅内病变并应行颅脑 CT。最后一点,必须考虑颈椎损伤的可能,并应该采取适当的预防措施,进行气管插管时防止颈部过伸。

气道开放后,仍有继续出血可能[73,74]。通过填塞或 Foley 气囊压迫,控制鼻咽腔出血通常有效。但在某些少见情况下,需行动脉造影栓塞出血病变血管。大多数情况下,颈动脉及其主要分支出血需手术治疗。SICU 管理的重点是保护气道和纠正失血性休克。

脊柱创伤

颈椎损伤已在本章讨论过。SICU 主要关注于保护"风险颈部",直到确定是否发生颈椎损伤。此时最好使用硬质颈托。应特别注意颈托下的皮肤护理,当患者需要使用颈托超过 24 小时,应使用带有填充物的颈托以预防褥疮进展[75,76]。当病人在 SICU 持续处于昏迷状态,有各种策略和流程来进行颈椎评价。即使患者有充分的受伤机制并处于昏迷状态,仅凭颈部平片仍难以诊断颈椎损伤[77,78]。目前诊断脊柱损伤最常用的方法包括颈部螺旋 CT 扫描。但在昏迷患者诊断颈椎损伤时,是否需要在常规 CT 扫描之外进行进一步检查仍存在争论[79]。可能有助于诊断的其他检查包括 MRI[76,80,81],屈伸位 X 线片[82]和活动状态下 X 线透视[83-85]。

因高速冲击机制(如高坠、机动车事故)致伤的患者,有胸腰椎骨折的高风险。所有高危患者均应使用平板床并保持轴向翻身。搬动伤者可使用床板。可以通过脊柱前后位和侧位 X 线片明确有无骨折或韧带撕裂[86]。

胸部创伤

胸部损伤可根据损伤机制(钝性伤与穿透伤)或解剖位置(包括胸壁、肺、心脏、大血管)分类[17]。穿透性胸壁损伤可导致肋间血管出血,进而危及生命。施加负压的胸部损伤可能会导致肺萎陷。钝性胸壁损伤范围过大导致的胸廓不稳定及明显疼痛,可能影响呼吸。硬膜外麻醉是临床上控制剧烈疼痛的可选方法,甚至可有效避免气管插管和机械通气。前文已论述可通过外科手术处理肋骨骨折,在仅因胸壁明显不稳定所致呼吸衰竭的患者中有一定治疗价值。然而,肋骨骨折常合并肺实质损伤,病情常继续进展并发生低氧,需要机械通气。该类型损伤最常见于胸部钝器伤伴肺挫伤,也见于穿透性强的爆炸性损伤。穿透性心脏损伤应予以处理。穿透性心脏损伤应在到达

SICU 之前就予以处理。如果误诊漏诊,在 SICU 内可出现心包填塞相关体征。中心静脉压升高,反应性的低血压,均提示可能存在心包填塞,需要超声心动图进一步明确。钝器伤造成的心脏损伤形式多样,可表现为室壁运动异常、心律失常、瓣膜或心腔破裂。可选择超声心动图行诊断性穿刺,并基于超声结果实施处理。大血管破裂主要依靠临床疑诊。SICU 对这部分患者的救治主要集中在术后,但在特殊临床情境下(合并重度颅脑损伤),可能会延迟手术。在这种情况下,应使用 β 受体阻滞药积极控制血压,以减少损伤的进一步扩展。

腹部创伤

腹内脏器损伤的诊断与处理已超出本章范围。SICU 内对腹腔损伤的管理原则与其他紧急腹部手术后处理原则没有区别,包括对术后出血、腹腔感染和肠吻合瘘的识别。

腹内损伤处理,损伤控制期间可能发生损伤,在 SICU 需要特别关注[87]。如前所述,在这种情况下,应优先控制出血和减少腹腔污染,应迅速完成暂时性闭合腹腔。处理肝出血和骨盆损伤时可保留纱布填塞。在少见的情况下,可留置血管夹、血管分流装置,采用肠吻合器暂时封闭肠管。面临大量液体复苏及中段肠道缺血时,永久性和暂时性关腹后,组织水肿均可能继续进展[88,89]。无论哪种情况,均需监测患者腹腔间隔室综合征的相关表现,具体细节将在另一章中讨论。

盆腔创伤

在 SICU 内针对骨盆压缩性骨折进行处置,如果明确诊断,则需要监测持续性出血。如果采用恰当的外固定治疗后仍持续出血,患者应接受动脉造影,可选择血管栓塞[21]或手术探查和填塞止血治疗[22]。在骨盆骨折存在时,识别泌尿系损伤[90,91]和肠道损伤[92]十分关键,对于 SICU 内患者,延误诊断则可能导致不明原因脓毒症的发生。

四肢创伤

SICU 管理四肢损伤的重点在于,经常进行神经血管检查。发现任何变化,均应积极查找原因。当下肢出现延迟性血栓形成或骨筋膜室综合征时,应高度怀疑存在动脉内膜损伤,需要加以证实。脉搏消失或发生改变时,应积极进行动脉造影检查。查体提示,肢体存在骨筋膜室综合征时,应使用便携式或 ICU 监测传感装置对骨筋膜室压力进行测量。为防止长期神经损伤,该压力升高,需进行筋膜切开术[93-95]。

其他需考虑的问题

深静脉血栓/肺栓塞

收治在 SICU 的创伤患者是发生深静脉血栓(deep venous thrombosis, DVT)和肺栓塞(pulmonary embolism, PE)的高危人群[96]。有许多危险因素与之相关,包括严重的颅脑损伤,脊髓损伤伴截瘫或四肢瘫,年龄大于 55 岁的单纯长骨骨折,骨盆骨折伴长骨骨折以及多发长骨骨折等。任何存在上述损伤的病人都应该加强对 DVT 的监测及预防。处理方案包括,每日检查下肢以及双下肢静脉超声,推荐清醒患者每周一次,昏迷或瘫痪病人每周两次。然而,双下肢血管超声也不能做到万无一失,往往会漏诊盆腔静脉来源的血栓。尽早和尽量多离床活动是预防的根本措施,但这在 SICU 病人中难以实现。因此,预防措施还包括在所有无禁忌的受伤患者中连续使用小腿加压弹力袜,在无法使用小腿加压泵的患者中采用足底静脉泵。除机械性预防措施外,有证据证明,低分子量肝素可早期应用于无严重或恶化的轻度中枢神经系统出血损伤患者,还可用于存在活动或潜在伤口出血(肝、脾损伤)或需要再次手术的患者。当患者仍存在血栓高危因素超过 1 周,或因创伤不能接受肝素治疗(如颅内出血),应该审慎考虑置入预防性下腔静脉滤器。

营养

创伤患者需要高热量的摄入,但通常在创伤前营养状况是合理的。如果有可能,应尽量使用肠内途径[97]。如果病情允许,在实施任何剖腹手术时均应放置空肠营养管。肠内营养可选择通过幽门后喂养管或胃管进行。

康复

创伤患者的康复与肌肉骨骼损伤的严重程度,脊髓和/或头部受伤,SICU 停留时间等多种因素相关。在停留 SICU 的早期,需注意预防活动减少的相关并发症,这些并发症可能加重神经系统损伤。在稳定关节早期开展活动度锻炼,使用防挛缩中夹板,能预防关节挛缩发生。脊髓损伤患者,肠功能障碍是个重要问题,应及早使用大便软化剂和肛塞剂保持大便通畅。反过来,大便通畅又有助于顺利给予肠内营养。

早期使用气垫床能明显减少因不能活动导致的褥疮发生。颅脑损伤患者的康复，包括认知康复，通常在患者离开重症监护室后才开始进行。然而，患者尚在SICU中接受治疗时，患者和家属的社会心理诉求应充分加以解决。特别是对于重型颅脑损伤、脊髓损伤或外伤性截肢患者，更应如此。

肥胖人群创伤

近十年来的美国人口肥胖率急剧上升，目前患病率估计为35%。在一些慢性病中，肥胖对整体健康的有害影响已经得到充分阐述，并被公众接受，但肥胖对重大创伤幸存者的影响还知之甚少。近年来，多项研究已关注到肥胖创伤人群，大量数据证实肥胖是一系列创伤后并发症的独立风险因素。这些并发症包括急性肾衰竭，血栓栓塞事件，急性呼吸窘迫综合征，肺炎，尿路感染，褥疮，伤口感染和脓毒症[98,99]。而且肥胖创伤患者与相同严重程度的非肥胖者相比，平均住院日和ICU停留时间均延长[100,101]。虽然在穿透性创伤患者中，肥胖的短期和长期影响尚缺乏足够数据（实际上由于合并穿透性创伤的肥胖患者数量很少），但几个针对钝性创伤影响的大型研究得出了类似的结论，肥胖不仅仅增加上述并发症的发病率，也增加了病死率。完成于2002年的Cushion Effect研究发现，与损伤严重程度评分相同的清瘦患者相比，肥胖者总病死率更高。由此推测，肥胖外伤患者护理难度更高，肥胖相关并发症也更多[102]。根据国家创伤数据库进行的其他回顾性队列研究和分析也支持本结论[98,99]。鉴于快速增长的肥胖患者人群，对这一问题的关注亦应日益增长。有针对性地提高这部分人群创伤后临床结局，尤其是在危重症救治中，相关措施已经开始实施。

老龄人群创伤

由于预期寿命延长，在社区和创伤患者中，≥65岁以上老年人均显著增加。外科重症监护病房收治的创伤老年患者比例也较高，由于院前照护和整体健康护理水平提升，导致本遭遇致死性事故的老年患者存活下来。

与65岁以下的病人相比，由于独特的生理功能减退和社会问题，更年长的老年人整体发病率和死亡率更高，他们经历更长的住院时间和ICU停留时间[103]。他们更容易因基础疾病而继发并发症，与年轻患者相比，因并发症死亡的风险也更大[104]。影响SICU治疗的主要的生理功能改变，包括心血管、肺、肾脏系统的疾病。早期积极的心血管监测，被证明能改善预后[105,106]。关注于呼吸状态，特别是评估误吸风险，可以降低肺炎发生概率，而这恰恰是导致死亡的一个主要原因。

除了身体上的创伤，更高比例的老年创伤幸存者伴有认知功能障碍和痴呆症。发生谵妄和抑郁症的风险也很高，运用多学科的方法制订护理计划势在必行。老年创伤咨询服务应用越来越广泛，已被证明可以促进这些患者的功能恢复，能尽快恢复到日常生活的基本活动（activities of daily living, ADL）[107]。在SICU，减少老年患者谵妄的措施包括，经常协助其完成定向，使用褪黑激素，这些措施均证实可能是有效的[108]。最后，结束生命，生活质量等问题，往往会成为做出老年人护理相关临床决策的要点。严重受伤的老年患者是否继续接受积极治疗，应尊重患者自身意愿，而更可取的是，这些意愿应通过法律文书或通过与家庭成员讨论得到明确。

（张祎　译，李喜元　校）

参考文献

1. Leading Causes of Death Reports, National and Regional, 1999–2010. Centers for Disease Control and Prevention, National Center for Injury Prevention and Control [Internet]. 2010 [updated 2014 Feb 27; cited 2014 Mar 12]. http://www.cdc.gov/injury/wisqars/leading_causes_death.
2. Finkelstein E, Fiebelkorn I, Corso P, Binder S. Medical expenditures attributable to injuries – United States, 2000. Morb Mortal Wkly Rep. 2004;53:1–4.
3. Feliciano D, Mattox K, Moore E. Trauma. New York: McGraw-Hill; 2007.
4. Jacobs L, Gross R, Luk S. Advanced trauma operative management. Woodbury: Cine-Med, Inc; 2004.
5. Wilson W, Grande C, Hoyt D. Trauma: critical care, 2. New York: Informa Healthcare; 2007.
6. Wilson W, Grande C, Hoyt D. Trauma: emergency resuscitation, perioperative anesthesia, surgical management, 1. New York: Informa Healthcare; 2007.
7. Dunham CM, Barraco RD, Clark DE, Daley BJ, Davis 3rd FE, Gibbs MA, et al. Guidelines for emergency tracheal intubation immediately after traumatic injury. J Trauma. 2003;55:162–79.
8. Grindlinger GA, Niehoff J, Hughes SL, Humphrey MA, Simpson G. Acute paranasal sinusitis related to nasotracheal intubation of head-injured patients. Crit Care Med. 1987;15:214–7.
9. Holzapfel L, Chastang C, Demingeon G, Bohe J, Piralla B, Coupry A. A randomized study assessing the systematic search for maxillary sinusitis in nasotracheally mechanically ventilated patients. Influence of nosocomial maxillary sinusitis on the occurrence of ventilator-associated pneumonia. Am J Respir Crit Care Med. 1999;159:695–701.
10. Gillespie MB, Eisele DW. Outcomes of emergency surgical airway procedures in a hospital-wide setting. Laryngoscope. 1999;109: 1766–9.
11. Ault MJ, Ault B, Ng PK. Percutaneous dilatational tracheostomy for emergent airway access. J Intensive Care Med. 2003;18:222–6.
12. Simon BJ, Cushman J, Barraco R, Lane V, Luchette FA, Miglietta

M, et al. Pain management guidelines for blunt thoracic trauma. J Trauma. 2005;5:1256–67.

13. Vidhani K, Kause J, Parr M. Should we follow ATLS guidelines for the management of traumatic pulmonary contusion: the role of noninvasive ventilatory support. Resuscitation. 2002;52:265–8.

14. Hoyt DB. Fluid resuscitation: the target from an analysis of trauma systems and patient survival. J Trauma. 2003;54:S31–5.

15. Griffin XL, Pullinger R. Are diagnostic peritoneal lavage or focused abdominal sonography for trauma safe screening investigations for hemodynamically stable patients after blunt abdominal trauma? A review of the literature. J Trauma. 2007;62:779–84.

16. Rhea JT, Garza DH, Novelline RA. Controversies in emergency radiology. CT versus ultrasound in the evaluation of blunt abdominal trauma. Emerg Radiol. 2004;10:289–95.

17. Meredith JW, Hoth JJ. Thoracic trauma: when and how to intervene. Surg Clin North Am. 2007;87:95–118.

18. Phelan HA, Patterson SG, Hassan MO, Gonzalez RP, Rodning CB. Thoracic damage-control operation: principles, techniques, and definitive repair. J Am Coll Surg. 2006;203:933–41.

19. Moore EE, Burch JM, Franciose RJ, Offner PJ, Biffl WL. Staged physiologic restoration and damage control surgery. World J Surg. 1998;22:1184–90. discussion 1190–1191.

20. Hirshberg A, Walden R. Damage control for abdominal trauma. Surg Clin North Am. 1997;77:813–20.

21. Biffl WL, Smith WR, Moore EE, Gonzalez RJ, Morgan SJ, Hennessey T, et al. Evolution of a multidisciplinary clinical pathway for the management of unstable patients with pelvic fractures. Ann Surg. 2001;233:843–50.

22. Cothren CC, Osborn PM, Moore EE, Morgan SJ, Johnson JL, Smith WR. Preperitonal pelvic packing for hemodynamically unstable pelvic fractures: a paradigm shift. J Trauma. 2007;62:834–9. discussion 839–842.

23. Chesnut RM, Marshall LF, Klauber MR, Blunt BA, Baldwin N, Eisenberg HM, et al. The role of secondary brain injury in determining outcome from severe head injury. J Trauma. 1993;34:216–22.

24. Seelig JM, Marshall LF, Toutant SM, Toole BM, Klauber MR, Bowers SA, et al. Traumatic acute epidural hematoma: unrecognized high lethality in comatose patients. Neurosurgery. 1984;15:617–20.

25. Feuerman T, Wackym PA, Gade GF, Becker DP. Value of skull radiography, head computed tomographic scanning, and admission for observation in cases of minor head injury. Neurosurgery. 1988;22:449–53.

26. Stein SC, Burnett MG, Glick HA. Indications for CT scanning in mild traumatic brain injury: a cost-effectiveness study. J Trauma. 2006;61:558–66.

27. Guidelines for the management of severe head injury. Park Ridge, IL: American Association of Neurological Surgeons, 1995.

28. Michetti CP, Hanna R, Crandall JR, Fakhry SM. Contemporary analysis of thoracic aortic injury: importance of screening based on crash characteristics. J Trauma. 2007;63:18–24. discussion 24–25.

29. Bruckner BA, DiBardino DJ, Cumbie TC, Trinh C, Blackmon SH, Fisher RG, et al. Critical evaluation of chest computed tomography scans for blunt descending thoracic aortic injury. Ann Thorac Surg. 2006;81:1339–46.

30. Fabian TC, Richardson JD, Croce MA, Smith Jr JS, Rodman Jr G, Kearney PA, et al. Prospective study of blunt aortic injury: Multicenter Trial of the American Association for the Surgery of Trauma. J Trauma. 1997;42:374–80. discussion 380–383.

31. Peterson BG, Matsumura JS, Morasch MD, West MA, Eskandari MK. Percutaneous endovascular repair of blunt thoracic aortic transection. J Trauma. 2005;59:1062–5.

32. Uzieblo M, Sanchez LA, Rubin BG, Choi ET, Geraghty PJ, Flye MW, et al. Endovascular repair of traumatic descending thoracic aortic disruptions: should endovascular therapy become the gold standard? Vasc Endovascular Surg. 2004;38:331–7.

33. Rotondo MF, Schwab CW, McGonigal MD, Phillips 3rd GR, Fruchterman TM, Kauder DR, Latenser BA, Angood PA. 'Damage control': an approach for improved survival in exsanguinating penetrating abdominal injury. J Trauma. 1993;35:375–82. discussion 382–383.

34. Holcomb JB, Jenkins D, Rhee P, Johannigman J, Mahoney P, Mehta S, et al. Damage control resuscitation: directly addressing the early coagulopathy of trauma. J Trauma. 2007;62:307–10.

35. Cotton BA, Guy JS, Morris Jr JA, Abumrad NN. The cellular, metabolic, and systemic consequences of aggressive fluid resuscitation strategies. Shock. 2006;26:115–21.

36. Moore EE, Thomas G. Orr Memorial Lecture. Staged laparotomy for the hypothermia, acidosis, and coagulopathy syndrome. Am J Surg. 1996;172:405–10.

37. Rotondo MF, Zonies DH. The damage control sequence and underlying logic. Surg Clin North Am. 1997;77:761–77.

38. Cannon WB, Fraser J, Cowell EM. The preventive treatment of wound shock. JAMA. 1918;70:618–21.

39. Beecher HK. Preparation of battle casualties for surgery. Ann Surg. 1945;121:769–92.

40. Holcomb JB. Damage control resuscitation. J Trauma. 2007;62:S36–7.

41. Hess JR, Holcomb JB, Hoyt DB. Damage control resuscitation: the need for specific blood products to treat the coagulopathy of trauma. Transfusion. 2006;46:685–6.

42. Lier H, Krep H, Schroeder S, Stuber F. Preconditions of hemostasis in trauma: A review. The influence of acidosis, hypocalcemia, anemia, and hypothermia on functional hemostasis in trauma. J Trauma. 2008;65:951–60.

43. Ball CG. Damage control resuscitation: history, theory and technique. Can J Surg. 2014;57:55–60.

44. Houshian S, Larsen MS, Holm C. Missed injuries in a level I trauma center. J Trauma. 2002;52:715–9.

45. Enderson BL, Reath DB, Meadors J, Dallas W, DeBoo JM, Maull KI. The tertiary trauma survey: a prospective study of missed injury. J Trauma. 1990;30:666–9. discussion 669–670.

46. Patt A, McCroskey BL, Moore EE. Hypothermia-induced coagulopathies in trauma. Surg Clin North Am. 1988;68:775–85.

47. Jurkovich GJ, Greiser WB, Luterman A, Curreri PW. Hypothermia in trauma victims: an ominous predictor of survival. J Trauma. 1987;27:1019–24.

48. Ferrara A, MacArthur JD, Wright HK, Modlin IM, McMillen MA. Hypothermia and acidosis worsen coagulopathy in the patient requiring massive transfusion. Am J Surg. 1990;160:515–8.

49. Brohi K, Singh J, Heron M, Coats T. Acute traumatic coagulopathy. J Trauma. 2003;54:1127–30.

50. MacLeod JB, Lynn M, McKenney MG, Cohn SM, Murtha M. Early coagulopathy predicts mortality in trauma. J Trauma. 2003;55:39–44.

51. Duke MD, Guidry C, Guice J, Stuke L, Marr AB, Hunt JP, et al. Restrictive fluid resuscitation in combination with damage control resuscitation: time for adaptation. J Trauma Acute Care Surg. 2012;73:674–8.

52. Cotton BA, Reddy N, Hatch QM, LeFebvre E, Wade CE, Kozar RA, et al. Damage control resuscitation is associated with a reduction in resuscitation volumes and improvement in survival in 390 damage control laparotomy patients. Ann Surg. 2011;254:598–605.

53. Holcomb JB. Fluid resuscitation in modern combat casualty care: lessons learned from Somalia. J Trauma. 2003;54:S46–51.

54. Burris D, Rhee P, Kaufmann C, Pikoulis E, Austin B, Eror A, et al. Controlled resuscitation for uncontrolled hemorrhagic shock. J Trauma. 1999;46:216–23.

55. Bickell WH, Wall Jr MJ, Pepe PE, Martin RR, Ginger VF, Allen MK, et al. Immediate versus delayed fluid resuscitation for hypotensive patients with penetrating torso injuries. N Engl J Med. 1994;331:1105–9.

56. Wall MJ, Granchi T, Liscum K, Aucar J, Mattox K. Delayed versus immediate fluid resuscitation in patients with penetrating trauma: subgroup analysis. J Trauma. 1995;39:173.

57. Borgman MA, Spinella PC, Perkins JG, Grathwohl KW, Repine T, Beekley AC, et al. The ratio of blood products transfused affects

mortality in patients receiving massive transfusions at a combat support hospital. J Trauma. 2007;63:805–13.

58. Spinella PC, Perkins JG, Grathwohl KW, Beekley AC, Niles SE, McLaughlin DF, et al. Effect of plasma and red blood cell transfusions on survival in patients with combat related traumatic injuries. J Trauma. 2008;64:S69–S77; discussion S77–S78.

59. Cotton BA, Gunter OL, Isbell J, Au BK, Robertson AM, Morris Jr JA, et al. Damage control hematology: the impact of a trauma exsanguination protocol on survival and blood product utilization. J Trauma. 2008;64:1177–82.

60. Yücel N, Lefering R, Maegele M, Vorweg M, Tjardes T, Ruchholtz S, et al. Trauma associated severe hemorrhage (TASH)-score: probability of mass transfusion as surrogate for life threatening hemorrhage after multiple trauma. J Trauma 2006;60:1228–1236; discussion 1236–1227.

61. Nunez TC, Voskresensky IV, Dossett LA, Shinall R, Dutton WD, Cotton BA. Early prediction of massive transfusion in trauma: simple as ABC (assessment of blood consumption)? J Trauma. 2009;66:346–52.

62. Holcomb JB, Del Junco DJ, Fox EE, Wade CE, Cohen MJ, Schreiber MA, et al. The Prospective, Observational, Multicenter, Major Trauma Transfusion (PROMMTT) study: comparative effectiveness of a time-varying treatment with competing risks. JAMA Surg. 2013;148:127–36.

63. Snyder CW, Weinberg JA, McGwin Jr G, Melton SM, George RL, Reiff DA, et al. The relationship of blood product ratio to mortality: survival benefit or survival bias? J Trauma. 2009;66:358–62.

64. Ho AM, Dion PW, Yeung JH, Joynt GM, Lee A, Ng CS, et al. Simulation of survivorship bias in observational studies on plasma to red blood cell ratios in massive transfusion for trauma. Br J Surg. 2012;99(Supp 1):132–9.

65. Holcomb JB, Wade CE, Michalek JE, Chisholm GB, Zarzabal LA, Schreiber MA, et al. Increased plasma and platelet to red blood cell ratios improves outcome in 466 massively transfused civilian trauma patients. Ann Surg. 2008;248:447–58.

66. Lipsky AM, Abramovich A, Nadler R, Feinstein U, Shaked G, Kreiss Y, et al. Tranexamic acid in the prehospital setting: Israel Defense Forces' initial experience. Injury. 2014;45:66–70.

67. CRASH-2 Trial Collaborators, Shakur H, Roberts I, Bautista R, Caballero J, Coats T, et al. Effects of tranexamic acid on death, vascular occlusive events, and blood transfusion in trauma patients with significant haemorrhage (CRASH-2): a randomised, placebo-controlled trial. Lancet. 2010;376:23–32.

68. Vu EN, Schlamp RS, Wand RT, Kleine-Deters GA, Vu MP, Tallon JM. Prehospital use of tranexamic acid for hemorrhagic shock in primary and secondary air medical evacuation. Air Med J. 2013;32:289–92.

69. Hanley JP. Warfarin reversal. J Clin Pathol. 2004;57:1132–9.

70. Baumann Kreuziger LM, Morton CT, Dries DJ. New anticoagulants: a concise review. J Trauma Acute Care Surg. 2012;73:983–92.

71. Pradaxa [FDA approved package insert]. Ridgefield, CT: Boehringer Ingelheim Pharmaceuticals; April 2013.

72. Xarelto [FDA approved Package Insert]. Titusville, NJ: Janssen Pharmaceuticals; March 2013.

73. Lynham AJ, Hirst JP, Cosson JA, Chapman PJ, McEniery P. Emergency department management of maxillofacial trauma. Emerg Med Australas. 2004;16:7–12.

74. Ardekian L, Rosen D, Klein Y, Peled M, Michaelson M, Laufer D. Life-threatening complications and irreversible damage following maxillofacial trauma. Injury. 1998;29:253–6.

75. Hogan BJ, Blaylock B, Tobian TL. Trauma multidisciplinary QI project: evaluation of cervical spine clearance, collar selection, and skin care. J Trauma Nurs. 1997;4:60–7.

76. Ackland HM, Cooper DJ, Malham GM, Kossmann T. Factors predicting cervical collar-related decubitus ulceration in major trauma patients. Spine. 2007;32:423–8.

77. Mathen R, Inaba K, Munera F, Teixeira PG, Rivas L, McKenney M, et al. Prospective evaluation of multislice computed tomography versus plain radiographic cervical spine clearance in trauma

patients. J Trauma. 2007;62:1427–31.

78. Holmes JF, Akkinepalli R. Computed tomography versus plain radiography to screen for cervical spine injury: a meta-analysis. J Trauma. 2005;58:902–5.

79. Baskin T. Cervical spine clearance in the obtunded patient: it takes more than a simple CT. J Trauma. 2007;62(6 Suppl):S33.

80. Stassen NA, Williams VA, Gestring ML, Cheng JD, Bankey PE. Magnetic resonance imaging in combination with helical computed tomography provides a safe and efficient method of cervical spine clearance in the obtunded trauma patient. J Trauma. 2006;60:171–7.

81. Ghanta MK, Smith LM, Polin RS, Marr AB, Spires WV. An analysis of Eastern Association for the Surgery of Trauma practice guidelines for cervical spine evaluation in a series of patients with multiple imaging techniques. Am Surg. 2002;68:563–7. discussion 567–568.

82. Freedman I, van Gelderen D, Cooper DJ, Fitzgerald M, Malham G, Rosenfeld JV, et al. Cervical spine assessment in the unconscious trauma patient: a major trauma service's experience with passive flexion-extension radiography. J Trauma. 2005;58:1183–8.

83. Spiteri V, Kotnis R, Singh P, Elzein R, Madhu R, Brooks A, et al. Cervical dynamic screening in spinal clearance: now redundant. J Trauma. 2006;61:1171–7. discussion 1177.

84. Mauldin JM, Maxwell RA, King SM, Phlegar RF, Gallagher MR, Barker DE, et al. Prospective evaluation of a critical care pathway for clearance of the cervical spine using the bolster and active range-of-motion flexion/extension techniques. J Trauma. 2006;61:679–85.

85. Padayachee L, Cooper DJ, Irons S, Ackland HM, Thomson K, Rosenfeld J, et al. Cervical spine clearance in unconscious traumatic brain injury patients: dynamic flexion-extension fluoroscopy versus computed tomography with three-dimensional reconstruction. J Trauma. 2006;60:341–5.

86. Diaz Jr JJ, Cullinane DC, Altman DT, Bokhari F, Cheng JS, Como J, et al. Practice management guidelines for the screening of thoracolumbar spine fracture. J Trauma. 2007;63:709–18.

87. Sagraves SG, Toschlog EA, Rotondo MF. Damage control surgery – the intensivist's role. J Intensive Care Med. 2006;21:5–16.

88. Morken J, West MA. Abdominal compartment syndrome in the intensive care unit. Curr Opin Crit Care. 2001;7:268–74.

89. Kirkpatrick AW, Balogh Z, Ball CG, Ahmed N, Chun R, McBeth P, et al. The secondary abdominal compartment syndrome: iatrogenic or unavoidable? J Am Coll Surg. 2006;202:668–79.

90. Rosenstein DI, Alsikafi NF. Diagnosis and classification of urethral injuries. Urol Clin North Am. 2006;33:73–85.

91. Taffet R. Management of pelvic fractures with concomitant urologic injuries. Orthop Clin North Am. 1997;28:389–96.

92. Aihara R, Blansfield JS, Millham FH, LaMorte WW, Hirsch EF. Fracture locations influence the likelihood of rectal and lower urinary tract injuries in patients sustaining pelvic fractures. J Trauma. 2002;52:205–8. discussion 208–209.

93. Kostler W, Strohm PC, Sudkamp NP. Acute compartment syndrome of the limb. Injury. 2005;36:992–8.

94. Olson SA, Rhorer AS. Orthopaedic trauma for the general orthopaedist: avoiding problems and pitfalls in treatment. Clin Orthop Relat Res. 2005;433:30–7.

95. Elliott KG, Johnstone AJ. Diagnosing acute compartment syndrome. J Bone Joint Surg Br. 2003;85:625–32.

96. Rogers F, Rebuck JA, Sing RF. Venous thromboembolism in trauma: an update for the intensive care unit practitioner. J Intensive Care Med. 2007;22:26–37.

97. Slone DS. Nutritional support of the critically ill and injured patient. Crit Care Clin. 2004;20:135–57.

98. Ditillo M, Pandit V, Rhee P, Aziz H, Hadeed S, Bhattacharya B, et al. Morbid obesity predisposes trauma patients to worse outcomes: a National Trauma Data Bank analysis. J Trauma Acute Care Surg. 2014;76:176–9.

99. Glance LG, Li Y, Osler TM, Mukamel DB, Dick AW. Impact of obesity on mortality and complications in trauma patients. Ann

Surg. 2014;259:576–81.

100. Osborne Z, Rowitz B, Moore H, Oliphant U, Butler J, Olson M, et al. Obesity in trauma: outcomes and disposition trends. Am J Surg. 2014;207:387–92. discussion 391–392.

101. Duchesne JC, Schmieg Jr RE, Simmons JD, Islam T, McGinness CL, McSwain Jr NE. Impact of obesity in damage control laparotomy patients. J Trauma. 2009;67:108–12. discussion 112-4.

102. Arbabi S, Wahl WL, Hemmila MR, Kohoyda-Inglis C, Taheri PA, Wang SC. The cushion effect. J Trauma. 2003;54:1090–3.

103. Victorino GP, Chong TJ, Pal JD. Trauma in the elderly patient. Arch Surg. 2003;138:1093–8.

104. Osler T, Hales K, Baack B, Bear K, Hsi K, Pathak D, et al. Trauma in the elderly. Am J Surg. 1988;156:537–43.

105. Scalea TM, Simon HM, Duncan AO, Atweh NA, Sclafani SJ, Phillips TF, et al. Geriatric blunt multiple trauma: improved survival with early invasive monitoring. J Trauma. 1990;30:129–34. discussion 134–136.

106. Oreskovich MR, Howard JD, Copass MK, Carrico CJ. Geriatric trauma: injury patterns and outcome. J Trauma. 1984;24:565–72.

107. Tillou A, Kelley-Quon L, Burruss S, Morley E, Cryer H, Cohen M, et al. Long-term postinjury functional recovery: outcomes of geriatric consultation. JAMA Surg. 2014;149:83–9.

108. Hatta K, Kishi Y, Wada K, Takeuchi T, Odawara T, Usui C, et al. Preventive effects of Ramelteon on delirium: a randomized placebo-controlled trial. JAMA Psychiatry. 2014;71:397–403.

第四十五章 烧 伤

Sara A. Mansfield,Larry M. Jones

概述

据估计,美国每年有 120 多万烧伤患者[1]。大多数为门诊病人,但有将近 6 万人需要住院治疗,大约 5 000 名患者死亡。随着复苏和监测手段、创伤管理、营养支持等技术发展,严格根据组织培养结果指导抗生素使用,所有这些措施有助于减少烧伤患者的发病率、病死率和长期致残率。

初始评估和复苏

烧伤患者的初始评估与创伤患者评估一样,遵循相同的基本原则。按照美国外科医师高级创伤生命支持课程(american college of surgeons advanced trauma life support course™)所教授的内容,遵循复苏"ABC"原则[2],迅速识别危及生命的创伤,稳定生命体征,进行休克复苏。

烧伤病人复苏的第一步是建立稳定的气道。烧伤患者,因受到封闭空间的限制,如燃烧建筑或汽车内,必须评估是否存在上气道灼伤,烟尘吸入损伤或一氧化碳(carbon monoxide,CO)中毒。上呼吸道灼伤的症状和体征包括:声嘶、口咽和喉咽存在烟尘、头面部及毛发烧焦以及喘鸣。必须检查上气道,一旦上气道开放障碍,应迅速进行气管插管。检视气道可在纤维喉镜协助下完成,并通过喉镜明确气管插管位置。如存在烟尘或声带肿胀,可在撤出喉镜时将气管插管留置在适当位置。如果病人气道不通畅,应马上进行气管插管。这一操作应在早期复苏的初始阶段完成,但可能因声带肿胀而难以完成。

烟尘吸入损伤,实际上是下呼吸道和肺吸入烟尘中燃烧的有害物质后,造成的化学性烧伤,可见咳出含碳色样痰,并伴有一系列上气道灼伤的体征和症状。直接气道损伤导致气管支气管黏膜脱落,黏液纤毛清除功能受损,远端支气管闭塞。这种类型的损伤可诱导"炎症瀑布"反应,以中性粒细胞趋化和氧自由基释放为开端,进而引起毛细血管渗透性增加及肺水肿发生,最终导致肺部炎性病变,急性肺损伤与急性呼吸窘迫综合征(acute respiratory distress syndrome,ARDS)。治疗措施包括机械通气支持,遵循肺保护性通气原则[3]并维持呼气末正压。在烟尘吸入损伤人群中,受关注的一种替代呼吸通气策略是高频振荡通气(high-frequency percussive ventilation,HFPV)。氧气通过高频率的低于潮气量的呼吸形式进入肺内,在肺内进行振荡结合,通过对流冲刷出二氧化碳。支持者认为,HFPV 能在黏膜上产生独特的动力学效应,有利于分泌物的清除。几个研究显示,该技术能使烟尘吸入患者获益。然而,一项前瞻性随机对照研究发现,与传统的小潮气量策略相比,在无需使用呼吸机天数、总死亡率、呼吸机相关肺炎方面,HFPV 并未显示出优势。在病程早期,HFPV 能够提供更好的氧合,特别是在吸入性损伤患者中。比起"小潮气量"肺保护策略,HFPV 更能够更好地实现"肺保护",有研究提示,小潮气量策略 28 天气压伤发生率为 13%,而 HFPV 气压伤发生率为 0%[4]。

与上述通气策略同时实施的一个辅助手段是吸入性抗凝治疗(肝素、抗凝血酶、纤溶剂)。发生吸入性损伤时,细支气管内可以发生阻塞性管型,它们由细胞碎片、纤维蛋白、白细胞、内液以及其他一些组织成分组成,能促进肺功能衰竭[5]。一项系统评价研究提示吸入抗凝血药物是安全的,并不改变全身凝血标志物水平。这一治疗措施也能使得生存获益[6]。但该策略尚未得到广泛应用,仍需更大样本随机试验加以证实[7]。

入院 24 小时以内实施支气管镜检查,能为气道损伤级别评估提供许多有用的信息。已发现,吸入性损伤分级系统(表 45.1)(尤其是被评定为 2~3 级的患者),与早期生理学改变及是否进展为 ARDS 密切相关[8]。损伤评级越高,总体临床结局越差[9]。支气管镜检查还在类似肺泡灌洗和肺内渗出物清除方面具有治疗优势。接受支气管镜检查的患者,其机械通气时间和 ICU 停留时间更短[10]。吸入性肺损伤伴皮肤损伤,大大增加了烧伤患者医院获得性肺炎的发生率和病死率[11,12]。

表 45.1　吸入性损伤的支气管镜检查分级

分级	描述	% 24 小时进展为 ARDS
0-无损伤	无碳质沉积、红斑、水肿、黏液或阻塞	0%
1-轻度	片状红斑、近端或远端支气管有碳质沉积物	22%
2-中度	中度红斑、碳质沉积、支气管黏液、伴或不伴支气管损伤	57%
3-重度	重度炎症、组织破碎、大量碳质沉积物、支气管黏液、支气管阻塞	80%
4-极重度	黏膜脱落、坏死、腔内阻塞	几乎 100%

节选自 Mosier 等[8]。
ARDS. 急性呼吸窘迫综合征。

大部分火灾中，CO 中毒是导致死亡的原因。作为燃烧过程中的常见产物，CO 能非常迅速通过肺泡，替换氧气竞争性地与血红蛋白结合。动脉碳氧血红蛋白水平超过 15%，就开始出现 CO 中毒的一系列临床表现。中毒的体征和症状，随着碳氧血红蛋白增加而加重，由轻到重表现为恶心、头痛（15%～25%），意识恍惚（30%～40%），最终发展为昏迷、死亡（40%～60%）。吸入 90%～100% 氧气能使 CO 在体内的半衰期从 4 小时缩短到 40 分钟。但使用高压氧治疗的临床结局仍存在争议[13-15]。根据 2011 年 Cochrane 综述的结论，现有研究并不能证实高压氧治疗 CO 中毒能够获益[16]。仍需大规模随机对照试验证实高压氧的治疗效果。仅仅为了进行高压氧治疗，而延迟将患者转运到训练有素的烧伤单元是应该避免的。

燃烧的另一种常见产物是氢氰化物（CN）。像 CO 一样，CN 可迅速穿越肺泡，并结合到细胞色素系统，抑制氧化磷酸化与三磷酸腺苷生成。治疗包括给予 20ml 3% 硝酸钠，随后再给 50ml 25% 硫代硫酸钠。

Cope 和 Moore[17] 以及 Baxter 和 Shires[18,19] 在严重烧伤的救治方面取得了重大突破。他们对液体分布和烧伤患者复苏的经典论著已经成为现代液体复苏治疗的基础。从他们的论著中，总结出帕克兰（Parkland）公式，即建议乳酸钠林格液的液体量为 4ml/公斤体重/每百分之一灼伤体表面积。应在前 8 小时输入计算液体量的一半，接下来 16 小时输完另一半。但是，这种计算方法只用于指导烧伤患者初始复苏，且必须密切监测病人对液体的反应性。近年来，显然许多患者实际需要液量远远超出了帕克兰公式的计算初始液量，这一现象被 Pruitt 称为"液体爬坡"[20]。虽然人们认识到烧伤患者合并吸入性损伤、高压电损伤或延迟液体复苏的患者，通常比预期需要更多液体，但在没有合并上述损伤的烧伤患者，有关帕克兰公式的准确性也不断受到质疑。至少在部分程度上，这些趋势似乎显示出帕克兰公式在使用中具有不准确性[21]。不管造成液体需要量增多的原因到底是什么，复苏液体量越多的患者，呼吸机支持天数和腹腔间隔综合征发生率的趋势更高[22]。减少"液体爬坡"的临床策略，包括遵循液体复苏的原则，避免早期过度复苏，使用胶体作为液体复苏或"补救性治疗"的组成部分[23,24]。

传统认为，尿量是评估容量复苏反应性的金标准。然而，单凭尿量并不能准确评价液体复苏是否充分[25]。其他必须作为基线指标测量的参数，包括血压、脉压、脉搏、动脉氧饱和度和 pH。在大面积烧伤给予大量液体治疗的患者，应考虑使用 Swan-Ganz 导管[26]。

已经有大量研究旨在明确合理的复苏终点。在 Rutherford 等的研究指出，碱剩余（BE）是评估灌注不足程度和持续时间的敏感指标[27]，可采用该指标评估液体复苏是否足够。在该项研究之前，Abramson 等研究显示，对于创伤后的存活患者，通过测量血清乳酸清除率，评估无氧代谢的逆转程度具有重要意义[28]。然而，这两项研究均未纳入烧伤患者。1997 发表了数篇关于烧伤复苏终点的研究。据 Barton 等报道，平均烧伤面积达 45% 的患者，液体复苏时使用帕克兰公式计算的液体量，加上额外液体快速补充及多巴酚丁胺输注[29]。他们发现，与其他原因导致休克患者一样，烧伤患者的心血管功能对快速扩充容量和强心药物有反应。Jeng 等则通过研究血乳酸和碱剩余作为烧伤复苏的指导指标，并得出结论："血清乳酸和碱剩余可能是评估烧伤休克患者是否需要进一步接受液体复苏更精确的生理指标[30]。"该作者还在另一文章中指出血乳酸是病死率的预测指标，但无论是乳酸还是碱剩余均不是烧伤休克液体复苏终点的可靠指标[31]。在 Kaups 等发表的文章中指出，烧伤患者进行液体复苏时，利用碱剩余这一指标，要优于利用帕克兰公式所计算的补液量。碱剩余达到-6 或更低水平，是病死率增加的标志[32]。但其他公开发表的研究不支持与该研究所得出的结论[33,34]。显然，尚需要更多的研究来明确合适的液体复苏终点。

创伤管理

烧伤创面的处理首先是脱离燃烧环境。简单说来,就是除去所有烧焦的衣物,通过冷水(20℃)为烧伤局部降温。然而,这种局部冷却效果在大约30分钟后就会失效。长时间采用这种冷却的降温方法,还会带来热量损失和低体温的副作用。绝不能使用冰或干冰为患者降温。

必须完成对烧伤创面的范围和深度评价后,方可确定进一步治疗措施。尽管浅烧伤(一度)烧伤疼痛明显,但几乎很少需要治疗,使用非甾体抗炎药对症治疗即可。计算烧伤表面积时,只计算局部烧伤(二度)或深部烧伤。最好通过 Lund Browder 量表(图 45.1)完成。然而,如果量表不可用,因为病人手掌面约占其体表面积1%,医生通过此种方法估计烧伤面积大小。当完成烧伤面积评估后,获

烧伤评估及图表

初始评估

烧伤原因 ＿＿＿＿＿＿＿＿

烧伤日期 ＿＿＿＿＿＿＿＿

烧伤时间 ＿＿＿＿＿＿＿＿

年龄 ＿＿＿＿＿＿＿＿＿＿

性别 ＿＿＿＿＿＿＿＿＿＿

体重 ＿＿＿＿＿＿＿＿＿＿

入院日期 ＿＿＿＿＿＿＿＿

签名 ＿＿＿＿＿＿＿＿＿＿

日期 ＿＿＿＿＿＿＿＿＿＿

Burn Diagram

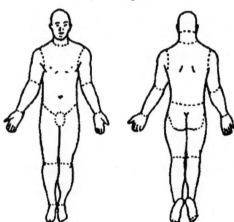

面积	出生 1岁	1~4 岁	5~9 岁	10~14 岁	15 岁	成人	2*	3*	总	供体 面积
头	19	17	13	11	9	7				
颈	2	2	2	2	2	2				
前躯干	13	13	13	13	13	13				
后躯干	13	13	13	13	13	13				
右臀	2 1/2	2 1/2	2 1/2	2 1/2	2 1/2	2 1/2				
左臀	2 1/2	2 1/2	2 1/2	2 1/2	2 1/2	2 1/2				
生殖器	1	1	1	1	1	1				
右上肢	4	4	4	4	4	4				
左上肢	4	4	4	4	4	4				
右下肢	3	3	3	3	3	3				
左下肢	3	3	3	3	3	3				
右手	2 1/2	2 1/2	2 1/2	2 1/2	2 1/2	2 1/2				
左手	2 1/2	2 1/2	2 1/2	2 1/2	2 1/2	2 1/2				
右大腿	5 1/2	6 1/2	8	8 1/2	9	9 1/2				
右小腿	5	5	5 1/2	6	6 1/2	7				
左小腿	5	5	5 1/2	6	6 1/2	7				
右足	3 1/2	3 1/2	3 1/2	3 1/2	3 1/2	3 1/2				
左足	3 1/2	3 1/2	3 1/2	3 1/2	3 1/2	3 1/2				
总										

图 45.1　体表面积计算的 Lund Browd 示意图

得病人体重,并计算初始的静脉输液量。在计算初始液量时,既要考虑从烧伤开始到启动液体复苏的持续时间,也要考虑病人在复苏开始之前接受的液体总量。

浅二度烧伤处理要清创水疱,用温和、不含除臭成分的肥皂清洗。之后在烧伤处局部覆盖敷料,如1%磺胺嘧啶银敷料(表45.2),或其他带有银成分的敷料,或 Biobrane™ 敷料[35]。如果选择 Biobrane™,则可以在使用伤口缝合的位置覆盖。在使用的头几天,应仔细检查敷料有无渗液。如果有,需要挑开水疱进行引流。如果覆盖的伤口感染加重,应去除敷料,并配合使用局部外用药物。

表 45.2　局部用药

制剂	功效	适用范围	副作用
磺胺嘧啶银	广谱抗菌、无痛,焦痂渗透率低	用于任何大小或深度的烧伤,预防或控制感染	可能引起白细胞减少或皮肤过敏,造成伤口假性焦痂
醋酸磺胺米隆	广谱抗菌、对假单胞菌属有效,能穿透焦痂,但可造成疼痛	用于任何大小或深度的烧伤,用于鼻或耳部烧伤	碳酸酐酶抑制剂,可能引起皮肤感染;常用膏剂或 5% 溶液:溶剂型副作用较少
枯草杆菌肽/复方多黏菌素软膏	有限的抗菌谱,不能穿透焦痂	浅表烧伤耐药菌治疗,常用于面部浅表烧伤	监测细菌耐药性
庆大霉素软膏	广谱抗菌、无痛,焦痂渗透性好	对其他药物耐药的革兰氏阴性菌	监测细菌耐药性:大量使用时注意肾、耳毒性
聚维酮碘软膏	广谱抗菌、但可能有疼痛症状	感染性肉芽组织,病原微生物对其他局部用药耐药	可能影响伤口愈合
胶原蛋白酶	酶促清创、无抗菌性,可混合复方多黏菌素粉剂使用	不能进行外科清创术时替代性酶促清创	不能与含金属离子的化合物合用,如聚维酮碘或银
银涂层敷料	通过释放银离子发挥抗菌作用,广谱抗菌	适用于任何大小伤口的临时覆盖,控制感染	银离子未被吸收,伤口湿润,换药前敷料可能完好无损达 7 天以上

不推荐预防性使用全身抗生素。如果出现全身感染中毒表现,才考虑使用抗生素,而且应在培养结果指导下选择窄谱的抗生素。伤口分泌物培养至少每周送检一次,对培养出的病原菌进行定量,同时药敏培养。预防性抗真菌治疗的研究目前正在进行,但尚没有最终的结果报道。

全层烧伤(三度)在大多数情况下需要接受植皮治疗。深二度烧伤的住院患者和返院希望更好恢复的患者,均应纳入植皮手术的考虑范畴。手术时机应在患者液体复苏完成后进行。如果未在烧伤后第三天内接受植皮手术,则应在进行植皮术前进行伤口培养,确保每克组织菌落计数小于 10^5 个,方可进行手术。大面积烧伤患者在接受植皮手术的过程中,由于烧伤皮肤被完全暴露,因此手术室空气温度应升高到 30℃(85℉)。手术预计时间不超过 2 小时。清创术开始前需要备好血液制品,输血前应加温。

在烧伤创面管理领域,已取得多项技术进展。有关伤口敷料类型和伤口临时封闭材料的讨论,不在本章范围之内。

疼痛管理

可以说,烧伤是患者所能体验的最疼痛的创伤。控制疼痛非常重要,这不仅是出于人道主义原因,而且能充分减轻患者应激和能量损耗。全层烧伤的患者,因为包括神经在内的皮肤组织成分已经完全被破坏了,在植皮前一般不会有疼痛感。但是,深二度烧伤是相当痛苦的,进行针对伤口的任何操作前必须镇痛。

一般来说,在进行如换药等操作时,可考虑使用吗啡或芬太尼。较小的烧伤可以使用中低效果的镇痛药。较大的烧伤可以通过静脉输注镇痛药,根据滴定来确定最合适的镇痛剂量。口服美沙酮治疗的患者会发现他们的痛阈增加。初始剂量为 5mg,每 8 或 12 小时给药一次。给药剂量和频次可以根据病人的反应进行调整。一些研究者报道,可使用氯胺酮治疗烧伤疼痛[36-38]。注册护士接受适当(registered nurse,RN)培训后,由注册护士给予镇痛也是一种安全有效的选择[39]。

小儿烧伤的疼痛管理充满了挑战性。就职于美国辛辛那提的 Shriners 烧伤研究所的 Brown 等,证实氟哌啶醇用于烧伤儿童是安全、有效的[40]。Humphries 等以 Ramsay 评分量表为评分标准,发现在小儿烧伤的疼痛治疗中,口服氯胺酮疗效优于麻醉药和镇静药[41]。

目前,关于烧伤的疼痛管理还未达成共识。事实上,医护工作者在烧伤的疼痛管理上普遍存在不足[42]。针对这一点,Ulmer[43]和 Sheridan[44]等提出了基于指南的疼痛管理方案。

代谢反应与营养

高温损伤会引起显著的代谢亢进和高分解代谢[45]。积极的营养支持是为了满足这些代谢需求,防止营养耗竭。新陈代谢的增加与烧伤面积比例成正比,可高达正常状态下的 2.5 倍。早期营养支持的加强可以预防自身瘦肉组织的消耗[46]。

Waxma[47]报道,伤口处的氮以每 24 小时 0.1×体表面积×烧伤面积百分比的速度丢失。当烧伤伤口闭合后,病人的代谢率可恢复正常[48,49]。在代谢率恢复正常前,必须加强营养支持。合适的营养支持需要评估患者的营养状态、评估患者的热量和营养素的需求,制定每种营养素的补充途径和计划,并且监督营养计划执行情况及是否有并发症[50]。早期切除焦痂并保证足够的营养支持,能减少分解代谢的不良影响,并减少感染性并发症[51,52]。

在评价烧伤患者的营养状态和需求时,模拟测量的应用、血浆蛋白水平和免疫力状态没有真正的价值。1919 年,Harris 和 Benedict 描述了估算个体基础能量消耗(basal energy expenditures,BEE)的公式。此后,包括 Curreri 和 Galveston 公式在内的其他公式被设计出来。如今,许多医学中心依靠间接量热法估算热量需求。尽管有许多公式和方法,但看来没有必要提供超过两倍基础能量消耗的营养支持。

脂肪提供 30%~40% 的热量,剩下的则由碳水化合物提供。当由碳水化合物供能(特别是通过非肠道途径时),重要的一点是,不要超过葡萄糖在体内吸收的最高速率[$7g/(kg \cdot d)$]。脂肪摄入至关重要,能防止游离脂肪酸缺乏,防止脂溶性维生素的结合。当蛋白质作为供能物质而被消耗时,肌肉组织分解速度可高达 150g/d,因此烧伤后充足的蛋白质提供是必须的。严重烧伤患者的氮丢失可达到 $20\sim25g/(m^2 \cdot d)$,可引起严重的肌肉消耗[53]。应根据病人基础状态,制订个体化的营养支持计划。

提供营养支持时要保证充足的维生素,维生素 A 有助于上皮完整性,维生素 C 有助于胶原合成,维生素 E 和维生素 B 有助于伤口修复。因为锌有促进伤口愈合的作用,也推荐补充[54]。Nordlund 等[55]对微量营养素的补充和当前的每一种成分的循证证据进行了良好概述。

除了对代谢亢进、高分解代谢状态的患者增加营养支持以外,代谢状态调节后的效果也已被广泛的研究。氧雄龙(oxandrolone)作为一种睾酮类似物,证实可以减少严重烧伤患者的住院时间[56],推测其部分作用,是通过促进烧伤患者合成代谢作用来实现的[57]。研究已证明,胰岛素即使在亚极量条件下,能促进严重烧伤病人骨骼肌肉合成[58]。β-阻断药普萘洛尔也被证实能减少能量消耗,净增加肌肉蛋白质[59,60]。

最近研究显示,补充谷氨酰胺有以下几方面的作用,能减少严重烧伤患者的住院时间[61],能减少革兰阴性杆菌,特别是假单胞菌属引起的菌血症,亦能缩短 ICU 停留时间[62,63]。谷氨酰胺改善感染性结局的确切机制尚未被阐明,但人们认为可能通过改善肠道完整性和提高免疫功能发挥作用[62,63]。

多年来,烧伤超过 25% 体表面积的患者,常伴发烧伤后肠梗阻,曾被认为是早期肠内营养的禁忌证。然而,目前认识到,烧伤后肠梗阻并不影响小肠功能。在烧伤后 6 小时内,仍提倡早期给予估算所需热量的 75%,这可能有利于缓解高代谢状态。

病情许可时,应尽可能优先选择肠内营养。肠内营养能增加胃肠道血流,减少胃肠道黏膜萎缩,从而保护胃肠道功能[64]。虽然麻醉师通常要求患者在术前及术中禁食,但实际上这是没有必要的[46,65]。手术病人采用幽门后喂养,可能对肠道氧供需平衡有保护作用[66]。

并发症

烧伤相关的最常见并发症是呼吸衰竭、感染和移植失败。应该牢记,还有其他早期和晚期的并发症。

热、电气或化学损伤能直接引起血管损伤。这种直接损伤首先影响血管外膜层,然后累及中膜层。当血管壁薄弱时,可能发生破裂。然而,烧伤后血管破裂更常见的原因是伤口感染,最终引起血管壁坏死。烧伤引起内膜损伤后,在内膜表面容易形成血栓[67]。

在全层烧伤病人的液体复苏过程中,无论躯干烧伤还是四肢任何部位的环形全层烧伤,都必须考虑到焦痂切开术(切开全层焦痂,将焦痂下渗出到血管外间隙液体所产生的压力释放)(图45.2)。因为切割在全层无感觉的皮肤上进行,这个过程可以不用麻醉,尽管有时会给小剂量的镇静药。焦痂切开术传统上是使用手术刀切割,也可以使用电刀来完成。

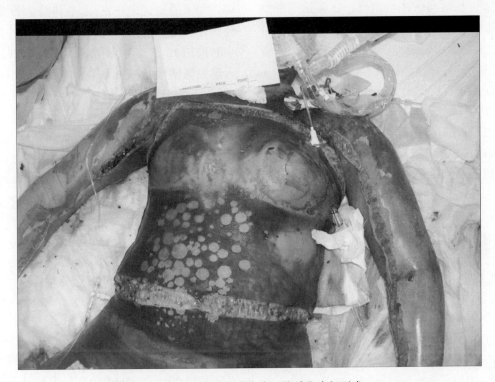

图45.2　躯干和臂部三度烧伤后接受焦痂切开术

烧伤患者中出现的上消化道溃疡,首先被 Curling 描述为急性十二指肠溃疡[68]。这一并发症至今还是以 Curling 命名,泛指各种原因引起的胃肠道黏膜糜烂性病变。对于重大烧伤患者,未经治疗者中有 8% 出现急性胃肠黏膜病变[69]。在这些患者中,消化道出血占 22%,消化道穿孔占 6%[70]。因此,预防消化道病变的重要性显而易见。预防措施包括胃液 pH 监测、使用抑酸药或 H_2 受体拮抗药,适当的营养支持和早期肠道喂养。

目前报道异体移植骨化发生率为 1%~14%[71,72]。发病机制尚不完全明确。危险因素包括烧伤面积大于 20% 及活动减少等因素。Munster 等研究认为全层烧伤更易产生该病理改变[72]。但在深二度烧伤中也有报道[73]。预防措施包括早期下床活动和主被动关节功能锻炼。

收缩是伤口愈合的正常过程,最终影响生理功能和容貌外观。恢复烧伤前功能和容貌外观,这可能是外科医生对于存活患者需要实现的两个最重要目标。

因此,控制伤口收缩和瘢痕形成是至关重要的。McDonald 和 Deitch 报道了瘢痕愈合不良的几个影响因素,包括皮肤黑色素沉着、低龄、烧伤深度、真皮缺损、烧伤 14 天以上延迟移植等[74]。头颈部的移植,往往比躯干和四肢上的移植愈合结局更差。与其他并发症一样,预防胜于治疗。存在真皮成分,能有效减少严重瘢痕和挛缩比例。因此,含有更多真皮成分的较厚皮瓣在移植后更有利于减少瘢痕形成。然而,较厚的皮瓣会导致移植物相关的并发症,根据实际烧伤面积来决定移植的面积,完全选择较厚皮瓣可能也不现实。几种替代物目前已尝试用于治疗烧伤,以取代真皮治疗的地位。这些替代物,已被证明能减少瘢痕和维持皮肤功能,同时也能获得令人满意的容貌外观[75]。在瘢痕成熟期,使用压缩衣能抑制压力诱导的胶原纤维重塑后导致的瘢痕环形成,还可减少胶原减少[76]。理想状态下,应在烧伤后 12~18 个月每天穿着 24 小时,它们只在洗澡时脱下。然而预防瘢痕形成的基础,仍然是早期伤口植皮,以避免感染性并发症和肉芽形成,同时配合早期活动和关节运动。

瘢痕修复手术超出了本章介绍的范围,读者可以参考专业外科书籍和图集。

烧伤的瘢痕长期不愈,可能恶变为鳞状细胞癌或基底细胞癌,称为 Marjolin's 溃疡,特点是在几年时间内反复出现瘢痕增厚和溃烂。这些恶性肿瘤通常在烧伤后 10 年或更长时间后才会出现。尽管这些肿瘤在组织学检测上属于低级别,但是当患者出现症状并通过活检进一步明确诊断时,发现约三分之一患者合并了区域淋巴结转移,总体预后较差。

在 19 世纪后期首次提出了腹腔间隔室综合征,极大地引发了创伤和烧伤外科医生的兴趣。这一综合征表现为高气道峰压,少尿,通过膀胱内 Foley 导管及换能器测量腹内压大于 25mmHg。腹部减压是唯一的治疗方法,可以通过剖腹手术[77]或放置临时腹膜透析导管来实现[78]。

化学烧伤

酸或碱造成的损伤是组织脱水和蛋白质变性。通常碱烧伤造成的烧伤深度超过酸烧伤,但碱烧伤较少有全身性吸收。对化学烧伤的描述与热灼伤一致。但是,重点是认识到化学烧伤深度往往比最初貌似表浅的描述更深。

对于所有烧伤,最首要处理是阻止燃烧继续。除去烧伤患者的所有衣物。如果化学物是干燥的,尽可能多地将其刷掉,然后进行充分的伤口冲洗。如果化学物是湿的,则马上开始伤口冲洗。越早开始伤口冲洗,预后越好[79,80]。冲洗时间至少持续 30 分钟[2]。但该原则不适用于盐酸烧伤,盐酸烧伤时应首先使用苏打粉和金属锂中和,避免盐水冲洗,因为锂遇水会产生剧烈反应。烧伤程度估计和液体复苏指南均遵照热灼伤进行。

电击伤

电击伤发生率少于热灼伤,但救治难度大,有较高的致残率和病死率。电流瞬时通过人体,组织产生阻抗。电流遇到的阻抗与在组织相对含水量呈反比。相对含水量更少的组织(如骨骼)对电流产生更大阻抗。根据 Joules 定律,电流通过时产生的热量与电阻成比例。临床上越浅表的组织可能表现越正常,但深部的骨及邻近肌肉均被破坏。在这些情况下,常见于高压电击伤,受累肢体截肢术通常是清创与伤口处理的第一步。

因为电击伤后组织破坏并不明显,因此在初始复苏中液体需要量可能是帕克兰公式预测量的两倍。此外,肌肉破坏后产生肌红蛋白,释放到全身循环,最终由肾脏排出体外。在正常的酸性尿液环境中,肌红蛋白可沉淀在肾小管内,导致急性肾小管坏死和肾衰竭。为了避免这一并发症,液体输入量要多于用复苏公式计算出的量,并且给予甘露醇首剂 25g,之后每 2 小时追加 12.5g,直到尿液清除肌红蛋白。此外,可输入碳酸氢钠维持尿液 pH 至 6.5~7.0,同时保持血液 pH 低于 7.5[81]。

电击伤可导致心脏功能紊乱,包括心律失常和心肌梗死。虽然大多数损伤发生在电击当时,一些研究表明,心功能紊乱也可以发生在电击后[82],大多数医疗机构需要对电击伤患者进行 24 小时持续心功能监测。然而,最近有研究建议,低电压损伤的患者,如果心电图正常,且不伴意识丧失,不需要长时间生命体征监护[83]。

(张祎 译,李涛 校)

参考文献

1. Wolf SE, Herndon DN. General considerations. In: Wolf SE, Herndon DN, editors. Burn care. Austin, TX: Landes Bioscience; 1999.
2. Advanced Trauma Life Support for Doctors, Sixth Ed. American College of Surgeons, Chicago, 2013.
3. The Acute Respiratory Distress Syndrome Network. Ventilation with lower tidal volumes as compared with traditional tidal volumes for acute lung injury and the acute respiratory distress syndrome. N Engl J Med. 2000;342:1301–8.
4. Chung KK, Wolf SE, Renz EM, Allan PF, Merrill GA, Shelhamer MC, et al. High-frequency percussive ventilation and low tidal volume ventilation in burns: a randomized controlled trial. Crit Care Med. 2010;38:1970–7.
5. Enkhbaatar P, Traber DL. Pathophysiology of acute lung injury in combined burn and smoke inhalation injury. Clin Sci. 2004;107:137–43.
6. Miller AC, Elamin EM, Suffredini AF. Inhaled anticoagulation regimens for the treatment of smoke inhalation-associated acute lung injury: a systematic review. Crit Care Med. 2014;42:413–9.
7. Holt J, Saffle JR, Morris SE, Cochran A. Use of inhaled heparin/N-acetylcystine in inhalation injury: does it help? J Burn Care Res. 2008;29:192–5.
8. Mosier MJ, Pham TN, Park DR, Simmons J, Klein MB, Gibran NS. Predictive value of bronchoscopy in assessing the severity of inhalation injury. J Burn Care Res. 2012;33(1):65–73.
9. Endorf FW, Gamelli RL. Inhalation injury, pulmonary perturbations, and fluid resuscitation. J Burn Care Res. 2007;28:80–3.
10. Carr JA, Phillips BD, Bowling WM. The utility of bronchoscopy after inhalation injury complicated by pneumonia in burn patients: results from the national burn repository. J Burn Care Res. 2009;30:967–74.
11. Edelman DA, White MT, Tyburski JG, Wilson RF. Factors affecting prognosis of inhalation injury. J Burn Care Res. 2006;27:848–53.

12. Edelman DA, Khan N, Kempf K, White MT. Pneumonia after inhalation injury. J Burn Care Res. 2007;28:241–6.

13. Weaver LK, Hopkins RO, Chan KJ, Churchill S, Elliott CG, Clemmer TP, et al. Hyperbaric oxygen for acute carbon monoxide poisoning. N Engl J Med. 2002;347:1057–67.

14. Scheinkestel CD, Bailey M, Myles PS, Jones K, Cooper DJ, Millar IL, et al. Hyperbaric or normobaric oxygen for acute carbon monoxide poisoning. Med J Aust. 1999;170:203–10.

15. Thom SR, Taber RL, Mendiguren II, Clark JM, Hardy KR, Fisher AB. Delayed neuropsychologic sequelae after carbon monoxide poisoning: prevention by treatment with hyperbaric oxygen. Ann Emerg Med. 1995;25:474–80.

16. Buckley NA, Juurlink DN, Isbister G, Bennett MH, Lavonas EJ. Hyperbaric oxygen for carbon monoxide poisoning. Cochrane Database Syst Rev. 2011;4, CD002041.

17. Cope O, Moore FD. The redistribution of body water and the fluid therapy of the burned patient. Ann Surg. 1947;126:1010–45.

18. Baxter CR, Shires T. Physiologic response to crystalloid resuscitation of severe burns. Ann N Y Acad Sci. 1968;150:874–94.

19. Baxter CR. Fluid volume and electrolyte changes of the early postburn period. Clin Plast Surg. 1974;1:693–703.

20. Pruitt Jr BA. Protection from excessive resuscitation: "pushing the pendulum back". J Trauma. 2000;49:567–8.

21. Engrav LH, Colescott PL, Kemalyan N, Heimbach DM, Gibran NS, Solem LD, et al. A biopsy of the use of the Baxter formula to resuscitate burns or do we do it like Charlie did it? J Burn Care Rehabil. 2000;21:91–5.

22. Cartotto RC, Innes M, Musgrave MA, Gomez M, Cooper AB. How well does the Parkland formula estimate actual fluid resuscitation volumes? J Burn Care Rehabil. 2002;23(4):258–65.

23. Saffle JI. The phenomenon of "fluid creep" in acute burn resuscitation. J Burn Care Res. 2007;28:382–95.

24. ABLS Shock and Fluid Resuscitation. American Burn Association. 2011.

25. Dries DJ, Waxman K. Adequate resuscitation of burn patients may not be measured by urine output and vital signs. Crit Care Med. 1991;19:327–9.

26. Schiller WR, Bay RC, Mclachlan JG, Sagraves SG. Survival in major burn injuries is predicted by early response to Swan-Ganz-guided resuscitation. Am J Surg. 1995;170:696–700.

27. Rutherford EJ, Morris Jr JA, Reed GW, Hall KS. Base deficit stratifies mortality and determines therapy. J Trauma. 1992;33:417–23.

28. Abramson D, Scalea TM, Hitchcock R, Trooskin SZ, Henry SM, Greenspan J. Lactate clearance and survival following injury. J Trauma. 1993;35:584–8.

29. Barton RG, Saffle JR, Morris SE, Mone M, Davis B, Shelby J. Resuscitation of thermally injured patients with oxygen transport criteria as goals of therapy. J Burn Care Rehabil. 1997;18:1–9.

30. Jeng JC, Lee K, Jablonki K, Jordan MH. Serum lactate and base deficit suggest inadequate resuscitation of patients with burn injuries: application of a point-of-care laboratory instrument. J Burn Care Rehabil. 1997;18:402–5.

31. Jeng JC, Jablonski K, Bridgeman A, Jordan MH. Serum lactate, not base deficit, rapidly predicts survival after major burns. Burns. 2002;28:161–6.

32. Kaups KL, Davis JW, Dominic WJ. Base deficit as an indicator of resuscitation needs in patients with burn injuries. J Burn Care Rehabil. 1998;19:346–8.

33. Mitchell AT, Milner SM, Kinsky MP, et al. Base deficit: Evaluation as a guide to volume resuscitation in burn injury. Proc Amer Burn Assoc, 28th Annual Meeting. Nashville, TN. March 1996. J Burn Care Rehabil. 1996;28:S75.

34. Cartotto R, Choi J, Gomez M, Cooper A. A prospective study on the implication of a base deficit during fluid resuscitation. J Burn Care Rehabil. 2003;24:75–84.

35. Jones LM. The Biobrane™ stent. J Burn Care Rehabil. 1998;19:352–3.

36. Ward CM, Diamond AW. An appraisal of ketamine in the dressing of burns. Postgrad Med J. 1976;52:222–3.

37. Slogoff S, Allen GW, Wessels JV, Cheney DH. Ketamine hydrochloride for pediatric premedication. I. Comparison with pentasocine. Anesth Analg. 1974;53:354–8.

38. Demling RH, Ellerbe S, Jarrett F. Ketamine anesthesia for tangential excision of burn eschar: a burn unit procedure. J Trauma. 1978;18:269–70.

39. Thompson EM, Andrews DD, Christ-Libertin C. Efficacy and safety of procedural sedation and analgesia for burn wound care. J Burn Care Res. 2012;33:504–9.

40. Brown RL, Henke A, Greenhalgh DG, Warden GD. The use of haloperidol in the agitated, critically ill pediatric patient with burns. J Burn Care Rehabil. 1996;17:34–8.

41. Humphries Y, Melson M, Gore D. Superiority of oral ketamine as an analgesic and sedative for wound care procedures in the pediatric patient with burns. J Burn Care Rehabil. 1997;18:34–6.

42. Hutchens DW. Pain management in the adult burn patient. Probl Gen Surg. 1994;11:688–97.

43. Ulmer JF. Burn pain management: a guideline-based approach. J Burn Care Rehabil. 1998;19:151–9.

44. Sheridan RL, Hinson M, Nakel A, Blaquiere M, Daley W, Quersoli B, et al. Development of a pediatric burn pain and anxiety management program. J Burn Care Rehabil. 1997;18:455–9.

45. Cope O, Nardi GL, Quijano M, Rovit RL, Stanbury JB, Wight A. Metabolic rate and thyroid function following acute thermal trauma in man. Ann Surg. 1953;137:165–74.

46. Jenkins ME, Gottschlich MM, Warden GD. Enteral feeding during operative procedures in thermal injuries. J Burn Care Rehabil. 1994;15:199–205.

47. Waxman K, Rebello T, Pinderski L, O'Neal K, Khan N, Tourangeau S, et al. Protein loss across burn wounds. J Trauma. 1987;27:136–40.

48. Cone JB, Wallace BH, Caldwell Jr FT. The effect of staged burn wound closure on the rates of heat production and heat loss of burned children and young adults. J Trauma. 1988;28:968–72.

49. Wallace BH, Cone JB, Caldwell FT. Energy balance studies and plasma catecholamine values for patients with healed burns. J Burn Care Rehabil. 1991;12:505–9.

50. Jones LM, Thompson DR. Burns. In: Parrillo JE, editor. Current therapy in critical care medicine. St. Louis: Mosby; 1997.

51. Hart DW, Wolfe SE, Chinkes DL, Gore DC, Micak RP, Beauford RB, et al. Determinants of skeletal muscle catabolism after severe burn. Ann Surg. 2000;232:455–65.

52. Hart DW, Wolfe SE, Chinkes DL, Beauford RB, Micak RP, Heggers JP, et al. Effects of early excision and aggressive enteral feeding on hypermetabolism, catabolism, and sepsis after severe burn. J Trauma. 2003;54:755–64.

53. Patterson BW, Nguyen T, Pierre E, Herndon DN, Wolfe RR. Urea and protein metabolism in burned children: effect of dietary protein intake. Metabolism. 1997;46:573–8.

54. Gottschlich MM, Warden GD. Vitamin supplementation in the patient with burns. J Burn Care Rehabil. 1990;11:275–9.

55. Nordlund MJ, Pham TN, Gibran NS. Micronutrients after burn injury: a review. J Burn Care Res. 2014;35:121–33.

56. Wolf SE, Edelman LS, Kemalyan N, Donison L, Cross J, Underwood M, et al. Effects of oxandrolone on outcome measures in the severely burned: a multicenter prospective randomized double-blind trial. J Burn Care Res. 2006;27:131–41.

57. Hart DW, Wolfe SE, Ramzy PI, Chinkes DL, Beauford RB, Ferrando AA, et al. Anabolic effects of oxandrolone after severe burn. Ann Surg. 2001;233:556–64.

58. Ferrando AA, Chinkes DL, Wolfe SE, Matin S, Herndon DN, Wolfe RR. A submaximal dose of insulin promotes net skeletal muscle protein synthesis in patients with severe burns. Ann Surg. 1999;229:11–8.

59. Hart DW, Wolfe SE, Chinkes DL, Lal SO, Ramzy PI, Herndon DN. Beta-blockade and growth hormone after burn. Ann Surg. 2002;236:450–7.

60. Herndon DN, Hart DW, Wolfe SE, Chinkes DL, Wolfe RR. Reversal of catabolism by beta blockade after severe burns. N Engl J Med.

2001;345:1223–9.

61. Peng X, Yan H, You Z, Wang P, Wang S. Clinical and protein metabolic efficacy of glutamine granules-supplemented enteral nutrition in severely burned patients. Burns. 2005;31:342–6.

62. Garrel D, Patenaude J, Nedelec B, Samson L, Dorais J, Champoux J, et al. Decreased mortality and infectious morbidity in adult burn patients given enteral glutamine supplements: a prospective controlled, randomized clinical trial. Crit Care Med. 2003;31:2444–9.

63. Wischmeyer PE, Lynch J, Liedel J, Wolfson R, Riehm J, Gottlieb L, et al. Glutamine administration reduces gram-negative bacteremia in severely burned patients: a prospective, randomized, double-blind trial vs. isonitrogenious control. Crit Care Med. 2001;29:2075–80.

64. Saito H, Trocki O, Alexander JW, Kopcha R, Heyd T, Joffe SN. The effect of route of nutrient administration on the nutritional state, catabolic hormone secretion and gut mucosal integrity after burn injury. JPEN J Parenter Enteral Nutr. 1987;11:1–7.

65. Buescher TM, Cioffi WG, Becker WK, McManus WF, Pruitt BA. Perioperative enteral feedings. Proc Am Burn Assoc. 1990;22:162.

66. Andel D, Kamolz LP, Donner A, Hoerauf K, Schramm W, Meissl G, et al. Impact of intraoperative duodenal feeding on the oxygen balance of the splanchnic region in severely burned patients. Burns. 2005;31:302–5.

67. Rockwell WB, Ehrlich HP. Reversible burn injury. J Burn Care Rehabil. 1992;13:403–6.

68. Curling TB. On acute ulceration of the duodenum in cases of burn. Med Chir Trans. 1842;25:260.

69. Rigdon EE. Vascular complications of the burn injury. Probl Gen Surg. 1994;11:778–85.

70. Czaja AJ, McAlhany JC, Pruitt Jr BA. Acute gastroduodenal disease after thermal injury. An endoscopic evaluation of incidence and natural history. N Engl J Med. 1974;291:925–9.

71. Elledge ES, Smith AA, McManus WF, Pruit Jr BA. Heterotopic bone formation in burned patients. J Trauma. 1988;28:684–7.

72. Munster AM, Bruck HM, Johns LA, Von Prince K, Kirkman EM, Remig RL. Heterotopic calcification following burns: a prospective study. J Trauma. 1972;12:1071–4.

73. Evans EB. Heterotopic bone formation in thermal burns. Clin Orthop. 1991;263:94–101.

74. McDonald WS, Deitch EA. Hypertrophic skin grafts in burned patients: a prospective analysis of variables. J Trauma. 1987;27:147–50.

75. Lattari V, Jones LM, Varcelotti JR, Latenser BA, Sherman HF, Barrette RR. The use of a permanent dermal allograft in full-thickness burns of the hand and foot: a report of three cases. J Burn Care Rehabil. 1997;18:147–55.

76. Buescher TM, Pruitt BA. Burn scar contracture. Probl Gen Surg. 1994;11:804–15.

77. Ivy ME, Possenti PP, Kepros J, Atweh NA, D'Aiuto M, Palmer J, et al. Abdominal compartment syndrome in patients with burns. J Burn Care Rehabil. 1999;20:351–3.

78. Corcos AC, Sherman HF. Percutaneous treatment of secondary abdominal compartment syndrome. J Trauma. 2001;51:1062–4.

79. Thomae KR. Chemical burns. Probl Gen Surg. 1994;11:639.

80. Latenser BA, Lucktong TA. Anhydrous ammonia burns: case presentation and literature review. J Burn Care Rehabil. 2000;21:40–2.

81. Mlcak RP, Buffalo MC. Pre-hospital management, transport, and emergency care. In: Herndon DH, editor. Total burn care. 3rd ed. Philadelphia: Saunders; 2007. p. 81–92.

82. Solem L, Fischer RP, Strate RG. The natural history of electrical injury. J Trauma. 1977;17:487–92.

83. Arrowsmith J, Usgaocar RP, Dickson WA. Electrical injury and the frequency of cardiac complications. Burns. 1997;23:576–8.

第四十六章 腹腔高压与腹腔间室综合征

Derek J. Roberts, Jan J. De Waele, Andrew W. Kirkpatrick, Manu L. N. G. Malbrain

概述

腹腔高压(intra-abdominal hypertension,IAH)和腹腔间室综合征(abdominal compartment syndrome,ACS)在外科重症监护室(intensive care units,ICUs)内十分常见[1,2]。IAH 是具有分级标准的,而 ACS 则是"全或无"的情形,能导致心血管、呼吸、肾脏、肝和神经系统等多脏器功能不全[3]。本章就 IAH/ACS 的历史背景、定义/分类,发病机制/病理生理学、流行病学、临床表现/诊断提供了详尽和证据确凿的概述。根据现有证据和临床实践指南推荐,我们还综述了 IAH/ACS 的药物、微创以及外科手术治疗策略[1]。最后,我们还对临时关腹(temporary abdominal closure,TAC)和剖腹减压术后开放式腹腔管理进行了综述[1]。

历史起源

对 IAH/ACS 的早期认识,来源于 Emerson 发表于 1911 年的一篇题为"腹内压力"的手稿[4,5]。Marey 也许是第一个报道"呼吸对胸部产生的影响,与呼吸对腹部产生的影响是相反的"[4,5]。Wendt 后来报道了直肠的腹内压(intra-abdominal pressure,IAP)与尿量生成呈反比关系[4,5]。1890 年,Henricus 报道,严重的 IAH(IAP 达 27~46cmH_2O)损害呼吸功能,降低心脏舒张功能,并诱导低血压[4,5]。1911 年,Emerson 提出,IAH 影响静脉回流,增加血管系统阻力,降低心肌收缩力及动脉血压,进而可能诱发心力衰竭而致死亡[4,5]。

在 Emerson 的论著出版后的接下来的 70 年里,Bradley 等报道,于前腹壁处放置一个充气的囊袋,会导致肾血流,肾小球滤过率和尿量减少[5,6]。1948 年,Gross 建议对较大的脐膨出分两阶段修复,以避免"腹腔内拥挤"、IAH 和心肺功能不全[7]。其后,Baggot 则建议,在"腹内肿块、空气及内脏"超过腹腔容量时,避

免尝试强制性关闭腹腔筋膜,在此临床情况下延迟关腹,以防止"急性张力性气腹"、腹部内脏压迫和呼吸功能障碍[5,8]。

腹腔镜手术始于 20 世纪 70 和 80 年代,麻醉师和外科医生开始研究气腹相关血流动力学不稳定的机制[5,9-14]。1983 年,Richards 及其同事们报道了 4 例腹腔外科术后张力性腹部膨胀而致肾衰竭的病例,开腹手术处理出血、清除血凝块后,肾功能恢复[15]。Kron 等随后建议,在 IAP>25mmHg 的腹部术后患者中,如血容量正常却出现少尿,是再次剖腹探查的指征[16]。随后,在 1984 年,Fietsam 及其同事报道了 4 例腹主动脉瘤破裂修补术后发展为"腹腔间室综合征"的病例,出现通气量增加,中心静脉压(central venous pressures,CVP)升高,尿量减少,严重腹胀,在开腹减压后病情逆转[17]。

在本世纪初,提出了多个 IAH/ACS 定义,引发了混乱,进而妨碍了已发表的研究之间的可比性[18]。这促进了世界腹腔间室综合征协会(World Society of the Abdominal Compartment Syndrome, WSACS, www.wsacs.org)于 2004 年成立。WSACS 的目标,是"促进研究,促进教育,提高 IAH 与 ACS 患者生存率"。这一组织于 2006 年发布了专家共识[18],2007 年发布了临床实践指南[19],2009 年发布了研究建议[20]。2013 年 WSACS 发布了更新版 IAH/ACS 定义共识和临床管理声明[1]。这为我们带来了这些疾病一路走来的历史,其中大部分努力都集中在确定对 IAH/ACS 的干预措施,是否能改善病人临床结局。

正常 IAP 测值

IAP 定义为"腹腔内潜在的稳态压力",随吸气(膈肌收缩)压力增加,随呼气(膈肌松弛)压力降低[1,3,18]。IAP 的"正常"或参考值,假定在危重症成年人中为 5~7mmHg,在危重儿童中为 4~10mmHg[1]。

由于腹腔及其内容物相对无法压缩,主要为流体密度,因此通过测定卧位时腹腔内局部压力来代表IAP[3,21,22]。尽管如此,在某些特殊情况下,上腹部(即胃内)和下腹部(即膀胱)内压力也有显著不同[23,24]。

随着患者体重指数(body mass index,BMI)和腹部矢状径变化,IAP参考值可能会发生显著变化。一篇综述汇总了2009年之前发表的七项研究,报道IAP平均值与体重指数呈正相关[25]。而Sugerman等的研究则报道了IAP与腹部矢状径之间存在相关性[25,26]。在超重(BMI,25.0~29.9kg/m²)、肥胖(BMI,30.0~39.9kg/m²)及病态肥胖(BMI>40kg/m²)患者中,报道的平均的IAP范围分别是6.3kg/m²~11.2mmHg,7.4kg/m²~13.7mmHg,8.4kg/m²~16.2mmHg[25]。根据上述数值,De Keulenaer等提出,肥胖患者的IAP正常值范围应为7kg/m²~14mmHg[25]。然而,健康的超重或肥胖患者很少报道IAP值≥15mmHg,任何大于这个阈值的IAP测量值不应该仅归咎于他们的体型。

WSACS定义

2013年WSACS对成人IAH/ACS定义的专家共识,见表46.1[1]。成人IAH定义为IAP持续的或重复的大于等于12mmHg,而在儿童中这一数值为10mmHg[1,18]。根据IAH的程度,成人IAH分为Ⅰ到Ⅳ级[1]。

表46.1 2013年世界腹腔间室综合征协会的最终共识定义

编号	定义
2006年共识申明定义	
1.	腹内压(IAP)是腹腔内的稳态压力
2.	间歇IAP测量的参考标准是向膀胱内注入最多25ml无菌盐水
3.	IAP应以mmHg表示,应确保呼气末仰卧位测量,腹肌无收缩,压力传感器调零在腋中线水平调零
4.	IAP在成人危重症患者中为5~7mmHg
5.	IAH定义为持续或反复的病理性IAP升高≥12mmHg
6.	ACS定义为持续IAP≥20mmHg(伴或不伴APP<60mmHg)合并新发脏器功能障碍或衰竭
7.	IAH分级如下 　Ⅰ级,IAP 12~15mmHg 　Ⅱ级,IAP 16~20mmHg 　Ⅲ级,IAP 21~25mmHg 　Ⅳ级,IAP>15mmHg
8.	原发性IAH/ACS指相关外伤或疾病引起的腹盆腔病变,常需要外科或介入治疗干预的情况
9.	继发性IAH/ACS是指并不起源于腹盆腔区域病变的情况
10.	复发性IAH/ACS是指在外科手术(如开腹减压)或医源性/微创侵入操作(如经皮导管引流术)治疗IAH/ACS后,再发的IAH/ACS
11.	APP=MAP－IAP
2013年专家共识新定义	
12.	多间室综合征是指两个或两个以上的解剖间隔室压力升高
13.	腹部顺应性是衡量腹部扩张是否容易的标准,这取决于腹壁和膈肌的弹性。它应该表示为IAP每变化1mmHg所对应的腹内容积变化
14.	腹部开放是本需要关闭的皮肤和筋膜在开腹后不能关闭
15.	腹壁的偏侧化是腹壁肌肉和筋膜,特别是腹直肌及其筋膜随时间推移横向移动远离中线的现象

ACS.腹腔间隔室综合征;APP.腹腔灌注压;IAH.腹腔高压;IAP.腹腔内压;MAP.平均动脉压。

摘自Kirkpatrick et al. Intra-abdominal hypertension and the abdominal compartment syndrome:updated guidelines and consensus definitions from the World Society of the Abdominal Compartment Syndrome. Intensive Care Med 2013;39(7):1190-1206[1]。

类似于脑灌注压的计算公式[脑灌注压(cerebral perfusion pressure,CPP)=平均动脉压(mean arterial pressure,MAP)－颅内压(intracranial pressure,ICP)],腹腔灌注压(abdominal perfusion pressure,APP)的计算公式为:APP=MAP－IAP。APP已被建议,作为反映潜在内脏血流灌注的精确测量值,也是那些IAH患者的复苏终点[1,3,27,28]。一个研究,纳入了144成人外科ICU患者,结果显示,在预测生存率方面[27],APP优于IAP、MAP、每小时尿量、动脉血pH、乳酸和碱剩余指标。然而,仍然不清楚增加APP是否改善预后,关于

APP 在复苏中的作用,在作出推荐以前,未来还需将 APP 和其他复苏终点进行比较的研究[1]。

WSACS 将成人 ACS 定义为"IAP 持续>20mmHg (伴或不伴 APP<60mmHg),合并新出现的脏器功能不全或衰竭"[1,18]。除了肺、心血管和肾脏系统,ACS 还可能影响内脏甚至神经器官(参见下文)[3]。据报道,儿童 IAP 值低于成人时,即可发展为 ACS。儿童 ACS 定义为 IAP>10mmHg,伴新发或恶化的脏器功能衰竭,"这些器官功能不全归因于升高的 IAP"[1]。还需强调,IAH 相关的器官功能不全,可发生在比 WSACS 诊断 ACS 的阈值低的数值。

IAH/ACS 分类方案

IAH/ACS 可根据原发性、继发性和复发性进行分类[1,3]。原发性 IAH/ACS 是指"在腹盆腔区域,与外伤或疾病相关的一种情况,常需要外科或影像介入治疗干预"[1,3]。导致原发性 ACS 的常见实例,包括腹部创伤、急性重症胰腺炎和腹主动脉瘤破裂[29]。继发性 IAH/ACS(以前称为内科的或腹部以外的 IAH/ACS) 是指"并不起源于腹盆腔区域的情况"[1,3]。典型病例通常是由于毛细血管渗漏综合征发展的结果(继发于脓毒症、严重烧伤或其他原因)或其他需要大量液体复苏的情况(如肢体血管损伤)[1,29]。最后,复发性 IAH/ACS(以前被称为第三型 IAH/ACS)是指在外科手术(如开腹减压)或药物/微创侵入操作(如经皮导管引流术)治疗 IAH/ACS 后,再发的 IAH/ACS[1,3]。

IAP 升高的发病机制

IAH/ACS 通常由于二次打击造成,由肠缺血-再灌注损伤开启了恶性循环的病理生理过程[30-35]。出血、感染性休克、烧伤以及随后的液体复苏治疗、缺血-再灌注损伤可引起全身性和腹膜(原发性腹腔内过程)炎症反应[30,34-38]。促炎症细胞因子在此反应中释放,增加肠系膜毛细血管和肠壁通透性[30,34-36,38]。这种急性肠道损伤造成了第一重打击,即急性肠窘迫综合征,导致急性肠通透性增加,内毒素释放进入循环,中性粒细胞动员,全身炎症反应增强,并加剧了渗出液进入肠壁和肠系膜[30,34-36,38-43]。对出血或低血容量患者进行液体复苏时,肠壁和肠系膜可潴留数升液体,可膨胀两倍于腹腔大小的体积[30,44]。腹内脏器水肿增加腹内压,进而压迫腹部淋巴管,导致腹腔淋巴液回流障碍,从而进一步增加 IAP[30]。增加的 IAP 减少了输送至肠壁的黏膜血流,导致肠黏膜坏死,从而进一步增加肠道通透性,更多的脓毒性介质释放进入循环,进入肠道通透性增加、内脏水肿加剧和 IAP 升高的恶性循环[36]。

IAH/ACS 的系统性影响

对 IAH/ACS 的系统性影响总结见表 46.2[3]。

表 46.2　腹腔间室综合征的系统性影响

中枢神经系统	心血管	呼吸
膈上的影响		
↑颅内压 ↓脑灌注压 ↑血脑屏障功能障碍	心脏 　↓心脏静脉回流和前负荷 　↑中心静脉压 　↑肺动脉压 　↑肺动脉楔压 　↓心室顺应性 　↓心肌收缩力 　↓局部室壁运动 　=/↓右心室舒张末期容积 　=/↓全心舒张末期血容量指数 　=/↓心率 　↓心输出量 全身动脉 　↑全身血管阻力和动脉后负荷 　↓平均动脉压	压力 　↑胸内压 　↑胸腔压 　↑自动呼气末正压 　↑气道峰压 　↑平台压力 顺应性 　↓胸壁静态顺应性 　↓呼吸系统静态顺应性 　=肺静态顺应性 　↓动态顺应性 肺毛细血管渗漏综合征 　↑肺泡水肿和血管外肺水 　↓肺容积(类似限制性疾病) 　↑受压肺不张 通气/换气 　↑死腔通气 　↑肺内分流 高碳酸血症 　↓PaO_2、PaO_2/FiO_2 　↑肺内中性粒细胞激活 　↑肺部炎性细胞浸润

续表

中枢神经系统	心血管		呼吸	
胃肠	**肾**	**肝**	**腹壁**	**内分泌**
膈下的影响				
肠系膜血流	肾血流	肝血流	↓腹直肌鞘血流	↓肾上腺血流
↓腹腔灌注压	↓肾灌注压	↓肝动脉血流	↓顺应性	
↓腹腔干血流	↓肾血流	↓肝静脉血流	↑伤口并发症	
↓肠系膜上动脉血流	↑肾静脉受压	↑门静脉血流		
↓肠黏膜血流	↑肾血管抵抗	肝功能		
↑肠系膜静脉受压	肾功能	↓乳酸清除		
肠功能	↓滤过梯度	↓CYP450 酶活性		
↓黏膜 pH 值	↓尿生成和尿量	↓吲哚菁清除		
↑肠道通透性	↓小管功能			
↑细菌易位	↓GFR			
↑多器官功能障碍的风险	↑血管紧张Ⅱ			
↓成功进行肠道营养	↑抗利尿激素			
	↑输尿管受压			

CYP450. 细胞色素 P450；GFR. 肾小球滤过率；FiO$_2$. 吸入氧百分率；PaO$_2$. 动脉氧分压。

摘自 Malbrain ML，Cheatham M，Sugrue M，Ivatury R.The Abdominal Compartment Syndrome.In:O'Donnell JM，Nacul FE，editors.Surgical Intensive Care Medicine New York，NY，USA:Springer；2010.p.507-527 [3]。

心血管

IAH/ACS 降低心脏前负荷,增加心室后负荷[3,30,45]。当 IAP 大于 15mmHg 时压迫走行于腹腔内的下腔静脉,使得回心血流减少[30,46,47]。当 IAP>20mmHg 时,下腔静脉、肠系膜静脉和肾静脉可能遭受进一步压迫,导致心脏前负荷进一步下降[30]。由于直接机械压迫肠系膜和其他腹内脏器小动脉而引起 IAP 增加,将导致全身血管阻力和后负荷增加[30,45,46,48,49]。不断升高的腹腔压力也增加了胸腔内压,进而压迫心脏、肺实质及胸腔内血管,导致心室收缩力、顺应性和舒张末容积降低,肺血管阻力升高,CVP 间接假性升高[30,45]。上述变化的净作用是心输出量减少和 MAP 降低[45]。

呼吸

因 IAH 导致的膈肌上抬,引起双侧压缩性肺不张,增加肺泡死腔,通气血流比失衡[30,50]。大约 50%的 IAP 能传递到胸腔,导致胸壁和呼吸系统顺应性降低,肺血管阻力和胸内压/气道压增加,肺总量和功能残气量下降[3,30,50-53]。IAH 还可增加血管外肺水,导致肺水肿[54]。上述过程逐渐加重低氧血症,最终导致呼吸功能障碍和衰竭。

肾脏

IAH 显著降低肾脏血流、肾小球滤过率、尿生成和排出[6,47,55,56]。IAP 15mmHg 时,可进展为少尿,IAP 30mmHg 时,则可进展为无尿[47]。Mohmand 和 Goldfarb 近日对 IAH 患者进展为急性肾脏损伤的病理生理学机制进行综述,提示 IAH 早期升高过程中对肾静脉产生压迫[47]。然而,严重 IAH 和 ACS 中,包括 MAP 降低、肾素-血管紧张素系统激活(这进一步增加肾血管阻力)在内的其他因素,诱导全身炎性反应,进一步加重急性肾功能不全[47]。

胃肠道

IAH 能明显导致肠系膜和肝脏低灌注,并可能引起肠缺血和肝细胞功能障碍[3]。在实验中,猪的 IAP 提高到 20mmHg,肠系膜动脉血流减少 73%,肝动脉血流减少 55%,肠黏膜血流减少 61%,肝脏微血管血流量减少 29%[57,58]。这些研究中,IAP 升高到 40mmHg,肠系膜动脉和肠黏膜血流进一步下降,导致严重的肠缺血[57]。据报道,IAH 引起的肠道缺血可导致细菌通过肠系膜淋巴结移位,并通过此机制诱发脓毒症和多器官功能障碍综合征[59]。

神经

一些研究报道,IAP 升高,ICP 增高,CPP 降低,这些监测数据之间存在着关联性,通过开腹减压后上述变化可发生逆转[60-67]。其发生机制,包括颈内静脉压升高(继发于胸腔内压增加),导致功能性颅内静脉回流梗阻[60,65,66]。增加 IAP 也阻碍脑脊液从上矢状窦和/或腰静脉丛回流[60,65,66]。最近发现,IAH 持续 4 小时即可导致血脑屏障受损,伴脑损伤加重,通过开腹减压术能逆转上述进程[61,65]。实施腹腔镜时,随着气腹导致的 IAP 升高,ICP 也相应升高,因此,在重型颅脑损伤患者中,腹腔镜手术会降低脑内顺应性,被视为禁忌[3,68,69]。

发生率

根据文献报道,在综合 ICU 患者中,IAH 发生率在 21%~58%,ACS 发生率在 1%~12%[70-80]。不同研究中发生率和患病率异质性如此之大,可能的解释是,研究样本抽样的差异,IAH/ACS 分类方案不同、IAP 测量时间点、频次、时程或测量方法差异所致[70-80]。最近一项纳入 1 669 名综合 ICU 成人患者的荟萃分析指出,在 ICU 内有 27.7% 罹患 IAH,2.7% 罹患 ACS(符合 WSACS 定义)[81]。

与成人 ICU 中各种诊断的混合人群相比,在创伤和急诊普通外科病人、腹主动脉瘤破裂者、重症急性胰腺炎和烧伤患者中,IAH 和 ACS 有相当高的发病率和患病率。Vidal 和他的同事在一项研究中发现,创伤和急诊外科患者在 ICU 住院期间,53% 合并 IAH,其中超过 12% 发展为 ACS[72]。另一项纳入躯干严重创伤患者的研究显示,因失血性休克需要大量液体复苏者中,ACS 的发生率为 13%[82]。据报道,因急性重症胰腺炎在 ICU 内接受治疗的患者中,IAH 和 ACS 发生率分别为 30%~93% 和 12%~49%[83-89]。

无论是否存在腹部损伤或手术、腹壁焦痂,随着液体复苏晶体输入量增加,烧伤患者 IAH/ACS 发病率增加[3,90-95]。烧伤面积巨大[约占体表面积(total body surface area,TBSA)50% 或更高]的患者进展为 IAH/ACS 的风险更高,当同时合并有吸入性损伤时,风险更高[3,90-95]。在两项针对 ICU 内烧伤患者预后的研究中,入选烧伤患者平均烧伤体表面积达 46%,IAH/ACS 的发生率分别是 34% 和 17%~20%,有力支持了上述观点[93,96]。

原发性和继发性 IAH 预期临床过程

最近一项前瞻性队列研究发现,原发性 IAH 患者的临床过程可能与继发性 IAH 患者不同[29]。虽然原发性与继发性 IAH 患者在收入 ICU 时 IAP 水平相似,但原发性 IAH 在入院第二天即可稳步下降,而继发性 IAH 仍可持续 5 天[29]。继发性 IAH 患者的疾病严重程度评分越高,作者认为这些病人的病情可能相对更重,血流动力学不稳定的时程也更长[29]。这种血流动力学不稳定,可引发内脏血流灌注不足、肠壁水肿、液体潴留的恶性循环,导致液体复苏的更多需求,最终造成 IAP 随着时间推移而持续增加[29]。

IAP 测量的适应证

WSACS 推荐,在"在危重症或损伤患者中只要存在 IAH/ACS 危险因素",就对 IAP 进行测量[1,2]。虽然 WSACS 在 2013 年发布的指南中逐条列出了 IAH/

ACS 危险因素(表 46.3),但这个列表由支持性的主要文献、相关观点、生物学原理汇集而成[2]。因此,为了帮助临床医生估计在不同的危重症人群中 IAH 进展的风险,Holodinsky、Roberts 及同事们最近进行了一项系统回顾和荟萃分析,纳入 14 个 IAH 研究的 2 500 例 ICU 患者,分析得出 62 项 IAH/ACS 危险因素分析[2,70-75,80,82-84,97-100]。大量输注晶体液复苏、患者通气

表 46.3　腹腔高压与腹腔间室综合征的危险因素

危险因素
腹壁顺应性降低
腹部手术
重大创伤
重度烧伤
俯卧位
肠腔内容物增加
胃轻瘫/胃扩张
肠梗阻
结肠假性梗阻
肠扭转
腹腔内容物增加
急性胰腺炎
腹胀
腹腔积血/气腹或腹腔积液
腹腔内感染/脓肿
腹腔内或腹膜后肿瘤
腹腔镜术中压力过度
肝功能障碍/肝硬化腹水
腹膜透析
毛细血管渗漏/液体复苏
酸中毒
损伤控制性开腹术
低温
APACHE-Ⅱ 或 SOFA 评分高
大量液体复苏或液体正平衡
大量输血
其他/未分类
菌血症
凝血功能障碍
增加床头抬高角度
巨大切口疝修补术
机械通气
肥胖或体重指数增加
PEEP>10
腹膜炎
肺炎
脓毒症
休克或低血压

APACHE-Ⅱ. 急性生理慢性疾病评分-Ⅱ;PEEP. 呼气末正压;SOFA. 序贯器官衰竭评分。

改编自 Kirkpatrick et al. Intra-abdominal hypertension and the abdominal compartment syndrome: updated guidelines and consensus definitions from the World Society of the Abdominal Compartment Syndrome. Intensive Care Med 2013;39(7):1190-1206[1],原表中引用文献未列出。

状况[即 ARDS 诊断、呼吸衰竭、需要机械通气或呼气末正压(PEEP>10cmH₂O)]、休克/低血压状态,忽略各个研究纳入患者人群因素的话,这些因素都是 IAH/ACS 最常见的危险因素[2]。合并的证据显示,综合 ICU 患者中 IAH 的危险因素还包括肥胖、脓毒症、腹部手术、胃肠梗阻以及液体复苏[2]。在创伤和手术患者中,输注大量晶体液复苏、休克/低血压以及代谢指标紊乱(如血碱剩余升高)均是 IAH 和 ACS 发生的危险因素[2,101]。有趣的是,虽然在创伤患者中大量输注红细胞也认为是 ACS 危险因素,但一项研究报道,随着输注晶体液与红细胞比值的增加,ACS 的发生率也在增加[2]。最后,急性生理与慢性健康评分Ⅱ(APACHE-Ⅱ)升高或格拉斯哥评分升高以及肌酐升高,是需进入 ICU 接受治疗的胰腺炎患者发生 ACS 的危险因素[2]。

IAH/ACS 诊断和 IAP 测量技术

IAP>20mmHg 伴发任一新器官功能障碍均应考虑 ACS[1]。尽管有上述定义,ACS 临床特征分类的典型描述,包括膨胀且硬实的腹部,高吸气峰压/气道峰

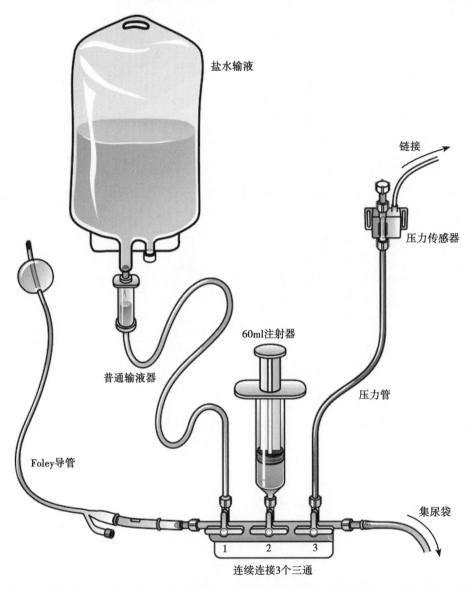

图 46.1　通过膀胱测量腹腔内压[1,22]。Foley 导管和尿比重计/集尿袋之间接入三个连续的三通阀。生理盐水输液袋及输液器、60ml 注射器和压力传感器(带有硬质压力管)分别连接到三个三通阀。系统排气后,病人保持完全仰卧位,压力传感器调零在髂嵴水平腋中线高度调零。调整三个三通阀,保持静脉注射袋、注射器和传感器均关闭,让尿液流入集尿袋。为了测量膀胱内压力,在三通阀下游夹闭尿管,开放第三个三通阀的传感器端和病人端,并关闭尿液排出端。第二个三通阀开放静脉袋端和 60ml 注射器端。将 20~25ml 生理盐水吸入注射器。第一个三通阀开放患者端(同时关闭静脉注射袋),将 20~25ml 生理盐水通过 Foley 注入膀胱。之后,将第一个第二个三通阀的患者端开放(同时关闭静脉袋和注射器),此时第三个三通阀仍保持患者端开放,从而测量膀胱内压。插图转载自 Kirkpatrick et al. Intra-abdominal hypertension and the abdominal compartment syndrome:updated guidelines and consensus definitions from the World Society of the Abdominal Compartment Syndrome. Intensive Care Med 2013;39(7):1190-1206 [1]补充材料 8

压,CVP 升高,尿量减少和低血压[30]。虽然影像学不推荐用于 IAH/ACS 诊断,但在腹部 CT 上发现以下征象,包括下腔静脉压迫,"圆腹征"(在肾静脉穿过主动脉水平,不计算皮下脂肪,腹部前后径/左右径>0.8),肾脏和其他实体器官压迫,肠壁增厚伴增强及双侧腹股沟疝[102,103]。

由于临床查体(包括测量腹围)不能准确判断病人有无 IAH/ACS(临床查体在诊断中的敏感性和特异性分别为 56%~61%、81%~87%),因此测量 IAP 在诊断中是必需的[2,104,105]。虽然有不少直接的(测量装置是直接置入腹膜腔)或间接的(胃、子宫、直肠、下腔静脉、膀胱)IAP 测量技术,WSACS 推荐使用经膀胱法测量,该方法简单、精度高、成本低[1,21]。IAP 应在完全仰卧位时呼气末测量,确保腹部肌肉完全松弛,换能器在腋中线位置调零(图 46.1)[1,3,21]。最多使用 25ml 灭菌盐水进行膀胱灌注,据报道注入较多液体可能导致 IAP 测值假性升高[1,21]。过强的呼吸,腹部肌肉活动,疼痛和其他因素,常使得在清醒病人中测量 IAP 的难度增加,因此测量值应通过再次或多次测量反复确认,并谨慎解读。

体位和 IAP 测量

IAP 应于仰卧位时测量,但许多危重患者均采用床头抬高 30°体位以降低呼吸机相关肺炎的风险[25]。当改变床头抬高角度后,IAP 的测量零点发生了变化,伴或不伴有施加于腹腔或膀胱的外力变化,随病人体位 IAP 就会发生变化[1,21,106-112]。在回顾了 2009 年之前发表的研究结果之后,De Keulenaer 和他的同事们总结,成人 IAP 测量值与体位变化的一般规律,与仰卧位时膀胱测压比较,在床头抬高 30°时 IAP 平均升高 4mmHg,床头抬高 45°时平均升高 9mmHg[25]。随后进行的前瞻性队列研究发现,在接受机械通气的 77 名儿童中,IAP 在仰卧位时平均为 8.4mmHg,在床头抬高 30°时平均为 10.6mmHg[112]。另一个前瞻性队列研究表明,与床头抬高相关的 IAP 增加,能导致 APP 和肾小球滤过率显著降低。由体位变化导致的 IAP 升高的效度预测,仍然是专家们争论的话题[1,25,110]。

预后

成年 ICU 收治的患者中,无论是多种病因患者还是特定亚组成年患者,IAH 和 ACS 均被证实为急性肾衰竭、MODS 和死亡率的独立危险因素[29,72,73,78,81]。一项前瞻性队列研究指出,进入综合 ICU 的患者在前 3 天内,与没有 IAH 的危重症病人相比,发生 IAH 的患者,脏器功能障碍发生率更高[29,72]。在这项研究中,在收入 ICU 第 1 和第 2 天内,IAH 患者序贯器官衰竭评分(sequential organ failure assessment,SOFA)中,肾脏功能评分明显高于对照组[29,72]。另一项回顾性队列研究则发现,在调整病种差异后,与无 IAH 患者相比,罹患 IAH 患者急性肾衰竭发生的概率增加[73]。最后,有研究对综合 ICU 内 1 669 名患者的个体资料进行荟萃分析后发现,与没有 IAH 者相比,诊断 IAH 者 ICU 内绝对病死率升高 13.1%[81]。

治疗

表 46.4 列出了 2013 年 WSACS 更新的 IAH/ACS 治疗共识的相关内容[1]。通过对文献进行系统综述,参照"建议,评估,发展和评价分级指南(Grading of Recommendations,Assessment,Development,and Evaluation,GRADE)"对证据进行分析,通过衡量证据质量[A(非常高)到 D(非常低)],对治疗措施进行分级(支持/反对/不推荐)和强度(推荐/建议)推荐[1]。开腹减压术、内科治疗、微创(介入)治疗均提议用于 IAH/ACS[1]。虽然有关治疗决策的研究支持证据还相对缺乏,但 WSACS 仍建议 IAH 患者在接受外科治疗之前,可审慎尝试多种创伤较小的治疗方法[1]。图 46.2 展示了 WSACS 关于 IAH/ACS 治疗策略(根据 GRADEs 推荐标准),WSACS 网站(www.WSACS.org)上也会根据新循证证据定期更新治疗推荐[1]。

内科治疗

根据提出的不同作用机制,针对 IAP 升高的内科药物治疗策略也分为 5 类。这些药物包括:①提高腹壁顺应性(镇静、镇痛和肌松剂,体位变化);②排空肠腔内容物(鼻胃管或直肠减压,使用促动力剂);③排空腹水(穿刺或腹腔置管引流);④避免过度液体复苏,纠正液体正平衡;⑤器官支持[1,3]。图 46.3 展示了 WSACS 对 IAH/ACS 内科治疗的 GRADEs 推荐。

1. 药物治疗

(1)提高腹壁顺应性

IAP 与腹部容积之间呈指数相关性[3]。受腹壁顺应性增加影响,腹部压力容积(即顺应性)曲线将发生左移[3]。

表 46.4　WSACS2013 最终共识管理声明

推荐	
1.	推荐在任何存在已知的 IAH/ACS 危险因素的危重症或创伤患者中测量 IAP[等级 1C]
2.	研究显示应采用膀胱测值作为标准的 IPA 测量技术[不分级]
3.	推荐对 IPA 上使用标准化的监测与管理[等级 1C]
4.	推荐积极治疗和/或规范操作来避免 IPA 持续状态,不能忽视 IAP 状态的危重症或创伤患者[等级 1C]
5.	推荐危重症患者明确诊断 ACS 后应实施开腹减压术,效果优于不实施者[等级 1D]
6.	推荐 ICU 腹部开放伤的患者,应有意识的和/或按标准流程争取早期或至少在住院期间完成腹壁筋膜闭合[等级 1D]
7.	推荐在开放性腹部创伤的危重病人中使用负压伤口治疗策略,效果优于不实施者[等级 1C]
建议	
1.	建议临床医生确保危重或创伤患者得到最佳的阵痛和缓解焦虑治疗[等级 1D]
2.	建议初始尝试使用肌松剂作为 IAH/ACS 的暂时治疗措施[等级 2D]
3.	建议在确诊或有 IAH/ACS 风险的患者中考虑体位对 IAP 升高的潜在影响[等级 2D]
4.	建议 IAH/ACS 患者存在胃或结肠扩张时,积极使用鼻饲或直肠管减压[等级 1D]
5.	建议在明确 IAH 相关的肠梗阻诊断而其他简单治理措施无效时,可使用新斯的明[等级 2D]
6.	建议在危重症或创伤的确诊或有 IAH/ACS 风险患者中,当完成急性期液体复苏,原发病已诊断明确情况下,运用规范措施避免液体累积正平衡[等级 2C]
7.	建议在大量失血后使用成分输血复苏时,增加血浆/红细胞比值,效果优于血浆/红细胞比值偏低或不调整输注比例者[等级 2D]
8.	建议 IAH/ACS 患者使用经皮腹腔穿刺置管引流腹水(有明显腹水者),效果优于不做任何治疗者[等级 2C]。同时建议能接受急诊开腹减压术的 IAH/ACS 患者可优先尝试使用经皮腹腔穿刺置管引流腹水(有明显腹水者),可能避免接受开腹减压术[等级 2D]
9.	建议对生理耗竭状态的创伤患者实施开腹探查术,术中预防性开腹,效果优于腹壁筋膜关闭和期待疗法管理 IAP[等级 2D]
10.	建议不要对有严重腹腔内感染的病人常规实施急诊开腹手术来治疗腹腔内脓毒症,除非 IAH 需要额外关注[等级 2B]
11.	建议生物网片不应常规用于开腹后早期关腹治疗,效果不优于其他备选治理方案[等级 2D]
不推荐	
1.	不推荐在危重症或创伤患者中将腹腔灌注压作为液体复苏或治疗的评价指标
2.	不推荐在血流动力学稳定的 IAH 患者中,当完成急性期液体复苏,原发病已明确情况下,使用利尿药动员间隙液体进入有效循环
3.	不推荐在血流动力学稳定的 IAH 患者中,当完成急性期液体复苏,原发病已明确情况下,使用肾脏替代治疗动员间隙液体进入有效循环
4.	不推荐在血流动力学稳定的 IAH 患者中,当完成急性期液体复苏,原发病已明确情况下,使用白蛋白动员间隙液体进入有效循环
5.	不推荐在处于生理衰竭状态的非创伤性急性外科患者中实施预防性开腹,效果不优于保留腹壁筋膜开放和期待疗法管理 IAP
6.	不推荐实施急性腹壁各层分离技术,效果不优于保留腹壁筋膜开放

ACS. 腹腔间室综合征;IAP. 腹腔内压;IAH. 腹腔高压。

摘自 Kirkpatrick et al. Intra-abdominal hypertension and the abdominal compartment syndrome:updated guidelines and consensus deflnitions from the World Society of the Abdominal Compartment Syndrome. Intensive Care Med 2013;39(7):1190-1206[1]。

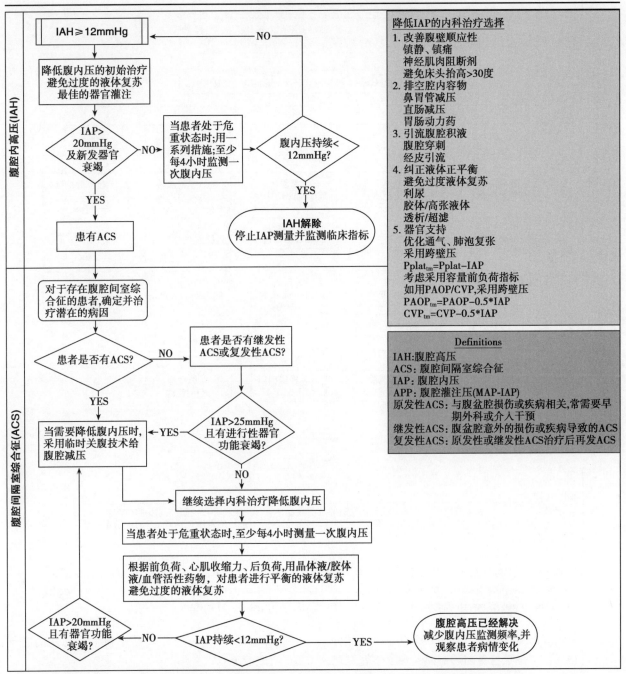

图 46.2　WSACS 2013 腹腔高压/腹腔间室综合征治疗流程。摘自 Kirkpatrick et al. Intra-abdominal hyperension and the abdominal compartment syndrome:updated guidelines and consensus definitions from the World Society of the Abdominal Compartment Syndrome. Intensive Care Med

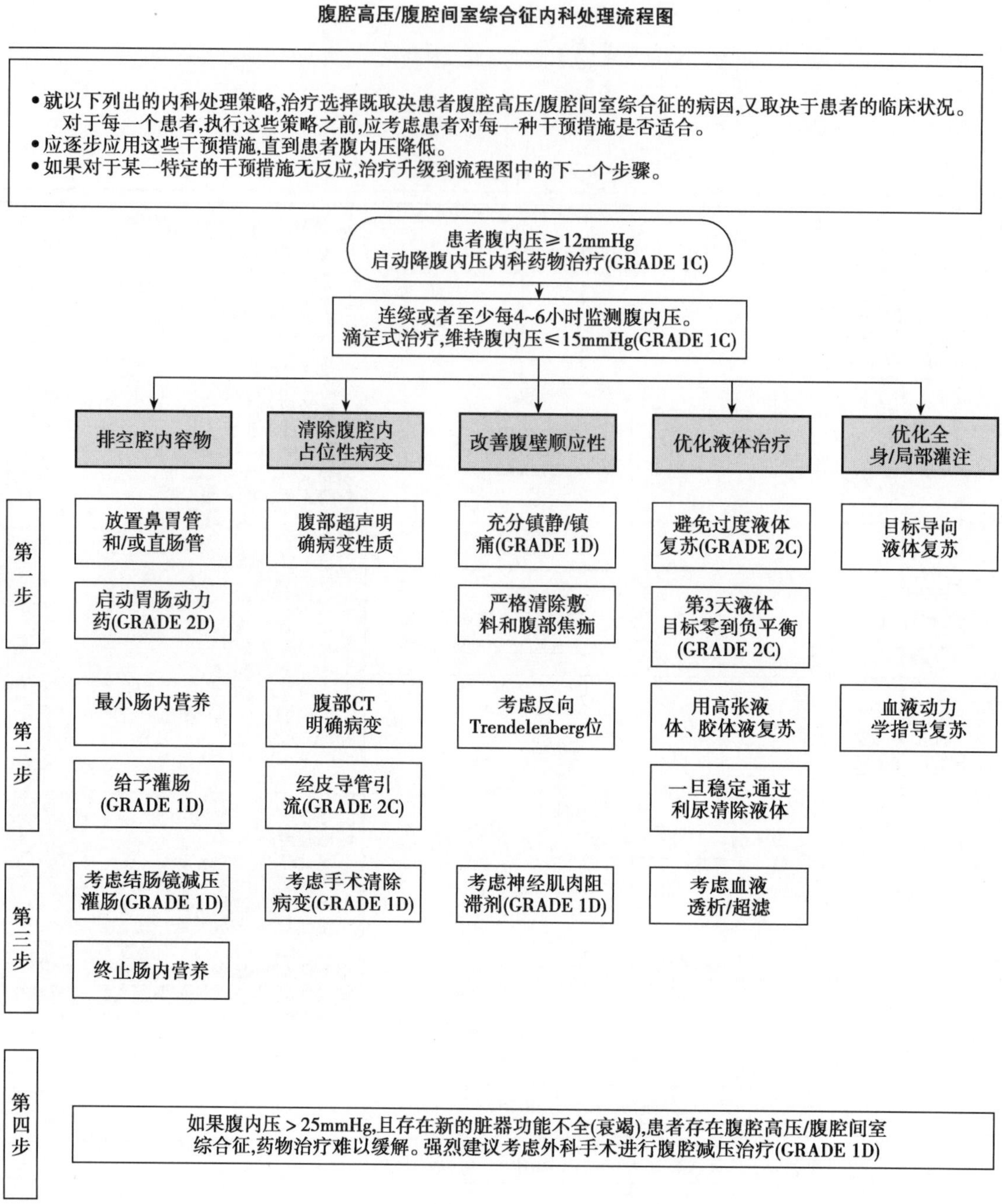

腹腔高压/腹腔间室综合征内科处理流程图

- 就以下列出的内科处理策略,治疗选择既取决患者腹腔高压/腹腔间室综合征的病因,又取决于患者的临床状况。对于每一个患者,执行这些策略之前,应考虑患者对每一种干预措施是否适合。
- 应逐步应用这些干预措施,直到患者腹内压降低。
- 如果对于某一特定的干预措施无反应,治疗升级到流程图中的下一个步骤。

患者腹内压≥12mmHg
启动降腹内压内科药物治疗(GRADE 1C)

连续或者至少每4~6小时监测腹内压。
滴定式治疗,维持腹内压≤15mmHg(GRADE 1C)

排空腔内容物	清除腹腔内占位性病变	改善腹壁顺应性	优化液体治疗	优化全身/局部灌注

第一步

| 放置鼻胃管和/或直肠管 | 腹部超声明确病变性质 | 充分镇静/镇痛(GRADE 1D) | 避免过度液体复苏(GRADE 2C) | 目标导向液体复苏 |
| 启动胃肠动力药(GRADE 2D) | | 严格清除敷料和腹部焦痂 | 第3天液体目标零到负平衡(GRADE 2C) | |

第二步

| 最小肠内营养 | 腹部CT明确病变 | 考虑反向Trendelenberg位 | 用高张液体、胶体液复苏 | 血液动力学指导复苏 |
| 给予灌肠(GRADE 1D) | 经皮导管引流(GRADE 2C) | | 一旦稳定,通过利尿清除液体 | |

第三步

| 考虑结肠镜减压灌肠(GRADE 1D) | 考虑手术清除病变(GRADE 1D) | 考虑神经肌肉阻滞剂(GRADE 1D) | 考虑血液透析/超滤 | |
| 终止肠内营养 | | | | |

第四步

如果腹内压>25mmHg,且存在新的脏器功能不全(衰竭),患者存在腹腔高压/腹腔间室综合征,药物治疗难以缓解。强烈建议考虑外科手术进行腹腔减压治疗(GRADE 1D)

图46.3 WSACS 2013 腹腔高压/腹腔间隔室综合征治疗流程。摘自 Kirkpatrick et al. Intra-abdominal hyperension and the abdominal compartment syndrome:updated guidelines and consensus definitions from the World Society of the Abdominal Compartment Syndrome. Intensive Care Med 2013;39(7):1190-1206 [1]

通过降低腹部肌肉张力,增加腹壁顺应性,肌松剂能够降低 IAP[1,3]。一项自身前后对照的观察研究发现,10 名诊断为 IAH 的危重症患者静脉使用顺式阿曲库铵15 分钟内,IAP 从 18mmHg 下降到 14mmHg[1,113]。WSACS 建议,肌松剂可以暂时性用于 IAH/ACS 患者(如 ACS 患者在等待外科腹部减压术时)[1]。虽然镇静和镇痛治疗也推荐用于缓解患者焦虑和腹部肌肉张力,从而增加腹壁顺应性,但在 IAH/ACS 患者上应用这类药物的证据还十分缺乏[1]。据报道在腹腔镜术后患者中,阿片类药物芬太尼能刺激活动期的呼气活动,增加 IAP[3,114]。

(2)排空肠腔内容物

肠梗阻在危重症患者中很常见。鉴于腹腔压力-容积关系,增加腹部容积会导致腹内压增加,尤其是在腹壁顺应性降低时[3]。在动物模型和病例报告中,均发现内镜检查期间胃和结肠扩张提示与 IAH/ACS 相关联,证实了上述假说[1,115-118]。

因此，WSACS 建议存在胃肠道扩张时，应相对积极的用鼻胃管或肠管实施减压[1]。也有人建议，对伴有小肠或大肠的肠梗阻患者，应给予促胃肠动力药以促进肠腔内容物排出（同理减少腹部内脏体积），从而降低 IAP[1,119]。但是，关于这些药物在 IAH/ACS 患者中潜在有效性和安全性的数据尚缺乏[1]。

（3）纠正液体正平衡

在患者初始液体复苏期间，应充分补充出血和血管内容量丢失以阻止脏器功能衰竭[3,120-122]。合并低血容量和应用 PEEP 被认为可加重 IAH 对机体的病理生理影响[3,123-125]。受 IAH/ACS 影响，患者更趋向于大量水钠潴留，经常加剧组织水肿和第三间隙丢失（包括肠壁内，而这会进一步增加 IAP，引发恶性循环）[3]。

正因如此，ACS 治疗中应避免过多输入晶体液进行复苏[2,101,126]。WSACS 建议，在急性期液体复苏完成和原发疾病处理后应避免累积液体正平衡[1]。在一项回顾性队列研究中，收集从 2006 年至 2011 年需要剖腹探查术的外伤患者 799 例，平均输入晶体量从 12.8L 减少到 6.6L，ACS 发生率从 7.4% 降低到 0%[126]。

WSACS 还建议，在显著出血的创伤患者中采用损伤控制性复苏策略[1]。损伤控制性复苏应包括使用更高比例的血浆和血小板，降低红细胞输注比例，允许性低血压和复苏中避免过多输入晶体液[127,128]。虽然还没有充分证据说明上述策略能取得生存获益[127,128]，但这些策略的确与降低 ACS 发病率相关，还能在损伤控制性剖腹探查术后增加首次关腹率[129,130]。

在危重症患者中，利尿药，肾脏替代疗法以及白蛋白均可改善体液平衡，或动员液体进入有效循环。但目前还没有充足的证据支持或反对上述治疗措施[1]。

2. 微创治疗

（1）排空腹腔内容物

罹患 IAH/ACS 和有大量腹腔积液的患者，WSACS 建议临床医师可考虑经皮穿刺置管引流（PCD）[1]。可通过床旁便携超声进行置管操作，特别是在继发性 IAH/ACS 中非常有效[131]。在置管操作中，术者应注意避开腹壁下血管，选择腹水最深且毗邻的腹壁作为穿刺点[131]。

几项研究报道，在不同原发病的外科患者中，PCD

降低 IAP，其效果存在差异，研究集中在烧伤、急性胰腺炎及能充分引流的腹水等方面[1,86,131-133]。最近发表的一项对照研究，匹配 62 例 IAH/ACS 病例，结果 PCD 和开腹减压术在降低 IAP 上同样有效[134]。这项研究还发现，PCD 能有效避免 81% 患者接受开腹减压术[134]。在 PCD 后前 4 小时，如腹水引流量小于 1 000ml 或 IAP 降低小于 9mmHg，则预示治疗失败，也提示应积极考虑实施开腹减压术[134]。DECOMPRESS 随机对照试验，目前仍在征集急性胰腺炎患者，将病死率作为主要终点，还观察其他一些次级终点，以便比较 PCD 和开腹减压术的有效性和安全性[135]。

外科治疗

对 IAP 升高（或具有升高风险）患者，外科处理应针对病程不同阶段采用不同治疗措施。这些措施包括：①预防 IAH/ACS；②减压（通过开腹减压手术或微创筋膜切开术）；③暂时性关腹；④ICU 内开放性腹部伤口初期管理；⑤避免伤口并发症；和⑥分阶段腹部重建（逐渐缩小腹部筋膜缺损，实现关腹）或为了延迟腹壁重建，采用计划性腹疝策略。表 46.5 列出了不包含在表 46.1 中的另外一些定义，这些常用术语与 IAH/ACS 病人外科管理相关[136,137]。

表 46.5 另外一些涉及 IAH/ACS 病人外科管理相关的常用术语[136,137]

术语	定义
早期明确性筋膜关闭	住院治疗 7 天内完成腹部筋膜-筋膜缝合关闭
首期筋膜关闭	住院治疗期间完成腹部筋膜-筋膜缝合关闭
部分筋膜关闭	在残余的筋膜间隙中使用连接材料完成腹部筋膜关闭
急性腹壁各层分离	住院治疗期间进行腹壁各层分离的过程
计划性腹疝	开放的腹部伤口，或者是腹腔脏器本身暴露，或者是跨筋膜缺损处脏器覆盖可吸收网（如乳酸聚合物或聚乙醇酸）或生物制品（如 Alloderm, LifeCell, 布兰奇, 新泽西），可使创口表面呈粗糙肉芽并覆盖厚皮片移植物。当患者有意愿在 6~12 个月后，接受后续明确的腹部筋膜闭合操作时，可暂予出院（通常在此次住院期间接受了腹壁各层分离术）
肠气瘘	腹部开放伤患者的瘘管连接在胃肠道，另一端开口直接连通空气（这点区别于肠外瘘，瘘管连接的是消化道和皮肤）

外科手术患者 IAH/ACS 的预防

除了需要考虑上文介绍的液体平衡以外,一些学者主张,以下几种情况应保持腹部开放状态:接受大量液体复苏(>15L 或>10U 红细胞)的创伤后剖腹探查术患者,显著腹部内脏水肿患者,吸气峰压升高>40cmH$_2$O 患者或严重 IAH 后尝试筋膜关闭患者[138]。虽然这可以避免许多患者术后 ACS 发生,但损伤控制性剖腹术的指征定义并不清晰,这一治疗策略可能会过度应用[139-141]。然而,处于病生理衰竭状态(即低温、酸血症、凝血功能障碍)的患者,发生 IAH/ACS 的风险很高,WSACS 建议,当这些患者需要行剖腹探查时,应预防性保留腹部开放[1]。

开腹减压

WSACS 推荐开腹减压术应用于确诊的 ACS 病例[1]。虽然有时在部分重症胰腺炎患者中选择性应用双侧肋缘下切口,但全层腹中线切口仍是开腹减压术最常用的入路[142]。最常实施开腹减压术的场所是手术室,但如果需要的话,也可以在 ICU 内进行。

De Waele 及其同事们对 18 项研究进行了回顾,开腹减压后平均 IAP 从 34.6mmHg 下降到 15.5mmHg[143]。许多研究还报道尿量增加、心输出量和心脏指数增加,中心静脉压和肺动脉楔压降低,呼吸功能改善(气道峰压降低,动脉血氧合指数改善)[143]。尽管如此,纳入研究的许多患者仍持续存在 IAH,统计所有研究结果后接受开腹减压术患者的总体病死率仍惊人地高达49.2%[143]。再灌注综合征,虽然罕见,但却是开腹减压术后严重并发症,表现为血流动力学不稳定和肠系膜血管释放酸性物质导致酸中毒[142]。

TAC 策略

开腹减压后,患者保留了腹部开放性伤口(皮肤和筋膜切开,腹腔脏器开放暴露于空气中),必须暂时遮盖或封闭切口,以防止内脏干燥,防止体液、蛋白、温度损失,避免其他并发症[1]。表 46.6 描述了几种 TAC 方法[144-150]。松散的内脏填充物和筋膜拉链在过去很受重视,但仅使用皮肤近似物与 IAH/ACS 高复发率有关,因此 Bogotá 袋(图 46.4)、Wittmann 补片(图46.5)、非商品化装置(即 Barker 真空袋)以及商品化的真空辅助闭合(vacuum-assisted closure, VAC)装置或 ABThera^{TM} 开放腹腔负压力治疗系统(Kinetic Concepts 公司,圣安东尼,得克萨斯,美国)等负压伤口治疗(negative prsure wound therapy, NPWT)敷料,是在北美应用最多的 TAC 技术[148,149]。图 46.6 和图 46.7分别展示了 Barker 真空袋和 ABThera^{TM} 治疗系统。

表 46.6 临时腹部闭合的方法或装置[1,138,144,145,148-151]

种类	描述	优点	缺点	预后评价[a]			
				I 期筋膜闭合	病死率	瘘	脓肿
皮肤类似物							
巾钳[b]	巾钳放置于距皮肤切缘 2~3cm 处,使腹部皮肤闭合	成本低,快速,普适	IAH/ACS 复发风险高,巾钳可能会干扰血管造影和影像诊断,不抑制筋膜收缩或粘连形成,可能损伤皮肤	43%	39%	NA	NA
缝合[b]	沿皮肤切口连续缝合(通常使用尼龙缝线),使腹部皮肤闭合、不抑制筋膜收缩或粘连形成	成本低,快速,普适	发生 IAH/ACS 风险高,不抑制筋膜收缩或粘连形成				
筒仓形装置							
Bogotá 袋(Bolsa de Borraez)	将无菌 X 光暗盒或 3L 冲洗式尿袋缝合在皮肤之间,偶也可缝合在筋膜边缘	低成本,易获得,可防止干燥,术后可观察肠管	不抑制筋膜收缩或粘连形成,可能损伤皮肤或筋膜,不能消除或控制腹水	28%~29%	30%~41%	0~8%	6%~12%

续表

种类	描述	优点	缺点	预后评价[a]			
				Ⅰ期筋膜闭合	病死率	瘘	脓肿
网状物/补片							
人工合成可吸收	可吸收补片（如聚乙醇酸（Dexon）或polyglatcin 910（Vicryl））可缝合于筋膜边缘	无需拆除，可折成褶皱，或折叠，或缩小面积逐步实现筋膜关闭	不抑制粘连形成	36%	30%	8%	9%
人工合成非可吸收	非可吸收补片（如，多聚聚丙烯（Marlex），多聚丙烯（Prolene）或多聚四氟乙烯（Gortex）可缝合于筋膜边缘	可折成褶皱，或折叠，或缩小面积逐步实现筋膜关闭	在确认关闭腹腔时必须清除，不抑制粘连形成，据报道使用聚丙烯者瘘形成率高				
生物性	生物材料[如，人无细胞真皮基质（Alloderm）]可缝合于筋膜边缘	不需要关腹时除去	价格昂贵，不抑制粘连，中期随访中发现腹壁松弛率高	NA	NA	NA	NA
人工搭扣补片							
Wittmann补片	两个相对的尼龙搭扣，分别缝合到两侧筋膜边缘，中间重叠粘合，允许重新粘合，实现筋膜逐步靠近	在一项预后研究中，证实其有较高的筋膜闭合率	缝合可能增加筋膜边缘缺血/坏死风险，不控制腹水（除非联用负压伤口治疗）	78%~90%	16%~17%	2%~3%	2%~3%
负压伤口治疗[c]							
Barker真空袋	使用穿孔的非黏性塑料片材覆盖腹腔脏器，边缘折入壁腹膜，并伸入结肠间沟。这一帘状装置上覆盖外科湿巾，连接两根密闭的外科引流管（如关注肠活动性，湿巾可除去）。伤口周围放置透明的黏性帷，创造伤口密闭环境，引流管连接墙壁负压	成本低，快速，易获得，能控制腹水，防止内脏粘连到腹膜，保持恒定负压，在开腹探查术后不破坏筋膜	与VAC或AB-Thera相比，在开腹手术伤口或腹膜（特别是结肠间隙）内不能提供有效或统一的负压	52%	27%	6%	4%

续表

种类	描述	优点	缺点	预后评价[a]			
				I 期筋膜闭合	病死率	瘘	脓肿
RENASYSAB 腹部敷料（Smith and Nephew 公司,加拿大 & 美国）或 KCI 真空辅助闭合装置（圣安东尼,得克萨斯,美国）	使用穿孔的非黏性塑料帷和黑色聚氨酯泡沫覆盖腹腔脏器,放置于开腹手术伤口边缘,伤口及周围皮肤放置透明的粘性帷,密闭系统连接吸引管,并与负压泵和引流液收集装置相连	迅速安装,控制腹水,防止内脏粘连到腹膜,保持恒定负压,在开腹探查术后不破坏筋膜	比较昂贵,腹部瘘发生率较高,ACS 复发率较高	60%	18%	3%	3%
ABThera™ 开放腹腔负压力治疗系统（圣安东尼,得克萨斯,美国）	由 6 个散热泡沫延展组成片状结构保护层,中心有一小开窗,覆盖于腹腔内脏。保护层之上为多孔泡沫层。伤口之上和皮肤之间放置粘性帷,其上有接口垫与管道系统相连,并连接到负压源	迅速安装,理论上可以快速、有效排出整个腹腔的积液,防止内脏粘连到腹膜,保持恒定负压,在开腹探查术后不破坏筋膜	比较昂贵,腹部瘘发生率较高,ACS 复发率较高	NA	NA	NA	NA

[a] 评价来源于 2 个大型非权重非对照队列研究的系统综述,包括异质性的外科患者群体,其中许多研究对象在开腹探查术适应证时没有合并 ACS[144]。

[b] 目前,这些方法尚未常规用于 ICU 内开腹减压术后患者的治疗。

[c] 世界腹腔室隔综合征协会（WSACS）推荐在临时腹腔闭合中使用负压伤口治疗（negative pressure wound therapy,NPWT）策略。

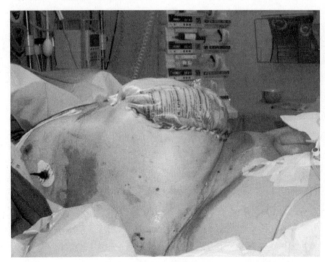

图 46.4　Bogotá 袋临时腹部闭合技术

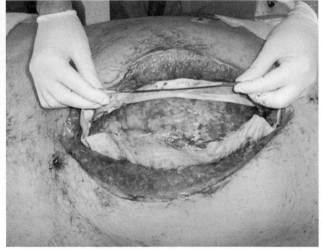

图 46.5　Wittmann 补片临时腹部闭合技术/阶段性腹部重建术

Barker真空袋

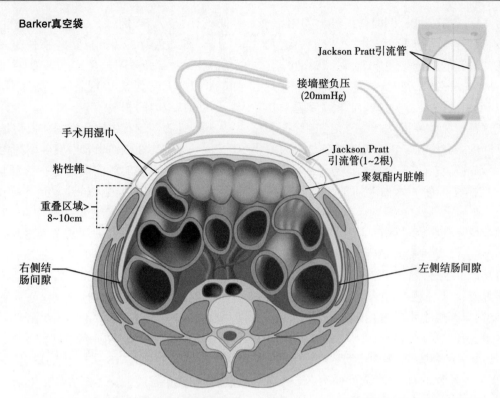

图 46.6　Barker 真空袋示意图。插图转载自 Roberts 等。Efficacy and safety of active negative pressure peritoneal therapy for reducing the systemic inflammatory response after damage control laparotomy（the Intra-Peritoneal Vacuum Trial）：study protocol for a randomized controlled trial. Trials 2014;14:141[155]

ABThera™开放腹腔负压治疗系统

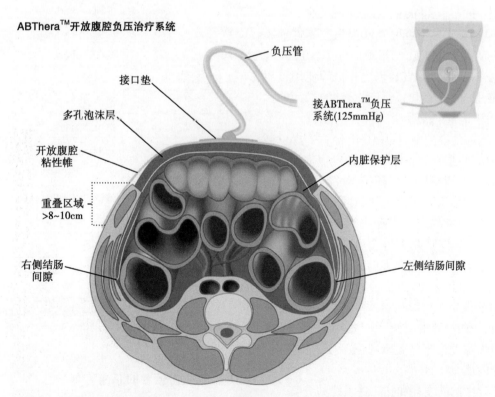

图 46.7　ABThera™ 开放腹腔负压力治疗系统（Kinetic Concepts 公司，圣安东尼，得克萨斯，美国）。插图转载自 Roberts 等。Efficacy and safety of active negative pressure peritoneal therapy for reducing the systemic inflammatory response after damage control laparotomy（the Intra-Peritoneal Vacuum Trial）：study protocol for a randomized controlled trial. Trials 2014;14:141[155]

开腹术后 TAC 方式选择,根据首次筋膜关闭率、开腹创伤并发症及生存等差异而定[144,145,148-151]。纳入多个非对照队列研究的系统综述发现,在简单的开腹手术后,应用 Wittmann 补片和 VAC,同期实现筋膜关闭比例最高,病死率最低[144]。但这些结果解读起来并不容易。造成这种情况的原因包括缺乏对照组,各个研究使用了不同的研究方法(包括纳入研究对象的差异,简单开腹手术的适应证,入选病人的方法不同,经常将没有通过控制性开腹手术而存活的患者排除在外)[151,152]。

最近的动物研究表明,负压伤口治疗作为 TAC 技术之一,更有效地去除炎性腹水,改善全身炎症水平和改善肺、心、肾功能的手段[38]。一项纳入 280 名患者的前瞻性队列研究支持这一观点,在腹部损伤或腹内脓毒症患者,接受简单开腹手术后使用 ABthera™ 装置,与使用可能效果欠佳的负压腹腔治疗——Barker 真空袋相比,前者能改善生存和腹部筋膜闭合率[153]。相反,另一项纳入 578 名患者的前瞻性队列研究发现,在 TAC 中应用 Bogotá 袋、人工网状物或可拆留置型缝线,与相比使用商品化负压伤口治疗相比,病死率没有差异[154]。然而,这一研究还发现,负压伤口治疗与首次筋膜关闭率降低有关[154]。至少有一项进行中的随机对照试验(the intra-peritoneal vacuum trial,腹腔真空试验)来确定 ABthera™ 是否能降低损伤控制性开腹手术后全身炎症反应的程度,结果预计将在 2014 年晚些时候揭晓[155]。目前,WSACS 仍优先推荐使用负压伤口治疗(无论是非商品化的还是商品化的),而非其他 TAC 方法用于危重症患者治疗[1]。

在临床应用前的模型中,负压伤口治疗的 TAC 装置可能增加腹壁僵硬度,减少腹腔储备容积[151,156,157]。据报道,该装置还可能在创伤损伤控制性开腹术后增加 ACS 复发[158]。然而,从理论上讲,使用负压伤口治疗后,任何继发于腹壁顺应性下降的 IAP 增加均可通过增加腹膜引流(减少腹腔内容物容积)而抵消[151]。因此,最近由 Roberts 和他的同事们完成的系统综述,对负压伤口治疗和其他 TAC 装置进行了比较,建议 IAH/ACS 只可能发生在负压伤口治疗之后,腹壁顺应性下降,限制腹腔内积液的引流[151]。这种情况可能发生在主要脏器水肿且无明显腹水、腹膜后出血或存在相当多的腹腔内填充物时[151]。

开放性腹部治疗中的并发症和伤口并发症的分类

开放性腹部管理中有许多并发症,包括肠气瘘,腹内脓肿/脓毒症,深部软组织感染以及复杂腹壁疝[136,148,159]。在一项纳入 276 例腹部开放患者的回顾性队列研究中,69 例(25%)出现并发症,包括瘘 32 例,局部伤口感染 32 例,腹腔内脓肿 30 例[159]。在这项研究中,腹部开放超过 8 天,并发症的发生率显著增加(从 12% 上升到 52%),表明并发症风险可能与腹部开放的持续时间相关[159]。

开放性腹部治疗中致死性的并发症是进展为肠气瘘。这一并发症在创伤患者中发生率约为 5%[160]。创伤患者发生肠气瘘的危险因素包括大肠切除术,大量液体复苏(48 小时内液体输注量达 5~10L 或总输注量超过 10L)和多次重新进行剖腹探查[136,148,159]。

肠气瘘的出现导致护理复杂程度增加,但由于腹壁和肠管间以及肠管之间的紧密粘连,瘘管段肠道不能切除[160]。同样,该并发症的发生,住院时间和 ICU 停留时间延长,医疗支出增加[148,161]。但关于肠气瘘处理的具体细节超出了本章论述的范围。

为了便于在今后的研究中进行比较,规范执业外科医生使用的术语,WSACS 于 2013 年提出了腹部开放性损伤复杂程度的分类图表(在 Bjorck 分类基础上更新)(表 46.7)[1,162]。

表 46.7　腹部开放性损伤复杂程度的分类体系

1. 无固定	
1A	清洁,无固定
1B	污染,无固定
1C	肠漏,无固定
2. 进行性固定	
2A	清洁,进行性固定
2B	污染,进行性固定
2C	肠漏,进行性固定
3. 冰冻腹腔,脏器固定	
3A	清洁,冰冻腹腔,脏器固定
3B	污染,冰冻腹腔,脏器固定
4. 明确的肠气瘘,冰冻腹腔	

在 Bjorck 分类基础上更新[162]。肠漏是指有肠道内容物溢入腹腔,而无明确肠气瘘进展的情况。

摘自 Kirkpatrick et al. Intra-abdominal hypertension and the abdominal compartment syndrome: updated guidelines and consensus definitions from the World Society of the Abdominal Compartment Syndrome. Intensive Care Med 2013;39(7):1190-1206 [1]。

腹部开放伤患者的肠内营养

作为证据级别为 Ⅲ 的推荐,东方创伤外科协会(Eastern Association for the Surgery of Trauma)在 2010 年指南中建议,在腹部开放且胃肠道无中断的患者中实施肠内喂养[149]。一项纳入 597 例开放性腹部创伤病例的多中心回顾性队列研究报道,在那些无肠道损伤的患者中,给予管饲(提供营养或逐渐达到营养目标),患者腹部筋膜闭合率更高,并发症减少,提高患者生存率[163]。但在开放式腹部病人中实施肠内营养的问题仍然很多,包括肠内营养送到胃、十二指肠还是空肠,哪一种效果最佳,还需要进一步研究[163]。

分期腹部重建

通常患者 24~72 小时回到手术室接受开腹减压术。如果当时无法关腹,可能需要进行分期腹部重建术。只要腹腔情况依然持续存在,符合开腹减压的指征,大多数 1 期和 2A 期的腹部开放伤者就可一直维持开腹状态[164]。

一系列分期腹部重建方法有助于逐步关闭开放的腹部[164]。这些方法包括真空辅助筋膜闭合技术;Wittmann 补片缝合技术;逐步关闭、折叠或将合成补片打折缝合至筋膜边缘;动态保留腹部开口(使用缝合技术或用商业化的腹部锚状装置,商品名:Abdominal Reapproximation Anchor(ABRA),生厂商:Canica 设计公司,阿尔蒙特,加拿大);真空辅助伤口闭合和网格介导筋膜牵引技术[147,164-173]。上述方法是否有效尚不清楚。相关研究还表明在剖腹手术使用羧甲基纤维素透明质酸钠粘连腹腔屏障,或在术后使用高渗盐水可能会减缓腹腔粘连,并能提高首次筋膜关闭率[174,175]。虽然分期腹部重建的详细论述超出了本章介绍范围,但需掌握一些重要指导原则,包括避免肠与腹壁粘连(在肠壁与腹膜之间使用防粘连内脏保护层)和预防腹壁从中线处侧偏(在暂时性关腹敷料更换和逐渐中线筋膜闭合段时期内敷料更换,给中线筋膜处实施恒定张力)[1,152,164]。

那些腹部长时间开放或有 3 至 4 级腹部开放伤口的病人,则可能需要接受计划性腹壁疝策略[148,149,164,176]。这些患者中,应在肉芽组织上实施皮肤移植,使用可吸收网状片或生物制剂在筋膜边缘进行缝合(即跨越筋膜间隙),按计划在 6~12 个月后分离上述移植物并进行腹壁重建[1,149,176]。虽然急性期(即在住院期间)部分分离上述移植物,在某些患者可避免计划性腹壁疝手术,但目前支持这一治疗策略的证据尚缺乏,同时也会妨碍后期成功去除移植物[1,149,176]。

微创筋膜切开术

许多不同的微创筋膜切开术已经被开发出来,并作为开腹减压术的替代方法[131,177-180]。微创术式包括双侧皮下腹直肌前鞘筋膜切开术,中线皮下筋膜切开术,双侧皮下前腹直肌筋膜,皮下或腹白线筋膜切开术和中线皮下筋膜切开术[131,177-180]。单个病例报道、系列病例报道和小型队列研究均发现微创筋膜切开术治疗重症急性胰腺炎或钝性创伤后继发性 ACS,能降低 IAP,增加 APP,并改善尿量[131,177-180]。而原发性 ACS 的治疗可能仍要通过开腹减压术治疗,仍需要研究证实微创筋膜切开术是否可作为治疗继发性 ACS 的一种创伤性更小的选择[131]。

总结

虽然在过去十年间 IAH/ACS 研究取得了长足的进步,但仍有许多涉及优化治疗决策的重要问题亟待解决[3]。随着我们对 IAH/ACS 的病理生理学和流行病学的了解不断加深,今后我们的工作重心是,明确是应用针对性干预措施还是多方面的干预措施,来降低 IAP,从而改善病人的预后。

(张祎 译,李喜元 校)

参考文献

1. Kirkpatrick AW, Roberts DJ, De Waele J, Jaeschke R, Malbrain ML, De Keulenaer B, et al. Intra-abdominal hypertension and the abdominal compartment syndrome: updated consensus definitions and clinical practice guidelines from the World Society of the Abdominal Compartment Syndrome. Intensive Care Med. 2013;39:1190–206.
2. Holodinsky JK, Roberts DJ, Ball CG, Blaser AR, Starkopf J, Zygun DA, et al. Risk factors for intra-abdominal hypertension and abdominal compartment syndrome among adult intensive care unit patients: a systematic review and meta-analysis. Crit Care. 2013;17:R249.
3. Malbrain ML, Cheatham M, Sugrue M, Ivatury R. The abdominal compartment syndrome. In: O'Donnell JM, Nacul FE, editors. Surgical intensive care medicine. New York: Springer; 2010. p. 507–27.
4. Emerson H. Intra-abdominal pressures. Arch Intern Med. 1911;7:754–84.
5. Schein M. Abdominal compartment syndrome: historical background. In: Ivatury R, Cheatham M, Malbrain M, Sugrue M, editors. Abdominal compartment syndrome. Georgetown: Landes Bioscience; 2006. p. 1–7.
6. Bradley SE, Bradley GP. The effect of increased intra-abdominal pressure on renal function in man. J Clin Invest. 1947;26:1010–22.
7. Gross RE. A new method for surgical treatment of large omphaloceles. Surgery. 1948;24:277–92.
8. Baggot MG. Abdominal blow-out: a concept. Curr Res Anesth Analg. 1951;30:295–9.
9. Soderberg G, Westin B. Transmission of rapid pressure increase from the peritoneal cavity to the bladder. Scand J Urol Nephrol. 1970;4:155–6.
10. Shenasky 2nd JH. The renal hemodynamic and functional effects of external counterpressure. Surg Gynecol Obstet.

1972;134:253–8.

11. Ivankovich AD, Albrecht RF, Zahed B, Bonnet RF. Cardiovascular collapse during gynecological laparoscopy. IMJ Ill Med J. 1974;145:58–61.

12. Ivankovich AD, Miletich DJ, Albrecht RF, Heyman HJ, Bonnet RF. Cardiovascular effects of intraperitoneal insufflation with carbon dioxide and nitrous oxide in the dog. Anesthesiology. 1975;42:281–7.

13. Lenz RJ, Thomas TA, Wilkins DG. Cardiovascular changes during laparoscopy. Studies of stroke volume and cardiac output using impedance cardiography. Anaesthesia. 1976;31:4–12.

14. Burch JM, Moore EE, Moore FA, Franciose R. The abdominal compartment syndrome. Surg Clin North Am. 1996;76:833–42.

15. Richards WO, Scovill W, Shin B, Reed W. Acute renal failure associated with increased intra-abdominal pressure. Ann Surg. 1983;197:183–7.

16. Kron IL, Harman PK, Nolan SP. The measurement of intra-abdominal pressure as a criterion for abdominal re-exploration. Ann Surg. 1984;199:28–30.

17. Fietsam Jr R, Villalba M, Glover JL, Clark K. Intra-abdominal compartment syndrome as a complication of ruptured abdominal aortic aneurysm repair. Am Surg. 1989;55:396–402.

18. Malbrain ML, Cheatham ML, Kirkpatrick A, Sugrue M, Parr M, De Waele J, et al. Results from the international conference of experts on intra-abdominal hypertension and abdominal compartment syndrome. I. Definitions. Intensive Care Med. 2006;32:1722–32.

19. Cheatham ML, Malbrain ML, Kirkpatrick A, Sugrue M, Parr M, De Waele J, et al. Results from the international conference of experts on intra-abdominal hypertension and abdominal compartment syndrome. II. Recommendations. Intensive Care Med. 2007;33:951–62.

20. De Waele JJ, Cheatham ML, Malbrain ML, Kirkpatrick AW, Sugrue M, Balogh Z, et al. Recommendations for research from the international conference of experts on intra-abdominal hypertension and abdominal compartment syndrome. Acta Clin Belg. 2009;64:203–9.

21. Malbrain ML. Different techniques to measure intra-abdominal pressure (IAP): time for a critical re-appraisal. Intensive Care Med. 2004;30:357–71.

22. Malbrain M, Jones F. Intra-abdominal pressure measurement techniques. In: Ivatury R, Cheatham M, Malbrain M, editors. Abdominal compartment syndrome. Georgetown: Landes Bioscience; 2006. p. 19–68.

23. Malbrain ML, De Laet IE, Willems A, Van Regenmortel N, Schoonheydt K, Dits H. Localised abdominal compartment syndrome: bladder-over-gastric pressure ratio (B/G ratio) as a clue to diagnosis. Acta Clin Belg. 2010;65:98–106.

24. Cresswell AB, Jassem W, Srinivasan P, Prachalias AA, Sizer E, Burnal W, et al. The effect of body position on compartmental intra-abdominal pressure following liver transplantation. Ann Intensive Care. 2012;2 Suppl 1:S12.

25. De Keulenaer BL, De Waele JJ, Powell B, Malbrain ML. What is normal intra-abdominal pressure and how is it affected by positioning, body mass and positive end-expiratory pressure? Intensive Care Med. 2009;35:969–76.

26. Sugerman H, Windsor A, Bessos M, Wolfe L. Intra-abdominal pressure, sagittal abdominal diameter and obesity comorbidity. J Intern Med. 1997;241:71–9.

27. Cheatham ML, White MW, Sagraves SG, Johnson JL, Block EF. Abdominal perfusion pressure: a superior parameter in the assessment of intra-abdominal hypertension. J Trauma. 2000;49:621–6.

28. Cheatham M, Malbrain ML. Abdominal perfusion pressure. In: Ivatury R, Cheatham M, Malbrain ML, editors. Abdominal compartment syndrome. Georgetown: Landes Bioscience; 2006. p. 69–81.

29. Reintam A, Parm P, Kitus R, Kern H, Starkopf J. Primary and secondary intra-abdominal hypertension—different impact on ICU outcome. Intensive Care Med. 2008;34:1624–31.

30. Carr JA. Abdominal compartment syndrome: a decade of progress. J Am Coll Surg. 2013;216:135–46.

31. Malbrain ML, De laet I. It's all in the gut: introducing the concept of acute bowel injury and acute intestinal distress syndrome .... Crit Care Med. 2009;37:365–6.

32. Malbrain ML, De Laet I. AIDS is coming to your ICU: be prepared for acute bowel injury and acute intestinal distress syndrome. Intensive Care Med. 2008;34:1565–9.

33. Malbrain ML, Vidts W, Ravyts M, De Laet I, De Waele J. Acute intestinal distress syndrome: the importance of intra-abdominal pressure. Minerva Anestesiol. 2008;74:657–73.

34. Shah SK, Jimenez F, Letourneau PA, Walker PA, Moore-Olufemi SD, Stewart RH, et al. Strategies for modulating the inflammatory response after decompression from abdominal compartment syndrome. Scand J Trauma Resusc Emerg Med. 2012;20:25.

35. Al-Mufarrej F, Abell LM, Chawla LS. Understanding intra-abdominal hypertension: from the bench to the bedside. J Intensive Care Med. 2012;27:145–60.

36. Cheng J, Wei Z, Liu X, Li X, Yuan Z, Zheng J, et al. The role of intestinal mucosa injury induced by intra-abdominal hypertension in the development of abdominal compartment syndrome and multiple organ dysfunction syndrome. Crit Care. 2013;17:R283.

37. Emr B, Sadowsky D, Azhar N, Gatto LA, An G, Nieman GF, et al. Removal of inflammatory ascites is associated with dynamic modification of local and systemic inflammation along with prevention of acute lung injury: in vivo and in silico studies. Shock. 2014;41:317–23.

38. Kubiak BD, Albert SP, Gatto LA, Snyder KP, Maier KG, Vieau CJ, et al. Peritoneal negative pressure therapy prevents multiple organ injury in a chronic porcine sepsis and ischemia/reperfusion model. Shock. 2010;34:525–34.

39. Biffl WL, Moore EE, Zallen G, Johnson JL, Gabriel J, Offner PJ, et al. Neutrophils are primed for cytotoxicity and resist apoptosis in injured patients at risk for multiple organ failure. Surgery. 1999;126:198–202.

40. Infanger M, Schmidt O, Kossmehl P, Grad S, Ertel W, Grimm D. Vascular endothelial growth factor serum level is strongly enhanced after burn injury and correlated with local and general tissue edema. Burns. 2004;30:305–11.

41. Shah SK, Jimenez F, Walker PA, Aroom KR, Xue H, Feeley TD, et al. A novel mechanism for neutrophil priming in trauma: potential role of peritoneal fluid. Surgery. 2010;148:263–70.

42. Shah SK, Jimenez F, Walker PA, Xue H, Feeley TD, Uray KS, et al. Peritoneal fluid: a potential mechanism of systemic neutrophil priming in experimental intra-abdominal sepsis. Am J Surg. 2012;203:211–6.

43. Victoni T, Coelho FR, Soares AL, de Freitas A, Secher T, Guabiraba R, et al. Local and remote tissue injury upon intestinal ischemia and reperfusion depends on the TLR/MyD88 signaling pathway. Med Microbiol Immunol. 2010;199:35–42.

44. Miller PR, Thompson JT, Faler BJ, Meredith JW, Chang MC. Late fascial closure in lieu of ventral hernia: the next step in open abdomen management. J Trauma. 2002;53:843–9.

45. Cheatham M, Malbrain M. Cardiovascular implications of elevated intra-abdominal pressure. In: Ivatury R, Cheatham M, Malbrain M, Sugrue M, editors. Abdominal compartment syndrome. Georgetown: Landes Bioscience; 2006. p. 89–104.

46. Kashtan J, Green JF, Parsons EQ, Holcroft JW. Hemodynamic effect of increased abdominal pressure. J Surg Res. 1981;30:249–55.

47. Mohmand H, Goldfarb S. Renal dysfunction associated with intra-abdominal hypertension and the abdominal compartment syndrome. J Am Soc Nephrol. 2011;22:615–21.

48. Schachtrupp A, Graf J, Tons C, Hoer J, Fackeldey V, Schumpelick V. Intravascular volume depletion in a 24-hour porcine model of intra-abdominal hypertension. J Trauma. 2003;55:734–40.

49. Ridings PC, Bloomfield GL, Blocher CR, Sugerman HJ. Cardiopulmonary effects of raised intra-abdominal pressure

before and after intravascular volume expansion. J Trauma. 1995;39:1071–5.

50. Mertens zur Borg IR, Verbrugge C, Olvera CI. Intra-abdominal hypertension and the respiratory system. In: Ivatury RR, Cheatham ML, Malbrain ML, Sugrue M, editors. Abdominal compartment syndrome. Georgetown: Landes Bioscience; 2006. p. 105–18.

51. Malbrain ML, Cheatham ML. Cardiovascular effects and optimal preload markers in intra-abdominal hypertension. In: Vincent J, editor. Yearbook of intensive care and emergency medicine. Berlin: Springer; 2004. p. 519–43.

52. Mutoh T, Lamm WJ, Embree LJ, Hildebrandt J, Albert RK. Volume infusion produces abdominal distension, lung compression, and chest wall stiffening in pigs. J Appl Physiol (1985). 1992;72:575–82.

53. Mutoh T, Lamm WJ, Embree LJ, Hildebrandt J, Albert RK. Abdominal distension alters regional pleural pressures and chest wall mechanics in pigs in vivo. J Appl Physiol (1985). 1991;70:2611–8.

54. Quintel M, Pelosi P, Caironi P, Meinhardt JP, Luecke T, Herrmann P, et al. An increase of abdominal pressure increases pulmonary edema in oleic acid-induced lung injury. Am J Respir Crit Care Med. 2004;169:534–41.

55. Kirkpatrick AW, Colistro R, Laupland KB, Fox DL, Konkin DE, Kock V, et al. Renal arterial resistive index response to intraabdominal hypertension in a porcine model. Crit Care Med. 2007;35:207–13.

56. Harman PK, Kron IL, McLachlan HD, Freedlender AE, Nolan SP. Elevated intra-abdominal pressure and renal function. Ann Surg. 1982;196:594–7.

57. Diebel LN, Dulchavsky SA, Wilson RF. Effect of increased intra-abdominal pressure on mesenteric arterial and intestinal mucosal blood flow. J Trauma. 1992;33:45–8.

58. Diebel LN, Wilson RF, Dulchavsky SA, Saxe J. Effect of increased intra-abdominal pressure on hepatic arterial, portal venous, and hepatic microcirculatory blood flow. J Trauma. 1992;33:279–82.

59. Diebel LN, Dulchavsky SA, Brown WJ. Splanchnic ischemia and bacterial translocation in the abdominal compartment syndrome. J Trauma. 1997;43:852–5.

60. Bloomfield GL, Ridings PC, Blocher CR, Marmarou A, Sugerman HJ. A proposed relationship between increased intra-abdominal, intrathoracic, and intracranial pressure. Crit Care Med. 1997;25:496–503.

61. Hamidian Jahromi A, Freeland K, Youssef AM. Intra-abdominal hypertension causes disruption of the blood–brain barrier in mice, which is increased with added severe head trauma. J Trauma Acute Care Surg. 2012;73:1175–9.

62. Jarosz B, Dabrowski W, Marciniak A, Wacinski P, Rzecki Z, Kotlinska E, et al. Increase in intra-abdominal pressure raises brain venous pressure, leads to brain ischaemia and decreases brain magnesium content. Magnes Res. 2012;25:89–98.

63. Joseph DK, Dutton RP, Aarabi B, Scalea TM. Decompressive laparotomy to treat intractable intracranial hypertension after traumatic brain injury. J Trauma. 2004;57:687–93.

64. Citerio G, Vascotto E, Villa F, Celotti S, Pesenti A. Induced abdominal compartment syndrome increases intracranial pressure in neurotrauma patients: a prospective study. Crit Care Med. 2001;29:1466–71.

65. Youssef AM, Hamidian Jahromi A, Vijay CG, Granger DN, Alexander JS. Intra-abdominal hypertension causes reversible blood–brain barrier disruption. J Trauma Acute Care Surg. 2012;72:183–8.

66. Rosenthal RJ, Friedman RL, Kahn AM, Martz J, Thiagarajah S, Cohen D, et al. Reasons for intracranial hypertension and hemodynamic instability during acute elevations of intra-abdominal pressure: observations in a large animal model. J Gastrointest Surg. 1998;2:415–25.

67. Miglietta MA, Salzano LJ, Chiu WC, Scalea TM. Decompressive laparotomy: a novel approach in the management of severe intra-

cranial hypertension. J Trauma. 2003;55:551–4.

68. Irgau I, Koyfman Y, Tikellis JI. Elective intraoperative intracranial pressure monitoring during laparoscopic cholecystectomy. Arch Surg. 1995;130:1011–3.

69. Josephs LG, Este-McDonald JR, Birkett DH, Hirsch EF. Diagnostic laparoscopy increases intracranial pressure. J Trauma. 1994;36:815–8.

70. Reintam Blaser A, Parm P, Kitus R, Starkopf J. Risk factors for intra-abdominal hypertension in mechanically ventilated patients. Acta Anaesthesiol Scand. 2011;55:607–14.

71. De Keulenaer BL, Regli A, Dabrowski W, Kaloiani V, Bodnar Z, Cea JI, et al. Does femoral venous pressure measurement correlate well with intrabladder pressure measurement? A multicenter observational trial. Intensive Care Med. 2011;37:1620–7.

72. Vidal MG, Ruiz Weisser J, Gonzalez F, Toro MA, Loudet C, Balasini C, et al. Incidence and clinical effects of intra-abdominal hypertension in critically ill patients. Crit Care Med. 2008;36:1823–31.

73. Dalfino L, Tullo L, Donadio I, Malcangi V, Brienza N. Intra-abdominal hypertension and acute renal failure in critically ill patients. Intensive Care Med. 2008;34:707–13.

74. Malbrain ML, Chiumello D, Pelosi P, Bihari D, Innes R, Ranieri VM, et al. Incidence and prognosis of intraabdominal hypertension in a mixed population of critically ill patients: a multiple-center epidemiological study. Crit Care Med. 2005;33:315–22.

75. Malbrain ML, Chiumello D, Pelosi P, Wilmer A, Brienza N, Malcangi V, et al. Prevalence of intra-abdominal hypertension in critically ill patients: a multicentre epidemiological study. Intensive Care Med. 2004;30:822–9.

76. Vallee F, Dupas C, Feuvrier V, Mebazaa A, Ferre F, Mari A, et al. Intra-abdominal pressure measurement method via the urinary-tube: bedside validation of a biomechanical model integrating urine column height and bladder urinary volume. Ann Surg. 2010;251:127–32.

77. Krebs J, Pelosi P, Tsagogiorgas C, Alb M, Luecke T. Effects of positive end-expiratory pressure on respiratory function and hemodynamics in patients with acute respiratory failure with and without intra-abdominal hypertension: a pilot study. Crit Care. 2009;13:R160.

78. Regueira T, Bruhn A, Hasbun P, Aguirre M, Romero C, Llanos O, et al. Intra-abdominal hypertension: incidence and association with organ dysfunction during early septic shock. J Crit Care. 2008;23:461–7.

79. Lonardo M, Piazza O, De Marco G, De Robertis E, Servillo G, Tufano R. Intra-abdominal hypertension is not reliable as an early predictor of mortality in the intensive care unit. Minerva Anestesiol. 2007;73:447–50.

80. Kim IB, Prowle J, Baldwin I, Bellomo R. Incidence, risk factors and outcome associations of intra-abdominal hypertension in critically ill patients. Anaesth Intensive Care. 2012;40:79–89.

81. Malbrain ML, Chiumello D, Cesana BM, Reintam Blaser A, Starkopf J, Sugrue M, et al. A systematic review and individual patient data meta-analysis on intra-abdominal hypertension in critically ill patients: the wake-up project. World initiative on Abdominal Hypertension Epidemiology, a Unifying Project (WAKE-Up!). Minerva Anestesiol. 2014;80:293–306.

82. Balogh Z, McKinley BA, Holcomb JB, Miller CC, Cocanour CS, Kozar RA, et al. Both primary and secondary abdominal compartment syndrome can be predicted early and are harbingers of multiple organ failure. J Trauma. 2003;54:848–59.

83. Davis PJ, Eltawil KM, Abu-Wasel B, Walsh MJ, Topp T, Molinari M. Effect of obesity and decompressive laparotomy on mortality in acute pancreatitis requiring intensive care unit admission. World J Surg. 2013;37:318–32.

84. Ke L, Ni HB, Sun JK, Tong ZH, Li WQ, Li N, et al. Risk factors and outcome of intra-abdominal hypertension in patients with severe acute pancreatitis. World J Surg. 2012;36:171–8.

85. Bezmarevic M, Mirkovic D, Soldatovic I, Stamenkovic D, Mitrovic N, Perisic N, et al. Correlation between procalcitonin

and intra-abdominal pressure and their role in prediction of the severity of acute pancreatitis. Pancreatology. 2012;12:337–43.

86. Chen H, Li F, Sun JB, Jia JG. Abdominal compartment syndrome in patients with severe acute pancreatitis in early stage. World J Gastroenterol. 2008;14:3541–8.

87. Keskinen P, Leppaniemi A, Pettila V, Piilonen A, Kemppainen E, Hynninen M. Intra-abdominal pressure in severe acute pancreatitis. World J Emerg Surg. 2007;2:2.

88. Pupelis G, Austrums E, Snippe K, Berzins M. Clinical significance of increased intraabdominal pressure in severe acute pancreatitis. Acta Chir Belg. 2002;102:71–4.

89. Zhang MJ, Zhang GL, Yuan WB, Ni J, Huang LF. Treatment of abdominal compartment syndrome in severe acute pancreatitis patients with traditional Chinese medicine. World J Gastroenterol. 2008;14:3574–8.

90. Demling RH, Crawford G, Lind L, Read T. Restrictive pulmonary dysfunction caused by the grafted chest and abdominal burn. Crit Care Med. 1988;16:743–7.

91. Greenhalgh DG, Warden GD. The importance of intra-abdominal pressure measurements in burned children. J Trauma. 1994;36:685–90.

92. Hobson KG, Young KM, Ciraulo A, Palmieri TL, Greenhalgh DG. Release of abdominal compartment syndrome improves survival in patients with burn injury. J Trauma. 2002;53:1129–33.

93. Ivy ME, Atweh NA, Palmer J, Possenti PP, Pineau M, D'Aiuto M. Intra-abdominal hypertension and abdominal compartment syndrome in burn patients. J Trauma. 2000;49:387–91.

94. Ivy ME, Possenti PP, Kepros J, Atweh NA, D'Aiuto M, Palmer J, et al. Abdominal compartment syndrome in patients with burns. J Burn Care Rehabil. 1999;20:351–3.

95. Latenser BA, Kowal-Vern A, Kimball D, Chakrin A, Dujovny N. A pilot study comparing percutaneous decompression with decompressive laparotomy for acute abdominal compartment syndrome in thermal injury. J Burn Care Rehabil. 2002;23:190–5.

96. Oda J, Yamashita K, Inoue T, Harunari N, Ode Y, Mega K, et al. Resuscitation fluid volume and abdominal compartment syndrome in patients with major burns. Burns. 2006;32:151–4.

97. Balogh ZJ, Martin A, van Wessem KP, King KL, Mackay P, Havill K. Mission to eliminate postinjury abdominal compartment syndrome. Arch Surg. 2011;146:938–43.

98. Madigan MC, Kemp CD, Johnson JC, Cotton BA. Secondary abdominal compartment syndrome after severe extremity injury: are early, aggressive fluid resuscitation strategies to blame? J Trauma. 2008;64:280–5.

99. McNelis J, Marini CP, Jurkiewicz A, Fields S, Caplin D, Stein D, et al. Predictive factors associated with the development of abdominal compartment syndrome in the surgical intensive care unit. Arch Surg. 2002;137:133–6.

100. Neal MD, Hoffman MK, Cuschieri J, Minei JP, Maier RV, Harbrecht BG, et al. Crystalloid to packed red blood cell transfusion ratio in the massively transfused patient: when a little goes a long way. J Trauma Acute Care Surg. 2012;72:892–8.

101. Kasotakis G, Sideris A, Yang Y, de Moya M, Alam H, King DR, et al. Aggressive early crystalloid resuscitation adversely affects outcomes in adult blunt trauma patients: an analysis of the Glue Grant database. J Trauma Acute Care Surg. 2013;74:1215–21.

102. Al-Bahrani AZ, Abid GH, Sahgal E, O'shea S, Lee S, Ammori BJ. A prospective evaluation of CT features predictive of intra-abdominal hypertension and abdominal compartment syndrome in critically ill surgical patients. Clin Radiol. 2007;62:676–82.

103. Pickhardt PJ, Shimony JS, Heiken JP, Buchman TG, Fisher AJ. The abdominal compartment syndrome: CT findings. AJR Am J Roentgenol. 1999;173:575–9.

104. Kirkpatrick AW, Brenneman FD, McLean RF, Rapanos T, Boulanger BR. Is clinical examination an accurate indicator of raised intra-abdominal pressure in critically injured patients? Can J Surg. 2000;43:207–11.

105. Sugrue M, Bauman A, Jones F, Bishop G, Flabouris A, Parr M, et al. Clinical examination is an inaccurate predictor of intraabdominal pressure. World J Surg. 2002;26:1428–31.

106. Chionh JJ, Wei BP, Martin JA, Opdam HI. Determining normal values for intra-abdominal pressure. ANZ J Surg. 2006;76:1106–9.

107. McBeth PB, Zygun DA, Widder S, Cheatham M, Zengerink I, Glowa J, et al. Effect of patient positioning on intra-abdominal pressure monitoring. Am J Surg. 2007;193:644–7.

108. Vasquez DG, Berg-Copas GM, Wetta-Hall R. Influence of semi-recumbent position on intra-abdominal pressure as measured by bladder pressure. J Surg Res. 2007;139:280–5.

109. Cobb WS, Burns JM, Kercher KW, Matthews BD, James Norton H, Todd Heniford B. Normal intraabdominal pressure in healthy adults. J Surg Res. 2005;129:231–5.

110. Yi M, Leng Y, Bai Y, Yao G, Zhu X. The evaluation of the effect of body positioning on intra-abdominal pressure measurement and the effect of intra-abdominal pressure at different body positioning on organ function and prognosis in critically ill patients. J Crit Care. 2012;27:222.e1–e6.

111. Cheatham ML, De Waele JJ, De Laet I, De Keulenaer B, Widder S, Kirkpatrick AW, et al. The impact of body position on intra-abdominal pressure measurement: a multicenter analysis. Crit Care Med. 2009;37:2187–90.

112. Ejike JC, Kadry J, Bahjri K, Mathur M. Semi-recumbent position and body mass percentiles: effects on intra-abdominal pressure measurements in critically ill children. Intensive Care Med. 2010;36:329–35.

113. De Laet I, Hoste E, Verholen E, De Waele JJ. The effect of neuromuscular blockers in patients with intra-abdominal hypertension. Intensive Care Med. 2007;33:1811–4.

114. Drummond GB, Duncan MK. Abdominal pressure during laparoscopy: effects of fentanyl. Br J Anaesth. 2002;88:384–8.

115. Avital S, Brasesco O, Basu A, Szomstein S, Sands L, Wexner SD, et al. Effects of colonoscopy on intracranial pressure: observation in a large animal model. Endoscopy. 2004;36:997–1000.

116. Peppriell JE, Bacon DR. Acute abdominal compartment syndrome with pulseless electrical activity during colonoscopy with conscious sedation. J Clin Anesth. 2000;12:216–9.

117. Souadka A, Mohsine R, Ifrine L, Belkouchi A, El Malki HO. Acute abdominal compartment syndrome complicating a colonoscopic perforation: a case report. J Med Case Rep. 2012;6:51.

118. von Delius S, Karagianni A, Henke J, Preissel A, Meining A, Frimberger E, et al. Changes in intra-abdominal pressure, hemodynamics, and peak inspiratory pressure during gastroscopy in a porcine model. Endoscopy. 2007;39:962–8.

119. Roberts DJ, Banh HL, Hall RI. Use of novel prokinetic agents to facilitate return of gastrointestinal motility in adult critically ill patients. Curr Opin Crit Care. 2006;12:295–302.

120. Simon RJ, Friedlander MH, Ivatury RR, DiRaimo R, Machiedo GW. Hemorrhage lowers the threshold for intra-abdominal hypertension-induced pulmonary dysfunction. J Trauma. 1997;42:398–403.

121. Friedlander MH, Simon RJ, Ivatury R, DiRaimo R, Machiedo GW. Effect of hemorrhage on superior mesenteric artery flow during increased intra-abdominal pressures. J Trauma. 1998;45:433–89.

122. Gargiulo 3rd NJ, Simon RJ, Leon W, Machiedo GW. Hemorrhage exacerbates bacterial translocation at low levels of intra-abdominal pressure. Arch Surg. 1998;133:1351–5.

123. Burchard KW, Ciombor DM, McLeod MK, Slothman GJ, Gann DS. Positive end expiratory pressure with increased intra-abdominal pressure. Surg Gynecol Obstet. 1985;161:313–8.

124. Pelosi P, Ravagnan I, Giurati G, Panigada M, Bottino N, Tredici S, et al. Positive end-expiratory pressure improves respiratory function in obese but not in normal subjects during anesthesia and paralysis. Anesthesiology. 1999;91:1221–31.

125. Sugrue M, D'Amours S. The problems with positive end expiratory pressure (PEEP) in association with abdominal compartment

syndrome (ACS). J Trauma. 2001;51:419–20.

126. Joseph B, Zangbar B, Pandit V, Vercruysse G, Aziz H, Kulvatunyou N, et al. The conjoint effect of reduced crystalloid administration and decreased damage-control laparotomy use in the development of abdominal compartment syndrome. J Trauma Acute Care Surg. 2014;76:457–61.

127. Hallet J, Lauzier F, Mailloux O, Trottier V, Archambault P, Zarychanski R, et al. The use of higher platelet: RBC transfusion ratio in the acute phase of trauma resuscitation: a systematic review. Crit Care Med. 2013;41:2800–11.

128. Rajasekhar A, Gowing R, Zarychanski R, Arnold DM, Lim W, Crowther MA, et al. Survival of trauma patients after massive red blood cell transfusion using a high or low red blood cell to plasma transfusion ratio. Crit Care Med. 2011;39:1507–13.

129. Cotton BA, Au BK, Nunez TC, Gunter OL, Robertson AM, Young PP. Predefined massive transfusion protocols are associated with a reduction in organ failure and postinjury complications. J Trauma. 2009;66:41–8.

130. Ball CG, Dente CJ, Shaz B, Wyrzykowski AD, Nicholas JM, Kirkpatrick AW, et al. The impact of a massive transfusion protocol (1:1:1) on major hepatic injuries: does it increase abdominal wall closure rates? Can J Surg. 2013;56:E128–34.

131. Ouellet JF, Leppaniemi A, Ball CG, Cheatham ML, D'Amours S, Kirkpatrick AW. Alternatives to formal abdominal decompression. Am Surg. 2011;77 Suppl 1:S51–7.

132. Corcos AC, Sherman HF. Percutaneous treatment of secondary abdominal compartment syndrome. J Trauma. 2001;51:1062–4.

133. Reed SF, Britt RC, Collins J, Weireter L, Cole F, Britt LD. Aggressive surveillance and early catheter-directed therapy in the management of intra-abdominal hypertension. J Trauma. 2006;61:1359–63.

134. Cheatham ML, Safcsak K. Percutaneous catheter decompression in the treatment of elevated intraabdominal pressure. Chest. 2011;140:1428–35.

135. Radenkovic DV, Bajec D, Ivancevic N, Bumbasirevic V, Milic N, Jeremic V, et al. Decompressive laparotomy with temporary abdominal closure versus percutaneous puncture with placement of abdominal catheter in patients with abdominal compartment syndrome during acute pancreatitis: background and design of multicenter, randomised, controlled study. BMC Surg. 2010;10:22.

136. Bradley MJ, Dubose JJ, Scalea TM, Holcomb JB, Shrestha B, Okoye O, et al. Independent predictors of enteric fistula and abdominal sepsis after damage control laparotomy: results from the prospective AAST Open Abdomen registry. JAMA Surg. 2013;148:947–54.

137. Open Abdomen Advisory Panel, Campbell A, Chang M, Fabian T, Franz M, Kaplan M, et al. Management of the open abdomen: from initial operation to definitive closure. Am Surg. 2009;75:S1–22.

138. Godat L, Kobayashi L, Costantini T, Coimbra R. Abdominal damage control surgery and reconstruction: world society of emergency surgery position paper. World J Emerg Surg. 2013;8:53.

139. Roberts DJ, Zygun DA, Kirkpatrick AW, Ball CG, Faris PD, Bobrovitz N, et al. A protocol for a scoping and qualitative study to identify and evaluate indications for damage control surgery and damage control interventions in civilian trauma patients. BMJ Open. 2014;4, e005634.

140. Regner JL, Kobayashi L, Coimbra R. Surgical strategies for management of the open abdomen. World J Surg. 2012;36:497–510.

141. Asensio JA, Petrone P, O'Shanahan G, Kuncir EJ. Managing exsanguination: what we know about damage control/bailout is not enough. Proc (Bayl Univ Med Cent). 2003;16:294–6.

142. Anand RJ, Ivatury RR. Surgical management of intra-abdominal hypertension and abdominal compartment syndrome. Am Surg. 2011;77 Suppl 1:S42–5.

143. De Waele JJ, Hoste EA, Malbrain ML. Decompressive laparotomy for abdominal compartment syndrome—a critical analysis. Crit Care. 2006;10:R51.

144. Boele van Hensbroek P, Wind J, Dijkgraaf MG, Busch OR, Goslings JC. Temporary closure of the open abdomen: a system-

atic review on delayed primary fascial closure in patients with an open abdomen. World J Surg. 2009;33:199–207.

145. Barker DE, Green JM, Maxwell RA, Smith PW, Mejia VA, Dart BW, et al. Experience with vacuum-pack temporary abdominal wound closure in 258 trauma and general and vascular surgical patients. J Am Coll Surg. 2007;204:784–92.

146. Barker DE, Kaufman HJ, Smith LA, Ciraulo DL, Richart CL, Burns RP. Vacuum pack technique of temporary abdominal closure: a 7-year experience with 112 patients. J Trauma. 2000;48:201–6.

147. De Waele JJ, Leppaniemi AK. Temporary abdominal closure techniques. Am Surg. 2011;77:S46–50.

148. Demetriades D, Salim A. Management of the open abdomen. Surg Clin North Am. 2014;94:131–53.

149. Diaz Jr JJ, Cullinane DC, Dutton WD, Jerome R, Bagdonas R, Bilaniuk JW, et al. The management of the open abdomen in trauma and emergency general surgery: part 1-damage control. J Trauma. 2010;68:1425–38.

150. Quyn AJ, Johnston C, Hall D, Chambers A, Arapova N, Ogston S, et al. The open abdomen and temporary abdominal closure systems—historical evolution and systematic review. Colorectal Dis. 2012;14:e429–38.

151. Roberts DJ, Zygun DA, Grendar J, Ball CG, Robertson HL, Ouellet JF, et al. Negative-pressure wound therapy for critically ill adults with open abdominal wounds: a systematic review. J Trauma Acute Care Surg. 2012;73:629–39.

152. Ball CG. Damage control resuscitation: history, theory and technique. Can J Surg. 2014;57:55–60.

153. Cheatham ML, Demetriades D, Fabian TC, Kaplan MJ, Miles WS, Schreiber MA, et al. Prospective study examining clinical outcomes associated with a negative pressure wound therapy system and Barker's vacuum packing technique. World J Surg. 2013;37:2018–30.

154. Carlson GL, Patrick H, Amin AI, McPherson G, MacLennan G, Afolabi E, et al. Management of the open abdomen: a national study of clinical outcome and safety of negative pressure wound therapy. Ann Surg. 2013;257:1154–9.

155. Roberts DJ, Jenne CN, Ball CG, Tiruta C, Leger C, Xiao Z, et al. Efficacy and safety of active negative pressure peritoneal therapy for reducing the systemic inflammatory response after damage control laparotomy (the Intra-peritoneal Vacuum Trial): study protocol for a randomized controlled trial. Trials. 2013;14:141.

156. Benninger E, Laschke MW, Cardell M, Keel M, Seifert B, Trentz O, et al. Intra-abdominal pressure development after different temporary abdominal closure techniques in a porcine model. J Trauma. 2009;66:1118–24.

157. Benninger E, Labler L, Seifert B, Trentz O, Menger MD, Meier C. In vitro comparison of intra-abdominal hypertension development after different temporary abdominal closure techniques. J Surg Res. 2008;144:102–6.

158. Ouellet JF, Ball CG. Recurrent abdominal compartment syndrome induced by high negative pressure abdominal closure dressing. J Trauma. 2011;71:785–6.

159. Miller RS, Morris Jr JA, Diaz Jr JJ, Herring MB, May AK. Complications after 344 damage-control open celiotomies. J Trauma. 2005;59:1365–71.

160. Dubose JJ, Scalea TM, Holcomb JB, Shrestha B, Okoye O, Inaba K, et al. Open abdominal management after damage-control laparotomy for trauma: a prospective observational American Association for the Surgery of Trauma multicenter study. J Trauma Acute Care Surg. 2013;74:113–20.

161. Teixeira PG, Inaba K, Dubose J, Salim A, Brown C, Rhee P, et al. Enterocutaneous fistula complicating trauma laparotomy: a major resource burden. Am Surg. 2009;75:30–2.

162. Bjorck M, Bruhin A, Cheatham M, Hinck D, Kaplan M, Manca G, et al. Classification—important step to improve management of patients with an open abdomen. World J Surg. 2009;33:1154–7.

163. Burlew CC, Moore EE, Cuschieri J, Jurkovich GJ, Codner P, Nirula R, et al. Who should we feed? Western Trauma Association multi-institutional study of enteral nutrition in the open abdomen

after injury. J Trauma Acute Care Surg. 2012;73(6):1380–7.

164. Bjorck M, D'Amours SK, Hamilton AE. Closure of the open abdomen. Am Surg. 2011;77:S58–61.

165. Acosta S, Bjarnason T, Petersson U, Palsson B, Wanhainen A, Svensson M, et al. Multicentre prospective study of fascial closure rate after open abdomen with vacuum and mesh-mediated fascial traction. Br J Surg. 2011;98:735–43.

166. Aprahamian C, Wittmann DH, Bergstein JM, Quebbeman EJ. Temporary abdominal closure (TAC) for planned relaparotomy (etappenlavage) in trauma. J Trauma. 1990;30:719–23.

167. Haddock C, Konkin DE, Blair NP. Management of the open abdomen with the abdominal reapproximation anchor dynamic fascial closure system. Am J Surg. 2013;205:528–33.

168. Bjarnason T, Montgomery A, Ekberg O, Acosta S, Svensson M, Wanhainen A, et al. One-year follow-up after open abdomen therapy with vacuum-assisted wound closure and mesh-mediated fascial traction. World J Surg. 2013;37:2031–8.

169. Reimer MW, Yelle JD, Reitsma B, Doumit G, Allen MA, Bell MS. Management of open abdominal wounds with a dynamic fascial closure system. Can J Surg. 2008;51:209–14.

170. Rasilainen SK, Mentula PJ, Leppaniemi AK. Vacuum and mesh-mediated fascial traction for primary closure of the open abdomen in critically ill surgical patients. Br J Surg. 2012;99:1725–32.

171. Verdam FJ, Dolmans DE, Loos MJ, Raber MH, de Wit RJ, Charbon JA, et al. Delayed primary closure of the septic open abdomen with a dynamic closure system. World J Surg. 2011;35:2348–55.

172. Wittmann DH, Aprahamian C, Bergstein JM, Edmiston CE, Frantzides CT, Quebbeman EJ, et al. A burr-like device to facilitate temporary abdominal closure in planned multiple laparotomies. Eur J Surg. 1993;159:75–9.

173. Miller PR, Meredith JW, Johnson JC, Chang MC. Prospective evaluation of vacuum-assisted fascial closure after open abdomen: planned ventral hernia rate is substantially reduced. Ann Surg. 2004;239:608–14.

174. Stawicki SP, Green JM, Martin ND, Green RH, Cipolla J, Seamon MJ, et al. Results of a prospective, randomized, controlled study of carboxymethylcellulose sodium hyaluronate adhesion barrier in trauma open abdomens. J Surg Res. 2014;186:585.

175. Harvin JA, Mims MM, Duchesne JC, Cox Jr CS, Wade CE, Holcomb JB, et al. Chasing 100%: the use of hypertonic saline to improve early, primary fascial closure after damage control laparotomy. J Trauma Acute Care Surg. 2013;74:426–30.

176. Diaz Jr JJ, Dutton WD, Ott MM, Cullinane DC, Alouidor R, Armen SB, et al. Eastern Association for the Surgery of Trauma: a review of the management of the open abdomen—part 2 "Management of the open abdomen". J Trauma. 2011;71:502–12.

177. Cheatham ML, Fowler J, Pappas P. Subcutaneous linea alba fasciotomy: a less morbid treatment for abdominal compartment syndrome. Am Surg. 2008;74:746–9.

178. Dambrauskas Z, Parseliunas A, Maleckas A, Gulbinas A, Barauskas G, Pundzius J. Interventional and surgical management of abdominal compartment syndrome in severe acute pancreatitis. Medicina (Kaunas). 2010;46:249–55.

179. Leppaniemi AK, Hienonen PA, Siren JE, Kuitunen AH, Lindstrom OK, Kemppainen EA. Treatment of abdominal compartment syndrome with subcutaneous anterior abdominal fasciotomy in severe acute pancreatitis. World J Surg. 2006;30:1922–4.

180. Leppaniemi A, Hienonen P, Mentula P, Kemppainen E. Subcutaneous linea alba fasciotomy, does it really work? Am Surg. 2011;77:99–102.

第四十七章　横纹肌溶解

Genevra L. Stone，Flávio E. Nácul，John M. O'Donnell

横纹肌溶解是一种具有潜在生命威胁的综合征，是由于横纹肌损伤后激酶、肌红蛋白、钾离子、磷酸盐、尿酸以及其他细胞内容物漏出到血流中所导致。它的严重程度可以从无临床症状的肌酸激酶（CK）升高到致命的急性肾损伤（AKI），高钾血症和骨筋膜室综合征。

关于横纹肌溶解可以追溯到《圣经·旧约全书》。大量报道说犹太人在撤离埃及期间患上了一种"严重的瘟疫"，其特征与横纹肌溶解很相似，这些犹太人食用了大量的鹌鹑，而这些鹌鹑是喂食了毒芹的，这被看作是横纹肌溶解发生的潜在原因[1,2]。横纹肌溶解最早的现代报道出现在德国文学中，它描述了经典的"三联征"：肌痛、无力以及深色尿，这些发生在第一次世界大战中被掩埋在战壕里的德国士兵身上[3]。更近一点的报道是 Bywaters 和 Beall，他们在第二次世界大战中炸弹伤员中第一次将挤压伤与深色尿、休克及肾衰竭联系在一起[4]。1943 年，Bywaters 和 Stead 应用动物模型鉴定了肌红蛋白作为一种致病因素[5]。从此以后，横纹肌溶解被认定是一种引起 AKI 的常见原因，其引起 AKI 的发生率在 13%～50%[6]。

病因学

横纹肌溶解有许多不同的病因。一般需要住院治疗的病人常常有多种因素促进疾病的发展。横纹肌溶解的病因可概括地分为创伤性和非创伤性（表 47.1）。单次发生的病例大多数由物理性因素例如创伤、感染或者药物引起。周期性发生或者具有家族史提示患者具有基因决定的肌病或代谢缺陷。来自美国一家大型城市医院研究显示，就诊于急诊科的横纹肌溶解患者，外毒素被证实为最为常见的原因，并且大多数病例具有不止一种的致病因素[7]。

表 47.1　横纹肌溶解的病因

损伤性病因
直接肌肉损伤
劳力性损伤
过度的运动
癫痫
缺血-再灌注综合征
血管损伤修复
骨筋膜室综合征
热损伤
电击伤
卧床损伤
手术体位损伤
非损伤性病因
感染
病毒
流行性感冒
人类免疫缺陷病毒
柯萨奇病毒
EB 病毒
细菌
军团菌
链球菌
土拉热杆菌
代谢紊乱
糖尿病
甲状腺功能减退
电解质紊乱
药物
他汀类
两性霉素 B
单胺氧化酶抑制剂
中毒
药物滥用
乙烯乙二醇
一氧化碳
有机溶剂
重金属
昆虫咬伤
遗传性疾病
代谢性疾病
肌磷酸化酶缺乏症（McArdle's 综合征）
自身免疫性疾病
多发性肌炎
皮肌炎

特定的病因

创伤

创伤性横纹肌溶解主要发生在严重的钝性伤,例如机动车事故。还可以发生在高压电击伤,大面积三度烧伤以及挤压伤,例如高层建筑倒塌。当骨骼肌遭受长时间的挤压,就会有大量坏死肌细胞内容物释放入血,从而造成挤压综合征[8,9]。

手术体位性损伤

有报道称横纹肌溶解可以发生在手术过程中长时间受压的身体重力依赖部位。常见的导致横纹肌溶解体位包括侧卧位、截石位、坐位、膝胸位和仰卧位[10]。体位性横纹肌溶解的危险因素包括体重指数增高,手术时间超过 5 小时,细胞外液不足,糖尿病,高血压,预先存在的氮质血症[11]。血清 CK 升高,或者术后臀部、髋部或者肩部疼痛提示发生横纹肌溶解的可能性升高,需要进一步的临床排查。硬膜外麻醉可能使患者没有症状。

运动

高强度体育运动,包括马拉松和高强度举重可以导致横纹肌损伤从而发生"劳力性横纹肌溶解"[12]。当能量供应不能满足机体需要可以导致肌细胞损伤,这称为代谢性损伤[13]。高危人群包括没有经过充分训练的、在极端炎热或潮湿环境中运动、患有镰状细胞贫血以及低钾血症(常常有大量出汗)的人群[14]。

药物滥用

使用可卡因会导致横纹肌溶解症和急性肾衰竭[15]。可卡因滥用者经常不伴有肌肉的症状,因此不能凭此预测横纹肌溶解的发生。可卡因相关的横纹肌溶解有多种发生机制,包括血管收缩导致肌肉缺血,直接肌纤维毒性、高热、昏迷伴有肌肉受压、躁动或癫痫发作导致肌肉运动增加[16]。

酒精可引起横纹肌溶解,其机制包括制动,直接肌肉毒性,躁动和电解质紊乱(低钾血症、低磷血症)[17]。

降脂药物

某些处方药可能引起横纹肌溶解,他汀类药物(HMG-CoA 还原酶抑制剂)就是一种常见的引起横纹肌溶解的药物。在美国,他汀类药物是最常见的一类处方药,他汀类药物引起的横纹肌溶解具有典型临床表现的相对罕见,但实际发生率要比临床发现的高很多。当他汀类药物与贝特类药物共同使用时,引起横纹肌溶解的风险会增加 6 倍[18]。另外他汀类药物与抑制细胞色素 P450 同工酶(负责他汀类药物代谢)药物共用时发生横纹肌溶解的风险也会增高[19]。

体温的变化

人类细胞,包括心肌细胞,无论其病因如何,在极端高温下更易受到破坏。在 42℃(107.6℉)的温度下,45 分钟至 8 小时的时间范围内,人体细胞达到了热损伤的极限,细胞的损害无法避免[9]。高热的原因包括热射病、抗精神病药恶性综合征、恶性高热。恶性高热是一种爆发性的威胁生命的疾病,其特征为高代谢、肌肉强直、肌肉损伤及交感神经兴奋性增强。诱发恶性高热的药物包括强效吸入麻醉药和非去极化肌松剂。暴露在极冷的温度下也可以直接造成肌肉损伤,导致横纹肌溶解症。这可能发生在外伤或诱导性低温的情况下[20]。

病理生理学

在所有病因横纹肌溶解症,细胞内钙的增加是导致肌溶解的共同通路。创伤性横纹肌溶解,细胞膜的直接破坏导致大量钙离子内流,同时伴有额外的钙离子从受损的肌浆网和线粒体释放出来[21]。在非创伤性横纹肌溶解中三磷酸腺苷(ATP)的消耗导致细胞膜和肌浆网的钠-钾、钙离子泵功能受损,而它们在维持细胞内的电解质平衡起到关键作用。能量依赖性钠-钾泵的功能障碍导致细胞内钠的增加,接下来由于钠-钙交换剂活性的增加和能量依赖性钙泵的衰竭导致细胞内钙离子增加[22]。

细胞内钙增加导致多个损伤过程发生。这些包括血管活性分子和蛋白酶的活化导致肌纤维、细胞骨架和膜蛋白的分解以及氧自由基的产生。活化的中性粒细胞通过进一步激活蛋白酶和释放自由基来放大损伤[23]。其结果是引发炎症反应,使肌溶解反应持续。

肌红蛋白、钾、乳酸、磷酸盐、尿酸、硫酸盐和其他物质被释放到血液中。受伤的肌肉吸收了钙离子和其他溶质,从而降低了血清钙和血管内容量。

横纹肌溶解导致肾衰竭的机制主要有三个:

1. 铸型导致肾小管阻塞。肌红蛋白释放入血后聚集到肾小管。血容量减少同时受损肌肉的酸性成分释放,使尿 pH 降低,当肌红蛋白在酸性环境中与 Tamm-Horsfall 蛋白相互作用,形成沉淀铸型阻碍远端肾单位。肾小管梗阻也可由高尿酸血症和小管内尿酸盐沉积引起。

2. 肌红蛋白具有直接的毒性作用，产生自由基介导的肾损伤，尤其是近端小管。肌红蛋白在肾小球滤过并重吸收到近端肾小管上皮细胞，这里也是卟啉环代谢场所，产生游离铁。大量肌红蛋白聚集在近端肾小管细胞，超越了其将游离铁转换为铁蛋白的能力。游离铁浓度的增加会产生自由基，从而导致氧化应激[14]。

3. 多介质介导的肾血管收缩导致肾缺血。液体积聚在受损的肌细胞中，激活了交感神经系统，抗利尿激素和肾素-血管紧张素通路，所有这些因素促进了血管的收缩。同时肌红蛋白在肾血管中清除和降低了一氧化氮含量，而一氧化氮是一种有效的血管扩张剂[6]。

诊断

详细的病史和体格检查有助于早期的诊断。医师对横纹肌溶解保持高度警惕对早期诊断至关重要，实验室检查则可以明确诊断。当血清 CK 急性增加超过 5 倍上限后并排除心肌梗死等其他原因，那么横纹肌溶解就是最可能的诊断。

病史和体格检查

典型的三联症症状包括肌肉疼痛、四肢无力、深色尿。然而，超过一半的患者没有肌肉症状。深色尿的实质就是肌红蛋白尿，它的出现能够提供强大的诊断信息。患者可能有非特异性主诉如乏力、腹痛、恶心和呕吐。因为主诉在数量和质量存在很大的变化，所以医生对横纹肌溶解的诊断要保持高度的敏感性。

体检应关注生命体征、皮肤和四肢。患者可能表现出严重的容量不足，包括心动过速、低血压。受累区域的皮肤偶尔会有瘀紫或出血，缺血可造成皮肤起水泡。肌肉群经常出现肿胀、压痛、触诊僵硬或被动运动范围受限。应检查远端肢体的循环情况，因为肌肉水肿可能导致循环障碍。

化验检查

一旦怀疑横纹肌溶解症，应将血清送检 CK。正常对照值通常小于 100U/L，如果超过正常值上限 5~10 倍（500~1 000U/L）可以诊断横纹肌溶解症。伤后 12 小时内 CK 升高，几天内就达到峰值水平，其后每 48 小时减少 50%。在重症横纹肌溶解症（CK > 5 000U/L）患者中，CK 的峰值和肾衰竭的发生具有一

定的相关性。Brown 等研究了 2 083 例由于创伤而收入 ICU 的患者，发现导致肾衰竭的最低的 CK 水平为 5 000U/L[24]。Veenstra 等发现当 CK 大于 15 000U/L 时，急性肾衰竭发生率显著升高[25]。有共识推荐当 CK>5 000U/L 及血肌酐>1.5mg/dl 时要监测患者肾功能[26]。应每天监测 CK 的浓度，以记录损伤程度及其处理。

横纹肌溶解症的诊断和处置不需要尿试纸的阳性结果和血清肌红蛋白水平检查。肌红蛋白通过肾脏滤过，当血浆肌红蛋白浓度超过 1 500ng/ml（正常<85ng/ml）就会出现肌红蛋白尿。当尿肌红蛋白超过 250μg/ml（正常<5μg/ml），相当于有大于 100g 的肌肉损伤，就会出现茶或可乐色尿。尿肌红蛋白可引起典型的红棕色（葡萄酒）颜色（表 47.2）。当尿液变成红色时，如果镜检不到红细胞一定是发生了血红蛋白尿或肌红蛋白尿，除非尿液的颜色是药物或代谢物引起（表 47.2）[17]。尿液试纸阳性如果镜检没有发现红细胞，就可以考虑诊断横纹肌溶解综合征。尿中肌红蛋白可以与联邻甲苯胺发生阳性反应，但是这种反应并不敏感或特异。血清肌红蛋白检测也不可靠，因为它在血中的半衰期很短，可以很快被肾脏清除以及被代谢为胆红素。血清肌红蛋白水平在 6~8 小时可恢复正常，因为 CK 的整体降解和清除速度较慢，血中肌酸激酶比肌红蛋白存在的时间要长得多。因此，CK 在诊断横纹肌溶解比肌红蛋白更可靠[27]。

表 47.2 横纹肌溶解、溶血及血尿的特点

特征	横纹肌溶解	溶血	血尿
血浆红色变	−	+	−
联苯胺试验	+	+	+
尿镜检出现红细胞	−	−	+
血中 CK 升高	+	−	−

尿联苯胺试验不能鉴别肌红蛋白、血红蛋白和红细胞。
CK. 肌酸激酶。
再版获得美国肾脏病学会许可，许可证由版权结算中心颁发。
Vanholder R, Sever MS, Erek E, Lameire N. Rhabdomyolysis. J Am Soc Nephrol. 2000;11:1553-61[17]。

横纹肌溶解伴有典型的血清电解质变化，由于钾和磷从细胞中释放，所以它们的血清浓度会升高。此外，开始阶段随着钙离子进入细胞，血清浓度会减少，然后再逐步升高。肌肉组织的嘌呤释放所导致的高尿酸血症是常见的。

在横纹肌溶解症中二磷酸果糖酶、乳酸脱氢酶（LDH）、谷草转氨酶（GOT）会升高，但它们是非特异性的酶学标记物。

心电图

心电图可提示存在急性高钾血症,包括 T 波高尖、PR 和 QRS 间期延长和 P 波缺失。横纹肌溶解出现高钾血症尤其是并发高钙血症时,可导致恶性心律失常。

磁共振成像

横纹肌溶解症的初始诊断一般不需要影像学检查。磁共振成像(MRI)在明确肌肉水肿和炎症时比 CT 或超声更敏感,如果肌肉组织发生横纹肌溶解症通过病史或查体不能明确,则可借助 MRI[28]。MRI 可以作为一种选择去评估受损的肌肉及其范围,尤其是当准备行筋膜切开进行治疗时[29]。

并发症

横纹肌溶解综合征的并发症可分为早期和晚期。早期并发症发生在最初的 24~48 小时,包括电解质异常,如继发于大量肌肉破坏的严重高钾血症。高钾血症可导致恶性心律失常。低钙血症是另一个早期并发症,由于肌细胞释放的大量磷酸盐促进了低钙血症的发生,低钙血症可导致肌肉痉挛。晚期并发症出现在 24~48 小时后,包括 AKI、弥散性血管内凝血(DIC)、可逆性肝功能异常、骨筋膜室综合征和异位钙化。

AKI 是横纹肌溶解较常见的并发症,是最严重的晚期并发症。据报道 AKI 发病率大约从 13% 到 50%,与横纹肌溶解相关的 AKI 占美国所有 AKI 病例 7%~10%[7,30,31]。

组织凝血活酶浓度增高普遍存在于重症横纹肌溶解症中,可导致 DIC。在大多数情况下,DIC 的诊断主要是通过实验室检查,而不是临床出血或血栓形成。

肌细胞坏死导致肌肉组织水肿,水肿使肌肉筋膜室内压力升高,从而使肌肉缺血,如此构成了恶性循环。骨筋膜室综合征是威胁四肢存活的状态,发生在筋膜室内压力增高时,导致肌肉和神经的血液供应受限。如果患者有典型的症状:剧烈的疼痛、四肢苍白、瘫痪、感觉异常及无脉(5P),应怀疑骨筋膜室综合征。当筋膜室内压力和舒张压之间的差值<30mmHg 时,骨筋膜室综合征的诊断即可确认。

可逆性肝功能障碍,其特点是肝酶升高,在住院 72 小时内达到高峰,持续约 2 周。其发病机制尚不确定,可能是多因素的。高热、低血压、损伤肌肉释放的蛋白酶均有可能起到一定的作用[32]。

钙磷复合物沉积在坏死肌肉组织中继发于钙的组织堆积。钙沉积可能是导致横纹肌溶解症早期低钙血症的原因。与肾功能恢复相关的高钙血症是由于沉积钙的动员,高磷酸血症的正常化及骨化三醇增加[33]。

处理

容量复苏

横纹肌溶解综合征的治疗主要是针对肾功能的保护。因为多达 12L 的液体滞留在坏死的肌肉组织中,液体复苏是拟诊横纹肌溶解早期治疗最重要的组成部分。尽快给予静脉滴注 1~1.5L 生理盐水,随后连续输液 200~700ml/h,并仔细监测中心静脉压以及钠、钙浓度。病人通常每天需要 10L 的液体[34]。一旦患者血流动力学稳定了,静脉输液可更换为 0.45% 的生理盐水以减少钠和氯的摄入。应避免使用乳酸林格液,因为其含有钾离子。留置 Foley 尿管监测尿量,直到肌红蛋白尿消失。液体入量应当比尿量要大得多;出入量之间的差异是由于液体积聚在受损肌肉组织中。液体治疗方案示例见表 47.3。

碱化尿液

当尿液 pH 大于 6.5 时,理论上有助于减少肌红蛋白沉淀,从而预防肾毒性的发生。虽然这种治疗方法的临床效益并没有得到证实,但在临床上常常用到。现有的指南建议,静脉注射碳酸氢钠碱化尿液是不必要的,其提高尿 pH 的作用并不优于生理盐水利尿;然而,它可能是有益的,特别是生理盐水可引起稀释性代谢性酸中毒[26]。

表 47.3　液体治疗方案示例

1. 静脉快速滴注 1~1.5L 生理盐水(NS)
2. 连续输注 200~700ml/h
3. 留置尿管检测每小时尿量,目标尿量约 200ml/h
4. 监测血流动力学稳定性以及心功能变化

如果经过碳酸氢钠治疗血清 pH>7.5 或碱血症的情况下持续的酸性尿,则可以使用碳酸酐酶抑制剂乙酰唑胺。乙酰唑胺碱化尿液但并不引起全身性的碱化,从理论上加速了肌红蛋白的排泄。乙酰唑胺在横纹肌溶解症中的应用缺乏大型的临床研究,但有病例报道证实了其有效性[35]。碳酸氢钠和乙酰唑胺能引起

轻度的碱血症,理论上可以促进转移性钙化。

利尿

甘露醇的使用是有争议的,因为支持它的依据主要来自动物实验和回顾性临床研究,并与其他治疗方法一起使用。理论上甘露醇能够增加尿量且能够防止沉淀物在肾小管沉积。此外,甘露醇作为扩容药和血管扩张药,因此它可以在横纹肌溶解症中保护肾功能。甘露醇可降低筋膜室压力,具有防止骨筋膜室综合征的作用。如果经过充分的液体复苏,少尿(<300ml/h)仍然存在,应该考虑应用甘露醇,但它不应常规用于治疗横纹肌溶解症[21]。甘露醇首剂快速输注 0.5g/kg,后续 0.1g/(kg·h)。因为甘露醇能引起液体过负荷和高渗状态,因此心功能边缘状态的患者慎用,而且甘露醇亦可引起急性肾衰竭。甘露醇也可引起血浆渗透压和电解质异常,所以建议密切监测。避免应用袢利尿药,因为它可以酸化尿液。

代谢异常的处理

代谢异常的矫正在不同的研究中是没有区别的。钾在伤后 12~36 小时达到高峰,治疗方法同标准的高钾血症的治疗。高磷血症通过积极的液体复苏通常能够纠正。低钙血症一般不处理,除非出现急性的症状和体征,或与危险的高钾性心律失常有关。钙剂的注射可能导致钙离子蓄积在受伤的肌肉部位及和增加异位骨化的风险。应避免使用肾毒性的药物。

AKI 的处理

尽管应用了最佳的治疗方法,部分病人仍会发展成为 AKI,行肾脏替代治疗是必要的。肌红蛋白尿引起的 AKI 通常是自限性的,如果肌红蛋白停止释放入血,那么治疗 10~14 天后血中的肌红蛋白就会被清除。

筋膜室综合征的治疗

舒张压与筋膜室内压力<30mmHg 时,需要进行外科手术评估。确定性的治疗包括受累肢体的筋膜切开。

其他治疗

小病例样本的研究、病例报告及实验模型支持自由基清除剂(己酮可可碱、维生素 C、维生素 E)和抗氧化剂的使用,但其有效性缺乏对照研究的支持。有人建议应用糖皮质激素、对乙酰氨基酚及左旋肉毒碱减少横纹肌溶解症的肾损伤,但在推荐之前需要更多的临床研究支持[6]。

局部损伤的处理

损伤的性质和临床状况决定了个体化的处理方案,包括筋膜切开、清创及截肢术。肢体损伤的外科治疗仍然存在争议,充分的讨论超出了本章的范围。

预后

经过早期、积极的治疗,横纹肌溶解症预后良好。大多数患者肾功能完全恢复。

(康红军、赵妍 译)

参考文献

1. The Holy Bible. King James Version. Ada (MI): Baker Publishing Group; 2006. Numbers 11:32–33.
2. Korkmaz I, Kukul Güven FM, Eren SH, Dogan Z. Quail consumption can be harmful. J Emerg Med. 2011;41:499–502.
3. Gonzalez D. Crush syndrome. Crit Care Med. 2005;33:S34–41.
4. Bywaters EG, Beall D. Crush injuries with impairment of renal function. Br Med J. 1941;1:427–32.
5. Bywaters E, Stead J. The production of renal failure following injection of solutions containing myohaemoglobin. Q J Exp Physiol. 1944;33:53–70.
6. Bosch X, Poch E, Grau JM. Rhabdomyolysis and acute kidney injury. N Engl J Med. 2009;361:62–72.
7. Melli G, Chaudhry V, Cornblath DR. Rhabdomyolysis: an evaluation of 475 hospitalized patients. Medicine (Baltimore). 2005;84:377–85.
8. Genthon A, Wilcox SR. Crush syndrome: a case report and review of the literature. J Emerg Med. 2014;46:313–9.
9. Khan FY. Rhabdomyolysis: a review of the literature. Neth J Med. 2009;67:272–83.
10. Szewczyk D, Ovadia P, Abdullah F, Rabinovici R. Pressure-induced rhabdomyolysis and acute renal failure. J Trauma. 1998;44:384–8.
11. Gabrielli A, Caruso L. Postoperative acute renal failure secondary to rhabdomyolysis from exaggerated lithotomy position. J Clin Anesth. 1999;11:257–63.
12. Smoot MK, Amendola A, Cramer E, Doyle C, Kregel KC, Chiang HY, et al. A cluster of exertional rhabdomyolysis affecting a Division I Football team. Clin J Sport Med. 2013;23:365–72.
13. Clarkson PM. Exertional rhabdomyolysis and acute renal failure in marathon runners. Sports Med. 2007;37:361–3.
14. Visweswaran P, Guntupalli J. Rhabdomyolysis. Crit Care Clin. 1999;15:415–28.
15. Roth D, Alarcon FJ, Fernandez JA, Preston RA, Bourgiognie JJ. Acute rhabdomyolysis associated with cocaine intoxication. N Engl J Med. 1988;319:673–7.
16. Welch RD, Todd K, Krause GS. Incidence of cocaine-associated rhabdomyolysis. Ann Emerg Med. 1991;20:154–7.
17. Vanholder R, Sever MS, Erek E, Lameire N. Rhabdomyolysis. J Am Soc Nephrol. 2000;11:1553–61.
18. Graham DJ, Staffa JA, Shatin D, Andrade SE, Schech SD, La Grenade L, et al. Incidence of hospitalized rhabdomyolysis in patients treated with lipid-lowering drugs. JAMA. 2004;292:2585–90.
19. Law M, Rudnicka AR. Statin safety: a systematic review. Am J Cardiol. 2006;97:52C–60.
20. Cervellin G, Comelli I, Lippi G. Rhabdomyolysis: historical back-

ground, clinical, diagnostic and therapeutic features. Clin Chem Lab Med. 2010;48:749–56.

21. Zimmerman JL, Shen MC. Rhabdomyolysis. Chest. 2013;144:1058–65.

22. Giannoglou GD, Chatzizisis YS, Misirli G. The syndrome of rhabdomyolysis: pathophysiology and diagnosis. Eur J Intern Med. 2007;18:90–100.

23. Slater MS, Mullins RJ. Rhabdomyolysis and myoglobinuric renal failure in trauma and surgical patients: a review. J Am Coll Surg. 1998;186:693–716.

24. Brown CV, Rhee P, Chan L, Evans K, Demetriades D, Velmahos GC. Preventing renal failure in patients with rhabdomyolysis: do bicarbonate and mannitol make a difference? J Trauma. 2004;56:1191–6.

25. Veenstra J, Smit WM, Krediet RT, Arisz L. Relationship between elevated creatine phosphokinase and the clinical spectrum of rhabdomyolysis. Nephrol Dial Transplant. 1994;9:637–41.

26. Brochard L, Abroug F, Brenner M, Broccard AF, Danner RL, Ferrer M, et al. ATS/ERS/ESICM/SCCM/SRLF Ad Hoc Committee on Acute Renal Failure. An official ATS/ERS/ESICM/SCCM/SRLF statement: prevention and management of acute renal failure in the ICU patient: an international consensus conference in intensive care medicine. Am J Respir Crit Care Med. 2010;181:1128–55.

27. Huerta-Alardín AL, Varon J, Marik PE. Bench-to-bedside review: rhabdomyolysis – an overview for clinicians. Crit Care. 2005;9:158–69.

28. Lamminen AE, Hekali PE, Tiula E, Suramo I, Korhola OA. Acute rhabdomyolysis: evaluation with magnetic resonance imaging compared with computed tomography and ultrasonography. Br J Radiol. 1989;62:326–30.

29. Moratalla MB, Braun P, Fornas GM. Importance of MRI in the diagnosis and treatment of rhabdomyolysis. Eur J Radiol. 2008;65:311–5.

30. Bagley WH, Yang H, Shah KH. Rhabdomyolysis. Intern Emerg Med. 2007;2:210–8.

31. Holt SG, Moore KP. Pathogenesis and treatment of renal dysfunction in rhabdomyolysis. Intensive Care Med. 2001;27:803–11.

32. Akmal M, Massry SG. Reversible hepatic dysfunction associated with rhabdomyolysis. Am J Nephrol. 1990;10:49–52.

33. Akmal M, Bishop JE, Telfer N, Norman AW, Massry SG. Hypocalcemia and hypercalcemia in patients with rhabdomyolysis with and without acute renal failure. J Clin Endocrinol Metab. 1986;63:137–42.

34. Better OS, Stein JH. Early management of shock and prophylaxis of acute renal failure in traumatic rhabdomyolysis. N Engl J Med. 1990;322:825–9.

35. Davidov T, Hong JJ, Malcynski JT. Novel use of acetazolamide in the treatment of rhabdomyolysis-induced myoglobinuric renal failure. J Trauma. 2006;61:213–5.

第四十八章　心脏手术患者的术后管理

Joshua C. Grimm, Glenn J. R. Whitman

概述

20 世纪 50 年代早期, John Gibbon 发明体外循环技术(cardiopulmonary bypass, CPB)给现代心脏手术带来了革命。结合深低温停循环, CPB 使我们能够处理复杂的心脏和主动脉疾病。然而, 虽然心脏停搏时体外循环旁路可以维持血液循环, 但此时机体处于暂时的炎症前期状态[1]。随后, 补体和纤溶途径的激活、内皮渗出导致 TNF-α 的释放在许多病人身上可见[2]。对所有体外循环心脏手术, 这些改变从病理生理方面给机体器官功能带来影响。因此, 需要建立能够处理这些对机体产生特殊影响的体外循环手术的管理方法。本章的目的是从基础生理学方面循证医学角度为体外循环心脏直视手术患者术后管理提供帮助。

心脏手术后的器官功能障碍

心脏手术会导致一系列机体结构和功能的异常, 几乎涉及每一个器官, 如果术后处理不当可能会大大增加并发症发生率和死亡率。表 48.1 概括了多种心脏围术期损害以及它们带来的后续影响。

表 48.1　心脏手术和体外循环的影响

操作	病理生理后遗症	临床影响
解剖学的		
主动脉插管	主动脉粥样斑块栓塞	卒中
主动脉钳夹	心肌缺血/再灌注损伤	左室和右室功能不全
	主动脉粥样斑块栓塞	心律失常
心脏操作	心排血量减少	卒中
心房插管	心房创伤	心律失常
心包切开	心包损伤	心律失常
瓣膜置换	腱索损伤	左室功能不全/低心排
	间隔损伤	传导阻滞
生理学的		
体外循环	补体系统的激活	凝血功能障碍
	纤溶途径的激活	凝血功能障碍
	全身炎症反应	炎性终末器官损伤
控制性低血压和非搏动性血流	交感兴奋	心律失常
	肾素-血管紧张素途径激活	血压不稳
	全身性低灌注	终末器官损伤
低温	凝血功能障碍	出血
	寒战(增加氧气消耗和二氧化碳产生)	通气不足
	交感兴奋	心律失常
	血小板功能障碍	出血

修改自:Ginwalla R, Faraday N, Whitman GJ: "Postoperative management of the cardiac surgical patient"。(摘自 Yuh D, Vricella L, Yang S, Doty J, editors. Johns Hopkins Textbook of Cardiothoracic Surgery, 2nd edition. Pub McGraw-Hill 2011。)[85]

围术期管理

手术团队和 ICU 团队的合作

手术团队和 ICU 团队之间的转换管理是非常重要的。应该在麻醉或确定手术之前给医务人员提供足够的时间来了解评估患者,并适当的监测生命体征(心电图、连续动脉血压和脉搏血氧饱和度)。在外科医生作病情介绍时,所有团队成员(包括麻醉、手术、护理和重症监护)都应参加,因为围术期发现的情况可能影响未来的治疗决策。关于气管插管或血管置管、分流和主动脉钳夹的时间、起搏线的放置、胸腔引流的位置、体外循环撤离后适当的前负荷和强心支持、术中超声心动的结果以及与个体患者有关的具体问题都需要记录。此外,应该注意心肺转流插管操作可能造成的术后出血、肢端缺血及伤口相关并发症(图 48.1)。此时,血流动力学的目标,比如合适的前负荷(中心静脉和肺动脉舒张压)以及体循环压力是需要

评估的。这在特定的心脏手术后尤其重要,例如主动脉瓣和二尖瓣修复,升高的血压就直接影响刚刚缝合上的手术缝线(图 48.2)。

心肺功能的初步管理是有相对标准的。病人机械通气的潮气量设定为每公斤体重 6~8ml,呼吸频率为 16/min,氧浓度为 1,以及呼气末正压为 5cmH$_2$O。根据随后的动脉血气结果,大多数患者的通气都需要在初始设定的基础上进行调整。类似地,以血管活性药和外部起搏形式的血流动力学支持应保持不变,直到动脉血压和/或心脏指数达标。

一旦回到 ICU,应立即行 12 导联心电图(EKG)检查以评估传导系统异常或心肌缺血情况。目前,我们通常会在术后 4 小时、8 小时以及术后 1 天复查心电图。同样地,当回到 ICU 时,我们需要进行胸部 X 片检查,以明确气管插管、胸腔引流管和其他体内置入管道的位置,以及确定是否存在任何引流不畅、显著气胸或者瘘。

中心静脉置管对术后输注血管活性剂和血液制品

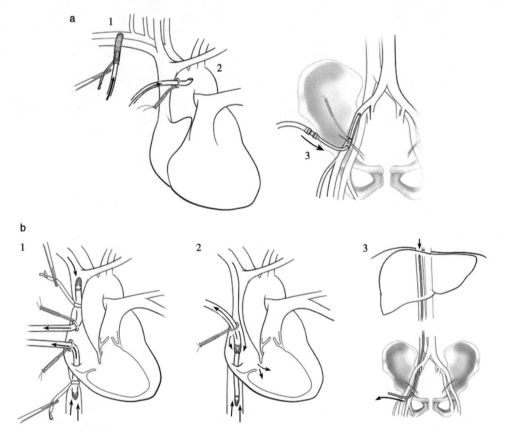

图 48.1 (a)体外循环动脉插管技术。(1)通过吻合人造血管的腋动脉插管;(2)升主动脉插管,导管尖端指向头血管;(3)股动脉插管,导管位于髂总动脉内。注意:该插管部位也用于外周静脉-动脉体外膜氧合。由 Bona Kim 提供。(b)体外循环静脉引流插管技术。(1)右房双腔插管提供良好的静脉引流,但不能使所有血液不流入右心室;(2)双极插管,消除静脉回流至心脏;(3)股静脉插管,套管尖端置于肝后下腔静脉。注意:此技术也应用于外周静脉-动脉和静脉-静脉体外膜氧合。由 Bona Kim 提供。

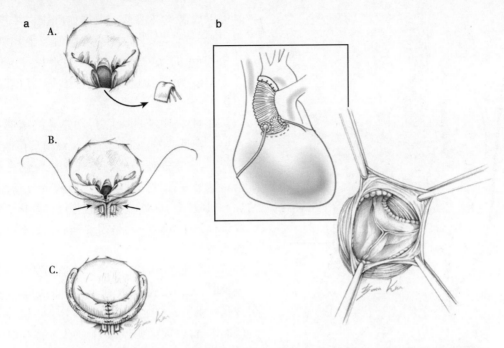

图48.2　(a)二尖瓣修复。(A)切除破裂的 P2 区腱索和后叶片段;(B)瓣环折叠和后叶修复;(C)放置成形环以减轻后叶修复的张力。注意:对这种常见修复,术后早期应控制左室收缩压,以避免缝线断裂。由 Bona Kim 提供。(b)保留瓣膜的主动脉根部置换。注意假体移植物包绕自体的主动脉瓣(如右下图所示)。冠状动脉开口吻合到升主动脉移植物根部。由 Bona Kim 提供。缝线出血和冠脉的不慎扭转是常见的并发症。由 Bona Kim 提供。

是必要的。肺动脉导管(PAC)测量充盈压力和心脏指数并不总是必要的,通常取决于手术本身和患者血流动力学稳定性。最近对危重患者的一项荟萃分析表明,PAC 并没有让患者在总的生存期等几项关键临床结果中受益[3]。但是,多数研究者认为 PAC 提供的生理数据在目标导向治疗的急性围术期是相当有用的。因此,在推测术后情况可能危重的患者中,建议使用 PAC。

低体温症

术中应用低温以保护患者器官免受心脏骤停带来的损害。这些措施的益处是多方面的,包括:①细胞对氧的需求减少;②兴奋性毒素释放减少;③维持血脑屏障;④阻止白细胞黏附在伤口[4,5]。最近的共识将低温分为四类:超深(≤14℃)、深度(14.1~20℃)、中度(20.1~28℃)和轻度(28.1~34℃)[6]。心脏手术中体温降低的程度在很大程度上取决于预期手术的复杂程度,以致提供更多的"缺血保护"。由于降温和复温造成转流时间的延长,以及与转流持续时间相关的凝血障碍和全身炎症反应综合征(SIRS)的存在,很少有外科医生降温至<14℃。典型的心脏直视手术多采用轻度低温。尽管如此,几乎 20% 的患者在离开手术室抵达 ICU 的过程中通常处于≤35℃的低体温。因此,围

术期必须继续积极地复温。充气加温和温热液体输注被用来将患者的深部体温逐渐升高到 36~37℃。这很重要,因为长时间的低体温会产生不利影响,包括全身血管阻力增加(从而导致心肌需氧增加),寒战发热(增加基础代谢率),以及寒冷诱导的凝血障碍[7]。

心血管系统

血流动力学优化

血流动力学不稳定是心脏直视手术后初期最常见的情况。术前因素,如左室功能障碍(EF<40%)、高龄、糖尿病和女性、以及术中因素包括心肌保护不好、血运重建不彻底和 CPB 时间的延长都是术后心肌功能障碍和需要加强强心支持(>24 小时)的预测因素。几乎所有患者都需要容量复苏,以维持足够的前负荷、心输出量和全身灌注。这可以归因于持续的失血,体温升高后血管的舒张,CPB 诱导的炎症反应及其相关的内皮细胞渗漏,早期短暂的缺血-再灌注损伤造成的心室顺应性降低。这些问题在术后有限的一段时间内持续存在(6~10 小时),这之后容量替代就应当停止。如果不是这种情况,应该考虑潜在致死原因导致的持续性低血压和低心排,如张力性气胸、心脏压塞、心肌缺血和瓣膜功能障碍等。一旦排除了这些问题,并且

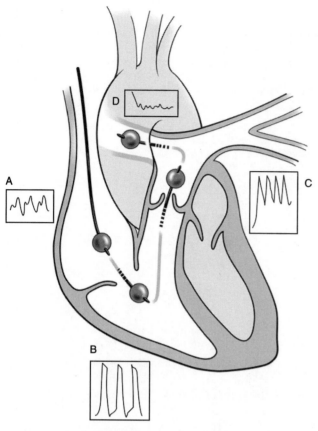

图 48.3 肺动脉置管波形。(A)右房压力;(B)右室压力,注意收缩前的低舒张末压以及压力-时间曲线斜率为正;(C)肺动脉压反映了收缩前较高的舒张压和负斜率;(D)楔形压力(尽管没有解剖显示),当压力反映左心房的压力时,搏动消失。注意:出于记录目的,所有测量均在呼气末进行。由 Bona Kim 提供。

确保足够的前负荷后,如果患者仍低血压,就必须进行血管麻痹的鉴别诊断。如此,可能既需要强心药也需要血管收缩药来维持可接受的全身灌注。确定心源性休克和非心源性休克的差异是术后早期常见而有时区分较困难的情况。正常的神志和远端肢体灌注有助于提示心脏外的其他病因。

肺动脉导管(图 48.3)在面临低血压和/或休克

时可以提供关键信息。根据血红蛋白浓度,它可以测得 60%～75% 水平的混合静脉血氧饱和度,或者每分升 3～5ml 的动静脉氧差异,提示足够的体循环氧输送。类似地,热稀释法测心输出量可以直接评估心输出量。

面对休克,立即采取行动避免终末器官缺血至关重要。在低心排和低系统灌注对前负荷改善无反应的情况下,通常需要强心药增加心肌收缩力和全身氧供给。这里有几种药理学上的用药选择,所有这些都增加心肌收缩力和增强血管紧张度(表 48.2);特定药物的选择远不如认识到是需要强心药还是血管紧张药抑或两者都需要。

当心排量在应用大量正性肌力药物后仍不能充分改善时,就需要考虑放置主动脉内球囊反搏(IABP)。舒张压的升高(伴随心肌灌注增加)和后负荷的降低(图 48.4)可能大幅度改善心肌的供养和耗氧关系[8]。应当用胸部 X 线和左桡动脉触及搏动来确认 IABP 放置是否正确(气囊尖端位于左锁骨下动脉起点的远端)。不幸的是,在主动脉瓣功能不全、几种外周血管疾病或有主动脉夹层的患者中,IABP 是禁忌。最近一项前瞻随机对照试验表明,在急性心肌梗死并发心源性休克的患者中,是否应用 IABP[9],短期和长期生存无任何受益。然而在实践中,IABP 的放置经常能大幅改善开胸心脏手术后的休克情况。因为能大幅减少药品使用量,IABP 尤其应用于有明显心律失常、大剂量应用强心支持的患者身上。

心肌缺血

心脏手术后心肌缺血与预后差相关[10]。尽管如此,仍难以在术后阶段准确诊断。比如,心电图上的轻微变化可能代表心外膜操作,而不是持续性心肌缺血。因此,必须考虑整个临床情况,不仅要追踪心电图的变化,还要评估充盈压、心脏指数和灌注的数据。鉴于

表 48.2 常用正性肌力药物和血管活性药物

药物	剂量	受体	临床作用	负作用
去甲肾上腺素	0.01～0.50μg/(kg·min)	β₁	↑收缩力(正性肌力作用)	终末器官缺血
			↑心率(变时作用)	心律失常
		β₂	支气管扩张	
			血管扩张	
		α₁	血管收缩	
肾上腺素	0.01～0.50μg/(kg·min)	β₁	↑收缩力(正性肌力作用)	终末器官缺血
			↑心率(变时作用)	心律失常

续表

药物	剂量	受体	临床作用	负作用
肾上腺素	$0.01 \sim 0.50 \mu g/(kg \cdot min)$	β_2	支气管扩张	
			血管扩张	
		α_1	血管收缩	
		α_2	反馈抑制	
			微小动脉收缩	
异丙肾上腺素	$0.01 \sim 0.30 \mu g/(kg \cdot min)$	β_1	↑收缩力(正性肌力作用)	心律失常
			↑心率(变时作用)	低血压
		β_2	支气管扩张	
			血管扩张	
多巴胺	$1 \sim 20 ug/(kg \cdot min)$	DA_1	内脏血管扩张	低血压
		β_1	↑收缩力(正性肌力作用)	心律失常
			↑心率(变时作用)	
		β_2	支气管舒张	
			血管扩张	
		α_1	血管收缩	
多巴酚丁胺	$1 \sim 20 \mu g/(kg \cdot min)$	β_1	↑收缩力(正性肌力作用)	终末器官缺血
			↑心率(变时作用)	心律失常
		β_2	支气管扩张	
			血管扩张	
米力农	$0.125 \sim 0.80 \mu g/(kg \cdot min)$	PDEI	↑收缩力(正性肌力作用)	低血压
			血管扩张	
地尔硫䓬	$5 \sim 15 mg/h$	Ca^{2+}拮抗药	A-V阻滞药(扩血管作用轻微)	负性变力
加压素	$0.01 \sim 0.04 U/min$	V1	血管收缩	终末器官缺血
		V2	↑尿渗透压	
去氧肾上腺素	$0.01 \sim 0.20 \mu g/(kg \cdot min)$	α_1	血管收缩	终末器官缺血
尼卡地平	$5 \sim 15 mg/h$	Ca^{2+}拮抗药	血管扩张	负性肌力
硝普钠	$0.01 \sim 10 \mu g/(kg \cdot min)$	NO供体	动脉>静脉(扩张血管)	低血压
				肺内分流
				氰化物中毒/乳酸中毒
硝酸甘油	$0.05 \sim 3.0 \mu g/(kg \cdot min)$	NO供体	低剂量:↑静脉扩张	低血压
			高剂量:↑动脉扩张	高铁血红蛋白血症

PDEI. 磷酸二酯酶抑制剂;NO. 一氧化氮

修改自:Ginwalla R,Faraday N,Whitman GJ:"Postoperative management of the cardiac surgical patient"。(Adapted from Yuh D,Vricella L,Yang S,Doty J,editors. Johns Hopkins Textbook of Cardiothoracic Surgery,2 nd edition. Pub McGraw-Hill 2011.)[85]

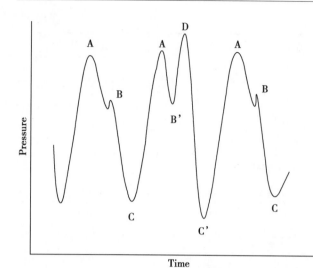

图 48.4　通过球囊监测 2 : 1 反搏模式下的血压。(A)无辅助收缩;(B)切迹(主动脉瓣关闭);(C)开始收缩;B' 主动脉瓣关闭时球囊膨胀;(D)舒张压曲线反映球囊的扩张,可见舒张压显著高于"B"和"C"点之间,相应地增加了冠脉血流。(C')球囊在心脏刚要收缩前放气,可见舒张末压更低(更低的后负荷),因此每搏输出量得到了改善

"正常"心脏术后输注红细胞的临界值是血红蛋白不超过 8g/dl,那么当面对心肌缺血可能需要更灵活的策略(血红蛋白≥10g/dl)[11,12]。无论如何,如果问题可能出在移植血管或未搭桥的区域,那么返回手术室或者介入干预可能是合适的(图 48.5)。

心律失常

　　心律失常,特别是室上性心律失常在心脏术后非常常见,可见于多达 40%～50% 的开胸心脏术后患者。节律的鉴别和及时干预是必要的[13]。

　　心动过缓:窦性心动过缓、交界性节律障碍和房室传导阻滞是术后心动过缓最常见的原因,后者是最严重的。通常,这些是术前药物(β-受体阻滞药)的使用,心脏停跳液的遗留效应,低温或瓣膜手术对传导束的直接损伤所造成的。心外膜起搏在这些情况下是最有效和毒性最小的干预措施。因此,我们相信每个患者在手术结束时都应有外置的心外膜起搏导线。心房起搏或房室起搏总是优于简单的心室起搏,因为动静脉同步可以将非顺应性心室的每搏量提高 30%～35%。此外,心房起搏是降低术后房颤发生率的预防措施[14]。在有症状的病窦综合征或完全房室传导阻滞持续超过 5～7 天的情况下,应考虑使用永久起搏器[15]。

　　室上性心律失常:已报道在所有接受心脏手术的患者中有一半发生术后房颤[16]。它最常发生在术后第

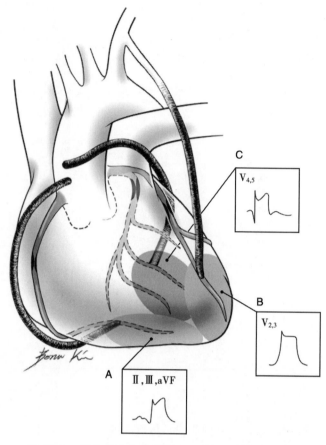

图 48.5　冠状动脉旁路移植术,阴影区域代表相应的桥血管/冠脉动脉闭塞可能导致的节段性室壁缺血。A,B,和 C 表示相应区域的标志性心电图变化。(A)大隐静脉桥至后降支;(B)乳内动脉至左前降支;(C)大隐静脉至钝缘支。由 Bona Kim 提供

2 天和第 3 天,术后第 4 天很少发生。单纯控制心室率,大部分将在 24 小时内恢复到窦性心律[17,18]。

　　虽然房颤频繁发生,但其临床意义不能小视:心房强力收缩的减弱和舒张期充盈时间的减少可导致心排量的显著降低[19]。此外,长时间持续的房颤可能增加栓塞性卒中的风险。面对显著的血流动力学异常,应毫不犹豫地进行同步电复律。否则,可选择包括:地尔硫革、β-阻滞药或胺碘酮在内药物进行复律,它们都能控制心室率并促进复律。由于 β-阻滞药和钙离子通道拮抗药的负性肌力作用,胺碘酮是我们在术后阶段的首选药物,特别是基础心室功能受损的患者。如有可能,所有高危患者均应使用 β-阻滞药或胺碘酮进行心房颤动预防治疗。此外,应尽可能使钾离子保持在正常水平并尽早停用儿茶酚胺。所有的预防措施是相对等效的,能使发生率减少约 50%[20]。

　　室性心律失常:虽然持续性快速室性心律失常在心脏术后并不常见,但室性早搏(PVC)经常发生并且影响心室功能受损患者的远期死亡率[21]。除非有症

状,单发室性早搏可以通过积极补充电解质和观察来管理。如果频繁多发,应考虑缺血。不规则搏动的频率和持续时间及其对血流动力学的影响是确定治疗方案的重要因素。非持续性室性心动过速的处理类似非持续性室性早搏;然而,对心室功能不佳的患者,可能需要慢性药物治疗或放置除颤器才能获得最好的长远疗效。室颤和持续性室性心动过速需要电复律。

围术期注意事项

抗血小板治疗

阿司匹林在冠状动脉旁路移植(CABG)术后治疗中的诸多益处已有报道[22,23]。最新的 ACCF/AHA 指南主张 CABG 术后早期(≤6 小时)行抗血小板治疗[24]。此围术期治疗已被证明可以提高早期(<1 个月)和 1 年后大隐静脉桥的通畅率,推测其可逆转大隐静脉远端或近端吻合口处内皮损伤导致的相关血小板聚集。虽然早期研究表明,术前,全量阿司匹林治疗增加出血,但术后全量或低剂量阿司匹林并未增加出血、胃炎、感染或妨害伤口愈合的风险[25,26]。

他汀类药物

一旦可以口服用药,就应进行他汀治疗。他汀类药物在围术期能够稳定斑块、抗炎和保护心肌,显著改善治疗效果[27]。他们的使用与 CABG 术后再次血运重建需要的减少,不良心血管事件的减少和全因死亡率的降低有关[28,29]。他汀治疗的血管保护作用通常超过肝炎、横纹肌溶解和肌炎这些不常出现的副作用,利大于弊。而且,即便这些副作用发生,停止他汀类药物后也是可逆的。

神经认知问题

主要的神经系统事件是心脏直视手术后最具破坏性的结果之一。了解与术后卒中、谵妄和认知障碍相关的主要机制和高风险患者的特征,可以及时诊断或许也影响临床疗效。

卒中

心脏直视手术后中风的发生率因患者个体因素和手术而异。在一项对胸外科协会数据库 2002 年至 2006 年数据的大回顾中,单纯搭桥手术、单纯瓣膜手术和二尖瓣-搭桥杂交手术的卒中发生率分别为 1.4%、1.6% 和 3.9%[30-32]。最大的风险因素是既往卒中或短暂性脑缺血发作的病史;其他因素包括:主动脉和颈动脉显著粥样硬化、高龄、女性、体外循环时间延长、术后心房颤动、左室功能障碍和术后低血压[33]。卒中的诊断通常需要联合 CT 和 MRI;但是,在没有局灶性神经功能缺损的情况下,术后第一周很少乃至不需要进行平扫[34]。

无论如何,如果成像时强烈怀疑或大体上可识别,优化几个指标可以防止病变的扩大,并使临床康复最大化。允许高血压、纠正低氧和高血糖、维持正常体温和血小板治疗的启动,已经在脑血管事件患者中被证明有益[4,35,36]。此外,鉴于卒中后的呼吸风险,患者在急性条件下不应口服任何东西,直到能确保安全吞咽。在我们中心,这包括由语言病理学家进行的正式评估,并且很多时候需要造影。即刻影像学检查和可能的神经介入干预及溶栓治疗的益处尚未得到很好的研究,但从目前取得的进展来看,这种方法可以在将来得到应用。

谵妄

鉴于时间上紧邻麻醉以及术后麻醉药和镇静药的应用,可能难以将围术期的谵妄归因于心脏手术本身。然而,据报道,在老年患者以及既往存在器质性病变、神经认知问题、脑血管疾病、酒精中毒的患者中更易发生谵妄,发生率高达 32%[37]。识别和处理这些可逆因素很重要,因为研究已经证明他是 CABG 术后远期死亡率的危险因素[38]。

认知障碍

大脑高级功能的缺陷归因于心肺转流相关的生理性血流改变、心脏和主动脉手术产生的微栓塞以及短暂性的低血压和低氧血症。术后认知功能障碍的诊断通常在所有其他情况被排除后进行。认知功能障碍有望恢复到基线功能,但在一些情况下,可能需要长达 12 个月[39]。然而,有趣的是,有文献支持基础心血管疾病是这种认知功能障碍的罪魁祸首,而不是搭桥手术本身的影响[39]。

肺系统

肺功能障碍在心脏直视手术中无处不在,但其临床意义因患者身体基础功能而异。据估计,患者术后的用力肺活量(FVC)和用力呼气量(FEV_1)大都会降低 30%~50%,极少一部分患者发展为急性肺损伤并进展为急性呼吸窘迫综合征(ARDS)[40,41]。由于该部分患者的死亡率可达 80%,因此理解与其发生相关的高风险因素至关重要[42]。但是,许多诱发因素,包括心肺转流持续时间、缺血-再灌注损伤和手术类型,在心脏直视手术中是不可避免的。但是,对于可以改变的因素,如减少血液制品输注和恰当的呼吸机应用,我们应该考虑到其对肺功能的影响[43]。

呼吸机管理

如前所述,只有约 1% 的心脏直视手术患者在手术室拔管。气道维护可使围术期氧合和通气优化,并为出血、血流动力学不稳定或者需要早期再次手术的患者提供一定程度的安全保障。识别适合早期(<6 小时)拔管的潜在候选患者是手术室转 ICU 交接的一部分,以便及时逆转神经肌肉阻滞(体温大于 35.3℃ 以避免寒战)和尽早拔管[44]。呼吸机撤除和拔管的标准见表 48.3。虽然再次插管在早期拔管患者中罕有发生(我们单位<1%),但与死亡率增加,ICU 监护时间延长及出院后更加需要长期护理有关[45]。

表 48.3　安全拔管的标准

一般标准	稳定的临床状态
	血流动力学平稳
	MAP>65mmHg
	心指数>2L/(min·m²)
	胸管引流量<100ml/h
	36℃<体温<38℃
	无寒战
气道保护标准	清醒并遵循指令
	咳嗽和咽反射未受损
	肌力力量足够
	肺分泌物可咳出
气体交换标准	pH>7.32
	PCO₂<52mmHg
	PaO₂>80mmHg,40% O₂/PEEP 5cmH₂O
通气储备标准	RR/TV<80,自主呼吸时
	RR<30
	NIF>- 20cmH₂O
	FVC>10ml/kg

MAP. 平均动脉压;CI. 心指数;PCO₂. 二氧化碳分压;PaO₂. 氧分压;PEEP. 呼气末正压;RR. 呼吸频率;TV. 潮气量;NIF. 吸气负压;FVC. 用力肺活量。

修改自:Ginwalla R,Faraday N,Whitman GJ:"Postoperative management of the cardiac surgical patient"。(Adapted from Yuh D,Vricella L,Yang S,Doty J,editors. Johns Hopkins Textbook of Cardiothoracic Surgery,2 nd edition. Pub McGraw-Hill 2011.)[85]

对任何术后患者,应采取具体措施尽量减少气压伤和氧中毒。已经显示低潮气量策略(<6~8cc/kg)显著降低急性肺损伤患者的死亡率和增加脱机天数。类似地,维持低于 30cmH₂O 的平台压降低 ARDS 患者的死亡率[46]。

疾病控制和预防中心估计呼吸机相关性肺炎(VAP)的发病率为每 1 000 个呼吸机日约 6 例[47]。总体而言,约 6% 的患者发生。然而,在呼吸机通气时间>24 小时的患者中,其发生率可达 14%(研究机构数据)。6 小时内拔管的患者很少发生肺炎。健康促进研究所提出了一个包含五个主要组成部分的 VAP 预防策略,其最终目标是减少这种可避免且花费非常高的并发症的发生(表 48.4)。该策略的有效性已经在内科和外科 ICU 中得到了验证[48,49]。许多机构采取的额外预防措施,包括每日的葡萄糖氯己定口护,以及通过特制的气管导管持续吸除声门下分泌物,已经证明能够成功地将 VAP 的发生降至最少,特别是在心脏手术后[50,51]。

表 48.4　呼吸机相关性肺炎管理

措施
床头抬高>30°
每天试停镇静药
定期评估是否拔管
预防应激性溃疡
预防深静脉血栓形成

如上所述,VAP 最主要的驱动因素是机械通气的持续时间,因此应及早并经常地评估患者能否拔管。这涉及每日停止镇静(如果临床合适),然后如果可能的话,撤除机械通气[52]。气管切开在心脏术后并不常见(约 2.5%),并已被确定为纵隔炎的独立危险因素[53,54]。为此,在气管切开前我们通常需观察 7~10 天。可能的话,在气管切开前至少应尝试一次拔管。

肾脏系统

肾损伤定义为两倍基线血肌酐水平,发生在高达 30% 的接受心脏直视手术的患者中。肾衰竭(三倍基线血肌酐或 GFR 下降>75%)或肾透析发生在约 5% 的患者中[55]。与术后肾功能不全相关的危险因素包括基线左室功能障碍、高龄、糖尿病或慢性阻塞性肺病

（COPD）病史、放置 IABP、瓣膜手术以及心肺转流和主动脉阻断时间[56,57]。毫不奇怪,术后肾衰竭的最重要危险因素是某种程度的术前功能障碍。

虽然围术期肾功能不全的确切机制尚未确立,但有几个因素是密切相关的。显然,造影剂、与低温相关的术中肾动脉血管收缩、CPB 诱导的内皮损伤、主动脉术后的栓塞现象以及与晶体容量复苏有关的高血钙可能都起作用。事实上,这些术前和术中的许多风险因素都是无法改变的,因此,优化灌注是肾脏保护策略的支柱。

预防急性肾损伤（AKI）,特别是那些基础肾功能不全的患者,应从术前开始。充血性心力衰竭和左室功能障碍应进行药物优化治疗。在几项研究中,术前使用血管紧张素转换酶抑制药（ACEIs）和血管紧张素受体阻滞药（ARBs）加大发生急性肾损伤的风险。尽管对心脏直视手术前停止这类药物治疗有一些分歧,我们的做法还是在手术前停止使用[58]。注意与心脏导管操作和/或成像相关的造影剂负载是至关重要的,并且可能需要水化治疗以使对肾脏的损害最小。术中和围术期的肾脏保护包括最大限度地提高心排量和肾脏灌注压。后者可以通过确保足够的血压和最小化中心静脉压来实现。

基础血压高的患者,需要更高的灌注压力,允许的高血压以维持足够的肾血流量。当临床情况不清楚时,可以通过肺动脉漂浮导管和/或床旁超声心动图获取额外的血流动力学信息。在大多数情况下,最终可以诊断出急性肾小管坏死并采取保守治疗措施,注意避免肾功能进一步损伤。

术后肾功能不全的处理相对简单。应该获得完整的尿液分析以及尿渗透压、电解质和尿嗜酸性粒细胞检查结果。如果对肾灌注不良有疑虑,应行肾脏超声检查。临床上,当血肌酐最终升高,仅仅参考这个检验值就应该注意,因为它的变化通常提示肾损伤。在所有这些患者中,随着滤过能力的降低,可能导致致命的电解质紊乱。所有药物都必须根据肾功能来调整,特别是米力农和咪达唑仑,因为它们都经过肾脏排泄。

如果容量状况和肾功能正常,应使用聚苯乙烯磺酸钠（kayexalate™）灌肠剂和呋塞米治疗高钾血症。一般情况下,葡萄糖、胰岛素和碳酸氢盐仅在心电图发生变化时使用,钙离子则在心肌抑制和 QRS 波增宽时使用。关于心脏术后预防急性肾损伤的药物策略,考虑其对内脏循环的作用,低剂量多巴胺[0~5μg/（kg·min）]被认为对肾脏有保护作用;然而,有研究机构进行的随机对照实验结果并不支持其功效[59,60]。对多巴胺激动药也进行了研究,如非诺多泮（DA-1 选择性）,但已观察到,服药后全身性低血压带来的害处超过了给肾脏带来的微小益处[61,62]。

透析

对少数术后发生 AKI 的患者,需要进行肾脏替代治疗（RRT）。心脏手术患者的透析指征并没有什么不同:酸中毒、电解质异常、容量过载、低氧血症和尿毒症。围术期患者最可能从连续静脉-静脉血液透析（CVVHD）中获益,因为这种类型的 RRT 与间歇性透析相比,发生低血压的概率要小得多。然而,如果对两种模式都能耐受,在死亡率和肾脏恢复方面,无论是 CVVHD 还是 IHD,结果似乎没有差异[63,64]。

胃肠道系统

心脏手术后胃肠道并发症的发生率为 0.3%~3%,以胃或十二指肠溃疡出血最常见[65,66]。这被认为是由心肺转流期间的低血流量和延长气管插管时的应激所造成的。偶尔,由于手术操作形成的栓子或 IABP 堵塞内脏血管可导致区域性肠缺血并预示很差的预后,特别是如果诊断或治疗延迟。所有机械通气患者都应注意术后应激性溃疡的预防。激素的使用和 ICU 停留时间的延长以及全身抗凝是持续抗酸预防的适应证。

此外,可能发生肝功能紊乱,可归因于心力衰竭（梗阻型）或缺血(大量的转氨酶),或偶氮胺碘酮或他汀类药物的毒性。因此,建议不要在具有肝功能不全病史的患者身上使用这些药物。

营养

关于大手术后的分解代谢状态已经被广泛描述和分析。对常规心脏手术,一旦患者拔除气管插管并通过护士执行的床边吞咽测试,便可开始经口进食。我们单位已经采用了具体的标准,脑血管意外病史、插管>3 天、再次插管和声音嘶哑或喘鸣,需要在开始经口进食之前进行正式的语言评估。

对需要使用强心药、血管活性药、IABP 或体外膜肺（ECMO）支持的患者，其肠内营养安全性的数据有限。我们的做法是，一般尽快开始进食，以防止进一步的肌肉分解，增强伤口愈合，并避免大量脱水。但是，任何休克或需要中等剂量垂体后叶素的患者均禁止进食。对不能经口进食并预计需要延长住院时间的患者，可放置经皮胃空肠营养管。心脏术后应用全胃肠外营养（TPN）尚未得到广泛研究，因此必须从普通外科手术文献中推断其结论。相应地，TPN 应限于不能耐受肠内营养的患者[67]。

葡萄糖管理

不被干预的高血糖对心脏术后患者产生不利影响。它损害白细胞的黏附和吞噬功能，导致术后感染的发生率更高[68,69]。在进行心脏手术的糖尿病患者中进行的原始研究显示，在围术期，严格控制血糖是有益的。然而，在混合型重症监护病房，最近的随机对照试验显示，由于医源性低血糖，过度严格控制血糖反而不利，特别是在心肌处于应激状态的患者中[70]。

目前，胸科协会和美国糖尿病协会指南推荐的术后血糖浓度为 180mg/dl，以尽量减少高血糖的不利影响[71]。我们应用术后 24 小时内连续静脉输注胰岛素的方法实现这一目标。如果可能，患者随后转为胰岛素皮下注射法，以便他们能转入到二级病房治疗。

感染

约 5% 接受心脏直视手术的患者发生术后感染。风险因素包括：体重指数（BMI）>30、糖尿病、高血压或肾衰竭、免疫抑制、心源性休克、放置 IABP、心肺转流和术后机械通气时间的延长以及手术复杂度的增加（联合手术、多次吻合和二次开胸）。输血也与术后感染相关；然而，数据只是提示了相关性，而并非因果关系[72]。无论如何，在任何情况下，尽量减少输血可能是明智的。

标准的围术期抗生素预防措施为第一代头孢菌素（切皮前 60 分钟内），如果青霉素过敏，可用万古霉素。所有预防性使用抗生素必须在 24～48 小时停止[73]。最近，我们采用了术中大剂量滴注后连续输注抗生素的方法。理论上，这种方法保证了心肺转流期间血容量置换时抗生素的血浆浓度稳定。

大约一半术后感染涉及手术部位（SSI），可进一步分为表浅感染和深部感染，发生率分别为 2%～6% 和 0.25%～4%[74-77]。纵隔炎的发病率、死亡率以及花费最高。其发展的特异性危险因素除了如上所述外，可能还与搭桥时使用双侧乳内动脉有关[78,79]。它一般发生在术后 7～11 天，表现为发热、胸骨不稳定、切口渗液和高白细胞计数。纵隔炎通常通过临床情况来诊断，胸部 CT 扫描可确认。值得注意的是，这种方法正确诊断纵隔炎的特异性随着术后时间的延长而显著增加[80]。一旦确诊，治疗包括及时并广泛地胸骨清创、积极使用抗生素和胸骨重建。

基于清单和路径护理

清单可用于标准化术后护理，从而减少对记忆的依赖，避免遗漏的错误。作为基于路径治疗策略的补充，清单化护理的成功实施确保了术后遵循最佳实践指南。这已经变得越来越重要，因为心脏外科中心正由各种组织对其结果和护理方面进行评估[81,82]。此评估中包含各种指标，并根据遵守的程度对心脏中心进行评级。这些报告为评估项目质量提供了有效信息。

常规手术的规范化操作，如冠脉搭桥，是众所周知的[83]。例如，应在冠脉搭桥手术后 24 小时内服用 β-受体阻滞药以及 6 小时内服用阿司匹林。为此，我们设计了个术后清单，从手术室转 ICU 交接开始，然后每天使用，直至出院（图 48.6）。

规范化途径的优势在常规 ICU 级别护理中也是显而易见的。我们已经讨论了呼吸机相关性肺炎治疗策略束的益处，会发现类似的指南也用来治疗脓毒症。此外，由于红细胞输注与感染、肺损伤和费用增加相关，遂确立了需要输血的具体条件并严格按照执行[84]。总之，基于路径护理可以降低潜在可预防的术后不良事件的风险，从而提高资源利用率，同时保护患者免受不必要的疾病和死亡。

日期: _____

POD#: _____

心脏外科主诊医师: _____

CVSICU 主诊/治疗医师: _____

患者姓名,*MRN,DOB*

心脏手术临床实践指南:术后天数>0

*检查是否解决　　　　　　　　　　　评估:		每日护理目标-护理计划:	
□ 预防呼吸机相关性肺炎集束化管理(头高位 30°,口护/4小时,氯己定漱口/12小时)	神经/ 疼痛	镇静暂停的耐受度:	
□ 每日唤醒计划:至少每隔24小时暂时停用镇静药		疼痛控制:	
□ 外置&内置起搏器设定(阈值&灵敏度)			
□ 改为单腔起搏(埋藏式自动心脏除颤器AICD重设),如果需要		活动计划:	
□ 中心导管/动脉导管:是否需要?			
□ 如果中心导管>14天,需考虑更换位置重新置管		物理治疗/职能治疗需求:	
□ 中心导管敷料密封性			
□ 鉴别耐甲氧西林金葡菌(MRSA)/非耐甲氧西林金葡菌(MSSA)/需要莫匹罗星	肺	通气/BiPAP更改:	
□ 如果患者置有Foley管,是否导管固定翼安全固定		痰液清除计划:	
□ 记录Foley管日期。如果无必要,平均术后两天拔除Foley管			
□ 连续压迫装置挤压下肢,肝素抗凝			
□ 物理治疗/职能治疗需求评估 □发布咨询,如果需要	心血管	目标平均压:	
□ 如果患者气管插管,头后枕粉红色甜甜圈状环			
□ 营养需求评估		(房颤)胺碘酮治疗计划:	
□ 管理者:若患者血肌酐在术前基线水平上升≥0.5mg/dl,请联系 #34332,*仅针对术后1~2天患者			
诊断:		利尿剂/呋塞米计划:	
□ 安排适当的检验	胃肠道/ 容量/ 营养	入量&出量目标:	
□ 如果术后天数≥2,胸X片是否需要?		饮食:	
药物治疗:			
□ 基于术前用药的药物调整		管饲: _____ ml/hr,目标速率: _____	
□ 质子泵抑制剂			
□ 他汀类药物		胰岛素　糖耐受门冬胰岛素	
□ β-阻滞剂			
□ 抗血小板药	抗感染	抗生素级别/培养/药敏:	
□ 利尿剂			
□ 通便药		抗生素停止使用日期:	
□ 助眠药,如果需要			
其他项:	出血	抗凝目标:	
□ 血小板降低风险(低/中/高) □降低风险预警卡匹配项			
□ 家庭联系 □联系信息识别	研究	入组病例:是*否	
□ 记录预防压疮方法,特殊病床需求		*若是,研究项目:	
□ 记录切口感染、中心导管相关性感染、跌倒预防等	患者 转运	患者准备转运? 是 否	
□ 约束,如果需要		延误转移因素:	
□ 社会工作/牧师需求 □发布咨询,如果需要			
□ 支持性护理需求得到满足 □发布咨询,如果需要			

管理者签名:		护士签名:	

Updated 1.31.14-H.Daniels

图 48.6　POD>0 检查表。这全部由合作团队和护理人员每天完成。日常目标由护士检查,所有出现的问题由整个团队解决

总结

心脏手术患者的术后管理具有挑战性。对常见血流动力学和生理学方面改变的基本理解能为构建成功的护理计划提供基础。此外，具有标准化护理的规范化路径的制定，确保了最佳实践指南得到遵循，并使良好的效果最大化。

（钟鹏 译，王怀斌 校）

参考文献

1. Kirklin JK, Blackstone EH, Kirklin JW. Cardiopulmonary bypass: studies on its damaging effects. Blood Purif. 1987;5:168–78.
2. Moat NE, Shore DF, Evans TW. Organ dysfunction and cardiopulmonary bypass: the role of complement and complement regulatory proteins. Eur J Cardiothorac Surg. 1993;7:563–73.
3. Rajaram SS, Desai NK, Kalra A, Gajera M, Cavanaugh SK, Brampton W, et al. Pulmonary artery catheters for adult patients in intensive care. Cochrane Database Syst Rev. 2013;2, CD003408.
4. Ginsberg MD, Busto R. Combating hyperthermia in acute stroke: a significant clinical concern. Stroke. 1998;29:529–34.
5. Todd MM, Warner DS. A comfortable hypothesis reevaluated. Cerebral metabolic depression and brain protection during ischemia. Anesthesiology. 1992;76:161–4.
6. Yan TD, Bannon PG, Bavaria J, Coselli JS, Elefteriades JA, Griepp RB, et al. Consensus on hypothermia in aortic arch surgery. Ann Cardiothorac Surg. 2013;2:163–8.
7. Sessler DI. Complications and treatment of mild hypothermia. Anesthesiology. 2001;95:531–43.
8. Fuchs RM, Brin KP, Brinker JA, Guzman PA, Heuser RR, Yin FC. Augmentation of regional coronary blood flow by intra-aortic balloon counterpulsation in patients with unstable angina. Circulation. 1983;68:117–23.
9. Thiele H, Zeymer U, Neumann FJ, Ferenc M, Olbrich HG, Hausleiter J, et al. Intra-aortic balloon counterpulsation in acute myocardial infarction complicated by cardiogenic shock (IABP-SHOCK II): final 12 month results of a randomised, open-label trial. Lancet. 2013;382:1638–45.
10. Jain U, Laflamme CJ, Aggarwal A, Ramsay JG, Comunale ME, Ghoshal S, et al. Electrocardiographic and hemodynamic changes and their association with myocardial infarction during coronary artery bypass surgery. A multicenter study. Multicenter Study of Perioperative Ischemia (McSPI) Research Group. Anesthesiology. 1997;86:576–91.
11. Hajjar LA, Vincent JL, Galas FR, Nakamura RE, Silva CM, Santos MH, et al. Transfusion requirements after cardiac surgery: the TRACS randomized controlled trial. JAMA. 2010;304:1559–67.
12. Carson JL, Brooks MM, Abbott JD, Chaitman B, Kelsey SF, Triulzi DJ, et al. Liberal versus restrictive transfusion thresholds for patients with symptomatic coronary artery disease. Am Heart J. 2013;165:964–71.
13. Peretto G, Durante A, Limite LR, Cianflone D. Postoperative arrhythmias after cardiac surgery: incidence, risk factors, and therapeutic management. Cardiol Res Pract. 2014;2014:615987.
14. Andersen HR, Thuesen L, Bagger JP, Vesterlund T, Thomsen PE. Prospective randomised trial of atrial versus ventricular pacing in sick-sinus syndrome. Lancet. 1994;344:1523–8.
15. Brignole M, Auricchio A, Baron-Esquivias G, Bordachar P, Boriani G, Breithardt OA, et al. 2013 ESC Guidelines on cardiac pacing and cardiac resynchronization therapy: the Task Force on cardiac pacing and resynchronization therapy of the European Society of Cardiology (ESC). Developed in collaboration with the European Heart Rhythm Association (EHRA). Eur Heart J. 2013;34:2281–329.
16. Maisel WH, Rawn JD, Stevenson WG. Atrial fibrillation after cardiac surgery. Ann Intern Med. 2001;135:1061–73.
17. Zaman AG, Archbold RA, Helft G, Paul EA, Curzen NP, Mills PG. Atrial fibrillation after coronary artery bypass surgery: a model for preoperative risk stratification. Circulation. 2000;101:1403–8.
18. Soucier RJ, Mirza S, Abordo MG, Berns E, Dalamagas HC, Hanna A, et al. Predictors of conversion of atrial fibrillation after cardiac operation in the absence of class I or III antiarrhythmic medications. Ann Thorac Surg. 2001;72:694–7. discussion 697–8.
19. Creswell LL, Schuessler RB, Rosenbloom M, Cox JL. Hazards of postoperative atrial arrhythmias. Ann Thorac Surg. 1993;56:539–49.
20. Arsenault KA, Yusuf AM, Crystal E, Healey JS, Morillo CA, Nair GM, et al. Interventions for preventing post-operative atrial fibrillation in patients undergoing heart surgery. Cochrane Database Syst Rev. 2013;1, CD003611.
21. Huikuri HV, Yli-Mayry S, Korhonen UR, Airaksinen KE, Ikaheimo MJ, Linnaluoto MK, et al. Prevalence and prognostic significance of complex ventricular arrhythmias after coronary arterial bypass graft surgery. Int J Cardiol. 1990;27:333–9.
22. Collaborative overview of randomised trials of antiplatelet therapy--II: Maintenance of vascular graft or arterial patency by antiplatelet therapy. Antiplatelet Trialists' Collaboration. BMJ. 1994; 308:159–68.
23. Fuster V, Chesebro JH. Role of platelets and platelet inhibitors in aortocoronary artery vein-graft disease. Circulation. 1986;73: 227–32.
24. Hillis LD, Smith PK, Anderson JL, Bittl JA, Bridges CR, Byrne JG, et al. 2011 ACCF/AHA Guideline for Coronary Artery Bypass Graft Surgery. A report of the American College of Cardiology Foundation/American Heart Association Task Force on Practice Guidelines. Developed in collaboration with the American Association for Thoracic Surgery, Society of Cardiovascular Anesthesiologists, and Society of Thoracic Surgeons. J Am Coll Cardiol. 2011;58:e123–210.
25. Mangano DT. Aspirin and mortality from coronary bypass surgery. N Engl J Med. 2002;347:1309–17.
26. Sethi GK, Copeland JG, Goldman S, Moritz T, Zadina K, Henderson WG. Implications of preoperative administration of aspirin in patients undergoing coronary artery bypass grafting. Department of Veterans Affairs Cooperative Study on Antiplatelet Therapy. J Am Coll Cardiol. 1990;15:15–20.
27. Lazar HL, Bao Y, Zhang Y, Bernard SA. Pretreatment with statins enhances myocardial protection during coronary revascularization. J Thorac Cardiovasc Surg. 2003;125:1037–42.
28. Knatterud GL, Rosenberg Y, Campeau L, Geller NL, Hunninghake DB, Forman SA, et al. Long-term effects on clinical outcomes of aggressive lowering of low-density lipoprotein cholesterol levels and low-dose anticoagulation in the post coronary artery bypass graft trial. Post CABG Investigators Circulation. Circulation. 2000;102:157–65.
29. Flaker GC, Warnica JW, Sacks FM, Moye LA, Davis BR, Rouleau JL, et al. Pravastatin prevents clinical events in revascularized patients with average cholesterol concentrations. Cholesterol and Recurrent Events CARE Investigators. J Am Coll Cardiol. 1999;34:106–12.
30. Shahian DM, O'Brien SM, Filardo G, Ferraris VA, Haan CK, Rich JB, et al. The Society of Thoracic Surgeons 2008 cardiac surgery risk models: part 1—coronary artery bypass grafting surgery. Ann Thorac Surg. 2009;88:S2–22.
31. O'Brien SM, Shahian DM, Filardo G, Ferraris VA, Haan CK, Rich JB, et al. The Society of Thoracic Surgeons 2008 cardiac surgery risk models: part 2—isolated valve surgery. Ann Thorac Surg. 2009;88:S23–42.
32. Shahian DM, O'Brien SM, Filardo G, Ferraris VA, Haan CK, Rich JB, et al. The Society of Thoracic Surgeons 2008 cardiac surgery risk models: part 3—valve plus coronary artery bypass grafting surgery. Ann Thorac Surg. 2009;88:S43–62.
33. Roach GW, Kanchuger M, Mangano CM, Newman M, Nussmeier N, Wolman R, et al. Adverse cerebral outcomes after coronary

bypass surgery. Multicenter Study of Perioperative Ischemia Research Group and the Ischemia Research and Education Foundation Investigators. N Engl J Med. 1996;335:1857–63.

34. Beaty CA, Arnaoutakis GJ, Grega MA, Robinson CW, George TJ, Baumgartner WA, et al. The role of head computed tomography imaging in the evaluation of postoperative neurologic deficits in cardiac surgery patients. Ann Thorac Surg. 2013;95:548–54.

35. Parsons MW, Barber PA, Desmond PM, Baird TA, Darby DG, Byrnes G, et al. Acute hyperglycemia adversely affects stroke outcome: a magnetic resonance imaging and spectroscopy study. Ann Neurol. 2002;52:20–8.

36. Castillo J, Leira R, Garcia MM, Serena J, Blanco M, Davalos A. Blood pressure decrease during the acute phase of ischemic stroke is associated with brain injury and poor stroke outcome. Stroke. 2004;35:520–6.

37. Smith LW, Dimsdale JE. Postcardiotomy delirium: conclusions after 25 years? Am J Psychiatry. 1989;146:452–8.

38. Gottesman RF, Grega MA, Bailey MM, Pham LD, Zeger SL, Baumgartner WA, et al. Delirium after coronary artery bypass graft surgery and late mortality. Ann Neurol. 2010;67:338–44.

39. McKhann GM, Grega MA, Borowicz Jr LM, Bailey MM, Barry SJ, Zeger SL, et al. Is there cognitive decline 1 year after CABG? Comparison with surgical and nonsurgical controls. Neurology. 2005; 65:991–9.

40. Johnson D, Hurst T, Thomson D, Mycyk T, Burbridge B, To T, et al. Respiratory function after cardiac surgery. J Cardiothorac Vasc Anesth. 1996;10:571–7.

41. Milot J, Perron J, Lacasse Y, Letourneau L, Cartier PC, Maltais F. Incidence and predictors of ARDS after cardiac surgery. Chest. 2001;119:884–8.

42. Weissman C. Pulmonary complications after cardiac surgery. Semin Cardiothorac Vasc Anesth. 2004;8:185–211.

43. Vlaar AP, Hofstra JJ, Determann RM, Veelo DP, Paulus F, Kulik W, et al. The incidence, risk factors, and outcome of transfusion-related acute lung injury in a cohort of cardiac surgery patients: a prospective nested case–control study. Blood. 2011;117:4218–25.

44. Fitch ZW, Debesa O, Ohkuma R, Duquaine D, Steppan J, Schneider EB, et al. A protocol-driven approach to early extubation after heart surgery. J Thorac Cardiovasc Surg. 2014;147:1344–50.

45. Epstein SK, Ciubotaru RL, Wong JB. Effect of failed extubation on the outcome of mechanical ventilation. Chest. 1997;112:186–92.

46. Ventilation with lower tidal volumes as compared with traditional tidal volumes for acute lung injury and the acute respiratory distress syndrome. The Acute Respiratory Distress Syndrome Network. N Engl J Med. 2000;342:1301–8.

47. National Nosocomial Infections Surveillance (NNIS) System Report, data summary from January 1992 through June 2004, issued October 2004. Am J Infect Control. 2004;32:470–85.

48. Bird D, Zambuto A, O'Donnell C, Silva J, Korn C, Burke R, et al. Adherence to ventilator-associated pneumonia bundle and incidence of ventilator-associated pneumonia in the surgical intensive care unit. Arch Surg. 2010;145:465–70.

49. Wip C, Napolitano L. Bundles to prevent ventilator-associated pneumonia: how valuable are they? Curr Opin Infect Dis. 2009;22:159–66.

50. Dezfulian C, Shojania K, Collard HR, Kim HM, Matthay MA, Saint S. Subglottic secretion drainage for preventing ventilator-associated pneumonia: a meta-analysis. Am J Med. 2005;118:11–8.

51. Bouza E, Perez MJ, Munoz P, Rincon C, Barrio JM, Hortal J. Continuous aspiration of subglottic secretions in the prevention of ventilator-associated pneumonia in the postoperative period of major heart surgery. Chest. 2008;134:938–46.

52. Esteban A, Frutos F, Tobin MJ, Alia I, Solsona JF, Valverdu I, et al. A comparison of four methods of weaning patients from mechanical ventilation. Spanish Lung Failure Collaborative Group. N Engl J Med. 1995;332:345–50.

53. Ngaage DL, Cale AR, Griffin S, Guvendik L, Cowen ME. Is post-sternotomy percutaneous dilatational tracheostomy a predictor for sternal wound infections? Eur J Cardiothorac Surg. 2008;33:1076–

9. discussion 1080–1.

54. Trouillet JL, Luyt CE, Guiguet M, Ouattara A, Vaissier E, Makri R, et al. Early percutaneous tracheotomy versus prolonged intubation of mechanically ventilated patients after cardiac surgery: a randomized trial. Ann Intern Med. 2011;154:373–83.

55. Corwin HL, Sprague SM, DeLaria GA, Norusis MJ. Acute renal failure associated with cardiac operations. A case–control study. J Thorac Cardiovasc Surg. 1989;98:1107–12.

56. Fortescue EB, Bates DW, Chertow GM. Predicting acute renal failure after coronary bypass surgery: cross-validation of two risk-stratification algorithms. Kidney Int. 2000;57:2594–602.

57. Frost L, Pedersen RS, Lund O, Hansen OK, Hansen HE. Prognosis and risk factors in acute, dialysis-requiring renal failure after open-heart surgery. Scand J Thorac Cardiovasc Surg. 1991;25:161–6.

58. Arora P, Rajagopalam S, Ranjan R, Kolli H, Singh M, Venuto R, et al. Preoperative use of angiotensin-converting enzyme inhibitors/angiotensin receptor blockers is associated with increased risk for acute kidney injury after cardiovascular surgery. Clin J Am Soc Nephrol. 2008;3:1266–73.

59. Holmes CL, Walley KR. Bad medicine: low-dose dopamine in the ICU. Chest. 2003;123:1266–75.

60. Bellomo R, Chapman M, Finfer S, Hickling K, Myburgh J. Low-dose dopamine in patients with early renal dysfunction: a placebo-controlled randomised trial. Australian and New Zealand Intensive Care Society (ANZICS) Clinical Trials Group. Lancet. 2000;356: 2139–43.

61. Ranucci M, Soro G, Barzaghi N, Locatelli A, Giordano G, Vavassori A, et al. Fenoldopam prophylaxis of postoperative acute renal failure in high-risk cardiac surgery patients. Ann Thorac Surg. 2004;78:1332–7. discussion 1337–8.

62. Caimmi PP, Pagani L, Micalizzi E, Fiume C, Guani S, Bernardi M, et al. Fenoldopam for renal protection in patients undergoing cardiopulmonary bypass. J Cardiothorac Vasc Anesth. 2003;17: 491–4.

63. Bell M. Acute kidney injury: new concepts, renal recovery. Nephron Clin Pract. 2008;109:c224–8.

64. Tonelli M, Manns B, Feller-Kopman D. Acute renal failure in the intensive care unit: a systematic review of the impact of dialytic modality on mortality and renal recovery. Am J Kidney Dis. 2002;40:875–85.

65. Egleston CV, Wood AE, Gorey TF, McGovern EM. Gastrointestinal complications after cardiac surgery. Ann R Coll Surg Engl. 1993;75:52–6.

66. Ohri SK, Desai JB, Gaer JA, Roussak JB, Hashemi M, Smith PL, et al. Intraabdominal complications after cardiopulmonary bypass. Ann Thorac Surg. 1991;52:826–31.

67. Perioperative total parenteral nutrition in surgical patients. The Veterans Affairs Total Parenteral Nutrition Cooperative Study Group. N Engl J Med. 1991;325:525–32.

68. Bagdade JD, Root RK, Bulger RJ. Impaired leukocyte function in patients with poorly controlled diabetes. Diabetes. 1974;23:9–15.

69. Ata A, Lee J, Bestle SL, Desemone J, Stain SC. Postoperative hyperglycemia and surgical site infection in general surgery patients. Arch Surg. 2010;145:858–64.

70. Finfer S, Liu B, Chittock DR, Norton R, Myburgh JA, McArthur C, et al. Hypoglycemia and risk of death in critically ill patients. N Engl J Med. 2012;367:1108–18.

71. Finfer S, Chittock DR, Su SY, Blair D, Foster D, Dhingra V, et al. Intensive versus conventional glucose control in critically ill patients. N Engl J Med. 2009;360:1283–97.

72. Horvath KA, Acker MA, Chang H, Bagiella E, Smith PK, Iribarne A, et al. Blood transfusion and infection after cardiac surgery. Ann Thorac Surg. 2013;95:2194–201.

73. Edwards FH, Engelman RM, Houck P, Shahian DM, Bridges CR. The Society of Thoracic Surgeons Practice Guideline Series: Antibiotic Prophylaxis in Cardiac Surgery, Part I: Duration. Ann Thorac Surg. 2006;81:397–404.

74. Braxton JH, Marrin CA, McGrath PD, Morton JR, Norotsky M, Charlesworth DC, et al. 10-year follow-up of patients with and with-

out mediastinitis. Semin Thorac Cardiovasc Surg. 2004;16:70–6.

75. Baskett RJ, MacDougall CE, Ross DB. Is mediastinitis a preventable complication? A 10-year review. Ann Thorac Surg. 1999;67:462–5.

76. Crabtree TD, Codd JE, Fraser VJ, Bailey MS, Olsen MA, Damiano Jr RJ. Multivariate analysis of risk factors for deep and superficial sternal infection after coronary artery bypass grafting at a tertiary care medical center. Semin Thorac Cardiovasc Surg. 2004;16:53–61.

77. Olsen MA, Lock-Buckley P, Hopkins D, Polish LB, Sundt TM, Fraser VJ. The risk factors for deep and superficial chest surgical-site infections after coronary artery bypass graft surgery are different. J Thorac Cardiovasc Surg. 2002;124:136–45.

78. Diez C, Koch D, Kuss O, Silber RE, Friedrich I, Boergermann J. Risk factors for mediastinitis after cardiac surgery – a retrospective analysis of 1700 patients. J Cardiothorac Surg. 2007;2:23.

79. Risnes I, Abdelnoor M, Almdahl SM, Svennevig JL. Mediastinitis after coronary artery bypass grafting risk factors and long-term survival. Ann Thorac Surg. 2010;89:1502–9.

80. Jolles H, Henry DA, Roberson JP, Cole TJ, Spratt JA. Mediastinitis following median sternotomy: CT findings. Radiology. 1996;201:463–6.

81. Braun BI, Koss RG, Loeb JM. Integrating performance measure data into the Joint Commission accreditation process. Eval Health Prof. 1999;22:283–97.

82. Kozower BD, Ailawadi G, Jones DR, Pates RD, Lau CL, Kron IL, et al. Predicted risk of mortality models: surgeons need to understand limitations of the University HealthSystem Consortium models. J Am Coll Surg. 2009;209:551–6.

83. Shahian DM, Edwards FH, Ferraris VA, Haan CK, Rich JB, Normand SL, et al. Quality measurement in adult cardiac surgery: part 1–conceptual framework and measure selection. Ann Thorac Surg. 2007;83:S3–12.

84. Kilic A, Whitman GJ. Blood transfusions in cardiac surgery: indications, risks, and conservation strategies. Ann Thorac Surg. 2014;97:726–34.

85. Yuh D, Vricella L, Yang S, Doty J, editors. Johns Hopkins textbook of cardiothoracic surgery, 2nd ed. McGraw-Hill; 2011.

第四十九章　大血管手术的术后管理

Elrasheed S. Osman，Thomas F. Lindsay

背景介绍

血管疾病患者常被认为是术后并发症的高发人群。大血管手术的术后管理经历了术后护理设施更有效利用的根本性转变。微创外科技术如复杂主动脉瘤的腔内修复，局部封闭和麻醉的应用以及围术期管理的提升，都降低了患者常规进入重症监护病房（ICUs）的必要性。然而，尽管在术前评估和术中操作中进行了最佳的血流动力学优化和实践，血管手术患者仍是出现术后心肌梗死（MI）、卒中、肾衰竭以及出血并发症的高风险人群。更好的术前评估、分期以及术前准备能为早期识别和治疗并发症提供适当的条件。本章节着重于血管手术患者常规术后管理策略并突出手术特异性围术期风险。

术前分期

患者术前合并症和围术期血流动力学稳定性是决定术后管理和监测的主要因素。

通过适当的风险分层，有选择性而不是强制性使用重症监护可以提供安全并具有成本效益的护理[1]。患者年龄和合并症，诸如冠心病、充血性心力衰竭、慢性阻塞性肺病（COPD）和慢性肾衰竭，是血管外科手术患者死亡率增加的可预测因素[2]。此外，术前营养状况差，与大血管手术后患者的全身炎性反应综合征（SIRS）发病率和严重程度的增加直接相关[3]。

对于大部分开放性血管手术来说，术后 30 天患者死亡率为 5%[4]，主要是由于心血管事件所致。临床出现持续的血流动力学不稳定（收缩压<90mmHg），显著的心肌缺血症状，通气功能衰竭，低体温（<35℃）和多种血液制品输血的患者在术后需要直接进入 ICU 监护[5]。术前患有严重冠心病（射血分数<40%，充血性心力衰竭，纽约心脏协会评分（NYHA）Ⅲ 或 Ⅳ 级的心绞痛），COPD（1 秒用力呼气量 FEV_1<1L）和慢性肾衰竭（透析）患者在选择性腹主动脉瘤（AAA）修补术后应直接进入 ICU 重症监护[5]。无大量体液丢失的血管手术操作，如颈动脉内膜剥脱术（CEA）患者处于卒中和心肌梗死的高风险，在术后仍需要密切监护。这些患者的术后并发症发生率在术后 8 小时达到高峰。因此 CEA 和非复杂性 EVAR 手术的患者通常术后监测 8~12 小时，在这之后如果患者经临床判断血管症状和神经症状稳定时，可出院回家[6]。

一般术后注意事项

术后血流动力学和出血

必不可少的第一步，是提供一个适当环境以维持术中和术后的血流动力学稳定。因此，医务工作者应了解患者的术前心率、血压、心功能等详细心血管状态，这些参数对术后管理至关重要。围术期的仔细规划和执行可以降低常见的术后不良后果如持续低血压、高血压、心动过速和低体温等的发生。围术期的血流动力学监测可以通过常用指标如心率、平均动脉压和尿量来评价。而"目标导向治疗"，这种需要使用有创监测技术的方法并不必要（如肺动脉导管测压等），其中一些还可能在心脏和血管手术患者中产生相互矛盾的结果[7]。

血压的控制目标必须同时避免低血压和高血压的发生，即寻找一个平衡点。在考虑治疗干预之前，应排除导致术后高血压的其他常见原因，如疼痛、激动、缺氧、高碳酸血症、高血容量、膀胱或胃部膨胀等[8]。许多医务工作者建议将收缩压定位在患者基线血压上下 20mmHg。出于多种原因避免高血压非常重要，如可能对新移植物施加的过度剪切应力和吻合口的出血风险等。当平均动脉压高于术前水平 20% 以上时，应采用抗高血压药物治疗[9]。可根据患者情况选择不同类别的降压药物，可按大多数血管外科医生都熟悉高血压的初步治疗，必要时请专家参与。硝酸盐、β 受体阻滞药、钙通道阻滞药，血管紧张素转换酶抑制药和血管扩张药是最常用的抗高血压药物。最关键的是在大血管手术之后，避免低血压和血容量不足。因为低流量状态增加血管移植物血栓形成和肾功能障碍的风险。并且低血压增加心肌缺血、肾衰竭的风险，这可能是卒中的主要原因[10]。在术后早期,对于补液量大于预期的患者,需着重排除出血导致低血压的可能性[11]。

大多数专家建议在术后早期使用晶体液进行积极的液体复苏,明智地使用血管加压药。最近的几项研究分析了限制性输血实践的概念[12]。美国血库协会(AABB)提出高质量证据表明并强烈建议,在住院,且生命体征稳定的患者中遵守限制性输血策略(7~8g/dl)是必要的。在围术期心肌梗死风险的患者中,该指南没有发现限制性输血策略的强有力证据,因此仅在血红蛋白低于 8g/dl 或具有症状时考虑输血治疗[13]。

心肌缺血

心肌梗死(MI)是大血管手术后最常见的死因。这并不奇怪,因为大部分患者冠状动脉疾病的患病率接近 90%[11,14]。血管疾病患者中大部分术后心肌梗死发生时没有胸痛,并且没有血压和心率的变化[14]。术后肌钙蛋白 I 升高是大血管手术后预测心血管事件和死亡率的指标。可以通过对术后患者前 3 天单一肌钙蛋白 I 的升高判断无先兆症状的心肌梗死事件的发生。即使没有临床上明显的心脏缺血的其他迹象,肌钙蛋白升高与 30 天死亡率增加相关[15]。当检测到肌钙蛋白的增加时,说明在心肌梗死造成死亡前可能还有时间允许进行临床管理和干预。

术后低体温已被证明是术后心肌缺血的独立预测因子[16]。然而,在急性心肌梗死或心脏骤停后,早期建立"治疗性"或诱导低体温被认为是促进心脏保护的安全技术,其可能通过改善先前缺血性心脏组织的微血管再灌注[17]。

围术期心血管优化是减少术后心血管事件的关键一步。美国和欧洲指南建议在接受血管手术的患者中使用 β 受体阻滞药(目标心率 60~65bpm,同时避免低血压)[18]。然而,最新的 β 受体阻滞药治疗安全性试验的荟萃分析表明,高危和中危的非心脏手术围术期 β 受体阻滞药起始剂量的提高与全因死亡风险相比增加了 27%[19-22]。β 受体阻滞药增加低血压和卒中的风险,但在安全试验中,非致命性心血管事件发生率降低。术前开始 β 受体阻滞药治疗不再被认为是心肌预防的金标准。最近在非心脏手术患者中可乐定抑制中枢交感神经兴奋性试验中发现,可乐定的应用与术后 30 天心肌梗死和术后死亡的降低无关[23]。值得注意的是,围术期的 β 受体阻滞药治疗的停用与死亡率增加有关[24]。因此,迄今为止,仍没有降压药物可以减少血管疾病患者围术期心肌梗死的发生。

美国心脏病学会/美国心脏协会/心血管血管造影

与干预学会的指南建议经皮冠状动脉介入治疗(PCI)后采用阿司匹林和氯吡格雷进行双重抗血小板治疗。推荐的持续时间至少为裸金属支架(BMS)4 周,药物洗脱支架(DES)为 12 个月,阿司匹林持续无限期[25]。作者建议,在所有血管疾病患者中,围术期可持续使用阿司匹林,因为与其停用带来的相关心血管血栓栓塞风险相比,在这种情况下围术期出血的风险要小得多。最近的一项试验审查了围术期使用阿司匹林[26]。尽管试验中约三分之一的患者有血管疾病(CAD、PAD 或卒中)病史,但只有 5% 的患者正在接受血管手术。在血管疾病患者围术期应用 ASA 未带来明显获益,但应用 ASA 出血风险则增加。因为大多数患者接受了较低风险的非血管手术,所以这项试验不足以改变实践。可以在服用阿司匹林的患者上安全地进行神经阻滞[27],而在任何此类手术前 14 天,停止氯吡格雷 7 天和噻氯匹定比较安全[28]。与心脏手术不同,大血管手术前停止氯吡格雷(当不使用神经轴阻塞/麻醉时)与出血风险增加无关[29-31]。除了氯吡格雷外,血管外科医生必须熟悉其他抗血小板药物如普拉格雷,替卡格雷和糖蛋白 II b/III a 抑制剂(GPI)(例如阿昔单抗、精氨酸和替罗非班)的出血风险。

根据几项初级和二级预防研究,国家胆固醇教育计划(NCEP)和 ACC/AHA 指南的建议,他汀类药物用于血管外科手术患者,对围术期心脏并发症的减少起到明显保护作用。几项研究已经证明了他汀类药物在减少接受非心脏手术的血管疾病患者中围术期心脏事件风险中发挥有益作用[32-38]。除了降脂作用之外,他汀类药物可以稳定动脉粥样硬化斑块,改善内皮功能和降低血小板聚集。其改善血管作用的多效性是众所周知[39-42]。即使在血管外科手术患者中开始应用他汀类药物是非常常见的,但其理想的时机和最佳剂量不清楚。一些研究提示术前两周开始使用他汀类药物是适宜的[39]。长期他汀类药物治疗后,术后出院停药或意外遗漏服药会增加术后心血管事件的风险[43,44]。

肾衰竭

急性肾衰竭在血管、心脏和主要腹部手术后更为常见,如果需要肾脏替代治疗,死亡率为 60% ~ 80%[45]。大血管手术前肾功能异常已被证明是预测术后急性肾衰竭的重要指标[46]。最近的研究已经证明,血清肌酐的升高甚至与术后短期和长期死亡率升高有关,不管出院时肾功能是否部分或完全恢复[47]。术后急性肾衰竭是多因素的。然而,围术期低血压(肾前氮血症)和缺血性急性肾小管坏死(ATN)是大多数肾衰竭的原因。可能导致 ATN 的围术期因素包括:主动脉阻断时间,继发于肾上阻断的肾缺血,过量的造影剂使用和使用其他肾毒性药物。

结合 61 项研究(3 359 名患者)的结果的荟萃分析未能显示肾剂量多巴胺(作用于肾皮质中多巴胺 1 和 2 受体的强效血管扩张药),对于减少死亡率或肾脏替代治疗需要有益,尽管它可以有效增加尿量[48]。使用非诺多泮,一种有效的肾血管扩张药(多巴胺 1 受体激动药)和利尿钠的小型研究表明,术中和术后给予会改善肾功能[49,50]。然而,改善全球结局的肾脏疾病(KDIGO)给出了 2C 级建议,不推荐使用芬诺多胺来预防或治疗急性肾损伤(AKI)[51]。FENO HSR 是一项有趣的随机对照研究,最近已经完成但尚未公布。它是试图显示芬太尔泊姆是否有益于减少肾脏替代疗法(RRT)的发生率或心脏手术后 AKI 患者或有风险的患者的死亡率。高质量的证据表明,在腹主动脉瘤修复术期间,强制性利尿,无论是使用甘露醇还是呋塞米,在降低术后 AKI 风险方面可能没有任何益处。然而,在最近的 47 项研究的荟萃分析中,强制性利尿有助于减少对肾脏替代疗法(RRT)的需求被认为没有较高的证据等级[52]。另一方面,有人建议,围术期连续输注呋塞米在心脏手术患者中不会增加肾功能损害的发生率[52]。

N-乙酰半胱氨酸(NAC)以其安全无害的抗氧化剂和肾血管扩张药特性而闻名。但几项综合评论未能找到足够的证据支持其用于预防造影剂肾病。但是,NAC 不应该取代充分的水化[53]。因此,最佳的围术期策略仍然是确保足够的血管内容积,并避免使用可能的肾毒素,例如非甾体抗炎药(NSAID)或氨基糖苷类药物。

呼吸系统并发症

术后呼吸衰竭与患者短期和长期死亡率增加均有关[54,55]。约翰逊等报道说手术后前 30 天发生肺部并发症的患者,他们的长期生存率中位数下降了 87%[54]。深呼吸运动,诱发性肺量测定和持续气道正压通气均可以减少肺部并发症的发生[56,57]。对于需要气管插管的患者,连续输注低剂量吗啡与异丙酚通常可以保证一个相对的舒适度和并提供镇静作用。这能为早期拔管提供条件并促进肺功能的有效恢复。目前,大多数患者在大血管手术后于手术室拔管。而一旦进入 ICU,仍然插管的患者应该被积极地恢复并稳定下来。需要长时间机械通气的患者通常是术后发生 MI、肾衰竭、肠缺血、败血症或早期急性呼吸窘迫综合征(ARDS)的患者。其中,术后早期 ARDS 风险最高

的患者是那些血流动力学不稳定(例如腹主动脉瘤破裂修复)的患者。这是因为腹主动脉瘤破裂修复与术中大量晶体和血液制品输注的"双重打击"所致[58]。低潮气量和相对较高呼吸频率的肺保护性通气策略对患有早期 ARDS 的患者提供有效的帮助,减少与呼吸机相关的肺损伤(气压伤、气喘、恶心、生物伤)的发生。这种治疗策略可以改善机械通气的氧合以及随后更好的脱机。

需要长时间机械通气的患者可能需要气管切开术,这与该类患者中出现不良结果和住院死亡率的提高相关[59]。

消化道并发症

值得特别提及的两种潜在致命的胃肠道(GI)并发症是肠缺血和腹腔间隔室综合征。在讨论胃肠道并发症时,不能忽视上消化道出血的风险,这可以用胃镜检查,质子泵抑制药治疗,无需特殊干预。这些并发症最常见于患有腹主动脉瘤破裂的术后患者。虽然不到 2% 的选择性腹主动脉瘤修复术后患者会出现结肠缺血,但其死亡率为 40%~65%[60]。而腹主动脉瘤破裂修复术后的患者,他们发生结肠缺血概率为 15% 至 65%[60,61]。如前所述,过量的液体需求可能是肠缺血的早期指征。当然,持续性酸中毒、低碳酸血症和低血压仍是令人担忧的指征。早期发现很重要,在患者出现乳酸升高、酸中毒、消化道出血、腹平片出现膈下游离气体或 CT 显示肠道积气时,更应怀疑消化道并发症的出现。乙状结肠镜检查和结肠镜检查是诊断肠缺血时最有用的工具。局限于结肠黏膜的轻度肠缺血可以保守治疗,而更广泛的缺血或伴有血流动力学不稳定性时则需要紧急切除肠管。如果诊断延迟,患者可进展至全透壁缺血,死亡率为 80%~100%[62]。

第二种严重并发症是腹腔间隔室综合征(详见第四十八章)。正常腹内压小于 7mmHg,通常使用膀胱压力进行测量。膀胱压力大于 12mmHg 表示腹内高压,当压力高于 25mmHg 时,患者发生腹腔间隔室综合征的风险升高[63]。使用液体和血液制品并接受大量液体复苏的患者(例如腹主动脉瘤破裂)处于特别高的风险。腹腔间隔室综合征的典型全身表现为气道压力增加,心输出量减少,低血压和少尿。这可能导致腹内器官缺血。使用膀胱压力监测早期识别和剖腹减压术治疗可显著提高患者的生存率。有文献指出在腔内动脉瘤修复术治疗腹主动脉瘤破裂时,于凝血发生之前,给予大量血液或液体可以降低腹腔间隔室综合征的发生。

疼痛管理

有效镇痛对术后整体结局有显著影响。给予足够的术后镇痛患者心肌缺血发生率较低[64]。硬膜外镇痛经常用于大多数主要的腹部血管手术。胸部硬膜外镇痛的益处是用较低剂量的局部麻醉药物实现有效的止痛,最终结果是低血压事件减少。这也可以保持血流动力学稳定性;而腰椎硬膜外镇痛可能会加重心脏节段性壁运动异常[65]。硬膜外镇痛优于静脉注射方法体现在降低延迟胃排空的发生率、减少术后肠梗阻和促进肠道蠕动。增加肠道蠕动可以减少血栓形成并降低肺并发症的发生。

多系统器官衰竭

目前,多系统器官功能衰竭最常发生于主动脉瘤破裂修复或其他开放性大血管手术后。尚没有发现有效的干预措施来预防多系统器官衰竭的发生。虽然呼吸衰竭在术后早期很常见,但常常不是早期死亡的主要原因,而肾功能障碍则是预后不良的早期征兆。术后第一周内发生的肝功能障碍往往被认为是预后较差的表现[66]。

手术注意事项

开放腹主动脉瘤修复

三分之一的接受腹主动脉瘤修复术的患者,都患有一个或多个术后并发症[67]。一些并发症的发生取决于主动脉钳夹的位置和持续时间。在手术中如钳夹肾动脉或肾上腹主动脉,术后肾衰竭或其他并发症发生的概率就会升高。肾下腹主动脉瘤修复术后发生肾衰竭的概率约为 5.4%,而少于 1% 需要透析治疗[68]。肾下放置的主动脉钳可以使肾血流量减少 40%[69]。在主动脉阻断之前,维持足够的血管内容积以确保足够的肾脏灌注至关重要。腹主动脉瘤术后的另一个常见并发症为消化道系统受累。对于没有高胃输出量(>500cc/24h)或麻痹性肠梗阻的患者,可在腹主动脉修复术后第一天去除鼻胃管,可以允许患者进食流食。文献显示在腹主动脉瘤修复术后 18 小时,胃排空功能就已恢复,在术后第 3 天,小肠功能恢复到术前水平[70]。早期口服营养是手术后恢复(ERAS)的一个组成部分,这在结肠手术中已经很成熟。一项系统性回顾性研究正在寻找证据支持在大血管手术后患者中应用这项术后护理[71]。

在需要长时间机械通气的患者中,应根据患者具体情况建立 ICU 喂养方案,并早期开始小容量管饲营养。

破裂腹主动脉瘤修复术

尽管血管疾病患者围术期管理在不断发展,但开放性腹主动脉瘤破裂后的死亡率仍为 40% ~ 50%。美国每年有超过 8 000 名患者因腹主动脉瘤破裂而死亡[72]。这些是对术后管理最具挑战性的血管疾病患者,各种并发症发生率也最高。感染和凝血机制紊乱是他们离开手术室时经常遇到的问题,因此快速恢复和稳定生命体征至关重要。用血液制品积极调整凝血机制对于防止进一步出血至关重要。腹主动脉瘤破裂修复术患者第三间隙体液损失很大,需要大量液体复苏。最常见的并发症是酸中毒,必须早期补充足够的液体来解决,同时及时调整通气支持,适当使用碳酸氢盐输注对患者也有较多益处。大量晶体与胶体和血液制品的使用会使患者面临腹腔间隔室综合征和早期 ARDS 风险的提高。腹部间隔室综合征在腹主动脉瘤破裂后常常发生,因为在修复血管瘤和肠水肿后仍然存在大量的腹膜后血肿。有计划的延迟腹部闭合可以防止这种并发症,但这需要使用真空辅助闭合技术。同时,术后应积极预防应激性溃疡和肠(特别是左结肠)缺血等并发症。

腔内主动脉修复

腹主动脉瘤腔内治疗方法在临床实践中已有 20多年。最初只是用于传统开放修复"高风险"的患者。目前,主动脉瘤的治疗已经向血管内修复方向转移。在美国,进行腔内主动脉修复的患者已超过 70%[73]。随着血管内主动脉修复(如开窗和分支 EVAR)等新技术的广泛传播,具有短瘤颈的肾下动脉瘤等的治疗也不断进步。EVAR 通常通过腹股沟进行,通过小腹股沟切口或经皮穿刺,而不需要大的腹部切口,可经股动脉置入装置。X 光用于将设备引导到正确的位置,放置在那里;改善患病主动脉并排除动脉瘤[74]。EVAR的早期优势包括疼痛减轻,失血量减少,术后并发症发生率降低,恢复快。最近对 41 项研究(总人口近 6 万人)的荟萃分析报告了 EVAR 相对开放性修复的优势[75]。除了术中输血的要求较低外,EVAR 被发现与患者死亡率、呼吸道并发症和急性肾衰竭明显降低有关。腔内治疗也显示出心脏并发症和肠系膜缺血减少的趋势[75]。监测这些患者股动脉血栓形成或栓塞术后继发急性肢体缺血十分重要。此外,腔内治疗涉及通过股动脉将多根导丝、鞘和导管引入到动脉瘤的水平。操作需要非常小心，因为即使远离动脉瘤部位的血管，其医源性损伤的风险也很高。尽管手术结束时会进行血管造影，但可能会遗漏这种损伤。

缺血性结肠炎可以发生在肠系膜下动脉的起始段被支架所覆盖的情况下，幸运的是，这些部位的血管富含侧支，使得这种并发症并不常见。然而，早期识别和治疗这些致命的并发症对患者的生存至关重要。

最后，由于这些患者在手术过程中接受放射性对比剂，因此必须在给予对比剂之前保持足够的水化作用，并在术后保持尿液输出，以减少对比剂肾病的风险。

EVAR修复破裂腹主动脉瘤在美国很常见，大约33%的患者采用这种治疗方式。几项研究报告指出，腔内治疗患者围术期死亡率（开放50% vs 介入23%）和并发症发生率（开放90% vs 介入53%）都低于开放手术[76,77]。美国最近开展的一项比较开放和血管内治疗腹主动脉瘤破裂方法的研究报告指出，EVAR是开放手术治疗rAAA患者的一种安全而优越的方法。在多变量分析中，进行开放性修复的患者发病率和死亡率风险显著增加[78]。然而，当提到这种"有利"的研究时，考虑到诸如患者的血流动力学稳定性，合并症和其他参数（诸如呈现时的最低血压）的因素是至关重要的[79]。虽然最近在英国的多中心IMPROVE试验未能显示EVAR与开放性修复rAAA后30天死亡率在治疗方面的统计学显著性差异，但是证明EVAR是治疗该队列的有效选择[79]。IMPROVE试验研究表明，EVAR可能与降低死亡率（38%开放与25% EVAR）相关，但这是以程序为基础，而不是意向治疗分析。对于rAAA来说，EVAR是有希望的，但未来的推广受到后勤保障的限制，例如专门的血管内队伍可以全天候获得资源，并且在机构中有能够实施EVAR的专家。

胸腹主动脉瘤修复

开放性胸腹动脉瘤修复手术具有围术期并发症高和高死亡率的重大风险。与肾下腹主动脉瘤修复相比，术后肾、肺、内脏和心脏并发症发生率及死亡率明显升高。肺并发症是最常见的并且对患者预后的影响显著。为方便修复左肺通常不通气，这往往需要时间恢复。横膈的切开与术后机械通气时间延长相关，并且已发现这是一个独立的肺部风险因子相关危险因素[80]。Etz等提出在术后第5~7天进行早期气管切开术，对所有有重大肺部问题的患者进行早期气管切开术，以帮助治疗和早期活动[81]。Coselli及其小组最近发布了对接受开放式胸腹主动脉瘤的823例患者的回顾性分析[82]。他们相对优越的"早期结局"结果清楚地解释了"体积相关结局"，这是一种众所周知的概念，但在胸腹动脉瘤中更显著。最近对这些患者的长期随访的综述表明，肾衰竭，神经系统事件和心室功能障碍降低了晚期和早期生存率提高[83]存活率。这种手术后的破坏性并发症是脊髓缺血。使用脊髓引流72小时，目标使脑脊液（CSF）压力下降<10mmHg，以改善脊髓灌注。该方法通常与维持充分的前负荷和使平均动脉压高于80mmHg相结合，以实现最佳的组织灌注。任何降压剂，即使在术后数天至数周后出现，也可能导致迟发的神经功能缺损。尽管被普遍使用，最近对TAAA"脑脊液引流"主题的三项随机对照试验的荟萃分析报告指出，对支持其使用的证据有限[84]。可以使用运动诱发电位（MEP）监测脊髓功能，这可以提供在离开手术室之前脊髓充分灌注的术中指示。

颈动脉内膜剥脱术

CEA是美国最常见的血管手术之一[85]。在足够的护士比例下，床旁监测是可行的，因为大多数不良事件发生在手术的8小时内[86]。术前应用阿司匹林和氯吡格雷的患者在CEA后术后出血风险增加五倍[87]。然而，最近的报告表明，手术前一天给予75mg氯吡格雷可能会降低术后血栓栓塞中风的风险[88]。

需要监测患者的早期出血，这可能会迅速扩大颈部血肿并导致气道受压。重要的是，快速将患者转移到手术室，确保潜在困难气道得到及时处理，并确定出血的来源。即使没有出血，术后患者仍可能出现气道肿胀和水肿。CEA后卒中的常见原因是栓塞或血栓形成，或由低血压引起的低流量诱发。在术后即刻出现中风症状需要紧急关注。紧急CT扫描寻找内膜切除术血栓形成是首要步骤。如果CT扫描不能立即检查，则需要快速返回手术室进行血栓形成和血栓切除术评估。CEA前的围术期使用他汀类药物已被证明可显著降低术后30天内卒中，短暂性脑缺血发作（TIA）和死亡率[89]。CEA后第二最常见的术后并发症是心肌梗死。13%的接受CEA的患者术后肌钙蛋白I增加，与预后较差相关，如本章前面所述[90]。由于在颈动脉球囊感测到的血压升高，在CEA术后常见心动过缓。在没有低血压的情况下，单独的心动过缓可以不予处理，除非病情严重。低血压伴心动过缓需要治疗以预防中风和心肌梗死的发生。降低压力感受器反射的敏感性也可引起术后高血压。另一个需要担心的问题是脑灌注过度增加，导致高灌注综合征。高灌注综合征可影响 CEA 后 1%~3% 的患者[91]。这些患者术后脑血流量急剧增加,大脑中动脉的血流速度几乎是术前值的两倍[91]。症状和体征包括同侧头痛、高血压、癫痫发作和局灶性神经功能缺损。如果没有立即进行性的抗高血压治疗,患者可能患有脑水肿,脑内或硬膜下出血,甚至可能死亡。在有症状的患者中,血压目标是 140/90mmHg 以下[92]。患有 CEA 严重头痛的患者,无血流动力学变化,应进行紧急影像学检查以排除颅内出血。颅神经损伤可能使高达 12.5% 的 CEA 复杂化[93]。所涉及的最常见的神经是舌下,喉返,喉上,下颌缘支和耳大神经。这些主要是继发于牵引损伤,其中绝大多数 6 个月左右[91]可好转。

外周动脉疾病的血运重建

外周动脉疾病(PAD)的重建分为上腹股沟(aortofemoral)和腹股沟(股、腘或胫血管)重建。那些需要腹主动脉手术的病例与需要开放性动脉瘤修复的病例差别很小。所有因严重肢体缺血需要血运重建的患者均有进展性动脉粥样硬化,并且必须具有积极的降低围术期风险。血运重建后,必须仔细监测重建支的通畅。早期重建支功能丧失通常意味着技术问题,患者应返回手术室探查,进行血栓切除或修复。术后患者应继续使用阿司匹林和他汀类药物治疗,选择性使用抗凝,这可能对特定高风险患者有益[94]。

血运重建肢体的间隔室综合征是最常见的紧急情况,如取栓术后或血栓切除术。早期鉴别需要外科医生进行血液指标检测,护理人员不断评估。早期症状包括被动或主动屈曲或伸展时疼痛,运动减少和麻痹。在这种情况下,应紧急行四室筋膜切开术。筋膜切开术的伤口通常以延迟一期闭合处理。如果不能关闭,用吸引式伤口闭合装置进行管理是有效或简单的湿-干敷料和延迟皮肤移植。继发于肌肉损伤和坏死的横纹肌溶解可能使急性缺血性肢体再灌注复杂化[95]。释放到循环中的肌红蛋白如果在肾小管中沉淀,可直接导致肾小管损伤。当尿液 pH<6.0 或尿量少时,发生肌红蛋白沉淀导致 ATN。检测尿液中的肌红蛋白是不可靠的,因为定性测试可能是阴性的。因此,血清肌酸激酶(CK)水平是危险患者的更好的标志。如果能在术中开始充分水化和碱化尿液,是最佳的预防措施。

结论

大血管手术因其患者的年龄和合并症情况,是围术期并发症发病率和死亡率的主要原因。大血管手术后常见的围术期并发症是心脏、肺和肾;然而,必须仔细观察所有系统。术前精细评估和实施风险降低策略是术后成功管理的基石。了解手术特定因素至关重要。经历更多侵入性手术(如开腹腹主动脉瘤和破裂 AAA 修复)的患者处于最高风险,造成最大的管理挑战。应尽力降低术后心肌耗氧需求,可通过充分的液体复苏,复温和有效镇痛实现。避免低血压和高血压同样重要。保持高度怀疑和早期治疗常见手术特异性并发症将显著改善这些患者的结局。

(鲁城然 译,刁永鹏 校)

参考文献

1. Bakoyiannis CN, Tsekouras NS, Georgopoulos S, Klonaris C, Bastounis EE, Filis K, et al. ICU transfer after elective abdominal aortic aneurysm repair can be successfully reduced with a modified protocol. A fourteen year experience from a University Hospital. Int Angiol. 2011;30:43–51.
2. Hadjianastassiou VG, Tekkis PP, Goldhill DR, Hands LJ. Quantification of mortality risk after abdominal aortic aneurysm repair. Br J Surg. 2005;92:1092–8.
3. Hassen TA, Pearson S, Cowled PA, Fitridge RA. Preoperative nutritional status predicts the severity of the systemic inflammatory response syndrome (SIRS) following major vascular surgery. Eur J Vasc Endovasc Surg. 2007;33:696–702.
4. Sprung J, Abdelmalak B, Gottlieb A, Mayhew C, Hammel J, Levy PJ, et al. Analysis of risk factors for myocardial infarction and cardiac mortality after major vascular surgery. Anesthesiology. 2000; 93:129–40.
5. Lawlor DK, Lovell MB, DeRose G, Forbes TL, Harris KA. Is intensive care necessary after elective abdominal aortic aneurysm repair? Can J Surg. 2004;47:359–63.
6. Angevine PD, Choudhri TF, Huang J, Quest DO, Solomon RA, Mohr JP, et al. Significant reductions in length of stay after carotid endarterectomy can be safely accomplished without modifying either anesthetic technique or postoperative ICU monitoring. Stroke. 1999;30:2341–6.
7. Giglio M, Dalfino L, Puntillo F, Rubino G, Marucci M, Brienza N. Hemodynamic goal-directed therapy in cardiac and vascular surgery. A systematic review and meta-analysis. Interact Cardiovasc Thorac Surg. 2012;15:878–87.
8. Papia G, Klein D, Lindsay TF. Intensive care of the patient following open abdominal aortic surgery. Curr Opin Crit Care. 2006;12:340–5.
9. Gopalan PD, Burrows RC. Critical care of the vascular surgery patient. Crit Care Clin. 2003;19:109–25.
10. Krul JM, van Gijn J, Ackerstaff RG, Eikelboom BC, Theodorides T, Vermeulen FE. Site and pathogenesis of infarcts associated with carotid endarterectomy. Stroke. 1989;20:324–8.
11. McArdle PJ, Sanders KD. Postoperative care of vascular surgery patients. Anesthesiol Clin North America. 2004;22:333–47.
12. Carson JL, Carless PA, Hebert PC. Transfusion thresholds and other strategies for guiding allogeneic red blood cell transfusion. Cochrane Database Syst Rev. 2012;4, CD002042.
13. Carson JL, Grossman BJ, Kleinman S, Tinmouth AT, Marques MB, Fung MK, et al. Red blood cell transfusion: a clinical practice guideline from the AABB. Ann Intern Med. 2012;157:49–58.
14. Mangano DT. Perioperative cardiac morbidity. Anesthesiology. 1990;72:153–84.
15. van Waes JA, Nathoe HM, de Graaff JC, Kemperman H, de Borst

GJ, Peelen LM, et al. Myocardial injury after non cardiac surgery and its association with short-term mortality. Circulation. 2013; 127:2264–71.

16. Frank SM, Beattie C, Christopherson R, Norris EJ, Rock P, Parker S, et al. Epidural versus general anesthesia, ambient operating room temperature, and patient age as predictors of inadvertent hypothermia. Anesthesiology. 1992;77:252–7.

17. Mottillo S, Sharma K, Eisenberg MJ. Therapeutic hypothermia in acute myocardial infarction: a systematic review. Can J Cardiol. 2011;27:555–61.

18. Fleisher LA, Beckman JA, Brown KA, Calkins H, Chaikof EL, Fleischmann KE, et al. ACC/AHA 2007 guidelines on perioperative cardiovascular evaluation and care for non-cardiac surgery: executive summary. A report of the American College of Cardiology/American Heart Association Task Force on Practice Guidelines. Circulation. 2007;116:e418–500.

19. Bouri S, Shum-Shin MJ, Cole GD, Mayet J, Frances DP. Meta-analysis of secure randomised controlled trials of β-blockade to prevent perioperative death in non-cardiac surgery. Heart. 2014;100:456–64.

20. Angeli F, Verdecchia P, Karthikeyan G, Mazzotta G, Gentile G, Reboldi G. β-Blockers reduce mortality in patients undergoing high-risk non-cardiac surgery. Am J Cardiovasc Drugs. 2010;10:247–59.

21. Dunkelgrun M, Boersma E, Schouten O, Koopman-van Gemert AW, van Poorten F, Bax JJ, et al. Bisoprolol and fluvastatin for the reduction of perioperative cardiac mortality and myocardial infarction in intermediate risk patients undergoing non cardiovascular surgery. Ann Surg. 2009;249:921–6.

22. Fleisher LA, Beckman JA, Brown KA, Calkins H, Chaikof EL, Fleischmann KE, et al. 2009 ACCF/AHA focused update on perioperative beta blockade: a report of the American college of cardiology foundation/American heart association task force on practice guidelines. Circulation. 2009;120:e169–276.

23. Devereaux PJ, Sessler DI, Leslie K, Kurz A, Mrkobrada M, Alonso-Coello P, et al. Clonidine in patients undergoing noncardiac surgery. N Engl J Med. 2014;370:1504–13.

24. Hoeks SE, Scholte Op Reimer WJ, van Urk H, Jörning PJ, Boersma E, Simoons ML, et al. Increase of 1-year mortality after perioperative beta-blocker withdrawal in endovascular and vascular surgery patients. Eur J Vasc Endovasc Surg. 2007;33:13–19.

25. Levine GN, Bates ER, Blankenship JC, Bailey SR, Bittl JA, Cercek B, et al. 2011 ACCF/AHA/SCAI Guideline for Percutaneous Coronary Intervention. A report of the American College of Cardiology Foundation/American Heart Association Task Force on Practice Guidelines and the Society for Cardiovascular Angiography and Interventions. J Am Coll Cardiol. 2011;58(24):e44–122.

26. Devereaux PJ, Mrkobrada M, Sessler DI, Leslie K, Alonso-Coello P, Kurz A, et al. Aspirin in patients undergoing noncardiac surgery. N Engl J Med. 2014;370:1494–503.

27. Kotsovolis G, Komninos G, Kyrgidis A, Papadimitriou D. Preoperative withdrawal of antiplatelet treatment in lower limb vascular patients prior to surgical management under epidural or spinal anesthesia: an evidence based approach and systematic review. Int Angiol. 2010;29:475–81.

28. Benzon HT, Fragen R, Benzon HA, Savage J, Robinson J, Puri L. Clopidogrel and neuraxial block: the role of the PFA 2 and P2Y12 assays. Reg Anesth Pain Med. 2010;35:115.

29. Fleming MD, Stone WM, Scott P, Chapital AB, Fowl RJ, Money SR. Safety of carotid endarterectomy in patients concurrently on clopidogrel. Ann Vasc Surg. 2009;23:612–5.

30. Stone DH, Goodney PP, Schanzer A, Nolan BW, Adams JE, Powell RJ, et al. Vascular Study Group of New England. Clopidogrel is not associated with major bleeding complications during peripheral arterial surgery. J Vasc Surg. 2011;54:779–84.

31. Saadeh C, Sfeir J. Discontinuation of preoperative clopidogrel is unnecessary in peripheral arterial surgery. J Vasc Surg. 2013;58: 1586–92.

32. O'Neil-Callahan K, Katsimaglis G, Tepper MR, Ryan J, Mosby C, Ioannidis JP, et al. Statins decrease perioperative cardiac complica-

tions in patients undergoing non-cardiac vascular surgery: the Statins for Risk Reduction in Surgery (StaRRS) study. J Am Coll Cardiol. 2005;45:336–42.

33. Chopra V, Wesorick DH, Sussman JB, Greene T, Rogers M, Froehlich JB, et al. Effect of perioperative statins on death, myocardial infarction, atrial fibrillation, and length of stay: a systematic review and meta-analysis. Arch Surg. 2012;147:181–9.

34. Paraskevas K, Veith F, Liapis C. Perioperative/periprocedural effects of statin treatment for patients undergoing vascular surgery or endovascular procedures: an update. Curr Vasc Pharmacol. 2013;11:112–20.

35. Schouten O, Kertai MD, Bax JJ, Durazzo AE, Biagini E, Boersma E, et al. Safety of perioperative statin use in high-risk patients undergoing major vascular surgery. Am J Cardiol. 2005;95: 658–60.

36. Kertai MD, Boersma E, Westerhout CM, Klein J, Van Urk H, Bax JJ, et al. A combination of stations and beta-blockers is independently associated with a reduction in the incidence of perioperative mortality and nonfatal myocardial infarction in patients undergoing abdominal aortic aneurysm surgery. Eur J Vasc Endovasc Surg. 2004;28:343–52.

37. Poldermans D, Bax JJ, Kertai MD, Krenning B, Westerhout CM, Schinkel AF, et al. Statins are associated with a reduced incidence of perioperative mortality in patients undergoing major non cardiac vascular surgery. Circulation. 2003;107:1848–51.

38. Ward RP, Leeper NJ, Kirkpatrick JN, Lang RM, Sorrentino MJ, Williams KA. The effect of preoperative statin therapy on cardiovascular outcomes in patients undergoing infrainguinal vascular surgery. Int J Cardiol. 2005;104:264–8.

39. Durazzo AE, Machado FS, Ikeoka DT, De Bernoche C, Monachini MC, Puech-Leão P, et al. Reduction in cardiovascular events after vascular surgery with atorvastatin: a randomized trial. J Vasc Surg. 2004;39:967–75.

40. Ito MK, Talbert RL, Tsimikas S. Statin-associated pleiotropy: possible beneficial effects beyond cholesterol reduction. Pharmacotherapy. 2006;26:85S–97.

41. Cannon CP, Braunwald E, McCabe CH, Rader DJ, Rouleau JL, Belder R, et al. Intensive versus moderate lipid lowering with statins after acute coronary syndromes. N Engl J Med. 2004;350: 1495–504.

42. Schwartz GG, Olsson AG, Ezekowitz MD, Ganz P, Oliver MF, Waters D, et al. Effects of atorvastatin on early recurrent ischemic events in acute coronary syndromes: the MIRACL study: a randomized controlled trial. JAMA. 2001;285:1711–8.

43. Le Manach Y, Godet G, Coriat P, Martinon C, Bertrand M, Fléron MH, et al. The impact of postoperative discontinuation or continuation of chronic statin therapy on cardiac outcome after major vascular surgery. Anesth Analg. 2007;104:1326–33.

44. Schouten O, Hoeks SE, Welten GM, Davignon J, Kastelein JJ, Vidakovic R, et al. Effect of statin withdrawal on frequency of cardiac events after vascular surgery. Am J Cardiol. 2007;100: 316–20.

45. Calvert S, Shaw A. Perioperative acute kidney injury. Perioper Med (Lond). 2012;1:6.

46. Mangano CM, Diamondstone LS, Ramsay JG, Aggarwal A, Herskowitz A, Mangano DT. Renal dysfunction after myocardial revascularization: risk factors, adverse outcomes and hospital resource utilization. Ann Intern Med. 1998;128:194–203.

47. Ishani A, Nelson D, Clothier B, Schult T, Nugent S, Greer N, et al. The magnitude of acute serum creatinine increase after cardiac surgery and the risk of chronic kidney disease, progression of kidney disease, and death. Arch Intern Med. 2011;171:226–33.

48. Friedrich JO, Adhikari N, Herridge MS, Beyene J. Meta-analysis: low-dose dopamine increases urine output but does not prevent renal dysfunction or death. Ann Intern Med. 2005;142:510–24.

49. Halpenny M, Rushe C, Breen P, Cunningham AJ, Boucher-Hayes D, Shorten GD. The effects of fenoldopam on renal function in patients undergoing elective aortic surgery. Eur J Anaesthesiol. 2002;19:32–9.

50. Miller Q, Peyton BD, Cohn EJ, Holmes GF, Harlin SA, Bird ET, et al. The effects of intraoperative fenoldopam on renal blood flow and tubular function following suprarenal aortic cross-clamping. Ann Vasc Surg. 2003;17:656–62.

51. Bove T, Paternoster G, Conte M. Letter to the editor. The FENO-HSR study: details of statistical analyses. HSR Proc Intensive Care Cardiovasc Anesth. 2013;5:55–6.

52. Gandhi A, Husain M, Salhiyyah K, Raja SG. Does perioperative furosemide usage reduce the need for renal replacement therapy in cardiac surgery patients? Interact Cardiovasc Thorac Surg. 2012;15:750–5.

53. Ad-hoc Working Group of ERBP, Fliser D, Laville M, Covic A, Fouque D, Vanholder R, et al. A European Renal Best Practice (ERBP) position statement on the Kidney Disease Improving Global Outcomes (KDIGO) clinical practice guidelines on acute kidney injury: part 1: definitions, conservative management and contrast-induced nephropathy. Nephrol Dial Transplant. 2012;27:4263–72.

54. Johnson RG, Arozullah AM, Neumayer L, Johnson RG, Arozullah AM, Neumayer L. Multivariable predictors of postoperative respiratory failure after general and vascular surgery: results from the patient safety in surgery study. J Am Coll Surg. 2007;204:1188–98.

55. Khuri SF, Daley J, Henderson W, Barbour G, Lowry P, Irvin G, et al. The national veterans administration surgical risk study: risk adjustment for the comparative assessment of the quality of surgical care. J Am Coll Surg. 1995;180:519–31.

56. Khuri SF, Henderson WG, DePalma RG, Mosca C, Healey NA, Kumbhani DJ, et al. Determinants of long-term survival after major surgery and the adverse effect of postoperative complications. Ann Surg. 2005;242:326–41.

57. Lawrence VA, Cornell JE, Smetana GW. Strategies to reduce postoperative pulmonary complications after non cardiothoracic surgery: systematic review for the American College of Physicians. Ann Intern Med. 2006;144:596–608.

58. Lindsay TF, Luo XP, Lehotay DC, Rubin BB, Anderson M, Walker PM, et al. Ruptured abdominal aortic aneurysm, a "two-hit" ischemia/reperfusion injury: evidence from an analysis of oxidative products. J Vasc Surg. 1999;30:219–28.

59. Cambria RP, Clouse WD, Davison JK, Dunn PF, Corey M, Dorer D. Thoracoabdominal aneurysm repair: results with 337 operations performed over a 15-year interval. Ann Surg. 2002;236:471–9.

60. Champagne BJ, Darling 3rd RC, Daneshmand M, Kreienberg PB, Lee EC, Mehta M, et al. Outcome of aggressive surveillance colonoscopy in ruptured abdominal aortic aneurysm. J Vasc Surg. 2004;39:792–6.

61. Björck M, Lindberg F, Broman G, Bergqvist D. pH monitoring of the sigmoid colon after aortoiliac surgery: a five-year prospective study. Eur J Vasc Endovasc Surg. 2000;20:273–80.

62. Kehlet H, Moesgaard F. Prophylaxis against postoperative complications in gastroenterology. Scand J Gastroenterol Suppl. 1996; 216:218–24.

63. Karkos CD, Menexes GC, Patelis N, Kalogirou TE, Giagtzidis IT, Harkin DW. A systematic review and meta-analysis of abdominal compartment syndrome after endovascular repair of ruptured abdominal aortic aneurysms. J Vasc Surg. 2014;59:829–42.

64. Mangano DT, Siliciano D, Hollenberg M, Leung JM, Browner WS, Goehner P, et al. Postoperative myocardial ischemia: therapeutic trials using intensive analgesia following surgery – the Study of Perioperative Ischemia (SPI) Research Group. Anesthesiology. 1992;76:342–53.

65. Kock M, Blomberg S, Emanuelsson H, Lomsky M, Strömblad SO, Ricksten SE. Thoracic epidural anesthesia improves global and regional left ventricular function during stress-induced myocardial ischemia in patients with coronary artery disease. Anesth Analg. 1990;71:625–30.

66. Maziak DE, Lindsay TF, Marshall JC, Walker PM. The impact of multiple organ dysfunction on mortality following ruptured abdominal aortic aneurysm repair. Ann Vasc Surg. 1998;12:93–100.

67. Vemuri C, Wainess RM, Dimick JB, Cowan Jr JA, Henke PK, Stanley JC, et al. Effect of increasing patient age on complication

68. rates following intact abdominal aortic aneurysm repair in the United States. J Surg Res. 2004;118:26–31.

68. Gelman S. The pathophysiology of aortic cross-clamping and unclamping. Anesthesiology. 1995;82:1026–60.

69. Alpert RA, Roizen MF, Hamilton WK, Stoney RJ, Ehrenfeld WK, Poler SM, et al. Intraoperative urinary output does not predict postoperative renal function in patients undergoing abdominal aortic revascularization. Surgery. 1984;95:707–11.

70. Avrahami R, Cohen JD, Haddad M, Singer P, Zelikovski A. Gastric emptying after elective abdominal aortic aneurysm surgery: the case for early postoperative enteral feeding. Eur J Vasc Endovasc Surg. 1999;17(3):241–4.

71. Gotlib Conn L, Rotstein OD, Greco E, Tricco AC, Perrier L, Soobiah C, et al. Enhanced recovery after vascular surgery: protocol for a systematic review. Syst Rev. 2012;1:52.

72. Mureebe L, Egorova N, McKinsey JF, Kent KC. Gender trends in the repair of ruptured abdominal aortic aneurysms and outcomes. J Vasc Surg. 2010;51:9S–13.

73. Giles KA, Pomposelli F, Hamdan A, Wyers M, Jhaveri A, Schermerhorn ML. Decrease in total aneurysm-related deaths in the era of endovascular aneurysm repair. J Vasc Surg. 2009;49:543–51.

74. Woody JD, Makaroun MS. Endovascular graft limb occlusion. Semin Vasc Surg. 2004;17:262–7.

75. Antoniou GA, Georgiadis GS, Antoniou SA, Pavlidis P, Maras D, Sfyroeras GS, et al. Endovascular repair for ruptured abdominal aortic aneurysm confers an early survival benefit over open repair. J Vasc Surg. 2013;58:1091–105.

76. Alsac JM, Desgranges P, Kobeiter H, Becquemin JP. Emergency endovascular repair for ruptured abdominal aortic aneurysms: feasibility and comparison of early results with conventional open repair. Eur J Vasc Endovasc Surg. 2005;30:632–9.

77. Larzon T, Lindgren R, Norgren L. Endovascular treatment of ruptured abdominal aortic aneurysms: a shift of the paradigm? J Endovasc Ther. 2005;12:548–55.

78. Speicher PJ, Barbas AS, Mureebe L. Open versus endovascular repair of ruptured abdominal aortic aneurysms. Ann Vasc Surg. 2014;28:1249–57.

79. IMPROVE Trial Investigators, Powell JT, Sweeting MJ, Thompson MM, Ashleigh R, Bell R, et al. Endovascular or open repair strategy for ruptured abdominal aortic aneurysm: 30 day outcomes from IMPROVE randomised trial. BMJ. 2014;348:f7661.

80. Huynh TT, Miller 3rd CC, Estrera AL, Porat EE, Safi HJ. Thoracoabdominal and descending thoracic aortic aneurysm surgery in patients aged 79 years or older. J Vasc Surg. 2002;36:469–75.

81. Etz CD, Di Luozzo G, Bello R, Luehr M, Khan MZ, Bodian CA, et al. Pulmonary complications after descending thoracic and thoracoabdominal aortic aneurysm repair: predictors, prevention, and treatment. Ann Thorac Surg. 2007;83:S870–6.

82. Lemaire SA, Price MD, Green SY, Zarda S, Coselli JS. Results of open thoracoabdominal aortic aneurysm repair. Ann Cardiothorac Surg. 2012;1:286–92.

83. Schepens MA, Kelder JC, Morshuis WJ, Heijmen RH, van Dongen EP, ter Beek HT. Long-term follow-up after thoracoabdominal aortic aneurysm repair. Ann Thorac Surg. 2007;83:S851–5.

84. Khan SN, Stansby G. Cerebrospinal fluid drainage for thoracic and thoracoabdominal aortic aneurysm surgery. Cochrane Database Syst Rev. 2012;10, CD003635.

85. Rothwell PM, Eliasziw M, Gutnikov SA, Fox AJ, Taylor DW, Mayberg MR, et al. Analysis of pooled data from the randomized controlled trials of endarterectomy for symptomatic carotid stenosis. Lancet. 2003;361:107–16.

86. Sheehan MK, Baker WH, Littooy FN, Mansour MA, Kang SS. Timing of post carotid complications: a guide to safe discharge planning. J Vasc Surg. 2001;34:13–6.

87. Hale B, Pan W, Misselbeck TS, Lee VV, Livesay JJ. Combined clopidogrel and aspirin therapy in patients undergoing carotid endarterectomy is associated with an increased risk of postoperative bleeding. Vascular. 2013;21:197–204.

88. Naylor AR, Sayers RD, McCarthy MJ, Bown MJ, Nasim A, Dennis

MJ, et al. Closing the loop: a 21-year audit of strategies for preventing stroke and death following carotid endarterectomy. Eur J Vasc Endovasc Surg. 2013;46:161–70.

89. McGirt MJ, Perler BA, Brooke BS, Woodworth GF, Coon A, Jain S, et al. 3-hydroxy-3-methylglutaryl coenzyme A reductase inhibitors reduce the risk of perioperative stroke and mortality after carotid endarterectomy. J Vasc Surg. 2005;42:829–36.

90. Motamed C, Motamed-Kazerounian G, Merle JC, Dumérat M, Yakhou L, et al. Cardiac troponin I assessment and late cardiac complications after carotid stenting or endarterectomy. J Vasc Surg. 2005;41:769–74.

91. Howell SJ. Carotid endarterectomy. Br J Anaesth. 2007;99:119–31.

92. Scozzafava J, Hussain MS, Yeo T, Jeerakathil T, Brindley PG. Case report: aggressive blood pressure management for carotid endarterectomy hyperperfusion syndrome. Can J Anaesth. 2006;53:764–8.

93. Ballotta E, Dagiau G, Saladini M, Bottio T, Abbruzzese E, Meneghetti G, et al. Results of electroencephalographic monitoring during 369 consecutive carotid artery revascularizations. Eur Neurol. 1997;37:43–7.

94. Dagher NN, Modrall JG. Pharmacotherapy before and after revascularization: anticoagulation, antiplatelet agents, and statins. Semin Vasc Surg. 2007;20:10–4.

95. Zimmerman JL, Shen MC. Rhabdomyolysis. Chest. 2013;144:1058–65.

第五十章　减肥手术的术后管理

Fredric M. Pieracci, Alfons Pomp, Philip S. Barie

简介

目前减肥手术在发达国家比较普遍,主要归因于肥胖的流行[1],同时大量文献也证明这些手术方式在治疗病态肥胖中是安全、有效的[2-4]。目前在美国,超重占美国人口一半以上,肥胖占 30% 以上,病态肥胖占 5%(表 50.1)[5-7]。肥胖占美国可预防性死亡病因的首位,每年造成超过 10 万人的额外死亡[8],每年估计花费约 700 亿美元,占国家卫生总支出近 10%[9]。

表 50.1　美国国立卫生研究院/世界卫生组织关于超重和肥胖的分类纲要

BMI(kg/m²)	分类
<18.5	低体重
18.5~24.9	正常体重
25.0~29.9	超重
30.0~34.5	一度肥胖
35.0~39.9	二度肥胖
40.0~49.9	病理性肥胖
>50	超级肥胖

基于体重指数(BMI)分类,由体重(kg)除以身高(m²)计算。

减肥手术适用于治疗病态肥胖以及 Ⅱ 度肥胖(表50.1)伴有一种或一种以上肥胖相关并发症[如 2 型糖尿病、阻塞性睡眠呼吸暂停综合征(OSAS)等][10]。绝大多数减肥手术方式,包括胃旁路和袖状胃切除术,目前已纳入第三方支付机构报销,因而手术数量呈指数增长[10-13]。由于外科医生和初级保健医生已逐渐熟悉减肥手术方式,预计这些指征会继续扩大。

肥胖、病态肥胖和减肥手术的增加,导致此类患者入住重症监护病房(ICU)的人数相应增加。最近的数据显示,ICU 中多达五分之一的患者为肥胖,高达 7% 为病态肥胖[14]。此外,相当一部分减肥手术病人可能需要延长 ICU 护理。Nguyen 等报道显示 7.6% 的腹腔镜胃旁路和 21.1% 的开腹胃旁路患者术后需要ICU 护理[15]。同样,最近的系列报道显示,6% ~ 24%的减肥手术患者 ICU 住院时间超过 24 小时[16-18]。

肥胖患者的慢性炎症和生理储备降低,使其术后更易发生并发症,而且一旦发生,后果更糟。尽管来自有经验的大中心的系列报道显示减重手术后并发症发病率和死亡率的相对较低[2,19],但最近基于人口的数据则警示预后欠佳[20,21],强调围术期加强监护的重要性。对重症减肥患者进行护理,需要了解肥胖对所有器官系统的影响及特殊资源的利用。本章回顾了肥胖的病理生理、肥胖患者对危重病的反应以及重症减肥患者的术后管理。

肥胖的病理生理

肥胖带来的炎症反应、高凝状态和胰岛素抵抗使其类似于重症患病过程。脂肪组织代谢高度活跃,产生一系列促炎因子,包括肿瘤坏死因子-α(TNF-α)、白介素-6(IL-6)、转化生长因子-β、嗜酸粒细胞趋化因子和瘦素等。肥胖患者还存在免疫调节异常,导致中性粒细胞趋化和激活功能受损[22]。肥胖患者纤维蛋白原和纤溶酶原激活物抑制剂-1(PAI-1)浓度增加,同时抗凝血酶Ⅲ(AT-Ⅲ)浓度减少[23]。体重指数(BMI)增加导致心血管、呼吸和代谢做功增加,造成生理储备功能显著减少。与肥胖相关的主要生理异常概述如表50.2。

表 50.2　肥胖导致的主要器官系统紊乱

器官系统	病理
呼吸	↓ FRC,TLC,VC,IC,ERV
	↑ FEV_1 : FVC
	阻塞性睡眠呼吸暂停综合征
心血管	↑血容量
	↑血管张力
	↓心室收缩
肾	↑肾排泄药物清除
	高血压和糖尿病肾病
血液	↑纤维蛋白原

续表

器官系统	病理
血液	↑ PAI-1
	↓ AT-Ⅲ
	静脉血瘀滞
胃肠	食管裂孔疝
	↑ 胃分泌量
	↓ 胃 pH
代谢/内分泌	↑ 静息能量消耗
	胰岛素抵抗
	↑ 蛋白水解
免疫	↑ TNF-α
	↑ IL-6
	中性粒细胞功能损伤

FRC. 功能残气量；TLC. 肺总量；VC. 肺活量；IC. 深吸气量；ERV. 补呼气量；FEV$_1$：FVC. 用力呼气量占用力肺活量比；PAI-1. 纤溶酶原激活物抑制物-1；AT-Ⅲ. 抗凝血酶Ⅲ；TNF-α. 肿瘤坏死率因子 α；IL-6. 白细胞介素-6。

肺

　　肥胖患者可表现出限制性和阻塞性的肺部病理生理特征。肺血流量增加和胸壁质量增加导致肺部呈限制性改变。膈肌位置改变、上呼吸道阻力、平滑肌功能改变、每日 CO_2 生成增加等加重呼吸负荷，并进一步增加呼吸做功。这种限制性通气导致功能性残气量（FRC）、肺总量、呼气储备量和分钟通气量下降（快速补偿、浅呼吸）（图 50.1）。肥胖患者还呈现阻塞性气流改变，表现为第 1 秒用力呼气容积占用力肺活量比值（FEV$_1$：FVC）增加[24,25]。哮喘与肥胖[26]密切相关，往往在减肥手术后缓解[27]。

　　阻塞性睡眠呼吸暂停综合征（OSAS）是以反复的部分或完全上呼吸道阻塞为特征，导致夜间动脉血氧饱和度下降和觉醒。在减肥手术患者中逐渐增多[28,29]。表现为呼吸频率下降，最终呼吸暂停频繁发作，导致自限性的严重缺氧[30]。相关症状包括打鼾、体循环或肺循环高压、夜间心绞痛、睡眠相关的心律失常、胃食管反流病（GERD）、失眠、红细胞增多症和日

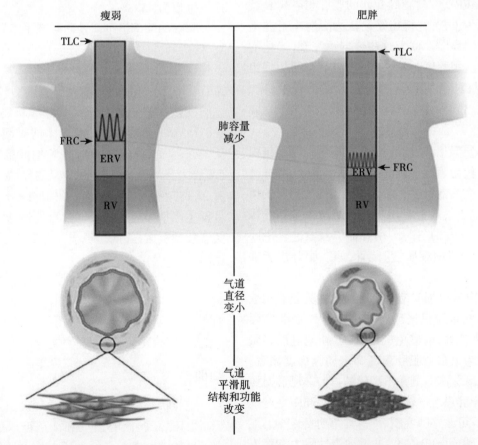

图 50.1　肥胖导致肺容积改变，外周气道直径变小以及平滑肌结构和功能改变。最终出现肺容积减少和气道高反应性，并由于软组织重量增加导致上气道阻塞而加重。Reprinted with permission of the American Thoracic Society. Copyright© 2014 American Thoracic Society. From: Beuther DA, Weiss ST, Sutherland ER. Obesity and asthma. Am J Respir Crit Care Med. 2006;174:112-9 [24]

间嗜睡[31,32]。在快速眼动睡眠期间，呼吸暂停发作最频繁，这种情况通常直到术后第 3 夜至 5 夜才恢复[33]。

大样本减肥手术的调查显示 OSAS 患病率为40%[34]~70%[35]。对所有减肥手术患者推荐应用多导睡眠图（PSG）进行术前评估。如患者术前无法完成PSG，可以经验性采用经面罩连续气道正压通气（CPAP）（10cmH$_2$O）[36]。CPAP 作用于舌和咽部软组织，防止气道阻塞。尽管 CPAP 时压力增加可吸入空气引起胃扩张，但未发现 CPAP 增加吻合口瘘的发生。在一项 1 067 例连续胃旁路患者中，Livingston 等发现接受 CPAP（2/159，1.3%）与未接受 CPAP（10/908，1.3%）的患者相比，吻合口瘘的发生率相似[34]。

巨大腹部脂肪垫增加食管裂孔疝发生率并增加腹腔压力，增大肥胖患者误吸的风险[37]。目前已发现肥胖的外科患者胃液 pH 和胃液容量发生改变。Vaughan 等进行的横截面研究显示，在 56 例肥胖患者中，42 例（75%）胃液量大于 250ml，pH 小于 2.5，50 例正常体重对照则为 0（0%）[38]。这些水平被认为可导致成年患者有发生吸入性肺炎的风险[39]。然而，Zacchi 等发现无 GERD 或食管裂孔疝的肥胖患者胃食管连接阻力梯度为正常，并得出结论认为肥胖本身并不是误吸的危险因素[40]。鉴于这些数据不完整，谨慎的做法是对于重症肥胖患者采取措施预防胃酸吸入。组胺 H$_2$ 受体拮抗药可使病态肥胖患者保持胃液容积<250ml、pH>2.5[41]。目前已有食管裂孔疝患者禁忌实施袖状胃切除。

肥胖患者颈部相对短、粗，加上肥厚的口咽部组织使选择性插管较为困难。预先给氧很难有效，麻醉诱导后常见动脉血氧饱和度下降。在困难气管插管的情况下，使用喉罩通气通常有用[42]。辅助设备包括纤维光学喉镜、各种尺寸的"探针"引导器以及紧急环甲膜切开器具，应纳入"困难插管"装置，病态肥胖患者插管期间应常规备用。

肥胖患者呼吸衰竭时应用机械通气尤其具有挑战性。提供的潮气量应根据理想体重（IBW）而非实际体重（ABW）来计算，以避免气道高压、肺泡过度膨胀和气压伤。因为大多数肥胖患者肺泡动脉梯度增宽，此时呼气末二氧化碳监测并不准确[43]。与非肥胖对照相比，病理性肥胖患者气管插管时给予 10cmH$_2$O 呼气末正压（PEEP）可改善肺容积、动脉血氧分压（PaO$_2$）、动脉血二氧化碳分压（PaCO$_2$）并增加弹性阻力和腹内压[44]。最后，45°反 Trendelenburg 体位可通过改善通气力学，从而有助于脱机和拔管。重症肥胖患者中，45°反 Trendelenburg 体位相比仰卧位可增加 PaO$_2$ 和

潮气量，并降低呼吸频率[45]。

相当一部分减肥手术患者术后可能需要超过 24小时的机械通气。Helling 等报道连续 250 例减肥手术患者中有 44 例（18%）接受插管超过 24 小时[16]。然而，减肥手术后延长的呼吸衰竭似乎很少见。Livingston 等报道 1 067 例胃旁路患者，仅有 9 例（0.6%）出现呼吸衰竭[34]。此外，Poulose 等利用 2002 年全国住院病人医疗费用和使用项目分析显示，每 1 000 例减肥手术患者中呼吸衰竭仅有 7.3 例[46]。

肥胖患者呼吸衰竭早期气管切开可能获益。由于上述颈部解剖特点，气管切开危险较大，技术要求高。应选择较长并有更大角度的气管切开套管，以适应肥胖患者的颈围和气管长度[47,48]。此类患者是否采用经皮气管切开仍有争议。Mansharamani 等连续报道 13例肥胖患者未发生并发症[49]，而 Byhahn 等报道显示与非肥胖对照组相比，肥胖患者围术期并发症风险增加 2.7 倍（95% 可信区间[CI]1.8~4.1，P<0.001），严重并发症风险增加 4.9 倍（95% CI 3.1~7.8，P<0.001）[35]。73 例肥胖患者经皮气管切开术总体并发症发生率为 43.8%。

有效的肺部清理对预防减肥手术后并发症至关重要，因为肺部固定和肺不张会加重存在的病变。有作者指出，病态肥胖患者一旦出现肺部并发症，情况就会恶化[37,50-52]。El-Solh 等报道，与非肥胖对照组相比，病态肥胖患者需要更长时间的呼吸机支持（10.6 天 vs 4.6 天，P=0.000 4），需要更多的时间完成拔管（3.2天 vs.1.8 天，P=0.009），住院期间需要更多的氧气（氧吸入氧浓度 FiO$_2$ 38.4% vs 31.1%，P<0.001）[50]。对 24 157 例麻醉恢复室患者的回顾分析显示，肥胖者发生严重呼吸系统事件的可能性增大两倍以上，包括意外低氧血症、低通气或需要积极干预的上呼吸道梗阻[52]。

减肥手术后早期活动和最少的平卧位时间至关重要。许多减肥术后流程建议术后 2 小时活动并逐渐增加[53]。最后，临床医师应警惕胃旁路术后呼吸失代偿可能，为吻合口裂开导致（下文讨论）。

心血管

肥胖状态是冠心病的独立危险因素，同时也增加了高血压、高胆固醇血症和 2 型糖尿病的发病率[54]。由于患者常习惯久坐的生活方式，心绞痛或充血性心力衰竭的症状不易诱发。

肥胖患者心血管系统病理生理改变表现为前负荷和后负荷增加。循环血容量增加以供应额外的脂肪组

织[55]。血容量增加导致前负荷、每搏量、心输出量和心肌做功增加[56]。循环儿茶酚胺、盐皮质激素、肾素和醛固酮的浓度升高，导致后负荷增加[57]。进而发生心脏高动力、心肌肥厚、顺应性下降、舒张功能障碍，甚至心力衰竭[58,59]。

肥胖患者的舒张功能障碍导致 Frank-Starling 力学改变，特点为左心室充盈压代偿范围相对狭窄。袖带血压计监测的无创血压往往由于尺寸差异而不准确；因此，当血流动力学不稳定时，应留置动脉导管。对于需要大容量液体复苏的肥胖患者，可以放置肺动脉导管，尽管目前对这种方法存在争议。同时应对导管相关感染和气胸的风险进行权衡。最近，已证明前负荷反应性的动态指标能高度准确的预测扩容的需要，包括脉压、收缩压和每搏变异度等，尽管尚未在肥胖患者中进行专门的研究[60]。最后，虽然有心血管疾病风险的患者围术期应用 β-受体阻滞药可降低心血管事件的发生率和死亡率，但由于 β-肾上腺素能受体减少[61,62]心室收缩性，应谨慎使用 β-阻滞药。

腹腔镜胃旁路术中 CO_2 气腹和反 Trendelenburg 体位均可能损害心功能[63]。Nguyen 等最近进行了一项研究将 51 例患者随机分配进行开腹或腔镜胃旁路术[64]，两组均采用反 Trendelenburg 体位。腹腔镜组腹部手术后，相比与基线值和开腹胃旁路，腹腔镜组手术开始后血管阻力增加、心输出量减少，而系统血管阻力和心输出量分别在腹腔充气后 1.5 小时和 2.5 小时内恢复，并未发现不良后遗症。通过呼吸机设置，可有效控制一过性高碳酸血症。

减肥手术中反 Trendelenburg 体位对心脏动力学可能有少许影响[63]。在前述 Nguyen 等的研究中，即使采用反 Trendelenburg 体位，开放胃旁路手术开始后，心脏输出量也显著增加[64]。

营养

营养不良和肥胖并不是相互对立的，有人认为重症肥胖患者对"饥饿"能很好地耐受并且甚至是有利的，这种想法是错误的。由于 BMI 增加，肥胖患者静息能量消耗增加，中心脂肪组织的代谢较外周脂肪组织活跃[65]。

肥胖的特征为"代谢 X 综合征"：高胰岛素血症、胰岛素抵抗、高血糖、冠心病、高血压和高脂血症[66]。肥胖患者基础胰岛素水平升高抑制脂肪动员，进而加速蛋白质分解以支持糖异生，反过来导致肌肉迅速丢失和早期去适应作用。一项针对钝性创伤肥胖患者的病例对照研究发现，肥胖患者较非肥胖患者动员了更多的蛋白质，较少的脂肪[67]。这种从脂肪到碳水化合物的代谢转变增加了呼吸商，导致高碳酸血症进而可能阻碍拔管。

危重肥胖患者的营养，应提供足够的葡萄糖以减少蛋白质丢失。碳水化合物应作为主要的能量来源，并提供脂肪预防必需脂肪酸缺乏[68]。大多数肠内喂养方案根据 IBW 推荐热卡为 30kcal/(kg·d) 和 2.0g/kg 蛋白质/d[43,69,70]。Dickerson 等对重症肥胖患者低热卡喂养效果进行了调查，他们分析 40 例重症肥胖外科患者，发现与正常热卡喂养 [≥20kcal/(kg·d)] 相比，接受低热卡肠内喂养 [<20kcal/(kg·d)，IBW] 的患者 ICU 住院时间（LOS）减少、抗生素使用天数减少、机械通气时间缩短[71]。作者认为，低热卡组的预后较好可能与较少发生过度喂养的并发症有关，但需要进一步进行前瞻性研究。

全肠外营养（TPN）常应用于术后不宜行肠内营养的减肥手术患者。然而，尽管没有专门针对肥胖患者的数据，目前并未证实 TPN 能降低术后重症患者主要并发症的发生率及死亡率[72,73]。如预期重症病程较长，应在手术时进行胃造口放置营养管。

使用强化胰岛素治疗进行严格的血糖控制是最近外科重症治疗的重要进展[74]。与非病态肥胖的患者相比，重症病态肥胖的患者可能更需要胰岛素输注，并且平均每小时需要更多的胰岛素来维持最优血糖水平[75]。然而，如果采用积极的方法维持病态肥胖患者的最优血糖水平，则可以减少不良结局，包括院内感染[75]。

药理学

肾功能正常的肥胖患者肾小球滤过率增加，因此通过肾脏排泄的药物清除量增加[76,77]。然而，肥胖患者常合并 2 型糖尿病和高血压，可能导致肾功能不全。因此，肾功能状态应进行个体化评估。此外，肥胖患者计算的和测量的肌酐清除率相关性很低[78]，因此，对于所有可疑肾功能不全的肥胖患者，应要求测量定时尿液样本的肌酐清除率。

脂肪对瘦体质量比率增加会改变亲脂性药物的分布容积（V_d）。脂溶性药物在脂肪组织中的积累不仅增加了产生药效所需的剂量，而且延长了消除半衰期[79,80]。肥胖患者中应用这些药物的剂量应根据 ABW 而非 IBW[81]。相反，一般而言亲水性药物的 V_d 与瘦体质量（约为 IBW）更相关，因为对脂肪组织的渗透力较差。肥胖患者根据 ABW 使用亲水性药物可能高估实际所需剂量，导致毒性[82]。然而肥胖患者的血液、细胞外液、器官和结缔组织的容积也相应增加,因而可能增加亲水性药物的分布[83]。鉴于此,亲水性药物的初始剂量应基于IBW确定,但应尽可能监测血清浓度,以保证治疗浓度[84,85]。

由于V_d和清除半衰期改变,肥胖患者具体药物的剂量调整较为复杂。下面讨论有关肥胖患者中常用的几种特定药物。

丙泊酚

丙泊酚是一种亲脂性催眠药物,起效快、作用时间短[86]。肥胖患者丙泊酚的V_d和清除率均随ABW增加[87]。清除半衰期与非肥胖对照组相比无变化。因此,异丙酚用于麻醉诱导和维持的剂量应基于ABW。

苯二氮䓬类药

苯二氮䓬类药物也为亲脂性,肥胖患者此类药物V_d显著增加、清除率相似,同时消除半衰期也增加[88]。考虑到药物分布容积(V_d)增加,应根据ABW计算肥胖患者苯二氮䓬类药物的单次剂量(如床旁操作前的给药)[89]。但肥胖患者持续输注的剂量应根据IBW计算,因为清除率与非肥胖患者无显著差异。应经常中断输液并评估患者的反应,以避免脱机时间延长及ICU住院时间延长[90]。

芬太尼

芬太尼是一种合成的亲脂性阿片类药物,起效快,轻度组胺样的扩血管作用[91]。

肥胖患者芬太尼的药代动力学与非肥胖患者相似,建议根据IBW给药。Shibutani等报道镇痛剂量的芬太尼与ABW线性相关性较差[92]。他们得出基于体重的术后芬太尼剂量的校正系数(表50.3),称为"药动学质量",在48~181kg范围与芬太尼剂量相关。

抗生素

虽然许多抗生素在肥胖患者体内的药代动力学尚不清楚,但有几个特殊情况值得讨论。病态肥胖患者,与ABM相比,万古霉素的V_d和清除率与IBW有更好的相关性[93,94]。相对于非肥胖患者,万古霉素有更短的消除半衰期,因而可能需要较短的给药间隔以达稳定的谷浓度(如:每8小时[q8h]与每12小时[q12h])[94]。由于给药剂量和间隔的差异性,对肥胖患者应监测万古霉素的血药浓度[95]。

利奈唑胺属恶唑烷酮,具有抗多重药耐药革兰阳性菌活性[96,97]。利奈唑胺在肥胖患者中的药代动力学

表50.3 肥胖患者危重状态下常用药物剂量的研究

药物	给药剂量
丙泊酚	ABW
苯二氮䓬类药	
单剂量	ABW
连续给药	IBW
芬太尼	$52/[1+(196.4 \times e^{-0.025\,ABW} - 53.66)/100]$
万古霉素	ABW
氨基糖苷类	IBW+[0.40×(ABW−IBW)]
氟喹诺酮类	IBW+[0.40×(ABW−IBW)]

ABW. 实际体重,actual body weight;IBW. 理想体重,ideal body weight。

数据较少。目前仅限于非重症、蜂窝织炎的病例报道[98,99]。报道显示,采用标准的600mg,口服,每12小时的给药方案可达临床治愈。目前需要有关危重病人的数据,以制定有意义的推荐。

对于亲水性的氨基糖苷类和氟喹诺酮类药物,要求使用预设的剂量重量校正因子(DWCF)计算给药剂量(表50.3)。临床研究表明,氨基糖苷类[100]和喹诺酮类[101]的DWCF约为0.45。但文献报道氨基糖苷类药物的DWCF范围较大[102-104],后续应基于血药浓度给药。由于肥胖患者对肾毒性的敏感性增加,尤其需要监测氨基糖苷类药物的血药浓度[105,106]。肾功能正常的肥胖患者不需调整给药间期[84,107]。氨基糖苷类药物每日一次的给药方案在肥胖患者中尚未研究,因而不予推荐。肥胖患者常用的危重症药物剂量权重见总结,见表50.3。

血液系统

肥胖患者因血液黏度增加、AT-Ⅲ浓度减少、脂肪细胞分泌的纤维蛋白原和PAI-1浓度增加而导致并发血栓栓塞的风险增加[23,108]。久坐的生活方式、静脉血流缓慢和肺动脉高压增加了这一风险[108-110]。术后内皮损伤,进一步增大了肥胖患者血栓栓塞并发症的风险。

一些前瞻性研究发现,肥胖是腹部外科择期手术后静脉血栓栓塞(VTE)的危险因素[110-112]。两个大型尸检报道,对于无危险因素而患急性肺栓塞死亡的患者中,分别有67%[113]和75%[114]为肥胖患者。

尽管肥胖人群VTE的风险增加,但报道显示,减肥手术后VTE的发生率很低。前瞻性研究报道VTE发生率为0%~2.4%,肺栓塞发生率为0%~

1.2%[16,115-122]。然而,报道中使用了多种预防措施,且大多数患者并非重症患者。Gonzalez 等分析了连续660 例行胃旁路手术的患者发现,年龄超过 50 岁、吻合口瘘、吸烟史和 VTE 病史,为术后发生 VTE 的独立危险因素[123]。

尽管 VTE 罕见,肺栓塞仍是术后死亡最常见的病因[16,124],也是减肥手术后死亡的独立危险因素[120]。一项对 3 464 例减肥手术的分析显示,肺栓塞占死亡人数的 50%[119]。Livingston 等报道了 1 067 例减肥手术患者,9 例术后发生肺栓塞,其中 6 例死亡[34]。

虽然 95% 以上的减重手术的外科医生均常规使用某种血栓预防[125],但没有一种具体的方案被普遍采纳。Scholten 等采用一种含多种预防措施的方案,减少了术后 VTE 的发生,包括早期下床活动、梯度压力袜、间歇充气压缩(IPC)袜以及依诺肝素(40mg,皮下注射,每 12 小时)等[126]。最近的meta 分析推荐使用普通肝素、低分子量肝素或 IPC袜对择期腹部手术的高危患者进行预防[127]。适当的预防时机非常重要,药物预防的初始剂量应在术前 1~2 小时。

预防性下腔静脉滤网置入对于术后 VTE 风险极高减肥手术患者可能受益。有报道认为过度肥胖、躯干性肥胖、静脉瘀滞或既往有 VTE 病史的患者,VTE发病率较高[121,128,129]。尽管没有随机试验明确此类患者预防式下腔静脉滤网置入的价值,但对于存在一个或多个高危因素的患者来说,术前放置可回收式下腔静脉滤器似乎是可行的[130]。

减肥手术后特殊并发症

吻合口瘘

吻合口瘘是胃旁路手术后第二位主要致死原因[124],可发生于胃空肠吻合(图 50.2)或相对少见的空肠空肠吻合。最近病例报道发生率为 0.5% ~2%[17,34,119,121,131]。减重术后持续吻合口瘘,增加住院时间、ICU 住院时间及死亡率[120,130]。

Hamilton 等最近对连续 210 例腹腔镜 Roux-en-Y胃旁路患者的回顾性分析发现,严重心动过速(HR≥120bpm)和呼吸衰竭(转出麻醉恢复室后需氧增加吸入,血氧饱和度[SaO_2]<92%,或呼吸频率≥24/min)是吻合口瘘最常见的两种表现[132]。9 例吻合口瘘患者,8例(89%)发生严重的心动过速,6 例(67%)发生呼吸窘迫。多变量分析显示,呼吸窘迫[比值比(OR)=

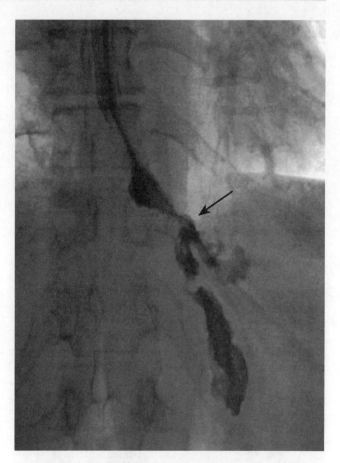

图 50.2　上消化道钡餐检查显示腹腔镜胃旁路术后胃空肠吻合口部位造影剂外溢(箭头),符合吻合口瘘

6.0,95% CI [2.57-208.5],P<0.01]和严重心动过速(OR=23.2,95% CI [1.2-29.4],P<0.05)均为吻合口漏的独立预测因素。术后拔管困难或突然出现呼吸失代偿,应怀疑腹腔内病变的可能。伴随的症状及体征,如左肩疼痛、腹痛加重、濒死感或胸片显示左侧孤立的胸腔积液,可能有助于鉴别吻合口瘘还是其他常见原因导致的呼吸衰竭,尤其是肺栓塞。

上消化道(UGI)造影常用来诊断吻合口瘘,非常有效。然而,阴性发现并不能排除诊断。Hamilton 等采用水溶性造影剂成像,9 例吻合口瘘的患者仅 2 例有阳性发现(22%)。最近一项研究更强调 UGI 造影诊断空肠空肠瘘敏感性差,10 处瘘口有 9 处未发现[131],而该组患者死亡率为 40%。因此,基于上述原因同时实施相对困难,可以用口服造影剂(CT)检查替代 UGI 成像。胃旁路术后常规影像检查似乎并不优于选择性检查[133,134]。

由于未能识别吻合口瘘可能导致病情迅速恶化和死亡,对于所有减肥术后发生持续性心动过速或呼吸窘迫的患者,如已排除肺动脉栓塞,不论有无影像学发现,均应接受探查性腹腔镜或开腹手术。

早期小肠梗阻

术后第一个月内发生的小肠阻塞(SBO),无论是腹腔镜还是开腹胃旁路术,作为一种严重的并发症已逐渐得到认识,发生率约为 2%[124,135-138]。

造成早期 SBO 最常见的是技术原因,包括空肠空肠吻合扭曲、组织水肿引起吻合口狭窄,或 Roux-en-Y 肠襻在横结肠系膜处受外压。较少见的报道有 Trocar 部位疝(腔镜术后)及粘连造成早期 SBO(图 50.3)。

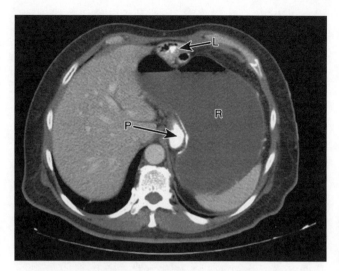

图 50.4   旁路梗阻。注意膨胀、充满胃内容物(R)的胃包绕充填造影剂的胃袋(P),其前方的胃前结肠前 Roux 肠襻(L)也被造影剂充填

压力性横纹肌溶解

压力性横纹肌溶解是一种罕见的,但比较明确的术后并发症,由于术中长时间持续对肌肉的压力所致[141-144]。主要危险因素包括手术时间延长和肥胖。减肥手术后横纹肌溶解可涉及下肢、臀或腰椎区[145-148]。最近的一项分析显示,发生横纹肌溶解的患者,平均手术时间、平均 BMI($67kg/m^2$ 比 $56kg/m^2$)、糖尿病发病率明显升高[146]。预防横纹肌溶解及相关并发症,包括注意手术台上的保护垫和体位、减少手术时间及术后保持高度警惕。

横纹肌溶解最常见的临床表现是麻木和肌肉痛,但由于围术期硬膜外麻醉,患者可能缺乏相应的表现。其他表现包括肌肉损伤部位的皮疹(如紫癜、表皮松解)等[149]。肌肉断裂导致细胞内肌红蛋白和肌酸磷酸激酶(CPK)释放。出现棕色尿液应怀疑肌红蛋白尿,尿液试纸检测血红蛋白阳性而无红细胞可确诊。血清 CPK 浓度在术后第 5 天达峰值,通常在术后 2 周内消退[14]。

怀疑横纹肌溶解的患者应在 ICU 监护治疗。一旦 CPK 浓度增加超过 5 000 国际单位/每升(U/L),即应启动治疗,包括积极水化并用甘露醇利尿,目标尿量为 1.5ml/(kg·h)。甘露醇促进肌肉组织间液体流动,增加肾小管血流,并清除因肌红蛋白代谢而产生的活性氧[150]。碳酸氢钠碱化尿液可促进肌红蛋白的溶解,为 PH 依赖性[151]。

横纹肌溶解可并发骨筋膜室综合征、急性肾衰竭甚至死亡。急性肾衰竭由低血容量、肾小管阻塞、酸中

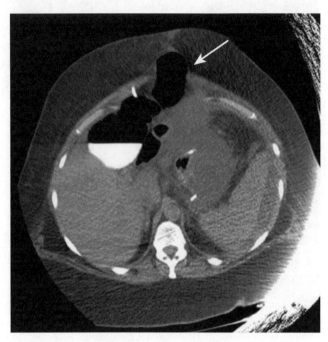

图 50.3   腹腔镜下 Roux-en-Y 胃旁路术后,上腹部 Trocar 部位疝(arrow)

术后早期 SBO 最常见相关的症状为患者诉突发严重的腹痛、心动过速、恶心、呕吐和便秘。由于胃旁路术后旷置的胆胰端肠襻可能发生孤立性梗阻(称旁路阻塞[124]),在没有便秘的情况下也可能发生胃和肠道的缺血、坏死。这种旁路梗阻提示预后差,因为大量的液体和电解质丢失在巨大、扩张、被旷置的胃中(图 50.4),造成低血容量休克、穿孔、脓毒症以致死亡[139,140]。腹胀可由较长的转道肠襻扭曲或者麻痹性肠梗阻引起。这种情况下,鼻胃管减压无效,由于无法经此进入被旷置的胃。

类似怀疑存在吻合口瘘一样,CT 或 UGI 造影检查也有助于诊断术后 SBO。然而,这些方法的敏感性很差,决定是否进行外科干预主要依赖临床。即便没有恶心、呕吐和便秘,出现腹部疼痛和血流动力学不稳定时应立即手术干预。此类患者再手术通常会发现肠道缺血及坏疽[135,140]。

毒和自由基释放引起[152]。横纹肌溶解患者中,年龄大于 70 岁、血清 CPK 浓度>16 000U/L、低蛋白血症和脓毒症为发生肾衰竭的预测因子[153]。幸运的是,肾小管功能可完全恢复正常,尽管需要疗程不等的肾替代治疗[142]。血滤具有快速清除肌红蛋白的优势。

结局

传统认为重症肥胖患者死亡率增高,与肥胖患者基础器官功能异常并且 ICU 常规操作(如气管插管)所遇困难增加相关。相反,"肥胖悖论"的观点却认为,脂肪和肌肉储备增加、细胞介导的免疫功能改变,以及脂蛋白浓度增加可能会为肥胖患者带来生存优势[154]。

单中心和全国水平的研究结果,对肥胖与重症病死率之间的关系均未达成共识。这一问题在重症医学文献中仍然存在激烈的争议[154-157]。报道显示从肥胖具有保护效应[158-162]到显著增加风险。校正死亡率似然比[163-166]等显著不同的结局。但少数集中于病态肥胖的外科危重患者的研究[14,166]表明,此类患者并发症发病率和死亡率均有上升的风险。未来迫切需要进行严格方法学的研究。

目前对于入住 ICU 的减肥手术患者的病程信息极其有限。Helling 等回顾性分析 250 例接受垂直条形胃成形术或胃旁路手术的患者,显示术后入住 ICU 超过 24 小时的患者住院时间延长了一倍[16]。表 50.4 总结了减肥手术后入住 ICU 的危险因素[16,34,53]。

表 50.4　入住 ICU 及减肥术后并发症的危险因素

男性
年龄>50 岁
BMI>60kg/m²
糖尿病
心血管疾病
阻塞性睡眠呼吸暂停综合征
静脉淤血
术中并发症

　　BMI. 体重指数,body mass index

结论

相当一部分减肥外科手术患者需要入住 ICU。最新数据显示,与正常体重相比,病态肥胖患者在危重情况下,死亡率和各种术后并发症的风险均增加。这种风险的增加可能与肥胖状态固有的器官功能障碍以及医生和其他医疗人员在日常操作过程中由于病态肥胖所导致的技术困难有关。为更好地管理此类患者,需要了解肥胖的病理生理以及减肥手术严重并发症的临床表现和治疗方法。一般来说,肥胖患者肺、心和代谢储备减少,减弱了肥胖患者的生理恢复能力。此外,慢性炎症和身体成分的改变,促使需要新的策略进行药物预防和治疗。术后早期出现呼吸失代偿以及不明原因的心动过速,应警惕发生吻合口瘘或早期 SBO 的可能,两者均需要立即手术干预。增加减肥手术后患者的管理经验,有希望为这一迅速扩大的患病群体形成下一版本的循证推荐。

（常志刚 译，宋京海 校）

参考文献

1. Deitel M. Overweight and obesity worldwide now estimated to involve 1.7 billion people. Obes Surg. 2003;13:329–30.
2. Sjostrom L, Lindroos AK, Peltonen M, Torgerson J, Bouchard C, Carlsson B, et al. Lifestyle, diabetes, and cardiovascular risk factors 10 years after bariatric surgery. N Engl J Med. 2004;351:2683–93.
3. Buchwald H, Avidor Y, Braunwald E, Jensen MD, Pories W, Fahrbach K, et al. Bariatric surgery: a systematic review and meta-analysis. JAMA. 2004;292:1724–37.
4. Christou NV, Sampalis JS, Liberman M, Look D, Auger S, McLean AP, et al. Surgery decreases long-term mortality, morbidity, and health care use in morbidly obese patients. Ann Surg. 2004;240:416–23.
5. Mokdad AH, Bowman BA, Ford ES, Vinicor F, Marks JS, Koplan JP. The continuing epidemics of obesity and diabetes in the United States. JAMA. 2001;286:1195–200.
6. Must A, Spadano J, Coakley EH, Field AE, Colditz G, Dietz WH. The disease burden associated with overweight and obesity. JAMA. 1999;282:1523–9.
7. Hedley AA, Ogden CL, Johnson CL, Carroll MD, Curtin LR, Flegal KM. Prevalence of overweight and obesity among US children, adolescents, and adults, 1999–2002. JAMA. 2004;291:2847–50.
8. Flegal KM, Graubard BI, Williamson DF, Gail MH. Excess deaths associated with underweight, overweight, and obesity. JAMA. 2005;293:1861–7.
9. Colditz GA. Economic costs of obesity and inactivity. Med Sci Sports Exerc. 1999;31:S663–7.
10. NIH conference. Gastrointestinal surgery for severe obesity. Consensus Development Conference Panel. Ann Intern Med. 1991;115:956–61.
11. Santry HP, Gillen DL, Lauderdale DS. Trends in bariatric surgical procedures. JAMA. 2005;294:1909–17.
12. Steinbrook R. Surgery for severe obesity. N Engl J Med. 2004;350:1075–9.
13. Davis MM, Slish K, Chao C, Cabana MD. National trends in bariatric surgery, 1996–2002. Arch Surg. 2006;141:71–4.
14. Nasraway Jr SA, Albert M, Donnelly AM, Ruthazer R, Shikora SA, Saltzman E. Morbid obesity is an independent determinant of death among surgical critically ill patients. Crit Care Med. 2006;34:964–70.
15. Nguyen NT, Goldman C, Rosenquist CJ, Arango A, Cole CJ, Lee SJ, et al. Laparoscopic versus open gastric bypass: a randomized study of outcomes, quality of life, and costs. Ann Surg. 2001;234:279–89.

16. Helling TS, Willoughby TL, Maxfield DM, Ryan P. Determinants of the need for intensive care and prolonged mechanical ventilation in patients undergoing bariatric surgery. Obes Surg. 2004;14:1036–41.

17. Yeats M, Wedergren S, Fox N, Thompson JS. The use and modification of clinical pathways to achieve specific outcomes in bariatric surgery. Am Surg. 2005;71:152–4.

18. Cendan JC, Abu-aouf D, Gabrielli A, et al. Utilization of intensive care resources in bariatric surgery. Obes Surg. 2005;15:1247–51.

19. Nguyen NT, Silver M, Robinson M, Needleman B, Hartley G, Cooney R, et al. Result of a national audit of bariatric surgery performed at academic centers: a 2004 University HealthSystem Consortium Benchmarking Project. Arch Surg. 2006;141:445–9.

20. Flum DR, Salem L, Elrod JA, Dellinger EP, Cheadle A, Chan L. Early mortality among Medicare beneficiaries undergoing bariatric surgical procedures. JAMA. 2005;294:1903–8.

21. Zingmond DS, McGory ML, Ko CY. Hospitalization before and after gastric bypass surgery. JAMA. 2005;294:1918–24.

22. Cottam DR, Schaefer PA, Fahmy D, Shaftan GW, Angus LD. The effect of obesity on neutrophil Fc receptors and adhesion molecules (CD16, CD11b, CD622L). Obes Surg. 2001;12:230–5.

23. Juhan-Vague MCA. Regulation in fibrinolysis in the development of atherothrombosis: role of adipose tissue. Thromb Haemost. 1999;82:832–6.

24. Beuther DA, Weiss ST, Sutherland ER. Obesity and asthma. Am J Respir Crit Care Med. 2006;174:112–9.

25. Ray CS, Sue DY, Bray G, Hansen JE, Wasserman K. Effects of obesity on respiratory function. Am Rev Respir Dis. 1983;128:501–6.

26. Beuther DA, Sutherland ER. Overweight, obesity, and incident asthma: a meta-analysis of prospective epidemiologic studies. Am J Respir Crit Care Med. 2007;175:661–6.

27. Spivak H, Hewitt MF, Onn A, Half EE. Weight loss and improvement of obesity-related illness in 500 U.S. patients following laparoscopic adjustable gastric banding procedure. Am J Surg. 2005;189:27–32.

28. Gibson GJ. Obstructive sleep apnoea syndrome: underestimated and undertreated. Br Med Bull. 2004;72:49–64.

29. Strobel RJ, Rosen RC. Obesity and weight loss in obstructive sleep apnea: a critical review. Sleep. 1996;19:104–15.

30. Fletcher EC, Shah A, Qian W, Miller CC. "Near miss" death in obstructive sleep apnea: a critical care syndrome. Crit Care Med. 1991;19:1158–64.

31. Adams JP, Murphy PG. Obesity and anesthesia and intensive care. Br J Anaesth. 2000;85:91–108.

32. The Report of the American Academy of Sleep Medicine Task Force. Sleep-related breathing disorders in adults: recommendations for syndrome definitions and measurement techniques in clinical research. Sleep. 1999;22:677–89.

33. Knill RL, Moote CA, Skinner MI, Rose EA. Anesthesia with abdominal surgery leads to intense REM sleep during the first postoperative week. Anesthesiology. 1990;73:52–61.

34. Livingston EH, Huerta S, Arthur D, Lee S, De Shields S, Heber D. Male gender is a predictor for morbidity and age a predictor of mortality for patients undergoing bypass surgery. Ann Surg. 2002;236:576–82.

35. Byhahn C, Lischke V, Meninger D, Halbig S, Westphal K. Perioperative complications during percutaneous tracheostomy in obese patients. Anaesthesia. 2005;60:12–5.

36. Frey WC, Pilcher J. Obstructive sleep-related breathing disorders in patients evaluated for bariatric surgery. Obes Surg. 2003;13:676–83.

37. Shenkman Z, Shir Y, Brodsky JB. Perioperative management of the obese patient. Br J Anaesth. 1993;70:349–59.

38. Vaughan RW, Bauer S, Wise L. Volume and pH of gastric juice in obese patients. Anesthesiology. 1975;43:686–9.

39. Roberts RB, Shirley MA. Reducing the risk of acid aspiration during cesarean section. Anesth Analg. 1974;53:859–68.

40. Zacchi P, Mearin F, Humbert P, Formiguera X, Malagelada JR. Effect of obesity on gastroesophageal resistance to flow in man. Dig Dis Sci. 1991;36:1473–80.

41. Vila P, Vallès J, Canet J, Melero A, Vidal F. Acid aspiration in morbidly obese patients: famotidine vs. ranitidine. Anaesthesia. 1991;46:967–9.

42. Ebert TJ, Shankar H, Haake RM. Perioperative considerations for patients with morbid obesity. Anesthesiol Clin. 2006;24:621–36.

43. El-Solh AA. Clinical approach to the critically ill, morbidly obese patient. Am J Respir Crit Care Med. 2004;169:557–61.

44. Pelosi P, Ravagnan I, Giurati G, Panigada M, Bottino N, Tredici S, et al. Positive end-expiratory pressure improves respiratory function in obese but not in normal subjects during anesthesia and paralysis. Anesthesiology. 1999;91:1221–31.

45. Burns SM, Egloff MB, Ryan B, Carpenter R, Burns JE. Effect of body position on spontaneous respiratory rate and tidal volume in patients with obesity, abdominal distention and ascites. Am J Crit Care. 1994;3:102–6.

46. Poulose BK, Griffen MR, Zhu Y, Smalley W, Richards WO, Wright JK, et al. National analysis of adverse patient safety events in bariatric surgery. Am Surg. 2005;71:406–13.

47. McLear PW, Thawley SE. Airway management in obesity hypoventilation syndrome. Clin Chest Med. 1991;12:585–8.

48. Headley WB, Rodning CB. Fabricated single lumen tracheal cannula for a morbidly obese patient. J Otolaryngol. 1993;22:438–41.

49. Mansharamani NG, Koziel H, Garland R, LoCicero 3rd J, Critchlow J, Ernst A. Safety of bedside percutaneous dilatational tracheostomy in obese patients in the ICU. Chest. 2000;117:1426–9.

50. El-Solh A, Sikka P, Bozkanat E, Jaafar W, Davies J. Morbid obesity in the medical ICU. Chest. 2001;120:1989–97.

51. Pasulka PS, Bistrian BR, Benotti PN, Blackburn GL. The risks of surgery in obese patients. Ann Intern Med. 1986;104:540–6.

52. Rose DK, Cohen MM, Wigglesworth DF, DeBoer DP. Critical respiratory events in the postanethesia care unit. Anesthesiology. 1994;81:410–8.

53. Davidson JE, Callery C. Care of the obese patient requiring intermediate-level care or intensive care. Obes Surg. 2001;11:93–7.

54. Hubert HB, Feinleib M, McNamara PM, Castelli WP. Obesity as an independent risk factor for cardiovascular disease: a 26-year follow-up of participants in the Framingham Heart Study. Circulation. 1983;67:968–77.

55. Alexander JK. The cardiomyopathy of obesity. Prog Cardiovasc Dis. 1985;27:325–34.

56. Berklap B, Cesur V, Corapcioglu D, et al. Obesity and left ventricular diastolic dysfunction. Int J Cardiol. 1995;52:23–6.

57. Reisen E, Frohlich ED, Messerli FN, Dreslinski GR, Dunn FG, Jones MM, et al. Cardiovascular changes after weight reduction in obesity hypertension. Ann Intern Med. 1983;98:315–9.

58. Messerli FH. Cardiovascular effects of obesity and hypertension. Lancet. 1982;1:1165–8.

59. Merlino G, Scaglione R, Carrao S, D'Amico C, Paterna S, Licata A, et al. Association between reduced lymphocyte beta-adrenergic receptors and left ventricular dysfunction in young obese subjects. Int J Obes Relat Metab Disord. 1994;18:699–703.

60. Marik PE, Cavallazzi R, Vascu T, Hirani A. Dynamic changes in arterial waveform derived variables and fluid responsiveness in mechanically ventilated patients: a systematic review of the literature. Crit Care Med. 2009;37:2642–7.

61. Mangano DT, Layug EL, Wallace A, Tateo I. Effect of atenolol on mortality and cardiovascular morbidity after noncardiac surgery. N Engl J Med. 1996;335:13–20.

62. Merlino G, Scaglione R, Paterna S, Corrao S, Parrinello G, Licata A, et al. Lymphocyte beta-adrenergic receptors in young subjects with peripheral or central obesity: relationship with central haemodynamics and left ventricular function. Eur Heart J. 1994;15:786–92.

63. Nguyen NT, Wolfe BM. The physiologic effects of pneumoperitoneum in the morbidly obese. Ann Surg. 2005;241:219–26.

64. Nguyen NT, Ho HS, Fleming NW, Moore P, Lee SJ, Goldman CD, et al. Cardiac function during laparoscopic vs. open gastric bypass:

a randomized comparison. Surg Endosc. 2002;16:78–83.

65. Azevedo A, Ramos E, von Hafe P, Barros H. Upper-body adiposity and risk of myocardial infarction. J Cardiovasc Risk. 1999;6:321–5.

66. Bray GA. Pathophysiology of obesity. Am J Clin Nutr. 1992;55:488S–94.

67. Jeevanandam M, Young DH, Schiller WR. Obesity and the metabolic response to severe trauma in man. J Clin Invest. 1991;87:262–9.

68. Ireton-Jones CS, Francis C. Obesity: nutrition support and practice and application to critical care. Nutr Clin Pract. 1995;10:144–9.

69. Levi D, Goodman ER, Patel M, Savransky Y. Critical care of the obese and bariatric surgical patient. Crit Care Clin. 2003;19:11–32.

70. Marik P, Varon J. The obese patient in the ICU. Chest. 1998;113:492–8.

71. Dickerson RN, Boschert KJ, Kudsk KA, Brown RO. Hypocaloric enteral tube feeding in critically ill obese patients. Nutrition. 2002;18:241–6.

72. The Veterans Affairs Total Parenteral Nutrition Cooperative Study Group. Perioperative total parenteral nutrition in surgical patients. N Engl J Med. 1991;325:525–32.

73. Heyland DK, MacDonald S, Keefe L, Drover JW. Total parenteral nutrition in the critically ill patient. JAMA. 1998;280:2013–9.

74. Van den Berghe G, Wouters P, Weekers F, Verwaest C, Bruyninckx F, Schetz M, et al. Intensive insulin therapy in the critically ill patients. N Engl J Med. 2001;345:1359–67.

75. Pieracci F, Hydo L, Eachempati S, Pomp A, Shou J, Barie PS. Higher body mass index predicts need for insulin but neither hyperglycemia, nosocomial infection, nor mortality of critically ill surgical patients. Surg Infect (Larchmt). 2008;9(2):121–30.

76. Salazar DE, Corcoran GB. Predicting creatinine clearance and renal drug clearance in obese patients from estimated fat-free body mass. Am J Med. 1988;84:1053–60.

77. Stockholm KH, Brochner-Mortensen J, Hoilund-Carlson PF. Increased glomerular filtration rate and adrenocortical function in obese women. Int J Obes. 1980;4:57–63.

78. Snider RD, Kruse JA, Bander JJ, Dunn GH. Accuracy of estimated creatinine clearance in obese patients with stable renal function in the intensive care unit. Pharmacotherapy. 1995;15:747–53.

79. Bailie GR, Cockshott ID, Douglas EJ, Bowles BJ. Pharmacokinetics of propofol during and after long-term continuous infusion for maintenance of sedation in ICU patients. Br J Anaesth. 1992;68:486–91.

80. Trempy GA, Rock P. Anesthetic management of a morbidly obese woman with a massive ovarian cyst. J Clin Anesth. 1993;5:62–8.

81. Morgan DJ, Bray KM. Lean body mass as a predictor of drug dosage. Implications for drug therapy. Clin Pharmacokinet. 1994;26:292–307.

82. Abernethy DR, Greenblatt DJ. Pharmacokinetics of drugs in obesity. Clin Pharmacokinet. 1982;7:108–24.

83. Naeye RL, Roode P. The size and numbers of cells in visceral organs in human obesity. Am J Clin Pathol. 1970;54:251–3.

84. Cheymol G. Clinical pharmacokinetics of drugs in obesity: an update. Clin Pharmacokinet. 1993;25:103–14.

85. Yee JY, Duffell SB. The effect of body weight on dalteparin pharmacokinetics. Eur J Clin Pharmacol. 2000;56:293–7.

86. Nasraway SA. Use of sedative medications in the intensive care unit. Semin Respir Crit Care Med. 2001;22:165–74.

87. Servin F, Farinotti R, Haberer JP, Desmonts JM. Propofol infusion for maintenance of anesthesia in morbidly obese patients receiving nitrous oxide: a clinical and pharmacokinetic study. Anesthesia. 1993;78:657–65.

88. Greenblatt DJ, Abernethy DR, Locniskar A, et al. Effect of age, gender, and obesity on midazolam kinetics. Anesthesia. 1984;61:27–35.

89. Casati A, Putzu M. Anesthesia in the obese patient: pharmacokinetic considerations. J Clin Anesth. 2005;17:134–45.

90. Kress JP, Pohlman AS, O'Connor MF, Hall JB. Daily interruption of sedative infusions in critically ill patients undergoing mechanical ventilation. N Engl J Med. 2000;342:1471–7.

91. Shapiro BA, Warren J, Egol AB, Greenbaum DM, Jacobi J, Nasraway AS, et al. Practice parameters for intravenous analgesia and sedation for adult patients in the intensive care unit: an executive summary. Society of Critical Care Medicine. Crit Care Med. 1995;23:1596–600.

92. Shibutani K, Inchiosa MA, Sawada K, Bairamian M. Pharmacokinetic mass of fentanyl for postoperative analgesia in lean and obese patients. Br J Anaesth. 2005;93:377–83.

93. Bauer LA, Black DJ, Lill JS. Vancomycin dosing in morbidly obese patients. Eur J Clin Pharmacol. 1998;54:621–5.

94. Blouin RA, Bauer LA, Miller DD, Record KE, Griffen Jr WO. Vancomycin pharmacokinetics in normal and morbidly obese subjects. Antimicrob Agents Chemother. 1982;21:575–80.

95. Beardon DT, Rodvold KA. Dosing adjustment for antibacterials in obese patients: applying clinical pharmacokinetics. Clin Pharmacokinet. 2000;38:415–26.

96. Stalker DJ, Jingbluth GL, Hopkins NK, Batts DH. Pharmacokinetics and tolerance of single and multiple-dose oral or intravenous linezolid, an oxazolidinone antibiotic, in healthy volunteers. J Antimicrob Chemother. 2003;51:1239–46.

97. Kutscha-Lissberg F, Helber U, Muhr G, Koller M. Linezolid penetration into bone and joint tissues infected with methicillin-resistance staphylococci. Antimicrob Agents Chemother. 2003;47:3964–6.

98. Stein GE, Schooley SL, Peloquin CA, Kak V, Havlichek DH, Citron DM, et al. Pharmacokinetics and pharmacodynamics of linezolid in obese patient with cellulitis. Ann Pharmacother. 2005;39:427–32.

99. Mersfelder TL, Smith CL. Linezolid pharmacokinetics in an obese patient. Am J Health Syst Pharm. 2005;62:464–7.

100. Traynor AM, Nafziger AN, Bertino JS. Aminoglycoside dosing weight correction factors for patients of various body sizes. Antimicrob Agents Chemother. 1995;39:545–8.

101. Allard S, Kinzig M, Bovin G, et al. Intravenous ciprofloxacin disposition in obesity. Clin Pharmacol Ther. 1993;54:368–73.

102. Bauer LA, Edwards WAD, Dellinger EP, Simonowitz DA. Influence of weight on aminoglycoside pharmacokinetics in normal weight and morbidly obese patients. Eur J Clin Pharmacol. 1983;24:643–7.

103. Blouin RA, Brouwer KL, Record KE, Griffen Jr WO, Plezia PM, John W, et al. Amikacin pharmacokinetics in morbidly obese patients undergoing gastric-bypass surgery. Clin Pharmacokinet. 1985;4:70–2.

104. Korsager S. Administration of gentamicin to obese patients. Int J Clin Pharmacol Ther Toxicol. 1980;18:549–53.

105. Corcoran GB, Salazar DE, Scgentag JJ. Excessive aminoglycoside nephrotoxicity in obese patients. Am J Med. 1988;85:279.

106. Corcoran GB, Salazar DE. Obesity as a risk factor in drug-induced organ injury. IV. Increased gentamicin nephrotoxicity in the obese overfed rat. J Pharmacol Exp Ther. 1989;248:17–22.

107. Wurtz R, Itokazu G, Rodvold K. Antimicrobial dosing in obese patients. Clin Infect Dis. 1997;25:112–8.

108. Batist G, Bothe A, Bern M, Bistrian BR, Blackburn GL. Low antithrombin III in morbid obesity: return to normal with weight reduction. JPEN J Parenter Enteral Nutr. 1983;7:447–9.

109. Merli GJ. Prophylaxis for deep venous thrombosis and pulmonary embolism in the surgical patient. Clin Cornerstone. 2000;2:15–28.

110. Clayton JK, Anderson JR, McNicol GP. Preoperative prediction of postoperative deep venous thrombosis. BMJ. 1976;2:910–2.

111. Kakkar VV, Howe CT, Nicolaides AN, Renney JT, Clarke MB. Deep vein thrombosis of the leg: is there a "high risk" group? Am J Surg. 1970;120:527–30.

112. Lowe GD, McArdle BM, Carter DC, et al. Prediction and selective prophylaxis of venous thrombus in elective gastrointestinal surgery. Lancet. 1982;1:409–12.

113. Blaszyk H, Wollan PC, Witkiewicz AK, Björnsson J. Death from pulmonary thromboembolism is severe obesity: lack of association with established genetic and clinical risk factors. Virchows Arch. 1999;434:529–32.

114. Blaszyk H, Bjornsson J. Factor V Leiden and morbid obesity in fatal postoperative pulmonary embolism. Arch Surg. 2000;135: 1410–3.

115. Westling A, Bergqvist D, Bostrom A, Karacagil S, Gustavsson S. Incidence of deep venous thrombosis in patients undergoing obesity surgery. World J Surg. 2002;26:470–3.

116. Printen KJ, Miller EV, Mason EE, Barnes RW. Venous thromboembolism in the morbidly obese. Surg Gynecol Obstet. 1978; 147:63–4.

117. Erikkson S, Backman L, Ljungstrom KG. The incidence of clinical postoperative thrombosis after gastric surgery for obesity during 16 years. Obes Surg. 1997;7:332–5.

118. Gonzalez QH, Tishler DS, Plata-Munoz JJ, Bondora A, Vickers SM, Leath T, et al. Incidence of clinically significant deep venous thrombosis after laparoscopic Roux-en-Y gastric bypass. Surg Endosc. 2004;18:1082–4.

119. Podnos YD, Jimenez JC, Wilson SE, Stevens CM, Nguyen NT. Complications after laparoscopic gastric bypass. Arch Surg. 2003;138:957–61.

120. Fernandez AZ, Demaria EJ, Tichansky DS, Kellum JM, Wolfe LG, Meador J, et al. Multivariate analysis of risk factors for death following gastric bypass for treatment of morbid obesity. Ann Surg. 2004;239:698–703.

121. Mason EE, Renquist KE, Jiang D. Perioperative risks and safety of surgery for severe obesity. Am J Clin Nutr. 1992;55:573S–6.

122. Prystowsky JB, Morasch MD, Eskandari MK, et al. Prospective analysis of the incidence of deep venous thrombosis in bariatric surgery patients. Surgery. 2005;138:759–63.

123. Gonzalez R, Haines K, Nelson LG, et al. Predictive factors of thromboembolic events in patients undergoing Roux-en-Y gastric bypass. Surg Obes Relat Dis. 2006;2:30–5.

124. Mason EE, Renuist KE, Huang YH, et al. Causes of 30-day bariatric surgery mortality: with an emphasis on bypass obstruction. Obes Surg. 2007;17:9–14.

125. Wu EC, Barba CA. Current practices in the prophylaxis of venous thromboembolism in bariatric surgery. Obes Surg. 2000;10:7–14.

126. Scholton DJ, Hoedema RM, Scholten SE. A comparison of two different prophylactic dose regimens of low molecular weight heparin in bariatric surgery. Obes Surg. 2002;12:19–24.

127. Gerts WH, Heit JA, Clagett GP, Pineo GF, Colwell CW, Anderson Jr FA, et al. Prevention of venous thromboembolism. Chest. 2001;119:132S–75.

128. Sugerman HJ, Sugerman EL, Wolke L, Kellum Jr JM, Schweitzer MA, DeMaria EJ, et al. Risks and benefits of gastric bypass in morbidly obese patients with severe venous stasis disease. Ann Surg. 2001;234:1–46.

129. Sapala JA, Wood MH, Schuhknecht MP, Sapala A. Fatal pulmonary embolism after bariatric operations for morbid obesity: a 24-year retrospective analysis. Obes Surg. 2003;13:819–25.

130. Piano G, Ketteler ER, Prachand V, Devalk E, Van Ha TG, Gewertz BL, et al. Safety, feasibility, and outcome of retrievable vena cava filters in high-risk surgical patients. J Vasc Surg. 2007;45:784–8.

131. Lee S, Carmody B, Wolfe L, Demaria E, Kellum JM, Sugerman H, et al. Effect of location and speed of diagnosis on anastomotic leak outcomes in 3828 bypass cases. J Gastrointest Surg. 2007;11:708–13.

132. Hamilton EC, Sims TL, Hamilton TT, Mullican MA, Jones DB, Provost DA. Clinical predictors of leak after laparoscopic Roux-en-Y gastric bypass for morbid obesity. Surg Endosc. 2003;17: 679–84.

133. Lee SD, Khouzam MN, Kellum JM, DeMaria EJ, Meador JG, Wolfe LG, et al. Selective, versus routine, upper gastrointestinal series leads to equal morbidity and reduced hospital stay in laparoscopic gastric bypass patients. Surg Obes Relat Dis. 2007;3: 413–4.

134. Doraiswamy A, Rasmussen JJ, Pierce J, Fuller W, Ali MR. The utility of routine postoperative upper GI series following laparoscopic gastric bypass. Surg Endosc. 2007;21:2159–62.

135. Hwang RF, Swartz DE, Felix EL. Causes of small bowel obstruction after laparoscopic gastric bypass. Surg Endosc. 2004;18: 1631–5.

136. Champion JK, Williams M. Small bowel obstruction and internal hernias after laparoscopic Roux-en-Y gastric bypass. Obes Surg. 2003;13:596–600.

137. Felsher J, Brodsky J, Brody F. Small bowel obstruction after laparoscopic Roux-en-Y gastric bypass. Surgery. 2003;134:501–5.

138. Schauer PR, Ikramuddin S, Gourash W, Ramanathan R, Luketich J. Outcomes after laparoscopic Roux-en-Y gastric bypass for morbid obesity. Ann Surg. 2000;232:515–29.

139. Keyser EJ, Ahmed NA, Mott BD, Tchervenkov J. Double closed loop obstruction and perforation in a previous Rouex-en-Y gastric bypass. Obes Surg. 1998;8:475–9.

140. Fleser PS, Villalba M. Afferent limb volvulus and perforation of the bypassed stomach as a complication of Roux-en-Y gastric bypass. Obes Surg. 2003;13:453–6.

141. Bertrand M, Godet G, Fleron M, Fléron MH, Bernard MA, Orcel P, et al. Lumbar muscle rhabdomyolysis after abdominal aortic surgery. Anesth Analg. 1997;85:11–5.

142. Tuckey J. Bilateral compartment syndrome complicating prolonged lithotomy position. Br J Anaesth. 1996;77:546–9.

143. Bildsten SA, Dmochowski RR, Spindel MR, Auman JR. The risk of rhabdomyolysis and acute renal failure with the patient in the exaggerated lithotomy position. J Urol. 1994;152: 1970–2.

144. Guzzi LM, Mills LA, Greenman P. Rhabdomyolysis, acute renal failure, and the exaggerated lithotomy position. Anesth Analg. 1993;77:635–7.

145. Gorecki PJ, Cottam D, Ger R, Angus LD, Shaftan GW, et al. Lower extremity compartment syndrome following a laparoscopic Roux-en-Y gastric bypass. Obes Surg. 2002;12:289–91.

146. Bostanjian D, Anthone GJ, Hamoui N, Crookes PF. Rhabdomyolysis of gluteal muscles leading to renal failure: a potentially fatal complication of surgery in the morbidly obese. Obes Surg. 2003;13:302–5.

147. Wiltshire JP, Custer T. Lumbar muscle rhabdomyolysis as a cause of acute renal failure after roux-en-Y gastric bypass. Obes Surg. 2003;13:306–13.

148. Fléron MH, Bernard MA, Orcel P, García-García E, Domínguez-Cherit G, Herrera MF, et al. Pressure-induced rhabdomyolysis after bariatric surgery. Obes Surg. 2003;13:297–301.

149. Miyamoto T, Ikehar A, Kobayashi T, Kitada S, Hagari Y, Mihara M. Cutaneous eruptions in coma patients with nontraumatic rhabdomyolysis. Dermatology. 2001;203:233–7.

150. Zager RA, Bredi C. The influence of mannitol on myoglobinuric acute renal failure: functional, biochemical, and morphological assessments. J Am Soc Nephrol. 1991;2:848–55.

151. Abassi ZA, Hoffman A, Better OS. Acute renal failure complicating muscle crush injury. Semin Nephrol. 1998;18:558–65.

152. Vanholder R, Sever MS, Erek E, Lameire N. Rhabdomyolysis. J Am Soc Nephrol. 2000;11:1553–61.

153. Ward MM. Factors predictive of acute renal failure in rhabdomyolysis. Arch Intern Med. 1988;148:1553–7.

154. Marik PE. The paradoxical effect of obesity on outcomes in critically ill patients. Crit Care Med. 2006;34:1251–3.

155. Frat JP. Obesity in ICU patients: increase or decrease in mortality? Chest. 2005;127:414.

156. Leichman JG, Taegtmeyer H. The fat ones fare well- but is it fair to compare? Crit Care Med. 2006;34:3042–3.

157. Rice TW. Obesity and acute lung injury: the "weight" is over. Chest. 2007;131:333–4.

158. Aldawood A, Arabi Y, Dabbagh O. Association of obesity with increased mortality in the critically ill patient. Anaesth Intensive Care. 2006;34:629–33.

159. Finkielman J, Gajic O, Afessa B. Underweight is independently associated with mortality in post-operative and non-operative patients admitted to the intensive care unit: a retrospective study. BMC Emerg Med. 2004;4:3–9.

160. Morris AE, Stapleton RD, Rubenfeld GD, Hudson LD, Caldwell E, Steinberg KP. The association between body mass index and clinical outcomes in acute lung injury. Chest. 2007;131:342–8.

161. Ray DE, Matchett SC, Baker K, Wasser T, Young MJ. The effect of body mass index on patient outcomes in a medical ICU. Chest. 2005;127:2125–31.

162. Tremblay A, Bandi V. Impact of body mass index on outcomes following critical care. Chest. 2003;123:1202–7.

163. Brown CV, Neville AL, Rhee P, Salim A, Velmahos GC, Demetriades D. The impact of obesity on the outcomes of 1, 153 critically injured blunt trauma patients. J Trauma. 2005;59:1048–51.

164. Bochicchio GV, Joshi M, Bochicchio K, Nehman S, Tracy JK, Scalea TM. Impact of obesity in the critically ill trauma patient: a prospective study. J Am Coll Surg. 2006;203:533–8.

165. Bercault N, Boulain T, Kuteifan K, Wolf M, Runge I, Fleury JC. Obesity-related excess mortality rate in an adult intensive care unit: a risk-adjusted matched cohort study. Crit Care Med. 2004;32:998–1003.

166. Pieracci FM, Hydo LJ, Pomp A, Eachempati SR, Shou J, Barie PS. The relationship between body mass index and postoperative mortality from critical illness. Obes Surg. 2008;18:501–7.

第五十一章　供体的管理

Marie R. Baldisseri，Younghoon Kwon

自 1954 年成功完成第一例肾脏移植术后，随着死亡供体和活体两方面供源的增加，已开展超过 400 000 例移植手术。然而，仍有约 125 000 位身患终末期器官衰竭患者在器官共享联合网上等待。等待移植的患者数，接受移植的等待时间以及等待中死亡数都稳步增加。尽管器官捐献者人数众多，但需要器官移植的患者增加速度却是捐献者的 2~3 倍。大约有 50% 的美国成人加入了国家器官移植登记，估计实际能够实现这一目标的却只占总登记人数的 1/3[1,2]。同时，现在已经登记的一半患者需要花上超过两年才能等到移植。7% 的成人患者死于等待移植的过程中。

器官捐献各个地区因人口特点，器官获取机构（organ procurement organizations，OPOs）和法律不同有所区别。虽然每年的器官捐献者数目不断增多，器官供给和需求的不平衡仍然存在。尽管移植仍是对于药物治疗无效的终末期器官衰竭患者的标准治疗方法，但目前移植器官的短缺仍是一个国家和国际性的难题[3]。

美国许多地方、州和联邦政府均制定政策旨在提高器官捐献的比例。但相对于需要器官移植患者数目的增加，尸体捐献数目和单个捐献者器官提供的数目只有适度的增加。1968 年制订的《统一遗体捐献法案》，把执行捐献卡、捐献者驾驶证、生前愿望、长期授权委托书以及其他方案相结合使得捐赠器官更加容易。许多州现在实行的是第一人同意法令（也被称作捐献者指定原则），即个人的捐献意愿较家庭成员的意愿更具有法律效用。2003 年，由美国公共与卫生服务主要发起的"器官捐献者与移植开创性合作"项目，其目的是促使国家的移植医院间分享最佳实践。这个项目由三部分组成，包括：OPOs 移植专家，移植项目和急救护理社区。美国众议院在 2004 年通过了器官捐献和提高恢复的法案，它进一步加大对公众器官捐献知识的普及，同时也增加了对医院器官移植项目的财政投入。美国的许多州现在都采用了捐献者登记，个人能够通过计算机记录他们的捐献意愿。这将给 OPOs 专家和医院检索这些资料带来便利。国家老年医保中心要求所有的美国医院在有器官捐献意愿患者死前都及时通知各地的捐献机构，同时对于捐献请求

有专人进行评估。在脑死亡或者生命支持停止前，需要留出足够的时间来评估捐献的可能，并且和家属讨论此事。

所有这些举措都极大地鼓励了器官捐献，提高了同意率和捐献率。尽管扩大捐献标准可以带来潜在捐献者数目的增多，但是随之而来由于器官质量和功能下降引起放弃器官的事件也越来越多。根据扩大的捐献标准，可采用大于 50 岁捐献者或者本身有其他疾病患者的器官，这是现在捐献数目有一定增加的可能原因。随着 80 岁以上捐献者肾脏和肝脏的成功移植，对于眼、骨和皮肤等器官似乎没有年龄的上限。采用活体，尸体或者心源性死亡患者的捐献（donation after cardiac death，DCD），甚至劈裂式肝脏移植，高危供体（例如癌症、菌血症和丙型肝炎）捐献的方案大大扩大了供体池的范围。

尽管移植医学领域取得很多进展，但是在器官捐献方面却很难有重要突破。潜在捐献者和实际捐献者的数目仍然相差巨大。潜在捐献者不能成为实际捐献者有以下各种原因：家庭成员拒绝同意器官捐献；脑死亡病人在器官捐献前经历了血流动力学不稳定或者心搏骤停；或者捐献者有其他疾病不适合捐献。对于捐献者要求缺乏一致同意可能是造成这个数目偏差的主要原因[4]。另外，25% 脑死亡患者放弃器官捐赠的原因是由于器官捐赠前药物治疗不足[5]。对捐献者积极处理策略，包括血流动力学监测和治疗不仅降低了医疗失败率，而且提高了供体的获取率。2001 年，由美国移植外科医生协会和美国移植协会联合发起的水晶城共识会议发布了对供体积极集约化管理的标准方案，改善了供体获取前的处理，进而最终提高了移植器官的质量[6]。增加移植器官数目的一些措施包括：继续普及相关教育来提高可提供捐献者的同意率，扩大供体池、增加单个供体获取器官数目、优化供体分类和入选标准和移植供体前合理的内科处理这些都是同等重要的。

供体的评估和选择

几乎每个在医院即将死亡的患者都是器官和组织

的潜在提供者。潜在的器官捐献者是指那些全脑功能包括脑干不可逆的终止,或撤离生命支持将会发生心源性死亡且没有器官捐献绝对禁忌的患者。活体亲属间或者活体非亲属间可能提供某些特定的器官,比如肾、骨髓、肺叶、一(或)两叶肝脏、胰腺、小肠。一位心肺联合移植受体如果其原心脏相对不受损也可能成为一位活体心脏捐赠者,从而其心脏可移植到另一受体中。虽然死亡捐献者数目较活体捐献者多,但是来源死亡捐赠和活体捐赠的两者供体率都趋于平台期,最近几年甚至还稍有所下降。

由于日益严重的供体短缺危机和对更多移植器官的需求,器官捐赠几乎没有绝对禁忌证。目前的绝对禁忌包括人类免疫缺陷病毒(human immunodeficiency virus,HIV)阳性和感染人类嗜 T 淋巴细胞病毒(human T-lymphotropic virus,HTLV)。全身感染者也被排除在捐献之外,尽管证据表明很少有细菌感染通过移植传播。有感染的供体较无感者并没有增加受体感染的发生。有乙型肝炎或者丙型肝炎,巨细胞病毒感染的供体器官原则上只能给有相应病毒携带的受体。但是如果受体虽没有病毒感染,不进行移植情况将生命不保,这种限制也可能被打破。恶性肿瘤患者也不是移植供体候选对象,除非是某些原位脑瘤或者非黑色素皮肤瘤。不同的地区器官移植的排除标准也不尽相同。大家普遍公认的是具有发热待查疾病、脑炎、不明原因的迟缓性麻痹患者不适合入选为供体。

相对年轻的存在不可逆转和不可挽回的脑损伤,无合并症且各脏器功能良好的理想供体日趋减少。脑、心标准诊断死亡的捐献者大多合并有其他疾病。就成人来说,脑外伤,颅内出血,蛛网膜下腔出血和弥漫性缺血、缺氧是脑死亡的最常见的原因。在美国,脑死亡定义为不可逆转的全脑功能的完全丧失;例如大脑和脑干死亡。成人脑死亡可以仅由临床标准来判定。虽然对于临床标准的有效性存在普遍共识,但是对于由何种类型的医生,以及需要多少医生来进行检查,并没有普遍的共识,同时关于确诊检查的重要性和必要性的也缺乏普遍共识。诊断脑死亡需要患者在常温,正常血压下(患者在升压药物支持下收缩压超过90mmHg),其脑干反射,运动反射,和呼吸反应全部消失。同时在无药物或者代谢脑病的情况下仍然无反应。临床检查主要集中在判断脑干皮质功能的消失。对语言或者痛觉无反应也是脑功能丧失的表现。除了脊髓反射持续存在外,脑死亡患者对疼痛刺激基本没有任何反应。脑干死亡者的瞳孔、角膜、咳嗽、呕吐、头眼(玩偶眼睛)和眼前庭反射基本消失。通过采用呼

吸暂停(表 51.1)或者低潮气量测试证实脱离呼吸机后将会停止呼吸。脑死亡患者即使血中二氧化碳分压绝对值大于 60mmHg 或者其相对高于基础值20mmHg 仍然不能触发呼吸事件。因为呼吸暂停试验会导致血流动力学波动甚至心搏骤停,低通气试验更多代替标准呼吸暂停试验来完成判定。在 100% 吸入氧浓度下,通气频率设定为 2L/min,潮气量减半,最低每分呼气量设定为 0L/min。为了刺激患者,二氧化碳分压被设定为 ≥60mmHg。

表 51.1　窒息试验流程

1. 先决条件:中心体温 36.5℃ 或者 97℉ 或者更高;收缩压不低于 90mmHg;PaCO$_2$ 不低于 40mmHg
2. 预给吸入氧 100% 或者动脉血氧不低于 200mmHg,将分钟通气量降到 5L/min 维持 10 分钟,再开始进行窒息试验测试
3. 停止机械通气,通过气管插管或者气管切开处插入氧导管至气管隆嵴位置,并将氧气调到 6L/min。如在窒息试验中动脉血氧饱和度下降,运用呼吸气囊手动通气恢复氧饱和度,并继续测试。如果患者出现发绀或者低血压,应停止窒息试验
4. 密切观察呼吸运动
5. 开始测试后 5~7 分钟进行动脉血气分析,并继续正压通气
6. 如果动脉 PCO$_2$ 高于 60 或者较基础值上升 20mmHg,并且没有明显的呼吸运动,则达到窒息试验标准

监测对阿托品的反应可包含在临床脑死亡评估中。对脑死亡患者来说,正常对于阿托品的去迷走神经引起的心率加快现象将不复存在,这是因为心脏失去心率变异性。脑死亡患者由于迷走神经核不完整而对阿托品治疗没有反应。需要注意的是对于存在自主神经疾病和心脏移植的患者阿托品测试也是无效的。瞳孔对光反射在阿托品测试前就要进行,两次对光反射间隔时间需合理选择。如果临床检查已经证实存在脑死亡,就无需进行更多的测试了(表 51.2)。然而一些混杂情况也有可能存在,如顽固性低血压或者低体温,药物性或者代谢性脑病,或者临床检查的信息模棱两可,或者由于心肺情况不稳定导致窒息和低通气试验都无法很好地完成。所有以上这些都需要额外的证据来支持脑死亡诊断。辅助诊断脑死亡的检查包括脑电图(electroencephalography,EEG)和体感诱发电位。当严重的低氧或者血流动力学不稳定而导致不能完成窒息测试时,如果脑电图显示脑电静止(平直脑电图)仍能支持脑皮质死亡诊断。确诊试验包括用锝或者氙

来测量脑血流,另外还有经颅多普勒超声。通过血流研究或者利用经颅多普勒能够发现脑死亡患者颅内血流循环缺乏,主要表现为只有血流收缩峰(没有舒张血流)或者反射血流模式。这些均是脑死亡的病理性改变。当宣布脑死亡后,实际获取器官的手术往往要花上几小时,等待实验室和放射学结果来再次确认脑死亡的诊断才能进行。

表 51.2　临床脑死亡诊断标准

无混杂因素

- 收缩压≥90mmHg,或者不低于患者基础血压 10mmHg
- 体温>32℃
- 没有使用中枢神经系统抑制药
- 没有尿毒症、脑膜炎、肝性脑病,或者其他脑部疾病

脑和脑干功能丧失

- 对疼痛刺激没有反应(压眶反应)
- 没有自发性活动,翻身或者抽搐
- 瞳孔散大固定
- 没有角膜反射
- 对于上、下呼吸道吸痰没有反应(咽和气道抽吸)
- 没有头眼反射(玩偶眼睛)
- 没有眼前庭反射(用 50ml 冰水冲灌双耳)
- 窒息试验后 PCO_2>60 或者高于患者基础值 20mmHg

　　尽管大多数移植器官的捐献来自神经系统死亡(donation after neurologic determination of death,DNDD,也称为脑死亡),但是不到 1% 的医院死亡是由脑死亡造成的。毫不奇怪,心脏死亡或心跳停止后捐献器官的病人的捐献率正在上升,目前约占移植器官总数的 14%[7]。心源性死亡后的捐献称作(donation after cardiac death,DCD)(也称为 donation after circulatory determination of death,DCDD,为循环死亡后的捐献)适用于心脏停搏后进一步药物治疗无效的捐献者。这些患者在撤除生命支持后都有不可逆的心跳和呼吸停止。在二十世纪六十年代末和七十年代初,脑死亡判定标准出现之前,DCD 标准应用更加普遍。心源性死亡标准消失许多年后在 20 世纪 90 年代再度兴起,主要是因为脑死亡的捐献者相对较少。接受心源性死亡捐献者器官的移植病人比接受脑死亡患者器官生活得更好,可能由于脑死亡后生理、炎性和激素改变能对捐献器官产生不利的影响[8]。心脏死亡可在各种不同的临床条件下出现,根据 Maastricht 分类:Ⅰ.到院死亡;Ⅱ.不成功的复苏;Ⅲ.在撤除生命支持措施

后等待心脏停搏;Ⅳ.脑死亡后心跳停搏;Ⅴ.在医院住院期间意外心跳停搏[9]。控制性脑死亡是患者供体在有计划地撤离生命支持后进行器官获取。非控制性脑死亡是患者供体在意外心跳停搏和不成功心肺复苏后进行器官获取。尽管后者相对少见,但如果患者或者患者家属同意捐献,在急诊科或 ICU 就能进行非控制性脑死亡患者的器官保护(灌注冷的器官保护液)和器官获取。

　　器官移植的一个主要的预测决定因素是宿主停止心搏开始到受体恢复血液循环的缺血时间。从心跳停止到器官保护液能够灌注和冷却器官所经历的热休克时间显得尤为重要。对脑死亡供体,缺血时间力求最短。近年来随着器官保存和功能评估技术的进步,移植团队能够在心跳停止的供体上成功的获取肾脏、肝脏、肺脏和胰腺。心死亡后一般 2~5 分钟必须观察到无呼吸、无循环、无反应,才能进行器官的获取。因为曾有报道发生过在心死亡后 2 分钟内恢复自主循环的事件。心死亡宣布后器官移植最好尽快进行,过久缺血将会对移植器官不利,所以生命支持的撤离一般在手术室里面或者靠近手术室的 ICU 进行。供体的死亡不能由任何参与移植过程的医生来断定。一旦生命支持撤离,应给予药物以预防或缓解疼痛,尽管这些药物可能会加速死亡。需要牢记的是,此时用药的目的不是去延长病人生命,而是使死亡的过程无痛而安详。有时在心跳停止后用体外膜肺(extracorporeal membrane oxygenation,ECMO)来保持器官氧供,但目前尚无大规模临床试验来证实其有效性[10]。

脑死亡的病理生理

　　对即将发生的脑死亡能够早期识别并采取快速治疗措施,最终完成成功的捐献和移植,其前提是需要对脑死亡进程中的生理改变有充分的认识。尽管脑损伤的原因各不相同,颅高压(intracranial pressure,ICP)和脑水肿通常都是共同表现。如颅高压未予以积极的治疗,甚至在治疗期间都可以发生脑疝和脑死亡。这些过程都会导致自主调节功能丧失,加剧血流动力学紊乱。

　　自主神经功能失调初始阶段的特征是通过儿茶酚胺爆发来增强交感神经活动。库欣反应(血压升高、心率减慢和呼吸不规则)是脑疝发生的前兆。但在交感高度兴奋的情况下,心率减慢不易出现。因为大量交感释放,该阶段的典型表现是心率增快和

血压升高,从而导致全身静脉压的升高。心肌耗氧量增加和儿茶酚引起的冠脉收缩将导致心肌缺血和左室功能不全。短暂的交感兴奋会自行终止,接踵而至的将是长时间严重的血管扩张,通常会伴随血容量相对不足,而带来循环衰竭。心脏的收缩,心率,节律也由此受到影响。在此阶段,对潜在供体的药物治疗往往效果不佳。

肺水肿是脑死亡的常见临床表现。神经源性肺水肿的病因可能有多种。由自主神经调节不稳定引起的左心室功能障碍可引起静水压性肺水肿。脑死亡后全身炎性反应将使得肺毛细血管通透性增加导致肺水肿(脑死亡后的全身炎性反应会导致肺毛细血管内皮损伤,从而增加血管通透性,导致肺水肿)。另外在复苏过程中输入过多的液体也会加剧肺水肿。插管、肺炎和肺不张也是肺功能失调的常见原因。在器官供体管理过程中经常需要高浓度吸氧和呼气末正压通气(positive end-expiratory pressure,PEEP),按照传统的肺捐献标准,可能导致供肺不适合进行移植。

脑死亡会出现一些内分泌和代谢异常。尿崩是脑死亡患者常见的内分泌紊乱,主要是因为下丘脑-垂体轴损伤和抗利尿激素相对缺乏所致。脑死亡后皮质醇和甲状腺激素的分泌将会慢慢减少。血液系统紊乱在脑死亡患者体内也十分常见,儿茶酚胺和皮质醇水平升高会造成暂时性高凝状态。当组织凝血酶从坏死的脑组织释放到循环中,凝血异常会激活凝血级联反应,导致弥散性血管内凝血。

监测

同样的 ICU 常规护理原则也适用于脑死亡后患者,包括严密的血流动力学监测、常规护理和患者安全措施。有创血流动力学监测是供体监护的一部分。中心静脉置管可以很好地监测中心静脉压,输注液体和药物,同时便于抽取血样。肺动脉置管并非常规,但对于循环不稳的病人根据肺动脉压指导抢救却效果很好[11]。动脉置管可以进行频繁的血气分析和血压管理。超声心动图是一种有效的筛查工具,用于评估供体的心脏解剖异常和功能。左心室功能的连续测量提供了宝贵的信息以决定心脏移植的适宜性。在供体器官复苏过程中,经食管多普勒监测(esophageal Doppler monitoring,EDM)与 PAC 心输出量和前负荷测量有良好的相关性。EDM 可迅速提供微创血流动力学监测。在供体的管理中,无创心输出量、每搏量和每搏量变异度的监测设备可能是有效的,但尚未得到证实。潜在脑死亡器官捐赠者的血流动力学评估应包括乳酸水平、混合静脉氧饱和度、酸碱状态和充盈压的连续测量。

内科管理

对于移植供体及时和合适的管理不但可使供体器官在获取前能得到很好的保护,又能最大限度确保器官获取的数量和质量。按照潜在供体照料的原则和指南来进行管理,是移植手术成功的关键,各个器官均受这些指南的影响[12]。

脑死亡供体最常见的合并症按照发生频率排序,分别是:低体温、低血压、尿崩症、弥漫性血管内凝血、心律失常和肺水肿。

心血管系统的管理

脑死亡后最初的儿茶酚胺风暴中,血压可发生大幅度波动。由于血压改变的不可预见性,短暂的高血压事件时有发生。治疗这种持续和极端的高血压可以用短效的静脉制剂,如艾司洛尔或者硝普钠。心律失常在脑死亡的患者中也经常遇见,主要原因是儿茶酚胺升高、代谢或者电解质失衡和血管加压素的使用。心动过缓是库欣反应表现的一部分。如果有心动过缓伴随低血压和心跳停搏的情况发生,异丙肾上腺素、多巴胺或者肾上腺素都是常用的药物。脑疝发生后的高儿茶酚胺常常导致心动过速。适当地使用短效的倍他受体阻断药,如艾司洛尔,在心功能不好时作用明显。低血容量在脑死亡后经常发生,主要可能与血管舒缩活动不佳和尿崩有关。在脑死亡前脱水治疗能够减少后续颅内压的升高。保持足够的血容量来维持捐献器官的灌注在脑死亡供体处理中尤为重要。尽管补充容量十分重要,但补液过多同样有害,特别对于需要进行肺移植的供体。补液最好选择等张晶体液。迟发性移植物功能衰竭可能与白蛋白和羟乙基淀粉输注有关[13]。必须被纠正低红细胞比容,至少保持30%的红细胞比容才能保持足够的氧供。

血流动力学不稳定的脑死亡患者需使用大量的正性肌力和缩血管药物,这对于后续获取并移植的器官质量产生不好的影响。研究者已经找到其他的一些补救的方法来确保移植器官的质量。脑死亡后,经常出现血流动力学不稳和激素水平失衡。研究者发现使用激素替代疗法对于血流动力学不稳定的器官移植患者可能有益[14]。一种被称之为激素复苏疗法(hormonal resuscitation therapy,HRT)的治疗已经被纳入多数移植供体管理的标准治疗流程中,包括使用如甲状腺素、皮质激素和血管加压素等[15,16]。尽管大家一致认为激素复苏疗法有一定作用,但何时使用却未达成共识。

水晶城共识会议在心脏供体上达成一致,采用 UNOS 护理路径,旨在提高心功能。该路径也已在广泛应用于其他器官移植,目的是提高供体心输出量从而提高移植器官的功能,而最大程度的利用移植器官。在常规处理中,中心静脉压保持在 6 ~ 10mmHg,平均动脉压维持(MAP)在 60mmHg 以上。如果留置 PAC,肺动脉楔压(PCWP)维持 8 ~ 12mmHg,全身血管阻力(SVR)维持 800~1 200dyne/$(s \cdot cm^{-5})$,心输出指数>2.4L/$(min \cdot m^2)$,左室射血分数>45%,多巴胺或者多巴酚丁胺输注≤10mcg/$(kg \cdot min)$将是其理想状态[17]。

如补充容量后血流动力学状态仍不理想,必须考虑使用血管收缩药物。多巴胺(欧洲指南推荐的去甲肾上腺素)是支持移植器官心功能的主要药物。如果多巴胺剂量大于 10μg/$(kg \cdot min)$,或者去甲肾上腺素大于 0.2μg/$(kg \cdot min)$就需要加用第二种血管收缩药物或者正性肌力药物。尽管使用外源性儿茶酚胺(如 α 受体激动药)将使外周血管强烈收缩而减少器官的灌注,但该类药物的使用通过免疫调节效应最终提高移植器官的功能和存活率[18]。血管加压素不但对抗低血压效果明显,同时也能减轻脑死亡供体合并症之一的尿崩症的不良影响。它的使用提高了血管对于儿茶酚胺类药物的敏感性,从而减少了其他缩血管和正性肌力药物的使用。

呼吸管理

呼吸管理的主要目的在于保持供体最佳呼吸功能来提高移植器官的质量。为了增加潜在的肺捐赠者,已提出了扩大肺捐赠传统标准的倡议。包括到 65 岁的无吸烟损伤的肺也可以纳入供体的选择范围之内[19]。另外对于潜在供肺患者采用标准化的管理也功不可没[20]。ICU 对呼吸系统常规的管理原则也适用于供体的管理,积极的肺部护理包括预防误吸、气道吸引、体位引流都非常重要。常规支气管镜检对供肺的评估也不可或缺,早期支气管镜对于除去分泌物、减轻肺不张有很大的作用。

通气管理应采用肺保护策略以避免肺的容积和肺泡损伤。维持潮气量在 6~8ml/kg,平台压<30cmH$_2$O是理想目标。PEEP 对预防微小肺不张并提高氧合有一定的作用,但高 PEEP 应慎用,因其可能影响血流动力学状态。必要时亦可采用间歇肺复张技术。如果肺脏作为移植器官,吸入氧浓度在保持动脉血氧 > 100mmHg 前提下应该维持最低。在脑死亡前若采用高潮气量通气以对抗颅高压,应停用以避免导致呼吸性碱中毒。

供肺特别容易发生肺水肿,其机制尚不完全清楚。严格的液体管理可能是预防肺水肿的一项有效措施。尽管足够的液体是保证器官灌注的关键,如果需要进行肺移植,液体的管理仍需特别谨慎。肺动脉导管常用来辅助液体管理。若为容量过负荷导致的肺水肿,应使用利尿药。皮质激素能够改善肺的氧合,同时也能增加肺脏的获取率[21]。

内分泌与代谢系统的管理

80% 脑死亡患者会因为抗利尿激素减少而出现尿崩症[22]。脑死亡伴随而来的垂体前叶激素缺乏将导致甲状腺功能低下和肾上腺皮质功能减退[23]。尿崩症将引起多尿继而导致容量缺乏。容量丢失后应该及时补充。除此之外,精氨酸加压素常用来纠正尿崩导致的多尿。如果无效,可间断注射具有特异性抗利尿效应的 1-去氨基-8-右旋精氨酸加压素(1-desamino-8-d-arginine vasopressin,DDAVP)。

脑死亡患者血中较低的甲状腺素将使有氧代谢向无氧代谢转化,这将产生更多的乳酸并加剧循环功能恶化。这可以解释为什么使用甲状腺素后供体心功能会有所改善。但有些研究却认为甲状腺素治疗没有任何作用。尽管存在争议,在很多医疗中心仍用甲状腺素作为激素联合治疗的手段来维持血流动力学稳定。尽管 T$_4$ 和 T$_3$ 作用相似,但 T$_3$ 因为起效快、疗效明确而作为首选。

脑死亡患者使用皮质激素治疗对移植器官功能带来不少益处,在肾脏、心脏和肺脏移植过程中已经有报道。这些益处可能来自激素能够减轻脑死亡后促炎因子的释放[24]。

脑死亡供体常会出现血糖升高,其原因可能是儿茶酚胺释放、代谢的改变、胰岛素分泌减少,或者在脑死亡前后处理时用了过多的含糖溶液。维持足够的血糖水平能够防止渗透性利尿,特别对于胰腺移植的存活尤为重要。常采用连续胰岛素输注使血糖控制在合理范围(120~180mg/dl)。

很多内分泌异常在脑死亡后都会表现出来,使得很多学者都在研究激素替代治疗的潜在益处。尽管现在没有来自人类随机对照研究的确切证据来证实各种不同激素的益处,但很多研究已经表明,以甲状腺素、皮质激素、胰岛素和精氨酸血管加压素为代表的联合治疗能够提高移植器官的功能[16]。

血液系统的管理

　　器官捐献供体常发生如弥散性血管内凝血导致凝血异常。其他发生凝血异常的原因包括：低温、代谢性酸中毒、大量输液或输血导致的稀释性血小板减少症。处理的方法包括尽快输注血小板和其他凝血因子，同时也要纠正引起凝血异常的可逆因素，如低体温。低体温由脑死亡后下丘脑功能失调引起，可伴随寒冷性利尿、凝血功能异常、氧输送异常及降低心输出量。应严密监控潜在供体的体温，同时应积极处理。可使用比如保温毯、加温液体、加温湿化通气系统等。

免疫系统的管理

　　脑死亡能激活促炎反应和免疫调节通路。免疫系统的激活和缺血再灌注损伤，会提高免疫原性，同时降低移植器官的质量。移植手术前使用药物、放射、细胞转移试验、基因改良治疗等方法来抑制机体对于移植器官的免疫反应。这些方法可用于灌注、冷存以及移植物获取前对供体的治疗中。尽管这些治疗颇有前景，但在进入临床应用前还需随机对照试验的证实。

结论

　　器官移植的潜在供体和实际移植数目间仍存在很大的差异，迫使我们需要另外的策略或者加强教育来提高器官捐献者的同意率，更好地进行供体管理、获得更好的移植器官质量和受体生存率。希望早期识别潜在的供体并尽早通知OPO，对于供体器官进行标准化、持续的、积极系统化的管理流程，同时引入最新治疗方法与理念。美国器官联合共享网（UNOS）关键路径鼓励针对成人和小孩脑死亡和心源性死亡进行捐献合作。脑死亡捐献者包括五个阶段：①转运；②确认脑死亡和同意捐献；③供体评估；④供体管理；⑤器官恢复。UNOS对于心源性死亡患者的关键路径包括：识别与转运，初步评估，家庭讨论和同意，全面评估和供体管理，撤离生命支持，宣布死亡和器官恢复。重症医师及所有参与供体管理的多学科团队成员对上述路径应该非常熟悉。重症医师团队和OPO团队应该紧密合作，来发现、评估、管理潜在的器官移植供体，以期在移植过程诸方面获得进步。

（谭昌明　译，常志刚　校）

参考文献

1. Donate Life America National Donor Designation Report Card – April 2010. Available from: http://www.donatelife.net
2. Rudge C, Matesanz R, Delmonico FL, Chapman J. International practices of organ donation. Br J Anaesth. 2012;108(S1):i48–55.
3. Sheehy E, Conrad SL, Brigham LE, Luskin R, Weber P, Eakin M, et al. Estimating the number of potential organ donors in the United States. N Engl J Med. 2003;349:667–74.
4. Jenkins DH, Reilly PM, Schwab CW. Improving the approach to organ donation: a review. World J Surg. 1999;23:644–9.
5. Rosengard BR, Feng S, Alfrey EJ, Zaroff JG, Emond JC, Henry ML, et al. Report of the Crystal City meeting to maximize the use of donors recovered from the cadaver donor. Am J Transplant. 2002;2:701–11.
6. Reich DJ, Mulligan DC, Abt PL, Pruett TL, Abecassis MM, D'Alessandro A, et al. and the ASTS Standards on Organ Transplantation Committee. ASTS recommended practice guidelines for controlled donation after cardiac death organ procurement and transplantation. Am J Transplant. 2009;9:2004–11.
7. McKeown DW, Bonser RS, Kellum JA. Management of the heart-beating brain-dead organ donor. Br J Anaesth. 2012;108(S1):i96–107.
8. Rela M, Jassem W. Transplantation from non-heart-beating donors. Transplant Proc. 2007;39:726–7.
9. Magliocca JF, Magee JC, Rowe SA. Extracorporeal support for organ donation after cardiac death effectively expands the donor pool. J Trauma. 2005;58:1095–101.
10. Salim A, Velmahos GC, Brown C, Belzberg H, Demetriades D. Aggressive organ donor management significantly increases the number of organs available for transplantation. J Trauma. 2005;58:991–4.
11. Shemie SD, Ross H, Pagliarello J, Baker AJ, Greig PD, Brand T, et al. Organ donor management in Canada: recommendations of the forum on medical management to optimize donor organ potential. CMAJ. 2006;174:S13–32.
12. Blasco V, Leone M, Antonini F, Geissler A, Albanèse J, Martin C. Comparison of the novel hydroxyethylstarch 130/0.4 and hydroxyethylstarch 200/0.6 in brain-dead donor resuscitation on renal function after renal transplantation. Br J Anaesth. 2008;100:504–8.
13. Callahan DS, Kim D, Bricker S, Neville A, Putnam B, Smith J, et al. Trends in organ donor management: 2002 to 2012. J Am Coll Surg. 2014;219:752–6.
14. Rosendale JD, Kauffman HM, McBride MA, Chabalewski FL, Zaroff JG, Garrity ER, et al. Hormonal resuscitation yields more transplanted hearts, with improved early function. Transplantation. 2003;75:1336–41.
15. Rosendale JD, Chabalewski FL, McBride MA, Garrity ER, Rosengard BR, Delmonico FL, et al. Increased transplanted organs from the use of a standardized donor management protocol. Am J Transplant. 2002;2:761–8.
16. Wood KE, Becker BN, McCartnewy JG, D'Alessandro AM, Coursin DB. Care of the potential organ donor. N Engl J Med. 2004;351:2730–9.
17. Schnuelle P, Berger S, de Boer J, Persijn G, van der Woude FJ. Effects of catecholamine application to brain-dead donors on graft survival in solid organ transplantation. Transplantation. 2001;72:455–63.
18. Bhorade SM, Vigneswaran W, McCabe MA, Garrity ER. Liberalization of donor criteria may expand the donor pool without adverse consequence in lung transplantation. J Heart Lung Transplant. 2000;19:1199–204.
19. Angel LF, Levine DJ, Restrepo MI, Johnson S, Sako E, Carpenter A, et al. Impact of a lung transplantation donor-management protocol on lung donation and recipient outcomes. Am J Respir Crit Care Med. 2006;174:710–6.

20. Follette DM, Rudich SM, Babcock WD. Improved oxygenation and increased lung donor recovery with high-dose steroid administration after brain death. J Heart Lung Transplant. 1998;17:423–9.

21. Smith M. Physiologic changes during brain stem death – lessons for management of the organ donor. J Heart Lung Transplant. 2004;23(9 Suppl):S217–22.

22. Dimopoulou I, Tsagarakis S, Anthi A, Milou E, Ilias I, Stavrakaki K, et al. High prevalence of decreased cortisol reserve in brain-dead potential organ donors. Crit Care Med. 2003;31:1113–7.

23. Kuecuek O, Mantouvalou L, Klemz R, Kotsch K, Volk HD, Jonas S, et al. Significant reduction of proinflammatory cytokines by treatment of the brain-dead donor. Transplant Proc. 2005;37:387–8.

24. Rosendale JD, Kauffman HM, McBride MA, Chabalewski FL, Zaroff JG, Garrity ER, et al. Aggressive pharmacologic donor management results in more transplanted organs. Transplantation. 2003;75:482–8.

第五十二章　心脏移植患者围术期监护

Aida Suarez Barrientos, Georgios Karagiannis, Nicholas R. Banner

心脏移植是一种选择性针对心力衰竭晚期的患者成功率较高的治疗方案[1]。同种条件下,心脏移植术后长期存活率远超过接受药物治疗的患者[2]。心脏移植是一个复杂的过程,需要围术期全面系统的监护。现在移植手术主要受限于供体心脏的缺乏,使得受体手术前增加了等待时间[1,3,4]。国际心肺移植学会(ISHLT)已经发布了心脏移植术前患者监护及心脏移植患者选择的指南[5,6]。

医学鉴定

心力衰竭是一种较为常见但预后极差的疾病状态[7]。虽然药物治疗已经取得了重大的进展[8],但进展到心力衰竭晚期阶段,内科治疗带来的益处仍较为局限。大多数移植中心具有心力衰竭的治疗流程,优化的内科治疗来选择合适的患者等待移植[1]。较为稳定的慢性心力衰竭患者,如果决定心脏移植,需要在最优化的内科治疗之后,其中包括最大可能应用血管紧张素转化酶抑制药、β受体拮抗药、盐皮质激素/醛固酮受体拮抗药。选择适当的患者应用电生理治疗,包括心脏在同步化治疗,预防性应用置入性心脏自动除颤仪[9-12]。还有更多其他内科方面细节的评估[6]。

要确定心力衰竭的原因及严重程度。如捐献器官的缺乏,或是具有较高的移植相关风险,意味着也要考虑其他可替代的治疗方案,如高风险的血运重建。左心室功能障碍的患者,如果他们有心绞痛以及左主干狭窄或者两到三支血管病变,包括前降支狭窄,建议外科进行血运重建治疗[13-14]。介入治疗只推荐应用于不适用外科手术的患者。但是如果这些患者没有症状,或者没有存活心肌,血运重建治疗对他们并无益处。由于缺乏足够的临床试验,在这些情况下,做出临床决定仍旧很难;心力衰竭的复发以及欠佳的生存率仍令人担忧。虽然最近研究还未证实有临床受益[16],但广泛前间壁心梗的患者血运重建治疗还是应结合外科手术心室重塑[15]。如果有功能性二尖瓣关闭不全,尤其是缺血性心肌病导致的二尖瓣关闭不全,应该考虑成形,虽然这样能否获益仍不确定[17]。如果患者有二尖瓣成形指征,但不能耐受手术风险,可以考虑应用Mi-

traClip装置进行缘对缘二尖瓣修复(经导管二尖瓣修复术)作为替代治疗[18]。

根据心肺运动试验(CPET),接受最佳内科治疗的患者可分为不同的危险等级[19]。还可根据各种评分系统,如Heart Failure Survival Score(HFSS)用于客观评估心力衰竭的严重程度以及预后[20,21]。要确定发病率、风险因素、移植禁忌证[1]。一般经多学科评审后才会将患者纳入待移植名单中。目前,大量指南文件都涵盖加入移植名单的入选指征[5,22,23]。

对合并疾病的治疗,可以在手术中降低风险。无免疫力的患者术前接种疫苗可降低术后感染风险,包括肺炎球菌性肺炎、水痘病毒、乙型肝炎病毒。术中需要特殊管理的情况,如要鉴别肺动脉高压并发左室功能不全,存在抗-HLA(人类白细胞抗原)抗体[24],糖尿病。ISHLT指南强调,如移植候选者存在肺动脉高压要通过药物试验评估其可逆性[5,25,26]。植入左室辅助(LVAD)可以改善预后,LVAD多用于可逆性肺动脉高压的左室功能不全[世界卫生组织(WHO)肺动脉高压分级2组][27]。要记录术前情况,尤其是成人的先天性心脏病,心脏的计算机断层扫描(CT)已经成为先天性心脏病手术的监护标准,CT还可对心脏解剖结构异常的患者选择手术方案,在胸骨切开时认清危险结构[28]。

机械循环辅助:移植的桥梁

由于合适心脏供体的缺乏,患者等待移植的时间增加,导致在等待移植时期很多患者病情恶化。部分患者静脉应用强心药物可以使病情稳定,直到等待到合适的心脏供体。但还有一部分患者需要机械循环辅助(MCS)作为心脏移植的桥梁[9-11,29]。其中,心室辅助(VAD)是目前的标准化治疗,它使较危重患者有可能坚持到移植手术[30]。超过35%的心脏移植患者接受了MCS治疗[2]。LVAD可以使其他系统生理功能恢复,组织修复,还可以改善移植前一般状态[31]。不过还要权衡LVAD增加移植手术的风险[32,33]。LVAD只是移植桥梁的一个成功的临床策略,但LVAD价格昂贵,在标准规范中它的资源利用并不经济划算[34-36]。VAD的应用与合适的供体是否缺乏直接相关,如果早有合适的供体心脏,患者可以更早阶段进行心脏移植。

一些进展性心力衰竭患者具有移植的禁忌证,但这些禁忌证在 MCS 一段时间后是可逆的,MCS 也是这种患者过渡到心脏移植的桥梁,例如 2 组的肺动脉高压[9,29,37]。

在一些急性心力衰竭患者中,短期的 VAD(单心室辅助或者双心室辅助)或者体外膜肺氧合(ECMO)可以稳定患者病情,给患者机会去评估他们是否可以成为心脏移植的等待者[38,39]。

VADs 也可以用于促心室功能恢复的长期治疗[40]或者成为促心室功能恢复治疗策略的一部分[41]。这些应用就不在本章节讨论了。

可根据患者的适应证、治疗策略和临床状况选择短期或长期植入装置。长期装置为体内植入,体积更小,重量更轻,适用于常规心脏移植等待名单中或作为目标治疗的患者。短期装置为体外装置,泵较大,适用于在决策期间或心源性休克患者。2008 年以来,连续流动技术在短期或长期装置中占据了主导地位;与之前的大型脉冲装置相比,可提高生存率,并减少并发症(特别是装置故障和感染)[30,42]。

主动脉球囊反搏(IABP)是最简单的 MCS。通过增加舒张期压力,降低左心室后负荷以及增加冠状动脉灌注来辅助功能较差的左心室[43]。IABP 可以在紧急情况下快速置入[44-45],该设备还可以在非重症监护室(ICU)进行监护,还可较简单的撤除[46]。然而 IABP 的辅助是有限的,在严重的心力衰竭患者中,IABP 的对冲血流影响了心脏的射血,造成器官的供血不足以及功能障碍。它的并发症包括下肢缺血,血栓相关并发症,感染以及患者制动[47]。尽管 IABP 可以增加舒张期冠脉灌注,但在急性心肌梗死伴心源性休克,早期进行血运重建的患者,IABP 的应用并没有明显地降低死亡率[48]。即使 IABP 辅助时效果满意,但长期的等待时间,使 IABP 不能成为患者坚持到移植的较为实际的治疗方案。

一些患者是由一个或者两个急性器官功能障碍发展到心源性休克。虽然 MCS 可以处理潜在的心力衰竭,但成功率较低,还应用了较多的医疗资源。解决的方案是应用花费较低的、短期的治疗,如果成功,患者才适合进一步应用 LVAD 支持。IABP 就可以起到这个作用,但结果往往是无效的,因为 IABP 所提供的辅助是有限的。成人心力衰竭的 ECMO 辅助效果还是有争议的。据报道暂时的 ECMO 辅助可以挽救一些患者,使他们可以接受 LVAD,最终过渡到心脏移植[49]。有报道 ECMO 应用在终末期难治性的心源性休克患者中[39],可以提供一个桥梁去决定下一步治疗方案。ECMO 是个短期的治疗策略,使部分患者有

充足的时间等待移植,而大多数生存者需要转为别的长期循环辅助装置[50]。搏动式的中-短期辅助装置,如 Thoratec Pneumatic device[51],Berlin Heart Excor,Abiomed BVS 5 000[52]可用于左心室或双心室辅助,但近些年逐渐被连续性血流装置淘汰。他们具有悬浮的叶轮,还可以联合氧气交换膜,可被用于左心室、右心室及双心室辅助[53]。我们已经成功的应用 CentriMag 装置在急性心力衰竭患者中进行双心室辅助[54,55]。

全人工心脏(TAH)是另一种过渡到移植的可选择方案,TAH 可以提供双心室的辅助并可提供全心的替代。它尤其适合于双心室衰竭的患者以及那些合并较为严重的心脏解剖畸形的患者[如心梗后并发室间隔缺损(VSD)或者成人先天性心脏病(ACHD)]。它的缺点包括手术创伤较大,患者完全依赖于 TAH,而且 TAH 是一种气动系统[56~58]。最近几年 TAH 的数量有所增加。虽然一些治疗组报道了 TAH 在患者过渡到移植方面起到的有效的经验,但在等待供体期间的死亡率以及并发症还是较为明显的[59]。TAH 是否可以成功,还受器官分配组织是否可以优先供给 TAH 患者供体影响。

关于长期辅助,各种辅助装置近几年被用于部分或全部替代左心室泵功能。在临床实践中,第二代和第三代连续性血流装置几乎可以完全替代第一代搏动性血流装置。第二代装置在产生连续血流的方位有一个轴向叶轮,减少了泵的空间,从而做到更小,更容易放置,也适用于更小的患者(如 HeartMate Ⅱ)[60-62]。第三代装置(如 HeartWare HVAD)是无轴承离心叶轮泵头,它体积更小、安全,成功的替代了第二代装置(图 52.1)[63]。一些最新进展的辅助装置着重于体积更小,以便微创的置入。

病例的选择以及适宜的时机置入辅助装置决定了患者能否成功的过渡到心脏移植。在移植之前,应当考虑是否是可逆因素引起的心力衰竭,是否有不可逆的终末器官衰竭以及移植的指征[64]。手术带来的组织创伤,体外循环带来的影响,围术期的出血,血流动力学的不稳定,都会使置入辅助装置的过程对患者组织器官产生更大的影响。因此,在患者情况极差的条件下,晚期应用心室辅助装置,成功的可能性较小。INTERMACS 分级是描述这种危重患者较为有用的工具(表 52.1)。该分级将患者从纽约心脏病协会(NYHA)分级Ⅲb(profile 7)到难治性心源性休克(profile 1)的患者共分为 7 个级别[65]。置入心脏辅助装置的患者在 INTERMACS 1 级到 2 级的情况下具有较低的生存率。只要可能,避免在该阶段置入辅助装置,当 INTERMACS 3 级时放置辅助装置可增加患者生存率。评分系统还可以进展为预测手术风险[66-67]。现有

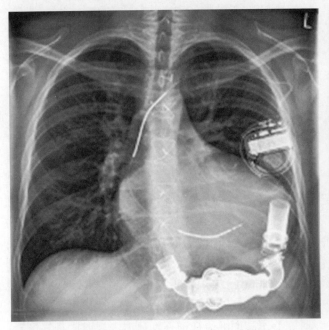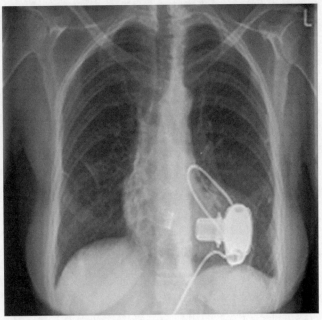

图52.1　接受长期持续性血流 VAD 支持患者胸片,流入端连接左室心尖,流出端连接升主动脉,HeartMate 第三代离心叶轮装置,较第一代更小 HeartWare HVAD

证据还不支持 INTERMACS 4~7 级的患者,适合 LVAD 过渡到心脏移植,还有一些国家应用 LVAD 作为这类患者的终末治疗方案。

表52.1　INTERMACS 分级

1	危重的心源性休克,"崩溃,焚烧"	数小时内决定介入
2	逐渐衰落	数天内决定介入
3	稳定,但依赖强心药	术周或数月内决定介入
4	休息时有症状	术周或数月内决定介入
5	不能耐受劳累	可变紧急的,根据营养、器官功能以及活动情况决定
6	耐受劳累受限	可改变的,根据营养、器官功能以及活动情况决定
7	NYHA Ⅲ	不能决定心脏移植还是循环辅助

Stevenson LW, Pagani FD, Young JB, et al. INTERMACS Profiles of Advanced Heart Failure: The Current Picture. Journal of Heart and Lung Transplantation 2009;28:535-41,来自 Elsevier。

由于较差的右心室功能,以及肺血管阻力的增加,右心衰竭是 LVAD 的一个重要的早期并发症[68,69]。如果术前患者有右心功能衰竭的证据,应在改善器官灌注的情况下,增加右心室功能,降低功能性三尖瓣反流。强心、利尿、超滤以及 IABP 的应用是必要的[64]。

置入左室辅助装置后的初始管理与移植术后右心功能衰竭的管理相似[70](肺血管扩张药,吸入一氧化氮,辅助右心的正性肌力药),还有相当于四分之一的患者需要右室辅助装置,如 Thoratec CentriMag 用于短期的辅助。强效利尿药以及静脉血液滤过也可以用于调整患者容量状态。

还有一些其他围术期风险,比如出血。少量出血可以通过补充血液制品纠正,但不可控制的出血(出血大于 400cm³/h,持续超过 3~4 小时)应该手术探查。泵的低输出量以及低血压在术后阶段较为常见,主要由血容量较低,心包填塞,右心功能衰竭,室性心律失常,VAD 低转速,设备故障(输入端或者输出端)引起。有创的血流动力学监测以及超声心动图在鉴别低血压的原因上起到很大作用[64]。

当患者循环稳定,组织器官功能开始恢复的时候就可以从重症监护室转入普通病房。随后对患者制定康复计划并准备回家。当他们恢复到令人满意的营养状态,且肝肾功能正常,有着令人满意肺血管阻力(PVR),他们的名字将再次被列入移植名单。还应对患者进行密切的临床监测,定期进行右心导管检查,来评价肺动脉高压。安装 LVAD 的患者出现 HLA 敏感的风险较高,尤其是置入术后的最初阶段。女性以及血液制品的暴露也是危险因素[71]。这也使得心脏移植的排斥反应更为常见,减低了移植的生存率[72]。所以 LVAD 置入后应对 HLA 抗体进行筛选以及定量分级。

LVAD 辅助阶段最常见的、导致死亡的并发症包括中风、出血、装置相关感染、心律失常(慢性期的治疗效果相对较好)、装置故障、VAD 栓塞、右心功能衰竭、器官衰竭[30]以及继发性主动脉瓣反流导致血流动力学恶化。在一些国家,如果这些 LVAD 辅助的患者发生这些并发症,可以在移植名单中优先移植。严重的辅助装置相关并发症,可作为列入紧急移植名单的一个标准[4]。

LVAD 相关感染对患者是一个新的挑战,并会导致预后的不佳[73]。感染可以定植在驱动系统周围,泵腔内,甚至在心内膜上。近十年来,第二代和第三代的 LVAD 感染的风险明显降低[40,74,75]。HeartWare VAD 患者 6 个月的感染率以及败血症发生率分别是 12.1% 和 11.4%[75]。驱动系统感染常可见在驱动系统的位置出现红斑、蜂窝织炎或出现化脓性分泌物。当怀疑泵腔感染(发热、腹痛、驱动系统失效),对整个 VAD 系统的 CT 扫描诊断是很有必要的。VAD 相关的感染性心内膜炎使用超声心动图往往很难诊断,但假如存在持续的或者复发性的菌血症时,可推断存在该疾病。然而对一些装有内置起搏器或者自动除颤器的患者,一定要鉴别心律管理装置的感染。VAD 感染的常见病菌是葡萄球菌、肠球菌以及假单胞菌[76,77]。VAD 驱动系统或泵腔周围感染,需要手术引流感染灶甚至 VAD 取出并联合敏感抗生素治疗,如果慢性的深部 VAD 定植感染,心脏移植可能是唯一的解决方案。

LVAD 辅助的应用可以提高进展性心衰患者心脏移植的预后[31],ISHLT 注册数据显示,在连续流量辅助装置时代,移植前应用 VAD 并不是移植术的危险因素。但移植前期 ECMO 以及双心室辅助与移植后更差的生存率有关[2]。

心脏供体的选择和管理

合适的心脏供体的缺乏是限制心脏移植最主要的因素。交通事故的减少使得捐献者的年龄增加,从 1983 年的 20 岁到 2013 年的 35 岁[78,79]。而且合并糖尿病或者高血压的供体也在增加[80]。同时,原发移植物的衰竭是移植术后早期引起死亡的最常见原因[81,82]。所以,仔细评估并较好的管理移植供体器官。最大程度的利用供体器官,并确保移植后心功能令人满意是非常有必要的。

脑死亡会导致短暂的明显的交感神经活动的增加、严重高血压、儿茶酚胺介导的心肌损伤。进而导致自我调节功能的衰退,包括交感神经功能、神经激素调节、体温控制。供体的选择以及管理需要回顾患者先前的健康状况和心血管风险情况;回顾导致脑死亡的原因,是否有心脏骤停和心肺复苏,是否有系统禁忌证如肿瘤[83];建立适当的生理措施维持循环的稳定;通过临床检查仔细评估心功能、心电图(ECG)、超声心动图、血流动力学研究,最终术中探查。

有很多指南发表用于脑死亡的诊断以及供体的评估。心电图会显示各种异常,如 Q 波,预示先前有心肌梗死及左心室肥厚。脑死亡后常会出现复极化的改变并不影响供体捐献,但如果发生难治性的室性心律失常会导致心脏功能的减退[84]。经胸超声心动图可以暴露结构的损伤,并可以评估左室功能。不幸的是,机械通气的患者图像往往不够清晰,所以有时候会用到经食管超声心动图。心室功能受心脏前后负荷影响,而微创的血流动力学监测,如肺动脉漂浮导管(PAFC)评价心功能更加准确。脑死亡引起的交感风暴会使双心室功能障碍,尤其是右心室[85]。临床上发现,左心室功能障碍往往在复苏后一段时间都能恢复,所以不能因为只有左心室射血分数(LVEF)的下降而不能应用供体心脏[86,87]。但是如果 LVEF 持续低于 40%,尽管血流动力学稳定,或者有局部的心室壁持续地运动异常,再者供体心脏需要较高的血管活性药物支持[多巴胺用量 $20\mu g/(kg \cdot min)$,或者相似剂量的肾上腺素类药物],应该放弃应用供体心脏。至于结构性疾病,瓣膜功能异常如果在心脏移植时可以修复,并不是应用供体心脏的禁忌。供体心脏常会发现左心室肥厚,如果心室壁厚度小于 14mm 且没有梗阻表现,供体心脏不应遗弃[88,89]。最新的心脏移植指南讨论了一些有争议的细节[6]:小于 45 岁的捐献者常会提供最佳的供体,所以在任何情况下,他们应该为移植保留。45~55 岁的捐献者如果缺血时间小于 4 小时,而且受体没有其他并发症的情况下可考虑。大于 55 岁的捐献者只有在特殊情况下,在危险-获益评估后才能应用。有过非静脉滥用可卡因病史的捐献者,如果超声心动没有显示左室功能障碍以及左心室肥厚,可以应用。急性社区获得性感染的捐献者,在 96 小时之内,如果血培养阴性且没有感染性心内膜炎的证据可以考虑应用。

克里斯特尔城会议推荐评估与管理捐献者的四阶段流程[89]。首先,纠正缺氧和酸中毒的同时纠正容量状态和贫血;调整强心药,如果可能的话尽量撤除,只要平均动脉压>60mmHg;做好护理,避免体温降低。可能的话,多巴胺或多巴酚丁胺要<$10\mu g/(kg \cdot min)$。其次,应用超声心动图排除心脏结构异常,瓣膜疾病以及明显的心室肥厚。如果在此阶段超声心动图检查 LVEF>45%,可考虑继续进行流程。第三,如果 LVEF<45%,推荐应用碘塞罗宁,精氨酸加压素,甲强龙进

行激素复苏并联合应用胰岛素控制血糖。然而，最近研究显示，这种联合应用碘塞罗宁和甲强龙并没有明显地影响心血管功能[90]。最后，如果复苏一段时间后，经过药物治疗持续至少 2 小时，应放置 PAFC 监测捐献者血流动力学状态（表 52.2）[91-93]。基于当前可获得的数据，这些指南提供了重要的血流动力学数据，优于超声心动图的指标来决定患者是否适合移植。

表 52.2　根据克里斯特尔城会议，复苏后的供体心脏能否适合移植的血流动力学标准[97]

供体心脏的纳入标准	
平均动脉压	>60mmHg
中心静脉压	4~12mmHg
肺楔压	8~12mmHg
系统血管阻力	800~1 200dyn/(s·cm^{-5})
心排指数	>2.4L/(min·m^2)
多巴胺或多巴酚丁胺	≤10μg/(kg·min)

此外，高龄捐献者要接受冠脉造影。急性冠脉狭窄不能用于常规移植[6]。外科医生团队在打开胸腔探查心脏，并且触诊冠脉后，做出最终的评估和决定供体心脏是否适用于移植。

全球的移植团队和组织尽他们最大努力去增加可用移植的器官。早期的捐献者协议管理用于提高供体心脏的检出率[90,94]。培训健康专业人士以及一些国家的移植相关组织如西班牙质量保证计划可以优化捐献程序[95,96]。

供体受体匹配

当捐献者的器官可用，根据临床的紧急程度以及其他标准，从等待患者名单中选出潜在的受体。绝对的标准包括血型的匹配和 HLA 交叉匹配阴性[6,95]。相关标准包括年龄、性别以及体型（捐献者的体重比受体的体重轻不超过 30% 可认为安全）[98]。不同国家的器官分配制度也不一样。大多数国家或地区的分配制度是为了降低移植等待期间的死亡率[99]。由于供体心脏的缺乏，供体心脏优先分配给紧急情况或者特殊临床需要。但是不同国家对于紧急情况的定义不同。

随着组织配型的新进展，HLA 抗体的固相分析帮助移植分配。传统的基于细胞的交叉配血需要捐献者和受体的血液样本在同一实验室加工，这不可避免的导致了地理上的限制。虚拟交叉配血的发展可以使他们独立地进行配型，这增加了移植供体库，并增加了

HLA 敏感患者移植的可能性。较补体依赖交叉配血，虚拟配血具有较高的阳性率和较好的阴性预测价值[100]。不是所有 HLA 抗体都有临床意义。在 Luminex 分析中，平均荧光密度（MFI）反应抗体的聚集。较高的 MFI 反应流式细胞技术交叉配血阳性率的风险增加，超急性或者加速抗体介导排斥反应。如果存在可溶解的抑制剂会导致较低的 MFI。血清的稀释或者再实验将暴露这些抑制剂[101]。HLA 抗体的试管补体固定（通过 C1q 实验检测）是另一个危险因素[102,103]。

由于先前的操作（尤其是 VAD 置入），怀孕，输血，一些患者有较高的 HLA 敏感性，经常出现 HLA 反应，导致即使可以进行虚拟配型，他们看上去好像还将无法接受合适的心脏。在这种病例中，通过创造一个时间窗，抑制 HLA 抗体，这种脱敏治疗可以增加移植的机会。但是，脱敏疗法并没有被普遍的接受，也没有一个流程标准。最常用的方式是静脉应用丙种球蛋白，血浆置换，单独或联合应用利妥昔单抗，个别经选择的病例，可进行脾切除术[6,104]。

器官摘取

捐献者手术常为多器官摘取的一部分。中断机械通气后，捐献者心脏是放空的（防止心室过胀），升主动脉阻断，从主动脉根部灌入冷的停跳液，从而低温心脏停搏。理想的停跳液的组合以及储存并没有被制定，只是在临床中的使用[89]。然后切除心脏，要有充足的主动脉，肺动脉，腔静脉，左心房，以用于随后的移植手术。合并成人先天性心脏病的患者还需额外的供体组织。

移植最常用的储存方法是冷存于 4~8℃[105-107]。大多数心脏在这个温度下可以忍受缺血数个小时，但是术后心功能不全或者有原发移植衰竭（PGF）风险的心脏仍存在明显问题。可允许的缺血时间比肾或肝等器官更少。较长的缺血时间会增加受体同种异体心脏衰竭的风险。指南建议，最适宜的全部缺血时间应少于 4 小时[6]。

器官的保存会加重脑死亡产生的损伤[85]。捐献者因素会互相影响显著增加风险。比如，如果缺血时间的延长，并应用高龄捐献者的器官的风险显著增加。当应用所谓"边缘"状态的器官捐献时，必须尽可能缩短缺血时间[108]。TransMedics 器官保护系统（OCS）可以在 34℃ 运输跳动的灌注状态的心脏，既能减少心肌缺血时间又能增加转运时间[109]。OCS 系统可以进行额外的功能评估，也可改善器官的可用性。最近的数据显示，OCS 系统在一些高风险移植（评估缺血时间

长于 4 小时,捐献者 LVEF<50% ,心脏骤停,酒精/药物滥用,冠状动脉疾病,机械循环辅助等)中的应用经验,可以改善术后短期的预后。确实,OCS 使原本需要放弃的器官可以用于移植[110]。

受体术前评估

　　术前准备时间往往有限。离院的患者,病史的采集以及临床检查要特别注意从上次就诊情况或者有新发的临床问题。危重症的住院患者需要详细地病史回顾,包括他的目前状况,器官功能,接受治疗的情况,是否存在新发并发症,如急性感染。尽早完成实验室检查,除了交叉配血,还有血常规,生化,微生物学检查,最新的 HLA 抗体筛查,与捐献者的 HLA 匹配情况[24,111]。接受华法林抗凝的患者,在体外循环时,除了维生素 K 外,还需要新鲜冰冻血浆或者凝血酶原复合物来纠正凝血功能。如果纠正了凝血功能,术后出血与术前应用华法林无关[112]。只有需要时输入血小板后,才能进行抗血小板抵消治疗。

麻醉

　　因为时间有限,术前用药往往被忽略,但口服苯二氮草类药物往往对焦虑的患者帮助。麻醉之前,应做到持续心电监测,充足的外周静脉通路,放置用于持续监测动脉压的有创动脉插管。如果有需要血液制品的可能,要尽早预约。输入任何的血液制品都可能对肺循环产生不好的影响并导致急性肺动脉高压进而导致右心功能不全。所以输血治疗不能成为常规治疗。一般来说,应该较慢的速度输血,而且输入血小板和自体

血要应用血滤器。二次手术的患者,包括原位放置VAD 的患者,应做好准备快速在股动脉建立体外循环,以防诱导后循环不稳定或者心脏骤停。

　　诱导后,为了直接监测右房压和肺动脉楔压,间接计算心输出量,放入中心静脉插管及 PAFC 鞘管,最好左侧颈内静脉插管(尽可能保存右侧颈内静脉以备心内膜活检应用)[6]。一些中心这个阶段常规置入PAFC,也有中心偏好依赖经食管超声心动(TTE)。TEE 可在移植整个过程中提供有价值的数据,而PAFC 在切除原心脏时将被取出。但一些病例中,PAFC 也可以在供体心脏移植后,体外循环结束后继续使用。最近新的经食管超声技术有了发展,可以持续监测血流动力学(hTEE)。它由一次性的小型探头和订制的超声系统组成。该系统可以 72 小时实时监测,避免了传统的超声探头长时间应用产生的并发症[113]。该技术还需要进一步的临床实践研究。

手术

　　在列入移植名单的时候就应该开始制定手术方案。那些 ACHD,二次手术,还有置入 VAD 的患者需要特别关注。那些 ACHD 的患者可能存在静脉异位引流,心房腔解剖异常,侧支血管解剖分流,这些可以通过核磁共振、心电装置或者 CT 血管造影鉴别。回顾先前的超声心动图以及右心导管的数据均可发现解剖和功能的异常。二次手术的患者应查阅其先前的手术记录及术后记录。应明确 VAD 患者装置及流入口,流出口的位置及连接。术前的 CT 平扫是很有价值的,尤其是那些其他机构放置 VAD 的患者(图 52.2)。二次手术及 VAD 患者,移植协调人员尽早将患者转入手术间,以便有足够的时间开

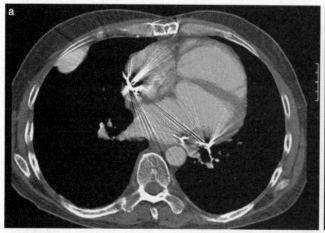
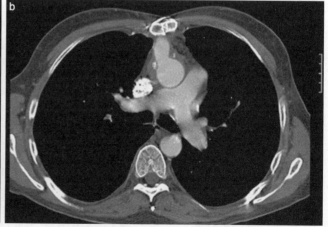

图 52.2　长期 LVAD 患者的 CT 扫描,右侧胸膜和胸壁连接处是流出管道(a),流出管道在胸骨后嵌入升主动脉,胸骨正中开胸时可能会损伤(b)

胸准备等待供体心脏的到达。在手术室(OR)中,对于循环不稳定或者出现开胸并发症时,做好准备股动脉插管建立体外循环。

由于存在组织粘连,安全暴露纵隔较为困难,组织损伤较大不易止血,VAD 患者的心脏移植明显更加复杂。必须胸骨正中切开及仔细的组织解剖,才能避免损伤流出道及右心室。下一步暴露主动脉,上腔静脉及下腔静脉。如果没有提前建立体外循环的话,应该尽快建立体外循环。近端及远端夹闭后分离流出道,同时夹闭升主动脉,LVAD 将会停止辅助。为了安全的移出装置,需要游离心脏使泵腔结构完全可见。在不打开腹膜腔的情况下仔细游离 VAD 装置。根据VAD 装置的不同这些步骤可能有所差异:新一代的VAD 设计在腹膜内,因此无法找到泵腔结构,最后一步切除皮下导线。尽管手术复杂,移植过程也要尽量

避免延长缺血时间。虽然在供体心脏到达手术室时受体心脏及 LVAD 应尽快撤除,但有的时候需要移植结束后撤除导线[64]。

移植前应仔细检查供体心脏,以发现是否有取出供体时造成的损伤,如卵圆孔未闭(PFO),如果存在,应关闭以消除因右心功能不全致右向左分流的风险,从而有利于术后管理。

手术为 Bicaval 技术。将大动脉切开,分为窦管交界和被切除的心脏。在房室沟的位置分离心房,然后把整个右心房和左心房,上腔和下腔静脉隔开。准备好左心房后下方组织和肺静脉口周围组织用于吻合供体心房。供体心脏的左房后壁被移除,左房剩下的部分与受体心脏留下的左房后壁吻合(图 52.3a)。然后分别端端吻合肺动脉和升主动脉(图 52.3b),排气后打开阻断钳,此时结束缺血时间[114]。

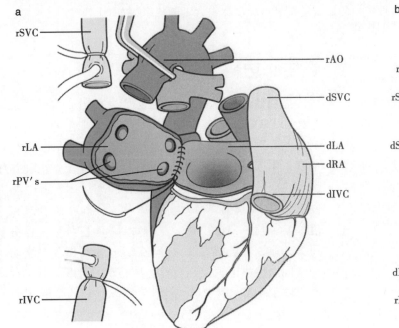

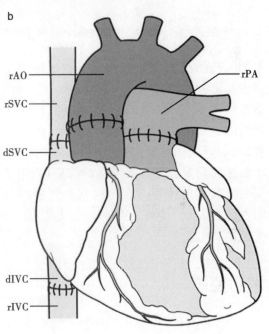

图 52.3 (a-b)使用双腔技术进行原位心脏移植。AO. 主动脉;d. 供体;IVC. 下腔静脉;LA. 左心房;PA. 肺动脉;PV's. 肺静脉;r. 受体;RA. 右心房;SVC. 上腔静脉(出自[114]:Nicholas R. BannerARS, and Margaret M. Burke. Heart Transplantation. In:Press OU, editor. Oxford Textbook of Heart Failure 2011. Reprinted by permission of Oxford University Press. www. oup. com)

一些外科医生喜欢在移植期间反复应用血灌停跳液从而阻止进一步缺血损伤[115]。然而并没有数据证实应该推荐血灌还是晶灌。

术中 TEE 的监测是很有必要的,在结束体外循环的时候可以检查排气的情况,监测再灌注和脱离体外循环时的心功能,还可以发现并发症。原位心脏移植很少出现技术问题,但可能出现吻合并发症。比如腔静脉吻合时可能出现狭窄将造成静脉高压导致心输出

量下降,而肺动脉吻合造成的狭窄会导致右心功能衰竭(图 52.4)[116,117]。

已知术前患有肺动脉高压的患者,应在患者脱离体外循环的时候预防性应用一氧化氮,并在术后早期继续应用[118,119]。

在二次手术的患者,尤其是那些做过复杂先天性心脏病的患者,出血并发症可能会是个棘手的问题[120]。一丝不苟的外科技术十分重要,但还可以

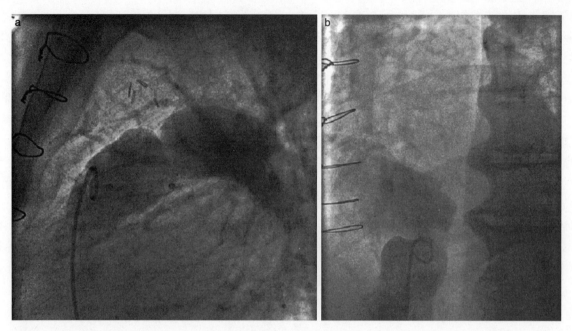

图 52.4 心脏移植技术并发症（a）横向投影中的血管造影显示肺动脉吻合术的狭窄（收缩压梯度为 35mmHg）；（b）血管造影显示 IVC 吻合术中的狭窄

附加一些治疗改善凝血功能。血栓弹力图是手术室中监测凝血疾病很有效的方法。它可以快速评估血块形成情况，血小板功能以及纤溶功能[121]。抑肽酶，一种丝氨酸蛋白酶抑制剂，抗纤溶及抗炎物，可以降低围术期失血[122,123]。然而，抑肽酶应基于临床需要及血栓弹力图选择性应用，因为有证据证明抑肽酶的使用与血栓栓塞及肾衰竭等并发症的发生有关。因此它在很多国家是禁用的，比如说美国[124,125]。

术后监护

体外循环辅助一段时间以利于冠脉的灌注和心功能的恢复。患者的心功能决定了能否顺利脱离体外循环。当移植的心脏工作良好时，患者转回监护室（ICU）时只需要应用少量的强心药物。总的来说，术后的监护与冠脉移植手术相似，但是还要额外关注免疫抑制药的应用及预防感染。应用经典的异丙酚术后镇静，吗啡用于镇痛。应用暖气毯复温，复温后便可拔除气管插管。镇痛的个体化管理对于拔管后的患者是有用的。

患者在转入 ICU 早期尤为重要，手术团队与监护团队较好的交接，所有团队成员必须了解移植后大体管理原则，其中包括避免容量超负荷而导致右心功能受到打击，还要识别各种术后早期可能导致的血流动力学异常。

评估心功能

撤离体外循环后，心功能表现得尤为明显。然而，脑死亡会对器官产生的损伤可能在器官取出的几个小时内并不明显，所以血流动力学监测在术后早期很有必要。术后尽快进行胸片检查确定各导管位置正确并调整各压力基线。PAFC 除了根据肺动脉闭合压估测左房压，还持续监测肺动脉压力及混合静脉血氧饱和度（SVO_2）[126]。或者放置左房管，同时监测左右心房压力。血清中乳酸的变化趋势以及尿量可以为血流动力学问题提供证据。经食管超声心动图可以监测左右心室收缩功能和发现并发症[127,128]。TEE 的指标还要联合充盈压（收缩功能），强心药的应用，动脉压（LV 后负荷）分析。

免疫抑制治疗和抗排斥治疗

免疫抑制可分为三部分：诱导治疗，维持免疫抑制状态以及对排斥反应的治疗。

诱导治疗

心脏移植术后的诱导治疗还有争议。它的潜在优势在于较低的急性排斥反应的发生率，宿主对移植的低反应性，推迟应用环孢素和他克莫司从而对肾的保护，当移植术后口服免疫抑制药的吸收出现问题时，可以提供安全期[129]。析因分析实验诱导治疗可能会获益[130,131]。但是也可能有非特异的过度免疫抑制产生相关的副作用，如感染[132]及恶性肿瘤[133,134]的风险。英国的数据证实，增加抗胸腺球蛋白作为诱导剂的应用与较低的排斥反应风险有关，但是还是有较高的感染风险，也并没有增加存活率[135]。当前，在欧洲只有不到一半的患者应用诱导治疗[2]。抗人淋巴细胞球蛋白和抗胸腺球蛋白在再次移植的患者中较为常用，而白介素-2抗体常用于首次移植[2]。

还没有有效的数据证实诱导治疗最理想的药物。研究比较鼠单克隆抗体CD-3（OKT3）和兔抗胸腺球蛋白（RATG），对延迟首次排斥反应有相似的效果，但有不同的副作用[136-138]。OKT3的临床应用逐渐减少且药物也逐渐退出市场。反之，白介素-2受体拮抗药，巴利昔单抗，一种被证明肾移植术后对降低急性排斥反应有效地药物，应用逐渐增加[139]。但是巴利昔单抗在心脏移植的数据还很欠缺。一个巴利昔抗体在心脏移植的应用的随机试验证实，较安慰剂相比，首次急性排斥反应，副作用，感染的发生没有统计学差异[140]。一个48例心脏移植患者的回顾性实验比较了巴利昔抗体和RATG，证实RATG在预防急性排斥反应上更加有效，而两者的安全性无差别[141]。此外，有两个前瞻性实验比较了巴利昔单抗与RATG在生存率上没有差别，但其中一个报道巴利昔抗体有较高的排斥反应[142,143]。最近，欧洲药品管理局发布了一个安全警告，强调巴利昔单抗在心脏移植的应用中缺乏安全有效的证据。达利珠单抗，另一种白介素-2受体，一种心脏移植后有阳性结果的诱导药物由于商业的原因逐渐退出市场[144]。最后，阿仑单抗，靶向淋巴细胞CD-52的单克隆抗体，用于心脏移植后联合较小的维持剂量的钙调神经磷酸酶抑制剂（CNI）而不用激素，降低排斥风险的同时不影响总体死亡率[145]。然而阿仑单抗在心脏移植后的应用并未获得批准。

免疫抑制的维持

CNI、环孢素和他克莫司是免疫抑制维持的基本，且常与麦考酚酯和皮质醇激素联用[146,147]。这种三联治疗可以单独使用也可以联合一段时间的诱导治疗。它们也可以直接联合（四联治疗），也可以用于延迟CNI的应用（序贯治疗）。序贯疗法在术后早期没有应用肾毒性的CNI，可以降低肾功能不全的发生率。

环孢素1980年开始应用，可以改善心脏移植预后，并被接受为晚期心力衰竭的标准治疗[148]。他克莫司和环孢素有着完全不同的分子结构，但他们的主要机制相同，也就是抑制钙调磷酸酶，钙磷酸酶在T细胞活化早期起着重要的作用[149]。两项心脏移植的临床试验证实，两者联合咪唑硫嘌呤或者麦考酚酯和激素时，他克莫司较微乳化环孢素A（新山地明）降低急性排斥反应发生率，但在生存率上没有差异[150,151]。

CNI都会导致剂量限制性肾毒性，但是它们其他方面的影响不同[149,152]。它们都作用于细胞色素P450（CP450-3A）和P糖蛋白（Pgp）转运系统。因此，药代动力学上，会和其他药物互相干扰[146,149,153]。因此在治疗时，监测CNI的血药浓度和肾功能是很有必要的，尤其是同时使用有相互影响的药物。

霉酚酸酯（MMF）是药物前体，其活化代谢产物是麦考酚酸（MPA），它是非竞争性的次黄嘌呤-磷酸脱氢酶抑制剂，它是嘌呤合成途径的限速酶。与其他大多数细胞不同，激活的淋巴球细胞缺乏嘌呤补救的合成途径，而依赖于嘌呤合成途径。所以，较咪唑嘌呤，MMF对淋巴B细胞和T细胞有较高的选择性。大规模心脏移植随机临床试验证实，同时接受环孢素和糖皮质激素，MMF较咪唑硫嘧啶降低一年内死亡率及移植物失功率，该获益可持续三年[154,155]。

皮质醇类激素是免疫抑制治疗的第三个部分，外科手术的同时静脉注射（甲强龙），然后改为口服（泼尼松龙或泼尼松）。移植后的前几个月的最大的风险就是发生急性排斥反应。为了减少长期应用类固醇激素的副作用，应逐渐降低激素的用量，可以通过增加移植后用药时间或激进的停止激素治疗的方法[156]。此外，还要逐渐降低环孢素和他克莫司的目标治疗级别来减少慢性CNI肾毒性损害[149]。总体来说，在很多中心，联合应用他克莫司MMF和糖皮质激素的免疫抑制治疗法用于心脏移植术后前6~12个月是很有效的[151]。

靶向于西罗莫司（TOR）抑制剂，西罗莫司，依维莫司是另一种重要的免疫抑制治疗药物，联合咪唑硫嘧啶可以降低急性排斥反应发生率。同时应用环孢素和糖皮质激素对于心脏移植血管病变（CAV）有长期的效果[157-159]。MMF也被证实对CAV有效[160]。

移植术后立即应用TOR抑制剂不利于术后伤口愈合，并增加了心包渗出，细菌及真菌感染的发生率。它们还有若干皮肤病及胃肠动力副作用；还有一些少见的副作用，如西罗莫司可能导致重症肺炎。TOR抑制剂还可增加CNI的肾毒性。心脏移植术后，西罗莫司用于替换CNI，联合MMF可以减少肾毒性，尤其是对于非糖尿病的患者[161-164]。然而因为"拯救肾"（STN）研究，早期CNI撤出治疗仍有争议。西罗莫司只是作为在心脏移植术后3个月内的CNI替代品，实验证实,西罗莫司组增加了早期的急性排斥反应发生率[165]。

巴拉西普,选择性的 T 细胞阻滞药,在肾移植患者中,预防急性排斥反应的效果不亚于环孢素。它可以作为环孢素的替代治疗,但在心脏移植的效果还未证实[166]。

联合他汀治疗被证实在心脏移植后可以改善心脏移植生存率,降低严重排斥反应及 CAV 的风险[167-171]。

排斥反应

同种异体移植物排斥反应是造成心功能不全和死亡的主要原因。排斥反应根据时机和机制可分为四类(表 52.3)[172]。通过免疫抑制治疗,移植后两周内较为少见出现排斥反应,除非免疫治疗有些偏差,或者患者 HLA 激活。然而有术后并发症的患者需要延长住院时间,可能在出院前发生了急性排斥反应。

表 52.3　排斥反应分级

	原理	建议
超级性	供体抗原特异性抗体	避免
		● 确定供体与受体 ABO 是否匹配
		● 术前检测抗-HLA 抗体
		● 如果存在抗-HLA 抗体虚拟 HLA 交叉匹配
急性细胞	辅助 T 细胞	通用免疫抑制治疗对预防有效,诊断多根据心内膜活检,细胞排斥治疗联合糖皮质激素,必要的话抗胸腺细胞球蛋白
急性体液	供体抗原特异 HLA 抗体	常表现急性移植器官功能不全且无细胞排斥证据。病理学诊断及组织学及免疫病理学。没有标准化治疗,但需要抗体驱除(静脉注射多元免疫球蛋白,环磷酰胺,麦考酚酯,利妥昔单抗)
慢性	多因素	存在同种免疫及非同种免疫机制,主要影响冠状动脉及 CAV

Schultz C, Bonser RS, Lyster H, et al. Heart failure and transplantation. Card Surg Today. 2007;3(3):110-128. Reproduced with permission from Remedica Medical Education and Publishing[223].

1973 年,Philip Caves 发现心内膜活检是证明急性细胞排斥反应(ACR)的金标准,并在 AMR 的诊断中起着重要的作用[173,174]。通过颈静脉或者股静脉,在荧光镜或超声的介导下通过导管鞘放入 steerable 活检钳或者 flexible 活检钳,在右心室的室间隔获取标本(图 52.5)。严重的并发症较为少见,包括心包填塞,室间隔穿孔,三尖瓣损伤(腱索导致的三尖瓣关闭不全),心肌梗死以及感染。重复的活体组织切片增加了并发症的风险[175]。大多数心脏移植中心的患者每年做 10~15 个心内膜活检[144,150,151,155]。鉴于通过现代化免疫治疗可降低排斥反应发生的概率及操作相关风险,多数中心限制心脏移植活检数量小于 10 例。

此外,可以减少常规的心内膜活检而增加我们信赖的无创的方法来评估心脏。超声心动图可以简单探查左心室收缩功能和舒张功能的改变,这些变化是排斥反应早期的征象,但是缺乏敏感性和特异性[176,177]。很多生化标志物(BNP、炎性因子、肌钙蛋白)作为排斥反应的标志物进行研究并未取得成功[178]。监测心室诱发电位趋势(需要置入起搏器),AlloMap 的基因表达监测是目前唯一证实有效的工具。AlloMap 是

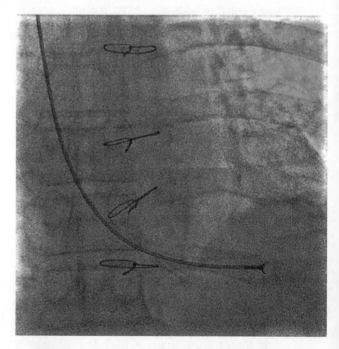

图 52.5　经静脉心内膜活检,通过右颈内静脉引入活检钳,并通过三尖瓣在荧光下控制进展,以达到室间隔的右侧室内侧

FDA 批准的评估白细胞在循环中基因表达的方法,该方法根据 RNA 表达的数量每 20 个基因生成一个小板,并可以评估急性排斥反应的可能性。该方法较心内膜活检更加安全,且心内膜活检需要心脏移植后超过 6 个月[179]。但该方法不能用于 AMR 和 CAV 的检测。

急性细胞排斥的诊断建立在淋巴细胞浸润心内膜活检中[180]。在 2004 年,ISHLT 组织修改了急性细胞排斥评分系统(表 52.4)。ISHLT 评分 2R 或者更高可以认为有明显的排斥反应,即使临床并未发现移植心脏功能不全。

表 52.4 ISHLT(2004)心肌活检分级:急性细胞排斥

细胞排斥等级	描述
0 级	无排斥
1R 级(轻度)	间质和/或血管周围浸润多于 1 个肌细胞损伤
2R 级(中度)	两个或更多浸润合并心肌损伤
3R 级(重度)	弥漫的浸润及多样的心肌损伤,水肿,出血,血管炎

The Journal of heart and lung transplantation:the official publication of the International Society for Heart Transplantation 2005;24:1710-20[224].With permission from Elsevier.

抗体介导排斥反应(AMR)没有细胞排斥反应常见,更难诊断。但是可以造成明显的同种异体移植物功能不全。比较典型的情况,HLA 抗体发生在先前由于输血,怀孕,曾经移植或者置入 VAD 造成同种致敏作用。AMR 还可以在移植晚期,当患者出现供体抗原特异性 HLA 抗体发生。2013 年,ISHLT 组织已经将 AMR 分级(表 52.5)[181]。

治疗急性细胞排斥反应由活体组织病理学分级,临床及血流动力学状态,当前免疫抑制治疗及先前排

表 52.5 ISHLT(2013)抗体介导的心脏移植排斥的病理诊断

级别	定义	特点
pAMR0	AMR 病理学阴性	组织病理学及免疫病理学均阴性
pAMR1(H+)	仅有 AMR 组织病理学	组织病理学阳性,免疫病理学阴性
pAMR1(I+)	仅有 AMR 免疫病理学	组织病理学阴性,免疫病理学阳性(CD68+,C4D+)
pAMR2	病理学 AMR	组织病理学阳性,免疫病理学阳性
pAMR3	严重病理学 AMR	间质出血,毛细血管破碎,混合性炎症浸润,内皮细胞致密化,和/或核破裂,水肿

The Journal of heart and lung transplantation:the official publication of the International Society for Heart Transplantation 2013;32:1147-62[181].

斥史决定。中度细胞排斥反应(ISHLT grade 1R)且没有同种异体移植物功能不全证据的不需要特殊治疗。较高的排斥等级(2R 或 3R),静脉应用甲强龙超过三天,或更高剂量的口服泼尼松龙治疗。随后皮质醇激素递减治疗超过 7~14 天。若出现激素治疗抵抗或者合并血流动力学不稳定,需额外增加多克隆抗胸腺细胞球蛋白(ATG)。复发的细胞排斥反应需要改变免疫抑制治疗(图 52.6 和图 52.7)。

抗体介导的排斥反应需延长治疗(图 52.8),治疗根据(图 52.9)。复发的 AMR 很难处理,可能导致需要更多加强治疗,如光分离置换法,全部淋巴结放射,增加了淋巴组织增生的风险[182-184]。

CAV 是心脏移植后慢性排斥反应的主要形式,是晚期并发症(图 52.10)。CAV 常由冠状动脉血管造影,或者联合血管内超声诊断出来。2010 年,ISHLT 提出心脏移植后 CAV 分级(表 52.6)[185]。晚期同种异体移植排斥反应被认为发展为 CAV 的风险因素[186,187]。治疗包括所有非心脏移植冠状动脉疾病的二级预防及优化免疫抑制治疗。增殖信号抑制剂,众所周知的靶向雷帕霉素的抑制剂(TOR),西罗莫司,依维莫司联合环孢素降低 CAV 发展速度[157,158]。病灶附近的狭窄可以通过经皮冠状动脉介入治疗及冠状动脉旁路移植术治疗。然而 CAV 经常弥漫并影响小的侧支血管,阻碍再血管化。心脏移植后两年内的 CAV 导致炎性影响冠状动脉,致更差的预后[188]。总体死亡率或者 CAV 导致再移植率约为 7%[185]。进展迅速的 CAV 指一年内新诊断的损伤从<30% 到>70%,预示着心脏移植患者不好的预后[185]。这些不可行介入治疗的患者,需要考虑再次心脏移植[189]。

表 52.6 CAV 命名推荐

ISHLT CAV0 血管造影术未察觉
ISHLT CAV1 左主干<50%,或主要血管最大<70%,或任意血管<70%狭窄
ISHLT CAV2 左主干<50%,或单支主要血管>70%,或单支血管>70%,除了移植物,有两个系统功能不全
ISHLT CAV3 左主干>50%,或多于两只主要血管>70%狭窄,或三只血管>70%狭窄,或者 CAV1,CAV2 合并移植物功能障碍,或者有明显的证据证明有限制性生理病变

定义
(a)"主要血管"是指左前降支的近段和中段 33%、左回旋支、中间支以及右冠状动脉(含后降支从右冠发出的右冠优势型和后降支同时起源于回旋支及右冠的均衡型)。
(b)"次要分支血管"包括主要血管的远段 1/3,或大的室间隔分支、对角支、钝缘支以及非优势右冠状动脉的任何部分。
(c)心脏移植后限制性心衰定义为症状性心力衰竭,且超声心动图提示二尖瓣 E/A 比>2(儿童>1.5),等容舒张时间缩短(<60ms),减速时间缩短(<150ms),或限制性血流动力学改变(右房压>12mmHg,肺毛细血管楔压>25mmHg,心脏指数<2L/min/m²)。

The Journal of heart and lung transplantation:the official publication of the International Society for Heart Transplantation 2010;29:717-27 [185].

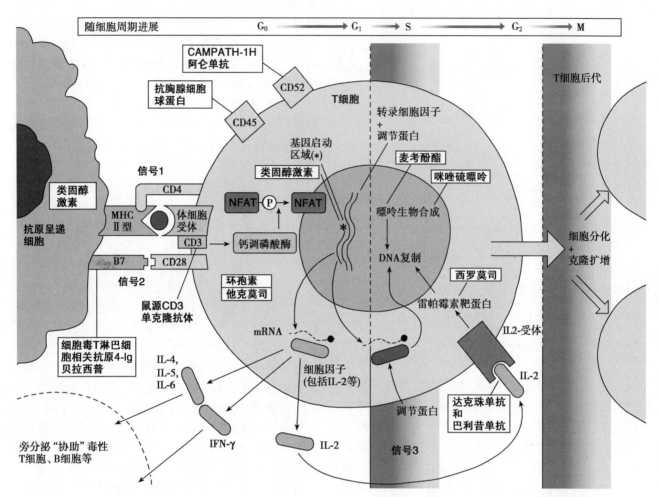

图 52.6 T 细胞活化级联反应的步骤：一个 T 细胞激活过程发生事件的简化模型。早期，在钙依赖的情况下，CD4+受体辅助 T 细胞(TCR)与辅助 MHC Ⅱ类分子结合，且相关的肽在其抗原区表达，此时活化期期开始(信号 1)。而全部激活还需要第二个信号(信号 2)。该信号由在抗原提呈细胞和 T 细胞表面的互补的黏附分子结合引起。TCR 通过 CD3+复合体进行信号传导。随后细胞内信号发生通过三磷酸肌醇/甘油二酯途径和细胞内钙动员。导致钙调磷酸酶蛋白活化，钙调磷酸酶去磷酸化活化 T 细胞核因子(NFAT)，使其活化部分移位，与细胞核结合，从而与基因的启动子区结合，编码细胞因子，如白介素-2(IL-2)，调节蛋白和 IL-2 受体。细胞因子的表达需要 TH1 或 TH2 细胞，并可能导致细胞毒性 CD+8T 细胞等聚集效应或提供帮助 B 细胞产生抗体。IL-2 的表达导致自分泌素刺激 T 细胞。IL-2 和它的启动受体结合，涉及雷帕霉素靶蛋白(TOR)的第二序列内信号。会导致 DNA 合成，复制和细胞分裂的高潮。各种免疫抑制剂的作用位点如图所示。如图所示多克隆抗胸腺细胞蛋白，虽然与 CD45+结合，实际上还结合很多不同的 T 细胞。阿仑单抗(CAMPATH-1H)，人造单克隆抗 CD52+，CTLA4-Ig，细胞外融合蛋白 CTLA4(CD152)和人免疫球蛋白的 Fc 蛋白，作为 CD28，IFN 干扰素，IL-1，MHC 组织相融复合体，NFAT，TCR，TOR 的竞争蛋白。(来源于:Banner NR, Lyster H. Pharmacological immunosuppression. In:Banner NR, Polak JM, Yacoub M eds. Lung transplantation. Cambridge. Cambridge University Press 2003[146]. Used with permission from Cambridge University Press)

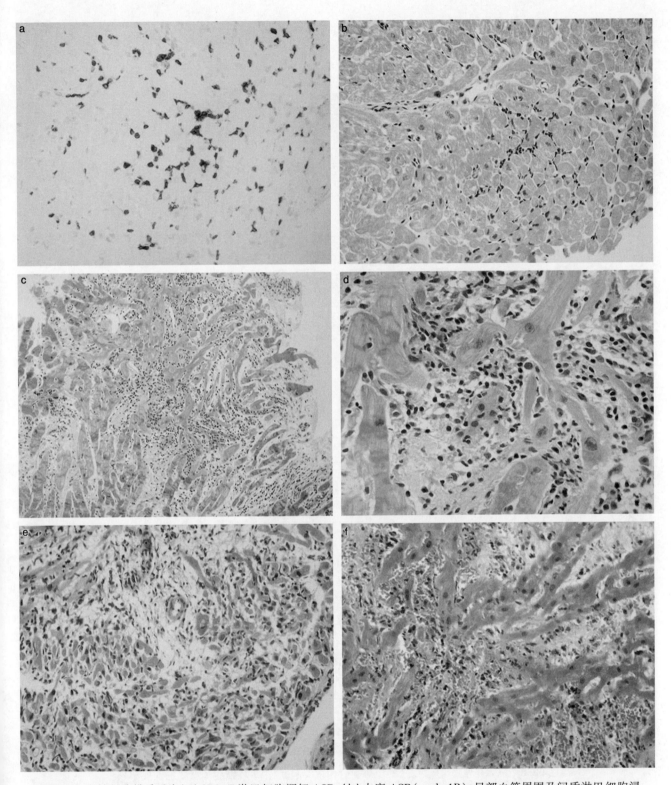

图 52.7　急性细胞排斥反应（a）CD3+T 淋巴细胞调解 ACR；（b）中度 ACR（grade 1R），局部血管周围及间质淋巴细胞浸润；（c）轻度 ACR（grade 2R），弥漫性淋巴细胞浸润导致心肌细胞结构破坏；（d）肌溶解；（e,f）重度 ACR（grade3R），淋巴细胞弥漫性浸润。Nicholas R. BannerARS, and Margaret M. Burke. Heart Transplantation. In：Press OU, editor. Oxford Textbook of Heart Failure 2011[114]

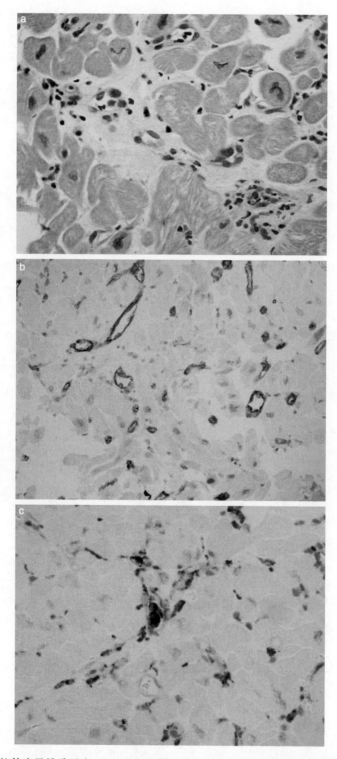

图 52.8   抗体介导排斥反应。(a)毛细血管内皮突起,腔内单核细胞和稀疏的间质单核
细胞;(b)C4d 强毛细血管染色;(c)CD68 染色显示间质和血管内巨噬细胞的累积。一名
年轻女性患者,在原位心脏移植扩张型心肌病 6 年后自发性流产,发生了新的供体特异性
抗 HLA 抗体和心功能不全。Nicholas R. Banner ARS, and Margaret Burke. Heart Transplan-
tation. In:Press OU, editor. Oxford Textbook of Heart Failure 2011[114]

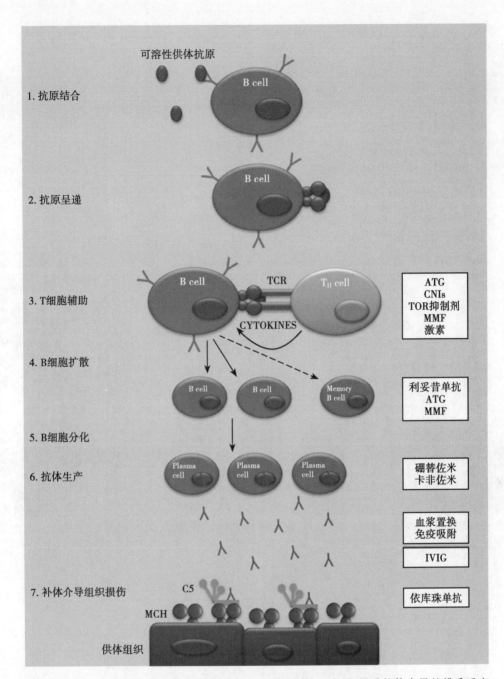

图 52.9　抗体介导排斥反应 AMR。简化间接抗原识别的示意图,导致抗体介导的排斥反应 (AMR)。幼稚的 B 细胞将结合与其表面免疫球蛋白互补的可溶性供体抗原。然后将抗原内化并加工,使得表位由细胞的主要组织相容性复合物(MHC)呈递。具有互补 T 细胞受体 (TCR)的辅助 T 细胞与表位-MCH 复合物结合,导致 T 细胞活化和细胞因子释放,促进 B 细胞增殖,放大反应,随后分化为浆细胞。浆细胞分泌针对供体抗原的可溶性抗体。供体组织损伤由包括补体固定在内的各种机制引起。在 B 细胞增殖期间,将产生记忆 B 细胞的克隆,其可以通过进一步的抗原暴露而被激活。还显示了针对 AMR 级联的不同步骤的可用治疗选项(有关详细信息,请参见文本)。ATG. 抗胸腺细胞球蛋白;CNIs. 钙调神经磷酸酶抑制剂; TOR. 雷帕霉素靶;MMF. 霉酚酸酯;IVIG. 静脉注射免疫球蛋白;C5. 补体成分

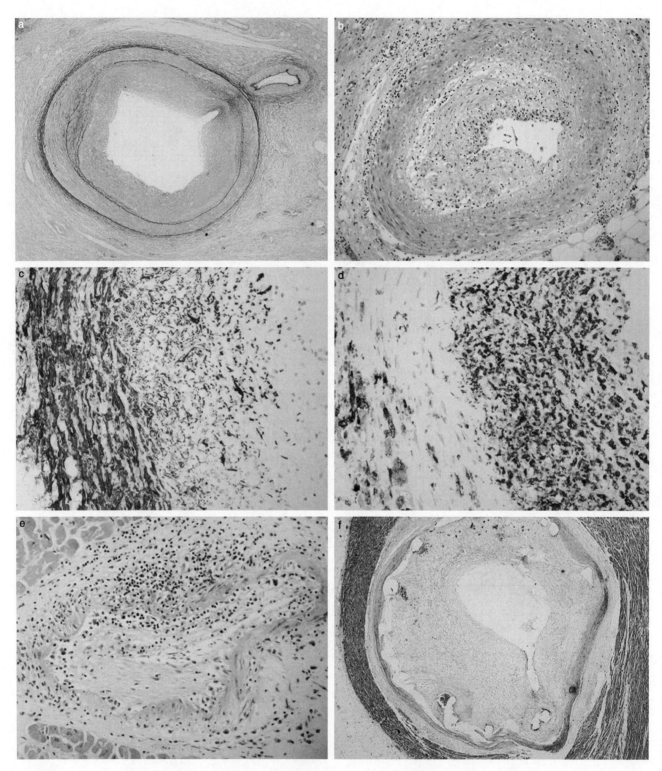

图 52.10　CAV 心脏同种异体移植血管病变。(a) 典型的 CAV,具有内膜的圆周增厚和内部弹性薄层的良好保存。冠状动脉的小穿孔分支(框架的右上方)是正常的;(b) 活动性心脏同种异体移植血管病变(CAV)伴有淋巴细胞性炎症引起的内膜增生;(c) 介质和外膜内的许多巨噬细胞;(d) 心肌染色法;(e) 心肌动脉小血管内膜炎;(f) 冠状动脉狭窄伴有弥漫性 CAV,无内膜增生斑块导致严重狭窄和猝死,尽管几周前已插入支架

特殊的术后问题

低血压和低心排

由低心排造成的低血压需要与血管舒张造成的低血压(系统炎症反应综合征的一部分)鉴别。患者术前危重的情况下或者术前感染(移植前置入 VAD 患者)可以出现系统炎症反应综合征。不同的诊断以及关键的诊断特征在表 52.7，表 52.8，以及表 52.9 中罗列。术后期间，临床检查经常不可信，一定要用 PAFC 测量心输出量及 SvO_2。评估低血压的原因，如果是低心排的情况需在其他器官，如肾、肝等功能异常前，尽快做出纠正措施。如果不能达到满意的心输出量，必要的话手术探查。

只要可能，治疗低血压和低心排的目标是了解具体机制，处理病因。如果未能发现潜在的问题，尽量避免增加强心药辅助。容量过负荷可增加右心室衰竭。对于特殊诊断，临床评估需要联合 PAFC 血流动力学监测和 TEE 检查。血流动力学指标除了评估绝对数值，还要考虑变化趋势。

表 52.7　术后右心功能不全的诊断

受体肺血管阻力增加
右心室缺血再灌注损伤
供体脑死亡导致的右心室损伤
肺动脉扭转或吻合造成的狭窄
右冠状动脉的空气栓塞
作为双心室原发移植物功能障碍的一部分(最初的右心衰竭掩饰了左室功能衰竭)
伪右心衰，SVC 或 IVC 导致的静脉压增高

表 52.8　术后双心室衰竭的诊断

缺血再灌注损伤，尤其是较长的缺血时间
供体脑死亡造成的心肌损伤
供体冠脉导致的心肌保护不全
技术问题导致的心肌保护不全
超急性抗体介导排斥反应

表 52.9　低血压和低心排的诊断

原因	诊断指标	管理策略
低 CO[CI <2.5L/(min·m²)]和 SVO_2		
血容量不足	低左房压和中心静脉压	患者头低脚高位，通常出现短暂改善
	收缩压随机械通气变化	快速补液进行评估，避免过度补充(中心静脉压 ≤ 16mmHg)
	超声见左右心室较空	如果继续出血，参照血液计数，凝血成分，纤维蛋白原水平和血栓弹力图指导应用促凝血药和血液制品
	外科出血	早期手术探查
急性右心衰竭(表 52.7)	高静脉压	使用短效血管扩张剂优于肺循环特殊药物
	低左房压	
	右心室扩张型低收缩	1. 较高吸入氧浓度，过度通气
	超声示左室功能正常且左室空	2. 吸入一氧化氮
		3. 血管扩张药，米力农，异丙肾上腺素
		4. 其他肺动脉扩张药；如前列腺素 E_2，前列环素，GTN 或者吸入西地那非
		提高右心室收缩力药物
		右心室辅助
急性全心衰竭(表 52.8)	高中心静脉压	增加心肌收缩力，多巴胺/肾上腺素
	高左房压	扩血管+去甲肾上腺素

续表

原因	诊断指标	管理策略
急性全心衰竭(表 52.8)	典型收缩差,僵硬,超声见心室壁厚,扩张差	放置主动脉球囊反搏
		保证心率≥100/min
		－ 心房起搏器
		－ 异丙肾上腺素
		体外膜肺氧合/心室辅助装置
心包填塞	经典表现	手术缓解心包填塞和出血
	中心静脉压逐渐持续增高	如果诊断不明确,尽早开胸探查
	随着呼吸周期变化,血压下降	一旦开胸后,血流动力学立即改善
	严重出血后突然引流减少	
	超声发现右房右室舒张塌陷,心包腔畸变,心包收集	
	注意一些非典型情况,有心包腔局部凝块引起	
由于低外周阻力但心排正常造成的低血压		
系统炎症反应(SIRS)	患者术前较重或体外循环时间较长	液体优化 CVP 及左房压
	超声动态评价右室左室功能	谨慎应用缩血管药物,维持正常的外周血管阻力(去甲肾上腺素/血管加压素)
系统感染	超声动态评价右室左室功能	液体优化 CVP 及左房压
	发热	谨慎应用缩血管药物(去甲肾上腺素/血管加压素)
	炎性标记物增高	抗生素治疗
	术前感染(如 VAD 相关感染)	
医源性血管舒张	中心静脉压和左房压正常或稍低	减少或停用血管扩张药
	超声动态评价右室左室功能	谨慎应用去甲肾上腺素
	过量使用血管扩张药(肾衰竭积累)	

在所有情况下应排除超急性排斥反应

Reprinted from Schultz C,Bonser RS,Lyster H,et al.Heart failure and transplantation.Card Surg Today.2007;3(3):110-128.Reproduced with permission from Remedica Medical Education and Publishing[223]

原发移植物功能障碍(PGD)在移植术后 24 小时以内发生[190]。他的诊断需在排除其他同种异体移植物功能不全,如手术技术因素(尤其是填塞),急性排斥反应之后。PGD 的高危因素是供体和受体的特点,尤其是心脏缺血时间。在个体病例中,RADIAL 评分可预测 PGD 风险[191]。

静脉应用强心药对辅助左心室有作用,而一氧化氮及磷酸二酯酶抑制剂对右室功能不全的患者有帮助。药物支持及手术探查失败不能改善血流动力学时,可能应用机械辅助,中心血管放置 V-AECMO 或者双心室辅助。预后决定于在移植后接下来的几天移植心脏功能能否恢复。如果不能恢复,死亡率极高,而再移植可能是唯一的选择了[192,193]。

急性肾衰竭

发生急性肾衰竭(AKI)需要肾替代治疗的移植患者预后较差[194]。AKI 的病因通常是多因素的[195]。心脏移植的病例中,术前心力衰竭的患者常常肾功能受损合并肾功能不全。主要原因为低心排,高静脉压,以及心力衰竭的治疗(心肾综合征)[196]。一些患者具有结构性的肾改变,如肾小球硬化症,肾动脉粥样硬化[197]。体外循环进一步增加了肾的压力。虽然通过控制药量可以降低损伤,但环孢素和他克莫司仍可以通过收缩肾血管造成肾毒性[149]。其他肾毒性药物的应用如氨基糖苷类药物应在非必要时避免。然而早期的移植物功能不全导致心输出量不足迫使应用缩血管药物是导致术后肾功能不全的主要原因。肾功能不全常常可以通过早期改善血流动力学预防。

一旦少尿型肾衰竭发生,最佳的心输出量不足的征象就是尿量。因此,在心输出量达到满意之前,持续性应用有创 PAFC 监测是很有必要的。如果发生肾衰竭,持续性静脉-静脉血液灌流是最佳的选择,它比间断的肾替代治疗更安全,不易发生血流动力学不稳定[198]。肾功能的恢复取决于建立足够的心输出量和避免发生反复的低血压[199]。

肾衰竭会改变很多药物的血流动力学,因此必要进行适当的药物调整。尽管大多数免疫抑制药在肝内代谢,但他们的代谢物可能在 AKI 积累[146]。此外,Ⅲ型磷酸二酯酶抑制药如米力农在 AKI 中积聚并可引起血管过度舒张。

心动过缓和心律失常

心动过缓在术后早期很常见。最常见的节律是窦性心动过缓或由于窦房结功能障碍导致的交界性逃避节律[200]。心脏传导阻滞较为少见。

由于新移植心脏的舒张功能受损,心动过缓通常难以耐受。在手术期间应将右心房和右心室放置临时心外膜起搏线,以便通过双腔起搏控制心率,同时保持正常的房室同步性。通常以 90~110/min 的心率获得最佳血流动力学。或者窦性心动过缓通常可以通过输注异丙肾上腺素或茶碱来治疗[201]。

大多数患者在手术后的几天内可以恢复心率恢复窦性心律。当心动过缓持续超过术后第二周时,需要进行永久性起搏以促进患者康复并出院。尽管许多患者最终恢复正常节律并且长期不依赖于心脏起搏器[202,203]。置入双腔速率自适应起搏器(DDDR)系统为将来的编程提供了最大的灵活性。如果时间不足仍然存在,则可以在运动期间为患者提供速率适应性起搏。

移植后常见房性心律失常(房颤和房扑)。虽然房性心律失常与急性排斥反应之间存在某种关联,但大多数发作与排斥反应无关[204]。短期非持续性室性心动过速常见于移植后早期,通常无需治疗即可消退。室性心律失常在急性排斥反应中并不常见,通常表示高度排斥反应。经历心脏移植患者的心律失常的药物治疗与非移植患者相似,除了移植的心脏对腺苷的超敏感,并且由于迷走神经去神经支配,地高辛的效果较差[205-207]。一些钙通道阻滞药(例如地尔硫草)影响环孢菌素代谢[149]。

感染

感染也是心脏移植最严重的并发症之一,也是更常见的死亡原因之一[33]。手术后的最初几个月感染风险最高[208]。在手术后的早期,细菌和真菌病原体是最常见的,而手术后超过 1 个月机会致病菌变得更加普遍[209]。手术和重症监护会破坏黏膜屏障并使患者暴露于院内病原体,而药理学免疫抑制会减弱宿主对感染的反应。预防措施包括术前接种疫苗,尽早移除导管和引流管,避免不必要的仪器,如果需要长时间静脉通路,使用外周插入的中心静脉导管或隧道线以及围术期立即使用预防性抗菌药物[209]。对医院环境的管理必须包括筛选院内抗生素抗性的病原体,隔离可能传染的感染者以及员工对感染控制程序的教育。三级的心衰中心正在发现越来越多的患者被抗性生物体定植;诱发因素包括延长住院时间,包括机械循环支持在内的侵入性治疗以及多种抗菌治疗疗程。在当前时代,由于其 VAD 的慢性持续感染,许多患者被列为紧急心脏移植。

心脏移植患者可以与常规心脏手术患者同样的床旁护理,并且特殊的隔离程序不是必需的[210]。应使用不干扰钙调磷酸酶抑制剂代谢或引起肾毒性增加的药物来实现抗生素预防。药物的选择必须根据个体单位中的生物模式和耐药性进行调整,并且需要定期更换。在作者的机构中,常规心脏移植接受阿莫西林/克拉维酸治疗,而那些定居于耐甲氧西林金黄色葡萄球菌的人接受替考拉宁和环丙沙星治疗。在 VAD 支持后的移植患者接受先前培养指导的抗生素,如果没有获得阳性培养,则用替考拉宁和哌拉西林/他唑巴坦治疗。常规预防用抗生素应给药 72 小时。长期应用低剂量的复方新诺明预防肺孢子虫(卡氏肺孢子虫)肺炎。接受弓形虫血清阳性供体器官并且自身血清反应阴性的患者应接受复方新诺明或乙胺嘧啶的特异性预防[211,212]。通常使用口服制霉菌素抗真菌预防黏膜皮肤念珠菌病。巨细胞病毒(CMV)是心脏移植后最常见的机会致病菌。可以从移植物(或血液制品)获得感染,或者通过血清阳性受体中潜伏感染的再活化引起感染。年龄,机械通气,CMV 受体阴性和长时间缺血时间是 CMV 感染的主要危险因素[213]。传入的更昔洛韦是一种更昔洛韦的前药,而后者对 CMV 具有高度活性,为预防这种感染提供了有效的手段[214]。作者目前的方法是在移植后的第一个月和任何强化免疫抑制期后,所有高风险患者预防性应用。

常规细菌病原体引起的感染管理与其他心脏外科

手术患者相似,但应尽可能避免肾毒性药物和钙调磷酸酶抑制剂及 TOR 抑制剂代谢相互作用的药物。当无法避免相互作用时,必须密切监测免疫抑制药水平和调整所用剂量[146]。机会性感染的管理超出了本章的范围,但已在其他地方进行了讨论[215]。

真菌感染正成为一个更常见的问题,因为越来越多的移植受者具有更长的移植前 ICU 的停留时间,通常是因为急性发作后使用短期装置的机械支持,以及患有此类病例的患者比例越来越高的心室辅助安装率。假丝酵母和曲霉菌占大多数病例[216]。心脏移植后全身真菌感染会导致预后明显恶化[217,218]。治疗通常具有挑战性,因为唑类是一类强效抗真菌药物,可抑制 CNI 和 TOR 抑制剂的代谢(通过 CYP3A4)并导致免疫抑制水平的显著紊乱;两性霉素与 CNIs 协同引起肾毒性[219,220]。这些问题在移植后早期非常重要。使用棘白菌素的替代治疗可以避免这些问题,但并不总是有效[221],且长期治疗非常昂贵。

长期预后

ISHLT 登记的从 1982 年到 2012 年心脏移植的大致一年存活率为 81%,五年存活率为 69%[2]。从 2006 年到 2012 年移植的患者一年生存率 84%,再移植的生存率较低(一年 70%,十年 38%)。

术后早期导致死亡的原因是排斥反应,感染,多器官功能衰竭。移植晚期导致死亡的原因包括 CAV,慢性排斥反应,感染,恶心肿瘤,迟发的急性排斥反应,需要长期使用环孢素和他克莫司导致的肾病,一些患者需要治疗其他并发症,如新发糖尿病,血脂异常,术后高血压。然而,与治疗进展性心力衰竭相比,大多数患者心脏移植术后有较高的生存率和较好的生存质量。很多患者在心脏移植术后很快又回到了原先的工作[222]。

(辛萌、王坚刚　译)

参考文献

1. Banner N. Heart transplantation and the current management of advanced heart failure. In: Pusey C, editor. Horizons in medicine, vol. 11. London: Royal College of Physicians; 1999. p. 359–71.

2. Lund LH, Edwards LB, Kucheryavaya AY, Benden C, Christie JD, Dipchand AI, et al. The Registry of the International Society for Heart and Lung Transplantation: Thirty-first Official Adult Heart Transplant Report-2014; Focus Theme: Retransplantation. J Heart Lung Transplant. 2014;33:996–1008.

3. Anguita M, Arizon JM, Valles F, Montero JA, Sancho M, Bueno G, et al. Influence on survival after heart transplantation of contra-indications seen in transplant recipients. J Heart Lung Transplant. 1992;11:708–15.

4. Stehlik J, Stevenson LW, Edwards LB, Crespo-Leiro MG, Delgado JF, Dorent R, et al. Organ allocation around the world: insights from the ISHLT International Registry for Heart and Lung Transplantation. J Heart Lung Transplant. 2014;33:975–84.

5. Mehra MR, Kobashigawa J, Starling R, Russell S, Uber PA, Parameshwar J, et al. Listing criteria for heart transplantation: International Society for Heart and Lung Transplantation guidelines for the care of cardiac transplant candidates-2006. J Heart Lung Transplant. 2006;25:1024–42.

6. Costanzo MR, Dipchand A, Starling R, Anderson A, Chan M, Desai S, et al. The International Society of Heart and Lung Transplantation Guidelines for the care of heart transplant recipients. J Heart Lung Transplant. 2010;29:914–56.

7. Ho KK, Anderson KM, Kannel WB, Grossman W, Levy D. Survival after the onset of congestive heart failure in Framingham Heart Study subjects. Circulation. 1993;88:107–15.

8. Gheorghiade M, Cody RJ, Francis GS, McKenna WJ, Young JB, Bonow RO. Current medical therapy for advanced heart failure. Am Heart J. 1998;135:231–48.

9. McMurray JJ, Adamopoulos S, Anker SD, Auricchio A, Bohm M, Dickstein K, et al. ESC Guidelines for the diagnosis and treatment of acute and chronic heart failure 2012: The Task Force for the Diagnosis and Treatment of Acute and Chronic Heart Failure 2012 of the European Society of Cardiology. Developed in collaboration with the Heart Failure Association (HFA) of the ESC. Eur Heart J. 2012;33:1787–847.

10. Gronda E, Bourge RC, Costanzo MR, Deng M, Mancini D, Martinelli L, et al. Heart rhythm considerations in heart transplant candidates and considerations for ventricular assist devices: International Society for Heart and Lung Transplantation guidelines for the care of cardiac transplant candidates—2006. J Heart Lung Transplant. 2006;25:1043–56.

11. Jessup M, Banner N, Brozena S, Campana C, Costard-Jackle A, Dengler T, et al. Optimal pharmacologic and non-pharmacologic management of cardiac transplant candidates: approaches to be considered prior to transplant evaluation: International Society for Heart and Lung Transplantation guidelines for the care of cardiac transplant candidates—2006. J Heart Lung Transplant. 2006;25:1003–23.

12. Brignole M, Auricchio A, Baron-Esquivias G, Bordachar P, Boriani G, Breithardt OA, et al. 2013 ESC Guidelines on cardiac pacing and cardiac resynchronization therapy: the Task Force on cardiac pacing and resynchronization therapy of the European Society of Cardiology (ESC). Developed in collaboration with the European Heart Rhythm Association (EHRA). Eur Heart J. 2013;34:2281–329.

13. Velazquez EJ, Lee KL, Deja MA, Jain A, Sopko G, Marchenko A, et al. Coronary-artery bypass surgery in patients with left ventricular dysfunction. N Engl J Med. 2011;364:1607–16.

14. Kolh P, Windecker S, Alfonso F, Collet J-P, Cremer J, Falk V, et al. 2014 ESC/EACTS Guidelines on myocardial revascularization: The Task Force on Myocardial Revascularization of the European Society of Cardiology (ESC) and the European Association for Cardio-Thoracic Surgery (EACTS)Developed with the special contribution of the European Association of Percutaneous Cardiovascular Interventions (EAPCI). Eur J Cardiothorac Surg. 2014;46:517–92.

15. Di Donato M, Sabatier M, Dor V, Gensini GF, Toso A, Maioli M, et al. Effects of the Dor procedure on left ventricular dimension and shape and geometric correlates of mitral regurgitation one year after surgery. J Thorac Cardiovasc Surg. 2001;121:91–6.

16. Jones RH, Velazquez EJ, Michler RE, Sopko G, Oh JK, O'Connor CM, et al. Coronary bypass surgery with or without surgical ventricular reconstruction. N Engl J Med. 2009;360:1705–17.

17. Wu AH, Aaronson KD, Bolling SF, Pagani FD, Welch K, Koelling TM. Impact of mitral valve annuloplasty on mortality risk in patients with mitral regurgitation and left ventricular systolic dysfunction. J Am Coll Cardiol. 2005;45:381–7.

18. Kar S, Whitlow P, Pedersen W, Lim S, Smalling R, Bajwa T, et al.

Effectiveness of transcatheter reduction of significant mitral regurgitation in high surgical risk patients with mitralclip. Final 5 years results of the Everest II high risk registry. J Am Coll Cardiol. 2014;63(12S):121–6.

19. Mancini DM, Eisen H, Kussmaul W, Mull R, Edmunds Jr LH, Wilson JR. Value of peak exercise oxygen consumption for optimal timing of cardiac transplantation in ambulatory patients with heart failure. Circulation. 1991;83:778–86.

20. Aaronson KD, Schwartz JS, Chen TM, Wong KL, Goin JE, Mancini DM. Development and prospective validation of a clinical index to predict survival in ambulatory patients referred for cardiac transplant evaluation. Circulation. 1997;95:2660–7.

21. Koelling TM, Joseph S, Aaronson KD. Heart failure survival score continues to predict clinical outcomes in patients with heart failure receiving beta-blockers. J Heart Lung Transplant. 2004;23:1414–22.

22. Banner NR, Bonser RS, Clark AL, Clark S, Cowburn PJ, Gardner RS, et al. UK guidelines for referral and assessment of adults for heart transplantation. Heart. 2011;97:1520–7.

23. Mudge GH, Goldstein S, Addonizio LJ, Caplan A, Mancini D, Levine TB, et al. 24th Bethesda conference: Cardiac transplantation. Task Force 3: recipient guidelines/prioritization. J Am Coll Cardiol. 1993;22:21–31.

24. Smith JD, Danskine AJ, Laylor RM, Rose ML, Yacoub MH. The effect of panel reactive antibodies and the donor specific crossmatch on graft survival after heart and heart-lung transplantation. Transpl Immunol. 1993;1:60–5.

25. Chen JM, Levin HR, Michler RE, Prusmack CJ, Rose EA, Aaronson KD. Reevaluating the significance of pulmonary hypertension before cardiac transplantation: determination of optimal thresholds and quantification of the effect of reversibility on perioperative mortality. J Thorac Cardiovasc Surg. 1997;114:627–34.

26. Kirklin JK, Naftel DC, Kirklin JW, Blackstone EH, White-Williams C, Bourge RC. Pulmonary vascular resistance and the risk of heart transplantation. J Heart Transplant. 1988;7:331–6.

27. Zimpfer D, Zrunek P, Roethy W, Czerny M, Schima H, Huber L, et al. Left ventricular assist devices decrease fixed pulmonary hypertension in cardiac transplant candidates. J Thorac Cardiovasc Surg. 2007;133:689–95.

28. Weed LL. Medical records that guide and teach. N Engl J Med. 1968;278:593–600.

29. Writing Committee M, Yancy CW, Jessup M, Bozkurt B, Butler J, Casey DE, et al. 2013 ACCF/AHA guideline for the management of heart failure: a report of the American College of Cardiology Foundation/American Heart Association Task Force on practice guidelines. Circulation. 2013;128:240–327.

30. Kirklin JK, Naftel DC, Pagani FD, Kormos RL, Stevenson LW, Blume ED, et al. Sixth INTERMACS annual report: a 10,000-patient database. J Heart Lung Transplant. 2014;33:555–64.

31. Frazier OH, Macris MP, Myers TJ, Duncan JM, Radovancevic B, Parnis SM, et al. Improved survival after extended bridge to cardiac transplantation. Ann Thorac Surg. 1994;57:1416–22.

32. Deng MC, Edwards LB, Hertz MI, Rowe AW, Keck BM, Kormos R, et al. Mechanical circulatory support device database of the International Society for Heart and Lung Transplantation: third annual report—2005. J Heart Lung Transplant. 2005;24:1182–7.

33. Taylor DO, Edwards LB, Boucek MM, Trulock EP, Waltz DA, Keck BM, et al. Registry of the International Society for Heart and Lung Transplantation: twenty-third official adult heart transplantation report—2006. J Heart Lung Transplant. 2006;25:869–79.

34. Sharples LD, Cafferty F, Demitis N, Freeman C, Dyer M, Banner N, et al. Evaluation of the clinical effectiveness of the Ventricular Assist Device Program in the United Kingdom (EVAD UK). J Heart Lung Transplant. 2007;26:9–15.

35. Sharples LD, Dyer M, Cafferty F, Demiris N, Freeman C, Banner NR, et al. Cost-effectiveness of ventricular assist device use in the United Kingdom: results from the evaluation of ventricular assist device programme in the UK (EVAD-UK). J Heart Lung Transplant. 2006;25:1336–43.

36. Clarke A, Pulikottil-Jacob R, Connock M, Suri G, Kandala N-B, Maheswaran H, et al. Cost-effectiveness of left ventricular assist devices (LVADs) for patients with advanced heart failure: analysis of the British NHS bridge to transplant (BTT) program. Int J Cardiol. 2014;171:338–45.

37. Torre-Amione G, Southard RE, Loebe MM, Youker KA, Bruckner B, Estep JD, et al. Reversal of secondary pulmonary hypertension by axial and pulsatile mechanical circulatory support. J Heart Lung Transplant. 2010;29:195–200.

38. Takayama H, Soni L, Kalesan B, Truby LK, Ota T, Cedola S, et al. Bridge-to-decision therapy with a continuous-flow external ventricular assist device in refractory cardiogenic shock of various causes. Circ Heart Fail. 2014;7:799–806.

39. Juthier F, Rousse N, Banfi C, Pinçon C, Alibrahim M, Prat A, et al. ECMO as a bridge to decision in "Crash an Burn" patients: 8-years experience. J Heart Lung Transplant. 2013;32:182.

40. Rose EA, Gelijns AC, Moskowitz AJ, Heitjan DF, Stevenson LW, Dembitsky W, et al. Long-term mechanical left ventricular assistance for end-stage heart failure. N Engl J Med. 2001;345:1435–43.

41. Birks EJ, Tansley PD, Hardy J, George RS, Bowles CT, Burke M, et al. Left ventricular assist device and drug therapy for the reversal of heart failure. N Engl J Med. 2006;355:1873–84.

42. Kirklin JK, Naftel DC, Kormos RL, Stevenson LW, Pagani FD, Miller MA, et al. Fifth INTERMACS annual report: risk factor analysis from more than 6,000 mechanical circulatory support patients. J Heart Lung Transplant. 2013;32:141–56.

43. Kantrowitz A, Tjonneland S, Krakauer JS, Phillips SJ, Freed PS, Butner AN. Mechanical intraaortic cardiac assistance in cardiogenic shock. Hemodynamic effects. Arch Surg. 1968;97:1000–4.

44. Goldberg MJ, Rubenfire M, Kantrowitz A, Goodman G, Freed PS, Hallen L, et al. Intraaortic balloon pump insertion: a randomized study comparing percutaneous and surgical techniques. J Am Coll Cardiol. 1987;9:515–23.

45. Torchiana DF, Hirsch G, Buckley MJ, Hahn C, Allyn JW, Akins CW, et al. Intraaortic balloon pumping for cardiac support: trends in practice and outcome, 1968 to 1995. J Thorac Cardiovasc Surg. 1997;113:758–69.

46. Rodigas PC, Finnegan JO. Technique for removal of percutaneously placed intraaortic balloons. Ann Thorac Surg. 1985;40:80–1.

47. Alle KM, White GH, Harris JP, May J, Baird D. Iatrogenic vascular trauma associated with intra-aortic balloon pumping: identification of risk factors. Am Surg. 1993;59:813–7.

48. Thiele H, Zeymer U, Neumann F-J, Ferenc M, Olbrich H-G, Hausleiter J, et al. Intraaortic balloon support for myocardial infarction with cardiogenic shock. N Engl J Med. 2012;367:1287–96.

49. Pagani FD, Lynch W, Swaniker F, Dyke DB, Bartlett R, Koelling T, et al. Extracorporeal life support to left ventricular assist device bridge to heart transplant: a strategy to optimize survival and resource utilization. Circulation. 1999;100:206–10.

50. Almond CS, Singh TP, Gauvreau K, Piercey GE, Fynn-Thompson F, Rycus PT, et al. Extracorporeal membrane oxygenation for bridge to heart transplantation among children in the United States: analysis of data from the organ procurement and transplant network and Extracorporeal Life Support Organization Registry. Circulation. 2011;123:2975–84.

51. Farrar DJ, Hill JD. Univentricular and biventricular Thoratec VAD support as a bridge to transplantation. Ann Thorac Surg. 1993;55:276–82.

52. Champsaur G, Ninet J, Vigneron M, Cochet P, Neidecker J, Boissonnat P. Use of the Abiomed BVS System 5000 as a bridge to cardiac transplantation. J Thorac Cardiovasc Surg. 1990;100:122–8.

53. Aziz TA, Singh G, Popjes E, Stephenson E, Mulvey S, Pae W, et al. Initial experience with CentriMag extracorporal membrane oxygenation for support of critically ill patients with refractory cardiogenic shock. J Heart Lung Transplant. 2010;29:66–71.

54. De Robertis F, Birks EJ, Rogers P, Dreyfus G, Pepper JR, Khaghani A. Clinical performance with the Levitronix Centrimag short-term ventricular assist device. J Heart Lung Transplant. 2006;25:181–6.

55. De Robertis F, Rogers P, Amrani M, Petrou M, Pepper JR, Bahrami T, et al. Bridge to decision using the Levitronix CentriMag short-term ventricular assist device. J Heart Lung Transplant. 2008;27:474–8.

56. Copeland JG, Arabia FA, Tsau PH, Nolan PE, McClellan D, Smith RG, et al. Total artificial hearts: bridge to transplantation. Cardiol Clin. 2003;21:101–13.

57. Copeland JG, Smith RG, Arabia FA, Nolan PE, McClellan D, Tsau PH, et al. Total artificial heart bridge to transplantation: a 9-year experience with 62 patients. J Heart Lung Transplant. 2004;23:823–31.

58. Copeland JG, Smith RG, Arabia FA, Nolan PE, Sethi GK, Tsau PH, et al. Cardiac replacement with a total artificial heart as a bridge to transplantation. N Engl J Med. 2004;351:859–67.

59. Gurudevan SV, Arabia F, Esmailian F, Ramzy D, Czer LM, Kobashigawa JA, et al. The total artificial heart: an effective bridge to transplantation in patients with advanced heart failure. J Am Coll Cardiol. 2014;63.

60. Frazier OH, Delgado 3rd RM, Kar B, Patel V, Gregoric ID, Myers TJ. First clinical use of the redesigned Heart Mate II left ventricular assist system in the United States: a case report. Tex Heart Inst J. 2004;31:157–9.

61. Frazier OH, Myers TJ, Westaby S, Gregoric ID. Use of the Jarvik 2000 left ventricular assist system as a bridge to heart transplantation or as destination therapy for patients with chronic heart failure. Ann Surg. 2003;237:631–7.

62. Salzberg S, Lachat M, Zund G, Oechslin E, Schmid ER, DeBakey M, et al. Left ventricular assist device as bridge to heart transplantation–lessons learned with the MicroMed DeBakey axial blood flow pump. Eur J Cardiothorac Surg. 2003;24:113–8.

63. Strueber M, Larbalestier R, Jansz P, Zimpfer D, Fiane AE, Tsui S, et al. Results of the post-market Registry to Evaluate the HeartWare Left Ventricular Assist System (ReVOLVE). J Heart Lung Transplant. 2014;33:486–91.

64. Feldman D, Pamboukian SV, Teuteberg JJ, Birks E, Lietz K, Moore SA, et al. The 2013 International Society for Heart and Lung Transplantation Guidelines for mechanical circulatory support: executive summary. J Heart Lung Transplant. 2013;32:157–87.

65. Stevenson LW, Pagani FD, Young JB, Jessup M, Miller L, Kormos RL, et al. INTERMACS profiles of advanced heart failure: the current picture. J Heart Lung Transplant. 2009;28:535–41.

66. Oz MC, Goldstein DJ, Pepino P, Weinberg AD, Thompson SM, Catanese KA, et al. Screening scale predicts patients successfully receiving long-term implantable left ventricular assist devices. Circulation. 1995;92:169–73.

67. Rao V, Oz MC, Flannery MA, Catanese KA, Argenziano M, Naka Y. Revised screening scale to predict survival after insertion of a left ventricular assist device. J Thorac Cardiovasc Surg. 2003;125:855–62.

68. Dang NC, Topkara VK, Mercando M, Kay J, Kruger KH, Aboodi MS, et al. Right heart failure after left ventricular assist device implantation in patients with chronic congestive heart failure. J Heart Lung Transplant. 2006;25:1–6.

69. Kormos RL, Gasior TA, Kawai A, Pham SM, Murali S, Hattler BG, et al. Transplant candidate's clinical status rather than right ventricular function defines need for univentricular versus biventricular support. J Thorac Cardiovasc Surg. 1996;111:773–83.

70. Argenziano M, Choudhri AF, Moazami N, Rose EA, Smith CR, Levin HR, et al. Randomized, double-blind trial of inhaled nitric oxide in LVAD recipients with pulmonary hypertension. Ann Thorac Surg. 1998;65:340–5.

71. Kumpati GS, Cook DJ, Blackstone EH, Rajeswaran J, Abdo AS, Young JB, et al. HLA sensitization in ventricular assist device recipients: does type of device make a difference? J Thorac Cardiovasc Surg. 2004;127:1800–7.

72. Bishay ES, Cook DJ, Starling RC, Ratliff Jr NB, White J, Blackstone EH, et al. The clinical significance of flow cytometry crossmatching in heart transplantation. Eur J Cardiothorac Surg. 2000;17:362–9.

73. Monkowski DH, Axelrod P, Fekete T, Hollander T, Furukawa S, Samuel R. Infections associated with ventricular assist devices: epidemiology and effect on prognosis after transplantation. Transplant Infect Dis. 2007;9:114–20.

74. Miller LW, Pagani FD, Russell SD, John R, Boyle AJ, Aaronson KD, et al. Use of a continuous-flow device in patients awaiting heart transplantation. N Engl J Med. 2007;357:885–96.

75. Aaronson KD, Slaughter MS, Miller LW, McGee EC, Cotts WG, Acker MA, et al. Use of an intrapericardial, continuous-flow, centrifugal pump in patients awaiting heart transplantation. Circulation. 2012;125:3191–200.

76. Zierer A, Melby SJ, Voeller RK, Guthrie TJ, Ewald GA, Shelton K, et al. Late-onset driveline infections: the Achilles' heel of prolonged left ventricular assist device support. Ann Thorac Surg. 2007;84:515–20.

77. Maniar S, Kondareddy S, Topkara VK. Left ventricular assist device-related infections: past, present and future. Expert Rev Med Devices. 2011;8:627–34.

78. Yusen RD, Edwards LB, Kucheryavaya AY, Benden C, Dipchand AI, Dobbels F, et al. The Registry of the International Society for Heart and Lung Transplantation: Thirty-first Adult Lung and Heart-Lung Transplant Report-2014; Focus Theme: Retransplantation. J Heart Lung Transplant. 2014;33:1009–24.

79. Silver DM, Bae JY, Jimenez G, Pau IM. Variation in U.S. traffic safety policy environments and motor vehicle fatalities 1980–2010. Public Health. 2013;127:1117–25.

80. Nativi JN, Brown RN, Taylor DO, Kfoury AG, Kirklin JK, et al. Temporal trends in heart transplantation from high-risk donors: are there lessons to be learned? A multi-institutional analysis. J Heart Lung Transplant. 2010;29:847–52.

81. Smith M. Management of the multiple organ donor. Surgery. 1998;16:180–3.

82. Ganesh JS, Rogers CA, Meulen JVD, Banner NR, Bonser RS. Predicting death due to primary graft dysfunction in adult heart transplantation. J Heart Lung Transplant. 2007;26:183.

83. Buell JF, Trofe J, Hanaway MJ, Lo A, Rosengard B, Rilo H, et al. Transmission of donor cancer into cardiothoracic transplant recipients. Surgery. 2001;130:660–8.

84. Hauptman P, Mudge G. Evaluation and management of potential heart donors for transplantation. Cardiol Rev. 1998;6:100–6.

85. Bittner HB, Kendall SW, Chen EP, Van Trigt P. The combined effects of brain death and cardiac graft preservation on cardiopulmonary hemodynamics and function before and after subsequent heart transplantation. J Heart Lung Transplant. 1996;15:764–77.

86. Zaroff J. Echocardiographic evaluation of the potential cardiac donor. J Heart Lung Transplant. 2004;23:250–2.

87. Zaroff JG, Babcock WD, Shiboski SC, Solinger LL, Rosengard BR. Temporal changes in left ventricular systolic function in heart donors: results of serial echocardiography. J Heart Lung Transplant. 2003;22:383–8.

88. Shemie SD, Baker AJ, Knoll G, Wall W, Rocker G, Howes D, et al. National recommendations for donation after cardiocirculatory death in Canada: donation after cardiocirculatory death in Canada. CMAJ. 2006;175:1.

89. Zaroff JG, Rosengard BR, Armstrong WF, Babcock WD, D'Alessandro A, Dec GW, et al. Consensus conference report: maximizing use of organs recovered from the cadaver donor: cardiac recommendations, March 28–29, 2001, Crystal City, VA. Circulation. 2002;106:836–41.

90. Venkateswaran RV, Steeds RP, Quinn DW, Nightingale P, Wilson IC, Mascaro JG, et al. The haemodynamic effects of adjunctive hormone therapy in potential heart donors: a prospective randomized double-blind factorially designed controlled trial. Eur Heart J. 2009;30:1771–80.

91. Wheeldon D. Early physiologic measurements in the donor heart. J Heart Lung Transplant. 2004;23:247–9.

92. Wheeldon DR, Potter CD, Jonas M, Wallwork J, Large SR. Using "unsuitable" hearts for transplantation. Eur J Cardiothorac Surg. 1994;8:7–11.

93. Wheeldon DR, Potter CD, Oduro A, Wallwork J, Large SR. Transforming the "unacceptable" donor: outcomes from the adoption of a standardized donor management technique. J Heart Lung Transplant. 1995;14:734–42.

94. Rosendale JD, Kauffman HM, McBride MA, Chabalewski FL, Zaroff JG, Garrity ER, et al. Hormonal resuscitation yields more transplanted hearts, with improved early function. Transplantation. 2003;75:1336–41.

95. Wu A, Buhler LH, Cooper DK. ABO-incompatible organ and bone marrow transplantation: current status. Transpl Int. 2003;16:291–9.

96. de la Rosa G, Domínguez-Gil B, Matesanz R, Ramón S, Alonso-Álvarez J, Araiz J, et al. Continuously evaluating performance in deceased donation: the spanish quality assurance program. Am J Transplant. 2012;12:2507–13.

97. Rosengard BR, Feng S, Alfrey EJ, Zaroff JG, Emond JC, Henry ML, et al. Report of the Crystal City meeting to maximize the use of organs recovered from the cadaver donor. Am J Transplant. 2002;2:701–11.

98. Sethi GK, Lanauze P, Rosado LJ, Huston C, McCarthy MS, Butman S, et al. Clinical significance of weight difference between donor and recipient in heart transplantation. J Thorac Cardiovasc Surg. 1993;106:444–8.

99. Singh TP, Almond CS, Taylor DO, Graham DA. Decline in heart transplant wait list mortality in the United States following broader regional sharing of donor hearts. Circ Heart Fail. 2012;5:249–58.

100. Stehlik J, Islam N, Hurst D, Kfoury AG, Movsesian MA, Fuller A, et al. Utility of virtual crossmatch in sensitized patients awaiting heart transplantation. J Heart Lung Transplant. 2009;28:1129–34.

101. Sagiroglu T, Tozkir H, Kilicarslan-Ayna T, Yagci MA, Sezer A, Carin M. Is flow cytometry crossmatch analysis using sera with different dilutions important for pretransplant analysis? A case report. Transplant Proc. 2012;44:1767–9.

102. Chin C, Chen G, Sequeria F, Berry G, Siehr S, Bernstein D, et al. Clinical usefulness of a novel C1q assay to detect immunoglobulin G antibodies capable of fixing complement in sensitized pediatric heart transplant patients. J Heart Lung Transplant. 2011;30:158–63.

103. Zeevi A, Lunz J, Feingold B, Shullo M, Bermudez C, Teuteberg J, et al. Persistent strong anti-HLA antibody at high titer is complement binding and associated with increased risk of antibody-mediated rejection in heart transplant recipients. J Heart Lung Transplant. 2013;32:98–105.

104. Balfour IC, Fiore A, Graff RJ, Knutsen AP. Use of rituximab to decrease panel-reactive antibodies. J Heart Lung Transplant. 2005;24:628–30.

105. Havel M, Owen AN, Simon P. Basic principles of cardioplegic management in donor heart preservation. Clin Ther. 1991;13:289–303.

106. Jahania MS, Sanchez JA, Narayan P, Lasley RD, Mentzer Jr RM. Heart preservation for transplantation: principles and strategies. Ann Thorac Surg. 1999;68:1983–7.

107. Mendler N. The meta-physiology of organ preservation. J Heart Lung Transplant. 1992;11:192–5.

108. Young JB, Naftel DC, Bourge RC, Kirklin JK, Clemson BS, Porter CB, et al. Matching the heart donor and heart transplant recipient. Clues for successful expansion of the donor pool: a multivariable, multiinstitutional report. The Cardiac Transplant Research Database Group. J Heart Lung Transplant. 1994;13:353–65.

109. Hassanein WH, Zellos L, Tyrrell TA, Healey NA, Crittenden MD, Birjiniuk V, et al. Continuous perfusion of donor hearts in the beating state extends preservation time and improves recovery of function. J Thorac Cardiovasc Surg. 1998;116:821–30.

110. García Sáez D, Zych B, Sabashnikov A, Bowles CT, De Robertis F, Mohite PN, et al. Evaluation of the organ care system in heart transplantation with an adverse donor/recipient profile. Ann Thorac Surg. 2014;98:2099–106.

111. Bielmann D, Honger G, Lutz D, Mihatsch MJ, Steiger J, Schaub S. Pretransplant risk assessment in renal allograft recipients using virtual crossmatching. Am J Transplant. 2007;7:626–32.

112. Dietrich W, Dilthey G, Spannagl M, Richter JA. Warfarin pretreatment does not lead to increased bleeding tendency during cardiac surgery. J Cardiothorac Vasc Anesth. 1995;9:250–4.

113. Kang CY, Hirose H, Hastings HM, Cavarocchi NC. Initial experience with ImaCor hTEE-guided management of patients following transplant and mechanical circulatory support. ICU Director. 2012;3:230–4.

114. Nicholas R, Banner ARS, Burke MM. Heart transplantation. In: Press OU, ed. Oxford textbook of heart failure; 2011.

115. Mitropoulos FA, Odim J, Marelli D, Karandikar K, Gjertson D, Ardehali A, et al. Outcome of hearts with cold ischemic time greater than 300 minutes. A case-matched study. Eur J Cardiothorac Surg. 2005;28:143–8.

116. Bleasdale RA, Partridge J, Banner NR. Obstruction of the inferior vena cava following total heart lung transplantation: successful treatment by balloon angioplasty. J Heart Lung Transplant. 2000;19:488–91.

117. Wolfsohn AL, Walley VM, Masters RG, Davies RA, Boone SA, Keon WJ. The surgical anastomoses after orthotopic heart transplantation: clinical complications and morphologic observations. J Heart Lung Transplant. 1994;13:455–65.

118. Ardehali A, Hughes K, Sadeghi A, Esmailian F, Marelli D, Moriguchi J, et al. Inhaled nitric oxide for pulmonary hypertension after heart transplantation. Transplantation. 2001;72:638–41.

119. Kieler-Jensen N, Lundin S, Ricksten SE. Vasodilator therapy after heart transplantation: effects of inhaled nitric oxide and intravenous prostacyclin, prostaglandin E1, and sodium nitroprusside. J Heart Lung Transplant. 1995;14:436–43.

120. Hosseinpour AR, Cullen S, Tsang VT. Transplantation for adults with congenital heart disease. Eur J Cardiothorac Surg. 2006;30:508–14.

121. Mallett SV, Cox DJ. Thrombelastography. Br J Anaesth. 1992;69:307–13.

122. Prendergast TW, Furukawa S, Beyer 3rd AJ, Eisen HJ, McClurken JB, Jeevanandam V. Defining the role of aprotinin in heart transplantation. Ann Thorac Surg. 1996;62:670–4.

123. Propst JW, Siegel LC, Feeley TW. Effect of aprotinin on transfusion requirements during repeat sternotomy for cardiac transplantation surgery. Transplant Proc. 1994;26:3719–21.

124. Cooper Jr JR, Abrams J, Frazier OH, Radovancevic R, Radovancevic B, Bracey AW, et al. Fatal pulmonary microthrombi during surgical therapy for end-stage heart failure: possible association with antifibrinolytic therapy. J Thorac Cardiovasc Surg. 2006;131:963–8.

125. Mangano DT, Tudor IC, Dietzel C. The risk associated with aprotinin in cardiac surgery. N Engl J Med. 2006;354:353–65.

126. Robin E, Costecalde M, Lebuffe G, Vallet B. Clinical relevance of data from the pulmonary artery catheter. Crit Care. 2006;10:3.

127. Jacobsohn E, Avidan MS, Hantler CB, Rosemeier F, De Wet CJ. Case report: inferior vena-cava right atrial anastomotic stenosis after bicaval orthotopic heart transplantation. Can J Anaesth. 2006;53:1039–43.

128. Ulstad V, Braunlin E, Bass J, Shumway S, Molina E, Homans D. Hemodynamically significant suture line obstruction immediately after heart transplantation. J Heart Lung Transplant. 1992;11:834–6.

129. Banner NR, David OJ, Leaver N, Davis J, Breen J, Johnston A, et al. Pharmacokinetics of oral cyclosporine (Neoral) in heart transplant recipients during the immediate period after surgery. Transpl Int. 2002;15:649–54.

130. Eisen HJ, Hobbs RE, Davis SF, Laufer G, Mancini DM, Renlund DG, et al. Safety, tolerability and efficacy of cyclosporine microemulsion in heart transplant recipients: a randomized, multicenter, double-blind comparison with the oil based formulation of cyclosporine–results at six months after transplantation. Transplantation. 1999;68:663–71.

131. Reichart B, Meiser B, Vigano M, Rinaldi M, Martinelli L, Yacoub M, et al. European Multicenter Tacrolimus (FK506) Heart Pilot Study: one-year results–European Tacrolimus Multicenter Heart Study Group. J Heart Lung Transplant. 1998;17:775–81.

132. Portela D, Patel R, Larson-Keller JJ, Ilstrup DM, Wiesner RH, Steers JL, et al. OKT3 treatment for allograft rejection is a risk factor for cytomegalovirus disease in liver transplantation. J Infect Dis. 1995;171:1014–8.

133. Opelz G, Henderson R. Incidence of non-Hodgkin lymphoma in kidney and heart transplant recipients. Lancet. 1993;342:1514–6.

134. Swinnen LJ, Costanzo-Nordin MR, Fisher SG, O'Sullivan EJ, Johnson MR, Heroux AL, et al. Increased incidence of lymphoproliferative disorder after immunosuppression with the monoclonal antibody OKT3 in cardiac-transplant recipients. N Engl J Med. 1990;323:1723–8.

135. Emin A, Rogers CA, Thekkudan J, Bonser RS, Banner NR. Antithymocyte globulin induction therapy for adult heart transplantation: a UK national study. J Heart Lung Transplant. 2011;30:770–7.

136. Frist WH, Merrill WH, Eastburn TE, Atkinson JB, Stewart JR, Hammon Jr JW, et al. Unique antithymocyte serum versus OKT3 for induction immunotherapy after heart transplantation. J Heart Transplant. 1990;9:489–94.

137. Kirklin JK, Bourge RC, White-Williams C, Naftel DC, Thomas FT, Thomas JM, et al. Prophylactic therapy for rejection after cardiac transplantation. A comparison of rabbit antithymocyte globulin and OKT3. J Thorac Cardiovasc Surg. 1990;99:716–24.

138. Macdonald PS, Mundy J, Keogh AM, Chang VP, Spratt PM. A prospective randomized study of prophylactic OKT3 versus equine antithymocyte globulin after heart transplantation–increased morbidity with OKT3. Transplantation. 1993;55:110–6.

139. Nashan B, Moore R, Amlot P, Schmidt AG, Abeywickrama K, Soulillou JP. Randomised trial of basiliximab versus placebo for control of acute cellular rejection in renal allograft recipients. CHIB 201 International Study Group. Lancet. 1997;350:1193–8.

140. Mehra MR, Zucker MJ, Wagoner L, Michler R, Boehmer J, Kovarik J, et al. A multicenter, prospective, randomized, double-blind trial of basiliximab in heart transplantation. J Heart Lung Transplant. 2005;24:1297–304.

141. Flaman F, Zieroth S, Rao V, Ross H, Delgado DH. Basiliximab versus rabbit anti-thymocyte globulin for induction therapy in patients after heart transplantation. J Heart Lung Transplant. 2006;25:1358–62.

142. Mattei MF, Redonnet M, Gandjbakhch I, Bandini AM, Billes A, Epailly E, et al. Lower risk of infectious deaths in cardiac transplant patients receiving basiliximab versus anti-thymocyte globulin as induction therapy. J Heart Lung Transplant. 2007;26:693–9.

143. Carrier M, Leblanc MH, Perrault LP, White M, Doyle D, Beaudoin D, et al. Basiliximab and rabbit anti-thymocyte globulin for prophylaxis of acute rejection after heart transplantation: a non-inferiority trial. J Heart Lung Transplant. 2007;26:258–63.

144. Hershberger RE, Starling RC, Eisen HJ, Bergh CH, Kormos RL, Love RB, et al. Daclizumab to prevent rejection after cardiac transplantation. N Engl J Med. 2005;352:2705–13.

145. Teuteberg JJ, Shullo MA, Zomak R, Toyoda Y, McNamara DM, Bermudez C, et al. Alemtuzumab induction prior to cardiac transplantation with lower intensity maintenance immunosuppression: one-year outcomes. Am J Transplant. 2010;10:382–8.

146. Banner NR, Lyster H. Pharmacological Immunosuppression. In: Banner NR, Polak JM, Yacoub MH, editors. Lung transplantation. Cambridge: Cambridge University Press; 2003. p. 205–42.

147. Schultz C, Bonser RS, Lyster H, Banner NR. Heart failure and transplantation. Cardiac Surg Today. 2006;3:50–68.

148. Banner NR, Yacoub MH. Cyclosporine in thoracic organ transplantation. Transplant Proc. 2004;36:302–8.

149. Banner NR, Lyster H, Yacoub MH. Clinical immunosuppression using the calcineurin-inhibitors cyclosporin and tacrolimus. In: Pinna LA, Cohen P, editors. Inhibitors of protein kinases and protein phosphatases, handbook of experimental pharmacology, vol. 167. Berlin: Springer; 2005. p. 321–59.

150. Grimm M, Rinaldi M, Yonan NA, Arpesella G, Arizon Del Prado JM, Pulpon LA, et al. Superior prevention of acute rejection by tacrolimus vs. cyclosporine in heart transplant recipients—a large European trial. Am J Transplant. 2006;6:1387–97.

151. Kobashigawa JA, Miller LW, Russell SD, Ewald GA, Zucker MJ, Goldberg LR, et al. Tacrolimus with mycophenolate mofetil (MMF) or sirolimus vs. cyclosporine with MMF in cardiac transplant patients: 1-year report. Am J Transplant. 2006;6:1377–86.

152. Taylor DO, Barr ML, Radovancevic B, Renlund DG, Mentzer Jr RM, Smart FW, et al. A randomized, multicenter comparison of tacrolimus and cyclosporine immunosuppressive regimens in cardiac transplantation: decreased hyperlipidemia and hypertension with tacrolimus. J Heart Lung Transplant. 1999;18:336–45.

153. Christians U, Jacobsen W, Benet LZ, Lampen A. Mechanisms of clinically relevant drug interactions associated with tacrolimus. Clin Pharmacokinet. 2002;41:813–51.

154. Kobashigawa J, Miller L, Renlund D, Mentzer R, Alderman E, Bourge R, et al. A randomized active-controlled trial of mycophenolate mofetil in heart transplant recipients. Mycophenolate Mofetil Investigators. Transplantation. 1998;66:507–15.

155. Eisen HJ, Kobashigawa J, Keogh A, Bourge R, Renlund D, Mentzer R, et al. Three-year results of a randomized, double-blind, controlled trial of mycophenolate mofetil versus azathioprine in cardiac transplant recipients. J Heart Lung Transplant. 2005;24:517–25.

156. Hamour IM, Lyster HS, Burke MM, Rose ML, Banner NR. Mycophenolate mofetil may allow cyclosporine and steroid sparing in de novo heart transplant patients. Transplantation. 2007;83:570–6.

157. Eisen HJ, Tuzcu EM, Dorent R, Kobashigawa J, Mancini D, Valantine-von Kaeppler HA, et al. Everolimus for the prevention of allograft rejection and vasculopathy in cardiac-transplant recipients. N Engl J Med. 2003;349:847–58.

158. Keogh A, Richardson M, Ruygrok P, Spratt P, Galbraith A, O'Driscoll G, et al. Sirolimus in de novo heart transplant recipients reduces acute rejection and prevents coronary artery disease at 2 years: a randomized clinical trial. Circulation. 2004;110:2694–700.

159. Mancini D, Pinney S, Burkhoff D, LaManca J, Itescu S, Burke E, et al. Use of rapamycin slows progression of cardiac transplantation vasculopathy. Circulation. 2003;108:48–53.

160. Kobashigawa JA, Tobis JM, Mentzer RM, Valantine HA, Bourge RC, Mehra MR, et al. Mycophenolate mofetil reduces intimal thickness by intravascular ultrasound after heart transplant: reanalysis of the multicenter trial. Am J Transplant. 2006;6:993–7.

161. Zuckermann A, Keogh A, Crespo-Leiro MG, Mancini D, Vilchez FG, Almenar L, et al. Randomized controlled trial of sirolimus conversion in cardiac transplant recipients with renal insufficiency. Am J Transplant. 2012;12:2487–97.

162. Zuckermann A, Eisen H, See Tai S, Li H, Hahn C, Crespo-Leiro MG. Sirolimus conversion after heart transplant: risk factors for acute rejection and predictors of renal function response. Am J Transplant. 2014;14:2048–54.

163. Lyster H, Leaver N, Hamour I, Palmer A, Banner NR. Transfer from ciclosporin to mycophenolate-sirolimus immunosuppression for chronic renal disease after heart transplantation: safety and efficacy of two regimens. Nephrol Dial Transplant. 2009;24:3872–5.

164. Groetzner J, Kaczmarek I, Landwehr P, Mueller M, Daebritz S, Lamm P, et al. Renal recovery after conversion to a calcineurin

inhibitor-free immunosuppression in late cardiac transplant recipients. Eur J Cardiothorac Surg. 2004;25:333–41.

165. Hunt J, Bedánová H, Starling RC, Rabágo G, Banner NR, Kobashigawa J, et al. Premature termination of a prospective, open label, randomized, multicenter study of sirolimus to replace calcineurin inhibitors (CNI) in a standard care regimen of CNI. MMF and corticosteroids early after heart transplantation. J Heart Lung Transplant. 2007;26:203.

166. Vincenti F, Larsen C, Durrbach A, Wekerle T, Nashan B, Blancho G, et al. Costimulation blockade with belatacept in renal transplantation. N Engl J Med. 2005;353:770–81.

167. Kobashigawa JA. Statins as immunosuppressive agents. Liver Transpl. 2001;7:559–61.

168. Kobashigawa JA, Katznelson S, Laks H, Johnson JA, Yeatman L, Wang XM, et al. Effect of pravastatin on outcomes after cardiac transplantation. N Engl J Med. 1995;333:621–7.

169. Wenke K, Meiser B, Thiery J, Nagel D, von Scheidt W, Krobot K, et al. Simvastatin initiated early after heart transplantation: 8-year prospective experience. Circulation. 2003;107:93–7.

170. Wenke K, Meiser B, Thiery J, Nagel D, von Scheidt W, Steinbeck G, et al. Simvastatin reduces graft vessel disease and mortality after heart transplantation: a four-year randomized trial. Circulation. 1997;96:1398–402.

171. Kobashigawa JA. Statins and cardiac allograft vasculopathy after heart transplantation. Semin Vasc Med. 2004;4:401–6.

172. Randall R, Gibbs P. Transplantation immunology. In: Forsythe J, editor. Transplantation surgery: current dilemmas. London: WB Saunders; 2001. p. 65–100.

173. Caves PK, Billingham ME, Schulz WP, Dong Jr E, Shumway NE. Transvenous biopsy from canine orthotopic heart allografts. Am Heart J. 1973;85:525–30.

174. Caves PK, Stinson EB, Billingham ME, Shumway NE. Serial transvenous biopsy of the transplanted human heart. Improved management of acute rejection episodes. Lancet. 1974;1:821–6.

175. Hamour IM, Burke MM, Bell AD, Panicker MG, Banerjee R, Banner NR. Limited utility of endomyocardial biopsy in the first year after heart transplantation. Transplantation. 2008;85:969–74.

176. Valantine HA, Fowler MB, Hunt SA, Naasz C, Hatle LK, Billingham ME, et al. Changes in Doppler echocardiographic indexes of left ventricular function as potential markers of acute cardiac rejection. Circulation. 1987;76:86–92.

177. Desruennes M, Corcos T, Cabrol A, Gandjbakhch I, Pavie A, Leger P, et al. Doppler echocardiography for the diagnosis of acute cardiac allograft rejection. J Am Coll Cardiol. 1988;12:63–70.

178. Martinez-Dolz L, Almenar L, Moro J, Aguero J, Hervas I, Rueda J, et al. Prognostic value of brain natriuretic peptide in heart transplant patients. J Heart Lung Transplant. 2007;26:986–91.

179. Pham MX, Teuteberg JJ, Kfoury AG, Starling RC, Deng MC, Cappola TP, et al. Gene-expression profiling for rejection surveillance after cardiac transplantation. N Engl J Med. 2010;362:1890–900.

180. Billingham ME, Cary NR, Hammond ME, Kemnitz J, Marboe C, McCallister HA, et al. A working formulation for the standardization of nomenclature in the diagnosis of heart and lung rejection: Heart Rejection Study Group. The International Society for Heart Transplantation. J Heart Transplant. 1990;9:587–93.

181. Berry GJ, Burke MM, Andersen C, Bruneval P, Fedrigo M, Fishbein MC, et al. The 2013 International Society for Heart and Lung Transplantation Working Formulation for the standardization of nomenclature in the pathologic diagnosis of antibody-mediated rejection in heart transplantation. J Heart Lung Transplant. 2013;32:1147–62.

182. Dark JH. Single and bilateral lung transplantation. In: Banner NR, Polak JM, Yacoub MH, editors. Lung transplantation. Cambridge: Cambridge University Press; 2003. p. 132–40.

183. Kirklin JK, Brown RN, Huang ST, Naftel DC, Hubbard SM, Rayburn BK, et al. Rejection with hemodynamic compromise: objective evidence for efficacy of photopheresis. J Heart Lung

Transplant. 2006;25:283–8.

184. Frist WH, Biggs VJ. Chronic myelogenous leukemia after lymphoid irradiation and heart transplantation. Ann Thorac Surg. 1994;57:214–6.

185. Mehra MR, Crespo-Leiro MG, Dipchand A, Ensminger SM, Hiemann NE, Kobashigawa JA, et al. International Society for Heart and Lung Transplantation working formulation of a standardized nomenclature for cardiac allograft vasculopathy—2010. J Heart Lung Transplant. 2010;29:717–27.

186. Brunner-La Rocca HP, Schneider J, Kunzli A, Turina M, Kiowski W. Cardiac allograft rejection late after transplantation is a risk factor for graft coronary artery disease. Transplantation. 1998;65:538–43.

187. Rose EA, Smith CR, Petrossian GA, Barr ML, Reemtsma K. Humoral immune responses after cardiac transplantation: correlation with fatal rejection and graft atherosclerosis. Surgery. 1989;106:203–8.

188. Mehra MR. Contemporary concepts in prevention and treatment of cardiac allograft vasculopathy. Am J Transplant. 2006;6:1248–56.

189. Radovancevic B, McGiffin DC, Kobashigawa JA, Cintron GB, Mullen GM, Pitts DE, et al. Retransplantation in 7,290 primary transplant patients: a 10-year multi-institutional study. J Heart Lung Transplant. 2003;22:862–8.

190. Kobashigawa J, Zuckermann A, Macdonald P, Leprince P, Esmailian F, Luu M, et al. Report from a consensus conference on primary graft dysfunction after cardiac transplantation. J Heart Lung Transplant. 2014;33:327–40.

191. Segovia J, Cosio MD, Barcelo JM, Bueno MG, Pavia PG, Burgos R, et al. RADIAL: a novel primary graft failure risk score in heart transplantation. J Heart Lung Transplant. 2011;30:644–51.

192. Lehmann S, Uhlemann M, Etz CD, Garbade J, Schroeter T, Borger M, et al. Extracorporeal membrane oxygenation: experience in acute graft failure after heart transplantation. Clin Transplant. 2014;28:789–96.

193. Chou NK, Chi NH, Yu HY, Lin JW, Wang CH, Wang SS, et al. Extracorporeal rescue for early and late graft failure after cardiac transplantation: short result and long-term followup. ScientificWorldJournal. 2013;2013:364236.

194. Ouseph R, Brier ME, Jacobs AA, Erbeck KM. Continuous venovenous hemofiltration and hemodialysis after orthotopic heart transplantation. Am J Kidney Dis. 1998;32:290–4.

195. Thadhani R, Pascual M, Bonventre JV. Acute renal failure. N Engl J Med. 1996;334:1448–60.

196. Bock JS, Gottlieb SS. Cardiorenal syndrome: new perspectives. Circulation. 2010;121:2592–600.

197. Lewis RM, Verani RR, Vo C, Katz SM, Van Buren CT, Radovancevic B, et al. Evaluation of chronic renal disease in heart transplant recipients: importance of pretransplantation native kidney histologic evaluation. J Heart Lung Transplant. 1994;13:376–80.

198. Forni LG, Hilton PJ. Continuous hemofiltration in the treatment of acute renal failure. N Engl J Med. 1997;336:1303–9.

199. Myers BD, Moran SM. Hemodynamically mediated acute renal failure. N Engl J Med. 1986;314:97–105.

200. Scott CD, Dark JH, McComb JM. Sinus node function after cardiac transplantation. J Am Coll Cardiol. 1994;24:1334–41.

201. Redmond JM, Zehr KJ, Gillinov MA, Baughman KL, Augustine SM, Cameron DE, et al. Use of theophylline for treatment of prolonged sinus node dysfunction in human orthotopic heart transplantation. J Heart Lung Transplant. 1993;12:133–9.

202. Holt ND, Parry G, Tynan MM, Dark JH, McComb JM. Permanent pacemaker implantation after cardiac transplantation: extra cost of a conservative policy. Heart. 1996;76:439–41.

203. Scott CD, McComb JM, Dark JH, Bexton RS. Permanent pacing after cardiac transplantation. Br Heart J. 1993;69:399–403.

204. Pavri BB, O'Nunain SS, Newell JB, Ruskin JN, William G. Prevalence and prognostic significance of atrial arrhythmias

after orthotopic cardiac transplantation. J Am Coll Cardiol. 1995;25:1673–80.

205. Banner NR, Yacoub MH. Physiology of the orthotopic cardiac transplant recipient. Semin Thorac Cardiovasc Surg. 1990;2: 259–70.

206. Ellenbogen KA, Thames MD, DiMarco JP, Sheehan H, Lerman BB. Electrophysiological effects of adenosine in the transplanted human heart. Evidence of supersensitivity. Circulation. 1990;81:821–8.

207. Farrell TG, Camm AJ. Action of drugs in the denervated heart. Semin Thorac Cardiovasc Surg. 1990;2:279–89.

208. Smart FW, Naftel DC, Costanzo MR, Levine TB, Pelletier GB, Yancy Jr CW, et al. Risk factors for early, cumulative, and fatal infections after heart transplantation: a multiinstitutional study. J Heart Lung Transplant. 1996;15:329–41.

209. Fishman JA, Rubin RH. Infection in organ-transplant recipients. N Engl J Med. 1998;338:1741–51.

210. Walsh TR, Guttendorf J, Dummer S, Hardesty RL, Armitage JM, Kormos RL, et al. The value of protective isolation procedures in cardiac allograft recipients. Ann Thorac Surg. 1989;47:539–45.

211. Fishman JA. Prevention of infection caused by Pneumocystis carinii in transplant recipients. Clin Infect Dis. 2001;33:1397–405.

212. Wreghitt TG, Gray JJ, Balfour AH. Problems with serological diagnosis of Toxoplasma gondii infections in heart transplant recipients. J Clin Pathol. 1986;39:1135–9.

213. Azeka E, Jatene MB, Tanaka AC, Galas FR, Hajjar LA, Miura N, et al. Clinical recommendations for postoperative care after heart transplantation in children: 21 years of a single-center experience. Clinics (Sao Paulo). 2014;69:47–50.

214. Paya C, Humar A, Dominguez E, Washburn K, Blumberg E, Alexander B, et al. Efficacy and safety of valganciclovir vs. oral ganciclovir for prevention of cytomegalovirus disease in solid organ transplant recipients. Am J Transplant. 2004;4:611–20.

215. Chong AS, Alegre ML. The impact of infection and tissue damage in solid-organ transplantation. Nat Rev Immunol. 2012;12:459–71.

216. Tissot F, Pascual M, Hullin R, Yerly P, Tozzi P, Meylan P, et al. Impact of targeted antifungal prophylaxis in heart transplant recipients at high risk for early invasive fungal infection. Transplantation. 2014;97:1192–7.

217. Grossi P, Farina C, Fiocchi R, Dalla GD. Prevalence and outcome of invasive fungal infections in 1,963 thoracic organ transplant recipients: a multicenter retrospective study. Italian Study Group of Fungal Infections in Thoracic Organ Transplant Recipients. Transplantation. 2000;70:112–6.

218. Zaoutis TE, Webber S, Naftel DC, Chrisant MA, Kaufman B, Pearce FB, et al. Invasive fungal infections in pediatric heart transplant recipients: incidence, risk factors, and outcomes. Pediatr Transplant. 2011;15:465–9.

219. Dodds-Ashley E. Management of drug and food interactions with azole antifungal agents in transplant recipients. Pharmacotherapy. 2010;30:842–54.

220. Uribe LG, Cortes JA, Granados CE, Montoya JG. Antifungal prophylaxis following heart transplantation: systematic review. Mycoses. 2014;57:429–36.

221. Winkler M, Pratschke J, Schulz U, Zheng S, Zhang M, Li W, et al. Caspofungin for post solid organ transplant invasive fungal disease: results of a retrospective observational study. Transpl Infect Dis. 2010;12:230–7.

222. Blanche C, Blanche DA, Kearney B, Sandhu M, Czer LS, Kamlot A, et al. Heart transplantation in patients seventy years of age and older: a comparative analysis of outcome. J Thorac Cardiovasc Surg. 2001;121:532–41.

223. Schultz C, Bonser RS, Lyster H, Banner NR. Heart failure and transplantation. Card Surg Today. 2007;3:110–28.

224. Stewart S, Winters GL, Fishbein MC, et al. Revision of the 1990 working formulation for the standardization of nomenclature in the diagnosis of heart rejection. J Heart Lung Transplant. 2005;24:1710–20.

第五十三章　肺移植患者的术后管理

Wickii T. Vigneswaran，Sangeeta M. Bhorade

在过去的二十年里，对肺移植患者的术后早期治疗有了显著的变化。这主要得益于供体保存方法的进步、手术技术的改进、对免疫抑制和院内感染理解的深入，以及多学科的参与。对肺移植患者的管理和对危重症术后患者的管理有许多相似之处，但对部分肺移植患者的术后管理更具有挑战性，熟悉患者病情的多学科团队参与也是其独特之处。通过上述措施的改善，肺移植患者术后死亡率低于 10%，很多中心的病死率已降至最低。术前受者准备在术后患者管理中起到关键作用，不容忽视。目前尚无大型的临床随机试验来总结归纳肺移植术后患者的管理方法，亦无指南支持。因此，目前的推荐意见来源于大样本肺移植中心、个人经验，以及大型胸外科手术的经验。本章节主要总结了单纯肺移植患者的术后早期管理。

患者特点及术前准备

很多不同终末期肺病的患者可从肺移植中获益[1]，并且每种肺部疾病均有其术后独特的管理。大多数肺移植术前评估的患者由于呼吸困难导致的活动减少，常病情危重。此外，这些患者经口进食差，呼吸功耗大，常处于营养不良状态。很多终末期肺病患者都有心理问题，需要在手术之前优先解决。在将患者列入移植名单之前，需识别和解决这些问题。为了改善肺移植术后早期及晚期的结局需要对患者移植前的疾病、营养状态、心理问题进行适当的治疗[2-4]。目前国际肺移植协会已起草最新的指南，可用于指导肺移植患者的筛选。

肺移植患者管理团队

肺移植患者需要一个致力其中并熟悉治疗方案、能够持续和组内成员进行沟通的照护者团队。团队成员包括移植协调员、移植肺科医生、移植外科医生、麻醉科医生、疼痛管理团队、危重症专家、ICU 护士、感染科专家、药理学家、物理治疗师、职业治疗师、营养师及社会工作者。我们开发了相关临床路径[5]（表 53.1），着重强调免疫抑制和感染预防方案相结合的全方位照护。为了促进有效及时的干预以及改善术后治疗，定期对患者的治疗进行多学科讨论是非常必要的。

表 53.1　临床路径大纲

	术前	术后当天	术后 1 天	术后 2 天	术后 3 天	术后 4 天	术后 5 天	术后 6 天	术后 7 天
位置	ICU/单人间	ICU 单人间	ICU 单人间	单人间	单人间	单人间	单人间	单人间	单人间
到出院的中间过程	术前准备 预期住院状态术后活动指导	预期手术当天状态 出院计划	预期术后 1 天状态 出院计划	预期术后 2 天状态 出院计划	预期术后 3 天状态 出院计划	肺康复 出院计划	生活自理 肺量计 运动处方	生活自理 肺量计 运动处方	出院
用药/IVs	免疫抑制剂 抗生素 预防 DVT	免疫抑制剂 术后抗生素 DVT 及其他预防	免疫抑制剂 术后抗生素 DVT 及其他预防	免疫抑制剂 术后抗生素 DVT 及其他预防	免疫抑制剂 术后抗生素 DVT 及其他预防	→	→	→	出院 肝素使用按 POD3
化验/诊断	CXR 血液化验	CXR 血液化验	CXR 血液化验	CXR 血液化验	CXR 血液化验	CXR 血液化验	CXR 血液化验	CXR 血液化验	CXR 血液化验

续表

	术前	术后当天	术后1天	术后2天	术后3天	术后4天	术后5天	术后6天	术后7天
位置	ICU/单人间	ICU 单人间	ICU 单人间	单人间	单人间	单人间	单人间	单人间	单人间
治疗/干预	记录病史和体格检查记录生命体征 加强术前教育	ICU 方案 隔离 按术后方案干预	ICU 方案 隔离 按术后方案干预	加护病房方案 隔离 按术后方案干预	加护病房方案 隔离 按术后方案干预	→	→	→	出院
活动	卧床休息	卧床休息到拔管 物理治疗/职业治疗评估	行走 物理治疗/职业治疗评估	行走 物理治疗/职业治疗评估	按物理治疗/职业治疗评估 渐进行走	→	→	→	→
营养	胃肠外营养	胃肠外营养到拔管术后12h空腹	按耐受情况升级进食	规律进食评估耐受情况	规律进食评估耐受情况	规律进食评估耐受情况	规律进食评估耐受情况	规律进食评估耐受情况	规律进食评估耐受情况
患者/家庭教育	回顾手术、用药、床旁肺量计、临床路径,介绍 ICU、教育材料	拔管指导术后用药肺部清洁 疼痛管理 物理治疗	肺部阔清、用药、肺量计、感染控制、患者教育材料	肺部阔清、用药、肺量计、感染控制、患者教育材料	肺部阔清、用药、肺量计、康复、感染控制、移植饮食指导	肺部阔清、用药、肺量计、康复、感染控制、移植饮食指导	肺部阔清、用药、肺量计、康复、感染控制、移植饮食指导	回顾出院后流程、院外药盒教育材料、运动处方	加深对药物及治疗的理解,填写患者日志,装药盒

呼吸管理

尽管供体管理及供肺保存技术有所改进,原发性移植物功能障碍(PGD)并不少见[6]。然而,大多数情况下是轻度到中度的功能障碍,并且是可逆的,不会进展到移植物功能衰竭。据报道 PGO 的发生率是11%～57%[7]。当发生原发移植物功能衰竭时,体外膜式氧合(ECMO)可以提供支持以待移植肺功能恢复。早期建立 ECMO 比晚期建立成功率高[8-10]。对于轻度到中度的移植物功能障碍患者,管理策略包括精准的液体管理以及避免进一步的损伤。

通气

通气管理取决于肺移植手术的类型(单侧或双侧)。双肺移植患者的通气目标是通过小潮气量通气及中等水平的呼气末正压(PEEP,小于 $10cmH_2O$),以减少气压伤。单肺移植患者的通气策略受原有一侧肺病理生理的影响。原有肺出现严重的气体陷闭和内源性 PEEP 在阻塞性气道疾病的患者中并不少见。小潮气量通气、恰当的呼气时间和避免过度的 PEEP会帮助预防气体陷闭和明显的血流动力学不稳定。

对于单肺移植的患者卧位时移植侧位于上方以及给予支气管扩张药都是有用的治疗策略。十分罕见的情况下,当出现明显的移植物功能障碍时,可以考虑双腔气管插管给单肺通气以保证有效通气。一些个案报道提出,通过肺减容术和肺叶切除术等外科手术干预措施,可促进单肺移植患者的术后恢复,但我们临床中很少使用。

临床试验模型已证实,通过呼吸机预防性给予吸入一氧化氮(NO)可以减少再灌注损伤。但其在已出现的移植物功能障碍患者中的作用仍存在争议。部分术前即存在肺动脉高压的患者在围术期可以吸入NO。使用吸入 NO 的目的是在术中及术后即刻降低肺动脉压力,以协助改善右心室功能。

无创通气

对于移植肺功能良好以及首要问题是呼吸功能尚未恢复到最佳状态的患者,通常需要无创通气过滤。如果患者存在痰液引流困难,无创通气可能导致支气管内分泌物干燥,痰液引流更加困难。无创通气最常应用于膈神经功能障碍或术前肌肉力量很差的患者。

为了预防院内感染以及促进早期康复,应在术后早期积极撤离呼吸机。应尽量控制镇静药物应用并进行严密监测。患者在气管插管期间适合使用短效药物。大部分患者在移植术后 24 小时之内拔除气管插管。拔管后，可以使用硬膜外麻醉来控制疼痛，以避免使用静脉麻醉药品及苯二氮䓬类药物（除非患者在术前使用这些药物）。

没有必要担心无创或有创通气以及支气管内吸痰可能损伤支气管吻合口，在需要时应及时使用这些治疗措施。

支气管引流技术

积极的支气管引流对于预防痰液潴留及其带来的后果非常重要。对于气管插管的患者，可以用于清除气道分泌物，并应常规吸痰。一旦拔除气管插管，强化呼吸锻炼器、胸部物理治疗、步行，对于促进清除支气管分泌物是非常重要的。对于身体虚弱、痰液引流障碍的患者，作者曾使用"小切口气管切开术"及软头 10F 导管引流痰液。或者可以反复对患者进行气管镜下吸痰。当患者未通过拔管试验，早期气管切开可以帮助快速拔管、协助有效痰液引流以及快速早期康复。

高碳酸血症

终末期肺病患者中慢性高碳酸血症并不少见，尤其是囊性纤维化及肺气肿的患者。这些患者往往需要几天的时间来恢复呼吸中枢，以维持肺移植术后正常的血二氧化碳水平。术后不要试图通过呼吸机将这些患者的二氧化碳水平降至正常。这些患者的目标是维持血二氧化碳水平在术前和正常水平之间，即可停止机械通气。在拔管之前，应用气道内持续正压试验来滴定能够维持患者正常精神状态的、可以接受的高碳酸血症水平。

血流动力学管理

对考虑行肺移植的患者需要进行详细的心脏评估，如果存在不可逆的或严重的心脏疾病，应该排除在单纯肺移植名单之外。如果终末期肺病患者合并严重的心脏病，可以成为心肺联合移植手术的潜在候选人。单纯冠状动脉疾病不是肺移植手术的禁忌证。这些患者可能成为肺移植的候选人，可行经皮血管重建或同时行外科血管重建[11,12]。可逆的心脏疾病，例如房间隔缺损（ASD）或单纯室间隔缺损（VSD），可在肺移植手术同时修复，在肺移植术后不会成为主要问题。

肺动脉高压

患有原发或继发肺动脉高压的患者都有不同程度的右心功能不全，但在成功肺移植后会有改善。围术期可以使用吸入 NO 或其他肺血管扩张药治疗，其在肺动脉高压、肺动脉压力波动大、血流动力学不稳定患者术中或术后的治疗中有确切作用。

低血压

肺移植术后最常见的血流动力学紊乱是低血压和室上性心律失常。术后为了维持相对低血容量的状态，低剂量的血管扩张药的应用都会使患者受到低血压的影响。然而过度限制液体是体循环低血压的另一原因。为了维持足够的心输出量和尿量，需要维持足够的血容量。液体治疗的目标是维持低或正常偏低的心脏充盈压。不是所有患者都有必要监测肺动脉楔压；监测右心房充盈压或肺动脉舒张压通常就足够了。由于移植手术后移植肺的淋巴回流被阻断，毛细血管渗漏到肺间质的液体不能被有效清除。已证实，对肺损伤患者限制液体可促进早期恢复[13]。这可能是术后阶段需要考虑的重要因素，因为大部分移植肺都会有一定程度的再灌注损伤。由药物或硬膜外麻醉导致的交感神经阻断或细胞因子的释放引起的全身血管扩张，最好使用血管收缩药治疗，即静脉使用短效的 α 受体激动药，而不是通过限制容量来收缩血管。肾上腺素是治疗这些患者全身血管扩张可供选择的药物。血管加压素是有效的全身性缩血管药物，但也可能引起支气管血管收缩，对吻合口愈合不利。

室上性心律失常

肺移植术后室上性心律失常时有发生[14]。最常见的心律失常是室上性心动过速和心房颤动。因此，很多中心都在术后采用预防心房颤动的措施，以减少此类并发症的发生，但并不能彻底预防。我们采用胸外科医生协会（STS）对心房颤动和胸外科手术后患者治疗指南的推荐意见[15]。心房颤动造成的影响和并发症包括低血压和体循环栓塞，或许会因为新近的左心房缝合线而造成更差的影响。尽管因为对肺部的影响，术后通常不使用胺碘酮，但我们在对钙离子通

道拮抗药及 β 受体阻滞药不敏感或不适合的患者中应用胺碘酮。与其他心房颤动患者一样,抗凝治疗非常必要,但需要考虑肺移植术后患者可能需要规律的肺组织活检的因素。术后阶段患者优先使用短效抗凝药物,通常是依诺肝素。在经支气管活检或支气管内手术之前需检查凝血功能,以避免不能控制的致命性的支气管内出血。

早期手术并发症的诊断和管理

出血

　　与早期的肺移植手术相比,现在出血并不是常见的手术并发症。主要是因为外科手术技巧的改进以及药物和血液制品的合理使用。胸膜广泛粘连、大而广泛的纵隔侧支血管、结缔组织疾病继发性肺动脉高压的患者均为高风险患者。患有右心衰竭和肝脏充血或长期使用抗凝药物的患者尤其容易合并出血,在这些患者中纠正凝血功能是必要的。如果患者有持续 4~6 小时的显著失血($>100cm^3/h$),除非有明显凝血功能异常的证据,否则均需要返回手术室进行再次手术。

支气管吻合口并发症

　　支气管吻合口完全开裂是可怕的并发症,现在很少出现,但吻合口狭窄并不少见,占吻合口相关并发症的 5% ~ 25%。这一并发症通常在移植后数周出现[16]。当出现吻合口感染或明显的供体支气管缺血,轻度的支气管裂开可能会在术后早期 1~2 周出现。

血管吻合口并发症

　　很少有术后血管并发症的报道,其实际发生率可能会比文献报道的高。严重静脉并发症可以在肺移植术后几小时出现。表现为急性的移植物功能障碍,即快速进展的肺水肿,受影响的肺和肺叶表现为弥漫致密的浸润影。这种并发症非常致命,需要高度警惕。经食管超声心动图(TEE)有助于诊断肺静脉并发症,我们推荐在术中常规使用,以判断肺静脉吻合口情况。虽然 TEE 并不能看到所有肺静脉,尤其是右上肺静脉,但仍应该尝试应用 TEE 观察肺静脉吻合口情况。如果发现静脉并发症,需要行外科手术。吻合部位血栓形成也能引起静脉阻塞,起初表现隐匿并逐步进展。溶栓药物已成功用于这种并发症。动脉吻合口狭窄表现为低氧血症,常与活动相关。如果没有其他引起低氧的原因,需警惕此并发症。肺血管造影可

协助诊断,以导管为基础的介入手术已成功用于该并发症的诊治(包括血管内支架置入术)[17]。

轴向扭转

　　肺叶或肺的轴向扭转是少见的并发症,如不立即纠正会导致肺或肺叶的坏死。胸部 X 线片完全模糊,支气管镜检查可以确认。部分肺叶扭转诊断更加困难。如果肺移植后出现持续肺叶不张,应该怀疑此并发症。支气管镜检查可为识别此并发症提供线索。

术后药物管理

疼痛管理

　　行胸外科手术的患者需要足够的镇痛治疗,以容许深呼吸、咳嗽、促进早期下床活动。镇痛对于肺移植患者至关重要,疼痛使他们处于慢性消耗状态,不能有效清除分泌物,镇痛可以预防肺不张。胸部硬膜外麻醉可有效缓解疼痛,同时患者又处于非镇静状态。手术前行胸部硬膜外置管可使疼痛得到有效缓解而避免使用全身麻醉及镇静安眠药物。除非穿刺点感染或出血,否则可以出院前再停止硬膜外麻醉。应避免使用非甾体抗炎药(NSAIDs),因其可能会与其他肾毒性药物出现相互作用,尤其是钙调磷酸酶抑制药。出院之前,需仔细监测并过渡为口服镇痛药物。

免疫抑制

　　肺移植术后免疫抑制包括 3 大类免疫抑制药:钙调磷酸酶抑制药(他克莫司、环孢素),抗代谢药物(硫唑嘌呤、霉酚酸酯)和糖皮质激素。除此之外,近 45% 的肺移植患者在术后接受诱导治疗。钙调磷酸酶抑制药在肺移植术后数小时内开始使用,可以静脉或舌下给药(他克莫司)。通常持续静脉他克莫司 0.05~0.1mg/kg 超过 24 小时,也可舌下给药 0.03mg/kg 每日 2 次。移植术后 6 个月内,目标他克莫司谷浓度为 10~20ng/ml,此后约为 10ng/ml。使用环孢素 3mg/kg 超过 24 小时,第 1 个月目标谷浓度为 350~450ng/ml,第 1 年 300~350ng/ml,此后 200~300ng/ml。环孢素谷浓度与其累积剂量相关性差。更多证据证实,用药后 2 或 3 小时血药浓度测定(C2,C3 血药浓度)可能在预测环孢素累积剂量方面更加准确。他克莫司和环孢素均有口服剂型,应该在拔管后口服给药。现有四个比较环孢素和他克莫司的随机对照试验。目前无一种钙调磷酸酶抑制药优于另一种的有力证据,但在肺

移植患者中他克莫司使用明显增加。他克莫司可能改善肺功能,减少闭塞性细支气管炎的发生[18-21]。

抗代谢药(硫唑嘌呤或霉酚酸酯)是用于肺移植受者的第二代免疫抑制药。初始用药应在同种异体肺移植之前。硫唑嘌呤使用剂量是每日 2mg/kg,可以静脉或口服给药。霉酚酸酯口服剂量是每日 2~3g,分次服用。通常抗代谢药与骨髓抑制、胃肠道反应相关,并应根据不良反应调整药物剂量。两个随机多中心研究表明,以上两种药物在急性排斥反应及生存情况方面均无显著差异[22-23]。

自从 20 世纪 80 年代成功肺移植以来,糖皮质激素成了免疫抑制的中流砥柱。很多中心在术前使用第一剂糖皮质激素(500~1 000mg 静脉给药)。随后糖皮质激素剂量,术后前几周 0.5~1mg/kg,到术后 3~6 个月减量至泼尼松每日 5~10mg 的等效剂量。

在肺移植中诱导治疗的作用尚无定论,目前使用的诱导治疗包括 IL-2 受体拮抗药(巴利昔单抗)、多克隆药物(ATGAM,含兔抗人胸腺细胞免疫球蛋白)、CD52 的人源化单克隆抗体(阿伦单抗)和单克隆抗体(OKT3)。研究表明诱导治疗可能减少肺移植术后前 6 个月急性排斥反应的发生率。但长期结局包括预防慢性排斥反应及改善生存率,与诱导治疗无关[24-26]。

预防感染

感染在肺移植术后的发病率最高及死亡率均高。移植肺受者术后即刻开始预防细菌、病毒、真菌等病原体感染。初始的抗生素预防应该充分覆盖厌氧菌、供体阳性的病原体及移植前受者培养的病原体。根据不同中心的方案,移植术后这些抗生素通常持续 3~14 天。化脓性肺疾病的受者(囊性纤维化、支气管扩张症)可能定植耐药菌,术后常需要根据药敏结果联合使用两种抗生素。

对病毒的预防最常针对巨细胞病毒(CMV)。CMV 高毒力,且与肺移植患者死亡率相关,因此应直接针对此病原微生物进行积极的预防性治疗。当供体或受体血清学 CMV 阳性时,肺移植受者通常需要使用缬更昔洛韦进行预防性治疗,疗程为 3 个月到终生。受者 CMV 阴性而供体阳性的患者除使用当前的缬更昔洛韦治疗之外,可能使用 CMV 免疫球蛋白治疗。虽然用药期间缬更昔洛韦可减少 CMV 感染的发生率,但预防并不能完全阻止 CMV 感染的进展,尤其是在停用预防治疗之后。最佳的治疗持续时间和类型仍有争议。阿昔洛韦及其衍生物用于受者、供体

CMV 均阴性的患者,以预防疱疹病毒的感染。

对真菌的预防每个肺移植中心各有不同,主要根据优先的定植菌、机械通气并发症及环境因素选择。一些中心选择普遍的预防真菌治疗,而其他中心考虑根据支气管镜监测结果抢先治疗。肺移植受者气道定植曲霉菌的风险增加,导致吻合口感染和溃疡性支气管炎。伊曲康唑(或其他唑类替代物)和吸入的两性霉素 B 是目前最常使用的预防真菌药物。唑类会增加钙调磷酸酶抑制药(环孢素和他克莫司)的血药浓度,这些免疫抑制药至少应该减少原始剂量的 1/3。开始使用唑类约 1 周后,需监测钙调磷酸酶抑制药的血药浓度。需要注意的是,伏立康唑和西罗莫司不应同时使用,因为伏立康唑会显著增加西罗莫司的血药浓度。

早期内科并发症和管理

以下是肺移植术后前几个月可能出现的内科并发症。

肺部并发症

肺移植术后前几周内可能出现若干肺部并发症。最常见并发症之一是肺炎。移植后肺炎常由铜绿假单胞菌和金黄色葡萄球菌引起。因此,所有肺移植受者均使用广谱抗生素,常能覆盖供体及受者痰液培养出的病原微生物。

肺移植后其他肺部并发症包括原发性移植物功能障碍(PGD)和急性排斥反应。不幸的是,这两种并发症常无特异表现,都可以表现为气短、咳嗽、低热和胸片上类似急性肺炎的非特异性肺浸润。因此,通过早期支气管镜检查、经支气管肺组织活检、支气管肺泡灌洗液来鉴别诊断十分重要。据估计,PGD 在肺移植受者中发生率高达 60%,主要特点为术后 72 小时内持续恶化的低氧血症、双侧肺部浸润影并且没有感染或急性排斥反应证据。PGD 的初期治疗是支持治疗,即采用肺保护性通气策略,来预防呼吸机相关肺损伤以及避免使用过多的液体[27,28]。

最后,由于肺部基础疾病、肺动脉吻合术以及术后的危险因素,肺移植受者较易出现血栓栓塞性疾病。若干研究表明肺移植受者肺栓塞发生率在 12%~22%。大多数栓塞事件发生在移植术后前几个月,最常见于移植肺[29,30]。对于这种疾病的诊断需维持高度警觉,以给予及时恰当的治疗。

胃肠并发症

肺移植术后胃肠并发症比较常见。胃食管反流病（GERD）常出现于移植前的候选患者，在肺移植后通常会加重。原因是多方面的，包括基础肺部疾病、迷走神经损伤、免疫抑制药引起的下食管括约肌以及胃运动异常。近期证据表明 GERD 和闭塞性细支气管炎（BOS）的出现明显相关[31]。因此，强烈推荐此类患者应用质子泵抑制药和促胃动力药等药物进一步治疗。新近证据表明早期胃底折叠术可能改善 BOS 患者的肺功能[32]。

其他的胃肠并发症包括胃轻瘫、麻痹性肠梗阻或肠梗阻。使用麻醉药品、脱水和钙调磷酸酶抑制药常可诱发这类并发症。囊性纤维化患者出现同远端肠梗阻综合征(DIOS)而引起肠梗阻的风险高，术后需常规给予聚乙二醇电解质散清洗结肠。除此之外，所有肺移植患者都应使用大便软化剂。通常需仔细评估这类患者，以预防 DIOS。

肾脏并发症

大多数移植肺受者术后会出现某种程度的肾衰竭。钙调磷酸酶抑制药通过减少肾脏血流，减少肾小球滤过率，最后降低肌酐清除率而发挥肾毒性作用。术后即刻需要仔细权衡液体用量，特别注意维持足够肾脏灌注的同时又不增加肺间质和肺泡水肿的微妙平衡。需要在肺移植术后每天注意液体平衡。

神经和心理并发症

肺移植受者可能会在术后出现神经或心理并发症，或同时出现。钙调磷酸酶抑制药和糖皮质激素等一些药物，可引起癫痫、颤抖、中风、神经病及头痛。在术后早期，这些药物也可能引起精神错乱、谵妄及昏迷样状态。偶尔将一种钙调磷酸酶抑制药更换为另一种可能减轻症状。支持治疗是主要的治疗方式，偶尔患者可以自愈[33]。焦虑、抑郁及睡眠障碍有可能在术后早期出现，通常给予睡眠药物、抗焦虑药物和抗抑郁药物治疗，同时患者开始恢复独立，并且恢复到可接受的生活状态。

患者和家庭教育

患者及其照护者（通常为直系亲属）需要理解肺移植的过程以及术后用药和监测的重要性。如果缺乏相关理解，短期和长期疗效会显著受损；因此，患者和家庭教育需要在肺移植前期开始，术后即刻及出院前需要巩固加强。

对已筛选的终末期肺病患者，肺移植是有效的治疗方式。国际心肺移植协会注册研究报道，肺移植术后 1 年生存率 76%，5 年生存率 49%。最常见的并发症和死亡原因是原发性移植物功能衰竭和感染。急性排斥反应所引起的早期死亡率不足 5%。主要的晚期死亡原因是闭塞性细支气管炎或"慢性排斥反应"。长期存活的很多患者需要治疗高血压、糖尿病和高脂血症。在 5 年及 10 年随访中，轻到中度肾功能不全并不少见。与任何当前可用的药物治疗相比较，移植术后大多数患者的生活质量和生存时间得到了显著的改善。

（蔡莹、陈文慧 译）

参考文献

1. Trulock EP, Edwards LB, Taylor DO, Boucek MM, Keck BM, Hertz MI. Registry of the International Society of Heart and Lung Transplantation. J Heart Lung Transplant. 2006;25:869–911.
2. Orens JB, Estenne M, Arcasoy S, Conte JV, Corris P, Egan JJ, et al. Pulmonary Scientific Council of the International Society for Heart and Lung Transplantation. International Guidelines for selection of lung transplant candidates: 2006 update. A consensus report from the Pulmonary Scientific Council of the International Society for Heart and Lung Transplantation. J Heart Lung Transplant. 2006;25:745–55.
3. Barbour KA, Blumenthal JA, Palmer SM. Psychosocial issues in the assessment and management of patients undergoing lung transplantation. Chest. 2006;129:1367–74.
4. Madill J, Maurer JR, De Hoyos A. A comparison of pre-operative and post-operative nutritional states of lung transplant recipients. Transplantation. 1993;56:347–50.
5. Vigneswaran WT, Bhorade S, Wolfe M, Pelletiere K, Garrity ER. Clinical pathway following lung transplantation shortens hospital length of stay without affecting outcome. Int Surg. 2007;92:93–8.
6. Christie JD, Carby M, Bag R, Corris P, Hertz M, Weill D. Report of the ISHLT working group on Primary Graft Dysfunction Part II. Definition. A consensus statement of the International Society for Heart and Lung Transplantation. J Heart Lung Transplant. 2005;24:1454–9.
7. Barr ML, Kawut SM, Whelan TP, Girgis R, Böttcher H, Sonett J, et al. Report of the ISHLT working group on primary graft dysfunction part IV: recipient related risk factors and markers. J Heart Lung Transplant. 2005;24:1468–82.
8. Shargall Y, Guenther G, Ahya VN, Ardehali A, Singhal A, Keshavjee S. Report of the ISHLT working group on primary graft dysfunction part VI: treatment. J Heart Lung Transplant. 2005;24:1489–500.
9. Meyers BF, Sundt 3rd TM, Henry S, Trulock EP, Guthrie T, Cooper JD, et al. Selective use of extracorporeal membrane oxygenation is warranted after lung transplantation. J Thorac Cardiovasc Surg. 2000;120:631–6.
10. Zenati M, Pham SM, Keenan RJ, Griffith BP. Extracorporeal membrane oxygenation for lung transplant recipients with primary severe donor lung dysfunction. Transpl Int. 1996;9:227–30.
11. Patel VS, Palmer SM, Messier RH, Davis RD. Clinical outcomes after coronary artery revascularization and lung transplantation. Ann Thorac Surg. 2003;75:372–7.

12. Choong CK, Meyers BF, Guthrie TJ, Trulock EP, Patterson GA, Moazami N. Does the presence of preoperative mild or moderate coronary artery disease affect the outcome of lung transplantation? Ann Thorac Surg. 2006;82:1038–42.

13. Wiedemann HP, Wheeler AP, Bernard GR, Thompson BT, Hayden D, National Heart, Lung, and Blood Institute Acute Respiratory Distress Syndrome (ARDS) Clinical Trials Network. Comparison of two fluid management strategies in acute lung injury. N Engl J Med. 2006;354:2564–75.

14. Nielsen TD, Bahnson T, Davis RD, Palmer SM. Atrial fibrillation after pulmonary transplant. Chest. 2004;126:496–500.

15. Fernando HC, Jaklitsch MT, Walsh GL, Tisdale JE, Bridges CD, Mitchell JD, et al. The Society of Thoracic Surgeons Practice Guideline on the Prophylaxis and Management of Atrial Fibrillation associated with General Thoracic Surgery: Executive Summary. Ann Thorac Surg. 2011;92:1144–52.

16. Vigneswaran WT, Sakiyalak P, Bhorade SM, Bakhos M. Airway complications after isolated lung transplantation. Transplant Rev. 2002;16:87–94.

17. Millis JM, Lorenz JM, Vigneswaran WT. Endovascular management of solid organ transplant complications. In: Dieter RS, Dieter Jr RA, Dieter III RA, editors. Endovascular interventions. New York: Springer; 2014. p. 1191–206.

18. Keenan RJ, Konishi H, Kawai A, Paradis IL, Nunley DR, Iacono AT, et al. Clinical trial of tacrolimus versus cyclosporine in lung transplantation. Ann Thorac Surg. 1995;60:580–5.

19. Zuckermann A, Reichenspurner H, Birsan T, Treede H, Deviatko E, Reichart B, et al. Cyclosporin A versus tacrolimus in combination with mycophenolate mofetil and steroids as primary immunosuppression after lung transplantation: one-year results of a 2-center prospective randomized trial. J Thorac Cardiovasc Surg. 2003;125:891–900.

20. Hachem RR, Yusen RD, Chakinala MM, Meyers BF, Lynch JP, Aloush AA, et al. A randomized controlled trial of tacrolimus versus cyclosporine after lung transplantation. J Heart Lung Transplant. 2007;26:1012–8.

21. Treede H, Glanville AR, Klepetko W, Aboyoun C, Vettorazzi E, Lama R, et al. European and Australian Investigators in Lung Transplantation. Tacrolimus and Cyclosporine have differential effects on the risk of development of bronchiolitis obliterans syndrome: Results of prospective, randomized international trial in lung transplantation. J Heart Lung Transplant. 2012;31:797–804.

22. Palmer SM, Baz MA, Sanders L, Miralles AP, Lawrence CM, Rea JB, et al. Results of a randomized, prospective, multicenter trial of mycophenolate mofetil versus azathioprine in the prevention of acute lung allograft rejection. Transplantation. 2001;71:1772–6.

23. McNeil K, Glanville AR, Wahlers T, Knoop C, Speich R, Mamelok RD, et al. Comparison of mycophenolate mofetil and azathioprine for prevention of bronchiolitis obliterans syndrome in de novo lung transplant recipients. Transplantation. 2006;81:998–1003.

24. Beniaminovitz A, Itescu S, Lietz K, Donovan M, Burke EM, Groff BD, et al. Prevention of rejection in cardiac transplantation by blockade of the interleukin-2 receptor with a monoclonal antibody. N Engl J Med. 2000;342:613–9.

25. Garrity Jr ER, Villanueva J, Bhorade SM, Husain AN, Vigneswaran WT. Low rate of acute lung allograft rejection after the use of daclizumab, an interleukin 2 receptor antibody. Transplantation. 2001;71:773–7.

26. Brock MV, Borja MC, Ferber L, Orens JB, Anzcek RA, Krishnan J, et al. Induction therapy in lung transplantation: a prospective, controlled clinical trial comparing OKT3, anti-thymocyte globulin, and daclizumab. J Heart Lung Transplant. 2001;20:1282–90.

27. Christie JD, Kotloff RM, Pochettino A, Arcasoy SM, Rosengard BR, Landis JR, et al. Clinical risk factors for primary graft failure following lung transplantation. Chest. 2003;124:1232–41.

28. Chatila WM, Furukawa S, Gaughan JP, Criner GJ. Respiratory failure after lung transplantation. Chest. 2003;123:165–73.

29. Kroshus TJ, Kshettry VR, Hertz MI, Bolman 3rd RM. Deep venous thrombosis and pulmonary embolism after lung transplantation. J Thorac Cardiovasc Surg. 1995;110:540–4.

30. Burns KE, Iacono AT. Pulmonary embolism on postmortem examination: an under-recognized complication in lung transplant recipients? Transplantation. 2004;77:692–8.

31. Young LR, Hadjiliadis D, Davis RD, Palmer SM. Lung transplantation exacerbates gastroesophageal reflux disease. Chest. 2003;124:1689–93.

32. Davis Jr RD, Lau CL, Eubanks S, Messier RH, Hadjiliadis D, Steele MP, et al. Improved lung allograft function after fundoplication in patients with gastroesophageal reflux disease undergoing lung transplantation. J Thorac Cardiovasc Surg. 2003;125:533–42.

33. Goldstein LS, Haug 3rd MT, Perl 2nd J, Perl MK, Maurer JR, Arroliga AC, et al. Central nervous system complications after lung transplantation. J Heart Lung Transplant. 1998;17:185–91.

第十一部分 其他

第五十四章 老年危重症患者的管理

Paul E. Marik

全球人口老龄化的进程正在加速,预计到 2050 年,65 岁以上的人口将从 2004 年的 4.61 亿增加至 20 亿[1]。随着年龄增长,多种疾病的发病率和失能人群逐渐增加,年龄增长也常伴有多器官功能储备下降,人力和公共资源日渐窘迫。因而老年患者将占用更高比例的医疗资源不足为奇。由于生存期延长,越来越多的老年患者(65 岁以上)住进 ICU,而且这种趋势在未来几年内只会增强。当前老年患者已占到 ICU 住院人次的 42%~52% 和几乎 60% 的总 ICU 占床天数[2-5]。而且过多的占床天数花在了老年患者临终前消耗。30% 的医疗保险支出用在了每年 5% 的死亡患者身上[6]。Kwok 团队分析了医疗保险所覆盖的外科住院患者的数据[7]。结果显示在 2008 年,18.3% 的去世患者在死前一个月进行了手术治疗,8% 在死前一周进行了手术。Barnato 团队报道在 1985 到 1999 年间 ICU 的医疗支出比重从 30.5% 上升至 35%[8]。此外,1999 年院内死亡患者中每 5 人中就有一人在临终前接受了机械通气。Teno 团队则研究了 2000 年至 2009 年 ICU 的死亡及支出的数据[9]。结果显示,在此期间患者死前一个月的 ICU 入住率明显升高,29.2% 的死亡患者经历了 ICU 诊治。与之相似的是 Unroe 研究了 2000 年至 2007 年间的心力衰竭患者数据[10],发现近 80% 的患者在临终前 6 个月住院治疗,ICU 入住率从 42% 升至 50%。这些数据显示在临终患者中可能存在 ICU 过度应用的现象。老年临终患者的医疗干预目标应当更多考虑的是逝者的最后尊严及自然死亡。可以预见的是,在未来 10 年内,老年患者入住 ICU 将显著增加。社会的老龄化步伐更促使我们必须更加关注如何给予老年重症患者最好的治疗以及如何更好地提供重症医疗服务。

本章将介绍以下内容:①老年特别是重症老年患者的生理变化;②ICU 老年患者的预后;③有助于 ICU 治疗决策的预测因素;④ICU 老年患者的创伤和手术治疗;⑤老年 ICU 患者的特殊问题。

老年患者的生理特点

衰老是健康的机体变得衰弱的过程,表现为大部分生理功能的储备下降,各类疾病的患病率及病死率的增加。衰老分秒不停地贯穿每一个体生命的始终。与病理情况不同,衰老过程影响每一个人。这个过程受到遗传调控及外界环境的影响,衰老程度在不同人之间差异很大。因此,对特定的人来说,生理性的衰老可以比实际年龄更快或更慢,我们常可见到 60 岁的“老人”和 75 岁的“年轻人”。原发性衰老导致健康人体在细胞结构和功能上发生非疾病状态下的退变,表现为最大携氧能力、心血管功能以及肌肉质量、记忆力、反应速度、肺及皮肤弹性的下降[11,12]。在细胞水平衰老的特点是随时间推移而出现的进行性结构和功能退化[11]。细胞衰老是持续不断的分子和细胞损伤累及的结果,多种机制可以导致这种损伤,同时受到复杂的维护和修复系统调控。导致原发性衰老的原因知之甚少,而基因调控和氧化损伤的相互作用扮演了重要的角色[11,12]。Harman 在 50 多年前提出的衰老自由基或氧化应激学说仍然是衰老研究领域最主流、研究最深入的理论之一[13]。该学说认为,正常细胞代谢产生的自由基,在机体的成长过程中,逐渐变成累积的损伤,导致年龄相关的生理功能的减退和老年性疾病的发展。由于线粒体是细胞活性氧自由基的主要来源,线粒体及其功能自然成了氧化应激学说的关键因素。事实上,关于线粒体在衰老相关氧化应激加剧过程中的关键作用,Harman 在他最初理论发表后的若干年就提出了相关构想[14]。大量的细胞培养、无脊椎动物及哺乳动物模型的研究结果佐证了该理论,然而仍缺乏相关确定性的证据。近期人体抗氧化研究结果的荟萃分析表明,抗氧化治疗不仅不会延长生命,反而可能增加早逝的风险[15,16]。线粒体自噬是巨噬细胞的一种特殊形式,促进了功能失常的线粒体的清除[17]。近期的研究更提出在老化过程中心肌细胞会受损,从而导致心肌细胞内功能失常的线粒体的聚集,出现生物能效的不足和更易发生活性氧的溢出[17]。限制进食和减少 20% ~ 50% 的卡路里摄入(calorie restriction,CR),延长了包括酵母菌和非人灵长类动物在内的诸多物种寿命[18,19]。由于延缓了大部分老化的现象和病理特点,CR 被公认为在老化过程中起了明确的作用。CR 是强有效的巨噬现象的生理诱导手段,这也许可以解释其为什么能够延长寿命[20]。在低等生物中,抑制自噬会减弱 CR 的抗衰老作用[21]。CR 诱导自噬的机制包括去乙酰化酶和雷帕霉素靶蛋白等诸多通路。遗憾的是因为存在诸多不良反应,CR 却并不是一个实用的抗衰老策略。但是,能够诱导自噬的药物如二甲双胍和白藜芦醇(SIRT1 拮抗药)可能存在临床实用价值。雷帕霉素标靶蛋白(Target of rapamycin,mTOR)是机体的生长调控者和营养传感器。营养和能量物质(如氨基酸和葡萄糖)充足的时候,mTOR 激活细胞生长过程并关闭自噬。研究发现氨基酸激活 mTOR 可能是减少食物中蛋白质比例可以延长寿命这一现象的机制,而非 CR 本身的作用[22]。然而该手段可能诱发少肌症这一严重的衰老并发症。

晚期糖基化终产物(advanced glycation end-prod-ucts,AGEs)是由一组由非酶糖基化蛋白质、脂类以及核酸组成的异源性生物活性物质。人类暴露于食物摄入以及自身机体产生的各类 AGEs 中,特别是糖代谢异常的个体。AGEs 能够通过上调炎症反应以及胶原蛋白和其他蛋白质的交叉连接,从而对人体组织造成广泛的损伤,对所有细胞、组织和器官造成不良影响。近期的流行病学研究结果显示,循环中 AGEs 水平的上升会增加多种慢性疾病的罹患风险,且不同程度地影响老年人[23]。

通过物种间的巨大差异可以看出,遗传基因强有力地影响着整个生命过程。基因因素对人类长寿和健康衰老有明显影响,但事实证明对于内在基因的识别非常具有挑战性。原发性老化的速率可能取决于是否能有效维持细胞及组织结构和功能的完整性。这些机制包括防止 DNA 受辐射损伤、修复受损 DNA 和防止进展成恶性肿瘤。细胞保持其蛋白质组稳定性的能力会随着年龄的增长而衰退,这很可能参与了

"正常"衰老过程的发生[24]。这种细胞稳态异常的情况发生在蛋白转录、折叠和清除中。

心肺、肾脏、免疫以及肌肉骨骼等系统由于衰老而产生的改变,对于重症医师有重要的应用价值,将进行针对性简要叙述。心血管系统通过两种途径影响重症疾病。首先,心血管疾病占 65 岁及以上人群死因的 40%,而年龄是其主要危险因素[25]。第二,在老年循环支持治疗中,需要考虑到衰老对于心血管结构和功能的影响。70 岁以上人群的心脏功能储备显著下降,这种变化在非疾病状态下可能被忽视。但当其面临病理生理应激如失血、低氧、脓毒症或容量不足时,心脏功能储备的下降将以心衰的形式凸显。

衰老导致动脉和心肌硬化增加。动脉硬化的表现形式是舒张压、脉压、脉搏传播速度的升高,而心肌硬化的表现则是舒张末期左室充盈的减低[26,27]。动脉硬化的过程增加了心脏负荷,进一步发展则对左室的结构和功能产生不利影响。高血压、动脉粥样硬化、糖尿病、肥胖和吸烟则会进一步促进心脏和血管的硬化发展。老化会加剧心肌细胞的减少和增加心肌的胶原成分。心血管的硬化常会促进纤维化的发展。此外,人们还认识到,心脏和血管硬化的进展可能与高级糖基化终产物的形成而导致胶原交联的增加有关[28]。心肌淀粉样变的积累(野生型转运蛋白沉积)可能会进一步增加心肌的硬化,而野生型转运蛋白沉积只在 65 岁以上人群发生[29]。尸检证实芬兰四分之一的 85 岁以上人口可能存在心肌淀粉样变[30]。这些心血管系统的改变会导致左室射血分数的下降和代偿性的心肌肥厚,使得左室质量指数随年龄增加[27,31]。流出道的硬化会导致后负荷增加,虽然静息心排量仍能得以维持,但是最大心率、射血分数以及心排量会随着衰老而减低。左室肥厚和心肌胶原增多使得心室顺应性全面下降。心室舒张较心室收缩更依赖能量和氧供,因此也会受到衰老的影响。左室早期充盈指数在 20 岁后进行性下降,至 80 岁时仅剩 50%[25]。舒张功能不全在老年人中较为普遍,特别是高血压患者[31-33]。事实上,80 岁以上的心力衰竭患者近 50% 都属于舒张功能不全。在老年危重症方面,特别是冠脉疾病患者中,低氧会使舒张功能不全恶化。老化还会导致机体对 β 受体激动药的反应降低和对压力感受器及化学感受器的反应迟钝。由环状肌和纤维三角组成的心脏的纤维骨架出现纤维化和钙化,主动脉瓣基底部出现钙化。到 50 岁,有 50% ~ 70% 心房起搏细胞由于细胞凋亡丧失功能[34]。窦房结细胞得以保留,然而希氏束仍存在纤维化和细胞数量减少。这些病

理生理改变造成了病窦综合征、房性心律失常和束支传导阻滞的高发。

年轻人，对于 β 肾上腺素刺激的反应是心率上升，心输出量随之显著增加。而老年人则可能由于感受器功能衰减，出现相对"低交感神经状态"，心率对于交感神经系统的刺激反应性降低。老年人的主要依靠增加心脏前负荷和每搏量来提升心排量。由于对前负荷的依赖，即便是轻微的低容量状态也会对心功能状态造成显著影响，而同样与衰老相关的心脏舒张功能不全更会使这一现象加剧。但另一方面，因为心室顺应性的下降，过度的液体复苏时又可能出现肺水肿。这些生理改变需要我们谨慎处理老年患者的容量管理。左室顺应性的下降导致了舒张早期充盈减少和代偿性的左房收缩以增加血流，后者还会随着年龄的增加而提升[31,35]。左心房收缩对左心室充盈的贡献随着年增而增加[35]。老年患者，特别是舒张功能显著减低者，对房颤的关注明显不足。

老年相关性心功能不全常合并心脏疾病的发病率增加，特别是冠心病。由于老年人心肌缺血的表现缺乏特异性，症状不典型，冠心病可能漏诊。在 Framingham Heart 研究中，75 岁以上老年人未被诊断或无症状的心梗患者超过 40%[36]。

老年人的呼吸功能的衰退来自于胸廓和肺的共同改变[37,38]。驼背和脊柱压缩导致胸壁顺应性进行性下降；呼吸肌和膈肌力量减低可导致最大吸气和呼气力量减少高达 50%。在肺内，小气道的塌陷和肺泡通气的不均一伴随的气体陷闭会引起弹性丧失。肺泡通气不均一导致的通气血流比例失衡，在 30 岁后会使得动脉氧分压以近 0.3mmHg/年的速度下降。年龄还会影响通气的调控。对于低氧和高碳酸血症的通气调节可分别减退达 50% 和 40%。老年患者的呼吸功能储备减少使得他们较年轻人更容易出现呼吸失代偿。这些患者可能出现机械通气撤机延迟。由于营养不良，使得 T 细胞功能减低、纤毛清除能力下降、牙列不良及口咽、喉咽菌群定植状态、吞咽困难，吸入性肺炎在老年人中极为常见，特别是经慢性病护理机构收入院的患者更为明显[39]。

衰老会导致肾功能的显著下降，这对重症医师有重要的意义。在 25 岁到 85 岁之间，近 40% 的肾单元将硬化，残余肾单元代偿性肥大。肾小球的硬化还伴随着出、入球小动脉萎缩和肾小管细胞数目减少。肾血流量可能减少近一半。功能上，肾小球滤过率在 80 岁时会逐渐下降达 45%。血肌酐水平则由于瘦体重下降、肌酐产生减少而维持不变。健康的老年人可以

使用 Cockroft 和 Gault 提出的公式，通过肌酐清除率估算肾小球滤过率[40]。在重症患者中使用该公式时需注意血清肌酐受 GFR 以外的诸多因素的影响，如多种药物、脓毒症引起的肌肉破坏、创伤、蛋白分解及制动。

肾小管功能也会随年龄增长而减低。保钠排氢离子的能力下降，从而减弱了肾脏对容量和酸碱平衡的调节能力。老化的肾脏对钠水经肾外丢失时的代偿作用减弱。其原因被认为是肾素血管紧张素系统的活性下降和抗利尿激素靶器官的反应性减低。因而高龄患者更容易脱水。确定用药剂量时需警惕下降的 GFR，因为大部分药物由肾代谢，而 GFR 直接与肾脏对药物的清除能力相关。因此，在使用经肾清除的药物时应根据肌酐清除率（估计值或测量值）计算用药剂量。

免疫系统的完整性也会随着老化进行性下降[41-44]。年龄相关改变的最充分证据来自外周 T 细胞池，表现为对抗原反应的下降[44-45]。诸多研究结果显示 T 细胞来源的白细胞介素 2（interleukin-2, IL-2）及其受体（IL-2R/CD25+）水平在老年个体下降[46,47]，其原因可能是 Trebilcock 和 Ponnappan 所发现的 NF-κβ 激活 T 细胞的能力随年龄衰减[48]。这可能也解释了为何老年患者感染时的全身性炎症反应和高动力反应都较年轻患者减弱的现象。老化相关的免疫系统改变和慢性病负担的累加，可能是老年患者脓毒症发病率增加的原因。Martin 及其团队采用国立医院出院数据进行纵向观察性研究，发现老年患者（>65 岁）占同期患者人数的 12%，但他们占脓毒症病例数的 64.9%（与年轻患者对比，相对风险为 13.1）[49]。患者死亡率与年龄呈正线性关系，年龄是独立的死亡预测因子。

老年患者院内感染的风险增加。其中肺炎尤为常见，肺炎的发病率增加与多种因素有关，包括吞咽功能下降所致的误吸风险增加，潜在致病微生物在口咽定植的增加，咳嗽无力，活动减少以及免疫状态的改变等[50]。尿路感染、褥疮溃疡和伤口感染也很多见。在一项 3254 例创伤患者的研究中，39% 的 65 岁以上患者出现了院内感染，而年轻患者中发病率仅 17%[51]。该研究中老年患者院内感染的病死率是 28%，年轻患者为 5%。

每日能量消耗同样会随年龄增长而降低。静息能量消耗衰减达 15%。这主要是由于瘦体重的下降和体力活动的减少。在急性疾病或损伤之后，65 岁以上患者的氧气消耗和能量消耗的增加大约比年轻患

者少 20%~25%[52]。这些能量消耗的变化对营养支持有重要影响。由于急性病甚至择期手术时肌肉质量下降，老年患者可能会迅速发展蛋白质能量营养不良。因此，营养支持应在入院后 24 小时内开始。然而，由于体重和能量消耗较低，应避免过量喂养产生"应激性高血糖症"、脂肪肝和过量 CO_2 生成等并发症。

衰老还会引起身体成分的显著变化。80 岁时，体脂增加，肌肉重量减少达 40%[53]。这一点很重要，因为肌肉分别占体重和体细胞质量的 40% 和 76% 左右。60 岁以后瘦体重丢失速率加快。伴随肌肉质量下降的是，由于选择性 2 型肌肉纤维减少所致的肌肉力量发生更严重的衰减。肌肉或"肌肉减少症"与老年人行动障碍、跌倒风险增加、生活质量下降、患病率和死亡率的增加有关。骨骼肌的生理和形态变化主要表现为骨骼肌纤维，主要是 2 型或快动型肌纤维的大小和数量上减少以及显著的骨骼肌纤维的脂质体浸润。目前少肌症形成的具体机制尚不清楚。老年人的生长激素及胰岛素生长因子-1 水平明显下降，该过程与身体成分的变化相一致。衰老与睾酮水平下降有关，这可能导致肌肉质量和骨强度下降；衰老会导致糖耐量正常者胰岛素刺激肌肉蛋白质合成的能力下降以及氨基酸摄取能力的减低[54,55]。该变化与下调的内皮功能和钝化的 mTOR 信号作用相关，限制了老年人在高胰岛素血症刺激期间的肌肉灌注和蛋白质合成。肌肉蛋白合成对胰岛素反应能力的下降可能参与了老年少肌症的发病过程。衰老还与循环中的炎症因子水平增加相关，特别是肿瘤坏死因子 α（tumor necrosis factor-α，TNF-α）和白介素-1（interleukin-1，IL-1），这种现象会引起蛋白合成减少和肌肉纤维衰减（泛素-蛋白酶体系统）加速。肌肉质量的损失还可能由于优质蛋白质摄入不足而更加严重，这在老年人中尤为常见。

多项研究表明，ICU 患者肌肉质量加速下降，这在 ICU 后期功能障碍中起着重要作用。Herridge 在 ARDS 存活者的研究中，证实了肌肉衰退和功能损害可能延续至出院后 5 年[56]。肌肉质量的丧失是由于肌肉蛋白质分解和蛋白质合成间失衡，前者起主导作用。蛋白分解是由几个细胞信号网络实现的，但在肌肉萎缩动物模型中主要激活蛋白水解通路的是泛素-蛋白酶体系统。在危重病人中，多种因素可能导致肌肉萎缩，包括肌肉无力、肌肉萎缩、细胞能量应激和氨基酸供应不足。Puthucheary 团队发现危重患者在机械通气 10 天后股直肌横截面积下降达 17%[57]。Casaer 及其团队则发现患者机械通气 7 天后股骨肌体积

下降 6.9%[58]。在这些研究中，虽然给予了充足的饮食蛋白质供给，仍然出现了肌肉质量的下降。

膈肌是参与呼吸运动的主要肌肉。呼吸本质上是一种耐力运动，正常人膈肌的结构体现了它对维持通气的主要作用。除了骨骼肌减少，机械通气患者还存在膈肌减损。Grosu 团队发现机械通气患者每日膈肌厚度减少 6%[59]。Levine 团队将机械通气 18~69 小时的脑死亡器官捐献者膈肌标本，与普通手术病人膈肌样本进行对照[60]，发现机械通气组标本横截面慢纤维和快肌纤维分别减少 57% 和 53%，同时肌肉分解系统中的泛素-蛋白酶体相关蛋白的 mRNA 转录显著上调。

撤机困难见于 20%~25% 的 ICU 患者，占据了 40% 的 ICU 住院时间[61]。另外，许多机械通气超过 7 天的患者撤机失败，进行了气管切开，需要更长时间呼吸机支持。由于呼吸肌状态是撤机是否成功的主要因素，膈肌动力障碍是其失败的重要原因。Kim 应用 M 型超声对 MICU 患者进行观察发现，29% 的病人出现了原发的膈肌动力疾病[62]。膈肌功能障碍通常表现为早期和晚期撤机失败。老年机械通气患者对比年轻同类患者近期与远期预后均差。除了老年患者心肺功能储备衰退之外，可能老年少肌症也引起了膈肌质量下降从而参与了呼吸储备的下降。一般来说，体重的下降与隔肌重量的变化是平行的。为了评估体重和肌肉改变对人类膈肌的影响，Arora 及其团队应用队列研究通过尸检测量了不同 BMI 及强壮程度人体标本的膈肌质量、厚度、面积及长度[63]。在低体重组，膈肌肌肉的质量、厚度、面积及长度分别是体重正常组的 57%，73%，77% 和 83%。在该研究中，低体重组的膈肌质量与肌肉正常组甚至可以相差三倍。因此需要机械通气的老年少肌症患者由于存在基础的膈肌萎缩，可能出现呼吸功能储备严重受限。这表明在长时间机械通气（10~14 天）的老年患者可能会出现严重的横膈肌无力而无法撤机。这将进入一个恶性循环，持续的机械通气会导致膈肌无力加剧，更加难以撤机。这些呼吸机依赖的患者常出现多种并发症包括肺炎、谵妄、褥疮，最终死于多器官衰竭。

ICU 老年患者的预后

随着老年患者人数呈指数级增长和慢性疾病负担的增加，我们应该如何最好地评价哪些患者最有可能从 ICU 中最大获益？《重症监护医学会的指南》指出"一般情况下，ICU 应收治病情可逆转的，能预期确

实康复的患者。"[64]。尽管有这项建议，但除非患者拒绝入住 ICU，几乎所有在美国患有严重和危及生命疾病的患者不论其预后或康复前景如何，都会收入重症监护室。结果在美国极罕见有重症医师拒绝 ICU 入住请求情况，如果现有床位不可用，甚至可以预定。这与并非所有的 ICU 床位请求都得到满足的几个国家情况形成鲜明对比。实际上，拒绝收住 ICU 是常见的，其发生率在 24%～46%[65-69]。高龄和器官功能状态差是 ICU 最常见的拒收理由[65,66,69,70]。在一项著名研究中，Garrouste Orgeas 及其团队研究了法国 15 所医院急诊科 80 岁以上老年患者的 ICU 入住情况[71]。研究者们制定了一份医学诊断清单（基于危重护理医学研究协会建议）[64]，对 ICU 入住情况进行评价及记录。在符合一个或多个入住标准的 2 646 名病人中，有 662 名（25%）被建议入住 ICU，其中 329 人（12.4%）收入 ICU。被拒绝的病例主要是由于病情过轻或者过重，各占一半。没有患者是因为高龄、活动性肿瘤或者脏器功能过差而被拒绝收治。Wunsch 及其团队比较了英美两国临终住院期间 ICU 的使用情况[72]。尽管两国总人口死亡率相似，但英国 5.1% 的死亡人口曾在 ICU 治疗，而美国为 17.2%，各占医院中死亡人口的 10.1% 和 47%。美国的高 ICU 使用率在老年人中更明显。在美国 85 岁及以上的死者中，31.5% 的内科死亡和 61.0% 的外科死亡发生于 ICU，而英国的数据为 1.9% 和 8.5%。

年龄是否应该单独被作为限制收住 ICU 的指标？为了解决这个问题，我们必须同时评估已入住 ICU 老年患者的短期和长期预后。一般来说，病情严重程度、合并症、疾病前功能状态和年龄是决定 ICU 和医院病人生存率的最重要因素[73-76]。Nicholas 等从法国 82 个 ICU 的 792 例住院资料中分析了年龄对 ICU 生存率的影响[75]。他们发现 ICU 患者的死亡率随着年龄的增长而逐渐上升。65 岁以上患者的死亡率是 45 岁以下病人的两倍多（36.8% 对 14.8%）。Rellos 报告称，ICU 患者中，年龄 90 岁或以上患者的住院死亡率为 40%，而 90 岁以下患者的住院死亡率为 8.9%[77]。虽然老年患者的 ICU 死亡率和医院死亡率均高于年轻患者，但在多变量分析中，年龄对 ICU 死亡率的影响通常小于疾病的严重程度的作用[78]。此外，对机械通气的需求似乎是老年患者短期和长期结局的重要因素。Ely 团队报道急性肺损伤 28 天存活率随着年龄增加而明显降低（70 岁以上及以下者分别为 74.6% 和 50.3%）[79]。进一步研究发现，机械通气时间在两组之间也存在显著差异（19 天 vs 10 天）。

Cheng 报道 ARDS 患者 60 岁以上的死亡率为 72%，而年轻者为 37%[80]。Behrendt 通过分析全美住院信息发现，急性呼吸衰竭的发病率和死亡率均明显随着年龄上升[81]。Nava 在一项队列研究中比较了无创机械通气（noninvasive venation，NIV）和标准治疗在 75 岁以上患者中的数据[82]。NIV 组患者对机械通气的需求和死亡率均显著低于标准治疗组。这提示我们对于老年患者，特别是身体功能较差者，无创机械通气可能更适用。

ICU 生存率可能不是评估重症医疗效果的最佳终点指标，特别是对于老年患者。重症医疗的目标是使患者恢复到入院前功能状态，并能返回至原社区。并不少见的情况是，患者存在持续器官衰竭，被送至亚急性重症疾病护理机构，最终拖延数月后死亡。因此在评估 ICU 作用时，出院后处置和长期生存率（1～3 年）可能比在院生存率更重要。Wunsch 研究了 ICU 存活患者的 3 年后的获益情况[83]。该研究中，ICU 存活者的 3 年死亡率为 39.5%，匹配的医院对照组为 34.5%，一般对照组为 14.9%。然而，机械通气患者的死亡率比对照组要高得多（57.6% vs 32.8%）。Somme 等报道 75 岁以下、75～79 岁、80～84 岁和 85 岁及以上患者的 ICU 存活率分别为 80%、68%、75% 和 69%[84]。大多数死亡发生在出 ICU 后 3 个月，75～79 岁、80～84 岁和 85 岁及以上患者，3 个月死亡率分别为 54%、56% 和 51%。Ridely 等报道 65 岁以上患者一年存活率仅为 47%，而小于 35 岁组为 83%[74]。Chelluri 等则评价了 97 例老年重症监护病人的远期预后。65～74 岁组的 ICU 存活率为 79%，75 岁以上的患者为 69%[2]，12 个月生存率分别为 42% 和 37%。Dardaine 等报道了一组 70 岁以上的患者 ICU 出院后 6 个月的生存率为 52%[76]。Kaarlolo 在外科 ICU 中对 882 名老年患者（大于 64 岁）的长期生存率和生活质量进行评估，并与 1 827 名对照组（小于 65 岁）进行了比较[85]。老年患者 3 年累计死亡率为 57%，对照组为 40%（P<0.05）。但大多数（88%）的老年存活者对其健康状况评价良好或满意。八十至九十岁的高龄老人似乎预后更差。De Rooij 报道 578 例高龄患者入住 ICU 的预后情况[86]。在这项研究中，非计划的外科和内科病人的 ICU 死亡率分别为 34% 和 37%。出院后 12 个月后，ICU 和住院病人的死亡率分别为 62% 和 69%。入院时病情的严重程度是影响 ICU 结局的最重要因素，而长期死亡率则与基础肾功能相关。Rady 和 Johnson 研究了 900 名需收治 ICU 的 80～90 岁老年患者的人口统计学、合并症和结局[87]。在该研究中，

八旬老人占 ICU 入院人数的 15%。ICU 的干预措施、资源的利用、病情的严重程度和住院时间在高龄和低龄老人组是相似的。高龄患者的住院死亡率较高（10% vs 6%，$P < 0.01$），出院至亚急性护理机构的发生率更高（35% vs 18%，$P < 0.01$）。在后续研究中，出院至亚急性护理机构的高龄患者的死亡率高于出院至家庭的医院（31% vs 17%）。入院前并发症和病情严重程度是出院至亚急性医疗机构的独立预测因素。Tabah 研究组报道在一组 80 岁以上老人中，ICU 出院后 1 年死亡率为 69%，但存活者生活质量较好，其中 80% 的患者生活自理[88]。Hofhuis 评估了 80 岁上下的危重患者健康相关生活质量评分（healthrelatedquality of life，HRQOL）的差别[89]。高龄患者 HRQOL 与基线相比没有显著低于正常人群。Khouli 和他的同事调查了 484 名 65 岁以上危重患者的预后[90]。在这项研究中，65% 的病人出院 6 个月后仍活着。在评估 HRQL 的变化是否受年龄影响时，他们发现年龄最大的存活组（86.3 岁及以上）HRQL 随时间的推移而下降，而 65 岁至 69.3 岁的最年轻幸存者组随着时间的推移，HRQL 水平有所改善，身体健康不良的天数较少。

对现有数据的分析表明，功能较好的老年患者在 ICU 治疗后有良好的远期疗效。这表明，不应仅用年龄来作出是否收住 ICU 的判断标准。是否将老年患者收入 ICU 应根据患者合并症、疾病危急程度和院前功能状况，后者包括"生活质量"、病人是否独立生活或是否在亚急性/慢性医疗机构接受治疗等。然而，可能需要长期机械通气的老年患者预后似乎较差。有限时间的 ICU 治疗可能适合这类患者。此外，年龄最大的老年患者的 1 年生存率特别差，这些患者面临该问题时应考虑这一因素。在所有决策中应考虑患者（或最能代表患者意愿的代理人）对机械通气和其他形式的生命维持治疗的意愿。对于具有不可逆疾病的终末期患者 ICU 通常是不适用的，应该给予缓和治疗，使其有尊严的走向生命终点。

虚弱、养老院患者和 ICU 入院

许多老年人在养老院度过自己最后的时光，他们是一个庞大而脆弱的人群。其约占 65 岁以上人口的 5%。在美国，几乎四分之一的慢性病人死于养老院[91]。不幸的是，养老院的临终护理往往很差，因而其中许多病人被转诊到急诊医院（最终死亡）。这些患者常常缺少下一步治疗的医院、"迫使"医生提供不适当的医疗干预。养老院的居民是老年患者的一个亚组，他们在 ICU 入院后的预后明显较差。Mattison 和他的同事研究了 123 个从养老院住院收入 ICU 的患者，其 90 天死亡率为 55%[92]。在这项研究中入院前功能状态受损和疾病严重程度是预后的独立预测因子。Finlayson 团队研究医保数据发现养老院居民的手术死亡率平均是其他患者的 2 倍，这是年龄和并发症以外的独立因素[93]。研究者报道，甚至对于低风险手术，如阑尾切除术和胆囊切除术，超过十分之一的养老院来源患者将在术后死亡。此外，养老院患者生命支持器械保障如机械通气、鼻饲需求率较其他非相关机构来源患者明显升高。因此，养老院患者在考虑接受积极侵入性医疗干预如手术时应谨慎权衡利弊。

许多养老院的居民身体虚弱，且或有严重的残疾。虚弱尤其是一个值得关注的重要综合征。虚弱在老年人相当普遍，严重的削弱了器官功能储备[94,95]。并不是所有的老年人都是虚弱的，3%~7% 的 65 岁到 75 岁的老年人存在这个问题、其发生率随年龄增长而增加，90 岁以上者超过 32%[96,97]。虚弱可能是由疾病、缺乏活动、营养摄入不足等衰老相关生理变化引起的。虚弱是一个逐步且缓慢的过程，并由急性事件加剧累积。虚弱的最重要特征是骨骼肌质量损失（少肌症），表现为肌力、行走距离和体力活动下降[98,99]。其他特征包括免疫抑制、神经内分泌功能紊乱和能量调节不良。一旦老年人变得虚弱，往往会有一种快速、进行性和自我延续的螺旋下降方式走向死亡[100]。年老体弱的患者不可能从 ICU 最终获益，因为 ICU 入院只能延长死亡过程。

老年患者与创伤

老年患者有很高的创伤损伤风险，尤其是身体功能较差者。跌倒是老年人群中最常见的损伤原因，致使发病率、死亡率和医疗费用的升高[101-103]。行人与机动车事故造成损伤的发病率和死亡率在老年人群中均较高。Perdue 团队报道 65 岁以上的外伤患者数量是年轻人群的 4.6 倍[104]。许多因素导致创伤后老年患者的死亡率增加，最为显著的是生理储备功能减少的基础上合并心肺疾病。由于血管变时性和变力性受限（低肾素状态）、舒张功能不全和肾脏保水能力下降,导致老年患者对失血的代偿较差。许多老年人服用的 β 受体阻滞药也会对其低容量状态下的自身代偿能力造成影响。此外,诸如香豆素和抗聚药物等老年常见药品更会增加难控性出血的倾向。

有证据表明,尽管死亡和并发症的风险增加,但许多受伤的老年患者仍没有得到足够的重视,其原因之一可能是低容量状态的临床表现会延迟。有严重损伤的老年患者最好在创伤中心接受治疗,据报道结局会有所改善[105]。

老年患者与手术

老年择期手术患者的手术死亡率和术后并发症的发生率增加[106]。状态理想,甚至生理年龄小于实际年龄的老年患者在择期手术后出现不良临床结局的情况并不罕见(手术刀成了"年龄校准器")。其原因可能正是老年脏器功能储备下降和各种合并症的增加。Liu 等报道一组非心脏手术的八十岁以上外科患者死亡率和术后并发症发生率分别为 4.6% 和 25%[107]。老年病人大型手术后迁延的失能发生率高。Lawrence 等发现老年患者腹部大型手术后第六个月失能发生率高[108]。接受胸外科手术的患者不能独立日常生活和认知障碍是术后并发症的预测因素[109]。术后谵妄是常见的手术后并发症,增加了住院时间、发病率和死亡率。老年急诊手术患者的死亡率和术后并发症发生率更高,分别达 49% 和 68%[106,110-112]。

老年人的择期手术需要慎重考虑。目前大多数关于手术治疗获益与否的随机对照试验是在 65 岁以下的病人群体进行的,其结论可能不适用于老年人群。在老年人中,冠状动脉旁路手术是经常进行的,但实际上在这一人群中尚未见支持冠状动脉旁路术获益的临床试验证据。Rady 和 Johnson 对比了 80 岁以上的高龄患者和年轻患者心脏手术的预后,前者的术后并发症发生率和院内死亡率均明显升高(13.5% vs 1.3%,$P < 0.001$),此外高龄患者出院后更多的去向了亚急性/慢性病护理机构(39.5% vs 13%,$P < 0.001$)[113]。这项研究表明,只有 47% 的高龄患者(所有病例术前都在家独立生活)手术后出院回家并可能从冠状动脉血管重建手术中获益。

在过去几年中,老年病学界制定了一种老年人状况评估的方法,称为综合老年评估(comprehensive geriatric assessment,CGA)。CGA 评估因素包括合并疾病、精神状态、营养状况、生活环境、社会支持系统和用药[109,114]。CGA 的目标是向外科医生提供患者综合健康状况信息,以便对手术进行更准确的风险评估。CGA 还将提供一种基于团队的主动干预方法,这有望控制手术患者的并发症。

老年患者的谵妄

谵妄是几种不同病因的综合征,其特征是意识障碍,伴随认知的改变。症状分为认知障碍和行为障碍两组。常见的认知症状包括定向障碍、无法保持注意力、短期记忆受损、视觉空间能力受损、意识水平下降和偏执。常见的行为症状包括睡眠-觉醒周期紊乱、易怒、幻觉和妄想。不同患者的临床表现和严重程度差异巨大。谵妄分为三种亚型:多动、少动和混合型,其典型表现是一系列突发并反复波动的症候群。在危重病人中,有许多手段可以用来评价谵妄,其中研究最广泛的是 ICU 谵妄评估法(confusion assessment method,CAM-ICU)[115]。其意义在于能发现和量化许多 ICU 中未被认知的谵妄。关于谵妄的病理生理过程有诸多解释,包括胆碱能神经活性下降、多巴胺能神经活性增加以及血清素途径功能异常。然而,这些机制并不是相互排斥的,它们很可能经常协同发挥作用。

谵妄常见于老年住院患者中,并且是高患病率的一个重要原因[116,117]。应用 CAM-ICU 评分,McNicoll 等报道 70.3% 的老年 ICU 患者在住院期间的某一时刻出现谵妄[118,119]。有包括六项观察性研究的一项系统回顾,通过多因素分析评估谵妄的危险因素发现,25 个风险因素与谵妄相关,其中 4 项被认为是谵妄的高危因素,分别是:呼吸障碍、老年、酗酒和痴呆[120];睡眠剥夺、脓毒症、低氧血症、使用物理约束,水电解质失衡、代谢和内分泌紊乱被认定为谵妄的原因[117]。ICU 的高噪音水平、持续的监测警报和明亮的灯光可能诱发谵妄。原有的认知功能损害是患者谵妄的一个重要危险因素。表 54.1 罗列了非心脏手术患者重要的谵妄相关危险因素[121]。药物也是导致谵妄的一个重要危险因素,尤其是在老年人。与其有关的药物类别包括抗胆碱能药物、抗组胺药、苯二氮䓬类和阿片类药物(后见比尔斯标准)[122]。Pandharipande 和他的同事报道,氯拉西泮的使用与 ICU 患者的谵妄的发生有着独立的相关性[123]。Marcantonio 团队发现,溴西泮、哌替啶的使用是老年骨科手术患者术后谵妄的独立危险因素[124]。

表 54.1 非心脏手术谵妄危险因素

- 年龄大于 70 岁
- 原有认知障碍
- 失能
- 酗酒
- 原有血糖、钾、钠水平异常
- 术前服用精神药物
- 抑郁
- 合并症增加
- 长时间住在医疗机构
- 视听障碍
- 药物
  - 溴西泮
  - 抗组胺药
  - 阿片类
  - 抗交感药物

ICU 中的谵妄对患者的预后有重要影响。Ely 等的前瞻队列研究观察了 224 例机械通气患者中谵妄对住院时长和 6 个月死亡率的影响[125]。调整相关变量影响后,谵妄可能导致患者 2 倍的住院时间和 3.2 倍的 6 个月死亡率。在另一项研究中,304 例 ICU 患者日常使用 CAM-ICU 评价精神状况。去除年龄、病情严重程度和其他因素影响后,ICU 患者谵妄时间每增加一天,病人 ICU 出院后 1 年后内死亡危险增加 10%[126]。谵妄在 ICU 也与更多的机械通气天数,更长的 ICU 住院时间和更长的总住院时间有关[127]。谵妄除了导致住院时间和死亡率的增加外,还与长期认知障碍有关。Pandharipande 等对 ICU 出院后 12 个月的 821 例住院期间曾接受机械通气治疗的患者进行认知功能测试发现,74% 的患者住院期间曾出现谵妄[128]。而且出院后第三个月,40% 患者的整体认知评分低于人口平均值 1.5 个标准差,26% 低于人口平均水平 2 个标准差(类似于轻度阿尔茨海默症患者的得分)。谵妄持续时间越长,3 个月和 12 个月的认知功能和执行功能水平越差。

谵妄常见于大手术后的老年患者,大约在术后 24 小时开始,通常在一周内消退。据报道,33% 冠状动脉搭桥手术(coronary artery bypass surgery,CABG)的老年患者出现谵妄[129];28% ~ 65% 的髋部骨折修补术患者术后也会出现类似症状[130-133]。术前认知障碍(痴呆)是术后谵妄的强力预测因子[134]。术后谵妄也与死亡率、并发症发生率、住院时长的增加有关[135]。Lat 等

研究了一组 134 例手术/创伤患者住院过程中的谵妄发生率[127],发现 63% 的患者在 ICU 诊治过程中出现谵妄。该症状与更长的机械通气时间(9.1 天 vs 4.9 天,$P < 0.01$)、ICU 住院时间(12.2 天 vs 7.4 天,$P < 0.01$)和总住院时长(20.6 天 vs 14.7 天,$P < 0.01$)有关。此外,谵妄患者组中劳拉西泮和芬太尼的累积剂量也更高。老年患者少动型谵妄的发生率高于其他亚型,且该类型预后较差。在一组针对择期手术后入住 ICU 的老年患者研究中,少动型谵妄发生组患者 6 个月死亡率为 32% ,而其他谵妄类型组为 8.7%[136]。术后一过性的少动型谵妄还与长期功能预后不良相关[130,131,137],甚至部分患者还可能进展至长期意识障碍状态。Marcantonio 等报道称 6% 的髋部骨折的手术患者术后 6 个月时仍存在意识错乱[131]。

谵妄非药物手段的预防和治疗

大量数据表明,预防、早期发现和治疗谵妄应作为老年 ICU 病人管理的重要目标。近来伦敦皇家内科医学会院联合英国老年医学协会制定临床指南建议在入院时确认谵妄高危患者并将预防措施纳入其治疗计划(A 级证据)[138]。预防性的多手段干预已被证明可以减少住院老年患者谵妄的发生率[133,139]。非药物疗法在预防和治疗谵妄方面都具有重要的作用。对 852 名住院的老年患者进行的一项研究表明,对谵妄的干预策略使其发生率降低了 40%。该策略由针对谵妄危险因素,如脱水、制动、睡眠剥夺、视力受损、认知障碍和听力障碍等的干预方案组成[139]。尽管该研究是在非 ICU 患者中进行的,仍能提示我们相关干预对于 ICU 患者的保护作用。这项研究强调了环境因素在 ICU 发生谵妄风险中的重要性。建立睡眠-觉醒周期、控制噪声污染、晨亮疗法、重新定位和音乐疗法可能有助于预防和治疗 ICU 的谵妄[133,139]。术后疼痛控制不良与谵妄的发生有关[140]。因此为了避免谵妄发生,不应过分限制阿片类药品(芬太尼或吗啡)在老年患者的使用。药物预防谵妄是有争议的。Milbrandt 等报道在机械通气开始后 2 天内使用氟哌啶醇可降低医院死亡率,但其机制并未讲明[141]。Kaneko 和他的同事研究了 78 例胃肠手术应用氟哌啶醇的老年患者,结果术后谵妄发生率在实验组和安慰剂组分别为 32% 和 10.5%[142]。Kalisvaart 等在髋关节术后的患者中进行了类似的观察[143]。而谵妄的发生率在两组是相同的,但症状的程度和持续时间在安慰剂组明显较差。在这项研究中应用了低剂量的氟哌啶醇

（0.5mg,口服,每日3次）,这可能是两组间预后差异的部分原因。近期 Pgae 及其团队随机在141例没有昏迷或是谵妄状态机械通气患者中每8小时静脉应用了2.5mg 氟哌啶醇或安慰剂并观察[144]。氟哌啶醇组与安慰剂组对比,存活且无谵妄、无昏迷的天数相同。没有病人出现研究药物相关的严重不良反应。

谵妄的药物治疗

应避免使用苯二氮䓬类药物治疗谵妄。由于苯二氮䓬类药物是谵妄的一个重要危险因素,因此限制其使用可能降低 ICU 谵妄的总体发生率。但是,需要注意的是,该类药被推荐用于治疗酒精戒断综合征的患者。另外,对于苯二氮䓬类药物依赖的患者,不应突然停药。

抗精神病药物

第一代抗精神病药物氟哌啶醇是治疗谵妄的经典药物。事实上,2002年镇静临床实践指南推荐氟哌啶醇可用于谵妄的治疗[145]。但是,2013年更新指南指出"没有已发表的证据证实氟哌啶醇可以降低 ICU 患者谵妄的时程(无证据)"[146]。新版指南建议"其他非经典的抗精神病药物可能降低 ICU 成人患者谵妄的时程。"奥氮平、利培酮和喹硫平有成功治疗 ICU 谵妄患者的案例[147,148]。

右美托咪定

右美托咪定是高选择性 α_2 肾上腺受体激动药,有镇痛和"协同镇静"作用,而对呼吸情况影响较小。与苯二氮䓬类和丙泊酚相比,右美托咪定被证实能够降低机械通气患者谵妄的发生风险[149,150]。有谵妄或躁动的机械通气患者,如考虑拔管可选择应用右美托咪定镇静[151]。新版 SCCM 镇静指南建议"ICU 成人患者,出现非酒精或苯二氮䓬类药物戒断导致的谵妄时,应使用右美托咪定而非苯二氮䓬类药物静脉输注,以降低谵妄时程(2B)"[146]。重要的一点是,因其抗交感作用,右美托咪定可能导致心动过缓和低血压。另外,有报道发现部分使用右美托咪定的患者发生了心动过缓以及随后的无脉性电活动[152]。因此,应警惕有基础心脏疾病的老年患者以及使用中出现心动过缓的患者。

药物剂量与多药治疗

药物不良反应(adverse drug reactions,ADRs)是住院老年患者并发症的常见原因。年龄已被证明是药物不良反应的独立危险因素[153-155]。多种药物联合治疗是 ADRs 的独立预测因子。衰老会引起肾和肝功能储备减少,相关通道代谢药物清除延迟。肾功能可以很容易地通过血清肌酐水平估算。然而这一方法在老年人中是不可靠的,因为老年人常见继发于老化本身和其他相关状况的肌肉质量频繁损失会影响监测结果。在老年人中高血压和2型糖尿病是常见的合并症,而且这些患者更可能有隐匿性肾功能不全,即 GFR 下降但血清肌酐水平正常。洋地黄、血管紧张素转化酶抑制药、抗凝药、镇静药和降糖药是老年患者不良反应的常见相关药物。老年人,尤其是肾功能紊乱的患者应谨慎使用血管紧张素转化酶抑制药。低分子肝素(low molecular weight heparins,LMWH)导致大出血与 GFR 下降也有关[156-158]。在轻度肾功能不全(CRCl 50~70ml/min)的患者中,LMWH 剂量应降低;而肾功能显著下降(CRCl<50ml/min)者应在凝血功能密切监测下应用普通肝素。老年肾功能不全患者应避免使用氨基糖苷类抗生素,因为年龄和先前存在的肾功能不全是药物出现肾毒性反应的预测因素。年龄、糖尿病、原有肾功能不全是造影剂肾病的危险因素。由于老年 ICU 患者经常进行造影剂相关的检查,所以应强调采取造影剂肾病预防措施如水化、应用乙酰半胱氨酸以及避免应用肾毒性药物。磁共振成像(magnetic resonance imaging,MRI)和增强 MRI 被认为是增强 CT 在高风险患者中的替代方案。从 ICU 出院时,任何与之相关的不必要的药物都应该停止(如 PPI_S、镇静药和抗心律失常药)。此外,由于各种可能的药物相互作用,所有老年患者的药物清单应尽可能"瘦身"。公认的原则是出院用药清单越少越好,少于5种药品最为理想。

美国老年医学会的比尔斯标准

AGS 2012 更新了比尔斯标准中老年人潜在不适当用药(AGS 2012 比尔斯标准)已完善并被用于改善老年人的药物使用安全[159]。该标准最初是由已故的老年病学医生马克·比尔斯(MarkBeers,MD)于1991提出,对可能由于药物性质和衰老的生理变化而导致老年人不良药物事件的药物进行了分类。该文件全文及相关资源可在网上查阅,网址是 www.americangangatrics.org。表54.2列出了在 ICU 应避免使用的药物。

表 54.2　老年人避免使用药物

- 三环类抗抑郁药单独或联合用药
- 巴比妥类
- 溴西泮
- 抗组胺药
- 异丙嗪
- 长效磺脲类药物
  - 氯磺丙脲
  - 格列本脲
- 哌替啶
- NSAIDS
- 可乐定
- 抗心律失常药物（Ⅰa、Ⅰc、Ⅲ类）
  - 胺碘酮
  - 多非利特
  - 决奈达隆
  - 氟卡胺
  - 伊布利特
  - 普鲁卡因酰胺
  - 丙胺苯丙酮
  - 奎尼丁
  - 索他洛尔
- 地高辛>0.125mg/d
- 胺碘酮
- 血管舒张药
  - 硝酸盐
  - 硝苯地平
- 抗血小板药物
  - 达比加群
  - 普拉格雷
- α 受体阻滞药
  - 多沙唑嗪
  - 哌唑嗪
  - 特拉唑嗪
- H$_2$ 受体阻滞药

总结

　　总之,老年危重病人的管理是一个复杂的问题,涉及对社会人口结构的变化以及老龄化生理学的多元认知。ICU 的收治决定不应仅基于年龄,而应考虑患者的基础功能水平和合并症、疾病严重程度以及患者对生命支持干预的意愿。谵妄是老年 ICU 病人的严重并发症,应尽力防治干预。在接受择期手术的所有老年患者中,推荐进行全面多元的综合老年评估以指导治疗。

　　利益冲突:作者没有利益关系需要声明。

（文力 译,冯喆、王虎林 校）

参考文献

1. Kinsella K, Phillips DR. Global aging: the challenge of success. Popul Bull. 2005;60(1):5–42.
2. Chelluri L, Pinsky MR, Donahoe MP, Grenvik A. Long-term outcome of critically ill elderly patients requiring intensive care. JAMA. 1993;269:3119–23.
3. Knaus WA, Wagner DP, Draper EA, et al. The APACHE III prognostic system. Risk prediction of hospital mortality for critically ill hospitalized adults. Chest. 1991;100:1619–36.
4. Angus DC, Kelley MA, Schmitz RJ, White A, Popovich Jr J. Committee on Manpower for Pulmonary and Critical Care Societies (COMPACCS). Caring for the critically ill patient. Current and projected workforce requirements for care of the critically ill and patients with pulmonary disease: can we meet the requirements of an aging population? JAMA. 2000;284:2762–70.
5. Suresh R, Kupfer YY, Tessler S. The greying of the intensive care unit: demographic changes 1988–1998. Crit Care Med. 1999;27(Suppl):A27.
6. Hogan C, Lunney J, Gabel J, Lynn J. Medicare beneficiaries' costs of care in the last year of life. Health Aff (Millwood). 2001;20:188–95.
7. Kwok AC, Semel ME, Lipsitz SR, Bader AM, Barnato AE, Gawande AA, et al. The intensity and variation of surgical care at the end of life: a retrospective cohort study. Lancet. 2011;378:1408–13.
8. Barnato AE, McClellan MB, Kagay CR, Garber AM. Trends in inpatient treatment intensity among Medicare beneficiaries at the end of life. Health Serv Res. 2004;39:363–75.
9. Teno JM, Gozalo PL, Bynum JP, Leland NE, Miller SC, Morden NE, et al. Change in End-of-life care for medicare beneficiaries. Site of death, place of care and health care transitions in 2000, 2005 and 2009. JAMA. 2013;309:470–7.
10. Unroe KT, Greiner MA, Hernandez AF, Whellan DJ, Kaul P, Schulman KA, et al. Resource use in the last 6 months of life among medicare beneficiaries with heart failure, 2000-2007. Arch Intern Med. 2011;171:196–203.
11. Holloszy JO. The biology of aging. Mayo Clin Proc. 2000;75(Suppl):S3–8.
12. Balaban RS, Nemoto S, Finkel T. Mitochondria, oxidants, and aging. Cell. 2005;120:483–95.
13. Harman D. Aging: a theory based on free radical and radiation chemistry. J Gerontol. 1956;11:298–300.
14. Harman D. The biologic clock: the mitochondria? J Am Geriatr Soc. 1972;20:145–7.
15. Bjelakovic G, Nikolova D, Gluud C. Antioxidant supplements to prevent mortality. JAMA. 2013;310:1178–9.
16. Marik PE, Flemmer MC. Do dietary supplements have beneficial health effects in industrialized nations: What is the evidence? J Parenter Enteral Nutr. 2012;36:159–68.
17. Dutta D, Calvani R, Bernabei R, Leeuwenburgh C, Marzetti E. Contribution of impaired mitochondrial autophagy to cardiac aging: mechanisms and therapeutic opportunities. Circ Res. 2012;110:1125–38.
18. Minor RK, Allard JS, Younts CM, Ward TM, de Cabo R. Dietary

interventions to extend life span and health span based on calorie restriction. J Gerontol A Biol Sci Med Sci. 2010;65:695–703.

19. Ingram DK, Zhu M, Mamczarz J, Zou S, Lane MA, Roth GS, et al. Calorie restriction mimetics: an emerging research field. Aging Cell. 2006;5:97–108.

20. Speakman JR, Mitchell SE. Caloric restriction. Mol Aspects Med. 2011;32:159–221.

21. Jia K, Levine B. Autophagy is required for dietary restriction-mediated life span extension in C elegans. Autophagy. 2007;3:597–9.

22. Lee KP, Simpson SJ, Clissold FJ, Brooks R, Ballard JW, Taylor PW, et al. Lifespan and reproduction in Drosophila: New insights from nutritional geometry. Proc Natl Acad Sci U S A. 2008;105:2498–503.

23. Semba RD, Nicklett EJ, Ferrucci L. Does accumulation of advanced glycation end products contribute to the aging phenotype? J Gerontol A Biol Sci Med Sci. 2010;65:963–75.

24. Morimoto RI, Cuervo AM. Protein homeostasis and aging: taking care of proteins from the cradle to the grave. J Gerontol A Biol Sci Med Sci. 2009;64:167–70.

25. Lakatta EG. Age-associated cardiovascular changes in health: impact on cardiovascular disease in older persons. Heart Fail Rev. 2002;7:29–49.

26. Morley JE, Reese SS. Clinical implications of the aging heart. Am J Med. 1989;86:77–86.

27. Oxenham H, Sharpe N. Cardiovascular aging and heart failure. Eur J Heart Fail. 2003;5:427–34.

28. Susic D, Varagic J, Ahn J, Frohlich ED. Collagen cross-link breakers: a beginning of a new era in the treatment of cardiovascular changes associated with aging, diabetes, and hypertension. Curr Drug Targets Cardiovasc Haematol Disord. 2004;4:97–101.

29. Dharmarajan K, Maurer MS. Transthyretin cardiac amyloidoses in older North Americans. J Am Geriatr Soc. 2012;60:765–74.

30. Tanskanen M, Peuralinna T, Polvikoski T, Notkola IL, Sulkava R, Hardy J, et al. Senile systemic amyloidosis affects 25% of the very aged and associates with genetic variation in alpha2-macroglobulin and tau: a population-based autopsy study. Ann Med. 2008;40:232–9.

31. Salmasi AM, Alimo A, Jepson E, Dancy M. Age-associated changes in left ventricular diastolic function are related to increasing left ventricular mass. Am J Hypertens. 2003;16:473–7.

32. Gandhi SK, Powers JC, Nomeir AM, Fowle K, Kitzman DW, Rankin KM, et al. The pathogenesis of acute pulmonary edema associated with hypertension. N Engl J Med. 2001;344:17–22.

33. Sanders D, Dudley M, Groban L. Diastolic dysfunction, cardiovascular aging, and the anesthesiologist. Anesthesiol Clin. 2009;27:497–517.

34. Cheitlin MD. Cardiovascular physiology-changes with aging. Am J Geriatr Cardiol. 2003;12:9–13.

35. Swinne CJ, Shapiro EP, Lima SD, Fleg JL. Age-associated changes in left ventricular diastolic performance during isometric exercise in normal subjects. Am J Cardiol. 1992;69:823–6.

36. Kannel WB, Dannenberg AL, Abbott RD. Unrecognized myocardial infarction and hypertension: the Framingham Study. Am Heart J. 1985;109:581–5.

37. DeLorey DS, Babb TG. Progressive mechanical ventilatory constraints with aging. Am J Respir Crit Care Med. 1999;160:169–77.

38. Zeleznik J. Normative aging of the respiratory system. Clin Geriatr Med. 2003;19:1–18.

39. Marik PE. Aspiration pneumonitis and pneumonia: a clinical review. N Engl J Med. 2001;344:665–72.

40. Cockcroft DW, Gault MH. Prediction of creatinine clearance from serum creatinine. Nephron. 1976;16:31–41.

41. Caruso C, Candore G, Cigna D, DiLorenzo G, Sireci G, Dieli F, et al. Cytokine production pathway in the elderly. Immunol Res. 1996;15:84–90.

42. Miller RA. The cell biology of aging: immunological models. J Gerontol. 1989;44:4–8.

43. Saltzman RL, Peterson PK. Immunodeficiency of the elderly. Rev Infect Dis. 1987;9:1127–39.

44. Thoman ML, Weigle WO. The cellular and subcellular bases of immunosenescence. Adv Immunol. 1989;46:221–61.

45. Hefton JM, Darlington GJ, Casazza BA, Weksler ME. Immunologic studies of aging. V. Impaired proliferation of PHA responsive human lymphocytes in culture. J Immunol. 1980;125:1007–10.

46. Nagel JE, Chopra RK, Chrest FJ, McCoy MT, Schneider EL, Holbrook NJ, et al. Decreased proliferation, interleukin 2 synthesis, and interleukin 2 receptor expression are accompanied by decreased M RNA expression in phyto-hemagglutinin-stimulated cells from elderly donors. J Clin Invest. 1988;81:1096–102.

47. Nagel JE, Chopra RK, Powers DC, Adler WH. Effect of age on the human high affinity interleukin 2 receptor of phytohaemoagglutinin stimulated peripheral blood lymphocytes. Clin Exp Immunol. 1989;75:286–91.

48. Trebilcock GU, Ponnappan U. Evidence for lowered induction of nuclear factor kappa B in activated human T lymphocytes during aging. Gerontology. 1996;42:137–46.

49. Martin GS, Mannino DM, Moss M. The effect of age on the development and outcome of adult sepsis. Crit Care Med. 2006;34:15–21.

50. Marik PE, Kaplan D. Aspiration pneumonia and dysphagia in the elderly. Chest. 2003;124:328–36.

51. Bochicchio GV, Joshi M, Knorr KM, Scalea TM. Impact of nosocomial infections in trauma: does age make a difference? J Trauma. 2001;50:612–7.

52. Peerless JR, Epstein CD, Martin JE, Pinchak AC, Malangoni MA. Oxygen consumption in the early postinjury period: use of continuous, on-line indirect calorimetry. Crit Care Med. 2000;28:395–401.

53. Kyle UG, Genton L, Hans D, Karsegard L, Slosman DO, Pichard C. Age-related differences in fat-free mass, skeletal muscle, body cell mass and fat mass between 18 and 94 years. Eur J Clin Nutr. 2001;55:663–72.

54. Fujita S, Glynn EL, Timmerman KL, Rasmussen BB, Volpi E. Supraphysiological hyperinsulinaemia is necessary to stimulate skeletal muscle protein anabolism in older adults: evidence of a true age-related insulin resistance of muscle protein metabolism. Diabetologia. 2013;52:1889–98.

55. Rasmussen BB, Fujita S, Wolfe RR, Mittendorfer B, Roy M, Rowe VL, et al. Insulin resistance of muscle protein metabolism in aging. FASEB J. 2006;20:768–9.

56. Herridge MS, Tansey CM, Matté A, Tomlinson G, Diaz-Granados N, Cooper A, et al. Functional disability 5 years after acute respiratory distress syndrome. N Engl J Med. 2011;364:1293–304.

57. Puthucheary ZA, Rawal J, McPhail M, Connolly B, Ratnayake G, Chan P, et al. Acute skeletal muscle wasting in critical illness. JAMA. 2013;310:1591–600.

58. Casaer MP, Langouche L, Coudyzer W, Vanbeckevoort D, De Dobbelaer B, Güiza FG, et al. Impact of early parenteral nutrition on muscle and adipose tissue compartments during critical illness. Crit Care Med. 2013;41:2298–309.

59. Grosu HB, Lee YI, Lee J, Eden E, Eikermann M, Rose KM. Diaphragm muscle thinning in patients who are mechanically ventilated. Chest. 2012;142:1455–60.

60. Levine S, Nguyen T, Taylor N, Friscia ME, Budak MT, Rothenberg P, et al. Rapid disuse atrophy of diaphragm fibers in mechanically ventilated humans. N Engl J Med. 2008;358:1327–35.

61. Vassilakopoulos T, Petrof BJ. Ventilator-induced diaphragmatic dysfunction. Am J Respir Crit Care Med. 2004;169:336–41.

62. Kim WY, Suh HJ, Hong SB, Koh Y, Lim CM. Diaphragm dysfunction assessed by ultrasonography: influence on weaning from mechanical ventilation. Crit Care Med. 2011;39:2627–30.

63. Arora NS, Rochester DF. Effect of body weight and muscularity on human diaphragm muscle mass, thickness, and area. J Appl Physiol Respir Environ Exerc Physiol. 1982;52:64–70.

64. Guidelines for intensive care unit admission, discharge, and triage. Task Force of the American College of Critical Care

Medicine, Society of Critical Care Medicine. Crit Care Med. 1999;27:633–8.

65. Garrouste-Orgeas M, Montuclard L, Timsit JF, Reignier J, Desmettre T, Karoubi P, et al. Predictors of intensive care unit refusal in French intensive care units: a multiple-center study. Crit Care Med. 2005;33:750–5.

66. Azoulay E, Pochard F, Chevret S, Vinsonneau C, Garrouste M, Cohen Y, et al. Compliance with triage to intensive care recommendations. Crit Care Med. 2001;29:2132–6.

67. Metcalfe MA, Sloggett A, McPherson K. Mortality among appropriately referred patients refused admission to intensive care units. Lancet. 1997;350:7–11.

68. Singer DE, Carr PL, Mulley AG, Thibault GE. Rationing intensive care—physician responses to a resource shortage. N Engl J Med. 1983;309:1155–60.

69. Joynt GM, Gomersall CD, Tan P, Lee A, Cheng CA, Wong EL. Prospective evaluation of patients refused admission to an intensive care unit: triage, futility and outcome. Intensive Care Med. 2001;27:1459–65.

70. Garrouste-Orgeas M, Montuclard L, Timsit JF, Misset B, Christias M, Carlet J. Triaging patients to the ICU: a pilot study of factors influencing admission decisions and patient outcomes. Intensive Care Med. 2003;29:774–81.

71. Garrouste-Orgeas M, Boumendil A, Pateron D, Aergerter P, Somme D, Simon T, et al. Selection of intensive care unit admission criteria for patients aged 80 years and over and compliance of emergency and intensive care unit physicians with the selected criteria: An observational, multicenter, prospective study. Crit Care Med. 2009;37:2919–28.

72. Wunsch H, Linde-Zwirble WT, Harrison DA, Barnato AE, Rowan KM, Angus DC. Use of intensive care services during terminal hospitalizations in England and the United States. Am J Respir Crit Care Med. 2009;180:875–80.

73. Mayer-Oakes SA, Oye RK, Leake B. Predictors of mortality in older patients following medical intensive care: the importance of functional status. J Am Geriatr Soc. 1991;39:862–8.

74. Ridley S, Jackson R, Findlay J, Wallace P. Long term survival after intensive care. BMJ. 1990;301:1127–30.

75. Nicolas F, Le Gall JR, Alperovitch A, Loirat P, Villers D. Influence of patients' age on survival, level of therapy and length of stay in intensive care units. Intensive Care Med. 1987;13:9–13.

76. Dardaine V, Dequin PF, Ripault H, Constans T, Giniès G. Outcome of older patients requiring ventilatory support in intensive care: impact of nutritional status. J Am Geriatr Soc. 2001;49:564–70.

77. Rellos K, Falagas ME, Vardakas KZ, Sermaides G, Michalopoulos A. Outcome of critically ill oldest-old patients (aged 90 and older) admitted to the intensive care unit. J Am Geriatr Soc. 2006;54:110–4.

78. Boumendil A, Somme D, Garrouste-Orgeas M, Guidet B. Should elderly patients be admitted to the intensive care unit? Intensive Care Med. 2007;33:1252–62.

79. Ely EW, Wheeler AP, Thompson BT, Ancukiewicz M, Steinberg KP, Bernard GR. Recovery rate and prognosis in older persons who develop acute lung injury and the acute respiratory distress syndrome. Ann Intern Med. 2002;136:25–36.

80. Cheng IW, Matthay MA. Acute lung injury and the acute respiratory distress syndrome. Crit Care Clin. 2003;19:693–712.

81. Behrendt CE. Acute respiratory failure in the United States: incidence and 31-day survival. Chest. 2000;118:1100–5.

82. Nava S, Grassi M, Fanfulla F, Domenighetti G, Carlucci A, Perren A, et al. Non-invasive ventilation in elderly patients with acute hypercapnic respiratory failure: a randomised controlled trial. Age Ageing. 2011;40:444–50.

83. Wunsch H, Guerra C, Barnato AE, Angus DC, Li G, Linde-Zwirble WT. Three-year outcomes for Medicare beneficiaries who survive intensive care. JAMA. 2010;303:849–56.

84. Somme D, Maillet JM, Gisselbrecht M, Novara A, Ract C, Fagon JY. Critically ill old and the oldest-old patients in intensive care:

short- and long-term outcomes. Intensive Care Med. 2003;29:2137–43.

85. Kaarlola A, Tallgren M, Pettila V. Long-term survival, quality of life, and quality-adjusted life-years among critically ill elderly patients. Crit Care Med. 2006;34:2120–6.

86. de Rooij SE, Govers A, Korevaar JC, Abu-Hanna A, Levi M, de Jonge E. Short-term and long-term mortality in very elderly patients admitted to an intensive care unit. Intensive Care Med. 2006;32:1039–44.

87. Rady MY, Johnson DJ. Hospital discharge to care facility: a patient-centered outcome for the evaluation of intensive care for octogenarians. Chest. 2004;126:1583–91.

88. Tabah A, Philippart F, Timsit JF, Willems V, Français A, Leplège A, et al. Quality of life in patients aged 80 or over after ICU discharge. Crit Care. 2010;14:R2.

89. Hofhuis JG, van Stel HF, Schrijvers AJ, Rommes JH, Spronk PE. Changes of health-related quality of life in critically ill octogenarians: a follow-up study. Chest. 2011;140:1473–83.

90. Khouli H, Astua A, Dombrowski W, Ahmad F, Homel P, Shapiro J, et al. Changes in health-related quality of life and factors predicting long-term outcomes in older adults admitted to intensive care units. Crit Care Med. 2011;39:731–7.

91. Huskamp HA, Stevenson DG, Chernew ME, Newhouse JP. A new medicare end-of-life benefit for nursing home residents. Health Aff (Milwood). 2010;29:130–5.

92. Mattison ML, Rudolph JL, Kiely DK, Marcantonio ER. Nursing home patients in the intensive care unit: risk factors for mortality. Crit Care Med. 2006;34:2583–7.

93. Finlayson E, Wang L, Landefeld CS, Dudley RA. Major abdominal surgery in nursing home residents: a national study. Ann Surg. 2011;254:921–6.

94. Ahmed N, Mandel R, Fain MJ. Frailty: an emerging geriatric syndrome. Am J Med. 2007;120:748–53.

95. Hamerman D. Toward an understanding of frailty. Ann Intern Med. 1999;130:945–50.

96. Wilson JF. Frailty—and its dangerous effects—might be preventable. Ann Intern Med. 2004;141:489–92.

97. Clegg A, Young J, Iliffe S, Rikkert MO, Rockwood K. Frailty in elderly people. Lancet. 2013;381:752–62.

98. Jylhä M, Guralnik JM, Balfour J, Fried LP. Walking difficulty, walking speed, and age as predictors of self-rated health: the women's health and aging study. J Gerontol A Biol Sci Med Sci. 2001;56:M609–17.

99. Fried LP, Tangen CM, Walston J, Newman AB, Hirsch C, Gottdiener J, et al. Frailty in older adults: evidence for a phenotype. J Gerontol Seri A Biol Sci Med Sci. 2001;56:M146–56.

100. Klein BE, Klein R, Knudtson MD, Lee KE. Frailty, morbidity and survival. Arch Gerontol Geriatr. 2005;41:141–9.

101. Mandavia D, Newton K. Geriatric trauma. Emerg Med Clin North Am. 1998;16:257–74.

102. Roudsari BS, Ebel BE, Corso PS, Molinari NA, Koepsell TD. The acute medical care costs of fall-related injuries among the U.S. older adults. Injury. 2005;36:1316–22.

103. Chang TT, Schecter WP. Injury in the elderly and end-of-life decisions. Surg Clin North Am. 2007;87:229–45.

104. Perdue PW, Watts DD, Kaufmann CR, Trask AL. Differences in mortality between elderly and younger adult trauma patients: geriatric status increases risk of delayed death. J Trauma. 1998;45:805–10.

105. Meldon SW, Reilly M, Drew BL, Mancuso C, Fallon Jr W. Trauma in the very elderly: a community-based study of outcomes at trauma and nontrauma centers. J Trauma. 2002;52:79–84.

106. Barlow AP, Zarifa Z, Shillito RG, Crumplin MK, Edwards E, McCarthy JM. Surgery in a geriatric population. Ann R Coll Surg Engl. 1989;71:110–4.

107. Liu LL, Leung JM. Predicting adverse postoperative outcomes in patients aged 80 years or older. J Am Geriatr Soc. 2000;48:405–12.

108. Lawrence VA, Hazuda HP, Cornell JE, Pederson T, Bradshaw PT,

Mulrow CD, et al. Functional independence after major abdominal surgery in the elderly. J Am Coll Surg. 2004;199:762–72.

109. Fukuse T, Satoda N, Hijiya K, Fujinaga T. Importance of a comprehensive geriatric assessment in prediction of complications following thoracic surgery in elderly patients. Chest. 2005;127:886–91.

110. Rigberg D, Cole M, Hiyama D, McFadden D. Surgery in the nineties. Am Surg. 2000;66:813–6.

111. Keller SM, Markovitz LJ, Wilder JR, Aufses Jr AH. Emergency and elective surgery in patients over age 70. Am Surg. 1987;53:636–40.

112. Yilmazlar T, Guner O, Yilmazlar A. Criteria to consider when assessing the mortality risk in geriatric surgery. Int Surg. 2006;91:72–6.

113. Rady MY, Johnson DJ. Cardiac surgery for octogenarians: is it an informed decision? Am Heart J. 2004;147:347–53.

114. Repetto L, Fratino L, Audisio RA, Venturino A, Gianni W, Vercelli M, et al. Comprehensive geriatric assessment adds information to Eastern Cooperative Oncology Group performance status in elderly cancer patients: an Italian Group for Geriatric Oncology Study. J Clin Oncol. 2002;20:494–502.

115. Ely EW, Inouye SK, Bernard GR, Gordon S, Francis J, May L. Delirium in mechanically ventilated patients: validity and reliability of the confusion assessment method for the intensive care unit (CAM-ICU). JAMA. 2001;286:2703–10.

116. Wood KA, Ely EW. What does it mean to be critically ill and elderly? Curr Opin Crit Care. 2003;9:316–20.

117. Inouye SK, Charpentier PA. Precipitating factors for delirium in hospitalized elderly persons. Predictive model and interrelationship with baseline vulnerability. JAMA. 1996;275:852–7.

118. McNicoll L, Pisani MA, Ely EW, Gifford D, Inouye SK. Detection of delirium in the intensive care unit: comparison of confusion assessment method for the intensive care unit with confusion assessment method ratings. J Am Geriatr Soc. 2005;53:495–500.

119. McNicoll L, Pisani MA, Zhang Y, Ely EW, Siegel MD, Inouye SK. Delirium in the intensive care unit: occurrence and clinical course in older patients. J Am Geriatr Soc. 2003;51:591–8.

120. Van Rompaey B, Schuurmans MJ, Shortridge-Baggett LM, Truijen S, Bossaert L. Risk factors for intensive care delirium: a systematic review. Intensive Crit Care Nurs. 2008;24:98–107.

121. Holroyd-Leduc JM, Khandwala F, Sink KM. How can delirium best be prevented and managed in older patients in hospital? CMAJ. 2010;182:465–70.

122. Rothberg MB, Herzig SJ, Pekow PS, Avrunin J, Lagu T, Lindenauer PK. Association between sedating medications and delirium in older inpatients. J Am Geriatr Soc. 2013;61:923–30.

123. Pandharipande P, Shintani A, Peterson J, Pun BT, Wilkinson GR, Dittus RS. Lorazepam is an independent risk factor for transitioning to delirium in intensive care unit patients. Anesthesiology. 2006;104:21–6.

124. Marcantonio ER, Juarez G, Goldman L, Mangione CM, Ludwig LE, Lind L, et al. The relationship of postoperative delirium with psychoactive medications. JAMA. 1994;272:1518–22.

125. Ely EW, Shintani A, Truman B, Speroff T, Gordon SM, Harrell Jr FE, et al. Delirium as a predictor of mortality in mechanically ventilated patients in the intensive care unit. JAMA. 2004;291:1753–62.

126. Pisani MA, Kong SY, Kasl SV, Murphy TE, Araujo KL, Van Ness PH. Days of delirium are associated with 1-year mortality in an older intensive care unit population. Am J Respir Crit Care Med. 2009;180:1092–7.

127. Lat I, McMillian W, Taylor S, Janzen JM, Papadopoulos S, Korth L, et al. The impact of delirium on clinical outcomes in mechanically ventilated surgical and trauma patients. Crit Care Med. 2009;37:1898–905.

128. Pandharipande PP, Girard TD, Jackson JC, Morandi A, Thompson JL, Pun BT, et al. Long-term cognitive impairment after critical illness. N Engl J Med. 2013;369:1306–16.

129. Santos FS, Velasco IT, Fraguas Jr R. Risk factors for delirium in the elderly after coronary artery bypass graft surgery. Int Psychogeriatr. 2004;16:175–93.

130. Zakriya K, Sieber FE, Christmas C, Wenz Sr JF, Franckowiak S. Brief postoperative delirium in hip fracture patients affects functional outcome at three months. Anesth Analg. 2004;98:1798–802.

131. Marcantonio ER, Flacker JM, Michaels M, Resnick NM. Delirium is independently associated with poor functional recovery after hip fracture. J Am Geriatr Soc. 2000;48:618–24.

132. Gustafson Y, Berggren D, Brännström B, Bucht G, Norberg A, Hansson LI, et al. Acute confusional states in elderly patients treated for femoral neck fracture. J Am Geriatr Soc. 1988;36:525–30.

133. Marcantonio ER, Flacker JM, Wright RJ, Resnick NM. Reducing delirium after hip fracture: a randomized trial. J Am Geriatr Soc. 2001;49:516–22.

134. Kaneko T, Takahashi S, Naka T, Hirooka Y, Inoue Y, Kaibara N. Postoperative delirium following gastrointestinal surgery in elderly patients. Surg Today. 1997;27:107–11.

135. Parikh SS, Chung F. Postoperative delirium in the elderly. Anesth Analg. 1995;80:1223–32.

136. Robinson TN, Raeburn CD, Tran ZV, Brenner LA, Moss M. Motor subtypes of postoperative delirium in older adults. Arch Surg. 2011;146:295–300.

137. Olofsson B, Lundström M, Borssén B, Nyberg L, Gustafson Y. Delirium is associated with poor rehabilitation outcome in elderly patients treated for femoral neck fractures. Scand J Care Sci. 2005;19:119–27.

138. Potter J, George J. The prevention, diagnosis and management of delirium in older people: concise guidelines. Clin Med. 2006;6:303–8.

139. Inouye SK, Bogardus Jr ST, Charpentier PA, Leo-Summers L, Acampora D, Holford TR, et al. A multicomponent intervention to prevent delirium in hospitalized older patients. N Engl J Med. 1999;340:669–76.

140. Vaurio LE, Sands LP, Wang Y, Mullen EA, Leung JM. Postoperative delirium: the importance of pain and pain management. Anesth Analg. 2006;102:1267–73.

141. Milbrandt EB, Kersten A, Kong L, Weissfeld LA, Clermont G, Fink MP, et al. Haloperidol use is associated with lower hospital mortality in mechanically ventilated patients. Crit Care Med. 2005;33:226–9.

142. Kaneko T, Cai J, Ishikura T, Kobayashi M, Naka T, Kaibara N. Prophylactic consecutive administration of haloperidol can reduce the occurrence of postoperative delirium in gastrointestinal surgery. Yonago Acta Med. 1999;42:179–84.

143. Kalisvaart KJ, de Jonghe JF, Bogaards MJ, Vreeswijk R, Egberts TC, Burger BJ, et al. Haloperidol prophylaxis for elderly hip-surgery patients at risk for delirium: a randomized placebo-controlled study. J Am Geriatr Soc. 2005;53:1658–66.

144. Page VJ, Ely EW, Gates S, Zhao XB, Alce T, Shintani A, et al. Effect of intravenous haloperidol on the duration of delirium and coma in critically ill patients (HOPE-ICU): a randomised, double-blind, placebo-controlled trial. Lancet Respir Med. 2013;1:515–23.

145. Jacobi J, Fraser GL, Coursin DB, Riker RR, Fontaine D, Wittbrodt ET, et al. Clinical practice guidelines for the sustained use of sedatives and analgesics in the critically ill adult. Crit Care Med. 2002;30:119–41.

146. Barr J, Fraser GL, Puntillo K, Ely EW, Gélinas C, Dasta JF, et al. Clinical practice guidelines for the management of pain, agitation and delirium in adult patients in the intensive care unit. Crit Care Med. 2013;41:263–306.

147. Hakim SM, Othman AI, Naoum DO. Early treatment with risperidone for subsyndromal delirium after on-pump cardiac surgery in the elderly: a randomized trial. Anesthesiology. 2012;116:987–97.

148. Skrobik YK, Bergeron N, Dumont M, Gottfried SB. Olanzapine vs haloperidol: treating delirium in a critical care setting. Intensive Care Med. 2004;30:444–9.

149. Pandharipande PP, Pun BT, Herr DL, Maze M, Girard TD, Miller

RR, et al. Effect of sedation with dexmedetomidine vs lorazepam on acute brain dysfunction in mechanically ventilated patients. The MENDS randomized controlled trial. JAMA. 2007;298:2644–53.

150. Jakob SM, Ruokonen E, Grounds RM, Sarapohja T, Garratt C, Pocock SJ, et al. Dexmedetomidine vs midazolam or propofol for sedation during prolonged mechanical ventilation: two randomized controlled trials. JAMA. 2012;307:1151–60.

151. Arpino PA, Kalafatas K, Thompson BT. Feasibility of dexmedetomidine in facilitating extubation in the intensive care unit. J Clin Pharm Ther. 2008;33:25–30.

152. Gerlach AT, Murphy CV. Dexmedetomidine-associated bradycardia progressing to pulseless electrical activity: case report and review of the literature. Pharmacotherapy. 2009;29:1492.

153. Lazarou J, Pomeranz BH, Corey PN. Incidence of adverse drug reactions in hospitalized patients: a meta-analysis of prospective studies. JAMA. 1998;279:1200–5.

154. Corsonello A, Pedone C, Corica F, Mussi C, Carbonin P, Antonelli Incalzi R, et al. Concealed renal insufficiency and adverse drug reactions in elderly hospitalized patients. Arch Intern Med. 2005;165:790–5.

155. Onder G, Pedone C, Landi F, Cesari M, Della Vedova C, Bernabei R, et al. Adverse drug reactions as cause of hospital admissions: results from the Italian Group of Pharmacoepidemiology in the Elderly (GIFA). J Am Geriatr Soc. 2002;50:1962–8.

156. Koo S, Kucher N, Nguyen PL, Fanikos J, Marks PW, Goldhaber SZ. The effect of excessive anticoagulation on mortality and morbidity in hospitalized patients with anticoagulant-related major hemorrhage. Arch Intern Med. 2004;164:1557–60.

157. Busby LT, Weyman A, Rodgers GM. Excessive anticoagulation in patients with mild renal insufficiency receiving long-term therapeutic enoxaparin. Am J Hematol. 2001;67:54–6.

158. Gerlach AT, Pickworth KK, Seth SK, Tanna SB, Barnes JF. Enoxaparin and bleeding complications: a review in patients with and without renal insufficiency. Pharmacotherapy. 2000;20:771–5.

159. Campanelli CM. American Geriatrics Society updated Beers Criteria for potentially inappropriate medication use in older adults. J Am Geriatr Soc. 2012;60:616–31.

第五十五章　肿瘤外科手术患者的 ICU 诊疗要点

Kunal P. Patel, Kaye Hale, Stephen M. Pastores

背景介绍

据美国报道 2014 年新发癌症总数为 1 665 540 例,而癌症相关死亡达 585 720 例[1]。一些肿瘤早期阶段诊断水平的不断提高以及治疗手段的进展显著提高肿瘤患者的生存率。但是,这类患者生存率的提高是以发病率的增高和医疗资源的增加为代价。

肿瘤手术治疗的目的可以是治疗性的,预防性的,诊断性的和姑息性的。在一些情况下,是由于化疗、免疫治疗、放疗或者先前手术等导致的并发症而行手术干预。随着需要行治疗性或姑息性外科大手术的这类免疫抑制肿瘤患者的大量增加,需要到 ICU 行围术期护理和密切监测这种需求也随之增加。2013 年在纽约的 Memorial Sloan-Kettering 肿瘤中心(MSKCC),行外科手术高达 20 466 例,其中 10 888 例行门诊手术,而另外 9 577 例在住院后手术。在这一相同的时期内,约有 450 例手术患者需要入内-外科 ICU(共有 20 张床位)治疗。这些需要入住 ICU 的患者主要是行胸部、肝胆、胰腺、结直肠、头颈、泌尿生殖器和盆腔等肿瘤大手术术后。本章节将重点讲述表 55.1 所选择的这些肿瘤术后患者一些主要的重症监护(critical care)要点。

表 55.1　主要的肿瘤手术及需要收住 ICU 治疗的并发症

肿瘤类型	常见外科手术	需要收住 ICU 的并发症
胸部肿瘤	食管切除术	呼吸功能不全/呼吸衰竭,吸入性肺炎,吻合口瘘,心律失常
	肺切除术	呼吸功能不全/呼吸衰竭,肺炎,脓胸,肺切除术后肺水肿(ARDS),支气管胸膜瘘,残端开裂,气胸
头颈部肿瘤	改良或选择性颈部淋巴结清扫术,微血管吻合	伤口感染/脓毒症,头面部及脑部水肿,颈动脉体神经调节受损引起的呼吸暂停,颈动脉破裂,颈静脉破裂,微血管吻合失败
肝胆/胰腺肿瘤	胆管吻合或无胆管吻合的部分肝切除术,胰十二指肠切除术,胰体尾切除术	肝衰竭,胆管胰腺瘘,胰腺窦道形成,凝血功能障碍,出血,呼吸衰竭,脓毒血症
妇产科相关肿瘤	肿瘤细胞减灭术联合 HIPEC/IPC	吻合口瘘,肠穿孔,脓肿,出血,胆瘘,胰腺炎,无结石胆囊炎,肠系膜缺血,肠系膜静脉血栓形成,肠管嵌顿,机械性肠梗阻,分布性血容量不足
结直肠肿瘤	经腹会阴联合肿瘤切除术,全肠系膜切除术,肿瘤细胞减灭术	肠瘘,吻合口瘘,肠腔狭窄或出血,伤口感染/脓肿形成,小肠梗阻,泌尿道损伤,骨盆出血

HIPEC. 高温/加热腹腔化疗;IPC. 腹腔化疗

胸部肿瘤术后 ICU 诊疗要点

外科手术既可单独用于不少恶性或良性肿瘤的治疗,也可以作为包括术前放化疗在内的综合治疗中的一部分。因食管癌和肺癌发病率高,且涉及胸外科手术病例多、死亡率高,需引起关注。

经胸食管切除术仍是目前食管癌的主要手术方式。最近研究证实机器人辅助微创胸腹腔镜食管切除术在短期肿瘤结局方面和开放性经胸手术类似[2-4]。开放性经胸食管切除术的总体住院病死率为 0% ~ 14%。ICU 术后治疗主要涉及肺部并发症(10% ~ 37%)和吻合口瘘(0% ~ 10%)的处理[5]。

最常见的肺部并发症有肺炎,急性呼吸窘迫综合征(ARDS),慢性阻塞性肺疾病急性加重(AECOPD)

以及长期的呼吸机依赖。术后肺炎是食管切除术后患者死亡率的独立性预测指标。口咽或胃内定植细菌误吸入肺是肺炎最常见的发病机制。在胃减压手术中通常会将鼻胃管（NGT）留在原位以及减轻术后肠梗阻。需要重视 NGT 的合理护理，避免在吻合术的早期出现牵拉和再插入。关于术后肺炎的抗生素选择，通常一开始以经验性治疗为主，根据特殊病原体的风险因素和疑似肺炎患者的病情评估选择抗生素。长期接受机械通气的患者可能出现呼吸机相关性肺炎，尽管约 40% 的患者存在多种微生物混合性感染，但呼吸机相关性肺炎多由革兰阴性菌感染所致。多重耐药菌的出现需要引起重视，并要求我们对感染的控制、检测、诊断以及避免不合理或不必要的抗生素使用给予更多关注。

食管切除术后吻合口瘘的发生与死亡率升高有关。吻合口瘘的早期识别和治疗非常关键。ICU 护理应尽可能通过密切血流动力学监测避免局部缺血的发生。维持容量平衡，减少血管活性药物的使用。食管腔内的局部缺血可以通过内镜确诊。食管颈段的吻合口瘘可以采取保守治疗，而胸段吻合口瘘必须再次手术探查。一些新的治疗方案，如内镜下胸段吻合口瘘支架置入术也已取得了不错的疗效。通常会经验性使用广谱抗生素来覆盖需氧菌和厌氧菌，对于已使用过抗生素或者免疫抑制的患者，还需要加用抗真菌药物[6]。通过严格评估后发现，食管切除术后谵妄的发生率高达 9.2%，在 67% 的病例中单独出现或先于其他并发症出现[7]。因此需要重视食管切除术后谵妄，警惕出现其他并发症伴随脓毒血症的可能。

对于肺切除术后的患者，ICU 医师应重点关注术后生理学和解剖学方面的变化，包括重要脏器的移位以及肺功能的下降。肺切除术的死亡率高达 26%[8,9]。术后并发症包括急性呼吸窘迫综合征（ARDS），肺炎，脓胸，出血，心血管并发症，肺切除术后肺水肿（PPPE），支气管胸膜瘘（BPF）以及残端开裂。一些研究发现 PPPE 的发生率为 2.5% ~ 5%，死亡率高达 80%。PPPE 的具体发病机制仍不明确，但是有研究表明右肺叶切除后更易产生肺水肿，这很可能是因为左肺面积较小导致[10-13]。有假说认为，PPPE 和 ARDS 本质上是一致的。PPPE 的发病和对侧肺叶经历高氧、高灌注、肺容积伤、肺叶过度牵张有关，这一系列的过程会引起活性氧和活性氮等物质的释放，从而进一步导致肺内细胞的损伤[14]。一项研究显示，在肺切除术中肺动脉结扎前静脉注射 250mg 甲强龙可以显著减低 PPPE 和 ARDS 的发生率，且不会增加 BPF 的发生

率[15]。一旦发生 PPPE，治疗原则与 ARDS 一致。

肺切除术中支气管胸膜瘘的发生率为 1.9% ~ 2.3%，死亡率为 5.1% ~ 20%[16,17]。右侧肺切除术和机械通气是导致支气管胸膜瘘的主要危险因素。肺切除术后残端开裂是 BPF 的主要原因。急性支气管胸膜瘘可导致张力性气胸和肺泡广泛渗出，进而引起 ARDS 导致死亡。临床表现为突发的呼吸困难、低血压、皮下气肿伴有脓痰的咳嗽、气管及纵隔移位。排除其他原因后仍有持续气胸，胸片上提示胸腔积液减少或消失。BPF 可以通过胸部计算机断层扫描（胸部 CT）或放射性核素扫描以及支气管镜检查来明确诊断。对于 BPF 的处理目前尚无专家共识，但对于术后早期出现的 BPF，多数胸外科医生建议尽快行支气管残端再闭合术，并覆盖血供良好的瓣来治疗[16,17]。

胸部肿瘤切除术的另一种罕见但致命的并发症是双侧气胸。这主要是由手术对侧胸膜损伤引起，表现为突发的血流动力学障碍。采用胸部 X 线或床旁超声检查快速诊断和及时抽出胸腔积气治疗至关重要。

头颈部肿瘤手术

头颈癌约占美国所有癌症的 3%。通常涉及口腔、咽、喉、鼻窦、唾液腺等部位。主要危险因素包括酗酒、吸烟和人乳头瘤病毒感染[18]。

麻醉、肿瘤消融和微血管重建技术的进步为晚期头颈部肿瘤根治手术带来了可能。但是术后危及生命的并发症会导致治疗效果不佳[19]。头颈部肿瘤术后需要 ICU 监护的主要并发症有气道损伤、血管损伤、感染以及皮瓣问题[20]。

术后切口感染的危险因素包括术前放疗、营养状况不佳、合并症、酗酒、手术时间过长、肿瘤分期较晚、手术重建的方式以及预防性抗生素的使用[21]。接受半肺叶切除术和全舌切除术的患者发生吸入性及进展性肺炎的风险较高。气管切开的病人也容易发生感染。

术后引流管漏气较为常见，这可能是由于皮肤缺损或引流管放置位置不当从而导致其他一个或多个引流孔外露引起。但引流管漏气的另外一种更为严重的情况，即引流管直接与气管切开处相通。这会导致分泌物渗入创面，引起感染和窦道形成。引流管漏气的确切原因很难确定，一旦发生需要修复关闭伤口。

在过去的几十年里，随着对淋巴结扩展模式和淋巴结水平分型模式了解的增加、解剖和功能成像的不

断完善、淋巴结包膜外浸润的重要性的评估和辅助治疗方法的进展,颈部手术解剖方法有了根本性的改变。根治性颈部淋巴结清扫术已经被改良的功能性选择性颈淋巴结清扫术替代,这种术式在保留颈部重要结构的同时还能达到更好的手术效果[22]。双侧颈内静脉结扎常见于根治性颈淋巴结清扫术,在传统术式中较为少见。尽早识别相关并发症如头面部水肿非常关键。这与在术中保留的左侧颈内静脉并不能在术后保持通畅有关,这一并发症在联合放疗的患者中较为常见[23]。如果术中液体管理不当则更容易发生。因此,拟行双侧颈内静脉结扎术时应密切监测术中和围术期液体管理。此外,脑水肿和颅内压的升高也可能和抗利尿激素(ADH)的异常分泌有关。由于双侧颈淋巴结清扫术后颈动脉体失去神经支配,有一部分患者大脑对缺氧的调控能力下降从而导致呼吸暂停。

颈部手术最危险致命的并发症是颈动脉的暴露和破裂。这一并发症在使用皮瓣的术式中较为罕见,但仍有可能在瘘管形成或皮瓣破裂时发生。颈动脉破裂的危险因素包括营养不良、糖尿病、感染以及任何破坏血供影响愈合的因素。一旦颈动脉暴露,继发破裂取决于多种因素,如暴露部分的长度、瘘管的大小以及周围的组织状态。面积大且张力高的瘘管发生破裂的风险较高,需再次行手术探查或者窦道修补术。一旦发生颈动脉破裂,应立刻给予压迫止血同时补充血容量。并迅速送至手术室积极行手术治疗。同样,在瘘管形成后也可能发生颈静脉破裂[22,24]。

微血管皮瓣的使用使得保留头颈部肿瘤切除术后良好外观和完善功能成为现实。尽管手术和围术期护理在进展,但低灌注和皮瓣不存活仍是问题所在[25]。因寒战可以使氧耗增加一倍以上,儿茶酚胺分泌增多,引起外周血管收缩,导致皮瓣供血量明显减少。故维持正常体温、预防和治疗术后寒战十分重要。外周体温升高时可以小剂量注射哌替啶、曲马朵、氯丙嗪和可乐定。皮瓣血流大约需要一小时才能恢复正常。术后应严密监测血压变化,及时纠正低血容量。通常不需要使用血管活性药物[26,27]。术后使用阿司匹林或小剂量低分子肝素可保护皮瓣,但目前尚无明确共识[28]。

肝胆胰腺肿瘤手术

需要肝胆胰外科干预的肿瘤主要有肝细胞肝癌(HCC)、胆管癌、胰腺癌和来源于结直肠的转移性肝癌。虽然通过肝炎和肝硬化等早期筛查和改进手术方式,在大的医疗中心这些恶性肿瘤的术后死亡率大范围内已不超过 5%。但是肝胆胰腺手术的总体死亡率仍非常高(30%~50%)。这和肿瘤的性质及手术的范围相关。在典型的高危患者中,潜在的并发症使他们容易受到这些恶性肿瘤的影响。引起发病率升高的并发症增加了这些患者术后进入重症监护病房的概率。导致术后死亡的常见并发症包括术后肝功能衰竭(PLF),胆漏,手术部位感染/脓肿,胰腺瘘管形成,胰漏,呼吸功能障碍和出血等。治疗这些并发症的手术方法较为类似。

大部分肝细胞癌的患者有慢性肝病病史。在全球范围内,约 90% 的肝细胞癌患者合并肝炎、肝硬化、自身免疫系统疾病或代谢功能紊乱[29]。这为理想情况下尽可能多地切除癌变附近肝组织,降低肿瘤复发风险带来了挑战,也降低了剩余肝脏片段(RLF)的再生能力。RLF 的体积、健康状况和再生能力是术后肝功能衰竭(PLF)的主要决定因素。据报道 PLF 的平均发病率仅为 5%~8%,但与其相关的死亡率却高达 75%[30]。残余肝脏的大小是预测 PLF 关键因素。在部分肝切除术中,需确保残余肝脏的体积不少于总功能肝脏体积的 25%~30%[31]。由于肝血窦灌注增加引起肝淤血,以及术中出血和/或夹闭血管引起缺血再灌注损伤进而导致炎性介质释放,确保肝脏残余体积的重要性在于保证残余肝脏的再生能力[32]。肝脏残余体积小、术中出血量大以及潜在的肝脏疾病(如肝硬化,脂肪肝或胆汁淤积等)都会增加 PLF 的风险。PLF 的临床诊断标准类似于急性肝衰竭,为术后凝血酶原指数<50%(INR>1.7)和血清胆红素>50μmol/L(2.9mg/dl),且术后 5 天内恢复正常[33,34]。肝功能衰竭的临床表现包括凝血功能障碍、肝性脑病、肺水肿、肾功能不全以及因感染风险增加导致的脓毒血症。此时应该加强支持治疗以改善临床症状,最大程度实现肝脏再生能力[35]。在极少数情况下,患者可以考虑肝移植治疗[36]。目前,体外肝辅助装置尚未面世,最重要的是,了解危险因素可以预防肝衰竭的发生。

无论有无行胆道吻合术,肝切除术后都可能发生胆漏。一项纳入超过 1 000 例患者的大样本研究结果显示,单纯肝切除术(n=915)相比于肝切除术联合胆管重建术(n=119)胆漏发生率明显降低,但仍会发生胆漏,两种术式的胆漏发生率分别为 4.6% 和 21%[37]。胆漏会进一步导致脓毒血症、肝功能衰竭、腹腔内出血、肺部感染和腹腔内脓肿。毫无疑问,并发胆漏患者的住院时间显著延长(53 天,而无胆漏患者为 22

天)。胆漏一般发生在术后 8 天左右,通过引流管连续引流胆汁超过 50ml 3 天及以上,或影像学方法来诊断[38]。胆漏及其并发症采用保守治疗自愈,发病率也较低。

最近发表的一项回顾性研究调查了 360 例接受肝部分切除术的患者,结果显示尽管常规手术或围术期预防性使用了抗生素,但肝部分切除术后器官间隔或手术部位感染(SSIs)的发生率仍有 8.6%。发生 SSIs 的危险因素是手术时间长(>300 分钟;OR 值为 2.99),术中失血多(>2L,OR 值为 2.63)以及胆漏(OR 值为 3.16)[39]。分离出的主要病原体是革兰阳性球菌,特别是耐甲氧西林金黄色葡萄球菌。

由于肝转移性结直肠癌患者常规会接受对肝脏具有特异作用的化疗,因此对这些患者行肝切除术时需要特别注意。一项纳入了 406 例接受肝部分切除术的肝转移性结直肠癌患者的回顾性研究发现,术前接受氟尿嘧啶(5-FU)联合伊立替康或 5-FU 联合奥沙利铂化疗的患者,与未接受化疗或单独使用 5-FU 治疗的患者相比,脂肪肝和肝窦扩张的发生率明显升高[40]。脂肪肝会极大地影响肝癌切除术后残余肝脏的再生能力。药物性脂肪肝引起肝细胞损伤,增加 PLF 风险和术后死亡率。而奥沙利铂引起的肝窦扩张对术后并发症发病率和死亡率无明显影响。

无论目标病变位于胰腺的头部还是尾部,胰腺癌切除后的并发症都较为类似。位于胰头部或钩突部的胰腺肿瘤多采取通过胰十二指肠切除术(PD 或 Whipple 手术),而位于胰尾部内的肿瘤多采用远端胰腺切除术(DP)。即使在术后死亡率低的大医疗中心,并发症的发生率也高达 50%[41]。两种手术最常见的并发症是胰漏、瘘管形成和脓肿,发病率分别为 2.5%、9% 和 17%[42]。发生术后胰瘘(POPF)的患者死亡风险增加一倍。如果术后 5 天内引流管内引出大量富含淀粉酶的引流液(>50ml/d)同时伴有临床症状、体征或有影像学证据时,应怀疑胰瘘。当术后持续 10 天以上引流出富含淀粉酶的引流液(>50ml/d)时,也应怀疑 POPF。当患者出现腹膜炎的症状、体征或经影像学证实有脓肿时,可确诊腹腔内脓肿。患者可无明显症状,也可出现剧烈腹痛、严重脓毒血症或明显的感染性休克,需要 ICU 治疗。ICU 的标准化诊疗流程包括重要脏器支持,抗生素的使用和经皮穿刺引流、手术探查或清创等病因治疗。与接受 DP 术式的患者相比,接受 PD 术式的患者血培养阳性率更高(74% 比 31%)。POPF 最主要的危险因素与疾病本身有关,如胰管大小、结构和病理分型。这些因素会影

响术后吻合口的完整性[43]。一项最近的单中心随机双盲试验表明,围术期使用帕瑞肽(一种生长抑素类似物,相比于奥曲肽半衰期更长,结合范围更广)治疗可以显著降低 POPF、漏和脓肿的发生[44]。该药物的主要副作用是恶心。

胆管癌是一类局部侵袭性肿瘤,主要通过胆管系统广泛转移,需要广泛切除(包括部分肝切除和胰十二指肠切除)来实现切缘阴性。因此,胆管癌切除术与之前描述的肝癌和胰腺癌切除术的并发症类似,与手术时间长短和术中出血多少密切相关[45]。

妇科肿瘤手术

原发性卵巢癌的标准治疗方式是铂类化疗联合细胞减灭术(定义为残余病灶减小至 1~2cm)[46]。尽管手术联合辅助化疗效果很好,但大多数卵巢癌患者治疗后仍会复发。为了改善复发性卵巢癌患者的肿瘤结局,过去十多年开发了新的手术方式和化疗技术。这些技术的重点在于在手术中实现最大限度的肿瘤细胞减灭(无肉眼可见病灶残余),同时联合腹腔内(IP)化疗以及腹腔内热灌注化疗(HIPEC)[47]。

腹腔内热灌注化疗(HIPEC)是指将化疗药物(如丝裂霉素 C,奥沙利铂,顺铂,多柔比星和氟尿嘧啶)的药代动力学优势和腔内注射相结合,在增强腔内药物浓度的同时利用高温细胞毒性效应进行治疗。高温具有特异性诱导肿瘤细胞自身产生细胞杀伤的作用,能够增强某些化疗药物的细胞毒性,提高药物的组织穿透性。HIPEC 通常在手术室中进行,在细胞减灭手术结束后使用一种可以同时加热并循环化疗药物的仪器完成。既可以在开腹的情况下完成也可以在关腹后实施。将导管和四个闭合的引流管穿过腹壁放置,荷包缝合固定于皮肤上。细胞毒性药物在进入腹腔之前先经过泵和热交换器。温度探头置于循环管路和腹膜中。膈下至骨盆深部引流管之间连接一个加热器,加热温度至 41~43℃。细胞毒药物灌注时间约 90 分钟(60~120 分钟),手术完成后,腹腔需要灌洗、引流,最后关腹。除了复发性卵巢癌外,HIPEC 还被用于治疗腹膜表面恶性肿瘤和来源于结直肠的癌组织浸润[48]。

HIPEC 术后并发症常见于可能预后不良的患者中,如腹腔弥漫性受累的,肿瘤细胞减灭术后有局限或广泛残留的,有恶性腹水的,肿瘤复发的及肿瘤分化差或化疗耐药的患者。发病率与男性、HIPEC 期间腹腔内高温及手术持续时间长短显著相关[49]。无论

发病年龄大小、身体功能良好、手术过程顺利和分化程度好的肿瘤患者更有可能从 HIPEC 中获益。手术强度的增大（包括腹膜切除手术的持续时间和次数）和腹腔内高温是术后发生并发症和死亡的主要危险因素[50]。

CRS 和 HIPEC 术后并发症可归因于手术操作本身的影响、热化疗灌注药物的毒副作用以及术前合并症。侵入性 CRS 和 HIPEC 治疗相关死亡率为 0%～8%，而并发症发生率高达 25%～41%[51]。最常见的手术并发症是吻合口瘘、肠穿孔、脓肿和腹腔内出血。肠穿孔可能是手术意外损伤所致，在术前有过放疗、化疗、激素治疗、营养不良或炎症的患者中更易出现。腹腔内化疗和高温会导致肠水肿，还可能导致手术吻合部位或远处肠道部位的穿孔。多次行开腹手术、手术时间较长的患者更易发生吻合口瘘和肠瘘。

即使未发生吻合口瘘及肠穿孔，仍然存在较高的腹腔内感染风险，主要表现为腹膜炎、切口感染、腹腔脓肿[52]。腹腔内残留血液或血肿以及为控制术中大量出血所用的填充物为细菌生长提供了培养基，显著增加了腹腔感染的风险。其他重要并发症包括持续肠梗阻、胆漏、胰腺炎、腹部伤口裂开、非结石性胆囊炎、脓毒血症低灌注所致的肠系膜缺血，肠系膜静脉血栓形成，嵌顿性肠梗阻和机械性肠梗阻[51,52]。

由于腹部体征通常不明显甚至缺失，而腹部立位片不具有诊断性价值，因此腹部 CT 常用于判断腹腔内游离液体、腹膜或内脏脓肿、血肿、肠梗阻、胃肠道阻塞部位、游离气体、肠壁（肠积气）或门静脉积气以及肠系膜血管血栓[52]。尽管超声敏感性不及 CT，但当患者病情不稳定不宜转运检查时，可以用床边超声帮助诊断。在很多情况下，腹腔感染的部位不明，CT 检查结果阴性或可疑阳性，此时需要再行剖腹探查。如果患者病情恶化或者经 ICU 积极治疗后仍不能改善，监护室医生应高度怀疑是否合并腹腔感染，与外科医师密切联系决定是否需要手术探查。

许多经历 CRS 和 HIPEC 的病人都会因为在长时间手术时大量出血和经腹膜表面液体丢失引起循环血量不足[52]。同时 CRS 和 HIPEC 引起的炎症反应会增加液体在第三间隙的分布。术后的腹膜炎症会导致持续性液体丢失（达到 5L/天），因此监测腹腔引流管中的出血量和腹水量十分重要[53]。

除了手术导致的体液丢失，CRS 和 HIPEC 术后还可能出现全身血管舒张和高动力性循环状态，引起术后低血压和心动过速。有效的液体复苏是关键。床旁超声心动图有助于评估心脏前负荷和收缩力，而用动态变量预测对液体的反应性有助于液体管理。

大范围 CRS 术后腹腔内出血较为常见，有时候出血量很大。液体复苏及输血会导致血小板和凝血因子稀释，从而加重出血[52]。尽管局部腹腔灌注化疗可减少全身毒副作用，但丝裂霉素 C 相关的骨髓抑制也可能出现，进一步导致轻度或中度的血小板减少和白细胞减少[54]。中性粒细胞计数减少可出现在 HIPEC 后 5～10 天。除非粒细胞显著减少，不然不使用粒细胞刺激因子（GSF）。血小板减少和 INR 值升高一般不用输血治疗，除非有活动性出血或需要急诊手术。通常血小板的目标计数是大于 5 000，INR 值的目标水平是低于 2.0，但这也取决于手术的过程和外科医生的偏好。

需要密切监测是否存在术后持续或反复的出血，可表现为呼吸窘迫、血流动力学不稳定、引流管内出现血性液体或鲜血、进行性腹胀、腹腔内高压和伤口出血。胃肠道出血可以通过检查 NGT、瘘口以及直肠发现。一些情况下，术后血红蛋白水平最终会下降或者难以上升，但这一现象会延迟出现，常见于急性出血的患者[52]。

结直肠肿瘤手术

传统上的结直肠癌切除术例如经腹会阴切除术（APR）和全直肠系膜切除术（TME）为开放性手术。近来微创腹腔镜技术的出现减少了术后并发症。经腹腔镜 APR 手术的术后并发症发生率为 6%～44%，而开放式 APR 手术为 28%～66%。腹腔镜 APR 可以减少术中失血量，加快肠功能恢复，减少住院时间[55-58]。Memorial Sloan-Kettering 肿瘤中心（MSKCC）每年都会实施超过 500 例的结直肠癌手术，相比标准腹腔镜手术，机器人辅助腔镜手术进一步改善了短期结果，例如皮肤切口的长度，麻醉药的使用量和住院天数，同时肿瘤学结果差别不大[59]。然而，学习的难度和机器人系统购买和维护所需的高昂费用，使结直肠癌的机器人手术限制在大型医疗中心才能使用[60,61]。

除了众所周知的围术期并发症影响因素，如营养不良，肥胖（体重指数超过 25kg/m²），年龄，男性，既往腹部手术史，内科合并症，神经功能障碍，红细胞比容 <30%，激素的使用，低蛋白血症（白蛋白 <3.5g/L）和肾功能不全（血清肌酐 >1.4mmol/L），恶性肿瘤患者接受术前放疗的患者结直肠术后并发症风险更高[62-64]。术中影响因素，包括手术时间延长、失血量增加、手术类型（开腹或腹腔镜手术）以及医源性损伤，如脾损伤

（发生率 0.006%）、肠穿孔和泌尿生殖系统损伤（发生率<0.01%）[64-66]。脾脏损伤特别是需要脾切除的脾损伤尤其容易导致预后不良[67,68]。

常见的严重术后并发症包括肠瘘、吻合口瘘和狭窄、伤口感染、小肠梗阻、泌尿系统的损伤和盆腔出血[69]。肠瘘多由未发现的肠管切开或吻合口瘘引起[70]。关腹前充分修复切开的肠管和浆膜撕裂，小心使用电刀，彻底检查肠管是非常重要的。术后最初几天出现的肠道渗漏可伴有弥漫性腹膜炎和感染性休克，之后可能出现脓肿和肠瘘。在出现弥漫性腹膜炎和感染性休克时，建议立即返回手术室进行剖腹探查。未发现的肠管切开可以通过修复和近端造口或肠外置术来解决。不用造口的单纯修复手术现在已经很少使用，只在一些精选案例中出现[70]。

对非感染性休克的肠瘘患者建议保守治疗，包括放置 NGT、肠道休息、使用广谱抗生素覆盖和在瘘管部位接引流袋，在监测引流量的同时保护皮肤免受引流物腐蚀。用腹盆腔 CT 排查相关脓肿。在禁食期间建议行完全肠外营养。少于 50% 的肠瘘患者会自行愈合。自行愈合失败可能与瘘管引流液过多（大于 400ml/d）、近端部位、远端梗阻、局部感染、射线照射、瘘管上皮化或过短、恶性肿瘤、瘘管内异物、克罗恩病及营养不良有关。自发愈合的瘘管通常在 1 个月内就会自行关闭。如果瘘管持续超过 1 个月，则应安排手术修复，但应等到患者感染纠正，营养状况恢复和腹腔粘连解除[70]。大多数有经验的外科医生倾向于等待至少 3~6 个月。经手术修复的肠瘘愈合率可以达到 80%[71]。关于肠内营养和生长抑素是否能够促进肠瘘的愈合仍有争议。

吻合口并发症包括出血、渗漏、狭窄和瘘管形成[70]。这些并发症通常与手术技术性因素（缺血、紧张、技术不佳、吻合器故障）或患者因素（局部感染、营养不良、免疫抑制、肥胖、辐射暴露）有关。吻合口出血是常见并发症，严重程度不等。多数患者症状轻微且具有自限性。更严重的出血，尤其是结肠或回肠袋的出血可以使用肾上腺素（1:10 万）和生理盐水保留灌肠止血。若上述治疗无效，或出血严重，导致血流动力学不稳定，应立即行手术干预。如出现小肠或近端结肠吻合口出血，可以在血管造影引导下选择性输注血管加压素或行血管栓塞术。

小肠和回盲部的吻合口漏发生率最低（1%~3%），而结肠肛门吻合口漏发生率最高（10%~20%）[70]。直肠 LAR 术后发生吻合口漏的风险与吻合口离肛门的距离成反比。新辅助治疗可能增加肿瘤修复性直肠切除术后吻合口漏的风险。回肠袋肛门吻合术后吻合口漏发生率为 5%~10%，在每天使用强的松超过 40mg 及使用生物制剂（如英夫利昔单抗）的患者中，吻合口漏发生风险增加。在高风险的吻合口附近进行造口分流粪便，可以减轻吻合口漏的程度，但并不能降低发生率。盆腔引流在降低吻合口漏的发生率方面的作用存在争议。

吻合口漏的处理取决于漏口是否是"游离的"（即脓性液体通过腹腔扩散）还是"局限的"（造影剂外渗局限于吻合口周围）。"游离的"吻合口漏会导致弥漫性腹膜炎和感染性休克，需要行紧急剖腹探查术以控制吻合口漏（清除并构建造口±黏膜瘘管，一期修复联合近端粪便分流，广泛引流联合近端粪便分流）并行腹腔冲洗。"局限的"吻合口漏可能会形成局部的脓肿，多采用经皮穿刺置管引流。后者可能自愈，也可能形成可控的肠瘘，常伴有吻合口狭窄。吻合口瘘或狭窄的再次手术应推迟 6 个月，等腹腔内炎症缓解以后施行[70]。

输尿管损伤常见于左侧结肠切除术中，特别是在肠系膜下动脉高位结扎时，在骶骨岬水平移动直肠上系膜时，在骨盆深处靠近低位直肠、盆壁和膀胱底的部位行直肠切除术时，以及在会阴层面的最深部位行 APR 术时。早期识别并进行术中修复十分重要，常需要在泌尿外科医生帮助下行输尿管支架置入术来协助修复。尿道损伤最常发生在 APR 术中，损伤部位多涉及尿道膜部或前列腺部。手术时发现的尿道轻度损伤，可以在术后 2~4 周放置 Foley 导管进行修复。较严重的损伤或者术后才发现的损伤，需要在耻骨联合上方行近端尿路分流术及二期修复，一般使用股薄肌瓣进行修复。膀胱损伤也较为常见，特别是在粘连性直肠乙状结肠肿瘤或憩室蜂窝织炎的患者中，处理的方法是手术后保留 Foley 导管 7~10 天，直到损伤双层愈合。在取出导管前行膀胱造影以确认是否愈合。推荐在膀胱修复处和肠吻合口之间放置网膜以防止瘘管形成。

小肠梗阻的治疗目的是避免局部缺血和穿孔。Fevang 等发现，16% 接受手术治疗的小肠梗阻患者出现了绞窄性肠梗阻，死亡风险增加四倍[72]。绞窄性肠梗阻的症状和体征包括持续性腹痛、发热、心动过速、白细胞增多、脓毒血症和腹膜刺激征。腹部和盆腔 CT 是常用的诊断方法，评估小肠梗阻的敏感性为 90%~100%。相对而言普通 X 线的敏感性仅为 60%。在某些情况下，小肠水溶性造影剂检测可以预测是否需要行手术治疗[73]。

在疑似绞窄性肠梗阻的病人中，需要在积极的液体复苏后行急诊剖腹探查术。如果没有发生肠穿孔和缺血，则可采用 NGT 减压、肠道休息、维持水电解质平衡的期待疗法。48 小时内无法解除的小肠梗阻是剖腹手术常见指征。对于腹部手术后一个月内出现小肠梗阻的患者，只在出现难治性脓毒血症和缺血性肠病时进行再手术。这是因为术后的广泛粘连使得开腹手术难度增加，同时存在肠切除、肠系膜血管损伤、肠瘘和大量小肠切除的风险。这些患者可以用完全肠外营养和 PEG 管减压处理。尽管可能需要几个月的时间，但大多数早期术后小肠梗阻患者可以采用保守治疗解决。

接受结直肠手术的病人中，有 5%～15% 出现伤口感染。危险因素包括营养不良、糖尿病、免疫抑制、年龄大于 60 岁、美国麻醉协会评分超过 2 分、粪便污染、术前住院时间长以及扩大的外科手术[74]。降低手术部位感染发生率的措施，包括合理使用抗生素，切开 1 小时内用药，手术 24 小时内停止给药和维持正常体温。然而，这些措施在减少手术部位感染的有效性方面值得商榷[75]。一项荟萃分析显示，肠道准备并不能降低伤口感染的发生率[76]。

伤口感染通常在术后 5 天左右出现，需切开皮肤进行治疗[70]。然后对产生的伤口进行包扎，使其二级愈合。真空辅助闭合装置可能有用，但性价比不明确。坏死性的伤口感染多由产气荚膜梭菌或 β-溶血性链球菌引起，可能危及生命。这些感染在术后几天内出现且难以诊断。伤口剧痛和出现稀薄灰色的渗出液时需高度怀疑。出现这种情况的患者，应立即送至手术室行伤口探查，清除所有失活组织，并且必须接受广谱抗生素治疗。

腹腔内脓肿常由吻合口漏、肠切开术、先前存在的感染灶或手术时肠内容物溢出引起。大多数腹腔内或盆腔脓肿可用经皮导管引流术治疗。

APR 术后会阴伤口感染和延迟愈合发生率为 11%～50%[77]。其危险因素包括直肠癌患者术前新辅助放疗，手术时间长，术中低体温和粪便污染。会阴伤口感染的处理类似腹部伤口感染，通过切开引流、清除坏死组织以及纱布填塞或使用真空辅助伤口闭合装置进行局部伤口护理。完全愈合可能需要几个月的时间，在某些情况下，还需要人工皮瓣辅助。肠道手术后尽快开放饮食有利于病情恢复。对 13 项研究（共 1 173 例患者）进行荟萃分析结果显示，胃肠道手术后维持患者禁食（NPO）状态并没有优势[78]，早期肠内营养可以降低死亡率[64]。

最近的一项研究比较了选择性结直肠癌手术后第一天和第二天早期经口摄食的患者的肠道恢复情况，结果显示 POD 2 组术后排气时间为 3.1 天±1.0 天，而 POD 1 组术后排气为 2.3 天±0.7 天[79]。此外 POD 1 组术后第一次排便时间也早于 POD 2 组（分别为 3.2 天± 1.2 天 vs. 4.2 天±1.4 天）。两组在术后并发症发生率方面无统计学差异。这些结果表明，结直肠癌切除术术后第一天早期喂食是安全可行的，能够使患者术后胃肠运动恢复更快。

ICU 常规支持措施

肿瘤外科 ICU 需要关注的其他因素，包括基于多学科护理团队的治疗方法，姑息治疗，临终讨论，减少药物不良反应的措施，疼痛管理以及静脉血栓栓塞症（VTE）预防措施和呼吸机相关性肺炎（VAP）。多学科团队应包括重症监护病房医师、肿瘤科医师、外科医师、重症监护护士、药剂师、呼吸治疗师、营养师、姑息治疗专家、理疗师、护工、病人和牧师。在 Memorial Sloan-Kettering 肿瘤中心（MSKCC），强调以患者和家庭为中心的护理，采用先进的警报管理技术，筛选出危重患者的警报和定向传输的警报，以改善护理质量，降低 ICU 噪音并减少工作人员工作量；以及使用诸如"超时设定"程序和计算机护理包等安全措施，防止中央线路断电和呼吸机相关感染。对于机械通气的患者，建议早期活动，使用床边按摩、音乐治疗、鼓励冥想等综合治疗手段。

ICU 治疗的初始理念是积极治疗，几天后应重新评估治疗目标。然而，危重晚期肿瘤患者的治疗策略从积极治疗向姑息治疗转变是一个困难而复杂的问题。尽管如此，如果 ICU 并不能给危重肿瘤患者带来好处，那么就不应该将患者收入 ICU，而应该尽早考虑临终关怀[80,81]。

读者应参阅有关外科术后患者 VTE 和 VAP 预防和治疗的章节（分别在第二十七章和三十二章）。考虑到 VTE 发生风险较高，肿瘤患者术后 VTE 预防十分重要。需要和外科医生讨论详细的风险和收益，制定患者的个体化治疗方法。绝大多数癌症患者都存在持续性疼痛的相关问题，甚至在手术前就有麻醉药品使用史。这些都会使术后疼痛管理复杂化，如引起长时间的肠梗阻和戒断症状。在这种情况下，专门的疼痛管理服务可以帮助患者制定滴定控制疼痛所需的静脉和硬膜外所需剂量，为患者提供最佳的镇痛方案。

（郑永科　译，张根生　校）

参考文献

1. American Cancer Society. Cancer facts & figures 2014. Atlanta: American Cancer Society; 2014.

2. Singh RK, Pham TH, Diggs BS, Perkins S, Hunter JG. Minimally invasive esophagectomy provides equivalent oncologic outcomes to open esophagectomy for locally advanced (stage II or III) esophageal carcinoma. Arch Surg. 2011;146:711–4.

3. Biere SS, van Berge Henegouwen MI, Maas KW, Bonavina L, Rosman C, Garcia JR, et al. Minimally invasive versus open oesophagectomy for patients with Oesophageal cancer: a multicentre, open-label, randomised controlled trial. Lancet. 2012;379:1887–92.

4. van der Sluis PC, Ruurda JP, van der Horst S, Verhage RJ, Besselink MG, Prins MJ, et al. Robot-assisted minimally invasive thoracolaparoscopic esophagectomy versus open transthoracic esophagectomy for resectable esophageal cancer, a randomized controlled trial (ROBOT trial). Trials. 2012;13:230.

5. Biere SS, Maas KW, Cuesta MA, van der Peet DL. Cervical or thoracic anastomosis after esophagectomy for cancer: a systematic review and meta-analysis. Dig Surg. 2011;28:29–35.

6. Kaman L, Iqbal J, Kundil B, Kochlar R. Management of esophageal perforation in adults. Gastroenterol Res. 2010;3:235–44.

7. Low DE, Bodnar A. Update on clinical impact, documentation, and management of complications associated with esophagectomy. Thorac Surg Clin. 2013;23:535–50.

8. Miller DL, Deschamps C, Jenkins GD, Bernard A, Allen MS, Pairolero PC. Completion pneumonectomy: factors affecting operative mortality and cardiopulmonary morbidity. Ann Thorac Surg. 2002;74:876–83.

9. Sherwood JT, Mitchell JD, Pomerantz M. Completion pneumonectomy for chronic mycobacterial disease. J Thorac Cardiovasc Surg. 2005;129:1258–65.

10. Alloubi I, Jougon J, Delcambre F, Baste JM, Velly JF. Early complications after pneumonectomy: retrospective study of 168 patients. Interact Cardiovasc Thorac Surg. 2010;11:162–5.

11. Algar FJ, Alvarez A, Salvatierra A, Baamonde C, Aranda JL, López-Pujol FJ. Predicting pulmonary complications after pneumonectomy for lung cancer. Eur J Cardiothorac Surg. 2003;23:201–8.

12. Deslauriers J, Aucoin A, Gregoire J. Postpneumonectomy pulmonary edema. Chest Surg Clin N Am. 1998;8:611–31. ix.

13. Gluecker T, Capasso P, Schnyder P, Gudinchet F, Schaller MD, Revelly JP, et al. Clinical and radiologic features of pulmonary edema. Radiographics. 1999;19:1507–31; discussion: 1532–3.

14. Jordan S, Mitchell JA, Quinlan GJ, Goldstraw P, Evans TW. The pathogenesis of lung injury following pulmonary resection. Eur Respir J. 2000;15:790–9.

15. Cerfolio RJ, Bryant AS, Thurber JS, Bass CS, Lell WA, Bartolucci AA. Intraoperative solumedrol helps prevent postpneumonectomy pulmonary edema. Ann Thorac Surg. 2003;76:1029–33; discussion 1033–5.

16. Panagopoulos ND, Apostolakis E, Koletsis E, Prokakis C, Hountis P, Sakellaropoulos G, et al. Low incidence of bronchopleural fistula after pneumonectomy for lung cancer. Interact Cardiovasc Thorac Surg. 2009;9:571–5.

17. Stolz AJ, Harustiak T, Simonek J, Schützner J, Lischke R. Pneumonectomy for non-small cell lung cancer: predictors of early mortality and morbidity. Acta Chir Belg. 2014;114:25–30.

18. Chaturvedi AK, Engels EA, Pfeiffer RM, Hernandez BY, Xiao W, Kim E, et al. Human papillomavirus and rising oropharyngeal cancer incidence in the United States. J Clin Oncol. 2011;29:4294–301.

19. Singh B, Cordeiro PG, Santamaria E, Shaha AR, Pfister DG, Shah JP. Factors associated with complications in microvascular reconstruction of head and neck defects. Plast Reconstr Surg. 1999;103:403–11.

20. Downey RJ, Friedlander P, Groeger J, Kraus D, Schantz S, Spiro R, et al. Critical care for the severely ill head and neck patient. Crit Care Med. 1999;27:95–7.

21. Robbins KT, Favrot S, Hanna D, Cole R. Risk of wound infection in patients with head and neck cancer. Head Neck. 1990;12:143–8.

22. Ducic Y, Young L, McIntyre J. Neck dissection: past and present. Minerva Chir. 2010;65:45–58.

23. Cappiello J, Piazza C, Berlucchi M, Peretti G, De Zinis LO, Maroldi R, et al. Internal jugular vein patency after lateral neck dissection: a prospective study. Eur Arch Otorhinolaryngol. 2002;259:409–12.

24. McQuarrie DJ, Mayberg M, Ferguson M, Shons AR. A physiologic approach to the problems of simultaneous bilateral neck dissection. Am J Surg. 1977;134:455–60.

25. Hidalgo DA, Jones CS. The role of emergent exploration in free tissue transfer: a review of 150 consecutive cases. Plast Reconstr Surg. 1990;86:492–9.

26. Pereira CM, Figueiredo ME, Carvalho R, Catre D, Assuncao JP. Anesthesia and surgical microvascular flaps. Rev Bras Anestesiol. 2012;62:563–79.

27. Pushparaj S, Boyce H, Chisholm D. Curr Anaesth Crit Care. 2009;20:18–21.

28. Chien W, Varvares MA, Hadlock T, Cheney M, Deschler DG. Effects of aspirin and lowdose heparin in head and neck reconstruction using microvascular free flaps. Laryngoscope. 2005;115:973–6.

29. Sherman M. Hepatocellular carcinoma: epidemiology, surveillance, and diagnosis. Semin Liv Dis. 2010;30:3–16.

30. Paugam-Burtz C, Wendon J, Belghiti J, Mantz J. Case scenario: postoperative liver failure after liver resection in a cirrhotic patient. Anesthesiology. 2012;116:705–11.

31. Ferrero A, Viganò L, Polastri R, Muratore A, Eminefendic H, Regge D, et al. Postoperative liver dysfunction and future liver remnant liver: where is the limit? Results of a prospective study. World J Surg. 2007;31:1643–51.

32. van den Broek MA, Olde Damink SW, Dejong CH, Lang H, Malagó M, Jalan R, et al. Liver failure after partial hepatic resection: definition, pathophysiology, risk factors and treatment. Liver Int. 2008;28:767–80.

33. Rahbari NN, Garden OJ, Padbury R, Brooke-Smith M, Crawford M, Adam R, et al. Posthepatectomy liver failure: a definition and grading by the International Study Group of Liver Surgery (ISGLS). Surgery. 2011;149:713–24.

34. Paugam-Burtz C, Janny S, Delefosse D, Dahmani S, Dondero F, Mantz J, et al. Prospective validation of the "fifty-fifty" criteria as an early and accurate predictor of death after liver resection in intensive care unit patients. Ann Surg. 2009;249:124–8.

35. Bernal W, Auzinger G, Dhawan A, Wendon J. Acute liver failure. Lancet. 2010;376:190–201.

36. Otsuka Y, Duffy JP, Saab S, Farmer DG, Ghobrial RM, Hiatt JR, et al. Postresection hepatic failure: successful treatment with liver transplantation. Liver Transpl. 2007;13:672–9.

37. Ferrero A, Russolillo N, Viganò L, Sgotto E, Lo Tesoriere R, Amisano M, et al. Safety of conservative management of bile leakage after hepatectomy with biliary reconstruction. J Gastrointest Surg. 2008;12:2204–11.

38. Capussotti L, Ferrero A, Viganò L, Sgotto E, Muratore A, Polastri R. Bile leakage and liver resection: where is the risk? Arch Surg. 2006;141:690–4.

39. Sadamori H, Yagi T, Shinoura S, Umeda Y, Yoshida R, Satoh D, et al. Risk factors for major morbidity after liver resection for hepatocellular carcinoma. Br J Surg. 2013;100:122–9.

40. Vauthey JN, Pawlik TM, Ribero D, Wu TT, Zorzi D, Hoff PM, et al. Chemotherapy regimen predicts steatohepatitis and an increase in 90-day mortality after surgery for hepatic colorectal metastases. J Clin Oncol. 2006;24:2065–72.

41. Vin Y, Sima CS, Getrajdman GI, Brown KT, Covey A, Brennan MF, et al. Management and outcomes of postpancreatectomy fistula, leak, and abscess: results of 908 patients resected at a single institution between 2000 and 2005. J Am Coll Surg.

2008;207:490–8.

42. DeOliveira ML, Winter JM, Schafer M, Cunningham SC, Cameron JL, Yeo CJ, et al. Assessment of complications after pancreatic surgery: a novel grading system applied to 633 patients undergoing pancreaticoduodenectomy. Ann Surg. 2006;244:931–7; discussion 937–9.

43. Akamatsu N, Sugawara Y, Komagome M, Shin N, Cho N, Ishida T, et al. Risk factors form postoperative pancreatic fistula after pancreaticoduodenectomy: the significance of the ratio of the main pancreatic duct to the pancreas body as a predictor of leakage. J Hepatobiliary Pancreat Sci. 2010;17:322–8.

44. Allen PJ, Gönen M, Brennan MF, Bucknor AA, Robinson LM, Pappas MM, et al. Pasireotide for postoperative pancreatic fistula. N Engl J Med. 2014;370:2014–22.

45. Ebata T, Yokoyama Y, Igami T, Sugawara G, Takahashi Y, Nimura Y, et al. Hepatopancreatoduodenectomy for cholangiocarcinoma: a single-center review of 85 consecutive patients. Ann Surg. 2012;215:297–305.

46. Al Rawahi T, Lopes AD, Bristow RE, Bryant A, Elattar A, Chattopadhyay S, et al. Surgical cytoreduction for recurrent epithelial ovarian cancer. Cochrane Database Syst Rev. 2013;2, CD008765.

47. Hodeib M, Eskander RN, Bristow RE. New paradigms in the surgical and adjuvant treatment of ovarian cancer. Minerva Ginecol. 2014;66:179–92.

48. Gonzalez-Moreno S, Gonzalez-Bayon LA, Ortega-Perez G. Hyperthermic intraperitoneal chemotherapy: rationale and technique. World J Gastrointest Oncol. 2010;2:68–75.

49. Baratti D, Kusamura S, Laterza B, Balestra MR, Deraco M. World J Gastrointest Oncol. 2010;2:36–43.

50. Jacquet P, Stephens AD, Averbach AM, Chang D, Ettinghausen SE, Dalton RR, et al. Analysis of morbidity and mortality in 60 patients with peritoneal carcinomatosis treated by cytoreductive surgery and heated intraperitoneal chemotherapy. Cancer. 1996;77:2622–9.

51. Roviello F, Caruso S, Marrelli D, Pedrazzani C, Neri A, De Stefano A, et al. Treatment of peritoneal carcinomatosis with cytoreductive surgery and hyperthermic intraperitoneal chemotherapy: state of the art and future developments. Surg Oncol. 2011;20:e38–54.

52. Ahmed S, Oropello JM. Critical care issues in oncological surgery patients. Crit Care Clin. 2010;26:93–106.

53. Schmidt C, Moritz S, Rath S, Grossmann E, Wiesenack C, Piso P, et al. Perioperative management of patients with cytoreductive surgery for peritoneal carcinomatosis. J Surg Oncol. 2009;100:297–301.

54. Loggie BW, Fleming RA, McQuellon RP, Russell GB, Geisinger KR. Cytoreductive surgery with intraperitoneal hyperthermic chemotherapy for disseminated peritoneal cancer of gastrointestinal origin. Am Surg. 2000;66:561–8.

55. Wu WX, Sun YM, Hua YB, Shen LZ. Laparoscopic versus conventional open resection of rectal carcinoma: a clinical comparative study. World J Gastroenterol. 2004;10:1167–70.

56. Fleshman JW, Wexner SD, Anvari M, LaTulippe JF, Birnbaum EH, Kodner IJ, et al. Laparoscopic vs. open abdominoperineal resection for cancer. Dis Colon Rectum. 1999;42:930–9.

57. Leroy J, Jamali F, Forbes L, Smith M, Rubino F, Mutter D, et al. Laparoscopic total mesorectal excision (TME) for rectal cancer surgery: long-term outcomes. Surg Endosc. 2004;18:281–9.

58. Morino M, Parini U, Giraudo G, Salval M, Brachet Contul R, Garrone C. Laparoscopic total mesorectal excision: a consecutive series of 100 patients. Ann Surg. 2003;237:335–42.

59. Turchetti G, Palla I, Pierotti F, Cuschieri A. Economic evaluation of da Vinci-assisted robotic surgery: a systematic review. Surg Endosc. 2012;26:598–606.

60. Baek JH, McKenzie S, Garcia-Aguilar J, Pigazzi A. Oncologic outcomes of robotic-assisted total mesorectal excision for the treatment of rectal cancer. Ann Surg. 2010;251:882–6.

61. Archampong D, Borowski D, Wille-Jorgensen P, Iverson LH. Workload and surgeon's specialty for outcome after colorectal cancer surgery. Cochrane Database Syst Rev. 2012;3, CD005391.

62. Parker MC. Epidemiology of adhesions: the burden. Hosp Med. 2004;65:330–6.

63. Kozol RA, Hyman N, Strong S, Whelan RL, Cha C, Longo WE. Minimizing risk in colon and rectal surgery. Am J Surg. 2007;194:576–87.

64. Kirchhoff P, Clavien PA, Hahnloser D. Complications in colorectal surgery: risk factors and preventive strategies. Patient Saf Surg. 2010;4:5.

65. Lipska MA, Bissett IP, Parry BR, Merrie AE. Anastomotic leakage after lower gastrointestinal anastomosis: men are at a higher risk. ANZ J Surg. 2006;76:579–85.

66. Kirchhoff P, Dincler S, Buchmann P. A multivariate analysis of potential risk factors for intra- and postoperative complications in 1316 elective laparoscopic colorectal procedures. Ann Surg. 2008;248:259–65.

67. Wakeman CJ, Dobbs BR, Frizelle FA, Bissett IP, Dennett ER, Hill AG, et al. The impact of splenectomy on outcome after resection for colorectal cancer: a multicenter, nested, paired cohort study. Dis Colon Rectum. 2008;51:213–7.

68. Brown SR, Goodfellow PB. Transverse verses midline incisions for abdominal surgery. Cochrane Database Syst Rev. 2005;CD005199.

69. Artinyan A, Nunoo-Mensah JW, Balasubramaniam S, Gauderman J, Essani R, Gonzalez-Ruiz C, et al. Prolonged postoperative ileus definition risk factors, and predictors after surgery. World J Surg. 2008;32:1495–500.

70. Joyce MR, Dietz DW. Management of complex gastrointestinal fistula. Curr Probl Surg. 2009;46:384–430.

71. Lynch AC, Delaney CP, Senagore AJ, Connor JT, Remzi FH, Fazio VW. Clinical outcome and factors predictive of recurrence after enterocutaneous fistula surgery. Ann Surg. 2004;240:825–31.

72. Fevang BT, Fevang J, Stangeland L, Soreide O, Svanes K, Viste A. Complications and death after surgical treatment of small bowel obstruction: a 35-year institutional experience. Ann Surg. 2000;231:529–37.

73. Choi HK, Chu KW, Law WL. Therapeutic value of gastrografin in adhesive small bowel obstruction after unsuccessful conservative treatment: a prospective randomized trial. Ann Surg. 2002;236:1–6.

74. Platell C, Hall JC. The prevention of wound infection in patients undergoing colorectal surgery. J Hosp Infect. 2001;49:233–8.

75. Larochelle M, Hyman N, Gruppi L, Osler T. Diminishing surgical site infections after colorectal surgery with surgical care improvement project: is it time to move on? Dis Colon Rectum. 2011;54:394–400.

76. Slim K, Vicaut E, Panis Y, Chipponi J. Meta-analysis of randomized clinical trials of colorectal surgery with or without mechanical bowel preparation. Br J Surg. 2004;91:1125–30.

77. Nissan A, Guillem JG, Paty PB, Douglas Wong W, Minsky B, Saltz L, et al. Abdominoperineal resection for rectal cancer at a specialty center. Dis Colon Rectum. 2001;44:27–35.

78. Lewis SJ, Andersen HK, Thomas S. Early enteral nutrition within 24 h of intestinal surgery versus later commencement of feeding: a systematic review and meta-analysis. J Gastrointest Surg. 2009;13:569–75.

79. Fujii T, Morita H, Sutoh T, Yajima R, Yamaguchi S, Tsutsumi S, et al. Benefit of oral feeding as early as one day after elective surgery for colorectal cancer: oral feeding on first versus second postoperative day. Int Surg. 2014;99:211–5.

80. Azoulay E, Soares M, Darmon M, Benoit D, Pastores S, Afessa B. Intensive care of the cancer patient: recent achievements and remaining challenges. Ann Intensive Care. 2011;1:5.

81. Kostakou E, Rovina N, Kyriakopoulou M, Koulouris NG, Koutsoukou A. Critically ill cancer patient in intensive care unit: issues that arise. J Crit Care. 2014;29(5):817–22.

第五十六章　超声心动图在重症患者中的应用

Viviane G. Nasr, Anam Pal, Mario Montealegre-Gallegos, Robina Matyal

引言

自 1954 年 Inge Edler 和 Hellmuth Hertz 首次描述了利用超声反射波评估心脏室壁运动以来,超声心动图在临床上的应用逐步发展[1]。曾经认为它是心脏科医师独有的诊断手段,而现在已扩展到其他临床专业,如麻醉学和急诊医学[2,3]。

重症监护病房(intensive care unit, ICU),医师最初是应用超声心动图来评估脓毒症和心衰患者[4,5]。目前超声心动图是一种极有价值的诊断和评估工具,它可以诊断和评估危及生命的临床情况,如心包填塞、低血容量状态、主动脉夹层、心肌梗死和急性右心衰竭。通过超声心动图评估,可提供介入治疗指征,从而显著降低患者的发病率和死亡率[6-10]。

本章中,我们将介绍超声心动图评估 ICU 患者血流动力学不稳定的常见原因。这些常见的重症监护中的一些临床表现和相关的经胸超声心动图(transthoracic echo-cardiography, TTE)和经食管超声心动图(transesophageal echocardiography, TEE)发现总结在图 56.1 中。重症心脏超声中常用的 TTE 和 TEE 切面见表 56.1。TTE 和 TEE 的优缺点总结在表 56.2 中。

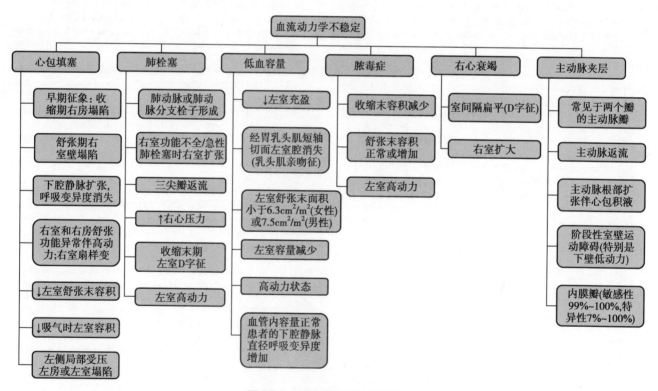

图 56.1　重症监护和超声发现

表 56.1 评估 ICU 患者常用的超声心动图切面

TTE	TEE	血流动力学评估
心尖四腔心	食管中部四腔心	心室扩大和肥厚,LV 每搏量测量 三尖瓣反流患者的肺动脉压评估 左室侧壁和室间隔 二尖瓣、三尖瓣结构和功能
胸骨旁短轴	经胃中部短轴	左室收缩,LV FAC(LV EF),室间隔矛盾运动 观察冠状动脉(左前降支、回旋支、后降支)的主要灌注区左心室 目测射血分数
剑突下切面	食管中部二腔心	小:低血容量或需要液体充盈:心衰 下腔静脉塌陷性和直径
心尖五腔心	深部经胃长轴切面	测量主动脉瓣和左室流出道的多普勒血流 主动脉压力梯度

续表

TTE	TEE	血流动力学评估
胸骨旁长轴 	食管中部长轴 	测量左室流出道直径从而计算心排和主动脉瓣面积
		前间壁和下侧壁的结构和功能
		收缩期前的运动评估
		彩色多普勒评估二尖瓣和主动脉瓣
剑突下切面 		主动脉瓣和二尖瓣结构
		心室肥厚和扩大
		左室间隔和侧壁
		肺病或机械通气患者的有效切面

表56.2 经胸超声和食管超声的优缺点

优点

TTE	TEE
• 即时可用	• 成像好
• 无创	• 在合并肺心病的气管插管机械通气患者中有用
• ICU中使用方便	
• 无明显并发症	• 对于左房血栓、心包填塞、瓣膜尤状赘生物、主动脉病理改变和肺栓塞等情况可获得更好视野
• 经济	

缺点

• 对于有敷料、胸部引流管、手术史、肺疾病或机械通气患者来讲不易获得清晰的图像	• 使用不方便
• 图像质量较TEE差	• 有创,上消化道梗阻患者有使用禁忌(如食管憩室)
	• 与主要和次要并发症相关
	• 由于气管插管和左主支气管的影响,升主动脉远端和部分主动脉弓的成像可能显示不清
	• 价格昂贵,维护费用高

超声心动图评估低血压和休克

在ICU中,超声心动图是针对低血压和休克患者进行血流动力学评估常用的方法之一。在ICU停留时间,许多患者在某个时间点会出现低血压情况,即从一个无足轻重的低血压读数发展到危及生命的不稳定的血流动力学状态。TTE 和 TEE 可为心源性或非心源性引起的血流动力学不稳定提供信息，这些信息可用于指导后续的干预治疗[11,12]。在 ICU 中，常见引起低血压原因有：低血容量、心包填塞、主动脉夹层、肺栓塞、心脏收缩功能受损、严重的急性瓣膜反流以及血管扩张等[11,13]。

休克是一种全身组织缺氧状态，其分类为低血容量性休克、心源性休克、梗阻性休克和分布性休克[14]。早期诊断能够及时治疗可逆性原因，降低死亡率[8]。因此，对休克患者必须进行快速、准确的评估。在众多血流动力学监测手段中，最方便的是心脏彩超，比如休克快速超声评估（rapid ultrasound for shock and hypotension，RUSH）和创伤超声重点评估（focused assessment with sonography for trauma，FAST）[15,16]。RUSH 流程通过对心脏、腔静脉、腹膜、肺以及大血管的评估能够确定休克的病因。本章将重点讨论心脏和主要血管引起休克的评估（见第六十章完整 RUSH 检查）。

超声心动图对血流动力学不稳定患者的评估通常意味着排除立即危及生命的状况（如心包填塞），评估患者的容量状态和容量反应性，以及确定患者是否有左室（left ventricular，LV）收缩功能受损。

评估容量状态和容量反应性（液体反应性）

容量状态及容量（液体）反应性可以通过超声心动图测量收缩末和舒张末的 LV 容积来评估，也可以通过确定腔静脉直径和呼吸变异率来进行评估[17,18]。

在低血容量的患者中，常可见到小而高动力型的 LV，伴随充盈减少，进而导致舒张末容积减少[19]。这些表现可在胸骨旁短轴（TTE）和经胃短轴（TEE）切面观察到。此外，还可见到左室收缩末容积减少导致的收缩末期 LV 陷闭，也称为"心室亲吻"（图 56.2）。"心室亲吻"征也可见于心室高动力状态（由于射血分数高），但 LV 舒张末容积是增高或正常的。

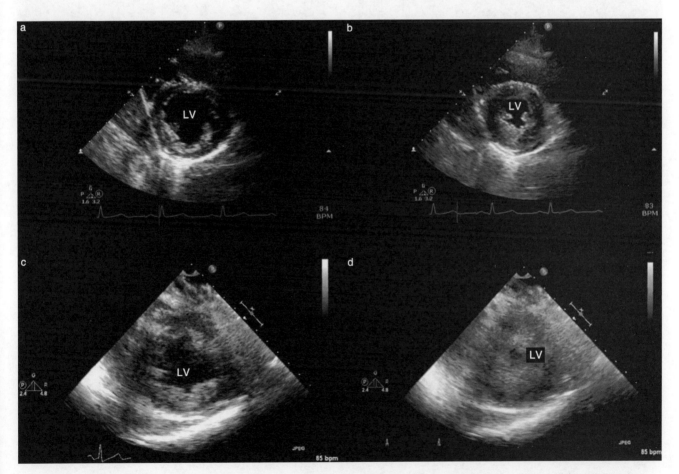

图 56.2　低血容量。（a）正常容量患者，TTE 舒张末期胸骨旁短轴切面。该切面可以测量左心室的正常舒张末期直径。（b）正常容量患者，TTE 收缩末期胸骨旁短轴切面。（c）低血容量患者，TTE 舒张末期胸骨旁短轴切面。可观察到"心室亲吻"征。LV. 左心室

　　右房(right atrium,RA)压或前负荷可通过观察自主呼吸周期中下腔静脉(inferior vena cava,IVC)直径的变化来进行评估[20]。IVC 的大小和直径会随着呼吸周期胸腔内压的变化而变化。在吸气时,胸腔内压下降产生负压,从而使空气进入肺内;同时,右心的静脉回流增多,导致 TTE 可见的 IVC 塌陷,伴随 IVC 直径接近 50% 减少。相反地,呼气胸腔内压增加,静脉回流减少,IVC 充盈,直径增加。如果由于潜在的病理情况导致 RA 压逐渐升高,那么 IVC 随着吸气塌陷的程度将减少,IVC 开始增宽。低血容量的患者,RA 压是降低的,因此吸气时 IVC 塌陷程度更加明显。在仰卧位患者中,使用 TTE 剑突下切面测量 IVC 直径是可行的。经 IVC 的 M 型超声使得 IVC 变异显示更清楚,测量更方便。如果 IVC 显示不清(如完全塌陷),应考虑严重的低血容量。

　　测量 IVC 直径的呼吸变异率可以预测容量反应

性。IVC 塌陷指数是 IVC 最大径与最小径之差,再除以最大径。该指数仅适用于自主呼吸的患者。在机械通气患者中,IVC 直径随着呼吸周期的变化是相反的,这是因为胸腔内压传导至 RA,导致吸气时 IVC 扩张,呼气时 IVC 塌陷[21](图 56.3a)。ΔD_{IVC} 被推荐用于这类患者的容量反应性评估[20]。ΔD_{IVC}=(吸气最大径-呼气最小径)/[(吸气最大径+呼气最小径)/2]。在一项纳入 39 例机械通气的脓毒症患者的研究中,12% 的 ΔD_{IVC} 预测在进行了 8ml/kg 的胶体液复苏后心脏指数将增加 15%(阳性预测值为 93%,阴性预测值为 92%)[20]。然而,在测量该指数时,患者应为窦性心律并且潮气量 ≥8ml/kg。另一个常用的指数是 IVC 扩张(IVC distensibility,dIVC)指数,它是用 IVC 的最小径代替平均直径作为分母。在合并急性肺损伤的 23 例脓毒症患者中,18% 的 dIVC 预测在进行了 7ml/kg 的胶体液复苏后心脏指数将增加 15%,特异性和敏感性均为 90%[22]。

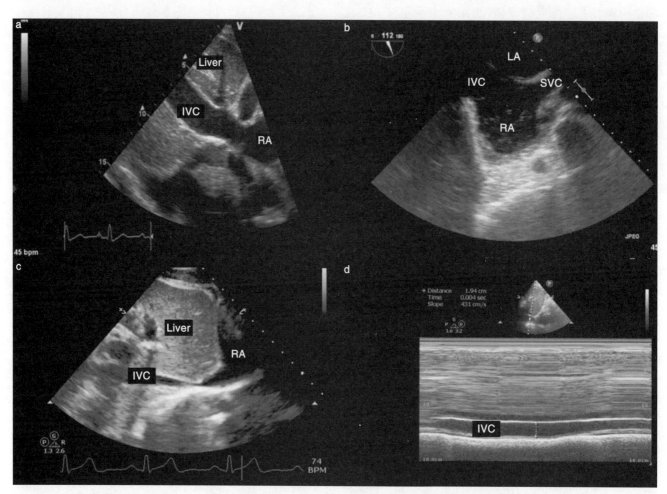

图 56.3　SVC IVC 塌陷程度。(a)TTE 剑突下切面,充盈的下腔静脉汇入右心房。(b)TEE 食管中段二腔心切面,同时显示上腔静脉和下腔静脉。(c)TTE 剑突下切面,显示了一个有容量反应性的患者下腔静脉高度塌陷。(d)经过下腔静脉的 M 型超声可以用来测量直径和塌陷程度。Liver=肝脏;IVC=下腔静脉;SVC=上腔静脉;RA=右心房;LA=左心房

一种类似的方法即可以使用 TEE 双腔切面来测量上腔静脉来完成(图 56.3b)。正压通气过程中,胸腔内压的增加可能会引起上腔静脉(superior vena cava,SVC)的部分或完全塌陷。静脉输液增加血管内容量可逆转 SVC 塌陷,导致心输出量增加。容量(液体)反应性可以通过 TEE 测量 SVC 塌陷程度来评估,推荐使用塌陷指数[23]。在一项纳入了 66 例机械通气的脓毒症患者的研究中,36% 的塌陷指数预测在进行了 10ml/kg 的胶体液复苏后心脏指数将增加 11%,特异性为 100%,敏感性为 90%[23]。

SVC 的塌陷指数和扩张指数的使用有临床局限性。其应用依赖于完整的心肺互动,在心律失常的患者中是无效的。近期的一项队列研究发现,在同一患者中,SVC 比 IVC 预测容量(液体)反应性更好[24]。

评估左心室收缩功能

TEE 经胃短轴切面(TG SAX)和 TTE 胸骨旁短轴切面都可以同时观察左心室的前壁、间隔、侧壁和下壁。由于主要冠状动脉分支灌注的区域(即回旋支、左前降支、后降支)同时可视化,这些切面对 LV 功能的初步评估是非常有帮助的。在这些切面基础上需补充其他切面,以便更准确的评估更多部位(即后间隔基底部)的异常。

评估左室收缩功能的常用方法

短轴缩短率

短轴缩短率(fractional shortening,FS)是评估 LV 功能最快捷的方法之一,定义为左室收缩时其直径变化的百分率,可经 M 型超声或二维超声,在胃短轴切面(TEE)和胸骨旁长轴或短轴切面(TTE)测量[25]。FS:

[(LV 舒张末直径− LV 收缩末直径)/
LV 舒张末直径]×100

FS 正常范围是 25% ~ 45%。FS 的最大优势是快速且易于获得。然而,其缺点是一维切面,因此,可能不能准确代表整个 LV 的功能(如节段性室壁运动异常的患者)。

面积变化分数

计算面积变化分数是评估左室功能的一种简便方法。使用二维超声在经胃中部短轴切面(TEE)或者胸骨旁短轴切面(TTE)可以测量计算[26,27]。描记完心内膜边缘(不包括乳头肌)后,超声仪能自动计算出左室舒张末和收缩末面积[28]。面积变化分数计算公式如下:

(EDA − ESA)/EDA×100

面积变化分数正常值>35%。面积变化分数的主要缺陷是不能代表整个左心室的功能。因为其常常在乳头肌中部切面水平进行测量,因此,不能反映左心室心尖部及基底部的节段性室壁运动异常。

射血分数

射血分数(ejection fraction,EF)表示每搏输出量占舒张末容积的百分比。在一些研究中,EF 已被作为评价生存和预后的预测指标[29,30]。射血分数正常值>55%。尽管 EF 是作为一种定量测量方法存在的,但临床上通常通过 TTE 和 TEE 目测("肉眼观察")来估测 EF。对于有经验的心脏超声操作者来说,目测法评估的准确性和可靠性均很高[31-33]。超声心动图操作者将从多个切面观察评估 LV 面积和心内膜增厚的程度,然后使用定量或定性的方法对 EF 进行分类(高动力、正常、轻度减弱、中度减弱、重度减弱)。

EF 测量最常用的定量方法是 Simpson's 法[34]。在这种方法中,应在相互垂直的两个不同的平面对左心室收缩末和舒张末容量进行评估。对于 TEE 来说,应在食管中部四腔心切面和食管中部二腔心切面进行评估;对于 TTE 来说,应在心尖四腔心和心尖二腔心切面进行评估[35,36]。描记心内膜边界,并通过将心腔划分成一系列柱体,并计算每个柱体的体积,由超声系统预测心室容积。射血分数计算如下:

[(LV 舒张末容积− LV 收缩末容积)/
LV 舒张末容积]×100。

对于超声心动图初学者来说,建议使用 Simpson's 方法对射血分数进行定量评估,尽管使用此方法有一些缺陷。心内膜边界描记过程中的小错误在超声系统评估容量时将会被放大。因此,需要充分清晰地显示心内膜边界,必须优化机器设置(增益、焦点、时间增益补偿)。有些患者(如患者由于机械性二尖瓣产生声影)不适合使用该方法进行射血分数评估。EF 也受到诸如二尖瓣反流之类的影响,这是由于左心室向左心房的反流使 LV 收缩末容积减少所致。这将导致患者可能有很高的射血分数,但通过主动脉瓣的每搏输出量将会显著降低。在明显低血容量或 LV 肥厚的患者中,EF 可能正常,但每搏输出量可能显著降低。

心输出量计算

为了通过超声心动图测定心输出量,需测量收缩期间通过左心室流出道(left ventricular outflow tract, LVOT)的每搏输出量,然后计算心输出量如下[37]:

心输出量=每搏输出量×心率

为了测量通过 LVOT 的每搏输出量,需要测量 LVOT 的横截面积和速度-时间积分。每搏输出量计算如下:

每搏输出量=LVOT 横截面积×LVOT 速度-时间积分

通过在食管中段主动脉瓣短轴切面(TEE)或收缩中期胸骨旁长轴切面(TTE)测量左室流出道直径可以计算 LVOT 的横截面积。假定该切面水平的 LVOT 为圆形,那么面积可以通过 $\pi * r^2$ 得出。最近指出,LVOT 为圆柱形而非圆形,因此该种方法可能是不准确的[38]。

速度时间积分(velocity time integral, VTI)是 LVOT 处流量曲线下面积。为了获得 VTI,需使用脉冲多普勒,并且容积取样框应放置在先前测量 LVOT 直径的地方(通常为瓣叶开口以远 0.5～1cm)[39]。为了准确测量 VTI,应选择超声束入射方向与血流方向最接近平行的角度。对 TEE 来说,取深部经胃长轴切面;对 TTE 来说,取心尖五腔心或三腔心切面都可用来测量。

评估左心室收缩功能的其他方法

由于前述方法的局限性,因此列出了一些其他方法如:心功能指数、多普勒推导 dP/dT、三维超声 LV 容积测量、心肌应变成像、二尖瓣环位移等。这些方法耗时较长,因此在重症监护室应用也是受限的。

节段室壁运动异常

室壁运动异常常见于心肌缺血或心肌梗死,并以心内膜运动减弱或消失以及收缩期心肌增厚受损为特征。TEE 和 TTE 可用于评估室壁运动异常,应使用多切面对所有心室壁进行全面检查[34]。

室壁运动分类如下:

- 正常收缩力
- 运动功能减退:收缩幅度减弱、收缩延迟
- 无运动:无向内收缩及增厚
- 运动障碍:收缩期变薄、收缩期心内膜向外运动
- 室壁瘤:心室舒张期永久的变形

无运动或运动障碍通常是陈旧性心肌梗死的结果,因此经常反映的是无活性的心肌。运动减弱的节段,其纯粹来源于缺血心肌,但也可能反映的是陈旧性非透壁的心肌梗死,这些心肌通常还保留一定的存活能力,通常反映的是冬眠心肌。

事实上,节段室壁运动异常并不总是由心肌缺血引起。其他引起节段室壁运动异常的原因包括重度高血压、心肌病、左束支传导阻滞、肺动脉高压、心肌炎、心肌顿抑、中毒、心室起搏以及右心衰竭。

常见临床症状的超声心动图表现

急性右心衰竭和肺栓塞

ICU 住院患者常常发生急性右心衰竭,通常是由于急性左心衰竭、大量血栓栓塞、脂肪或空气栓塞、酸中毒以及急性呼吸窘迫综合征等原因引起[40]。RV 和肺循环耦联,与体循环相比,肺循环容量更多而阻力更低。RV 只具有 LV 的肌肉量的 1/6,因此,薄的 RV 壁耐受急性压力负荷的能力较弱[41]。

超声心动图上,正常 RV 比 LV 小,面积接近于 LV 的 60%。正常情况下,心尖仅由 LV 组成。当右室成为心尖的一部分时,RV 增大就已经存在了。通常 RV 容纳血量比 LV 更多。因为在正常情况下两个心室的每搏输出量相同,因此正常的 RV 射血分数要低于 LV,在 40%～45%[42]。

室间隔的检查也有助于 RV 功能的评估[43]。正常情况下,短轴切面上 LV 看起来是圆形的,它的前后径和横径是相当的。RV 功能不全时,室间隔可能呈现扁平状,导致短轴切面 LV 呈 D 字形[44](图 56.4)。室间隔的定量分析可以用偏心指数来表示,它是指左室舒张期前后径与左右径之比。正常情况下该指数接近 1[45]。如果室间隔扁平发生在收缩期,应怀疑 RV 压力过负荷;如果在舒张期发生这种情况,那么 RV 容量过负荷是最可能的机制。

RV 舒张期过负荷,应测量 RV 容积。由于二维超声测量 RV 容积的局限性,推荐一个半定量的方法,在心尖四腔心切面通过描记心内膜来测量 RV 和 LV 舒张末面积,如果心内膜显示不清则可描记心外膜。RVEDA:LVEDA 比值(正常值=0.36～0.6)和 RV 扩张有良好的相关性[46]。当比值在 0.7～0.9 之间为中度扩张,比值>1 时为重度扩张。在一项纳入了 1 416 例急性肺栓塞(PE)的回顾性研究中发现该比值有良好的预测价值[47]。

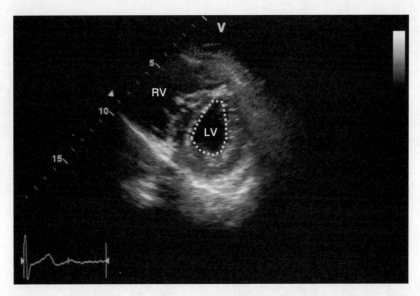

图 56.4　D 形室间隔。TEE 经胃中部短轴切面显示了舒张末期扩张的右心室，扁平的室间隔以及 D 字形的左心室。这种表现与急性右室容量过负荷相符。RV＝右心室；LV＝左心室

肺栓塞

对外科 ICU 的术后患者，尤其是整形外科和盆腔手术后的患者，因其高凝状态，发生肺栓塞的风险率更高。诊断 PE 的金标准是肺动脉造影或螺旋 CT。然而，从 ICU 转运一个血流动力学不稳定的患者至影像科是耗时并具有挑战性的。使用 TEE 进行评估是一个可行的方案，其敏感性为 70%，特异性为 81%[48]。虽然获得肺动脉干或其分支的血栓图像是最具诊断价值的，但超声心动图常不易获得上述图像。其他超声发现，如 RV/LV 比值，是简单且实用的诊断大面积 PE 的方法。此外，提示 PE 的其他表现包括 RV 功能障碍、RV 扩大、压力和容量过负荷导致的室间隔扁平、三尖瓣反流、扩张的 RA 和 IVC 增宽（图 56.5）。RV 功能障碍合并右室游离壁活动减弱，但心尖活动正常（心尖保留）被称为 McConnell's 征，该征象是急性肺栓塞的特征征象[49]。RVOT 血流参数加速时间<60m/s 对应肺动脉收缩压<60mmHg（通过三尖瓣反流喷射速度来评估）被称为 60/60 征，这种征象也是可见的[50]。如果通过这些发现提示 PE，则应启动溶栓治疗，并完成超声心动图的随访。

感染性心内膜炎

当怀疑系统性栓塞或败血症时，通常应将心内膜炎列入鉴别诊断。静脉吸毒者和具有多个留置导管和侵入性监测的 ICU 患者，其患有较高的心内膜炎风险。超声心动图是检测心内膜炎及其感染并发症的

首选诊断方式，可以检测存在于瓣膜（天然或人工）、心内膜表面或心内装置（中心静脉导管、起搏器、间隔吻合器）上的赘生物[51]（图 56.6）。位于瓣膜瓣叶上的赘生物呈可移动或不动的团块状回声影，并且通常位于心动周期中压力最低侧（例如二尖瓣赘生物位于心房侧）。虽然超声心动图无法预测赘生物的栓塞风险，但可以诊断一些常见的心内膜炎并发症，如人工瓣膜开裂、脓肿、瓣膜反流、腱索断裂和瓣叶穿孔。

感染性休克

感染性休克是分布性休克最常见的原因，通常以顽固性低血压、终末器官损害和由于脓毒症引起的全身炎症反应综合征（Systemic Inflammatory Response Syndrome，SIRS）起病。低血容量可能是绝对的、相对的或两者兼有的，并且促进 LV 和 RV 的收缩和舒张功能障碍。心输出量正常或增加导致 LV 高动力状态，多普勒评估中的前向血流也是增加的[52]；然而，低心输出状态也是可见的，提示预后不良[53]。因为 LV 收缩功能是容量依赖性的，所以在心室容积恢复后，心室收缩功能减退可能仅在超声心动图上表现明显。RV 功能障碍可独立发生或继发于 PA 压力增高或 LV 功能不全。

在最初的复苏起效后，超声心动图将用于指导患者的进一步治疗。应采用如上所述，敏感的 2D 超声测量前负荷，例如 IVC 呼吸变异率，或测量 IVC 直径<10mm，LV 功能也应如上所述进行评估。应获得连续测量以指导进一步的治疗，特别是在感染性休克的恢复期。

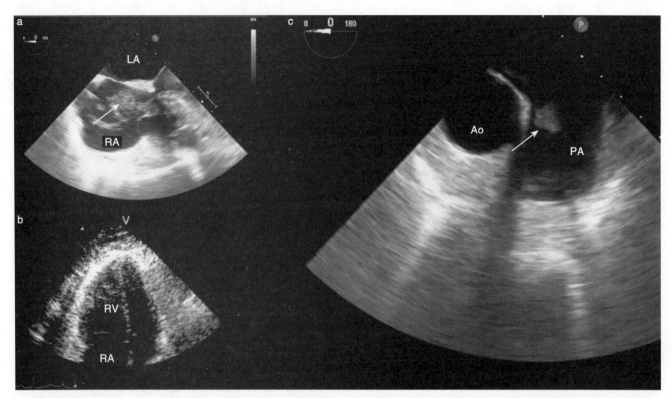

图 56.5　肺栓塞。（a）TEE 食管中部四腔心切面，探头向右转动可以见到右房内大块血栓。（b）TTE 肺栓塞患者的心尖四腔心切面，可见舒张期室间隔偏向左侧，并可见右房、右室增大。这些征象均与急性右室压力过负荷相符。（c）TEE 食管中部升主动脉短轴切面，显示肺动脉干内的血栓（箭头）。RA=右心房；LA=左心房；Ao=主动脉；PA=肺动脉

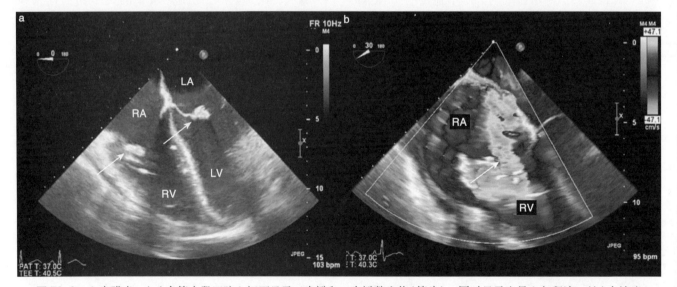

图 56.6　心内膜炎。（a）食管中段四腔心切面显示三尖瓣和二尖瓣赘生物（箭头）。同时显示少量心包积液。（b）在该患者可以观察到严重的三尖瓣反流喷射（箭头）。RA=右心房；LA=左心房；RV=右心室；LV=左心室

心包积液和心包填塞

　　心包积液可能继发于感染、肿瘤、外伤或外科手术。超声心动图检查者确定心包积液及其程度是非常重要的，以防止其进展为心包填塞[54]。少量心包积液可能引起心包填塞，特别是急性发作时，而大量心包积液并不总是导致心包填塞，特别是当积液累积了很长时间[55]。

　　心包积液与胸腔积液、心外膜前方脂肪垫和心包囊肿在超声心动图上表现相似、容易混淆，应对其进

行仔细区分[56]。胸腔积液随呼吸而移动,位于降主动脉后方,而心包积液不随呼吸而移动,位于降主动脉前方,因而能鉴别两者。脂肪垫只出现在心外膜前方,而不会出现在心外膜后方。心包囊肿虽少见,但也与包裹性心包积液表现相似。心包腔不会延伸到左心房后面,因此这个位置的无回声区不能代表心包积液。

少量心包积液在超声上表现为薄的无回声带状影(图56.7a),而大量心包积液可环绕心脏周围(图56.7b-d)。心包积液在舒张期测量,分为少量(<0.5cm)、中量(0.5~2cm)和大量(>2cm)。少量积液仅在心室收缩期可见,而大量积液(>25ml)在整个心动周期都可见;甚至能见到心脏在心包内"摆动",对应于心电图(ECG)上发现的电交替。如前所述,不能根据心包积液量的多少诊断心包填塞,除非有临床证据表明心包内压升高或心室塌陷。

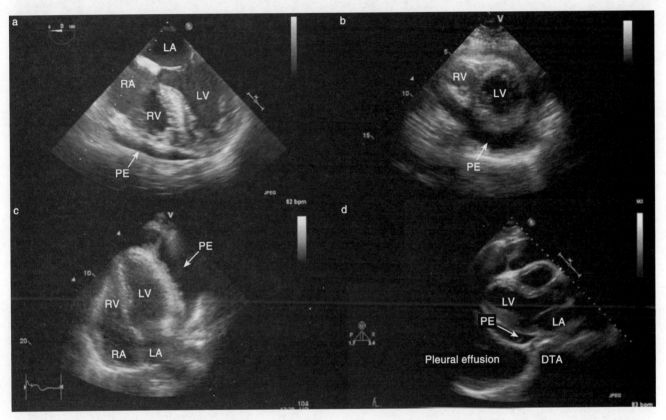

图56.7　心包积液。(a)TEE食管中部四腔心切面心包积液。(b)TTE胸骨旁短轴切面大量心包积液。(c)TTE心尖四腔心切面明显的心包积液但无心腔受压。(d)TTE胸骨旁长轴切面,患者同时有胸腔积液和心包积液。心包积液位于降主动脉前方,而胸腔积液位于降主动脉后方。RA=右心房;LA=左心房;RV=右心室;LV=左心室;PE=心包积液,DTA=降主动脉

心包填塞是一种威胁生命的情况,在2%~10%的重症监护病房住院患者中有报道[57]。ICU中的休克患者应评估有无心包填塞,尤其是心脏术后的患者。心包填塞导致心脏在心动周期舒张期时心腔无法充盈及充分扩张[58]。由于心脏右侧压力更低,所以RA首先受压;这是2D超声上心包填塞最早及最敏感的特征,常发生于舒张晚期(图56.8a)。心室充盈减少,心室壁出现增厚(假性肥大),腔静脉出现扩张。收缩期IVC可能无法塌陷,并可能表现为容量过多(扩张>2cm,直径随呼吸变异减少)。当心包内压力超过RV充盈压时,则发生RV塌陷,常常发生于舒张早期(图56.8b)。LV和左房(LA)塌陷随后发生,尤其是LV压力低时。可以看到室间隔矛盾运动(舒张期室间隔向左侧移动)。对于脉冲多普勒,由于RV流量的增加和LV流量的下降,而发生舒张早期三尖瓣E波的增加(即流速增加)和舒张早期二尖瓣E波的减少(即二尖瓣前向流量减少)。二尖瓣的延迟开放导致吸气期间(<60毫秒)的等容舒张时间(isovolumetric relaxation time,IVRT)增加。心脏手术后的患者,包裹性心包积液通过压迫单个心腔可能是引起心包填塞的原因,因此,应进行多个切面扫查以排除心包积液或填塞。

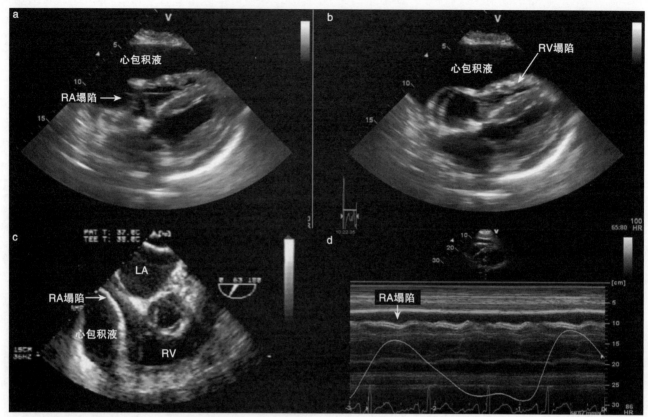

图 56.8   心包填塞。(a) TTE 剑突下四腔心切面显示右房受压。(b) TTE 剑突下四腔心切面显示舒张期右室受压。(c) TEE 食管中部右室流入-流出道切面显示右房和左房塌陷。(d) M 型超声显示心包填塞患者右房壁舒张期塌陷。RA=右心房,RV=右心室,LA=左心房

主动脉夹层

由于其在急诊的实用性,TTE 经常用于主动脉夹层患者的初始评估。尽管如此,TTE 并不是诊断主动脉夹层的首选影像检查方法。TTE 主要用于评估近端升主动脉,因其他主动脉段可能难以显示。TTE 特别有助于评估血流动力学状态、主动脉直径、主动脉瓣受累(例如关闭不全),排除心包填塞以及诊断可能由于冠状动脉受累导致的新发的节段室壁运动异常。与其他方式相比,诊断所有类型主动脉夹层,TTE 的整体敏感性仅为 59%~83%,特异性为 63%~93%[59]。因此,TTE 扫查阴性发现并不能排除主动脉夹层。TEE 拥有更完整、清晰的主动脉视野,但由于其有创性和镇静需要,使其应用受限。

主动脉夹层根据内膜撕裂的起始部位和撕裂程度进行分类。DeBakey Ⅰ 型:夹层起源于升主动脉并累及远端主动脉;Ⅱ 型:夹层起源并局限于升主动脉;Ⅲ 型:夹层起源于降主动脉;Ⅲa 型:局限于胸主动脉;Ⅲb 型:扩展到膈下。Stanford 分型分为两类,即累及升主动脉和不累及升主动脉。A 型:夹层累及升主动脉而不论起源于何处;B 型:不累及升主动脉[60]。

急性主动脉夹层是一个挑战,快速成像对及时诊断这种潜在威胁生命的急症是必需的[61]。在重症监护室可以通过超声心动图快速、安全地诊断主动脉夹层。主动脉夹层的超声表现包括主动脉扩张以及等回声线性结构漂浮征。使用 TEE 和彩色多普勒能区分主动脉夹层的真假腔(图 56.9)。78%~100% 的患者都能定位初始撕裂部位[62-64]。由于预后不良和需要手术治疗,排除升主动脉受累尤为重要。

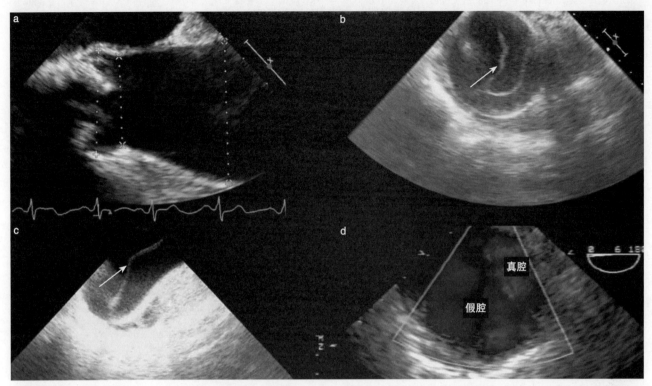

图 56.9 主动脉夹层。(a) TEE 食管中部主动脉瓣长轴切面显示窦管交界消失以及升主动脉扩大。(b) 升主动脉可见内瓣膜(箭头)。(c) TEE 食管上部主动脉弓长轴切面显示内瓣膜(箭头)。(d) 彩色血流多普勒显示通过真假腔的血流速不一样

重症超声心动图培训或认证

2008 年,Sociétéde Reanimation de Langue Française 和美国胸科医师协会的代表共同发表声明,界定重症心脏超声能力(Critical Care Echocardiography,CCE)。它被分为两部分:基础部分和高级部分[65,66]。基础 CCE 要求普通的急救医护人员都必须掌握,要求具有一定的图像采集能力和解读能力。对于高级 CCE,希望重症医师能获得与专业心脏超声科医师相媲美的图像采集能力和综合心脏评估能力。在美国,CCE 目前还没有正式的机构认证[67]。然而,具有高级 CCE 培训的重症医师可以选择遵循美国心脏协会或美国心脏病学会的要求,并申请国家超声心动图委员会的关于成人超声心动图专业技能的考核[68]。

结论

TTE 和 TEE 是 ICU 中经常出现的一些危急情况诊断和处理的重要辅助工具。重症监护中超声心动图应用的增多以及认证机会的增加可能会提高对患者处置的能力。

（段军 译,李晨 校）

参考文献

1. Edler I, Hertz CH. The use of ultrasonic reflectoscope for the continuous recording of the movements of heart walls 1954. Clin Physiol Funct Imaging. 2004;24:118–36.
2. Overton DT. New noninvasive technologies in emergency medicine. Emerg Med Clin North Am. 1988;6:241–52.
3. Wexler LF, Pohost GM. Hemodynamic monitoring: noninvasive techniques. Anesthesiology. 1976;45:156–83.
4. Jardin F, Brun-Ney D, Auvert B, Beauchet A, Bourdarias JP. Sepsis-related cardiogenic shock. Crit Care Med. 1990;18:1055–60.
5. Jardin F, Gueret P, Dubourg O, Farcot JC, Margairaz A, Bourdarias JP. Two-dimensional echocardiographic evaluation of right ventricular size and contractility in acute respiratory failure. Crit Care Med. 1985;13:952–6.
6. Slama MA, Novara A, Van de Putte P, Diebold B, Safavian A, Safar M, et al. Diagnostic and therapeutic implications of transesophageal echocardiography in medical ICU patients with unexplained shock, hypoxemia, or suspected endocarditis. Intensive Care Med. 1996;22:916–22.
7. Vignon P, Mentec H, Terré S, Gastinne H, Gueret P, Lemaire F. Diagnostic accuracy and therapeutic impact of transthoracic and transesophageal echocardiography in mechanically ventilated patients in the ICU. Chest. 1994;106:1829–34.
8. Vincent J-L, Abraham E, Annane D, Bernard G, Rivers E, Van den Berghe G. Reducing mortality in sepsis: new directions. Crit Care. 2002;6:S1–18.
9. Poelaert JI, Trouerbach J, De Buyzere M, Everaert J, Colardyn FA. Evaluation of transesophageal echocardiography as a diagnostic and therapeutic aid in a critical care setting. Chest. 1995;107:774–9.
10. Reichert CL, Visser CA, Koolen JJ, Vander Brink RB, van Wezel HB, Meyne NG, et al. Transesophageal echocardiography in hypo-

tensive patients after cardiac operations. Comparison with hemodynamic parameters. J Thorac Cardiovasc Surg. 1992;104:321–6.

11. McLean AS. Transoesophageal echocardiography in the intensive care unit. Anaesth Intensive Care. 1998;26:22–5.

12. Subramaniam B, Talmor D. Echocardiography for management of hypotension in the intensive care unit. Crit Care Med. 2007;35:S401–7.

13. Cheitlin MD, Armstrong WF, Aurigemma GP, Beller GA, Bierman FZ, Davis JL, et al. ACC/AHA/ASE 2003 Guideline Update for the Clinical Application of Echocardiography: summary article. A report of the American College of Cardiology/American Heart Association Task Force on Practice Guidelines (ACC/AHA/ASE Committee to Update the 1997 Guidelines for the Clinical Application of Echocardiography). J Am Soc Echocardiogr. 2003;16:1091–110.

14. Mello PMVC, Sharma VK, Dellinger RP. Shock overview. Semin Respir Crit Care Med. 2004;25:619–28.

15. Seif D, Perera P, Mailhot T, Riley D, Mandavia D. Bedside ultrasound in resuscitation and the rapid ultrasound in shock protocol. Crit Care Res Pract. 2012;2012:503254.

16. Scalea TM, Rodriguez A, Chiu WC, Brenneman FD, Fallon WF, Kato K, et al. Focused Assessment with Sonography for Trauma (FAST): results from an international consensus conference. J Trauma. 1999;46:466–72.

17. Cheung AT, Savino JS, Weiss SJ, Aukburg SJ, Berlin JA. Echocardiographic and hemodynamic indexes of left ventricular preload in patients with normal and abnormal ventricular function. Anesthesiology. 1994;81:376–87.

18. Jardin F, Vieillard-Baron A. Ultrasonographic examination of the venae cavae. Intensive Care Med. 2006;32:203–6.

19. Lamia B, Ochagavia A, Monnet X, Chemla D, Richard C, Teboul J-L. Echocardiographic prediction of volume responsiveness in critically ill patients with spontaneously breathing activity. Intensive Care Med. 2007;33:1125–32.

20. Feissel M, Michard F, Faller J-P, Teboul J-L. The respiratory variation in inferior vena cava diameter as a guide to fluid therapy. Intensive Care Med. 2004;30:1834–7.

21. Jue J, Chung W, Schiller NB. Does inferior vena cava size predict right atrial pressures in patients receiving mechanical ventilation? J Am Soc Echocardiogr. 1992;5:613–9.

22. Barbier C, Loubières Y, Schmit C, Hayon J, Ricôme J-L, Jardin F, et al. Respiratory changes in inferior vena cava diameter are helpful in predicting fluid responsiveness in ventilated septic patients. Intensive Care Med. 2004;30:1740–6.

23. Vieillard-Baron A, Chergui K, Rabiller A, Peyrouset O, Page B, Beauchet A, et al. Superior vena caval collapsibility as a gauge of volume status in ventilated septic patients. Intensive Care Med. 2004;30:1734–9.

24. Charbonneau H, Riu B, Faron M, Mari A, Kurrek MM, Ruiz J, et al. Predicting preload responsiveness using simultaneous recordings of inferior and superior vena cava diameters. Crit Care. 2014;18:473.

25. de Simone G, Devereux RB, Roman MJ, Ganau A, Saba PS, Alderman MH, et al. Assessment of left ventricular function by the midwall fractional shortening/end-systolic stress relation in human hypertension. J Am Chem Soc. 1994;23(6):1444–51.

26. Clements FM, Harpole DH, Quill T, Jones RH, McCann RL. Estimation of left ventricular volume and ejection fraction by two-dimensional transoesophageal echocardiography: comparison of short axis imaging and simultaneous radionuclide angiography. Br J Anaesth. 1990;64(3):331–6.

27. Pérez JE, Waggoner AD, Barzilai B, Melton HE, Miller JG, Sobel BE. On-line assessment of ventricular function by automatic boundary detection and ultrasonic backscatter imaging. J Am Coll Cardiol. 1992;19:313–20.

28. Vandenberg BF, Rath LS, Stuhlmuller P, Melton HE, Skorton DJ. Estimation of left ventricular cavity area with an on-line, semi-automated echocardiographic edge detection system. Circulation. 1992;86:159–66.

29. St John Sutton M, Pfeffer MA, Moye L, Plappert T, Rouleau JL, Lamas G, et al. Cardiovascular death and left ventricular remodeling two years after myocardial infarction: baseline predictors and impact of long-term use of captopril: information from the Survival and Ventricular Enlargement (SAVE) trial. Circulation. 1997;96:3294–9.

30. McDermott MM, Feinglass J, Lee PI, Mehta S, Schmitt B, Lefevre F, et al. Systolic function, readmission rates, and survival among consecutively hospitalized patients with congestive heart failure. Am Heart J. 1997;134:728–36.

31. Rich S, Sheikh A, Gallastegui J, Kondos GT, Mason T, Lam W. Determination of left ventricular ejection fraction by visual estimation during real-time two-dimensional echocardiography. Am Heart J. 1982;104:603–6.

32. Shih T, Lichtenberg R, Jacobs W. Ejection fraction: subjective visual echocardiographic estimation versus radionuclide angiography. Echocardiography. 2003;20:225–30.

33. Sievers B, Kirchberg S, Franken U, Puthenveettil B-J, Bakan A, Trappe H-J. Visual estimation versus quantitative assessment of left ventricular ejection fraction: a comparison by cardiovascular magnetic resonance imaging. Am Heart J. 2005;150:737–42.

34. Lang RM, Bierig M, Devereux RB, Flachskampf FA, Foster E, Pellikka PA, et al. Recommendations for chamber quantification: a report from the American Society of Echocardiography's Guidelines and Standards Committee and the Chamber Quantification Writing Group, developed in conjunction with the European Association of Echocardiography, a branch of the European Society of Cardiology. J Am Soc Echocardiogr. 2005;18:1440–63.

35. Dávila-Román VG, Cardona H, Feinberg M, Pérez JE, Barzilai B. Quantification of left ventricular dimensions on line with biplane transesophageal echocardiography and lateral gain compensation. Echocardiography. 1994;11:119–25.

36. Melamed R, Sprenkle MD, Ulstad VK, Herzog CA, Leatherman JW. Assessment of left ventricular function by intensivists using hand-held echocardiography. Chest. 2009;135:1416–20.

37. Lewis JF, Kuo LC, Nelson JG, Limacher MC, Quinones MA. Pulsed Doppler echocardiographic determination of stroke volume and cardiac output: clinical validation of two new methods using the apical window. Circulation. 1984;70:425–31.

38. Montealegre-Gallegos M, Mahmood F, Owais K, Hess P, Jainandunsing JS, Matyal R. Cardiac output calculation and three-dimensional echocardiography. J Cardiothorac Vasc Anesth. 2014;28:547–50.

39. Ihlen H, Endresen K, Myreng Y, Myhre E. Reproducibility of cardiac stroke volume estimated by Doppler echocardiography. Am J Cardiol. 1987;59:975–8.

40. Green EM, Givertz MM. Management of acute right ventricular failure in the intensive care unit. Curr Heart Fail Rep. 2012;9:228–35.

41. Stojanovska J, Prasitdumrong H, Patel S, Sundaram B, Gross BH, Yilmaz ZN, et al. Reference absolute and indexed values for left and right ventricular volume, function and mass from cardiac computed tomography. J Med Imaging Radiat Oncol. 2014;58:547–58.

42. Pfisterer ME, Battler A, Zaret BL. Range of normal values for left and right ventricular ejection fraction at rest and during exercise assessed by radionuclide angiocardiography. Eur Heart J. 1985;6:647–55.

43. Brinker JA, Weiss JL, Lappé DL, Rabson JL, Summer WR, Permutt S, et al. Leftward septal displacement during right ventricular loading in man. Circulation. 1980;61:626–33.

44. Movahed MR, Hepner A, Lizotte P, Milne N. Flattening of the interventricular septum (D-shaped left ventricle) in addition to high right ventricular tracer uptake and increased right ventricular volume found on gated SPECT studies strongly correlates with right ventricular overload. J Nucl Cardiol. 2005;12:428–34.

45. Puwanant S, Park M, Popović ZB, Tang WHW, Farha S, George D, et al. Ventricular geometry, strain, and rotational mechanics in pulmonary hypertension. Circulation. 2010;121:259–66.

46. Vieillard-Baron A, Page B, Augarde R, Prin S, Qanadli S, Beauchet

A, et al. Acute cor pulmonale in massive pulmonary embolism: incidence, echocardiographic pattern, clinical implications and recovery rate. Intensive Care Med. 2001;27:1481–6.

47. Frémont B, Pacouret G, Jacobi D, Puglisi R, Charbonnier B, de Labriolle A. Prognostic value of echocardiographic right/left ventricular end-diastolic diameter ratio in patients with acute pulmonary embolism: results from a monocenter registry of 1,416 patients. Chest. 2008;133:358–62.

48. Stawicki SP, Seamon MJ, Meredith DM, Chovanes J, Paszczuk A, Kim PK, et al. Transthoracic echocardiography for suspected pulmonary embolism in the intensive care unit: unjustly underused or rightfully ignored? J Clin Ultrasound. 2008;36:291–302.

49. McConnell MV, Solomon SD, Rayan ME, Come PC, Goldhaber SZ, Lee RT. Regional right ventricular dysfunction detected by echocardiography in acute pulmonary embolism. Am J Cardiol. 1996;78:469–73.

50. Kurzyna M, Torbicki A, Pruszczyk P, Burakowska B, Fijałkowska A, Kober J, et al. Disturbed right ventricular ejection pattern as a new Doppler echocardiographic sign of acute pulmonary embolism. Am J Cardiol. 2002;90:507–11.

51. Evangelista A, Gonzalez-Alujas MT. Echocardiography in infective endocarditis. Heart. 2004;90:614–7.

52. Parrillo JE. Pathogenetic mechanisms of septic shock. N Engl J Med. 1993;328:1471–7.

53. Watson D, Grover R, Anzueto A, Lorente J, Smithies M, Bellomo R, et al. Cardiovascular effects of the nitric oxide synthase inhibitor NG-methyl-L-arginine hydrochloride (546C88) in patients with septic shock: results of a randomized, double-blind, placebo-controlled multicenter study (study no. 144-002). Crit Care Med. 2004;32:13–20.

54. Mercé J, Sagristà-Sauleda J, Permanyer-Miralda G, Evangelista A, Soler-Soler J. Correlation between clinical and Doppler echocardiographic findings in patients with moderate and large pericardial effusion: implications for the diagnosis of cardiac tamponade. Am Heart J. 1999;138:759–64.

55. Sagristà-Sauleda J, Angel J, Permanyer-Miralda G, Soler-Soler J. Long-term follow-up of idiopathic chronic pericardial effusion. N Engl J Med. 1999;341:2054–9.

56. Jung H-O. Pericardial effusion and pericardiocentesis: role of echocardiography. Korean Circ J. 2012;42:725–34.

57. Bodson L, Bouferrache K, Vieillard-Baron A. Cardiac tamponade. Curr Opin Crit Care. 2011;17:416–24.

58. Shabetai R. Pericardial effusion: haemodynamic spectrum. Heart. 2004;90:255–6.

59. Granato JE, Dee P, Gibson RS. Utility of two-dimensional echocardiography in suspected ascending aortic dissection. Am J Cardiol. 1985;56:123–9.

60. Hiratzka LF, Bakris GL, Beckman JA, Bersin RM, Carr VF, Casey DE, et al. 2010 ACCF/AHA/AATS/ACR/ASA/SCA/SCAI/SIR/STS/SVM Guidelines for the diagnosis and management of patients with thoracic aortic disease: Executive summary: A report of the American College of Cardiology Foundation/American Heart Association Task Force on Practice Guidelines, American Association for Thoracic Surgery, American College of Radiology, American Stroke Association, Society of Cardiovascular Anesthesiologists, Society for Cardiovascular Angiography and Interventions, Society of Interventional Radiology, Society of Thoracic Surgeons, and Society for Vascular Medicine. Anesth Analg. 2010;111:279–315.

61. Baliga RR, Nienaber CA, Bossone E, Oh JK, Isselbacher EM, Sechtem U, et al. The role of imaging in aortic dissection and related syndromes. JACC Cardiovasc Imaging. 2014;7:406–24.

62. Erbel R, Oelert H, Meyer J, Puth M, Mohr-Katoly S, Hausmann D, et al. Effect of medical and surgical therapy on aortic dissection evaluated by transesophageal echocardiography. Implications for prognosis and therapy. The European Cooperative Study Group on Echocardiography. Circulation. 1993;87:1604–15.

63. Keren A, Kim CB, Hu BS, Eyngorina I, Billingham ME, Mitchell RS, et al. Accuracy of biplane and multiplane transesophageal echocardiography in diagnosis of typical acute aortic dissection and intramural hematoma. J Am Coll Cardiol. 1996;28:627–36.

64. Evangelista A, Aguilar R, Cuellar H, Thomas M, Laynez A, Rodríguez-Palomares J, et al. Usefulness of real-time three-dimensional transoesophageal echocardiography in the assessment of chronic aortic dissection. Eur J Echocardiogr. 2011;12:272–7.

65. Mayo PH, Beaulieu Y, Doelken P, Feller-Kopman D, Harrod C, Kaplan A, et al. American College of Chest Physicians/La Société de Réanimation de Langue Française statement on competence in critical care ultrasonography. Chest. 2009;135:1050–60.

66. Expert Round Table on Ultrasound in ICU. International expert statement on training standards for critical care ultrasonography. Intensive Care Med. 2011;37:1077–83.

67. Narasimhan M, Koenig SJ, Mayo PH. Advanced echocardiography for the critical care physician: part 1. Chest. 2014;145:129–34.

68. Quinones MA, Douglas PS, Foster E, Gorcsan J, Lewis JF, Pearlman AS, et al. ACC/AHA clinical competence statement on echocardiography: a report of the American College of Cardiology/American Heart Association/American College of Physicians-American Society of Internal Medicine Task Force on clinical competence. J Am Soc Echocardiogr. 2003;16:379–402.

第五十七章 床旁超声

Peter E. Croft, Vicki E. Noble

前言

最近20多年来,诊断性超声影像经历了一场划时代的变革。随着技术的进步,超声机器越来越小,越来越方便携带,其用户界面不再高不可攀,令人望而生畏。机器价格也趋于下降,以至于非传统用户也能够买得起。基于这些优势,诊断性超声走进临床医师床旁,从而帮助临床医师作出各种诊断,指导各种床旁操作,而这些诊治项目,以往必须将患者转运至放射介入科或由其他诊断性检查才能完成。以下本章即将对床旁超声在效能、花费、效果以及患者满意获益等方面展开讨论。

政策和训练

随着床旁超声应用增加,进而,需要把超声列为住院医师培训、能力评估和工作流程集成的必备项目。2009年,毕业后医学教育认证委员会(ACGME)规定,要求将床旁超声作为急诊医学"核心能力"培训规划的一部分[1]。美国创伤生命支持指南第九版推荐,超声针对创伤评估(focused assessment with sonography in trauma;FAST)作为筛查出血的一种工具,能够取代诊断性腹腔穿刺灌洗技术[2]。重症医师培训规划更多将超声培训纳入他们的课程,美国重症医学会和美国胸科医师学院出版了床旁超声实践和训练指南,同时还为医师们提供培训课程[3,4]。尽管为外科医师和重症医师提供什么样的训练是合适的,详细讨论这个问题超出本章的范围,有大量的文献推荐专门的教学方法,观看实战图像(25~50幅图像/每项应用),在独立实践前进行观察结构的临床测验,以评估能否胜任床旁超声[5-7]。随着超声应用增多,住院医师培训,甚至医学相关课程不断增多,评价超声图像和解读技巧将变成临床医师常规评估的一部分[8]。

拓展的针对创伤的超声评估

前言

针对创伤的超声评估(focused assessment with sonography in trauma,FAST)检查诞生于1990年,最初作为钝挫伤筛查出血的一种工具,如今已经成为美国创伤中心标准化监护的项目[9]。随着超声诊断胸腔疾病精确性增加,FAST检查现在也可查看膈肌隐窝评价有无血胸,以及卧位时查看前胸膜以评价有无气胸。这样,FAST检查被称之为强化的针对创伤性超声评估或简称EFAST[10]。EFAST能快速精确证实腹腔最低250ml的游离液体[11],胸腔或心包最低20ml液体[12]。因此,EFAST试验的最大价值是,它能够快速诊断临床相关的出血,使胸腔、腹腔或纵隔的出血定位更精准。钝挫伤者到达急诊室,超声用于初步的评估,EFAST检查也可用于重症监护患者,或者用于突然出现临床变化的术后患者。

文献回顾

对于接受大手术患者(如剖腹手术和开胸术),为了快速证实创伤性出血,超声成为一种筛查工具。20世纪90年代初,超声应用于心脏穿透伤的患者中,其死亡率降低,推测是由于这些患者更快到达了手术室[13]。随访性研究,虽然死亡率无差异,但是肯定降低致残率。FAST的第一个应用于创伤的随机试验显示,应用超声评估患者,手术干预的时间更少,CT的应用更少,患者住院日更少[14]。因出血,其他预期的治疗或血管造影而放弃常规手术治疗时,EFAST在证实出血部位方面功不可没,从而避免给那些无肺病的患者行胸腔引流术,给那些当时稳定且持续出血的患者,进行连续EFAST监测。对于低血压患者,连续CT监测担心辐射以及花费,而FAST检查发现出血增加,提示手术处理的必要性,而不用担心辐射和成本[15]。而且,与超声相比,胸片对于气胸和血胸敏感性差[10,16-18]。越来越多的证据显示,超声也可以识别气胸[19]。因此,EFAST仍然是最好的证实出血或病态气体的筛查试验,同时也是最好的监测创伤患者的诊断性影像学方法。

如何扫描

腹腔游离液体是完全可预测的。肠韧带形成隐窝,使得液体分流至超声可以探及的地方。右上腹部隐窝称为Morison's间隙,以19世纪英国外科医生的名字而命名。其潜在腔隙位于肝肾之间(图57.1和图57.2),监测液体最依赖或最敏感的位置是在右肾下极。相比，由于屈氏韧带会阻止液体流向脾肾隐窝，直到充满整个脾周间隙，左上腹液体倾向于积聚于脾脏的上方（图57.3和图57.4）。因此，左上腹探查液体最敏感的间隙是膈下间隙。盆腔液体集聚在腹膜反折所形成的潜在间隙，男性即为直肠膀胱陷凹（图57.5）或女性即为直肠子宫陷凹（图57.6）。逐层图像探查膀胱尤为重要。沿长轴扫查，有助于避免被假阴性的横截面图像所蒙蔽（图57.7）。

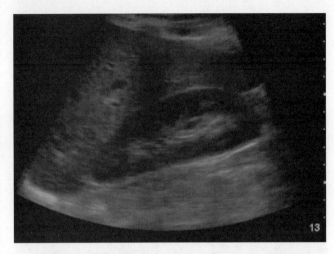

图57.1　肝脏和肾脏之间的Morison's间隙，无游离液体（承蒙麻省总医院急诊超声科提供）

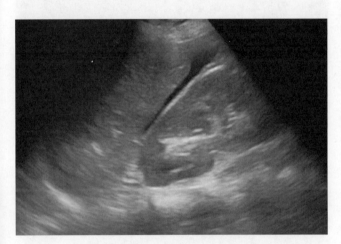

图57.2　清晰看见Morison's间隙内的游离液体（承蒙麻省总医院急诊超声科提供）

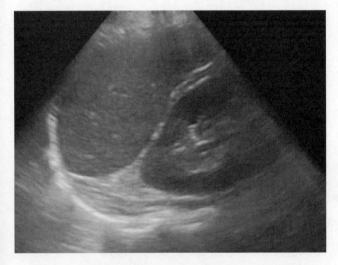

图57.3　正常左上腹超声图像。很好显示了脾脏和肾脏。必须获得脾脏上方的、充分的膈肌图像（承蒙麻省总医院急诊超声科提供）

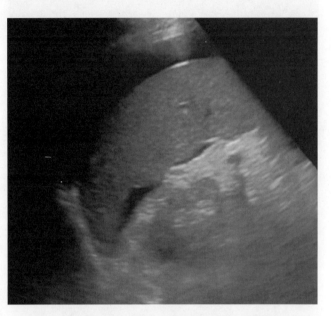

图57.4　脾破裂典型超声声像图：液体主要集聚在脾的上方，膈肌下方（承蒙麻省总医院急诊超声科提供）

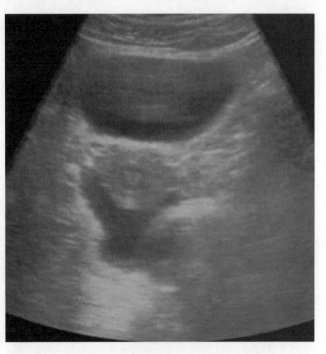

图57.5　本图显示，液体探查位于子宫后面。膀胱位于上方，呈圆形、光滑的轮廓。注意游离液体呈锐利形状，位于道格拉斯腔直肠后方（承蒙麻省总医院急诊超声科提供）

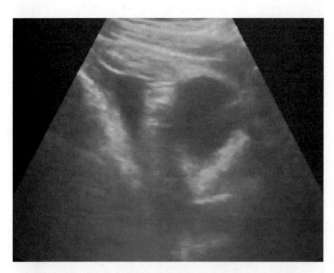

图57.6 该图像显示,游离液体呈三角形,位于光滑轮廓膀胱的足端(承蒙麻省总医院急诊超声科提供)

推荐用曲线型探头(2~5MHz)进行 EFAST 探查,因为低频探头对于深部结构识别更为清晰。曲线型探头提供大型、舒适图像,即在一个切面,更容易看清膈肌上下的结构。对于右上腹和左上腹切面观,探头指示标志放置,右侧位于冠状位腋中线,以及左侧位于冠状位腋后线(图57.8)。脾脏上下定位,探头需要

放得更靠腹侧后方,且比右侧更高。三个腹部切面观最后的为耻骨上切面。正如以上提到的,获得膀胱横断面或矢状面图像是十分重要的。因为,矢状面可以侦测到横断面漏掉的游离液体(图57.6和图57.7)。膀胱位置常常比感觉的位置更低,因此为了获取膀胱图像,建议探头通常情况下放在更朝足端。

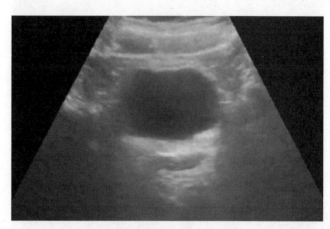

图57.7 盆腔横断面观提示无游离液体。然而,该图像与图57.6是来自于同一个人,强调向下逐层检查的重要性,或者沿纵轴全面评价盆腔的重要性(承蒙麻省总医院急诊超声科提供)

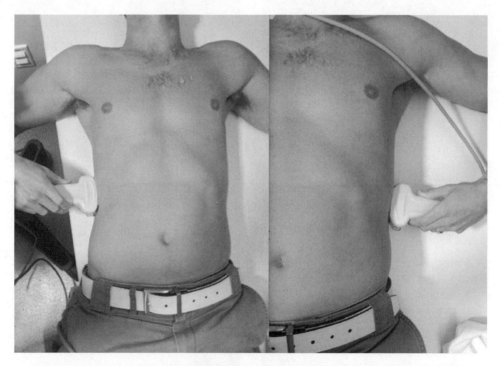

图57.8 FAST 右上腹和左上腹切面观探头的定位(承蒙麻省总医院急诊超声科提供)

获得 EFAST 胸腔探查简单明了。将 FAST 检查沿着膈肌延伸,即可获得胸部的图像。无机械通气的患者,让病人深呼吸将使该检查变得容易。深吸气后膈肌下降,在肺部无病变(如肺实变、肺不张、胸腔积液、气胸)时,正常充气的肺运动影像,产生明显的"窗帘征"(图57.9)。肺是否正常,最简单的判断是看膈肌上端能否看到胸椎。正常肺膈肌以上不能看到胸椎,因为含气的肺组织使得超声波不能穿透。然而,

肺部任何病变(肺实变、肺不张、肺挫伤、液体、血液)将透过超声波。如此,脊柱声影显露,被称之为"脊柱征"(图57.10)。

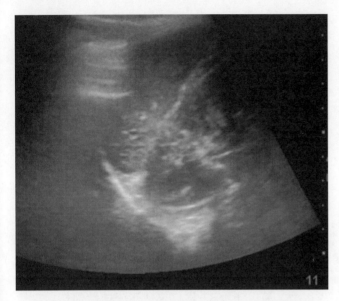

图57.9　本图像可以看到,当患者吸气时出现"窗帘征"。充气的肺提供向下发生共振的伪像。注意在"窗帘"内还有一些A线。该征象出现,可除外该区域潜在的肺部疾病(承蒙麻省总医院急诊超声科提供)

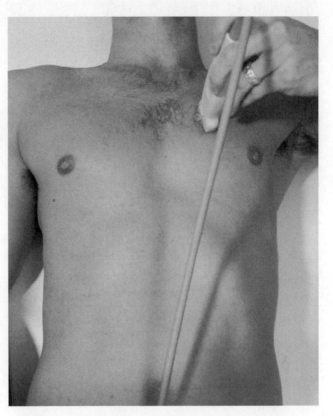

图57.11　气胸检查,线性探头定位,于锁骨中线第二肋间隙或第三肋间隙将探头标记指向头端(承蒙麻省总医院急诊超声科提供)

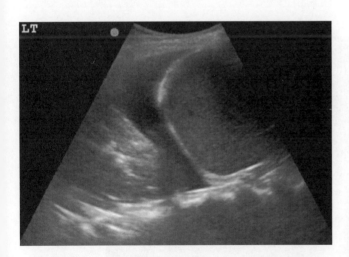

图57.10　左侧胸腔超声切面显示,从左至右依次为实变的肺组织,胸腔积液,膈肌及肝脏,其后为脊柱。该图为中等量胸腔积液典型的声像图特征。超声束很容易穿过胸腔积液,到达椎骨体直至尾椎(承蒙麻省总医院急诊超声科提供)

对于气胸检查,超声评价可用(5~10MHz)线阵探头或(2~5MHz)腹部探头来实现。临床上,对于卧位创伤的患者,明显的气胸,通过超声可在胸前壁专门的2个区域检测出来。探头定位,是在左和右侧第二或第三胸前壁肋间隙,将探头指示标志指向患者头端(图57.11)。显然,应用超声评价气胸,多个肋间隙探

查有利于增加敏感性和特异性。对于胸壁宽阔的患者来说,有时在肋骨声影下定位胸膜是有帮助的。而且,通过调节增益,对于识别胸膜有利,即胸膜是致密的纤维组织,从而呈现亮色。正常肺滑动征呈现很明显,小的慧尾征伪像,由邻近脏层胸膜和壁层胸膜表面来回随呼吸移动所形成的超声波反射所组成(图57.12)。这些慧尾很快逐渐减少,没有明确延伸,从

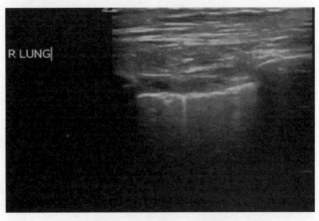

图57.12　本图像显示,右肺起自于胸膜线的小的慧尾征,考虑为肺滑动征。这些慧尾不是B线构成,因为仅仅数毫米后它们就消失了(承蒙麻省总医院急诊超声科提供)

而有别于 B 线伪像,下一章节会讨论这一问题。如果不确定,操作者可用运动或 M 模式超声来明确是否存在肺滑动征。"海岸征"证实正常的肺滑动征,而"条形码征"提示"气胸"存在[20](图 57.13 和图 57.14)。海岸图像是肺沿着胸膜滑动产生的一种多个颗粒状伪像。条形码征的产生是由于肺运动或滑动缺乏所致。静态图像既可以出现在胸膜线上,又可以出现在胸膜线下。"肺点"代表着胸膜实际分离的点,如果沿着胸壁侧面可探及,则可以推测气胸的范围[19,20]。肺间歇性出现和消失,说明肺滑动接近和离开这个位于壁层胸腔表面精确的分离点。其气胸诊断的特异性为 100%[20]。"肺点"在 M 型超声上,显示出"半海岸征"和"半条形码征"图像(图 57.15)。沿着胸壁去追踪该肺点,以便估计气胸的量。另一个发现,即"肺脉征"可能对于气胸诊断有帮助[20]。偶尔,如果心脏位于前方,就难以证实那个区域的肺滑动征。然而,如果心脏搏动或心脏活动传输,就会看到一条搏动的胸膜线,该征象表明脏层胸膜和壁层胸膜均在位,两者之间无气体将两者分离,否则如果有气体这种搏动传输就会被阻滞。

最后,获得剑突下心脏切面,用低频探头放置在剑突下位置,指向患者左肩。探头几乎平放于腹部上方,正好在剑突下方。利用肝脏声窗来帮助识别图像,当心脏随着吸气朝向探头运动时,深呼吸有助于提高视觉分辨力。心脏超声将在心脏超声章节详细讨论。

总结

综上所述,EFAST 最重要的贡献是,给临床护理团队说明哪里有重大出血,以及便于促进合适的手术治疗或引流治疗。加上气胸评估,意味着临床严重气胸的诊断时间能够缩短至数分钟,同样对于"怀疑气胸",胸腔穿刺减压能迅速解决气胸,从而避免不必要的有创胸腔闭式引流置管术[21]。

有证据显示,将超声整合进入创伤常规评估,既减少了 CT 的应用,也减少了决定手术干预的时间[14,22,23]。随着创伤外科处理向更多计划性处理演变,超声作为系列检查监护设备,观察到出血加重,提示不能选择预期的处理策略,超声也起到至关重要的作用[24]。最后,EFAST 不仅仅适用于钝性创伤。宫外孕妊娠破裂是常见的急性临床情况,EFAST 证实液体存在,需要紧急妇产科手术,而不必等待更多的影像学结果[25]。ICU 系列超声术后监测也能够迅速地证实术后出血。

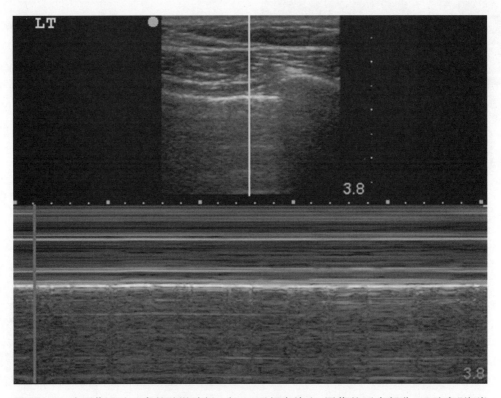

图 57.13 本图像显示正常的肺滑动征。行 M 型超声检查,图像的下半部分,显示为"海岸征"。胸膜线为 M 型图像中部明亮的水平线,使得"波浪"与"沙滩"分开。"沙子"图像是由肺沿着胸膜表面持续、来回运动而产生(承蒙麻省总医院急诊超声科提供)

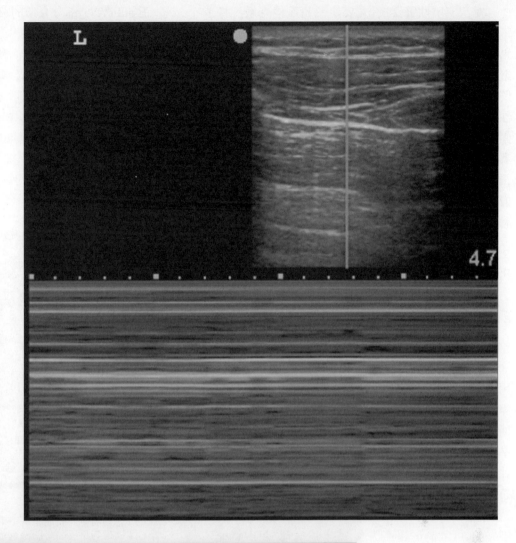

图57.14　本图像无肺滑动征,提示为气胸。称之为"条形码征",M型超声图像以静态的水平线为特征。尽管气胸是常见的原因,无肺滑动征的其他肺部疾病,还包括巨大肺气肿性肺大泡,右侧单肺通气,以及胸膜固定术术后的患者(承蒙麻省总医院急诊超声科提供)

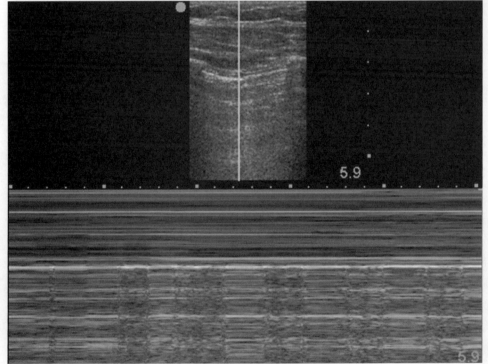

图57.15　本图说明"肺点"在M型超声上的表现。注意M型超声图像下半部分所描述的间断的"条形码"征和"海岸征"(承蒙麻省总医院急诊超声科提供)

对于实质性脏器损伤，要注意超声检查敏感性或特异性不高，任何有关 EFAST 的讨论才是完美的；如果临床疑虑存在这种类型的损伤，应该考虑进行血管造影术、CT 或其他影像诊断手段。除此之外，在重症监护病房，评价前胸肺滑动征比较棘手，存在着假阳性。右侧单肺通气（左肺滑动征消失），患者经过胸膜固定术后（术侧肺滑动征降低），以及严重肺气肿患者，存在大的周围性肺大泡，这些情况都会引起临床医师误判。识别这些情况的技巧是，胸膜滑动征消失，但胸膜反向运动，存在慧尾反射伪像。如果脏层胸膜和壁层胸膜分离，这种慧尾反射伪像消失。

更多肺超声（间质性液体，实变，呼吸机管理）

前言

多年来，肺一直被认为是超声检查的禁地，因超声缺乏任何明确的特征，从而不能发挥床旁治疗指导作用。主要的原因在于气体，即含气的肺组织，被视作超声波的障碍，因为声波快速散射，探头得不到有意义的回馈信息，也就不能形成图像。在过去的 20 余年，由于基本原理的应用，肺超声研究取得大量进展。异常肺，如肺炎、肺不张、肺挫伤或肺水肿，通过不合适的含气状态和产生一系列伪像，能够被经过培训的超声技师轻松精准识别。充分利用这些实际情况，肺部超声可以提供唯一的、可复制的超声伪像，或上述病理"超声特征"。急性呼吸困难患者，对于这些肺病执行可视化超声诊断策略，开启了床旁监护的革命性突破。

文献回顾

对于重症患者，床旁肺部超声被证实为决策和治疗提供了重要的影响[26,27]。因为，床旁肺部超声具备鉴别胸腔积液和实变的能力，比胸片更早识别间质综合征，且超声是动态的，即可追踪数分钟至数小时的治疗反应[28]。所以，肺部超声可被用来监测疾病的进程，而某些程度上胸片不能做到。研究显示，在急诊和 ICU 中，对于急性呼吸困难患者，肺部超声快速有效地鉴别 COPD 和慢性充血性心力衰竭[29,30]。而且，当儿科应用肺部超声诊断肺炎卓见成效，以避免接受放射辐射[31,32]，成人方面相似的研究也雨后春笋般取得惊人的进步。头对头的研究显示，应用 CT 扫描作为监测肺炎的金标准，超声优于胸片[33]。除了初步诊断价值以外，肺部超声还提供各种声波图，以评估门诊患者肺实变、胸腔积液和肺水肿的分辨率[34]。

正如 EFAST 部分介绍的那样，在诊断胸腔积液方面，肺部超声也优于 X 射线[17]，而且它还能够有效指导引流，使得并发症更低[35]。胸腔积液超声特征性表现：无回声，脏层胸膜和壁层胸膜之间的空间随呼吸而形态发生改变（图 57.16）。通常，可见纤维条索存在，在胸腔积液中随呼吸摇摆（图 57.17）。有研究认为，超声鉴别胸腔积液是漏出性还是渗出性是可靠的[36,37]。胸腔积液总体上呈无回声既可为渗出液，又可为漏出液；然而，那些呈均一明亮或出现回声的，液体性质总是渗出性的。

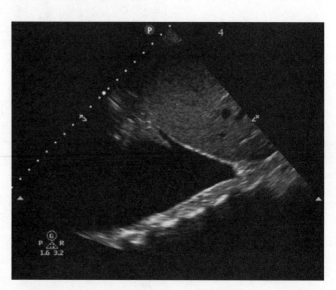

图 57.16 右上腹切面观，探头标志指向患者头部，肝脏在屏幕的右侧。膈肌将肝脏和右侧大量胸腔积液隔开。本图最为重要的是图像远场突出的"脊柱征"。说明除了肺以外的某种介质，可以透过超声波，以至于检查到脊柱。本例其"介质"为胸腔积液（承蒙麻省总医院急诊超声科提供）

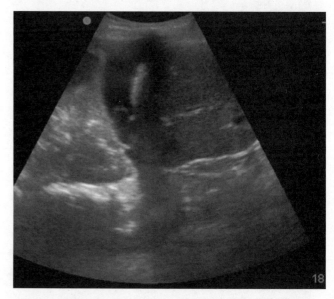

图 57.17 胸腔积液中丝状或条索状高回声提示为渗出液（承蒙麻省总医院急诊超声科提供）

最后,越来越多的证据表明,超声能够指导呼吸机的管理。当呼吸末正压发生改变时,增加的压力表现为超声下肺实质充气的实时变化。增加呼吸末正压,随着肺组织含气量增加,患者由实变至 B 线,再至 A 线;而病人如果对呼吸末正压无反应,则需要尝试其他备选方案[38]。

如何扫查

肺部超声有五个基本发现,相互组合实现不同的临床诊断;基本表现为:A 线,B 线,实变,胸膜线特性,胸腔积液以及胸膜滑动征。由于肺滑动(代表脏层胸膜和壁层胸膜反向运动),且胸膜外积液或渗漏物扫描技术已经在上一章节做了描述,因此接下来需要探查并评估肺实质是否充分充气,或者是否存在间质增厚,增厚的原因是液体,瘢痕,出血还是感染。正常肺,由于不能透过超声波,表现为充气的特征,即称之为 A 线;它是由通过探头与胸膜线之间的声波反射形成反射伪像(图 57.18)[20]。当声波反射穿过厚的或充满液体的肺间质时,即产生伪像(图 57.19),称之为 B 线。在正常肺组织,A 线呈等距离地重复出现。相比之下,B 线是起源于胸膜线的垂直伪影,深度可达 18cm[39]。单纯重度 COPD 加重可表现出丰富的 A 线,伴有极少 B 线(图 57.20)。弥漫性双侧 B 线(图 57.21),对于诊断慢性充血性心力衰竭,敏感性和特异性很高[40]。传统肺部超声用低频探头(2~5MHz)来探查肺间质液体。已有无数的研究,提出各种不同的

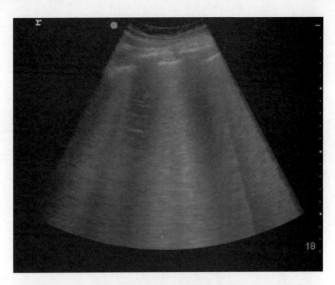

图 57.19　注意多条"慧尾",或者称之为 B 线,从胸膜线上发出。这些线条一直延伸至屏幕的顶端。由于超声波不能穿透骨头,这些两条慧尾之间的黑色区域,为肋骨阴影(承蒙麻省总医院急诊超声科提供)

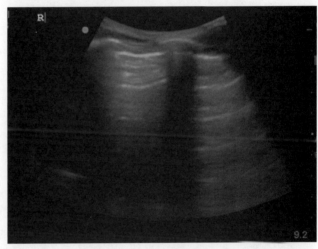

图 57.20　等距离的 A 线。这些等距离的 A 线出现,代表正常肺组织或肺气肿的肺组织(承蒙麻省总医院急诊超声科提供)

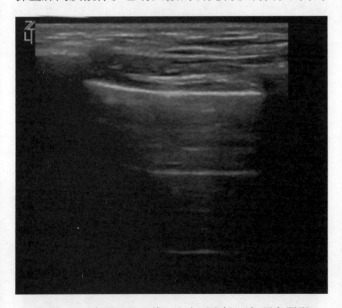

图 57.18　本图显示 A 线。左右两边任一端,黑色阴影代表肋骨的声影。胸膜线是最浅明亮的白色线条。胸模线深面有两条等距离的线条即为 A 线(承蒙麻省总医院急诊超声科提供)

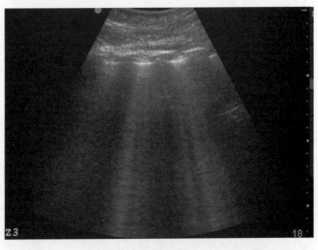

图 57.21　本图显示存在弥漫性 B 线。注意图像右边标记深度为 18cm(承蒙麻省总医院急诊超声科提供)

标准化的扫查协议,范围包括 2 各分区至 28 个分区。急诊和重症监护室应用最多的协议为八分区法(图 57.22)[41]。由于存在少量散在 B-线可能是正常的,肺部分区显示,发源自胸膜线 3 个不连续的 B 线构成阳性发现[39]。当 B 线数量增加、密度增加或 B 线融合提示间质性肺病加重,有必要对 B 线进行量化。而且,关于 B 线量化存在评价间一致性的问题[42]。用低频探头,如曲线型探头(2~5MHz)开始探查,是比较好的一种尝试,定位将标记指向患者头部(可用心脏相控阵探头)。沿着肋间隙侧面扫查探头,以便全面评价特殊的肺野。

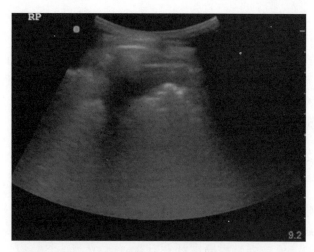

图 57.23　右侧肺野("RP")后面观,清楚地显示,不规则胸膜下实变

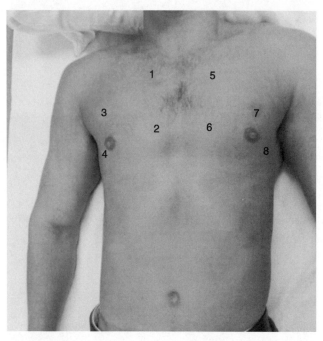

图 57.22　评价肺八个扫查区域示意图(承蒙麻省总医院急诊超声科提供)

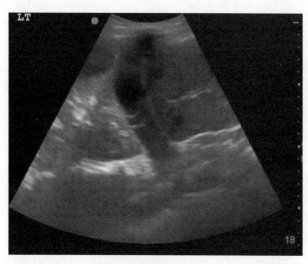

图 57.24　本图像为左半侧胸腔图像。实变的肺组织和胸腔积液将膈肌和脾脏分开。注意,肺组织表面可见纤维样条索。肺实质内明亮白色回声区域为空气支气管征(承蒙麻省总医院急诊超声科提供)

肺部超声的另一个发现是,胸膜线的特点和外观至关重要,它可能帮助证实导致间质性肺病的过程是渗漏或压力问题,还是炎症或感染性问题。充血性心力衰竭患者或其他渗漏性疾病患者,胸膜线通常细,均一一致。纤维化、挫伤或感染的患者,胸膜线呈不规则或"破烂不堪"形态。这些疾病,胸膜线可能也被称之为"胸膜下实变"或不规则无回声液体集聚,也是感染或急性严重炎症的标志(图 57.23)[39]。当扫描胸膜线时,深度要调一些,以便更详细评价胸膜线的特征。

最后,实变的肺组织看起来像肝脏实质,常常与胸壁接触,由于该区域为细小支气管,所以本区域通气下降。随着肺组织实变沿着细支气管,实变的肺组织和充气的肺组织之间电阻抗不同,将导致高回声明亮的反射回声(图 57.24 和图 57.25)[43]。任何吸气努

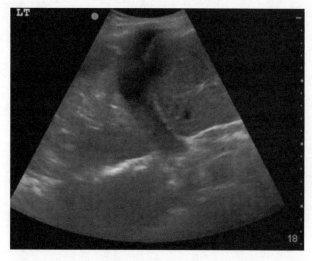

图 57.25　与图 57.24 是同一个病人,为吸气后的图像。注意肺实质颜色的变化。这些变化提示为"动态的"空气支气管征,支持肺炎的诊断(承蒙麻省总医院急诊超声科提供)

力或器械辅助产生氧气流量将某种程度上开启这些细小支气管,引起这些高回声反射"动态的"或"闪烁"改变。该征象与肺不张或"闭锁"肺组织征象正好相反,根据定义,是指肺组织塌陷,总是呈现静态的、明亮细支气管反射(图 57.26)[43]。对于临床考虑肺炎患者,局灶实质样实变,伴有邻近单侧 B 线,支持小叶或节段性肺炎(图 57.27)。如果怀疑肺炎,在标准八区基础上,通过增加两侧肩胛后面观的检查,有助于查看间质性液体[44]。针对身边临床问题,采纳相应的扫描策略,是最节省的检查方法。比如,如果排除气胸是当务之急,专用的前上两区方法,即可排除临床明显的气胸。如果高度怀疑肺炎,需要更多鉴别时,更广泛的分区可能更加明智,包括背部肺组织。

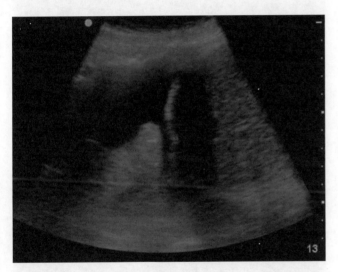

图 57.26 本图像显示,左侧胸腔肺不张,被中等量胸腔积液包围。也注意脾脏上方的腹水。膈肌止好将胸腔积液和腹腔积液分开(承蒙麻省总医院急诊超声科提供)

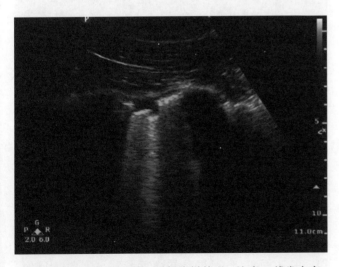

图 57.27 胸膜线不平滑,呈锯齿样外观。注意 B 线发自高度不同的胸膜边缘。肺水肿,B 线外观一致。本图像,B 线局限于肋骨间隙,呈现更多不一样的外观,提示胸膜下肺炎实变(承蒙麻省总医院急诊超声科提供)

小结

肺部超声,最快应用价值表现在对急性呼吸困难患者的鉴别上,用它可快速鉴别是液体超负荷还是支气管痉挛。以 B 线为主要特征的超声图像,提示液体过负荷,而以 A 线为主要特征的超声图像,提示为肺部病变累及支气管,而不是肺实质。需要强调,所有的肺部超声图像,均需要结合临床特点去判断。实质病变如弥漫性肺泡出血和肺纤维化,也是弥漫性 B 线为特征(尽管通常情况下,它们的胸膜线多不规则)[45]。而急性肺栓塞和上气道堵塞也将呈现典型的 A 线特征[46]。为了帮助鉴别,一些作者建议,采取算数方式进行肺部超声检查,采用最多为 BLUE 方案[47]。该协议适合主要肺疾病(充血性心力衰竭、慢性阻塞性肺疾病、肺炎、肺不张、肺栓塞),建议采用分层次,分步骤超声方法。

最后,假如转运和安置困难,机械通气患者诊断面临挑战。床旁超声为临床医生提供诸多灵活性。超声应该成为这些上呼吸机、急性失代偿患者首选的诊断检查项目。气胸、肺水肿、快速胸腔积液都是腹部超声容易识别的疾病,超声检查应用于这些疾病诊断,要优于卧位胸片[48,49]。更重要的是,呼吸末正压应该增加肺泡氧合。由于实变,B 线及 A 线代表肺气体含量呈增多趋势,肺部超声被用于严重肺疾病患者监测对于肺复张的治疗反应[38]。

重点强调,肺滑动征缺乏,特别是左半胸,可能表示气管插管插到右侧主支气管。因此,在决定紧急穿刺减压缓解张力性气胸之前,记得检查一下气管内插管的位置。

胃肠超声(小肠梗阻,疝气评估)

前言

应用超声诊断胃肠疾病,在过去几年中备受推崇,由于仔细检查会增加放射线的暴露以及增加成本,特别是儿童患者及那些不幸患有慢性胃肠疾病的极少数患者。过去数十年,腹部放射片仍然还是诊断肠梗阻的主要手段[50],近期文献显示,筛查肠梗阻时,超声比腹部平片敏感性和特异性更高(敏感性;91% vs 46%;特异性;84% vs 67%)[51,52]。而且,临床医生应用超声做的这些研究表明,必备的超声诊断培训很低,实质上其中一项研究超声仅仅做过 10 分钟的培训,仅仅 5 项研究在注册研究前完成过培训[52]。床旁超声检查胃肠疾病,也有助于诊断疝,而且可以挑选出那些可能需要外科干预的疝[53]。最后,床旁超声可精确指导鼻胃管放置,应该肯定可以替代腹部平片[54]。

文献回顾

　　早在 1999 年,有研究对比了腹部平片,超声和 CT 在识别肠梗阻方面的精确性,结果发现,超声与 CT 近似,但是肯定优于腹部平片[55]。然而,尽管有这些早期证据,临床医师用超声筛查小肠疾病还是不常用。2011 年,Jang 等提出,急诊医师可经过最短的培训学习扫描技巧,以及掌握精确诊断肠梗阻的解读技能[52]。最后,Taylor 等在 2013 年完成一项荟萃分析,入选 22 项研究,对比了小肠梗阻的诊断图像。在诊断精确度上,超声再一次优于腹部平片,但是该研究显示,超声还优于 CT,其诊断精确度接近核磁共振。诊断小肠梗阻,超声呈阳性者,无论是由放射科专家还是床旁超声使用者来完成,其阳性概率为 14∶1。研究显示,超声阴性者,其阴性概率为 0∶13[51]。在这些研究和证据支持下,临床医师关心术后外科患者超声图像以及解读技巧,以便得到相应诊断,这一点是必须的。放射暴露降低,诊断时间减少,推荐应用超声作为首选方法的研究目前正在进行[56]。

如何扫描

　　检查方法如上述,简单明了。几乎所有腹部超声,均会选用低频(2~5MHz)曲线型探头。最简单地,腹部评价始于侧腹部,像 FAST 检查右上象限或左上象限切面观那样。然后,探头向下延伸,指向髂嵴,从上腹部至耻骨弓来回扫查,使用"草坪收割机"或"赞博尼磨冰机"技术,当探及突出的肠祥即可停止(图57.28)。肠梗阻诊断的两个发现是,充满液体的肠祥

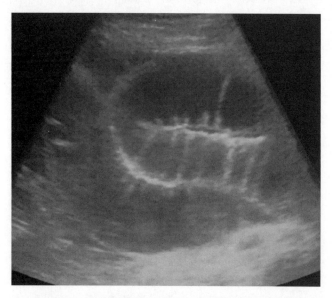

图 57.28　充满液体的小肠祥,相互叠放,呈扩张状态,考虑为小肠梗阻。图中所见环状皱褶是小肠的特征(承蒙麻省总医院急诊超声科提供)

直径大于 25mm,腔内内容物来来回回运动(图57.29)。来回运动提示,肠内容物不能不受阻碍地通过。另外,腔外常常可见液体,当腔内压增加,液体开始穿过肠壁渗漏至肠腔外。这是明显的相关发现。偶尔,肠腔内可见到气体,被视作为肠壁上"肮脏的阴影",因气体和周围组织之间存在阻抗差,从而导致"满天星"样外观(图 57.30)。

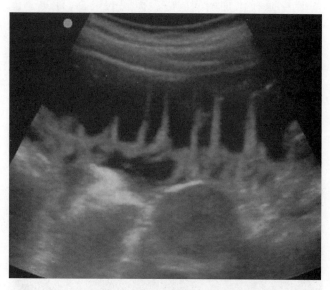

图 57.29　本图像为所看到的小肠成分,未见来回动态运动,然而,该图表现为小肠祥极度扩张,肠外伴有液体集聚,表明腔内压增加(承蒙麻省总医院急诊超声科提供)

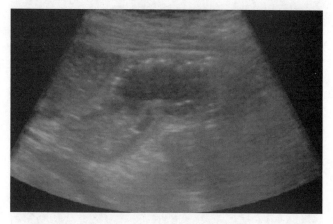

图 57.30　本图显示,点缀小肠壁"满天星"外观,提示积气,并被 CT 扫描证实(承蒙麻省总医院急诊超声科提供)

　　床旁超声优势之一是它的动态特性。如果观察到蠕动(周期性肠壁收缩),那么可有效排除肠梗阻。然而,反过来这句话就不一定对,因为肠道不蠕动,既可以是肠梗阻,也可以是缺血性肠病。因此,用超声除外肠梗阻相当容易,但是如果要诊断肠梗阻需要仔细结合临床。

评价疝的技术,与低频探头扫查腹壁操作类似,寻找腹壁缺损处以及在腹膜前寻找肠道或系膜内容物。腹膜应被视作高回声明亮线,与胸膜类似,显然是连续的(图 57.31)。如果腹膜连续性中断,和腹膜开放处观察到蠕动,提示为可复性疝。疝囊内的积液,疝囊内可见无肠蠕动,无 Doppler 血流,这些都是嵌顿疝相关的征象[53]。

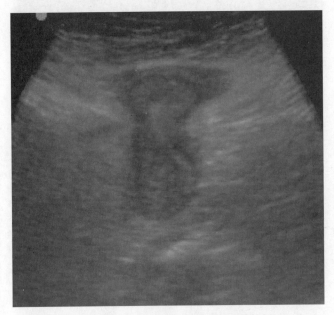

图 57.31　本图显示,腹壁薄弱,腹膜亮线被中断,背篓状系膜和肠内容物从中断处滑出(承蒙麻省总医院急诊超声科提供)

小结

筛查试验不应以同一方式应用于所有的患者,这个道理同样也适用于床旁胃肠超声。肠梗阻病史的患者或有慢性炎症性疾病如克罗恩病患者,床旁胃肠道超声可能对于减少放射暴露,是相当有用的[57]。比如,胃肠超声可能提示肠梗阻。应用插胃管、一系列检查及液体保守处理,可能缓解症状,从而避免 CT 检查。无上述病史的患者,胃肠超声筛查证实肠梗阻,CT 检查为谨慎选择,居于次选,以便证实梗阻的原因。最后,在表现为病态的患者或在那些临床考虑缺血性肠病的患者,CT 扫描仍然谨慎选择,以评价疾病的严重程度或疾病的成因。应该注意,如果考虑肠穿孔,急腹症寻找游离气体的系列检查仍然是最佳的选择。

肾脏/膀胱

前言

尽管评估和处理急性肾损伤的能力在增加,肾衰竭仍然是 ICU 中致残和致死最常见的原因[58]。急性肾损伤一个常见的原因是阻塞,因此需要用床旁超声来证实。双侧肾盂积水指的是膀胱出口问题,床旁超声能够确认 Foley 导尿管是否有效减轻梗阻,如果尿管正确放置在位的话,或者是否膀胱内还存在大量阻止引流的残片(图 57.32)。有肾结石病史,尿液分析和超声图像符合结石诊断(图 57.33),很少需要泌尿外科干预,因此不必要 CT 扫描[59]。此外,膀胱潴留的临床预测因子,业已证明非常不可靠,高达 60% 尿量超过 600ml 的患者,没有不适主诉或者有排尿尿意[60]。这种不可靠性需要启动导尿来明确,这样增加了感染机会[61],床旁膀胱超声很大程度上取代了导尿证实有无尿潴留的临床操作。

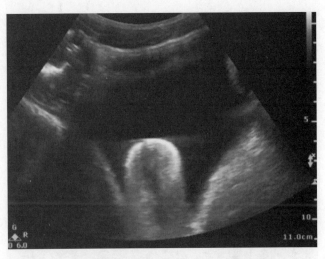

图 57.32　一种无功能性 Foley 尿管可清晰见于膀胱的后方(承蒙麻省总医院急诊超声科提供)

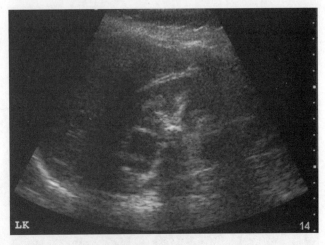

图 57.33　本图像可见,肾盂中间存在肾结石伴声影(承蒙麻省总医院急诊超声科提供)

急性肾损伤第二常见的原因是低灌注,越来越多的证据被用于评估休克患者肾脏灌注状态,或许在肾损伤之前就证实肾脏低灌注[62]。超声被证明是 ICU 中最有用的检查,用于肾盂积水、膀胱潴留以及尿管故障排查的患者。

文献回顾

如上述,床旁超声可重复地、容易且精确地识别肾积水(图 57.34 至图 57.36)。另外,床旁超声可精确识别膀胱出口堵塞,无数的研究显示,床旁超声能够有效估计膀胱的容积,甚至无需自动扫描软件[63,64]。越来越多的证据表明,超声能够安全且精确评估肾脏灌注状态,用阻力指数测量或能量 Doppler 评价灌注,能够早期筛查进展为急性肾损伤的风险,从持续性急性肾损伤中区分一过性损伤的患者[62,65]。

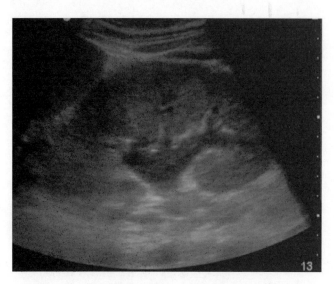

图 57.34 轻度的肾盂积水。肾盂和主要肾盏扩张。剩余的肾脏结构完整,没有受压(承蒙麻省总医院急诊超声科提供)

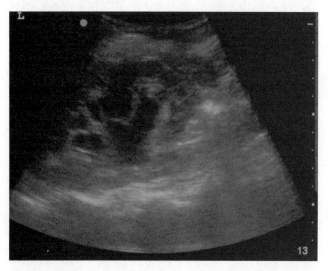

图 57.35 中度的肾盂积水。肾盏非常扩张,导致肾皮质轻度受压(承蒙麻省总医院急诊超声科提供)

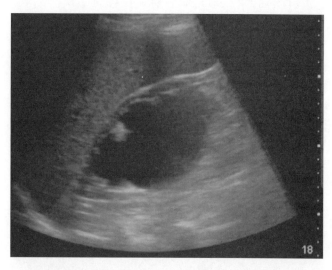

图 57.36 严重肾盂积水。肾盏如此扩张以至于完全看不见肾脏髓质、肾脏锥体以及皮质。从前向后扇形展开,保证它与肾脏囊肿不相混淆(承蒙麻省总医院急诊超声科提供)

如何扫描

肾脏为腹膜后位器官,平卧位患者,肾脏位置通常相当靠后。超声操作者需要沿着腋后线几乎与床面平行扫查,探头标志指向矢状位。一旦监测到肾脏,需要将探头向前和向后摇动,以评价完整的肾脏实质。肾脏外围或肾脏皮质,常可以见到正常的肾锥体以及肾囊肿(图 57.37)。与肾盂积水相比较,肾脏集合系统位于中间。肾脏总是在两个切面加以探查。长轴旋转 90°,然后扇形前后扫描。常常可以看到集合系统,以及肾盂,输尿管(图 57.38)。如果肠胀气影响观察,让病人深吸一口气。这样促使肾脏视野向下

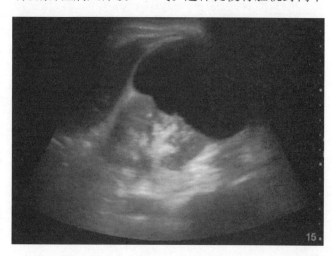

图 57.37 本图显示,单个、大的肾囊肿,其特征为同质的无回声样、光滑且圆形轮廓(承蒙麻省总医院急诊超声科提供)

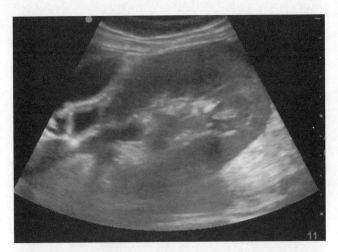

图 57.38　本图像提示,从屏幕左侧,可见流出的肾盂和流入输尿管的过程。本图像由短轴定位可获得最佳切面(承蒙麻省总医院急诊超声科提供)

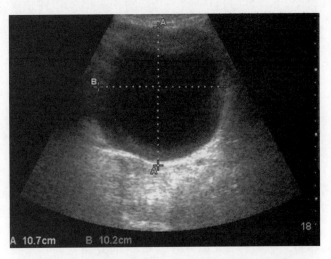

图 57.40　膀胱的短轴观,获得宽与高的测量(承蒙麻省总医院急诊超声科提供)

移动,便于观察。肾结石出现结石回声,其后伴有声影,如果声影不明显,在怀疑区域应用彩色多普勒超声。密集不规则石头表面产生一种"闪烁的"伪像,可帮助鉴别结石。在充足补充喝水的患者,在输尿管膀胱连接处(UVJ)彩色多普勒可见到输尿管的射流,说明不存在梗阻性尿路病(图 57.39)[66]。

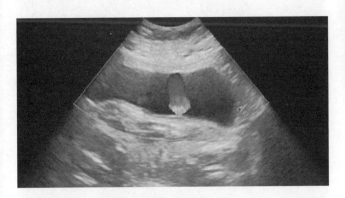

图 57.39　双侧输尿管的射流起源自膀胱后壁(承蒙麻省总医院急诊超声科提供)

当计算膀胱容量时,获得膀胱两种切面,以得知长、宽和高的测量(图 57.40 和图 57.41)。一旦获得这些测量数据(长度、宽度及深度),考虑膀胱为椭圆形,在计算结果后乘上 0.75,即可达到最精确的结果[67]。

膀胱容量(cm^3)= [长(cm)×宽(cm)×高(cm)]×0.75

小结

重症监护室中,由于尿量减少,经常需要进行肾脏超声检查。床旁超声能够容易识别那些肾后性阻

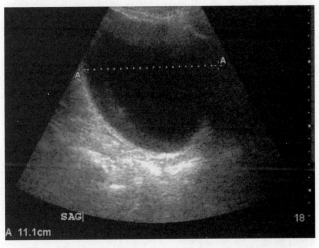

图 57.41　膀胱长轴观,测量膀胱的深度(承蒙麻省总医院急诊超声科提供)

塞性疾病的患者,找到相关病因,正如上面所述。另外,血尿或尿中残片样杂物常常提示尿管移动,从而引起尿管堵塞。床旁膀胱超声能够迅速解答这个问题。最后,患者残余尿量超过 50～100ml,在无尿管情况下,应该立即启动寻找尿潴留的原因。

肾脏床旁超声最令人激动的方面,是具有监测肾脏灌注的能力,从而指导复苏治疗,如果越来越多证据支持阻力指数的精确性,以及多普勒血流评估建议充分复苏,那么它将是休克时评价充分灌注的新指标[62,65]。

胆囊

前言

外科 ICU 胆囊疾病高发,床旁超声技巧带来极大

帮助,可轻易用超声探查胆囊,对于腹痛危重评估困难的 ICU 病人,用超声寻找疾病的能力是既快速又可防止向放射科转运。

文献回顾

如果没有整体的信息,就难于鉴别胆囊炎和胆绞痛。而这三方面信息来自于:体格检查,实验室检验和影像学检查。急性胆囊炎伴墨菲征阳性,相关的敏感性达 90%;而非感染性胆绞痛伴墨菲征的敏感性也高达 90%。与此类似,实验室检查并不会更完美。高达 33% 的急性胆囊炎患者,无发热,并不伴有白细胞增多[68]。尚缺乏说服力的研究,将转氨酶升高作为诊断急性胆囊炎的依据,其敏感度超过 50%,胆红素升高或碱性磷酸酶升高应该引起关注,相关疾病可能是胆管炎,胆石症或 Mirizzi 综合征,这些病都是胆囊外累及胆道系统所致[68]。因此,幸运的是,镇痛药物不能阻止超声检查,以明确是否为胆囊炎[69],如果没有超声的帮助,诊断依然困难。幸运的是,超声容易被 ICU 大夫学习,即使他们以往并没有接触过超声机器[70]。

如上述,对于急性胆囊炎超声诊断敏感性和特异性分别接近 90% 和 80%。甚至,单独用于胆石症诊断,其敏感性和特异性更好,分别达到 96% 和 88%[71]。重要的是,床旁胆囊超声检查,被认为是不明原因脓毒症患者的救命措施,其中有研究报道,急性无结石性胆囊炎发生率为 6%[72]。

如何扫查

寻找胆囊的多种技巧已经描述过。最容易的技巧是肋弓下的扫查技术。握持探头处于矢状位,标记指向患者头部,沿右肋缘下向两侧扫查,寻找靠近肝脏边缘的无回声充满液体的结构。如果没有见着,患者深吸气,几乎总能看到胆囊。很少情况下,检查者需要向上移动探头至右下肋间隙才能看得更清晰。患者可以活动,左侧卧位,可将胆囊移动至中间,增加可视性。曲线型探头(频率 2~5MHz)最适合此项检查,需要提醒的是,相控阵探头探查窗更小,可能适合于肋间隙中间的检查。

典型胆结石取决于其定位,即,他们沉积在胆囊底部,像弹珠集中在胆囊开口处。它们发出声影,借此可以与胆囊息肉鉴别,胆囊息肉其后不产生声影(图 57.42 和图 57.43)。常常遇到胆囊沉积物,通常

这种发现为正常的声像图。它们是无回声的,其后也无声影(图 57.44)。然而,沉积物可能是胆囊炎的诱发因子,甚至这些沉积物瘀滞,本身可导致沉积性胆囊炎[73]。超声下墨菲征,是指超声定位胆囊时出现最大的压痛[74],这对胆囊炎非常特异。胆囊周围积液看起来像无回声区,走形在胆囊壁的外周,但是请注意,这种积液不总只是在胆囊周围,可能仅仅见于胆囊壁某个节段局部(图 57.45)。

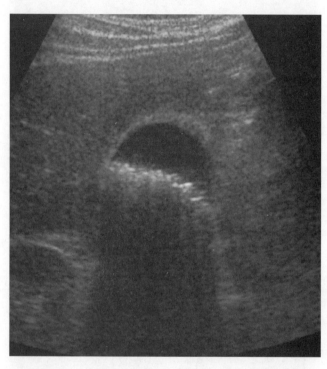

图 57.42　胆囊内全部结石,向下发出黑色声影(承蒙麻省总医院急诊超声科提供)

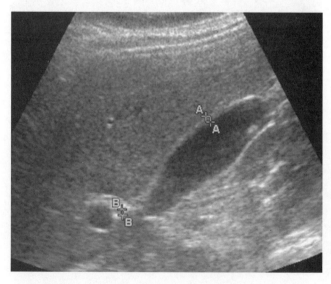

图 57.43　本图显示胆息肉。息肉不发出声影,还固定于胆囊的非重力依赖区(承蒙麻省总医院急诊超声科提供)

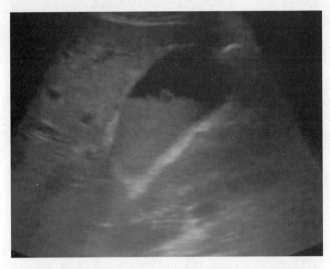

图 57. 44　图像显示,聚集在胆囊重力依赖区丰富的沉积物。无声影,提示有形成结石的潜能(承蒙麻省总医院急诊超声科提供)

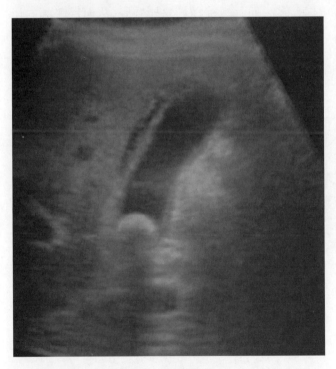

图 57. 45　急性胆囊炎。胆囊颈部可见大结石伴有声影,胆囊局部侧面可见胆囊周围积液(承蒙麻省总医院急诊超声科提供)

最后,完整胆囊检查还包括两部分:胆囊壁的测量和胆总管的测量。胆囊壁测量应该总是测它的前面(与探头最为接近),以免胆囊后壁声学增强产生的伪像干扰(图 57. 46)。胆囊壁壁厚超过3mm 被认为是病理性的,但其原因可能是多方面的,不总只是提示为炎症或感染(表 57. 1)。胆总

管的测量通常被认为是肝胆超声里面最难的一个环节。有些人试着解决这个难题,通过同时体检取消这一测量,即便是胆囊超声正常和实验室检查正常,也可能漏诊胆囊炎或胆石症[75]。尽管肯定具有吸引力,前述的胆总管测量仍然还有争议。本书中,仍然推荐测量胆总管,推荐于长轴切面,内壁到内壁之间测量(图 57. 47)。胆总管直径正常值小于6mm。通常情况下,60 岁以上,每 10 岁,胆总管直径允许增加 1mm[76]。胆管极具超声特征,多描述为“电车轨道”,它们的壁是极高回声的。它们总是位于门静脉的前面,跟随着胆囊于门脉三角(图 57. 48),然后缓慢定位探头,指向患者右肩。用彩色多普勒证实胆总管,以确保它不显示彩色血流。

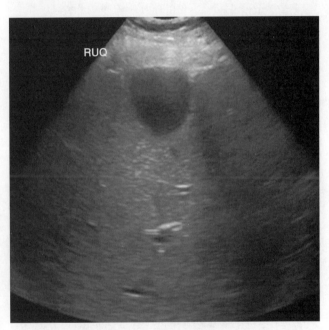

图 57. 46　显著后壁增强,从而导致不能通过测量胆囊后壁来精确反映胆囊壁的厚度。总是测量胆囊的前壁,使用机器的放大镜功能,来完成精确测量(承蒙麻省总医院急诊超声科提供)

表 57. 1　胆囊壁增厚的原因

餐后	肾脏衰竭
腹水	肝炎
低蛋白血症	艾滋病
腺肌瘤病	多发性骨髓瘤
胆囊炎	充血性心力衰竭

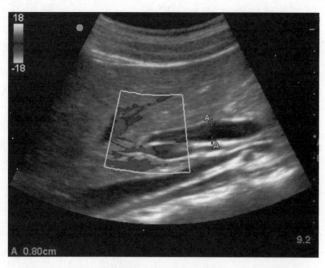

图57.47 扩张的胆总管,直径为0.8cm,考虑为胆总管结石病。注意执行测量的方法,选择长轴,测量胆总管内壁与内壁之间的距离。正常情况下,位于前方,与门静脉平行,后者呈蓝色多普勒显像(承蒙麻省总医院急诊超声科提供)

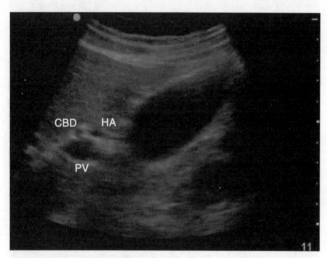

图57.48 短轴可见门静脉三角(通常被描述为"米老鼠",本图位于屏幕左侧),包括胆总管(CBD),肝动脉(HA)和门静脉(PV)(承蒙麻省总医院急诊超声科提供)

小结

诊断急性胆囊炎,不应该受放射地点的限制,对于ICU中发热的患者以及不明原因的脓毒症患者,床旁超声是一种特别有用的筛查工具。在以上提及的技巧指引下,临床医师能够实现安全、精确诊断,从而在不曾离开患者床边的情况下指导治疗。

视神经

前言

以往,颅内压(ICP)精确测量,需要借助于侵入性

的颅内装置。随着对无创监测技术兴趣的探索,鼓励床旁超声用来评估视神经鞘或视神经盘的声影,以作为监测ICP增高的替代方法。有证据显示,该技术是精确的,当与有创的金标准(如腰穿,脑室切开术)[77-80]相比,对于需要慢性监测的患者,肯定能减少系列头部CT扫描的需求。尽管对于该方法精确性和可重复性,存在着合理的争议,无创的ICP监测有足够的吸引力,从而有必要进一步研究,未来充当一种具有潜能的筛查工具。

文献回顾

在过去的10多年,众多的重症领域研究显示,视神经鞘直径(ONSD)超过5mm,预测ICP大于20mmHg的特异性超过90%[77-80]。截断值为5mm,似乎既适合儿童,又适合于成人[79]。理论是,因为视神经,是颅内蛛网膜下间隙延续的部分,ICP增加可通过体液传递,而且视神经鞘急剧肿胀,从而反映颅内压压力的增加[81]。

如何扫描

用线型或血管探头(5~10MHz)来完成,患者可以处于清醒状态或是插管状态接受视神经鞘检查。无菌的包扎敷料放在眼睛上面,促使眼睛闭合,涂上消毒凝胶。眼球是充满液体的结构,而且极度表浅,因此从全身来说,是最容易实现床旁超声检查的器官。视神经盘的声影,起源自眼球的后面,眼球的远场,被视作低回声线样结构。准确定位,测量视神经直径,一直存在细微的争议,然而,研究指出,视网膜缘后面3mm处是最佳的位置(图57.49)[81]。应用超声机器放大镜特性,将兴趣区集中在眼球后面,从而获得更好的图像,以及更为精确的测量(图57.50)。

小结

ICU患者,无高级的颅内压监测压力器械,超声可作为ICP增高筛查的工具,对于高危患者,在指导进一步检查或治疗中发挥有益作用。目前研究建议,视神经鞘超过5mm特异性足够高,提示颅内压升高,但是,视神经鞘小于5mm可能不足以排除颅内压升高。一些测量可能有更好的前景,然而,对于某些特定的人群(儿童,转流的病人),肯定可减少放射线的暴露,这是一个研究热点领域。

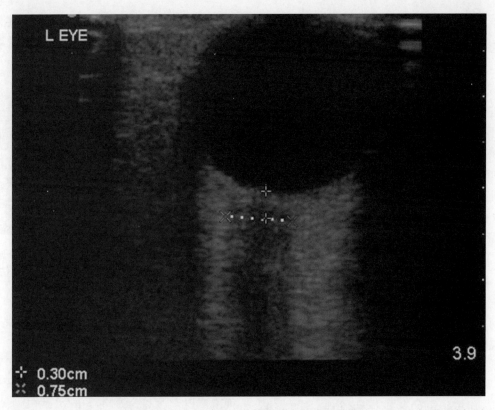

图 57. 49　眼球后面发出声影,即为视神经。最佳测量为眼球向后推进 3mm,于水平面进行测量。本图像显示,测量为 7. 5mm(>5mm)提示,ICP 增高(承蒙麻省总医院急诊超声科提供)

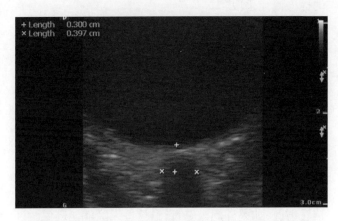

图 57. 50　通过放大眼球后面部分,可进行更加精细的测量。本图像显示,正常视神经鞘直径测得大约为 4. 0mm(承蒙麻省总医院急诊超声科提供)

综合的休克评估

前言

重症患者休克的评估,是一项具有挑战性的工作。幸运的是,床旁超声能够提供对于心脏和容量评估作出实时反馈,还可在不同休克类型(梗阻性,分布性,低血容量性,心源性)间帮助鉴别。当遇上低血压

的患者,曾经讲述有一些超声协议,首个协议诞生于 2001 年,建议通过整合心脏、腹主动脉以及 FAST 检查方案,对原因不明的低血压患者进行系统的评价[82]。RUSH 检查,或休克及低血压的快速超声(RUSH),出现上述方案之后,建议还加上气胸检查和下腔静脉检查[83]。这样,不仅增加了辨别低血压原因的能力,而且介绍了利用超声来评估容量状态的概念,从而,验证容量反应性。加拿大急诊医师建议超声中心给予休克评估[84]。他们的流程图,强调床旁心脏超声加上 EFAST 检查,为临床分歧点提供治疗推荐意见。FALLS 协议,由法国重症医师联盟构思,将肺部超声纳入其中,目的是确定检查时间点,患者是否耐受液体量[85]。FALLS 方案提供液体,指直到 B 线出现,然后立即启动升压药物以及高级气道管理。

文献回顾

尽管缺乏超声介导的休克评估和复苏协议结果方面的研究,数个研究显示,对于原因不明的休克,使用超声介导的休克协议,诊断精确性得到改善。换言之,通过流程图超声评估,休克潜在原因的数量就做了限定。结果,可避免其他诊断试验,复苏结果更加有效[27,82]。

如何扫描

不管你选择哪种协议去遵照执行，首先必须掌握一些技巧。应该快速完成 EFAST 流程检查，以评价腹腔/胸腔液体或出血，心脏周围以及除外相关的气胸。完成床旁心脏超声检查，以便定性评估心脏功能，查看右心张力征象（更多细节见超声心动图章节）。多数协议中，也应该检查下腔静脉。将探头放置于矢状位，指示标志指向头端（图 57.51），能够很快完成。下腔静脉位于肝脏后面，因为它汇入右心房。呼吸（吸气/呼气）所致胸内压的改变，施加交互力影响下腔静脉的液体容量。血管系统充盈好，或梗阻性休克患者，将不存在下腔静脉变异度，而脱水的患者或失血性休克患者（液体消耗）将表现为存在下腔静脉变异（图 57.52）。下腔静脉解读方式为二元式，完全过负荷或不过负荷，用直径解释细微的改变，从而作为证据似乎缺乏说服力。

小结

如前所述，基于超声的休克评估流程，其真正的获益是收治一个原因不明的低血压患者，以便识别休克类型，是分布性的，心源性的，梗阻性的，还是失血性的。而且，偶尔休克的病因（心包填塞，腹内出血，气胸）同时被超声发现。没有其他的诊断性影像模式可以像超声这样快速执行，或对于这些不稳定的患者于床旁广泛地被使用。

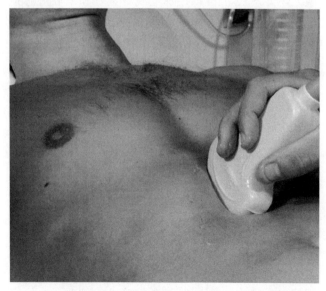

图 57.51　更像 FAST 流程检查一样，获得剑下切面观，下腔静脉在该区域能够获得最佳视图，只需改变探头位置而已。对于下腔静脉，探头标志指向头端（承蒙麻省总医院急诊超声科提供）

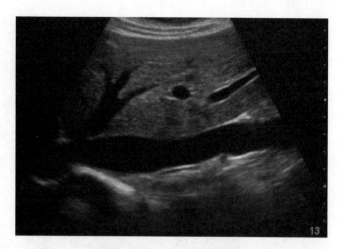

图 57.52　相关的图像。注意树枝状肝静脉，源自下腔静脉。在屏幕左侧，下腔静脉汇入右心房（承蒙麻省总医院急诊超声科提供）

操作

本部分将焦点集中在如何运用超声，帮助 ICU 中每一项操作：外周和中心静脉入路，胸腔穿刺术，穿刺抽液术以及腰椎穿刺术。由于极大降低了并发症发生率，减少了穿刺时间，以及节省成本，所以超声介导的各项操作备受青睐，许多卫生从业人员将其视为新的标准治疗手段[86]。

外周静脉入路

前言

许多医生在付诸努力寻找血管通路后败下阵来。重症监护室，这种情况尤其真实存在，由于体质状态、容量消耗以及以往无数次置管历史，患者入路常常很困惑。然而，无数情况却是，中心静脉入路承载着它自身的风险，即血栓形成风险，感染风险或其他相关禁忌情况，如果外周入路可行，这些风险就能避免。

文献回顾

从每一次临床的角度，超声介导的外周静脉操作的出现，为患者护理带来了革命性的改变：最小并发症，如疼痛，动脉穿刺，减少操作时间和皮肤穿刺次数[87]，与传统的穿刺方法相比，改善了患者满意度[88]。既适合于成人，又适合于儿童[89]。

除此之外，由于担心感染，医院提倡减少中心静脉使用，减少中心静脉使用时限。许多中心现在选择超声介导 PICC 置管，最常放置在贵要静脉。这种 PICC 导管，似乎减少花费，降低导管相关性血源性感染,为未来潜在的置管操作模式[90]。

如何扫描

多数场合下,选用高频(5~10MHz)线型探头来探查血管通路。该探头能最好地识别小而浅的血管,而且具有极高的分辨率。在获得静脉穿刺的材料前,使用探头"宏观移动":扫查,用探头粗略探测目标肢体寻找可压缩的、表浅的、不带弯曲的血管(静脉)。这样,操作者脑海中建立了立体的静脉轮廓图像。一旦目标血管被证实,拿起必要的工具,记住目标血管的深度,选择好导管的长度,通过超声屏幕,就能穿刺成功。对于外周静脉入路,与无超声一样,操作时要求无菌,仅有的差别是填塞敷料也要求无菌,或推荐超声探头本身进行无菌处理。

置管的具体操作,既可选平面外或也可选平面内(图57.53和图57.54)。血管必须以舒适的角度接近皮肤。陡峭的角度,阻止超声波从针尖返回探头的回波,屏幕上难以看到进针的图像(图57.55)。无论用哪一种技术,总是保持针头位于超声屏幕,这是至关重要的。如果屏幕上看不到针头,针的运动必须停下来,调整探头从而定位尖端。擅长这种单一的、精细操作至关重要,以便在超声介导血管入路方面达到精通的程度。手握探头(常常非优势手),放置在患者手臂上,使得这种"微观运动"放松,以防止无意的滑动。一旦针刺穿血管壁,见到回血,操作者即可送入导管,甚至选择超声屏幕观察,导管就近汇入静脉。正如可视化是气管内插管通过声带为验证成功最敏感的标志一样,动态的可视情况下,看到导管送入静脉,证实也是最为可靠的。

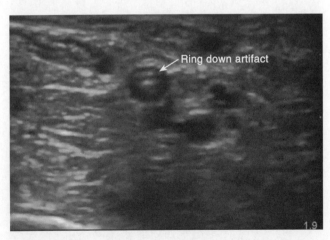

图57.53　本图像左侧上方,静脉壁上方被穿刺针尖端扎透,监测到三角环形伪像(承蒙麻省总医院急诊超声科提供)

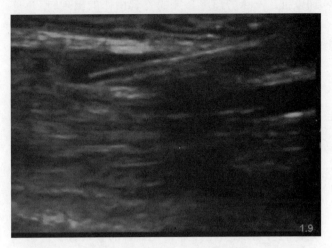

图57.54　静脉长轴面观,可见到静脉导管进入静脉管腔内。如果存在不确定时,这是证实导管放置在位的最为重要的切面观(承蒙麻省总医院急诊超声科提供)

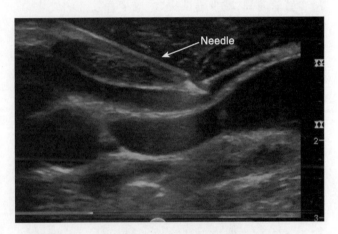

图57.55　本图像显示,浅角度进针允许超声看到针的全部路径(承蒙麻省总医院急诊超声科提供)

小结

超声介导的外周静脉通路导致中心静脉留置时间更短,这一置管通路对中心静脉导管依赖更少。这项操作承载的意义,还包括降低感染的风险和减少花费[91]。

中心静脉入路

前言

医院中,重症监护室与其他科室相比,中心静脉通路的重要性是不言而喻的。患者需要大量血管活性药物支持,多种药物维持,加速的药物给予过程。数年来,医学院校和住院医培训规划都将股静脉、颈内静脉和锁骨下静脉手工标记的置管方法作为标准加以推广。床旁超声介导的置管操作的出现,使得这种方案迅速被重新考虑,为了这么做,全世界医师培训迅速加以接纳。

文献回顾

10多年以前,人们一致发现,超声介导的中心静脉置管,优于传统手工标记置管方法,体现在置管成功率更高,置入时间更短,并发症更低。超声适合所有入路:股静脉,颈内静脉和锁骨下静脉[92-94]。在掌握超声的住院医或重症监护室的新手们中,赞成用超声指导置管的人数更多[95]。超声指导锁骨下静脉入路置管的研究,结果是非常令人鼓舞的。锁骨下静脉入路,备受多数重症医师青睐,是因为该地方容易获得,容易维护,感染率更低。Fragou等研究发现,在随机入选的500个机械通气的患者中,选择超声介导置管,减少置管时间,减少尝试次数,减少并发症的发生[96]。尽管尚缺乏有说服力的研究,超声也提供获益,即证实目标血管是否存在血凝块。最后,也是非常有意义的,操作后经胸心脏超声能够证实导管置入位置接近右心房,这样避免术后需要复查胸片流程,特别是监测气胸,超声更为优越。在证实导管的位置时,盐水气泡增强的经胸心脏超声的精确度等于胸片的精确度[97]。这种方法能够更早证实置管位置是否准确,更快执行抢救药物的应用[98]。

如何扫描

总体上,选用高频线型探头。在执行任何深部针穿刺的操作之前,如中心静脉入路,确保机器和患者位置最佳。将超声机器放在患者操作侧的对侧,从而保证操作者在操作时眼睛容易观察到超声屏幕图像。由于消毒重要,确保符合医院院感要求,选择好无菌敷料以及超声探头的无菌保护套。达到消毒前,总是检查血管的深度、开放情况、附近的血管及重要结构,如胸膜线。

既可在平面内,又可在平面外进行超声引导穿刺。可在操作过程中交互运用,取决于患者的体位以及目标血管的定位。两种技术中固有规律是,操作者必须保持针尖在整个操作过程中可以看到。因此,平面外技术要求,针的每次细微移动,探头就得随之移动,该技巧必须在真正操作之前就需要接受训练和掌握。相比之下,平面内技术需要看到进针全部长度,但是要求,针直接定位于探头下方,且与探头平行。随着针尖穿过目标血管最浅的血管壁,证实注射器中有回血。至此,超声探头放置在长轴,导丝及时放入,

证实静脉穿刺成功。

小结

不可否认,与传统手工定位深静脉穿刺相比,超声引导置管给患者和操作者提供诸多便利。随着更多的研究将超声介导的中心静脉置管当作急诊标准护理内容,充分的训练就显得培训计划尤为重要了[99]。

胸腔穿刺

前言

正如"肺部超声部分章节"参考的那样,床旁超声在检测胸腔积液方面轻而易举优于胸片。然而,超声最大的用途,是它能够有助于排除积液,同时也增加胸腔穿刺操作的安全性。

文献回顾

超声介导胸腔穿刺术,使得护理在各个水平得以提升。在机械通气患者和自主呼吸患者,效果不错。一项纳入45名ICU患者的研究中,用超声指导胸腔穿刺术无并发症,成功率达到97%[100]。印象更为深刻的是,这些患者中,三分之一的患者,放射影像未提示胸腔积液。无机械通气患者,超声的安全性更为显著,与手工定位操作相比,气胸发生率为0(0对6.8%)[101]。有争议的是,有人认为,对于操作前存在凝血指标不正常的患者,超声介导胸腔穿刺应为标准治疗手段[102]。超声还可以帮助诊断复杂胸腔积液,这种情况,胸穿后不良后果存在高危风险[36,37]。通过增强和最大化排除液体,超声介导胸腔穿刺术改善预后,导致ICU停留时间更短,减少重复引流的需求[103]。

如何扫描

在包裹性积液被证实后(图57.56),(通常用低频探头,以保证探头深度可以被看到)区域被标记,或消毒的探头保护套用于实时穿刺时超声指导。证实膈肌,观察膈肌的位置是十分重要的,在吸气和呼气过程中,以便保证针刺位置高于膈肌最高的位置。超声操作过程中实时指导,证实包裹性积液的排除,防止在抽液时损伤脏层胸膜。总是在肋骨上方穿刺皮肤,以避免损伤神经血管束。跟随针尖追踪整个操作过程,一旦达到无回声包裹性积液处,简单抽液,除去穿刺针,置入导管,继续排除积液。术毕,超声能够证实肺滑动征以及证实有无气胸,从而避免常规术后胸片检查。

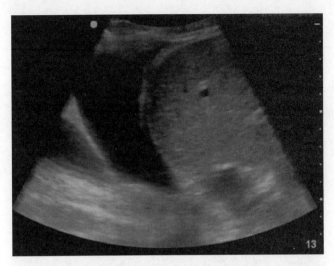

图 57.56　正好在肝脏上方,可见大量胸腔积液。图像左侧远端可见肺尖。超声可动态指导胸腔穿刺术,以便帮助避开肺组织(承蒙麻省总医院急诊超声科提供)

小结

正像与超声相关其他操作一样,可重复性是很重要的。胸腔穿刺术与外周静脉置管、中心静脉置管、静脉通路类似。操作者可同步看到针进入皮肤,找到目标(包裹性积液),而且有助于排除积液。掌握其中一种技术,有助于对其他技术的掌握。某一领域的训练和随后的技能提高,毫无疑问会提高操作者的所有超声介导的操作技能。

穿刺抽液术

前言

穿刺抽液术是医院里最为常见的操作,既是诊断需要,也是治疗需要。自发性细菌性腹膜炎,作出诊断仍然是具有挑战性的,因为患者腹部出现压痛低于50%,出现发热者仅占 60%,因此,需要一些侵入性穿刺抽液术来支持这些重要的诊断[104]。正如超声介导操作在其他方面的应用一样,用超声对这个操作有帮助,它能够降低出血、损伤的风险,减少完成操作的时间以及节省医院的花费[105]。

文献回顾

尽管应用超声指导胸腔穿刺术,确实减少气胸发生率,但是穿刺抽液术的出血并发症据说是相同的[105]。即使在血小板减少症的患者,或者 PT 延长的患者,原发肝脏衰竭的患者,应用超声辅助穿刺,出血并不常见,且可以将出血量减少到最低。与不用超声

指导操作相比,超声介导的穿刺抽液术也直接降低住院花费以及 ICU 住院时间[106]。在不稳定的患者,偶尔,难以明确超声屏幕的无回声区是血还是腹水。应用超声介导留取该标本样品(诊断性腹腔穿刺),可能改变临床治疗,极大地改善患者的预后[107]。

如何扫描

选择曲线型或低频探头,以搜查腹部间隙,从而发现腹腔内液体。寻找最大的、无回声液体包裹区,确认是离皮肤表面最近的。通过打开彩色多普勒模式,查找腹壁的血管,并确认腹壁无血管结构。一旦腹壁位置确定为最佳的穿刺位置,在消毒后,选择探头长轴进行穿刺,全程看着针尖端行进,指导达到无回声区。移除穿刺针,留下导管,抽吸液体,达到治疗或诊断的目的。

小结

通过腹壁置入长针,对操作者来说,可能会有些担心。特别是在那些合并凝血功能不好的危重病人。超声可以提前为操作者减轻这些焦虑。正如以上提供的证据,超声更安全,更省钱,效率更高。不仅如此,而且,任何时候心平气和看着针尖所达到的位置。基于这个原因,只有在无超声机器应用时,在极端糟糕的环境下,才选择盲穿。

腰椎穿刺术

前言

另一个常用的重症诊疗操作,床旁超声可以提高效率,就是腰椎穿刺(LP)。超声指导腰椎穿刺,首次描述,是在 40 年前的俄罗斯[108]。ICU,由于各种各样的解剖变异,困难的体质状态以及病人体位,这种操作令人担心。

文献回顾

基于急诊室的研究,随机将患者分为手工触摸标记组或超声证实组。结果显示,超声显著降低疼痛评分,操作时间和尝试次数[109]。在特别大的体重指数(BMI)患者,超声介导的腰椎穿刺术证实甚至获益更多[110]。

如何扫描

安置患者,摆好体位,患者臀部弯曲。如果患者能够坐位,让他们后背向前弯曲,显然,这种体位有助

于打开椎间隙。用高频线型探头和标记笔,但是,更多的患者曲线型低频探头可能是必须的,以便达到合适的深度。用标记笔画出一张目标区域的"地图"。获得图像,从横向和纵向两个方位(图 57.57 至图 57.59),标记好相关的骨头突出部分。长轴上,目标间隙腰椎棘突上和下可能得到证实。横轴上,标记两棘突间隙中间位置,估计棘突相互连接的棘间韧带的深度。该深度为进针深度,需要达到且穿过这条韧带,再达到黄韧带的浅层,黄韧带覆盖在硬膜外腔的表面。也可用超声实时介导,用消毒好的超声保护套。随着患者活动,结构至皮肤表面之间深度发生改变。因此,皮肤标记和穿刺针的入路之间,保持患者不动,这一点至关重要。

小结

尽管肯定不是标准诊疗模式,对于特别偏胖的(BMI 很高),有凝血病,或者解剖欠清的患者,推荐应用超声指导腰椎穿刺,会有很大帮助。快速、操作前困难评估,在预防后面的并发症,减少穿刺时间,减轻患者疼痛评分方面有利。建议对于有轻度腰椎穿刺困难的患者,在转化为更为糟糕的临床情景之前,首先应用超声指导。

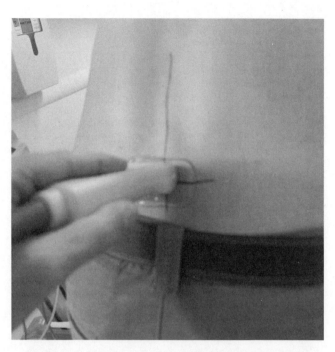

图 57.58 将探头横向放置,探头标记指向任何一边,探查相关的椎间隙结构。连接来自图 57.57 和图 57.58 定的标志线,形成十字交叉,经过这个交点将直接穿刺,即可取得脑脊液(承蒙麻省总医院急诊超声科提供)

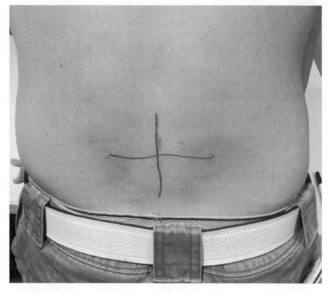

图 57.59 这两条线的交点,提供了腰穿最佳的靶点(承蒙麻省总医院急诊超声科提供)

应用扩展

坏死性软组织感染常常是诊断难题。MRI 和 CT 影像诊断,尽管非常精确,但是极其昂贵,需要转运患者,CT 还需要接受很多放射线。单一的蜂窝织炎和脓肿的超声诊断,已有充分描述和证实,在诊断隐匿

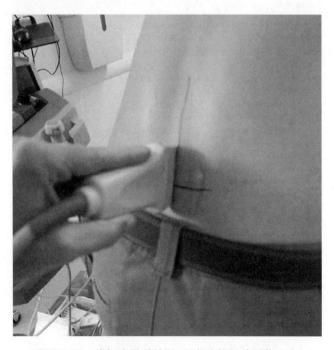

图 57.57 将探头纵向放置,以获取椎间隙图像。在此定位下,相关的超声图像提示,两种不同的高回声结构,分别位于进场和远场。在这些骨头之间,发现椎间隙,腰椎穿刺针将被指引(承蒙麻省总医院急诊超声科提供)

性脓肿,超声诊断优于传统体格检查[111]。出现鹅卵石样图像(图 57.60)提示软组织肿胀及炎症,取决于临床情况,可以是蜂窝织炎和过敏性皮炎。将坏死性感染从蜂窝织炎鉴别,超声发现包括,筋膜和皮下组织增厚,深部筋膜层异常的液体集聚,以及在严重的病例,出现皮下积气(图 57.61)[112-114]。对于坏死性感染,尽管绝无成型的"排除"试验,超声特异性高达 93%。

开发新技术,用来评估休克液体反应性,也是兴趣热点之一。作为单一容易获取的超声检查,在评估患者血管系统容量状态时,测量颈动脉血流时间,或颈动脉速率时间积分变异度是一个有前景的指标。初步的研究显示,进行直腿抬高试验(PLR)后,颈动脉血流增加 20%,容量反应性的敏感性达到 94%[115]。研究数量还不多,需要进一步证实,但是确实提供超声手段,即使是超声初学者,显示出良好的前景。

（李喜元　译,段军　校）

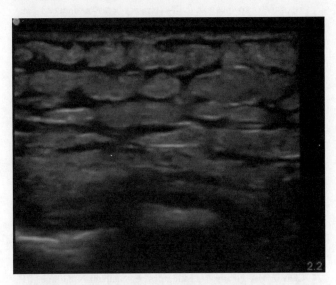

图 57.60　鹅卵石样改变不是蜂窝织炎所特有表现,因为它也可见于炎症或水肿。但是结合临床情况,它可以用来明确诊断,从而帮助排除潜在的脓肿(承蒙麻省总医院急诊超声科提供)

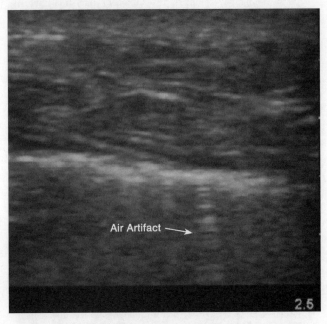

图 57.61　沿着软组织气肿筋膜增厚,提示产气性感染。本图像,可见高回声向下环形伪像,起源自水平位白色筋膜层面。该病例考虑为坏死性软组织感染(承蒙麻省总医院急诊超声科提供)

参考文献

1. Akhtar S, Theodoro D, Gaspari R, Tayal V, Sierzenski P, Lamantia J, Stahmer S, Raio C. Resident training in emergency ultrasound: consensus recommendations from the 2008 Council of Emergency Medicine Residency Directors Conference. Acad Emerg Med. 2009;16 Suppl 2:S32–6.
2. ATLS Subcommittee, American College of Surgeons' Committee on Trauma, International ATLS working group. Advanced trauma life support (ATLS®): the ninth edition. J Trauma Acute Care Surg. 2013;74:1363–6.
3. Expert Round Table on Ultrasound in ICU. International expert statement on training standards for critical care ultrasonography. Intensive Care Med. 2011;37:1077–83.
4. Mayo PH, Beaulieu Y, Doelken P, Feller-Kopman D, Harrod C, Kaplan A, Oropello J, Vieillard-Baron A, Axler O, Lichtenstein D, Maury E, Slama M, Vignon P. American College of Chest Physicians/La Société de Réanimation de Langue Française statement on competence in critical care ultrasonography. Chest. 2009;135:1050–60.
5. American College of Emergency Physicians. Emergency ultrasound guidelines. Ann Emerg Med. 2009;53:550–70.
6. Lewiss RE, Pearl M, Nomura JT, Baty G, Bengiamin R, Duprey K, Stone M, Theodoro D, Akhtar S. CORD-AEUS: consensus document for the emergency ultrasound milestone project. Acad Emerg Med. 2013;20:740–5.
7. Jang TB, Casey RJ, Dyne P, Kaji A. The learning curve of resident physicians using emergency ultrasonography for obstructive uropathy. Acad Emerg Med. 2010;17:1024–7.
8. Solomon SD, Saldana F. Point-of-care ultrasound in medical education—stop listening and look. N Engl J Med. 2014;370:1083–5.
9. Arrillaga A, Graham R, York JW, Miller RS. Increased efficiency and cost-effectiveness in the evaluation of the blunt abdominal trauma patient with the use of ultrasound. Am Surg. 1999;65:31–5.
10. Kirkpatrick AW, Sirois M, Laupland KB, Liu D, Rowan K, Ball CG, Hameed SM, Brown R, Simons R, Dulchavsky SA, Hamilton DR, Nicolaou S. Hand-held thoracic sonography for detecting post-traumatic pneumothoraces: the Extended Focused Assessment with Sonography for Trauma (EFAST). J Trauma. 2004;57:288–95.
11. Branney SW, Wolfe RE, Moore EE, Albert NP, Heineg M, Mestek M, Eule J. Quantitative sensitivity of ultrasound in detecting free intraperitoneal fluid. J Trauma. 1995;39:375–80.
12. Rothlin MA, Naf R, Amgwerd M, Candinas D, Frick T, Trentz O. Ultrasound in blunt abdominal and thoracic trauma. J Trauma. 1993;34:488–95.
13. Plummer D, Brunette D, Asinger R, Ruiz E. Emergency department echocardiography improves outcome in penetrating cardiac injury. Ann Emerg Med. 1992;21:709–12.
14. Melniker LA, Leibner E, McKenney MG, Lopez P, Briggs WM, Mancuso CA. Randomized controlled clinical trial of point-of-care, limited ultrasonography for trauma in the emergency depart-

ment: the first sonography outcomes assessment program trial. Ann Emerg Med. 2006;48:227–35.

15. Wherrett LJ, Boulanger BR, McLellan BA, Brenneman FD, Rizoli SB, Culhane J, Hamilton P. Hypotension after blunt abdominal trauma: the role of emergent abdominal sonography in surgical triage. J Trauma. 1996;41:815–20.

16. Rowan KR, Kirkpatrick AW, Liu D, et al. Traumatic pneumothorax detection with thoracic US: correlation with chest radiography and CT—initial experience. Radiology. 2002;225:210–4.

17. Ma OJ, Mateer JR. Trauma ultrasound examination versus chest radiography in the detection of hemothorax. Ann Emerg Med. 1997;29:312–5. discussion 315-6.

18. Wilkerson RG, Stone MB. Sensitivity of bedside ultrasound and supine anteroposterior chest radiographs for the identification of pneumothorax after blunt trauma. Acad Emerg Med. 2010;17:11–7.

19. Oveland NP, Lossius HM, Wemmelund K, Stokkeland PJ, Knudsen L, Sloth E. Using thoracic ultrasonography to accurately assess pneumothorax progression during positive pressure ventilation: a comparison with CT scanning. Chest. 2013;143:415–22.

20. Lichtenstein DA, editor. General ultrasound in the critically Ill. New York, NY: Springer; 2004.

21. Ianniello S, Di Giacomo V, Sessa B, Miele V. First-line sonographic diagnosis of pneumothorax in major trauma: accuracy of e-FAST and comparison with multidetector computed tomography. Radiol Med. 2014;119(9):674–80.

22. Branney SW, Moore EE, Cantrill SV, Burch JM, Terry SJ. Ultrasound based key clinical pathway reduces the use of hospital resources for the evaluation of blunt abdominal trauma. J Trauma. 1997;42:1086–90.

23. Sheng AY, Dalziel P, Liteplo AS, Fagenholz P, Noble VE. Focused assessment with sonography in trauma and abdominal computed tomography utilization in adult trauma patients: trends over the last decade. Emerg Med Int. 2013;2013:678380.

24. Blackbourne LH, Soffer D, McKenney M, Amortegui J, Schulman CI, Crookes B, et al. Secondary ultrasound examination increases the sensitivity of the FAST exam in blunt trauma. J Trauma. 2004;57:934–8.

25. Moore C, Todd WM, O'Brien E, Lin H. Free fluid in Morison's pouch on bedside ultrasound predicts need for operative intervention in suspected ectopic pregnancy. Acad Emerg Med. 2007;14:755–8.

26. Xirouchaki N, Kondili E, Priniankais G, Malliotakis P, Georgopoulos D. Impact of lung ultrasound on clinical decisions making in critically ill patients. Intensive Care Med. 2014;40:57–65.

27. Laursen CB, Sloth E, Lambrechtsen J, Lassen AT, Madsen PH, Henriksen DP, Davidsen JR, Rasmussen F. Focused sonography of the heart, lungs, and deep veins identifies missed life-threatening conditions in admitted patients with acute respiratory symptoms. Chest. 2013;144:1868–75.

28. Noble VE, Murray AF, Capp R, et al. Ultrasound assessment for extravascular lung water in patients undergoing hemodialysis. Time course for resolution. Chest. 2009;135:1433–9.

29. Lichtenstein D, Meziere G. A lung ultrasound sign allowing bedside distinction between pulmonary edema and COPD: the comet-tail artifact. Intensive Care Med. 1998;24:1331–4.

30. Gargani L, Frassi F, Soldati G, et al. Ultrasound lung comets for the differential diagnosis of acute cardiogenic dyspnoea: a comparison with natriuretic peptides. Eur J Heart Fail. 2008;10:70–7.

31. Shah VP, Tunik M, Tsung J. Prospective evaluation of point-of-care ultrasonography for the diagnosis of pneumonia in children and young adults. JAMA Pediatr. 2013;167:119–25.

32. Darge K, Chen A. Ultrasonography of the lungs and pleurae for the diagnosis of pneumonia in children: prime time for routine use. JAMA Pediatr. 2013;167:187–8.

33. Parlamento S, Copetti R, Bartolomeo S. Evaluation of lung ultrasound for the diagnosis of pneumonia in the ED. Am J Emerg Med. 2009;27:379–84.

34. Peris A, Tutino L, Zagli G, et al. The use of point-of-care bedside lung ultrasound significantly reduces the number of radiographs and computed tomography scans in critically ill patients. Anesth Analg. 2010;111:687–92.

35. Jones PW, Moyers JP, Rogers JT, et al. Ultrasound-guided thoracentesis: is it a safer method? Chest. 2003;123:418–23.

36. Yang PC, Luh KT, Chang DB, Wu HD, Yu CJ, Kuo SH. Value of sonography in determining the nature of pleural effusion: analysis of 320 cases. AJR Am J Roentgenol. 1992;159:29–33.

37. Chen HJ, Tu CY, Ling SJ, Hsu WH, et al. Sonographic appearances in transudative pleural effusions: not always an anechoic pattern. Ultrasound Med Biol. 2008;34:362–9.

38. Bouhemad B, Brisson H, Le-Guen M, et al. Bedside ultrasound assessment of positive end-expiratory pressure-induced lung recruitment. Am J Respir Crit Care Med. 2011;183:341–7.

39. Volpicelli G, Elbarbary M, Blaivas M, Lichtenstein DA, Mathis G, Kirkpatrick AW, Melniker L, et al. International evidence-based recommendations for point-of-care lung ultrasound. Intensive Care Med. 2012;38:577–91.

40. Liteplo AS, Marill KA, Villen T, et al. Emergency thoracic ultrasound in the differentiation of the etiology of shortness of breath (ETUDES): sonographic B-lines and N-terminal pro-brain-type natriuretic peptide in diagnosing congestive heart failure. Acad Emerg Med. 2009;16:201–10.

41. Volpicelli G, Silva F, Radeos M. Real-time lung ultrasound for the diagnosis of alveolar consolidation and interstitial syndrome in the emergency department. Eur J Emerg Med. 2010;17:63–72.

42. Anderson KL, Fields JM, Panebianco NL, Jeng KY, Marin J, Dean AJ. Inter-rater reliability of quantifying pleural B-lines using multiple counting methods. J Ultrasound Med. 2013;32:115–20.

43. Lichtenstein D, Meziere G, Seitz J. The dynamic air bronchogram. A lung ultrasound sign of alveolar consolidation ruling out atelectasis. Chest. 2009;135:1421–5.

44. Chavez MA, Shams N, Ellington LE, Naithani N, Gilman RH, Steinhoff MC, et al. Lung ultrasound for the diagnosis of pneumonia in adults: a systematic review and meta-analysis. Respir Res. 2014;15:50.

45. Gargani L, Doveri M, D'Errico L, Frassi F, Bazzichi ML, Delle Sedie A, et al. Ultrasound lung comets in systemic sclerosis: a chest sonography hallmark of pulmonary interstitial fibrosis. Rheumatology (Oxford). 2009;48:1382–7.

46. Mathis G, Blank W, Reissig A, et al. Thoracic ultrasound for diagnosing pulmonary embolism: a prospective multicenter study of 352 patients. Chest. 2005;128:1531–8.

47. Lichtenstein DA, Meziere GA. Relevance of lung ultrasound in the diagnosis of acute respiratory failure: the BLUE protocol. Chest. 2008;134:117–25.

48. Frassi F, Gargani L, Tesorio P, Raciti M, Mottola G, Picano E. Prognostic value of extravascular lung water assessed with ultrasound lung comets by chest sonography in patients with dyspnea and/or chest pain. J Card Fail. 2007;13:830–5.

49. Grimberg A, Shigueoka DC, Atallah AN, Ajzen S, Iared W. Diagnostic accuracy of sonography for pleural effusion: systematic review. Sao Paulo Med J. 2010;128:90–5.

50. Scheible W, Goldberger LE. Diagnosis of small bowel obstruction: the contribution of diagnostic ultrasound. AJR Am J Roentegenol. 1979;133:685–8.

51. Taylor MR, Lalani N. Adult small bowel obstruction. Acad Emerg Med. 2013;20:528–44.

52. Jang TB, Schindler D, Kaji AH. Bedside Ultrasonography for the detection of small bowel obstruction in the emergency department. Emerg Med J. 2011;28:676–8.

53. Arend CF. Static and dynamic sonography for diagnosis of abdominal wall hernias. J Ultrasound Med. 2013;32:1251–9.

54. Kim HM, So BH, Jeong WJ, Choi SM, Park KN. The effectiveness of ultrasonography in verifying the placement of a nasogastric tube in patients with low consciousness at an emergency center. Scand J Trauma Resusc Emerg Med. 2012;20:38.

55. Suri S, Gupta S, Sudhakar PJ, Venkataramu NK, Sood B, Wig JD. Comparative evaluation of plain films, ultrasound and CT in the diagnosis of intestinal obstruction. Acta Radiol. 1999;40:422–8.

56. Chatu S, Poullis A, Holmes R, Greenhalgh R, Pollok RC. Temporal trends in imaging and associated radiation exposure in inflammatory bowel disease. Int J Clin Pract. 2013;67:1057–65.

57. Swanson G, Behara R, Braun R, Keshavarzian A. Diagnostic medical radiation in inflammatory bowel disease: how to limit risk and maximize benefit. Inflamm Bowel Dis. 2013;19:2501–8.

58. Christopher KB. Excess mortality attributable to acute kidney injury in the ICU. Crit Care Med. 2014;42:992–3.

59. Gaspari RJ, Horst K. Emergency ultrasound and urinalysis in the evaluation of flank pain. Acad Emerg Med. 2005;12:1180–4.

60. Pavlin DJ, Pavlin EG, Fitzgibbon DR, Koerschgen ME, Plitt TM. Management of bladder function after outpatient surgery. Anesthesiology. 1999;91:42–50.

61. Wyndaele JJ. Complications of intermittent catheterization: their prevention and treatment. Spinal Cord. 2002;40:536–41.

62. Le Dorze M, Bougle A, Deruddre S, Duranteau J. Renal Doppler Ultrasound: a new tool to assess renal perfusion in critical illness. Shock. 2012;37:360–5.

63. Teng CH, Huang YH, Kuo BJ, Bih LI. Application of portable ultrasound scanners in the measurement of post-void residual urine. J Nurs Res. 2005;13:216–24.

64. Byun SS, Kim HH, Lee E, Paick JS, Kamg W, Oh SJ. Accuracy of bladder volume determinations by ultrasonography: are they accurate over entire bladder volume range? Urology. 2003;62:656–60.

65. Schnell D, Darmon M. Renal Doppler to assess renal perfusion in the critically ill: a reappraisal. Intensive Care Med. 2012;38:1751–60.

66. Burge HJ, Middleton WD, McClennan BL, Hildebolt CF. Ureteral jets in healthy subjects and in patients with unilateral ureteral calculi: comparison with color Doppler US. Radiology. 1991;180:437–42.

67. Chan H. Noninvasive bladder volume measurement. J Neurosci Nurs. 1993;25:309–12.

68. Singer AJ, McGracken G, Henry MC, Thode HC, Cabahug CJ. Correlation among clinical, laboratory, and hepatobiliary scanning findings in patients with suspected acute cholecystitis. Ann Emerg Med. 2012;28:267–72.

69. Noble VE, Liteplo AS, Nelson BP, Thomas SH. The impact of analgesia on the diagnostic accuracy of the sonographic Murphy's sign. Eur J Emerg Med. 2010;17:80–3.

70. Chalumeau-Lemoine L, Baudel JL, Das V, Arrive L, Noblinski B, Guidet B, et al. Results of short-term training of naïve physicians in focused general ultrasonography in an intensive-care unit. Intensive Care Med. 2009;35:1767–71.

71. Kendall JL, Shrimp RJ. Performance and interpretation of focused right upper quadrant ultrasound by emergency physicians. J Emerg Med. 2001;21:7–13.

72. Myrianthefs P, Evodia E, Vlachou I, Petrocheilou G, Gavala A, Pappa M, et al. Is routine ultrasound examination of the gallbladder justified in critical care patients? Crit Care Res Pract. 2012;2012:565617.

73. Indar AA, Beckingham IJ. Acute cholecystitis. BMJ. 2002;325:639–43.

74. Ralls PW, Halls J, Lapin SA, Quinn MF, Morris UL, Boswell W. Prospective evaluation of the Sonographic Murphy Sign in suspected acute cholecystitis. J Clin Ultrasound. 1982;10:113–5.

75. Becker B, Chin E, Mervis E, Anderson C, Oshita M, Fox JC. Emergency biliary sonography: utility of common bile duct measurement in the diagnosis of cholecystitis and choledocholithiasis. J Emerg Med. 2014;46:54–60.

76. Wu CC, Ho YH, Chen CY. Effect of aging on CBD diameter: a real-time ultrasonographic study. J Clin Ultrasound. 1984;12:473–8.

77. Rajajee V, Vanaman M, Fletcher JJ, Jacobs TL. Optic nerve ultrasound for the detection of raised intracranial pressure. Neurocrit Care. 2001;15:506–15.

78. Blaivas M, Theodoro D, Sierzenski P. Elevated intracranial pressure detected by bedside emergency ultrasonography of the optic nerve sheath. Acad Emerg Med. 2003;10:376–81.

79. Newman WD, Hollman AS, Dutton GN, Carachi R. Measurement of optic nerve sheath diameter by ultrasound: a means of detecting acute raised intracranial pressure in hydrocephalus. Br J Ophthalmol. 2002;86:1109–13.

80. Kimberly HH, Noble VE. Using MRI of the optic nerve sheath to detect elevated intracranial pressure. Crit Care. 2008;12:181.

81. Hansen HC, Helmke K. The subarachnoid space surrounding the optic nerves: an ultrasound study of the optic nerve sheath. Surg Radiol Anat. 1996;18:323–8.

82. Rose JS, Bair AE, Mandavia D, Kinser DJ. The UHP ultrasound protocol: a novel ultrasound approach to the empiric evaluation of the undifferentiated hypotensive patient. Am J Emerg Med. 2001;19:299–302.

83. Perera P, Mailhot T, Riley D, Mandavia D. The RUSH exam: Rapid Ultrasound in SHock in the evaluation of the critically ill. Emerg Med Clin North Am. 2010;28:29–56.

84. Lanctot JF, Valois M, Beaulieu Y. EGLS: echo-guided life support. Crit Ultrasound J. 2011;3:123–9.

85. Lichtenstein D. Fluid administration limited by lung sonography: the place of lung ultrasound in assessment of acute circulatory failure (the FALLS-protocol). Expert Rev Respir Med. 2012;6:155–62.

86. Peabody CR, Mandavia D. Deep needle procedures: improving safety with ultrasound visualization. J Patient Saf. 2014.

87. Egan G, Healy D, O'Neill H, Clarke-Moloney M, Grace PA, Walsh SR. Ultrasound guidance for difficult peripheral venous access: systematic review and meta-analysis. Emerg Med J. 2013;30:521–6.

88. Costantino T, Parikh A, Satz WA, Fojtik JP. Ultrasonography-guided peripheral intravenous access versus traditional approaches in patients with difficult intravenous access. Ann Emerg Med. 2005;46:456–61.

89. Schindler E, Schears G, Hall SR, Yamamoto T. Ultrasound for vascular access in pediatric patients. Paediatr Anaesth. 2012;22:1002–7.

90. Deutsch GB, Sathyanarayana SA, Singh N, Nicastro J. Ultrasound-guided placement of midline catheters in the surgical intensive care unit: a cost effective proposal for timely central line removal. J Surg Res. 2013;191(1):1–5.

91. Gregg S, Murthi S, Sisley AC, Stein DM, Scalea TM. Ultrasound-guided peripheral intravenous access in the intensive care unit. J Crit Care. 2010;25:514–9.

92. Prabhu MV, Juneja D, Gopal PB, Sathyanarayanan M, Subhramanyam S, Gandhe S, et al. Ultrasound-guided femoral dialysis access placement: a single-center randomized trial. Clin J Am Soc Nephrol. 2010;5:235–9.

93. Milling TJ, Rose J, Briggs WM, et al. Randomized, controlled clinical trial of point-of-care limited ultrasonography assistance of central venous cannulation: the Third Sonography Outcomes Assessment Program (SOAP-3) Trial. Crit Care Med. 2005;33:1764–9.

94. Mochida T, Seino Y, Matsuda K, Haga M, Yamamoto G, Moridaira T, Watanabe I. Safety of axillary and subclavian vein cannulation using real-time ultrasound guidance. Masui. 2014;63:57–61.

95. Bose N, Patel H, Kamat H. Evaluation of ultrasound for central venous access in ICU by an inexperienced trainee. Ind J Crit Care Med. 2014;18:26–32.

96. Fragou M, Gravvanis A, Dimitriou V, Papalois A, Kouraklis G, Karabinis A, et al. Real-time ultrasound-guided subclavian vein cannulation versus the landmark method in critical care patients: a prospective randomized study. Crit Care Med. 2011;39:1607–12.

97. Wen M, Stock K, Heemann U, Aussieker M, Kuchle C. Agitated saline bubble-enhanced transthoracic echocardiography: a novel method to visualize the position of central venous catheter. Crit Care Med. 2014;42:231–3.

98. Zanobetti M, Coppa A, Bulletti F, Piazza S, et al. Verification of correct central venous catheter placement in the emergency department: comparison between ultrasonography and chest radiography. Intern Emerg Med. 2013;8:173–80.

99. Ault MJ, Rosen BT, Ault BW. Ultrasonographic guidance for all central venous catheter insertions: a "desirable practice alternative", or the new standard of care? Ann Emerg Med. 2007;49:720–1.

100. Lichtenstein D, Hulot JS, Rabiller A, Tostivint T, Meziere G. Feasibility and safety of ultrasound-aided thoracentesis in mechanically ventilated patients. Intensive Care Med. 1999;25:955–8.

101. Janzen N, Nataraj R, Hergott C, Marciniuk D. Thoracentesis complication rates on the medical clinical teaching unit: does ultrasonography make a difference? Chest. 2011;140:497A.

102. Hibbert RM, Atwell TD, Lekah A, Patel MD, Carter RE, McDonald JS, Rabatin JT. Safety of ultrasound-guided thoracentesis in patients with abnormal preprocedural coagulation parameters. Chest. 2013;144:456–63.

103. Perazzo A, Gatto P, Barlascini C, Ferrari-Bravo M, Nicolini A. Can ultrasound guidance reduce the risk of pneumothorax following thoracentesis? J Bras Pneumo. 2014;40:6–12.

104. Carey WD, Boayke A, Leatherman J. Spontaneous bacterial peritonitis: clinical and laboratory features with reference to hospital-acquired cases. Am J Gastroenterol. 1986;81:1156–61.

105. Mercaldi CJ, Lanes SF. Ultrasound guidance decreases complications and improves the cost of care among patients undergoing thoracentesis and paracentesis. Chest. 2013;143:532–8.

106. Patel PA, Ernst FR, Gunnarsson CL. Evaluation of hospital complications and costs associated with using ultrasound guidance during abdominal paracentesis procedures. J Med Econ. 2012;15:1–7.

107. Blaivas M. Emergency diagnostic paracentesis to determine intraperitoneal fluid identity discovered on bedside ultrasound of unstable patients. J Emerg Med. 2005;29:461–5.

108. Bogin IN, Stulin ID. Application of the method of 2-dimensional echospondylography for determining landmarks in lumbar punctures. Zh Nevropatol Psikhiatr Im S S Korsakova. 1971;71:1810–1.

109. Mofidi M, Mohammadi M, Saidi H, Kianmehr N, Ghasemi A, Hafezimoghadam P, Rezai M. Ultrasound guided lumbar puncture in emergency department: time saving and less complications. J Res Med Sci. 2013;18:303–7.

110. Nomura JT, Leech SJ, Shenbagamurthi S, Sierzenski PR, O'Connor RE, Bollinger M, Humphrey M, Gukhool JA. A randomized controlled trial of ultrasound-assisted lumbar puncture. J Ultrasound Med. 2007;26:1341–8.

111. Adhikari S, Blaivas M. Sonography first for subcutaneous abscess and cellulitis evaluation. J Ultrasound. 2012;31:1509–12.

112. Chao HC, Kong MS, Lin TY. Diagnosis of necrotizing fasciitis in children. J Ultrasound Med. 1999;18:277–81.

113. Yen ZS, Wang HP, Ma HM, Chen SC, Chen WJ. Ultrasonographic screening of clinically-suspected necrotizing fasciitis. Acad Emerg Med. 2002;9:1448–51.

114. Castleberg E, Jenson N, Dinh VA. Diagnosis of necrotizing fasciitis with bedside ultrasound: the STAFF exam. West J Emerg Med. 2014;15:111–3.

115. Marik PE, Baram M, Vahid B. Does central venous pressure predict fluid responsiveness? A systematic review of the literature and the tale of seven mares. Chest. 2008;134:172–8.

第五十八章　评分系统和结果预测

Rui P. Moreno, Susana Afonso, Bruno Maia

引言

在丹麦脊髓灰质炎爆发后,随着监测水平及生命支持技术的飞速进展,西方国家的重症监护病房(intensive care units,ICUs)得到迅速发展与推广,ICU 具备独立的空间,有着专业的医护团队,并按病情严重程度收治患者,而非取决于患者的疾病种类或其主治医生的专业。这就需要对 ICU 的收治流程及实际操作的有效性进行系统评估。由于 ICU 内的大多数治疗具有时间依赖性(同时预后也具有时间依赖性),因此在适当的时机收治适当的患者,或在适当的时机让适当的患者转出对节省费用和稀缺资源就显得尤为重要。ICU 治疗是否能在个体水平上确保病人的最大安全性及在群体水平上临床或非临床干预措施的最大有效性? 换而言之,就是 ICU 治疗是否能够在恰当的时机治疗恰当的患者,并获得最好的结果? 在这一新兴却朝气蓬勃的专业领域里,目前很少关于哪种治疗方法或措施是最有效的科学证据。除此之外,对大多数病人而言,ICU 治疗的费用及有效性知之甚少。

要想评估这些问题极其复杂,因为重症监护本身就极其复杂,它需要在具有高度异质性的患者群体里开展,且极易受一些非临床因素干扰,如不同国家患者的背景特征、生活方式与文化背景,及卫生保健系统的体制等。因此很难通过精确的客观数据量化比较不同重症监护室间或同一监护室在不同时间段内医疗的质量和安全性。

在二十世纪八十年代早期,疾病严重程度的评分系统就已经引入重症医学领域来回答这些问题。虽然这些评分系统在应用中的安全性与经济性都低于其有效性,但学界仍建议使用它们。由于它们操作简便,容易解读,且 ICU 医生需要工具来评估治疗结果,因此这些评分系统很受欢迎[1,2]。到了 20 世纪 90 年代末,更多的评分工具可供学界选择,这些工具被广泛应用,但并不都适当。

术语更新

目前有多个不同的评分工具可供 ICU 医生选择。

以下为最常用的评分工具:

- 疾病严重程度评分系统,根据疾病的严重程度将患者分层,每个患者对应一个分值,且随着疾病严重程度的增加分值也会增加。

- 结果预测模型(也被称为预后模型),除了根据疾病严重程度来分层患者,主要通过一系列已知的预后参数来预测疾病转归(通常为出院时的生命体征),这些预后参数是通过在特定时刻下的一个(或多个)公式模型所得出。

临床医生和研究人员能够通过这些评分工具来评估收治患者的潜在特征(病例组合调整),标准化比较不同组间患者的预后,了解可能影响预后的患者特征,并且不受治疗措施的干扰。这些评分工具根据患者群的异质性而设计,如果这些患者曾在建模的 ICU 中治疗过,且多患有一系列合并症与不同程度的器官功能障碍,那么这些评分工具就可以预测患者出院后的总体死亡率。

在二十世纪九十年代中期,学界发明一种后来命名为器官功能障碍/衰竭评分的评分工具,这项评分不仅能够预测特定人群尤其脓毒症患者的死亡率,还可预测他们的发病率。这个评分包括评分(multiple organ dysfunction score, MODS)[3], Logistic 器官功能障碍(logistic organ dysfunction, LOD)评分[4]与序贯器官功能衰竭评分(sequential organ failure assessment, SOFA)[5]。器官衰竭评分多用于描述器官功能障碍而非预测存活率,同时也用于评价患者 ICU 出院后的死亡率[6]。

最后,还有一些评分工具可量化每个 ICU 患者的医疗资源使用情况,因此它们不仅能成为间接的预后评估工具(因为疾病的严重程度与医疗资源的应用呈一定的正相关),还能计算多种效益比,如所需的护理工作量或工作利用率[7]。这些评分工具在概念上十分相似,它们为每个护理行为分配一定量的分数,并主要在评估项目的数量和类型上产生变化,因此它们通常被归为护理或治疗活动评分类别。研究中常用的评分工具有治疗干预评分系统(therapeutic intervention scoring system, TISS),包括原始版本[8,9]和简化版本

（TISS-28[10]）、护理人力资源九等分法（nine equivalents of nursing manpower use score，NEMS）[11]、护理活动评分（nursing activity score，NAS）[12]，只是这些评分工具从未被广泛应用。

还有其他一些评分工具也被用于某些特殊患者群（如新生儿 APGAR 评分）[13]和特殊疾病[如用于急性胰腺炎患者的 Ranson 评分[14]和胰腺炎预后预测（pancreatitis outcome prediction，POP）评分[15]，用于心脏手术患者的 EuroSCOREI（EuroSCOREII）评分，目前主要应用版本二[16]]。同样也有一些创伤评估评分工具，其主要依赖于患者创伤的形态学分类[17]、病理生理情况[18,19]或二者的结合[20]。多数学者对这些评分工具保持批判态度，因为它们仅通过北美的研究数据校正而没有结合其他国家的数据，同时因为老年患者复杂的生理状态和较多的慢性基础疾病状态，使得这些评分工具对老年患者的预后评估缺乏准确性[21]。

相反，一些评估疾病严重程度的评分工具如 APACHE 或 SAPS 评分等，能够解释复杂的生理状况，但由于其不能描述创伤的严重程度，因此也不能有效地应用于创伤患者[22]。这一观点目前仍存在争议，正如 Glance 等学者近期提出的"目前尚不能用这些评分工具来确定创伤患者的'最佳方案'[23]"。

本章节提出的这些工具只是总结出一些外科手术患者常用的结果预测评分工具和模型。

常用的疾病严重程度评分系统和常用的结果预测模型

在二十世纪九十年代急性生理和慢性健康状况评估（APACHE Ⅱ 和Ⅲ）[24,25]、新的简化急性生理评分（SAPS Ⅱ）[26]及死亡概率预测模型（MPM Ⅱ）[27]等评分系统进入了黄金时代，它们被大多数 ICU 采用（根据 SAPS 3 研究未发表的数据显示，至少50% 以上的 ICU 广泛应用）。这些评分工具被广泛应用于临床研究，并成为一系列国家和国际审计中心的 ICU 基础评估工具。

在最近的十年里，这些评分工具的预测能力逐渐恶化。患者入院时的基础特征，入 ICU 时的情况及基础和特殊治疗措施的不同，导致实际死亡率和预测死亡率之间的差异不断增大[28]。总的来说，在二十世纪九十年代末期，由于大多数国家住院患者的平均年龄增加、ICU 收治病人严重程度增加（综合医院的床位数在缩减）、慢性病和免疫抑制患者的数量不断增加，导致因重度感染、脓毒症、ARDS 和创伤入院的患者数量不断增加[29-31]。同时这些评分工具在典型样本范围

之外不适当的应用也导致应用误差，尤其应用于临床研究中的风险校正时[32,33]。

个体化定制可暂时解决这些问题。因为所有可用的一般结果预测模型均可使用回归分析方程来估计具有特定变量的患者出现特定结果的概率，当原始模型不能充分描述患者的特征时，第一个可能改进模型校正的方法即为个体化定制[34]。根据以下2个策略我们提出一些方法和建议[35]：

- 通过对 logsitic 方程进行轻微的修正（不改变各变量的权重）来个体化制定 logit（第一级定制），正如 Le Gall 和 Apolone 所提出的[36,37]。
- 正如我们在 MPM Ⅱ$_0$ 模型[34]中提到的对所有变量系数的个体化定制（第二级定制）。

上述方法的应用在增加模型预测能力方面取得了阶段性成功[34,38]。然而，当评分系对不同亚组患者的分辨度较差时（拟合一致性较差），这些方法就毫无用途[39]。正如我们近期所证实[40]，这一不良结果正是由缺乏更多新的、更具预测价值的变量所致，即使最精确的评分系统也缺乏随时间变化而更新的校准度（大多数为持久不变的校准）。

以法国 Jean-Roger 等提出的定制和扩展的 SAPS Ⅱ 模型[41]及 Philippe Aegerter 等发表的 SAPS Ⅱ 模型的其他变量为例[42]。英国 David A. Harrison 等[43]提出的重症监护国家审计和研究中心（intensive care national audit and research centre，INCARC）模型也是 APACHEⅡ改进之后的模型，而 APACHEⅡ 模型早在二十世纪九十年代就由 Kathy Rowan 等在国家水平上定制而成[44-46]，成为一个新发展的、高度国家特异性的评分系统。

近3年也有新的常用结果预测模型发表：2005 年 SAPS 3 入院模型，2006 年的 APACHE Ⅳ 模型，2007 年的 MPM Ⅲ$_0$ 模型[47]。它们是目前应用最广泛的预测模型的典型代表，因此，本文主要讨论这三个模型。

SAPS 3 入院模型

在试图定制现有模型的同时，我们团队也将这个问题提上议程。这项工作是为了发表 SAPS 3 入院模型进行的，最终由 Rui Moreno，Philipp Metnitz，Eduardo Almeida 和 Jean-Roger Le Gall 代表 SAPS 3 结果研究团队开发了 SAPS 3 入院模型[48,49]。这一项目由欧洲重症监护医学会（European Society for Intensive Care Medicine，ESICM）签署，受到奥地利重症监护文档和质量保证中心（Assurance in Intensive Care Medicine，ASDI）、葡萄牙重症医学会（Portuguese Society of Intensive Care,SPCI)和英国谢菲尔德医疗经济研究中心(Medical Economics and Research Centre,MERCS)的支持。

该研究从 2002 年 10 月 14 日至 12 月 15 日连续入选来自世界各地 307 个 ICU 内的 19 577 例患者。如此高质量的多国病例资料反映了目前 ICU 内病例复杂和类型多样的异质性。该项目最初将研究范围限定在欧洲,因为专家认为这样更有利于保证患者的同源性,从而提供更加稳定的文献资料供未来比较。该想法经过多次研究组会议讨论,最终被放弃,因为人们期望 SAPS 3 能够更好地反映患者和健康护理系统间基本特征的差异,而这些差异会影响患者的预后。例如,不同的基因组成、不同的生活方式、不同区域主要疾病的异质性分布、进入健康护理系统和 ICU 的原因、ICU 内主要诊断和治疗措施的差异等。尽管纳入了欧美以外的 ICU 可以增加它的代表性,但必须承认 SAPS 3 模型对于 ICU 内病例混杂的反映程度仍不确定。

根据进入 ICU 时搜集的数据(±1 小时内),作者通过多元 logistic 回归分析而得出回归系数来评估住院死亡率。该模型包括 20 个变量,显示出很好的分辨度,同时患者类型学方面未见明显的差异,校准度也较满意。通过计算世界主要区域的定制公式证实该模型具有良好的拟合度。有趣的是,影响住院死亡率的决定因素与二十世纪九十年代早期明显不同[25],目前慢性基础疾病状态和入 ICU 时的患者情况对该模型预测能力的影响几乎达到 3/4(图 58.1)。

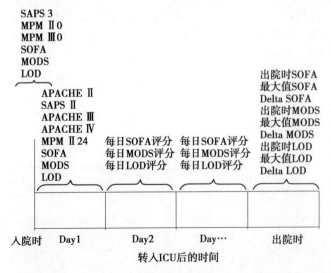

图 58.1　转入 ICU 后应用不同严重度评分的时间窗

SAPS 3 仍然是世界水平的评分系统,具有很好的分辨度,但校准度在逐渐变差[40]。

SAPS 3 模型完全免费使用,应用时需要的数据和软件均可从项目网站获得(www. saps3. org)。欧洲[50]和南美的几项验证研究呈现阳性结果,但还未完全发表。

最近,一些专家发表了危险预测模型让使用者分析入住 ICU 对住院患者的影响[51],同时也发表了一个入 ICU 后 28 天内存活情况的模型系统[52]及基于 PI-RO(器官功能障碍)概念的用于脓毒症、重度脓毒症和脓毒性休克患者模型系统[53]。

APACHE Ⅳ模型

在 SAPS 3 模型发表 6 个月后,APACHE 模型的原始作者之一 Jack E. Zimmerman 与 Cerner 公司(维也纳,VA)同事也合作发表了 APACHE Ⅳ 模型[54]。

该研究在美国 45 家医院的 104 个 ICU 内进行,连续入选了 110 558 例患者,这些医院也曾参加 2002 年和 2003 年 APACHE Ⅲ研究。

APACHE Ⅳ均采用患者入 ICU 24 小时内的最差数值,通过多因素 logistic 回归分析预测住院死亡率。

预测变量与 APACHE Ⅲ 大致相同,但也添加了一些新的参数,并应用了不同的统计学模型。APACHE Ⅳ评分系统预测的准确性经全部病历资料和主要的患者亚组群验证,具有满意的分辨度和校准度。对于所有 116 个 ICU 的入室诊断,APACHE Ⅳ评分能够预测死亡的比率占 90%,与实际观察的无显著差异。其预测价值与 7 年前和 14 年前的 APACHE Ⅲ版本进行了比较,分辨度几乎无明显改变,但随着时间的推移,该模型会过度预测总体的死亡率。当评估不同疾病时,它对一些诊断的预测价值与之前相同,但它能够反映某些操作或治疗措施的变化。

关于该模型更多的信息以及预测患者死亡率的可能性的相关资料见 Cerner 公司网站(www.critical-outcomes.cerner.com)。

MPM Ⅲ$_0$模型

MPM Ⅲ$_0$ 模型首次由 Tom Higgins 等在 2007 年报道[47]。该研究对参加过 2001 年到 2004 年 IM-PACT 项目的 98 所医院 135 个 ICU(位于北美地区)的 124 855 名患者进行了回顾性分析。

研究人员发现所有的 MPM Ⅱ$_0$ 变量与死亡率的相关性不变(某些相对权重会有变化),新模型增加了 2 个新的因素。在发展中国家人群中,MPM Ⅲ$_0$ 根据实际死亡率与预计死亡率,总体标准化死亡率和较低的 Hosmer-Lemeshow 拟合优度检验(11. 62;p. 31)。

受试者工作特征曲线下面积为 0.823。

据我所知,目前尚无关于该新方法应用在单个独立个体的效度研究报道,即使是一篇摘要。

除了特异性之外,Breslow[55,56] 及 Bertolini 和 Poole 等证实所有这些预测工具在构建和评估过程中均存在一些统计学误差[57,58],从而对结果和结论的预测准确性造成影响。

器官功能障碍/衰竭(MOD)评分

尽管基本概念相同,但这些 MODS 评分系统因纳入的器官系统不同、应用的器官功能障碍的定义不同以及应用的等级分级模式不同而不同[59,57]。这些评分系统大都包括 6 个关键的器官系统:心血管系统、呼吸系统、血液系统、肾脏系统、肝脏系统和中枢神经系统以及其他系统,例如胃肠道系统,但并不经常采用。早期的评分系统评估器官衰竭仅考虑存在或不存在,但该方法高度依赖于设定的器官功能的限值;而新的评分系统认为器官衰竭是一系列的功能障碍。多数评分系统均适用于普遍的 ICU 患者,但有一些专门针对脓毒症患者[5,61-64]。以下将讨论三个近期发展起来的评分系统:多器官功能障碍评分(MODS)[3]、序贯器官衰竭评估(SOFA)系统[5]、Logistic 器官功能障碍系统(LODS)评分[4]。尽管这些评分系统大致类似,尤其是 MODS 和 SOFA 评分系统,三个评分系统的主要的差异在于评估心血管系统功能障碍选择的方式不同:SOFA 评分系统采用血压和肾上腺类药物支持水平评估,MODS 评分系统采用一个组合变量(心率×中心静脉压/平均动脉压)来评估,LOD 评分采用心率和收缩压来评估。这些模型的比较研究仅以摘要在欧洲危重病协会第十届年会上(1997 年巴黎)报道,结果表明 MODS 和 SOFA 评分系统的识别能力较 LOD 评分更高[65]。然而,由于样本量较少,还需要进一步研究证实。

这些评估模型同样可以评估转出 ICU 后的死亡风险[6]。一些测量数值,如最大分值和 delta 分值(最大分值减去入科时分值)作为有效的预后标志物,可鉴别入科时即有的器官衰竭和在 ICU 内发生的器官衰竭[66]。

也有报道混合模型,如综合了器官衰竭评估评分和病情严重程度评分[67,65],但它们仍未获得广泛的接受。

也许未来这些模型会因脓毒症的新定义和继发的器官衰竭而需要重新调整。

决策

在过去的这些年里,新一代的结果预测模型得到

不断发展和应用,它们更加复杂,并依赖于计算机注册存储的数据和计算机分析(尽管 SAPS 3 模型仍可手动计算),同时更加广泛地纳入了入住 ICU 的原因和情况,即感染。这些工具现在必须在其发展以外的人群中进行适当评估。

目前,预测时所选择的评估工具仍然具有较强的主观性,它依赖于使用者想要使用的数据资料,如北美中心的 APACHE 评分和 MPM Ⅲ。模型,或其异质性更明显的来自全球范围内主要区域的 ICU 样本资料的 SAPS 3 评分系统。我们应该将免费的且世界各地都存在特定公式的 SAPS 3 模型与付费的连续性数据库相权衡,因为后者能够提供更加专业的支持与数据分析工具。随着时间的推移,从特定国家获得的数据可能会建立更多的国家特定公式。

未来我们可能需要将关于基因型和表型的资料加入临床决策中。通过对某些疾病的患病风险对患者进行危险分层,如急性肺损伤或脓毒症[66,67],来帮助临床医生选择最佳的治疗措施。因此,我们也面临将基因型和表型纳入我们的模型中的挑战,带来从群体预测至个体预测的变革。我们将能够更好地控制患者的个体特征变化,更加精确地评估 ICU 内各种操作的效果和成本效益。

同时不管哪个模型,使用者应该时刻谨记这些模型预测的精确度是变化的,应间断反复检测。当精确度下降时,该模型应重新修订和/或更新。另外,在临床评估期间,这些模型应作为临床评估的补充而非替代,因为这些预测模型极易出现误差[71],尤其对于个体患者[72]。最后,为了增加它们预测的准确性,这些模型在应用时必须严格遵守数据收集的时间和变量的定义(图 58.1)[73]。

（王慧　译,马军宇　校）

参考文献

1. Knaus WA, Zimmerman JE, Wagner DP, Draper EA, Lawrence DE. APACHE—acute physiology and chronic health evaluation: a physiologically based classification system. Crit Care Med. 1981;9:591–7.
2. Le Gall J-R, Loirat P, Alperovitch A. Simplified acute physiological score for intensive care patients. Lancet. 1983;2(8352):741.
3. Marshall JC, Cook DA, Christou NV, Bernard GR, Sprung CL, Sibbald WJ. Multiple organ dysfunction score: a reliable descriptor of a complex clinical outcome. Crit Care Med. 1995;23:1638–52.
4. Le Gall JR, Klar J, Lemeshow S, Saulnier F, Alberti C, Artigas A, Teres D. The ICU scoring group. The logistic organ dysfunction system. A new way to assess organ dysfunction in the intensive care unit. JAMA. 1996;276:802–10.

5. Vincent J-L, Moreno R, Takala J, Willats S, De Mendonça A, Bruining H, Reinhart CK, Suter PM, Thijs LG. The SOFA (Sepsis-related organ failure assessment) score to describe organ dysfunction/failure. Intensive Care Med. 1996;22:707–10.

6. Moreno R, Miranda DR, Matos R, Fevereiro T. Mortality after discharge from intensive care: the impact of organ system failure and nursing workload use at discharge. Intensive Care Med. 2001;27:999–1004.

7. Moreno R, Reis MD. Nursing staff in intensive care in Europe. The mismatch between planning and practice. Chest. 1998;113:752–8.

8. Cullen DJ, Civetta JM, Briggs BA, Ferrara LC. Therapeutic intervention scoring system: a method for quantitative comparison of patient care. Crit Care Med. 1974;2:57–60.

9. Keene AR, Cullen DJ. Therapeutic intervention scoring system: update 1983. Crit Care Med. 1983;11:1–3.

10. Reis Miranda D, de Rijk A, Schaufeli W. Simplified therapeutic intervention scoring system: the TISS 28 items—results from a multicenter study. Crit Care Med. 1996;24:64–73.

11. Reis Miranda D, Moreno R, Iapichino G. Nine equivalents of nursing manpower use score (NEMS). Intensive Care Med. 1997;23:760–5.

12. Miranda DR, Nap R, de Rijk A, Schaufeli W, Iapichino G, The Members of the TISS Working Group. Nursing activities score. Crit Care Med. 2003;31:374–82.

13. Apgar V. A proposal for a new method of evaluation of the newborn infant. Anesth Analg. 1953;32:260–7.

14. Harrison DA, D'Amico G, Singer M. The Pancreatitis Outcome Prediction (POP) Score: a new prognostic index for patients with severe acute pancreatitis. Crit Care Med. 2007;35:1703–8.

15. Ranson JHC, Rifkind KM, Roses DF, et al. Prognostic signs and the role of operative management in acute pancreatitis. Surg Gynecol Obstetrics. 1974;139:69–81.

16. Nashef SA, Roques F, Michel P, Gauducheau E, Lemeshow S, Salamon R. European system for cardiac operative risk evaluation (EuroSCORE). Eur J Cardiol Thorac Surg. 1999;16:9–13.

17. Backer S, O'Neill B, Haddon Jr W, Long WN. The injury severity score: a method for describing patients with multiple injuries and evaluating emergency care. J Trauma. 1974;14:187–96.

18. Champion HR, Sacco WJ, Carnazzo AJ, Copes W, Fouty WJ. Trauma score. Crit Care. 1981;9:672–6.

19. Champion HR, Sacco WJ, Copes WS, Gann DS, Gennarelli TA, Flanagan ME. A revision of the trauma score. J Trauma. 1989;29.

20. Champion HR, Sacco WJ, Hunt TK. Trauma severity scoring to predict mortality. World J Surg. 1983;7:4 11.

21. Pickering SAW, Esberger D, Moran CG. The outcome following major trauma in the elderly. Predictors of survival. Injury. 1999;30:703–6.

22. Sicignano A, Giudici D. Probability model of hospital death for severe trauma patients based on the Simplified Acute Physiology Score I: development and validation. J Trauma. 1997;43:585–9.

23. Glance LG, Osler TM, Dick AW. Evaluating trauma center quality: does the choice of the severity-adjustment model make a difference? J Trauma. 2005;58:1265–71.

24. Knaus WA, Draper EA, Wagner DP, Zimmerman JE. APACHE II: a severity of disease classification system. Crit Care Med. 1985;13:818–29.

25. Knaus WA, Wagner DP, Draper EA, Zimmerman JE, Bergner M, Bastos PG, Sirio CA, Murphy DJ, Lotring T, Damiano A, Harrell Jr FE. The APACHE III prognostic system. Risk prediction of hospital mortality for critically ill hospitalized adults. Chest. 1991;100:1619–36.

26. Le Gall JR, Lemeshow S, Saulnier F. A new simplified acute physiology score (SAPS II) based on a European/North American multicenter study. JAMA. 1993;270:2957–63.

27. Lemeshow S, Teres D, Klar J, Avrunin JS, Gehlbach SH, Rapoport J. Mortality Probability Models (MPM II) based on an international cohort of intensive care unit patients. JAMA. 1993;270:2478–86.

28. Moreno R, Matos R. The "new" scores: what problems have been fixed, and what remain. Curr Opin Crit Care. 2000;6:158–65.

29. Angus DC, Linde-Zwirble WT, Lidicker J, Clermont G, Carcillo J, Pinsky MR. Epidemiology of severe sepsis in the United States: analysis of incidence, outcome and associated costs of care. Crit Care Med. 2001;29:1303–10.

30. Martin GS, Mannino DM, Eaton S, Moss M. The epidemiology of sepsis in the United States from 1979 through 2000. N Engl J Med. 2003;348:1546–54.

31. Angus DC, Pires Pereira CA, Silva E. Epidemiology of severe sepsis around the world. Endo Metab Imm Disord Drug Targets. 2006;6:207–12.

32. Bernard GR, Vincent J-L, Laterre P-F, LaRosa SP, Dhainaut J-F, Lopez-Rodriguez A, Steingrub JS, Garber GE, Helterbrand JD, Ely EW, Fisher Jr CD, Recombinant Human Activated Protein C Worldwide Evaluation in Severe Sepsis (PROWESS) Study Group. Efficacy and safety of recombinant human activated protein C for severe sepsis. N Engl J Med. 2001;344:699–709.

33. Ely EW, Laterre P-F, Angus DC, Helterbrand JD, Levy H, Dhainaut J-F, Vincent J-L, Macias WL, Bernard GR, PROWESS Investigators. Drotrecogin alfa (activated) administration across clinically important subgroups of patients with severe sepsis. Crit Care Med. 2003;31:12–9.

34. Moreno R, Apolone G. The impact of different customization strategies in the performance of a general severity score. Crit Care Med. 1997;25:2001–8.

35. Zhu B-P, Lemeshow S, Hosmer DW, Klarm J, Avrunin J, Teres D. Factors affecting the performance of the models in the mortality probability model and strategies of customization: a simulation study. Crit Care Med. 1996;24:57–63.

36. Le Gall J-R, Lemeshow S, Leleu G, Klar J, Huillard J, Rué M, Teres D, Artigas A. Customized probability models for early severe sepsis in adult intensive care patients. JAMA. 1995;273:644–50.

37. Apolone G, D'Amico R, Bertolini G, Iapichino G, Cattaneo A, De Salvo G, Melotti R. The performance of SAPS II in a cohort of patients admitted in 99 Italian ICUs: results from the GiViTI. Intensive Care Med. 1996;22:1368–78.

38. Metnitz PG, Valentin A, Vesely H, Alberti C, Lang T, Lenz K, Steltzer H, Hiesmayr M. Prognostic performance and customization of the SAPS II: results of a multicenter Austrian study. Intensive Care Med. 1999;25:192–7.

39. Moreno R, Apolone G, Reis MD. Evaluation of the uniformity of fit of general outcome prediction models. Intensive Care Med. 1998;24:40–7.

40. Nassar Junior AP, Malbouisson LM, Moreno R. Evaluation of simplified acute physiology score 3 performance: a systematic review of external validation studies. Crit Care. 2014;18.

41. Le Gall J-R, Neumann A, Hemery F, Bleriot JP, Fulgencio JP, Garrigues B, Gouzes C, Lepage E, Moine P, Villers D. Mortality prediction using SAPS II: an update for French intensive care units. Crit Care. 2005;9:R645–52.

42. Aegerter P, Boumendil A, Retbi A, Minvielle E, Dervaux B, Guidet B. SAPS II revisited. Intensive Care Med. 2005;31:416–23.

43. Harrison DA, Parry GJ, Carpenter JR, Short A, Rowan K. A new risk prediction model for critical care: The Intensive Care National Audit & Research Centre (ICNARC) model. Crit Care Med. 2007;35:1091–8.

44. Rowan KM, Kerr JH, Major E, McPherson K, Short A, Vessey MP. Intensive Care Society's APACHE II study in Britain and Ireland—I: Variations in case mix of adult admissions to general intensive care units and impact on outcome. Br Med J. 1993;307:972–7.

45. Rowan KM, Kerr JH, Major E, McPherson K, Short A, Vessey MP. Intensive Care Society's APACHE II study in Britain and Ireland—II: Outcome comparisons of intensive care units after adjustment for case mix by the American APACHE II method. Br Med J. 1993;307:977–81.

46. Rowan KM, Kerr JH, Major E, McPherson K, Short A, Vessey MP. Intensive Care Society's Acute Physiology and Chronic Health Evaluation (APACHE II) study in Britain and Ireland: A prospective, multicenter, cohort study comparing two methods for predicting outcome for adult intensive care patients. Crit Care Med.

1994;22:1392–401.

47. Higgins TL, Teres D, Copes WS, Nathanson BH, Stark M, Kramer AA. Assessing contemporary intensive care unit outcome: an updated Mortality Probability Admission Model (MPM0-III). Crit Care Med. 2007;35:827–35.

48. Metnitz PG, Moreno RP, Almeida E, Jordan B, Bauer P, Campos RA, Iapichino G, Edbrooke D, Capuzzo M, Le Gall JR, SAPS 3 Investigators. SAPS 3. From evaluation of the patient to evaluation of the intensive care unit. Part 1: objectives, methods and cohort description. Intensive Care Med. 2005;31:1336–44.

49. Moreno RP, Metnitz PG, Almeida E, Jordan B, Bauer P, Campos RA, Iapichino G, Edbrooke D, Capuzzo M, Le Gall JR, SAPS 3 Investigators. SAPS 3. From evaluation of the patient to evaluation of the intensive care unit. Part 2: development of a prognostic model for hospital mortality at ICU admission. Intensive Care Med. 2005;31:1345–55.

50. Poole D, Rossi C, Anghileri A, Giardino M, Latronico N, Radrizzani D, Langer M, Bertolini G. External validation of the Simplified Acute Physiology Score (SAPS) 3 in a cohort of 28,357 patients from 147 Italian intensive care units. Intensive Care Med. 2009;35(11):1916–24. doi:10.1007/s00134-009-1615-0.

51. Moreno RP, Hochrieser H, Metnitz B, Bauer P, Metnitz PGH. Characterizing the risk profiles of intensive care units. Intensive Care Medicine 2010;36:1207–12.

52. Moreno RP, Metnitz PGH, Metnitz B, Bauer P, Carvalho SA, Hoechtl A, on behalf of the SAPS 3 Investigators. Modeling in-hospital patient survival during the first 28 days after intensive care unit admission. A prognostic model for clinical trials in general critically ill patients. Journal of Critical Care Medicine 2008;23:339–48.

53. Moreno RP, Metnitz B, Adler L, Hoechtl A, Bauer P, Metnitz PGH, SAPS 3 Investigators. Sepsis mortality prediction based on predisposition, infection and response. Intensive Care Medicine 2008;34:496–504.

54. Zimmerman JE, Kramer AA, McNair DS, Malila FM. Acute Physiology and Chronic Health Evaluation (APACHE) IV: Hospital mortality assessment for today's critically ill patients. Crit Care Med. 2006;34:1297–310.

55. Breslow MJ, Badawi O. Severity scoring in the critically ill: part 1—interpretation and accuracy of outcome prediction scoring systems. Chest. 2012;141:245–52.

56. Breslow MJ, Badawi O. Severity scoring in the critically ill: part 2—maximizing value from outcome prediction scoring systems. Chest. 2012;141:518–27.

57. Poole D, Bertolini G. Outcome-based benchmarking in the ICU part I: statistical tools for the creation and validation of severity scores. In: Chice J-D, Moreno R, Putensen C, Rhodes A, editors. Patient safety and quality of care in intensive care medicine. Berlin: Medizinisch Wissenschaftiche Verlagsgesellschaft; 2009. p. 141–50.

58. Poole D, Bertolini G. Outcome-based benchmarking in the ICU part II: use and limitations of severity scores in critical care. In: Chiche J-D, Moreno R, Putensen C, Rhodes A, editors. Patient safety and quality of care in intensive care medicine. Berlin: Medizinisch Wissenschaftiche Verlagsgesellschaft; 2009. p. 151–60.

59. Bertleff MJ, Bruining HA. How should multiple organ dysfunction syndrome be assessed? A review of the variations in current scoring systems. Eur J Surg. 1997;163:405–9.

60. Marshall JD, Bernard G, Le Gall J-R, Vincent J-L. The measurement of organ dysfunction/failure as an ICU outcome. Sepsis. 1997;1:41.

61. Elebute EA, Stoner HB. The grading of sepsis. Br J Surg. 1983; 70:29–31.

62. Stevens LE. Gauging the severity of surgical sepsis. Arch Surg. 1983;118:1190–2.

63. Meek M, Munster AM, Winchurch RA, et al. The Baltimore Sepsis Scale: measurement of sepsis in patients with burns using a new scoring system. J Burn Care Rehabil. 1991;12:564.

64. Baumgartner JD, Bula C, Vaney C, et al. A novel score for predicting the mortality of septic shock patients. Crit Care Med. 1992;20:953.

65. Moreno R, Pereira E, Matos R, Fevereiro T. The evaluation of cardiovascular dysfunction/failure in multiple organ failure [abstract]. Intensive Care Med. 1997;23:S153.

66. Moreno R, Vincent J-L, Matos R, Mendonça A, Cantraine F, Thijs L, Takala J, Sprung C, Antonelli M, Bruining H, Willatts S. On behalf of the Working Group on "Sepsis-related problems" of the European Society of Intensive Care Medicine. The use of maximum SOFA score to quantify organ dysfunction/failure in intensive care. Results of a prospective, multicentre study. Intensive Care Med. 1999;25:686–96.

67. Chang RW, Jacobs S, Lee B. Predicting outcome among intensive care unit patients using computerised trend analysis of daily Apache II scores corrected for organ system failure. Intensive Care Med. 1988;14:558–66.

68. Timsit JF, Fosse JP, Troche G, De Lassence A, Alberti C, Garrouste-Orgeas M, Azoulay E, Chevret S, Moine P, Cohen Y. Accuracy of a composite score using daily SAPS II and LOD scores for predicting hospital mortality in ICU patients hospitalized for more than 72 h. Intensive Care Med. 2001;27:1012–21.

69. Villar J, Flores C, Méndez-Alvarez S. Genetic susceptibility to acute lung injury. Crit Care Med. 2003;31:S272–5.

70. Villar J, Maca-Meyer N, Pérez-Méndez L, Flores C. Understanding genetic predisposition to sepsis. Crit Care. 2004;8:180–9.

71. Sinuff T, Adhikari NKJ, Cook DJ, Schünemann HJ, Griffith LE, Rocker G, Walter SD. Mortality predictions in the intensive care unit: comparing physicians with scoring systems. Crit Care Med. 2006;34:878–85.

72. Booth FV, Short M, Shorr AF, Arkins N, Bates B, Qualy RL, Levy H. Application of a population-based severity scoring system to individual patients results in frequent misclassification. Crit Care. 2006;9:R522–9.

73. Rowan K. The reliability of case mix measurements in intensive care. Curr Opin Crit Care. 1996;2:209–13.

第五十九章　重症监护后的长期预后

Hans Flaatten

引言和历史

重症监护专业已有 60 多年的历史,从它诞生以来,医生们就致力于患者预后的研究。1952 年在哥本哈根脊髓灰质炎流行期间,人们发现通过保守方法治疗球麻痹的患者存活率极低,正如 Bjorn Ibsens 提到的:"1952 年 8 月 25 日,Lassen 教授请我去哥本哈根流行病医院会诊,发现在过去的 3 周之内,该医院一共收治了 31 例脊髓灰质炎球麻痹患者,而且都已接受铁肺和胸甲式呼吸机治疗,但最终有 27 例患者死亡。"由此诞生了现代重症医学[1]。

在很长一段时间内,生存率是评估重症监护患者预后的主要指标。从 20 世纪 80 年代开始,出现了一些用于评估患者预后的评分系统,包括 Knaus 开创的 APACHE 评分系统[2]和 LeGall 发明的 SAPS 评分系统[3]。重症监护室死亡率和住院死亡率也成为预后研究的主要指标。

然而,早在 APACHE 和 SAPS 评分系统出现前的几十年,产科麻醉师 Virgina Apgar 就已发明了一种简便易行、可重复的评分方法,用于快速评估新生儿出生后的健康状况。1 分钟 Apgar 评分用于评估新生儿对分娩过程的耐受情况,5 分钟 Apgar 评分用于评估新生儿对外界环境的适应能力[4]。

早在 1976 年,人们就对重症患者预后的研究充满兴趣[5]。在上世纪 90 年代,所谓的"无死亡结局"成为讨论的焦点,患者离开重症监护室后的生活质量也成为重要的预后衡量标准。由此产生了一个新的概念:重症监护后护理[6],指对离开 ICU 的存活者进行随访,了解他们的健康状况和生活质量[7]。

以死亡率为预后指标

死亡率是评估 ICU 患者预后最重要的参数。生存和死亡的定义明确,且大多数居民都有相应国家的身份登记和住院记录,包括出生日期和死亡日期,因此使得死亡率较其他预后评估指标更容易获得。然而,众所周知,粗略的死亡率对于 ICU 患者预后的评估和 ICU 内治疗效果的评估均较差。ICU 患者的病例特征或"病例组合"由以下几种因素决定:

- 急性生理学异常的严重程度
- 患者就诊的医院等级(转诊的医院)
- 院内的医疗专家
- 医院内的中间单位
- ICU 是综合 ICU 还是专科 ICU
- ICU 的实际床位数
- 一般因素,如患者的健康状况和医疗资源的应用情况

因此,对不同 ICU 进行比较时应通过多个因素校正死亡率,结果会更准确。

危险因素调整后的死亡率作为预后指标

二十世纪八十年代,研究者们致力于研究 ICU 患者的风险评估。我们知道,即使得到患者全部的诊断,或积极使用 ICU 内的治疗措施也无法准确评估死亡风险。

为了确定预测死亡的危险因素,研究者假定了一些影响因素,然后分别研究每一个因素与死亡和生存的相关性。通常,死亡定义为医院内死亡,很多患者是转出 ICU 后在外科病房死亡的。研究者们搜集患者的一系列临床数据资料,并通过统计学方法将其整合,形成一个评分系统来评估病情的严重程度。患者的评分越高,提示死亡风险越高。表 59.1 显示了第一代 APACHE 和 SAPS 评分系统中能够预测死亡风险的相关因素,结果发现这些相关参数是很重要的。总共有 20 个生理指标,而这两个评分系统共有的只有 9 个,每个指标根据与正常值的偏离程度而有不同的权重。

后来的研究也发现其他一些参数与急性生理指标同样重要。入 ICU 时患者的情况和合并症也很重要,最新的 SAPS Ⅲ 和 APACHE Ⅳ 评分系统里也包括这两个指标。SAPS Ⅲ[8]中不同组别参数对于结果解释的权重为:

表 59.1　SAPS 和 APACHE 严重程度评分所包含的参数

	SAPS	APACHE
体温	+	+
平均动脉压		+
收缩压	+	
心率	+	+
呼吸频率		+
氧合	+（PaO$_2$/FiO$_2$ 比值）	+（A-aDO$_2$）
动脉血 pH		+
血清钠	+	+
血清钾	+	
血清肌酐		+
血清尿素	+	
尿量	+	
红细胞比积		+
白细胞计数	+	+
GCS	+	+
血清 HCO$_3$	+	+
胆红素	+	
年龄	+	+
转入 ICU 的原因	+	
慢性疾病	+	+

- 急性生理学异常的存在和严重程度（27.5%）
- 入 ICU 时的情况（22.5%）
- 入 ICU 前患者的特征（50%）

合并症和死亡率

　　SAPS Ⅲ是第一个患者特征占较多权重的病情严重程度评分系统，尤其是包含了合并症。事实上，1992年 Pittet 等已经强调了合并症对严重脓毒症患者预后的影响。在一项研究入选了来自单一 ICU 的 176 例危重病患者的研究里，评估了入 ICU 时患者的合并症，发现与单独进行疾病严重程度评分（APACHE Ⅲ）相比，增加合并症的评估明显提高了对死亡率的预测能力[9]。最近 Denmark，Christensen 等发表的一项研究发现，应用 Charlson 合并症指数，联合其他因素比如有无机械通气、有无肾替代治疗等，对于患者 30 天和 1年死亡率的预测与 SAPS Ⅱ 和 APACHE Ⅱ 的预测价值是相同的[11]。

长期死亡率

　　正如上文所述，在过去的几十年里，患者的住院时间是评估 ICU 预后的指标之一。然而，该指标的应用仍然存在以下问题：

- 住院时间可能需要包括转院前在其他医院住院的时间
- 患者从 ICU 或内科/外科病区转入其他医院时，应随访至患者最后出院为止。而随访常常存在困难，可能经常会被忽略。因此，报道的住院死亡率常常会低估真实的住院死亡率。

　　因此，固定时间的结局判断（30 天、3 个月和 1 年等）成为强有力的预测指标，而 ICU 患者转出后所在的医院与预后的相关性不大。当然，如果 ICU 留置时间或住院时间延长，会导致 30 天死亡率低于实际的ICU 死亡率或住院死亡率。

　　目前只有 SAPS Ⅲ严重度评分中提到了综合 ICU患者固定时间（28 天）结局的预测公式[11]。荷兰 ICU数据库（NICE）应用 APACHE Ⅳ评分系统评估患者 1、3 和 6 个月的死亡率[12]，发现应用固定时间的死亡率预测预后优于住院死亡率，因为当患者转至其他医院时，统计住院死亡率就会变得很困难。

　　长期死亡率亦被应用为其他疾病或治疗措施的预后评估指标，如冠状动脉搭桥手术后长期死亡率的时间判定标准为 7 年，经皮冠状动脉介入治疗（PCI）的长期死亡率的判定标准为 5 年[13]。临床登记和管理数据库也采用了长期死亡率。一项来自荷兰 ICU 数据库（NICE）的大样本研究通过这种方法进行跟踪分析，结果发现 ICU 患者 3 个月，6 个月和 12 个月的总死亡率分别为 20.3%，22.9% 和 26.6%[14]。丹麦也进行了同样的研究，纳入了 28 172 名 ICU 患者，以同样的方法随访 3 年[15]，发现根据 Charlson 合并症指数测得的入 ICU 前合并症情况的不同，不同 ICU 患者的短期和长期死亡率也有明显的不同，合并症发病率评分最高组 3 年死亡率为 63.2%，而评分最低组的死亡率为 21.3%。

　　已报道的离开 ICU 后患者的前 3~4 年的病情进展变化与分析研究得到的长期死亡率基本一致。这些患者的死亡率较普通人群的死亡率升高（图 59.1）。然而，长期生存率的变化差异较大，主要是由于 ICU/住院生存率存在差异的结果（图 59.2）。如果收集了所有最初转入 ICU 患者的资料，可进一步进行长期的生存率分析研究。已报道的 1 年生存率范围从85.9%~54.3%，24 个月的生存率范围为 70%~51%，60 个月的生存率为 66%~44%[16,17]。若计算转出 ICU或出院患者的死亡率增加并不明显，但计算他们出院后第一年的死亡率是明显增加的。

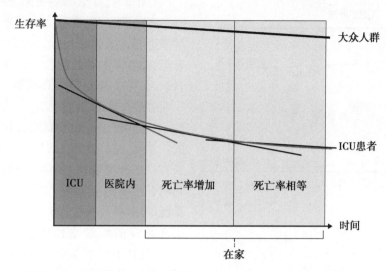

图 59.1　系统说明与大众人群相比,离开 ICU 后患者的死亡率变化

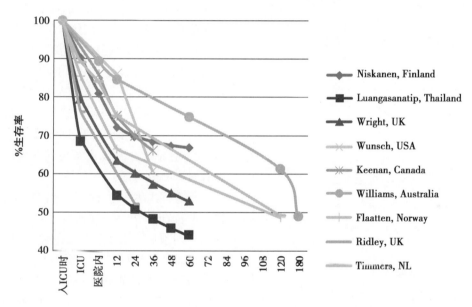

图 59.2　9 项不同研究显示的综合 ICU 患者的长期死亡率

离开 ICU 和出院后 3~4 年患者的生存数据与报道的并不一致。澳大利亚的一组研究人员发现出院后 5 年以上的死亡率持续增加[18],而其他研究人员在与普通人群死亡率相比,也有同样的结果[19,20]。因为每年 ICU 收治的患者与普通人群不同[21],因此是否将普通人群作为对照来比较长期生存率和无死亡结局仍存在争论。然而,由于与普通人群比较最方便易行,因此许多国家仍然采用普通人群作为对照。

ICU 患者的不同亚组的存活率

许多文章已经报道了 ICU 不同亚组之间长期预

后的不同。如图 59.3 所示,Ridley[22] 和 Niskanen[19] 显示创伤患者的存活率最高,而胃肠道疾病患者 2~3 年后的死亡率较高,肿瘤和心脏骤停后患者的存活率最低。两篇研究也发现随着年龄增加和疾病严重程度增加,患者的长期死亡率也会增加。

Ulvik 等报道了一项重症创伤患者长期存活率的研究[23],发现与普通 ICU 人群的存活率类似:年龄和性别校正后,发现重症创伤患者 3 年的死亡率较普通人群有所增加,但此后的死亡率二者无明显差异(图59.4)。有趣的是,再通过 SOFA 评分对重度器官功能衰竭的严重程度进行评估,结果发现对短期和长期存活率均有决定作用[24]。

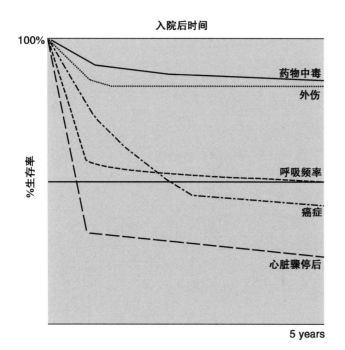

图 59.3　不同诊断亚组的长期死亡率[19,22]

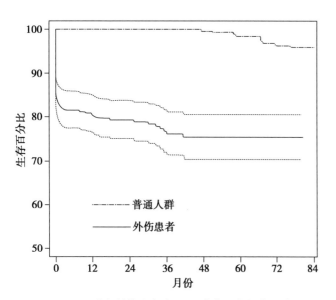

图 59.4　重度创伤患者在 ICU 治疗后的长期生存率。引自：A. Ulvik A，Wentzel-Larsen T，Flaatten H. ICU 内的创伤患者的短期和长期生存率，以及 30 天的预测死亡率。Acta Anaesthesiol Scand. 2006；51：171-7[23]。

其他研究存活率的 ICU 患者亚组群包括恶性肿瘤患者、脓毒症患者和 ARDS 患者。目前不建议恶性肿瘤患者转入 ICU 治疗，因为在上世纪九十年代的研究里，发现恶性肿瘤患者常常伴随中性粒细胞减少或者缺乏，需要接受骨髓移植或生命维持治疗，因此终末期肿瘤患者在 ICU 内治疗的存活率是极低的。目前，专家建议把晚期肿瘤患者收入 ICU 内治疗是无用的。然而，这些专家共识急需要重新评估，因为近年来有许多研究发现在 ICU 内治疗的重症肿瘤患者的晚期存活率明显改善。肿瘤患者可能会因机体免疫功能缺陷、肿瘤细胞侵犯脏器或治疗药物毒性作用而出现急性的危及生命的感染并发症。一项入选了 1 090 名在 ICU 留置超过 21 天的患者的研究中，发现 15% 的肿瘤重症患者在 ICU 的留置时间延长，这部分患者的住院生存率，包括 6 个月的短期生存率和长期生存率较预期要好得多。因此作者认为 ICU 留置时间在临床决策中不应该影响后续的治疗[25]。Thiery 等[26]对所有需要转入 ICU 治疗的肿瘤患者进行了研究，其中统计了需转入 ICU 的患者总数，结果发现只有 51% 的患者转入，而未转入的患者被认为身体状况太差在 ICU 内无法获益。这些数据证实了选择转入 ICU 的患者时存在的问题，即使预后极差的患者，也有 1/4 能够存活 1 个月以上。也就是说 ICU 在决定取舍患者时未充分考虑。

脓毒症患者的生存率数据多来自临床研究中对患者的长期随访。一项研究系统性探讨了脓毒症患者的长期预后[27]，入选了脓毒症、重度脓毒症和脓毒性休克患者，异质性较大，因此结果差异较大，该作者表明脓毒症患者的死亡率在短期终点评估后仍不断进展，而存活率持续不变，表明患者的生存质量受损（图 59.5）。

近期也有国家注册的关于 ICU 患者长期预后的研究被发表。Scottish 的 ICU 注册研究入选了 25 个 ICU 的重度脓毒症患者（n=439），随访 5 年[28]，结果发现严重脓毒症患者有较高的死亡率，5 年生存率为 39%。而这些患者与正常人群相比，健康生活质量较差，而精神生活质量仅轻度降低。

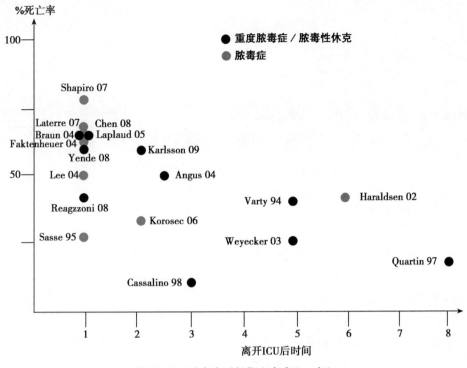

图 59.5 脓毒症后长期生存率(>1 年)

什么决定长期死亡率?

- ICU 死亡率
- 疾病严重程度
- 转入的 ICU 类型
- 转入时的年龄
- 预先存在的合并症

非死亡结局

近些年,人们对 ICU 的非死亡结局的兴趣不断增加,可能与多个因素有关。

- 人们对离开 ICU 患者的生活质量有很大的兴趣。

- 死亡率作为预测预后的指标已被广泛研究,因此研究人员已开始探讨其他的临床结局。
- 关于离开 ICU 患者的生活质量的报道差异较大。

图 59.6 所示近 30 年来 PubMed 关于 ICU 预后研究文章的数量不断增加,说明 ICU 患者结局评估的重要性逐渐被意识到。

这一领域的问题我们常称为 ICU 后合并症,范围较广泛,且仍在不断扩大。我们简化后分为以下几种:

- 体力能力的缺失
- 精神障碍
- 二者皆有

图 59.7 总结了我们目前知道的 ICU 后合并症。

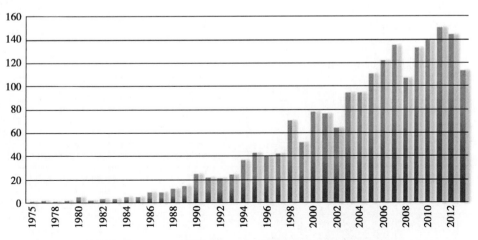

图 59.6 Pubmed 索引:1975—2013 的 ICU 后生存质量研究

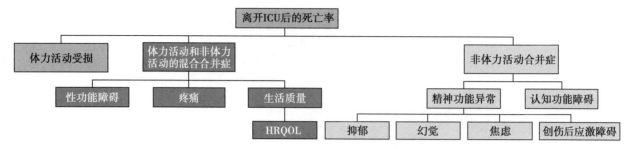

图 59.7 离开 ICU 后非死亡结局的分类

其中有两个结局预测指标对于 ICU 后合并症的分级很重要,能够提示不同的结局。其中一个是健康相关生活质量(health-related quality of life,HRQOL),另一个是功能状态评估。而总的来说生活质量是一个很主观的概念,需要患者自我感知和报告。虽然一些评分工具评估 HRQOL 时包括了体力和神志方面的问题,但它不能从根本上反映体力能力的缺失。另一方面,功能状态评估可以观察和测量,而不依赖于患者主观报告。目前已有一些功能状态的综合评分系统,如 Karnofsky 评分[29] 和 Katz 缺陷指数[30]。结合 HRQOL 和功能状态(图 59.8),我们将患者的 ICU 后

合并症分为不同级别:①理想区域:较高的 HRQOL 和较好的功能状态(绿色部分)。②最差区域:HRQOL 和功能状态均差。③中间区域 A:功能状态较好,但自我感知的 QOL 较差。这些患者大多有精神缺陷,如抑郁和焦虑,但体力活动正常。④中间区域 B:功能状态较差,但 HRQOL 较高。这些患者大多体力活动明显受限(如使用轮椅),但自身感觉生活较好或已接受现状。

关于长期合并症发病率我们了解什么?

研究者常常研究中期预后,中期的定义为患者从出院到随访年之间的时间段。另外,也有研究短期体力活动受限。然而,高质量的纵向随访研究常常不采用这些指标,因为随着时间的推移,ICU 对患者的影响逐渐消失,而影响患者结局的因素更多的是合并症、年龄和其他生活事件。

表 59.2 总结了从综合 ICU 离开 1 年以上患者的结局研究(不仅限于某种疾病)。与正常人群相比,HRQOL 仍然影响患者的生存。一项研究回顾性分析了存活患者入 ICU 前的 HRQOL 评分,结果发现离开 ICU 后 1 年的 HRQOL 评分又回到入 ICU 前。这一发现说明只测量离开 ICU 后的 HRQOL 评分有效或无效,与我们使用的与之相比较的对照相关。

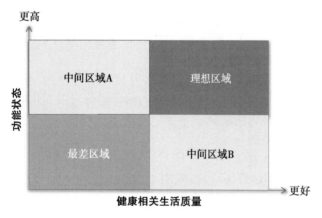

图 59.8 ICU 后合并症的 4 个级别,其中横轴是主观评估:HRQOL,纵轴是客观评估:功能状态

表 59.2 观察期大于 1 年的研究中的非死亡结局

作者/年	患者	n	离开 ICU 时间	评估工具	结局
Timmers 2010	外科 ICU	575	8 年	EQ-6D	运动能力受损 52%;日常活动能力受损 52%;疼痛/不适 57%
Kvale 2003	综合 ICU	100	6 个月至 2 年	SF-36	6 个月后 HRQOL 中度改善
Myhren 2010	综合 ICU	194	1 年	SF-36	明显低于普通人
					55% 回到工作岗位或学校
Orwelius 2008	综合 ICU	1625	1 年	SF-36 睡眠模式	睡眠质量基本无变化

续表

作者/年	患者	n	离开 ICU 时间	评估工具	结局
Graf 2005	内科 ICU	173	5 年	SF-36	健康状态指数 0.88
Cubbertson 2005	综合 ICU	300	12 个月[a]	SF-36	存活者:1 年后 HRQOL 恢复至正常
Schenk 2012	综合 ICU	132	24 个月	Fernadez 问答	无变化

[a] 与入 ICU 前水平比较。

尤其是对患者进行组间分析时,合并症的发病率应用越来越多[31]。

创伤后应激障碍

除了焦虑和抑郁,创伤后应激障碍(PTSD)成为患者离开 ICU 后主要的问题。通常,PTSD 是指在经历了严重创伤事件后患者对接下来的生活充满了无助和害怕。PTSD 患者可出现许多症状,如创伤事件突然重现(重新经历创伤事件),这时要避免给予患者相同的刺激,并不断予以鼓励。目前已有有效的工具筛查 PTSD,发现那些应用这些工具系统评估后的 ICU 患者中,10%完全符合 PTSD 的标准。对来自 5 个欧洲国家的 ICU 进行了一项研究,发现与 PTSD 进展相关的因素包括妄想性记忆重现,长时间的镇静以及无镇静时肢体约束[32]。

对于 PTSD 患者而言,病重时的记忆片段,或者妄想出的记忆,如噩梦和幻觉,使得他们很难明白发生了什么,这也成为引发患者精神心理障碍的催化剂。许多研究发现 ICU 日记可以帮助患者记忆,且患者及家属均能够接受。日记可以由护理人员或其他医务工作者私人手写完成,也可由家属协助参与。日记也可以以画画的形成完成。在患者离开 ICU 时可将日记交给患者。大多数患者都会阅读这些日记,并且他们关于在 ICU 内的各种问题均可在康复后得到答案。日记方式可以称为认知行为治疗,能够减少 ICU 存活者 PTSD 的负担[33,34]。

虽然大部分时候对 ICU 患者的陪伴和鼓励工作是由护士完成的,但患者的家属和朋友在 ICU 的床旁陪伴时间也相当长,他们常常也会产生很大的精神压力甚至心理障碍。因为心理障碍发病率很高,因此对心理创伤的早期评估和干预值得进一步思考。

认知功能障碍

离开 ICU 后长期存活患者的认知功能障碍已经受到很大的关注。尤其在 1999 年对 ARDS 患者进行的一项研究中发现,大多数存活者在患病 1 年后出现了身体状况受损和认知功能障碍的后遗症[35]。对 ICU 患者的认知功能障碍研究并不容易进行,因为以重症疾病本身对患者后期认知功能影响为研究目标的研究中,许多患者已被排除。这些患者包括:
- 入 ICU 前认知功能减弱
- 入科诊断为急性脑功能障碍,脑损伤或心脏骤停患者
- ICU 留置过程中出现的中枢神经系统并发症(脑梗死,癫痫等)
- 随访的问题(距离,语言障碍)

正因为如此,只有 15%~20%的 ICU 患者适合随访,这使得研究的数据很难说明问题。至今最大的研究从 5 000 名患者中筛选,入选了 826 名患者(16%),在离开 ICU 后第 3 个月和 12 个月随访[36]。结果发现 12 个月后,与轻度的阿尔茨海默病患者相比,大约有 1/4 的研究组存在如轻度阿尔默海茨症的认知功能受损。并且发现长时间谵妄与长期认知功能障碍恶化相关。另外需要强调的是该队列研究中,约 90% 以上的患者接受了机械通气,他们 APACHE Ⅱ 评分的中位数为 25,SOFA 评分的中位数为 9。

这些研究中存在的一个特殊问题是评估认知功能的方法多样,很少采用相同的方法研究。目前有三种方法来评估,而每一种又有许多不同的选项:筛查试验[37],神经心理学家面对面测试认知功能以及电脑方法测试[38],其中金标准为神经心理学家评估。有经验的神经心理学家应将具体的测试内容详细为患者讲解,这就需要丰富的资源,因此未来电脑辅助神经心理学家进行测试可能会成为评估认知功能障碍更合适的方法[39]。

特殊患者的非死亡结局

预后研究数据通常来自异源性的 ICU 人群,因此,在个别重症监护病房患者中,此类数据的价值是有限的。目前有许多关于特异性亚组人群进行无死亡结局的研究。最常用 HRQOL,其他的数据如认知

功能和体力功能也常常应用。

ARDS/ECMO

重度 ARDS 患者的无死亡结局也被广泛研究和报道,包括那些需要 ECMO 治疗的患者。长期存活者主要面临的是 PTSD 的危险和 HRQOL 受损[40]。由于轻微的纤维化导致肺功能下降和肺形态改变也常有报道[41-43],这些患者出院后 5 年时的 5 分钟步行试验明显缩短[44]。

外伤

ICU 内的外伤患者在许多方面均与 ICU 其他患者不同,如更加年轻,合并症更少。另一方面,既往史和入科时情况常常与患者既往的心理功能障碍和药物滥用有关[45]。如果损伤明显,患者的心理和身体 QOL 评分会常常减低,并会持续一段时间。一项入选了挪威 341 例重症创伤患者的单中心研究发现,创伤发生后 2 年,74% 的患者出现 HRQOL 异常,但只有 16% 存在严重问题。这些患者大多经历过疼痛和不适,因此疼痛处理也是改善患者长期预后的关键因素[46]。Ulvik 等[24]研究了外伤患者器官衰竭的发病率。探讨接受 ICU 治疗的患者器官衰竭和长期存活以及功能状态的关系。他们发现单一器官衰竭对于长期预后没有影响,多脏器衰竭会明显增加死亡率和功能状态受损的风险。

脓毒症

重度脓毒症是患者进入 ICU 的一个常见原因。近些年脓毒症患者的数量在增加,而存活率也在不断增加[47],使得非死亡结局显得尤为重要。最近 2 项对脓毒症存活者的随访研究发现这些患者 6 个月的 HRQOL 较正常患者明显降低[48],重度脓毒症后 5 年,体力 QOL 仍然低于正常人群的平均水平,但精神 QOL 水平类似[28]。另一些研究也发现,脓毒症存活者的 HRQOL 与其他 ICU 存活者类似[49]。这些患者很少发生功能状态和认知功能障碍。

老年人

最近二十年,我们已经发现人群的出生率下降,平均寿命延长,尤其是在欧洲。这导致老年人群的比例相对或绝对增加,将可能引起进入 ICU 治疗的老年患者比例增加[50]。虽然老年患者的死亡率较年轻患者升高,但目前没有明确的进入 ICU 治疗的老年患者的年龄标准[51]。研究发现离开 ICU 后存活的老年患者具有良好的 QOL。事实上,一些研究发现,在校对了性别和年龄后,ICU 老年患者比起普通老年患者有着更好的 QOL[52]。一项来自芬兰的关于探讨 65 岁以上的 ICU 存活患者预后的研究中发现,大约 97% 的存活者生活在家中,而 88% 的患者认为他们的 QOL 满意[53]。未来,为了给老年患者提供更好的生存选择,有必要制定更加合理的老年患者收入 ICU 治疗标准。

重症监护后护理

来自英国两个 ICU 的一项开创性研究发现,1/3 至 1/2 的患者在离开 ICU 的 6 个月内仍存活,而他们的日常活动受限,有 1/5 的患者存在严重的活动能力异常或精神异常[54]。

近期学者提出了 ICU 临床随访研究的概念。它需要多个专业共同参与,目前认为是许多国家的护理标准[55,56]。1993 年,英国的雷氏进行了第一个 ICU 临床随访研究,命名为"ICU 后加强护理"。对在 ICU 内留置超过 4 天以上的患者从离开 ICU 后 2 个月,6 个月和 1 年进行随访[57]。2006 年,在英国进行的一项调查显示,在大约 30% 的调查机构中有一个跟进的 ICU 诊所,其中一半以上是由护士领导的[58]。尽管目前尚无一个可以接受的模型来规范化 ICU 随访研究,护士或医生均可进行,也应该包括其他医疗工作人员。尽管目前仍缺乏有效的证据支持,但对于患者和家属还是很重要的。目前对 ICU 患者长期预后的理解不断深入,需要进一步评估临床随访对于长期预后的影响[59,60]。

(王慧 译,翟姗姗 校)

参考文献

1. Ibsen B. The anaesthetist's viewpoint on the treatment of respiratory complications in poliomyelitis during the epidemic in Copenhagen. Proc R Soc Med. 1952;1954:72–4.
2. Knaus W, Draper E, Wagner D, Zimmerman J. APACHE II—a prognostic scoring system for seriously Ill hospitalized patients. Crit Care Med. 1985;13:818–29.
3. Le Gall J-R. A New Simplified Acute Physiology Score (SAPS II) Based on a European/North American Multicenter Study. JAMA. 1993;270:2957–63.
4. Apgar V. A proposal for a new method of evaluation of the newborn infant. Curr Res Anesth Analg. 1953;32:260–7.
5. Cullen DJ, Ferrara LC, Briggs BA, Walker PF, Gilbert J. Follow-up results in critically Ill patients. N Engl J Med. 1976;294:982–7.
6. Griffiths RD. Nutrition after intensive care. In: Griffiths RD, Jones C, editors. Intensive care aftercare. Oxford: Butterworth-Heinemann; 2002. p. 48–52.
7. Bürgisser C, Ritz R. Follow-up of intensive medical care patients.

Schweiz Med Wochenschr. 1982;112:1283–6.

8. Moreno RP, Metnitz PGH, Almeida E, Jordan B, Bauer P, Campos RA, et al. SAPS 3—from evaluation of the patient to evaluation of the intensive care unit. Part development of a prognostic model for hospital mortality at ICU admission. Intensive Care Med. 2005;31:1345–55.

9. Pittet D, Thievent B, Wenzel RP, Li N, Gurman G, Suter PM. Importance of pre-existing co-morbidities for prognosis of septicemia in critically ill patients. Intensive Care Med. 1993;19:265–72.

10. Christensen S, Johansen MB, Christiansen CF, Jensen R, Lemeshow S. Comparison of Charlson comorbidity index with SAPS and APACHE scores for prediction of mortality following intensive care. Clin Epidemiol. 2011;3:203–11.

11. SAPS 3 28-Days Score Sheet. www.saps3.org.

12. Brinkman S, Abu-Hanna A, de Jonge E, de Keizer NF. Prediction of long-term mortality in ICU patients: model validation and assessing the effect of using in-hospital versus long-term mortality on benchmarking. Intensive Care Med. 2013;39:1925–31.

13. Wu C, Camacho FT, King 3rd SB, Walford G, Holmes Jr DR, Stamato NJ, et al. Risk stratification for long-term mortality after percutaneous coronary intervention. Circ Cardiovasc Interv. 2014;7:80–7.

14. Brinkman S. The use of linked registries to assess long-term mortality of ICU patients. Stud Health Technol Inform. 2012;180:230–4.

15. Christiansen CF, Christensen S, Johansen MB, Larsen KM, Tønnesen E, Sørensen HT. The impact of pre-admission morbidity level on 3-year mortality after intensive care: a Danish cohort study. Acta Anaesthesiol Scand. 2011;55:962–70.

16. Luangasanatip N, Hongsuwan M, Lubell Y, Limmathurotsakul D, Teparrukkul P, Chaowarat S, et al. Long-term survival after intensive care unit discharge in Thailand: a retrospective study. Crit Care. 2013;17:R219.

17. Wunsch H, Guerra C, Barnato AE, Angus DC, Li G, Linde-Zwirble WT. Three-year outcomes for medicare beneficiaries who survive intensive care. JAMA. 2010;303:849–56.

18. Williams TA, Ho KM, Dobb GJ, Finn JC, Knuiman MW, Webb SAR. Changes in case-mix and outcomes of critically ill patients in an Australian tertiary intensive care unit. Anaesth Intensive Care. 2010;38:703–9.

19. Niskanen M, Kari A, Halonen P. Five-year survival after intensive care—comparison of 12,180 patients with the general population. Finnish ICU Study Group. Crit Care Med. 1996;24:1962–7.

20. Flaatten H, Kvale R. Survival and quality of life 12 years after ICU. A comparison with the general Norwegian population. Intensive Care Med. 2001;27:1005–11.

21. Orwelius L, Nordlund A, Nordlund P, Simonsson E, Bäckman C, Samuelsson A, et al. Pre-existing disease: the most important factor for health related quality of life long-term after critical illness: a prospective, longitudinal, multicentre trial. Crit Care. 2010;14:R67.

22. Ridley S, Jackson R, Findlay J, Wallace P. Long term survival after intensive care. BMJ. 1990;301:1127–30.

23. Ulvik A, Wentzel-Larsen T, Flaatten H. Trauma patients in the intensive care unit: short- and long-term survival and predictors of 30-day mortality. Acta Anaesthesiol Scand. 2007;51:171–7.

24. Ulvik A, Kvåle R, Wentzel-Larsen T, Flaatten H. Multiple organ failure after trauma affects even long-term survival and functional status. Crit Care. 2007;11:R95.

25. Soares M, Salluh JIF, Torres VBL, Leal JVR, Spector N. Short- and long-term outcomes of critically ill patients with cancer and prolonged ICU length of stay. Chest. 2008;134:520–6.

26. Thiéry G, Azoulay E, Darmon M, Ciroldi M, De Miranda S, Lévy V, et al. Outcome of cancer patients considered for intensive care unit admission: a hospital-wide prospective study. J Clin Oncol. 2005;23:4406–13.

27. Winters BD, Eberlein M, Leung J, Needham DM, Pronovost PJ, Sevransky JE. Long-term mortality and quality of life in sepsis: a systematic review. Crit Care Med. 2010;38:1276–83.

28. Cuthbertson BH, Elders A, Hall S, Taylor J, Maclennan G, Mackirdy F, et al. Mortality and quality of life in the five years after severe sepsis. Crit Care. 2013;17:R70.

29. Karnofsky DA, Burchenal JH. The clinical evaluation of chemotherapeutic agents in cancer. In: MacLeod CM, editor. Evaluation of chemotherapeutic agents. New York: Columbia Univ Press; 1949. p. 191–205.

30. Katz S, Downs TD, Cash HR, Grotz RC. Progress in development of the index of ADL. Gerontologist. 1970;10:20–30.

31. Oeyen SG, Vandijck DM, Benoit DD, Annemans L, Decruyenaere JM. Quality of life after intensive care: a systematic review of the literature. Crit Care Med. 2010;38:2386–400.

32. Jones C, Backman C, Capuzzo M, Flaatten H, Rylander C, Griffiths RD. Precipitants of post-traumatic stress disorder following intensive care: a hypothesis generating study of diversity in care. Intensive Care Med. 2007;33:978–85.

33. Backman CG, Walther SM. Use of a personal diary written on the ICU during critical illness. Intensive Care Med. 2001;27:426–9.

34. Jones C, Bäckman C, Capuzzo M, Egerod I, Flaatten H, Granja C, et al. Intensive care diaries reduce new onset post traumatic stress disorder following critical illness: a randomized, controlled trial. Crit Care. 2010;14:R168.

35. Hopkins RO, Weaver LK, Pope D, Orme JF, Bigler ED, Larson-Lohr V. Neuropsychological sequelae and impaired health status in survivors of severe acute respiratory distress syndrome. Am J Respir Crit Care Med. 1999;160:50–6.

36. Pandharipande PP, Girard TD, Jackson JC, Morandi A, Thompson JL, Pun BT, et al. Long-term cognitive impairment after critical illness. N Engl J Med. 2013;369:1306–16.

37. Cullen B, O'Neill B, Evans JJ, Coen RF, Lawlor BA. A review of screening tests for cognitive impairment. J Neurol Neurosurg Psychiatr. 2007;78:790–9.

38. http://www.cambridgecognition.com. Accessed 28 Jan 2015.

39. Torgersen J, Hole J, Wenzel-Larsen T, Flaatten H. Cognitive impairments after critical illness. Acta Anaesthesiol Scand. 2011;55:1044–51.

40. Kapfhammer HP, Rothenhäusler HB, Krauseneck T, Stoll C, Schelling G. Posttraumatic stress disorder and health-related quality of life in long-term survivors of acute respiratory distress syndrome. Am J Psychiatry. 2004;161:45–52.

41. Lindén VB, Lidegran MK, Frisén G, Dahlgren P, Frenckner BP, Larsen F. ECMO in ARDS: a long-term follow-up study regarding pulmonary morphology and function and health-related quality of life. Acta Anaesthesiol Scand. 2009;53:489–95.

42. Heyland DK, Groll D, Caeser M. Survivors of acute respiratory distress syndrome: relationship between pulmonary dysfunction and long-term health-related quality of life. Crit Care Med. 2005;33:1549–56.

43. Masclans JR, Roca O, Muñoz X, Pallisa E, Torres F, Rello J, Morell F. Quality of life, pulmonary function, and tomographic scan abnormalities after ARDS. Chest. 2011;139:1340–6.

44. Herridge MS, Tansey CM, Matté A, Tomlinson G, Diaz-Granados N, Cooper A, Guest CB, Mazer CD, Mehta S, Stewart TE, Kudlow P, Cook D, Slutsky AS, Cheung AM, Canadian Critical Care Trials Group. Functional disability 5 years after acute respiratory distress syndrome. N Engl J Med. 2011;364:1293–304.

45. Orwelius L, Bergkvist M, Nordlund A, Simonsson E, Nordlund P, Bäckman C, et al. Physical effects of the trauma and psychological consequences of preexisting diseases account for a significant portion of the health-related quality of life pattern of former trauma patients. J Trauma Acute Care Surg. 2012;72:504–12.

46. Ulvik A, Kvåle R, Wentzel-Larsen T, Flaatten H. Quality of life 2–7 years after major trauma. Acta Anaesthesiol Scand. 2008;52:195–201.

47. Kaukonen K-M, Bailey M, Suzuki S, Pilcher D, Bellomo R. Mortality related to severe sepsis and septic shock among critically ill patients in Australia and New Zealand, 2000–2012. JAMA. 2014;311:1308–16.

48. Nesseler N, Defontaine A, Launey Y, Morcet J, Mallédant Y, Seguin P. Long-term mortality and quality of life after septic shock: a fol-

low-up observational study. Intensive Care Med. 2013;39:881–8.

49. Orwelius L, Lobo C, Teixeira Pinto A, Carneiro A, Costa-Pereira A, Granja C. Sepsis patients do not differ in health-related quality of life compared with other ICU patients. Acta Anaesthesiol Scand. 2013;57:1201–5.

50. Laake JH, Dybwik K, Flaatten HK, Fonneland I-L, Kvåle R, Strand K. Impact of the post-World War II generation on intensive care needs in Norway. Acta Anaesthesiol Scand. 2010;54:479–84.

51. Flaatten H. The impact of age in intensive care. Acta Anaesthesiol Scand. 2014;58:3–4.

52. Tabah A, Philippart F, Timsit JF, Willems V, Français A, Leplège A, et al. Quality of life in patients aged 80 or over after ICU discharge. Crit Care. 2010;14:R2.

53. Kaarlola A, Tallgren M, Pettilä V. Long-term survival, quality of life, and quality-adjusted life-years among critically ill elderly patients. Crit Care Med. 2006;34:2120–6.

54. Shiell AM, Griffiths RD, Short AI, Spiby J. An evaluation of the costs and outcome of adult intensive care in two units in the UK. Clin Intensive Care. 1990;1:256–62.

55. National Institute for Health and Clinical Excellence. Rehabilitation after critical illness: NICE clinical guideline 83 (accessed January 1, 2011). London: National Institute for Health and Clinical Excellence; 2009. Available from http://www.nice.org.uk/CG83.

56. Egerod I, Risom SS, Thomsen T, Storli SL, Eskerud RS, Holme AN, et al. ICU-recovery in Scandinavia: a comparative study of intensive care follow-up in Denmark, Norway and Sweden. Intensive Critical Care Nursing. 2013;29:103–11.

57. Griffiths JA, Gager M, Waldmann C. Follow-up after intensive care. Contin Educ Anaesth Crit Care Pain. 2004;4:202–5.

58. Griffiths JA, Barber VS, Cuthbertson BH, Young JD. A national survey of intensive care follow-up clinics. Anaesthesia. 2006;61:950–5.

59. Modrykamien AM. The ICU, follow-up clinic: a new paradigm for intensivists. Respir Care. 2012;57:764–72.

60. Griffiths RD, Jones C. Seven lessons from 20 years of follow-up of intensive care unit survivors. Curr Opin Crit Care. 2007;13:508–13.

第六十章　ICU 的伦理

Dan R. Thompson

伦理的基础理论及基本原则

我们多数能找到作为伦理的内容都是基于基础理论和基本原则。按照通用准则,伦理和道德的基本原则代表了相同的含义,两者是可以相互转变的,但我们通常还是倾向于使用伦理这一名词。对多数人来说,道德似乎带有宗教的色彩。在生物科学领域常用生物伦理这一名词来表达伦理。我们将从"西方"的角度来诠释这一概念。人们希望伦理的理论和原则是普适的,与地域无关。事实并非如此。生物伦理的研究是基于一些简单的原则性概念,我们将做一简要回顾[1,2]。

自主权

现在人们会首先想到,作家也经常谈论,自主权是生物伦理的基本原则。在西方国家,这个原则被认为是最重要的,但在其他文化背景下,这一重要的原则并没有如在西方国家有同等的地位。集体的概念可能占了更重要的地位。

对自主权的尊重意味着个体有自主决定的能力,其他人有义务尊重个体决定自己事情的权利。应当尊重个体对自己事情的理性决定能力。但是当个体做理性决定的能力有问题时,就会产生冲突。

自主权这个名词出自希腊语 autos("自我")和 nomos("规则"、"治"或"法则")[3]。这个词最初的意思是自我管理或自我约束。在现代思维中,社会的内涵已经被个体取代。美国宪法和联合国人权法案中有很多关于这一概念的案例。Beauchamp 和 Childress 将其表述为"个体对自我的准则,这一准则摆脱了他人控制性的干涉,也摆脱了个人对重要选择的限制,比如不恰当的认知"[4]。没有完全自主的个体如果没有受到他人的控制,显然至少会受到明显的影响,独立做出决定也是有问题的。有两种表述方法来定义自主:从受控的影响中独立出来或解放,做出决定的能力或力量。这一概念暗示了对人的尊重,其起源于 kant 的传统理论和其他的自由政治哲学[4]。

当代社会,每个人都能主张个体自主权或许也应受到其他人和社会作为一个整体权利的约束。公共安全问题就是一个典型的代表。Beauchamp 和 Childress 写到"尊重自主权的原则应该被看作是建立一种权威来控制个人命运,而不是道德义务和权利的唯一来源"。我们需要认识其潜在的不足。

我们需要学习 4 种不同的理论来考虑自主权的不足。这些理论包括:伤害理论、家长主义理论、合法的道德准则理论以及福利理论。伤害理论是指当个体实施自主权会伤害到其他人时,社会将限制其自由。限制杀人犯和强奸犯的自由就是一个典型例子。我们也可能会限制一个没有伤害他人意图的医生的自由,是由于他的不称职而对他人具有潜在危害。社会或团体可能会限制其自由或自主权,不赋予他们为病人提供治疗的权力。在这种情况下,自主权可能会被适当的否决。在实施自主权时可能伤害到自己的个体,而为了防止对他人伦理上造成伤害,在这种情况下,家长主义应当称为照护。

所谓合法的道德准则理论是指如果假设自主行为是不道德的,不应当被允许。限制他人自主权的基础是这一行为是不道德的。在我们的社会,确定什么是道德的有时很困难,而且是否应当制定法律来规范道德是有问题的。这一理论的例子包括酒精和药物的使用、离婚、计划生育以及流产。将合法限制写入法律是基于假设这些行为不道德。

福利理论是指限制个体自主权能使他人获利,特别是以社会作为一个整体时。使他人的福利胜过自主权又不需要"严重的"牺牲自我,这一点是很必要的,类似于为了多数的利益做了很小的放弃。死亡后强制器官移植就是这个原则的例子。一些哲学观点认为只有站在伤害原则的立场上限制自主权才是恰当的。

善行

我们有义务尊重他人的自主权,不伤害他们,我们也有义务为他人的福祉而贡献力量。这就是善行。作为专业人员,我们有伦理上和道义上的义务来积极帮助他人。这不仅仅是避免伤害。善行的原则可以分为两个部分,积极的善行和公益的善行。积极的善行需要我们有善举,公益的善行需要我们权衡善行和责任以达到最好的结果。获益和伤害都需考虑到所要付出的代价。

我们有义务提供善举,但并不是指做每件事都需要重大的牺牲和极端的无私奉献。我们没有必要将自己置于抉择的处境。义务与道义典范之间的界限是很模糊的。作为专业人员,我们与患者之间建立的关系的界限应该更清晰。每个人都有一些重要的一般性准则。

1. 保护和维护他人的权利
2. 预防他人受到伤害
3. 去除造成他人伤害的因素
4. 帮助残疾人士
5. 救助处于危险的人[3]

基督教圣经的新约圣经中描写了仁慈的撒马利亚人,这个寓言故事就是善行的例子。当其他人对伤者不闻不问时,撒马利亚人却照顾了他。当时犹太人和撒马利亚人的关系是很紧张的[5]。

公正

哲学家已经用很多词来描述公正。这些词包括公平、应得(应得的东西)、应得权益。通常的意义是指基于所欠的或应得的所给予的公平、公正的待遇。公正的标准是很重要的,这些标准为了保护那些有合理诉求的人,并作为他们应得的回报。如果我们否认他们的诉求,我们就犯了不公平的错误。

当涉及分配公平的时候常常会想到公正。然而还有其他类型的公正,比如刑事司法和矫正公正。分配公正是指基于社会互助理论的公平和合理分配。分配公正可见于税收、财产、资源、特权、医疗资源、福利支出以及住房、工作及教育的公开机会。这些构成了社会中的受益与责任。刑事司法是指法律的惩罚,矫正公正是一个更加遵守法律的概念,它指的是对违背合约的委托和对不良事件的补偿。

不伤害

首先是无伤害这一概念,也就是首先不做伤害的事儿。一般认为最早起源于希波克拉底誓言。但其真实起源并不清楚。这一词曾经被 thomas Sydenham(1624—1689)所引用。在业内,誓言中有关于无伤害的义务:"我将尽我之所能及判断力之所及,运用诊疗手段救治患者,我不会用它来伤害患者"[3]。无伤害对于专业人员来说或许是最重要的原则,这是非常重要

的一个论点。避免对他人造成伤害可能比其他原则更重要。一个人需要权衡环境,把每个原则放到最适宜的权重。

做出决策

当我们必须做出伦理的决策时,有能帮助做出决策的"方法"是很必要的。伦理的管理同重症监护的管理同等重要。

四宫格概念

一个最简单、最普遍的排除性方法就是所谓的"四个主题",或者有人称之为四宫格,在进程中将一张纸分成四等份。

"四个主题"的概念来自于 Jonsen、Siegler 和 Winslade 的著作,书名叫《临床伦理》[6]。大多数医生都熟悉 SOAP 概念,而四个主题中表述的与之类似。许多人感觉四个主题仅仅对伦理学家是非常重要的,但其对于医生和其他健康服务者准备与患者及其代理人讨论时也是很有价值的。这一概念分为四个部分:①临床适应证;②患者意愿;③生活质量;④环境特点。每一项都与一个或多个四项伦理原则相关联。如前所述,这四项伦理原则分别是尊重自主权、善行、无伤害和公正。具体的形式是提出一系列问题的其中一条,挑出所获的信息。

临床适应证

临床适应证包括与伦理问题相关的临床事件。患者的临床问题和既往史是什么? 患者的治疗目标及获益是什么。如果治疗无效,是否有备选方案? 对患者而言获益是否明确? 患者的疾病预后如何? 临床医生会经常遇到这些问题,对于潜在的远期结局需要全面的评估。有时非常困难,因为无法很好地获取信息。但在一些情况下可能会有助于了解这一过程中每个人的预判,包括医疗服务提供者、患者,也包括其家庭成员。善行和无伤害是这些问题的基础。

患者意愿

患者对关于其疾病的意愿是什么,对其身体状态的认识是什么? 重症监护的患者常常无法说话,但可以通过写字板、计算机程序[7]、唇语和/或通过一些能用是否回答的问题来沟通。有时候,患者仅仅能告诉你他们的愿望是什么。评估患者的能力是非常重要的,要牢记的是这些能力是有专一性的。这不同于胜

任,这是一个法律层面的表述。这样的讨论需要患者充分了解其身体状态,知晓所做决定可能带来的后果。如果患者不能做决定,那么谁适合站在患者的角度决定呢? 就是委托人或代理人。患者是否有预先提示医疗人员或其代理人他/她的意愿,或者是否曾经与代理人讨论过自己的期望? 有些人感觉授权代理人是唯一且最重要的预先提示。

认识到预先提示(advanced directives,AD)总是存在"如果那么的句式"是很重要的。如果设定的情况发生,那么要求就会生效,同时也定义了一些情况,例如:如果我处于临终的状态,或者如果我理论上没有恢复意识的预期。关键的问题是:通常能达到预先提示中"如果那么句式"中的情况在现实中是否存在? 如果存在,是否应当尊重预先提示。AD 通常有两个部分,生者的意愿和授权代理人帮助实施患者要求。有时 AD 仅仅作为指南,写出来是让代理人在当时的环境下按照他/她的想法执行。有时 AD 能约束代理人按照表述的要求来执行。AD 的解释有很多重要的问题。情况是否不一致,AD 是否赋予代理人权利来做出文件中未表述的决定? 通常,代理人应当遵循患者的要求。他们是否知道患者的意愿或他们是否替换成自己的意愿? 一旦做出决定,患者是否会或者是否能够按照治疗方案接受治疗。这一部分是为了尊重患者尽自己所能而做出的治疗选择。这些问题是基于尊重患者自主权的原则。

生活质量

生活质量的概念包括了过去、现在与将来。患者生病前的生活质量是怎么样? 患者能否回到之前的生活质量或比之前更好,概率有多大? 通常这些问题没能被所有人认识到,但患者已广泛接受,理解这点非常重要。如果治疗目标能达到,那么患者的生活质量是怎么样? 患者能接受或会接受这种生活质量吗? 患者生活中的这些因素会影响决策吗? 有使患者的身体状况不适的情况吗? 已经有限制性治疗、撤离治疗或保守治疗的想法了吗? 关于这些问题的讨论常常是缺乏或不足的。有时,与患者和代理人讨论和考虑一个问题会使情况变得更清晰。这些问题都是基于善举、无伤害和尊重患者自主权的原则。

环境特点

环境特点是指患者生活或决策的环境可能会影响决策过程。包括与家庭成员关系、健康服务人员间的关系,甚至也包括经济方面。对患者及其配偶的家庭支持常常是这些环境特点的核心。患者或家庭的伦理背景和宗教信仰往往在这些特点中处于更靠前的位置,特别是关于一些临终的问题,这些问题是讨论中的关键部分。

从健康关怀团队的角度来看,一般包括资源的分配、保密以及健康服务者间或机构之间直接决策和利益冲突的合法性。这些问题应置于合适的预期中。这些问题强调了公正、诚实和公平的原则。

解决问题

在这一点上,一个人寄希望于有足够的信息能够在特定情况下帮助做出决定。如果可能,解决问题的过程应当被各方面、患者及其代理人或家庭所接受。患者应当共同参与这个决策过程。有时,这一过程是由参与患者治疗的临床医生或社工所完成的,但有时局外人也是有帮助的,比如伦理咨询人员或伦理协会的会员[8]。需要牢记的是,解决问题的过程是需要明确强调什么是临床上可能的,也要明确健康服务人员应当在实施计划中是符合伦理要求的。如果健康关怀团队在这个过程中有不符合伦理,就不应当继续参与这一过程。这可能在放弃生命支持时尤其重要。

有时解决问题是很困难的,协调者可能会给予帮助。一些用于协调过程的技术对重症医生是很有帮助的,这一点非常重要[9]。

放弃维持生命的治疗

关于撤除(停止治疗)与制止(未予治疗)的争论在哲学和宗教理论中从未停止。对于多数人来说,两者有显而易见的区别。但另一些人却感觉二者没有不同。开始后停止治疗感觉上比根本未开始治疗更重要。这种行为是不作为,而不是作为。未开始的行为感觉有被动的属性,而撤除是主动的行为。

从哲学的观点来看,两者是否有本质的区别以及因为我们可能想在未来停止治疗(这样做无伤害)从而勉强开始可能有效的治疗都是有问题的。因此,患者可能会拒绝有效的治疗。从一般的规律来说,我们倾向于需要更合理的理由来实施撤除,而不需要制止,因为后者好像感觉不太一样。

在某种程度上而言,主要宗教认为这两者是不同的,天主教一般认为两者没有差异,而正统犹太教和伊斯兰教认为,一旦治疗开始就不能停止。在这样的传统中,开始和停止是有区别的,只要开始治疗,就不能再停止了。对于呼吸机支持有时间限制的理念,宗教的问题已经试图将不能撤除治疗(这是禁止的)转变为不开始治疗[10]。实际死亡中的最后一刻除外。有时需要阐述信仰的现实属性,有时需要澄清误解。牧师和伦理咨询师或许能帮助理解这些问题。

定义

特殊性与一般性

我们常常将治疗分为特殊性治疗与一般性治疗,理解这个概念的发展历史对我们是有帮助的。天主教道德理论是一般性治疗(必须的)与特殊性治疗(可选择的)概念的基础。在无菌术出现前,最初的讨论一直围绕手术的开展。如果治疗没有风险又可能有明显获益,那么拒绝治疗就是自杀,在宗教律法中是被禁止的[11]。选择性治疗(明显有风险的指令)是不强制要求的。关于这个话题有很多的讨论。Gerard Kelly,S. J. 是一位天主教研究家,他对此有精彩的诠释并被广泛接受。

一般性治疗是指各类药物、治疗和手术,这些措施能够使患者获益,无需花费很多,无痛苦与不便。特殊性治疗是指各类药物、治疗及手术,花费多、痛苦或者会带来不便,可能也不会使患者获益[11]。

也有人讨论了获益与伤害之间有一个平衡点。如果可能获益而损伤很大,那么这种治疗就认为是可选择的。因此,关于道德观念的思考与评述的更好途径就是不考虑选择与必需性,而是通过平衡患者获益与伤害来做出决定。患者之间、医生之间、医生与患者之间以及患者与家庭或代理人之间这种含义可能是不同的,这不足为奇。有时对专有名词来源的解释有助于大家更好的理解。

自主权

能力与胜任

我们常常会用胜任这个词来说患者有能力做出决定,但应当注意的是,胜任一词事实上是在法庭中的法律用语。能力才是我们真正用来说患者能够做决定的。能力不是指所有工作的,而是针对特殊工作的能力。换句话说,一个人可能有做某些工作的能力,而没有做其他工作的能力。一个人可能不能处理好自己的经济事务或平衡好收支,但他能够对自己医学服务的意愿做出决策。

谁来决定能力? 通常是那些照看患者和最了解患者的人。可以为患者提供长期照护的专门 PCPs。当医生了解患者时,通常没有理由需要其他的医生来

对患者的能力做出决策。如果能获得这些信息,那么神经病学专家和精神病学专家就没有必要和不合时宜了。

代理决策者

在一些情况下,患者可能无法自己做出决定。那些有重度颅脑损伤、昏迷、谵妄、精神病或精神受损的患者常常或至少是暂时性的会失去自主意识和履行自主权的能力。然而,仅仅因为诊断了上述的一种疾病并不意味着失去了自主行事的能力。法庭规定诊断本身不能作为决定因素,而应该是患者自身的能力[12]。他们身体状态的特点使得他们的能力被剥夺。他们作为人的精神状态是完整的,但他们无法发挥这种能力。但当他们能行使自己权利的时候,仍应当受到他人应有的尊重。

儿童、婴儿和那些有严重发育不全的人可能也没有能力行使自己的自主权,这并不是因为他们丧失了这一能力,而是因为他们从未获得这一能力。在这种情况下,我们通常会让其他人行使他们的自主权。

正如我们前面讨论过的,这些人被称为代理或代理人。"代理"有更多的伦理的内涵,而"代理人"更多的作为法律层面的词语。从含义上来说,两者说的是同一个意思。我们认为代理人与患者有相同的权利,特别是经过合法授权后。他们和患者有相同的权利履行自主权。从伦理的角度来看,代理是可以被接受的,其与他们行使自己的自主权没有区别。在纽约和许多其他的州,他们是合法的。法律的问题很复杂,Meisel 做过精彩的讨论[13],这里就不再讨论。统一健康照护决策法试图用法律来达到统一。然而这一过程或许需要专业人员负责。尊重个体的自主权是指每个人都能做出真正合理的、自主的选择,专业人员的职责是保护患者的权益。

当提到代理人做决定的问题时,那么对其选择就是有限制的。一般来说,代理人不能像他们所代表的患者一样行使权力,因为他们不能拒绝真正有的治疗手段。代理人可以通过以下有三种途径来做出决定:

1. 代理人了解患者的意愿,可以按照他们的真实意愿来行使自主权。

2. 代理人很了解患者,如果他们不能准确的了解患者的想法时,他们可以通过对患者的了解来做出决定。

3. 代理人会运用代理判断的原则做出每个理智的患者做的选择[14]。

否则,他们可能会因忽略了患者意愿做的决定而

感到不安,最后按照自己的担忧而做出决定。专业人员不能仅尊重代理人所表达的患者自主权,一旦找到他们,专业人员还要以家长的方式来保护他们的权利。当患者的意愿不清楚的时候,我们通常会保守行事。因此,行使代理人对患者有利的自主权是有真正和假定的限制的。这种限制不同于个体合理的、自主自由行使的自主权。

授权

当代理人被患者授权后,通常会有一份文件来说明代理人的权利和他们行使权利的范围。非常重要的一点值得注意,无论是授权代理人还是表达自己医疗照护的意愿,预先提示总是如前所述的"如果那么"。有时获取文件是有问题的,适当的提示必须按最新的文件所执行。值得注意的是,授权的代理人比法定代理人有优先权[13]。

家庭成员

当患者未授权代理人时,必须有家庭成员行使患者的权利。当患者无法决定时,我们需询问家属来取得治疗同意,这种情况也用于治疗受限时。但是这可以同时对其有帮助是很困难的。家庭成员常常了解患者的意愿,却不能体会到患者同样的感受。这可能由不同的原因导致,但可能与害怕在生命最后阶段失去患者有关。患者愿意容忍的限度以及他们对今后状态的意愿与家人的想法是不同的,理解这一点是必要的。可以行使权利的家庭成员顺序通常是配偶或伴侣、患者的成年后代,然后是父母,最后是成年兄弟姐妹。此外,了解州法律规定的顺序也是很重要的。对于儿童,"一般法"要求父母来行使权利。

朋友

有时,无家庭成员或家庭成员无法到场,患者的朋友很了解患者时也适合做患者的代理人。他们常常同其他合法授权代理人或家庭代理人一样,在三种情况下发挥作用。通常法律规定了对朋友的要求:

1. 必须大于或等于 18 岁,或成年,或能胜任行使权利

2. 必须对患者表现出格外的照顾和关心

3. 必须愿意为患者做出健康照护决策,使得主治医师满意

4. 必须向治疗医师提供宣誓或签署的文件表明他或她是患者的朋友。这些文件应当包括说明与患者熟悉的事实与细节[13]。

法庭授权

有时这个问题需通过法庭来解决。当患者处于"监护状态"时,做出决定的唯一途径就是通过法庭或法庭授权某人来执行。有时,照护者与家庭成员间或者家庭成员之间可能会发生冲突,这就需要法庭的干预。通常情况下,法庭是不愿意干预的,除非其他的途径都已经尝试过,包括医院伦理委员会。

生物伦理咨询

有时甚至常常在法庭干预前,可以通过伦理委员会的途径来尝试做出决定。大多数但非所有情况下,法庭都会同意委员会经过考虑后的意见,除非他们已经将问题提交。

在护理患者的过程中,有时会出现一些不容易解释的伦理问题,或使得护理患者的人陷入困境。该如何获得帮助呢?

医院中的伦理委员会有各种职能和相关专业知识。我们希望一些机构会有伦理咨询的服务,这些提供服务的人员都受过伦理学分专业训练。总之这些人能快速地答复问题。有时将委员会聚集起来也是有必要的,这可能需要花更多的时间,但从另一个角度而言,全体委员会的建议在一些情况下是需要的,有时甚至是非常必要的[8]。

伦理咨询的作用

与之不同,如果没有咨询,该如何获得更多的信息呢? 正如多数的医学咨询一样,需要详细解释你想要通过咨询知道什么,这需要很长时间让咨询者了解需要回答的问题。常常出现的困境是需要一个局外人,他能帮助团队或家庭的各个部分。因为处于中立,特别是当有调节的技能时,就能帮助解决冲突。有时,问题不是关于患者的,而是健康照护团队的成员需要知道他们做什么是正确的。有时在很困难的情况下听取职员的汇报是很有价值的。有很多关于调解在伦理中的应用的好书,较好的一本是 Dubler 编著的[9]。有时是一些传统的伦理问题,但笔者的经验是这种情况不常见,答案可能提供的也慢一些。

特殊问题

人工营养与进水

撤除或不给营养和水的问题对于管理人员与家

庭成员来说是很困难的。这些问题不仅关乎患者及其代理人的感受,也与健康服务提供者有关。此外也有宗教和法律的问题。撤除或不给一些被认为是基本的东西如营养,会涉及很多情感。有些人认为这是很残忍,会感到不适的。这个让人感到不适的问题是很重要的,应当进行讨论。讨论这方面的文献不多[15,16]。一般而言,患者在这个过程中不会感到不适,事实上可能刚好相反。Ganzini 和同事对在临终关怀病房中自愿选择拒绝食物和水的患者进行研究。然后他们让有经验的管理人员评估了患者的舒适程度。他们的结论是“这些患者通常会在停止进食水后 2 周以“善终”的方式安详去世”[15]。

　　而患者可能会拒绝通过经口或人工喂养的方式进水和营养(即鼻饲管、G 或 J 管、全肠外营养),伦理上可以经口进食的患者我们不能停止进食和营养,这是被广泛接受的原则。有一点是明确的,我们必须权衡风险与获益,同时评估当接受了患者不会因为不进食而不适后的获益会更多。

　　医生和其他健康照护专业人员也要坚持自己的信念,不必陷入有悖于自己立场和伦理的情况中。受托人与患者的专业人员的结合会变得更麻烦和不现实。

输血

　　输血对参与了耶和华见证人信仰事件的医生来说是一个特殊的问题。虽然这个原则的宗教基础形成于约 60 年前,但最近关于这一原则的禁令也没有什么变化。这反映了与接受输血人“断交”的问题。断交包括了避开某人的含义,是拒绝输血中重要的控制工具。现在情况稍有不同了:

　　从最新的关于耶和华见证人拒绝输血的政策变化来看,其成员可以对医疗行为保持沉默而不受到宗教惩罚。这种意识形态的自由是基于医疗保密性的健全,而这一点是不适合耶和华见证人的[17]。

　　一般来说,患者及其家属会拒绝输注红细胞和白细胞、新鲜冰冻血浆及血小板,但是基于道义,允许使用白蛋白和其他一些“血制品”如凝血因子。已经有专注于有组织的教堂来做“血液替代品”,但是其产品还不成熟。国内有很多地区可以开展失血最小化的手术、血液保存技术以及一些替代治疗方法为需要照护这些患者的健康服务人员提供有价值的资源。

　　过去,教堂的委员会常常用来做出决定,但现在患者/宗教成员可以做出同样的决定,同时不会“违法”。同时他们也不需要服从宗教的决定,可以按照如下的方式自行其事:

　　2000 年 6 月,Watchtower 协会直接发表声明,各类机构不得与不遵循拒绝输血政策的成员断交。在媒体上的官方说法是“如果一个接受洗礼的宗教成员愿意且对接受输血不感到内疚,那么他就不再愿意成为耶和华见证人。是其通过自己的行动撤销了其成员身份,而不是教堂会众做出的这一步”。这代表着一个程序性的变革在 2000 年 4 月启动,在这种情况下,教堂会众不能再做出开除成员的行为[17]。

　　这个重要问题是需要与患者讨论的内容之一,由于患者要一致这样做,所以要注意保密。只要保密也不告知家属,一些患者都会接受输血。但患者不希望家属最终参与干涉。执行秘密输血必须严格执行,除了患者不与其他人讨论,从而保障他/她的决定。不能保护患者对家庭和教堂成员的信息保密将导致患者在余生受到宗教孤立。基于患者拒绝有利治疗自主权,拒绝输血是可以接受的。应注意的是他人代替清醒患者拒绝输血,特别因为在教堂的立场上改变了意见。许多患者携带着卡片或已签署的文件,这些文件签署的时候教堂成员或家属是可以在场的。这需要以另外的预先提示来完成。

　　涉及儿童的问题就不同了。多数情况下,各州会对儿童承担责任,规定可以输血。不会允许家属做出决定,但最终可能会诉诸法庭。在一些有问题的时候,如发生争执,即使涉及成年人,法庭也需要调解。一些地方如宾夕法尼亚州,会有一套系统便于这一过程的实施。

临终关怀从这里开始

　　认识到收入 ICU 是一种试验性治疗是很重要的。人们希望试验会是患者存活,这也是所有参与照护重症及受伤患者人员的共同目标。有时试验会失败,治疗团队和家庭就必须准备好从治愈转为安慰。有人将后者称为照护,但我们都认为我们总是在照护[18]。当重症医学最初的目标由治愈发生了变化,情况就有所不同了,但在生命终末期的照护同治愈是同等重要的。通常,大多数人都想避免死亡,一些医生可能会认为患者的死亡就意味着失败。如果死亡可以选择,许多生还希望渺茫的人可能会花重金来继续奋斗[19]。限定治疗不一定是仅有一步可做,认识到这一点是很重要的。缩写词 DNR 或 DNAR 就伴随着患者、家属甚至是健康服务人员对深层问题的理解。留下来的问题是这个词组或单词实际的意思是什么,其他人是怎么理解的。Curtis 等在其文章中表明了词语选择的重要性[20]。许多人认为 DNR 的指令意味着即使在患者心搏骤停前，我们也没有给患者足够的照护。我们的真实意图是我们将精力放在使患者舒适，此时我们选择停止照护。限定某种治疗可以是个体化的。这需要明白表述出来，以便患者、家属和健康服务人员能真实理解其中的含义。词组"不再增加治疗"就是一个例子[21,22]。

此时，与患者及其家庭成员沟通就比其他任何时候更关键。牧师的加入可能尤其重要，从而决定什么是精神领域的关键点。

当这一刻到来的时候，被认可的做法是提供有限的选择以便于他们可以理解，认识到这一点是非常重要的。拔除气管插管但仍然 CPR 或许毫无意义，也不推荐这样做，因为气管插管是 CPR 的一个部分。AHA 流程中休克起始阶段限制性的 CPR 是有意义的，因为循环可以恢复，患者也可能存活下来。从始至终需要解释的重要问题是使患者舒适，限制任何引起不适的原因。当与患者和/或家属讨论诊疗计划时，应当强调这个方面，避免一些暗示性的词语如痛苦的呼吸。这些潜在不适和痛苦的问题可能会出现。

通常第一步是镇痛与抗焦虑的治疗。有很多的方法，美国重症医学指南学会的 Truog 发表文章对此做了很好的讨论，文中有各种病例的处理并对如何实施给出了建议[23]。有人联合吗啡和氯丙嗪溶于葡萄糖和水后静脉注射来进行镇静与镇痛。一旦确定患者舒适并处于镇静状态，就可以将吸氧降低至空气的氧浓度，PEEP 降至 0。如果使用了血管活性药物或正性肌力药物，此时也可以停止用药，然后就可以撤离呼吸支持了。整个过程需要公开与家属进行讨论。有些人喜欢用阶梯撤离的方法，有些人更倾向于给患者停止呼吸支持，拔除气管插管。我们需要做好患者没有人工气道的准备。有人会选择鼻导管或面罩的方法进行呼吸支持。有人会保留气管内插管，而大多数保留了气管切开的通路。我们必须留意确保在这个过程顺利且患者依然舒适。事先应当讨论和计划好每个细节。

重症医学研究中的伦理

重症医学的研究是一个重要的组成部分，能改进 ICU 的医疗质量。正如其他医学门类一样，重症医学研究也存在着同样的问题。但是，其最主要的区别在于很多患者由于疾病的原因没有能力同意研究。有时情况很紧急，时间就成了问题。此时取得同意可能就不现实了。历年来，研究有其自身的问题。Nazi 医生的试验后，这一点被提到更靠前的位置，这个医生被宣判谋杀而不仅仅是一个不好的研究者。对该项试验的裁决也衍生了我们所谓的纽伦堡公约，这对理解研究中的伦理非常重要。

纽伦堡公约包括十点：

1. 人体受试者的自愿同意是必须的。
2. 实验应当达到有对社会利益产生有利结果的目标，且本质上不能得到研究的其他方法和手段，不是随机的或必要的。
3. 实验应当进行很好的设计，应当基于动物实验的结果、疾病或研究中其他问题的自然病程，这样预期的结果就能证明实验的过程。
4. 避免"生理与心理的痛苦与损伤"。
5. 如果预先知道死亡与残疾的伤害会出现，那么实验就不得进行，除非，这样的实验研究的医生也是受试者。
6. 实验风险不得超出实验所解决的问题的人道主义重要性。
7. 适当的准备与设施来保障受试者免于哪怕是小概率的损伤。
8. 由有科学资质的研究者来实施研究。
9. 如果明确受试者会被伤害，应终止研究。
10. 受试者可自愿停止试验[24]。

这不是首次讨论研究中的伦理了。具有讽刺意味的是，最完整的研究伦理公约 Richtlinien 是由德国内政部在 1931 年由医学专业人员制定的。这一试验中一直忽略了我们现在认为非常重要的基础以及现在已经在其国家存在的指南。但是他们在法庭中的判决使得他们在世界曝光。

日本在战争中也实施了相当残忍的实验。日本右翼势力对于实验保持沉默，以便于有权使用那些在生化战争中做过研究的科学数据。Williams 和 wallace 于 1989 年的著作中揭示了第二次世界大战中日本的秘密生化战争[25]。

不仅仅在上述的国家以及战争时期，这样的情况也出现在美国及其他的西方国家。有非常多的例子，Tuskegee 梅毒研究和 Willowbrook 肝炎研究是美国最臭名昭著的。哈佛大学的 Henry Beecher 描述了在领衔的时代杂志上发表的 22 篇被认为是有悖伦理的文章[26]。英国研究中发表的 M. H. Pappworth 的著作《Human Guinea Pigs》[27]、新西兰的宫颈癌研究以及 Halushka 的个案。这些问题连同其他的促使世界医学协会制定了美国联邦管理法规、赫尔辛基宣言以及贝尔蒙特原则[28,29]。

贝尔蒙特原则有三点：对人的尊重、善行、公正。对人的尊重就需要获得同意。善行需要确定风险与获益所占的比例及其适宜程度，而公正是指受试者有公平的选择权。此外，文件中也讨论了实践与研究的界限以及文件的使用范围。这包括了同意的文件和步骤、评估对受试者的风险与获益，以及研究纳入受试者条件。

基础的必要条件

这些文件告诉我们所有研究基础的必要条件，但是当我们做重症患者的研究时还会出现问题。可能没有哪个研究能像重症患者的研究存在潜在的变数，但按照规则与伦理问题实施重症患者的研究充满了危险与困难。实践性及对社会可能获益不允许我们无视对患者的尊重。

实施重症医学研究

有决定能力的患者

研究的受试者有能力做处理他/她的决定，研究就更容易了，但是在重症医学科这种患者的数量是很有限的。那些看起来能够做决定的患者在其疾病危重时即使一般情况还好，或许也不能消除环境的压力，不能理解整个过程及可供选择的内容。我们必须很仔细，最好是有家属或其他人在场，他们能帮助确认患者能理解。护师、社工、牧师及患者律师就是很好的人选，他们能在确认患者有自主行为能力中起到积极的作用。

无决定能力的患者

更多的时候，患者病情太重以至于无法做出决定，或者存在受试者不能说话但可以交流的情况。我们无需假设这种情况，因为他们无法说他们不能做出决定，我们应当试图与他们交流。此外，取得他人的帮助也能使这个过程变得简单。研究中的同意与其他类型的同意一样是一个必要程序，但研究中的同意是不知道直接获益的。我们需要牢记我们确实不知道实验的情况。否则就没有临床的公平了。为了保证临床公平，专家们从专业的角度确实不能确认干预可以获益。如果不是这样，该研究就不符合伦理。

代理人同意

最近在 ARDS 协作网提出了在某些研究的科学设计和同意过程的困难[30]。危重患者的同意是有问

题的，其原因包括患者思维过程的能力及患者根据倾向于抓住救命稻草的情形的压力的能力。赫尔辛基宣言说明了患者家属及其代理人有权同意研究，但在美国的认识尚不统一[28]。很多州都有关于谁能同意研究的立法，联邦政府要求有"法定授权的代理人（LAR）"来完成此事。很多州尚未定义谁能同意研究，许多最初的 ARDS 协作组织被传讯，原因就是参与了这一研究而未按照该州的法规指定 LAR。人类研究保护办公室传讯了这些没有遵守该州立法或缺少对 LAR 定义说明而又允许参与研究的机构。许多州都有专门的立法来解决这一问题，但仍有很多州还存在这样的问题。

有可能的同意

专门将代理或代理人的权利加到研究同意中将会是一个允许其实施研究同意的方法之一。纽约是唯一可使用的获得同意的方法。

从 7/24 开始的风险与获益

有时很容易确定一项重症医学科专项研究的风险，有时却不太容易。"到达边界"需要很长的时间，在没有研究的情况下靠所谓的剑走偏锋。小剂量多巴胺的使用就是一个很好的例子。多巴胺被认为是一种剑走偏锋的方法来治疗少尿，但按照实验研究，这种治疗方法事实上是有害的。然而，研究能通过清晰的设计足以揭示真相。复习文献与动物研究能对风险与认识疾病过程而潜在获益形成一个合理的基础。我们可以说，当不知道其是否能获益前，有风险的治疗仅能用于实验研究。

获益

获益的问题常常很难回答，或许只能适用于以后的患者而不是现在的受试者。在比较两者治疗方案时尤其是这样的。一种治疗方案已经存在，而另一种仍处于实验阶段。有些只能求助于已知的方案。有些希望有更新的方案，尽管我们对此知之甚少。

知情同意

我们已经讨论了获得同意的问题。当患者不了解时，知情同意可能会很困难。此外，获得同意的人常常是治疗的医生，他们不了解受试者或其家属。这种情况也会有潜在的冲突，因为患者病情危重，其家属依赖的人恰好是要求签署同意书及提供医疗服务的人。有人建议当作为研究者时，医生应穿一件红色

的外套,以便让患者能够区别。研究与治疗牵扯到一起,不仅使患者和家属混淆,也使获得同意的人迷惑。"如果这是新的治疗方案,那么我当然愿意给我最亲爱的人,因为新的方案一定更好。"事实上,作为研究人员,我们真的不知道问题的最佳答案。

医疗急救时的同意

在确实紧急的情况下,无法要求受试者及其家属都签署同意书,此时同意的概念就是问题了。在急诊科,有时也会在重症医学科,在无事先取得同意的研究有专门的条件。这些往往很长,需要在公共场合发布公告,通常是在报纸、电视和会议中发文,广而告之愿意参加的人员。在这种特殊情况下,实验开始时无需征得同意,可以在患者及其家属方便的时候签署。这个概念已经用于自动除颤的过程以及最近关于血液替代的研究中。后者在一些地区是很有争议的。虽然非常烦琐,但这些条件不是不能完成的,可以由社团代替最初的受试者同意,认可研究(或不反对研究)。

延迟的同意

我们常常会在患者恢复行为能力后,让患者签署同意书,无论是急诊的研究还是家属已经同意的研究。

同意的变更

联邦法规允许在风险很小或没有风险时变更同意,且隐私权受法律的保护。这些允许变更同意的法规和情形已清楚的阐述出来:

1. 研究对受试者伤害最小化。

2. 放弃或变更不会对受试者的权利和利益有负面的影响。

3. 研究不得在没有放弃或变更下的情况下实施。

4. 只要合适,在受试者参加研究后,应当为其提供额外的相关信息[31]。

死亡与器官移植的概念

历史沿革

许多人认为,确定死亡的历史仅仅只是脑死亡,但这个概念在此之前已经讨论了多年。机械通气的发明使得对一些患者的支持成为可能,这些患者过去会因为呼吸衰竭而死亡,但现在可以进行呼吸支持。器官移植和现代重症医学的出现使得对死亡概念的

说明更加重要。哈佛特别委员会的主席是 Henry Beecher,其职责是制定文件,也就是我们现在所说的脑死亡的哈佛标准[32]。

传统概念

在机械通气和器官移植的概念出现之前,死亡的确定是与无呼吸与心脏活动有关的,也就是心死亡。随着机械通气的发展,使得失去了脑干的神经控制后,呼吸活动仍然可以维持。全脑死亡后,呼吸功能可以通过机械通气来维持,心脏活动可以通过通气功能来维持。传统的心脏呼吸死亡的概念需要改变。

在旧约全书中需要通过斩首证明死亡的旧观念在过去不是很重要,但现在就很重要了。这个概念类似于在脑死亡时全脑功能丧失的情况。随着器官移植的到来,移植前需要器官灌注,患者无脑功能但是有关灌注的情况推动了"脑死亡"概念的发展。哈佛标准是第一个试图统一脑死亡的标准[32]。总统委员会也在研究脑死亡的概念[33]。将脑死亡与器官移植这两个过程分开是很重要的,以便于使得患者及其家属能对这一过程感到舒适。

脑死亡

全脑理论

脑死亡概念的形成是基于联邦统一法案委员会制定的"统一法案"。有两个同等的概念,心脏和肺功能停止后的死亡以及全脑死亡。统一法案及各州的独立法案在多数的案例中都展现了实际的过程来做出医学判断。在其他的情况下,这一过程可以根据各州卫生部门的需要来立法。熟悉实施法规的州或地区的需求是很重要的。

成人

现有的神经病学及神经外科的文献讨论了确定死亡的推荐意见[34-36]。必须清楚昏迷的原因且无药物或代谢的问题干扰诊断。通常血压正常,存在低体温和代谢紊乱。所有影响神经专科检查的药物如镇静药、神经肌肉阻断药及抗癫痫药都应停用,停用时间应当足够长以确保药物从体内完全消除。这可能比我们想象的时间要长。确诊需要三个部分:颅神经功能消失、窒息试验以及大脑或皮质功能丧失。

一般试验中的颅神经功能包括瞳孔反射、角膜反射、"玩偶眼"或眼前庭反射、冷的物质或向鼓膜注入冰水、呕吐及咳嗽反射消失。有人也通过静脉注

射 1~3mg 阿托品来做迷走神经张力试验。"不清楚脊髓情况"的外伤患者做"玩偶眼"试验或许会比较困难,因为需要避免损伤脊髓而无法转动头部。我们需要纠错以利于那些还活着的患者,在评估时不要让他/她处于危险之中。脑死亡的确定不应该是自我实现的。

窒息试验通常只需要做一次,但操作需要一些技巧,以确保没有不良反应[37]。理想的做法是有一个强烈的刺激让患者呼吸。我们随时都应当考虑到患者实际上还活着,直到所有的试验都完成了。从器官有潜在的恢复可能的角度来说,避免多脏器有副作用也是很重要的。通常我们需要重复做呼吸激发的过程,一般来说二氧化碳分压会超过 60mmHg[38]。

大脑功能丧失通过损伤的类型、影像学评估或通过放射性核素、血管造影、CTA 或 MRA 判断血流消失来确定。如果由于损伤的性质或其他限制而使得任何一种试验有困难,那么就需要确证试验了。也就是血流检查或 EEG。如果患者是心跳骤停,那么试验就要在成功复苏后的至少 24 小时后再进行。

儿童

确定儿童脑死亡稍有不同。第一步是用有根据的标准来确定死亡的即刻原因。体格检查与昏迷的评估类似。或许不同点在于观察的时间,这一点在不同机构中的差异很大。美国神经病学学会推荐新生儿(足月出生后 17~30 天)观察期为 24 小时,婴儿及儿童(超过 30 天到 18 岁)观察 12 小时[35]。

哲学与宗教的概念

一些犹太教,特别是正统的犹太教是拒绝接受脑死亡的,因为脑死亡与其信仰相冲突[39]。他们只承认传统的心肺死亡的概念。虽然有人致力于更改脑死亡与斩首者的传统,但是脑死亡还未能被广泛认可。所有州都接受了确定脑死亡可基于心肺死亡标准或脑死亡标准。两个州对宗教反对者有所放宽,但稍有不同。在新泽西州,法律允许家属根据其宗教信仰反对脑死亡,且必须得到尊重。在纽约,法律指出医生应当考虑到个体的宗教传统[40-42]。

全脑死亡的其他观点

尚有一些关于脑死亡其他定义的讨论。考虑这些定义的原因是基于治疗与器官移植的无效。全脑的概念中或许只需要考虑两个部分。首先,有人认为我们之所以为"人"的理由是我们能够思考与推理,如果这种能力不存在了,患者事实上就死亡了。这也就是去皮质死亡理论。此时患者的大脑半球功能丧失,但脑干仍然有功能,个体仍能呼吸,心跳也能维持。无脑儿就是一个例子,比如在 Baby K 及 Fairfax 医院就发生过。孩子出生后,职员起初是支持母亲的决定的,但当孩子被送进长期护理设施,又因并发症回到医院需要住院并进行机械通气,他们的想法就改变了。主管患者照护的团队拒绝将患者送入医院和ICU。这导致了一起基于急救医学与积极劳动法(EMTALA)的案件送入联邦法庭。

第二,脑干功能丧失,皮质既无法输入也不能输出信息。这类似于"闭锁"综合征,但又不同。其不同在于不能与外界沟通,皮质也不能接收信息。全脑功能丧失,仅保留了大脑组织。患者没有自主呼吸,必须靠机械通气来维持。脑干的损伤要严重得多。欧洲一些地区提出了"脑干死亡"这个词。

无心跳供体

有时,患者家属希望撤除患者的治疗,或者患者的预先提示包括了怎样做的说明,但还希望能捐献器官。有时这两方面都能完成。这个过程与患者和家属的意愿及器官捐献团体有关。而后者感兴趣的原因是基于移植器官的极其短缺。

这种情况下,患者还没有达到脑死亡的标准,明确脑死亡尚需更多的时间,但患者家属不愿继续等待了。为了能捐献器官,心脏活动停止的时间只能很短,目的是为了避免延长热缺血时间和器官的损伤。也就是说,在撤除机械通气的支持后,死亡的时间应尽量短。虽然多数情况下这个时间都不清楚,但还是可以通过评估患者来确定时间是否合适。当然,患者必须是合适的供体,尤其是肾脏供体[43,44]。

死亡时间

患者被送入手术室初步准备进行捐献,为患者料理后事的团队在患者心跳停止后开始为患者做死亡料理。这个团队会确定患者的死亡时间,这个时间通常为在心脏实际停止活动后的很短的时间内。这个时间应足够短以避免或器官缺血或使缺血最少,同时这一时间应当足够长以确定不会出现自主复苏。宣布临床死亡后,器官恢复团队会进入手术室。尸体不会进行通气。器官恢复团队必须是独立的,不能参与死亡的确定。

结论

　　理解本章中的概念与问题可以为我们每天在重症监护病房遇到的伦理问题打下基础。健康照护伦理与终末期照护的基础知识应当成为每一个与重症患者打交道的健康照护专业人员每天的配套设施的一部分。我们有很多资源来进一步探索这些概念,包括杂志、书籍、会议和网络课程。ACCM 书中列举了大量的目前可获得的文献[2]。

（李晨　译，吴依娜　校）

参考文献

1. Thompson D. Principles in the ethics in managing a critical care unit. Crit Care Med. 2007;35(2 Suppl):S2–10.
2. Thompson D, Kaufman D, editors. Critical care ethics: a practice guide. 3rd ed. Mount Prospect: Society of Critical Care Medicine; 2014.
3. Munson R. Part V: foundations of bioethics: ethical theories, moral principles and medical decisions. In: Munson R, editor. Intervention and reflection: basic issues in medical ethics. 7th ed. Belmont: Wadsworth/Thompson Learning; 2004.
4. Beauchamp T, Childress J. Principles of biomedical ethics. 7th ed. New York: Oxford University Press; 2013.
5. Suggs MJ, Sakenfeld KD, Mueller JR, editors. The Oxford study Bible: revised English Bible with apocrypha. New York: Oxford University Press; 1992.
6. Jonsen A, Siegler M, Winslade W. Clinical ethics. 7th ed. New York: McGraw-Hill; 2011.
7. Patient Communicator. Mount Prospect: Society of Critical Care Medicine; 2014.
8. Thompson D. Ethics committees. In: Crippen D, editor. End of life communications in the ICU: a global perspective. New York: Springer; 2008.
9. Dubler NN, Liebman C. Bioethics mediation: a guide to shaping shared solutions: revised and expanded edition. Nashville: Vanderbilt University Press; 2011.
10. Ravitsky V. Timers on ventilators. BMJ. 2005;330:415–7.
11. Kelly SJG. The duty to preserve life. Theol Stud. 1951;12:550.
12. Grisso T, Appelbaum PS. Assessing competence of consent to treatment. New York: Oxford University Press; 1998.
13. Meisel A, Cerminara K. The right to die: the law of end-of-life decisionmaking. 3rd ed. New York: Wolters Kluwer Law & Business; 2013.
14. Berlinger N, Jennings B, Wolf S. The Hastings Center guidelines for decisions on life-sustaining treatment and care near the end of life. 2nd ed. New York: Oxford University Press; 2013.
15. Ganzini L, Goy ER, Miller LL, Harvath TA, Jackson A, Delorit MA. Nurses' experiences with hospice patients who refuse food and fluids to hasten death. N Engl J Med. 2003;349:359–65.
16. Ganzini L. Artificial nutrition and hydration at the end of life: ethics and evidence. Palliat Support Care. 2006;4:135–43.
17. Muramoto O. Bioethical aspects of the recent changes in the policy of refusal of blood by Jehovah's witnesses. BMJ. 2001;322:37–9.
18. Luce J, Prendergast T. The changing nature of death in the ICU. In: Curtis J, Rubenfeld G, editors. Managing death in the intensive care unit: the transition from cure to comfort. New York: Oxford University Press; 2001. p. 19–29.
19. Finucane T. How gravely ill becomes dying: a key to end-of-life care. JAMA. 1999;282:1670–2.
20. Curtis JR, Sprung C, Azoulay E. The importance of word choice in the care of critically ill patients and their families. Intensive Care Med. 2014;40:606–8.
21. Morgan CK, Varas GM, Pedrosa C, Almossa KF. Defining the practice of "no escalation of care" in the ICU. Crit Care Med. 2014;42:357–61.
22. Thompson D. Defining an intermediate step in end-of-life therapy. Crit Care Med. 2014;42:465–6.
23. Truog RD, Campbell ML, Curtis JR, Haas CE, Luce JM, Rubenfeld GD, et al. Recommendations for end-of-life care in the intensive care unit: a consensus statement by the American College of Critical Care Medicine. Crit Care Med. 2008;36:953–63.
24. Nuremberg code—directives for human experimentation. 1949. http://ohsr.od.nih.gov/guidelines/nuremberg.html. Accessed 21 Dec 2007.
25. Williams P, Wallace D. Unit 731: Japan's secret biological warfare in World War II. New York: Free Press; 1989.
26. Beecher H. Ethics and clinical research. N Engl J Med. 1966;274:1354–60.
27. Pappworth M. Human guinea pigs. Boston: Beacon; 1967.
28. World Medical Association. World Medical Association Declaration of Helsinki: ethical principles for medical research involving human subjects. JAMA. 2013;310:2191–4.
29. The Belmont Report. 1979. http://www.hhs.gov/ohrp/humansubjects/guidance/belmont.html. Accessed 20 Mar 2014.
30. The Acute Respiratory Distress Syndrome Network. Ventilation with lower tidal volumes as compared with traditional tidal volumes for acute lung injury and the acute respiratory distress syndrome. N Engl J Med. 2000;342:1301–8.
31. What are the criteria under 45 CFR 46.116(d) for waiving or altering some or all of the required elements of informed consent or parental permission? http://answers.hhs.gov/ohrp/questions/7274. Accessed 20 Mar 2014.
32. A definition of irreversible coma. Report of the Ad Hoc Committee of the Harvard Medical School to examine the definition of brain death. JAMA. 1968;205:337.
33. President's Commission for the study of ethical problems in medicine and biomedical and behavioral research. Defining death. Washington, DC: U.S. Government Printing Office; 1981.
34. Baron L, Shemie S, Teitelbaum J, Doig CJ. Brief review: history, concept and controversies in the neurological determination of death. Can J Anaesth. 2006;53:602–8.
35. Task Force on Brain Death in Children. Guidelines for the determination of brain death in children. Pediatrics. 1987;80:298–9.
36. Wijdicks EFM, Varelas GS, Greer DM. Evidence-bases guideline update: determining brain death in adults: report of the Quality Standards Subcommittee of the American Academy of Neurology. Neurology. 2010;74:1911–8.
37. Datar S, Fugate J, Rabinstein A, Couillard P, Wijdicks EF. Completing the apnea test: decline in complications. Neurocrit Care. 2014;21(3):392–6.
38. Lang CJ, Heckmann J. Apnea testing for the diagnosis of brain death. Acta Neurol Scand. 2005;112:358–69.
39. Bleich J. Time of death in Jewish law. New York: Z. Berman; 1991.
40. Magnus DC, Wilfon BS, Caplan A. Accepting brain death. N Engl J Med. 2014;370:891–4.
41. Bernat JL. Controversies in defining and determining death in critical care. Nat Rev Neurol. 2013;9:164–73.
42. Gostin LO. Legal and ethical responsibilities following brain death: the McMath and Munoz cases. JAMA. 2014;331:903–4.
43. Neyrinck A, Van Raemdonck D, Monbaliu D. Donation after circulatory death: current status. Curr Opin Anaesthesiol. 2013;26:382–90.
44. The Ethics Committee American College of Critical Care Medicine and Society of Critical Care Medicine. Recommendations for non heart beating organ donation—position paper. Crit Care Med. 2001;29:1826–31.

第六十一章　外科病人的重症监护分流

Julia Sobol, Hannah Wunsch

前言

每年有数百万患者接受手术。2006 年,在美国有超过一千四百万的住院患者进行了外科手术,而这些住院病人的 30 天死亡率为 1.3%[1]。最近在欧洲 28 个国家进行的一项时长为 7 天的队列研究:欧洲手术结果研究(European Surgical Outcomes Study, EuSOS)发现,有 4% 的非心脏手术患者在出院前死亡,但死亡率在不同国家有所不同[2]。虽然手术患者的病情在过去几十年中逐渐变得更加严重[3],但围术期死亡率在世界范围内却显著下降。这种下降在高收入国家更为明显[3]。

大多数低风险患者不需要在重症监护中接受密切的监测和干预措施。然而,重症监护可能会降低某些高危患者的死亡率。手术后死亡率的国际差异可能取决于现行监护流程以及不同国家的卫生保健资源。术后监护的一个主要目标是优化资源的有效利用,把风险最高的患者的发病率和死亡率降至最低。

本章将讨论非心脏手术后监护的选择,可能影响或预测需要重症监护的因素,以及辅助决策关于外科患者分流至重症监护室(intensive care unit, ICU)的指南。

术后地点:术后监护在何处进行?

术后患者可能在许多不同的地方被监护:①非 ICU 监护选择:麻醉后监护室(post-anesthesia care unit, PACU)也称为复苏室;加护病房(high-dependency unit, HDU)也称为过渡监护病房或观察病房;普通病房或留观区或其他地点;②ICU。

非 ICU 监护选项

大部分手术后患者都是立刻去 PACU 的。这样的病房通常可以提供从标准的留观到重症监护的各个级别的术后监护。经过适当培训的护理人员、手术小组以及重症监护医师或麻醉医师都可以参与本单元患者的监护工作。PACU 通常专注于手术后患者短时间(通常 24 小时之内)的监护。与 ICU 不同,PACU 一般不会长时间为患者提供器官支持方面的治疗。某些特定的高级治疗在一些 PACUs 中也可能无法使用,如肾脏替代治疗[4]。例如在英国国家卫生服务(NHS)医院,23% 的 PACU 不能提供任何通气支持,64% 仅提供长达 6 小时的通气支持[5]。在一些医院,当 ICU 床位使用率高,PACU 可能成为 ICU 的溢出或"弹出式"选择[6]。在 PACU 中处理 ICU 级别患者的策略包括在 PACU 内或附近创建一个专门提供这种更高级别监护的重症监护区域[7,8]。

HDU 为中重度疾病患者提供监护,这些患者不需要 ICU 的所有资源、监测或人员配备。HDU 可以独立于 ICU、与 ICU 相邻或者整合至 ICU 中,每个模式都有优点和局限[9]。不同医院之间 HDU 的用途有所不同。一些高风险的术后患者可能在 PACU 监测后花更多的时间在 HDU 上。大多数术后监护患者的需求有限,留观床是监护的选择。一些医院允许连续的心电监护,某些地区甚至可以为需要机械通气的患者分配特定的床位[10]。

重症监护病房

选择病人术后在 ICU 接受监护。不存在关于什么是重症监护床位的国际化共识定义。一些国家注重患者的急危程度,一些关注护士与患者的比例,另一些则关注支持器官功能不全的能力[11]。此外,ICU 可能包括特别的患者人群,如多科联合治疗和手术的患者,单纯外科手术或特定手术亚专科(即神经外科或心胸外科 ICU)[12]。

一些手术科室可以在择期手术之前预约 ICU 病床,如果没有病床,他们可能取消择期手术[6]。这使得非计划入 ICU 取决评估手术结束时的监护选择的衡量标准。然而,对于没有在择期外科手术之前预留 ICU 病床的医院来说,这个结局的测量是不可靠的,因为所有的 ICU 入住都是非计划的。如果在需要时，ICU 无床，PACU 可能作为临时重症监护[6]。

术后不良结果：我们试图避免什么？

适当的术后监护的目标是减少术后不良结局。这些结局可能通过多种指标来衡量，包括并发症、死亡率和非计划入 ICU。对于大多数外科手术，术后死亡率是一个相对罕见的结局，并发症更为常见。并发症的发生与术后死亡风险增加有关。美国国家外科手术质量改善计划（NSQIP）的一个大组的患者接受了 8 个重大外科手术，手术后 30 天内任何并发症的发生都是预测短期和长期生存的独立因子。经历过任何类型并发症的患者的 30 天死亡率为 13.3%，1 年死亡率为 28.1%，5 年死亡率为 57.6%，均显著高于死亡率分别为 0.8%，6.9% 和 39.5% 的没有发现并发症的患者[13]。

并发症后的高死亡率可能是由特定并发症的后遗症所引起，也可能是由于没有识别到并发症的存在和术后临床状态加重而导致临床恶化。并发症后的死亡或"救治失败"的根本原因是在并发症发生时没有提供适当监护。一项对约 85 000 名 NSQIP 接受普外或者血管外科手术的高风险住院患者的研究显示，不论医院类型，术后 30 天内主要并发症发生率为 15%~18%。然而，发生并发症患者的 30 天死亡率在医院之间显著不同，为 3.5%~6.9%，这表明医院在救治失败方面存在差异[14]。同样，接受高风险癌症手术的医保患者在各医院的并发症发生率大致相同，但级别较低的医院比高级别医院的死亡率要高得多[15]。

高风险手术患者：我们可以预测哪些患者术后结局差吗？

前瞻性地识别高危手术患者术后不良结局及可能从重症监护中受益的患者仍然困难。英国高风险的外科手术人群中，术后住 ICU 的患者不到 15%，死亡率最高的是在病房接受初始术后监护后收入 ICU 的病人[16]。这些统计数据表明，对手术后结局不良的高风险患者可能存在认识不足。有预测因子和风险分层系统来尝试识别发病率和死亡率风险高的患者。这些风险因素可以分为术前、术中和术后因素。然而，风险是多因素的，可能需要从整个围术期来识别多个因素准确测量[17]。

术前因素和风险分层工具

医院的某些特征和手术操作的类型或性质可以影响手术的风险和对重症监护的潜在需求。更差的术后结局与医院特定的手术量低有关[15,18]。手术操作本身具有不同的风险，例如腹腔镜胆囊切除术的风险低，而开放性腹主动脉瘤修补术和全肺切除术风险高[1,13]。急诊或紧急手术也一再表明会增加术后不良结局的风险[19,20]。

然而，患者因素在识别术后不良结局风险中也起着重要作用。术后死亡率与许多患者因素独立相关，包括年龄、白蛋白水平和越发严重的患者合并症。美国麻醉医师学会（ASA）的身体状况分类系统被广泛用于测量与术后并发症和死亡率相关的术前健康状态[20,21]。一组数据表明，ASA 分级每升高一层，患者的住院死亡率增加 5~7 倍。从 ASA I 级的死亡率为 0.1% 到 ASA IV 级死亡率为 18.3%，ASA V 级死亡率为 93.3%[22]。然而，ASA 分类系统是一种主观测量，可能因为观察者的不同而存在显著差异[23]。

另一种测量患者潜在健康状况的方法是 Charlson 合并症指数，该指数是作为医学患者的加权工具，以预测与各种合并症相关的长期死亡率[24]。在一项前对 1 064 名接受非心脏大手术的患者的前瞻性研究中，多变量分析显示，Charlson 合并症指数是术后 1 年死亡率的最重要的独立预测因子[25]。在这项研究中，多变量模型中并没有保留 ASA 组，提示 Charlson 合并症指数可能比 ASA 分级更准确地预测手术后的长期预后[25]。

年龄和合并症的严重程度可能有助于预测特定患者手术后的情况，功能性能力可能是一个更客观的测量和患者健康的临床相关检测。功能能力测量可以包括主观患者报告或客观体能测试，包括心肺运动试验（cardiopulmonary exercise test，CPET）作为评估患者运动耐力的金标准[26]。虽然从 CPET 获得的信息可能有助于识别手术后不良结局的高风险患者，但这种正式的术前运动试验尚未显示出对患者结局的影响[26]。

根据术前数据评估术后风险的最新方法依赖于生物标志物[17]。最近的一项荟萃分析显示，择期血管手术患者使用 B 型利钠肽（B-type natriuretic peptides，BNP）进行术前风险分层预测术后主要不良心脏事件，效果优于临床因素[27]。而且，生物标志物可能具有超出心脏并发症的预测价值。在一项针对进行重大非心脏手术、诊断为冠心病或有冠心病高风险的患者的前瞻性试验中,术前高敏感性心肌肌钙蛋白 T（TnT）升高与术后心脏并发症和 3 年死亡风险增加两倍显著相关[28]。应用术前血清生物标志物的危险分层可能最终被纳入广泛的临床实践中。

许多风险分层工具利用术前获得的患者和手术特异性数据的组合来评估手术后不良结局的风险。修正的心脏风险指数（Revised Cardiac Risk Index, RCRI）使用手术的严重程度加上某些患者合并症来评估择期非心脏手术后主要心脏并发症的风险[29]。其他术前风险评分更广泛地评估手术后死亡的可能性。手术风险评分（surgical Risk Scale,SRS）只简单计算最小的主观性,包括 ASA 状态加上英国对手术的紧急程度和严重程度的定义,并已被验证可以阐明术后住院死亡率的风险[30]。同样,另外的小组根据 NSQIP 数据为非心脏手术患者开发了一个风险预测模型,其目标是基于可访问的数据创建一个容易计算的模型,即使在资源有限的情况下也足够准确,可用作审计工具[31]。由此得出的手术死亡率概率模型（Surgical Mortality Probability Model,S-MPM）确定三种危险因素（ASA 状态、手术风险和急诊手术）并根据总分[31]计算三类 30 天死亡风险。每一种工具,RCRI、SRS 和 S-MPM 都很容易计算,并可以在患者进入手术室之前预测不良结局的风险,使得有时间计划术中及术后需要的监护强度。然而,最近的一项研究发现,在术前,计划术后进入 HDU 监护的择期非心脏手术患者,其实际入住不到一半,入住 HDU 的患者中,极少数在 HDU 期间接受干预[32]。术前信息本身不能准确预测手术后监护的最佳场所。

术中因素和风险分层工具

一些手术操作在手术前即知道手术后需要多学科监护协调和器官支持。其他手术可能并发症的风险较低,但与其他因素（如合并疾病的严重程度或无法预料的术中不良事件）相结合可能会成为风险极高的手术。另外,患者对手术压力的生理反应也会有所不同。根据手术过程预测哪些病人将遭遇不测会影响手术后的最佳监护区域。

术中血流动力学监测可测量患者对手术的反应。多项研究已经检验了术中血压和心率如何影响术后的结局。在一项对择期非心脏大手术患者的回顾性研究中,即使在控制了患者合并症之后,长时间的术中高血压（收缩期动脉压>160mmHg）和心动过速（心率>110/min）增加了手术的不良预后（定义为由于并发症增加住院时间或院内死亡）的风险[33]。相比之

下,其他研究发现,手术过程中的低血压与远期死亡率等术后不良结果相关[34]。一项前瞻性、观察性研究发现,术中收缩压低是非心脏大手术后 1 年死亡率的独立预测因子,收缩压保持在 80mmHg 以下每多一分钟,风险便会增加[25]。同样,一项超过 27 000 名非心脏手术患者的观察性研究显示,术中低血压（平均动脉压低于 55mmHg）与术后心肌损伤和急性肾损伤风险独立相关。随着低血压持续时间的延长,风险增加,与手术期间无低血压的患者相比,即使低血压持续时间短也与这些术后并发症的风险显著升高相关[35]。血压极值和心动过速似乎都会影响非心脏手术后的结局。

血流动力学变化可能是对外科手术过程或术中意外事件的反应,如意外失血或过敏反应。即使是在低风险的患者中,这些不可预见的事件偶尔也会改变术后监护的地点和对监护的需求程度。在一项对进行低复杂性手术的健康择期手术患者的研究中,出现持续并发症,如血流动力学不稳定、气道困难、中风、心脏并发症或出血的患者,手术后通常需要较高强度的监护[12]。显然,术中进程可以大大影响术后结局,没有一个危险分层工具是单单应用术前数据解释术中发生的。

用于预测术后发病率和死亡率的生理和手术严重性评分（operative severity score for the en Umeration of mortality and morbidity, POSSUM）及其修改版本 Portsmouth POSSUM（P-POSSUM）是复杂的评分系统,包括术前患者特征和术中因素,例如失血和腹膜污染[36,37]。然而,P-POSSUM 评分可能无法推广到英国以外的外科人群[38]。相比之下,外科 Apgar 评分（surgical apgar score, SAS）是一种易于计算的危险分层工具,通过估计失血量、最低心率和最低平均动脉压的范围分配的点数来解释术中事件。该评分还预测非心脏手术后的主要并发症和 30 天死亡率[39]。一个多中心、用以预测非心脏手术患者非计划入 ICU 的模型已经建立,并且在单中心的近 72 000 名患者记录中得到验证[40]。最终的多变量预测模型包括 4 个术前变量（患者年龄、ASA 状态、手术紧急程度和高风险外科手术）以及 12 个术中变量,如生命体征、输血量、血管加压药需求以及需要有创血流动力学监测。这个模型的准确性在接近手术结束时会有所提高[40]。然而,重要的是要注意,这个研究依赖于"ICU 预约"标志来确定 ICU 入住是计划的还是非计划的,并且仅预测临床医生是否允许决定入住 ICU,而不是实际的 ICU 入住需要。

术后因素和风险分层工具

在术后早期,不同的因素可能会增加不良结局的风险。如前所述,手术后发生的任何并发症显著增加了近期和远期死亡率的风险[13],并发症发生后的救治失败率在不同医院之间有所不同[14,15]。此外,多项研究表明,术后的非计划入 ICU 显著增加了 30 天死亡率的风险[21,41]。非计划入 ICU 可能与围术期发生的并发症有关,所以非计划入 ICU 与术后死亡率之间的相关并不令人惊讶。

术后生物标志物的测量可能有助于预测手术后的结局。最近的一项系统性回顾显示,术前评估联合术后早期评估 BNP 或 N-末端 BNP 前体片段(NT-proBNP),提高了非心脏术后 30 天死亡率或非致命性心肌梗死复合终点的预测[42]。一项非心脏手术患者的前瞻性、多中心、国际队列研究显示,即使没有缺血性症状,术后 TnT 升高也是 30 天死亡率的独立预测因子[43]。因此,术前或术后检测生物标志物,可能可以作为死亡风险的客观预测。

一些著名的危险分层系统也预测了已经入住 ICU 的患者的结局。其中两个最常用的是急性生理和慢性健康评估(acute physiology and chronic health evaluation,APACHE)Ⅱ 和简化急性生理评分(simplified acute physiology score,SAPS)Ⅱ。这两种评分系统都可以根据年龄、慢性健康指标、入住 ICU 的类型以及入住 ICU 后 24 小时内最差的生理变量来预测内科和外科患者的住院死亡率[44,45]。然而,这些风险分层模型可能不适用于预测手术人群的死亡率。在一项比较预测评分的、单中心外科 ICU 患者的研究显示,原始 APACHE Ⅱ 和 SAPS Ⅱ 评分得出的预测死亡率和观察死亡率之间的相关性较差,但根据研究人群定制评分可改善校准[46]。此外,这些评分在临床实践中的效能是值得怀疑的,因为系统评价显示,相比起评分系统,ICU 医师在入住 ICU 后 24 小时内预测死亡率方面同样好或更好[47]。最后,由于这些评分只是针对已经入住 ICU 的患者而开发的,它们在关于术后是否立刻需要重症监护的术后决策中可能不适用。

高风险手术患者的管理:我们能如何改善结局?

一旦完成识别术后并发症和死亡率风险高的患者的艰巨任务后,应寻求策略来降低不良结局的风险。然而,很少有数据表明使用风险分层工具或具体

的干预措施可以影响结局[48]。此外,在一项研究中,在 10 年期间,美国数百万老年患者的高危手术死亡率在所有研究中均下降,这意味着所有手术共同的进步有助于降低死亡风险,并且这种下降并不集中在发病率和死亡率最高的手术中[18]。这些有助于提升的不可测量的因素可能包括技术和围术期监护的更全面的提升,或者使用循证依据的管理来进行手术监护[18]。

并发症的术后识别与处理

由于术后并发症的发生与较高的死亡率有关[13],及时识别并发症可能降低死亡率。一种更高效地识别出现并发症的方法是,监测手术后在更高级监护区域中的患者。然而,一些研究表明,低风险患者行常规 ICU 监测可能不会对某些传统上认为需要术后入住 ICU 的手术的结果有影响,如择期开颅术[49]、根治性膀胱切除术[50]和颈动脉内膜切除术[51]。此外,非心脏手术后发生术后并发症的时间也不尽相同。低血压和呼吸抑制最多发生在术后第一天,而脓毒症和脑血管意外一般发生在术后 1~4 周[52]。如果患者被收入 ICU 进行监护,不清楚需要多长时间才能识别并可能预防并发症。

一个可行的最小化程度降低患者广泛入住 ICU 需求的方法,即增加普通病房的护士与病人的比例。美国一项外科病人的大型研究显示,护士配备比率对风险调整死亡率和救治失败率有显著影响[53]。一名护士每额外照顾一位病人,病人死亡率就增加 7%,提示护士在监测和早期发现术后并发症中起着不可或缺的作用[53]。然而,重要的是,虽然这项研究显示了护士工作量与患者结局之间的关联,但没有进行任何干预来解释通过增加护士可以减少死亡率。

在术后早期识别恶化患者的一些尝试已经显示了对预后的影响。某些医院已经实行记录修改的早期预警评分(mEarly warning score,MEWS),这个评分根据生命体征、尿量和神经系统检查来标记那些有临床恶化风险的患者。在一项对外科病房的患者进行的研究中,MEWS 评分为 4 分或更高可以高度敏感并且特异地识别需要更高级监护护理的患者[54]。另一家医院在术后病房开展患者监测系统,通过测量连续脉搏血氧饱和度和如果出现特别异常的缺氧或心率异常参数,则呼叫护士。实施后,需要转入 ICU 的患者数量明显减少,而在两个对比的术后单元中无明显变化[55]。

早期识别临床恶化的患者可以减少不必要的 ICU 入住,但对术后死亡率的影响仍不清楚。从理论上

讲,一旦识别并发症,适当的管理应该在降低死亡率方面起到关键作用,实际上不同医院的救治失败率不同[14,15]。快速反应团队(rapid response teams,RRTs)被开发用于填补这个管理空白。这些团队通常是多学科小组,旨在及时管理和分流在 ICU 之外恶化的病人。然而,对已发表文献的荟萃分析显示,虽然 RRT 的实施降低了心肺停搏率,但对死亡率没有总体影响[56]。

并发症的术后处理:ICU 的好处

有人会争辩说,一些在留观区恶化的病人实际上应该更早入住 ICU,这样可以避免首先需要 RRT 抢救[57]。这个论点依赖于重症监护改善结果的想法,这是一个很大程度上未经证实的理论。没有任何临床试验可以合乎伦理地将一组高风险患者随机分配到重症监护室,而另一组到留观区来评估死亡率差异。然而,间接证据暗示着 ICU 可能为某些高危术后患者提供了优势。

几项研究已经检验了转诊给 ICU 之后由于各种原因拒绝入住 ICU 的内科和外科患者的结局。总的来说,外科病人通常比内科病人更不可能被拒绝入住 ICU[58-60]。由于被认为病情太重,无法从重症监护中获益而拒绝入住的患者,他们的死亡率高于入住 ICU 的患者[60,61]。一项大型多中心研究也显示入住 ICU 的 28 和 90 天死亡率更低,病情更重的病死率降低更少[59]。在以色列(当 ICU 床位短缺时危重患者可以在 ICU 外接受治疗)的一项筛选急性加重的留观患者的观察性研究显示,仅在临床加重的早期阶段 ICU 患者比起留观治疗的患者有更显著的生存改善[10]。法国的一项多中心研究中,对比起立刻转入 ICU 的患者,那些没有立刻入住 ICU 的患者有着相似的更高的死亡率[62]。然而,所有这些研究都是观察性的,因此受到与收住患者入 ICU 这个决定有关的巨大偏倚的限制。

及时入住 ICU 可能会有生存获益,特别是严重的重症疾病。这已经在多项观察性研究中得到证实,包括对符合转入 ICU 的生理标准的非心脏留观患者进行的单中心研究。与快速转入 ICU 相比,该队列中,临床恶化之后,慢转入 ICU 的患者有高出相对死亡率三倍以上的风险[63]。转入 ICU 之前,在留观床越久,医院死亡率越高[64]。从急诊室转到留观床而后需要入住至更高级别监护的患者,与直接转入 ICU 或 HDU 的患者相比,死亡率和住院时间均显著增加[65]。最后,外科病人也有同样的趋势。超过三分之一接受非

心脏大手术、在转入 ICU 之前最初在留观床接受术后监护的患者,在院内死亡[16]。只有 5% 接受急诊肠道手术的患者在术后入住 ICU 前首先在留观床治疗,与手术后直接入 ICU 的患者,以及仍然留在留观床而不是收入 ICU 的患者相比,这些患者的 30 天死亡风险显著增加[66]。然而,这些数据又是观察性的,所以我们得出的结论是有限的。

重症监护可能会减少高选择性的进行高危手术、有着特殊而复杂的术后监护要求的患者的术后不良反应。例如,加拿大一项历时 10 年的大型队列研究中,尽管在老年和虚弱患者中进行的手术越来越复杂,心脏手术后的院内死亡率持续低于 5%[67]。部分原因可能是由于手术后常规入住 ICU。

分流到 ICU

不确定哪些患者能从 ICU 中获益,手术后分流患者至 ICU 病床仍然是一个巨大的挑战,特别是在大多数国家 ICU 病床资源非常有限。术后不良结果风险高的患者可能从手术后的重症监护中获益最多,而那些单纯接受更密切监护的低风险患者可能获益最少。在有限的床位上,用于描述决策的两个相关概念是定量配给和分流。定量配给可以被定义为由于可用的资源有限而保留对一些患者有益的治疗;在许多日常医生的实践中定量配给常常发生[68]。另一方面,分流术语源于战场上优先处理那些能从高效利用医疗资源中获益最多的伤员的程序[69]。在对稀缺的关键护理资源的需求超过供应的情况下,配给和分流都是必需的。

几个专业协会已经发表了共识声明或指南,以协助决策在日常基础上分配有限的重症监护资源。其中包括"先到先得"的概念[70],以及根据患者的优先水平确定哪些患者应该入住 ICU 的模型[71]。涉及对一些患者保留治疗,而提供治疗给另一些患者时,应依赖合理的伦理原则。在制定定量配给和分流制度时,常常提出实用主义准则来获取最大益处,通过根据患者的生存概率以不偏倚的方式优先处理患者[72]。在决策过程中可能要考虑到的伦理原则包括:最大限度地延长患者的寿命年限——优先考虑健康患者,而不是有基础的严重慢性病患者——以及生命周期原则,即年轻人优先于老年人,让每个患者都有机会度过正常的生命周期[72]。

一个客观的用以协助 ICU 分流的工具,将填补预测哪些病人将从重症监护中获得最大收益的能力的空白。目前的风险分层和疾病严重程度工具与医师

主观决定相比,具有透明和无偏倚的优点[72],但这些工具可能不能应用于 ICU 分流。大多数疾病严重程度评分开发并适用于已经入住 ICU 的患者,所以它们可能不能推广用于筛查入住 ICU 的患者[71,73]。此外,准确预测人群总体预后的能力与决定个体患者是否应该入住 ICU 所需的死亡率的二元预测有很大不同[74]。

大多数与 ICU 患者分流有关的指南和概念都是在内科患者中制定的,不清楚他们如何应用于经历了手术的患者。除非患者接受择期姑息性手术,否则一般认为手术患者的情况足以耐受手术。这使得上述许多伦理原则不太适用,并可能有助于解释为什么许多拒绝入住 ICU 的患者研究显示,外科患者的入住率比内科患者更高[58-60]。

现在的问题仍然是如何在手术后将最合适的外科患者分流至 ICU,从而使有限的重症监护资源有最大获益,并且不会使低风险患者接受不必要的监护和护理。手术患者的一个独特的方面是,他们经常预定,给予时间去规划潜在的重症监护需求,如果合适的术后监护区无床可用还允许延迟手术。这个概念只有在以下两条原则的情况下才有效:①在手术前知道需要重症监护;②术中事件不会改变这种需要。英国一项关于改善高危普通外科病人护理的报告建议使用"手术结束集束"来对每个病人的死亡风险和术后最佳监护场所进行多学科决策[75]。该报告提出,任何 POSSUM 预测死亡风险至少为 10% 的患者在手术后应接受更高水平的监护,因为重症监护和资源可能能够及早识别术后并发症并可能降低其影响[75]。这样的系统考虑到术中事件,但是由于对 ICU 床的需要不再是"预定的"事件,由此会产生潜在的额外压力。

在实践中,可能会有其他考虑。不同地区的外科理念可能因手术方式而异[76];接受某种高风险手术的病人在某个地区可能都会入住 ICU,但其他医院可能很少这样。事实上,一项关于 ICU 床的短期缺乏如何影响术后患者的入住实践的早期研究中,一组数据发现,入住实践并没有改变,并且某些外科亚专科可优先获得 ICU 资源,尽管他们的患者的疾病严重程度更低[77]。ICU 入住实践的地区性文化可能差异很大,并且很难衡量。

最后,必须认识到,如果没有任何获益,入住 ICU 可能有害[78]。手术后不必要的 ICU 入住可能会减慢总体监护运转和增加住院时间[79]。重症监护还可能使患者面临因侵入性操作或监护带来的医源性并发症风险[80]。此外,监护费用可能会大大增加,低风险手术患者占有 ICU 床可能意味着那些可以获益更多的患者无法入住。特别是如果患者的需求是监护或高质量的护理,而这些需求可能在医院的其他地方可以得到充分满足。

结论

尽管全世界有数百万例外科手术,我们仍然缺乏关于需要重症监护的大多数患者的共识。术后监护地点和资源在地方、国家和国际层面差异很大。然而,无论现有资源如何,都需要改进客观预测工具来识别围术期高危患者。进入更高级别的术后监护区域可能改善特定外科人群的结局。当对重症监护床位需求超出供应时,应该使用合乎伦理的、清晰的指南和协议辅助决策。最后,术后重症监护应该留给那些将获益最大的患者,但确定谁将从中受益最多仍有待阐明。

（肖诗柔 译,张军伟 校）

参考文献

1. Semel ME, Lipsitz SR, Funk LM, Bader AM, Weiser TG, Gawande AA. Rates and patterns of death after surgery in the United States, 1996 and 2006. Surgery. 2012;151:171–82.
2. Pearse RM, Moreno RP, Bauer P, Pelosi P, Metnitz P, Spies C, et al. Mortality after surgery in Europe: a 7 day cohort study. Lancet. 2012;380:1059–65.
3. Bainbridge D, Martin J, Arango M, Cheng D, Evidence-based Perioperative Clinical Outcomes Research Group. Perioperative and anaesthetic-related mortality in developed and developing countries: a systematic review and meta-analysis. Lancet. 2012;380:1075–81.
4. Simpson JC, Moonesinghe SR. Introduction to the postanaesthetic care unit. Perioper Med. 2013;2:5.
5. Findlay GP, Goodwin A, Protopapa K, Smith NCE, Mason M. Knowing the risk: a review of the peri-operative care of surgical patients. National Confidential Enquiry into Patient Outcome and Death; 2011.
6. Weissman C. The enhanced postoperative care system. J Clin Anesth. 2005;17:314–22.
7. Aps C. Surgical critical care: the overnight intensive recovery (OIR) concept. Br J Anaesth. 2004;92:164–6.
8. Jones AG, Harper SJ. 'Ventilating in recovery'—the way forward: intensive therapy or postoperative critical care? Br J Anaesth. 2002;88:473–4.
9. Cheng DC, Byrick RJ, Knobel E. Structural models for intermediate care areas. Crit Care Med. 1999;27:2266–71.
10. Simchen E, Sprung CL, Galai N, Zitser-Gurevich Y, Bar-Lavi Y, Levi L, et al. Survival of critically ill patients hospitalized in and out of intensive care. Crit Care Med. 2007;35:449–57.
11. Wunsch H, Angus DC, Harrison DA, Collange O, Fowler R, Hoste EA, et al. Variation in critical care services across North America and Western Europe. Crit Care Med. 2008;36:2787–93.
12. Weissman C, Klein N. Who receives postoperative intensive and intermediate care? J Clin Anesth. 2008;20:263–70.
13. Khuri SF, Henderson WG, DePalma RG, Mosca C, Healey NA, Kumbhani DJ, et al. Determinants of long-term survival after major

surgery and the adverse effect of postoperative complications. Ann Surg. 2005;242:326–41; discussion 41–3.

14. Ghaferi AA, Birkmeyer JD, Dimick JB. Variation in hospital mortality associated with inpatient surgery. N Engl J Med. 2009;361: 1368–75.

15. Ghaferi AA, Birkmeyer JD, Dimick JB. Hospital volume and failure to rescue with high-risk surgery. Med Care. 2011;49:1076–81.

16. Pearse RM, Harrison DA, James P, Watson D, Hinds C, Rhodes A, et al. Identification and characterisation of the high-risk surgical population in the United Kingdom. Crit Care. 2006;10:R81.

17. Moonesinghe SR, Mythen MG, Grocott MP. Patient-related risk factors for postoperative adverse events. Curr Opin Crit Care. 2009;15:320–7.

18. Finks JF, Osborne NH, Birkmeyer JD. Trends in hospital volume and operative mortality for high-risk surgery. N Engl J Med. 2011;364:2128–37.

19. Weissman C, Klein N. The importance of differentiating between elective and emergency postoperative critical care patients. J Crit Care. 2008;23:308–16.

20. Kertai MD, White WD, Gan TJ. Cumulative duration of "triple low" state of low blood pressure, low bispectral index, and low minimum alveolar concentration of volatile anesthesia is not associated with increased mortality. Anesthesiology. 2014;121:18–28.

21. McNicol L, Story DA, Leslie K, Myles PS, Fink M, Shelton AC, et al. Postoperative complications and mortality in older patients having non-cardiac surgery at three Melbourne teaching hospitals. Med J Aust. 2007;186:447–52.

22. Wolters U, Wolf T, Stutzer H, Schroder T. ASA classification and perioperative variables as predictors of postoperative outcome. Br J Anaesth. 1996;77:217–22.

23. Owens WD, Felts JA, Spitznagel Jr EL. ASA physical status classifications: a study of consistency of ratings. Anesthesiology. 1978;49:239–43.

24. Charlson ME, Pompei P, Ales KL, MacKenzie CR. A new method of classifying prognostic comorbidity in longitudinal studies: development and validation. J Chronic Dis. 1987;40:373–83.

25. Monk TG, Saini V, Weldon BC, Sigl JC. Anesthetic management and one-year mortality after noncardiac surgery. Anesth Analg. 2005;100:4–10.

26. Struthers R, Erasmus P, Holmes K, Warman P, Collingwood A, Sneyd JR. Assessing fitness for surgery: a comparison of questionnaire, incremental shuttle walk, and cardiopulmonary exercise testing in general surgical patients. Br J Anaesth. 2008;101: 774–80.

27. Biccard BM, Lurati Buse GA, Burkhart C, Cuthbertson BH, Filipovic M, Gibson SC, et al. The influence of clinical risk factors on pre-operative B-type natriuretic peptide risk stratification of vascular surgical patients. Anaesthesia. 2012;67:55–9.

28. Nagele P, Brown F, Gage BF, Gibson DW, Miller JP, Jaffe AS, et al. High-sensitivity cardiac troponin T in prediction and diagnosis of myocardial infarction and long-term mortality after noncardiac surgery. Am Heart J. 2013;166:325–32.

29. Lee TH, Marcantonio ER, Mangione CM, Thomas EJ, Polanczyk CA, Cook EF, et al. Derivation and prospective validation of a simple index for prediction of cardiac risk of major noncardiac surgery. Circulation. 1999;100:1043–9.

30. Sutton R, Bann S, Brooks M, Sarin S. The surgical risk scale as an improved tool for risk-adjusted analysis in comparative surgical audit. Br J Surg. 2002;89:763–8.

31. Glance LG, Lustik SJ, Hannan EL, Osler TM, Mukamel DB, Qian F, et al. The surgical mortality probability model: derivation and validation of a simple risk prediction rule for noncardiac surgery. Ann Surg. 2012;255:696–702.

32. Shum S, Tanzola R, McMullen M, Hopman WM, Engen D. How well are prebooked surgical step-down units utilized? J Clin Anesth. 2013;25:202–8.

33. Reich DL, Bennett-Guerrero E, Bodian CA, Hossain S, Winfree W, Krol M. Intraoperative tachycardia and hypertension are independently associated with adverse outcome in noncardiac surgery of

long duration. Anesth Analg. 2002;95:273–7.

34. Bijker JB, van Klei WA, Vergouwe Y, Eleveld DJ, van Wolfswinkel L, Moons KG, et al. Intraoperative hypotension and 1-year mortality after noncardiac surgery. Anesthesiology. 2009;111:1217–26.

35. Walsh M, Devereaux PJ, Garg AX, Kurz A, Turan A, Rodseth RN, et al. Relationship between intraoperative mean arterial pressure and clinical outcomes after noncardiac surgery: toward an empirical definition of hypotension. Anesthesiology. 2013;119:507–15.

36. Copeland GP, Jones D, Walters M. POSSUM: a scoring system for surgical audit. Br J Surg. 1991;78:355–60.

37. Prytherch DR, Whiteley MS, Higgins B, Weaver PC, Prout WG, Powell SJ. POSSUM and Portsmouth POSSUM for predicting mortality. Physiological and Operative Severity Score for the enUmeration of Mortality and morbidity. Br J Surg. 1998;85: 1217–20.

38. Bennett-Guerrero E, Hyam JA, Shaefi S, Prytherch DR, Sutton GL, Weaver PC, et al. Comparison of P-POSSUM risk-adjusted mortality rates after surgery between patients in the USA and the UK. Br J Surg. 2003;90:1593–8.

39. Regenbogen SE, Ehrenfeld JM, Lipsitz SR, Greenberg CC, Hutter MM, Gawande AA. Utility of the surgical apgar score: validation in 4119 patients. Arch Surg. 2009;144:30–6.

40. Wanderer JP, Anderson-Dam J, Levine W, Bittner EA. Development and validation of an intraoperative predictive model for unplanned postoperative intensive care. Anesthesiology. 2013;119:516–24.

41. Haller G, Myles PS, Wolfe R, Weeks AM, Stoelwinder J, McNeil J. Validity of unplanned admission to an intensive care unit as a measure of patient safety in surgical patients. Anesthesiology. 2005;103:1121–9.

42. Rodseth RN, Biccard BM, Le Manach Y, Sessler DI, Lurati Buse GA, Thabane L, et al. The prognostic value of pre-operative and post-operative B-type natriuretic peptides in patients undergoing noncardiac surgery: B-type natriuretic peptide and N-terminal fragment of pro-B-type natriuretic peptide: a systematic review and individual patient data meta-analysis. J Am Coll Cardiol. 2014; 63:170–80.

43. Botto F, Alonso-Coello P, Chan MT, Villar JC, Xavier D, Srinathan S, et al. Myocardial injury after noncardiac surgery: a large, international, prospective cohort study establishing diagnostic criteria, characteristics, predictors, and 30-day outcomes. Anesthesiology. 2014;120:564–78.

44. Knaus WA, Draper EA, Wagner DP, Zimmerman JE. APACHE II: a severity of disease classification system. Crit Care Med. 1985;13:818–29.

45. Le Gall JR, Lemeshow S, Saulnier F. A new Simplified Acute Physiology Score (SAPS II) based on a European/North American multicenter study. JAMA. 1993;270:2957–63.

46. Sakr Y, Krauss C, Amaral AC, Rea-Neto A, Specht M, Reinhart K, et al. Comparison of the performance of SAPS II, SAPS 3, APACHE II, and their customized prognostic models in a surgical intensive care unit. Br J Anaesth. 2008;101:798–803.

47. Sinuff T, Adhikari NK, Cook DJ, Schunemann HJ, Griffith LE, Rocker G, et al. Mortality predictions in the intensive care unit: comparing physicians with scoring systems. Crit Care Med. 2006;34:878–85.

48. Moonesinghe SR, Mythen MG, Das P, Rowan KM, Grocott MP. Risk stratification tools for predicting morbidity and mortality in adult patients undergoing major surgery: qualitative systematic review. Anesthesiology. 2013;119:959–81.

49. Bui JQ, Mendis RL, van Gelder JM, Sheridan MM, Wright KM, Jaeger M. Is postoperative intensive care unit admission a prerequisite for elective craniotomy? J Neurosurg. 2011;115:1236–41.

50. Dahm P, Tuttle-Newhall JE, Nimjee SM, Byrne RR, Yowell CW, Price DT. Indications for admission to the surgical intensive care unit after radical cystectomy and urinary diversion. J Urol. 2001;166:189–93.

51. Angel D, Sieunarine K, Finn J, McKenzie E, Taylor B, Kidd H, et al. Comparison of short-term clinical postoperative outcomes in patients who underwent carotid endarterectomy: intensive care unit

versus the ward high-dependency unit. J Vasc Nurs. 2004;22: 85–90.

52. Thompson JS, Baxter BT, Allison JG, Johnson FE, Lee KK, Park WY. Temporal patterns of postoperative complications. Arch Surg. 2003;138:596–602.

53. Aiken LH, Clarke SP, Sloane DM, Sochalski J, Silber JH. Hospital nurse staffing and patient mortality, nurse burnout, and job dissatisfaction. JAMA. 2002;288:1987–93.

54. Gardner-Thorpe J, Love N, Wrightson J, Walsh S, Keeling N. The value of Modified Early Warning Score (MEWS) in surgical inpatients: a prospective observational study. Ann R Coll Surg Engl. 2006;88:571–5.

55. Taenzer AH, Pyke JB, McGrath SP, Blike GT. Impact of pulse oximetry surveillance on rescue events and intensive care unit transfers: a before-and-after concurrence study. Anesthesiology. 2010;112:282–7.

56. Chan PS, Jain R, Nallmothu BK, Berg RA, Sasson C. Rapid response teams: A systematic review and meta-analysis. Arch Intern Med. 2010;170:18–26.

57. Litvak E, Pronovost PJ. Rethinking rapid response teams. JAMA. 2010;304:1375–6.

58. Metcalfe MA, Sloggett A, McPherson K. Mortality among appropriately referred patients refused admission to intensive-care units. Lancet. 1997;350:7–11.

59. Iapichino G, Corbella D, Minelli C, Mills GH, Artigas A, Edbooke DL, et al. Reasons for refusal of admission to intensive care and impact on mortality. Intensive Care Med. 2010;36:1772–9.

60. Sinuff T, Kahnamoui K, Cook DJ, Luce JM, Levy MM, Values E, et al. Rationing critical care beds: a systematic review. Crit Care Med. 2004;32:1588–97.

61. Joynt GM, Gomersall CD, Tan P, Lee A, Cheng CA, Wong EL. Prospective evaluation of patients refused admission to an intensive care unit: triage, futility and outcome. Intensive Care Med. 2001;27:1459–65.

62. Robert R, Reignier J, Tournoux-Facon C, Boulain T, Lesieur O, Gissot V, et al. Refusal of intensive care unit admission due to a full unit: impact on mortality. Am J Respir Crit Care Med. 2012;185: 1081–7.

63. Young MP, Gooder VJ, McBride K, James B, Fisher ES. Inpatient transfers to the intensive care unit: delays are associated with increased mortality and morbidity. J Gen Intern Med. 2003;18: 77–83.

64. Goldhill DR, McNarry AF, Hadjianastassiou VG, Tekkis PP. The longer patients are in hospital before intensive care admission the higher their mortality. Intensive Care Med. 2004;30:1908–13.

65. Flabouris A, Jeyadoss J, Field J, Soulsby T. Direct and delayed admission to an intensive care or high dependency unit following discharge from the emergency department: associated patient characteristics and hospital outcomes. Crit Care Resusc. 2012;14: 191–7.

66. Vester-Andersen M, Lundstrom LH, Moller MH, Waldau T, Rosenberg J, Moller AM, et al. Mortality and postoperative care pathways after emergency gastrointestinal surgery in 2904 patients: a population-based cohort study. Br J Anaesth. 2014;112: 860–70.

67. Buth KJ, Gainer RA, Legare JF, Hirsch GM. The changing face of cardiac surgery: practice patterns and outcomes 2001-2010. Can J Cardiol. 2014;30:224–30.

68. Truog RD, Brock DW, Cook DJ, Danis M, Luce JM, Rubenfeld GD, et al. Rationing in the intensive care unit. Crit Care Med. 2006;34:958–63.

69. Repine TB, Lisagor P, Cohen DJ. The dynamics and ethics of triage: rationing care in hard times. Mil Med. 2005;170:505–9.

70. Fair allocation of intensive care unit resources. American Thoracic Society. Am J Respir Crit Care Med. 1997;156:1282–301.

71. Guidelines for intensive care unit admission, discharge, and triage. Task Force of the American College of Critical Care Medicine, Society of Critical Care Medicine. Critical Care Med. 1999;27:633–8.

72. White DB, Katz MH, Luce JM, Lo B. Who should receive life support during a public health emergency? Using ethical principles to improve allocation decisions. Ann Intern Med. 2009;150: 132–8.

73. Osborne M, Patterson J. Ethical allocation of ICU resources: a view from the USA. Intensive Care Med. 1996;22:1010–4.

74. Lemeshow S, Klar J, Teres D. Outcome prediction for individual intensive care patients: useful, misused, or abused? Intensive Care Med. 1995;21:770–6.

75. The Royal College of Surgeons of England, Department of Health. The higher risk general surgical patient: towards improved care for a Forgotten Group; 2011.

76. Wunsch H, Gershengorn HB, Guerra C, Rowe J, Li G. Association between age and use of intensive care among surgical Medicare beneficiaries. J Crit Care. 2013;28:597–605.

77. Marshall MF, Schwenzer KJ, Orsina M, Fletcher JC, Durbin Jr CG. Influence of political power, medical provincialism, and economic incentives on the rationing of surgical intensive care unit beds. Crit Care Med. 1992;20:387–94.

78. Wunsch H. Is there a Starling curve for intensive care? Chest. 2012;141:1393–9.

79. Kraiss LW, Kilberg L, Critch S, Johansen KJ. Short-stay carotid endarterectomy is safe and cost-effective. Am J Surg. 1995;169: 512–5.

80. Giraud T, Dhainaut JF, Vaxelaire JF, Joseph T, Journois D, Bleichner G, et al. Iatrogenic complications in adult intensive care units: a prospective two-center study. Crit Care Med. 1993;21:40–51.

第六十二章　提高 ICU 综合管理质量

Asad Latif, Bradford Winters, Sean M. Berenholtz, Christine Holzmueller

简介

自《人非圣贤报告》[1]出版以来，医疗保健行业越来越重视在提高护理质量的同时减少意外伤害。提高护理质量和保障患者安全已是全世界医疗保健服务的口号。世界卫生组织的患者安全项目就是其中一个例子，该项目旨在协同、传播和加速患者安全的改善，囊括了针对重要的全球卫生保健问题的 13 个活动领域[2]。联合委员会等国际认证机构也提高了其标准，如"国家患者安全目标"等措施成为强制性的核心要求[3]。支付政策也反映了质量改进的推进。像医疗保险和医疗补助服务中心（CMS）这样的支付者拒绝偿还医院护理带来的某些并发症和事件[4,5]。尽管过去 15 年间，各利益相关方进行了巨大的努力，但全方位改善的证据仍有限，有证据表明部分患者相关损伤有明显减少。但同时由于医疗质量差距导致其他不良事件发生率提升[6,7]。

患者安全性的提高很大程度源于护理质量的改善。来自医疗机构的数据表明[8]，当医疗服务能带来最好的患者预后时，也就实现了高质量的医疗护理目标，这需要避免护理相关损伤，并结合患者的综合状况如疾病现状、合并症和禁忌证，使护理的每个方面合乎当前的循证医学证据结论的要求。要达到这一标准，我们必须保护病人免受不良事件和可预防的伤害，同时确保缩小彼此的工作质量差距。所谓质量差距是指患者没有获得基于循证医学证据所要求的医疗干预。例如在重症监护病房（ICU）里有急性呼吸窘迫综合征（ARDS）的高风险患者未能接受低潮气量通气以预防 ARDS。质量差距最终会给患者造成伤害；但有时是继发于其他不良事件（例如因为未预防深静脉血栓而出现肺栓塞），有时是因为未实施最理想的临床方案（例如某种癌症患者未接受最有效的针对性化疗方案）。由于质量各因素之间相互影响、相互作用，患者安全基本上是高质量护理的结果；这两个概念密切相关，甚至可以相互替代。

表面上看，避免此类质量差距的方法似乎很简单，即提供适当的护理。然而，在实施时则需要明确医疗保健服务系统的工作方式以及改善这些系统的可能措施。质量改进项目（quality improvement, QI）支持这一行动呼吁，该项目由系统性和连续性的活动相关数据组成，从而使医疗服务和患者结局改善程度的指标可进行量化。医学研究所（IOM）将医疗保健质量视为改善医疗服务水平与个人和人群预期健康结果之间的直接关系[9]。这直接将质量与组织的医疗保健提供系统联系起来，意味着实现绩效和质量的差异往往需要系统性的改变。

在我们的医疗保健系统实现质量差距的持续性改善仍然是有难度的。成功的 QI 干预通常遵循某些原则，如从系统和流程层面进行改善，以可靠的数据为指导进行团队合作，同时将重点放在对患者及其照护的重要结果指标上。医疗组织通过有效地处理质量和质量改进工作也收获许多益处：从健康和流程结果、效率、沟通和当地文化的改善，到潜在的成本节约，并形成可预测且可靠的护理系统。

评估病人的安全性及是否接受高质量护理的最好评估方法仍然值得商榷[10-12]。医疗护理研究与质量局（The Agency for Healthcare Research and Quality, AHRQ）最近召集了专家小组进行文献综述，并探讨如何改进针对提高患者安全和质量相关干预的行为和报告[13]。他们发现大部分文献都是通过因果推论来证明其举措的有效性。与其他以安全为重点的行业相比，卫生保健仍然使用非常有限的方法和模式[14]。在本章中，我们将讨论这些理念，并提出如何在 ICU 中实现高质量和可靠的护理。我们将提供一个制定质量改进计划的框架，提供具体的策略来提高 ICU 的护理质量，并讨论已知的可改善 ICU 护理质量的结构和流程的变化措施。

质量改进倡议框架

要获得质量改进计划的成功需要考虑多个因素，

包括对理论基础的理解、对危害的预警、各种结果的研究和随访及对实施情况和反馈的及时掌握。在此我们提出了一个可能的行动和评估框架，以期改善护理质量，提高患者安全。

理论说明

关于为何拟定干预措施有效地解释构成了现有信息条件下新举措的框架。此外，它阐明了对干预的假设。促使改进团队成员就因果逻辑中的缺陷或计划的其他方面进行交流，帮助他们就拟定的干预措施达成共识。Davidoff 等[15]称之为"程序理论"，并将其描述为制定干预措施组成和预期结果的路线图以及评估这些结果的具体方法。程序理论包括正式和非正式模式，其将研究证据与经验学习相结合，并通过调整理论来解决所遇到的问题。程序理论还阐明了评估干预的框架，这对任何研究而言都是十分重要的。

许多临床研究都是基于大量不同的分子、生理学数据和支持临床假设的原理，来阐明某种干预起作用的原因及方式，甚至在实验评估之前。同样的，我们也需要这样的知识基础和明确的理论来为高质量的安全举措提供依据。但这在过去是很困难的，因为这些举措涉及的学科广泛，从临床医学到卫生服务研究人员、人体因素工程师、组织心理学家、教学设计师和系统因素专家等。理论上，应该让所有利益相关者参与到计划理论发展阶段以及设计和实践阶段。最恰当实施解决干预中的问题以及制定用于评估干预效果的方法。

为了更好地理解安全和质量改进计划，经常需要将定性和定量数据相结合[16~18]。举个例子，一项受到广泛引用的多中心质量改进举措，——因检查表应用使中心置管相关血流感染（CLABSI）率下降——引起了公众的关注[17]。这导致了一种普遍的看法，即只需遵循中心静脉置管检查表就可以减少甚至消除CLABSI，但这其实忽略了许多成功的患者安全和质量举措中的许多核心问题。该研究还包括将研究证据转化为实践的模型（TRiP），并将检查表和新的实践方法整合到基于单元的综合安全计划（CUSP）中，以改善场所安全和团队合作文化[19,20]。这些举措在 CLABSI 核对表之前进行，并结合了技术性和适应性策略，为参与协作的人员做好准备。最终，必须采取多方面的方法来克服实施过程中的社会、情感、文化和政治障碍，以持久改善操作流程[21]。而后来复制 CLABSI 预防干预的

尝试没有取得同样成功的结果时，社会和改进科学家解释说，是由于缺乏对计划机制和背景的掌握[22~24]，这进一步证明了文化的重要性[22]。此外，通过 CUSP 过程产生的团队合作和文化的增强也与 ICU 中呼吸机相关性肺炎（VAP）的减少相关[25]。

危害预判

质量改进学家正试图将干预风格从被动变为更积极主动。风险预判是一种至关重要的方法，需要预先考虑到潜在的问题并未雨绸缪。这种方式也是日常临床护理中的重要部分，即需要根据患者可能病情的变化随时调整治疗。遗憾的是目前没有一套特异性的信息或数据可预见安全性。然而，临床一线工作者的经验是我们掌握患者可能面临的最大危害的宝贵资源。现有诸多提高安全质量的重要方式，例如可要求员工主动报告他们认为下一位患者可能受到伤害的方式和位置。这些预知到的可能风险可以成为QI 举措的靶点，来避免这些危害[18]。

这种"深入基层"的过程也可以解决质量差距，并反过来在一线工作人员的主动参与和感受到被重视的同时，营造团队合作和安全的文化氛围。

虽然我们对患者安全和护理质量的理解仍然不够完善，但除了综合方法之外还有很可期的备选方案。安全文化水平的高低与患者伤害的发生率呈负相关。那些进行较高安全氛围评估模式的医院出现医疗差错和各种质量指标异常事件的可能性显著降低[26,27]。一些研究者借用其他行业的人类可靠性分析方法，系统地分析护理过程，来识别学习案例方式的潜在失败点。健康基金会和 Warwick 医学院通过其安全临床系统计划实施了这种分析方法[28]。他们通过对流程进行详细调查，对基于常用的叙述性报告而导致失败发生的可能性进行定量评估，以及对所有可能的失败[14]进行全面评估。我们相信，无论是上述这些方法还是全面的临床一线团队方法（如 CUSP），均可协同性地增强关于患者安全和护理质量的主动思考的能力，减少对患者的伤害。

结果的研究和随访

随着对高质量医疗护理的重视程度逐渐提高，医疗保健组织面临巨大的压力，需要提供经验性证据以证明患者获得最高质量的护理并且安全性较前提高。然而目前几乎没有明确和科学合理的手段来评估我

们在质量和安全方面的进展,而且我们往往缺乏随访工作效果的基本手段。目前的评估主要依赖于临时评估,但鉴于患者受到伤害的方式多种多样,而其中只有少部分是可预测的,使得这一评估方式受到巨大挑战。有效地提高护理和安全质量,需要严格的措施。这些措施需要既有可行性、可扩展性及科学性,又有一系列可根据实施条件和背景调整的相关措施。

由于很少质量改进举措能够满足循证医学的特点,使得许多举措的推广举步维艰。所谓循证医学特征,指证据强度和质量的层次结构,即随机对照试验等级最高,观察性试验次之,病例对照试验再次之,专家意见和动物试验的推断以及生理推理处于证据质量结构的底层。虽然一些研究证据不容易适用于质量改进研究(例如动物研究),但仍应坚持适当的科学方法和合适的对照原则。遗憾的是,许多质量改进研究主要应用无足够证据支持的举措,这点降低了其有效性,并且与测量结果无关,又降低了其可靠性[29]。此外,这些研究通常不设置对照组,而使用前/后设计,收集和比较单个时间范围的数据。这种策略在循证医学等级中很低。由此产生的有效性假设容易产生偏倚浮动的效应值,使得它们难以在不同环境中进行更严格的检验。与其他独立数据收集和对照性的研究相比时,将上述研究中质量改善直接归因于某种干预的结论更不可靠[30,31]。

缺乏科学严谨性通常不是质量改进研究人员的责任。更多情况是由于时间和资源的限制导致无法开展学界所接受的最高质量研究。此外,由于伦理方面的考虑,研究需要应用效果最好的干预方式,因而很难应用随机法进行关于患者安全和质量改进的项目来减少偏倚,无法产生最高水平的证据。这导致研究结果有效性、普遍性和接受度降低,从而失去了分享创新性的有效举措的重大机会。

我们的挑战是取得平衡并采用可协助开发严格、可行、实用和可扩展的干预措施的工作框架。医疗保健组织应不断调整以应对动态变化的患者风险。理想的质量改进计划不仅从过去的失误中吸取教训,还可适应当前和未来的任何意外需求。但是,预测未来几乎是不可能的。动态系统理论表明,影响未来安全的所有因素到现在都无法完全确定[32]。我们需要认识并承认这一局限,但不能将其作为止步不前的借口。

改进举措应当能产生良好的效果。高质量效果的评估方式需要具备某些特征,例如重要、有效和地

区适用性[33]。评估理念应将质量的概念定义为连续变量(是否较前改善)而不是二分变量(优或差)。理想的评估标准应当按照比率或比例进行量化,以追踪结果和过程是否有所改善或恶化,或者应该基于非比例法评估结构和地方情况[34]。在选择衡量标准时,需要选择值得持续努力的具有足够战略重要性的标准。例如,呼吸机相关疾病给医院带来巨大经济负担。而相对少见的呼吸机相关性肺炎则是相关病死率最高的医院获得性感染之一[25]。这项改善措施对于最终执行人也很重要。要确定某项措施的有效性,需要评估所选干预措施的支持证据,并确定其是否能达到预期的效果。评估任何潜在措施的表面效度以确认其吸收和利用效果也是必不可少的,尤其是具体到某个特定地区。有效的措施也必须在各种环境中均有效且具有可重复性,以最大限度地减少偏倚。最后,良好的质量措施需要在环境或组织中具有可行性和可获益性。如果该措施没有提供充分的相关改进信息,则应重新评估以判断来源是否为稀缺数据。

正式评估的结果是所有临床研究的实践基础,通常在实际试验和研究后期作为常规护理的一部分继续进行。然而许多质量举措的评估部分并不充分,特别是当获益微不足道或者可能由于次要影响而被夸大的时候[35,36]。研究通常会评估所感兴趣的结果的变化,而通常忽略随访的间接结果和成本。虽然某些过程和结构不会直接影响结论,但却可能会引起导致实践变化或导致意外后果的行为,从而削弱了直接获益[37]。使用计算机化的供药订单输入系统即是一个例子。尽管减少了用药错误,但这些系统并不会减少因药物不良事件所造成的伤害[38]。另一个例子是对实习医生工作时间的限制,其目的是减少实习医生过劳以改善患者安全。这一目标是基于一系列研究,其显示睡眠缺乏会导致个体认知功能恶化,同时评估医生在模拟环境中进行特定认知任务时出错的情况[37,39,40]。然而经分析,该举措并未使患者死亡率得到明显改善,反而增加了某些并发症的发生概率[41~43]。

这些例子突出了,如果仅仅随访,质量举措的某些结果可能会出现一些重要的潜在缺陷。被随访的结果通常会被替代,真正产生影响的干预并不总是感兴趣的结果。这使得具有明确的程序理论变得更加重要,使得改进科学家可检查出干预成功所必需的工作系统、现有系统中潜在的缺陷和计划外后果,以及

如何消除或减少这些缺陷。这种干预的深入规划尤为紧迫，因为改进措施通常有多方面的干预措施，理解和评估每个部分对于判断究竟哪些部分正在发挥作用至关重要。

对实施环境和反馈的敏感性

为了提高护理质量，干预措施必须能够定期监测和反馈适当的新信息。对实施的工作系统和环境保持敏感性，以开发可根据环境变化而改进和更新的新举措，包括正常运作以外的措施[44]。这允许我们能更早期地在出现对患者的影响之前快速地解决问题。ICU 是一个特别多变的环境，有丰富、实时的随时间不断变化的患者信息。许多医疗机构重新组织了 ICU 的护理实践以提高敏感性，包括安全查房、简报和情况汇报、操作轮转、实施工作人员和患者安全和质量评估，以及聘用专门的质量改进职员[14,15]。

有效的质量计划旨在识别与最佳实践的差距，在尝试向患者学习的同时平衡患者的潜在风险。在改进科学家识别偏差（通常称为缺陷）时，应使用此信息来改进正在进行的操作。医疗保健组织可以使用各种正式和非正式的方法来获取临床护理中的质量和安全信息。在一个地点或组织中运作良好的举措可能无法在其他地区发挥作用，这也强调因地制宜的重要性。一旦收集和分析了数据，就需要及时采取措施，以防止潜在风险随着时间的推移而增加。决定适当的行动也很重要，策略可以从快速反应和对单个事件的反应到长期的检查以解决系统性漏洞。通常需要在组织（医院、部门和单位）内的多个层面上进行结果反馈的讨论和整合，以提供垂直的问责制结构，从而获得适当的反馈。确保一线工作人员最终也参与到对信息的反馈是关键，并严肃认真地考虑他们的报告和关注点。

环境因素评估

为了对实施环境保持敏感，我们必须了解所涉及的要素。了解地区要素是在各种环境中质量计划成功的关键。评估环境对主要结果的影响以及多方面质量改进干预的效果和评估临床试验中治疗效果的异质性一样重要。环境因素的影响经常被引用于解释为什么概念上类似的干预措施在环境改变时无法实现类似的结果[23]。然而，关于哪些环境因素可能对质量改进举措最有影响并需要随访和评估仍存在争议。一个已发表的框架提出基于理论和现有证据的限制，将高优先级环境背景分为四个部分[13]。这四个环境背景类别包括组织的结构特征、领导力、文化和团队精神，所使用的工具、技术和外部因素。虽然这四个高优先级类别的应用将根据具体措施的细节而有所不同，但仍需要考虑所有这些类别的潜在适用性以进行综合评估。

医疗保健组织的结构特征大多是固定的，难以改变。这些结构包括医院的地理和人口学特征、患者人数、组织构架和财务状况。基于地方文化的努力往往对质量改进举措的成功至关重要。而领导力、文化和团队合作等概念是成功和维系组织内部干预措施的必要条件。它们对于在组织的各个层面开展和扩展地方性举措也至关重要[18]。使用沟通和团队合作工具进行安全和质量干预可以对管理和文化相关组分产生重大影响，并且在组织管理上相对容易。外部因素，例如监管或认证要求，也经常对单位或医疗保健组织的关注度产生影响。虽然不受单位或组织的直接影响，这些因素往往会改变分配给患者安全和质量改进的资源。例如，像联合委员会这样的监管机构要求公开报告许多质量指标，如感染率，这可能成为媒体关注的焦点。使基于单位的改进举措与组织优先事项保持一致是改进举措成功的重要因素。

提高 ICU 质量的具体策略

根据我们的经验，设计和实施大型合作项目，提高 ICU 的质量需要采用双管齐下的方法来解决技术性和适应性工作[19]。技术性工作包括开发的流程和干预措施，以缩小质量差距，减少伤害；适应性工作指让员工参与部署和整合干预工作的流程。这两个组成部分都以循证医学为指导，对干预成功至关重要。

我们的 TRiP 模型建立在已发表的文献基础之上，为质量改进提供了一个实用的框架（图 62.1）。TRiP 模型的第一部分涉及开发质量改进项目的更多技术组件。技术性工作深植于循证医学。正如新的药物或治疗方法的研发应该使用最高质量的研究设计，这同样适用于改进患者的安全性和质量的技术研发。例如，在过去十年左右的时间里，美国各地 ICU 的 CLABSI 率明显下降[46]。对这一成功的技术贡献包括避免股静脉置管、使用氯己定作为消毒剂、在操作前洗手、使用全身性铺巾、像其他操作一样穿着无菌服装，以及在置入后导管部位的适当护理。这些技术中的每一项都在不同的科学研究中进行了严格的评估,包括随机试验以确定其疗效,然后汇总成最佳实践集合。随着新技术的发展,它们在广泛应用之前也应经过严格的评估。

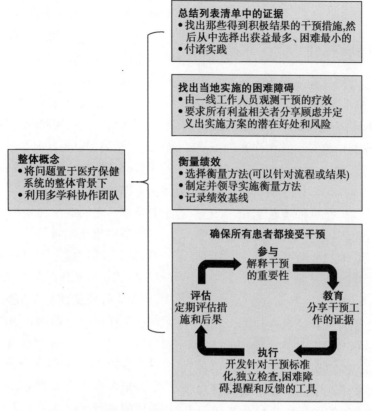

图 62.1 将研究证据转化为实践的模型(TRiP)。参考文献:Pronovost PJ,Berenholtz SM 和 Needham,DM. Translating evidence into practice:a model for large scale knowledge translation. BMJ 2008;337:963-965[19]. 获得 BMF Publishing Group Ltd 许可

适应性工作通常比技术工作更困难,因为它侧重于社会结构,例如文化变革和利益相关者的参与。它应该牢牢扎根于科学方法,并用严格的指标进行评估。虽然大多数适应性策略不适合双盲随机对照试验,但我们仍应该努力评估它们并提供实用和可行的最佳级别的证据。近期发表的一项以评估紧急护理环境中促进安全文化的干预措施为目的的系统评价确定了三种最常见的已发表方法:上级医师查房或多学科查房、多组件单元干预(如 CUSP[20])和团队培训(如 TEAMSTEPPS[47~49])。在许多方面,质量改进的适应性工作在 TRiP 模型的第二部分下进行管理。一个多世纪以来,医疗失误和不良事件都是在一种不良的适应性文化中处理的,这种文化的重点是指责和批评那些参与者,以及被指控者的否认相关责任。正如詹姆斯·理查[50]所描述的那样,人们常常被指责,"而他们不是事故的主要启动者,操作员往往是系统缺陷

的背锅侠……他们在其中的作用是作为压死骆驼的最后一根稻草。"因此,适应性工作的关键在于建立一种安全的文化,采用系统方法来解决和预防不良事件,并避免责备个体的不良文化。

CUSP 模型(图 62.2)和嵌入式缺陷学习(LFD)过程[51]对于创建患者安全和质量的安全文化以及实际结果、过程和结果改进的持续性至关重要。CUSP 是一种自下而上的方法,依赖于最直接了解环境中的安全问题的一线工作者的智慧和努力。LFD 过程旨在通过评估工作系统中的缺陷并构建干预措施和工具来缩小质量差距并提高患者安全性,从而将证据转化为实践(TRiP 模型)。所开发的干预措施和工具以安全设计原则为指导,以确保它们具有最大的弹性,并使用TRiP 模型的第二部分(参与,教育,执行和评估),使其能在实施环境中成功。TRiP 模型和 CUSP 与 HAI 的显著和持续减少以及安全文化的改善相关[17,25,52]。

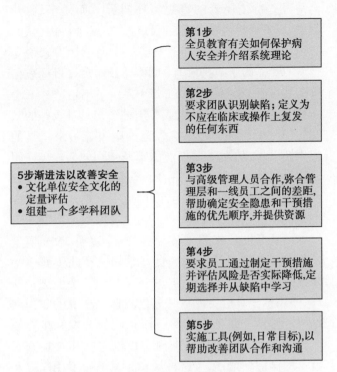

5步渐进法以改善安全
- 文化单位安全文化的定量评估
- 组建一个多学科团队

第1步
全员教育有关如何保护病人安全并介绍系统理论

第2步
要求团队识别缺陷；定义为不应在临床或操作上复发的任何东西

第3步
与高级管理人员合作,弥合管理层和一线员工之间的差距,帮助确定安全隐患和干预措施的优先顺序,并提供资源

第4步
要求员工通过制定干预措施并评估风险是否实际降低,定期选择并从缺陷中学习

第5步
实施工具(例如,日常目标),以帮助改善团队合作和沟通

图 62.2　综合单元安全程序(CUSP)模型。参考文献：Timmel J, Kent PS, Holzmueller CG, et al. Impact of the Comprehensive Unit-based Safety Program(CUSP)on safety culture in a surgical inpatient unit. Jt Comm J Qual Patient Saf. 2010 Jun;36(6):252-60[47]. 获得 Joint Commission Resources 引用许可

ICU 构成和工作流程的变化

在 ICU 中有很多可以提高患者的安全性和护理质量的机会。最近一些值得注意的 ICU 结构和过程变化的成功案例包括多学科查房,召集所有学科(例如,医生、护士、呼吸治疗师和药剂师)参与患者的护理,并就患者的治疗目标进行讨论以达成共识。"每日目标"是 ICU[53]和其他临床领域[54,55]中成功使用的团队合作和沟通工具,可以促进多学科查房。其他值得注意的改善干预措施例如重症监护人员[56]和标准化的护士与患者比例。ICU 的新研究前沿正在重新设想更有效的工作流程以及更好的信息管理[57]。下面,我们将讨论其中一些策略以及它们如何改善患者安全和护理质量。

危重症团队建设及多学科查房

ICU 是一个忙碌的护理环境,不同类型的 ICU 的人员配置模型可能差别很大。这些模型从完全封闭的由 ICU 团队独自负责决策结构单元,到完全开放,没有独立的重症监护或重症会诊单位。一些人员配备模型介于封闭和开放之间,有专门的 ICU 团队实时照看病人,但主要服务内容是会诊；其他 ICU 还有一些的混合型人员配置模型。所有这些模型在关于护理计划的沟通方面都存在潜在问题。例如,重症监护医师不可能一天 24 小时都待在监护室里,而其他服务提供者例如呼吸治疗师,也会因为他们在各个地方都有工作任务而不会在监护室里随时待命。鉴于监护室工作环境忙碌,有众多相关责任人,因此照护计划可能会出现沟通失误、表达不清或无法有效、及时地进行。

十年前,我们担心外科 ICU 作为一所大型教学医院重要的一部分而存在沟通不畅的问题。我们在床旁对每位患者进行多学科查房后,对护理人员和住院医进行了调查,以确定他们对患者护理计划的理解。我们把这项内容作为查房的一部分,在 8 周的时间内每天随机调查护士和住院医生。我们发现,尽管主治医生认为他们在看下一位患者之前已经明确制定了医疗护理计划,但只有 10% 的护士和住院医生能明确知道当天的医疗护理计划[53]。我们关于解决这个问题的建议是制定并每日目标表格,以帮助实现医疗计划沟通的标准化。这个表格是在每个病人的查房后、下一位病人查房前完成,将医疗目标反馈给团队(护士、医生、药剂师和其他人),以确保每个人都同意并理解当天的医护目标。一项评估"每日目标"表格的后效果的调查发现,95% 以上护士和住院医师了解医护计划。

我们的"每日目标表"法是根据不同器官/疾病系统(例如呼吸、心血管、传染病、消化系统)来制定的,通过协助缩小医疗中的潜在质量差距,以确保患者接受他们应获得的有循证证据的干预。如前所述,患者应该接受照护的和实际接受照护的差距可能很大。例如,新近的证据表明机械通气的患者,特别是存在急性呼吸窘迫综合征风险的患者,应该接受小潮气量通气,这是一种避免零呼气末正压(PEEP)的肺保护通气策略,但有证据表明实际的临床依从性并不好[58]。每日目标表在呼吸系统部分中包括"小潮气量通气策略",以督促执行者执行循证证据的建议。如果没有这样做,则必须注明原因。例如患者正在进行体外膜氧合或具有严重的支气管胸膜瘘。每日目标表格中的这些部分确保了护理团队的每个成员对照护计划的理解都在同一层面上,去除了关于是否给予适当护理的疑问。对于深静脉血栓形成预防也存在类似的表格,每天询问是否可以去除体内导管以降低感染风险以及其他的推荐疗法。每日目标表已成功用于各种临床环境中,提供了实用而强大的认知上的改善,帮助临床执行者改善沟通,并加强对多数 ICU 患者所需的常见护理方面的循证建议的依从性[59]。在这些研究中,每日目标工具经过修改,以针对不同的患者群体和不同的循证建议。每日目标表法是一种实用且可行的策略,可以显著改善护理质量和患者安全。

清单

还有其他可用于提醒临床工作者完成或至少考虑的护理措施的工具,例如检查表。每日目标表通常被设计为检查表,以便于系统地审查需要解决和检查的基本干预措施。另一个常用的 ICU 的检查表是针对中心静脉导管置入术的,以基于循证证据指导相关操作,预防操作过程中的感染及降低置入后机械性和感染性并发症的风险。这些检查表已广泛用于美国各地的医疗机构中,被证实有助于降低血行感染率[46],改善团队合作和安全环境[18,52],并减少外科 ICU 的住院时间[53]。然而,改变现实行为往往比简单地填写某个检查表要复杂困难得多,而检查表也仅在人们认真使用它们时才会发挥作用。

在这里,我们提供一些关于质量改进工作的开发和指南,以改善对有循证证据的建议的依从性。该指南是我们的经验结晶,并使用 TRiP 模型作为框架[19]。TRiP 模型的第一步是总结循证的建议,并确定我们改进工作的重点。基于循证医学的建议通常是来自文献中的既定干预(已有的知识),以此来定义已知的可改善患者结果的方法(如使用无菌技术进行中心血管置管)。下一步是利用一线 ICU 工作者的潜在知识来发现实施的问题或者为什么患者没有接受基于循证证据的建议。重要的是要以适度宽容而不是批判的心态来对待这个过程。临床工作者想要做正确的事;有什么障碍?工作人员是否了解这些建议?他们是否同意这些建议?为什么工作人员难以做正确的事情?有了最初步骤的信息,我们就能为如何最好地进行并制定出有效的干预措施以及监测其绩效的方法做好准备。在本次讨论中,我们将重点关注认知辅助工具、工具或检查表的开发,因为根据我们的经验,绝大多数情况下工作人员都知道有循证证据的建议并且大多支持;问题是我们经常不记得要这样做或我们的医疗保健服务环境使工作者难以每次对每位患者都提供最正确的服务。

当我们将基于循证证据的建议转换为实践时,我们必须考虑该工具是否在项目数量,安排方式以及它

们是否支持使用者的直观工作流程方面便于管理。例如,每日目标表单的项目最好在 7~9 个以内,认知心理学认为这个数量对于大多数人的记忆力来说是合理的[60]。为了解决所有的重要问题,每日目标表格根据器官/疾病系统来制定,每个系统下不超过 7~9 个项目,并由 7~9 个部分组成。这种结构具有较好的认知性和可操作性。超出这个范围则可能带来工具的实用性下降,从而降低了使用率及使用效果。ICU 团队成员仅填写与患者相关的子检查表,而所有常规的护理实践都记录在一页上,以避免因页数过多而造成混淆。

一旦开发了相应工具,我们必须遵循 TRiP 模型的每一步来实现该工具的良好效果。在此步骤中必须让一线工作者共同参与,并对工具的必要性进行辅导,使用该工具后要评估其效果并监控所有的非预期结果。邀请一线工作者参与该工具的开发并接受使用方法的相关培训。培训内容可以包括相关检查表特有的循证证据,以及这种认知工具的一般用途以及安全和安全设计科学的原理。教育和参与过程相辅相成,让员工参与的第一要素是告诉他们潜在的问题和解决方案。然而,参与的意义远远超出了教育。参与需要高度关注问题并决定解决方案。在这个过程中,必须要听取并重视"反对者"的意见,因为他们也许能够提供有价值的见解,从而可以带来更成功的努力。参与也与评估过程有关系,这是指 ICU 工作人员通过评估可量化的结果可带来患者安全和质量的改善。为了支持改进工作,我们还需要向员工收集有关绩效和反馈结果的数据。绩效数据包括结果测量和/或过程评估。收集的数据必须与一线工作人员和其他有关人员共享,以评估干预措施是否有效并随访一定时间内的进展情况。最终,这个过程逐渐发展,有新的证据、持续性教育、共同参与和评估。

技术手段

技术手段在现代医学中的地位是非常重要的,但它的优势可能尚未完全开发。虽然大多数 ICU 拥有最先进的设备并具有电子健康档案记录,但它们都没有和有效地管理患者相关[61]。ICU 的病人护理管理的需要远远超出这一水平[62]。ICU 是一个非常忙碌的环境,护士、医生、呼吸治疗师、药剂师和其他工作人员需要对大量数据进行分类分析。这些数据包括化验检查、生命体征、呼吸机数据、影像数据等。这些数据中的大部分是多余的,并且对决策过程没有贡献(例如错误的警报值)。数据是分散的,没有整合到一个

整体性框架中供临床医生参考理解并最终做出决策。这可能导致诊断和决策错误，并导致患者伤害或无法获得最佳护理。例如，在尸检数据中 ICU 中的 1 型误诊（指如果提前预知该误诊，则可能影响患者结果）发生率在 4%~8%[63]。多数人都认为，在 ICU 中冗杂数据的管理困难是导致护理质量差的主要因素。

EMERGE 项目是一项正在开发的，旨在创建更好的 ICU 数据管理和展示的创新策略[64]。EMERGE 使用系统工程方法，针对操作性概念模型来制定用于消除 ICU 中七种常见类型的可预防性伤害所需的任务和工作流程。改进过程的核心是通过提供可用网络交互的界面（可在桌面、手持和其他移动设备上使用）来建立改进的情境感知环境，告知临床医生存在伤害风险。虽然这种模式并非覆盖所有情况，但初始试点的评估为拓展性应用提供了坚实的基础。该软件架构与硬件无关，有助于与各种医疗设备和电子健康档案记录内部连接的可操作性。数据来源多样，这在过去需要临床医生在多个设备和平台上进行直接审查。数据以图形和整体方式呈现给临床医生，他们可以查看目前的临床实践是否是基于循证证据并按标准执行，从而减少了受到伤害的风险。其中一个例子就是防止呼吸机相关事件。EMERGE 平台提取并整合来自电子健康记录、呼吸机和其他相关设备的数据，以确定是否执行了某些过程测量（例如低潮气量、避免零 PEEP、使用声门下抽吸气管导管、自主呼吸试验），并将其呈现在图形、颜色、编码的用户界面中，以显示伤害风险。高风险是红色的，代表几乎没有或极少符合标准；中间风险是黄色的，代表执行了部分的标准；低风险是绿色的，代表所有流程符合标准。临床医生可以通过点击触摸屏进行深入研究来查看导致特定可预防伤害的危害水平升高的某个过程。这种数据的采集和演示方式可以改善工作流程和效率（减少对相关数据的搜索），更加方便地识别质量差距和错误并快速地纠正问题。所有的数据收集和展示都是实时的。尽管该策略可能不适用于 ICU 中的每个护理环节，但它在经过适当修改后可适用于许多地方，并且代表了一种改善 ICU 患者安全性和质量的有前景的方法。

结论

尽管低质量的医疗照护给人类带来了痛苦并造成了巨大的伤害，但患者的安全和质量改善却举步维艰。由于 ICU 患者的病情重、护理复杂，处在一个特别危险的环境中。但其也为开发严格的患者安全和质量干预措施和指标提供了理想的平台。在本章中，我们提出了一个用于开发质量改进计划的框架，并提供具体的策略来提高 ICU 的护理质量。迄今为止，这些大规模的针对改善 ICU 的患者安全和质量的努力取得了巨大成功，其中包括成功减少与卫生保健相关的感染，广为卫生保健领域推崇。虽然前路漫漫，但 ICU 可继续成为安全和质量改进的先锋。

（肖诗柔、翁剑真 译，文力 校）

参考文献

1. Institute of Medicine: Committee on Quality of Health Care in America, Kohn LT, Corrigan J, Donaldson MS, editors. To err is human: building a safer health system. Washington, DC: National Academies Press; 1999.
2. WHO. Programme action areas. 2010. http://www.who.int/patient-safety/about/programmes/en/index.html.
3. The Joint Commission. National patient safety goals. 2014. http://www.jointcommission.org/standards_information/npsgs.aspx. Accessed 15 Jan 2013.
4. Department of Health & Human Services. Never events—centers for medicare & medicaid services. 2008. http://downloads.cms.gov/cmsgov/archived-downloads/SMDL/downloads/SMD073108.pdf. Accessed 15 Jan 2014 (updated 31 July 2008).
5. Bilimoria NM. CMS "never events" and other new trends in quality health care standards for hospitals. Health Care Law Mon. 2008;2008:2–10.
6. Wachter RM. Patient safety at ten: unmistakable progress, troubling gaps. Health Aff (Millwood). 2010;29:165–73.
7. Downey JR, Hernandez-Boussard T, Banka G, Morton JM. Is patient safety improving? National trends in patient safety indicators: 1998-2007. Health Serv Res. 2012;47(1 Pt 2):414–30.
8. Institute of Medicine: Committee on Quality of Health Care in America. Crossing the quality chasm: a new health system for the 21st century. Washington, DC: National Academies Press; 2001.
9. Health Resources and Services Administration. Quality improvement. U.S. Department of Health and Human Services; 2011.
10. Auerbach AD, Landefeld CS, Shojania KG. The tension between needing to improve care and knowing how to do it. N Engl J Med. 2007;357:608–13.
11. Shojania KG, Duncan BW, McDonald KM, Wachter RM. Safe but sound: patient safety meets evidence-based medicine. JAMA. 2002;288:508–13.
12. Leape LL, Berwick DM, Bates DW. What practices will most improve safety? Evidence-based medicine meets patient safety. JAMA. 2002;288:501–7.
13. Shekelle PG, Pronovost PJ, Wachter RM, Taylor SL, Dy SM, Foy R, et al. Advancing the science of patient safety. Ann Intern Med. 2011;154:693–6.
14. Vincent C, Burnett S, Carthey J. The measurement and monitoring of safety. London: The Health Foundation; 2013.
15. Davidoff F, Dixon-Woods M, Leviton L, Michie S. Demystifying theory and its use in improvement. BMJ Qual Saf. 2015;24:228–38.
16. Bradley EH, Herrin J, Wang Y, Barton BA, Webster TR, Mattera JA, et al. Strategies for reducing the door-to-balloon time in acute myocardial infarction. N Engl J Med. 2006;355:2308–20.
17. Pronovost P, Needham D, Berenholtz S, Sinopoli D, Chu H, Cosgrove S, et al. An intervention to decrease catheter-related bloodstream infections in the ICU. N Engl J Med. 2006;355:2725–32.

18. Pronovost PJ, Berenholtz SM, Goeschel C, Thom I, Watson SR, Holzmueller CG, et al. Improving patient safety in intensive care units in Michigan. J Crit Care. 2008;23:207–21.

19. Pronovost PJ, Berenholtz SM, Needham DM. Translating evidence into practice: a model for large scale knowledge translation. BMJ. 2008;337:a1714.

20. Pronovost P, Weast B, Rosenstein B, Sexton JB, Holzmueller CG, Paine L, et al. Implementing and validating a comprehensive unit-based safety program. J Patient Saf. 2005;1:33–40.

21. Bosk CL, Dixon-Woods M, Goeschel CA, Pronovost PJ. Reality check for checklists. Lancet. 2009;374:444–5.

22. Bion J, Richardson A, Hibbert P, Beer J, Abrusci T, McCutcheon M, et al. 'Matching Michigan': a 2-year stepped interventional programme to minimise central venous catheter-blood stream infections in intensive care units in England. BMJ Qual Saf. 2013;22:110–23.

23. Dixon-Woods M, Bosk CL, Aveling EL, Goeschel CA, Pronovost PJ. Explaining Michigan: developing an ex post theory of a quality improvement program. Milbank Q. 2011;89:167–205.

24. Dixon-Woods M, Leslie M, Tarrant C, Bion J. Explaining Matching Michigan: an ethnographic study of a patient safety program. Implement Sci. 2013;8:70.

25. Berenholtz SM, Pham JC, Thompson DA, Needham DM, Lubomski LH, Hyzy RC, et al. Collaborative cohort study of an intervention to reduce ventilator-associated pneumonia in the intensive care unit. Infect Control Hosp Epidemiol. 2011;32:305–14.

26. Hofmann D, Mark B. An investigation of the relationship between safety climate and medication errors as well as other nurse and patient outcomes. Pers Psychol. 2006;59:847–69.

27. Singer SJ, Falwell A, Gaba DM, Meterko M, Rosen A, Hartmann CW, et al. Identifying organizational cultures that promote patient safety. Health Care Manage Rev. 2009;34:300–11.

28. The Health Foundation. Safer clinical systems. 2015. http://www.health.org.uk/areas-of-work/programmes/safer-clinical-systems/. Accessed 7 Mar 2015.

29. Pham JC, Frick KD, Pronovost PJ. Why don't we know whether care is safe? Am J Med Qual. 2013;28:457–63.

30. Benning A, Dixon-Woods M, Nwulu U, Ghaleb M, Dawson J, Barber N, et al. Multiple component patient safety intervention in English hospitals: controlled evaluation of second phase. BMJ. 2011;342:d199.

31. Benning A, Ghaleb M, Suokas A, Dixon-Woods M, Dawson J, Barber N, et al. Large scale organisational intervention to improve patient safety in four UK hospitals: mixed method evaluation. BMJ. 2011;342:d195.

32. Barach P, Johnson JK. Understanding the complexity of redesigning care around the clinical microsystem. Qual Saf Health Care. 2006;15 Suppl 1:i10–6.

33. Pronovost PJ, Berenholtz SM, Needham DM. A framework for health care organizations to develop and evaluate a safety score-card. JAMA. 2007;298:2063–5.

34. Pronovost P, Holzmueller CG, Needham DM, Sexton JB, Miller M, Berenholtz S, et al. How will we know patients are safer? An organization-wide approach to measuring and improving safety. Crit Care Med. 2006;34:1988–95.

35. Stelfox HT, Bates DW, Redelmeier DA. Safety of patients isolated for infection control. JAMA. 2003;290:1899–905.

36. Shojania KG, Jennings A, Mayhew A, Ramsay C, Eccles M, Grimshaw J. Effect of point-of-care computer reminders on physician behaviour: a systematic review. CMAJ. 2010;182:E216–25.

37. Shojania S, Duncan B, McDonald K, Wachter R, Markowitz A, editors. Making health care safer: a critical analysis of patient safety practices, Report no. AHRQ Publication 01-E058. Rockville: Agency for Healthcare Research and Quality; 2001.

38. Bates DW, Leape LL, Cullen DJ, Laird N, Petersen LA, Teich JM, et al. Effect of computerized physician order entry and a team intervention on prevention of serious medication errors. JAMA. 1998;280:1311–6.

39. Pilcher JJ, Huffcutt AI. Effects of sleep deprivation on performance: a meta-analysis. Sleep. 1996;19:318–26.

40. Weinger MB, Ancoli-Israel S. Sleep deprivation and clinical performance. JAMA. 2002;287:955–7.

41. Laine C, Goldman L, Soukup JR, Hayes JG. The impact of a regulation restricting medical house staff working hours on the quality of patient care. JAMA. 1993;269:374–8.

42. Prasad M, Iwashyna TJ, Christie JD, Kramer AA, Silber JH, Volpp KG, et al. Effect of work-hours regulations on intensive care unit mortality in United States teaching hospitals. Crit Care Med. 2009;37:2564–9.

43. Volpp KG, Rosen AK, Rosenbaum PR, Romano PS, Even-Shoshan O, Wang Y, et al. Mortality among hospitalized Medicare beneficiaries in the first 2 years following ACGME resident duty hour reform. JAMA. 2007;298:975–83.

44. Schulman PR. General attributes of safe organisations. Qual Saf Health Care. 2004;13 Suppl 2:ii39–44.

45. Frankel AS, Leonard MW, Denham CR. Fair and just culture, team behavior, and leadership engagement: the tools to achieve high reliability. Health Serv Res. 2006;41(4 Pt 2):1690–709.

46. Centers for Disease Control and Prevention (CDC). Vital signs: central line-associated blood stream infections—United States, 2001, 2008, and 2009. MMWR Morb Mortal Wkly Rep. 2011;60: 243–8.

47. Timmel J, Kent PS, Holzmueller CG, Paine L, Schulick RD, Pronovost PJ. Impact of the Comprehensive Unit-based Safety Program (CUSP) on safety culture in a surgical inpatient unit. Jt Comm J Qual Patient Saf. 2010;36:252–60.

48. Sheppard F, Williams M, Klein VR. TeamSTEPPS and patient safety in healthcare. J Healthc Risk Manag. 2013;32:5–10.

49. Weaver SJ, Lubomksi LH, Wilson RF, Pfoh ER, Martinez KA, Dy SM. Promoting a culture of safety as a patient safety strategy: a systematic review. Ann Intern Med. 2013;158(5 Pt 2):369–74.

50. Reason J. Human error. 1st ed. New York: Cambridge University Press; 1990.

51. Pronovost PJ, Holzmueller CG, Martinez E, Cafeo CL, Hunt D, Dickson C, et al. A practical tool to learn from defects in patient care. Jt Comm J Qual Patient Saf. 2006;32:102–8.

52. Sexton JB, Berenholtz SM, Goeschel CA, Watson SR, Holzmueller CG, Thompson DA, et al. Assessing and improving safety climate in a large cohort of intensive care units. Crit Care Med. 2011;39:934–9.

53. Pronovost P, Berenholtz S, Dorman T, Lipsett PA, Simmonds T, Haraden C. Improving communication in the ICU using daily goals. J Crit Care. 2003;18:71–5.

54. Holzmueller CG, Timmel J, Kent PS, Schulick RD, Pronovost PJ. Implementing a team-based daily goals sheet in a non-ICU setting. Jt Comm J Qual Patient Saf. 2009;35:384–8, 341.

55. Schwartz JM, Nelson KL, Saliski M, Hunt EA, Pronovost PJ. The daily goals communication sheet: a simple and novel tool for improved communication and care. Jt Comm J Qual Patient Saf. 2008;34:608–13.

56. Wilcox ME, Chong CA, Niven DJ, Rubenfeld GD, Rowan KM, Wunsch H, et al. Do intensivist staffing patterns influence hospital mortality following ICU admission? A systematic review and meta-analyses. Crit Care Med. 2013;41:2253–74.

57. Tropello SP, Ravitz AD, Romig M, Pronovost PJ, Sapirstein A. Enhancing the quality of care in the intensive care unit: a systems engineering approach. Crit Care Clin. 2013;29:113–24.

58. Needham DM, Colantuoni E, Mendez-Tellez PA, Dinglas VD, Sevransky JE, Dennison Himmelfarb CR, et al. Lung protective mechanical ventilation and two year survival in patients with acute lung injury: prospective cohort study. BMJ. 2012; 344, e2124.

59. Rawat N, Berenholtz S. Daily goals: not just another piece of paper. Crit Care Med. 2014;42:1940–1.

60. Schwarb H, Nail J, Schumacher EH. Working memory training improves visual short-term memory capacity. Psychol Res. 2015.

61. Pronovost PJ, Bo-Linn GW. Preventing patient harms through systems of care. JAMA. 2012;308:769–70.

62. Pronovost PJ, Bo-Linn GW, Sapirstein A. From heroism to safe

design: leveraging technology. Anesthesiology. 2014;120:526–9.

63. Winters B, Custer J, Galvagno Jr SM, Colantuoni E, Kapoor SG, Lee H, et al. Diagnostic errors in the intensive care unit: a systematic review of autopsy studies. BMJ Qual Saf. 2012;21:894–902.

64. Romig M, Tropello S, Dwyer C, Wyskiel R, Ravitz A, Benson J, et al. Developing a comprehensive model of ICU processes: concept of operations (ConOps). J Pat Saf. 2015 (in press).

第六十三章　重症医学继续教育

Todd Dorman，Michael C. Banks

随着对治疗认识的提高和治疗结局循证依据的更新，医学保健科学也在不断地更新推出新知识和新技术。为了将新知识与新技术从实验室带到临床，并及时将新认识在临床医疗中使用，医生需要终身学习。医生必须是终身学习者，才能保证患者获得高质量和最先进的医治。自 20 世纪 80 年代后期危重病医学知识库明显扩增以来，对重症医师及相关团队而言，快节奏、高压力的工作环境有利于良好地开展和协调终身学习。

以前，新的证据被实施可能需要 14~17 年[1]。即使时间是先前报告时间间隔的三分之一，对确保提供高质量医疗而言也可能太长。训练有素的卫生专业人员通过获得认可和认证的医学继续教育（continuing medical education，CME）活动更新知识是缩短这个时间间隔的关键。为便于医疗保健人员获得和应用，有很多传播这些信息的方法。本章中，我们将讨论主要的学习理论及如何将其应用于 CME，我们称其为终身学习和改进（lifelong learning and improvement，LLI）。然后，我们将讨论吸引 LLI 学习者的方法和帮助学习者掌握所学知识的工具。

教育学与成人教育学

成人如何学习，既是一门科学，也是一门艺术。为了讨论成人学习理论，首先让我们定义并区分教育学和成人教育学。教育学，教育儿童的科学和艺术，是七世纪欧洲学校组织准备的一套培养男孩成为牧师的假设和教学策略。这种教育模式持续了几个世纪，教学模式是把教师放在教育的中心，也曾用于成人教育（直到 20 世纪 60 年代左右）。教师决定学习的方式、时间、地点、内容和目的。教育学基于以下假设[2]：

1. 学习者只需知道老师教什么，不需知晓为什么以及如何将学习内容用于生活。

2. 学习者依赖于老师，学习者的自我概念是依赖。

3. 学习者的经验几乎没有价值，教师和教具很重要。

4. 学习准备由教师决定，教师告诉学生学习的时候学生必须学习。

5. 学习者的学习方向以学科为中心。

6. 学习者会被外部因素激励学习，如成绩和家长或教师的认可[2]。

成人学习理论

1920 年，有两种关于成人教育的探索。行为主义者和教育家 Edward Thorndike 领导的科学流派表明成人也有学习能力。这很重要，因为在 Thorndike 的研究结果公布前认为成人没有学习能力。第二个流派是艺术流派。这个流派对成人如何学习感兴趣。这个流派由 Eduard Lindeman 领导。Lindeman 确定了成人学习者的五个假设，这是成人学习理论的基础。他们是[2]：

1. 成人在学习能够满足需求和兴趣时就有学习动力。例如，治疗急性呼吸窘迫综合征（acute respiratory distress syndrome，ARDS）和严重低氧血症患者的医生会寻找有关 ARDS 低氧血症治疗技术的最新文献。

2. 成人学习的方向是以生活为中心的。例如，关于姑息治疗的 LLI 活动应该从为什么其对重症监护医师重要并持续显示其与重症监护的关系开始。

3. 经验是成人学习最丰富的来源。例如，在 LLI 活动时，学习者应该有时间思考他们过去的经历、以及这些经验如何与自己的职业生涯紧密结合。

4. 成人有自我指导的深层需求。例如，在超声技术的 LLI 活动之后，应该鼓励医生练习阅读超声和他们能够自己复习的学习记录。

5. 人的个体差异随着年龄的增长而增加。例如，LLI 活动应该为学习者开展各种的形式（播客、演示和模拟、演讲和网络课程）。

尽管 Lindeman 建立了成人学习理论基础，但直到 20 世纪 70 年代对成人学习的研究才有所增加。成人教育学是研究成人如何学习的一门学科。这个概念与美国教育家 Malcolm Knowles 有关。Knowles 描述的成人教育学的假设如下[3]：

1. 成人学习者是自我引导的。随着人的成熟,自我的概念从依赖转向自我引导。

2. 成人学习者需要知道为什么他们需要学习某些东西。当成年人自学某些内容时,他们会花费时间研究知晓的好处以及不知晓的后果[4]。

3. 成人学习的最丰富的资源是他们的经验。利用成人学习者的经验(如小组讨论、模拟、问题解决和小组学习活动)的方式能提高学习效果。

4. 成人学习者有学习意愿。为了应付现实生活处境,成人已准备好并能够学习。

5. 成人学习是以生活为中心的。"成人有学习的动机,他们认为学习能帮助他们完成任务或处理他们在生活中遇到的问题"[2]。

6. 成人学习最大的动力是内在的,如生活质量和工作能力的提高。

因此,良好的 LLI 活动在开展和实施过程中应该考虑到这些原则。

另一个重要的学习理论是由心理学家 John B. Watson 开创的行为主义学习理论。它建立在三个基本的假设上[5]:

1. 学习表现为行为的变化。

2. 环境塑造行为,而不是学习者。

3. 两个事件(连续性)之间的间隔和强化是学习的核心。

Thorndike 最伟大的工作之一是刺激-反应理论,它指出:通过反复学习,对刺激的反应会随着刺激加强或减弱。医学教育中学习的行为主义模式有很多实例。最常见的是以教师为中心的模式,教师塑造学习者的环境(如一个人进行 CME 讲座)以获得特定的可观察的行为(如让参与者达到讲座的目的)。

认知学习理论是作为对行为主义学习理论的反应而诞生的。认知主义者认为行为主义者过度关注用单一事件和反应来解释学习。认知主义者认为:大脑并不是被动地回应刺激。认知主义的主要观念是:对新知识的解释与形成内部框架或图式的先前事件有关,新知识在这些内部框架或图式上被吸收。认知学习理论有两个关键假设[5]:

1. 记忆系统是一个主动组织的信息活动。

2. 先前知识在学习中起着重要的作用。

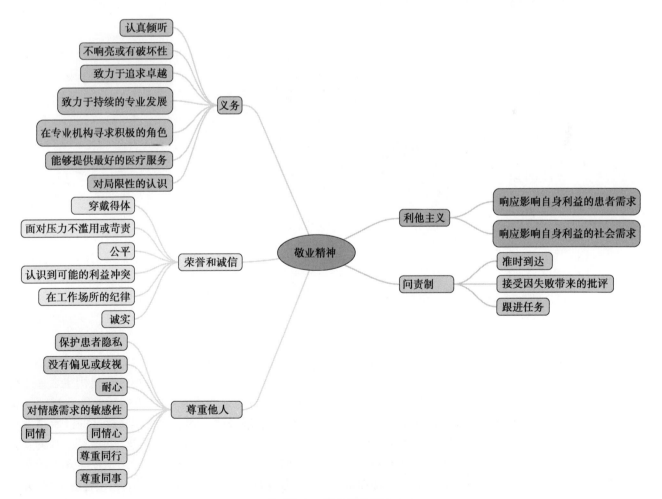

图 63.1 敬业精神概念

认知学习理论的过程在学习者内部。教师的作用是帮助学生将新来的信息放入先前知识(譬如促进学习)。

这个理论在实践中的例子是基于问题的学习、概念图和反思实践。在基于问题的学习中,学生通过病例框架来理解相关的科学概念。概念图是代表多个想法或概念之间的多重关系的图表。图 63.1 是一个敬业精神概念图实例。

最后一个例子是反思性实践,它是认知学习的重要组成部分,也是批判性思维发展的重要因素。反思性实践有三个阶段[6]:

1. 返回并重新体验。
2. 关注体验引起的感受。
3. 重新评估体验。

反思的过程可能发生在体验(称为行动中反思)或体验之后(称对行动反思)。因此,良好的 LLI 活动应考虑将反思作为一种学习策略。

遗忘曲线

记忆是认知主义理论的核心。记忆研究的创始人之一是 Hermann Ebbinghaus。Ebbinghaus 博士是一位因描述遗忘曲线而闻名于世的心理学家。他研究了自己对无意义音节的记忆[7]。他通过测试时间对单词记忆的影响并绘制其结果创建了所谓的遗忘曲线。该曲线表明,练习越多或"过度学习"的信息越难以被遗忘。Ebbinghaus 假设有几个因素可能影响遗忘速率。这是学习知识的困难和压力。这些障碍可以通过记忆技术,如助记符和间断重复来克服。此外,他还证明多次接触这些材料会减少遗忘。例如,第一次接触到新的信息时记忆就会被创建。随着时间的推移,信息被遗忘或表述,否则记忆衰退。在每次连续曝光之后,记忆被重新创建,衰减速率减慢,随着时间的推移,重复曝光将会产生更持久的记忆。LLI 活动应该对信息进行相应的暴露。目前还不清楚暴露的次数或频率,但大多数专家认为至少需要三次暴露。

另一个重要的教育理论以人本主义学习方法为代表,它以人的成长潜力和学习者充分发挥潜力为中心。人本主义的创始人之一是 Abraham Maslow。他发明了描绘人类动机途径的三角(图 63.2)。

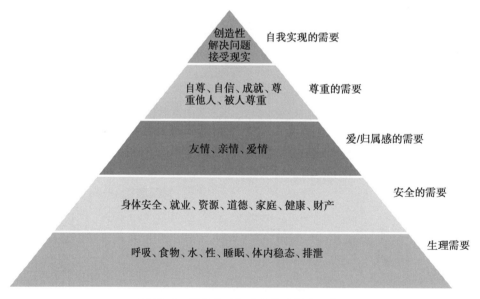

图 63.2　描绘人动机路径的马斯洛三角

学习动机来自学习者内部。学习的目标是自我实现(即渴望成为人能成就的一切)。人本主义学习的过程在学习者内部。教师促进学习者的成长和发展。人文主义学习实践的例子是自主学习(self-directed learning,SDL)活动。这包括学生在何地调查学习目标并将所学的知识带回组织的 SDL 活动。基于网络的应用包括心肺复苏(cardio-pulmonary resuscitation,CPR)和高级心脏生命支持(advance cardiac life support,ACLS)活动中的虚拟模拟。

最后要讨论的经典的学习理论是建构主义。建构主义指出:学习是根据既往经历的经验创造意义的过程。学习者通过适应和消化过程从既往的经验中发展新的知识。学习过程是内在的,以发展改变思想的新方案和加深理解为中心。这种学习理论在实践中的代表是反思笔记:学习者描述一个特定的经验或事件,并阐述他们对经验的想法和感受。然后,学习者反思所学知识,以确定假设并开发新的知识框架。

从经典的学习理论看,成人学习的现代观念已经形成。这些现代观念包括 SDL、批判性思维、体验式学习、反思性实践和变革学习,这些理论在医学教育中都有应用。SDL 源于人本主义。SDL 有三个目标。第一个目标是提高成人的自主学习能力。在这个目标中隐含这样的假设:教育者协助学习者计划、执行和评估自己的学习。第二个目标是促使转型学习成为 SDL 的核心。实质上,成人需要反思自己的需要、需求和期望的原因以获得 SDL 的自主权[8]。我们将在本章后部分讨论转型学习。第三个目标是促进解放学习和社会行动。有几种模型可以解释 SDL 如何发生:线性模型、交互模型和指导模型。Allen Tough 和 Malcom Knowles 开发了线性模型,这是一个渐进的过程,如果学习者遵循这个过程,将确保能实现他们的学习目标。交互模型包含了学习可能并不结构化的观点。交互模式的观念基础是:学习是在社会背景、机会遭遇、人格特征、认知过程和学习环境上发生的,这些共同构成了 SDL。第三种模式是 Gerald Grow 首创的教学模式。这种模式可以帮助教师制定一个框架,帮助学习者在学习中更加自主。Grow 的模型描述了学习者的四个阶段[8]:

第一阶段是需要老师告诉他们该做什么的依赖性学习者。

第二阶段是激发了兴趣的学习者,但缺乏知识。

第三阶段是具有知识和技能但需要指导的相关学习者。

第四阶段是自我指导的学习者,几乎不需要任何指导。

SDL 模型的假设是学习者已准备好 SDL。对于如何评估 SDL 的准备情况进行了大量的研究,并且有两种工具可以用来评估准备情况。对于评估 SDL 的准备情况进行了大量的研究,现已开发了两种评估准备情况的工具。分别是 Oddi 继续学习清单(oddi continuing learning inventory, OCLI)和 SDL 准备度量表(SDL readiness scale, SDLRS)[2]。OCLI 由护士教育者开发,以评估参与继续职业教育的兴趣。SDL 已应用于医学教育。医学院使用基于问题的学习和以证据为基础的学习以教导和促进终身学习。SDL 也用于 LLI。

体验式学习的理论是"通过经验转化创造知识的过程。知识源于掌握经验并转化的结合"[9]。体验式学习有六个特点[10]:

1. 学习是过程而不是结果。

2. 学习是一个以经验为基础的持续过程。

3. 学习需要解决适应世界的辩证反对模式之间的冲突。

4. 学习是一个适应世界的过程。

5. 学习是人与环境的和解。

6. 学习是创造知识的过程。

Kolb 的体验式学习模式是基于两个连续统一体:通过思考或感觉学习的感知连续体与通过观察和实施学习的过程连续体。这些连续体构成一个矩阵,成为一个学习循环(图 63.3)。

在这个循环中,学习者首先有一个具体的体验,并导致学习者对此体验形成反思。接下来,学习者试

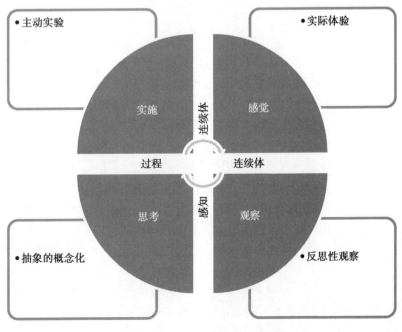

图 63.3　Kolb 的体验式学习模式

图根据反馈观察对经验概念化。最后,学习者积极尝试新形成的概念。CME 体验式学习的例子是模拟训练和案例研究。

反思性实践是有意地放慢速度考虑的多种观点并允许分析、综合和多元认知(即对思维思考)。这个过程允许对信念、目标和实践进行检查以获得更深入的理解,从而改善学生的学习。广泛讨论的两类反思性实践是行动中反思和对行动反思。对行动反思时,学习者重新评价已经发生的经验以获得新的观点,确定他们将做什么不同的行动或如何改变他们的行为。在 Kolb 的体验式学习模式中经常使用对行动的反思。行动中反思是对正在进行的行动进行反思。学习者分析正在进行的工作。根据 DonaldSchön 的观点,反思是由意外触发的。"我们批判性地思考使我们融入困境或机遇的想法。在这个过程中,我们可以重新制定行动策略、理解现象或制定问题的方法……反思会带来现场实验"[11]。LLI 反思性实践的案例是发病率和死亡率或性能改进会议。

变革学习理论

Jack Mezirow 所定义的变革学习理论是:"改变我们所认为理所当然的参考框架,使之更加包容、更加与众不同、更加开放且富有感情的变化和反思,使其成为产生更容易被证实为真实和能指导行动的信念或意见的过程"[12]。变革学习始于一个人先前的经验,它影响了我们的价值观、情感和条件反应,这被称为参照系。参照系是由思想习惯(对解释进行大量假设)和观点(信仰、感觉、态度和价值判断的集合)组成的。参考框架的结果是在面临类似情况时进行可预测的行动路线(图 63.4)。

变革学习经历将打破思维习惯、改变观点,进而改变学习者的参照系和后续行动(图 63.5)。

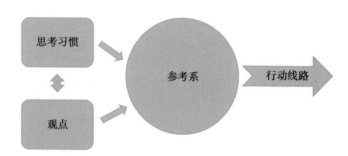

图 63.4　参考框架的结果是在面临类似情况时进行可预测的行动路线。感谢 Michael S. Ryan 博士

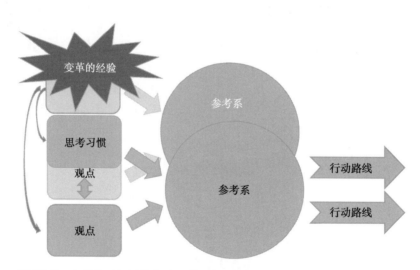

图 63.5　变革学习经历将打破思维习惯、改变观点,进而改变学习者的参照系和后续行动。感谢 Michael S. Ryan 博士

Mezirow 的变革学习模式有四个阶段。首先,学习者必须经历足以导致迷失方向的困境事件。这个事件导致学习者发生内在的冲突。接下来,学习者必须检查经验,并对该经验如何融入我们的参考框架或导致参考框架改变进行反思。第三阶段是讨论和寻求意见以帮助澄清和改善学习者的新视角。这称为反思讨论。最后一个阶段是行动。这代表做出了接受新观点或采取与新观点相关行为的认知决定(图 63.6)。

LLI 中变革学习的案例包括基于问题学习、发病率和死亡率会议,次优结果成为迷失方向的困境。学习者反思案例并与参会者进行有效的讨论。这种措施可能产生实践中的改变或改进活动。

至此,我们已经讨论了 LLI 中使用的多种重要的

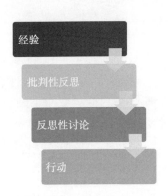

图 63.6　变革学习模型。感谢 Michael S. Ryan 博士

学习理论,接下来将讨论一些实施这些理论的方法。LLI 中制定目标很重要,因为目标有助于明确学习应取得的效果。行为或学习目标被用来精确地描述学习者通过学习后能够做什么。为了便于对学习过程中的行为进行定义和排序,创建了教育目标分类学。分类分为三种:认知领域、情感领域和心理运动领域。

认知领域也称为思维领域。这个领域的目标包括获取信息以及学习者的智力。这个领域的目标分为六类:知识、理解、应用、分析、综合和评估。教育心理学家 David Bloom 发明了一个著名的分类表。

这六个类别都有描述动作的动词。还有匹配动词的评估类型。情感领域是感情领域。它包含五个类型为:接收、响应、评价、组织和描述。这个领域内的动词是接受、承认和询问(接收);同意、回答和顺从(回应);断言、协助和尝试(评估);坚持、改变和安排(组织);资产、承诺和区别(特征)。让学习者在情感领域探索态度和感受的教学方法包括角色创建、角色扮演和分组讨论。心理运动领域是技能领域。这个领域有五个类别:感知、集合、指导反应、适应和原创。在这个领域常用的动词是出席、选择和描述(感知);尝试、开始和发展(集合);调整、建设和维护(指导性响应机制和复杂的公开响应);适应、转换和复兴(适应);编排、设计(原创)(表 63.1)。

表 63.1　行为目标分类

行为领域	域的级别	描述	动词
认知领域	知识	学习者记忆、回忆或定义信息的能力	选择、循环、定义,标签、列表、匹配、命名、回忆、选择、陈述
	理解	学习者将对概念的理解以不同形式展示的能力	描述、讨论、区分、估计、解释、概括、定位、识别、总结
	应用	学习者在特定情况下使用观点、原则或理论的能力	应用、示范、说明、实施、解释、修改、命令、调整、解决、使用
	分析	学习者将信息分解成若干部分以识别信息并指定各部分之间的关系的能力	分析、整理、计算、分类、比较、总结、对比、确定、区分、鉴别
	综合	学习者将元素整合到一个整体的能力	分类、组合、合并、关联、设计、发明、生成、整合、修改、总结
	评估	学习者通过适当的标准判断某物的价值的能力	评估、评价、总结、批评、辩护、判断、证明
情感领域	接收	学习者对观点认识和环境事实认识的能力	接受、承认、询问、专注、倾听、观察
	响应	学习者对经验的反应能力	同意、回答、确认、讨论、表达、参与、回忆、关联、报告、口头表达、尝试
	评价	接受能被某些经验证实的理论价值的能力	断言、协助、尝试、选择、完成、不同意、跟随、帮助、发起、加入、建议
	组织	学习者将价值分类为一套通用的价值观并将某些价值观确立为主导价值的能力	坚持、改变、安排、结合、辩护、解释、表达、概括、解决
	描述	学习者将价值观整合到世界观,通过将经验推广到价值体系来回应价值一致性的能力	提交、辨别、显示、影响、建议、限定、解决、验证

续表

行为领域	域的级别	描述	动词
心理运动领域	感知	学习者对要完成任务对象的感觉能力	接受、承认、询问、专注、倾听、观察
	集合	学习者表现出准备采取某种行动的能力	尝试开始、开发、展示、定位、准备、进行、到达、回应、展示、开始、尝试
	指导性响应机制和复杂的公开响应	学习者在教师的指导下,通过公开的行动来发挥作用的能力。学习者能够执行所需技能的步骤的能力。学习者能够独立的熟练地进行复杂的运动行为的能力	对齐、组装、附加、构建、更改、选择清理、完整、构建、展示、剖析、检查、保存、定位、维护、操作、执行、删除、替换、转移
	适应	学习者改变运动过程以适应各种情况的能力	适应、改变、纠正、修改、替代
	原创	作为理解或技能的结果,学习者创造新的运动行为的能力	组合、撰写、创作、设计、交流

Adapted from Bastable,SB,Gramet P,Jacobs K,Sopczyk DL.Health Professional as Educator:Principles of Teaching and Learning.Jones & Bartlett Learning.Sudbury,MA;2011.Chapter 10,Instructional Methods and Settings.Bastable SB,and Doody JA.p 377-418[13]

教学方法

LLI 有几种教学方法。最流行的是讲座、性能/质量改进(以前称为发病率和死亡率会议)、模拟和自我评估。讲座采取教师作为学习中心的行为学习理论。如果组织良好且提供在其他时间地点无法独立阅读的信息,讲座的方式非常有效。因此,讲座非常有助于提高认识和促进改进实践。讲座是提供信息背景、总结数据或提供研究数据的好方法,因此最好用于传递新信息而不是用于改变实践[13]。讲座的缺点是老师和学生交流很少。学生是被动的学习者。其次,讲座不能解释学习者学习风格的差异。学习风格是学习者最好地处理,存储和回忆他们正在学习的东西的方法和手段。对个体不同的学习方式的认识(如具体的体验、反思性的观察和抽象的概念化)可以帮助教育者对课程开发和教学设计做出决策。

小组讨论是 LLI 中使用的另一种教学方法。采取这种教学方法时,学习者聚在一起交流信息、想法和意见。继续教育最常见的小组讨论形式是性能/质量改进(正式名称为发病率和死亡率会议)。这是一种讨论某个结果有趣的案例的教育方法。这种案例是从医疗保健提供者的角度提出来的。在小组讨论中学习者是学习的中心。医务人员促进讨论,确保讨论保持专注,并在最后将各个要点联系在一起。小组讨论的优点是能刺激对行动的反思和批判性思维[10]。

模拟是一种创造一种真实的体验来吸引学习者参与反映真实生活情况的活动的教学方法。学习者在受控环境下做出决定,并见证行为的后果。学习者可以反思和评估他们的行为的有效性,而不会给患者带来风险。为使模拟有效,教育者必须施加时间限制,使学习体验与现实生活情况相似,形成一种紧张的气氛并使用可用于实际情况的设备。有几种模拟类型[13]:

1. 书面模拟,学习者被要求回应虚拟或非虚拟的案例研究。

2. 模型模拟,使用演员模拟患者教导学习者学习无创技能。机械高保真度全身模拟器可以用来教导学习有创和无创技能。这种类型模拟受到技术成本等限制。

3. 计算机模拟,通过计算机向学习者提供信息、场景和反馈。

模拟是开发心理运动技能的好工具。可使学习者改善在认知和情感领域的学习。模拟的缺点是设计模拟活动需要高昂的成本和劳动力。因此,模拟可成为 LLI 活动非常有效的工具。

自我指导是一种常用的 LLI 教学方法。在这种自我教学的方法中,学习者是学习的中心,承担着学习的责任。这种方法采取帮助学习者独立实现学习目标的活动。自我指导对以掌握信息并将其应用于实践为目标的认知和精神运动领域是一种有效方法。这种教学方法可以以工作簿、互联网视频模块或计算机程序的形式进行。自我指导模式应包含以下内容[13]:

1. 目标介绍。

2. 先决条件列表。

3. 对学习者是否应完成该模块预先测试。

4. 可衡量的行为目标。

5. 确定需要的资源和要进行的学习活动。

6. 向学习者提供反馈的自我评估。

7. 评估学习效果的测试。

自我指导的缺点是它需要一个自我激励、甘于奉献、致力于改变/改进的学习者。很多 SDL 可能只是为了完成一些要求而完成,因此对于促进改变或改进帮助不大。拖延的学习者也可能不能成功地进行自我指导。

　　成功的学习不仅是理论和教学设计。学习者必须掌握他们获得的知识,将其组织在记忆中储存以便能够找回知识。认知负荷理论综合了三种记忆成分:感觉记忆、工作记忆和长期记忆[14](图 63.7)。

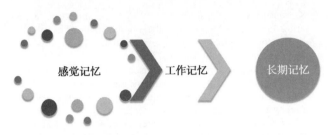

图 63.7　认知负荷理论综合记忆的三个组成部分:感觉记忆、工作记忆和长期记忆

　　信息通过感觉记忆系统呈现给学习者。这个系统可以同时感知例如感官或听觉等大量信息,但信息只能保存 0.25~2 秒[11]。学习者关注的信息将转向工作记忆。

　　工作记忆能够组织信息,使其可以存储到长期记忆。工作记忆可以在一定时间内保存一定数量信息[15-16],之后也会丢失,除非这些信息经过排练。工作记忆占已发现的认知负荷的绝大部分。这种负荷分为三种类型:内负荷、外负荷和人格负荷[11]。内负荷是与任务本身相关的认知负载。这取决于三个因素:学习者的能力、任务中的元素数量(负载随元素数量而增加)、元素之间的相互关系(元素相互作用越大,负担的负荷越小)。外负荷是非必需任务负荷。是由于教学设计不良、指导不足、吸引力不足给学习者带来的额外工作。人格负荷是指学习者组织元素使其可以置于长期记忆的负荷。有多种帮助组织工作记忆中的信息并使其存储于长期记忆的策略。分块技术是学习者将信息单元组织成有意义的组合的技术。分块技术的常见案例是记住一个 10 位数的电话号码。该号码被分成(地区代码)-交换码和 4 位唯一号码。没有分组的情况下,记住一个 10 位数字将是非常困难的。另一种经常使用的技术是助记符。助记符是用来帮助记忆的工具。可能是一个韵、比喻或图像。医学中使用的缩写词助记符的案例是记忆手腕骨:一些爱好者尝试如此记忆(舟状骨、月状骨、三角骨、豆状骨、梯形状骨、钩的骨)。Yang 等的一项研究发现,使用网络平台提供的视听助记符的医学生在延迟回忆测试和多项选择测试方面明显优于只使用基于课本的材料的医学生[17]。

　　长期记忆具有无限的存储容量。元素被组织在称为图式的组内。图式被安排入长期记忆以便于检索。认知领导理论的大部分学习过程都以图式的发展和安排为中心。学习者发展图式,新知识从长期记忆中激活先前知识,比较新事件与储存在长期记忆中的知识,建立获得的知识并存储在长期记忆。参与 LLI 活动的人员对新知识与旧知识的联系进行小组讨论是帮助建立长期记忆的有力工具。

CME 的有效性

　　学习必须进行评估以确定理解和能力。重要的是,LLI 被证明是有效的。Marinopolous 等所做的开创性工作已通过 AHRQ 专著出版[18],Marinopolous 等证明 CME 是有效的。重要的是,当活动允许多重暴露时,使用多种教育技术和多种形式媒体时其有效性最大。因此,这篇文献综述显示:当使用本章描述的成人学习理论创建 CME 时,它能改善知识、技能、性能和患者结果。值得注意的是,还有其他佐证 CME 有效的文献,其中包括 Cochrane 协作组的一些文章[19-23]。

认证保持

　　美国医学专业委员会建立了认证保持(maintenance of certification,MOC)计划,试图利用部分上述成人学习理论。例如,第 2 部分中的自我评估和 SDL 及第 4 部分符合 Knowles 标准的主动学习 MOC。MOC 是否可以增强实践和改善性能与结果尚不确定。MOC 的困难方面在于,如果患者医疗得到改善,与医疗行业一系列其他变化相比,很难将这一变化归功于 MOC。试图通过创造符合 CME 和 MOC 要求的学习活动来减轻医生的负担的想法应当谨慎。

　　因此,鉴于医疗保健科学的不断变化,系统的 LLI 是必需的。既往这种系统主要建立在印刷媒体和讲座两种工具之上。LLI 未来将利用本章讨论的成人学习原则。虽然 CME 已经被证明有效,但利用这些成人学习原则改进 LLI 在未来可能产生更大的影响。这种 LLI 也包括医生的几个学习要求,包括 MOC 以及 CME 认可和认证。最后,为提高实践效果而设计的 LLI 的未来也可能包括专业间教育。这些方法非常适合 ICU 环境。

（蒋正英　译,胡才宝　校）

参考文献

1. Balas EA, Boren SA. Managing clinical knowledge for health care improvement. In: Bemmel J, McCray AT, editors. Yearbook of medical informatics 2000: patient-centered systems. Stuttgart: Schattauer; 2000. p. 65–70.

2. Knowles MS, Holton EF, Swanson RA. A theory of adult learning: andragogy. In: Knowles MS, Holton EF, Swanson RA, editors. The adult learner: the definitive classic in adult education and human resource development. 6th ed. New York: Elsevier/Butterworth/Heinemann; 2005. p. 35–72. Chapter 4.

3. Merriam SB, Caffarella RS, Baumgartner LM. Knowles's andragogy and models of adult learning by McClusky, Illeris, and Jarvis. In: Merriam SB, Caffarella RS, Baumgartner LM, editors. Learning in adulthood: a comprehensive guide. 3rd ed. San Francisco: Wiley; 2007. p. 83–104. Chapter 4.

4. Tough A. The adult's learning projects. Tortonto: Ontario Institute for studies in Education; 1979.

5. Merriam SB, Caffarella RS, Baumgartner LM. Traditional learning theories. In: Merriam SB, Caffarella RS, Baumgartner LM, editors. Learning in adulthood: a comprehensive guide. 3rd ed. San Francisco: Wiley; 2007. p. 275–97. Chapter 11.

6. Torre DM, Daley BJ, Sebastian JL, Elnicki DM. Overview of current learning theories for medical educators. Am J Med. 2006;119:903–7.

7. Bean CH. Historical survey. In: Bean CH, editor. The curve of forgetting. New York: Science Press; 1912. p. 1–12. Chapter 1.

8. Merriam SB, Caffarella RS, Baumgartner LM. Self-directed learning. In: Merriam SB, Caffarella RS, Baumgartner LM, editors. Learning in adulthood: a comprehensive guide. 3rd ed. San Francisco: Wiley; 2007. p. 105–29. Chapter 5.

9. Kolb D. Structural foundations of the learning process. In: Kolb D, editor. Experiential learning: experience as the source of learning and development. Saddle River: Prentice Hall; 1984. p. 39–58. Chapter 3.

10. Kolb D. The process of experiential learning. In: Kolb D, editor. Experiential learning: experience as the source of learning and development. Saddle River: Prentice Hall; 1984. p. 20–38. Chapter 2.

11. Schön DA. Teaching artistry through reflection-in-action. In: Schön DA, editor. Educating the reflective practitioner. San Francisco: Jossey-Bass; 1987. p. 22–40. Chapter 2.

12. Mezirow J. Learning to think like an adult: core concepts of transformation theory. In: Mezirow J, editor. Learning as transformation: critical perspectives on a theory in progress. San Francisco: Jossey-Bass; 2000. p. 3–34. Chapter 1.

13. Fitzgerald K. Instructional methods and settings. In: Bastable SB, Gramet P, Jacobs K, Sopczyk DL, editors. Health professional as educator: principles of teaching and learning. Sudbury: Jones & Bartlett Learning; 2011. p. 419–61. Chapter 11.

14. Young JQ, Wan Merrienboer J, Durning S, Cate OT. Cognitive load theory: implications for medical education. Med Teach. 2014;36:371–84.

15. Miller GA. The magical number 7, plus or minus two: Some limits on our capacity for processing information. Psychol Rev. 1956;63: 81–97.

16. Kirschner PA, Sweller J, Clark RE. Why minimal guidance during instruction does not work: an analysis of the failure of constructivist, discovery, problem-based, experiential, and inquiry-based teaching. Educ Psychol. 2006;41:75–86.

17. Yang A, Goel H, Byran M, Robertson R, Lim J. The Picmonic Learning System: enhancing memory retention of medical sciences, using an audiovisual mnemonic web-based learning platform. Adv Med Educ Pract. 2014;8(5):125–32.

18. Marinopoulos SS, Dorman T, Ratanawongsa N, Wilson LM, Ashar BH, Magaziner JL, Miller RG, Thomas PA, Prokopowicz GP, Qayyum R, Bass EB. Effectiveness of continuing medical education, Evidence report/technology assessment no. 149 (Prepared by the Johns Hopkins Evidence-based Practice Center, under Contract No. 290-02-0018), AHRQ publication no 07-E006. Rockville: Agency for Healthcare Research and Quality; Jan 2007.

19. Forsetlund L, Bjørndal A, Rashidian A, Jamtvedt G, O'Brien MA, Wolf FM, Davis D. Odgaad-Jensen J, Oxman AD. Continuing education meetings and workshops: effects on professional practice and health care outcomes. Cochrane Database Syst Rev. 2009;2, CD003030.

20. Forsetlund L, Bjørndal A, Rashidian A, Jamtvedt G, O'Brien MA, Wolf FM, Davis D. Odgaard-Jensen J, Oxman AD. Continuing education meetings ans workshops: effects on professional practice and health care outcomes. Cochrane Database of Sytematic Reviews 2009, Issue 2. Art. No.: CD003030.

21. Glynn LG, Murphy AW, Smith SM, Schroeder K, Fahey T. Interventions used to improve control of blood pressure in patients with hypertension. Cochrane Database Syst Rev. 2010;3, CD5182.

22. Ivers N, Jamtvedt G, Flottorp S, Young JM, Odgaard-Jensen J, French SD, O'Brien MA, Johansen M, Grimshaw J, Oxman AD. Audit and feedback: Effects on professional practice and healthcare outcomes. Cochrane Database Syst Rev. 2012;6, CD000259.

23. Arnold SR, Straus SE. Interventions to improve antibiotic prescribing practices in ambulatory care. Cochrane Database Syst Rev. 2005;4, CD003539.